（第二版）

实用中医内科学

主　编　王永炎　严世芸
副主编　李明富　蔡　淦
　　　　张伯礼　田金洲
　　　　冼绍祥

上海科学技术出版社

图书在版编目(CIP)数据

实用中医内科学 / 王永炎，严世芸主编. —2 版. —上海：上海科学技术出版社，2009. 1 (2025.9 重印)

ISBN 978－7－5323－9303－9

Ⅰ. 实… Ⅱ. ① 王… ② 严… Ⅲ. 中医内科学 Ⅳ. R25

中国版本图书馆 CIP 数据核字(2008)第 014789 号

实用中医内科学(第二版)

主　编　王永炎　严世芸

副主编　李明富　蔡　淦　张伯礼

　　　　田金洲　冼绍祥

上海世纪出版(集团)有限公司
上 海 科 学 技 术 出 版 社　出版、发行

(上海市闵行区号景路 159 弄 A 座 9F-10F)

邮政编码 201101　www.sstp.cn

浙江新华印刷技术有限公司印刷

开本 889×1194　1/16　印张 47.75

字数：1670 千

1985 年 6 月第 1 版

2009 年 1 月第 2 版　2025 年 9 月第 24 次印刷

ISBN 978－7－5323－9303－9/R・2498

定价：168.00 元

内 容 提 要

本书是在第一版内容基础上的继承创新之力作。全书不但保留了历代中医内科的学术精华和特色，而且还吸纳近几十年来中医内科学发展的优秀成果，比较全面、系统、客观地反映了目前中医内科学临床研究的最新水平，是一部既能体现传统中医内科特点和丰富内容，又极富时代特色的中医内科学专著。

全书共分为总论、各论和索引三大部分。总论系统地阐述了中医内科学的基本原理，如病因病机、辨证和治疗等内容。各论为本书的主体部分，包括12章126个病证，较第一版新增了艾滋病、风痱、心衰、男性不育、乳腺癌等病证；各病证按定义、历史沿革、范围、病因病机、诊断与鉴别诊断、辨证论治、转归与预后、预防与护理、现代研究、小结之不同条目分别论述，内容充实，详略得当。另全书共编制了4个索引，即：主要参考书目索引、中医学病证名称索引、西医学病证名称索引、方剂索引，方便查阅检索相关内容。

本书可供中医临床、科研和教学工作者参考阅览，或作为中医内科临床工具书使用。

第二版编委会名单

第一版编审人员名单

总　审　黄文东

主　编（以姓氏笔画为序）

方药中　邓铁涛　李克光　陈可冀　金寿山　黄星垣　董建华

专家审稿组

任应秋　李聪甫　张伯臾　何　任　袁家玑　盛国荣　张镜人　张伯讷
朱良春　任继学

编委会（以姓氏笔画为序）

马有度　方药中　邓铁涛　王永炎　王灿晖　王　琦　丘和明　许自诚
汤金土　李克光　李明富　时振声　严世芸　吴颂康　何绍奇　张大钊
张发荣　张　天　陈可冀　金寿山　周仲瑛　周文泉　胡建华　赵立诚
凌耀星　郭子光　郭铭信　黄星垣　董建华　蔡　淦

责任编辑　李迪臣

第二版序

《实用中医内科学》出版后历二十余载，共印刷十余次，为中医学学科的进步与中医药事业的发展发挥了积极的作用。值此，让我们深切缅怀辞世的黄文东、方药中、金寿山、黄星垣、董建华、任应秋、李聪甫、张伯臾、袁家玑、盛国荣、张伯讷等中医学家、中医临床家、教育家忠诚于中医事业并为编撰本书做出的卓越贡献！衷心感谢主编邓铁涛教授、李克光教授、陈可冀院士及第一版编委会的各位教授为编撰与推广本书所创造的光辉学术成就！有鉴于上海科学技术出版社的倡议、老一辈中医学家的嘱托与读者们的期望，经编委会组织全国中医内科专家认真修订，第二版《实用中医内科学》与读者见面了，并期盼本书将能成为长版书流传于世。

中医学的精髓是临床医学，而中医内科学是临床医学诸学科的基础。中医学具有独特的理论体系、宏富的临床经验与原创的临床思维方法。其理论体系的形成受到古代唯物论和辩证法的影响，其临床医学从整体论出发，以辨证论治为核心，研究疾病的发生、发展及防治规律，研究养生康复、颐寿延年、增进健康的方法，是一门理论与实践统一而具有中国特色的生命科学。在临床研究方面应以继承中医学原创思维和原创优势为前提，加强对现代难治病和危急重症的研究，运用辨证论治为主体的复杂干预手段，以提高疗效为重点，探讨疗效机制，坚持我主人随，面向全球展示中医临床医学的魅力；在理论研究方面应从弘扬中医学自身学术规律出发，通过系统总结古今医家鲜活的临床经验，运用传统与现代相结合的科研方法，汲取多学科研究成果，探索其规律，揭示其本质，以其理论的升华提高，彰显“悟性”，促进临床医学的发展，使之成为体现人文关怀的、先进的医学科学体系，为培育临床优秀人才服务。

当今，科学与人文的融合已成为时代的主题，科学求真，人文求善，科学、人文和而不同，互补互动。人类崇尚真、善、美的最高境界，势必将中医学理论与实践融入人文哲学与生命科学之中，展示她的特色和优势，成为人类先进文明的例证。进入21世纪，人们的视角从信息时代投向“概念时代”，思维科学渗透到各学科领域。中医学原有的概念与形象思维是其原创思维的基础与源泉。重视中医原创思维传承，即是重视中医药学的传承，是发展中医、创新中医的主要途径，重视原创思维的传承与创新是中医学发展的动力。对于思维科学的研究，其重点在于形象思维的建立，只有这样才能去认真研究综合性的创造思维，因为形象思维是宏观的、整体性的。显而易见，以形象思维“比类取象”阐释中医学理论与实践，将推动中医药现代化的进程。诸如临床医学运用“病证结合、方证相应”即以整体的生理病理状态为依据，重视证候学研究，遵循以象为素、以素为候、以候为证、据证言病等理论，将逻辑思维与形象思维结合，运用于中医药学领域，并以现代系统复杂性科学指导中医研究。还有中医学主张“调心身”、“治未病”与复方配伍等，落实到“承制调平”的治法方药，预期达到“以平为期”的和谐效应。总之，中医药学原创优势与特色将对丰富现代医学科学内容具有重要的现实意义。

本世纪初叶，我们迎来了中医药事业发展的良好机遇期，政府大力扶持，百姓迫切需求，科学家们将其作为“整体医学”，企盼进一步深入研究、积极推广，弘扬其原创思维与原创优势。有鉴于中医药是中国传统文化的瑰宝，其具备深厚的文化底蕴和社会基础。进而运用形象思维来阐述中医学天人相应、形神兼备等相关学说，弘扬我国首创的复杂巨系统的观点并联系综合集成的方法，诠释辨证论治。诚然，从思维科学出发与现代系统论相结合，将推动中医药现代化，为人类健康事业做出重大的贡献。缘于此，第二版《实用中医内科学》编委会的专家群体将以团结、学习、求实、创新的精神，肩负老一辈中医学家的嘱托与广大读者的厚望，定要竭尽全力，扎扎实实工作。牢记古训“善言古者必有验于今”，把握住继承前贤学术思想，坚持“中医不能丢”，在继承的基础上自主创新。让吾辈学人互相勉励，和合共进，做推动中医学术繁荣发展的一代新人。

谨志数语，乐观厥成，爰为自序！

王永炎

二〇〇七年七月

第一版序

《实用中医内科学》正式出版了，这是中医界盼望已久的一件大事，它对于提高中医学术水平，推动中医事业发展，将是很有意义的。

中医药学，源远流长。中医内科，上溯先秦，下逮近代，群贤辈出，代有传人，其专著数以千计，创造了光辉的学术成就，积累了极其丰富的理论和经验。解放以来，开展了中医的理论研究、临床研究和中西医结合工作，中医内科学不论在理论上还是在实践上，都得到很大的发展和提高，大大地丰富了中医内科的学术内容。本书系统整理古代内科学家的学术成就和丰富经验，同时，充分反映现代中医内科的新发展、新成果。融古冶今，承先启后，广征博采，芟除芜杂，不仅着眼于广度，而且在深度上努力反映中医内科的丰富内容，使之既保持和发扬中医的特色和优势，同时又体现当代中医内科的时代气息，这就是《实用中医内科学》的主要精神和特点。可以相信，它的出版将为中医的临床、教学和科研工作提供有益的参考，为繁荣和发展中医事业作出积极的贡献。

编写如此大型的著作，其困难是可以想见的。上海科学技术出版社和本书编委会的专家，为适应中医事业的发展需要，团结协作，历经四载，数易其稿，乃成是书。尤其是主编黄星垣同志和责任编辑李迪臣同志，在确定选题、制定大纲、组织编写、审稿定稿等方面，做了大量工作，对于完成全书起了重要作用。许多中医专家、有关中医院校和研究单位，为本书提供了许多帮助和支持。因此，《实用中医内科学》这部专著也可以说是集体智慧的结晶。

衡阳会议以来，振兴中医，开创中医事业的新局面，已经成为广大中医工作者的共同愿望和动力，中医工作正在进入一个新阶段。《实用中医内科学》的出版，不仅是一个良好的开端，而且也体现了团结、奋发和实干的精神。我衷心希望广大中医工作者团结起来，脚踏实地，多做一些扎扎实实的有益于中医事业发展的工作，把中医事业不断推向前进。

希望广大读者本着对中医事业和对这部专著爱护负责的精神，积极地提出批评和建议，以便不断地进行修订和提高，使它成为一部有生命力的中医内科学专著。

胡熙明

一九八四年十二月

第二版编修说明

《实用中医内科学》(第一版)于1985年6月出版至今已二十余载,期间印刷11次,发行近15万册,已经成为中医临床工作者的案头书,对中医临床和学术发展产生了深远影响,发挥了重要指导作用。然而,近20多年来,随着疾病谱变化、人口老龄化及医疗保健需求的增加和医学模式的转变,在国家各方面、各类科研计划资助下,中医药领域已经产生了许多重大科研成果,涌现出了大量优秀专业人才。在这种情况下,编修《实用中医内科学》不仅是学科发展的需要和时代赋予的重任,而且也是一本重要学术专著不断完善的重要途径。

一、编修的目的和原则

编修的主要目的是完善第一版的学术思想,修订和补充编写体例、文字规范、内容表达、文献引证等内容,增编近20年来的中医内科发展成就,尤其是疾病诊治的新理论、新方法、新技术,以期丰富中医内科的学术体系、完善中医内科的学科结构,提高中医内科的诊治水平。

编修的基本原则是既要继承传统,又应有时代气息,尤其要以鲜活的临床经验和科学研究成就作为编修的主要依据。保持第一版"广征博采、芟除芜杂,系统、全面、新颖、实用"的编写风格,篇章结构基本不做较大的改动。对第一版中相关内容则根据目前成熟的研究成果予以适当的调整、丰富和充实,但篇幅字数原则上仍维持原书框架,同时体现"慎删精增"的原则,正确处理"多与少"、"散与精"的关系,落笔之时反复斟酌、合理得当,力避大刀阔斧,以免伤动原书筋骨。

二、重点内容调整

本版对第一版的重点内容进行了调整:

1. "总论"部分。本版把"中医内科学原理概述"作为总论的副标题,并强调"整体观念、辨证论治和形神一体"等中医理论对认识内科疾病的发生、发展、转归、预后和指导内科疾病的诊断、治疗、预防、康复的重要性。同时,对"病"、"证"、"症"等学术名词的含义重新进行了界定,并规范了在本版中的应用;在原有治则、治法等内容基础上,增加了形神兼顾、人文关怀等内容。对原有分节作了适当归并,内容也相应调整,对某些观点、提法也做了一定修正。其中对中医内科学术理论的源流和发展重在梳理考证，对中医内科疾病的分类、命名、病因病机、辨证、治疗等内容，则根据临床实际和学术共识进行了修改和扩充。

2. “各论”部分。在第一版的急症、外感病证、肺系病证、脾胃病证、肾系病证、心系病证、肝胆病证、气血津液病证、经络肢体病证、虫病、癌症等 11 章的基础上，增加“脑系病证”一章，并将经络肢体病证改名为“头身肢体病证”。原心系病证中的“癫狂”、“痫病”、“痴呆”篇调整至脑系病证，“昏迷”篇调整至急症，与“神昏”合并。肝胆病证中“眩晕”、“中风”、“颤证”篇也调整至脑系病证，同时在脑系病证中增加“风痱”篇。心系病证中增加“心衰”篇，并以“附：心衰”的形式放在“惊悸、怔忡”之后。肾系病证中加入“男性不育”篇；增加“艾滋病”，并扩充为“艾滋病与虫病”章；癌症中增加“乳腺癌”。编修后的各论共计 126 个病证，包括以附篇形式表述的 17 个病证。

三、病证体例要求

本版病证编修仍维持第一版体例，即【定义】、【历史沿革】、【范围】、【病因病机】、【诊断与鉴别诊断】、【辨证论治】、【转归与预后】、【预防与护理】、【现代研究】及【小结】等栏目，但对急症、癌症章节可根据各病证具体情况适当减略归并。

【历史沿革】重点对历代医家独具匠心、沿用至今的证治理论和著名方药进行了必要的梳理和补充，充分体现病证研究历史的完整性、延续性。引文力求准确。体现论述精练，概括性强，举例有代表性的特点。

【病因病机】对病证的病因病机进行总体概括，与【辨证论治】中病机分析部分既有联系呼应，又不是简单雷同。【辨证论治】更侧重于围绕具体临床表现和辨证依据进行分析释理。第一版中“病因病机”部分体例不一，此次修订时体例统一为：先有一段针对病因、病机、病位等的概括性引言，再逐条分述各病因病机，最后再用一段文字予以综合归纳，着重论述各病因病机间相互因果、转化的关系，以及需强调的问题，个别病证根据需要分“病因”、“病机”编写。

【诊断与鉴别诊断】编修体例与第一版有较大不同。本版强调诊断要点，包括发病特点（抓住危险因素、易发人群、发病形式、特殊诱因等关键点概括论述）和临床表现（多按病史、典型症状、体征等分条论述）。有与西医学诊断标准互参者，西医内容应与中医内容相互借鉴。所引用专业学会制定的诊断标准，均在【现代研究】中注明诊断标准来源以兹对该病证诊断的进一步说明。“鉴别诊断”均列出鉴别的病证名称和鉴别要点。

【辨证论治】仍为各篇的核心。“辨证”部分在着力反映病证的动态发展和演变过程的同时，注意了证候分类的合理性和公认程度。“论治”中既有治疗原则，又有具体治法方药。方药化裁直接写明“××方加减”，原方不再录入，但写明了加减后的药物组成。对常用的中药注射液等新制剂在“治法方药”中对其临证运用予以表述。“其他治法”指辨证施治中未能涵盖的证候及其治法或疗法的内容，尤其非药物疗法如针灸、按摩等。现今市场上虽然无法买到，但确有疗效的古方名药也一同编入，如“行军散”、“避瘟散”等均予介绍。

【转归与预后】中对常见病证之间的兼夹、转化和相关影响因素，以及疾病预后等予以论述，以进一步深入揭示临床情况的复杂性。

【现代研究】是本次编修的重点之一。采用综述与述评形式，着重叙述了西医学主要相关疾病的中医药辨证治疗研究进展。引述内容以临床研究为主，所选列的研究成果注意到了其研究的规范性，并概要性地论述了研究方案、结果和结论等，强调对临床诊疗有明确的指导意义的内容。修订时重点参考近10年发表的研究文献。对于已收入临床各科丛书中的名老中医诊疗经验总结等内容，亦适当列出。

为规范名词术语，各病证名称（包括本书涉及的证候、治法等其他术语）以《国家标准——中医病证分类与代码》（1995年版）和全国科学技术名词审定委员会公布的《中医药学名词（2004年版）》等为依据。

本版重新编制了"中医病证名称索引"、"西医疾病名称索引"，并增加"方剂索引"，包括方剂名称、方剂来源（书籍名称）、药物组成，以便于读者查对检索。同时附以"主要参考书目"，可供读者学习和研究时参考。

为了充分尊重第一版作者对本书所作出的历史性贡献，原版作者名单（总审、主编、专家审稿组、编委会、责任编辑）、序言、出版说明等内容奉印在本版的相关内容之后，并在"第二版序"中对他们的卓越贡献予以缅怀。

本书的编修是上海科学技术出版社领导和编辑10多年来不断倡议组织的结果，也是各编修单位和全体编修人员辛勤劳动的结晶。在本书的编修过程中，下列单位：中国中医科学院、上海中医药大学、成都中医药大学、天津中医药大学、北京中医药大学、广州中医药大学，以及上海中医药大学附属曙光医院、天津中医药大学第一附属医院、北京中医药大学东直门医院、北京中医药大学第三附属医院、湖北中医学院附属医院、广州中医药大学第一附属医院、广东省中医院等给予了热情支持。此外，成都中医药大学殷丽萍、北京中医药大学东方医院侯秀娟、北京中医药大学第三附属医院罗斌、广州中医药大学第一附属医院王朝晖、张恩欣、陶志广、郑心婷、吴红洁、梁艳菊等参加了本书的部分编写工作，北京中医药大学东直门医院苗迎春、曹振华、龙子弋、孙文军、毛敏参加了本书的文字核校和电子版修改等工作。对于以上单位和个人等所给予的支持和帮助，我们谨致以诚挚的谢意！

编修出版本书是希冀其成为长版书的一种有益尝试，恳请广大读者批评指正，以便将来继续完善。

《实用中医内科学》（第二版）编委会

二〇〇七年五月二十三日

第一版出版说明

中医内科，是祖国医学中理论系统性较强，学术内容极为丰富的学科，是其他临床学科的基础。解放卅多年来，通俗的、中级的中医内科书籍出版不少，但是至今还没有一部在广度和深度上充分反映这一学科丰富内容的中医内科专书出版。有鉴于此，我社于1979年开始组织编写这部《实用中医内科学》。我们的意图是，通过本书，全面总结古今中医内科学家的学术思想和丰富经验，系统整理古今中医内科的文献和遗产，同时，努力反映现代中医内科的新发展、新成就。希望本书既体现古代中医内科的特点和丰富内容，又富有现代中医内科的时代气息。广征博采，芟除芜杂，努力编成为一部系统、全面、新颖、实用的中医内科学专著，为提高中医学术水平，发展中医事业作出贡献。

这一工作从一开始就得到原卫生部中医司吕炳奎、胡熙明等领导同志的重视和支持，胡熙明同志曾几次亲自参加编委会会议，给予具体指导和帮助。以后，又在人力、物力等各个方面给予了巨大支持，使本书得以顺利出版。

1979年11月本书召开第一次编委会会议，通过了编写大纲，并进行分工；1980年11月召开第二次编委会会议，研究了编写中存在的问题，并对初稿进行修改；1982年3月完成全部稿件；1982年5月，卫生部邀请全国著名中医专家进行审稿；同年11月，卫生部组织《实用中医内科学》统稿组，进行最后审改和定稿工作。凡历经四载，数易其稿，乃于1983年4月告竣。

在编写中，重庆市中医研究所黄星垣同志，为本书的组织和编写做了大量的工作，对本书的完成起了重要作用。

本书统稿组，对全部稿件作了最后的整理、修改和定稿工作，对保证全书质量起了重要的作用。参加本书统稿工作的有：金寿山、黄星垣、朱良春、李明富、郭子光、何绍奇、朱步先、张大钊、王琦、蔡淦、严世芸等同志。

本书之所以能够顺利出版，是各有关单位大力支持和全体编委辛勤劳动的结果。参加本书编写工作的单位有：上海中医学院、重庆市中医研究所、北京中医学院、成都中医学院、广州中医学院、南京中医学院、浙江中医学院、中医研究院西苑医院、暨南大学医学院、兰州医学院、重庆医学院等。其中，上海中医学院和重庆市中医研究所对本书的编写工作，提供了许多便利条件，给予了大力帮助。

此外，北京中医学院附属东直门医院的田德禄、杜怀堂，上海中医学院附属龙华医院的马贵同，湖北中医学院的魏喜保，广州中医学院的邓中炎，云南中医学院的龙祖宏以及上海中医学院的赵旭初、茅晓等同志，参加了本书的部分编写工作、文献核校和审读校样等工作。

对于以上单位和个人所给予的支持和帮助，我们谨表示深切的谢意！

编写如此大型中医内科学专著，尚属首次尝试，由于缺乏经验，人员分散，限于水平，缺点错误在所难免，恳请广大读者批评指正，以便将来修订再版。

上海科学技术出版社

一九八四年五月

目　录

总　论

——中医内科学原理概述

各　论

索 引

总　论

——中医内科学原理概述

第一章 导言

中医内科学是中医临床各科的基础,它是历代医家的学术理论与医疗经验,并结合现代临床实践中所取得的新进展、新认识,系统地阐述内科疾病的病因病机、辨证论治、康复预防的一门学科。

为了更好地研究和发展中医内科学,有必要对其学术理论的源流和发展进行梳理、概括,借以明晰内科学术体系形成的来龙去脉,从中吸取经验和教益。在此基础上进而辨析内科疾病的分类、命名及其特点,掌握有关内科疾病的病因、病机、辨证与治疗的一般规律,以及中医内科相关的基础理论,从而更好地指导临床实践。所有这些,都是本书总论论述的内容。

各论中,本书将外感病证归并为一章,内伤杂病则按脏腑、气血、津液等中医独特的生理系统分章。对每一个具体病证的内容分为定义、历史沿革、范围、病因病机、诊断与鉴别诊断、辨证论治、转归及预后、预防与护理,以及现代研究和小结等进行论述,其中以病因病机、诊断与鉴别诊断和辨证论治为重点。力求做到系统、全面、重点突出,以利于读者学习和掌握中医内科知识,正确诊治内科疾病,提高临床疗效。此外,为了适应临床工作的实际需要,我们还编写了内科急症和癌症,供临证时参考。

第一节 中医内科学术理论的源流

中医内科学术理论的内容,主要包括外感疾病理论与内伤杂病理论,以及作为临床理论基础的辨证论治原理。从其源流看,是以《黄帝内经》(简称《内经》)理论为发端,汉代张仲景《伤寒杂病论》奠定了内科临床辨证论治的基础。魏晋南北朝至隋唐五代,对病因病机理论有进一步发挥。宋代以后,内科学术理论则主要从以下 3 个方面发展。一是对《伤寒杂病论》的深入研究,促进了辨证论治原理的扩大和升华;二是对六气和脏腑病机的深入探讨,丰富了内科的基础理论;三是温病学说的形成与发展。由明至清,各种学术理论通过反复验证和不断发展,逐步形成了较为完整的内科学术理论体系。

一、内科学术理论的起源

中医内科学起源较早。据医学发展史记载,内科作为医学的一个专科,医制始于周代,有关内科的专著则始见于东汉。在殷墟发掘的甲骨文里,已有疟、蛊之类的内科病名,还有"疾年"、"雨疾"、"降疾"等流行病的记载。作为内科主要疗法的"汤液",于此时期已为传说中的伊尹发明而应用于临床。春秋时代,已开始认识到狂犬病会传染,并采用"逐瘈狗"的方法预防本病。可见,远在春秋以前,中医学尚处于实践知识积累阶段,对部分内科疾病已有初步认识。

总结秦汉以前医学成就的医学著作——《内经》,给内科学术理论的发展奠定了坚实的基础。《内经》不仅把当时的唯物论和辩证法引入中医药学,将"精"、"气"、"神"和"阴阳"、"五行"应用于基本理论和临床治疗的各个方面,从此使内科学走上理论与实践相结合的道路。而且,《内经》确立了整体观念;创立了脏腑、经络、气血等独特的生理系统及医学理论,以及六淫、七情、饮食、劳倦等病因病机学说和望、闻、问、切四诊合参的诊断方法;论述了治疗与组方用药的基本原则;提出了"不治已病治未病"的养生预防思想。从而形成了自成体系的医学理论,成为内科学术理论发展的渊源。

《内经》对内科学术理论发展有重大影响。内科学术理论的发展,无一不是以《内经》的基本理论为起点。作为创立临床辨证论治第一书,由张仲景所著的《伤寒杂病论》,亦受《内经》基本理论的深刻启示。正如该书"序言"中所说:"勤求古训,博采众方,撰用《素问》、《九卷》……为《伤寒杂病论》……"

《内经》对内科学术发展的影响,还反映在对内科病证的具体认识上。《内经》对内科病证的记述多达 200 余种,有详有略,每从病因、病机、转归、传变及预后加以简要论述。对有的病证的症状作了理论性解释;对有的病种则作专病专篇讨论,如"热论"、"痿论"、"疟论"、"痹论"等,对某些疾病临床表现的描述已相当详细。例如,认识到疟疾有每日发、间日发及三日发的不同,还观察到每日发作时间有向后延迟的现象;痹证因于风寒湿三气杂合而成,其风气甚者为行痹,湿气甚者为着痹,寒气甚者为痛痹等,均为后世医家所宗。就记载病种的范围而言,已包括内科所属的热病与杂病两类,其中对热病已认识到由外感六淫引起,有由表入里的传变趋势,并以"六经"赅之。此外,对内科疾病分别从脏腑、经络、气血津液等生理系统,风、寒、暑、湿、燥、火等外感病邪,以及疾病各自的临床表现特点来加以认识,为后世内科疾病的分类与命名奠定了基础。

有鉴于此,中医学理论体系源于《内经》,而内科学术理论的形成亦不例外。历代内科学术理论的发展,均以《内经》的基本理论为源头。

二、辨证论治的提出与发展

辨证论治是内科临床理论的基础，是由张仲景所著《伤寒杂病论》首先提出并具体应用于临床。

仲景倡导的辨证论治原理，主要是通过对"伤寒"一类病证的辨治来体现的。伤寒，是泛指由外邪引起的、以发热为主要临床表现的一类疾病，属于《内经》热病范畴。《素问·热论篇》有"人之伤于寒也，则为病热"及"夫热病者，皆伤寒之类也"之说，即认为热病的原因是伤于寒邪，仲景据此将这类疾病统称为"伤寒"。仲景对"伤寒"的治疗，一方面以"六经辨证"为纲，一方面以"随证治之"为目，既有原则性，又有灵活性。对于每一个具体病证，均依据其阴、阳、表、里、寒、热、虚、实的不同情况来决定治疗原则。如表证当汗、里证当下、虚证用补、实证用泻、热证则清、寒证则温，等等，并随具体病情选方加减用药。如太阳病表证当汗，表实用麻黄汤发汗解表，表虚用桂枝汤调和营卫。阳明病属于里证，有腑实者(阳明腑证)用承气汤泻下，无腑实者(阳明经证)用白虎汤清热，而泻下又有大承气、小承气和调胃承气的不同。又如少阳病用小柴胡汤和太阴病用理中汤，均有不同的加减方法。这种针对病机、证候进行治疗的临床经验，即后世一般所说的"辨证论治"。至于热病以外的杂病，仲景虽另从脏腑立论、以疾病分篇、着重专病专方专药的应用，但仍以辨证论治为原则。

作为内科临床辨证论治原则的确立，张仲景奠基之功毋庸质疑。可惜由于历史条件和某些客观原因，在相当长的时期内，《伤寒杂病论》没有得到流传和推广，直到宋代校刊《伤寒论》与《金匮要略》后，它的作用才逐渐发挥出来，至今仍为内科临床辨证论治的典范。

经过宋元以后医家对《伤寒杂病论》的大量研究，不仅使其证治方药得到广泛运用，而且对其初步确立的辨证论治体系不断完善和发展。如金代张元素、宋代钱乙对脏腑辨证的发挥，明代张景岳"二纲六变"的辨证法则，清代叶天士提出的卫气营血辨证法则和吴鞠通的三焦辨证法则等，都是《伤寒杂病论》辨证论治理论不同侧面的延伸与充实。

三、病因病机理论的传承与发挥

自张仲景总结汉以前的实践经验，并以《内经》理论为指导，创立辨证论治体系之后，经魏晋南北朝至隋唐五代，随着经验的积累和认识的深化，内科病因病机理论也有显著发挥。隋代巢元方《诸病源候论》记载了内科病证1 000余种，其对病因病机的发挥，是以《内经》理论为指导，以大量临床观察为基础，采集汉晋名医之论，再经其"沈研精理"，归纳总结而成。其对繁多的内科病证的发生机制，大都作了解释，从而给临床治疗提供了理论依据。例如，指出各种淋证共同的病机是："诸淋者，由肾虚而膀胱热故也……肾虚则小便数，膀胱热则水下涩，数而且涩，则淋沥不宣，故谓之为淋。"(《诸病源候论·淋病诸候》)又如对"时气小便不通候"的分析："此由汗后，津液虚少，其人小肠有伏热，故小便不通也。"再如对消渴病，巢氏已认识到"多发痈疽"，患者"必数食甘美而多肥"(《诸病源候论·消渴病诸候》)。诸如此类与临床实际颇为符合，较之《内经》所论更为详细而准确。尤其是通过这种理论性的阐述，使《内经》基本理论与临床实践密切结合，从而促进了完整的内科理论体系的形成。至唐代，《备急千金要方》、《外台秘要》不仅集前人经验方之大成，而且对某些疾病的病因病机更进行了深入探讨，提出了不少新的认识。例如，关于中风病的病因，过去一般多从外来的风邪考虑，王焘引许仁则论中风之源指出："此等诸风，形候虽别，寻其源也，俱失于养生，本气即羸，偏有所损，或以男女，或以饮食，或以思虑，或以劳役，既极于事，能无败乎？"(《外台秘要·中风》)明确提出"风"可内生的学术论点。迨至宋元以后，病因病机理论的发展，主要是从临床着手，并趋向于专题发挥。例如，李东垣的《脾胃论》就是一部阐述脾胃病病因病机及其治疗的专著。他提出"阴火"这一病机概念来解释内伤发热的机制，补充了前人之不逮。同时，也有专就某一病证的病因病机进行探讨的，使病因病机理论逐步深入发展。

四、六气、脏腑病机的研究与升华

早在《素问·至真要大论篇》已载有关于六气、脏腑病机理论的专论，唯内容不多，记述简要。唐代王冰注《素问》有所阐发。六气、脏腑病机之说被重视并不断完善，始于金元医家。金元以降，代有发挥。这些成就丰富了中医病机学说，也促进了内科杂病理论的发展。

(一) 六气病机学说

对《内经》六气病机进行专门研究，并加以充实发展，首推金代刘完素。其根据《内经》"天人合一"的整体观，十分重视五运六气对人体的影响。认为自然界的变化与人体生理活动和病机变化有着极为密切的关系，故医学研究必须重视自然界的变化规律。其综合《内经》"人与天地相应"的理论，指出在正常生理情况下不同脏腑与五运六气的配属关系，把五运六气与人体脏腑直接联系起来。同时，又应用"亢则害，承乃制"的理论，指出脏腑六气之间，都具有互相依存和互相制约的关系。因此，在临证时，应以五行生克关系来阐述病机变化。特别强调脏腑的病变不一定全是"本气兴衰"的直接结果，《素问玄机原病式·卷二·寒类》："夫六气变乱而为病者，乃相兼而同为病。"同时，还进一步指出"六气互相干而病"者，尤为常见。

刘氏还结合运用"比物立象"的方法，对《内经》"病机十九条"所列病证加以解释和归类，认为疾病证候的表现虽然纷繁复杂，而其变化机制，均可用五运六气来概括。因而把病机中的心、肝、脾、肺、肾五脏疾病归纳为"五运主病"，其他病证则分别以风、热、湿、火、寒统之，另增列"诸涩枯涸、干劲皴揭，皆属于燥"一条，而成为六气为病一类。

刘完素对六气孰为主、六气之间是否可以转化等重要问题，提出了独特的学术观点。其认为，六气致病，以火热为多。盖六气之中，火热居其二；而病机十九条中，火热居其九，并以此为据，在实践基础上进一步扩充，把病机十九条中六气引起的病证由21种扩大到81种，其中由火热引起的就有56种。同时强调六气中的风、湿、燥、寒等也可由热而生，或生热化火。这样，就从火热为病的广泛性和"六气皆能化火"两方面论证了绝大多数疾病均由火热所致，在病机理论方面确立了以火热立论的学术主张。刘完素关于火热病机的阐述，对后世温热病的证治有很大的启示，被誉为开温病学说之先河，此后无出其右者。

刘完素"火热论"着眼于外来的火热邪气，其后之朱震亨则侧重于火热内生之说。朱氏与刘完素有间接师承关系，所以受其"主火论"的影响也较大。朱氏提出"阳有余，阴不足"的著名论点，对刘完素未备之处予以补充。朱氏认为，由于人体的阴精难于生长，而相火又易于妄动，故是人体发生疾病的重要原因。这就是朱氏"阳有余，阴不足"的理论根据，对后世内科学的发展有较大的影响，温病学派的养阴、救津、填精等治疗法则，与他滋阴降火的重要思想不无关系。

私淑刘完素的张从正，也重视六气，且以六气分类病证，有"风从火化，湿与燥兼"及"三消当从火断"之论。其与刘氏不同者，乃提倡治病以攻邪为主。尤娴于汗、吐、下三法。就其具体内容看，张氏祛邪三法，实际包括了所有的祛邪之法。张氏以祛除病因为主要疗法的攻邪论观点，虽未免失之于偏，但若运用得当，仍具有一定的实践价值。

综上六气病机学术理论发展的概况，不难看出刘完素等医家重视自然界对人体的影响，把运气学说运用于内科临床实践，强调脏腑病变的相互影响和六气可以相互转化，并把它们作为病证的分类纲领，从而使"六气"病机理论逐步系统化。由于他们对六气病机的倡导和升华，极大地充实和发展了《内经》六气病机学说内容，成为后世内科临床理论的一个重要组成部分。特别是对火热病机的深入研讨，指出火热病不但可以由外而来，也可自内而生，还可由其他邪气转化而成，丰富了内科火热病证治的内容，对后世温病学说的形成和火热病证的治疗以很大影响。

（二）脏腑病机学说

内科杂病多采用脏腑辨证。脏腑辨证始于《内经》、《金匮要略》，其后《中藏经》、《备急千金要方》和《小儿药证直诀》等虽有所发展，但仍未能自成体系。使脏腑辨证趋于完善而具实际指导意义，是经过金代张元素对脏腑病机的研究整理的结果。

张元素在继承《内经》和前辈医家成就的基础上，结合自己的临床实践，丰富、发展了从脏腑寒热虚实以言病机辨证的学说，创立了五脏六腑十一经辨证系统。对每一脏腑，首列其性质、功能、部位等生理特征，次述脉之病机变化，再论其虚、实、寒、热和诸种病变，并指出种种转归和预后，最后论述其治疗。其论详而有要，秩序井然，较之以往诸家，大有提高。此外，张氏还制定了《脏腑标本寒热虚实用药式》，把药物的使用直接和脏腑病机联系起来，既有利于提纲挈领地掌握药物效用，又有助于一隅三反，使药理直接与临床联系，理法方药贯为一体，对脏腑辨证的应用和辨证论治原则的贯彻，起了极大的促进作用。

上述脏腑病机与辨证，是泛论各脏腑，无所偏重。至宋代，这种情况开始发生变化，逐渐从某些主要脏腑来深入探讨。如严用和说："古人云：补肾不如补脾。余谓补脾不如补肾。肾气若壮，丹田火经上蒸脾土，脾土温和，中焦自治，膈开能食矣。"（《济生方·脾胃虚实论治》）自金代李杲创"脾胃论"，朱震亨立"相火说"，脾肾的重要性便愈加突出。到了明代，就发展为"肾为先天之根，脾为后天之本"的理论。突出脾肾的重要性，是由内科实践经验的积累和对脏腑病机学说的发挥而产生的。首先是李杲创"内伤脾胃，百病由生"的论点。李氏是张元素的弟子，他在张氏脏腑病机辨证的启示下，根据自己的临证经验，别开生面，阐发《素问·太阴阳明论篇》"土者生万物"的理论，突出脾胃在发病中的重要性，提出脾胃内伤学说，对内伤诸病的证治作出了卓越的贡献。不过，他侧重升补脾胃之阳，于滋养脾胃之阴则嫌不足，后经叶天士等医家补充发挥后，脾胃学说乃臻于完善。

其次是明代薛己脾肾并重的治疗思想。指出："真精合而人生，是人亦借脾土以生。"因而薛氏在临证时，往往一日之内，既令患者服补脾健胃之剂，以培后天；又令患者进补肾之剂，以滋化源。如是脾肾并重，对虚损病证的辨治，颇有裨益。

肾的重要作用被特别突出，是明代命门学说形成的结果。早在《难经》中就有关于肾与命门的关系及命门作用的论述，经宋而至明代，随着以命门主火、为生化之源作为基本论点的命门学说的形成，明确地把肾与命门并提，肾与命门的关系就是水与火的关系，五脏中肾的作用就变成至关重要了。明代医家如李时珍、赵献可、张景岳、李梴、虞抟等，对命门都有专门论述，然独重于肾水命火者，莫过于赵献可。赵氏把命门比喻为"真君真主"，治疗主用六味、八味，一以养肾水，一以补命火。认为只要这两方运用得宜，就能达到益脾胃而培万物的目的。这就把命门提到至关重要的位置了。赵氏之说，虽未免失之偏颇，但从临床实践看，肾命确有其重要作用。

综上可知，金元以后诸家对病机与辨证的阐述，各以不同的学术见解，从不同的视角发展了《内经》的理论，由此也丰富了内科的学术理论和治疗手段。

五、温病学说的发端与形成

如前所述，内科热病理论始于《内经》，《伤寒论》有所发展，但直到清代中叶温病学说形成后，才使外感热病理论臻于完善。

《内经》虽已论及"热病"、"温病"、"伤寒"等，但都认为是伤于"寒"邪所引起的一类疾病。如《素问·热论篇》说："夫热病者，皆伤寒之类也。"《伤寒论》也提到"中风"、"伤寒"、"温病"、"风温"等，仍把各种温病包括在广义伤寒中。隋代巢元方的《诸病源候论》虽把"伤寒"、"时气"、"热病"、"温病"等分章记述，但对其病因的论述终未离伤寒。至宋代《伤寒论》广为流传后，对热病的认识，更自然地以伤寒为准了。于此可见，宋代以前，"温病"、"热病"、"时气"等均统属于"伤寒"范畴。寒邪被公认为唯一的外感病致病原因，治疗原则也终未能超越《内经》和《伤寒论》的藩篱。

金元以后，一些医家通过自己的临床实践，开始把温热病从伤寒中独立出来，逐步形成了一套关于热病的完整理论和方药，成为内科学术理论的一个极为重要的组成部分，这就是温病学说。金代的刘完素，首先从临床治疗角度提出了"热病只能作热治，不能从寒医"的著名论点。其对《素问·热论篇》中"人之伤于寒也，则为病热"和"夫热病者，皆伤寒之类也"赋予了新的涵义，认为凡病伤寒，都是热证，没有寒证，只有表里之热，没有表里之寒，谓"邪热在表，腑病为阳；而邪热在里，脏病为阴也"(《伤寒直格·主疗》)，其治疗法则为汗、吐、下、和4种："伤寒表证，当汗而不可下；里证当下而不可汗；在半表半里则当和解，不可发汗吐下；在上则通之，在下则泄之。"(《宣明论方·伤寒门》)刘氏认识到热病病性属"热"，治疗"宜凉不宜温"，与以前从寒邪立论、以辛温立法相比，不能不说是一个很大的进步。

明代吴又可明确地提出了热病与伤寒不是同一类疾病的主张。其所著《温疫论》有"原病"、"辨明伤寒时疫"两篇，从病因、感邪途径、传变规律、病情演变等方面对伤寒与温疫的区别进行了讨论，强调伤寒是伤于风寒，《伤寒论》是为"外感风寒而设"。对于热病，吴氏是通过研究温疫来进行认识的。根据"温者热之始，热者温之终，温热首尾一体"。推论热病即是温病。又认为"温"、"瘟"二字，只是古今异体，含义本一；而温之名"疫"，"以其延门阖户，如徭役之役，众人均等之谓"(《温疫论·正名》)。故认为温疫即温病，温病即热病。因之，温疫与伤寒的区别，就是热病与伤寒的区别。吴氏还认为，温疫的病因"非风非寒，非暑非湿，乃天地间别有一种异气"(《温疫论·原序》)，即"戾气"或"杂气"。病邪由口鼻而入，客于横膈膜原。感受重者可立即发病；感受轻者，邪不胜正，不一定立即发病。其传变次序，不是由表传里，而是分传表里。正因为温疫具有这些特点，所以吴氏力主温疫必须严格与伤寒分开。治疗以分消表里疫邪为主，盖"因邪而发热，但能治其邪，不治其热而热自已。夫邪之与热，犹形影相依，形亡而影未有独存者"(《温疫论·标本》)。从吴氏所用的达原饮、三消饮的方药组成来推测，他所治的温疫当是湿热为患，而湿浊较甚者。其后余师愚治热淫之疫，创清瘟败毒饮，方内重用石膏，在理法方面为温病的证治迈出了新的一步。吴又可对温病学说的贡献，主要不在于具体的治则和方药，而在于他把温疫与伤寒严格区别开来，提出了新的热病病因病机学说，突破了《内经》、《伤寒论》经典的传统看法，给以后另辟热病的辨证论治途径与方法以很大影响，对温病学说的形成起了积极的推动作用。

清代中叶以后，温热名家辈出，对温热病的认识日益深化，已从理论到临床全面地、系统地把温病与伤寒严格区别开来：病因有寒邪、温热之殊；受病有皮毛、口鼻之异；传变有六经、卫气营血与三焦的不同；病机有伤阴、伤阳之别；证候有寒、热之互异。总之，"伤寒伤人身之阳，故喜辛温、甘温、苦热，以救其阳；温病伤人身之阴，故喜辛凉、甘寒、甘咸，以救其阴"(《温病条辨·中焦篇》)。这样，就使温病学说成为独立诊治外感热病的一种新学说。在温热学家中，以叶天士、薛己、吴鞠通的贡献最为突出。

叶氏首倡卫气营血之说。他提出了"温邪上受，首先犯肺"；"肺主气属卫，心主血属营"；以及"卫之后方言气，营之后方言血。在卫汗之可也，到气才可清气，入营犹可透热转气……入血就恐耗血动血，直须凉血散血"(《温热经纬·叶香岩外感温热篇》)等新的学术观点，对温热病的受邪途径、发病机制、传变次序、治疗步骤，均作了原则性的阐述，对温热病的辨证和治疗，指出了明确的纲领和具体的法则，成为近世诊治温热病的准绳。

薛己在温病学说上的贡献是对湿热证治的发挥。其根据"阳明为水谷之海，太阴为湿土之脏"的理论，提出了湿热以脾胃为病变重心，在脾在胃又随人体气质而异，以及"中气实则病在阳明，中气虚则病在太阴。病在二者之表者，多兼少阳三焦；病在二经之里者，每兼厥阴风木"(《温热经纬·薛生白湿热病篇》)的病机理论和宣上、开中、利下以分化湿热为第一要法的治疗原则，充实了温病学说的内容。

嗣后，吴鞠通提出三焦辨证之说。吴氏对《内经》、《伤寒论》和历代医家如刘完素、吴又可、叶天士、薛己等的学术思想都有所研究，尤折服叶氏。他对叶天士《临证指南医案》进行了深入细致的分析探讨，结合自己的临床经验，以三焦分证为纲，病名为目，著成《温病条辨》一书，对各种温热病的证治作了系统的阐述和发挥。吴氏在前人三焦分部以定病位的基础上，根据温病发病一般是从上焦至中焦再至下焦的临床特点，把上、中、下三焦病变与所在脏腑直接联系起来。因此，他的三焦辨证，对于确定脏腑病位，反映温病的自然发展趋势，了解各种温病的病变特点，以及决定治则方药，判断预后等等，都很有指导意义，足补叶氏卫气营血辨证之未逮。三焦辨证与卫气营血辨证，有"一纵一横"之妙，被公认为温病的两大辨证纲领。

从以上诸家学术内容来看，温病学说发展至此，已自成体系，成为一门辨治温热病的独立的学科。

六、内科学术理论体系的确立

中医内科学经过历代医家实践经验的积累和对学术理论的发挥，不断得到充实和提高，由明至清，臻于成熟，逐步建立起自身的学术理论体系。其表现在：

（一）内科学著述日渐丰富

明清时代的内科学著述，多已不限于一家之言，而是广征博采，酌以己见，择善而从。这样，就克服了诸家之偏而能集众说之长，使内科学术理论达到前所未有的高度，能够对临床发挥全面的指导作用。同时，汇集众说的结果是建立了热病与杂病的证治体系。这个证治体系包括了以外感六淫、戾气与内伤七情、饮食劳倦等为主要内容的病因发病学；以卫气营血、三焦、六经、脏腑和气血痰湿等为主要内容的病机辨证学；以整体调治、标本缓急、正治反治和八法为基本治则的治疗学等。这些理论，都是临床诊治内科疾病的基础。

（二）确立了辨证诊治原则

内科学术理论体系形成的另一重要标志，是辨证论治原则的确立。由《伤寒论》开创的辨证论治原则，自宋至明清，由于内科学术理论的不断发展，对疾病的认识日益深化和对病证的性质和病位的认识日益详密，把各种症状的发生逐步和病变机制联系起来。同时，也由于药物方剂理论的相应发展，并与临床理论紧密结合而纳入共同的理论体系，使各种内科疾病都可按辨证论治的原则进行治疗，从而在内科疾病中确立了辨证论治这一根本诊治原则。这样，就把诊断与治疗，理、法、方、药建立在生理和病机共同的理论基础上，使内科的基本理论和临床实践完全结合起来，融为一体，形成一个完整的内科学术理论证治体系。

综上所述，内科学术理论发展的基本特点，就在于历代医家都紧紧抓住认识疾病的整体这一中心，而且围绕整体观进行发挥，不断丰富整体观的内容，从而使得中医学对人与自然界的关系，人体各脏腑组织之间关系的认识日益深化和详密。可以说，在某种意义上内科学术的各种流派，就是从不同侧面来阐述人与自然界关系和人体脏腑之间，脏腑与经络、气血、阴阳之间的相互关系，以及在各种内外致病因素的作用下，这些关系所发生的异常变化和纠正方法。如伤寒、温病、温疫的理论分别阐述了寒邪、温邪、戾气为病对人体整体的影响及其传变规律；脾胃学说与命门学说则分别论述了脾胃、肾命在人身中的重要性及与其他脏腑的生理、病理联系，以及相应的治疗原则等。

历史经验提示，中医内科学术的发展，有赖于中医药学理论体系的支撑。在今后的发展过程中，既要强调其连续性，又要注意吸取在临床实践的基础上提出新的学术见解和总结出来的新经验；既要抓住整体观这个基本特征，又要按照中医内科学的自身发展规律，探索新的路子，反映时代的特点和水平。只有这样，才能把内科学术理论不断向前推进。

第二节 中医内科疾病的分类、命名及其特点

一、内科疾病的分类

（一）内科疾病的分类概况

内科疾病的病种多、范围广，历代医家从不同的角度，对内科疾病有着不同的分类方法，除已提及的《内经》和《伤寒杂病论》外，还有其他多种分类方法。

例如，《诸病源候论》把风病、虚劳病、伤寒、温病、热病、时气病等全身性疾病列在最前，然后又根据证候特征，或脏腑生理系统，把其他疾病予以分门别类。其中把消渴、脚气、黄疸作为独立疾病列为专章，而将脾胃病、呕哕病、食不消病归为一类。反映了巢氏对内科疾病分类有了进一步的认识。

在《备急千金要方》里，除风病、伤寒、脚气、消渴、水肿等全身性疾病外，其他疾病都分别归入互为表里的五脏六腑十一门中。显然，按脏腑系统对疾病进行分类，从理论上来说是比较合理的，但在当时医学理论还比较朴素的情况下，这样的分类就不可能做到完全恰当，如把咽病、吐血等列入胆病门，惊癫病列入小肠门，咳嗽、痰饮列入大肠门等。

宋代《三因极一病证方论》用内因、外因和不内外因进行分类。以病因为分类的根据，从理论上来说是可取的，但若企图把一切疾病都以“三因”来归类，未免失之牵强，不合实际。张子和的《儒门事亲・三法六门》一书中，把疾病分为风、寒、暑、湿、燥、火“六门”，则与他认为各种疾病主要是由“六淫邪气”引起，治疗应以祛除邪气为主的学术思想有关，未免有以偏概全之嫌。

明代楼英《医学纲目》对疾病的分类，以脏腑为纲，另立伤寒一门。把伤寒以外的各种疾病，均按脏腑分为五部，分别归入相应脏腑之下，其中除了把惊悸、怔忡、癃闭、遗尿归入肝胆部，跌打损伤、虫兽咬伤等归入小肠部等小部分值得商榷外，绝大多数分类较为合理。

以上所列，可以看出对内科疾病用不同方法进行分类，一方面反映了不同医家的学术思想，同时也反映了对内科疾病本质的认识水平。

迄今为止，内科疾病尚无统一的分类方法。我们参考历代医家有关内科疾病的分类方法，从便于指导临床应用为出发点，认为对内科疾病似应以病因、病机为纲进行分类比较合适。

以病因作为划分的根据，分为外感疾病和内伤疾病两大类。所谓病因，不但是指直接致病的因素，而且还包括气血津液运行失常或脏腑经络功能失调所形成的病理产物。亦即说，诸凡能导致或加重人体阴阳失调的因素，都属病因之列。按此定义，外感疾病是由外感六淫等所致；内伤疾病是由于七情、饮食、劳倦及水湿、痰饮、瘀血、结石等病理产物而发生。

按病机可分为热病（亦称温病）与杂病两大类。杂病又包括两类：一类是内伤所致，另一类是温热病以外的外感疾病。后者有的起病较急，变化较快，多有明显的传染性、流行性和季节性，如感冒、伤寒、痢疾、霍乱、疟疾、痧症等；有的起病缓慢，隐匿而不自觉，病情发展慢，如痨瘵、虫证等；有的主要临床表现与某些内伤病证相似，如外邪引起的咳嗽、泄泻、淋证等。关于后面两种情况，由于中医学的特点和历史条件的原因，兼之这些病证都有相应的主要病损脏腑，习惯上都将它们归入相应的内伤病证，而不列入外感疾病。

病因分类突出了病因的重要性，便于临床辨证求因，审因论治。病机分类则反映了各类疾病病机变化的一般特征，有助于掌握疾病的病机共性。病机分类法是在病因分类法的基础上进行的，是对病因分类法的补充。这是因为热病纯属外感，杂病则以内伤为主。这两种分类方法均以疾病的某种本质属性为根据，都能在一定程度上反映疾病的某些共同规律。因此，临床常把这两种方法结合起来使用，如外感热病、内伤杂病即是。

实际上按病因病机分类仍觉过于笼统，还需辅以其他方法进一步划分，方切合临床实用。

（二）温病的分类

温病包括的病种较多，如春温、风温、暑温、伏暑、秋燥、冬温以及温毒、温疫等，均属之。对这些不同病名的温热病，通常是以病证（或病因）性质与发病情况（尤其是发病初起的见证）来进行分类。

按病因性质划分，是根据温热病是单纯温热病邪为患，抑或兼夹湿邪致病为标准，分为温热类温病与湿热类温病两类。其不与湿邪同病者，称温热类温病，如风温、春温、冬温；与湿邪相兼为病者，称湿热类温病，如湿温、伏暑、暑湿。这两类温病，由于病因的差别，致使临床表现不同，治疗法则也因之大异。温为阳邪，伤人甚速，易于耗阴，故温热类温病多起病急骤，呈现一派阳亢阴伤的病况，治以清热保阴为主。湿属阴邪，黏腻重着，可以伤阳，故湿热类温病起病多缓，病程较长，除具一般热证病象外，还有湿阻气机的突

出表现，治疗应以分解湿热为主，在清热的同时尤重化湿，除重视热邪伤阴外，更不可忽视湿邪伤阳。由此可见，从病因上将温病划分为温热与湿热两类，切合临床实际应用。

按发病情况划分，是根据发病时的病势浅深轻重为标准，分为新感温病与伏气温病两类。凡发病之初表热偏盛者为新感温病，里热为主者为伏气温病，邪在表者为轻为浅，热在里者为重为深。就病名而论，风温、冬温、暑温、秋燥属新感温病，春温、伏暑为伏气温病。所谓伏气温病，是指感受病邪后，当时不发，过时而发的温病。明代以前的医家认为，凡是温热病都是伏气温病。关于"邪"伏的部位，有邪伏肌肤、邪伏少阳、邪伏少阴等说法，都是从临床表现逆推而来。明代汪机提出，温病除伏气温病外，还有新感温病一类。所谓新感温病，是指感邪后立即发病的温热病。伏气温病的说法，是受《素问·生气通天论篇》"冬伤于寒，春必病温"的影响而来，多由于素体阴精不足，或感邪太重，表现为里热偏盛，病深而重。而新感温病初起多表现为初起表热偏盛，病较浅轻。此即俞根初所言"新感病浅而轻"、"伏气病深而重"(《重订通俗伤寒论·伤寒兼证》)。

属温热类温病的风温、春温、暑温、冬温，仅发病季节不同，而病机变化大致类同，故可将四者归并为"温热"。属湿热类温病的湿温、暑湿、伏暑，均系湿热病邪相兼为患，仅有湿热之轻重与发病季节不同之分，故可将三者并为"湿热"。

（三）内伤杂病的分类

内伤杂病分类的理论基础，主要是脏腑学说。中医脏腑学说，是研究人体生理功能、病机变化及其相互关系的独特理论。这是因为，人体是一个以脏腑为中心的有机整体，不仅脏与脏、腑与腑在生理病理上有着密切联系，而且脏腑与四肢百骸、五官七窍等各个组织器官也有着不可分割的联系。气血津液虽是构成人体的基本物质，它们的生成、运行与输布，无不需要通过有关脏腑的功能活动才能完成；各脏腑的功能活动，又均以气血津液作为物质基础。经络乃是脏腑之间、脏腑与体表的联系通路，也是气血津液的运行渠道。内伤杂病病种虽多，病机变化亦异常复杂多样，但其病变机制，始终脱离不了脏腑功能的紊乱，经络通路的障碍和气血津液的生成运行输布的失常。故对内伤杂病，正是根据不同脏腑，以及气血津液、经络的生理功能和病机变化来进行归类的。

例如，肺主气，司呼吸，故凡肺失宣肃，呼吸功能异常的疾病，如咳嗽、喘证、哮病，都归类于肺系。又如痰饮，乃因津液运行、输布失常而潴留所形成，故归于津液病证。再如痹证，系经络受邪，属于经络病证。这样，以五脏为主，以脏统腑，辅以经络、气血津液，就可将大部分内伤杂病的归类各得其所。此外，有些疾病涉及脏腑较多，难以一脏归类者，则属于全身性病证。如此按脏腑学说对内伤杂病进行分类，就可分为肺系病证、心系病证、脾胃病证、肝胆病证、肾系病证和经络病证、气血病证、津液病证等。

二、内科疾病的命名

各类内科疾病的命名，各有其取义，分别叙述如下。

（一）温病的命名

温病的命名有二：一是根据四时季节，如冬温、春温；一是取义于时令主气，如风温、暑温、湿温、秋燥。它反映了温病与季节的特殊关系，对临床有相当的指导意义。但有时也不尽全面，如秋季也可见"暑湿"为患，若时已过夏，则另以"伏暑"名之。

（二）其他外感疾病的命名

对温病以外的其他外感疾病的命名，一是根据病因，如伤寒、伤风，前者是伤于寒邪，后者是感冒风邪。二是根据特殊的临床表现，如疟疾、痢疾、霍乱等。

（三）内伤杂病的命名

内伤杂病包括的范围广、病种多，其命名约有以下几种。

1. **病因病原**　如虫证。

2. **病机及病理产物**　如厥证、郁证、痰饮。

3. **病位结合疾病性质或主症**　如肺痨、肺痿、肺痈、肠痈、胸痹、头痛、胁痛、腰痛。

4. **主要症状**　如咳嗽、喘证、噎膈、呕吐、泄泻、便秘、眩晕、心悸、不寐、遗精、耳鸣。

5. **特殊的临床表现**　如消渴、哮病、癫狂、痫病。

6. **综合病证**　如虚损、中风。

7. **主要体征**　如黄疸、积聚、水肿、鼓胀。

若将上述病名与西医学的病名对照比较，就会发现它们之间有着明显的不同。这是由于历史条件的限制和中医对疾病的认识方法不同所致，没有也不可能采用如同西医学一样的以实验室检查为基础的命名原则，而主要是根据对临床表现的观察来进行命名。因此中医内科病名除癫狂、痫病、哮病、疟疾等相对具有特异性，大体与西医学有关病名相近外，绝大部分都是症状和体征。但是，由于中医学本身固有的特点，一直将其视作具体疾病，一方面在长期医疗实践中积累了丰富的经验，同时在中医内科学术理论指导下，逐步形成了有关的病因病机、临床特点、鉴别诊断、发展变化、转归预后的系统认识，以及相应的辨证论治。中医内科学的宝贵经验和丰富的学术理论，正是通过对这些具体疾病的认识来体现的。长期的临床实践证明，这种以症状、体征来命名"疾病"，在中医学这个特殊理论体系中，不仅具有与西医学关于疾病概念的同等意义，还能有效地指导临床。所以本书仍然采用传统的中医内科疾病的命名。

三、内科疾病的特点

在了解中医内科疾病特定的分类和命名后，进一步探讨各类内科疾病的特点，掌握它们的一般规律，就能为研究和治疗各种内科疾病打下基础，更好地为临床实践服务。

（一）外感疾病的特点

外感疾病的特点是：病因多为六淫、戾气、瘴气等外邪；发病常与季节气候有关；起病较急，病邪多由皮毛、口鼻而入，由表传里；此类疾病多有一定的传染性、流行性。

从临床实际看，外感疾病中的温病，由于包括的病种较多，涉及的范围较广，病情一般较重，且多发而常见，故对温病的特点有进一步探讨的必要。

（二）温病的特点

1. **以发热为主要临床表现，且易伤津劫液**　温病系感受温热病邪引起,温邪一旦侵入人体,正气必与之相搏,故病初即现发热等症。而且,发热作为温病的主要症状,贯穿于病程的大部分阶段。温邪一般由卫分──→气分──→营分──→血分,或自上焦──→中焦──→下焦。温为阳邪,充斥体内,最易伤津耗液。因而在整个温病过程中,都以温热伤津、阴液耗损为主要特点。所以,对温病的治疗,切以"刻刻顾护津液"为根本原则。否则,"变证"、"逆证"从生,终至阴液枯涸,预后堪虞。前人所言"留得一分津液,便有一分生机"(《温热经纬·内经伏气温热篇》),即属此理。

2. **温邪传变多由表入里** 辨温病要分卫气营血,反映病邪侵袭人体的不同层次。叶天士说:"大凡看法,卫之后方言气,营之后方言血。"(《温热经纬·叶香岩外感温热篇》)故其层次关系是:卫分最浅,气分较深,营分更深,血分最深。

温邪自口鼻而入,首先犯卫,病若不解,便可内传至气分,甚则入于营分和血分,是谓"传变"。传变有顺传逆传的不同。顺传是指病邪由卫而气,逗留气分不解,再传营、血,病势呈渐进性;就脏腑关系来说,是由肺传胃,由脏传腑,病有下行外出的可能,邪气较易排除;多见于感邪不太重或正气较强者;一般预后较好。若从卫分径入营血,即由肺而径传心包,乃由脏传脏,谓之"逆传",病必感邪太重,或正气太虚所致逆传变证,发病多急骤,来势凶猛,呈暴发型,预后多不良。

观察病势是否逆传,除了临床表现躁扰不宁、谵语神昏、抽搐痉厥、吐血衄血等症状外,还必须警惕体温骤升骤降、大汗淋漓、面色苍白、呼吸急促、唇指发绀、脉微欲绝等热陷心包、内闭外脱之象,应采取有效措施,积极救治。

3. **邪传卫气营血的病理损害,包括上、中、下三焦所属脏腑的病变** 由于人体是一个统一的整体,脏腑是人体功能活动的中心,因此,病邪侵害卫气营血,必然波及脏腑。也就是说,温邪在卫气营血诸层次发生的损害,是脏腑病机变化的反映,卫气营血的病变是关系到相应脏腑的。它们的相互关系是:"肺主气属卫。"肺的病变既可反映卫分表证,也可表现为气分里证。气分里证者,还包括脾、六腑和胸膈等部位的病变;病在营分关系着心包(心)的病变;而病在血分则涉及心包(心)、肝、肾的病变。

上述卫气营血诸层次的病变脏腑,若以上、中、下三焦分部来划分,上焦包括手太阴肺和手厥阴心包络,中焦包括足阳明胃、手阳明大肠和足太阴脾等,下焦以足少阴肾和足厥阴肝为主。

卫气营血辨证和三焦辨证,一是分清温邪所在层次,一是辨别所病脏腑部位,从不同的侧面反映了温病传变规律,是温病的两大辨证纲领。两者一纵一横,经纬交错,相得益彰。两者结合使用,就能将病变阶段,病势深浅,病位上下,所病脏腑,以及病情轻重等等,全面辨析清楚,为临床治疗提供可靠的依据。

4. **有一定的季节性、传染性和流行性** 温病的发生与季节有关。如春季多见风温,夏季多见暑温、湿温,秋季多见秋燥,冬季多见冬温等。提示在不同的季节,对温病的诊治,要首先考虑时令特点。

温病中的温疫具有强烈的传染性、流行性。吴又可说:"此(戾)气之来,无论老少强弱,触之者即病"(《温疫论·原病》),"众人触之者,各随其气而为诸病。"其流行情况,"大约病遍于一方,延门阖户,众人相同,皆时行疫气,即杂气所为病"(《温疫论·杂气论》)。一般认为,温病主要包括西医学的急性传染病。大量临床观察资料表明,温病也包括内科一些急性感染性疾病在内。

(三)内伤杂病的特点

1. **以脏腑气血阴阳失调为主** 内伤杂病的发生,都由阴阳失调、脏腑气血失常所致。盖"气血冲和,百病不生"。诸凡大怒伤肝,大喜伤心,房劳伤肾,饥饱劳倦伤脾,悲哀形寒伤肺等等,皆可使脏腑失和。由于气血生化在脾,真精蛰藏在肾,气之治节在肺,神明血脉所主在心,气之升发疏泄在肝。脏气失和,必然影响气血的生化、运行、输布和阴阳的正常消长平衡。

内伤杂病虽多,然其要不外虚实二端。《素问·通评虚实论篇》说:"邪气盛则实,精气夺则虚。"在内伤杂病中,凡气虚、血虚、阴虚、阳虚,以及气血两虚、阴阳俱损等正气不足之候,皆属虚证;而气滞所致之壅塞,及瘀血、水湿、痰饮等病理产物为病,皆属实证。因此,临床上对内伤杂病气血阴阳失调的证候,多以虚实作为辨证纲领。在此基础上,再结合五脏的生理、病机特点,辨析是属肺之治节失常,或系肝气失于升发疏泄,或因心之神明失主,或为脾之生化无权,或由肾之真精受损。再辨其是一脏罹患抑或多脏受累。这样就能将内伤杂病的繁杂证候分辨清楚,从而有助于提高辨证论治的准确性。

2. **寒热为标,正虚是本** 寒证与热证,用以辨明疾病的属性。一般而言,内伤疾病中之寒证与热证,系脏腑内伤之后,阴阳失去平衡的缘故。也就是说内伤疾病之寒热,正虚为本,寒热为标。故寒热常与其他虚象并见,少有单独出现于临床。

"阳虚则内寒",此为寒从中生,阳虚生寒,表现于临床,则为诸种阳虚证候。"阴虚则内热",此热从内生,阴虚生热,表现在临床上为诸种虚热证候。一般来说,阳虚常见于心、脾、肾三脏,阴虚则五脏泛见。他如血虚无以敛气,气浮于外;气虚下陷,不能升清,阴火上乘阳位,皆可表现虚热之象,然必伴有血虚、气虚之证。因此,对内伤疾病之寒热,不可见寒散寒、见热清热,而应治其寒热之所由生。换言之,治内伤疾病之寒,要在温阳,盖益火之源,而阴翳自消;疗内伤疾病之热,重在滋阴,以壮水之主,以制阳光;血虚、气虚者,则治以益气生血,补气升阳,使气不浮越,阴火下潜,其热自退。

3. **瘀滞是实证的病机基础** 内伤杂病实证的发生,缘于脏腑功能紊乱,以及由之而发生的气机阻滞和继发的病理产物。它主要包括:气滞、血瘀、痰饮、水湿等。气为血帅,血为气母,气滞与血瘀互为因果,常同时并见。水泛为痰,或停蓄为患,或郁而生热,皆气不化水所致。故内伤杂病的实证基本上可归纳为气滞血瘀与水湿痰饮两类。

夫人身之气,贵乎流通。正常时,内行五脏六腑,外达四肢百骸、五官七窍、肌肤皮毛。若气滞不行,则血不畅流而为瘀，水不得运而为饮，瘀血、痰饮、水湿等由之而生。瘀血、痰饮等既成之后，更加重气机阻滞，进一步使脏腑功能紊乱加重，如是互为因果，促进瘀滞进一步加重。故《素问·举痛论篇》有“百病生于气”；《证治准绳·蓄血》有“百病由污血者多”；《景岳全书·痰饮》有“痰为百病母”等说。不但强调了瘀滞在内伤杂病发病中的重要作用，而且也阐明了内伤实证的共同病机。

鉴于瘀滞是内伤疾病的共同病机，故对内伤杂病实证的治疗，应自始至终采取通瘀去滞的治疗原则，或行气理气，或活血化瘀，或利水除湿，或化痰蠲饮，总以通其瘀滞，恢复气血津液的正常运行为目的。但是，内伤杂病的实证，多属久病之实，每实而兼虚，故不宜单纯取苦寒攻伐，在通瘀去滞的同时，应酌情参以扶正，或通补并用，或通补相兼而行，以免损害正气。

第二章
病因病机

第一节　病　　因

病因是引起疾病的原因。举凡可以破坏人体的生理状态、导致疾病发生的一切因素与条件，都属于病因的范畴。

中医学对病因的认识途径，并不是通过实验、分析和微观等方法对病原形态结构进行具体了解。中医学的病因学说是根据长期医疗实践观察和经验积累而逐渐形成的，其内容与中医的病机、辨证、诊断、治疗等紧密相连，成为中医理论体系中不可分割的重要组成部分。

一、病因的分类

病因的种类很多，有外感"六淫"，有内伤"七情"，还有饮食、劳逸、虫兽、外伤等。为了便于掌握各种病因的致病特点，以指导预防和治疗，古代医家曾作了病因分类。早在《内经》就已提出："夫邪之生也，或生于阴，或生于阳。其生于阳者，得之风雨寒暑；其生于阴者，得之饮食居处，阴阳喜怒。"（《素问·调经论篇》）其把病因归纳为阴与阳两大类。汉代张仲景在《金匮要略》中明确将病因分成三类，说："千般疢难，不越三条：一者经络受邪入脏腑，为内所因也；二者四肢九窍，血脉相传，壅塞不通，为外皮肤所中也；三者房室、金刃、虫兽所伤。"至宋代陈无择著《三因极一病证方论》，在《金匮要略》的基础上，进一步提出六淫邪气为外因；七情所伤为内因；饮食、劳倦、虫兽、金刃、跌仆等为不内外因。应当指出，其所说的"内因"、"外因"是指致病因素的来源，并非哲学上的概念。而"不内外因"乃是指六淫七情之外的其他致病因素。尽管这种方法不尽完善，而其三因论作为病因分类法，对后世的影响很大。后世医家根据三因论的原则，基本上把"六淫"及疫疠邪毒所致的疾病列为"外感"，其他七情、房室、劳倦、饮食等所致的疾病称为"内伤"，而虫兽咬伤、金刃创伤、水火烫伤等则属于外伤范围。此外，瘀血、痰饮等病理产物也属于病因范围。

二、时令与六淫

中医学非常重视人与自然的关系。《内经》说："夫阴阳四时者，万物之终始也，死生之本也。逆之则灾害生，从之则苛疾不起。"（《素问·四气调神大论篇》）又说："气交之分，人气从之，万物由之。"（《素问·六微旨大论篇》）指出时令气象的变化与自然界物候现象和人的生命现象存在着非常密切的关系。这一观点贯穿在整个中医理论体系中，也充分体现在病因学内。

《内经》还对四时季节的多发病、流行病作了比较符合实际的记述。如"春善病鼽衄，仲夏善病胸胁，长夏善病洞泄寒中，秋善病风疟，冬善病痹厥"（《素问·金匮真言论篇》）。对时令有关的多发病，分析其原因，最明显的莫过于四时不同的气候变化，其中包括气温高低、湿度大小、风量强弱，以及日照时间长短等。古人把一年之中季节性气候特点归纳和排列为风、火、暑、湿、燥、寒六气。随时令而变化的六气，为自然界万物的生长变化提供了必要条件。而人类疾病的发生也往往与气候的变动因素有关，尤其是六气的太过或不及，常是导致疾病发生的重要原因。于是把异常的六气称为"六淫"。所以六淫病因的原始概念，主要是指气象的异常变化而言。

"六淫"作为外感疾病的病因概念，其含义远远超出了单纯气象变化的范围。首先，在中医临床诊治中，把风、火、暑、湿、燥、寒作为一种辨证的概念。这种辨证概念是根据受病时的气候条件，尤其是对患者所表现的病候与体征进行分析，并与自然界六气的特性进行类比而形成的，即所谓"因发而知受"。这里的六淫病因实是中医"辨证求因、审因论治"的"因"，而不是单纯的气候因素。其次，大量实践证明，六淫所致的多种外感热病，包括了许多传染性疾病，而引起传染病的发生与流行的生物性致病因素的存在与传播，又与气象、季节密切相关。由此可见，六淫病因的内容，既包括了气候变化的物理性因素，也有与气象时令有关的生物性因素，同时也是一种对临床证候特性通过类比而推导的辨证概念。

六淫作为外感疾病的主要致病因素，常概称为外邪。由于六淫与气象、时令直接关联，所以六淫致病往往具有明显的季节性和地域性。如春季多风病，夏季多暑病，秋季多燥病，冬季多寒病，长夏多湿病等。六淫可单独致病，也可以数邪兼夹致病。如痹证多由风寒湿三气杂至，合而致病。其他如风寒、寒湿、风热、湿热、风湿等，皆属兼夹致病。

此外，在内科疾病中，除了上述六淫病因外，还有内风、内寒、内湿、内燥、内火等，在辨证中具有与六淫相似的类比特性，但它们都属于病机范畴，与外感病因的六淫概念不同，不属于本节讨论的范围。

（一）风邪

《素问·风论篇》云："风者善行而数变。"指出风邪的主要特点是善动多变。在自然界里，大气流动为风，故风性轻扬，来去无踪，急骤多变。与此类比，凡机体受病时与风有关，或临床表现的症状符合于上述风的特点者，均称之为风邪致病，或径以风为病名。兹将风邪致病特点分述如下。

1. **风为百病之长** 风邪，其具体内容包括自然界的风及作为多种外感病邪的代称。前者如“受风寒”、“汗出当风”、“卧出而风吹之”等；后者可由皮毛腠理或口鼻呼吸而侵入人体。外感风邪常兼夹寒热燥湿等外邪。如外感病初起见恶风、发热、汗出头痛、鼻塞流涕、脉浮等，称为风邪袭表或伤风感冒。有喉痒咳嗽，咯痰胸闷甚或气急喘息者，称为风邪束肺。其恶寒无汗，口不渴，咳痰清稀或关节酸疼，舌苔白腻，脉浮紧者为风寒；咽喉红肿疼痛，口渴，舌红苔黄，痰稠者为风热。风寒、风热的症状常见于多种外感疾病。

2. **风性动摇振掉** 凡症状具有震颤、抽搐等特点者均属风的范围。例如，破伤风的主症是阵发性项背强直、角弓反张、口噤不开等，是风邪从皮肤伤处侵入人体所致，故以破伤风命名。癫痫证具有卒然倒下、抽搐、不省人事等症状，所以又称为“羊痫风”。炎暑时节出现高热、嗜睡、痉厥、抽搐等症状者，称为“暑风”。而外感热病极期出现痉厥、抽搐，以及因精血不足，筋脉失养，而出现震颤、抽搐、摇晃者，均称之为“动风”，属于内风范围。

3. **风性变动不居** 如肌肉关节酸楚疼痛，呈游走性，发无定处，为风邪偏胜，称为“风痹”、“历节风”。又如皮肤瘙痒及皮疹突然发生，时有时无，隐现无定者，称为“风瘾疹”。诸如此类病证，其症状表现出流动多变的特点，故认为是风邪所致。

4. **风性轻扬上浮** 根据风的这一特性，凡症状多见于头面等人体上部者，则认为是风邪所致。例如，浮肿初见于头面目下，有表证者称为“肾风”；兼有表证而肿势较甚者，称为“风水”；初起憎寒壮热，头面肿大，目不能开的颜面“丹毒”，称为“大头风”；头部皮肤瘙痒，落白屑，毛发易脱者，称为“白屑风”等均是。

（二）寒邪

冬季气候寒冷，万物潜藏，生机衰退。寒邪致病多在冬季，也包括其他季节因气温骤降而致病者。且寒为阴邪，易伤阳气。凡临床表现具有寒冷、凝滞、收引、清澈等特点者，即是寒邪致病。兹将寒邪致病的特点分述如下。

1. **寒性凝滞** 如冻伤、冻疮、饮食生冷，以及受寒着冷等，能使人气血凝滞，经脉流行不利而致病，皆属“伤于寒邪”引起，寒邪入侵，气血凝滞，不通则痛，故《内经》有“寒胜则痛”(《素问·阴阳应象大论篇》)之说。

2. **寒性收引** 寒邪所伤可出现一系列收缩挛急牵引现象，如毛孔收引，可见肤起粟粒，无汗；肌肉收引，可见颤抖或痉挛；表层络脉收引，可见皮肤苍白，体表及四肢寒冷；血脉收引而见弦脉、紧脉；肌肉关节收引，可出现拘急不利或肢体蜷缩等症状。而血脉与肌肉的收引痉挛也可引起疼痛。临床上，痹证寒邪偏胜者，多以痛为主要症状，称为“痛痹”；疝气腹痛，痛引少腹，多为阴寒引起，称为“寒疝”。诸如此类病证，都是根据寒主收引的性质确定的。

3. **寒性清澈** 《素问·至真要大论篇》说：“诸病水液，澄澈清冷，皆属于寒。”表现为排泄物清稀者，皆属寒邪致病。如感冒初起，鼻流清涕，属“风寒”；兼见咳痰稀薄者，多为“寒邪束肺”；又如泛吐清水冷涎者为胃受寒邪；小便清长、大便澄澈清冷者，多属虚寒等均是。

4. **寒易伤阳** 寒为阴邪，最易伤及阳气，即所谓“阴胜则阳病”，如寒邪束表，卫阳被遏，出现恶寒、发热等，称为“伤寒”。如寒邪直中于里，损伤脏腑阳气者，称为“中寒”。

（三）暑邪

暑为夏令主气，暑邪致病有明显的季节性。暑天气候炎热，湿气熏蒸，故暑邪致病的特点是炎热与夹湿。

1. **暑性炎热** 暑病多见于夏季，且暑为阳邪，故暑病多见热象，常出现高热、面赤、口渴、汗多、烦躁、脉洪数等症。如表现为壮热、神昏、嗜睡、抽搐等症，是暑夹风邪为患，称为“暑风”；如壮热、大汗出、气短、倦怠，面色苍白，皮肤湿冷，脉细弱者，则为暑伤元气。

2. **暑多夹湿** 暑令天气炎热，溽湿熏蒸，故暑邪致病，常兼夹湿邪。暑湿的主要症状是身热起伏，汗出不畅，口渴不欲饮，困倦胸闷，纳呆，恶心呕吐，便秘或泻，舌苔厚腻，脉濡数等。暑湿之发于秋季者称为伏暑。温热与暑邪同为阳邪，特性相似，唯暑邪仅限于夏季，温热之邪则四季都有；暑邪多夹湿，而温热之邪则往往随季节不同而有夹风、夹湿、夹燥之异，两者有所不同。

3. **暑性升散** 升，指暑邪易于上犯头目，上扰心神；散，指暑邪为害，易于伤津耗气，故暑邪侵犯人体多直入气分，致里热蒸迫而大汗出。出汗过多，一则耗伤津液，出现口渴喜饮、唇干舌燥、尿赤短少等；二则气随津泄，导致气虚，出现气短乏力、精神困倦等。

（四）湿邪

自然界潮湿之气以长夏梅雨季节最为突出。物质受潮则重滞黏腻，容易霉烂。人久居潮湿环境，每感胸闷不畅，困倦乏力。因此湿邪有潮湿、黏滞、重浊、固着等特性。凡受病与潮湿的环境有关，及临床表现上述湿的特性者，均属感受湿邪。

1. **湿性潮湿** 如长夏梅雨季节，气候潮湿，居处卑湿，坐卧湿地，水中作业，汗出沾衣等，均易感受湿邪。凡临床症状表现为水分较多，或湿润者，均为湿邪为患。如皮肤瘙痒、水液渗出者，称为“湿疹”；大便稀薄是“湿胜则濡泄”；咳嗽痰稀、痰声辘辘、胸闷气急者，为“痰湿阻肺”；全身浮肿、小便不利者，为“水湿泛滥”等均是。

2. **湿性黏滞** 湿邪致病，其性黏滞而固着，一般病程较长，缠绵胶结，难于速愈。在症状上与风性变动不居相反，湿邪致病固着不移，如风寒湿三气杂至，而以湿邪为主者，发为湿痹，因其关节胀痛重着、固定不移，故又称“着痹”。且湿性趋下，与风性轻扬上浮有别，所谓“伤于风者，上先受之；伤于湿者，下先受之”(《素问·太阴阳明论篇》)。故久坐湿地、涉水行走、水中作业等，易感湿邪而为下肢痹证、下肢湿疹及湿性脚气等。

3. **湿性重浊，易阻气机** 湿为阴浊之邪，湿性类水，是为有形之邪，故又易阻滞气机。如表现为头重如裹、昏昏欲睡者，为“湿蒙清阳”；出现恶心呕吐、胸闷腹胀、胃纳不馨、便溏、口淡口甜者，为“湿阻脾胃”；其肢体肿胀、重滞难举、困倦乏力者，为“湿阻经络”；其小便黄浊、频数不利，以及妇女带下黏稠、气味腥臭、色秽黄浊者，为“湿热下注”。凡此种种均为湿邪致病，而舌苔厚腻垢浊者，又为其共同征象。

此外,由于各种原因导致脾失健运,津液气化失常而产生水湿痰饮等,称为内湿,属于病机范围。

(五)燥邪

燥与湿是相对的,为秋令主气。《内经》云:"燥胜则干。"(《素问·阴阳应象大论篇》)故燥邪的主要特点为干燥。自然界空气中相对湿度低时即显得干燥,或见于久晴不雨,骄阳久曝,火热烘烤,称为"温燥"、"燥热";或见于秋凉肃杀,称为"凉燥";或见于风吹日久,干枯皲裂,称为"风燥";均可使土地开裂,草木枯萎。以此类比,凡在干燥环境下受病及临床表现具有干裂枯萎等特点者,即为燥邪所伤。

1. **燥性干涩**　外感燥邪多发于秋令干燥季节。在此期间,如症见发热头痛、无汗、皮肤干燥、口渴、咽燥、鼻干、口唇开裂、舌上少津、干咳无痰、大便燥结者,称为"秋燥";具有舌红、鼻衄、音嘶等热性症状明显者,为"温燥";其发于秋末,天气转凉,症见恶寒、舌苔薄白而干者,为"凉燥"。燥邪多由口鼻呼吸而入,最易损伤肺阴。如肺阴不足者,则更易招致燥邪入侵,受邪后病情亦较严重。

2. **燥易伤肺**　肺主气而司呼吸,肺系直接与自然界大气相通,且外合皮毛,开窍于鼻。燥为气候干燥失润,燥邪多从口鼻而入肺系。燥为秋令主气,在五行与肺相应,故燥邪最易伤肺。燥邪伤肺,肺津受损,宣降失职,从而多见干咳少痰,或痰黏难咯,或痰中带血,甚则喘息、胸痛等。

至于各种原因导致的伤津液、伤阴血而出现种种干燥证候者,乃是病机变化的结果,不属于外感病因的燥邪范围。

(六)火(热)邪

火乃热之极,热乃火之渐,火与热,两者程度不同。就临床表现而言,火多集中一处,热多弥散全身;就病因病机而言,火多自内而生,热多由外而侵(风、寒、暑、湿、燥入里化火,即邪郁化火,当属病机范围)。火之与热,虽有一定区别,然其性质则一,都具有炎上与急迫的特性。故火邪致病,其发病急,变化快。

1. **均为阳邪,其性炎上**　火热有燔灼向上的特性,故火热之邪侵犯人体,既有阳热特性,如表现为高热、面赤、烦躁、大汗、脉洪数等一派热象。又有上扰特性,如风热上袭而见头痛、目赤、咽喉肿痛。阳明热盛可见齿衄、唇口糜烂等症。热邪上扰心神,可见心烦失眠,甚则狂躁谵语等症。

2. **均易伤津耗气**　火热阳邪,最易煎熬阴液,也易迫津外泄,故多见口渴喜饮、咽干舌燥、小便短少、大便干结等津液耗伤之症。"壮火食气",加之热甚多汗,气随汗泄,使人体之气骤伤,可见体倦乏力、少气懒言等气虚之症。

3. **均易生风动血**　火热之邪,侵犯人体,易致肝风内动及迫血妄行。若临床表现为高热、四肢抽搐、两目上视、角弓反张等症,称之为"热极生风"。如临床表现为吐血、衄血、便血、尿血、皮肤斑疹或妇女崩漏等,称之为"血热妄行"。

至于邪郁化火、五志化火、阴虚火旺、阴虚内热及素体阳盛化火等均属内生火热(内火、内热),均属病机范畴。

三、疫毒

疫的特点是具有一定的季节性或传染性。早在《内经》就有了"五疫之至,皆相染易,无问大小,症状相似"(《素问·刺法论篇》)的记载。宋代朱肱的《类证活人书》,进一步提出疫疠之气,是瘟疫的致病病原,该书认为"人感疫疠之气,故一岁之中,病无长少,率相似者,此则时行之气"。至明代吴又可的《温疫论》才明确指出:"瘟疫之为病,非风、非寒、非暑、非湿,乃天地间别有一种异气所感","疫者,感天地之疠气。"所谓"异气"、"疠气",又称"杂气",都属于疫毒的概念。在当时历史条件下,吴氏不可能看到疫毒的形态结构,但他确信疫毒是导致瘟疫的病原。尽管其"无形可求,无象可见,况无声复无臭","其来无时,其着无方","茫然不可测"。但这些疫毒之气确实客观地存在于自然界,人们一旦与之接触,通过口鼻进入体内,便感受而发生疫病。吴氏提出"异气"、"疠气"等病因概念,并指出这些疫毒之气有多种多样,其气不一,一气一病,即感受某种异气,便导致某种疾病,这在病因学上是一个很大的突破。根据吴氏列举"异气"、"疠气"所致多种疾病来看,其临床表现是起病急,传变快,表证短暂,较快出现以高热、烦渴为特点的实热证;在热甚伤阴的情况下,极易逆变,出现痉、厥、闭、脱等入营入血的危证。

作为病因的毒,既与六淫、疫疠之气有密切的联系,又与其有不同之处。寓于六淫之毒,多无传染性;寓于疫疠之毒,则常具有传染性。论毒最早者为《内经》,该书认为偏胜之气为毒,并将其分为"寒毒"、"热毒"、"湿毒"、"燥毒"等类,其产生与气候有关,乃属六淫之毒,无传染性。此后晋之《肘后备急方》,隋之《诸病源候论》,唐之《备急千金要方》等,先后记载有"沙风毒"、"水毒"、"狂犬毒"等的致病特点,除有一定季节性外,并有特定传入途径的描述。此后进一步认识到如疫疹、疫痧、疫痢、疫疟、疫咳、疫喉,以及大头瘟、虾蟆瘟等,它们的病因都属于疫毒的范围。现代有人提出了"毒寓于邪,毒随邪入,热由毒生,变由毒起"的观点来解释温热病的演变,以解毒清热、解毒固脱等治则治疗温热病,丰富了中医病因的学术内容。

四、情志伤

喜、怒、忧、思、悲、恐、惊 7 种情志活动,在正常情况下,是人体精神活动的外在表现,若外界各种精神刺激程度过重或持续时间过长,则可导致人体的阴阳失调,气血不和,经脉阻塞,脏腑功能紊乱而发病。情志致病,主要引起五脏气机失调的病证。正如《灵枢·寿夭刚柔》所说:"忧恐忿怒伤气,气伤脏,乃病脏。"所以七情致病一般有以下两大特点。

1. **情志致病损伤五脏**　情志变动可以损伤内脏,其中首先是心。因为"心为五脏六腑之大主",为"精神之所舍",故《灵枢·口问》云:"悲哀愁忧则心动,心动则五脏六腑皆摇。"另外,不同的情志变化,对内脏则又有不同的影响,即"怒伤肝"、"喜伤心"、"思伤脾"、"悲伤肺"、"恐伤肾",但五脏五志之说,显然受事物五行归类的影响,切不可过于机械硬套,应视具体患者和具体病情而定。一般说来,情志伤脏,常以心、肝、脾三脏的症状多见。

2. **情志变动影响气机**　《素问·举痛论篇》云:"百病生于气也。怒则气上,喜则气缓,悲则气消,恐则气下,寒则气收,炅则气泄,惊则气乱,劳则气耗,思则气结。"说明不同的情志变化,对人体气机活动的病机影响是不相同的,所导致的证候亦不相同。

情志因素影响气机的许多病证中，以肝气失调最突出，临床上最常见的是“郁证”。这是多种病证的综合概念。凡具有情志怫郁，气机阻滞，进而至血瘀、痰结、火逆等，多属于郁证范围。正如《丹溪心法》所说：“气血冲和，万病不生，一有怫郁，诸病生焉。故人身诸病，多生于郁。”气机郁滞，日久不愈，或气病及血，或郁而生热，或津聚为痰结，或气升而火热，变化多端，而形成多种疾病。临床所见郁证，大多属于气机失常的疾患，但日久则可导致脏腑、气血、津液的多种病变。

情志变动过大，如长期情绪紧张，或思想负担沉重，以及暴喜狂怒等，均可扰乱心神，甚者发生神志异常的病证。临床上癫狂、痴呆等疾病多是情志损伤心神所致。

五、饮食伤

人之生长发育，赖饮食之营养以维护，但饮食失宜也可以引起疾病。早在《素问·痹论篇》就指出：“饮食自倍，肠胃乃伤。”宋代严用和《济生方·宿食门》对此论述尤详，指出：“善摄生者，谨于和调，一饮一食，使入于胃中，随消随化，则无滞留之患；若禀受怯弱，饥饱失时，或过餐五味，鱼腥乳酪，强食生冷果菜，停蓄胃脘，遂成宿滞，轻则吞酸呕恶，胸满噎噫，或泄或痢；久则积聚，结为癥瘕，面黄羸瘦，此皆宿食不消而主病焉。”说明饮食不节致病，多见于过食辛辣生冷，肥甘厚味，或暴饮暴食之后，也有偏食或摄入不足而致病者。若过食辛辣、肥甘厚味，则易生热、生湿、生痰，成为某些脏腑病证的原因；过食生冷，则常损及脾胃阳气，出现一派脾虚证候；暴饮暴食，常成食滞，使脾胃失运，出现食伤脾胃之证；偏食或营养摄入不足，常可引起如雀盲、脚气病等气血不足病证；误食有毒食物，则可导致不同特点的食物中毒症。

六、劳逸伤

过度而持久地进行某种劳动(包括体力和脑力劳动)，超过人体所能承受的限度，则常由劳而倦，由倦而耗伤气血，影响脏腑功能，导致疾病。因此，中医将劳倦列为常见的内伤病因之一。正如《素问·宣明五气篇》云：“五劳所伤，久视伤血，久卧伤气，久坐伤肉，久立伤骨，久行伤筋，是谓五劳所伤。”指出了持久地从事某种特殊的活动或单调的动作，可以造成某一器官或组织的过度疲劳，而发生疾病。同时也应注意“久坐伤肉，久卧伤气”。这说明过逸少劳亦有不利，也可为病。常见卧床过久，多坐少动的人，每多两足痿弱，肢体乏力，饮食减少。可见终日坐卧，则气血流动缓慢，肌肉筋骨活动能力减弱，脏腑功能活动降低，消化功能减退，抗病能力低下，从而发生各种疾病。因此，既要防止过度劳伤，也要避免久坐久卧，进行适量的活动，这样才会保持身体健康。

另一方面，劳伤还有一个意义，是指房劳过度。房劳过度，常会造成肾精亏损，从而产生腰痛、头目眩晕、耳聋耳鸣、干咳气短等一系列的肾虚症状。

第二节　发　　病

发病是讨论致病因素作用于人体后发生疾病的机制和病证演变与转归的一般规律。疾病的发生、演变和转归，与机体状态、体质因素、病邪性质、受邪轻重、邪入途径等关系非常密切。因此，了解它们之间的内在联系，对于指导辨证论治有重要意义。

发病是与健康相对而言的。知常而后知变，因此，要研究发病，首先要辨析病与不病的主要区别。

《素问·调经论篇》对健康无病之“平人”有这样的定义：“阴阳匀平，以充其形，九候若一，命曰平人。”这里所谓“阴阳匀平”即是机体内部各种功能之间、各种物质之间、机体内部和外部之间的各种矛盾都处于和谐、协调的统一状态，这便是健康的“平人”。当然，这里所谓的“阴阳匀平”不是绝对的、静止的平衡，乃是一种相对的、动态的平衡。如果由于某种原因或某种致病因素，使机体内部的阴阳消长运动超越了正常的幅度与范围，彼此间失却了正常的协调平衡，不能很好地通过调节以适应内外环境的变化，造成脏腑、经络、气血等的阴阳偏盛或偏衰，便是健康的破坏，疾病的形成。必须指出，辨证论治的基本特点或中医治病的基本出发点，主要在于中医重视并着眼于机体的反应——即“证”上。凡是因为各种原因造成机体脏腑、气血等阴阳失调，便可使机体的某一部分或全身发生异常反应，出现种种证候，根据这些证候便可以作为判断疾病与健康的切入点。由此可见，中医对疾病的概念，实际上是以出现临床证候为依据的。有不少功能性和精神方面的疾患，西医学检查，往往不能发现明显的器质性病变，但患者的症状已趋明显，有的还可能十分严重，如果不加治疗的话，不仅给患者带来很大痛苦，而且影响工作和学习，这些病痛症状都是客观存在的，它们都是人体内部阴阳失调的反应，属于疾病的范围。通过辨证施治，使症状消失，病痛解除，同样是疾病的治愈，健康的恢复，这是中医的优势所在。

当然，也有另一种情况，即机体内部有实质性病变或某些异常，但症状不明显，往往容易疏忽。这就需要细致诊察，所谓“见微知著”、“防微杜渐”，以及早诊治疾病。

一、发病条件

疾病的发生，必须具备 2 个条件，即外部条件和内部条件。各种致病外因，如气候变异、六气淫胜、天行时毒、饮食失节、居处不宜，以及虫兽咬伤等，统称为“邪”，它构成了发病的外部条件；情志变动虽然自内而发，但也是外界客观事物在人体内部的反映，它的产生，也离不开外部条件。机体本身的抗病功能，包括适应变化的调节功能和抵抗病邪、保卫机体、维护健康的物质功能，统称为“正”，它构成了发病的内部条件。“正”与“邪”的斗争过程，始终存在于人体内部，而且大多反映为正能胜邪的健康状态。外邪入侵而发病，还必须具备以下条件。

(一) 正不胜邪，导致阴阳的失调

疾病的发生，外部条件是必不可少的一个方面，但是决定疾病发生的因素，更重要的是人体“正气”的虚(不足和低下)的条件。正如《灵枢·百病始生》所说：“风雨寒热，不得虚，邪不能独伤人……此必因虚邪之风，与其身形，两虚相得，乃客其形。”明确指出了“邪不能独伤人”，疾病的发生，必须具备“虚邪”与“身形之虚”，即外部与内部 2 个条件。

其中“虚邪”只有通过“身形之虚”才能起致病作用。故“邪之所凑，其气必虚”、“正气存内，邪不可干”。正气虚才是发病的基础。

（二）邪之属性，决定病证的属性

不论外感还是内伤致病，虽然正气的盛衰，对是否发病，病发的轻重，对疗效及预后的影响，起决定性作用。但一旦发病，反映于临床的不同证候特点，则随致病内外因的不同属性而异。如入侵外邪的属性为寒，不论患者正气盛衰的情况如何，体质偏阴偏阳，发病之时，则多表现为寒邪所致的临床脉证特点。一般不会因寒致病，而由于体质等内在条件的差异，在发病之时，其一表现为伤寒，另一表现为温病。再如寒邪直中太阴，发病之时，纵有不同内在条件的差异，也必表现为轻重不同的脾胃虚寒证，不会表现为忧思伤脾为临床特点的内伤病。换言之，发病之时，感受寒邪，不会由于内因的差异而表现为温病；感受外感之邪，不会由于内因的差异，而表现为内伤杂病。

因此，内科疾病的发病，邪之属性是决定病证属性的病机基础。切不可将前述“正气”在疾病的发病、发展和演变过程中，所起决定作用的论述，与内科疾病发病时证候属性的病机基础混淆起来。前者是论述内因和外因在疾病发生和演变过程中，孰主孰从的地位和作用；后者是阐述发病之时，不同致病病因的属性，与临床病证特点和属性的关系。

二、体质与发病

体质与发病，体质与病证的从化，体质与治疗都有十分密切的联系。

（一）体质与发病的关系

中医学诊治疾病，非常重视体质差异。因此掌握各种体质的特征，在临床辨证时，对于分析病因病机，判断病变的性质和发展趋势，具有重要意义。

1. **个体体质的特殊性，往往导致对某种致病因子或疾病的易感性** 《灵枢·五变》说：“肉不坚，腠理疏，则善病风……五脏皆柔弱者，善病消瘅……粗理而肉不坚者，善病痹。”这就指出，由于脏腑组织有坚脆刚柔的不同，故不同体质的人，发病情况就有差别。在临床上可常见肥人多痰湿，善病中风；瘦人多火，易得痨咳；老年人因肾气衰，多痰饮咳喘等，都是体质的特殊性、易感性所致。

2. **个体体质的差异性，往往导致对某种疾病发展的多变性** 《医宗金鉴》说：“人感受邪气难一，因其形藏不同，或从寒化，或从虚化，或从实化，故多端不齐也。”章虚谷也说：“六气之邪，有阴阳不同，其伤人也，又随人身之阴阳强弱变化而为病。”这种“病之阴阳，因人而变”和“邪气因人而化”的观点，就是由于个体体质的差异性，而导致疾病的多变性，是中医发病学和病理学的重要学术内容。例如感受同一的寒邪，由于个体体质的差异，有的人出现发热恶寒、头痛等表证；有的人一开始就呈现不发热但恶寒、四肢逆冷、下利清谷、精神委靡、脉沉细的三阴证。这就在于前者平素体质尚强，正气御邪于肌表；后者阳气素虚，正不胜邪，以致邪陷三阴。同样，感受同一的温邪之后，若其人阳热素盛，邪热极易化燥伤阴，内传营血，很快出现高热、神昏、抽搐、发斑、舌绛等证候；反之，若平素阳热不旺，其病变过程就会迥然不同。

（二）体质与“从化”的关系

“从化”，是指外邪入侵人体发病之后，随着人体阴阳的偏胜偏衰、虚实的差异等，从而发生病证性质的变化现象。临床所见，当外邪侵入人体发生疾病之后，由于体质差异，其中一部分患者的病证表现，自始至终保持其发病之时的属性；而另一部分患者则在疾病发展的某个阶段，其病证属性，与原来的属性完全相反，出现由寒化热、由热化寒、由燥化湿、由湿化燥、由实化虚、由虚化实等现象，这就是病证的“从化”。

“从化”的发生，取决于邪正双方的形势和性质。当邪气的属性与患者的体质有着寒与热、燥与湿、阴与阳等根本对立的情况，便可能出现“从化”。因六淫之气，属性各有不同，其伤人亦各有所偏，而人的体质亦多有阴阳、虚实、寒热、燥湿之异。正因为有这些差异，所以当外邪入侵之后，邪正相争，便可以产生多种不同的病机反应。同一邪气致病，在不同患者的病证演变过程中，可以出现相反的证候；而不同的邪气侵入同一患者，演变过程中也可以出现相近似的证候。《灵枢·五变》所说：“一时遇风，同时得病，其病各异。”就是指邪气的“从化”现象。

应当明确，前面所述邪气之属性决定病证之属性，是指发病之时，而病证的“从化”，是指发病之后病程中的演变，两者不可混淆。

三、发病与邪入途径

外邪侵入人体的途径是多方面的，一般风寒湿邪外感，多从皮毛而入；温邪致病，多从口鼻而入；虫咬、金刃等乃皮肤损伤而入。由于病邪入侵的途径不同，所以发病也各具特点，这对辨证论治有一定参考价值。

（一）邪从皮毛而入的发病特点

由皮毛而入之病，其发病特点概括起来是：① 病因多属六淫中的风寒湿邪。② 起病多有气候突变和起居衣着失当等生活诱因。③ 起病较快，邪入侵不久，即可发病。④ 邪由皮毛肌腠而入，先滞络脉，由表而里，传至脏腑。⑤ 先伤阳而后及阴。⑥ 一般无传染性，临床表现为“六经”的证候特点和传变规律。

（二）邪从口鼻而入的发病特点

邪由口鼻而入之病，其发病特点概括起来是：① 病因多属疫毒或温热之邪。② 起病有一定季节性，其发病多与生活诱因无直接关系。③ 起病较急，病势演变快。④ 多循卫气营血而分属上、中、下三焦传变。⑤ 温邪最易伤津耗液，先产生程度不同伤阴的病机反映，而后发展为阴损及阳。⑥ 多有明显的传染性，临床表现为卫气营血的证候特点和传变规律。

（三）邪从皮肤创伤而入的发病特点

邪从皮肤创伤而入之病，其发病特点概括起来是：① 病因多属虫兽伤，也有金刃伤，既有疫毒，也有虫兽毒。② 起病较急，毒入即病。③ 邪由皮肤伤口而入，局部全身均受损害，有的以局部为主，有的以全身为主。④ 临床证候及传变较为复杂，有如诸虫病者，有如温热病者，有如痉病者，有如狂病者，有仅现局部肿痛者，颇不一致。

四、病证演变

疾病发生之后，各种病证的演变，通常有其固有的规律。如伤寒的六经传变，是由太阳→阳明→少阳→太阴→少阴→厥阴；温病的传变规律是由卫分→气分→营分→血分，或由上焦→中焦→下焦。这些都体现了外感病由表入里、由浅入深的演变过程。其他内脏疾病也大多传变有序。但这些都只是统述其常，示人以规矩，实际上由于受邪有轻有重；邪气的性质有阴有阳；患者的体质有虚有实，有寒有热；加上各种外来的和内在的其他因素的干扰和影响，病情的变化是非常复杂的，绝不是按照常规，千篇一律。如伤寒有循经传、越经传、表里传、三阴直中、合病、并病、依次递传等；温病有温邪始终在气分留连而不传营血分，亦有由肺卫直接逆传心包者。因此，必须仔细观察，以防逆变。

造成病证演变种种差异的因素，同样有外部条件与内部条件2个方面。其中人体本身的条件则是主要的，如《灵枢·五变》说："同时而得病，或病此，或病彼。"同样是"风雨寒暑循毫毛而入腠理"，但在不同人身上有不同的反应，"或复还、或留止，或为风肿汗出，或为消瘅，或为寒热，或为留痹，或为积聚，奇邪淫溢，不可胜数"。指出了尽管外部条件相同，而由于人体本身条件的不同，有的通过人体层层防御抗邪之后而很快自行康复；有的则缠绵反复，日久不愈，其出现的种种病理反应，亦往往因人而异，甚至演变成完全不同的疾病。疾病的发生是病因作用于人体，正气起而抗御，引起人体内部阴阳失调的结果。因此，所谓疾病，归根到底是邪正斗争和阴阳失调2种矛盾运动联系在一起的表现。疾病发生之后，患者产生什么样的病机，出现什么样的证候，主要决定于邪正斗争的形势和阴阳偏胜偏衰的程度。同时，疾病是一个不断变化着的过程，随着邪正力量的消长和阴阳盛衰的变化，病机与证候也随之而不断演变，一直到疾病的痊愈或生命的终止。内科病证的演变，除了伤寒之按六经、温病之按卫气营血或三焦、内伤杂病之按脏腑病机规律发展外，还存在所谓"久病入络"、"久病入血"、"久病及肾"的演变规律。

"络"是人体皮表、内脏和遍及全身内外，交通气血，敷布精微，最浅最小的通道。久病之后，气滞血瘀，阻于脉络之中，从而出现局部或全身气血失畅、失养和血溢为主的证候。正如《灵枢·百病始生》所说："阳络伤则血外溢，血外溢则衄血；阴络伤则血内溢，血内溢则后血；肠胃之络伤则血溢于肠外。"清代叶天士进一步肯定"经几年宿病，病必在络"。在其医案中常有"久病入络"之论，如论中风为"内风袭络"，论疟疾反复发作导致疟母为"正虚邪留，混入血络"等。可见"久病入络"是多种病证的演变规律。

络中行血，络病多由于血瘀，而血瘀之生，通常先是气病，而后血病。如《难经·二十二难》云："经言是动者，气也，所生病者，血也……气留而不行者，为气先病也；血壅而不濡者，为血后病也。"所以疾病开始多在气分，日久之后，影响血的运行而"久病入血"。一般而言，病在气分大多属于功能性病变，较易愈；而病在血分则多数已存在器质性病变，较难治。

肾之精气来源于全身脏腑之精气，故全身脏腑之盛衰，无不关系到肾；另一方面命门为元气之根，水火之宅，五脏之阴非此不能滋，五脏之阳非此不能发。所以任何一脏的不足，不论阴虚或阳虚，当它虚损到一定程度时，也终究会累及肾阴肾阳。如心、肝、肺三脏阴虚，久而不愈，均可发展为心肾阴虚、肝肾阴虚、肺肾阴虚。而肺脾气虚，以及脾阳虚，日久不愈，常可导致肾阳虚；心肝火旺，日久可以耗伤肾阴，出现心病及肾或肝病及肾的虚弱证候。

五、病证转归

大体而言，病由表入里，由阳转阴，由实变虚，由热化寒是邪盛正衰，病情加重；病由里出表，由阴转阳，由虚变实，由寒化热，是邪退正盛，病情好转。由此可见，决定病证转归的因素同样有邪与正两方面，而其中起决定作用的因素则是正气的盛衰。临床实践证明，一般情况下实证、热证、阳证易愈；虚证、寒证、阴证难治。其理由归根结底仍在正气的盛衰。所以有些医家认为，伤寒的六经传变中，只要转入阳明，便较易治愈。如陆九芝认为："阳明无死证，经证可化，腑证可通。"这种把病入阳明视为"归入不死之路"的看法，虽然不够全面，但已看到，尽管阳明病邪极盛，但人体的阳气亦较旺盛，有足够的抗病能力与病邪对抗，因而多能借药之助，达到战胜病邪的目的，这是符合临床实际的。

具体地说，"阳胜则热"，属于亢奋的阳性表现，多见于正气未虚，有一定抗病能力，所以病情虽急而较轻，预后较好；"阴胜则寒"，大多属于低下的阴性表现，多见于正气不足，阳气衰退，抗病力较差，所以病情虽不急而较重，预后较差。正如《灵枢·论痛》所云："同时而伤，其身多热者易已，多寒者难已。"《伤寒论》曾举例说："少阴病，下利，若利自止，恶寒而蜷卧，手足温者，可治"；"少阴病，恶寒而蜷，时自烦，欲去衣被者，可治。"反之，"少阴病，恶寒，身蜷而利，手足逆冷者，不治"；"少阴病，吐利躁烦，四肢逆者，死"。由此可见，少阴病虽为阳虚阴盛，如果手足不逆冷，反发热，则表示阳气尚未衰竭，只要治疗得当，仍能逐渐恢复，而使病情向好的一方面转归。这些理论，在内科临床预测病证的转归和预后方面，有重要指导意义。如在分析外感病方面，若高热，热证显著者，预后多属较好；如果发热不高，反见一派阴寒征象，往往预示病情严重。

影响病证不良转归和预后的一项重要因素，就是治疗不当。由于医生辨证有误，常可造成用药不当，或用药过量，从而影响病情好转和治愈，有的甚至演变为严重的坏病，这样的例子，遍及医籍。如《伤寒论》指出："太阳少阳并病，而反下之，成结胸。"是医生辨治不当，不当下而下之所造成的变证。《温病条辨》也指出："营卫虚弱之人挟感……不可峻汗，误用表药，反加恶寒身痛，发热不止。"这是不当汗而汗之所造成的变证。可见医生的误诊误治，是直接影响病证转归的直接因素，不可不慎。

精神与情绪因素对疾病的治疗与预后有很大的关系。《素问·经脉别论篇》指出："当是之时，勇者气行则已；怯者则著而为病也。"说明人的精神面貌与疾病发生发展有密切关系。愤怒、忧郁、焦虑，特别是对自己所患"不治之症"的恐惧忧虑心理，往往能促使或加速病情向坏的方向发展。反之，开朗乐观的思想情绪，对战胜疾病树立必胜的信心和顽强的意志，有利于提高机体的抗病能力，有利于使病情向好的方向转化，这在某些疾病中，尤为突出。

饮食因素对疾病的治疗与预后也有很大的关系。中医学非常重视胃气，《内经》指出“人以胃气为本”（《素问·平人气象论篇》）。因为胃为水谷之海，是人身精气的来源。精气是抗病功能的重要物质基础。所以患者只要胃能食，即所谓“胃气尚存”，则病情大多尚无大碍。反之，如果食欲全无，食入即吐，水浆不入，或久病见呃逆等，说明化源已绝，是无胃气，预后大多不良。当然，疾病过程中由于脾胃功能较差，饮食应当根据病情有所选择和有所限制。如不应食而食，食物不当，食物过多，可以损伤脾胃甚至助病，同样是有害的。

另外，注意休息或在一段时间内卧床静养，有利于疾病向愈、恢复健康；而过早过多的活动，可以消耗正气，降低机体的抵抗能力，使病程延长，或病愈后复发，称为“复”。如“食复”、“劳复”等。但在病情许可的条件下，进行适当活动，对于畅通气血，增强体力，早日康复也是有好处的。

此外，气候变化，居住环境，疾病护理等，也是影响疾病转归的因素，都应予以注意。

第三节　疾病的基本病机

病机，就是疾病变化发展的机制，也就是病理，故病机与病理同义。不同的病证各有其不同的病机变化，但在这些具体的不同的病机变化中，又存在着邪正斗争、阴阳失调和升降失常等共同的病机。这些共同的病机即是疾病的基本病机。掌握这些理论，有助于认识病证的本质，更好地指导临床实践。正如王冰所说：“得其机要，则动小而功大，用浅而功深。”

一、邪正盛衰

邪正盛衰是指致病因素与人体正气的相互作用，它不仅关系着疾病的发生发展，而且决定着疾病的预后和转归。在一定意义上说，疾病的过程就是邪正盛衰的变化过程。疾病的变化随邪正的变化而变化。

（一）致病因素对正气的损伤和正气的抗邪反应，是邪正盛衰的基本形式

疾病过程中，邪气与正气的相互作用，具体表现为邪气对正气的损伤与正气抗御邪气的反应，以及由邪气引起的脏腑气血功能紊乱与人体自我阴阳调节的代偿。

1. **邪气对正气的损伤**　邪气损伤正气与邪气的属性有关。如寒、湿为阴邪，收敛、阻滞气机，易伤阳气；火（热）、暑为阳邪，常迫津外泄，易伤阴耗气；燥性干涩，亦易损伤津液；风为六淫之首，寒、湿、燥、热多依附于风邪而侵犯人体。其伤阴伤阳，当随伴同之邪气而异。疫疠亦有湿、热等不同属性，其伤阴伤阳程度尤甚，故病情重笃者为多见。

六淫、疫疠等外邪入侵人体，是由表入里渐次损伤相应的脏腑，而七情、饮食、劳伤致病，乃直接影响脏腑气血，因而其致病特点主要是导致脏腑气血功能的紊乱。由于脏腑气血功能紊乱，不能进行正常的气化作用，气血津液的化生受阻，正气来源匮乏，渐至气血阴阳不足。同时还可使气血暗耗，伤阴损阳。

此外，痰饮、水湿和瘀血，既是外感、内伤的病理产物，又能直接或间接地作用于脏腑组织，使脏腑气血阴阳失调，使正气受损程度进一步加重。

2. **正气的抗邪反应**　正气的抗邪反应是全身性的，它首先表现在相应的病位上。由于外邪入侵人体，是通过一定的途径和部位的，因此正气的抗邪反应，在病邪入侵初期的一定时间内，其反应局限在某一部位，使邪气停留于较浅表的层次。若正气虚弱，抗邪力低下，则病邪必将很快扩散，或迅即入里。如寒邪直入三阴，便是例证。

疾病的自愈趋势是人体正气抗邪作用的另一表现。《伤寒论·辨太阳病脉证治》说：“太阳病，头痛至七日以上自愈者，以行其经尽故也。”《伤寒论·辨太阳病脉证治》也说：“太阳病，脉浮紧，发热，身无汗，自衄者愈。”前者是正能抗邪，因而能平安地度过自然病程；后者是正能逐邪，邪去而病愈。

正气的抗邪反应，还包括人体自我阴阳调节的作用在内。所谓自我阴阳调节，是指人体固有的一种自控本能，这种自控本能是在心神的统率下，通过经络的联属、气血的循行、脏腑的紧密配合而完成的。在健康状况下，表现为脏腑间五行生克的承制、气血阴阳的互根互用；在疾病状态下，则表现为病理性的代偿协调，力图抵消致病因素的干扰，最大限度地保障气化功能的继续进行，并把邪气的影响缩小到一定范围。若自我阴阳调节能力低下，则邪气易于扩散，病情每致恶化，甚则“亢而无制”而变生大病。

自我阴阳调节在疾病康复中起着重要的作用，如《伤寒论·辨太阳病脉证治》记述：“风家表解而不了了者，十二日愈”；“凡病若发汗，若吐，吐下，若亡血，亡津液，阴阳自和者，必自愈。”都是指在邪气去后，人体靠“阴阳自和”的调节功能，使阴阳在新的基础上重归平衡，健康遂得以恢复。

（二）邪正盛衰是虚实证候的病机基础

虚实是邪正盛衰在临床证候上的反映。故《素问·通评虚实论篇》说：“邪气盛则实，精气夺则虚。”

1. **有邪为实，正衰为虚**　邪气存在是发生实证的前提。如《医学正传》说：“实者，邪气实也。或外闭于经络，或内结于脏腑，或气壅而不行，或血留而凝滞。”这里所说的邪气，是指侵入人体的六淫等外邪，或由气化障碍产生的痰饮、水湿、瘀血等病理产物，以及食积、虫积、燥矢和脏腑失调导致的气机阻滞。

正气不足是形成虚证的基础。如《医学正传》说：“虚者，正气虚也。”引起正气虚的原因，有原发于先天者，是指禀赋不充；继发于后天者，乃因各种致病因素的影响，或失治、误治等造成。在后天致病因素影响方面，一是内伤脏腑，化源不足，气血耗伤；二是外感疾病过程中，病邪戕伤正气。

总之，邪气存在谓之实，正气不足谓之虚。故凡由病理产物等引起的，或在邪正关系上，以邪气为矛盾主要方面的病机变化，反映在临床上的证候为实证；凡由正气不足引起的，或在邪正关系上，以正气亏损为矛盾主要方面的病机变

化，反映在临床上的证候为虚证。

由病理产物等产生的实证，是致病因素作用于人体的继发病变。而外邪引起的实证，则是邪正相互作用的即时反映，系正气未衰，犹能与邪气争斗，往往表示邪正相争处于激烈阶段，常见于外感疾病的初、中期。虚证除先天禀赋不足外，亦多为各种致病因素造成。当正气虚极，感受外邪，因其抗病能力低下，不能与邪气相争，呈现一派虚弱征象，称为正虚感邪，仍属虚证范围。由此可见，在大多数情况下，虚实证候既反应了邪气的有无，又反应了正气的盛衰，是邪正相互作用的结果。

临床上，对虚实之证的判定，于外感疾病和内伤疾病有所不同。在内伤疾病，凡有痰、湿、水、瘀、虫、食积等有形邪气和气机郁滞等都属实证；凡见正气不足的表现都是虚证。外感疾病的虚实，则是根据人体正气的强弱及其与邪气相互作用的反映来判定。凡患者体质壮实，抗病能力旺盛，对病邪呈亢奋性反应者，为实证；凡患者出现正气不足，功能衰退，抗病能力低下等一派虚衰征象时，就不论其邪气盛衰如何，均为虚证。换言之，外感疾病的虚实和邪正有密切关系，但彼此并不等同，这是必须特别加以注意的，否则就会犯虚虚实实之误。

在邪正与虚实证候的关系中，还有一个虚实真假问题。真实假虚，是本为邪盛正不虚的实证，反见似虚非虚的“虚”象；真虚假实，是纯虚无邪的虚证，反见似实非实的“实”象，前者是因为邪气壅遏，经络阻滞，气血不能畅达；后者是因运化无力，气血不行。这种“大实有羸状”、“至虚有盛候”与真寒假热、真热假寒同属一种假象，其临床意义，可参阅阴阳失调的寒热真假部分。

2. 邪正盛衰的变化导致虚实的变化　如上所述，虚实证候是邪气有无和正气盛衰的反映，是邪正相互作用的结果，在疾病过程中，随着邪正的消长变化，虚实证候也要发生相应的变化。例如，邪气伤正，正气渐虚，证候也由实转虚。又如正虚不运，痰、湿、水、瘀等邪气内生，邪气从无到有，证候随之由虚证转化为虚实夹杂证，谓之因虚致实。

在邪正变化过程中，不但可以因虚致实，由实转虚，而且由于病邪所在部位不同，正气受损的具体内容不同，邪正对比力量不同，在虚实夹杂病变中不仅有表虚里实、表实里虚、上虚下实、上实下虚等差异，还有虚中夹实、实中夹虚的主次之分，以及虚实参半等复杂表现。

在邪正盛衰变化过程中还存在因果转化现象，即：在原始病因作用下，人体内部所发生的病机变化，可以成为新的发病原因，由之而引起另一些后果，或为其他致病因素的作用提供了条件。上述原因与结果彼此转化，交替不已，形成一个链锁式的发展过程。在这个过程中，每个环节既是前一个原因引起的结果，同时又是后一病变发生的原因或条件。正是由于这种因果转化，使邪正盛衰的内容不断地发生变化。如能正确认识这种因果转化关系，终止其恶性循环，就可使邪正盛衰朝有利于恢复健康的方向发展。

（三）邪正消长进退决定疾病转归预后

疾病的预后，受多种因素的影响，如就诊是否及时，诊治是否正确，调养是否得宜，精神状态如何等，但这些因素都是通过影响邪正的消长而起作用。所以从根本上讲，疾病的预后，取决于邪正的消长进退。若正复邪退，疾病就趋于好转，进而痊愈；若正衰邪进，疾病就趋于恶化，甚则死亡。

在邪正两方面中，以正气的消长变化对预后的影响最为重要，如徐灵胎说：“疾病之人，若元气来伤，虽病甚不死，元气或伤，虽病轻亦死……故诊病决生死者，不视病之轻重，而视元气之存亡。”张景岳也说：“世未有正气复而邪不退者，亦未有正气竭而命不倾者。”历代医家，无不重视正气的作用，就连以攻邪著称的张子和也不例外。其说：“用药之时，更详轻重。假如闭久，慎勿轻攻，纵得攻开，必虑后患，宜先润养。”充分说明正气消长对疾病预后的重大关系。

二、阴阳失调

《素问·生气通天论篇》云：“阴平阳秘，精神乃治。阴阳离决，精气乃绝。”所谓“阴平阳秘”，即人体阴和阳两种力量处于平衡均势的状态，即健康的表现。所谓“阴阳离决”，即人体阴和阳两种力量失去互相依存、互相制约和互相资生的关系，而处于分离决裂的状态，即死亡的象征。从“阴平阳秘”到“阴阳离决”，是一个疾病发展并渐趋恶化的过程，即阴阳失调的过程。所谓阴阳失调，就是阴阳双方力量对比呈现偏胜偏衰的状态，即疾病的表现。阴阳失调是邪正盛衰的结果，又是疾病发生发展的内在根据。兹将阴阳失调的程度、属性、消长情况分述如下。

（一）病位层次是阴阳失调在病情轻重上的表现

疾病一般多是由表入里、由浅入深，即由较浅的层次向较深的层次发展，随着病位的深入，病情也随之加重。《素问·阴阳应象大论篇》说：“邪风之至，疾如风雨。故善治者治皮毛，其次治肌肤，其次治筋脉，其次治六腑，其次治五脏。”此文将病位从表到里、由浅入深地划分为皮毛、肌肤、筋脉、六腑和五脏五个层次。强调治疗疾病要抓紧时机，立足于早。病位愈浅，治疗愈易。这是由于病位较浅，阴阳失调程度相对较轻，病情亦因之较轻；反之则阴阳失调程度较重，病情也相应加重。上述五个层次虽不完全符合临床实际，但作为病位层次的划分则具有普遍意义。

温病病位层次也是由外到内。叶天士指出：“大凡看法，卫之后方言气，营之后方言血。”杂病则随具体病证的病情发展演变而有所不同。例如痰饮咳嗽，一般首先感受外邪，肺气失宣，以咳嗽为主要表现；若反复不已，日久迁延，使脾的运化功能受到影响，导致脾虚蕴湿生痰，症见咳嗽、痰多、脘闷、纳呆；进而肾气受损，出现气促心悸，动则喘息，根据病变由肺及脾而肾的病情演变过程，病变可分为肺、脾、肾三个层次。其余病证均可仿此进行划分。不过也有某些病证涉及的病位层次较少，病情相对较为单纯，例如感冒，病邪多稽留皮毛，鲜有内传者。

病位层次也是一个反映疾病阶段性的概念，具有相对性，在不同的场合，所指的具体内容各不相同。不但在较大层次中可以包含着若干个较小层次，而且在不同类别和具体疾病中，层次所代表的具体内容也不尽相同。由于正气的强弱，以及邪气性质和受邪轻重等因素的影响，或疾病呈隐匿性发展，起病时即可出现较深层次的病变，如伤寒的

"直中三阴",温病的"伏邪内发"等。有时也可出现两个以上病位层次同时受病或一个病位层次的病变未罢又波及较深一层的情况,如伤寒的合病、并病,温病的"卫气同病"、"气血两燔"、"三焦俱病";杂病的"水亏木旺"、"肺肾气虚"等。对于前者,由于其起病病变即处于较深层次,阴阳失调程度较为严重,应高度警惕,不可掉以轻心。对于后者,应分清孰主孰次,孰因孰果,针对阴阳失调的主导环节予以相应处理。

强调病位层次,实际上是纵向认识疾病的发展变化,用动态观点来辨析疾病。研究疾病过程中不同阶段的阴阳失调变化规律,有助于了解证候间的转化关系,把握治病的主动权,"肝病实脾"就是一个熟知的例子。

(二)寒热是阴阳失调在疾病属性上的反映

阴阳失调导致寒热病变的机制,是人体阴精与阳气的正常关系紊乱,出现阴阳的偏盛偏衰,从而使脏腑气血功能发生病理性的亢奋或衰退所致。《素问·阴阳应象大论篇》说:"阳胜则热,阴胜则寒。"《素问·调经论篇》说:"阳虚则外寒,阴虚则内热;阳盛则外热,阴盛则内寒。"

1. 阴盛阳虚则寒

(1)阴盛:是因感受寒邪,或因过食生冷,阳气为寒邪阻遏所致。寒为阴邪,其性收引,客于肌肤,则毛窍收缩,卫阳闭束;客于血脉,则脉缩血涩,阳气不通;内中脏腑,阳气被郁,不能发挥正常的生化温煦功能,甚则损伤阳气。临床上可出现恶寒、四肢不温、口不渴、喜热饮、溲清长、便溏泄、脉迟等一派阴寒之象。

(2)阳虚:或因体质禀赋,或因久病重病,或因寒邪伤阳,或因年迈体弱,以致阳气虚损。外则卫阳不固,血脉失于流畅,不能温煦肌肤;内则纳运水谷功能低下,命火蒸腾气化失司,出现形寒肢厥、面㿠神疲、气短纳少、下利清谷、舌胖、脉迟弱无力或细微等阳虚征象。若水谷不化精微,则变生痰饮水湿,而痰饮水湿等病理产物又易影响阳气作用的发挥,促使阳虚加重。痰饮水湿等有形之邪属阴邪,故其为患亦称阴盛。应该加以区别的是,由外感寒邪引起的阴盛,是指寒邪本身,即致病的原始因素。由于阳虚所致的阴盛,是指水肿痰饮等病理产物,它发生在阳虚的基础上,是继发性的病因。发生寒的病机,主要是因为寒主收引,闭阻阳气,少火不能发挥正常作用之故;阳虚则是由于少火不足,温煦、气化不及常人。

2. 阳盛阴虚则热

(1)阳盛:是少火变成壮火所致。壮火是非生理之火,它是机体对温邪等致病因素的一种抵抗性反应,表现为脏腑气血功能的病理性亢奋。临床上呈现发热、口渴、脉数、烦躁、尿短赤、便干结等一派阳盛征象。《素问·阴阳应象大论篇》说:"壮火食气……壮火散气。"可见壮火具有损伤人体正气的性质,不但可以耗气,更主要是伤阴,这就是所谓"阳盛则阴病"。另一方面,壮火又是少火与致病邪气相互作用的结果,是机体正气尚旺,能与邪气抗衡的表现。若平素正气太虚,或病程中正气受损过甚,不能与邪气相争斗,虽感受温热之邪,也不能使少火转为壮火,故无阳热病象发生,病情反较阳盛者为重。可见壮火既是致病邪气性质的反映,又是人体正气未衰的表现。

(2)阴虚:导致阴虚的原因,或因热邪伤阴,或因痨瘵诸疾,或因禀赋体质,或因年老阴衰。阴虚之所以致热,是由于阴不制阳,阳相对偏亢的结果,所谓"阴虚则内热"是也。

综上所述,"阳盛则热"、"阴盛则寒"是指病邪引起的"寒"、"热"而言,是病邪与人体正气相互作用的结果。因为正常人体的阳气与阴精,不但"阳非有余","惟畏其衰",阴精亦本无有余之理,只虑其不足。所以,这里所说的"阳盛"、"阴盛"的"盛",不是指人体的正常阳气与阴精,而是指导致"寒"、"热"的邪气。在人体正气不衰的情况下,感受阳邪引起"热"性病变;感受阴邪引起"寒"性病变。这类寒热的发生,病势一般急速,病程较短,病多属实。其"寒"、"热"发生的机制,一是病邪本身的直接作用,二是病邪伤阴、伤阳的结果,而这两种机制在不同的病程阶段所起的作用不尽相同,在疾病初、中期,以前者为主;在后期,以后者为主。这两种机制还可以互为因果,恶性循环。有时如感邪太盛,或平素阴阳亏虚,在受病之初,就可以发生阳气、阴精受损的情况。

"阳虚则寒"、"阴虚则热"是阳气与阴精不足而发生的"寒"、"热"病象。除了热邪伤阴,寒邪伤阳外,主要由于内伤。一般起病多缓,病程较长,缠绵难愈,病属于虚。这种"寒"、"热"的"阴盛"、"阳盛",阳虚、阴虚是因是本;寒和热是果是标。与外感阴邪、阳邪的"阴盛"、"阳盛"有着本质的不同。《类经附翼·真阴论》指出:"阴盛于下者,原非阴盛,以命门之火衰也。阳盛于标者,原非阳盛,以命火之水亏也。"故"水亏其源,则阴虚之病迭出;火衰其本,则阳虚之证迭生"。前者责之"阴不足以配阳",后者是因"阳不足以胜阴"。对这种"寒"、"热"的治疗,阳虚而阴盛者,当"益火之源,以消阴翳";阴虚而阳盛者,宜"壮水之主,以制阳光"。与外感寒热实证的"寒者热之"、"热者寒之",迥然有别。

此外,虚热还见于内伤脾胃,脾气不升,中气下陷的病证。按照李东垣的解释,其发生机制是"气火失调",脾气下流,阴火"上乘土位"。在治疗上,李氏重在补脾益气,升阳举陷,其泻火用人参、甘草,必要时少佐黄连、黄柏苦寒之品,意在脾胃气充,阳气升发则阴火下降而虚热自退。从这种甘温除热法来看,所谓阴火实际上是气虚证的一个并发症,它与阴虚阳亢的发热不同,必有脾气虚弱、阳气下陷的见证,而无阴虚之象。

3. 寒热真假　现象是事物本质属性的反映。体内阴阳失调的阳盛在临床上表现为热证,阴盛则表现为寒证,但有时也会出现病机属"热"而反见"寒"象,或病机属"寒"而反见"热"象,即现象与本质不一致的情况,分别称为真热假寒和真寒假热。

真热假寒系因热盛于内,闭郁阳气,不达于外,出现外寒之假象,所谓"火极似水";真寒假热是由于阴寒太盛,元阳式微,格阳于外,而见于外的假热象,所谓"水极似火"。在这些外见寒热的假象中,必有真寒真热的征象可寻。假象也是事物本质属性的反映,它反映病情的严重性,所以一般真热假寒和真寒假热都发生在疾病严重阶段,对此应高度警惕，仔细辨识。

此外，由于种种因素的影响，寒热也可同时并见，互相影响，如表寒里热、表热里寒、上热下寒、上寒下热等在临床也非罕见。

三、升降失常

升降是指人体脏腑气机运行的一种形式。如肺气的宣发与肃降、肝气的升发与疏泄、脾气的升清与胃气的降浊、心火的下降与肾水的上升等，都是脏腑气机升降运行的具体表现。人体脏腑、经络功能的发挥及其相互之间的联系，以及呼吸的维持、水谷的受纳、糟粕的排泄等，无不依赖气机的升降活动来完成，从而使气化作用得以顺利进行，以维持人体正常的生命活动。所谓气化，是指体内物质的"同化"与"异化"及其伴随着的形气阴阳的互相转化，并对外界进行物质交换的自我更新。气化是生命活动的基础，故《素问・六微旨大论篇》说："非升降，则无以生长化收藏；非出入，则无以生长壮老已。"从气机升降的角度看，生命与死亡的不同，只在于气机升降的有无；健康与疾病的区别，亦在于气机升降的正常与否。所以前人有"死生之机，升降而已"之说。升降失常是阴阳失调的一种表现形式，是阴阳失调在病位和病势趋向方面的具体化。临床上对于许多病证进行病机分析，都离不开气机升降这一理论的应用。从某种意义上说，诊治疾病就是审察升降功能失常之所在，纠正失常之升降功能，使之恢复正常。

临床上气机升降失常的表现很多，诸凡肺失宣肃、肝失疏泄、脾不升清、胃失和降、心肾不交等，都属于升降失常的病变。但是归纳起来，升降失常的基本病机变化，不外升降不及、升降太过和升降反常3类。

（一）升降不及

是脏腑虚弱，运行无力，或气机阻滞，运行不畅，使升降作用减弱。例如，脾气主升，肺主肃降，脾虚则清气不升，而头晕目眩、脘腹坠胀、久泄不已；肺虚则宣肃无权，而胸闷喘咳、呼吸少气等。又如，大肠以通降为顺，如腑气虚弱，失其传导，则糟粕停滞而为腹胀便秘等，皆升降不及所致。

（二）升降太过

是指脏腑气机的升降运行虽与其主导趋势一致，但其程度已超出正常生理范围的病理现象。如胃、小肠、大肠与膀胱，均以通降下行为顺，若通降太过，就会出现腹泻稀便与尿频量多等症状，甚者滑脱不禁。再如肝气本主升发，太过则肝气上逆、肝阳上亢、肝火上炎，而为有余之证。

（三）升降反常

是指脏腑气机的升降运行与其正常趋势相反的病理现象，即当升不升，而反下陷；当降不降，而反上逆。如脾气不升，中气下陷，发生泄泻、脱肛、阴挺；胃气不降，反而上逆，而为嗳气、呕恶等。又如朱丹溪提出"阴升阳降"，即心肺之阳降，肝肾之阴升，使水火交泰而既济，反常则水火不交而成"否"，或肝肾阴精、阴血亏虚则阴自降而阳自升，遂成阴虚火亢之证。诸如此类，均属升降反常。

总之，升降失常是从脏腑气机运行障碍这一角度来反映疾病的病机本质，临床上对于升降失常应分清何脏何腑，孰升孰降，以及标本先后，主次缓急，并结合发病因素进行施治。诸如宣降肺气、和胃降逆、升阳举陷、辛开苦降、化浊和中、平肝和胃、交通心肾、补肾纳气等，均为恢复气机升降的常用治法。

第四节　脏腑、气血、津液、经络的主要病机

一、脏腑的主要病机

五脏的病机变化，主要决定于它们所主的气、血、津、液、精等的生化关系，同时也为各脏自身生理特性所决定。

心藏神、主血脉而司血液的运行，故神明失主和血脉不利，是心的基本病机变化。反映在临床上为神志活动的异常和血脉运行的障碍。肝脏体阴而用阳，主疏泄而又藏血，其性升发，故肝的病变以疏泄失职、血失所藏和升发异常为主。肝藏魂，有调节某些情志活动的作用，肝病可以导致情志活动的变化，郁怒等情志因素也是引起肝病的常见原因。肝为风木之脏，内风妄动多和肝病有关。脾主运化而统血，病则运化障碍，血液失统。其性喜燥而恶湿，故湿邪最易伤脾，脾虚最易生湿。肺主气，司呼吸，通调水道，为水之上源，它是通过肺气的宣发肃降来完成的。反映在病机上就是宣肃失司，及由之而引起的通调作用受阻。肾藏精，主生殖，又司开阖而主水，并主纳气。其病机变化主要为藏精不足，封藏失职，开阖失度与不能纳气等。

传化水谷是六腑的主要生理功能，它们的病机变化与这一功能的失常密切相关。在水谷的传化过程中，胃主受纳，腐熟水谷，其气下行；小肠"受盛"，经脾胃作用后的水谷，进行泌别清浊；大肠传导糟粕；膀胱排泄尿液；而胆又属"奇恒之府"，中藏胆汁，并主决断。所以，胃的腐熟异常与气失和降，小肠的泌别失职，大肠的传导异常，膀胱的气化不利，以及胆的通降失职和疏泄无权等，就是它们的基本病机变化。

关于三焦，《内经》列为六腑之一，名曰"决渎之官"，它的功能主要是通调水道，运行水液，其病机变化主要与水液代谢、气机升降出入有关。三焦的病机与上焦、中焦、下焦所属脏腑的病机密切有关，在此不作赘述。

现将五脏和六腑的主要病机分述如下。

（一）心

1. 神明失主　"神"是人的精神和思维活动，是心的重要生理功能。《灵枢・邪客》说：心为"精神之所会"。《灵枢・本神》又谓："所以任物者谓之心。"故心病则神明失其所主，于是出现失眠、多梦、健忘、神志不宁，甚至谵妄、昏迷等神志病状。它包括心神失养和邪气犯心两个方面。

（1）心神失养：心主宰神志活动，必赖气血以养。《灵枢・本神》说："心藏脉，脉舍神。"《素问・八正神明论篇》也说："气者，人之神。"如劳倦伤脾，气血化源不充，或思虑过度，血液暗耗，气血不足以养心，失眠、健忘等乃由之而生。《景岳全书・不寐》说："无邪而不寐者，必营气之不足也。营主血，血虚则无以养心，心虚则神不守舍。"当心暴失其

养，神无所倚，即可发生神明涣散，意识模糊，乃至昏迷的重笃危象，恒见于气脱血脱、亡阴亡阳的患者。

(2) 邪气犯心：主要由温热、痰浊、瘀血等引起。邪气扰心，则神志不宁；心窍阻塞，则神机被遏。温病热入营血，内陷心包，邪热扰心，可见心烦不寐，时有谵语；若煎熬血液，热瘀互结，闭阻心窍，则神昏谵语与唇青色紫等热瘀征象并见。杂病多由痰热(火)所致。痰火扰心，表现为胆怯易惊、噩梦纷纭，甚至发生精神狂躁等神志不宁症状。心窍为痰浊所阻，神机不运，因而多寐嗜睡、呕吐痰涎，严重时可出现意识不清、神志痴呆诸症。《素问·灵兰秘典论篇》说："心者，君主之官也，神明出焉。"指出心在脏腑中的主导地位与它主神明的作用有关，即所谓"主明则下安"。一旦出现神昏谵语，"主不明则十二官危"，多为各种疾病发展至严重阶段，病变波及于心的表现，应积极救治。否则，"心伤则神去，神去则死矣"。

2. **血运不畅**　《素问·痿论篇》说："心主身之血脉。"《素问·五脏生成篇》也说："诸血者，皆属于心。"脉为血府，与心相连，由于心气的推动，使血液畅行脉中，环周不休。心、血、脉三者的正常是保证血运畅通的前提条件，彼此互相影响。若心之推动无力，心失血养或脉络痹阻，都可使血运不利，从而出现有关的脉象改变和惊悸、怔忡、胸痹，甚至真心痛等病证。

(1) 行血无力：心脏之所以能推动血液运行，全赖心气心阳的作用。《素问·平人气象论篇》所说的"心藏血脉之气"，即指此气而言。《素问·脉要精微论篇》说："脉者，血之府也。长则气治，短则气病……代则气衰，细则气少，涩则心痛。"指出了脉"长"是气足的表现，"短"、"代"、"细"都是心气不足，行血无力的反映。"涩则心痛"，系阳气虚弱，使血行凝滞，故出现脉来涩滞，甚至发生心痛。

(2) 血不养心：血赖心以行，心赖血以养。血虚不能养心，心中惕惕然而动，是为怔忡。《济生方》说："夫怔忡者，此心血不足也。"由血不足而怔忡者常伴见脉细弱或结代等象。

(3) 脉络痹阻：脉络的病变，也易引起血流瘀滞。特别是心脉痹阻，血不能养心，对心脏的危害尤大，它是心痹、真心痛的基本病机变化，多因瘀血、痰浊阻络所致。如《素问·痹论篇》说："心痹者，脉不通，烦则心下鼓，暴上气而喘。"就属于这种病变。

由于"神"需血液的濡养，而心主血脉的功能又必须在"神"的主宰下才能正常进行，两者关系密切。因此，临床上心神失常与血运不畅常交错并存。如失眠、健忘与心悸互见，惊悸多因惊恐、恼怒而发等等。

(二) 肝

1. **疏泄失职**　肝的疏泄作用，主要是疏畅气血，调节情志，促进胆汁分泌与排泄，协助脾胃消化。肝的疏泄功能失常，势必引起上述3个方面的病变。由于肝以血为体，以气为用，故疏泄失职多以气分病变为主，也可波及血分。一般分为疏泄不及和疏泄太过两种。

(1) 疏泄不及：多因心绪不畅或湿热邪气阻滞气机，使肝气郁结，木失条达，疏泄因之不及。影响肝气多表现为抑郁寡欢、意志消沉、胸胁苦满、饮食呆钝，或为黄疸。累及肝血则并见胁痛如刺、肌肉消瘦及妇女月事不调等。

(2) 疏泄太过：乃因精神刺激，肝脏气机不和，横窜上逆为患。临床表现以胀痛为主，多从本脏部位开始，然后循经扩散，上及胸膺巅顶，下及前阴等处，以两胁及少腹最为明显，进而出现纳呆、嗳气、呕吐、泄泻等脾胃症状。并因气失调畅，使情志怫郁，引起恼怒、急躁等症。若血随气逆而上奔下溢，则为出血。

疏泄不及与疏泄太过，虽同属肝脏气机失调，但前者是功能减退，疏泄无能，故其性消沉；后者是功能亢进，故其性横逆。由之而引起的脾胃病机也不相同，疏泄不及是木不疏土，肝气横逆是木旺克土。它们反映在临床上，分别是肝气郁结和肝气横逆的证候。

2. **升发异常**　肝的升发作用有助于肺之宣发和脾胃气机的升降。也是其维持自身生理活动的重要条件。《谦斋医学讲稿·论肝病》说："正常的肝气和肝阳是使肝脏升发和调畅的一种能力，故称做'用'。病则气逆阳亢，即一般所谓'肝气'、'肝阳'证，或表现为懈怠、忧郁、胆怯、头痛、麻木，四肢不温，便是肝气虚和肝用虚的证候。"前者为升发太过，后者为升发不及。

(1) 升发太过：除肝气上逆外，还包括肝火冲激和肝阳浮动。引起肝火的原因，或为肝脏蕴热，或由肝气转化，所谓"气有余便是火"。由于火性炎上，故其症状以头痛昏胀、面红而热，以及口苦、目赤、耳鸣最为常见。冲逆无制，则波及其他内脏。如《类证治裁》说：肝火冲激，"为吞酸胁痛，为狂，为痿，为厥，为痞，为呃噎，为失血"。肝阳之所以浮动，一因肝热而阳升于上，一因阴(血)虚而阳不潜藏。其主要症状有：头晕微痛，目眩畏光，恶动喜静，并易惹动胃失和降，泛酸呕吐。

(2) 升发不及：主要是生理性的肝气、肝阴不足，从而使肝脏功能减退。如《太平圣惠方》说："肝虚则生寒，寒则苦胁下坚胀，寒热，腹满不欲饮食。悒悒情不乐，如人将捕之。视物不明，眼生黑花，口苦、头痛，关节不利，筋脉挛缩，爪甲干枯。喜悲恐，不得大息。诊其脉沉细滑者，此是肝虚之候也。"指出肝气升发不及，不但是肝气、肝阳虚，而且肝血也不足。

3. **藏血失司**　《素问·调经论篇》说："肝藏血。"《素问·五脏生成篇》也说："人卧血归于肝。"均说明肝有贮藏和调节血液的功能。营血不足，则肝脏藏血量减少；藏血功能障碍，则外溢而为出血。

(1) 藏血不足：营血是肝所以养目、柔筋、营爪的物质基础。若营血亏乏，则贮藏于肝的血量不足，分布到全身去的血液不能满足生理活动的需要，不但易倦乏力，不耐劳累，且目无血养而干涩，视物昏花；血不营筋则筋肉挛急，屈伸不利；血虚则肝木失其柔和之性，遂致眩晕欲仆、肢麻、抽搐，临床上称为肝血不足。

(2) 血失归藏：是因肝脏贮藏血液的功能障碍，血无所归而外溢，发生咯血、呕血、便血等血证，谓之"肝不藏血"，可因肝气、肝火、肝阴不足及肝血瘀阻等导致。

4. **内风妄动**　肝为风木之脏，各种内外因素扰及肝脏，均有发生肝风的可能。故《素问·至真要大论篇》说:"诸风掉眩,皆属于肝。"以邪热内扰和虚风内动为常见。

(1) 邪热内扰:暴感温热之邪,热势驰张,内扰为患;或邪热深入厥阴,引动肝风,出现颈项强直、目睛上吊、角弓反张、抽搐等"风胜则动"之症。每与高热并见,此属热甚生风。

(2) 虚风内动:素体阴虚,或年迈营阴内耗,肝木失养,虚风内动,上扰清空则眩晕头痛,横窜筋脉则肢麻震颤。若肝阳暴张,风火相煽,夹瘀上蒙心窍,则神明被遏,而见神昏、舌强不语;阻于经脉则肢体偏瘫、口眼歪斜。此外,热病后期,因肝肾阴精亏耗,以致虚风内动,可见惊惕瘛疭之候。

(三) 脾

1. **运化失司**　运化,包括运化水谷和水湿。运化水谷,是脾对饮食中精微物质的消化、吸收和输布,所谓脾"为胃行其津液"(《素问·太阴阳明论篇》)、"五味入胃,由脾布散"(《类经·藏象类》)即指此而言。运化水湿,是脾参与水液代谢的功能。脾虚运化无力或湿邪等阻滞气机,都可使运化失健,产生便溏、乏力、痰饮、水肿等病证。

(1) 气虚不化:脾对食物的消化、吸收,是由脾气来实现的。《医述》说:"饮食入胃,有气有质……得脾气一吸,则胃气有助,食物之精气得以留尽,至其有质无气,乃纵之使去,幽门开而糟粕去弃矣。"故气虚则消化无力,纳呆运迟,食后腹胀;吸收障碍则腹泻便溏,甚则完谷不化。

(2) 清气不升:《脾胃论·天地阴阳生杀之理在升降浮沉之间论》说:"饮食入胃,而精气先输脾归肺,上行春夏之令,以滋养周身,乃清气为天者也。"脾不升清,则水谷精微不能上输心肺,濡养脏腑组织,多与脾虚并见,为脾虚不运的机转之一。严重时,气陷于下,除脾虚的一般症状外,更有脘腹重坠,久泻脱肛,便意频数等表现。

(3) 气虚水停:"脾气散精,上归于肺",是津液代谢的首要环节。脾气虚弱,不能为胃行其津液,以致水停为饮,酿湿生痰,或泛滥全身而为水肿。所谓"诸湿肿满,皆属于脾"、"脾为生痰之源"等,即指此类病变而言。

(4) 气机阻滞:脾之化谷升清,布散水津,还有赖自身气机的调达。若气机受阻,也可使脾之运化失常,每有腹中胀满等中焦壅遏不畅的征象伴见。其发生原因,除肝病及脾,食积于胃,痰湿中阻等外,以湿气困脾最为常见。湿邪可自外而入,亦可由内而生。湿遏脾阳,气不得升,或脾虚生湿,虚而兼滞,又可反过来妨碍脾的运化。故脾虚与湿盛常互相影响,气虚与气滞亦可互为因果。

2. **统血无权**　是指脾虚不能统摄血液而发生的出血病变。《难经·四十二难》说:脾"主裹血"。"裹",即裹结不散之意,指出了脾有统血的功能。脾不统血的机制,一是血失气裹,一是血随气陷而下。

(1) 血失气裹:因脾气虚弱,无力为之裹束,以致血液外溢的病机。营血来源于水谷精微。中焦脾虚,不但使气血化源不充,而且不能摄血,以致发生出血。这种出血,在病因上多缘于劳倦思虑,损伤脾气所致。

(2) 血随气陷:脾气主升,血因之而上行。脾虚则升清作用减弱,故脾不统血的出血以下血多见。因脾气不升,则血随气陷而下,临床上伴有中气下陷之证。治疗除补脾益气摄血外,还需佐以升举阳气之品,方可收到较好疗效。

(四) 肺

1. **宣肃失司**　《素问·阴阳应象大论篇》说:"天气通于肺。"肺赖肃降以吸入天之清气,靠宣发以呼出体内浊气。宣肃配合,呼吸交替。由于这种吐故纳新的作用,使体内外气体得到交换,是维持人体正常生命活动的重要条件。故宣肃失司,呼吸异常,是肺脏的基本病变,在临床上表现为咳、喘、哮等病证。

肺气失宣一般是指肺气闭郁,多因寒邪束肺所致。除咳嗽、气喘或声嘶等肺气失于宣通的症状外,常伴有鼻塞流涕、恶寒发热等表证,即肺卫征象同见。此外还包括肺气受损,宣发无力在内。肺失肃降,除指肺气上逆外,脏气受损、纳气功能减退亦属此范围。

宣发和肃降是肺主呼吸的 2 个方面,是相反相成的两个环节。因此,肺气不宣和肺失肃降可以彼此影响,或同时发生。其机制可概括为 2 种:一是邪气干肺,肺气壅遏,宣肃受阻;二是脏气亏耗,宣肃无权。

(1) 宣肃受阻:肺为清虚之脏,乃"脏腑之华盖,呼之则虚,吸之则满。只受得本然之正气,受不得外来之客气……亦只受得脏腑之清气,受不得脏腑之病气"(《医学三字经·咳嗽》)。故无论外感六淫邪气犯肺,内生的痰湿、水饮阻肺,以及肝火等波及于肺,都可使清虚之体受扰,宣肃失司在所必然。

(2) 宣肃无权:《素问·脏气法时论篇》说:"肺病者……虚则少气不能报息。"指出肺气虚损,气体交换受阻,因而呼吸气短,难于接续。若肾虚不能纳气归元,将更加重气促。

由于肺虚卫外功能减弱,外邪易入;或气不布津,积为痰饮;或气虚血滞,瘀阻肺络;或阴虚火旺,煎熬津液为痰,以致虚实夹杂,宣肃无权与宣肃受阻 2 种机制同时并存,应注意分清孰主孰次,治疗方能切中病机。

2. **通调受阻**　是指肺的病变引起的津液散布障碍。在水液散布过程中,肺继"脾气散精"之后,其有"通调水道,下输膀胱"的作用,是保证"水津四布"的重要环节之一。故有"肺主行水"、"肺为水之上源"之说。如果气化受阻,肺之水道不通,即可导致小便不利而水肿,甚则癃闭等病证。其病机是:

(1) 气失宣畅:风邪犯肺,气失宣畅,不能通调水道,下趋膀胱,流溢于肌肤,发为水肿。若肺热气壅,上窍闭塞,则下窍不通,而为癃闭。

(2) 敷布失调:咳喘经年,肺气亏损,津气敷布失调,留为痰饮。若损及脾肾,水失所主,关门不利,则为水肿。

(五) 肾

1. **藏精不足**　《灵枢·本神》说:"肾藏精。"精气禀受于父母,靠水谷精微的滋养,而由肾脏化生。它是人体生命活动的源泉,"五脏之阴气非此不能滋,五脏之阳气非此不能发",并有促进生长发育和繁衍生殖等重要功能,故称肾为先天之本。精气包括肾阴肾阳两部分,又称元阴元阳、真阴真阳,分之则二,合之则一。若先天不足,后天失养,或久病耗伤，肾脏藏精不足，一方面“水亏其源，则阴虚之病迭出；火衰其本，则阳虚之证迭生”（《类经附翼·求正录·真阴论》）。而且不育不孕，阳事异常，作强不能等病变也由之而生。

(1) 精少不育：肾的精气盛衰，直接关系到人体的生殖能力。《素问·上古天真论篇》指出：“女子七岁，肾气盛”，“二七而天癸至……月事以时下，故有子”，“七七……天癸竭……而无子”；“丈夫八岁，肾气实”，“二八肾气盛，天癸至，精气溢泻……故能有子”，“七八”而后，“肾脏衰”、“精少”、“天癸竭”，生殖功能衰退，终至消失。总之，有“天癸”便有子，无“天癸”便无子。而“天癸”的从无到盛至竭，是由肾中精气的盛衰所决定的。因此，肾的精气不足，则生殖能力减退，甚至缺如。

(2) 阳事异常：是肾主生殖功能的另一障碍。《灵枢·决气》说：“两神相搏，合而成形，常先身生，是谓精。”男女之精相搏，是以交媾的形式实现的。它主要依靠肾中精气的作用。若精气不足，则性欲低下，男子阳痿早泄，女子宫虚经闭，均与元阳虚衰有关。如《景岳全书·阳痿》说：阳痿因于肾“火衰者十居七八，火盛者仅有之耳”。有时，相火亢盛，欲火内炽，阴不制阳，可见男子强中，女子白淫的病候。

(3) 作强不能：《素问·脉要精微论篇》说：“夫五脏者，身之强也。”五脏是人身形体强壮的根本，其中以肾最为重要。盖肾受“五脏六腑之精而藏之”（《素问·上古天真论篇》），为“作强之官，伎巧出焉”（《素问·灵兰秘典论篇》）。肾中精气充盛，则身体强壮，聪敏而慧。若肾精匮乏，不但发育迟缓，形衰易老，痿软无力，而且智能低下，健忘恍惚，神志痴呆，反应迟钝，行动笨拙。

2. **封藏失职**　《素问·六节藏象论篇》说：“肾者，主蛰，封藏之本，精之处也。”精来源于肾，其贮藏和排泄也由肾主管。精气宜藏不宜泄。若肾失封藏之职，不因交媾而精自出，是为遗精，多因精室受扰与精关不固所致。

(1) 精室受扰：系心肝之君火、相火，或湿热邪气等下注扰动精室，影响其封藏功能，以致精液不安其宅而外溢。故《类证治裁·遗泄》说：肾精“恒扰于火，火动则肾之封藏不固。心为君火，肝肾为相火，君火一动，相火随之，而梦泄矣”。

(2) 精关不固：在无火热邪气扰动精室的情况下，精之所以能安其处者，全在肾气充足，发挥其封藏的作用，若肾气虚损，则失其固藏之用，而精不能安守。

3. **开阖失度**　《素问·逆调论篇》说：“肾者水脏，主津液。”水液由肺下输膀胱的过程中，先经肾的气化，使其清者上升，浊者下降膀胱，排出体外。尿量排出的多少，由肾气的开阖作用进行调节、控制，故有“肾为胃关”之称。《医门法律·水肿论》说：“肾气从阳则开，阳太盛则关门大开，水直下而为消；肾气从阴则阖，水不通则为肿。”就是指开阖失度的病变。

(1) 关门不利：《素问·水热穴论篇》说：“肾者，胃之关也。关门不利，故聚水而从其类也，上下溢于皮肤，故为胕肿。胕肿者，聚水而生病也。”多因肾阳衰微，气化失司，水液不能下输膀胱所致。即《医门法律·消渴论》所谓“关门不开，则水无输泄而为肿满”，有时肾阴不足也可导致，盖阳无阴则无以化故也。

(2) 关门失阖：与关门不利相反，若关门失阖，肾虚不能使水之清者上升，则水液由肾直趋膀胱。正如《医门法律·消渴论》说：“关门不闭，则水无底止而为消渴。”大抵因肾精亏乏，精不化水所致，久则损及肾阳。

4. **纳气失司**　是指肾虚不能摄纳肺气的病变。呼吸虽为肺所主，但吸入之气必须靠肾气的摄纳，方可保证呼吸的正常进行，故有“肺为气之主，肾为气之根”之说。肾气虚弱，不能纳气归元，气不下行而浮逆于上，可发为肾不纳气之喘促；若肺脏虚损，病穷及肾，亦可导致这一证候的发生。

（六）小肠

泌别失常是指小肠分清泌浊的功能障碍。《素问·灵兰秘典论篇》说：“小肠者，受盛之官，化物出焉。”小肠受盛经胃腐熟、脾散精的水谷，进行分泌清浊，水液经肾输于膀胱，糟粕则下入大肠而为粪便。若泌别失职，清浊俱下，注入大肠则为腹泻。因其水液不走膀胱，故多伴见尿量减少。

需要强调的是，小肠分清泌浊是在脾胃对水谷腐熟、运化的基础上进行的，它必须以脾胃功能正常为前提。因之，由脾胃病变，如脾虚不运、水湿困脾或食滞于胃等所致的泄泻，虽也有小肠泌浊失常的因素在内，但病本则在脾胃，不得完全归咎于小肠。同样，泄泻也属大肠传导失职，但主要与脾胃有关。临床上应通盘考虑。

（七）胆

1. **胆汁外溢**　胆为“中精之腑”，内藏胆汁。胆汁是肝之“余气”而成。由于肝的疏泄作用，使胆汁助脾胃以化物，是为木能疏土的机转之一。如胆汁分泌排泄受阻，外溢于肌肤而为黄疸，同时，还要影响脾胃的消化功能。诚如《景岳全书·黄疸》所说：“胆伤则胆气败，而胆液泄，故为此证（黄疸）。”其常见的病机有：

(1) 湿毒阻遏：湿毒经口而入，内犯脾胃，阻滞气机，肝气因之壅遏，胆汁失于通降，溢入血中，泛于肌肤，发为黄疸。

(2) 胆道瘀塞：砂石结聚，或瘀血停积，胆汁下行受阻，遂致外溢而成黄疸。

2. **决断无权**　决断，即决定、判断。《素问·灵兰秘典论篇》说：“胆者，中正之官，决断出焉。”决断无权，是胆病反映于精神思维方面的障碍，表现为遇事易惊、犹豫不决的惊悸、虚怯等证。多因痰热阻滞，胆气不宁所致。由于心主神志，胆气不宁，又多可累及心神，故其常与失眠、多梦并见。

（八）胃

1. **腐熟异常**　腐熟是胃对食物的沤腐消磨。食物只有经过胃的腐熟，脾才能将其吸收运化。常人随胃气的强弱而食欲有所差别，便与对食物的腐熟作用大小有关。水谷不腐和消谷善饥都是腐熟异常的病变。

(1) 胃失腐熟：或因暴饮暴食，损害胃气，所谓“饮食自倍，肠胃乃伤”，此为食积，属实。若胃气虚弱，水谷难消，或胃阴不足，失于濡润，均可使腐熟能力减弱，而致纳少难化。若损及脾阳，则可见完谷不化。

(2) 胃热消谷：胃有积热，邪热消谷，虽多食善饥，而饮食不为所用，精微自小便而出，常伴有多饮多尿，其尿“味甜”等症。

2. **气失和降** 气失和降，是胃气不能下行的病变。胃气以通为和，以降为顺。只有胃气的通降，使胃内容物下行至肠中，始能重新受纳水谷。《素问·五脏别论篇》说：“水谷入口，则胃实而肠虚；食下，则肠实而胃虚。”气失通降，阻滞于胃则为痞满。胃气上逆，则嗳气、呃逆、恶心、呕吐，甚则反胃。主要病机有：

(1) 胃气失和：多因六淫邪气犯胃，或痰饮停蓄于胃，或肝气犯胃，其气不得下行，痞满冲逆诸症由之而生。

(2) 幽门瘀阻：胃与小肠以幽门相接，若瘀血、癥块阻塞幽门，遂使胃气下行之道受阻，滞塞难通，或至上逆。

(3) 胃虚气逆：胃气虚弱不能运化，胃阴不足失于濡润，以致胃气通降不能，反逆而上行。

（九）大肠

《素问·灵兰秘典论篇》说：“大肠者，传导之官，变化出焉。”大肠为消化道的最末端，它将食物残渣“变化”为粪便，并排出体外。因此，稀水便、脓血便、干结便等粪质异常和便次的增多或减少都属大肠传导失常的病变，临床表现为泄泻、痢疾、便秘等病证。除湿热等邪气直接侵犯大肠外，多为其他脏腑病变，如肺失肃降、胃失通降、脾阳不振、肾阳衰惫等影响所致。

（十）膀胱

膀胱的主要病机是气化不利。膀胱通过“气化”作用，将贮藏的尿液排出体外。所以气化不利，主要反映在膀胱的排尿功能障碍，出现小便不利、淋、癃、闭等病证。

《素问·灵兰秘典论篇》说：“膀胱者，州都之官，津液藏焉，气化则能出矣。”寒湿、湿热等邪气客于膀胱，或砂石、瘀血阻滞膀胱，使气化不能正常进行。另一方面，由于膀胱的气化作用，有赖于肾气的开阖。故肾的开阖失常，也可影响膀胱的气化功能。前者是气化受阻，后者是气化不及，病机有着明显的不同。

二、脏腑病变的相互影响

上述脏腑的不同病机变化及其所产生的各种病证，都是单一脏腑受损的表现。实际上，同一病证除原发脏腑外，还可由其他脏腑引起，这是因为其他脏腑病变波及该脏腑的缘故。反之亦然。这种脏腑病变间的相互影响，是由脏腑之间固有的内在联系所决定的，在临床上反映为两个或两个以上脏腑的证候。

脏腑病变的相互影响，可以分为脏与脏、脏与腑和腑与腑的相互影响3类。

（一）脏与脏病变的相互影响

脏与脏病变相互影响的范围极为广泛，诸凡心与肺、心与脾、心与肝、心与肾、脾与肺、肾与肺、肝与脾、脾与肾等，任何两者之间，均可存有病机联系。它们的发生机制，除经络所起的作用外，主要包括互相间的生克关系，生化主藏运行气血的关系，津液代谢和气机升降方面的关系等几个方面。

这里只就脏与脏病变相互影响的各种关系举例加以说明，有关它们的具体内容，可参阅第四章的脏腑辨证。

1. **五行生克关系的相互影响** 五行生克关系的相互影响，有相生异常与相克异常2个方面。相生异常多属母虚及子，其次是子盗母气。以肾与肝的关系为例，母虚及子，为肾病及肝，系肾阴虚不能涵养肝木，而致肝阴(血)不足。五行关系属水不涵木。临床上除耳鸣、腰酸、膝软、遗精等肾阴亏损表现外，伴有疲倦乏力、两目干涩、视物昏花等肝阴(血)不足之象。并因阴虚生内热，以及虚阳上扰，进而发生颧红、五心烦热、头晕、肢麻颤抖等症。子盗母气为肝病及肾，乃因肝阴虚导致肾阴亦虚；或肝经火热，下劫肾阴，而致肾阴不足。

相克异常，包括相克太过、相克不及和反克3种。例如，在肝与脾的关系上，相克太过为木旺乘土，是肝气横逆(表现为头胀胁痛，胸闷太息，少腹胀痛等症)乘克脾胃，而致脾胃不畅，出现纳呆、脘痞胀痛、嗳气矢气频作的病象。就临床所见，木旺乘土的证候，多侧重于肝气犯胃。相克不及为木不疏土，是肝气郁结，失其条达之性，影响脾气的升发，出现精神抑郁、胸胁满闷、食少腹胀、大便异常等症。故相克不及的证候，多侧重于肝脾不和。反克是土反侮木，多因湿热困脾，脾气壅塞，使肝气疏泄不利。以脘腹胀满、食少困倦、口腻便溏等湿热中阻，与胁肋胀痛等肝失疏泄证并见为特征，一般称土壅木郁(土旺侮木)。

2. **生化、主藏、运行气血方面的相互影响** 五脏之于气血的生化、主藏、运行，是既分工又合作的。任何一脏的功能障碍，多致互相牵连，由一脏而病及另一脏。脏与脏病变在气血方面的相互影响，主要有以下几种情况。

在气血的生化方面，由于脾为气血生化之源，而肺主气，心主血，肝藏血，故脾虚不能运化水谷精微，气血化源不足，在不同的场合下，可导致肺气虚、心血虚与肝血虚。反之，肺虚日久，脾失肺气的资助；或心肝之血不足，脾失濡养，均可影响脾的运化功能，发生脾虚。临床上分别表现为肺脾气虚，心脾两虚，肝(血)虚脾弱等证候。同时，脾还需肾中阳气的温煦，方可运化水谷，化生气血，而肾脏精气亦需赖脾所化生的气血等精微物质予以不断补充，如脾气虚弱，水谷不化精微以生气血，则肾精失养；而肾阳不足，不能温煦脾土，也可使气血不足。临床上表现为脾肾俱虚证，往往以气血不足为明显的病象。

在气血的主统藏纳方面，肺司呼吸，为气之主；肾主纳气，为气之根。故肺气久虚，可伤及肾气；而肾的精气不足，摄纳无权，又可影响肺的呼吸功能，从而出现气息短促，动则尤甚之肾不纳气的证候。脾主统血，如脾不统血，失血过多，自要累及主藏血液的心肝二脏。再就心之主血与肝之藏血而论，两者对血液的生理功用虽有不同，但血之本身则一。若心血不足，则肝血亦因之而虚；肝血不足，心血亦因之而损。故心悸、失眠等心血不足与目视昏花、月经涩少等肝血不足的血虚证候，常同时出现，临床称为心肝血虚，只是两者主次轻重不同罢了。

在气血的运行方面，肺朝百脉，为相傅之官，佐心气以行血。若肺气虚弱，则血行无力，可致心血瘀阻，出现胸闷、气促、心悸、唇色青紫等症。相反，若心气不足，或心阳不振，血液运行不畅，则可使肺络瘀阻，发生咳嗽、喘息、气促、胸闷憋气等肺失宣降的病证。

3. **津液代谢方面的相互影响** 人体的津液代谢主要由脾肺肾三脏来完成。所以,三脏的病变往往是紧密相关,互相影响的。水不化津,聚为水肿、痰饮,是津液代谢异常的主要病机变化。《景岳全书·肿胀》说:“凡水肿等证,乃肺脾肾三脏相干之病。盖水为至阴,故其本在肾;水化于气,故其标在肺;水惟畏土,故其制在脾。今肺虚则气不化精而化水,脾虚则土不制水而反克,肾虚则水无所主而妄行。”充分说明肺脾肾在津液代谢失常方面的病机变化是彼此关联的。这种联系与影响,在痰饮的发病机制上也大体相同。而在津液代谢障碍所致的消渴,则主要与肺胃肾三者相互影响有关。

4. **气机升降方面的相互影响** 气机的升降出入,是机体各脏腑组织的综合作用,故五脏气机的升降出入失常,每可相互影响。例如,肝的疏泄失常引起的“肝胃不和”和“肝脾失调”,就是肝的升降障碍,影响脾胃升降的表现。又如,在正常情况下,心火必须下降于肾,使肾水不寒;肾水亦需上济于心,使心火不亢。这种“水火既济”,心肾相交,是心肾气机升降的重要方面。如心阳不振,心火因之不能下温肾水,以致水寒不化,从而出现心悸、水肿等水气凌心的证候。若肾水不足,不能上滋心阴,或心火独亢,不能下交于肾,均可出现心悸、怔忡、心烦、失眠等心肾不交的病变。

脾胃升降在机体气机升降出入中居于重要地位。如《吴医汇讲》说:“治脾胃之法,莫精于升降……俾升降失宜,则脾胃伤,脾胃伤则出纳之机失其常度,而后天之生气已息,鲜不夭扎生民者已。”这指出了脾胃升降失常,对整体气机活动的重要影响,也说明脾胃气机升降失常,可引起其他脏腑气机的升降失常。脾胃是如此,其他脏腑气机升降出入失常的病变也是如此,只不过影响有轻重,范围有大小的差别而已。

以上五脏病变相互影响的各种机制常同时并存。例如肺脾气虚,在五行生克方面为土不生金,在气的生化方面为化源不足,在气机升降方面为脾肺的升清宣肃作用减弱,有时还可表现为津液代谢失常的痰饮水肿病变。只要我们掌握了这些机制,结合脏腑的生理功能和特点,就能对纷繁复杂的证候进行正确分析,作出合乎实际的辨证。

(二) 脏与腑病变的相互影响

脏与腑病变的相互影响,主要表现在表里相合脏腑之间的关系上。在心与小肠、肺与大肠、脾与胃、肝与胆、肾与膀胱等相合脏腑之间,由于经脉的直接联系,使病气得以互相移易。如心火可“移热于小肠”,引起尿少、色赤、灼热不利的小肠实热证;同样,小肠有热,也可循经上熏于心,而见心烦、舌赤糜烂等心经火热的证候。

脏腑相合还意味着彼此在某些生理功能上密切配合,当脏或腑的功能发生障碍时,常可互相影响。如胃主受纳宜降,脾主运化宜升,共同完成水谷的消化吸收和精微的输布。当脾为湿困,运化失职,清气不升,便可影响胃的受纳与和降,出现纳呆脘胀、呕恶等症;若饮食过量,停积于胃,胃气不降,也要发生腹胀、泄泻等脾失健运,清气不升的证候。又如,肾气不足可使膀胱气化不利,固摄无权则膀胱失约。而膀胱感受湿热邪气,或砂石结聚膀胱,每亦可使肾气受损。再如,肺失清肃可致腑气不通而便秘,大肠实热也可使肺气不利而喘咳。不属于表里关系的其他脏腑之间,也可存在病变互相影响的情况。如肝气横逆的肝气犯胃证,寒滞肝脉的小肠气滞证等,其机制多不出脏腑病变相互影响的范围。

(三) 腑与腑病变的相互影响

在传水谷而行化物过程中,一个环节的障碍导致另一个环节的障碍,是腑与腑病变相互影响的基本形式。例如,饮食不节,不但伤胃,而且伤肠。在食滞胃脘的同时,由于胃不消谷,可致粪如败卵的腹泻。又如,大肠传导失职,腑气不通,下流闭塞,则上源瘀阻,胃气不得下行而上逆,可致恶心呕吐。《素问·五脏别论篇》说:“六腑者传化物而不藏。”六腑对水谷的传化,需要不断地受纳、消化、传导和排泄,是一个虚实更迭,动而不居的过程,宜通而不宜滞。所以,腑与腑的相互影响,反映在病机上以气滞不通及其引起的气机上逆为主。除上述例子外,临床上还经常见到胃肠气滞互见,痰热扰胆而致胃失和降等情况。即便秽浊伤中的泄泻和湿热伤肠的痢疾引起的便次增多,虽表现为通降骤急,但从其本质来看,仍属气机阻滞之实证,故常伴腹痛、里急后重。至于由脾肾虚弱引起的腹泻与便秘,系因脏病及腑,证属于虚,又与腑病的相互影响不同。

三、气血的主要病机

气血是人体生命活动的重要物质基础。气血不足,使气主煦之、血主濡之等营养作用减弱。另一方面,气血运行异常,也要影响自身功能的发挥,引起相应的病变。所以,气血衰少及其营运障碍,是气血病证的基本病机变化。气血与脏腑的关系十分密切。气血由脏腑化生、输布,脏腑又赖之以进行正常的生理活动。脏腑发生病变会影响气血的变化,而气血病变也会影响某些脏腑,气血病变不可离开脏腑而孤立存在。可以认为,气血病变是脏腑病变的一个组成部分。

(一) 气

1. **气虚不用** 气虚不用,是因气的不足而使人体的功能活动衰退。气之所以虚,主要因为化源不充。《医门法律·先哲格言》说:“真气所在,其义有三,曰上中下也。上者所受于天,以通呼吸者也;中者生于水谷,以养营卫者也;下者气化于精,藏于命门,以为三焦之根本者也。”并谓:上者“其治在肺”,中者“其治在脾”,下者“其治在肾”。故气虚多与肺脾肾虚损有关,如久病咳喘,发为肺胀,呼吸功能减弱;饮食不节,饥饱劳倦伤脾,脾虚无以运化水谷;早婚多育,房劳伤肾,肾中元气受损,皆可使气的来源匮乏。此外,体质素弱,久病体虚等也可发生。当然,气虚因消耗太过所致者,在临床亦不少见。

气虚的病机主要有:

(1) 卫外失固:气能护卫肌表,防御外邪入侵,卫气因之而得名。《医旨绪余·宗气卫气营气》说:“卫气者,为言护卫周身……不使外邪侵犯也。”气虚则卫外功能减弱,六淫邪气易于入侵。邪气侵入人体,发病与否也取决于气的强弱,“壮者气行则已,弱者著而为病”。发病以后,气与邪争的胜负,则直接影响着疾病的转归和预后。

(2) 生化不及：在维持人体生命活动的各种基本物质中，气属阳，血、津液与精属阴。阳生则阴长，故气能生血，气能化津，气能养精。气虚日久，则血无气以生，遂因之而虚。水不化津则停蓄为患，精乏气养则生长发育迟缓，脏腑功能减退。

(3) 固摄不能：这主要指气虚不能固摄阴液的病变。如津液失固而外泄的自汗，气不摄血的出血，肾气不固的滑精、遗尿、溲频。此外，气虚下陷的脱肛、虚坐努责等亦属之。

(4) 气运乏力：气有推动血液循行、津液输布等作用，气虚则推动乏力，可以发生血液停滞、水液潴留的病变。就气的本身而言，气运乏力还可导致气滞。如《鲟溪医论选·论气滞由气虚者宜补》说："虚则力不足运动其气，亦觉气滞。"

2. 气运失常　气贵流通，并依一定的方向运行。故气的运行失常包括气滞壅遏与气行逆乱两类。

(1) 气滞壅遏：气滞多由六淫寒湿邪气、食积和郁怒伤肝等引起。也可在痰饮、瘀血的基础上发生。

胀痛与满闷是气滞的主要临床表现。其胀痛的特点是时轻时重，胀甚于痛，痛无定处。满闷包括胸闷胁满、腹胀，嗳气或矢气后可以减轻或消失，是气机不畅之故。气滞经络者，多见于肝经。气滞脏腑者，以肺、胃、肠为主。故气滞壅遏的病变，主要与肝、肺、胃、肠有关。

若气滞影响水津与血液的运行，可以引起水液积蓄和血行障碍。此外，气滞还能化火。反映在临床上，分别是气滞痰凝、气滞水停、气滞血瘀和气滞化火的证候。

(2) 气行逆乱：气行逆乱，是指气的运动方向(气机)逆生理之常的病变。如肺气以肃降为宜，气上逆则为喘咳；胃气以下行为顺，气上逆则为呕吐等。从理论上说，气机当升不升，谓之气陷；当降不降，谓之气逆。两者都属气行逆乱的范围，如脾气当升不升而气陷于下；肾气当纳不纳而气浮于上等。

另外，习惯上还把肝气横逆和胃气上冲也包括在气逆之内。须知肝气横逆虽非肝气的逆向病变，而为升发太过，但因其常致胃气上冲，治疗上要采用平肝降逆和胃的方法，含有上者下之之意。而冲脉为血海，肝主藏血，故孕妇恶阻，呕恶不止，其冲气上逆者，亦多与肝胃有关，治疗应以平肝和胃降冲(逆)为法。

(二) 血

1. 血液不足　血之所以虚少，或由化源不充，或由耗血过多。化源不足，多因脾胃亏损，水谷精微不足以生血；肾气衰惫，精气不足以化血。此外，由于津血同源，彼此可以互为补充，在一定条件下，津液可以注入脉中而为血，血中的津液也可渗于脉外而为津。故热邪、吐泻等伤津，也可导致血量的不足，久病营血暗耗，以及慢性失血及大量出血等，则属耗血过多。也有因瘀血不去，新血不生所致者。

血虚的病机主要有：

(1) 失于濡养：《景岳全书·血证》说："凡为口窍之灵，为四肢之用，为筋骨之和柔，为肌肉之丰盛，以及滋脏腑，安神魂，润颜色，充营卫，津液得以通行，二阴得以调畅，凡形质所在，无非血之用也。"故"凡血亏之处，则必随所在而各见其偏废之病"。血亏病证繁多，然总其一点，无非体失濡养使然，如面色苍白、唇色爪甲淡白无华；头晕目眩，肢体麻木，筋脉拘挛；心悸怔忡，失眠多梦；皮肤干燥，头发枯焦，以及大便燥结等。诚然，血虚可以影响所有脏腑，从而出现不同脏腑的病证。但在临床上，血虚主要表现在心肝二脏。这是因为，心主血而肝藏血，心肝二脏与血的关系最为密切。因此，血虚呈现的症状也以此二脏最多。随着血虚得到纠正，其症状也随之消失。从五脏关系看，心为肝之子，肝为肾之子。根据虚则补母和阳生阴长的理论，补心多兼补肝，补肝又兼滋肾，在血虚较为严重的情况下，补血方内又常用补脾肺之气的药物。可见，在实际治疗时尚需考虑到五脏，只是侧重于心肝二脏而已。

(2) 血不载气：血为气母，气赖血以附，载之以行。血虚气无以附，遂因之而虚。如慢性失血由血虚而致气虚者属之。特别是在大失血的情况下，气随血亡而脱，此时气脱反而成为主要矛盾。盖有形之血难以骤生，无形之气所当急固。故治疗应益气固脱以摄血。

2. 血行失常　血行脉中，环周不休。若留着不行，则为瘀血；溢于脉外，则为出血。

(1) 瘀血阻滞：血本畅行于经脉之中，如无寒热之邪和气滞气虚之变，以及痰湿水饮停滞和外力之伤，则无瘀阻可言。有一于此，则生瘀血。而血液质地的异常，如津液脱失，血黏不畅，也可致瘀，谓之津亏血瘀。此外，离经之血也属瘀血范围，如《血证论》说："吐衄、便、漏(血)，其血无不离经。凡系离经之血，与营养周身之血已睽绝而不合……此血在身，不能加于好血，而反阻新血之化机，故凡血证，总以去瘀为要。"

瘀者，淤也。瘀血引起的种种病象，都与阻滞不畅、淤塞不通的病机变化有关。如疼痛，局部青紫或红肿，舌质紫暗，瘀斑，以及舌下络脉青紫等，皆缘于血脉流通受阻。这种疼痛的特点是：痛处固定不移，如针如锥，久痛难愈。其他见症更是多端，如死血凝结之癥积；失于血养的肌肤甲错；神机失灵之健忘、怔忡、癫狂、半身不遂；血不归经之出血；营卫流通受阻之发热；水津不能上布之口渴；衃血所致之发黄、大便色黑；血不载气之口唇爪甲紫绀；以及因某些脉络瘀阻而出现鼓胀之腹部青筋暴张等等。除此之外，还可引起气滞、水停等继发性病变。

瘀血的病变亦主要与心肝二脏有关，这是因为心主血脉和肝主疏泄直接影响血液运行的缘故。当然，肺脾肾功能减退也可诱发或加重瘀血，如肺气虚损可致心血瘀阻，脾肾阳虚则可加重其病情，其机制均属气虚不能行血。

(2) 血失常道：《素问·脉要精微论篇》说："脉者，血之府也。"血液不循常道，溢出脉外，则为出血。究其缘由，盖有脉络损伤、迫血妄行、气血失调与瘀血阻滞 4 种。① 脉络损伤：血失常道的部位，有内外之分，上下之异，然皆脉络损伤使然。《灵枢·百病始生》说："阳络伤则血外溢，血外溢则衄血；阴络伤则血内溢，血内溢则后血。"造成脉络损伤的原因，除跌仆损伤外，还可由气血病变引起。② 迫血妄行：多因火热所致。如《济生方·失血论治》说："夫血之妄行也，未有不因热之所发，盖血得热则淖溢。"诸凡外感温热邪气或嗜辛燥醇酒之品，或五志过极化火，或阴虚火旺之类，均属此范围。③ 气血失调：是由气的乖逆，使血液不循常道。怒则气逆，血随气上而外溢；气虚不能摄护，则血脱陷而妄行。④ 瘀血阻滞：瘀血阻滞脉络，血液不得畅行，以致血不循经而溢出脉外，发生溢血。

四、津液的主要病机

津液是人体正常水液的总称，也是维持人体生理活动的重要物质。津液生成、输布、排泄的任何一个代谢环节失常，都会引起相应的病变，而出现种种证候。津液濡养脏腑，脏腑参与津液的代谢。津液代谢失常多继发于脏腑病变，是脏腑病变的结果，又反过来加重脏腑病变，促使病情进一步恶化。津液不足和水不化津，潴留体内，是津液代谢失常的2种基本病机变化。

（一）津液不足

化源不充和耗损过多，是造成津液不足的2个方面。前者如摄水不足，或脾胃不健，水不化津；后者如热邪伤津，大量汗出，剧烈吐泻，误治温燥或攻利太过等。津液不足的主要病机变化有：

1. **体失滋养** 滋润、充养形体是津液的重要功能。津液不足，则脏腑器官失于滋养而现干燥不润之象，如皮肤干燥甚则皴瘪、口唇燥裂、舌面无津、咽干鼻燥等。这些见症常为辨别有无伤津的重要指征。在脏腑关系上，津液不足主要是指肺胃阴液受劫，每有干咳、呼吸不利、纳差、口渴、气逆及小便短少等肺胃津亏失润病象。若伤阴进一步发展，出现红绛无苔，口反不渴，甚或舌体枯萎、强硬，耳聋神昏，痉厥动风等，则为肝肾阴精受损；而虚烦不寐，心中憺憺大动，又为心阴严重耗伤的表现，多见于温病晚期，热邪入于营血者。

2. **气随液脱** 在吐泻频繁、汗出过多的情况下，津液大量丧失，往往气随液脱，出现目眶凹陷，皮肤干瘪，呼吸短促，心烦神疲，尿少或闭，舌质干红，脉细数无力等气阴两伤的证候。有如《金匮要略心典·痰饮》说："吐下之余，定无完气。"甚则伤及阳气，而现四肢厥冷，汗出身凉，呼吸微弱，语声低怯，脉细欲绝等亡阳危象，是为阴伤而损及阳气者。

3. **血流瘀滞** 津液作为血液的组成部分，有助于血液的流畅。津亏不足以滑利血脉，则血行瘀滞。血犹如舟，津犹如水，水津充沛，血始能行，若津液为火灼竭，则津枯血行瘀滞，多见于温热入血，或严重吐泻伤津的后期。

此外，有的患者并无大汗、吐泻、利尿等原因，且饮水量特多，反而出现津液不足者，皆因"阴亏阳亢，津涸热淫"（《临证指南医案·三消》）。水不化津，直趋膀胱而出，即多饮与多尿并见，常伴多食善饥，此为消渴，乃为另一种病证，与前述并发于其他病证者不同。

（二）水液停蓄

水液停蓄，是指体内非生理性的水液（如饮邪）及其凝结物（痰）而言，它们同属津液代谢失常的病理产物。《素问·经脉别论篇》说："饮入于胃，游溢精气，上输于脾，脾气散精，上归于肺，通调水道，下输膀胱，水津四布，五经并行。"又《素问·逆调论篇》说："肾者水脏，主津液。"指出了津液代谢主要与肺脾肾有关。如肺失宣肃，气不布津；脾失运化，水不化津；肾失气化，水气泛溢。三者都可使津液的生成、转输、排泄障碍，则津液反成为水邪，停蓄为患。

1. **阻滞气机** 痰饮水气最易阻滞脏腑经络气机而出现种种病变。如痰滞于肺，则为咳喘；痰迷心窍，则为癫狂；痰阻于胃，则为痞满，恶心呕吐；痰瘀经络，则肢体麻木，半身不遂；痰结咽喉，则咽部梗塞不舒等。又如饮停胸胁，则胸胁胀满、咳喘引痛；饮在肠间，则腹满食少、肠鸣辘辘等。

2. **伤及阳气** 水邪属阴，最易伤人阳气，尤以损害脾肾为常见。水气病初期多因肺失宣肃，久则伤及脾肾阳气，以致病情反复，缠绵难愈。

五、经络的主要病机

经络遍布全身，把人体联结成一个有机的整体。在疾病过程中，无论邪气的传变，脏腑病变的相互影响，以及内部病变形诸于外，都是由经络参与其间而实现的。一般地说，疾病由表入里、由浅入深的传变过程，就是邪气沿着经脉入舍脏腑的过程。如《素问·皮部论篇》说："邪客于皮则腠理开，开则邪入客于络脉，络脉满则注于经脉，经脉满则入舍于腑脏也。"这是邪从皮毛的入侵情况。某些邪气虽然病初是直接侵犯脏腑，如"温邪上受，首先犯肺"。但其顺传阳明，逆传心包，以及热邪蔓延三焦等，同样是通过经络进行传变的。有时，由于邪气侵犯的部位不同，内传的脏腑也不同。如《素问·痹论篇》说："五脏皆有合，病久而不去者，内舍于其合也。故骨痹不已，复感于邪，内舍于肾；筋痹不已，复感于邪，内舍于肝；脉痹不已，复感于邪，内舍于心；肌痹不已，复感于邪，内舍于脾；皮痹不已，复感于邪，内舍于肺。"这种五脏五体相合的邪气传变关系，仍然离不开经络的途径。另外，经络还是内脏之间、脏腑与体表组织器官之间病变相互影响的重要渠道，其中以相合脏腑之间的影响最为明显。如心火上炎的舌赤糜烂，胃火上冲的牙龈肿痛，肝胆湿热的耳痛、溢脓等，都缘于此。

"有诸内必形诸外"，体内病变的显露于外，多与经络的通联作用和分布循行部位紧密相关。由于经络有一定的络属脏腑和循行部位，因而内部病变可以通过经络反映到体表的一定部位。例如，肝病常见两胁或少腹痛，或睾丸肿痛，这是因为足厥阴肝经所循，"布胁肋"、"抵少腹"、"绕阴器"，两胁、少腹与阴器是肝经所过之处。又如头痛部位与经络的关系，在颈项者多与太阳经有关，在前额者多与阳明经有关，在两侧者多与少阳经有关，在巅顶者多与足厥阴经有关，这些部位同样都是相应经络所过之处。经络的络属作用不单是把相合的脏腑直接联结起来，同时又把脏腑与体表的五官、五体和二阴沟通，形成以五脏为中心的五个系统，使脏腑病变直接反映到相合的体表组织，形成具有一定特异性的证候，是临床据以辨识内脏病变的一个重要方面。

关于经络自身的病变，由于各种经络的属性与功能不同，其病机变化也大不一样。一般说，十二经脉以六淫邪气、瘀血痰饮壅塞其中，引起经络阻滞为主要病机；而奇经八脉则以经络阻滞与经气不足的病机均较常见。前者如寒滞肝经，络脉瘀阻；后者如带脉失约，冲任不固，蹻维不用和冲任受阻等。

第三章
辨　　证

辨证论治，是运用中医理论诊疗疾病的原则和方法。这种原则和方法，经历了长期反复的验证和不断的充实完善，已发展成为中医学具有独特理论风格和诊疗经验的体系。

中医内科学是中医临床各科中范围最广泛的学科，其临床病证的分类也较多，不少非内科疾病的早期表现，也往往反映为内科的证候。因此，对内科的应诊患者，早期进行正确的辨证和诊断，是防治疾病的重要步骤，它为及时而正确地进行预防和治疗提供依据，对避免误诊和失治，具有十分重要的意义。

传统中医辨证方法很多，各有特色，但尚需进一步完善。有学者认为完善辨证方法体系的研究，目的是综合各种辨证方法的特点，丰富及规范证治内容。在此研究中，既要排除各种信息中非必要因素的干扰，同时又要抓住证候的主旨，并通过证候要素，应证组合变化观察证候动态演变规律，真正体现方从法出、法随证立的辨证论治精髓。同时，还需要进行系统对照与回顾验证，将经过完善的证候辨证系统回归到各种临床辨证方法中。在对照与验证中，以求新旧系统的互补互动，真正能够丰富证治内容，提高诊治中医内科疾病的水平。

第一节　辨证的基本要求

一、全面分析病情

完整收集真实的“四诊”材料，参考现代物理和实验室检查，这是全面分析病情，取得正确辨治结果的客观依据。片面的或不真实的“四诊”材料，往往是误诊、误治的原因。内科病证是复杂多变的，有时其临床显现的脉症，也不免有假象，有的假在脉象上，有的假在症状上，有的假在舌象上，故临诊时应仔细鉴别和辨识。如果四诊不全，便得不到全面、确切的资料，辨证分析就难准确，容易发生误诊。

中医学的整体观，是全面分析病情，指导内科临床辨证的重要思想方法。整体观在内科临床上的具体应用，可从人体本身与自然环境对人体疾病的影响两方面来说明。因为人体的形体、官窍和经络，都与脏腑息息相关，内外相通，彼此联系。人体一旦发生疾病，不论局部和全身，都会出现病理反应，即局部的病可以影响全身，全身的病可以反映于某一局部；内部的病可以表现于外，外部的病也可传变入里；情志变化更可以影响内脏功能，内脏的病变也可以引起情志活动的异常。所以临证时既要诊察局部，也要审察全身；既要诊察“神”，也要审察“形”，两者不可偏废。

证候的表现常受体质的影响，这也是运用整体观指导辨证时，应重视的内容。因为每个患者的禀赋有虚实强弱之别、体质有阴阳寒热之分，因此虽患同一疾病，其临床表现则不尽相同，治疗用药亦当有所差别。他如患者的年龄、性别、职业、工作条件等，与某些疾病之发生，也有一定关系，辨证时均应注意。

自然界对人体疾病的影响，包括四时气候与地理环境，也是属于中医整体观的内容，在全面分析病情，进行临床辨证时，对这些条件必须给予重视。例如，春夏两季，气候偏温，阳气升发，人体腠理因而疏松开泄，对风寒表证，则不宜过用辛温发散之品，以免开泄太过，耗气伤阴；秋冬之季，气候偏冷，阴旺阳衰，人体腠理致密，阳气潜藏于内，若病非大热，就应慎用苦寒之品，以免伤阳。再如，对同样风寒表证之治疗，在北方严寒地区，辛温药量则可加重，而在南方温热地区，辛温药量就宜减轻，或改用轻淡宣泄之品。以上说明气候和地理环境与疾病的表现和治疗都有其一定的关系。

此外，由于中医学和西医学的理论体系不同，在临床上经常可以遇到一些经西医学检查诊断，并无阳性结果的疾病，这些疾病有的较为难治，而中医对此辨治，则常可收到良好疗效。也可看到一些经中医辨证论治认为治愈的病例，而用西医学的化验检查，则认为并未真正治愈的病例。对待这类病例，则应尊重客观，既要参考化验检查的结果，更应重视中医辨证的依据，扬长补短，尽可能地全面分析病情，使辨证更趋准确，治疗效果更好。

综上所述，整体观在内科临床辨证上的应用，实际上就是因人、因地、因时制宜。因人制宜，是指在辨证时，不宜孤立地只看到病证，还必须重视到患者的整体和不同患者的特点。因时、因地制宜，是指诊治疾病时，不仅要重视人的特点，还要看到自然环境对人体疾病的影响。此外，对化验检查结果，也应参考。只有从整体观念出发，全面考察问题，分析问题，善于因人、因时、因地制宜，才能取得比较符合实际的辨证。

二、掌握病证的特点和变化

内科病证，都有各自的临床特点和变化规律，以便有别于他科病证。因此，在辨证时掌握不同类别病证的特点和变化，也是非常重要的环节。

中医内科病证，大体可分为外感疾病（包括伤寒和温病)和内伤杂病2大类,两者各有不同的病因病机,临床、证候及发展演变的特点。外感疾病,主要根据六经、卫气营血和三焦来进行辨治;内伤杂病主要以脏腑的病因病机来指导辨证论治。这样,就将伤寒温病、内伤杂病的病因、发病、病机变化和临床特点,有了详细而明确的区分。

(一)六经病证的特点和变化

六经病证,是指《伤寒论》中六经所属脏腑病机变化表现于临床的各种证候。它包括太阳、阳明、少阳、太阴、少阴、厥阴等,反映了伤寒6种不同的病位、病性、病机和病势归类及证候特点,并作为辨证的依据。凡寒邪在表,或者表邪入里化热,且属正盛邪实的太阳、阳明、少阳,均为阳证,治疗当以祛邪为主;凡病位入里,且属正虚抗病力减弱的太阴、少阴和厥阴均为阴证,治疗当以扶正为主。

伤寒的病因,以人体感受寒邪为主,以皮毛肌腠为入侵途径,循经脉由表而里,传至脏腑。其病机变化,为六经及其所系脏腑受寒邪侵袭,由表入里,由阳转阴,故其临床特点,病初必见伤寒表证,寒邪入里化热,则转为里实热证。在伤寒日久不愈,正虚阳衰的情况下,则多传肝脾肾三脏,出现腹满自利、但欲寐、厥逆等一系列损阳伤正的病机反映。

由于六经各系一定的脏腑,故各经病证常会累及其所系的脏腑,反映出脏腑的证候。如太阳经受病之初,多表现为太阳经证。当表邪不解,影响到太阳腑的时候,就会出现蓄水证或蓄血证。当寒邪入里,又可因人体正气的强弱而有不同的变化。正气衰弱则病由实转虚,可出现累及心肾的少阴病;正气盛则病转实,而出现病在胃肠的阳明病。因此,六经病证实际上就是六经所系脏腑在病理条件下,反映于临床的证候。

六经病证既然是脏腑经络病机变化的临床反映,故一经的病证,常会涉及到另一经,从而出现传变、合病和并病。一般认为,"传"是指病情随着一定的趋向发展;"变",是指病情在某些特殊条件下起着性质的转变。疾病的传变与否,常取决于2个主要因素:一为邪正消长的力量比较,一为治疗处理的得当与否。如自表而里,由阳而阴,这是一般邪胜正衰的传变规律;若在正胜邪退的情况下,则病势能由里达表,由阴出阳。

合病和并病,都是不能单独用一经的病证来归纳的复杂证候。凡2经或3经的证候同时在一个患者身上出现者,称为"合病"。《伤寒论》中有太阳阳明合病、太阳少阳合病、阳明少阳合病和三阳合病4种。凡一经的病证未罢,又出现另一经的证候者,称为"并病",《伤寒论》中有太阳阳明并病和太阳少阳并病两种。

此外,还有因误治之后、正气太虚、病情恶化危重者,称为"坏病"。《伤寒论》中特别提出了"观其脉证,知犯何逆,随证治之"的论述,作为诊治"坏病"的原则。

(二)卫气营血病证的特点及其变化

卫气营血,是人体感受四时不同温热病邪所引起的多种急性温热病过程中的四种阶段的总称。温病临床分类繁多,有以季节气候定名,有以四时主气定名,也有以发病或流行特点而定名。尽管临床分类众多,但就其病变性质而论,一般可归纳为温热和湿热两大类。温邪入侵人体的途径,系由口鼻而入,循卫气营血而分属于上、中、下三焦所属脏腑。其病机变化,主要由于温邪入侵卫、气、营、血后,最易化火灼伤津液,耗血动血,故其临床特点是化热最速,极易产生一系列火炽伤阴等病机反映,它包括卫分、气分、营分、血分等4个不同阶段的证候。卫分是温病的初期阶段,病位主要在肺卫;气分为温病的中期,乃温邪由表入里,病情渐重,病位在肺、胃、脾、胆、肠,高热为其主症;营分乃温邪更为深入,致津液耗伤,病位主要是心与心包,为温病的较重阶段,身热夜甚,时有谵昏为其主症;温邪进入血分,其主症为高热出血,神志受扰,病位在心、肝、肾,属温病晚期的严重阶段。

卫、气、营、血证候的传变过程,一般多从卫分开始,按由卫⟶气⟶营⟶血的演变发展,称为"顺传"。它反映出病邪由表入里、由浅而深;病情由轻而重、由实而虚的传变过程。临床观察表明,这与西医学关于急性传染病的由前驱期⟶症状明显期⟶极期⟶衰竭期的演变程序是基本一致的。

由于患者体质强弱及其反应状态的不同,致病温邪类别有异,常可出现"逆传"的证候。所谓"逆传",是指邪入卫分后,不经过气分阶段,而直接深入营分和血分。实践证明,"逆传"是一种特殊临床类型,它和"顺传"过程中出现的营分、血分证候,在内脏病变的本质上无明显差异,临床脉证也基本相同,其主要区别在于传变过程的渐进性与暴发性的不同。

卫气营血证候的传变无固定形式,有初起不见卫分病证而径见气分或营分病证者;有的卫分证未罢,又兼见气分证而致"卫气同病"者;也有气分证尚存,同时出现营分证或血分证者,称"气营两燔";更有严重者,邪热充斥表里,遍及内外,出现卫气营血同时累及的局面。不过卫气营血的证候传变,病在卫气,病情较浅较轻;病入营血,病情较深较重。不过其浅深轻重的程度是相对的,所以临证时则应详细观察,避免贻误诊治。

(三)脏腑病证的特点及其变化

脏腑、经络、气血是中医学独特的生理系统,是构成人体的一个有密切联系的整体。病理情况下表现的脏腑病证,是致病因素导致的脏腑病机变化,反映于临床的不同证候。以脏腑议病辨证,始见于《内经》"风论"、"痹论"、"痿论"和"咳论"诸篇,以后《金匮要略》、《备急千金要方》、《中藏经》渐有发展,至钱乙《小儿药证直诀》的"五脏辨证"、张元素的《脏腑标本药式》问世后,相继有以脾胃立论的、以主命门立说的、以专温肾和养阴等各学派的兴起,逐渐形成了用脏腑寒热虚实来分析疾病发生和演变的学术主张,充实和奠定了脏腑病证的理论基础,其辨证论治的规律性也逐步被认识和总结出来。中华人民共和国成立以来,通过广泛的临床、教学和科研实践,对脏腑病证的理论和证治研究,又有了一定的进展。从20世纪60年代始,全国中医药院校各版教材,已将脏腑病证列为内科学的总论,被公认为指导中医内科临床的基本理论之一。

脏腑病证的范围较广,所以临床表现的证候极为复杂。就其病因而言,虽然多属内伤杂病的范畴,有时亦兼外感,或由外感演变而成。以内伤而论,既有七情、劳伤、起居饮食等不同,又有彼此的夹杂参合,故病机变化也较复杂。不过以脏腑病证分类,就能执简驭繁,纲举目张,从而认识疾病的本质。

从病因与脏腑病证的病机关系分析,由七情、劳伤致病的,必耗气伤阴,多先伤心、肝、肾三脏,在临床上多表现为抑郁不快、心烦不安、失眠梦遗、倦怠乏力、饮食减少、心悸气短等为特征的证候;由饮食失节致病的,或为食滞,或属湿热,或属虚寒,多先损伤脾胃,出现胃纳呆滞、脘腹痞满,或大便溏泻等为特征的证候;若起居无常,寒暖失调,则外邪易乘之而入,肺卫首当其冲,或感于肺,或为皮毛所受,即出现鼻塞咳嗽、恶风发热等为特征的表证。

由于脏腑之间有互为表里和五行生克的生理关系,所以在疾病演变过程中,反映出来的病机变化和证候,多具有一定规律和范围。如心之生理功能主要主血脉和神志,小肠与心互为表里,因此在病理条件下,反映在临床上的证候,就离不开血脉运行障碍、情志思维活动异常和心移热于小肠的证候,其病证范围则以心悸、心痛、健忘、失眠、癫狂、昏迷、吐血、衄血、舌疮、梦遗、尿血等为常见;肝之生理功能是主疏泄和藏血,司全身筋骨关节之屈伸,胆与肝互为表里,在病理条件下,主要表现为情志异常、惊恐、血失所藏的证候,其病证范围则以中风、眩晕、头痛、痉、痫、昏厥、积聚、吐血、衄血、惊恐、不寐、耳鸣、耳聋、疝气、麻木、颤证等为常见;脾胃的生理功能主要为主受纳和运化水谷,其病理表现则为水谷消化吸收的失调,其病证范围主要表现为泄泻、黄疸、胃脘痛、呕吐、呃逆、水肿、鼓胀、痰饮、吐血、便血等;肺的生理功能为主气司呼吸,肺与大肠互为表里,故病理表现主要为气机出入升降的失常,其病证范围以感冒、咳嗽、哮喘、肺痈、肺痨、肺痿、肺胀、咳血、失音、胸痛等为常见;肾的主要生理功能为主藏精,为生殖发育之源,主水液以维持体内津液之平衡,与膀胱互为表里,在病理情况下,则反映为精气津液失调,其病证范围以消渴、痿、水肿、喘、尿血、淋浊、癃闭、小便失禁、遗精、阳痿、腰痛、耳鸣、耳聋等为常见。

由于脏腑的生理功能是与经络密切联系的,因此不少经络病证的证候,常常通过脏腑的病机变化反映出来,如肝经的主要见证为巅顶头痛、两胁痛、目赤、面青等,以五脏病机分析,则可概括为肝气化火和肝阳上亢的实证;如以经络病机分析,因肝之经脉布胁肋,连目系,下颊环喉,会于巅,故上述诸症之出现,均与经络循行部位有密切关系。因此,各种内科杂病,既是脏腑的不同证候,也包括经络病机变化反映在临床上的不同证候。

由于气血既是脏腑功能的反映,又是脏腑活动的产物,因此,人体病机变化无不涉及气血。因气血来源于脾胃,出入升降治节于肺,升发疏泄于肝,帅血贯脉而周行于心,统摄于脾,故脏腑一旦受病,就直接或间接地反映出气血的病机变化,出现不同气血的病证。

痰湿既是脏腑病机变化的产物,也是脏腑病证的临床表现,又是直接或间接的致病因素。痰为湿之变,湿则分为外湿和内湿。外湿系六淫之邪,多由体表肌肤侵入,浅则伤及皮肉筋脉,流注关节,深则可入脏腑,脾阳素虚者易从寒化,胃热之体易从热化;过用寒凉易于寒化,妄加温燥易于热化。内湿多因饮食不节,恣食酒醴、肥甘,损伤脾胃,运化失调,水失敷布,内聚为患,或为泄泻,或为肿满,或为饮邪,或为痰阻。此即《素问·至真要大论篇》所说"诸湿肿满,皆属于脾"的病机。

由此可见,脏腑的病证多与气血痰湿的运行和代谢障碍密切相关,气血痰湿的病理表现,又是脏腑病证的直接体现。

三、明析辨证与辨病的关系

病和证,都是人体阴阳平衡失调,出现了病机变化的临床反映。它不仅是概括一组症状的综合证候群,而且是反映内外致病因素作用于机体后,表现的不同特征、性质和病理机转。因此,病和证都是对人体在病理情况下,概括其病因、病位、病机、病性、病势,以及邪正消长,阴阳变化的临床综合诊断。

中医学的辨证论治,既讲辨证,也讲辨病。汉代张仲景《伤寒论》是一部论述辨证论治的典籍。《金匮要略》则是论述辨病的专著,其中的中风、疟疾、肺痈、消渴、肠痈等篇,开辨病论治之先河。

辨证与辨病是密切相关的。一方面,疾病的本质和属性,往往是通过"证"的形式表现于临床的,所以"证"是认识疾病的基础,辨"证"即能识"病";另一方面,"病"又是"证"的综合和全过程的临床反映,只有在辨"病"的基础上,才能对辨脉、辨证和论治等一系列问题,进行较全面的讨论和阐述。具体地说,"辨证"多属反映疾病全过程中某一阶段性的临床诊断;"辨病"则较多反映疾病全过程的综合诊断。不过"病"和"证"的区别,还不能简单地全部用疾病的"全程"和"阶段"来解释。因为古代不少的病,如黄疸、咳嗽、水肿等,现在看来乃属一种症状。同样,一些古代的证,如痉、脱等,今日已逐渐发展成为单独的疾病。

"病"和"证"的关系,还表现在同一疾病可以出现不同的"证",不同的疾病也可以出现相同的"证"。前者称"同病异证",后者称"异病同证"。这里的"证",不是指病程阶段不同而出现不同的"证",主要是与致病病因和人的体质差异的结果。如感冒一病,有因风寒袭表和风热上犯的差异,而有风寒表证和风热表证的不同,同属风寒袭表,由于体质差异,又有表实证与表虚证之别。又如在痢疾、泄泻、淋证等不同病的某一阶段,均可出现"下焦湿热"的相同证候。在治疗处理上,前者"病"虽同而"证"不同,则治疗不同;后者"病"虽异,而"证"相同,故治疗相同。此即所谓"同病异治"和"异病同治"。

虽然"病"和"证"的关系如此密切,但在具体临床上还必须熟练掌握好辨证,才能更好地达到辨病的目的。古人为此创造了丰富多彩的辨证方法,如八纲辨证、六经辨证、卫气营血辨证,以及脏腑辨证、气血津液辨证、病因辨证等。它们都是从不同的角度和不同的高度,反映疾病共性的规律性认识,是从具体的疾病中概括和总结出来的,又反过来指导对疾病的辨证。

四、周密观察,验证诊断

收集四诊材料,全面分析病情,根据疾病的特点和变化,进行辨证和辨病,从而立法、选方、遣药,但辨证论治正确与否尚需用治疗效果来验证。若其辨证论治收到预期疗效，则表示辨证论治正确无误。临床上，由于受到认识水平和技术水平的限制，部分地或全部地修改原有的辨证结果和论治方法，也是常见的。因为一些疑难的或临床表现不典型的病例，往往需要经过深入和系统的动态观察，才能得到正确的辨证。如呕吐一证，既可起于外感，又可发于内伤，起于外感又有因寒因热的不同，发于内伤则有气滞和湿浊之别。不论外感内伤，呕吐乃胃气上逆所导致。而胃气上逆又不仅限于胃腑本身的病，有时也可由肝气横逆而引起，或肾气衰败而导致。这些鉴别和辨证，都必须进行全面地动态地观察，才能辨识出来。若初察患者之吐，非由外感引起，乃发于情绪不舒之后，症又见胁痛胀满、吞酸嗳气、脉弦，先辨为肝气犯胃的呕吐，遣以疏肝和胃之方药，药后仅胁痛胀满、吞酸嗳气之症稍缓，而呕吐未平，且出现小便不利、面足浮肿，脉转细弦而缓，追问病史，以往曾有反复浮肿、腰痛头昏之候。按此详察分析，其吐虽与肝气不疏有关，但致吐之由乃是肾气衰败、浊邪上干所致，可改用疏肝益肾、化浊和胃之法。系统地进行动态观察，随证施治，不断验证辨证，这样才有可能得到符合临床实际的正确辨证。

此外，必须强调指出，对急症和重危病例，如卒中昏迷或急性中毒的患者，在四诊材料一时无法全面收集之前，则当及时提出应急的“急则治其标”的辨证和诊断，迅速采取有效的治疗措施，及早进行必要的处理，切不可只顾于辨证和诊断细节问题的纠缠，置患者于侧而不进行必要的抢救，以致贻误时机。

第二节 辨证的一般原则

辨证的过程，就是诊察、辨析和处理疾病的过程。这一过程中，医生要熟练掌握中医学的系统理论和诊疗方法，包括掌握和运用辨证的一般原则，才能辨证确切，处理得当。这些原则，概括起来就是：分主次，辨真假，审标本，别虚实。

一、分清证的主次，注重主证转化

对于内科一个具体的病证，在诊疗时，应从其临床表现的复杂证候群中，首先辨明其主证，抓住其主证，这是辨证中的关键所在。判断主证，不能单从症状出现的多少和明显与否来决定，而是要侧重于病因病机的分析比较，何种证能反映病机本质，对病情发展起关键作用，其即是主证。例如，某些黄疸患者，病情比较复杂，既有胁痛、抑郁等肝郁的见症，又有倦怠、纳呆、腹满、泄泻等脾虚症状，甚至还有其他见症。若按病机分析，抓住脾虚为其主证，治以调理脾胃为主，随证加减，往往可使各种症状好转。而另一些患者则表现为胁痛剧烈、眩晕、口苦、易怒、失眠，虽见其他一二兼证，但按病机分析，应以肝郁化火为主证，治以疏肝清热为主，就有可能收到预期效果。因此，辨明主证，抓住主证，即能抓住主要矛盾，就有助于确定主要和次要的治法方药。

同时，必须注意，作为主证并不是始终不变的。在一定条件下，寒证可以转化为热证，热证可以转化为寒证；虚证可以转化为实证，实证可以转化为虚证。然而证的转化，是以一定因素作为条件的，包括体质、气候、饮食、情志、药物等各种因素。在密切观察证情变化中，医者尤应注意观察病证转化的条件，作为分析判断的参考。例如，一些肺痨患者，初期多表现为阴虚内热，或骨蒸潮热，烦躁失眠，干咳痰血等，经过一段较长时间养阴清热之后，一部分患者治愈或好转，有一部分患者可转化为虚寒证，出现畏寒肢冷、气短自汗、便溏、阳痿等。这是由于病程过久，正气受损，阳气衰微，或因用药失当，过用寒凉，削伐元阳之气。这些因素都是导致主证转化的条件，必须充分注意观察，若主证一旦转化，就应及时采取相应的治疗措施。

在观察分析证的转化过程中，必须分清主次。有的是主证发生了根本的转化，有的则是非主证发生了转化，变成了主要矛盾。如溃疡病，症见胃脘隐痛、胀满不舒、嗳气吐清涎、喜按喜暖且得温而缓、便溏溲清、脉濡而缓，此乃脾胃虚寒之证，治宜温中散寒，但在治疗过程中，出现吐血便血、胃腹胀痛加剧、脉转滞涩，此乃主证遂成寒凝血瘀，治当改以温阳祛瘀之法。又如素有饮证，风热外加，出现高热烦渴、脉洪大、喜冷饮，此乃气分高热为其主证，当以清热生津为法，挫其热势。但病后不久，热邪方退，由于风热引动饮邪，出现喘息不得卧、痰涎稀白而多、脉转沉，此乃宿饮诱发所致，治当改用肃肺涤饮之法。以上举例，说明在注意证的转化时，也要分清主次。

二、辨明寒热真假，抓住病证本质

在临床诊断过程中，典型证候较易认识，但不典型的证候也为数不少，有时一些症状还互相矛盾，甚至出现假象，最常见的就是寒热的真假，即所谓“真寒假热”、“真热假寒”、“阴盛格阳”、“阳盛格阴”，由此而不容易明确病证的本质。在这种情况下，必须克服片面性和表面性，要从极其复杂的证候群中，透过现象看本质，分清真假，辨明主次。要做到这一点，首先应抓住关键性证候，不要被假象所迷惑。有时假象很多，而反映本质的症状或体征只有一两个，但唯此才是主要的依据。一般说来，舌脉之象最具辨别寒热真假的参考价值。虚寒的脉象迟而无力，舌质淡嫩而湿润；实热的脉象数而有力，舌质干红而苔燥。但问诊也不可忽视，从四诊合参之中，寻找主要依据。例如寒证，口不渴而喜热饮，畏寒蜷卧，虽身热不欲去衣，舌淡白湿润，脉象重按无力，虽有其他假热的症状，只要抓住上述脉症，就可以判为寒证。其次，要全面分析各种因素，包括从体质、年龄、病史、病程、饮食、情志、服药史等去找线索，进行详细的比较，才能辨明其寒热的真假。现将寒热真假鉴别诊断列表1如下。

表1 寒热真假鉴别诊断

鉴别点	真寒假热，阴证似阳	真热假寒，阳证似阴
寒热	身虽热，但欲近衣	身寒，反不欲近衣
渴饮	口虽渴，但不欲饮，或喜热饮	口不甚渴，但喜冷饮
面色	面虽赤，但色嫩，见于两颧	面色虽晦，但目光有神
神态	虽烦躁，但形瘦神靡	虽神昏，但有谵语、躁动
红肿	身虽肿，但无红热	身虽无肿，但见红热

（续表）

鉴别点	真寒假热，阴证似阳	真热假寒，阳证似阴
四肢	四肢虽热，但身前不热	四肢厥冷，但身前灼热
小便	小便虽利，但清而不浊	小便虽长，但浊而不清
大便	大便虽结，但少而不热	大便虽利，但量多而臭
脉象	脉虽大，但按之不实	脉虽沉，但按之有力
舌质	舌虽红，但滑润	舌虽淡，但少津
舌苔	苔虽厚，但色不黄	舌虽薄，但色多黄

三、详审病证标本，掌握先后逆从

审察病证之标本，以定治法之先后逆从，这是辨证的重要内容。《素问·标本病传论篇》曾这样强调："知标本者，万举万当，不知标本，是谓妄行。"所谓标，就是疾病表现于临床的标志和现象；所谓本，就是发生疾病的根本。疾病的标本不是固定不变的，它往往随具体疾病和具体患者各有不同。以病因而论，引起疾病发生的病因为本，所表现于外的各种临床征象是标；以病变部位而论，原发病变部位为本，继发病变部位是标；以症状本身而论，原发症状是本，继发症状是标；以病之新旧而论，旧病是本，新病是标。病证虽多，但总不离标本，一切复杂的证候，都可以分析出它的标本，即透过其现象分析其本质，从而确立正确的辨证和实施合理的治疗。

病证的标本审明之后，治疗上的原则，先治其本或先治其标，不是千篇一律的，当视具体病情的轻重缓急而定。一般而论，在本病急、本病重的情况下，固然是先治其本；不过在标病急、标病重的情况下，则又须先治其标，或者标本同治。但是，由于标本是可逆的，是可互相影响的，所以治标也可以达到治本，治本也可以达到治标。如临床治疗上的扶正以祛邪，治本即所以治标；祛邪而扶正，治标即所以治本。由此可知，病证之标本，本可以及标，标也可以及本，因而在治疗上，也可以本病治标，标病治本，就是这个道理。

审明标本，定出先后处理的原则之后，采用"逆治"或"从治"就不难掌握了。所谓"逆"、"从"，即治疗上的正治与反治之法。"正治"，即"逆治"之法，是采取与证候相反的药性来矫正其偏胜的临床表现，也就是一般所说的"寒者热之，热者寒之，虚者补之，实者泻之"，以热治寒，以寒治热，以补对虚，以泻对实，证药完全相反的治法。而"反治"，即"从治"之法，则是采取与证候（指某些假象）相同的药性来矫正其偏胜的临床表现，也就是我们一般所说的"寒因寒用，热因热用，通因通用，塞因塞用"，以热治热，以寒治寒，以泻治通，以补治塞，证药完全相反的治法。如以呕吐一证为例，既可起于脾虚运化失权，也可因于食物中毒而发。前者脾虚是本，呕吐是标，当采用正治之法，以治其本，用补脾和胃之剂以止其呕吐；后者邪毒犯胃为本，呕吐是标，当采用反治之法，以治其本，用催吐、下泻之剂，使其再吐再泻，以求其邪毒完全排出，达到止吐止泻。这说明根据中医学的整体观，运用于临床，详审病证的标本，掌握治法的先后逆从，确能将理法方药统一起来，使辨证和治疗更能符合实际。

四、识别邪正虚实，合理施以补泻

辨邪正虚实，是对病邪和正气消长与病情发展演变关系的客观估价和分析，也是临床辨证的重要原则之一。它对于疾病的诊断是否正确，治疗处理是否得当，都有十分重要的意义。

"虚"是精气亏损而不足，"实"是邪气盛而有余，故虚是正虚，实是邪实。"实"是指致病因素、病理产物所导致的较为强烈的病理反应；"虚"是指人体防御能力、代偿能力或修复能力不足的病机情况。两者之间互相影响，不能截然分开。邪气盛则正气受到郁遏或损耗，导致正气亦虚，因而邪气愈盛则正气愈虚的情况较为常见。识别虚实，一般不外辨表里之虚实，阴阳之虚实，气血的虚实，脏腑的虚实。凡外感之病多有余，内伤之病多不足。不过常见的虚证中多夹有实，实中多兼有虚，临证时，应详细识别。

从邪正虚实的关系上看，正气的充沛，有赖于全身脏腑经络功能的正常运转，如肺气的肃降、心血的循行、肝气的条达、脾胃的运化、肾气的气化、经络的流通等，如果外邪内袭，破坏了这种运转功能，便出现病态。不解除这种破坏，便不能恢复脏腑经络的正常功能。张从正曾说："邪未去，而不可言补，补之则适足以资寇。"因此对于正气受损的虚证，要特别注意有无实邪为患，如夹有实邪，单纯用补法，疗效往往不够理想。对这类患者的补泻，多主张"以通为补"或"通补兼施"，达到"邪去则正自安"的效果。如部分心痛、心悸患者，虽然临床上表现为一派虚象，仍然要以祛瘀除痰为主治，适当配合补法，疗效更好。当然也有以虚证为主，需用扶正之补法者。如有些长期发热的心痛、心悸患者，多数先由痰瘀而致阴虚或阳虚，在适当时期，还须用养阴益气或扶阳之法，才能达到退热开痹止痛的效果；若仍以大剂祛瘀清热，攻伐寒凉之品，往往症虽减而复发，正气更虚而邪气更实。因此，只有辨清虚实，才能合理施以补泻，收到预期的治疗效果。

第三节　辨证论治的步骤

内科辨证论治的具体步骤，从临床实用出发，一般可归纳为诊察、议病、辨性、定位、求因、明本、立法、选方、遣药及医嘱等10个方面。

一、诊察

诊察，就是四诊合参，审察内外，通过望、闻、问、切四诊对患者作周密观察和全面了解，既要了解患者的病史和临床表现，又要了解外在环境对疾病发生、发展的可能影响。将诊察所得，进行分析归纳，运用从外测内、见症推病、以常衡变的方法，来判断患者的病情，以此作为辨证立法、处方用药的依据。这是辨证论治的第1步，也是最重要的一个环节。

四诊资料是否搜集恰当，是否切合病情，与辨证准确与否有着密切关系。因此，在进行四诊时，不但要做到全面系统，还要做到重点突出，详而有要，简而不漏。既要防止无目的的望，不必要的闻，又要避免当问不问和应切未切等缺失，使四诊资料更好地为辨证提供必要依据。

二、议病

议病即辨明病证，包括辨清疾病类别在内，临床上有显著特征的疾病,一般较易辨识,但对于某些复杂疾病,必须通过对病因病机的深入分析,周密鉴别,甚至通过试探性、诊断性治疗,方能最终识别与确定病证。这些,可参阅“病机”章等有关内容,此处不予重复。

三、辨性

辨性,即是辨别病证的性质。疾病的发生,根本在于邪正斗争引起的阴阳失调,故病性无非阴阳的偏盛偏衰,阳盛则热,阴盛则寒,故病性具体表现在寒热属性上。而虚实是邪正消长盛衰的反映,也是构成病变性质的一个重要方面。寒热虚实是一切病变中最基本的性质,各种疾病均不离于此。由于基本病变是虚实寒热,所以治疗的总原则,就是补虚、泻实、清热、温寒。辨清病变性质的目的,在于对病证有一个基本的认识,治疗上有一个总的原则,故辨识病证性质是辨证中的一项重要内容。

四、定位

定位,指判定病变部位。定位是辨证论治中至关重要的问题。因为病位不同,病证性质随之不同,治疗措施也就不同。定位一般包括:表里定位,多用于外感疾病;脏腑、经络定位,多用于杂病;气血定位,通常杂病要分气分病、血分病,温病要辨清卫、气、营、血与三焦。这些定位方法或简或繁,各有其适用范围,有时需结合应用。其中的脏腑定位,不单广泛应用于杂病,外感疾病也常有应用,脏腑定位涉及的病变范围较广,定位也比较具体。现代中医学家方药中在其所著的《辨证论治研究七讲》一书中,将有关脏腑辨证的内容,结合其临床实践加以归纳,提出了从 7 个方面进行脏腑定位的方法:① 根据脏腑归属部位及所属经络循行部位,从临床表现特点进行定位。② 从各脏腑功能特点进行定位。③ 从各脏腑在体征上的特点进行定位。④ 从各脏腑与季节气候的特殊联系进行定位。⑤ 从各脏腑与病因方面的关系和影响来进行定位。⑥ 从各脏腑与体型、体质、年龄、性别的关系和影响进行定位。⑦ 从发病时间及临床治疗经过上的特点进行定位。这 7 个方面是相互联系的,临证时必须四诊合参,综合分析,才可能使定位符合实际。

五、求因

求因就是审证求因。它是辨证的进一步深化,是根据患者一系列具体证候,包括对患者症状、体征的四诊所得和某些化验检查结果,加以综合分析,求得疾病的症结所在,为临床治疗提供确切依据。这里所求的“因”,其涵义有广义和狭义两个方面。广义之“因”,包括对病因、病机和病情进行全面的分析和了解,也就是从临床一系列具体征象中,分析确定其病因是什么?病在何经何脏,其病机和发展演变如何,务使其分析所得的辨证、辨病,能切合病情的实际。狭义之“因”,乃是根据患者的临床表现,辨明其具体病因,掌握病因,针对病因,从根本上治疗疾病。临证时不仅要明确广义的“因”,而且要明确具体的“因”,这样才能达到真正审证求因的目的。

六、明本

“治病求本”是诊治疾病的根本原则。无论针对病因治疗或针对病机治疗都必须遵循这一原则。而这里所说的“明本”,是指在分析发病的病理机转中,根据疾病的发生、发展、变化的全过程,来探求哪一个脏腑或哪一种病机变化在其中起主导作用,为治病求本提供先决条件。例如,患者在剧烈吐泻或慢性腹泻后,出现拘急痉挛,谓之土虚木乘,则脾虚为本,肝风为标,当以实脾为主,佐以平肝解痉。又如在温病过程中发生肝风内动,或热极生风者,应凉肝息风,通过凉泻肝热而平息肝风;若系肾阴受损,不能涵养肝木,又宜滋阴息风,通过滋肾养肝而平息其风。两者均以风为标,但前者以热盛为本,而后者以阴虚为本。“明本”是针对病机而“求因”的具体化,它使病机的主次以及因果关系得到明确,是确定治法的可靠依据。

七、立法

立法,就是确立治疗方法。它是根据辨证的结果而确立的。每一种证候都有相应的治法,如肝火犯肺的咳嗽,采用清肝肃肺的治法;脾虚痰湿的咳嗽,采用健脾化痰的治法。治则是对疾病提出治疗处理的原则,而治法乃是针对具体病证实施的治疗方法。治则指导治法,治法体现治则,这便是两者的辩证关系。

八、选方

选方是依据所确立的治法而选用适当的方剂。方剂是针对证候、治法而设,具有固定的组成配伍,有其一定的适用范围。因此,要选择好恰当的方剂,必须熟悉方剂的组成、方义和药物配伍关系及其适用范围。

方剂是前人临床经验的总结,是历代医家在有关学术理论指导下,和对某些病证认识的基础上所创制的。我们应该重视、继承、运用它,并在前人的基础上不断发展和创新。刘完素《素问病机气宜保命集·本草论第九》:“用方不对病,非方也;剂不蠲疾,非剂也。”因此,临床上要防止杂药凑合,有法无方的弊病。当然,也有不拘成方,随证遣药,而法度井然者。在临床实践中,两者都必须不断总结和提高。

九、遣药

遣药是在选定方剂的基础上,随证加减药物。由于病证的复杂多变,很难有一定的成方与具体病情完全吻合。所以,应根据病证的兼夹情况和照顾疾病的次要矛盾适当加减药物。这是对方剂的灵活应用,使之更能贴切病情。

十、医嘱

医嘱主要包括服药注意事项和将息调养事宜。如某些药物的先煎后下、药物的具体服法、饮食宜忌,以及情志劳逸、房事调摄等,以便消除不利于康复的因素,使治疗更好发挥作用,促使疾病早日痊愈。

以上诊察、议病、辨性、定位、求因、明本 6 个方面的内容,属于辨证的范围,是辨证论治中的“理”;立法、选方、遣药与医嘱,则是论治的具体体现。这样,便构成了辨证论治的理法方药的统一。只是为了叙述方便和利于学习、掌握,才分为 10 个具体的步骤和方面,在临床应用时,并不是绝对按这样的顺序,有时相互并用或结合运用。例如,诊察是搜集临床资料的阶段,是辨证论治的前提,但在诊察过程中,实际已涉及到议病、辨性、定位、求因、明本,彼此之间又有着紧密不可分割的联系。所以,在临床上不必拘泥于这种格式和先后次序，可以根据具体病情和自己的熟练程度，灵活运用。

第四节　内科常用辨证纲要

中医在长期的医疗实践中，总结了一套系统的、反复验证行之有效的辨证方法和要领，它主要包括八纲辨证、六经辨证、卫气营血辨证和脏腑辨证等。这些辨证方法各具特点，互相联系，在临床上常参合运用，现简介如下。

一、八纲辨证

八纲辨证，是从表里、寒热、虚实、阴阳相对应的8个方面去认识、分析和归纳病证的辨证方法。运用这种方法，就能对疾病过程中所表现的千变万化的复杂临床现象加以概括，使之条理化、规律化。八纲之中，阴阳是总纲，用以概括其他六纲。表、热、实属阳；里、寒、虚属阴。

（一）表里

表里是辨别病变部位深浅的纲目。一般而论，表是指人体表浅的部分，实是外感疾病初起阶段的病位概念，古人每用“皮毛”、“肌表”、“太阳”、“卫分”等术语加以表述；里是指人体较深的部位，实是一切疾病病位较深的概念，多指已直接影响到脏腑、气血、阴阳等功能的病证。表证为六淫、疠气等外邪从外侵袭肌表，病变部位较浅，病情也较轻；里证则为外邪入里或因七情内伤、饮食劳逸等，病从里发，病变部位较深，病情也多较重。

1. **表证**　多见于外感疾病的早期阶段。

主症：恶寒发热同时并见，头身疼痛，鼻塞流涕，脉浮，苔薄白。

病机：邪袭卫表，卫表功能失常。

分型：由于邪气性质不同，人体正气差异，表证有表寒、表热、表虚、表实之分，其主要鉴别如表2。

表2　表证鉴别

证别	症　　状	舌　　脉
表寒	恶寒重，发热轻，无汗，头痛，项背强痛	苔薄白，脉浮紧
表热	恶寒轻，发热重，多有汗，头痛，口渴	舌尖红，脉浮数
表虚	汗出，恶风	舌淡，脉浮缓有力
表实	无汗，恶寒	苔薄白，脉浮有力

治法：解表发汗为表证主要治法。因寒热虚实不同，表寒用辛温解表法；表热用辛凉解表法；表虚则不可多汗；表实则可用辛温解表发汗作用较强的方药。另外对于年老体弱或素有痰饮内伏、阴血亏虚而有表证者，则应分别在解表时兼用扶正、涤饮、滋阴等法。

2. **里证**　里证分两类。一种多见于外感疾病发展过程中，表证已解，邪气传里，累及脏腑；另一种由内伤所起，病发于里者均属里证。里证的临床表现是多种多样的，不仅有寒热虚实之分，而且因所病脏腑的不同而有异，其具体表现将在脏腑和气血辨证章节中详述。

主症：壮热或潮热，烦躁口渴，便秘腹痛或呕吐泄泻，神昏谵语，脉沉，苔黄或黑等(此仅指外感疾病由表入里的常见主症)。

病机：外邪由表入里，内伤病发于里，脏腑气血阴阳失调。

分型：里证不仅有寒热虚实之分，而且交错出现，极为复杂。现仅就里寒、里热、里虚、里实诸证鉴别如表3。

表3　里证鉴别

证别	症　　状	舌　　脉
里寒	肢冷不渴，恶寒喜热，腹痛便溏，尿清长	苔白滑，脉沉迟
里热	壮热口渴，目赤唇红，烦热不宁，尿黄赤	舌红苔黄，脉沉数
里虚	气弱懒言，食减倦怠，头昏心悸	舌胖苔白，脉沉弱
里实	壮热气粗，谵语神昏，大便秘结	苔老黄，脉沉实

治法：里证复杂，涉及面广，或清或温，或攻或补，须临证具体掌握。

3. **半表半里证**　既不在表，也不在里，而介于表里之间的属半表半里证。主症为往来寒热，胸胁苦满，心烦喜呕，口苦咽干，目眩，脉弦等。治以和解表里，多选用小柴胡汤加减。

4. **表里同病**　临床表现既有表证又有里证时，则为表里同病。表里同病分2种情况，一类是表证未罢而里证已现；一类是旧病未愈而又有新感。属前一类的如柴葛解肌汤证，属后一类的如小青龙汤证等。在治法上，前一类多用表里同治之法，后一类则多取先表后里之法。

（二）寒热

寒热是辨别病证属性的纲目。辨明寒热是指导临床用寒凉药或温热药的依据。辨寒热主要是根据患者口渴与否，二便情况，四肢冷热，舌质舌苔以及脉象等方面进行识别。

1. **寒证**　导致寒证的原因有二：一是寒邪侵袭，阴胜则寒(实寒)；二是阳气衰退，阳虚则寒(虚寒)。

主症：怕冷，四肢不温，口不渴或喜热饮，尿清长，大便溏，舌质淡、苔白，脉沉细等。

病机：阴寒入侵，阳气受损；阳气不足，寒自内生。

分型：寒证有实寒与虚寒之分。实寒证多系寒邪盛而正气未衰，虚寒证则为正气不足。实寒证以寒为主，如见四肢厥冷，腹部冷痛，肢节痹痛，脉沉弦或沉迟有力，然虚象不甚明显；虚寒证以虚为主，如见乏力、食少、口淡、便稀，脉微细或沉弱无力，兼有一定寒象。

治法：虚寒证以“寒者热之”的温法为主，可针对不同病情，或用辛温，或用甘温，或用温补。实寒证则又当采用温通法。

2. **热证**　导致热证的原因有二：或为邪热入侵，阳胜则热；或因素有阴虚，阴虚则热。

主症：发热面红，渴喜冷饮，烦躁不安，尿少便结，脉洪大而数，舌红苔黄。

病机：邪热内扰或虚热内生。

分型：热证也有虚实之别。实热可见高热烦渴，谵语或狂，声音粗壮，舌红苔黄，脉滑数或沉实。虚热多属低热或潮热，虚烦不寐，消瘦盗汗，舌淡红少苔或舌绛无苔，脉细数无力。

治法：热证以"热者寒之"的清法为主，可针对不同病情，实热多用苦寒清热法，虚热多用养阴清热法。

现将寒证和热证在临床四诊的鉴别要点比较如表4。

表4 寒证、热证四诊鉴别比较

四诊	寒　证	热　证
望	喜缩足蜷卧，沉静，面色苍白，目清，唇淡白或青紫、爪甲青紫，舌苔白滑而湿润，舌淡胖嫩，痰多稀白	喜伸足仰卧，身轻易转，烦躁不安，目赤，唇干或红，爪甲红紫，舌苔粗糙而黄、或生芒刺、或干黑，舌质坚敛苍老，痰多黄稠
闻	静而少言声低	烦而多言声高
问	不渴或喜热饮、唾液多、小便清长、大便溏泄	口渴或喜冷饮、唾液少、小便短赤、大便秘结
切	脉沉细、迟缓无力、手足厥冷	脉浮洪数有力，手足温暖

3. **寒热错杂** 寒热错杂，是指临床上寒热交错并见的证候。其有表寒里热、表热里寒和上寒下热、上热下寒等的不同。表寒里热和表热里寒，属表里同病的寒热错杂；上寒下热或上热下寒，则属于里证寒热并见的寒热错杂。临证时应辨明寒热的在表在里、在上在下，以及寒热的孰多孰少，才能拟出切合病情的理法方药。

4. **寒热真假** 详见本章第二节中"辨明寒热真假，抓住病证本质"内容，兹从略。

（三）虚实

虚实是辨别正气强弱和邪气盛衰的纲目，决定治疗用攻用补的依据，对指导临床治疗有很重要的意义。虚实辨证的关键，主要在于辨患者的体质、病程、脉象、舌象等方面。一般体强多实，体弱多虚；新病多实，旧病多虚；脉有力多实，无力多虚；舌质坚敛苍老者多实，淡润胖嫩者多虚。

1. **虚证** 多见于先天不足，禀赋亏虚；后天失养，脾胃虚弱；过度劳累，身心疲惫；病后体弱，正虚待复；年迈之体，形神不支等。

主症：面色不华，精神委靡，气弱懒言，心悸气短，食少便溏，自汗盗汗，舌淡嫩，脉无力。

病机：精气夺则虚。正气不足为主，邪气不明显。

分型：阴虚、阳虚、气虚、血虚、脏虚、腑虚等不同。

治法：分别用补阴、补阳、补气、补血和调补脏腑等法。

2. **实证** 见于邪气入侵或病理产物积聚而正气未虚者，发病多较急骤，病势多呈亢盛。

主症：可见高热，口渴，烦躁，谵语，便秘腹痛而满，舌质苍老，苔黄干燥，脉有力。

病机：邪气盛则实。邪气亢盛为主，正虚不明显。

分型：实证因有六淫、戾气侵犯，七情所伤，水湿、痰饮、瘀血、积食、结石等病理产物积聚等不同，故同为实证，证型各异。

治法：主要以祛邪法治之，针对实证病因与证型，治法各有不同。

3. **虚实夹杂** 正虚与邪实并存，关键在于辨虚实的孰多孰少。凡"甚实甚虚者治其虚，微虚微实者治其实"；病有"二虚一实，治虚为主，兼治其实"；病有"二实一虚，治实为主，兼治其虚"。以上论述，可作为决定攻补的主次及轻重的参考。

（四）阴阳

阴阳是八纲辨证的总纲。阴阳辨证在临床辨证诊断上的重要意义，正如《内经》所说："善诊者，察色按脉，先别阴阳。"张景岳所谓："医道虽繁，可以一言以蔽之曰：阴阳而已。"首先把病证的阴阳辨别清楚，就为进一步辨证与治疗，指明了方向。

1. **阴阳转化** 疾病在发生、发展和治疗过程中，不是一成不变的。可因治疗的正确及时，以及正气的恢复，病情逐渐好转；也可因失治、误治或邪盛而正衰，病情逐渐加重。同一病证在不同的阶段，可表现为不同性质的证候，这就产生了阴阳的转化。例如，温热病的气分阶段，邪热炽盛，本为阳证。但若出现厥逆气脱等症，则是已转化为正气被夺之阴证。这就说明疾病在一定情况下，可发生本质的变化。一般说来：阳证转阴是病情加重，阴证转阳是病情减轻；表证入里是病情加重，里证出表是病情减轻；热证转寒表示正气衰，寒证转热表示邪气盛；虚转实是病退，实转虚为病进。临证必须随时抓住病情的阴阳转化，正确及时地进行治疗处理。

2. **亡阴亡阳** 亡阴亡阳是疾病发展的严重阶段，它是指机体阳气或阴气受到严重损伤的证候。亡阴亡阳多继发于某些疾病后期阶段，也有因故而猝然发生的。导致亡阴亡阳的原因，主要有两方面：一是病情的发展或突变；二是治疗的错误，如过用或误用汗法，可导致亡阴亡阳。在治疗上则有回阳救逆与救阴生津等法。亡阴、亡阳临床鉴别要点见表5。

表5 亡阴亡阳临床鉴别要点

证候	寒热	汗	口渴	舌	脉	病机
亡阴	身热，手足温	汗多而黏热，味咸	渴喜冷饮	红干	数而无力	阴气将绝
亡阳	身寒，手足冷	汗多而凉冷，味淡	口不渴	白润	脉微欲绝	阳气欲绝

八纲中的表里、寒热、虚实都是可变的，依一定条件而转化。且临床常见证候很少是单纯的，多是表里、寒热、虚实交织在一起。在辨证过程中，不仅要掌握八纲的每一方面，还需要掌握其相互之间关系，否则难以辨证准确。

二、六经辨证

六经辨证是用来概括外感热病发展过程中6个阶段的变化，把复杂的临床表现归纳为六类不同性质的病证，成为外感热病辨证论治的纲领，分为太阳病、阳明病、少阳病、太阴病、少阴病，厥阴病六类。

（一）太阳病

太阳病是外感病的初期阶段。太阳为六经之“藩篱”，外邪入侵，太阳首当其冲。因病邪强弱和体质虚实不同，太阳病一般分为经证和腑证。

主症：头项强痛，恶寒发热，肢体疼痛，脉浮等。

病机：寒袭肌表，营卫失和。

证治：

1. **经证**　为寒邪外袭，卫阳被束，分中风、伤寒两证。

中风证：发热恶风，汗出，头痛项强，脉浮缓，亦称表虚证。治宜解肌发表，以桂枝汤为主方。

伤寒证：恶寒发热，头项强痛，肢节疼痛，无汗而喘，脉浮紧，又称表实证。治宜辛温解表，以麻黄汤为主方。

2. **腑证**　经证不解，内传膀胱，邪入气分则为蓄水证，邪入血分则为蓄血证。

蓄水证：发热恶风，小便不利，消渴或渴欲饮水，水入即吐，脉浮。治宜解表利水，以五苓散为主方。

蓄血证：少腹硬满，小便自利，时或如狂。治宜攻逐瘀血，以桃仁承气汤为主方。

（二）阳明病

阳明病是外感病过程中，邪热炽盛的极期阶段。按其证候的性质和部位来说属于邪热入里，表现为胃肠的里实热证。邪热虽盛，肠中无燥屎阻结的称为经证；邪热内传与肠中糟粕相结而成燥屎的，谓之腑证。

主症：身热、汗出、烦渴、便秘、不恶寒反恶热、脉实大。

病机：邪热阻结胃肠。

证治：

1. **阳明经证**　高热汗出，烦渴引饮，不恶寒反恶热，舌苔黄燥，脉洪大而数。治宜清热生津，以白虎汤为主方。

2. **阳明腑证**　潮热汗出，腹部胀满疼痛，大便秘结，神昏谵语，脉沉实。治宜苦寒泻下，以承气汤为主方。

（三）少阳病

少阳病的病邪既不在表，又不在里，而在表里之间，既可由本经起病，也可由他经传变而来，故亦称半表半里证。

主症：往来寒热，胸胁苦满，心烦喜呕，默默不欲饮食，口苦，咽干，目眩等。

病机：邪结少阳，正邪相争，相持不下，气机不畅，升降不利。

证治：如单纯少阳证，则以和解表里为主，不可用汗、吐、下、利法。如太阳少阳合病，即兼头痛身痛、汗出等，治当和解透表法，用柴胡桂枝汤为主方；如少阳阳明合病，即主症兼见腹脘胀满、心下痞硬、便秘，治当和解攻里法，用大柴胡汤为主方。

（四）太阴病

太阴病多由三阳传变而来，也可由于风寒之邪直接侵袭，损伤脾阳而起。太阴病为邪入于阴的早期阶段，其临床主要表现为脾胃虚寒的证候。

主症：腹满而吐，食不下，自利，时腹自痛，脉象缓弱等。

病机：脾弱不振，运化失权。

证治：单纯的太阴证，治当温中散寒，用理中汤为主方。临床上亦可见到太阴兼表或表未解之太阴病，此时如里不急，则先应解表，或表里兼治。

（五）少阴病

少阴包括心肾二经。病情发展到少阴，多属后期的危重阶段。少阴病可由他经传来，也可直中发病，为心肾虚弱的严重证候。

主症：但欲寐，脉微细。

病机：心肾两虚，阴寒内盛。

证治：

1. **少阴虚寒证**　神倦欲睡，畏寒，手足逆冷，或下利清谷，小便清长，脉微细。治宜回阳救逆，以四逆汤为主方。

2. **少阴水肿证**　全身浮肿，或四肢沉重疼痛，小便不利，畏寒肢冷，神疲欲睡，或见腹痛，脉微细。治宜温阳行水，用真武汤为主方。

3. **少阴虚热证**　此为少阴病变。症见心烦，失眠咽干，口渴，舌红而干，脉细数无力。治宜滋阴清热，用黄连阿胶汤为主。

（六）厥阴病

厥阴病属于伤寒后期，病较复杂，常呈寒热互见、阴阳错杂的证候。

主症：消渴，气上冲心，心中疼热，饥不欲食，食则吐蛔。

病机：证属上热下寒，寒热错杂，气机逆乱，水谷失运。

证治：一般厥阴证的治疗为温清并用，以乌梅丸为主方。厥阴也有单纯性寒证或热证，分述如下。

1. **厥阴寒证**　手足厥冷，头顶冷痛，干呕吐涎沫，脉细欲绝。治宜温经散寒、活血通脉，用当归四逆加吴萸生姜汤为主方。

2. **厥阴热证**　热利，里急后重，口渴，脉数。治宜清热利湿，用白头翁汤为主方。

三、卫气营血辨证

卫气营血乃是概括温热病 4 个不同临床阶段的不同证候，以此反映温热病在病程发展过程中病位的深浅、病情的轻重、病势的进退的规律性，为温热病的辨证论治提供依据。

（一）卫分证

卫分是指身体的表浅部分，是人体的最外层，其主要功能为抗御外邪的入侵。一般温热邪毒首先侵袭卫分，故卫分证是温热病的初期阶段。

主症：发热恶寒，口微渴，咳嗽，舌苔薄白，舌尖边红，脉浮或浮数。

病机：温邪袭表，肺卫失宣。

证治：

1. **风温卫分证**　脉症如上，治当辛凉解表，常用银翘散加减。

2. **暑温卫分证**　主症为发热恶寒，头痛无汗，身重脘闷，舌质稍红，苔白腻，脉濡数。治当解表清暑，常用新加香薷饮加减。

3. **湿温卫分证**　主症为恶寒发热，无汗或微汗，头胀重，身重而痛，面色黄淡，胸闷不饥，舌苔白腻，脉濡缓。治当解表化湿，常用三仁汤加减。

4. **秋燥卫分证** 主症为发热恶寒，头痛无汗，咽干唇燥，鼻干，干咳，舌苔薄白而干，脉浮细。治分凉燥与温燥2种。凉燥宜散寒解表，宣肺润燥，常用杏苏散；温燥宜辛凉解表，宣肺润燥，常用桑菊饮。

上述证候，风温卫分证较多见。舌苔由白转黄，一般反映病邪由卫分入气分。由于卫分证病程较短，故应注意其转变，及时进行处理。

（二）气分证

卫分证入里化热，即属气分证。气分证是温热病的第2阶段，它的主症为壮热不恶寒，口渴、脉数。各型卫分证传入气分后，都化为热证，此时应按入脏、入腑之不同，或湿重、热重之区别辨证论治。

1. **气分大热**

主症：身大热，面赤，恶热，心烦，大汗出，大渴欲冷饮，舌苔黄燥，脉洪大。

病机：里热炽盛，正邪剧争。

治法：清热生津，常用白虎汤。渴甚加芦根、天花粉；如汗出过多，伤津耗气，脉似洪大，而重按无力者，可加人参，即人参白虎汤。

2. **痰热壅肺**

主症：身热，咳嗽气喘，痰黄稠黏，或见胸痛、苔黄腻、脉滑数。

病机：肺热壅遏，气机郁闭。

治法：清肺泄热，化痰平喘，常用麻杏石甘汤，或《千金》苇茎汤加味。

3. **热结胃肠**

主症：高热或午后潮热，恶热，面目俱赤，呼吸气粗，大便秘结，或泻下黄臭稀水，腹胀满，按之作痛，烦躁或时有谵语，手足多汗，舌苔黄燥，脉沉数有力。

病机：胃肠热结，腑气不通。

治法：泻下泄热，常用调胃承气汤。热重伤阴者加生地、麦门冬。

4. **里热夹湿**

主症：身热，午后较甚，脘闷纳呆，肢体困倦，渴不欲饮，大便结或溏，恶臭，苔腻，脉濡。或见黄疸，甚则可见神昏谵语。具体辨证有湿重和热重之分。

病机：脾湿不化，湿邪蕴热。

治法：清热化湿为主法。如湿重于热，则以化湿为主，佐以清热，用藿朴夏苓汤加减；如热重于湿，则以清热为主，佐以化湿，用连朴饮加减；若湿热蒙蔽清窍，有神昏谵语者，应清利湿热兼开窍，用菖蒲郁金汤加减。治疗湿温，切不可过用寒凉或误用滋腻药物。

（三）营分证

营分证多是气分证的进一步发展，亦可由卫分传来，也有初病即在营分的。此期主要影响心肝两脏，为温热病的严重阶段。

1. **热在营分**

主症：发热夜重，口不甚渴，心烦躁扰，或神昏谵语，斑疹隐隐，舌绛无苔，脉细数。

病机：热灼营阴，心神被扰。

治法：清营泄热，常用清营汤。

2. **热入心包**

主症：高热神昏谵语，或四肢厥冷，抽搐，舌绛，脉滑数。

病机：热入心包，心神被扰。

治法：清营泄热，清心开窍，常用清营汤煎服，并加服安宫牛黄丸、紫雪丹、至宝丹之类。清心作用以安宫牛黄丸较强，开窍作用以至宝丹为佳。

3. **热极生风**

主症：高热，躁扰不宁，抽搐，或四肢拘急，项强，角弓反张，舌颤，舌质红或绛，脉弦数，有时伴有昏迷。

病机：热盛于营，肝风内动。

治法：清热息风，常用羚角钩藤汤，或白虎汤加羚角、钩藤之类。

（四）血分证

血分证为营分证的进一步发展，是温热病的危重阶段。主要表现为发热并见斑疹显露、出血、舌质绛紫等症。

1. **热在血分**

主症：发热夜重，心烦少寐，出血（如吐血、咯血、衄血、便血、尿血），皮肤出现紫黑斑疹，谵妄神昏，或见抽搐，舌质绛紫，少苔或无苔，脉细数。

病机：热盛迫血，上扰心神。

治法：清热凉血解毒，常用犀角地黄汤（犀角可用水牛角30～60克代）加减。出血多的加旱莲草、仙鹤草、白茅根等；出现紫黑斑疹加玄参、丹参、大青叶等。

2. **气血两燔**

主症：高热汗出，烦躁口渴，斑疹隐隐，舌绛苔黄，脉细数。

病机：热毒炽于气分和血分。

治法：气血两清，用玉女煎加凉血活血开窍之品治之。若热毒充斥表里，卫气营血均受病，表现寒战高热、头痛剧烈，视物模糊，并见出血、神昏者，用清瘟败毒饮加减。

要掌握卫气营血的辨证规律，首先应区别卫气营血不同证候的临床特点。卫分证属表证，是温热病的初期，临床特征为发热恶寒、头身痛、苔白脉浮；气分证是温热病的第2阶段，特征为高热不恶寒，口渴，舌红苔黄，脉数或洪大；营分证是温热病的深重阶段，特征是发热夜甚，斑疹隐隐，舌绛苔少，脉细数；血分证是温热病的危重阶段，邪盛正衰，特征是高热出血，斑疹明显，谵妄神昏，抽搐，舌紫绛，脉沉细数。

温热病的变化，与舌诊有密切联系。苔白转黄提示由表入里，由卫转气；舌润或燥或干裂，反映津液存亡；舌质或红，或绛，或紫，可以区别病在气分、营分或血分，以及伤津程度。不同特点的发热、口渴、出汗、烦躁、昏迷、斑疹等，都对卫气营血的辨证论治有重要意义，临证必须仔细地观察区别。

四、三焦辨证

三焦之名，首见于《内经》。其将人体从咽喉至二阴，根据不同功能及不同部位，划分为上、中、下三焦。从咽喉至胸膈称上焦，包括心肺二脏；膈下至胃下口的上腹部称中焦，包括脾胃等脏腑；由胃下口至二阴的少腹部位，称下焦，包括肝、肾、膀胱、大小肠等脏腑。

清代吴鞠通根据《内经》划分三焦的精神，并在叶天士卫气营血辨证理论的基础上，进一步阐明了三焦部位所属脏腑在温热病过程中的病机变化，作为辨证论治的依据，这就是三焦辨证。

(一) 上焦证候

上焦包括手太阴肺和手厥阴心包的病证。温病的发病，初起邪在卫分，即与肺有关，如发热恶寒、咳嗽、气喘、脉浮等。严重时逆传心包，则出现神昏谵语、舌强、肢冷、舌质红绛等症。这是温热病的早期，相当于卫分证候及其逆传营血的证候。

(二) 中焦证候

中焦包括足太阴脾、足阳明胃、手阳明大肠的病证。热在胃肠，可见发热不恶寒、反恶热、面红目赤、便秘尿少、舌苔黄、脉数有力等症。若脾蕴湿热，可见身热不扬、胸脘痞满、便溏不爽、身重肢倦、苔腻脉缓等症。这是温热病的极期，相当于气分证。

(三) 下焦证候

下焦主要是指足少阴肾、足厥阴肝的病变。温热病传入下焦，每至阴枯液涸而为邪少虚多之证。邪热久羁，耗伤肾阴可见手足心热甚于手足背，口燥咽干，舌绛不鲜，干枯而萎，脉虚等症。肾阴亏导致肝阴亏，则肝风内动，可见手足蠕动或瘛疭，心中憺憺大动，舌干绛而萎等症，这是温热病的末期，相当于营分和血分的证候。

综上所述，三焦证候与卫气营血分证，在很大程度上既有其共同的地方，也有区别之处。从辨证方面来看，手太阴肺的证候，有表证的，相同于卫分证；热壅于肺而无表证的，则属气分证范围，而气分证并不相等于热壅于肺，因中焦足阳明胃和足太阴脾的证候，亦属气分证范围。邪在营分和热入心包的证候，虽都有营阴耗损和神志方面见证，但热入心包，神志证候更为严重，且常伴有痰热内闭之象，所以热入心包虽可归属邪在营分，而其证治确实不同。至于热入血分和邪在肝肾之病证，虽都属病邪深入阴分之候，但见证显然有别。前者是热迫血溢，其证属实；后者是肝肾阴伤，邪少虚多。从传变方面看，由上焦手太阴肺开始传入中焦足阳明胃，相当于由卫入气的顺传过程；如病由肺而传心包的，则相当于由卫入营的逆传过程；如热壅肺胃的气分证，进而发斑的，即由气而入营入血的传变过程。由此可见三焦辨证与卫气营血辨证有相同之处，也有不同之处，临床常将两者参合运用。现将三焦辨证列表6比较如下。

表6　三焦辨证病机、证候比较

证别		病机	证候
上焦	手太阴(肺)	邪袭肺卫，肺失清肃	发热，微恶风寒，咳嗽，头痛，口微渴，舌苔薄白欠润，脉浮数等
上焦	手太阴(肺)	邪热壅肺，肺气郁闭	身热，汗出，气喘，口渴，咳嗽，苔黄，脉数等
上焦	手厥阴(心包)	热陷心营，内闭心包	舌质红绛，神昏谵语，或昏愦不语，舌謇，肢厥等
中焦	足阳明(胃)	胃热亢盛，正邪剧争	发热不恶寒，反恶热，面目红赤，汗出，口渴，气粗，苔黄燥，脉洪数等
中焦	手阳明(大肠)	肠道热结，腑气不通	潮热，便秘，语声重浊，苔黄黑、焦燥，脉沉实有力等
中焦	足太阴(脾)	脾湿不化，湿邪蕴热	身热不扬，胸脘痞满，泛恶欲吐，身重肢倦等
下焦	足少阴(肾)	热灼真阴，阴精欲竭	身热面赤，手足心热甚于手足背，口燥，咽干，脉虚等
下焦	足厥阴(肝)	水不涵木，虚风内动	肢厥，心中憺憺大动，手足蠕动，甚或瘛疭等

五、脏腑辨证

脏腑辨证是各种辨证方法的基础，也是内科疾病诊断最主要和最常用的辨证方法。由于各脏腑的功能是多方面的，而脏与脏之间，脏与腑之间，五脏与经络、气血、五官、身躯、体表之间，在生理与病机上，都存在着密切的联系，因此在疾病演变过程中反映出来的证候是错综复杂的。脏腑辨证，就是根据脏腑生理功能失常的表现，分析病证的重点所在，指出病位的不同层次，并寻找出其发展变化的规律，从而使理、法、方、药一线贯通，为临床正确的诊断和治疗打下基础。脏腑辨证是按照互为表里的脏和腑来进行归类分析的。例如，肝主疏泄，又主藏血，濡养筋与爪甲，开窍于目，其经脉络胆，会巅，绕阴器。胆附于肝，互为表里。故肝阳亢者，胆火亦旺，出现目赤、面红、头痛、口苦等症；肝血不足，则胆气亦衰，出现头晕、视力减退、目涩、雀盲、少寐易惊等。又如，肾为水火之脏，命门附于两肾，内寄真阴真阳，主藏精，有温润五脏的功能，为人身精气之源泉，故称先天之本。骨坚、脑健、发荣、耳聪、齿固，均为肾气充盛之体现；生育、发育、月事亦为肾所司。肾与膀胱互为表里，膀胱主藏津液，其开阖亦赖肾气的气化，所以肾有病，就会出现骨不坚、脑不健、发不荣、耳不聪、齿不固，甚至生育、发育也发生障碍，月事紊乱；且气化失职，而为肿满、喘逆、尿闭、遗尿等症。其他脏腑均可依此类推。所以，脏腑辨证作为各种辨证方法的中心应用于临床，只有对脏腑的生理特点和病证归属有明确的了解，才能正确掌握脏腑辨证方法。

兹分别就心与小肠、肺与大肠、脾与胃、肝与胆、肾与膀胱等脏腑的生理、病机、证候分类，以及辨证论治要点，分述如下。心包为心之外卫，三焦是内脏的外腑，前者附入于心，后者基本上包括在所有脏腑的病证范围之内，故不另列专题论述。

(一) 心病

心之生理功能主要为主血脉和主神志，因此在病理条件下，反映在临床上的证候就离不开血脉运行的障碍和情志思维活动的异常。又心包为心之外卫，故温邪逆传，多为心包所受。心本脏之病，多起于内伤，如禀赋薄弱，脏气虚弱，或病后失调，以及思考过度，耗伤心神等，是导致心病虚证的原因。而心病实证，则多由痰、火、瘀、饮等原因引起。

其辨证要点如下。

虚证

1. **心气虚，心阳虚**

辨证：以心悸、气短、脉弱而数或结代、舌淡苔白为基本症状。心悸的特点为心中空虚，惕惕而动，动则愈甚。气短表现为气促，行动尤甚。心气虚则兼见自汗，倦怠乏力，面色㿠白，喜出长气。心阳虚则兼见形寒、肢冷。若见大汗淋漓、四肢厥冷、唇甲青紫、呼吸微弱、脉微疾数散乱欲绝，则是心阳虚脱。心气虚通常是心阳虚的先导。心阳根于肾阳，故心阳虚亦与肾阳虚衰有关。

治疗：益心气，温心阳。用养心汤、四逆汤之类。

2. **心血虚，心阴虚**

辨证：以心悸、怔忡、健忘、失眠多梦、脉细为基本症状。心悸的特点为悸动而烦，惊惕不安。心血虚则心失所养，多兼见面色不华、唇舌淡白、脉细或结代。心阴虚则火旺阳亢，多兼见低热、心烦、盗汗、面颊潮红、口咽干燥、舌红少津、脉细数。心阴虚以具有虚热症状而不同于心血虚。

治疗：补心血，养心阴。用归脾汤、天王补心丹之类。

实证

1. **痰火内扰**

辨证：以心悸、癫狂、不寐、舌质红赤或干裂、少苔、脉滑数等为基本症状。其心悸为时时动悸，胸中躁动烦热。癫狂的特点为神志痴呆、语无伦次，甚则哭笑无常、如癫如狂。不寐多因乱梦纷纭，躁扰难寝。此外，或见面赤、口渴喜冷饮、吐血、衄血、小便热赤、溲血淋痛等症。

治疗：清心，豁痰，泻火。用清气化痰汤、礞石滚痰丸之类。

2. **饮阻心阳**

辨证：以心悸、眩晕、呕吐、舌苔白腻、脉象弦滑或沉紧为基本症状。本病之心悸而胸闷、气机不畅、眩晕多伴泛恶欲吐，呕吐皆为痰涎。有时兼见畏寒、痞满、肠鸣。

治疗：化饮除痰。用苓桂术甘汤、导痰汤之类。

3. **心血瘀阻**

辨证：以心悸不宁、胸前刺痛或闷痛且有时牵引肩背、舌质暗红或见瘀斑瘀点、脉涩或结代为基本症状，严重时可见面青、唇爪青紫。

治疗：活血通络行瘀。用血府逐瘀汤之类。

兼证

1. **心脾两虚**　面色萎黄，食少倦怠，气短神怯，健忘，多梦，少寐，妇女月经不调，脉细软弱无力，苔白质淡。治宜补益心脾，用归脾汤之类。

2. **心肾不交**　虚烦不眠，梦寐遗精，潮热盗汗，咽干，目眩，耳鸣，腰酸腿软，夜间尿多，脉虚数，舌红无苔。治宜交通心肾，用黄连阿胶汤或交泰丸之类。

3. **热移小肠**　详见“小肠实热”。

在心病辨证论治中须注意：心阳虚与饮阻心阳亦与脾阳不运相关；心阴虚、痰火内扰与肝肾亦有相关，在治疗上应综合考虑。小肠病由心移热者，当为实证；而小肠本经之病，多与脾、胃、大肠相关。

附　小肠病

小肠之病，其病理表现主要为清浊不分，转输障碍，症见小便不利、大便泄泻，临床上常见有虚寒、实热、气痛3证。其辨证要点如下。

1. **小肠虚寒**　小腹隐痛喜按，肠鸣溏泄，小便频数不爽，舌淡苔薄白，脉细而缓。治以温补小肠，用吴茱萸汤之类。

2. **小肠实热**　心烦口疮，咽痛耳聋，小便赤涩，或茎中痛，脐腹作胀，矢气后稍快，脉滑数，质红苔黄。治以清利实热，用导赤散或凉膈散之类。

3. **小肠气痛**　小腹急痛，上及腰背，下及睾丸，苔白，脉沉弦或弦滑。治以行气散结，用天台乌药散之类。

（二）肝病

肝病可概为虚实两证，而以实证为多见。肝主藏血，体阴而用阳，由于情志所伤，致肝气不得疏泄，郁而化火，火动则阳失潜藏，阳亢则风自内生，风火相煽，上升巅顶，或横窜脉络，以致血随气火而并走于上，这就是肝风发生的病机。根据其病情轻重之不同，又可分为肝气郁结、肝火上炎、肝阳妄动等实热证候。外寒入侵，滞留于肝脉，亦属肝之实证。若肾阴亏虚，水不涵木，肝失濡养，则成肝阴不足，虚阳上扰的虚证。此外，还有肝气虚、肝阳虚的病变，不过较为少见而已。

虚证

1. **肝阴虚**

辨证：以眩晕头痛、耳鸣耳聋、目干咽干、两胁隐痛、急躁易怒、舌质红干少津、苔少、脉弦细数为基本症状。其眩晕、头痛为头目昏眩欲倒，不欲视人，昏而胀痛，绵绵不停。耳鸣、耳聋系逐渐而起，鸣声低微，经久不已。还有麻木、震颤，甚者四肢痉挛拘急、雀目。此外，尚可见面部烘热、午后颧红、少寐多梦等阴虚而阳亢的症状。

治疗：柔肝滋肾，育阴潜阳。用一贯煎或杞菊地黄丸之类。

2. **肝血虚**

辨证：以眩晕头痛、两胁苦满、肢体麻木、震颤、唇色淡白、面色萎黄、月经量少或闭止不行、失眠多梦、舌质淡白、脉沉细为基本症状。肝血虚与肝阴虚的区别，在于前者无阳亢脉症，后者有阳亢脉症。

治疗：补肝血。用四物汤加味。

在肝病虚证中尚有肝气虚与肝阳虚证。因肝为罢极之本，又主谋虑，肝脏气虚、阳虚主要表现在这两方面的功能失常，而以极度疲乏、胆怯忧虑为基本症状。

实证

1. **肝气郁结**

辨证：以胁痛、呕逆、腹痛便泄、便后不爽、积聚、苔薄、脉弦等为其主要症状。其胁痛以胀痛为主，或流窜作痛，不得转侧。呕逆，嗳气频作，呕吐吞酸或呕出黄绿苦水。腹痛便泄，有便后不爽之特点，或时有少腹作痛不适，泻后不减，每因情志不遂而发。积聚之部位在胁下，癖积或左或右，或聚散无常，时觉胀痛或刺痛。此外尚可出现易怒、食欲不振等。

治疗：疏肝理气，破积散聚。用柴胡疏肝散之类。

2. 肝火上炎

辨证：以胁痛、呕吐、眩晕、头痛、狂怒、耳鸣、耳聋、目赤、吐血、舌边尖红、苔黄或干腻、脉象弦数等为其主要症状。其胁痛为灼痛而烦；呕吐为苦水或黄水；眩晕、头痛自觉筋脉跳动，额热而痛，痛若刀劈，或为胀痛；耳鸣、耳聋为暴作，鸣声如潮，阵作阵止，按之不减；目赤多兼暴痛或肿；吐血亦为骤然发作，血涌量多，冲口而出。此外，尚可见大便干燥、小便热涩黄赤、面赤而热、口苦而干等。

治疗：泻肝胆热。用龙胆泻肝汤之类。

3. 风阳妄动

辨证：以昏厥、痉挛、麻木、眩晕、头痛、舌体歪斜颤动、舌质红、苔薄黄、脉弦数等为其主要症状。其昏厥为卒然晕仆，不省人事，或抽搐，或吐涎。痉挛表现为项强，四肢挛急，不能屈伸，角弓反张。麻木为手足面唇等部有如蚁行。眩晕、头痛为头眩眼花，行走飘浮，头部抽掣作痛。此外，或在昏厥之后，出现口眼歪斜、语言謇涩、半身不遂等症。

治疗：平肝息风潜阳。用天麻钩藤饮之类。

4. 寒滞肝脉

辨证：以少腹胀痛、睾丸坠胀或阴囊收缩、舌润滑、苔白、脉象沉弦或迟为其主要症状。少腹胀痛常牵及睾丸偏坠剧痛，受寒则甚，得热而缓。阴囊收缩，为寒滞厥阴，致少腹之脉收引，故多与少腹痛胀同时并见。此外，或见形态虚怯、挛缩。

治疗：温经暖肝。用暖肝煎之类。

兼证

1. **肝气犯胃**　胸脘满闷时痛，两胁窜痛，食入不化，嗳气吐酸，舌苔薄黄，脉弦。治以泻肝和胃，用四逆散合左金丸之类。

2. **肝脾不和**　不思饮食，腹胀肠鸣，便溏，苔薄，脉弦缓。治以调理肝脾，用逍遥散之类。

3. **肝胆不宁**　虚烦不寐，或噩梦惊恐，触事易惊或善恐，短气乏力，目视不明，口苦，苔薄白，脉弦细。治以养肝清胆宁神，用酸枣仁汤之类。

4. **肝肾阴虚**　面色憔悴，两颧嫩红，头眩目干，腰膝酸软，咽喉干痛，盗汗，五心烦热，或大便艰涩，男子遗精，女子经水不调或带下，舌红无苔，脉细。治以滋阴降火，用大补阴丸之类。

5. **肝火犯肺**　胸胁刺痛，咳嗽阵作。咳吐鲜血，性急善怒，烦热，口苦，头眩目赤，苔薄质红，脉弦数。治以清肝泻肺，用黛蛤散和泻白散之类。

在肝脏病的辨证论治中还须注意，肝属春木而主风，性喜升发，故肝病多见阳亢的证候。肝之寒证，以寒凝少腹厥阴经脉为主。在肝病的实证中，肝气郁结、肝火上炎、风阳妄动三者同出一源，多由情志郁结，肝气有余，化火上冲。三者的关系极为密切，不可截然分割，临床应掌握主次，随证施治。风阳妄动，有上冲巅顶和横窜经络之不同。上冲者宜息风潜阳，横窜者宜和络息风，挟痰则兼以涤痰。实证久延，易于耗伤肝阴，形成本虚标实，临床颇为常见，辨证时须加注意。肝病虚证，多因肾阴不足，水不涵木，以致肝阴不足，阳亢上扰，应与实证对照，详细鉴别，其病机与肾阴亏乏有极密切的关系，故临床上多采取肝肾并治之法。

附　胆病

胆因寄附于肝，禀春木之气以通降为顺，故在病理情况下多表现为火旺之证。因火热可煎灼津液而为痰，故胆病又多兼痰，痰火郁遏，常扰心神，所以在辨证施治时，既要注意泻胆化痰，又要清心安神。

1. **胆虚证**　头晕欲吐，易惊少寐，视物模糊，脉弦细，苔薄滑。治以调补肝胆，用酸枣仁汤之类。

2. **胆实证**　目眩耳聋，头晕，胸满胁痛，口苦，呕吐苦水，易怒，寐少梦多，或往来寒热，脉弦数实，舌红苔黄。治以泻胆清热，用龙胆泻肝汤之类。如胆气阻滞，呈现胁痛、呕吐，或黄疸，当清泻胆腑，用大柴胡汤之类。

（三）脾病

脾胃的功能主要为受纳和运化，所以其致病因素多系饥饱劳倦所伤，影响水谷的消化吸收，使脾胃之受纳、腐熟、转输、运化等功能失调。脾之为病，其证候不外虚实寒热等方面。如脾阳虚衰，中气不足属虚证；寒湿困脾，湿热内蕴属实证。因脾虚不运则水湿不化，故脾病多与湿有关，出现本虚标实的证候，并且脾虚也常影响他脏，而出现兼证。

虚证

1. 脾阳虚衰

辨证：以面黄少华、脘冷或泛清水、纳少腹胀且食入腹胀更甚、喜热饮、便溏、舌淡、苔白、脉濡弱为其主要症状，或见肌肉消瘦、四肢不温、少气懒言等。

治疗：温运中阳。用理中丸之类。

2. 中气不足

辨证：以纳食减少、言语气短、四肢乏力、肠鸣腹胀、大便溏薄而便意频繁、舌淡、苔薄白、脉缓或濡细等为其主要症状。或见肌肉消瘦、动则气坠于腰腹、脱肛等。

治疗：升阳补气。用补中益气汤之类。

3. 脾不统血

辨证：以面色萎黄无华、气短懒言、食少倦怠，或便血，或皮肤紫癜，或月经过多，舌质淡、脉细弱为主要症状。脾气虚失却统摄约束血液的能力，而出现各种出血，多见于一些慢性疾病过程中。

治疗：益气健脾摄血。用归脾汤之类。

4. 脾阴不足

辨证：以经常性大便秘结、口干、食少乏力、舌干少津或有薄苔、脉弱而数为主要症状。或伴干呕、呃逆。

治疗：滋养脾阴。用参苓白术散、麻仁丸之类。

实证

1. 寒湿困脾

辨证：以脘闷、胃满、食减、口黏、头身困重、大便不实或泄泻、舌苔白腻、脉濡细为主要脉症。

治疗：运脾化湿。用胃苓汤之类。

2. 湿热内蕴

辨证：脘腹痞胀、不思饮食、身重体困、面目身黄、皮肤发痒、小便色赤不利、脉濡数、苔黄而腻等为主要症状，或见口苦、口渴、便溏、发热等症。

治疗：清热利湿。用茵陈蒿汤、四苓散之类。

兼证

1. **脾胃不和** 胃脘痞满，隐痛绵绵，食入难化，嗳气作呃，便溏甚则呕吐，脉细，苔薄白。治以益气运中，调和脾胃，用香砂六君子汤之类。

2. **脾肾阳虚** 少气懒言，腰膝酸冷，便溏或五更泄泻，舌淡苔薄白，脉沉细。治以健脾温肾，用附子理中汤合四神丸之类。

3. **脾湿犯肺** 咳吐痰涎，胸闷气短，胃纳不佳，苔白微腻，脉滑。治以燥湿化痰，用二陈汤或平胃散之类。

4. **心脾两虚** 详见"心病兼证"。

在脾病的辨证论治中要注意：脾病的虚证和实证是相对的。脾虚失运，水湿潴留，多属本虚标实，一般轻证，先当健脾化湿。标实之证则应攻补兼施，脾病与湿的关系非常密切。无论虚实寒热诸证，均可出现湿之兼证，如寒证的寒湿困脾、热证的湿热内蕴、实证的水湿内停、虚证的脾不健运。因而治疗时应结合病情，参以燥湿、利湿、逐水、化湿之品，湿去则脾运自复。脾与胃的病机可相对地来看，古人认为"实则阳明，虚则太阴"，所以脾病多虚多寒，胃病多热多实。

附 胃病

胃为水谷之海。凡饮食不节，饥饱失常，或冷热不适，都能影响胃的功能，发生病变。胃为燥土，本性喜润恶燥，所以一般以食结郁热、口渴便秘等燥热之证属之于胃。又胃主受纳，如胃失和降，常见恶心、呕吐之症。兹将辨证要点分别简述如下。

1. **胃寒** 胃脘疼痛，绵绵不止，喜热恶寒，泛吐清水，呕吐呃逆，脉迟，苔白滑。治以温胃散寒，用高良姜汤之类。

2. **胃热** 口渴思冷饮，消谷善饥，呕吐嘈杂，或食入即吐，口臭，牙龈肿痛，腐烂或出血，脉滑数，舌红苔黄少津。治以清热和胃，常用清胃散之类。

3. **胃虚** 口干唇燥，干呕，纳少，大便干燥，舌红少苔。脉细数。治以养胃生津，用益胃汤之类。

4. **胃实** 食滞胃脘，脘腹胀满，大便不爽，口臭嗳腐，或呕吐，脉滑，苔薄黄。治以消导化滞，用保和丸之类。

（四）肺病

肺主气，肺气的宣发和肃降，能维持肺司呼吸和通调水道的功能。肺之病机变化，主要是宣肃、通调失司、气机升降出入失常。又因肺为娇脏，不耐寒热，又为呼吸之孔道，所以感受外邪，以及疫毒侵袭，常先犯肺。又肺气贯百脉而通他脏，故他脏有病，也常累及于肺。肺的病证，可分为虚实两大类。虚证又分阴虚、气虚，阴虚多系津液消耗、肺失濡养所致；气虚多为久病亏耗，或被他脏之病所累。实证则多由痰浊水湿壅滞、寒邪外束和邪热乘肺而起。

虚证

1. **肺阴虚**

辨证：阴虚则肺燥，故咳呛气逆、干咳无痰或痰少质黏、咯吐不利。咳而痰中带血，或为血丝，或见血块；阴虚则阳亢，故可见潮热盗汗、午后颧红、失眠、口干咽燥，或舌红少苔，脉细数。

治疗：滋阴润肺。用百合固金汤之类。

2. **肺气虚**

辨证：咳而短气，痰液清稀，倦怠懒言，声音低怯，畏风形寒，自汗，舌淡苔薄白，脉虚弱，或常易感冒。

治疗：补益肺气。用补肺汤之类。

实证

1. **痰浊阻肺**

辨证：咳嗽气喘，喉中痰鸣，痰黏稠，胸胁支满疼痛，倚息不得卧，苔腻色黄，脉滑。

治疗：泻肺降火，涤饮去壅。用葶苈大枣泻肺汤或控涎丹之类。

2. **风寒束肺**

辨证：风寒在表，则恶寒发热，头痛身楚，无汗，鼻塞流涕，咳嗽痰稀薄，苔薄白，脉浮紧。寒饮内阻，则咳嗽频剧，气急身重，痰黏白量多，苔白滑，脉弦滑。

治疗：发散风寒，或温化寒饮。用麻黄汤或小青龙汤之类。

3. **邪热乘肺**

辨证：咳声洪亮，气喘息粗，痰稠色黄，或吐出腥臭脓血，咳则胸痛引背，鼻干，或鼻煽，或流脓涕，气息觉热，身热，烦渴引饮，咽喉肿痛，大便干结，小便赤涩不利，舌质干红，舌苔黄燥，脉数。

治疗：清肺泻热。用《千金》苇茎汤或泻白散之类。

兼证

1. **脾虚及肺** 纳呆便溏，咳嗽痰多，倦怠肢软无力，甚则面足浮肿，苔白，脉濡弱。治以培土生金，用六君子汤之类。

2. **肺肾阴亏** 咳嗽夜剧，腰腿酸软，动则气促，骨蒸潮热，盗汗遗精，舌红苔少，脉细数。治以滋阴养肺，用八仙长寿丸、生脉散之类。

在肺病的辨证论治中还须注意，肺为娇脏，清虚而处高位，选方多宜轻清，不宜重浊，这就是古人所说"治上焦如羽，非轻不举"的道理。又治疗肺气之病，大法当用肃降，且娇脏不耐寒热，辛平甘润最为适宜。肺之病证，可以依据脏腑关系而做间接治疗，如虚证可用补脾（补母）、滋肾（补子），实证可用泻肝等治法。肺与大肠互为表里，所以肺经实证、热证可泻大肠，使肺热从大肠下泄而气得肃降。因肺气虚致大肠津液不布而便秘者，可用补养肺气之法，以通润大肠。

附 大肠病

因大肠为"传导之官"，所以大肠的病机，主要反映在大便不调方面，引起大便秘结之原因主要在于大肠津液不足。一切热证，都可灼伤津液而便秘；肺脏清肃之气不能下降，或肾水不足，肠中津液不足，也能导致大便秘结。此外，因大肠属于脾胃，故凡脾胃虚弱，运化失健，可直接影响大肠，而致传导功能失常。寒湿之邪入侵，或湿热客于大肠，以致传化失常，可以导致大便溏泄，其辨证要点如下。

1. **大肠寒实证** 腹痛肠鸣，大便溏泄，溲清，脉缓，舌苔白滑。治以散寒止泻，用胃苓汤之类。

2. **大肠燥热证** 口燥唇焦，大便秘结腐臭，肛门灼热肿痛，小便短赤，脉数，苔黄燥。治以清热泻火，用凉膈散之类。若症见下痢赤白或脓血、里急后重、发热身重、脉滑数、舌苔黄腻，为湿热痢疾。治以清利湿热，用白头翁汤之类。

3. **大肠虚寒证** 久痢泄泻，肛门下脱，四肢不温，脉细数。治以厚肠固脱，用真人养脏汤之类。

4. **大肠实热证** 腹痛拒按，或发热呕逆便秘，或热结旁流，或便而不爽，脉沉实，苔黄。治以清热导滞，用承气汤之类。

（五）肾病

肾为先天之本，藏真阴而寓元阳，只宜固藏，不宜泄露，所以肾多虚证。其病因多为禀赋薄弱，劳倦过度，房事不节，久病失养，以致耗伤肾中精气。临床表现为阴虚、阳虚两大类型，阳虚包括肾气不固、肾不纳气、肾阳不振、肾虚水泛；阴虚包括肾阴亏虚和阴虚火旺。又肾与膀胱互为表里，肾气不化，直接影响膀胱气化，故膀胱虚证，也就是肾虚的病机表现。

虚证

1. **肾气不固**

辨证：面色淡白，腰脊酸软，听力减退，小便频数而清，甚则不禁，滑精早泄，尿后余沥，舌淡苔薄白，脉细弱。

治疗：固摄肾气。用大补元煎、秘精丸之类。

2. **肾不纳气**

辨证：短气喘逆，动则尤甚，咳逆汗出，小便常因咳甚而失禁，面浮色白，舌苔淡薄，脉虚弱。

治疗：纳气归肾。用人参胡桃汤或参蚧散之类。

3. **肾阳不振**

辨证：面色淡白，腰酸腿软，阳痿，头昏耳鸣，形寒尿频，舌淡白，脉沉弱。

治疗：温补肾阳。用右归丸或金匮肾气丸之类。

4. **肾虚水泛**

辨证：水溢肌肤，则为周身浮肿，下肢尤甚，按之如泥，腰腹胀满，尿少；水泛为痰，则为咳逆上气，痰多稀薄，动则喘息；舌苔淡白，脉沉滑。

治疗：温阳化水。用真武汤或济生肾气丸之类。

5. **肾阴亏虚**

辨证：形体虚弱，头昏耳鸣，少寐健忘，腰酸腿软，或有遗精，口干，舌红少苔，脉细。

治疗：滋养肾阴。用六味地黄汤之类。

6. **阴虚火旺**

辨证：颧红唇赤，潮热盗汗，腰脊酸痛，虚烦不寐，阳兴梦遗，口咽干痛；或呛咳，小便黄，大便秘，舌质红苔少，脉细数。

治疗：滋阴降火。用知柏地黄汤之类。

兼证

1. **肾虚脾弱** 大便溏泄，完谷不化，滑泻难禁，腹胀少食，神疲形寒，肢软无力，舌淡苔薄，脉沉迟。治以补火生土，用附子理中丸、四神丸之类。

2. **肾水凌心** 心悸不宁，水肿，胸腹胀满，咳嗽短气不能平卧，口唇青紫，四肢厥冷，舌苔淡薄，脉虚数。治以温化水气，用真武汤之类。

在肾病的辨证论治中还须注意：一般而论，肾无表证与实证。肾之热，属于阴虚之变，肾之寒，由于阳虚，临床上必须注意掌握。肾虚之证，一般分为阴虚、阳虚两类。总的治疗原则是“培其不足，不可伐其有余”。阴虚者忌辛燥，忌过于苦寒，宜甘润壮水之剂，以补阴配阳，使虚火降而阳归于阴，所谓“壮水之主，以制阳光”；阳虚者忌凉润，忌辛散，宜甘温益气之品，以补阳配阴，使沉阴散而阴从于阳，所谓“益火之源，以消阴翳”。至于阴阳俱虚，则精气两伤，就宜阴阳两补。肾阴虚者，往往导致相火偏旺，此为阴虚生内热之变，治法均以滋阴为主，参以清泄相火，如知柏地黄丸之类。肾阳虚者，在温肾补火的原则下，必须佐以填精益髓等血肉有情之品，资其生化之源。肾与膀胱互为表里，膀胱病变属虚寒者，多由肾阳虚衰，气化失职所致，当以温肾化气为主。倘为实热癃闭不利，可由他脏移热而致，也可由于膀胱本腑之湿热蕴结而成，当以清利通窍为主。肾与其他脏腑的关系非常密切，如肾阴不足，可导致水不涵木，肝阳上亢；或子盗母气，耗伤肺阴；或水不上承，心肾不交。肾阳亏虚，又易形成火不生土，脾阳不振。这些病证，通过治肾及参治他脏，对提高疗效颇有意义。

附 膀胱病

由于膀胱有化气行水的功能，故其病机变化主要表现为气化无权，表现为小便不利、癃闭、频数、失禁等。因肾主水液，与膀胱互为表里，肾气不化，也能影响膀胱气化，这是膀胱虚证的主要病机。至于膀胱实热病证，则由他脏移热所致，或本腑湿热蕴结而成。

1. **膀胱虚寒** 小便频数，淋沥不禁，或遗尿，舌淡苔润，脉沉细。治以固摄肾气，用桑螵蛸散之类。

2. **膀胱实热** 小便短赤不利，或混浊不清，尿时茎中热痛，甚则淋沥不畅，或见尿血，砂石，舌红苔黄，脉数。治以清利湿热，用八正散之类。

六、气血辨证

（一）气病

气病之因，可为外感，亦可为内伤。例如外感疾病中，风寒外束，则会引起肺气失宣，而为咳嗽；寒与气结，则为疝为痞；风热上乘内炽，肺气失于肃降，而咳吐黄痰，鼻煽；邪热袭入心包，心气逆乱而神昏惊厥；痰浊阻遏气机，则肺气壅塞而喘逆，脾气不升而泄泻。至于劳损过度，则气耗血虚；饮食失节，则胃气失和；七情无制，怒则气上，喜则气缓，悲则气消，恐则气下，惊则气乱，思则气结。说明劳倦、饮食、情志等内伤因素，都与气病的发病有一定关系。综上所述，外感内伤，均可引起气病，由于病因、病机的不同，则其病机变化所反映出来的证候也就不同。

气病与脏腑的关系非常密切，因气来源于脾肾，出入升降治节于肺，升发疏泄于肝，帅血贯脉而周行于心，故脏腑一旦受病，就会直接或间接地反映出气的病机变化，出现不同的气病证候。如肺气不宣，则为胸闷喘咳；肺气不足，则神倦气短；心气不足则心悸怔忡；脾胃不和，胃气上逆则泛恶呕吐；脾失运化，胃气虚衰则纳呆泄泻；肝气郁结，则胸胁满闷；肝胆气虚，则心惊胆怯；肾气虚弱则遗泄、喘息。

气病证候在各脏腑不同的证候之中已有论述，现仅将气病概括为虚实两证如下。

1. **气虚** 凡由禀赋素虚、劳伤过度、久病失养、年迈体弱等而耗损元气者，皆属于气虚，主要表现为：少气，懒言，语声低微，自汗，心悸，怔忡，头晕，耳鸣，倦怠乏力，食少，小便清或频，脉虚弱或虚大等。此外，脱肛及子宫脱垂等，亦属气虚范畴的疾病。

2. **气实** 气实证多由痰火、湿热、食滞、郁结等所致，或因外感治疗失当而引起，主要表现有：胸痞，脘闷，痰多喘满，气粗，腹胀，大便秘结，脉弦滑或数实等。

气病治疗的基本原则是：气虚宜补气；气实宜理气、行气、降气。气虚者，其补气主要是补脾肺肾之气，因脾胃为元气生化之源，脾胃虚衰则元气不足，其他脏腑亦因元气不足而虚弱，如《脾胃论》说："脾胃之气既伤，元气亦不能充，而诸病之所由生也。"肺司吸入清气，参与人体之气的生成。肺气出入升降失常，加重病情的发展。肾为先天之本，主藏精气又司气化，如肾气不足，就会引起一系列气化无力或失常的病证。因此气虚的治疗，一般是根据气虚的不同病机，以补脾肺肾之气为主。

至于气之实证，主要由于气郁、气滞、气逆，以及外邪侵犯所致，与肝脾肺之关系较为密切，所以多用疏肝、理脾、宣肺、降逆、散寒、化结等法。一般气实之证多较复杂，就应分别其与脏腑的关系而进行治疗。如肺气壅阻的宜开，胃气积滞的宜导，肝气上逆的宜降，肝气郁结的宜疏，胆气阻滞的宜和，肝胆火盛的宜泄，气滞而痛的宜调。若食、痰、湿、火等夹杂为患，又当分析具体情况，分别缓急轻重，加以处理。

（二）血病

血病的表现，一般分为出血、瘀血、血虚，三者的病因病机，既有区别，又有联系。如出血是血虚的病因，又可能因其留于体内而成为瘀血的病机。

正常情况下血液循行于脉中，若脉络受伤，血溢于外，就是出血。阳络伤，则血从上而出，称为上溢，如咳血、吐血、衄血等；阴络伤，则血从下而出，称为下溢，如便血、尿血、崩漏等。出血之病机，大多由火而起，但也有因气虚不能摄血、血瘀不循经脉而导致出血的。如过食烟酒辛辣动火之品，或厚味肥甘蓄积为患；他如七情因素之激扰，五志之火之内燔，纵情色欲之虚火伤络，跌打损伤之外因等。因此，归纳出血的病机，不外风火燥热，损伤脉络，或气不摄血，阳离阴走。

此外，离经之血未出体外，停滞于内，或脉中之血为痰火或湿热所阻，也能成瘀。其病机是：邪毒入营，损伤脉道；瘀血内留或产后恶露不下，血不循脉等。

血虚之因，不外失血过多或生血不足。例如吐血、产后以及外伤性出血等，血去过多，新血未生；或因脾胃素弱，水谷之精微不能化生营血；以及久病不愈，肠中虫积，劳神过度等，以致于阴血消耗，均能使脏腑百脉失养，而出现一系列出血的病理反应。血病之辨证要点如下。

1. **出血** 多以出血之部位或器官而分证，如随咳嗽痰沫而出者，为肺系之出血；如随食物呕吐而出者，为胃之出血；随大小便而出者，为便血、尿血；由鼻、龈、耳、目、肌肤等处出血者均为衄血，见于各论"血证"诸篇中。

2. **瘀血** 主要表现为疼痛，痛的部位随瘀血所在之处而定，痛处不移，得寒温不解，常兼痞闷胀满，自觉烦热，面色晦滞，眼睑乌黑，皮肤紫斑，或有血缕，甚则甲错，舌可见紫斑，脉细涩。

3. **血虚** 面色苍白、唇舌爪甲色淡无华、头目眩晕，心悸怔忡、疲倦乏力，或手足发麻、脉细等。

血病的治疗主要是根据上述证候，血虚者补血，出血者止血，血瘀者宜活血化瘀。凡由火热引起出血的，以泻热止血为主法，如肝胆火热内炽出血的，用龙胆泻肝汤之类；血热妄行出血的，用犀角地黄汤之类；胃火内炽出血的，用大黄黄连泻心汤之类；阴虚火炎咯血的，用小蓟饮子之类。如因脾不统血或气不摄血的，可用归脾汤或补中益气汤之类。瘀血的治疗，视病情而不同，如瘀血内结，可行血破结，用桃仁承气汤或抵当汤之类；如瘀血阻滞，可行气活血，或活血逐瘀，用血府逐瘀汤之类；寒滞经脉而血瘀，可温经活血，用温经汤之类。血虚主要是补气补血，用人参养营汤或十全大补汤气血双补。妇人血虚，多用四物汤或当归补血汤之类。

七、风火湿痰辨证

风、火、湿、痰，多由六淫之气为致病因素，且又多为脏腑功能异常产生的病理产物或病理状态。

（一）风病

风有内外之分。外风为六淫外邪之一，内风系身中阳气动复而成，多因火热炽甚或肝阳偏亢所致的一系列气血逆乱的证候。现将辨证要点分述如下。

1. **外风** 其特点是：病起急骤，身热而渴，恶风，或兼咳嗽，肢体酸痛，或骨节红肿，游走不定，或皮肤发生风疹作痒等。

风寒：如感冒伤风，症见头痛项强、恶寒或发热无汗、鼻塞、苔薄白、脉浮紧等。治以疏风散寒，用葱豉汤或荆防败毒散之类。

风热：风热外感，多犯上焦，症见咽红肿痛、发热微恶寒，或少汗恶风；也可见头面红肿痛、乳蛾、鼻渊、脉数等。治以疏风清热，用桑菊饮或银翘散之类。

风湿：风湿为患，表现于肌表经络的证候，如头痛如裹、肢体困重、走窜不定、湿疹、风疹、水疱等。表现于肠胃的证候，如肠鸣腹痛、泄泻、泄出清水等。治以祛风化湿，在肌表经络用羌活胜湿汤之类，在肠胃用藿香正气散之类。

2. **内风** 其特点是：多由肝阳、肝火所产生，或由于情志起居、饮食失节等因素而诱发。根据病情轻重不同，多有头目眩晕、抽搐震颤、癫狂，或卒中、口眼歪斜、语言謇涩、半身不遂等。由热极生风者，则有惊厥神昏等；血虚生风，必兼血虚内燥症状。

(1) 热极生风：凡热极之证，必灼伤津液，消烁营血；营血既伤，心肝受病，邪热上扰，可出现惊厥神昏证候。

(2) 肝风内动：主要症状为头目眩晕、心绪不宁、手足颤动，重者突然出现抽搐昏迷、口眼歪斜、角弓反张、半身不遂等。

(3) 血虚生风：血虚则头目、肌肤、筋膜失养，出现瘾疭、眩晕、痉厥或皮肤瘙痒、脱屑过多等症。

综上可以看出，内风为病，多与心肝肾三脏有关。此外，内风又与痰有一定关系。如内有痰火郁结，则更易生风；反之，肝风内动，痰浊也随之上逆，易出现卒中。

内风的治疗，凡热极生风，宜清热平肝息风，用羚角钩藤汤之类，并可酌情加用安宫牛黄丸、至宝丹、紫雪丹；如虚阳妄动者，宜滋阴潜阳法，用大定风珠之类；血虚生风者，宜养血息风，用加减复脉汤之类。

（二）火病

火既是六淫之一，也可由疾病过程中产生。火有虚实之分，其为病不外外感和内伤2个方面。外感多由感受火热之邪而来，也可由感受他邪演化而生。感受他邪者，须经一段化热的病程，如由寒化热，热极而后生火；湿蕴化热，热甚而成痰火等。内伤也可以生火，如劳伤过度，情志抑郁，淫欲妄动，影响脏腑正常生理功能，使气血失调，或久病失养，精气亏耗，均可导致内火发生。一般说，外感引起的火，多属实火；内伤所致的火，多属虚火。

火为热之盛，其性炎上，故火的症状与热相似，但比热更重。其证候主要特点如下。

1. **实火**　常由外感而起。病势急速，每有壮热、面红目赤、口渴心烦、喜冷饮，甚者狂躁、昏迷，小便短赤，大便秘结，唇焦口燥，舌红起刺，苔黄燥，脉洪数等。

2. **虚火**　由内伤而起。病势缓慢，见潮热盗汗、午后颧红、虚烦少眠、口干咽燥、干咳无痰或痰中带血、耳鸣健忘、腰酸遗精、舌红少津、光剥无苔、脉细数等。

辨火之证，首别虚实，虚者宜补宜敛，实者宜清宜泻。由于受病的脏腑不同，其中虚实又有区别，必须详细辨证。

实火

1. **心火炽盛**　主症为面红目赤、五心烦热、少寐多梦、口燥唇裂、舌碎等。治以清泻心火，用泻心汤之类。

2. **肝胆火盛**　主症为耳聋胁痛、面红目赤、烦躁而怒、口苦筋痿，或淋浊尿血等。治以清泻肝胆，用龙胆泻肝汤之类。

3. **肺火壅盛**　主症为气粗鼻煽、咳吐稠痰、烦渴欲饮、大便燥结，或鼻干咳血等。治以清热泻肺，用《千金》苇茎汤或泻白散之类。

4. **胃火壅盛**　主症为烦渴引饮、牙龈腐烂而痛或出血、呕吐嘈杂、消谷善饥等。治以清泻胃热，用清胃散之类。

5. **大肠火热**　主症为大便秘结不通，或暴泄黄赤、肛门灼热等。治以泄下积热，用大承气汤之类。

6. **小肠火热**　主症为少腹坠胀、血淋热浊、心烦少寐、舌尖红等。治以清心降火，用导赤散之类。

7. **膀胱火热**　主症为癃闭淋沥、尿痛尿赤、尿血、腹痛等。治以清利湿热，用八正散之类。

8. **火热入心，蒙蔽清窍**　主症为神昏谵语，抽搐等。治以清心宣窍，用安宫牛黄丸、至宝丹及其他清心凉血之品。

虚火

1. **肺虚火旺**　主症为干咳气急、潮热骨蒸、盗汗、消瘦等。治以养肺清火，用百合固金汤之类。

2. **肾虚火动**　主症为升火烘热、腰酸耳鸣、男子梦遗、女子梦交。治以滋阴降火，用知柏地黄丸之类；骨蒸者用清骨散之类。

3. **脾胃虚火**　主症渴喜热饮、懒言恶食等。治以甘温除热，用补中益气汤或黄芪建中汤之类。

（三）湿病

湿有内外之分。外湿为六淫之一，常先伤于下。如湿与热结，或为下痢，或为黄疸。内湿为病理产物，与脾的病机变化有密切的关系。湿为阴邪，得温则化，得阳则宣。但湿邪黏腻而滞，故不易速去，常经久不已。外湿起病，与气候环境有关，如阴雨连绵，或久居雾露潮湿之处，均易发生湿病。又脾胃素弱，也容易感外湿。其临床表现多有身重体酸、关节疼痛，甚者屈伸不利、难以转侧，其痛常限于一处不移，脉濡缓，苔白微腻等。内湿之证，都与脾虚有关，故以脾胃症状为主，如口淡乏味而腻，食欲不振，或食而不多，胸脘痞闷，泄泻，肢软无力，头痛身重，苔白腻而厚，脉濡缓等。现分别叙述如下。

1. **外湿**

寒湿：全身疼痛而重，以关节疼痛为甚，多得温则缓，行动不便，汗出不彻，大便稀，或见四肢浮肿，苔白腻，脉濡迟。治以蠲痹通络，用蠲痹汤之类。

风湿：详见“风病”证治。

湿热：发热心烦，口渴自汗，四肢关节肿痛，胸满黄疸，小便黄赤，舌苔黄腻，脉濡数。治以清热化湿，如白虎汤加苍术之类。以关节肿痛为主者用白虎加桂枝汤之类，以黄疸为主者用茵陈五苓散之类。

暑湿：呕吐泄泻，发热汗出，胸闷腹满，不思饮食，苔白滑，脉虚濡。治以芳香化浊，用藿香正气散之类。

2. **内湿**

脾为湿困：肢体无力，困倦疲惫，脘闷饱胀，大便溏稀，或见呕逆，脉濡缓，苔白腻。治以理脾除湿，用香砂六君子汤之类。

湿从热化：湿热蕴于心经，则口舌生疮糜烂。湿热注于下焦，或为痢疾，或为淋浊，血尿，癃闭，或为带下。湿热浸淫肌肤，则为疥疮。治疗可参照“火病”，酌加除湿之品。

（四）痰（饮）

痰和饮，都是脏腑病机变化的产物，是由于水液停积于体内而出现的证候。古人谓“积水成饮，饮凝成痰”。水、饮、痰三者的区别，即稠浊者为痰，清稀者为饮，更清者为水。痰与饮之产生，与肺、脾、肾三脏关系较为密切。

从发病的部位而言，饮多见于胸腹四肢，故与脾胃关系较为密切。痰之为病，则全身各处均可出现，无处不到，与五脏之病均有关系。正如张景岳说：“饮惟停积肠胃，而痰则无处不到。水谷不化，而停为饮者，其病全由脾胃；无处不到而化为痰者，凡五脏之伤，皆能致之。故治此者，当知所辨，而不可不察其本也。”痰饮的临床表现很复杂，尤其是痰证，涉及各脏腑系统，往往缺少固定的共同脉症。一般说，痰之主症：胸部痞闷，咳嗽痰多，恶心呕吐，腹泻，心悸，眩晕，癫狂，皮肤麻木，关节痛或肿胀，皮下肿块，或溃破流脓，久而不合，苔白滑或厚，脉滑。饮之主症：临床症状多随饮之部位而不同，如肠中辘辘有声，为痰饮，饮在四肢肌肉，为溢饮；咳喘气逆，不能平卧，为支饮；饮在胸膈；咳唾引痛，为悬饮。现将常见证候的辨证要点分述如下。

痰证

1. **风痰咳嗽** 即一般伤风有表证的咳嗽。治以宣肺化痰，用杏苏散之类。

2. **痰湿犯肺** 咳嗽痰多，色白痰稀。治以温化痰湿，用二陈汤之类。

3. **痰热伏肺** 肺有伏热，痰黏而黄。治以清化痰热，用清金化痰汤之类。

4. **痰蒙心窍** 卒然昏仆，痰涎壅塞。治以开窍涤痰，用稀涎散之类。

5. **痰核瘰疬** 治以消痰软坚，用消核散之类。

6. **痰气搏结** 气为痰滞，痰因气结，痰涎壅盛，喘咳气急，胸膈噎塞。治以降气化痰，用苏子降气汤之类。

7. **痰饮流入四肢** 肩臂或身体酸痛，苔腻，脉沉细或小滑，治以化痰行气，用指迷茯苓丸之类。

饮证

1. **痰饮** 咳嗽心悸，恶水不欲饮，胃肠中有辘辘水声，呕吐清水，胸腹胀满，苔白，脉弦滑。治以温化痰饮，用苓桂术甘汤之类。

2. **悬饮** 饮在胸胁，咳唾引痛，心下痞硬，发热汗出，舌苔白，脉沉或弦。治以逐饮行水，用十枣汤之类。

3. **溢饮** 干呕发热而渴，面目四肢浮肿，身体疼痛，舌苔白或微黄，脉浮而效。治以发汗逐饮，用大青龙汤或小青龙汤之类。

4. **支饮** 咳逆倚息，短气不能平卧，身体微肿，脉弦滑，苔白。治以泻肺逐饮，用葶苈大枣汤之类。

第四章
治　疗

及时而正确的治疗，是辨证论治的基本要求，也是诊治疾病的最终目的。本章论述的治疗，包括治疗原则、常用治法等基本内容。同时，正确和合理的护理，也是治疗的重要组成部分，有关疾病的护理知识亦一并于本章内叙述。

第一节　治疗原则

一、平调阴阳，整体论治

人体有正常生理活动，是阴阳保持相对平衡的结果，而阴阳失去平衡，则是反映人体病理状态的共同特征。所以，整体论治的目的是使失却平衡的阴阳，重新归于调和，保持新的相对平衡。《素问・至真要大论篇》所说的"谨察阴阳所在而调之"，是治疗一切疾病，包括立法、选方、遣药的总原则。"以平为期"，则是治疗的目的。

平调阴阳作为治疗原则，不外去其有余、补其不足 2 个方面。去其有余，即去其阴阳之偏盛。阴或阳的过盛和有余，阴盛则寒，阳胜则热，阴盛还可转化为水湿痰饮，阳盛也可转化为瘀滞燥结。故去其有余，有温、清、利、下之不同。补其不足，即补其阴阳之偏衰。阴或阳的偏衰和不足，阳虚则寒，阴虚则热。故补其不足，也有温补、清补的区别。总在察明阴阳偏盛偏衰的性质与程度，或正治，或反治，或补，或泻，当依具体情况而定。

整体论治，要求在治疗过程中，把人体各部脏腑器官视为一个整体，局部病变是整体病机反应的一部分。因此，立法选方，既要注意局部，更须重视整体，通过整体调节以促进局部病变的恢复，从而使阴阳归于相对平衡，这是整体论治的主要精神。整体论治不仅把人视为一个整体，还进而把人与自然界视为一个整体，要求在治疗中，必须从天时、地利、体质等方面综合考虑。因天时有春温、夏热、秋凉、冬寒之变化，地域有东西南北、寒温燥湿之不同，这些因素都必然影响到人的生理病理。而人则有男女老少的不同，强弱盛衰的差别，在感受病邪后的发病与转归也必然因人而异。所有这些因素都应在立法、选方、遣药中加以考虑，即因时、因地和因人制宜的原则。

二、明辨标本，权衡缓急

"急则治其标，缓则治其本"是中医治疗学的重要原则之一。其具体掌握和运用有以下几点。

一是就表里的缓急而言，一般宜先表后里，但如里急的，则又急当救里，正如《金匮要略》所说："病有急当救里救表者，何谓也？师曰，病，医下之，续得下利清谷不止，身体疼痛者，急当救里；后身体疼痛，清便自调者，急当救表也。"

二是就病证先后缓急而言，一般宜先治新病，后治宿疾。例如，肾虚喘咳，复兼感冒重证，则当先治感冒，再治虚喘。正如《金匮要略》所说："夫病痼疾，加以卒病，当先治其卒病，后乃治其痼疾也。"

三是就病情缓急而言，无论感受外邪或内伤杂病，均须根据孰缓孰急而定治标治本。如因肝病出现重度腹水，致呼吸喘促、难以平卧、二便不利，若正气可支，就应当先攻水利尿，以治其标，待水消病缓，然后再疏肝养肝，以图其本。再如，胃病并发大量吐血，治当先止其血，再治其胃之虚实；夏日中暑，出现卒然昏倒，不省人事，身热肢厥，则宜以针刺及通关开窍之法，使其神志苏醒，然后再清暑养阴以治其本。由此可见，急则治其标，多为权宜急救之法，待危象缓解，则应转为治本，以除病根。

同时还需指出，在掌握急则治标、缓则治本的过程中，决不可绝对化。急时何尝不需治本，如亡阳虚脱而急用回阳救逆之法，就是治本；大出血之时，气随血脱，急用独参汤益气固脱，亦是治本。缓时又何尝不可治标，如脾虚气滞的患者，亦可先理气消导，而暂治其标，再缓图补脾以治本。

此外，在临床上不少病证，还须采用标本同治法。尤其在正虚邪实的情况下，常须顾及邪正双方。例如虚人感冒，只祛其邪，则正气难支；只扶其正，则实邪难祛。唯有祛邪与扶正并举，方能两全。再如肺气虚损，表虚不固而自汗，理当补益肺气以固表。但临床上常常伍以止汗之品，疗效更佳。这说明标本同治，并非标本双方对等，而是有所侧重，或重于本，或重于标，当视具体病情而定。

三、动态观察，分段论治

疾病的过程是由不断地变化发展与相对稳定阶段组成的。疾病的不断变化发展而形成不同的传变、转归趋势。因此，我们必须用发展的观点、动态的观点进行观察与处理。疾病的相对稳定性形成一定的阶段性。疾病的阶段性，不仅能反映出病情的轻重，病势的进退等特点，还能揭示出病机的变化，作为易方更药的依据。因此，动态观察病情，分阶段论治，是中医临证治疗的原则之一。由于内科病证有外感和内伤两类，因而在动态观察和分段论治时，亦各有其特殊之处。

（一）外感病证的分期论治

外感病证初期阶段，邪气未盛，正气未衰，病较轻浅，可急扬之使去，发散祛邪；进入中期，病邪深入，病情加重，更当着重祛邪,减其病势;转为后期,邪气渐衰,正气来复,或继续祛除余邪,或着重扶正以祛邪,使邪去正复,获得治愈。正如《素问·阴阳应象大论篇》所说:“因其轻而扬之,因其重而减之,因其衰而彰之。”

就伤寒之六经辨证而言,即含有动态观察,分段论治之义,每一阶段各有其特殊的病机证候,故治法亦各不相同。太阳表证,宜汗之;少阳半表半里证,当和之;阳明里证,则须清之或下之;太阴、少阴亦为里证,大多宜温;而厥阴为寒热错杂,则当寒热并用以治之。

就温病卫气营血之 4 个病程阶段比较,每一阶段亦各具特殊的病机与证候,因而治疗亦各有异。在卫可辛凉宣透;到气则清气泄热;入营可一面透热转气,一面清营;入血则凉血散血。但温邪传变最速,卫气营血各阶段往往互相交错,故治疗亦须随证变通。若卫气同病,宜清气与解表合用;营卫同病,又宜解表与透营合用;气血两燔,则宜清气与凉血合用。

(二) 内伤病证的分期论治

内伤病证,初病之时,一般不宜用峻猛药物;进入中期,大多正气渐虚,治当轻补;或有因气、血、痰、火郁结而成实证,需用峻剂而治者,亦只宜暂用;及至末期,久虚成损,则宜调气血,养五脏,促使病体康复。如肺痨之分段论治,病在初起,症见潮热,则宜清热润肺;进入中期,肺阴更伤,损及脾胃,消瘦烦热,治当益肺健脾;病入后期,肺脾肾均已亏损,出现一派虚损病机,则治宜调补肺脾肾三脏。再如癥瘕之分段论治,病之初起,其积未坚,治宜消散之;进入中期,所积渐坚,则治宜软化之;转入后期,正气已虚,则宜攻补兼施。正如《医学心悟》所说:“积聚癥瘕之症,有初中末之三法焉。当其邪气初客,所积未坚,则先消之而后和之。及其所积日久,气郁渐深,湿热相生,块因渐大,法从中治,当祛湿热之邪,削之软之,以抵于平。但邪气久客,正气必虚,须以补泻迭相为用。”

由此可见,病证演变的不同阶段,由于邪正的消长,其病机、证候特点各有不同,临证时必须进行分段论治,始能获得良好效果。

四、形神一体,人文关怀

形神关系,是指人的生物形质与精神心理的关系,张景岳明确指出:“无形则神无以主,无神则形不可活。”显而易见,形神一体说是中医理论的重要组成部分。

中医内科诊疗过程中,历来重视对人的精神情志活动的诊察和调治,早在《内经》即谆嘱,凡为医者,当“上知天文,下知地理,中知人事”。其中“人事”,则泛指社会人际之事。其涉及甚为广泛,大至整个社会政治、经济文化及地域习俗等,次则涉及患者的政治地位、经济状况、个人经历及处境境遇等,小则与人情事宜、文化修养、勇怯动静等个体因素有关。而所有这些因素对人体生理病理均有着程度不等的影响,疾病诊疗过程中切切不可稍有忽视,真正做到形神兼顾。

依据古医籍、古医案所记载的精神情志疗法,有文献将其概括为以情胜情法、语言开导法、顺情从欲法、移情易性法、宁神静志法等,至今仍有一定的临床指导意义。根据不同病证、不同情性可参考使用。

中医精神情志调治带有明显的整体观念,它注重从诸多有关因素,如个体与社会环境、自然环境的关系,个体自身的形神关系等方面进行综合治理。而其中最突出的是建立在“形神合一”理论基础上的形神一体。“形神合一”理论强调生理过程与心理过程的相互联系、相互影响。由于形神之间的密切联系,所以精神情志调治会产生生理效应,有时调整心理障碍也可借助于生理功能的调整。因此中医诊治疾病主张形神兼顾,在治疗方法上可以“治神”使用精神情志疏导方法,与“治形”使用针药等躯体疾病治疗方法并用;在治疗效果上追求形神并调。故形神兼顾不主张单纯的针药等的躯体治疗,也不主张单纯的心理调摄,而是立足于临床实践,从具体需要出发,将两者有机结合。这是历代医家诊治疾病过程中重视形神兼顾的最明显特点。

大凡论及医学者,无论古今中外,均肯定其为“仁术”,即强调对患者的人文关怀是医学技术的基本宗旨。早在唐代医家孙思邈《备急千金要方》中就有“大医精诚”的医德专论,论述医学的仁术性质及医家的伦理道德,成为后世医家推崇、遵奉的行为准则。指出:“凡大医治病,必当安神定志,无欲无求,先发大慈恻隐之心,誓愿普救含灵之苦。若有疾厄来求救者,不得问其贵贱贫富,长幼妍蚩,怨亲善友,华夷愚智,普同一等,皆如至亲之想,亦不得瞻前顾后,自虑吉凶,护惜生命。见彼苦恼,若已有之,深心凄怆。勿避险巇、昼夜寒暑、饥渴疲劳,一心赴救,无作功夫形迹之心。如此可为苍生大医,反此则为含灵巨贼。”孙氏之论,不失为超越时空的医德规范。其宗旨是强调医生应无欲无求,最大限度地给患者予人文关怀,这理应成为诊治疾病,包括护理过程的重要内容。

医生是一种以人为研究对象的特殊职业。其崇高使命是保护民众健康,防治疾病,促使延年益寿。就其本质而言,医生履行救死扶伤的崇高职责,给患者予充分的人文关怀,直接体现了对人的生命价值的尊重。

古代医家早就认识到,医可以活人,也可以杀人:医生的言语举止可以治病,也可以致病(古称“医过”);药物用治得当,可以救疾疗病,用治不当,可以加重病情(古称“药邪”)。可见,医生的知识水平、诊疗技术和道德情操等直接维系着患者的健康、生命及疗效。医生的一言一行、一方一术,均性命攸关。

研究表明,当今医源性疾病中,由于医生不负责任,或用药不当,或举措不慎,或出言不逊,或行为不端等原因所致者,占有极大比例。而所有这些均与医生的医德修养有关,均是对患者缺乏应有的人文关怀。

诊疗过程中,医生常触及患者的生活经历、婚恋、家庭、妊娠、隐曲等心身隐私,或涉及患者的工伤、刑事、纠纷等社会问题,或经受异性体检、手术时的各种特殊利诱,因此古人强调“非仁爱之士,不可托也”。医生必须作风正派,医德严明,不受邪念所扰,不为名利所动,在诊疗过程的任何环节中,充分体现医生对患者的人文关怀,方可成为“苍生大医”。

对患者应有的人文关怀,关键在于医务工作者具有充分的自觉性。作为一种特殊的职业道德，不可能完全用行政命令或法律形式强制实行，主要靠医生自身内在的信念支持和道德约束，以实施应有的人文关怀。

五、医护结合，重视预防

中医的治疗，非常重视护理，把治疗与护理结合在一起，列为辨证治疗的基本原则之一。早在春秋战国时期，古医家即已认识到调养护理在治疗疾病中的重要作用。《内经》中就有关于精神、饮食、起居、服药护理的记载。以后长期积累的护理知识和经验，均散见于各家医著之中，并广泛流传于民间。中医的护理同样是以辨证论治作指导的，因此也当随证而异，且与治则紧紧衔接。如对风寒表证，在接受解表发汗时，护理上不仅应避免患者再受风寒外袭，而且还应酌加衣被，给予热汤、热粥，促其发汗。若里实热证，在护理上则要注意多给清凉冷饮，保持室内通风，衣着宜薄，且使大便通畅，或以温浴降温。此外，特别强调精神护理，在饮食护理方面要求很细，在配合药物治疗时，常加用一些如针灸、推拿、拔火罐、熨法等其他治疗护理方法，以增强治疗效果。

《内经》提出“治未病”的原则，就是强调防患于未然。如《素问·四气调神大论篇》所说：“不治已病治未病，不治已乱治未乱……夫病已成而后药之，乱已成而后治之，譬犹渴而穿井，斗而铸锥，不亦晚乎！”对预防为主的原则，进行了精辟的阐述。后世对这一预防思想，又有进一步发展。如唐代孙思邈在《备急千金要方·养性·居处法》中就明确指出：“每日必须调气补泻，按摩导引为佳，勿以康健便为常然，常需安不忘危，预防诸病也。”《理虚元鉴》还针对虚劳的预防，提出情志方面的“六节”，顺四时避邪气的“七防”，如此等等。由于历代医家对预防疾病的重视，在这方面已积累和总结出一套行之有效的预防措施，散载于各家医著之中，并广泛流传于民间。

第二节　常 用 治 法

中医的常用治法较多，除了辨证立法，选用内服的方药之外，还有针灸、刮痧、贴敷、火罐、熨法、水疗、浴疗、熏蒸、泥疗、推拿、气功、捏脊、割治等许多行之有效的方法，至今仍广泛地用于临床。然而本篇着重讨论内科范围内按辨证论治经常运用的几种治法，即简称的汗、吐、下、和、温、清、补、消等八法。此八法源于《内经》，经过历代医家的不断补充和发展，逐渐形成体系，内容丰富多彩，有效地指导着临床实践。

一、八法的基本内容

（一）汗法

汗法，亦称解表法，即通过开泄腠理，促进发汗，使表证随汗出而解的治法。

1. 应用要点　汗法，不仅能发汗，凡欲祛邪外出，透邪于表，畅通气血，调和营卫，皆可酌情用之。临床常用于解表、透疹、祛湿和消肿。

（1）解表：通过发散，以祛除表邪，解除恶寒发热、鼻塞流涕、头项强痛、肢体酸痛、脉浮等表证。由于表证有表寒、表热之分，因而汗法又有辛温、辛凉之别。辛温用于表寒，以麻黄汤、桂枝汤、荆防败毒散为代表；辛凉用于表热证，以桑菊饮、银翘散等为代表。

（2）透疹：通过发散，以透发疹毒。如麻疹初起，疹未透发，或难出而透发不畅，均可用汗法透之，使疹毒随汗透而散于外，以缓解病势。透疹之汗法，一般用辛凉，少用辛温，且宜选用具有透疹功能的解表药组成。如升麻葛根汤、竹叶柳蒡汤。尚需注意者，麻疹虽为热毒，宜于辛凉清解，但在初起阶段，应避免使用苦寒沉降之品，以免疹毒冰伏，不能透达。

（3）祛湿：通过发散，以祛风除湿。故外感风寒而兼有湿邪，以及风湿痹证，均可酌用汗法。素有脾虚蕴湿，又感风寒湿邪，内外相会，风湿相搏，发为身体烦疼，并见恶寒发热无汗、脉浮紧等表证，法当发汗以祛风湿，兼以燥湿健脾，宜用麻黄加术汤。如有湿郁化热之象，症见一身尽疼、发热、日晡加剧者，则法当宣肺祛风、渗湿除痹，如麻黄杏仁薏苡甘草汤之类。

（4）消肿：通过发散，既可逐水外出而消肿，更能宣肺利水以消肿。故汗法可用于水肿实证而兼有表证者。对于风水恶风、脉浮、一身悉肿、口渴、不断出汗而表有热者，为风水夹热，法当发汗退肿，兼以清热，宜越婢汤或越婢加术汤，如与五皮饮合方，疗效更佳。对于身面浮肿、恶寒无汗、脉沉小者，则属少阴虚寒而兼表证，法当发汗退肿，兼以温阳，宜用麻黄附子甘草汤加减。

2. 注意事项

（1）注意不要过汗：运用汗法治疗外感热病，要求达到汗出热退，脉静身凉，以周身微汗为度，不可过汗和久用。发汗过多，甚则大汗淋漓，则耗伤阴液，可致伤阴或亡阳。张仲景在《伤寒论》中说：“温服令一时许，遍身漐漐微似有汗者益佳，不可令如水流漓，病必不除。”他强调汗法应中病即止，不必尽剂，同时对助汗之护理也甚重视。凡方中单用桂枝发汗者，要求啜热粥或温服以助药力，若与麻黄、葛根同用者，则一般不需啜热粥或温服。乃因药轻则需助，药重则不助，其意仍在使发汗适度。

（2）注意用药峻缓：使用汗法，应视病情轻重与正气强弱而定用药之峻缓。一般表虚用桂枝汤调和营卫，属于轻汗法；而表实用麻黄汤发泄郁阳，则属于峻汗法。此外尚有麻桂各半汤之小汗法，以及桂二麻一汤之微汗法等。使用汗法，还应根据时令及体质而定峻缓轻重。暑天炎热，汗之宜轻，配用香薷饮之类；冬令严寒，汗之宜重，酌选麻黄汤之类。体质虚者，汗之宜缓，用药宜轻；体质壮实，汗之可峻，用药宜重。

（3）注意兼杂病证：由于表证有兼杂证候的不同，汗法又当配以其他治法。如兼气滞者，当理气解表，用香苏散之类；兼痰饮者，当化饮解表，用小青龙汤之类。尤需注意的是，对于虚人外感，务必照顾正气，采用扶正解表之法。兼气虚者，当益气解表，如用参苏饮、人参败毒散；兼阳虚者，当助阳解表，如用麻黄附子细辛汤；兼血虚者，当养血解表，如用葱白七味饮；兼阴虚者，当滋阴解表，如用加减葳蕤汤。

(4) 注意不可妄汗：《伤寒论》中论述不可汗的条文甚多，概括起来就是汗家、淋家、疮家、衄家、亡血家、咽喉干燥、尺中脉微、尺中脉迟，以及病在里者，均不可汗。究其原因，或是津亏，或是血虚，或是阳弱，或兼热毒，或兼湿热，或种种因素兼而有之，故虽有表证，仍不可单独使用辛温发汗，必须酌情兼用扶正或清热等法。此外，对于非外感风寒之发热头痛，亦不可妄汗。

(二) 清法

亦称清热法，即通过寒凉泄热的药物和措施，使邪热外泄，消除里热证的治法。其内容十分丰富，应用也很广泛。

1. 应用要点

(1) 清热生津：温病出现高热烦躁、汗出蒸蒸、渴喜冷饮、舌红苔黄、脉洪大等症，是热入气分，法当清热生津，常用白虎汤之类；如正气虚弱，或汗多伤津，则宜白虎加人参汤；温病后期，余热未尽，津液已伤，胃气未复，又宜用竹叶石膏汤一类，以清热生津、益气和胃。

(2) 清热凉血：温病热入营血，症见高热烦躁、谵语神昏、全身发斑、舌绛少苔、脉细而数，或因血热妄行，引起咯血、鼻衄及皮下出血等，均宜清热凉血。如营分热甚用清营汤，血分热甚用犀角地黄汤，血热发斑用化斑汤等。

(3) 清热养阴：温病后期，伤津阴虚，夜热早凉，热退无汗；或肺痨阴虚，午后潮热，盗汗咳血，均宜清热养阴。如温病后期，伤阴虚热，用青蒿鳖甲汤之类；虚劳骨蒸，用秦艽鳖甲散之类。

(4) 清热解暑：暑热证，发热多汗、心烦口渴、气短倦怠，舌红脉虚；或小儿疰夏，久热不退，均宜清热解暑，或兼益气生津。如用清络饮解暑清热，用清暑益气汤消暑补气，用生脉散加味治疗暑热而致之气阴两虚等。

(5) 清热解毒：热毒诸证，如丹毒、疔疮、痈肿、喉痹、痄腮，以及各种疫证、内痈等，均宜清热解毒。如疔毒痈肿用五味消毒饮；泻实火、解热毒用黄连解毒汤；解毒、疏风、消肿，则用普济消毒饮等。

(6) 清热除湿：湿热为患，当以其病性病位不同而选用适当方药。如肝胆湿热用龙胆泻肝汤，湿热黄疸用茵陈蒿汤，湿热下痢用香连丸或白头翁汤等。

(7) 清泻脏腑：脏腑诸火，均宜清热泻火。如心火炽盛，见烦躁失眠、口舌糜烂、大便秘结，甚则吐衄者，用大黄泻心汤以清心火；心移热于小肠，兼见尿赤涩痛者，用导赤散泻心火兼清小肠；肝胆火旺，见面目红赤、头痛失眠、烦躁易怒、胸胁疼痛、便结尿黄者，用龙胆泻肝汤清泻肝胆；胃火牙痛，见口唇溃痛，用清胃散泻胃火；肺热咳嗽，用泻白散清肺火；肾虚火亢，见潮热、盗汗、遗精者，用知柏地黄汤泻肾火等。

2. 注意事项

(1) 注意真热假热：使用清法，必须针对实热之证而用，勿为假象所迷惑，对于真寒假热，尤须仔细辨明，以免误用清法，造成严重后果。正如《医学心悟》指出："有命门火衰，浮阳上泛，有似于火者；又有阴盛格阳假热之证，其人面赤狂躁，欲坐卧泥水中；或数日不大便，或舌黑而润，或脉反洪大，峥峥然鼓击于指下，按之豁然而空者；或口渴欲得冷饮而不能下；或因下元虚冷，频饮热汤以自救。世俗不识，误投凉药，下咽即危矣。此不当清而清之误也。"

(2) 注意虚火实火：使用清法，又须分清外感与内伤、虚火与实火。外感多实，内伤多虚，病因各异，治法迥别。外感风寒郁闭之火，当散而清之；湿热之火，则渗而清之；燥热之火，宜润而清之；暑热伤气虽因感邪而致，仍应补而清之。对于内伤七情，火从内发者，应针对引起虚火的不同病因病机分别处治。气虚者补其气；血虚者养其血；其阴不足而火上炎者，当壮水之主；真阳虚衰而虚火上炎者，又宜引火归源。

(3) 注意因人而清：使用清法，还须根据患者体质之强弱以酌其轻重。对体虚者，不可清之过重，以免反伤正气，甚则产生变证。一般而论，壮实之体，患了实热之证，清之稍重；若本体虚，脏腑本寒，饮食素少，肠胃虚弱，或产后、病后之热证，亦宜轻用。倘清剂过多，则治热未已，而寒生矣。故清法之投，当因人而用。

(4) 注意审证而清：火热之证，有微甚之分，故清法亦有轻重之别。药轻病重，则难取效；病轻药重，易生变证。凡大热之证，清剂太微，则病不除；微热之证，而清剂太过，则寒证即至。但不及犹可再清，太过则常会引起病情的变化。所以临证之时，必须审证而清。

由于热必伤阴，进而耗气，因此尚须注意清法与滋阴、补气法的配合应用。一般清火泻热之药，不可久用，热去之后，即配以滋阴扶脾益气之药，以善其后。

(三) 下法

下法，亦称泻下法，即通过通便、下积、泻实、逐水，以消除燥屎、积滞、实热及水饮等证的治法。

1. 应用要点 下法的运用，甚为广泛。由于病有寒热，体有强弱，邪有兼杂，因而下法又有寒下、温下、润下及逐水之别。

(1) 寒下：里实热证，见大便燥结、腹满疼痛、高热烦渴；或积滞生热，腹胀而痛；或肠痈为患，腑气不通；或湿热下痢，里急后重特甚；或血热妄行、吐血衄血；或风火眼病等等。凡此种种，均宜寒下。常用寒性泻下药，如大黄、芒硝、番泻叶等。应当根据不同的病机性质来选方，如阳明胃家实用大承气汤；阳明温病，津液已伤，用增液承气汤；肠痈用大黄牡丹皮汤；吐血用三黄泻心汤。

(2) 温下：脾虚寒积，见脐下硬结、大便不通、腹隐痛、四肢冷、脉沉迟；或阴寒内结，见腹胀水肿、大便不畅，皆可温下。常以温阳散寒的附子、干姜之类与泻药并用，如温脾汤、大黄附子汤；也有酌选巴豆以温逐寒积的，如备急丸。

(3) 润下：热盛伤津，或病后津亏，或年老津涸，或产后血虚而便秘，或长期便结而无明显兼证者，均可润下。常选用清润滑肠的五仁汤、麻仁丸等。

(4) 逐水：水饮停聚体内，或胸胁有水气，或腹肿胀满，或水饮内停且腑气不通，凡脉症俱实者，皆可逐水。常选十枣汤、舟车丸、甘遂通结汤等。

2. 注意事项

(1) 注意下之时机：使用下法，意在祛邪，既不宜迟，也不可过早，总以及时为要。只要表解里实，选用承气诸剂，釜底抽薪，顿挫邪势，常获良效。临床每见通便二三次后，高热递退，谵语即止，舌润津复。如邪虽陷里，尚未成实，过早攻下，则邪正相扰，易生变证。如伤寒表证未罢，病在阳也，下之则会转为结胸；或邪虽入里，而散漫于三阴经络之间，尚未结实，若攻下之，可成痞气。然而临床若拘于"下不厌迟"和"结粪方下"之说，以致邪已入里成实，医者仍失时不下，可使津液枯竭，攻补两难，甚则势难挽回。故吴又可在《温疫论》中强调指出："大凡客邪贵乎早逐，乘人气血未乱，肌肉未消，津液未耗，患者不至危殆，投剂不至掣肘，愈后亦易平复……勿拘于下不厌迟之说。"他又说："承气本为逐邪，而非专为结粪而设也。如必俟其粪结，血液为热所搏，变证迭起，是犹酿痈贻害，医之过也。"

(2) 注意下之峻缓：使用下法逐邪，当度邪之轻重，察病之缓急，以定峻下缓下。如泻实热多用承气汤，但因热结之微甚而有所选择：大承气用于痞满燥实兼全者，小承气用于痞满燥而实轻者，调胃承气则用于燥实而痞满轻者。泻剂之剂量亦与峻缓有关。一般量多剂大常峻猛，量少剂小则缓和。此外泻下之峻缓，尚与剂型有关，攻下之力，汤剂胜于丸散，如需峻下，反用丸剂，亦可误事；如欲缓下，则宜丸剂，如麻仁丸之用于脾约证等。

(3) 注意分清虚实：实证当下，已如前述。虚人禁下，古籍早有明文，诸如患者阳气素微者不可下，下之则呃；患者平素胃弱，亦不可下，下之则易出变证。对这些虚人患病，又非下不可，则当酌选轻下之法，或选润导之法，或选和下之法；亦可采取先补而后攻，或暂攻而随后补。此皆辨虚人之下，下之得法之需也。

(四) 消法

消法，亦称消导或消散法，即通过消导和散结，使积聚之实邪逐渐消散的治法。消法应用广泛，主要包括化食、磨积、豁痰、利水等几个方面。

1. 应用要点

(1) 化食：化食为狭义之消法，亦称消食法，即用消食化滞的方药以消导积滞。适用于因饮食不节，食滞肠胃，以致纳差厌食，上腹胀闷，嗳腐呕吐，舌苔厚腻等症。一般多选保和丸、楂曲平胃散之类。如病情较重，腹痛泄泻，泻下不畅，苔厚黄腻，多属食滞兼有湿热，又宜选用枳实导滞丸之类，以消积导滞、清利湿热；脾虚而兼食滞者，则宜健脾消导，常用枳术丸之类。

(2) 磨积：就气积之治疗而言，凡脾胃气滞，均宜行气和胃，如胃寒气滞，疼痛较甚者，用良附丸；如兼火郁，则用越鞠丸；肝郁气滞，宜行气疏肝，一般多用柴胡疏肝散；兼见血瘀刺痛者，加用丹参饮等。就血积之治疗而言，则须视血瘀之程度而酌选活血、行血及破血之法。活血，是以调节寒热偏胜为主，辅以活血之品，以促进血液运行。如寒凝血瘀之痛经，用温经汤加减；温病热入营血兼有瘀滞，用清营汤加减等。行血，是以活血为主，配以行气之品，以收通畅气血、宣痹止痛之效。如用失笑散治真心痛及胸胁痛。破血，是以破血逐瘀为主，或与攻下药并用，以攻逐瘀血、蓄血及痞块，常用血府逐瘀汤、桃核承气汤、大黄䗪虫丸等。

(3) 豁痰：由于肺为贮痰之器，故豁痰则以治肺为主。而脾为生痰之源，故化痰常兼治脾。风寒犯肺，痰湿停滞，宜祛风化痰，如用止嗽散、杏苏散；痰热相结，壅滞于肺，又宜清热化痰，如用清气化痰丸；痰湿内滞，肺气上逆，则宜祛痰平喘，偏寒者用射干麻黄汤，兼热者用定喘汤；脾虚而水湿运化失权，聚而生痰，痰湿较显者用二陈汤。

(4) 利水：利水一法，既应区别水停之部位，又须辨明其性质。如水饮内蓄，其在中焦者，为渴为呕，为下利，为心腹痛，症状多端，一般可用茯苓、白术、半夏、吴茱萸等为主药；其在下焦者，虚冷则温而导之，如肾气丸；湿热则清而泄之，如八正散。水饮外溢者，必为浮肿，轻则淡渗利湿，重则从其虚实而施剂。阴水宜温利之方，如实脾散；阳水宜清利之剂，如疏凿饮子等。

2. 注意事项

(1) 注意辨清病位：由于病邪郁滞之部位有在脏、在腑、在气、在血、在经络等不同，消散之法亦应按其受病部位之不同而论治，用药亦须使其直达病所，则病处当之，收效较快，且不致诛伐无辜。

(2) 注意辨清虚实：消法虽不及下法之猛烈，但总属攻邪之法，务须分清虚实，以免误治。如脾虚水肿，土衰不能制水而起，非补土难以利水；真阳大亏，肾衰不能主水而肿，非温肾难消其肿。他如脾虚失运而食滞者，气虚津停而酿痰者，肾虚水泛而饮停者，血枯乏源而经绝者，皆非消导所可行，如妄用或久用之，则常会导致变证的发生。

(五) 补法

补法，亦称补益法，即通过补益人体的阴阳气血，以消除各种不足证候，或扶正以祛邪，促使病证向愈的治法。

1. 应用要点　补法的内容十分丰富，其临床应用甚为广泛，但究其大要，主要包括以下几个方面。

(1) 补气：气虚为虚证中常见的证候，但有五脏偏重之不同，故补气亦有补心气、补肺气、补脾气、补肾气、补肝气等不同法则。尚须指出的是，因少火生气，血为气之母，故补气中应区别不同情况，配以助阳药和补血药，则收效更佳。

(2) 补血：血虚临床亦甚常见，若出现头晕目眩，心悸怔忡，月经量少，色淡，面唇指甲淡白失荣，舌淡脉细等症，当用补血之法，方如四物汤等。因气为血帅，阳生阴长，故补血须不忘补气。

(3) 补阴：阴虚亦为虚证中常见之证候，其表现也很复杂，故补阴之要点重在分清病位，方能药证相对，收效显著。如不分清阴虚之所在，用滋肝阴之一贯煎去补肺阴，用养胃阴之益胃汤去补肾阴，缺乏针对性，势必影响效果。

(4) 补阳：阳虚的临床表现，主要为畏寒肢冷，冷汗虚喘，腰膝酸软，腹泻水肿，舌胖而淡，脉沉而迟等症，当用补阳之法，常选右归丸治肾阳虚，理中汤治脾阳虚，桂枝甘草汤治心阳虚等，都要注重分清病位。

2. 注意事项

(1) 注意兼顾气血：气血皆是人体生命活动的物质基础，气为血帅，血为气母，关系极为密切，气虚可致血虚，血虚可致气虚。故治气虚常兼顾补血，如补中益气汤之配用当归；治血虚又常注重补气，如当归补血汤之重用黄芪。至于气血两亏者,自应气血双补。

(2) 注意调补阴阳：阴和阳在整个病机变化过程中,可分不可离。一方虚损,常可导致对方的失衡。例如肾阴虚久则累及肾阳,肾阳虚也可累及肾阴,常形成阴损及阳或阳损及阴的肾阴阳两虚。因此,不仅对肾阴阳两虚治以阴阳双补,而且对于单纯阴虚或阳虚之证,补益时也应顾及对方。所以张景岳在《景岳全书》中就强调:“善补阳者,必于阴中求阳,则阳得阴助而生化无穷;善补阴者,必于阳中求阴,则阴得阳升而泉源不竭。”此说极为精当。

(3) 注意分补五脏：每一脏腑的生理功能不同,其虚损亦各具特点,故《难经》提出了“五脏分补”之法。《景岳全书》也曾指出:“用补之法,则脏有阴阳,药有宜否。宜阳者必先于气,宜阴者必先乎精,凡阳虚多寒者,宜补以甘温,而清润之品非所宜;阴虚多热者,宜补以甘凉,而辛燥之类不可用。”由于“肾为先天之本”、“脾为后天之本”,故补益脾肾二脏,素为医家所重,至于补脾补肾,孰重孰轻,当视具体病情而各有侧重,不可偏废。

(4) 注意补之峻缓：补有峻缓,应量证而定。凡阳气骤衰,真气暴脱,或血崩气脱,或津液枯竭,皆宜峻补,使用大剂重剂,以求速效。如正气已虚,但邪气尚未完全消除,宜用缓补之法,不求速效,积以时日,渐以收功。对于病虽属虚,而用补法有所顾忌者,如欲补气而于血有虑,欲补血又恐其碍气,欲补上而于下有碍,欲补下而于上有损,或其症似虚非虚,似实非实,则可择甘润之品,用平补之法较为妥当。此外,对于虚不受补者,如拟用补,更当以平补为宜。

(5) 注意不可妄补：虚证当补,无可非议。但因药性皆偏,益于此必损于彼。大凡有益于阳虚者,必不利于阴;有益于阴虚者,必不利乎阳。同时无毒之药,性虽和平,久用多用则亦每气有偏胜。由此可知,无虚之证,妄加以补,不仅无益,反而有害。此外,若逢迎病家畏攻喜补之心理而滥施补剂,则为害尤甚。

(六) 温法

温法,亦称温阳法。即通过扶助人体阳气以温里祛寒、回阳,从而消除里寒证的治法。主要包括温里散寒、温经散寒和回阳救逆三个方面。

1. 应用要点

(1) 温里散寒：由于寒邪直中脏腑,或阳虚内寒,症见身寒肢凉、脘腹冷痛、呕吐泄泻、舌淡苔润、脉沉迟弱等,宜温中散寒,常选用理中汤、吴茱萸汤之类。若见腰痛水肿、夜尿频频等症,则属脾肾虚寒,阳不化水,水湿泛滥,又宜酌选真武汤、济生肾气丸等,以温肾祛寒,温阳利水。

(2) 温经散寒：由于寒邪凝滞于经络,血脉不畅,症见四肢冷痛,肤色紫暗,面青舌瘀,脉细而涩等,法当温经散寒,养血通脉,常选用当归四逆汤等。如寒湿浸淫,四肢拘急,发为痛痹,亦宜温散,常用乌头汤。

(3) 回阳救逆：由阳虚内寒可进而导致阳气虚脱,症见四肢厥逆,畏寒蜷卧,下利清谷,冷汗淋漓,气短难续,口鼻气冷,面色青灰,苔黑而润,脉微欲绝等,急宜回阳救逆,并辅以益气固脱,常酌选四逆汤、参附汤、回阳救急汤等。

2. 注意事项

(1) 注意辨识假象：使用温法,必须针对寒证,勿为假象所惑,对真热假寒,尤须仔细辨明,以免误用温法。如伤寒化燥,邪热传里,见口咽干、便闭谵语,以及发黄狂乱、衄血便血诸症,均不可温。若病热已深,厥逆渐进,舌则干枯,反不知渴;又或夹热下利,神昏气弱;或脉来涩滞,反不应指;或面似烟熏,形如槁木,近之无声,望之似脱;甚至血液衰耗,筋脉拘挛,但唇齿舌干燥而不可解者。凡此均属真热假寒之候,均不宜温。若妄投热剂,必致贻误,使病势逆变。

(2) 注意掌握缓急：寒证较重,温之应峻;寒证轻浅,温之宜缓。由于温热之药,性皆燥烈,因而临床常见温之太过,寒证虽退,但因耗血伤津,反致燥热之证。因此,如非急救回阳,宜少用峻剂重剂。寒而不虚,当专用温;若寒而且虚,则宜甘温,取其补虚缓寒。而兼痰、兼食、兼滞者,均宜兼而治之。故温法之运用,应因证、因人、因时,方能全面照顾。

(七) 和法

和法,亦称和解法,即通过和解表里的方药,以解除半表半里证的一种治法。和法的内容丰富,应用广泛,究其大要,对外感疾病用于和解表里,对内伤杂病则主要用于调和肝脾、调和胆胃以及调和胃肠等方面。

1. 应用要点

(1) 和解表里：外感半表半里之证,邪正分争,症见往来寒热,胸胁苦满,心烦喜呕,口苦咽干,苔薄脉弦等,法当和解表里,以扶正祛邪、清里达表的小柴胡汤为代表。

(2) 调和肝脾：情志抑郁,肝脾失调,症见两胁作痛,寒热往来,头痛目眩,口燥咽干,神疲食少,月经不调,乳房作胀,脉弦而细者,宜选逍遥散疏肝解郁、健脾和中。传经热邪,阳气内郁,而致手足厥逆;或脘腹疼痛,或泻痢下重者,又宜用四逆散疏肝理脾,和解表里。如胁肋疼痛较显,用柴胡疏肝散较佳。若因肝木乘脾,症见肠鸣腹痛,痛则泄泻,脉弦而缓者,宜泻肝补脾,用痛泻要方之类。

(3) 调和胆胃：胆气犯胃,胃失和降,症见胸胁胀满,恶心呕吐,心下痞满,时或发热,心烦少寐,或寒热如疟,寒轻热重,胸胁胀痛,口苦吐酸,舌红苔白,脉弦而数者,法当调和胆胃,以蒿芩清胆汤为代表方。

(4) 调和胃肠：邪在胃肠,寒热失调,腹痛欲呕,心下痞硬等症,治宜寒温并用、调和胃肠,常以干姜、黄芩、黄连、半夏等为主组方。胃气不调,心下痞硬,但满不痛,或干呕、或呕吐、肠鸣下利者,宜用半夏泻心汤,以和胃降逆,开结除痞。伤寒胸中有热,胃中有寒,升降失常,腹中痛,欲呕吐者,又宜用黄连汤,以平调寒热,和胃降逆。

2. 注意事项

(1) 辨清偏表偏里：邪入少阳,病在半表半里,固当用小柴胡以和解之,但有偏表偏里及偏寒偏热之不同,又宜适当增损,变通用之。一般而论,寒邪外袭,在表为寒,在里为热,在半表半里,则为寒热交界之所,故偏于表者则寒多,偏于里者则热多,用药须与之相称。

(2) 兼顾偏虚偏实：邪不盛而正渐虚者,固宜用和法解之,但有偏于邪盛或偏于正虚之不同,治宜适当变通用之。

如小柴胡用人参，所以补正气，使正气旺，则邪无所容，自然得汗而解；但亦有表邪失汗，腠理闭塞，邪无出路，由此而传入少阳，热气渐盛，此非正气之虚，故有不用人参而和解自愈者，是病有虚实不同，则法有所变通。仲景有小柴胡汤之加减法，对出现口渴者，去半夏，加人参、栝楼根；若不渴而外有微热者，去人参，加桂枝，即是以渴不渴分辨是否伤津，从而增减药物，变通之用法。

(3) 不可滥用和法：由于和法适应证广，用之得当，疗效甚佳，且性平和，药势平稳，常为医者所采用，但又不可滥用。如邪已入里，燥渴、谵语诸症丛生，而仅以柴胡汤主之，则病不解；温病在表，未入少阳，误用柴胡汤，则变证迭生。此外，内伤劳倦，气虚血虚，痈肿瘀血诸证，皆可出现寒热往来，似疟非疟，均非柴胡汤所能去之。但柴胡汤也并非不可用于内伤杂病，若能适当化裁，斟酌用之，也常能收到良效。这些审证加减，则又不属滥用和法之例。

（八）吐法

吐法，是通过使之呕吐而排除留着于咽喉、胸膈、胃脘的痰涎、宿食和毒物等有形实邪，以达到治疗目的的治法。主要包括峻吐法、缓吐法与外探法3种。

1. 应用要点

(1) 峻吐法：用于体壮邪实，痰食留在胸膈、咽喉之间的病证。如症见胸中痞硬、心中烦躁或懊侬、气上冲咽喉不得息、寸脉浮且按之紧者，是痰涎壅胸中，或宿食停于上脘之证，宜涌吐痰食，用瓜蒂散之类。如浊痰壅塞胸中的癫痫，以及误食毒物尚在胃脘者，宜涌吐风痰，用三圣散之类。如中风闭证，痰涎壅塞，内窍闭阻，人事不省，不能言语，或喉痹紧急，宜斩关开闭，用救急稀涎散之类。峻吐法是适用于实证的吐法，如属中风脱证者则忌之。

(2) 缓吐法：用于虚证催吐。虚证本无吐法，但痰涎壅塞非吐难以祛逐，只有用缓和的吐法，邪正兼顾以吐之，参芦饮为代表方。

(3) 外探法：以鹅翎或指探喉以催吐，或助吐势。用于开提肺气而通癃闭，或助催吐方药迅速达到致吐目的。

2. 注意事项

(1) 注意吐法宜忌：吐法用于急剧之证，收效固然迅速，但易伤胃气，故虚人、妊娠、产后一般不宜使用，如定须催吐才能除病，可选用外探法、缓吐法。

(2) 注意吐后调养：催吐之后，要注意调理胃气，糜粥自养，不可恣进油腻煎炸等不易消化食物，以免更伤胃气。

附　涩法

涩法，亦称固涩法，即通过收敛固涩，以消除滑脱之证的治法。主要包括固表敛汗、固精涩尿、涩肠止泻3个方面。

1. 应用要点

(1) 固表敛汗：表虚不固则多汗，无论自汗、盗汗，皆可固表敛汗。自汗多属阳虚，应收敛与补气并用，方如牡蛎散等；盗汗多属阴虚，则应收敛与滋阴并用，方如生脉散加味。

(2) 固精涩尿：肾气虚弱，精关不固，则遗精、滑精；肾气虚弱，膀胱失约，则多尿遗尿，均宜固肾收涩。遗精、滑精者，法当补肾固精，用金锁固精丸、水陆二仙丹之类；多尿遗尿者，则应补肾涩尿，用桑螵蛸散之类。

(3) 涩肠止泻：脾阳不振，或脾肾阳衰，以致久泻不止，均宜涩肠止泻，一般可用桃花汤。脾阳不振，可与理中丸合方；脾肾阳衰，宜与四神丸并用；全身虚寒较显者，又宜选用真人养脏汤之类。

此外，用五味子收敛肺气，以治久咳；用金樱子、芡实等收敛固涩，以治带下，均属涩法范围。

2. 注意事项

(1) 注意实证忌涩：涩法乃用于久病正虚，对于暴病邪实，切忌妄用。诸如热痢初起，伤食泄泻，热迫汗出、肺热喘咳、血热妄行等证，均不可妄用涩法，以免留邪，产生变证，而应重在祛邪，方能获效。对于外感病也忌涩法，而应宣透解肌，使邪外出；对内伤杂病，涩法用之不当，亦常引起口渴、干燥、便秘，腹胀等种种不良反应，故应慎之。

(2) 重视治病之本：因涩法毕竟是一种偏于局部、重在对症之治法，非治本之法，故须审证求因，治本为要。试以汗证为例，内伤虚汗，亦非均须用涩。如气虚自汗，常以玉屏风散而获效；阴虚盗汗，则常用六味地黄丸而收功。可见无论自汗、盗汗，不应见汗止汗，而应审其发病之本，从整体辨证而治之。

上述八法，在临床上往往配合运用。因为病情是复杂多变的，单用一法难以适应，常须两法或多法合用，方能全面照顾。正如《医学心悟》所说："一法之中，八法备焉，八法之中，百法备焉。"所以临证处方，务须针对具体病情，灵活运用八法，才能获得良效。八法配合运用有以下几种常见方式。

一是汗下并用。病邪在表者宜汗，病邪入里者当下。如既有表证，又有里证，一般当先解表而后攻里。故《伤寒论》有表不解，不可攻里之禁。但在内外壅实，表里俱急时，则不能拘于先表后里之常法，而须汗下并用以表里双解。如桂枝加大黄汤证，既有恶风发热、头痛项强的表证，又有腹满而痛的里证，故用桂枝汤解表为主，复兼用大黄以攻里。而《金匮要略》之厚朴七物汤证，则又是里证重于表证，发热十日不解，脉仍见浮，表明表邪未除；腹满脉数，大便秘而不行，提示胃有实热气滞，病的重心趋于里。故方中重用厚朴、枳实消痞泄满，佐大黄的通便导滞，重在攻里为主，兼用桂枝、生姜、甘草、大枣解表散寒，调和营卫。其他如刘河间的双解散，则为汗、清、下三法合用之方，适用于风热壅盛，表里俱实之证。

二是补下并用。虚证用补，实证用攻，此为常法。但病有邪实正虚者，攻邪则正气不支，补正则邪实愈壅，先攻后补或先补后攻亦非所宜，则应攻补兼施，补下并用。如《伤寒六书》陶氏黄龙汤，治热病当下失下，心下硬满，下利纯清水，谵语，口渴，身热；或素体气血亏损，且患阳明胃家实之证；或因误治致虚，而腑实犹存者。方中既用大承气汤峻下以去其实，又用人参、当归等以救其虚，乃是治疗温疫应下失下，正虚邪实之名方。但攻下仍峻，用之宜慎。临床常见温病热结阴亏，燥屎不行，下之不通者，则补阴与攻下并用。例如《温病条辨》增液承气汤，方中既有增液汤以滋阴增液，又有硝、黄泻热通便，但用时仍宜审慎。故吴鞠通指出，阳明温病，下之不通，如属津液不足，无水舟停者，间服增液汤以增其津液，若其不下者，然后予增液承气汤缓缓服之。

三是温清并用。寒证当温，热证宜清，此为常法。但病有寒热错杂者，或上寒下热，或上热下寒，单用温不能祛其寒，单用清不能去其热，必须温清并用。《伤寒论》中温清并用之法甚多，如“伤寒胸中有热，胃中有邪气，腹中痛，欲呕吐者，黄连汤主之”，此即在上之胸中有热，在下之胃中有寒，寒热失调，升降失司之证。故方中用黄连泻胸中之热，用干姜、桂枝温胃中之寒，从而促使寒散热消，升降恢复，诸证即愈。又如寒热交结之痞证，用半夏泻心汤治之，方中既有黄连、黄芩苦降泄热，又有干姜、半夏温辛以开痞散结。

四是消补并用。单纯积滞宜消，单纯虚证宜补。但如积聚与痰湿交阻，而又脾虚不运者，则宜消补并用。如《兰室秘藏》之枳实消痞丸，即为消痞与补脾并用之法，主治心下痞满，食欲不振，神气倦怠，或胸腹痞胀，食不消化，大便不畅者。方中既用枳实、厚朴、半夏、麦芽以消痞除满，化食和胃；又用参、术、苓、草补气健脾，以助散结消痞之力，使攻不伤正，补不碍邪，共奏祛邪扶正之功。再如《金匮要略》之鳖甲煎丸，既有破血攻瘀、行气散结、利水消肿之品，以消癥散结，又有人参、阿胶补养气血之剂，亦属消补并用之法。

二、脏腑常用治法

（一）肝胆之治法

1. **疏肝**　疏肝，即通过解郁、理气、活血以疏畅肝郁之气滞血瘀的治法。主要包括疏肝调气、疏肝活血 2 法。

(1) 疏肝调气法：适用于头部巅顶及两侧胀痛、胸胁胀痛、少腹胀痛、睾丸胀痛、行经胀痛等，以逍遥散、柴胡疏肝散、加味乌药汤为代表方。

(2) 疏肝活血法：适用于肝气不疏而血瘀，胁肋刺痛、少腹胀痛拒按、月经量少而夹块等症，以疏肝解郁汤、膈下逐瘀汤为代表方。

2. **清肝**　清肝，即以清热泻火为主，或佐以养阴，为消除肝胆火旺的治法，主要包括清解肝热、清肝止血 2 法。

(1) 清解肝热法：适用于肝热所致之头昏、烦闷、目赤、阴囊肿痛，以及肝热伤阴所致之烦热、咽干、便结等症。以丹栀逍遥散、黑逍遥散、滋水清肝饮以及青蒿鳖甲汤之类为代表方。肝胆热重者宜选龙胆泻肝汤或当归龙荟丸之类。

(2) 清肝止血法：适用于肝火灼胃的吐血，肝火犯肺的咳血、衄血，以及肝经血热的血崩等症。以十灰丸、四生丸、槐花散、清经止血汤等为代表方。

3. **养肝**　养肝，即通过滋阴、养血以补肝之虚，缓肝之急。主要包括滋养柔肝、补养肝血 2 法。

(1) 滋养柔肝法：适用于肝失柔润，以致拘挛、震颤、疼痛为主之肝阴不足之证。以芍药甘草汤、一贯煎、滋水清肝饮为代表方。

(2) 补养肝血法：适用于肝血亏虚，症见头晕目眩、心悸耳鸣，或妇女崩漏等症。以四物汤、当归补血汤为代表方。

4. **平肝**　平肝，即通过泻火、滋阴、重镇以平定潜镇肝阳。主要包括平抑肝阳、镇肝息风 2 法。

(1) 平抑肝阳法：适用于肝阳上亢，以眩晕头痛、严重失眠、烦躁不安，或兼惊痫抽搐为主要见症者。以天麻钩藤饮、羚羊角散为代表方。

(2) 镇肝息风法：适用于肝阳上扰，肝风内动，症见头目眩晕、耳鸣昏厥、抽搐震颤，甚则颠仆、口眼歪斜、半身不遂。以镇肝息风汤、建瓴汤为代表方。

5. **温肝**　温肝，即通过温阳散寒，以治疗肝寒病证。主要包括温散肝寒、温肝行气和温补肝阳 3 法。

(1) 温肝散寒法：适用于寒邪伤肝，病势急骤，症见四肢厥冷、指甲青紫、腹冷痛，或囊卷阴缩，或腿肚转筋。以当归四逆汤、当归四逆加吴茱萸生姜汤为代表方。

(2) 温肝行气法：适用于肝寒气滞，小腹疼痛，或痛引睾丸之证。以天台乌药散、暖肝煎为代表方。

(3) 温补肝阳法：适用于素体阳虚，复遭寒入伤肝，症见巅顶头痛、呕吐涎沫、脘腹冷痛、四肢不温、小腿拘挛。以吴茱萸汤、吴萸木瓜汤为代表方。

6. **清胆**　清胆，即清除胆热的治法。主要包括清胆利湿、清胆和胃、清胆豁痰 3 法。

(1) 清胆利湿法：适用于肝胆郁结而胁痛，湿热内蕴、胆汁外溢而发为黄疸者。以茵陈蒿汤为代表方。

(2) 清胆和胃法：适用于肝胆湿热所致的烦热、失眠、眩晕、呕吐等症。以蒿芩清胆汤为代表方。

(3) 清胆豁痰法：适用于胆虚痰湿所致之易惊、心悸、眩晕、失眠、呕吐、虚痫等症。以温胆汤、半夏白术天麻汤为代表方。

（二）脾胃之治法

1. **健脾**　健脾，即通过补益脾气以恢复其运化功能的治法。主要包括补气健脾、补气升陷两法。

(1) 补气健脾法：适用于脾气虚弱，症见食欲不振、肠鸣便溏、短气懒言等。以四君子汤、香砂六君子汤和参苓白术散为代表方。

(2) 补气升陷法：适用于脾虚中气下陷，症见少气懒言、阴挺、脱肛、泄泻、遗尿、带下、久痢、气虚发热、气虚便秘等。以补中益气汤、升陷汤、举元煎为代表方。

2. **温脾**　温脾，即通过温补脾胃之阳以消除中焦虚寒的治法。主要包括温运脾阳、温胃祛寒法。

(1) 温运脾阳法：适用于中焦虚寒证之呕吐、泄泻、腹脘胀痛、喜温喜按等。以大建中汤、小建中汤、温脾汤为代表方。

(2) 温胃祛寒法：适用于素体阳虚胃寒，经常呕吐、胃痛而喜温喜按者；或寒邪伤胃，发病较急，呕吐、胃脘胀痛且喜热者。以吴茱萸汤、良附丸等为代表方。

3. **养胃**　养胃，即通过滋养脾胃之阴以恢复脾胃受纳、运化功能的治法。主要包括滋养脾阴和胃阴 2 法。

(1) 滋养脾阴法：适用于脾阴不足而运化失常之长期低热、口干舌燥、气短乏力、食欲不振、大便不畅等症。以参苓白术散为代表方。

(2) 滋养胃阴法：适用于温病后期，胃液被劫，而见口干、咽燥、渴喜冷饮等症。以益胃汤、五汁饮、甘露饮为代表方。

4. **清胃**　清胃，即清泻胃热之治法。主要包括清泄阳明胃热和清泄胃中积热 2 法。

(1) 清泄阳明胃热法：适用于阳明热盛，或温病邪在气分呈现高热、汗出、烦渴引饮等症。以白虎汤为代表方。若热病后期，余热未尽，气阴两伤，呈现烦渴呕逆，少气虚烦者，宜竹叶石膏汤清热生津、益气和胃。

(2) 清泄胃中积热法：适用于胃中积热，症见口臭、口疮、牙痛，喜凉畏热，或齿龈红肿溃烂，或唇口腮颊肿痛等。以清胃散为代表方。

5. **泻胃**　泻胃，即用通里攻下方药以泻胃热、下积滞之治法。

适用于胃热与肠中积滞相结的腑实证，出现腹胀满痛、大便秘结，甚至神昏谵语等症。以三承气汤为代表方。

6. **和胃**　和胃，即用消导食积的方药，消除气滞食积，以调和胃气的治法。

适用于饮食停滞于胃，或积滞中焦而生湿蕴热，症见脘腹痞满、嗳腐噫气、恶食吐泻，或大便不畅者。以保和丸、枳实导滞丸为代表方。

7. **降胃**　降胃，即用顺气降逆之方药以纠正胃气上逆的治法。主要包括温胃降逆法和清胃降逆法 2 法。

(1) 温胃降逆法：适用于因寒证所致之呕吐、呃逆。以大半夏汤、旋覆代赭石汤、干姜人参半夏丸、丁香柿蒂汤为代表方。

(2) 清胃降逆法：适用于热证所致的呕吐、呃逆。以橘皮竹茹汤、黄连苏叶汤为代表方。

(三) 肺之治法

1. **宣肺**　宣肺，即宣通肺气而恢复其肃降功能之治法。主要包括宣肺散寒、宣肺散热、宣肺降逆及宣肺行水 4 法。

(1) 宣肺散寒法：适用于寒邪束表，肺失宣肃，症见恶寒发热、头身疼痛、鼻塞、咳嗽、胸闷不舒、吐痰清稀。以麻黄汤、荆防败毒散为代表方。

(2) 宣肺散热法：适用于温邪侵袭，肺卫失宣，症见身热恶风、咽痛、流涕、咳嗽、舌尖红、脉浮等。以桑菊饮、银翘散为代表方。

(3) 宣肺降逆法：适用于邪犯肺卫，肺失肃降而喘促、咳嗽者。偏寒的用三拗汤之类，偏热者用麻杏甘石汤之类。

(4) 宣肺行水法：适用于外邪侵犯，肺气不宣，不能通调水道，因而水湿停滞，症见浮肿、小便不利，兼有恶风、发热、脉浮等。以越婢汤及越婢加术汤为代表方。

2. **温肺**　温肺，即用温阳、祛痰、化饮、降逆的方药以治疗因肺寒所致的痰、哮、喘、咳等症。主要包括温肺平喘、温肺止咳 2 法。

(1) 温肺平喘法：适用于肺寒喘证与哮病。以小青龙汤、苏子降气汤、射干麻黄汤、苓甘五味姜辛半夏杏仁汤为代表方。

(2) 温肺止咳法：适用于肺寒咳嗽，痰多、清稀、色白等症，以止咳散为代表方。

3. **清肺**　清肺，即通过清泄肺热、清热降逆以消除热毒壅肺、肺热喘咳的治法。主要包括清肺降逆、清肺解毒 2 法。

(1) 清肺降逆法：适用于肺热喘咳之证，以麻杏甘石汤、定喘汤为代表方。

(2) 清肺解毒法：适用于热毒壅肺，症见发热、胸痛、咳唾脓血；或咽喉肿痛、腮颊肿痛。以《千金》苇茎汤、普济消毒饮等为代表方。

4. **润肺**　润肺，即用滋养肺阴的方药以润肺燥的治法。

适用于温燥伤肺，津液被灼，出现头痛身热、心烦口渴、干咳无痰，或痰少咳出不畅，咳甚则胸痛、鼻燥咽干、咽喉疼痛，既有肺热，又已伤津等症。以桑杏汤、沙参麦冬汤、养阴清肺汤为代表方。

5. **补肺**　补肺，即通过补肺气、养肺阴以消除肺虚证候的治法。主要包括补气、滋阴、双补气阴 3 法。

(1) 补益肺气法：适用于肺气虚弱的少气懒言、声低气短、动则气促、自汗等症。以补中益气汤、玉屏风散、人参蛤蚧散为代表方。

(2) 滋养肺阴法：适用于肺阴不足，或肺痨阴虚的干咳无痰、痰中带血、午后潮热、盗汗遗精等症。以琼玉膏、百合固金汤为代表方。

(3) 双补气阴法：适用于肺之气阴两虚的气短懒言、头昏少神、咽干口渴、久咳、汗多、唇舌干燥等症。以生脉散为代表方。

6. **敛肺**　敛肺，即通过收敛肺气以止咳、平喘、止汗、止血的治法。主要包括敛肺降逆、敛肺止血、敛肺止汗 3 法。

(1) 敛肺降逆法：适用于肺气耗散，肺虚不敛的久咳不止、脉细而数之症。以五味子汤、人参补肺饮为代表方。

(2) 敛肺止血法：适用于久咳不愈并见咯血者。以五味子、白及、阿胶、海蛤粉等敛肺、止血药为主，辅以百合、百部、贝母等润肺、化痰、止咳之品，共收敛肺止血之效。

(3) 敛肺止汗法：适用于气阴两虚，卫外失固而自汗、盗汗甚多、久汗不止等症。以生脉散为代表方。

7. **泻肺**　泻肺，即通过宣泄逐饮、通调水道以消除和改善痰水壅肺的治法。

适用于痰水壅肺的喘息气促、胸胁疼痛等症。轻症葶苈大枣泻肺汤，重症十枣汤或大陷胸汤为代表方。

(四) 肾之治法

1. **滋肾**　滋肾，即用滋养肾阴的方法以改善肾阴不足的治法。主要包括滋养肾阴、滋阴降火、滋肾纳气 3 法。

(1) 滋养肾阴法：适用于肾阴不足，症见腰酸，遗精、盗汗，头痛、耳鸣、咽干、舌燥等。以左归饮、左归丸为代表方。

(2) 滋阴降火法：适用于肾阴亏虚，虚火上炎，症见骨蒸潮热、头目眩晕、耳鸣耳聋、失眠盗汗、遗精梦泄、消渴淋沥等。以六味地黄丸、知柏地黄丸、大补阴丸为代表方。

(3) 滋肾纳气法：适用于肾阴亏虚，阴虚阳浮，以致肾不纳气而喘促者。以都气丸、八仙长寿丸等为代表方加减。

2. **温肾**　温肾，即用温补肾阳的方药以改善肾阳虚损的治法。主要包括温肾助阳、温肾救逆、温肾利水 3 法。

(1) 温肾助阳法：适用于肾阳不足之阳痿、滑精、不育等症。以人参鹿茸丸为代表方。

(2) 温肾救逆法：适用于肾阳虚衰的厥逆、脉微欲绝等症。以四逆汤、参附汤为代表方。

(3) 温肾利水法：适用于肾阳不足，气化不行，水湿泛滥,症见面身浮肿、肢体沉重、小便不利、形寒肢冷等。以真武汤、济生肾气丸为代表方。

3. **固肾** 固肾,即用收敛固涩肾气的药物以改善肾气不固的治法。主要包括固肾涩精、固肾止带、固肾缩尿3法。

(1) 固肾涩精法:适用于肾虚不固,遗精滑泄,日久不愈,兼见盗汗、虚烦、腰痛、耳鸣等症。以固精丸为代表方。

(2) 固肾止带法:适用于肾虚不固,见白带清稀、久下不止、腰膝酸软、小便频数、头晕目眩等症。以固肾止带丸(鹿角霜、菟丝子、牡蛎、白术、杜仲、莲须、银杏、芡实)为代表方。

(3) 固肾缩尿法:适用于肾虚不固,膀胱失约,见小便频遗、淋沥不断,或小儿遗尿等症。以缩泉丸、桑螵蛸散为代表方。

(五) 心之治法

1. **清心** 清心,即用清热、凉血、开窍的方药,治疗心经积热、热毒上扰、热蒙清窍的治法。主要包括清心泻火、清热凉血、清心开窍3法。

(1) 清泻心火法:适用于心经积热的心烦失眠、口舌糜烂、小便短赤等症。以牛黄清心丸、清心莲子饮、导赤散为代表方。

(2) 清心凉血法:适用于温病热入营血的发热且入夜尤甚、神昏谵语、出血发斑等症。以清营汤、犀角地黄汤为代表方。

(3) 清心开窍法:适用于温邪内陷心包,热闭清窍的神昏谵语和痉厥之证。以安宫牛黄丸、紫雪丹、至宝丹为代表方。

2. **温心** 温心,即用温补心阳的方药治疗心阳虚损和心阳虚脱。主要包括温补心阳和回阳固脱2法。

(1) 温补心阳法:适用于心阳不足的心悸、气短等症,可用桂枝甘草汤之类。若心阳痹阻证,见心前憋闷,甚则心痛、自汗、脉结代等。以栝楼薤白汤加活血化瘀和益气之品治之。

(2) 回阳固脱法:适用于心阳虚脱之心悸、怔忡、大汗淋漓、四肢厥逆、口唇青紫、上气喘促、呼吸微弱,甚则晕厥昏迷、脉微欲绝之症。当急予参附汤或四逆加人参汤。

3. **补心** 补心,即用补益心之气阴的药物以改善心之虚损的治法。主要包括补养心阴和补益心气2法。

(1) 补养心阴法:适用于心阴不足的心悸、心烦、易惊、失眠、健忘、多寐、口咽干燥等症。以天王补心丹和酸枣仁汤为代表方。

(2) 补益心气法:适用于心气不足的心悸气短、自汗、倦怠无力、面色少华、舌胖嫩、脉虚等症。以养心汤为代表方;若气阴两虚,可选用炙甘草汤。

4. **镇心** 镇心,即用镇心安神的药物,以改善心神不安的治法。适用于一切心神不安的心悸、失眠、多梦易惊等症。常用镇心丹、朱砂安神丸、磁朱丸等加减。

5. **开窍** 开窍,即是用开窍药物使患者苏醒的治法。开窍法一般分为温开和凉开2种。

温开主要适用于寒邪湿痰所致的中风、痰厥、气厥、突然昏倒、牙关紧闭、痰鸣不醒之症,以苏合香丸辛温开窍醒脑为代表;凉开适用于邪热上扰,逆传营血,呈现抽搐昏迷等症,以牛黄、至宝、紫雪等“三宝”为代表。

第三节 护 理

中医护理,内容丰富,是辨证论治的重要组成部分。这里只从精神、起居、饮食以及煎药与服药等方面作一概括介绍。

一、精神护理

许多内科疾病的发生、发展、治疗和转归均与精神情志因素密切相关,如郁证、百合病、消渴、胸痹、癌症等。由于患病之后,患者在精神和肉体上都有痛苦,因此在精神上给以安慰和鼓励,使其安心治疗和休养,以便早日康复,是非常重要的内容。特别对危急病情或难治之证,一旦发现患者有神情反常之时,更应及时进行耐心地解释、反复地开导、热情地鼓励,使其增强信心,保持乐观的情绪,积极配合治疗。中医内科病证的精神护理,以下几点尤为重要。

一是要做到“怡情放怀,可愈此病”。帮助患者克服和消除急躁、抑郁、疑虑、悲伤、恐惧等不良情绪。防止怒伤肝、忧伤脾、悲伤肺,恐伤肾等,以免加重病情。

二是要做到实事求是说明治疗的难易,既要帮助患者克服悲观失望的痛苦心情,也要注意切合实际的向患者宣传解释,应说明治疗上的难易,克服患者的急躁心情。

三是应做好患者亲属的工作,使其密切配合。对探视和陪伴患者的亲属,要热情接待,让他们了解医院正在为患者进行认真负责的治疗,并通过他们给患者以开导,常能获得较好效果。

四是医护人员要有热忱而严肃负责的工作态度。不仅态度要和蔼可亲,体贴耐心地护理患者,而且还要沉着、乐观、充满信心。切忌因治疗上的困难,在患者面前流露出焦虑、紧张情绪,以致忙乱,出现差错事故。

二、日常护理

除应保持病房、诊疗室的安静和整齐清洁外,特别要注意适其寒温和动静结合。

在适其寒温方面,病室要注意通风,但不宜让风直接吹拂患者。随着气候的变化,要及时使用降温和取暖的设备。对阳虚怕冷者,室温应稍高;高热烦渴者,室温宜稍低。同时还应保持室内一定的湿度。此外,要注意指导患者春防风、夏防暑、长夏防湿、秋防燥、冬防寒,以免病中复感,使其早日康复。

在动静结合方面,对急性病证的治疗,常需以静为主;对慢性病的治疗,该静则多静养,若病情许可则适度活动也很必要。因为适度的活动,可以通畅血脉、帮助消化,有助于疾病的痊愈。五禽戏、八段锦、气功、太极拳,既是防病延寿的健身方法,也是调治疾病的体育疗法,应根据病情进行锻炼,以“劳而不倦”为度。

三、饮食护理

饮食可以养人,也可以治病,故早在周代我国就有专门的“食医”。《内经》进而强调:“毒药攻邪,五谷为养,五果为助，五畜为益，五菜为充，气味合而服之，以补精益气。”这说明药物配合饮食治疗，既可减少“毒药”对人体的损害，又能“补精益气”，从而提高治疗效果。兹就饮食护理的注意事项简述如下。

（一）节制饮食

适当的补充营养，对治疗有利，但进食过量，则反而有害。故在疾病过程中不可勉强进食，疾病初愈，更不能骤然暴食。《景岳全书》曾指出：“不欲食，不可强食，强食则助邪；新愈之后，胃气初醒，尤不可纵食。”对某些疾病还应经常控制饮食，如《外台秘要》就要求消渴患者“先候腹空，积饥乃食”。再如少吃多餐，也是一种节制饮食的好方法，对于胃肠疾病更为适宜，诚如《外台秘要》所说：“食欲得少而数，不欲顿而多，多即难消也。”

（二）选择饮食

饮食护理，不仅要注意进食的数量，而且对饮食的软硬、冷热、品类等方面也不可忽视。脾胃虚寒，常因进食生冷硬食而加重；衄血患者因多食辛辣而出血。所以，除根据病情选配流质、半流质、软食及普通饮食之外，还应根据辨证选择饮食。一般寒证宜温，热证宜凉；阳虚宜厚味温补，阴虚宜淡薄滋养。葱、韭、蒜、姜、辣椒等，性味均属辛热，少食有健脾通阳效能，可配用于寒证之胃痛、腹痛、泄泻等症；各种水果及一些瓜类，性味多偏寒凉，且多有清热解渴之效，故对温病热盛伤津者，尤宜食用。

选择饮食，还应注意利用某些食品的医疗效能。早在隋唐时期就有《食疗本草》问世，继而有《食医心鉴》、《饮膳正要》等专著，发展了饮食疗法，且广泛流传于民间。以豆类为例，赤小豆有利水消肿作用，绿豆有清热解暑的效能，扁豆能健脾除湿，黑豆能养肝明目。以瓜果而言，梨长于生津润肺，香蕉、柿子则可润肠通便，西瓜为清暑妙品，丝瓜有清热生津之力。以水产食品为例，海参有滋阴效能，海带有软坚散结之功，鲫鱼、鳝鱼均偏于温养。

感寒宜食姜葱，痢疾宜食大蒜，食积可用山楂，便秘常用蜂蜜。他如雀目之服羊肝，消渴之食猪胰，肺痨之食百合、山药，脾虚之服莲米、薏苡仁、红枣，均可作为医疗的辅佐。此外，尚有食用苦瓜、洋葱、番石榴以配合消渴的治疗；食用大蒜、洋葱以配合动脉硬化症的治疗。

（三）饮食禁忌

饮食禁忌，对临床治疗，也是十分重要的。某些疾病难愈，或愈而复发，不少是与忽视饮食禁忌有关。《备急千金要方》曾说：“大凡水肿病难治，瘥后特须慎于口味，又复病水人多嗜食不康，所以此病难愈也。”水肿病以忌盐最为重要，故《备急千金要方》要求“慎盐酱五辛”，甚至要“始终一切断盐”，即使在用鲤鱼入药治病时，也要求“勿与盐”。《医学六要》对血证饮食禁忌强调：“血证不断酒色厚味，纵止必发，终成痼疾。”其他如黄疸忌食油腻，温病高热忌食辛辣荤腥，脾虚泄泻忌食生冷瓜果，肺痨、痔疮、痈疖忌食燥热食品，产后、经期忌食寒凉食品等，均是饮食护理经验之谈。

此外，尚需考虑药物与食品的关系。服用中药一般均忌嗜茶，服参类补品则忌食萝卜。按一般习俗尚有蜂蜜忌葱、白术忌桃李、鳖甲忌苋菜、荆芥忌鲫鱼等，可供参考。

四、煎药及服药法

（一）煎药法

汤剂是最广泛使用的一种剂型，注意煎药法是提高疗效的关键。现把煎药的注意事项，分述如下。

逐一核对有无错配情况，对于有毒或药性峻烈者，尤应注意。

煎药器具以沙罐、瓷罐或陶瓷为佳。

药物煎煮前应先加清水浸泡，水量则应根据煎煮时间长短而定。

发表、攻下药，须急火快煎，补虚滋养药则应小火慢煎。

芳香气薄的薄荷、藿香、钩藤等药宜后下，煎一二沸即可。石膏、龙骨、牡蛎、代赭石、磁石、珍珠母、石决明、龟版、鳖甲等金石介壳之品，则宜先煎半小时左右。

附子、乌头等有毒之品应另包先煎，特别是川乌、草乌在剂量较大时，常须煎3小时以上，总以舌尝无麻味为度。

旋覆花、枇杷叶、海金沙、马勃等药宜用布袋包好煎煮。

饴糖、蜂蜜宜在煎好后去渣兑入。阿胶、鹿胶、龟胶则应先用黄酒燉烊，成加水蒸化，待药煎好后去渣冲服。

水牛角、鹿茸、沉香、琥珀、川贝母、三七等药，须先研细末或用水磨法，再用开水或煎剂冲服。

（二）服药法

服药方法，也对发挥药效有密切关系，一般应注意以下几点。

汤剂一般每日1剂，分2～3次服；急重患者应随煎随服，每日可2～3剂。峻汗、峻泻之剂，如服一次即得汗或大便已下，则应即时停服；某些需要继续汗下者，则遵医嘱，但须注意密切观察。

驱虫药、泻下药及补养药，均宜饭前服。驱虫药更宜候饥而服，安神镇静药应睡前服，而截疟药则宜在发作前2小时服用。

一般药物大多采用温服，发汗药更须热服以助药力，温热药宜乘温服下，清热药又宜趋凉而服。根据病情需要，也有热药冷服、寒药热服的。

小儿服药，汤剂宜浓缩，宜少量多次服用，且服药时宜缓慢，不可急促灌下，以防药物进入气管。为便于小儿服药，宜酌加调味。

散剂可用温开水或蜂蜜水调服，或装入胶囊吞服。

酒剂剂量应根据病情、药性及患者酒量而定，但注意不可过量，特别是不会饮酒者，或有毒性药的药酒。

（三）服药后的护理

服药后宜休息一段时间，使患者神情安定，观察药物有何不良反应，尤其是峻烈的药物初服之后，更应仔细观察。

服发汗药后，一般应多饮温热开水、热汤、热粥以助汗，并需观察出汗情况，只宜遍体微汗，不可大汗，且应避风。

服利水剂后，应注意尿排量之多少，如能计量，则尽可能做好记录。

危重患者服药之后，对其神志变化、唇面颜色变化、四肢寒温转变情况、气息、出汗、二便等情况均须详细记录。

服攻下药和驱虫药后，除应告诉患者药后可能出现轻度腹痛外，还应观察大便情况及有无寄生虫排出。

各　论

第一章
急　症

一、中医内科急症学发展概况

中医内科急症学在中医学理论体系形成的过程中具有重要的地位，它不仅形成了急诊医学自身独特的、完整的理论体系，而且积累了丰富的临床经验，它是经过历代医家不懈的努力逐步形成的。

（一）奠基期（先秦两汉时期）

先秦两汉时期，正处于中医学理论体系初步形成的历史阶段，至今为止许多文献表明，此时中医学已发展到了相当可观的水平，其中标志性的著作是《内经》、《神农本草经》等。《内经》约成书于战国时期，其问世是中医学理论形成的重要标志，同时也奠定了中医内科急症学的理论基础，在该书中详细地论述了相关急症的疾病病名、临床表现、病因病机、诊治要点，同时对中医内科急症学临床辨证思维提出了理论基础。

1. 对急危重病病名的规范整理　在《内经》一书中对急危重病的命名均冠以“暴”、“卒”、“厥”等，加以区别于非急症疾病，便于临床上使用，如“卒中”、“卒心痛”、“厥心痛”、“暴厥”、“薄厥”、“暴胀”、“卒疝”等。许多疾病病名已具有了固定的涵义，至今仍在沿用，如“卒心痛”一病基本上涵盖了西医学所谓的急性心肌梗死和不稳定性心绞痛，即西医学急诊医学诊断的“急性冠脉缺血综合征”，具有了自己固定的内涵。中医学有自己完整的理论体系，因此就有了本学科的疾病病名，《内经》时代就有了形体病、脏腑病、风病、寒病、暑病等疾病分类的雏形。

2. 对急症的临床表现描述的客观性　客观翔实地描述疾病的发生发展过程，是《内经》的一大贡献。如《素问·举痛论篇》详细地描述了五脏卒痛的临床表现，《灵枢·厥病》：“厥心痛，与背相控，善瘛，如从其后触其心……色苍苍如死状，终日不得太息……真心痛，手足青至节，心痛甚，旦发夕死，夕发旦死。”较详细地记载了厥心痛、真心痛的临床表现及预后，与西医学所讲的心绞痛、急性心肌梗死等相似。

《灵枢·痈疽》：“痈发于嗌中，名曰猛疽，猛疽不治，化为脓，脓不泻塞咽，半日死。”较详细地记载了本病的病情和预后。除此之外，《内经》还较详细地专题论述了热病、狂病、癫病等，有些内容至今仍具有重要的临床价值。

3. 奠定了中医内科急症临床辨证思维　《内经》一书中奠定了中医学临床辨证思维，同时对中医内科急症学的临床辨证思维具有重要的指导意义。

（1）在诊断方面

1）以外知内：是一种透过现象看本质的方法，在《素问·阴阳应象大论篇》中谈到：“以我知彼，以表知里，以观过与不及之理，见微得过，用之不殆。”以表知里是临床上常用的辨证思维方法，在急危重病方面尤为重要，依据内外整体联系的观念，发挥医者望、闻、问、切的基本技能，全面收集患者的临床表现，由表及里、由此及彼的科学思维，以防误诊误治，这种方法是任何仪器诊查方法所不能取代的。

2）三才并察，四诊合参：三才，指天、地、人三者，是中医学诊断疾病过程中整体观念的重要体现，患者是人，是社会中的人，是与天、地相关联的。三才并察才能全面诊断疾病。如《素问·气交变大论篇》谈到：“善言天者，必应于人；善言古者，必验于今；善言气者，必彰于物；善言应者，同天地之化；善言变化者，通神明之理。”“四诊合参”，正如张景岳在《类经》所言：“彼此反观，异同互证，而必欲搜其隐微。”去粗存精，去伪存真，综合分析，以保证诊断内容的全面性、可靠性。

3）知常达变：《素问·玉机真脏论篇》：“天下至数，五色脉变，揆度奇恒，道在于一。”恒为常，奇为变，知常才能达其变，关键在于掌握人体生理功能、病机变化和病机特点。

4）审证求因：《灵枢·外揣》篇中谈到的“司内揣外”、“以近知远”讲的就是这个道理。利用患者对病邪反应确定性原则，通过病证的外在表象，推知病因。如患者头身困重，口黏呕恶，便滞不爽的临床特点可知为湿邪所伤。据此可制定治法，确定方药，达到治疗的目的。

（2）在治则方面

1）治病求本，观其所属：本者，致病之原，人之所病，或表或里，或寒或热，或虚或实，皆不外阴阳，必有所本，这是《内经》中最为重要的治则，只有通过运用“四诊”的手段，翔实地掌握反映疾病本质的证据，即临床证候，观其所属才能正确地求其本，可以说辨证的过程就是求本的过程。《素问·至真要大论篇》云：“大要曰：谨守病机，各司其属，有者求之，无者求之，盛者责之，虚者责之，必先五胜，疏其气血，令其条达，而致和平。”后世医家无不奉其为圭臬。如《类经·论治类》中“见痰休治痰，见血休治血，无汗不发汗，有热莫攻热，喘生休耗气，遗精不涩泄，明得个中趣，方为医中杰”的歌诀，就生动地体现了治病求本的要妙。

2）补虚泻实，调整阴阳：机体阴阳的和谐统一，是人体正常的状态表现，导致疾病的关键是致病因素和抗病因素的相互作用导致阴阳失调而产生病理状态，因此治疗疾病就是通过扶正祛邪，协调阴阳的平衡，称之为补虚泻实，调整阴阳。

3) 因势利导，祛邪外出：《素问·阴阳应象大论篇》中"因其轻而扬之，因其重而减之"、"其高者引而越之，其下者引而竭之"，就是所谓的因势利导的治疗原则，是将随机用巧的原则引入医学，内含丰富的辩证思维。根据病变中邪正交争、上下浮沉、内外出入的自然趋势，顺水推舟，既能驱邪外出又能避免耗伤正气，事半功倍。

4) 异法方宜，个体治疗：《素问·异法方宜论篇》说："圣人杂合以治，各得其所宜，故治所以异而病皆愈者，得病之情，知治之大体也。""得病之情"就是了解患者病情的特殊性，"知治之大体"就是掌握因地制宜的施治原则。

5) 善治未病：《内经》提出了治未病的学术思想，其含义之一是既病防变，要求医者洞察疾病的演变趋势，抓住时机，早遏其路，化解病邪，争取疾病的良好转机，控制病情的恶化。

4. 初步形成了中医内科急症病机学　《内经》时代已经初步形成了中医内科急症学的病机学的特点，并一直对后世产生深远的影响。

(1) 邪正盛衰：《素问·通评虚实论篇》中首先谈到了虚实的病机概念，即："邪气盛者实，精气夺者虚。"这一概念的提出对后世各种辨证理论体系的形成产生了重要的意义，为医宗之纲领，万事之准绳，其言若浅易明，其质若深难究。《素问·刺志论篇》中进一步地谈到了虚实的概念："夫实者，气入也；虚者，气出也。气实者热也，气虚者寒也。"可见《内经》已经完全形成了重要的"虚实"病机学说，并指导后世各种学术的发展。

(2) 阴阳失调：阴阳是中医学重要的基础理论概念，是重要的中医病机学说，后世把它视为"八纲病机和辨证"的总纲，阴阳失调，《内经》也称之为"阴阳不和"、"阴阳不调"。针对急诊医学的特点，提出了阴阳俱衰、阴阳逆乱、阴阳格拒、阴阳离决的基本病机。

除此之外，《内经》还奠定了精血津液失调、六气致病、脏腑病机等，初步奠定了中医内科急症的雏形。

5. 抢救治疗方法强调针刺的重要性　综观《内经》，在治疗学方面主要强调经络、针刺、灸法等的应用，尤其体现在急救的领域，在药物方面，《内经》13 方实际均是急救的重要方剂，如生铁落饮治疗怒狂阳厥证；四乌鲗骨一藘茹丸治疗"血枯"等。更重要的是针灸方法的运用。

6. 奠定了中医内科急症药物学的基础　《神农本草经》收载中药 365 种，将药物分为上、中、下三品，并将药物分为寒热温凉四性，酸苦甘辛咸五味，奠定了中医内科急症药物学的理论基础。

（二）形成期（两汉时期）

两汉时期，中医临床医学已有了相当的水平。东汉末年，张仲景的族人罹患疾病，"建安纪年以来，犹未十稔，其死亡者，三分有二，伤寒十居其七"，医圣发出了"感亡昔之沦丧，伤横夭之莫救"的感叹。在"勤求古训，博采众方"的基础上著《伤寒杂病论》一书，对东汉以前的急诊急救理论和经验进行了一次科学的总结，并上升到新的理论高度。不仅创立了中医学辨证论治的学术思想，同时又是研究中医内科急症学的专著，真正地推动了整个中医学学术的飞跃，把中医内科急症学的学术推向了一个高峰。张仲景以外感疾病（伤寒）为基础，首次提出了"六经辨证学说"，建立了中医内科急症学的第 1 个"辨证救治体系"。对后世各学科的辨证论治体系均产生了深远的影响。"六经辨证体系"不仅体现了 6 种不同疾病的危重状态之间的相互关联，而且各自相互独立存在，即所谓的"传变"、"合病"、"并病"、"直中"等，是一种高层次上的辨证论治体系。

在治疗上张仲景把汉代以前的学术理论有机地结合起来，灵活地运用了"汗、吐、下、和、温、清、消、补"等，创造性地提出了切合实际的辨证纲领及理法方药，如以麻黄汤为主的汗法，以小柴胡汤为主的和法，以瓜蒂剂的吐法，以承气类的下法，以白虎汤为主的清法，以真武汤为主的温法等，至今在临床上仍具有重要的意义和使用价值。

张仲景论治急症不仅重视疾病的本身，更重视疾病危重期的状态及各状态之间的相互关系，以一种"恒动的、辨证的、整体的"观点来论述，"六经辨证"就是一种与脏腑、经络、气血津液等相关联的六种不同的疾病危重期的状态。这种研究方法为后世各家研究中医内科急症学提供了典范。

《伤寒杂病论》的问世，不仅使中医内科急症急救理论与临床脱节的现象彻底摆脱，使其诊治有章可循，有法可依，有方可使，有药可用，使临床疗效得到了空前的提高。而且还记载了卒死、食物中毒等急救方法，为中医内科急症急救技术的发展奠定了基础。

（三）逐渐兴盛期（晋唐时期）

晋唐时期，中医学得到了长足的发展，急诊医学逐渐兴起，以葛洪、巢元方、孙思邈为代表，不仅推动了中医学临床理论的发展，同时对中医内科急症学的发展起到了极大的促进作用。

晋朝著名的医家葛洪所著的《肘后备急方》又名《葛仙翁肘后备急方》，书名"肘后"表示随身携带之意，是中医界真正的第 1 部中医内科急症手册，本书收集了魏晋南北朝时期治疗急症的经验，包括内外妇儿、耳鼻咽喉各科，大至肠吻合术，小至蝎虫咬伤，"众急之病，无不毕备"，在中医内科急症学的发展历程中具有十分重要的地位。

首先在病因学上，葛翁重点论述了"毒"、"疠"的概念：① 认为"毒"、"疠"与"六淫"不同，"不能如自然恶气治之"。② 提出了"疠"具有传染性，在处理方面认为应该"断温病令不相染"的隔离方案。③ 认为"毒"具有致病的特异性，有不同的种类，如"寒毒"、"温毒"、"恶毒"、"狂犬所咬毒"、"蛊毒"、"风毒"等，极大地丰富了中医学"毒"的概念。

其次，在诊断学方面，《肘后备急方》十分重视"目验"的重要意义，重视客观体征的检查，如对黄疸的诊断采用了"急令溺白纸，纸即如柏染者"的验尿实验方法；注重症状的鉴别诊断，如对"癫狂"与"癫痫"的诊断时指出："凡癫疾，发者仆地吐涎沫"、"凡狂发者欲走。"重视证候的动态观察，主张急诊首先"穷诸症状"，如对"水肿"的观察，"先目上肿"，继之"胫中肿，按之没指"，再者"腹内转侧有水声"，这种动态观察疾病的方法为临床提供了更加确切的信息，对临床诊治十分重要。其对急危重病进行了科学的分类，层次分明易于掌握。

第三，在急诊的治疗方面，提出了“急救治本，因证而异，针药摩熨，综合治疗”的学术思想，首先创立了口对口人工呼吸抢救自缢患者的抢救手段。首先记载了蜡疗、烧灼止血、放腹水、小夹板固定等急救技术，如在“治卒大腹病方第二十五”中谈到：“若唯腹大，下之不去，便针脐下二寸，入数分，令水出空合，须腹减乃止。”是最早放腹水的方法。

第四，发现了一些药物的特效，如青蒿、常山治疗疟疾，汞剂治疗蛲虫病，羊肝治疗雀目夜盲等。青蒿治疗疟疾是《肘后备急方》最早记载的，在“治寒热诸疟方第十六”云：“青蒿一握，以水二斤，渍绞取汁，尽服之。”这一疗法的发现，为现代药学专家提取青蒿素提供了重要的线索，首先选用鲜品，其次是渍绞。

《肘后备急方》不但对中医内科急症学的病因学、诊断学有所贡献，更重要的是对急救技术的记载，为后世研究晋朝以前的急诊急救提供了重要的文献资料。

隋唐时期，巢元方等编著的《诸病源候论》，是我国第 1 部论述病因病机的专著，共载病种 67 类，1 739 种证候，其中急症病症占 1/4 以上，急症证候占 1/6 左右。可以说中医内科急症学的病因病机学说起源于《诸病源候论》。另外本书在疾病诊断上首次采用了疾病统领症候的方法，对后世产生了巨大的影响。

急症的病因方面在“三因”的基础上，首次提出了津液紊乱，如在论述消渴的病因时云：“五脏六腑皆有津液。若脏腑因虚实而生热者，热生在内，则津液竭少，故渴也。”巢氏明确将消渴病、水肿病等归属于津液紊乱的范围。

此外，《诸病源候论》一书十分注重冻伤、烧伤、溺水等物理性致病因素的研究，如“疮病诸候论”云：“严冬之月，触冒风雪寒毒之气，伤于肌肤，气血壅滞，因即瘃伤。”“烫火烧候”谈到了“凡被汤火烧者，初勿以冷物及井下泥、尿泥及蜜淋拓之，其热气得冷即却，深搏至骨，烂人筋也”。此外，对脑外伤也有深刻的认识，如在“被打头破脑出候”中云：“夫被打骨陷伤脑，头眩不举，戴眼直视，口不能语，咽中沸声如子喘，口急，手为妄取，一日不死，三日小愈。”

孙思邈是晋唐时期著名的大医，对中医学的发展作出了诸多不可磨灭的贡献，对急诊医学的贡献集中反映在他的《备急千金要方》和《千金翼方》中，书中除“备急方”27 首专供急救之外，差不多每一门中均有一些急救的名方。至今仍广为应用，如犀角地黄汤、《千金》苇茎汤、温胆汤等。

此外，孙思邈在急诊医学的疾病分类上按学科分类，至今仍有较大的影响，对急性出血、急性腹痛、暴吐暴泻、厥脱等的论述，颇为详尽。对急症的治疗倡导综合疗法，一是内服与外用结合，如采用药物内服、熏、洗、敷、贴等多种方法；二是针灸、按摩与药物相结合，他认为：“针灸之功，过半于汤药”、“针灸攻其外，汤药攻其内，则病无所逃矣”、“故知针知药，乃是良医。”三是药疗与食疗相结合。

可以说晋唐时期不仅具有中医内科急症学的专著手册，同时在理论上急救技术上也有较大的进步，对后世急症医学的发展产生了深远的影响。

（四）中医内科急症学理论学术争鸣昌盛期（金元时期）

金元时期，名医辈出，尤以刘完素等金元四大家更是在急症学方面作出了巨大的贡献。

金代刘完素以阐发火热病机及善治火热疾病成为后世温病学派的奠基人，他针对当时外感热病的实际情况，提出了热病当以热治，不可作寒治。并大大扩充了病机十九条中有关热的证候条目，强调六气中的风、湿、燥、寒皆可化火。对火热证的治疗突出表里辨证方法，并在此基础上制定了“防风通圣散”、“双解散”等治疗热性外感疾病行之有效的著名方剂。他受到《伤寒论》急下存阴的启发，结合其临床实践，提出了胃中必须保持润泽的真知灼见。其突破墨守风气，尊重临床实际而提出的火热病机也对后世温病学派的形成产生了巨大的影响。

金代张子和被称为“攻邪派”的代表人物，其著《儒门事亲》一书，在急症方面颇具心得。在发病学上张氏十分重视病邪的作用，提出“夫病之一物，非人身素有之也，或自外而入，或由内而生，皆邪气也”。对后世认识急症发病理论有其提示意义。

张氏在祛邪治疗中的主要方法为发汗、催吐、泻下三法。并认为此三法可结合应用。对于体实和体弱患者区别对待，体弱则不可猛攻，只可缓图。而且在用药上应该注意“中病即止，不必尽剂，过而生衍”。其论述对急症的治疗也颇有指导意义。

总之，张氏对汗、吐、下三法的灵活运用，丰富了急症治疗学的内容，对急症的理论和实践的发展起到了推动作用。

金代李杲作为著名的“补土派”代表人物，著《脾胃论》、《兰室秘藏》等书，重点阐述了《素问・太阴阳明论篇》“土者生万物”的理论，创“内伤脾胃，百病由生”的论点。对内伤发热有其独特的认识，提出了“阴火”的概念，即火与元气不两立，元气不足则阴火内生。在治疗上尤其是在内伤急症的治疗方面，多以益脾胃、升阳气为主，对此类发热采用“甘温除大热”之法，为发热性疾病提出了另一种辨证和治疗思路。此外，李氏还十分重视对活血化瘀的运用，在其创制的三百余首方剂中，具有活血化瘀作用者达八十余首，分别应用在中风、吐血、急性胃脘痛等疾病中，对后世也产生了较大的学术影响。

元代朱丹溪的《格致余论》、《局方发挥》、《金匮钩玄》等书，倡导“阴不足而阳有余”及重视痰、气在急危重病发病中的重要地位，后世尊之为“滋阴派”的鼻祖。

在火热的论治中侧重于火热由体内化生，与刘完素侧重于外来之邪不同，主张“阴不足而阳有余”，因此在治疗方面主张滋阴降火，对后世温病学派滋阴、救津、填精等治则的形成产生了重要影响。

（五）中医内科急症学理论发展的典范——温病学说的兴盛（明清时期）

明清时期兴起的温病学派中人才辈出，对中医内科急症学的发展起了极其重要的贡献。温病学说的形成和发展可以说是中医内科急症学理论发展的典范。面对新的疾病在前无古人论述的情况下，认真地研究和思索，经过几辈人的努力，终于形成新的学说，极大地发展了中医学术。其中最为著名的医学家有吴又可、叶天士、吴鞠通、王孟英等。

吴又可著《温疫论》，根据所见临床实际，突破了六经范围，创立了新的病因理论，即"疠气学说"，用来解释当时的时行天疫。并认为其皆从口鼻而入，形成了温病学派对病邪感受途径的认识。

对伤寒、时疫从病因、传染途径、传变过程等方面进行了鉴别。认为伤于寒者，感天地之正气；感疫气者，乃天地之毒气；伤寒之邪自毛窍而入，时疫之邪自口鼻而入；伤寒之邪在经，以经传经，时疫之邪在内，内蕴于经，经不自传。并提出时疫之邪能传染于人。

赋予"伏邪"新的概念。认为"温病乃伏邪所发"，其邪伏于"膜原"；提出了辨气、辨色、辨舌、辨神、辨脉是识别瘟疫的"大纲"，在治疗上尤重下法的运用，更创"达原饮"以治本病。

叶天士在长期的临床实践中体会温病发展变化非伤寒六经所能概括，而提出著名的"卫气营血辨证"，将温病发展分为4个阶段，同时制定相应的治疗大法。即"在卫汗之可也，到气才可清气，入营犹可透热转气，入血就恐耗血动血，直须凉血散血"，成为温病治疗之纲要。并揭示了温病传变尚有特殊规律，即邪入心包的变化，临床医生应注意此种危重证候的发生。

在治疗上叶天士使用了众多行之有效的处方，为吴鞠通在《温病条辨》中创立温病治疗的方剂打下了基础。其在治疗温病上重视顾护津液，即强调保护胃肾之阴液。在中风治疗上，由于重视"内虚暗风"理论，而采用滋肾平肝的治疗方法。

吴鞠通著《温病条辨》，创立了"三焦辨证"理论，丰富了温病急症的辨证理论体系，与叶天士的卫气营血辨证有相辅相成的作用，并补充了前者在虚证论述上的不足，对温病后期阴液耗竭而形成的下焦大虚之证进行了概括。在该书中又提出了湿温治疗三禁八法，为湿温病的治疗进一步提出了理论依据。吴氏另一大贡献在于其总结和创立了大量行之有效的温病急症治疗方剂。如银翘散、三仁汤、加减复脉汤等。

另外，温病学派中尚有其他一些著名医家也对温病急症学的发展作出了贡献。如薛已对湿温病的论述，使湿温病的辨证和治疗与一般的温热病有了区别；杨栗山创立升降散，至今仍在被广泛地使用；俞霖著《通俗伤寒论》，王孟英著《温热经纬》，对温病学的发展进行了总结，并在书中对"伏气"和"新感"进行了详辨。

在明清时期还有一些医家在急症学的发展方面作出重大的贡献，如张景岳在急症学中有诸多创见，其提出表里寒热虚实六变，并以阴阳统之，已具八纲之形。对急症的治疗以阴阳虚实为纲而定纲目，再按病机、证候分证论治，提纲挈领，便于掌握。对于药物的使用，主张用药捷效，并将"人参、熟地、附子、大黄"称为"药中四维"，是治疗急危重症不可缺少的药物。另外张氏在实践中提出了"探病"一法，于急症中一时难辨之证的诊断颇有启迪意义。

王清任在《内经》气血理论和"血实宜决之、气虚宜掣引之"治则的基础上，加以充实和发挥，他强调气和血是人体的基本物质，"无论外感，内伤……所伤者无非气血"，故"治病之要诀，在明白气血"。尤重气虚和血瘀及两者的相互关系。提出补气活血和逐瘀活血两个治疗原则，创立了补阳还五汤、通窍活血汤、血府逐瘀汤等重要方剂。

（六）中医内科急症学学术研究现状及展望

20世纪中叶至今，中医内科急症的临床实践和基础研究虽然取得了进展，但仍没有质的飞跃。因为现代西医药在我国的发展迅速，对临床急症的救治形成了一套较为完整的处理方法，而且在患者的心目中普遍存在"中医治慢、西医救急"的偏见，所以说，在新世纪中医内科急症学的研究任重而道远。

从20世纪50年代开始中医内科急症在吸收古人经验的基础上就进行了探索性的研究，且形成了一定的规模，并取得了良好疗效。例如1954年，石家庄地区运用中医学温病理论和方法治疗流行性乙型脑炎，取得了显著疗效。此后中医内科急症的研究范围不断扩大，如急腹症、冠心病心绞痛、急性心肌梗死等，在70年代均取得了不少的临床经验。70年代末、80年代初，中医内科急症学进入了一个振兴与发展的时期。政府十分重视中医急症研究的组织工作，如1983年11月，卫生部中医司在重庆召开了全国中医院急症工作座谈会，专题讨论如何开展中医急症工作，并提出了《关于加强中医急症工作的意见》。1984年，国家中医药管理局医政司在全国组织了高热(分南、北方组)、痛证(后分为心痛、胃痛)、厥脱、中风、血证和剂改攻关协作组，后又成立了多脏衰协作组，各地也建立了相应组织，在全国范围内有领导、有计划地开展了中医急症工作。

1984年以来，以这9个急症协作组为龙头在中医急症诊疗规范化、临床研究、剂型改革、基础与实验研究等方面，对一些急症进行了较全面的研究，并出版了一些急症学专著，从一个侧面反映了中医内科急症学的成就与发展趋势。

1. 研究现状及成果

(1) 诊断、疗效标准规范化：中医内科急症医学，作为一门临床学科就要求与国内外医学接轨，首先就要依据中医理论、中医特色在临床中进行诊疗标准规范化的制订。其内容组成应包含病名、诊断、疗效3个标准。中医病名是特色的组成，不可废除。但其广泛的内涵却严重影响着研究水平的提高，不可墨守，必须规范。以王永炎领导的脑病急症协作组对中风病的病名诊断作了深入研究，提出三层诊断法，包括病名、病类、证名的全病名诊断。统一命名为中风病，又称卒中，相当于西医学的急性脑血管病颈内动脉系统病变。病类按有无神识昏蒙分为中经络和中脏腑。证名9条。中经络5条：肝阳暴亢、风火上扰证；风痰瘀血痹阻脉络证；痰热腑实，风痰上扰证；气虚血瘀证和阴虚风动证。中脏腑4条：风火上扰清窍证；痰湿蒙塞心神证；痰热内闭心窍证和元气败脱、心神散乱证。其病名诊断的描述举例为"中风病・中脏腑：痰热内闭心窍证"。中风病名诊断经全国30余个医疗科研单位对2 200多例患者的反复临床验证而具科学性和可行性，极大地推动了中医内科急症的学术发展。胸痹急症协作组对胸痹病的诊断作了探讨，提出了“病证相配,组合式分类诊断法”,首先将中医病名内涵赋以西医学病名,实现规范化,即胸痹病相当于冠心病,把5个临床类型全部归入中医病名内涵。即胸痹心痛相当于冠心病心绞痛;胸痹心悸相当于冠心病心律失常;胸痹心水相当于冠心病心力衰竭;胸痹心厥相当于冠心病心肌梗死;胸痹心脱相当于冠心病心脏骤停。再分6个证名,即心气虚损证、心阴不足证、心阳不振证、痰浊闭塞证、心血瘀阻证和寒凝气滞证。其病名诊断的描述举例为“胸痹心痛·心气虚损兼痰浊闭塞证”。胸痹病名诊断经全国近20个医疗科研单位对1 800多例患者的临床验证而具科学性和可行性。此外血证组对吐血黑便诊断标准的含义定为血由胃来,从窍而出。厥脱组明确厥脱证是指邪毒内陷或内伤脏气或亡津失血所致气机逆乱、正气耗脱的一类病证,以脉微欲绝、神志淡漠或烦躁不安、四肢厥冷为主症,并提出西医学的各种原因引起的休克可参照本证辨证。在病名方面无法运用传统中医学概括者,就及时地推出西医学的病名,如以王今达领导的多脏衰协助组不仅全名引进了“多脏器功能障碍综合征”的病名,而且较早地在国内提出了多脏器功能障碍综合征危重程度的判定标准,同时归纳总结了本病“三证三法”的辨证体系,提出了“菌毒并治”的创新理论,在世界危重病医学范围内都具有十分重要的意义。

诊断标准突出诊断要点,从主症与兼症加以描述并指出诱发因素,还合理地吸收现代医学如生化、细菌、免疫、X线、CT、B超等诊断标准,补充有意义的体征和理化检查内容。

疗效标准采用计量评分法,采用显效、有效、无效、加重4级制。特别是对中医证候学的判断由以往的定性法改为目前的定量法,增强了评定的客观性和可信度。

国家中医药管理局医政司早在1984年就组织制订中风、外感高热、胸痹心痛、血证、厥脱证和胃痛6个内科急症的诊疗规范,于1989年试行,1990年7月1日在全国实行,后又补充了头风、痛证、风温肺热病、温热、多脏衰5个诊疗规范,形成《中医内科急症诊疗规范》在全国推行使用,使中医急症诊疗标准规范化迈出了可喜而扎实的第1步。

(2) 临床用药的现代化:中医诊治急症的理法,既是对急症临床诊断和治法用药的学术归纳,也是对急症病因、病机、病性、病位和病势的综合分析,具体体现中医的整体观和辨证观,融理法方药于一体的理论特色,也是探索和开拓中医治疗急症的临床基础,近年成为各地开展中医治疗急症研究的思路。

保持急症辨证论治的理法特色,从方法学的角度而论,主要是通过有效治法方药的药效学研究来体现,这种研究方法对阐明和印证中医“证”的病机理论及其证治规律,具有现代科技进步的内容。这样“以药探理”的研究方法,为深入探讨急症理法方药的内在联系,揭示急症的治法特点,开拓了新的途径,扩大了一批传统方药的急救应用范围,明显地提高了急救的疗效。

目前,中医急症方药的研究已从单一的治法方药向辨证序列方药方面发展,在中医辨证论治原则的指导下,急症方药强调按病种、病机、病情序列配套。如治疗胸痹心痛,速效止痛分辨寒证、热证,既“急则治标”止痛为先,又“缓则治本”治病为根,研制出组方新、工艺新、标准新的序列方药,在临床配套使用中,明显提高了中医诊治胸痹心痛的疗效水平。对暴喘的治疗,中医认为肺、肝、肾之虚为本,痰瘀交阻为标,但在论治时,攻实则伤正,而补虚则助邪,此时应当标本兼治,而不能一味攻邪或扶正。经临床观察,采用一日两方标本兼治法,疗效不仅较一日一方治标法好,而且还较一日一方标本兼治为佳,投药方法的辨证序列配套也明显提高了临床疗效。另外,中风病、外感高热、急性血证以及急性胃痛等病证也分别实施了辨证方法的序列配套,使中医诊治急症的临床疗效明显地迈上了新台阶。

(3) 丰富了抢救手段:急症的中医急救,由于历史条件的局限,急救手段和投药途径受到多方限制,致使其理法特色和专长,未能充分发挥。因此,能否发挥急救方药的药效,是影响中医急救疗效的重要环节,也是近年来各地集中协作攻关的重要难题。发展中医的应急手段,从临床的角度而论,与急救有效方药的剂型和投药途径的改革密切相关,这些改革包括以下技术进步的内容。① 保持中医的理法特色,具有中医理论和经验提供的处方依据。② 采取现代临床验证观察分析方法,参考现代诊断检查数据。③ 经临床验证为可靠的有效急救方药。④ 按照现代制剂的先进工艺技术程序进行试制并进行相应的药理实验,取得安全有效的实验结果。⑤ 再经临床进行分组对照扩大验证并取得客观的疗效评价。通过这样设计剂型改进的技术加工,基本上能反映出新制剂在继承的基础上,有了提高和改进。仅据近年全国9个急症协作组的不完全统计,已先后推出各种急救中药新制剂共40多个品种,给药途径及剂型有注射液、吸入剂、滴丸剂、舌下给药薄膜及含片、结肠灌注剂及栓剂,以及口服剂(口服液、冲、散、片)等,应用较多的药品有清开灵注射液、双黄粉针剂、穿琥宁注射液、脉络宁注射液、生脉针剂、参附针剂、补心气口服液、滋心阴口服液、瓜霜退热灵等。这些新制剂大大丰富了急症的救治手段。

采用多种治法联用的急救措施,概言之有内治法和外治法、药物治法和非药物治法等之别,也指理法方药一体化中的不同治则治法而言。它是在临床辨证之理明确之后,针对不同病证诊断制定的不同治法原则,依此治法原则立方遣药,以求选方对证、用药效专之功。近年来在探索提高中医急症治疗的进程中,往往采用多种治法联用,如对急性感染所致急症的治疗采用了如下两法联用:活血与清解联用;清解与救阴联用;固脱与清解联用;中西药物的联用等。抢救手段的进步,较好满足了中医对急症的应急之需,而且有利于充分发挥中医综合救治的优势。

(4) 急救医学理论创新:中医学术上的进步和理论的创新,往往首先在急诊医学上突破。历史上伤寒和温病的两次学术发展,推动了中医学术进步。当今正面临第3次突破,近年来在中医急救理论的创新上已经做了不少的学术准备。在外感高热和多脏衰竭的救治上提出了“热毒学说”;急腹症、感染性休克、脑卒中、成人呼吸窘迫综合征、细菌性痢疾和消化道出血中采用了大黄通下法,运用了“肺与大肠相表里”的理论;急性脑出血主张运用破瘀化痰、解毒通络，并在其基础上提出了“毒损脑络”的新理论；流行性出血热主张凉血行瘀，解毒开闭固脱法；冠心病提出痰瘀同治；中风病的治疗重点已转到先兆病的预防及大康复的治疗；护理上提出了“辨证施护”观点等。这些理论的逐渐完善，将可能带来第3次中医内科急症学理论上的突破，进而推动中医学全面的发展。

(5) 研究方法的进步：临床研究方法不断进步，大力引进了现代科学研究方法，如：诊断和疗效评判，注重采用社会公认的标准；临床观察研究，遵循随机对照的原则，采取严格的科研设计，重视了中医内科急症治疗的作用机制研究，加强了对急症发生、传变、预后机制的认识。

虽然中医内科急症医学有了长足发展，但是仍存在不少问题，主要表现为缺乏创新的急诊辨证论治体系；缺乏具有中医特色的应急先进技术手段；缺乏能反映中医优势的评价标准。为了中医内科急症研究工作顺利地进行，应加强对中医内科急症研究思路与方法学的探讨，以促进中医内科急症医学的发展。

2. 中医内科急症学研究的思路与方法的展望

(1) 更新急诊观念，强化中医内科急症意识：中医治疗急症，首先要解决的仍然是观念的更新。这种更新不仅是突破本学科固有的束缚，而是站在学科发展的前沿，综合多学科发展的成就，预测未来发展的趋势，促进中医急症学快速发展。

1) 竞争意识：中医学之所以几千年长盛不衰，除了它完整的理论体系，确切的临床疗效外，还在于千百年来中国百姓对于其信任和依赖。而在21世纪的今天，各学科突飞猛进的发展，现代医学、现代科学诸如光、电、生物工程等与医学的高度结合所显示出来的优势，及其在人体医学诸多方面的突破，都对中医学的生存和发展提出了挑战。中医学要打破以往的观念，重视急诊研究，提高参与层次，首先面临的就是现代急诊医学的挑战，而后者在处置急症方面从诊断方法、诊断技术、抢救技术及抢救药物方面所具有的优势是不能不承认的。正因为如此，必须强化竞争和自下而上意识，从现代急诊医学的不足与中医内科急症学的长处着眼，从医疗市场的急需和现代急诊医学的空白点入手，开展中医内科急症的研究，在竞争意识下求生存求发展，只有这样才有后劲，才能有所突破，才能具有顽强的生命力。

2) 前瞻意识：进行急诊研究，囿于原有的医学模式，恪守固有的理论体系和具体的治疗措施，顺其自然地进行，这已不能适应时代的发展和人类卫生保健的需要。必须站立在原有体系之上，洞察现代医学发展的趋向，既要看到本学科发展的脉络，也要清晰地了解相关学科的进展，了解其成果对人体科学、医学的相关意义，从而找出中医内科急症的研究方向。而今所面临的首要问题就是如何赋予中医内科急症医学中的精华(包括基本理论、辨证方法、救急技术与药物)以新的生命，从而适应社会的需要。把继承、发展、创新统一起来。所谓前瞻也就是远虑，就是超前意识，在事物发展的初阶段，就以胆略和学识认清了事物发展的线路，瞄准了最先进、最具生命力和竞争力的目标，这是制胜的先决条件。无论在基本理论、抢救措施、药物研制方面，或是在证候规范上，都应瞄准世界先进水平，与世界同步，这是搞好急症、促进其发展的重要基础。

3) 特色意识：现代中医内科急症医学是中医学核心理论的升华，应该具有全新的特点和特色，即具有现代急症医学的特点，又要具有中医学的特色和优势，在创立现代中医内科急症医学时，应该强化特色意识使他不要失去自身的生命力，尽可能地汲取现代医学的精华，并赋予它新的中医学特征，真正达到发展中医学学术的目的，形成一种全新的医学体系。

(2) 突出优势，提高临床疗效：临床疗效的提高是任何一门医学存在的前提，没有疗效就没有存在的价值，中医内科急症学赖以生存的重要原因就是有较好的临床疗效。

1) 立足基础理论，做好继承和发扬：《素问·气交变大论篇》：“善言古者必验于今。”没有很好的继承就没有所谓的发扬，中医内科急症学发展的关键是如何深入地挖掘、整理中医学的精华，达到在突出特色和优势的基础上提高临床疗效。

2) 坚持辨证救治的理法特点：辨证论治是中医学的精髓，“辨证救治”是中医内科急症学急救的关键，脱离这一理法的特点将无法达到临床疗效，也将可能逐步脱离中医学的特点和特色，创立现代中医内科急症学的关键是中医内科急症学辨证体系的建立，把中医内科急症辨证逐步由经验性过渡到科学性上来，为中医内科急症学的研究由点到面铺平道路。

3) 拓宽急救手段，创新急救技术：在现代科技发展的新形势下，充分地运用现代科学技术，拓宽中医内科急症急救的手段，加快中医急救药物的改革，一方面研制高效的中药注射剂，更重要的是如何发挥中医药的优势，从不同给药途径改革，研制出新型的制剂用于临床。古代急症医学创立了许多急救技术，如自缢急救术、溺水急救术、导尿术等，在中医内科急症学的发展历史上起到了重要的作用，在现代科技的指导下如何创立中医急救新技术也是中医内科急症学发展必须重视的问题。

总之，在科技高度发达的今天，要集中力量，团结协作，大胆地汲取现代科技和现代医学发展的新成果，推动多学科交叉研究，发展中医内科急症学。

二、中医内科急症的处理要点

由于内科急症多具有起病急，变化快速，病情重等特点，因此治疗处理这些急症，必须详察脉证，细审病机，明辨虚实，分清标本，权衡缓急，医护协作，积极抢救，方能收到预期的治疗效果。现将内科急症的治疗处理要点，概括为以下六个方面。

(一) 诊治并重，急救为先

急症的“症”，既包括急性疾病，如中风、中暑和真心痛，也包括急性证候，如痉病、厥证，还有许多危急的症状，如昏迷、出血等。这些急症都不是一个孤立的证候或症状，而是反映包括病因、病机、病位、病性和正邪消长、阴阳变化等的具体诊断。因此对这些急症治疗处理的要点之一，就是在临床过程中，要及时而正确地分析和解决这些突出的危急矛盾,做到诊治并重,急救为先。对昏迷和厥脱等危急重症患者,不论在门诊还是在病房,均应诊治并重。一面询问病史,进行常规的“四诊”及其他相应的检查,一面迅速进行确当的急救治疗,切不可无视患者危急之情而延误抢救时机。对病史一时搜集不全,或中毒伊始,病症尚不典型,或拒绝治疗的急症患者,应高度警惕,可先按一般常规进行处理,并留诊观察;对一时辨证、诊断不清的留诊患者应严密观察和护理,直至危候缓解。

（二）针对其急,综合处理

危急重证变化迅速,顷刻之间即可危及生命,因此,急救治疗所有立法和选方用药,均应针对其急,尽量采用综合的中医处理措施,尽快显示其急救的效果。针对这些急症之急,其具体治疗处理,既可先治其标,也可先治其本,或标本兼治。如以热厥为例,其热是本,其厥是标,治热厥之要,可先治其标救其逆,继挫其热,也可先治其本,祛其热而解其厥,还可标本同治,即在治其热的同时,又救其逆。此 3 种治疗上的先后缓急,当视患者的具体病情和医疗条件,采取不同的综合处理。有的可在立法投药的先后顺序上定缓急,有的可在具体急救方剂的君臣佐使配伍上定标本,也可从急救用药的品种上,反映出不同标本缓急的综合措施。

目前,多种剂型、多种途径投药、多种急救方法并用的综合处理方法是内科急症治疗的重要发展趋势。这种综合的急救处理,具有以下优点。① 能较及时、合理地进行急救治疗,尤其对病情危重的病例,更为需要。② 能较快地将急症治疗中的标本缓急统一起来,有效地提高急救效果。③ 能较全面地反映出辨证论治的原则及在急救治疗上的发展。通过运用和发展上述中医的急救综合措施,将提高内科急症的急救治疗水平。

（三）急救选药,速效高效

治疗急症的传统剂型,如膏、丹、丸、散、锭、煎等,主要是口服给药,固然有其优点,但这些剂型在临床急救时往往受到很大限制,诸如体积或容积过大,吸收慢而不完全,使用不方便等,因而较难收到高效速效的效果,尤以昏迷和小儿重症患者,更难接受。近年来,运用现代先进的技术和工艺研制的新剂型,如片剂、浸剂、合剂、冲剂、气雾剂、膜剂、舌下含片、滴丸、霜剂、针剂等的问世,为从口、皮肤、咽喉、直肠、静脉血管等多途径给药提供了可能;特别是静脉给药,不仅弥补了传统剂型的不足,而且一些新剂型有速效高效的效应,促进了疗效的大幅度提高。近年来,大量的临床实践表明,采用新的中药制剂静脉给药能使许多急症疗程缩短,如败血症、感染性休克、严重心律失常、急性肾衰竭等,出现了令人鼓舞的进展。

（四）详审病机,治病求本

内科急症具有起病急、变化快、病情重的临床特点,一般而论,内科急症可分为外感和内伤 2 大类,探讨外感急症和内伤急症的不同临床特点,分析归纳其不同的演变规律和病机特点,从而达到治病求本的目的。

外感急症,多系感受六淫之邪,特别是温热邪毒而起,因其临床多具有: ① 以高热为主症,表现在卫气营血各个阶段。② 热甚必伤津耗液。③ 邪毒较快由表入里,故卫分证候短暂。④ 邪毒内侵加正气受损,则出现病势的逆传。⑤ 在病发之初,病邪的属性决定病证的性质等特点。从而可以认为外感温病的急症,都是邪毒与正气相搏的不同结果。其中邪毒至热,则是卫气营血各个阶段相同的病机,邪毒内陷逆传,则是其病势转危、转急的病机反映。因此审明其致急之病机,结合卫气营血各阶段的临床特点,就为温热病急症的治病求本,提供了临床依据。

内伤急症的临床特点,主要是: ① 内伤的急症,可分为以脏腑、气血、阴阳失调所呈现的虚证和实证两大类。② 内伤急症的寒或热,大都源于虚,故其寒热为标,正虚是本。③ 内伤急症一般无外邪的入侵,故无外邪病证的传变规律。④ 内伤急症的轻重,主要是详察其气机逆乱的程度。根据这些特点,内伤急症的气机逆乱,多由虚而生,由虚转实,虚实兼见,以虚为本,以实为标。这样标本分明,在内伤急症的急救治疗过程中,就可以权衡缓急。

（五）详察先兆,注意逆变

如前所述,内科急症既为外感、内伤两类,温病急症之逆传变症,多由卫分直入营血,逆传心包,临床除有躁扰不宁、谵语神昏、抽搐、斑疹、吐衄等心营证候外,还应警惕体温骤升或骤降,大汗淋漓,面色苍白,呼吸急促,唇面发绀,脉微欲绝,血压骤然下降等,这些多属病势逆变急症的先兆。先兆出现,应当机立断,采取有力措施,防止突变。

内伤急症的逆传变证,多起于久病之后,在脏腑气血功能失调的基础上,诱因乍加,引起了证候的急剧演变和加重,导致脏腑气血功能严重受损和亏耗,终至出现多种多样的危急症候。虽然这些内伤急症的病因不同,证候各异,但病情发展到危急重笃的阶段,则常导致气机逆乱。临床上这些气机逆乱的先兆,可归纳为以下几种。① 清窍闭塞,神失所用的先兆为神志朦胧。② 阳气暴张,肝风内动的先兆为躁扰抽搐。③ 痰浊内聚,肺气上逆的先兆为喘逆气上。④ 肾气亏损,水邪泛滥的先兆为全身肿满。⑤ 胃气衰败,受纳无权的先兆为呕吐厌食。⑥ 阳气衰败,四肢厥逆的先兆为脉微肢冷。⑦ 血不循经,内溢外浮的先兆为出血、紫癜。⑧ 气化失司,水道不利的先兆为尿少尿闭等等。这些气机逆乱,以虚实兼杂者为多见,其中由虚转实而致危者尤多,详察其气机逆乱的先兆,是防治病情逆变的重要方面。

（六）医护协作,严密观察

急症的救治处理,没有医护的共同协作和严密观察,是难于顺利完成的。由于危重患者的病情复杂多变,因此必须严加监护和观察,及时做好记录。监护和观察的具体内容,由主管医生提出,开列医嘱,医护协作,共同完成。对每次监护观察的结果,均应及时记录,并重视查对,做到书面和床旁交接班,班班小结,勤加巡视,尤其对危象先兆的出现,应高度警惕,及时讨论和会诊,使急救的治疗处理,更加及时、合理和准确。

高　热

【定义】

内科急症之高热是指由于外感或内伤导致体温骤升(多在 39℃以上),以身体灼热,烦渴,脉数为主要临床表现的一种内科急症。如伤寒中的太阳、少阳、阳明高热,温病卫气营血各阶段的高热或内伤杂病过程中出现的由虚热引起的高热。本篇着重介绍前者,后者将在“内伤发热”中介绍。

【历史沿革】

《素问·阴阳应象大论篇》、《素问·热论篇》对外感发热的病因病机和治疗法则都作了扼要的论述,为热病诊治奠定了理论基础。汉代张仲景《伤寒论》是我国第 1 部研究外感热病的专著,系统地论述了外感热病的病因病机和证治规律;该书以阴阳为纲,创造性地提出了六经辨证理论,成为后世辨证论治外感热病的纲领。金代刘完素对外感热病的病因病机主火热论,认为外感热病的病因主要是火热病邪,即使是其他外邪也是“六气皆从火化”,病机属性是火热,主张“热病只能作热治,不能从寒医”,治疗“宜凉不宜温”,突破了金代以前对外感热病多从寒邪立论,治疗多用辛温的学术束缚,是外感热病理论的一大进步。清代叶天士《外感温热篇》对外感热病的感邪、发病、传变规律、察舌验齿等诊治方法都有详细的阐述,创立了外感热病的卫气营血辨证纲领。清代薛己《湿热病篇》对外感湿热发病的证治特点作了详细论述。清代吴鞠通《温病条辨》对风温、湿温等各种外感热病作了分条论述,不仅制定了一批治疗外感热病行之有效的方药,同时创立了外感热病的三焦辨证理论。卫气营血辨证和三焦辨证的创立,标志着温病学说的形成,从而使外感热病的理论和临床实践臻于完善。

【范围】

西医学急性传染性、感染性疾病,以及慢性疾病并发急性感染表现高热者,如上呼吸道感染、肺部感染、胆道感染、泌尿道感染等均可参照本篇进行辨证论治。

【病因病机】

高热为内科常见急症,病因不外乎外感六淫、疫毒之邪,临床以实热或本虚标实之高热为多见。

1. **时疫流行**　疫毒之气致病力强,具有较强的季节性和传染性。一旦感受疫毒,起病急骤,传变迅速,卫表症状短暂,较快出现高热。

2. **六淫入侵**　由于气候突变,人体调摄不当,风、寒、暑、湿、燥、火等邪气乘虚侵袭人体而发热。六淫之中,火热暑湿为致外感发热的主要病邪,风寒燥邪亦能致外感发热,但它们常有一个化热的病机过程。六淫可单独致病,亦可以两种以上病邪兼夹致病,如风寒、风热、湿热、风湿热等。外感发热病因的差异,与季节、时令、气候、地区等因素有关。

外邪入侵,人体正气与之相搏,正邪交争于体内,则引起脏腑气机紊乱,阴阳失调,阳气亢奋,或热、毒充斥于人体,发生阳气偏盛的病理性改变,即所谓“阳胜则热”的病机。病理性质多属热属实。若病情进一步进展可化火伤阴,亦可因壮火食气导致气阴两伤,若热入营血,则会发生神昏、出血等危急变证。

【诊断与鉴别诊断】

一、诊断

(一)发病特点

高热病情变化比较迅速,可产生神昏、动风、出血、脱证等变证。

(二)临床表现

高热急症多见实热或本虚标实之热,表现形式多样。但以身体灼热,烦渴,脉数为主要临床表现。热型有壮热、恶寒发热、潮热、寒热往来等。发热时间,短者数小时,长者数日。

病在表:病在卫分,症见微恶寒而发热,伴口渴,汗出,脉浮且数。邪犯太阳,恶寒重于发热,伴头身痛,脉浮。

病入里:病在气分,邪犯阳明,则壮热不寒,口大渴,脉洪大而数;若热结于腑,痞满燥实,苔黄燥;若夹湿则高热,但口多不渴,苔多白腻或黄腻,脉濡数。入营则高热入夜为甚,兼见谵昏,斑疹隐隐;入血则高热兼见齿衄,鼻衄,吐血、便血,甚至昏迷、抽搐、斑疹显露,脉细数,舌绛少津等。

二、鉴别诊断

内伤发热　本篇高热主要指由外感所致高热,具有起病急,病程短,热势重而体多实的特点。而内伤发热多由脏腑阴阳气血失调,郁而化热所致,高热之前多有低热,发病缓,病程长,临床多伴有内伤久病虚性证候,如形体消瘦、面色少华、短气乏力、舌质淡、脉数无力等。

【辨证要点】

(一)辨外感、内伤

外感高热:起病急,病程短,热势重,有外感六淫、疫毒的病史,兼见外感之症,如恶寒、口渴、面赤、舌红苔黄、脉数,多为实热证。

内伤发热:起病较缓,病程较长,热不高而多间歇,多继发于他病之后,兼见内伤之症如形体消瘦,面色少华,短气乏力,倦怠纳差,舌质淡,脉数无力,多为虚证或虚实夹杂之证。

(二)辨虚实

内伤发热多属虚热,或本虚标实之热,外感病后期,亦可见虚热。其热波动无常,时高时低,缠绵难愈,脉多细数,兼见其他虚象。实热多见于外感中期,热势较高,病情较急,变化较速,脉洪数,热甚伤阴,可见谵语、神昏、动风等兼证。

（三）辨热型

发热恶寒：发热与恶寒同时存在,病证在卫表。

壮热：多见于伤寒阳明病和温病气分阶段;邪毒内陷气营两燔亦可见高热,但常并见发斑、神昏、谵语、动风等兼症。

潮热：多见于阳明腑实证,身热汗出蒸蒸,腹胀满实拒按,热势至夜加重。阴虚内热亦可见潮热,症见潮热颧红、骨蒸盗汗、咳嗽、咯血、舌红少苔、脉细数。

寒热往来：寒时不热,热时不寒,往往一日数次发作。

（四）辨寒热真假

在高热急症中,由于热极或寒极会出现与本病之寒热不相符合的现象,即真热假寒和真寒假热之象。

真热假寒证：有一个发热的过程,且起病急,病情进展快,热势甚高,很快进入手足厥冷的假象,身虽大寒,而反不欲近衣;口渴喜冷饮,胸腹灼热,按之烙手;脉滑数按之鼓指;苔黄燥起刺或黑而干燥。以发热经过、胸腹灼热及舌苔为鉴别的重点。

真寒假热证：一般出现于慢性病或重病的过程中,身虽热,但欲得衣被;口虽渴,但喜热饮;脉虽数但按之乏力或细微欲绝;苔虽黑而滑润。以舌苔、脉象为鉴别的重点。

【急救处理】

一、处理原则

1. **分主次** 即分清高热及其兼症的主次。外感高热,无论其热型热势如何,高热均属主症,治以清热为主,根据病邪性质、病变脏腑、影响气血津液的不同,又有清热解毒、清热利湿、通腑泻下、清泻脏腑、养阴益气等治法,以达清除邪热、调和脏腑之目标。内伤高热,则高热不一定是主症,治当审其病因究竟发于劳伤还是饮食。

2. **审标本** 审清高热的主要病机,细辨高热与其他症状的标本关系。例如高热出血腹痛,主要病机为热毒内陷,损伤脉络,迫血妄行,瘀阻腹内,治当清热凉血为急为本。

3. **察传变** 观察高热伴发的变证。由外感高热并发神昏、谵语、厥逆、出血、抽搐等,提示邪毒内传,营血耗伤,除治高热,还要加用开窍、固脱、凉血、息风之剂。

二、急救治疗

1. **一般措施** 卧床休息;流质饮食或半流质饮食,多饮水,补充维生素等。

2. **物理降温** 冰袋冷敷头部或腹股沟等部位;中药煎汤擦浴,如荆芥水、石膏水擦浴;或用温水、乙醇擦浴,冰水灌肠等方法。在降温过程中要密切观察体温下降情况以及病情变化,以免体温骤降而致虚脱。

3. **针刺法** 可选用大椎、曲池、合谷、风池等穴,用毫针刺法或十宣放血法降温。

4. **刮痧法** 中暑高热患者,可在两胁部、夹脊部、肘窝等部位进行刮痧。

5. **中药灌肠法** 根据病情可给予中药煎汤灌肠通便,也能够降温退热。

6. **维持生命体征** 密切观察神志、面色、血压、呼吸及脉搏等生命体征。

7. **药物治疗** 建立静脉通道,选择相应药物予以治疗。

(1) 醒脑静注射液(主要成分为麝香、冰片、栀子、郁金等)10～20毫升加入等渗葡萄糖注射液500毫升中静脉滴注,每日1～2次。

(2) 痰热清注射液(主要成分为黄芩、熊胆粉、金银花、连翘等)30毫升加入0.9%氯化钠注射液250毫升静脉滴注,每日1～2次。

(3) 清开灵注射液(主要成分为板蓝根、水牛角、珍珠母、金银花、栀子、黄芩苷、胆酸等)30毫升加入等渗葡萄糖注射液250毫升静脉滴注,每日1次。

(4) 鱼腥草注射液80毫升加入5%葡萄糖注射液250毫升静脉滴注,每日1次。

(5) 双黄连注射液以每千克体重1毫升计算,用5%或10%葡萄糖溶液250～500毫升稀释后静脉滴注,每日1次。

(6) 穿琥宁注射液400毫克加入等渗葡萄糖溶液500毫升稀释后静脉滴注,每日1次。

8. **其他** 可选柴胡注射液2～4毫升肌注,每日1～2次。

中成药可选用紫雪丹、牛黄清心丸、柴石退热颗粒等口服。复方退热滴鼻液(由金银花、连翘、青蒿等制成)滴鼻,每次每侧鼻腔3～4滴,每30～40分钟1次。

9. **补液** 维持水、电解质平衡。

三、辨证论治

[病在卫分]

主症：高热,兼见微恶寒而发热,伴口渴,汗出。脉浮且数。

治法：辛凉宣透。

方药：银翘散加减。方中金银花、连翘清热解毒、辛凉透表为主药;竹叶清热除烦,薄荷、荆芥、豆豉辛凉宣散,透热外出,为辅药;桔梗、牛蒡子、甘草宣肺止咳,利咽散结,因温邪化热最速,容易伤津耗液,故又配芦根甘凉质润,清热生津止渴,均为佐药。合而成方,既可辛凉透表、清热解毒,又可利咽止咳,生津止渴。

[病在气分]

主症：壮热不寒,口大渴。脉洪大而数。

治法：清热解毒。

方药：白虎汤加减。本方以生石膏配知母,清胃泻火;粳米、甘草和胃生津。可加金银花、连翘、黄连、芦根清热解毒。若大便秘结者,加大黄、芒硝通腑泻热。若发斑疹者,加犀角(水牛角代)、玄参、丹皮清热凉血。

[病入营血]

主症：高热入夜为甚,兼见谵昏,斑疹隐隐;入血则高热兼见齿衄,鼻衄,吐血、便血,甚至昏迷、抽搐、斑疹显露。脉细数,舌绛少津等。

治法：清热透营,凉血解毒。

方药：清营汤合犀角地黄汤加减。犀角清解营分热毒为主药;玄参、生地、麦门冬清热养阴,为辅药;佐以金银花、连翘、黄连、竹叶心清热解毒;并以活血散瘀、清热凉血的丹参、赤芍为使，以防血与热结，共奏清营解毒，透热养阴之效。

【转归与预后】

常见高热病情变化比较迅速，由表热证而发展至半表半里证，再向里传变而成里热证。若正气未衰，治疗及时可治愈。若感邪太盛，治疗不力，可产生神昏、谵语、厥逆、抽搐、出血、脱证等变证。

【预防与护理】

(1) 密切观察病情变化，记录各项生命体征(体温、呼吸、血压、脉搏、神志)。

(2) 保持病室空气新鲜，室温可保持在 20～22℃，并且要保持一定的湿度。高热患者口咽容易干燥，冬天可在暖气上放一盆清水，使其蒸发以湿润空气，有条件时可使用加湿器。

(3) 高热患者的饮食宜清淡、细软、易消化，以流食、半流食为宜。患者口渴时应鼓励多饮水或果汁，如西瓜汁、梨汁、橘汁等。汗出较多时应注意补充水分，可用鲜芦根煎汤代茶饮或给淡盐水。不能饮水者，应用鼻饲法或静脉输液等方法补充津液的消耗，以免脱水。高热患者应忌食油腻、辛辣、厚味食品。热病初愈，饮食仍宜清淡稀软，逐渐恢复正常饮食，但要注意补充营养，要少食多餐。可选择瘦肉、蛋类、新鲜蔬菜、水果等。

【现代研究】

中医治疗高热，除用常服的丸药汤剂口服外，还有多种治疗方法：针刺疗法、中药煎汤擦浴疗法、直肠给药法、刮痧疗法、喷喉法、滴鼻法等。

临床辨证论治以清法为主，剂型以丸散口服药为主，随着科技发展，先后研制出多种注射液，例如：清开灵注射液、穿琥宁注射液、双黄连粉针剂、柴胡注射液、板蓝根注射液等，临床研究表明多具有良好疗效。

涂氏[1, 2]采用清、解、和、下四法联合应用设计而成的热必宁(商品名：柴石退热颗粒)治疗高热疗效明显优于西药对照组及单纯清热解毒组；实验研究证实热必宁能够显著抑制肺炎球菌所致家兔体温的升高；对大肠杆菌内毒素所致家兔体温升高具有抑制作用；对肺炎球菌、金黄色葡萄球菌具有抑制作用；对流感病毒和 RSV 有较强抑制作用。赖氏[3]用醒脑静注射液治疗小儿外感高热 142 例，42 例体温 1 日内退至正常，71 例 2 日内、21 例 3 日内退至正常，无效 8 例，总有效率 94.37%。谢氏[4]等研究发现醒脑静注射液可有效降低兔出血热病毒家兔高热模型的发热指数，降低脑脊液前列腺素 E_2 和环核苷酸发热介质。黄氏等[5]利用痰热清注射液治疗中枢性高热，退热效果好，且使 MDA、TNF-α、IL-6 水平下降，而 SOD 明显上升。鲁氏等[6]用清开灵注射液治疗 230 例高热患者，不仅退热作用快，而且体温下降平稳，很少出现反复发热现象，且对全身症状有改善，认为清开灵具有整体调节作用。刘氏[7]将肺系感染高热的患者 413 例随机分为治疗组 221 例，对照组 192 例，治疗组予鱼腥草注射液静滴治疗，对照组予西药常规治疗。治疗组总有效率及对白细胞数正常的患者疗效明显高于对照组($P<0.01$)；对卫分证、卫气同病及气分证 3 种不同证类平均退热时间短于对照组($P<0.05$)；两组白细胞数升高的高热患者疗效相当。雷氏等[8]采用双黄连注射液治疗外感高热 60 例，体温下降幅度较对照组(青霉素针剂静滴配合肌注复方氨基比林)明显增大，治疗有效率明显优于对照组。雷氏[9]采用穿琥宁注射液静脉点滴外感高热症 139 例，效果满意。穿琥宁是从中药穿心莲叶中提取的有效成分穿心莲内酯与琥珀酸酯反应所致的脱水穿心莲内酯琥珀酸半酯单钾盐，具有明显的解热、抗病毒、抗炎作用以及可促进肾上腺皮质功能及镇静作用，临床上多用于病毒性肺炎及上呼吸道感染。穿琥宁注射液同时具有抗菌、抗病毒、解热作用，其中抗病毒作用尤为显著。运用穿琥宁注射液治疗外感高热，不论卫分、卫气同病还是气分证均疗效确切，不易反复，具有退热时间短、全身症状改善快的特点。

【小结】

高热为内科常见急症，病因不外乎外感六淫、疫毒之邪，临床以实热或本虚标实之高热为多见。治疗需分主次，审标本，察传变。在辨证论治的基础上，采用多剂型、多途径给药综合治疗，可顿挫热毒，同时应注意顾护津液，益气养阴，避免阴液耗伤，发生变证。

附方

(1) 银翘散(《温病条辨·上焦篇》)：金银花　连翘　牛蒡子　薄荷　荆芥穗　豆豉　桔梗　生甘草　竹叶　芦根。

(2) 白虎汤(《伤寒论》)：石膏　知母　甘草　粳米。

(3) 清营汤(《温病条辨》)：水牛角　生地　玄参　竹叶　麦门冬　丹参　川连　金银花　连翘。

(4) 犀角地黄汤(《备急千金方》)：犀角　生地　芍药　丹皮。

【现代研究】主要参考文献

[1] 涂晋文，洪亨惠，董梦久，等. 热必宁治疗外感高热急症的临床观察[J]. 中国中医急症，1995，4(6)：252～256.

[2] 董梦久，涂晋文. 热必宁颗粒剂解热及抗菌、抗病毒作用研究[J]. 中国中医急症，1996，5(1)：31～36.

[3] 赖意芬. 醒脑静注射液治疗小儿外感高热 142 例[J]. 中国中西医结合急救杂志，2000，7(2)：70.

[4] 谢景峰，俞军，赵剑华，等. 醒脑静注射液治疗病毒性发热的实验研究[J]. 中国中医急症，2000，9(2)：78～80.

[5] 黄登鹏，潘速跃，邓虹，等. 痰热清注射液治疗中枢性高热的疗效和机制探讨[J]. 中国中医急症，2006，15(3)：237～238.

[6] 鲁红，夏青. 清开灵注射液对高热窍闭的临床观察[J]. 中华实用中西医杂志，2003，3(16)：2101.

[7] 刘文童，吴蔚. 鱼腥草注射液治疗肺系感染高热临床观察[J]. 中国中医急症，2002，11(5)：368.

[8] 雷文刚，房延兵，赵恒刚. 双黄连注射液治疗外感高热 60 例疗效观察[J]. 陕西中医学院学报，2002，25(5)：28～29.

[9] 雷奕洋，尹克春，梅广源. 穿琥宁注射液治疗外感高热症 139 例[J]. 新中医，2001，33(9)：62.

厥 脱

【定义】

厥脱包括厥证、厥逆和脱证，是内科常见之急症。临床以面色苍白，四肢厥逆，出冷汗，欲呕欲便，脉微欲绝或乱，神情淡漠或烦躁，甚至不省人事，卒然昏倒等为特征。汉代张仲景《伤寒论·辨厥阴病脉证治》论述了厥证之病机及临证特点："凡厥者，阴阳气不相顺接便为厥"、"厥者，手足逆冷是也。"明代张景岳在《景岳全书·杂病谟·厥逆》中论及厥逆的预后时曰："厥逆之证，危证也。"清代徐灵胎在《临证指南医案·脱》的评语中明确了脱证发病之机在于阳气的骤越，并提出临证诊治之要点："脱之名，惟阳气骤越，阴阳相离，汗出如珠，六脉垂绝，一时急迫之证，方名为脱。"

【历史沿革】

"厥"、"脱"首见于《内经》，"厥"有"寒厥、热厥、煎厥、薄厥、暴厥、六经之厥、风厥、厥逆"之别，就其病因病机而言，《内经》论述较为详尽，概而言之，虚实两端，如《素问·厥论篇》："阳气衰于下，则为寒厥；阴气衰于下，则为热厥。"《素问·生气通天论篇》："阳气者，烦劳则张，精绝，辟积于夏，使人煎厥。""阳气者，大怒则形气绝，而血菀于上，使人薄厥，有伤于筋，纵，其若不容。"对其预后而言正如《素问·调经论篇》所云："厥者暴死，气复反则生，不反则死。""脱"在《灵枢·决气》中被分为"精脱、气脱、津脱、液脱、血脱"等不同的类型，详其证象，"精脱者，耳聋；气脱者，目不明；津脱者，腠理开，汗大泄；液脱者，骨属屈伸不利，色夭，脑髓消，胫酸，耳数鸣；血脱者，色白，夭然不泽，其脉空虚，此其候也。"厥与脱的治疗方面仅有针刺等方法。

后世医家对"厥"多有发挥，汉代张仲景认为："凡厥者，阴阳气不相顺接，便为厥。厥者，手足逆冷是也。"并提出了"白虎汤、当归四逆汤、四逆汤"等治疗的方剂。张景岳在《类经·疾病类》详细辨别了寒厥、热厥、薄厥、暴厥与中风；并在《景岳全书·杂病谟·厥逆》篇中首次提出了"厥脱"的概念，"气并为血虚，血并为气虚，此阴阳之偏败也，今其气血并走于上，则阴虚于下，而神气无根，是既阴阳相离之候，故致厥脱而暴死"。林珮琴在《类证治裁·厥症论治》中对厥症进行了详尽的论治，在预后上提出了"凡诸厥，脉大浮洪有力易醒，脉细沉伏数急不连贯，凶。厥仆大指掐拳内，凶；掐拳外，轻。面青，环口青，唇白，鼻青孔黑，人中吊，危也"的论断，贴近临床。

"脱"的论述当以林珮琴分"上脱、下脱、上下俱脱"、叶天士的"阴脱、阳脱、内闭外脱"最为精当，对临床最具指导意义。

【范围】

西医学的感染性休克、心源性休克、失血性休克和过敏性休克等，其临床征象与本症极为相似，多脏器功能障碍综合征出现厥脱者，可参阅本篇进行辨证论治。

【病因病机】

厥脱之起因，历代多有论述。概而论之，凡邪毒内侵，陷入营血，剧痛惊恐所伤，失血、失精、中毒、久病等耗气伤阴，损及五脏功能，使气血运行障碍，从而导致阴阳之气不相顺接，气机逆乱，甚则阴阳离决而致厥脱。若素体羸弱，或久病不愈，或大汗、大吐、大下、大失血之后，元气耗竭；或阴损及阳，或阳损及阴，以致阴阳不相维系，终至阴阳离决，是为脱证之主要病机。

1. **邪毒过盛，气虚阴伤** 盖外感六淫之邪或疫疠毒邪，由表入里，郁而不解，皆能化火蕴结成毒，毒热过盛，耗气伤阴，邪闭正衰，终致阴阳气不相顺接，发为厥脱，正如《素问·厥论篇》指出："阳气衰于下，则为寒厥；阴气衰于下，则为热厥。"

2. **失血失液，气随血脱** 热毒猖獗，入营动血而至呕血、便血等，亦有创伤、产妇伤及脉络，大量失血，以至气随血脱，阳随阴亡；或有暴饮暴食夹有不洁之物，或因药物中毒，或攻下过猛，损伤脾胃，升降失常，清浊不分，暴吐暴泻，阴液大伤，气随阴脱，阳随阴亡。正如清代徐灵胎所言："脱之名，惟阳气骤越，阴阳相离。"

3. **剧痛致厥** 剧烈疼痛，可致气机逆乱，阴阳之气不相顺接，而发厥证。

总之，本病证发生，不外热、毒、瘀、虚，虚有气血阴阳之不同，热毒瘀互结，损伤气血阴阳，络脉阻滞，终致阴阳不相维系，阴阳气不相顺接，阴阳离决，发为厥脱。

【诊断与鉴别诊断】

一、诊断

（一）发病特点

急性起病，常有明确之因，可发于各年龄段。

（二）临床表现

厥脱多系各科（包括内科、外科、创伤、妇科、儿科等）疾病的变证，临床表现较为复杂，或急骤发作，或隐匿而突发，典型表现为汗出、四肢厥冷、烦躁不安、尿少等。

早期多见面色苍白，四肢发冷，心悸多汗，短气乏力，尿少，烦躁不安，脉搏细弱，血压下降，神情淡漠；重者可见昏不知人，唇指发绀，四肢厥冷，呼吸短促，脉微欲绝，或不应指，无尿，血压不升。

（三）类型

1. **厥证** 分为寒厥、热厥。
2. **脱证** 分为阴脱（亡阴）、阳脱（亡阳）、阴阳俱脱。

二、鉴别诊断

1. **中风** 中风为病，卒然昏倒，可伴有四肢厥冷，当与本病鉴别。中风多有肝阳上亢等病史，发作与情志激动有关，且伴有口舌歪斜、言语不利、半身不遂等症，故与本病不难鉴别。

2. **痫病**　痫病是一种发作性神识异常之病，常突然发病，神识不清，双目凝视，或肢体抽搐；重者卒然昏倒，口吐涎沫，两目上视，牙关紧闭；或口中作猪羊叫声，移时苏醒，醒后无异常，可反复发作，每次相似。厥证无此特点，可资鉴别。

3. **暑厥**　暑厥因夏季暑热而发病，暑热之邪闭窍，突然昏倒，身热烦躁，手足厥冷，气喘不语，或四肢抽搐，或有汗，或汗闭，与厥脱相似，但发病季节明显，且无脉细数、脉微欲绝和血压下降，可资鉴别。

【辨证要点】

（一）辨厥之寒热

厥之共同特点为手足厥冷，其不同者：

热厥：发热，烦渴躁妄，胸腹灼热，溺赤便秘，便下腐臭，苔黄舌燥，脉数，属于阳证。

寒厥：无热畏寒，神情淡漠，身冷如冰，尿少或遗溺，下利清谷，面色晦暗，苔白舌淡，脉微欲绝，属于阴证。

（二）辨脱之阴阳

脱分阴脱、阳脱和阴阳俱脱。

阴脱：亡阴，多见于热病之中，以面唇苍白，发热烦躁，心悸多汗，口渴喜饮，尿少色黄，肢厥不温，脉细数或沉微欲绝为特征。

阳脱：亡阳，多为亡阴之后演变而成，其脉症与寒厥相似而更严重。

阴阳俱脱：乃厥脱之重者，多见神志昏迷，目呆口张，瞳仁散大，喉中痰鸣，气少息促，汗出如油，舌卷囊缩，周身俱冷，二便失禁，脉微欲绝。

（三）辨厥脱之轻重

厥脱之轻重，当视其脉象、厥逆程度、气息变化、神志有无异常、尿之有无等而定。一般而论，脉来迟缓而乱者重，滑数有力而不乱者轻；身肢冰凉愈甚、时间愈久者重，反之较轻；气息愈急促并见痰鸣者重，气息平和无痰阻气乱者轻；神志昏迷愈深、愈久者重，无神志异常者轻；无尿者重，少尿、有尿者轻。

【急救处理】

一、处理原则

厥脱病情复杂且多变，临证应高度警惕，严密观察，分秒必争。其处理原则可概为：

1. **细察病因**　厥脱乃多种病因所致之内科急症，审明病因，对厥脱之治疗至关重要。若系热毒内陷所致，清热解毒固脱并重；若出血亡阳所致，当益气摄血，回阳救逆同治；若肝阳暴张或中毒致脱，当平肝、祛秽与救逆兼用。

2. **辨明虚实**　一般而论，热厥多属实证；寒厥则多属虚证。具体而言，若厥而气壅息粗，喉间痰鸣，或烦热不宁，抽搐反张，脉多实或滑数者，属实；若厥而气息微弱，自汗淋漓，肤冷肢凉，嗜睡蜷卧，脉沉细而欲绝者，即为脱象，属虚。辨明虚实，方能避免治疗上"虚其虚"、"实其实"之误。

3. **综合救治**　厥脱之证，虽有轻重之别，寒热之分，阴阳之异，厥与脱之差，但均属危重证候，且可迅速逆变，乃至死亡。因此必须采用多种投药办法，积极进行综合救治，将标本、先后、缓急统一起来，力求辨证确切，用药有力，措施及时。

二、急救治疗

1. **一般措施**　保持安静，开通静脉通路，补液，氧疗等。

2. **益气养阴固脱**　生脉注射液20～40毫升静脉推注，每1～2小时1次，直到脱离厥脱状态；或生脉注射液100毫升加入10%葡萄糖溶液中稀释静脉滴注，每日2次；或选用参麦注射液，用法与生脉注射液同。

3. **益气回阳固脱**　参附注射液20～40毫升静脉推注，每1～2小时1次，直到脱离厥脱状态。

4. **清热解毒开窍**　清开灵注射液40～120毫升加入10%葡萄糖溶液中稀释静脉滴注；或醒脑静注射液20毫升加入10%葡萄糖溶液中静脉滴注，每日1次。

5. **活血解毒通络**　血必净注射液50～100毫升加入10%葡萄糖溶液中静脉滴注，每日1～2次。

三、辨证论治

［热毒内闭，耗伤气阴］（热厥）

主症：发热，烦渴躁妄，胸腹灼热，溺赤便秘，便下腐臭。苔黄舌燥，脉数。

治法：泄热解毒开窍，益气养阴固脱。

方药：用人参白虎汤及承气汤之类化裁而治之，药用生石膏、生大黄、枳实、厚朴、知母、人参等。若痰壅气滞而为厥者，宜豁痰行气用二陈汤、导痰汤加竹沥、姜汁、石菖蒲、郁金等治之。

［气虚阳脱］（寒厥、亡阳）

主症：手足逆冷，无热畏寒，或身冷如冰，神情淡漠，尿少或遗溺，下利清谷，面色晦暗。苔白舌淡，脉微欲绝。

治法：益气回阳固脱，温经散寒救厥。

方药：方用参附汤合四逆汤、当归四逆汤等加减治之，药用人参、制附片、干姜、当归、细辛、桂枝等。病轻浅者当早用独参汤浓煎频服，气固阳自回；阳脱之象显者加制附片，益气回阳；寒盛者当散寒救厥。

［血虚阴脱］

主症：面唇苍白，发热烦躁，心悸多汗，口渴喜饮，尿少色黄，肢厥不温。脉细数或沉微欲绝。

治法：养阴益气固脱。

方药：固阴煎加减，药用人参、熟地、黄精、山茱萸、黄芪、山药、麦门冬、五味子、甘草等治之。

［阴阳俱脱］

主症：神志昏迷，目呆口张，瞳仁散大，喉中痰鸣，气少息促，汗出如油，舌卷囊缩，周身俱冷，二便失禁。脉微欲绝。

治法：回阳救阴。

方药：参附汤合生脉散加减以治之，药用人参、制附片、麦门冬、五味子、干姜、山茱萸等，若见唇面指端紫绀者，可加丹参、赤芍、红花、川芎等活血之品。

四、针灸

针灸具有疏通经络、调整气血、平衡阴阳之功效，对厥脱具有救治之用。

(1) 主穴：素髎、内关。配穴：少冲、少泽、中冲、涌泉。针后30分钟至1小时血压稳定者，则加1～2个穴位。手法：中度刺激，留针，持续，间断捻针，血压稳定后方可出针。

(2) 主穴：足三里、合谷，患者昏迷加涌泉。针刺或电针，电压10.5～14伏，频率每分钟105～120次，轻者1个电针1个穴位，重者2个电针2个穴位。

(3) 主穴：人中。配穴：内关、足三里、十宣。强刺激(重病实证休克)。

针灸治疗，一般热厥发热者宜针，体温低或阳脱者宜灸。可灸百会、神阙、关元。

【转归与预后】

本病由多因致脏腑气血功能气机逆乱，阴阳气不顺接，气血阴阳耗损所致。故其转归和预后取决于病因及气机逆乱之强弱，气血耗损之轻重。亦与病程长短、救治及时与否相关。

(1) 厥和脱可以互相转化，因此两者之界限较难截然划分。一般而论，厥者多属脱之先兆，脱者多为厥之进一步发展。临证时，虽只见厥而未见脱者，也应在治疗用药上，酌加固脱之品，以防病情的突变。

(2) 因厥脱有寒热和阴阳之别，其属性不同于急救用药的性味悬殊极大，因此必须详加辨识，这是避免误治的重要一环。

(3) 临床研究表明论治热厥，宜早用通腑解毒和活血化瘀之剂，这种治则，有明显的清除炎性介质、改善微循环及增加血容量的功能，对纠正休克状态有良好的作用。因此，治疗此类厥脱患者，可根据中医辨证，在详细观察和综合处理的基础上，逐步推广这些新的经验，并在实践中不断总结和提高。

【护理】

对厥脱重证患者要加强护理。应建立特别医护记录，详细观察其病情变化，逐日做好脉象、体温、出入量、呼吸、血压等记录，为正确和合理的治疗提供可靠的客观依据。

【现代研究】

休克属于中医厥脱证范围，其成因甚多，最常见者为邪热内陷营血，乃邪毒对微循环损害的结果，属于感染性休克的范畴；也有因久病衰竭或外因乍加所致，如心源性休克、失血性休克和过敏性休克等均属之。

1. **单方单法** 近年来单方单法对休克的治疗尤其重要，单方单法不仅具有好的临床疗效，更重要的是研究更加能突出重点，不仅突出了中医学辨证论治的“虚实”观，更加强调了治疗学的“扶正法”、“祛邪法”，便于临床医师的接受。其中比较有代表性的是以生脉注射液为代表的益气养阴固脱法，以牛珀至宝丹为代表的解毒活血开窍法。

(1) 益气养阴固脱法：本法的代表药物是生脉注射液，该药是传统的中药制剂“生脉散”的新剂型，临床用于各类休克取得了明显的临床疗效。李氏等[1]报道用生脉注射液抢救失血性休克34例，用药后4～6小时血压回升，呼吸平稳，肢暖安静，32例有效，2例死亡，总有效率91.1%。其具体用法为：将生脉注射液20～30毫升，加入20～30毫升液体，静脉推注，30分钟至1小时可重复1次，直到休克纠正，可连续重复4～5次。药理学研究证明：生脉注射液具有保护缺氧状态下心肌细胞，改善冠状动脉供血；改善微循环，降低血液黏度；兴奋垂体-肾上腺皮质功能；促进机体网状内皮系统功能，提高机体自稳能力等作用。吴氏[2]运用参麦注射液治疗心源性休克30例，总有效率为90%，研究认为参麦注射液能强心升压，增强心肌收缩力，提高心脏泵血功能，纠正血流动力学的紊乱。本法临床上主要用于心源性休克、感染性休克的中晚期等，但要以“大汗出，脉细数或脉微欲绝”为主要临床证候。

(2) 益气回阳固脱法：根据中医学的理论，休克同阳气暴脱相关，因此，“益气回阳固脱法”是救治休克的重要治法之一，如赵氏等[3]研究报道参附注射液可以明显改善微循环，改善低血压状态，尤其是对西药抗休克治疗血压始终得不到改善者，能较好地维持血压，纠正休克。同时也具有增强心脏功能，调整心率等作用。周氏等[4]研究证明，回阳复脉注射液(红参、附子、枳实、桃仁等)对休克具有防治作用，试验研究表明：回阳复脉注射液有抗氧化、抗自由基、抑制脂质过氧化物生成，稳定生物膜的作用，减轻了细胞结构在休克过程中的损伤，保护细胞功能，从而避免或减轻重要脏器的损害，有利于器官功能的恢复，使休克得以纠正。陶氏等[5]研究报道：心脉灵注射液(附子、干姜等)能够改善内毒素休克所致的低血压及脑水肿，保护海马CA_1区神经元，增强海马组织NOS活性，起到抗内毒素休克的作用。

(3) 解毒活血开闭法：本法是中医药治疗休克的重要治法之一，尤其是对于感染性休克的治疗更加突出了本法的重要意义，如彭氏等[6]研究了牛珀至宝丹对失血性休克和内毒素性休克的影响，结果表明牛珀至宝丹对内毒素性休克具有稳定血压和升高血压的作用，但对失血性休克无明显升血压的作用，说明牛珀至宝丹抗休克的作用是通过解毒活血开闭，而不是扶正固脱。研究进一步表明牛珀至宝丹能够明显地抑制TNF-α的释放，抑制ALT、AST的活性，同时有较显著的改善微循环、清除氧自由基、稳定血压、保护肺肝组织和抗内毒素所致的溶酶体、线粒体损伤等作用。

无论是辨证论治的研究，或者单方单法的研究，都突出了中医学的特点，只是因为病因不同，研究的时期不一，才出现了各种不同的方法。休克是一个综合征，其病机是动态发展的，以上各法也是针对不同时期的方法，不能千篇一律，死守一方一法。如感染性休克早期突出的是实热内闭，而随着病情的发展和演变，逐步出现正气损伤的病理状态，晚期将会出现阴竭阳脱的严重病机变化等。

2. **中医药治疗休克切入点的研究** 中西医结合开展休克的研究是国内许多学者热衷的研究焦点之一，应充分发挥中西医之长，达到“优势互补”，最终提高休克的生存率。如何在现代西医学救治休克的基础上发挥中医药的重要作用，寻求中医药的切入点是开展中西医结合的根本途径之一,总结为以下 2 点。

(1) 感染性休克针对内毒素、炎性介质等的治疗：感染性休克是目前病死率较高的危重病之一,是各科 ICU 主要的疾病之一,严重地威胁患者的生命,虽然抗生素的广泛应用,从某种程度上降低了病死率,解决了发病的主要因素细菌,但在因此而造成的内毒素血症、炎性介质血症等方面尚无确切的临床疗效,由此而导致的多器官功能障碍综合征(MODS)是重要的死亡原因之一,中医药针对这方面开展了大量的临床和基础的研究,并取得了明显的效果。如王氏等[7]根据多年的临床经验及理论研究,选用红花、赤芍等中药研制成的纯中药血必净注射液具有高效拮抗内毒素和炎性介质的作用;其不仅在动物实验方面具有显著降低动物病死率,而且在初期临床实验中也取得了较好的疗效。王氏等[8]在针对感染性休克及其引发的 MODS 提出了“四证四法”的辨证论治方法,即实热证：临床表现为高热、口干欲饮、腹胀便结、舌红苔黄、脉洪数或细数、末梢血白细胞变化。血瘀证：临床表现为固定性压痛、出血、紫绀,舌质红绛、舌下静脉曲张,血液流变学、凝血与纤溶参数和甲襞微循环异常。腑气不通证：临床表现为腹胀、呕吐、无排便排气、肠鸣音减弱或消失,肠管扩张或积液、腹部 X 线片有液平。厥脱证：临床表现为面色苍白、四肢湿冷、大汗、尿少、脉细数或微欲绝、血压下降。并自制了相应的方药对证施治。

除此之外,中医药在针对感染性疾病棘手的细菌耐药方面尚有一定的潜力,北京中医药大学东直门医院急诊科近年来开展了一些初步的临床研究,认为“扶正解毒活血法”在此方面具有进一步研究的价值。

总之,中医药以此为切入点深入探讨,努力开创一个新的研究方向,在危重病急救医学领域一定会发挥重要的作用。

(2) 针对抗休克药物不良反应治疗的研究：随着西医学的突飞猛进的发展,许多抗休克治疗的药物不同程度上显示出了临床上的不良反应,甚至是加重疾病的一个重要因素,如过去认为多巴胺是较好的抗休克的血管活性药物,目前通过大量的临床和实验研究发现它对胃肠黏膜的缺血缺氧状态无改善作用,而且可能具有加重的因素,同时对肾脏的保护作用也提出了质疑等,对此可以通过中医药的合理的介入使用,来提高临床疗效,达到用最小的剂量配合中药达到最佳的效果。另外中医药的合理使用也能够解决血管活性药物依赖性的问题,北京中医药大学东直门医院急诊科曾经针对多巴胺的依赖作用进行过临床研究,运用生脉注射液按照每小时每千克体重 0.5 毫升持续静脉泵入,在 36 小时之内基本撤离多巴胺,达到了纠正休克的目的。

总之,针对西医学的不足,合理地采用中医药治疗,达到两种医学各自均达不到的疗效,可以起到“优势互补”的作用。

【小结】

厥脱,是常见的中医内科急症。本病多由感受温热邪毒,内陷营血,或大汗、大吐、大下和大失血之后,或久病劳伤,气阴亏耗,阴阳之气不相顺接,气机逆乱而起。临床以四肢逆冷,面色苍白,时出冷汗,神情淡漠,脉微欲绝,血压下降,甚至昏不知人,唇面发绀等为特征。证有寒厥、热厥之分,阴脱、阳脱和阴阳两脱之别。西医学之感染性休克、失血性休克、心源性休克、过敏性休克和药物(或食物)中毒性休克等,与本病的临床表现相近,故可参阅本篇内容,进行辨证论治。中医治疗厥脱,按其临床之不同证候,常采用益气、回阳、解毒、通腑、开窍、化瘀、平肝等治法,临床疗效一般较好,尤其是多种剂型、多种投药途径的综合救治处理,使急救效果有了明显的提高,在理法的探讨上,也有新的进展。

附方

(1) 白虎加人参汤(《伤寒论》)：生石膏　知母　生甘草　粳米　人参。
(2) 大承气汤(《伤寒论》)：生大黄　芒硝　枳实　厚朴。
(3) 小承气汤(《伤寒论》)：生大黄　枳实　厚朴。
(4) 调胃承气汤(《伤寒论》)：生大黄　芒硝　生甘草。
(5) 二陈汤(《和剂局方》)：半夏　陈皮　茯苓　炙甘草。
(6) 导痰汤(《济生方》)：半夏　陈皮　茯苓　炙甘草　枳实　胆南星。
(7) 参附汤(《妇人良方》)：人参　熟附子。
(8) 四逆汤(《伤寒论》)：生附子　干姜　炙甘草。
(9) 当归四逆汤(《伤寒论》)：当归　芍药　通草　炙甘草　细辛　大枣。
(10) 独参汤(《校注妇人良方》)：人参。
(11) 固阴煎(《景岳全书》)：人参　熟地　山药　山茱萸　黄芪　麦门冬　五味子　黄精　炙甘草。
(12) 生脉散(《内外伤辨惑论》)：人参　麦门冬　五味子。

【现代研究】主要参考文献

[1] 李晓春,马卫琴.生脉注射液治疗失血性休克刍议[J].中医杂志,1998,39(8)：470～472.
[2] 吴春江.参麦注射液治疗心源性休克的临床观察[J].河北中医,2000,2(23),94～95.
[3] 赵宏巨,刘春梅.参附注射液抢救危重病人的临床应用[J].中医药信息,1999,16(2)：65.
[4] 周学平,张世玮.回阳复脉注射液抗休克作用机制的探讨[J].南京中医药大学学报,2000,16(1)：22～24.
[5] 陶虹,李小粤,刘朝晖.心脉灵注射液对内毒素休克大鼠海马组织 NOS 活性的影响[J].北京中医药大学学报,1999,22(1)：41～43.
[6] 彭仁才,肖诚,马超英.牛珀至宝丹对失血性休克及内毒素休克动物血压的影响[J].江西中医药,1999,30(5)：49.
[7] 王今达,雪琳.脓毒病防治新对策的实验研究-血必净的药效学观察[J].中国危重病急救医学,1997,9(12)：720～722.
[8] 王宝恩,张淑文,任爱民,等.中西医结合救治感染性 MODS/MOSF 225 例[J].世界华人消化杂志,1999,(9)：818.

神 昏

【定义】

神昏是以不省人事、神志昏迷为特征的常见内科急症。中医历代文献所述的“昏迷”、“昏蒙”、“昏厥”和“谵昏”等，均属神昏的范畴，系温病营血阶段、中风、厥脱、痫病、痰证、消渴、急黄和喘逆疾病等发展到严重阶段而出现的一种危急证候。

【历史沿革】

有关神昏症状描述的记载，最早见于《内经》，《素问·厥论篇》：“厥或令人腹满，或令人暴不知人。”并提出了“暴不知人”是阴阳之气逆乱所致。虽没有“神昏”病名的提出，但通过“厥证”、“暴厥”等内容的研究，反应了当时对“神昏”的基本认识。汉代张仲景《伤寒论》对外感神昏证治有较详论述，如“阳明篇”中所言：“伤寒若吐若下后不解，不大便五六日，上至十余日，日晡所发潮热，不恶寒，独语如见鬼状。若剧者，发则不识人，循衣摸床，惕而不安，微喘直视，脉弦者生，涩者死。”并针对外感神昏创立“攻下”、“清热”2法，对后世影响深远，至今仍颇具价值。

晋唐时期，对神昏的认识逐步丰富，如葛洪在《肘后备急方》中记载了“卒死、中恶、中风昏迷等”，尤重针灸治疗。隋代巢元方《诸病源候论》对外感神昏和内伤杂病神昏进行了详尽的论述。唐代孙思邈《备急千金要方》对多种神昏进行了鉴别，如“风懿”之“奄忽不知人”，“风痱”之“智乱不甚”，并在“消渴门”记载了消渴出现神昏前的症状描述，谓：“内消之病，当由热中所作也……四肢羸惙，不能起止，精神恍惚，口舌焦干而卒。此病虽稀甚可畏也。”

金元时期，成无己在《伤寒明理论》明确提出了“神昏”一词，将其定义为：“神识不清”、“神昏不知所以然。”及至明代对其病因病机有了进一步的认识，如秦景明《症因脉治》论及“外感口噤不语”时云：“内有积热，外中风邪，经络不通，发热自盛，热极生痰，上熏心肺，神识昏迷，则不语矣。”陶华在《伤寒六书》中，阐发瘀血昏迷之病机，谓：“凡见眼闭目红，神昏语短，眩冒迷忘，烦躁漱水，惊狂谵语……皆瘀血证也。”对后世启发很大。

清代温热学说盛行，对于外感热病神昏的认识更为深刻，治疗经验更加丰富。叶天士《温热篇》将热灼营血，心神被扰，热盛迫血，躁扰神昏，其舌必绛等作为温热病营血辨证的重要指标，叶氏所云“外热一陷，里络就闭，非菖蒲、郁金所能开，须牛黄丸、至宝丹之类以开其闭”、“湿热熏蒸，将成浊痰蒙蔽心包”及“瘀血与热为伍”阻遏窍机而致神昏的论述，对温热病神昏具有重要的指导意义。薛已在《湿热病篇》中对邪热由气入营，心包受灼，神识昏乱，提出了清热救阴，泄泻平肝之法，湿热蕴结胸膈，神昏笑忘用凉膈散，而热结胃肠用承气汤。余霖《疫病篇》对疫病神昏力主大剂清瘟败毒饮治之。吴鞠通在《温病条辨》中对温病神昏亦多有发挥，如《温病条辨·上焦篇》云：“太阴温病，不可发汗……发汗过多，必神昏谵语……神昏谵语者，清宫汤主之，牛黄丸、紫雪丹、局方至宝丹亦主之。”林珮琴《类证治裁》对神昏脱证有专论，谓：“生命以阴阳为枢纽，阴在内，阳之守；阳在外，阴之使。阴阳互根，相抱不脱……如上脱者，喘促不续，汗多亡阳，神气乱，魂魄离，即脱阳也。下脱者，血崩不止，大下亡阴……即脱阴也。上下俱脱者，类中眩仆，鼻声鼾，绝汗出，遗尿失禁，即阴阳俱脱也。更有内闭外脱，痉厥神昏，产后血晕等症是也。”堪称精辟之论。俞根初《通俗伤寒论》创立多种方剂，极大地丰富了温病神昏的治疗，如邪热内陷用玳瑁郁金汤，瘀阻清窍用犀地清络饮，痰瘀阻塞心包用犀地三汁饮等，更有陷胸承气汤、犀连承气汤、白虎承气汤、解毒承气汤等，既祖述前人，又多所创新。对后世诊治神昏具有极大的指导价值。

【范围】

西医学的各种原因导致的以意识障碍为主要临床表现者，如流行性乙型脑炎、流行性脑脊髓炎、中毒性脑病、急性脑卒中、肝性脑病、肺性脑病、高温中暑、化学药品中毒、糖尿病昏迷等均可参阅本篇内容进行急救处理。

【病因病机】

神昏为病，乃心脑受扰而发。心藏神，主神明，神志活动为心所司。脑为元神之府，是清窍之所在，脏腑清阳之气，均会于此而出于五官，不论外感时疫，热毒内攻，或内伤疾病阴阳气血逆乱，浊邪上扰，皆可导致清窍闭塞，神明失守，而发为神昏。

1. **热毒壅盛，内陷营血** 外感时邪，蕴结化热，或感疫疠之气，热毒壅盛，内陷营血，心主血属营，心藏神，热毒内陷营血，扰乱心神，神明失守而发为神昏，亦有邪热内扰，阳明腑实，熏蒸心包，而发神昏。

2. **湿热痰浊，蒙蔽清窍** 外感湿热之邪，加之素体为脾虚湿盛之体，湿聚为饮，热之煎熬而为痰，痰热互结，上蒙清窍，神为之不用，发为神昏。

3. **瘀阻心窍，神不守舍** 温热病邪，邪热内陷，痰浊瘀血交阻，如俞根初在《通俗伤寒论》中所言：“热陷包络神昏，非痰迷心窍，即瘀阻心孔。”或瘀热相合，堵塞心窍；或热入血室瘀热结于下焦，均可致神不守舍而神昏。

4. **阴阳亡脱，神无所倚** 外感温热毒邪，或汗吐下太过，或毒热内盛，耗气伤津，甚者阴阳亡脱，心神失养，神无所倚，而引发神昏，或久病，脏腑虚损，邪祛正亡元气耗竭，阳气欲脱，神明失养，发为神昏。

总之，本病多因热陷心营，湿热痰蒙，腑实燥结，瘀热交阻，上扰清阳，闭塞清窍，阴阳亡脱，神无所倚等均可导致神昏。本病多属闭证和脱证的变证或兼证，凡痰浊、热毒、风阳、瘀血等阻塞清窍，导致阴阳逆乱，神明蒙蔽者，多属闭证;凡气血亏耗,阴阳衰竭,不相维系,清窍失养,神无所倚而神昏者,多属脱证;如属痰浊壅盛,内蒙清窍,又兼气血耗散,神不守舍,以致神昏者,乃内闭外脱的虚实兼见之证,临证应结合其病因病机,详加分析和辨证。

【诊断与鉴别诊断】

一、诊断

神昏之症,结合诱因,诊断不难,然重在明晰病因之别,类型之异,及证候特点。凡温热之邪为病,高热在先,神昏在后,发于冬春多见于风温或春温;发于夏秋多见于暑温、湿温、疫毒痢等;在高温或炎热烈日之下发病者多为中暑;先黄疸渐神昏,当为急黄重症;伴有半身不遂者多为中风等。

二、鉴别诊断

1. **痫病**　痫病是一种发作性神识异常之病,常突然发病,神识不清,双目凝视,或肢体抽搐;重者卒然昏倒,口吐涎沫,两目上视,牙关紧闭,或口中作猪羊叫声,移时苏醒,醒后无异常,可反复发作,每次相似。不同神昏,一经发作,不会于自然恢复,更不会反复发作。

2. **厥证**　厥证以突然昏倒,不省人事,或伴有四肢逆冷为主要表现的一种病证,可短时间内恢复,醒后无后遗症。亦有发展为神昏者。

3. **脏躁**　脏躁多发于青壮女性,在精神刺激下突然发病,临证特点多样,或昏睡,或突然失语、僵直等,常反复发作,患者主动抵抗(如察看瞳神之时,患者拒之)等,与神昏可资鉴别。

【辨证要点】

神昏起病多较急骤,证候较为复杂,变化较速,常易造成误诊误治,故应掌握以下辨证要点。

(一)明闭脱及兼夹

神昏当明闭脱,兼湿兼瘀之别。邪毒内陷心包之神昏,常伴有高热、谵语、烦躁抽搐,或斑疹衄血,舌红绛而脉滑数;痰浊蒙蔽清窍之神昏,多呈似清非清,时清时昏之状态,咳逆喘促,痰涎壅盛,身热而多不高,舌腻而垢浊,脉濡而数;阳明燥结之神昏,以谵语烦躁为主,日晡潮热,腹满而痛,舌黄而燥,脉沉实;瘀热交阻之神昏,证见谵昏如狂,少腹满硬急痛,唇爪青紫,舌绛,脉沉而涩。他如湿热上蒸和肝阳暴张之神昏,则有黄疸日深,斑疹衄血或卒中偏瘫,肝风内动等特点。若突然大汗,面白,肢体厥冷,脉微欲绝,神识不清者,当为脱证之神昏。

(二)审外感及内伤

神昏之病因,有外感内伤之分,热陷心营、腑实燥结和瘀热交阻之神昏,多属温热病的逆传变证;喘促痰盛和肝阳暴张之神昏,多属内伤杂病演变发展之急候;湿热上蒸之神昏,既可发于外感,也可见于内伤杂病之变证。不论外感、内伤之神昏,其病必犯心、脑,清窍闭塞或神明失守。

(三)察神昏之类型

神昏可分为:昏而躁扰谵语,昏而发狂,昏而时醒和昏迷不省4类。细察神昏的不同特点,结合病机分析,躁扰谵语者较轻,昏迷不省者较重;昏而发狂者多属瘀热,昏而时醒者病势较为缠绵。

(四)审神昏的兼证

神昏是由多种疾病发展演变而成的急危证候,只辨神昏一症较难获得正确救治,故应重视其兼证的鉴别和比较。如神昏兼见偏瘫、黄疸、喘促痰多等候,则不难辨明其分属中风、急黄、喘证之神昏。因此全面地进行辨证乃是治疗神昏必不可少的。

(五)观舌象之变化

温病热入营血,舌质红绛,苔多黄燥;湿热痰蒙,舌苔白腻或黄腻垢浊,舌质或红或淡;阳明腑实,舌苔黄厚干燥,或焦黑起芒刺;瘀热交阻,舌质深绛带紫暗。

【急救处理】

一、处理原则

1. **分主次**　即分辨神昏不同证候中,何者为导致神昏的主证,何者为非主证,这对指导选方用药十分重要。感受温热邪毒所致的神昏,高热乃是主证,高热一退,神昏即解;喘促痰蒙之神昏,痰涎壅盛为其主证,痰浊一去,则神昏必去。

2. **审标本**　神昏之为病,神昏为标,导致神昏之病因为本。治神昏之要,祛除导致神昏之主要病因,就可达到治其本而缓其标急之危。如腑实燥结之神昏,其主要病机为邪热与胃肠糟粕相结,导致实热上扰于心,以攻下通腑为先,使腑气得通,则神昏必解。

二、急救处理

1. **一般措施**　入抢救室,氧疗,开通静脉通路。

2. **开放气道**　仰卧头去枕,将头处于仰头举颏位;呼吸道堵塞严重者,当气管插管以机械通气辅助呼吸。

3. **醒脑开窍**　醒脑静注射液20毫升加入250毫升10%葡萄糖注射液静脉滴注。

4. **清热解毒开窍**　清开灵注射液20～120毫升加入250毫升10%葡萄糖注射液静脉滴注;或安宫牛黄丸1丸,每日2～3次,口服或鼻饲。

5. **益气养阴固脱**　生脉注射液20～40毫升静脉推注,1～2小时1次,直到脱离厥脱状态;或生脉注射液100毫升加入10%葡萄糖注射液稀释静脉滴注,每日2次;或选用参麦注射液,用法与生脉注射液同。

6. **益气回阳固脱**　参附注射液20～40毫升静脉推注,1～2小时1次,直到脱离厥脱状态。

三、辨证论治

[热陷心营]

主症:神昏,常伴有高热、谵语、烦躁抽搐,或斑疹衄血。舌红绛,苔黄燥,脉滑数或细数。

治法:清心开窍,泻热护阴。

方药:清宫汤加减。药用玄参心、莲子心、竹叶卷心、连翘心、水牛角、连心麦门冬等,方中以玄参心、水牛角为主药以清心热,佐以竹叶卷心、连翘心泄心热;以莲子心、麦门冬清心滋液,诸药合用共奏清心开窍之功。病重者加服安宫牛黄丸1丸;深昏者,加服至宝丹,每服1丸,每日4～6次,灌服或鼻饲。

清开灵注射液30～120毫升用5%葡萄糖或0.9%氯化钠注射液250毫升稀释后静脉滴注，每日分2～4次。

醒脑静注射液20毫升，用5%葡萄糖或0.9%氯化钠注射液250毫升稀释后静脉滴注，每日1～2次。

血必净注射液100～150毫升，用5%葡萄糖或0.9%氯化钠注射液250毫升稀释后静脉滴注，每日1次。

[湿热痰蒙]

主症：神昏，多呈似清非清，时清时昏之状态，咳逆喘促，痰涎壅盛，身热而多不高。舌腻而垢浊，脉濡而数。

治法：豁痰开窍，化湿清热。

方药：菖蒲郁金汤加味。药用石菖蒲、郁金、炒栀子、连翘、竹叶、竹沥、姜半夏、茯苓、陈皮、白芥子、苏子、莱菔子等。方中以石菖蒲、郁金理气豁痰解郁；丹皮凉血活血，祛血中之伏火；竹沥清壅滞之痰浊；栀子、连翘、菊花、金银花清热解毒，除肺中积热；牛蒡子能升能降，力解热毒。

若偏于热重者，可送服至宝丹；如湿邪较甚者，可加用苏合香丸；兼动风抽搐者，加服止痉散。

清开灵注射液30～60毫升用5%葡萄糖或0.9%氯化钠注射液250毫升稀释后静脉滴注，每日分2～4次。

醒脑静注射液20毫升，用5%葡萄糖或0.9%氯化钠注射液250毫升稀释后静脉滴注，每日1～2次。

[阳明腑实]

主症：神昏，以谵语烦躁为主，日晡潮热，腹满而痛。舌黄而燥，脉沉实。

治法：攻积通下。

方药：承气汤类方加减。药用大黄、芒硝、枳实、厚朴等。方中以大黄为主，清热通便，荡涤肠胃；芒硝助大黄泻热通便，软坚润燥，以厚朴、枳实行气散结，消痞除满，助芒硝、大黄涤荡积滞，加速热结之排泄。四药共用，以达通腑泄热之功。

若阳明腑实兼邪闭心包者，改用牛黄承气汤(《温病条辨》)；高热昏狂，烦渴大热等气分证明显者，改用白虎承气汤(《通俗伤寒论》)；若兼见神倦少气，口舌干燥，脉虚者，加甘草、人参、当归、玄参、生地、麦门冬以补气阴；若津枯便燥者，用增液承气汤(《温病条辨》)；若见神昏谵语，狂躁不安者，配用紫雪丹。

[瘀热阻窍]

主症：谵昏如狂，少腹满硬急痛，唇爪青紫。舌绛，脉沉而涩。

治法：清热通瘀开窍。

方药：清营汤(《温病条辨》)。药用水牛角、生地、玄参、竹叶心、麦门冬、丹参、黄连、金银花、连翘。方中水牛角咸寒，清营分之热毒，凉血化斑；玄参、生地、麦门冬养阴清热；黄连、竹叶心、连翘、金银花清热解毒，透热于外，防热邪内陷，逆传心包；丹参清热凉血，活血化瘀，防热与血结，引药入心。

若痉厥者，加羚羊角、钩藤、菊花清热息风止痉，或配合紫雪丹口服；神昏谵语、舌謇肢厥，邪入心包者，先服安宫牛黄丸清心开窍，继服本方。

清开灵注射液30～60毫升用5%葡萄糖或0.9%氯化钠注射液250毫升稀释后静脉滴注，每日分2～4次。

醒脑静注射液20毫升，用5%葡萄糖或0.9%氯化钠注射液250毫升稀释后静脉滴注，每日1～2次。

血必净注射液100～150毫升，用5%葡萄糖或0.9%氯化钠注射液250毫升稀释后静脉滴注，每日1次。

[湿热急黄]

主症：发病迅速，神昏，黄疸急速加重，高热，烦躁不安。舌质红绛，脉弦数或细数。

治法：利湿泄热，凉血开窍。

方药：茵陈蒿汤加减。药用茵陈、栀子、水牛角、大黄、生地、丹皮、玄参、石菖蒲、石斛等，加服神犀丹3克，每日3～4次。

[肝阳暴张]

参阅“中风”之“阳闭证”进行论治。

[阴阳亡脱]

参阅厥脱证进行辨证论治。

安宫牛黄丸、至宝丹、紫雪散是治疗温热病神昏的常用药物，号称“三宝”。三方均能清热开窍，主要药物水牛角，麝香。其中安宫牛黄丸最凉，长于清热解毒开窍，紫雪散镇痉最强，豁痰开窍之力至宝丹最好，临床各有所用，不可混淆。

四、针灸

昏迷抢救时配穴：手十二井穴、百会、水沟、涌泉、承浆、神阙、关元、四神聪等(以上为基础方)。

(1) 亡阴神昏：上述基础方减神阙，着重补涌泉、关元、绝骨；其余诸穴，平补平泻；阴阳俱亡，则用凉泻法针涌泉，加灸神阙。

(2) 亡阳神昏：重灸神阙，温针关元，用烧山火针涌泉、足三里，余穴平补平泻。

(3) 厥证神昏：基础方减神阙，侧重刺十二井穴出血，针水沟、承浆；气虚而厥，刺十二井穴放血，凉泻法针足三里、丰隆；夹痰者，泻天突、丰隆；伤食者，针足三里及上、下巨虚；阳热明显者，重在十二井穴、百会、涌泉放血；阴寒盛者，平补平泻水沟、承浆、十二井穴，其余各穴均灸或温针。

【转归与预后】

神昏是温热病、中毒、厥证、中风、痰证、瘀证等发展演变的变证，病多危急险恶，因此临证应详审病机，标本同治，采用综合急救措施，方能收到良好的急救效果。温热病所致的神昏，若治疗不当，热毒内陷，易致抽搐、癃闭、喘促等危重病证，常危及生命，如吴鞠通云：“心神内闭，内闭外脱者死。”又有因实转虚，伤及阴精者可产生后遗症，如呆证、失语等。急黄导致神昏，多伴有大出血、癃闭等，病死率极高。

【护理】

(1) 加强口腔清洁护理，用淡盐水或银花甘草煎水清洗口腔。不能闭眼者注意保护眼球；抽搐者用纱布包裹压舌板放置于上下牙之间。

(2) 保持气道通畅,给氧,随时吸痰。

(3) 注意保暖,防止受凉。

(4) 定时翻身,躁动者,加床护栏,保持皮肤干燥。

(5) 密切观察病情变化,包括体温、呼吸、脉搏、血压、神色、瞳仁之变化。

【现代研究】

西医学认为昏迷是由于各种原因导致的高级中枢结构与功能活动(意识、感觉和运动)受损所引起的严重意识障碍,使高级神经活动处于极度抑制状态,主要表现为对各种外界刺激均无反应,同时伴有运动、感觉、反射障碍及大小便失禁等[1]。由于起病急,病因复杂,病情进展快,治疗涉及多学科,病死率极高。中医学对昏迷的研究日趋深入,先后研制出新的剂型如清开灵注射液、醒脑静注射液、血必净注射液、生脉注射液、参附注射液等,明显地提高了中医药救治昏迷的成功率。

温病热入营血,邪犯心包,每多出现神昏谵语。过去一般均按温病的急救治法,用"三宝"(即安宫牛黄丸、紫雪丹、至宝丹)作为清心开窍醒脑的主要急救药品,但由于其药源较为困难,常不能满足临床的需要。新剂型的研制成功不仅改变了神昏过去单一用药的临床难点,而且切实地降低了病死率。

中风神昏是20世纪70年代开始研究的重点,王氏等[2]组织开展了"七五"、"八五"、"九五"等国家攻关课题的研究,不仅提出了中风病诊断治疗规范,更重要的是由于"通腑化痰法"的运用,提高了抢救的成功率。祝氏[3]用"牛麝散"抢救20例肝昏迷及高热昏迷患者,其药物为人工牛黄、丁香、石菖蒲各3分,麝香1分,羚羊角10分,藏红花7分,研末,每服0.85克,每日2次,10例神志转为完全清醒,6例病情减轻,4例无效,对病程短,用药早者,疗效好,脱证神昏者禁用。张氏等[4]总结了温病神昏的辨证治疗,认为开透法是治疗神昏最基本最要紧的良法,具有芳香开窍、辛凉透络、苏醒神志之功,热邪内陷心包,胃肠实热乘心,湿热蒙蔽心灵,瘀热闭阻心窍,蓄血下焦是温病神昏的主要类型。

神昏的治疗积累了一定的临床经验,但仍然是危重病领域的难点之一,尤其是如何规范神昏的治疗,常用新剂型的量效、证效、时效等,亟待进一步研究解决。

【小结】

神昏是内科常见的急症,其病因较多,证候危急而复杂。主要以心脑受扰,表现为神志不清和昏迷等为临床特征,其病机有热陷心营、痰湿蒙窍、腑实燥结、瘀热交阻、湿热上蒸和肝阳暴张等之不同。治宜清营解毒、涤痰开窍、通腑泄热、活血化瘀、清利湿热和平肝息风等法综合并用。对重症昏迷,尤应采取其他有效综合处理,及时进行救治。

附方

(1) 清宫汤(《温病条辨》):玄参心　莲子心　竹叶卷心　连翘心　犀角尖　连心麦门冬。

(2) 菖蒲郁金汤(《温病全书》):鲜石菖蒲　郁金　炒栀子　连翘　菊花　滑石　竹叶　丹皮　牛蒡子　竹沥　姜汁　玉枢丹。

(3) 大承气汤(《伤寒论》):大黄(酒洗)　厚朴　枳实　芒硝。

(4) 小承气汤(《伤寒论》):大黄　厚朴　枳实。

(5) 调胃承气汤(《伤寒论》):甘草　芒硝　大黄。

(6) 增液承气汤(《温病条辨》):玄参　麦门冬　生地　大黄　芒硝。

(7) 犀角地黄汤(《备急千金要方》):干生地　生白芍　丹皮　犀角。

(8) 茵陈蒿汤(《伤寒论》):茵陈　栀子　大黄。

(9) 紫雪丹(《太平惠民和剂局方》):石膏　寒水石　磁石　滑石　犀角　羚羊角　青木香　沉香　玄参　升麻　甘草　丁香　朴硝　硝石　麝香　朱砂。

(10) 神犀丹(《温热经纬》):犀角　石菖蒲　黄芩　生地汁　金银花　金汁　连翘　板蓝根　香豉　玄参　天花粉　紫草。

【现代研究】主要参考文献

[1] LIU G T. Coma[J]. *neurosurg clin N Am*, 1999, 10(4): 579～586.

[2] 王永炎,邓振明. 缺血性脑卒中辨证论治初探[J]. 上海中医药杂志,1982,4: 4.

[3] 祝谌予,张育轩,董振华,等. "牛麝散"代替安宫牛黄丸抢救肝性脑病及高热昏迷的疗效观察[J]. 中医杂志,1980,(7): 29.

[4] 张良骥,张燕,张振雷,等. 温热病昏迷的中医药治疗[J]. 中医药学刊,2006,(24)1: 24.

抽　搐

【定义】

抽搐是以四肢突然不自主地抽动,甚则颈项强直、角弓反张为特征的内科急症。多由热盛动风、阴亏阳亢动风、肝风内动或风毒内袭经脉等所致,有"痉证"、"瘛疭"、"痉病"之称,俗称"抽风"。

【历史沿革】

抽搐一症,历代医家论述丰富,但散见于"痉病"、"痉证"、"瘛疭"等之中。抽搐的最早论述见于《素问·至真要大论篇》:"诸痉项强,皆属于湿";"诸暴强直,皆属于风。""项强"、"强直"为抽搐的主要症状。《灵枢·经筋》中明确论述了抽搐的发生与寒邪、足太阳膀胱经、足少阴肾经相关,"足太阳之筋……其病小指支,跟肿痛,腘挛,脊反折,项筋急","足少阴之筋……病在此者,主痫瘛及痉","经筋之病,寒者筋急,热者筋弛纵不收"。《素问·骨空论篇》更有:"督脉为病,脊强反折。"说明抽搐之发生也与督脉有关。《素问·生气通天论篇》认为湿热之邪亦可致痉,"因于湿,首如裹,湿热不攘,大筋緛短,小筋弛长,緛短为拘,弛长为痿"。

汉代张仲景在《伤寒杂病论》中详细地描述了抽搐一症

的临床表现,如“拘急,颈项强急,独头摇动,卒口噤,背反张,气上冲胸,口噤不得语”等,在病因方面提出了外感风寒之外,十分强调误汗、误下、伤耗津液之因素,在治疗方面有瓜蒌桂枝汤、葛根汤、大承气汤为治疗抽搐的主方,尤其大承气汤一法,奠定了后世温病学“热盛致痉”的基础。

隋唐之际,巢元方《诸病源候论》及孙思邈《备急千金要方》中均记载了抽搐之发作“如痫状”,说明当时对其与痫病之间的鉴别已很清楚。孙思邈在病因上提出了“新产妇人及金疮血脉虚竭,小儿脐风,大人凉湿”的论断,较《内经》及张仲景的认识又有新的发展。金元时期,朱丹溪对抽搐一症又有新的看法,认为本病并非外来之风而至,乃本气自虚耳,因此治疗上不可作“风”来治,专用“风药”,而“宜用人参、竹沥之类”。明代《医学入门》一书中,明确提出了抽搐的产生是“先伤风而后又感寒,或先伤风而后又感湿”复合发病因素,而张景岳在《景岳全书》中认为“凡属阴虚血少之辈,不能荣养筋脉,以致抽挛僵仆者,皆是此证……凡此之类,总属阴虚之证,盖精血不亏,则虽有邪干,亦断无筋脉拘急之病”。

清代,由于温病学的发展,有关抽搐的认识又有了进一步的发展和补充。叶天士在《临证指南医案》一书中,明确提出了抽搐的发生因于肝,他认为:“肝为风木之脏,因有相火内寄,体阴用阳,其性刚,主动主升……倘精液有亏,肝阴不足,血燥生热,热则风阳上升,窍络阻塞,头目不清,眩晕跌仆,甚者瘛疭痉厥矣。”薛己在《温热经纬·湿热病篇》中详细论述了湿热致痉的病机特点;吴鞠通更是阐明了抽搐的辨证纲领即“虚、实、寒、热”,他在《温病条辨》中说:“六淫致痉,实证也;产后亡血,病久致痉,风家误下,温病误汗,疮家发汗者,虚痉也;风寒、风湿致痉者,寒痉也;风温、风热、风暑、燥火致痉者,热痉也。”可以说吴氏对抽搐的辨证治疗进行了一次精辟的总结。王清任在汲取前人对抽搐认识的基础上,提出了“气虚血瘀”的重要病机,他在《医林改错》中谈到:“因其病发作时,项背反张,两目天吊,口噤不开,口流涎沫,咽喉痰声,昏沉不省人事,以为中风无疑,殊不知,项背反张,四肢抽搐,手足握固,乃气虚不固四肢也;口流涎沫乃气虚不固津液也;咽喉来往有痰,非痰,乃气虚不归原也……元气既虚,必不能达于血管,血管无气,必停留而瘀,气虚血瘀之证。”

综上所述,历代文献中,对抽搐的认识日渐丰富,因为历史的原因,各医家从不同的角度认识抽搐病证,积累了丰富的经验。

【范围】

西医学之颅内感染性疾病所致之惊厥、高热惊厥、代谢性疾病引起的惊厥、高血压脑病引起之惊厥,以及破伤风之惊厥等均可参阅本篇内容进行辨证论治。

【病因病机】

《素问·至真要大论篇》说:“诸暴强直,皆属于风”,“诸风掉眩,皆属于肝。”结合临床脉证特点,内科急症之抽搐,多由风、火、痰所致,病位多与心、肝、肾有关,而以肝为主。肝为风木之脏,肝风内动则抽搐。凡邪热亢盛,引动肝风,风火相煽;或各种原因所致的阴血亏耗,致使水不涵木,引起肝风内动,均可产生抽搐;此外还有肝阳暴张,以及外伤之后,风毒内袭肝之经脉,营卫不得宣通,亦可动风抽搐。

1. **热盛动风** 外感温热病邪,内侵入里,邪热炽盛,引动肝风,风火相煽,窜扰经络,致筋脉挛急;或邪热内结阳明,里热熏蒸,胃津被劫,燥屎内结,津液灼伤,筋脉失养;或邪热内盛,深入营血,窜犯心包,逆乱神明,闭塞经脉而发抽搐。正如《温热经纬·湿热病篇》曰:“湿热证,三四日即口噤,四肢牵引拘急,甚者角弓反张,此湿热侵入经络脉隧中”、“湿热证,发痉,神昏笑妄,脉洪数有力,开泻不效者,湿热蕴结胸膈,宜仿凉膈散。若大便数日不通者,热邪闭结肠胃,宜仿承气微下之。”

2. **风毒内袭** 新近创伤,伤口不洁,风毒之邪乘隙内侵,影响肌膜经脉,致营卫被阻,不得宣通,以致筋脉拘急而成本症,又称“金疮痉”,正如《张氏医通·诸风门》称:“破伤风……口噤目斜,身体强直,如角弓反张之状。”

3. **风阳上亢** 肾阴亏损,阴血亏耗,水不涵木,木失所养,肝风内煽,或火热挟痰,引动肝风,致筋脉拘急。《续名医类案·惊风》:“发热抽搐,口噤痰涌,此肝胆经实火之证。”叶天士《临证指南医案·肝风》:“温邪深入营络,热止,膝骨痛甚,盖血液伤极,内风欲沸,所谓剧则瘛疭,痉厥至矣。”

4. **虚风内动** 久病之体,卒失血后,汗、吐、下太过者,由于津液亏损,液少血枯,血不荣筋,或肝阴不足,不能输津于筋,故筋脉拘急而发抽搐。

总之,抽搐之为病,有外感内伤之分,虚实之异,病因不同,或因风、热、痰邪,伤及心肝,心受热则惊,肝有余则风动,风火相煽,而成抽搐。故前人有:“风非火不动,火非风不发,风火相煽而成惊风,故心肝二脏主之。”亦有阴津受损,水不涵木,筋脉失养,虚风内动,而发抽搐,病性为虚实夹杂。

【诊断与鉴别诊断】

一、诊断

(1) 病史:发病前有感受外邪或内伤虚损以及他病的病史。

(2) 先兆症状:头痛,头晕,颈项不适,烦躁不安,呵欠频频,乏力,或伴恶寒发热。

(3) 主症:多先牙关紧闭,继则项背强直,四肢抽搐,甚至角弓反张。

二、鉴别诊断

1. **痫病** 痫病是一种发作性神识异常之病,常突然发病,神识不清,双目凝视,或肢体抽搐;重者卒然昏倒,口吐涎沫,两目上视,牙关紧闭,或口中作猪羊叫声,移时苏醒,醒后无异常,可反复发作片刻,反复发作,每次相似。抽搐则多在某些疾病的进程中出现,一般不会自行缓解,温热病之痉,可暂时缓解,多伴有高热、头痛,或与神昏并见。

2. **厥证** 厥证以突然昏倒、不省人事、面色苍白、四肢厥冷为主症,甚者一厥不复,但多不伴见四肢抽搐、项背强直等症。

3. **中风** 该病好发于40岁以上之人,以突然昏仆、不省人事,或不经昏仆而渐进加重,以半身不遂、口舌歪斜为主要临床症状,昏迷较深者多无苏醒;而抽搐仅为肢体抽动为主症,可资鉴别。

4. **颤证**　颤证为慢性疾病,抽搐为多种急危重病的发展过程,颤证仅表现为手肢颤动,无抽动,更无二目天吊、角弓反张等,正如张石顽在《张氏医通・诸风门》中所言:"振颤与瘛疭相类,瘛疭则手足牵引而或伸或曲,振颤则振动而不曲。"

总之,抽搐之症,有外感内伤之分,虚实之异,病因不同,其临床证候亦有差别。若见于急性热病的邪热内盛,热极生风的抽搐,常见四肢抽搐并伴有壮热、汗大出、渴欲冷饮、神识昏迷、脉洪数、舌质红、苔黄燥等症;若见于各种急性热病的后期,由于邪热久稽,气阴亏耗,虚风内动之抽搐,则多现手足蠕动,偶有抽搐,并伴有低热、心烦不宁、口干舌燥、精神疲乏、舌绛苔少、脉细数等症;若疫毒入脑或外伤感受风毒侵袭经脉之抽搐,则多现阵发的四肢大抽搐,颈项强直,甚至角弓反张,伴有神昏、喘促、头痛、苔腻、脉弦紧等症;若肝阳上亢,肝风内动之抽搐,则常并见剧烈头痛呕吐、神昏、偏瘫、面红气粗、舌红苔黄、脉弦有力等症。

【辨证要点】

内科急症之抽搐起病急骤,变化迅速,证候复杂,兹将其辨证要点,分为以下3项。

(一) 辨虚实

抽搐一症,有虚有实。实者多见四肢阵阵抽搐,或持续之抽搐,常伴有壮热谵语神昏,甚至角弓反张,苔黄燥,脉弦数;虚者,其抽搐呈手足蠕动,热势不甚,神怠或朦胧,舌红少津少苔,脉虚细而数。温病高热,肝阳暴张,风毒内袭之抽搐,多属实证;气阴亏耗,水不涵木之抽搐,多属虚证。

(二) 审病机

邪热内炽,热极生风之抽搐,乃邪热内陷,灼伤营阴,引动肝风,风火相煽而为抽搐,病在心肝;若温病后期,或久病劳伤,或因大汗、亡血等,致使气阴亏耗,而致筋脉失养,则可发为虚风内动;肝阳暴张,上扰清窍,或风毒内袭,直犯经脉,也可引起筋脉拘急而抽搐。辨明不同病机,对指导正确的辨证治疗,十分重要。

(三) 察兼证

对抽搐证候,若只辨抽搐,不察兼证,则难以判明其虚实和标本,因此,必细察其兼证,才有可能使辨证准确。邪热内炽,热极动风,必兼一派邪热之兼证;虚风内动,必有其气阴亏耗之兼证;肝阳上亢,肝风内动和风毒内袭经脉之抽搐之兼证已如上述,此乃辨证时应注重之事。

【急救处理】

一、处理原则

1. **标本同治**　因抽搐多系其他疾病临床过程中出现的急候,属于标急之症,而导致抽搐发生之疾病,则为病之本。若只治标,不治本,则抽搐难除,如治邪热内盛,热极生风之抽搐,当以清热解毒为本、为急、为先,这样方能热解风自息。若只恃羚羊、钩藤、全蝎、蜈蚣等息风之品,则较难达到热退风定的目的。

2. **辨风、火、痰之兼杂**　抽搐可由风起,热变,痰生,因此论治之前,辨明其由何而起,孰多孰少,或相兼何证,十分重要。热变者,必见热盛烦渴、内扰心营之兼证;痰生者,多有痰湿内盛之宿痰,或痰涎壅盛之兼证;风动而起者,病多突然而发,起于暴怒大恐之后,并见痰壅闭窍,及风邪内袭经脉之兼证。

二、急救治疗

1. **一般措施**　保持安静,开通静脉通路,补液治疗,氧疗等。

2. **中成药**

(1) 琥珀惊风片(又名琥珀抱龙丸):钩藤90克,朱砂33克,琥珀、川贝、天竺黄各30克,防风、僵蚕、天麻、胆南星、白附子、全蝎各15克,甘草6克,麝香1.5克,冰片0.6克。上药共为片剂,每片合生药0.4克,每服2片,每日1～2次。适用于身热面赤、四肢抽搐、痰壅昏迷者。

(2) 牛黄惊风片(又名牛黄抱龙丸):胆南星30克,天竺黄10克,僵蚕10克,茯苓15克,雄黄1.5克,琥珀7.5克,全蝎、朱砂各4.5克,牛黄1.5克,麝香0.6克。上药共为片剂,每片含生药0.5克,每次2片,每日1～2次。适用于身热昏睡、四肢抽搐、牙关紧闭、痰壅喘气者。

(3) 牛黄镇惊丸:天麻、钩藤、全蝎、羌活、防风、胆南星、荆芥、细辛、半夏、白术、茯苓,人参、远志、石菖蒲、桔梗、川芎各30克,甘草、沉香各180克,天竺黄90克。以上诸药共研细末,每6 300克细末中加琥珀360克,朱砂145克,麝香、冰片、牛黄各72.5克,雄黄60克,作为蜜丸每丸1.5克,每服1丸,每日2次。适用于急热抽搐、痰壅神昏、牙关紧闭者。

(4) 化风丹:黄连、陈皮各600克,僵蚕、钩藤、沉香各300克,胆南星、枳实各1 200克,黄芩2 400克,大黄4 800克。上药共为蜜丸,每丸1.5克,每服1粒,日服2次。适用于高热抽搐、痰涎壅盛者。

(5) 解痉曲膏(外用方):雄黄1.5克,巴豆仁(不去油)15克,朱砂1克,五灵脂9克,银朱4.5克,蓖麻仁1.5克,麝香1克。上药混合为粉,以油烟脂调膏,成人每次3～5克,小儿可用1～3克,作为饼状贴于印堂、太阳、百会、囟门等穴位,每次6小时,共贴2～3次,对脑炎之抽搐有一定疗效。局部常可见到灼红、水泡、疼痛,应防溃破。

3. **解痉中药注射剂**

(1) 清开灵注射液:每次30～40毫升加等渗葡萄糖注射液100毫升,静滴,每日1～2次;病情重者可加大用量到120毫升。临床主要用于热毒内生的患者。

(2) 醒脑静注射液:每次10～20毫升加等渗葡萄糖注射液100毫升静滴,每日1～2次。开窍之力尤强,临证要关注神识之变化。

(3) 穿琥宁注射液:每次200～400毫升加等渗葡萄糖注射液500毫升静滴,每日1～2次。解热之力突出,但临证不可量大,一日量不超过800毫克为佳。

4. **针刺治疗**

(1) 体针

主穴:人中、风池、合谷、十宣、阳陵泉、太冲。配穴:内关、曲泽、风池、后溪、颊车、丰隆、下关。

手法：每次针刺1～3穴，采用泻法强刺激3～5分钟，不留针，视病情轻重，轻者每日2～3次，重者每6小时针1次。口噤不开者，针刺颊车、下关、人中、地仓等穴，用泻法，不留针。

（2）耳针：取神门、脑干、肝、皮质下穴，采用泻法，中强刺激。留针30～60分钟。

5. **外治法**

（1）开关散：口噤不开，神昏抽搐者，可取药粉少许，嗃鼻取嚏。或用乌梅肉频擦牙龈。

（2）鲜地龙50条，捣烂如泥，加食盐少许，涂敷前囟门，适用于婴儿抽搐。

三、辨证论治

［热盛动风］

主症：高热烦躁，汗出口渴，项背强急，手足瘛疭，甚者角弓反张，腹满燥屎内结。舌苔黄燥，甚者焦燥起芒刺，脉弦数有力。

治法：泄热存阴，息风止痉。

方药：增液承气汤加味。药用玄参、麦门冬、生地、大黄、芒硝、僵蚕、钩藤、羚羊角片等。方中玄参、麦门冬、生地滋阴清热，缓解筋膜燥涩，使热去津回；大黄荡涤积热；芒硝软坚润燥，助大黄泻热通便；僵蚕、钩藤、羚羊角凉血息风止痉。若烦躁甚者，加淡竹叶、栀子清心除烦；抽搐频发者，加地龙、全蝎息风活络。

静脉注射剂：清开灵注射液30～60毫升，加等渗葡萄糖注射液250毫升静脉点滴，每日1～2次。病情重者可加大用量到120毫升。临床主要用于热毒内生的患者。

［阴虚动风］

主症：手足蠕动，甚者瘛疭，颧红低热，汗出口干，精神倦怠。舌干红少苔，脉细数无力。

治法：滋补肝肾，育阴息风。

方药：大定风珠。药用白芍、麦门冬、钩藤、阿胶珠、生地、生牡蛎、炙甘草、龟版、鳖甲、鸡子黄、五味子、麻仁。方中鸡子黄、阿胶滋养阴液以息风；生地、麦门冬、白芍滋阴柔肝；龟版、鳖甲、牡蛎滋阴潜阳；火麻仁养阴润燥，五味子收敛气阴，炙甘草益气和中。有痰者，酌加天竺黄、胆南星、川贝母以清化热痰；有低热者，酌加白薇、地骨皮以退虚热。

静脉注射剂：生脉注射液60～100毫升加等渗液体250毫升，静脉点滴，每日1次；参麦注射液60～100毫升加等渗液体250毫升，静脉点滴，每日1次；刺五加注射液20毫升加等渗液体250毫升，静脉点滴，每日1次。

［肝阳上亢］

主症：头痛剧烈，神昏抽搐，面红气粗，恶心呕吐。舌红苔黄，脉弦有力。

治法：滋养肝肾，潜阳息风。

方药：镇肝息风汤。药用牛膝、代赭石、生牡蛎、白芍、生地、钩藤、青蒿、玄参、龟版、生龙骨、天门冬、川楝子。方中重用牛膝引血下行，折其阳亢，并能滋养肝肾；代赭石重镇降逆，并能平肝潜阳；生龙骨、生牡蛎潜阳降逆；龟版、玄参、钩藤、天门冬、白芍滋养阴血，柔肝息风；青蒿、川楝子、生麦芽清泄肝阳之有余，条达肝气之郁滞。若头痛较剧，面赤较甚者，酌加羚羊角片、夏枯草、菊花。脉弦、头昏痛甚者，加服罗布麻叶片，每次2片，每日3次；抽搐甚者，加全蝎、蜈蚣，研为细末，冲服。

［风毒内袭］

主症：头痛，项背强急，甚者角弓反张，可伴有恶寒发热。舌苔薄白或白腻，脉浮紧。

治法：祛风止痉，燥湿和营。

方药：玉真散。药用天南星、防风、天麻、白芷、羌活、白附子、全蝎、蜈蚣、白僵蚕等。方中白附子、天南星祛风痰，镇痉为主，羌活、防风、白芷、天麻协助主药疏散经络中风邪，导邪外出，全蝎、蜈蚣、白僵蚕息风止痉。如抽搐重者，可配合五虎追风散（蝉蜕、天南星、天麻、全蝎、僵蚕、朱砂）；若邪毒内结，有攻心之势，可用瓜石汤（瓜蒌仁、滑石、苍术、天南星、甘草、生姜、赤芍、陈皮、白芷、黄柏、黄芩、黄连）。

抽搐为病，急而重，临证之时可在辨证论治基础上，酌情加用具有息风止痉之品，现代研究有止痉作用之中药有桂枝、藁本、蝉蜕、升麻、钩藤、秦艽、牛黄、全蝎、蜈蚣、僵蚕、天麻等，以增加疗效。

抽搐是多种原因导致的风动于内的垂危证候，因此治疗抽搐，必须审证求因，标本同治，才能收到良好的效果。实证较多，且与风、火、痰三者夹杂并见，故治疗抽搐常用清热、平肝、涤痰、息风、解毒等法，参合并用。虚证之抽搐，多由气阴亏耗而致，故常选养阴、益气之剂。临证之时必须详审脉证，以免犯虚其虚、实其实之诫。

【转归与预后】

抽搐大多发病急，变化快，病因不同，预后大有区别，如破伤风反复抽搐，难于控制，年老体弱者，预后较差。温热之病所致抽搐，若治疗不当，热毒内陷，可转为神昏、厥脱、喘促等危急重症，危及生命。肝阳上亢抽搐者，合理治疗预后较好，若失治误治，可并发中风危症，预后极差。

抽搐见"口张目瞪，昏昧无知"、"手足瘛疭、汗出如油如珠"、"角弓反张、离席一掌"，均为预后不良之征。

【护理】

（1）平卧位，头侧一边，去除义齿，松解衣领，咬口器放置上下齿之间，以防咬伤舌头。

（2）保持呼吸道通畅。

（3）保持室内安静，避免刺激。

【现代研究】

抽搐是以四肢痉挛为特征的急症，临床涉及内科、外科、妇科、儿科等，在人之一生中，抽搐的发生概率为1.5%～5%[1]。以破伤风、乙脑、小儿惊厥及药物引起的抽搐最为常见，近年来，学者们在发掘古方、继承前人经验的基础上，对以抽搐为主要临床表现的病证进行了深入的临床研究，丰富了抽搐的证治内容，提高了临床疗效。

1. **破伤风** 破伤风是急性特异性感染性疾病，属于中医学的"金疮痉"的范畴，现代西医学的发展，破伤风抗毒素的广泛应用，其发病率明显下降，因此，临床上常有误诊之发生，目前多采用中西医结合的方法进行救治，如朱氏等[2]在西医运用抗生素、止痉、破伤风抗毒素等治疗效果不明显的基础上，选用荆芥10克、防风10克、椹花10克、葱根7个、艾叶7个、小枣7个、黍子12克、铁牛(屎壳郎)1个，上药加芝麻油130毫升，放于沙锅内文火加热至烟欲燃时加黄酒300毫升，顿时砂锅内起火，待火熄灭后继续煎至半杯，去渣待温热顿服。治疗5例，由于1例病情拖延时间较长死亡外，其余4例痊愈。用药的体会是必须服药后汗出方可有效。郭氏[3]自拟验方治疗破伤风16例，1例死亡，平均疗程12日，基本方用生南星、天麻、防风各10克，白附子8～15克，羌活、威灵仙各15克，白芷12克，川乌6～10克，半枝莲30克。儿童量酌减。使用时要配合相应的对症治疗，以保证安全。

2. **流行性乙型脑炎**　中医学治疗流行性乙型脑炎(简称"乙脑")具有悠久的历史，自20世纪50年代开始，中医药对乙脑的治疗已取得了显著成绩，如1954年河北石家庄市传染病院开始临床救治乙脑，后其经验得到了北京市、辽宁省的验证，治愈率在90%以上。1956年进行了中西医的对照研究[4,5]，结果显示中医药具有良好的疗效，优于西医。中医的主要治则是清热解毒养阴。针对抽搐病机在于热结阳明、痰热蒙蔽心包、肝风内动等，分别选用承气类方、安宫牛黄丸、三甲复脉散等。江氏[6]治疗乙脑将抽搐分为内风、外风两种，外风多于发病1～3日之内，抽搐前多有头痛、怕风等，继而高热无汗，项背强直，邪在太阳肌表，方用新加香薷饮加葛根。内风多见于发病5～7日，抽搐反复发作，或持续不止，抽搐时二目天吊，呼吸急促，大便闭结等，此为暑邪化火，火是因，风是果，方用凉膈散合龙胆泻肝汤为主。

中医学认为抽搐既是一种疾病，又是多种危重病进程中的一个阶段，可见于现代西医学的多种疾病中，这正体现了"异病同治"的观点，随着对抽搐认识的深入，无疑会推动中医急诊学术水平的提高。

【小结】

抽搐，是热盛动风、阴血亏耗动风、肝阳上亢动风和风毒内袭经脉而动风的主症，为常见的内科急症。多由风、火、痰为患，病位多与心、肝、肾有关，而以肝为主。临床有虚实之分，热极生风而抽搐者，常伴有壮热汗出，谵语神昏；阴血亏耗，虚风内动而抽搐者，则多见手足蠕动，伴有心烦不宁，神疲乏力。肝阳上亢之抽搐，常伴剧烈头痛，神昏、偏瘫；风毒侵袭经脉之抽搐，则常伴颈项强直，角弓反张。治疗抽搐，视其证候之不同，治以清热、平肝、涤痰、息风、解毒、益气、养阴等法。临证应详析病机，细察脉证，分辨标本，识别虚实，采用中医的综合急救处理，审因以治本，解痉以治标，力求收到标本同治、药到病除之效。

附方

增液承气汤(《温病条辨》)：玄参　麦门冬　生地　大黄　芒硝。

大定风珠(《温病条辨》)：白芍　麦门冬　钩藤　阿胶珠　生地　生牡蛎　炙甘草　龟版　鳖甲　鸡子黄　五味子　麻仁。

镇肝息风汤(《医学衷中参西录》)：牛膝　代赭石　生牡蛎　白芍　生地　钩藤　青蒿　玄参　龟版　生龙骨　天门冬　川楝子。

玉真散(《外科正宗》)：天南星　防风　天麻　白芷　羌活　白附子　全蝎　蜈蚣　白僵蚕。

五虎追风散(《方剂学》)：蝉蜕　天南星　天麻　全蝎　僵蚕　朱砂。

瓜石汤(经验方)：瓜蒌仁　滑石　苍术　天南星　甘草　生姜　赤芍　陈皮　白芷　黄柏　黄芩　黄连。

【现代研究】主要参考文献

[1] Warrell DA, Cox TM, firth JD, et al. Perkin GD Epilepsy in later childhood and adult [M]. In Oxford textbook of Medicine, 4th ed. Oxford: Oxford University Press. 2003: 1.

[2] 朱明祥，梁桂芝，石峨岭，等. 中西医结合治疗破伤风5例[J]. 江西中医药，2003，34(3)：33.

[3] 郭士荣. 验方治疗破伤风16例的临床观察[J]. 浙江中医杂志，1998，33(2)：55.

[4] 蒲辅周，沈仲圭，高辉远. 流行性"乙型"脑炎辨证施治的一般规律[J]. 中医杂志，1957，(9)：464～468.

[5] 蒲辅周，高辉远. 中医对几种急性传染病的辨证论治[M]. 北京：人民卫生出版社，2006.

[6] 江育仁. 流行性乙型脑炎的治疗经验[J]. 浙江中医杂志，1982，17(6)：252.

喘　促

【定义】

喘促系热毒内陷，久病气竭或外伤气脱等所致，以气息喘促，张口抬肩，昏厥痰壅，唇面青紫等为特征的临床危急重症。病变早期可见呼吸急促深快、呼吸困难、鼻翼煽动、张口抬肩、摇身撷肚、端坐难卧，进一步发展可见面青唇紫、汗多、心慌、烦躁不安、神情委靡，昏昧、惊厥，以至喘脱而危及生命。由热毒内陷及外伤气脱而发者，发病急骤，病势凶险；由久病气竭而发者，证候复杂多变，较为难治。

【历史沿革】

对喘促的认识可上溯至先秦时代，如《灵枢·五阅五使》篇说："故肺病者，喘息鼻张。"《灵枢·本藏》篇说："肺高则上气肩息。"《灵枢·胀论》篇则说："肺胀者，虚满而喘咳。"《素问·痹论篇》中有"心痹者，脉不通……暴上气而喘"的论述；可见《内经》已指出喘促所致呼吸困难的症状，即咳、喘、胸部膨满。而汉代的张仲景在《金匮要略·肺痿肺痈咳嗽上气病》篇则云："咳而上气，此为肺胀，其人喘，目如脱状，脉浮大者，越婢加半夏汤主之。"对喘促伴有上气、烦躁、目如脱状及脉象浮或浮大作了描述。隋朝巢元方《诸病源候论·咳逆短气候》叙述其发病机制，"肺主于气，邪乘于肺则肺胀，胀则肺管不利，不利则气道涩，故气上喘逆，鸣息不通，诊其肺脉滑甚，为息奔上气"，指出肺本虚是其主要病因。明代王肯堂在《证治准绳·杂病》指出："喘者，促促气急，喝喝息数，张口抬肩，摇身撷肚。"形象地描述了喘促危急症状。唐容川在《血证论》明确地提出："盖人身气道，不可阻滞……内有瘀血，气道滞塞，不得升降而喘"，"瘀血乘肺，咳逆喘促。"对瘀血致喘进行了论述，为后世活血治喘提供了依据。

【范围】

喘促是许多严重疾病并发的危急重症，凡西医学心脏、肺脏、肾脏、肝脏、胸壁与胸膜疾病、神经肌肉系统疾病等所致的呼吸衰竭、急性呼吸窘迫综合征以及部分充血性心力衰竭等疾病，只要符合本病的临床特征者，均可参照本篇辨证论治。一般的咳嗽、哮喘所表现的喘促，不属本篇讨论的范围。

【病因病机】

本篇所述急症之喘促，其发病急骤者，常因温病热毒，或痈疽之热毒内窜，逆传心包，阻遏于肺而发；亦可因突然外伤，或产褥之中，气血受损，血败冲心，上搏于肺而成；还可由于亡血亡阴之后，气阴亏竭欲脱而起。病发缓慢之喘促，常由痰、水、火邪之壅盛犯肺而生，常见有痰湿壅肺，火热搏结瘀阻于肺，水气凌心而遏于肺，或气阴两竭导致肺气欲绝。

1. **邪热壅肺** 多由温病热盛内攻，阻遏于肺，肺气郁闭，气壅而出，发而为喘，呼吸多频急而促；邪热传入心营，扰乱神明，可见神昏谵语，烦躁不安。

2. **腑结肺痹** 多由邪热传入阳明，与肠中燥屎相搏结，则腑气不通，浊气不得下泄而上迫于肺，肺气上逆而喘。

3. **外伤气脱** 多为胸部撞击伤、挤压伤导致肺络瘀塞，肺气不畅，气逆而上，发为喘促。

4. **心肾阳虚** 多由心阳及肾阳不足，气逆水泛而成；肾阳虚衰，不能化气行水，水饮凌心射肺，肺失宣降，发而为喘；心阳不足，无以行血，血滞为瘀，阻塞于肺，肺失治节，发而为喘，甚者咯粉红色泡沫痰。

5. **气阴两竭** 各种危重病证，正气衰竭之时可出现本症。多因劳欲过度，精气内夺，或大病之后，久病失于调养，以致气阴耗竭，肺肾衰败，则气失所主，摄纳无权，气逆于上，肺之呼吸功能严重障碍，发为喘促。

总之，喘促为病，多属虚实兼夹之证，其虚主要在肺、在肾、在心；其实则多表现为瘀血、热毒、痰火、水湿壅滞于肺。其喘促之生，多由肺气闭塞或肺气虚衰，气道不利，阻遏于胸，升降出入失司而致。肺失治节，肺气失畅，必致心血运行失常，百脉为之瘀阻，见唇面青紫等血瘀之证。由于肺气之阻遏，血脉之瘀滞，或邪毒外袭，或混浊内生，或风阳内动，或瘀血上冲，蒙蔽清窍，心神耗散，阴阳逆乱，故可出现神昏、惊厥、痰壅等症。

【诊断与鉴别诊断】

一、诊断

（一）发病特点

喘促发病之前多有其他基础疾病，如严重的肺系、心系、肾系、肝系疾病；本病多发于其他疾病终末阶段。

（二）临床表现

喘促以气息喘促，张口抬肩，唇面青紫，痰壅咳逆，神昏厥逆等症为临床特征。临床主要表现有呼吸急促，呼吸困难，鼻翼煽动，张口抬肩，摇身撷肚，端坐难卧，甚则面青唇紫，汗多，心慌，烦躁不安，神情委靡，昏昧，惊厥，甚至喘脱而危及生命。

二、鉴别诊断

1. **重症哮病** 哮必兼喘，重症哮病可见明显的喘促，口唇、爪甲青紫，当加以鉴别。哮病多有宿根，反复发作，有季节性，发时喉中有哮鸣音，胸部X线检查和血气分析有助于鉴别。

2. **气胸** 创伤性气胸、自发性气胸或继发性气胸，均可突然呼吸急促，状如喘促，但多有病史提示，如胸部锐器伤，或慢性肺病史，经X线诊断及人工气胸测压，有助于鉴别。

3. **短气** 短气的特点是呼吸急促而能接续，虽似喘而不抬肩，亦无痰声，以此为辨。

【辨证要点】

1. **辨邪正虚实** 喘促一症，其病证虽以虚实夹杂为多见，但有偏实与偏虚的不同，临证时需辨别清楚。从病因病机而言，外邪致喘，热毒内攻，邪气壅盛者，偏于实证为主；由脏腑虚衰致喘者多属虚；阳气衰微，饮邪上逆而喘者，多为虚实兼夹。从证候表现看，实者呼吸深长有余，声高气粗，胸满，以呼出为快，脉数滑有力；虚者呼吸短促难续，或呼吸时停时续，声低气怯，以深吸气为快，脉微弱或浮大中空。

2. **分病性寒热** 若素体阴精不足，阴虚内热者，感受温热邪毒，其证属热。然亦有外寒内热，或饮郁化热等寒热错杂之证，宜四诊合参，细心辨之。属寒者，其痰清稀，或痰白有沫，面色青灰，口不渴或渴喜热饮，静卧少言，舌质淡苔白滑，脉浮紧或弦迟；属热者，有痰黏稠，色黄或黄白相间，咳吐不利，面色赤，口渴引饮，烦躁不安，便秘，舌红苔黄腻或黄燥，脉滑数。

3. **识病情危急** 喘促发病急，因热毒内攻，痰饮壅盛，宿疾逆变所致者，邪盛正衰，正气不支，病情进展快，每致昏迷、厥脱等变证。由脏腑虚衰，久病气竭所致，肺肾欲绝，为濒临死亡的征兆。因此，本病病死率高，病情发展迅速，宜采用中西医结合方法积极救治。

【急救处理】

一、处理原则

1. **定治则** 由于喘促之发病及脉证，均与一般咳嗽、哮喘有别，因此必须根据其临床证候的不同，选用下列不同的治则。

(1) 清热解毒：对邪热壅肺，腑结肺闭之喘促，治宜清热解毒，力挫其势，使其外泄，喘促方能趋平。

(2) 祛痰平喘：肺气壅塞，常由痰致，治宜祛痰平喘，因祛痰既可平喘，又能通降肺气。

(3) 逐瘀固脱：外伤气脱之喘促，乃系瘀血内滞，闭阻肺气而发，治宜逐瘀固脱，喘促方可得缓。

(4) 温阳行水：对心肾阳虚，水泛于肺之喘促，治宜温阳行水，水去则喘促可平。

(5) 补益肺肾：对气阴两竭之喘促，治宜补益肺肾，方能定喘防脱。

2. **明标本**　喘促一症，不论起病之缓急，证之属虚属实，以及外感或内伤，其喘促均为标急之候。故治喘促，既可先治其标，以缓其急；亦可先治其本，去其致喘之因而缓其急。孰先孰后，当视临床具体病情而定。

二、急救治疗

1. **一般处理**　保持呼吸道通畅，吸氧，相关平喘治疗(如氨茶碱静脉滴注)等可参照西医学有关措施进行。

2. **针灸**

(1) 常用针刺穴位：人中、内关、十宣、涌泉、会阴、足三里、肺俞、合谷等，每次选用1～3个穴位，手法用强刺激泻法，留针半小时或不留针。

(2) 艾灸法：出现阴阳离绝之脱证，可用艾灸百会、涌泉、足三里、肺俞。

(3) 电针疗法：选用素髎、天突、内关。

3. **喘促针剂**

(1) 参麦注射液或生脉注射液：每次60～100毫升加入250毫升0.9%氯化钠注射液静脉滴注，每日1次，适用于各种危急重的喘促。

(2) 丹参注射液：每次20毫升，加入10%葡萄糖注射液100～150毫升静滴，每日1～2次，适用于瘀血喘促之证。

(3) 蟾力苏注射液：每次1毫升，溶于等渗葡萄糖注射液20～40毫升，缓慢注射，每日1～2次，适用于喘促欲脱之证。

(4) 醒脑静注射液：每次2～4毫升，每日2次，肌内注射；或20毫升，加入250毫升0.9%氯化钠注射液静脉滴注，每日1次，适用于肺性脑病，热盛神昏患者。

(5) 清开灵注射液：成人每次2～4毫升，儿童每次1～2毫升，每日2次，肌内注射；或静脉滴注，适用于邪热壅肺证。

(6) 参附注射液：每次20～100毫升，用5%～10%葡萄糖注射液250～500毫升稀释后静脉滴注，适用于阳气虚衰之喘促。

(7) 灯盏细辛注射液：20毫克，用5%葡萄糖注射液250毫升稀释后静脉滴注，每日1次，对肺心病急性加重期患者具有降低血液黏滞度，纠正心力衰竭和呼吸衰竭的作用。

4. **中成药**

(1) 六神丸：每次10粒，每日3～4次，重症每小时1次；适用于喘促欲脱之证。

(2) 蟾酥粉：每次10毫克，每日3～6次，适用于喘促欲脱之证。

(3) 黑锡丹合生脉合剂：黑锡丹(丸剂)6～9克，每日3～4次；生脉合剂(浓煎之合剂)每次20～30毫升，每日3～4次。适用于上盛下虚之喘促。

(4) 独参汤：为人参之浓煎剂，酌量频服(红参粉亦可)。适用于喘促欲脱之证。

三、辨证论治

[邪热壅肺]

主症：喘促气急，鼻翼煽动，高热汗出，口渴烦躁或伴有咳嗽，咯黄稠痰。舌质红，苔黄腻而干，或苔黄而少津，脉数或洪数。

治法：清热解毒，化痰降逆。

方药：清热泻肺汤加减。方中金银花、滑石、连翘、石膏、大青叶清解肺热，杏仁、苏子、郁金降逆平喘，葶苈子、芦根、瓜蒌、贝母清泻痰热。

对邪热壅肺，热邪较盛者，可静脉滴注清开灵注射液。对肺性脑病，热盛神昏患者，可服用安宫牛黄丸、至宝丹、紫雪丹以开窍醒神；亦可用醒脑静注射液静脉滴注。

[腑结肺闭]

主症：暴喘气促，气高息短，潮热，手足汗出，大便燥结难行，腹满胀硬，甚至烦躁谵语。舌苔焦黄起芒刺或焦黑燥裂，脉沉实有力。

治法：通腑祛结，泄热救肺。

方药：泄热救肺汤加减。方中大黄、芒硝、枳实、厚朴通腑泻热，葶苈子、瓜蒌泻肺化痰，杏仁、知母、石膏、连翘、金银花清解肺热。

对腑结肺闭，进食困难者，可用大黄15～20克，或大承气汤水煎200毫升，保留灌肠。对热盛神昏者，可服安宫牛黄丸、至宝丹、紫雪丹；或静脉滴注清开灵注射液、醒脑静注射液。

[外伤气脱]

主症：外伤后突发喘促，张口抬肩，口唇青紫或吐暗红色泡沫，伴胸闷胸痛。舌质紫暗，脉细涩。

治法：通腑逐瘀，益气救肺。

方药：桃仁承气汤合生脉散加减。桃仁承气汤破血下瘀，驱除瘀血。生脉散益气生津。两方合用共奏通腑逐瘀，益气救肺而平喘之效。

对瘀血阻滞者，可用丹参注射液、红花注射液等活血化瘀中药针剂滴注。喘促欲脱者，可服六神丸、蟾酥粉、独参汤。

[心肾阳虚]

主症：突发喘促，全身紫绀，烦躁不安，惊厥抽搐，冷汗淋漓，淡漠不语，嗜睡，昏迷直至死亡。舌质青紫挛缩，脉微细数或欲绝。

治法：温通心肾，行气泻肺。

方药：附桂行水汤加减。药用人参、黄芪益气固本，附子、桂枝温通心肾，川芎、鸡血藤活血行气，白茅根、茯苓、猪苓、泽泻、葶苈子、桑白皮泻肺利水。

急用静脉滴注参附注射液以回阳救逆。

[气阴两竭]

主症：喘促日久，呼多吸少，动则喘息更甚，形瘦神惫，气不得续,汗出,肢冷面青。舌淡,脉沉细。

治法:益气救阴,定喘防脱。

方药:生脉散加减。药用人参、麦门冬、五味子益气生津,龙骨、牡蛎、磁石重镇平喘。

急用静脉滴注参麦注射液或生脉注射液。

四、其他治法

(1) 宣肺祛瘀汤(治急性呼吸窘迫综合征有瘀象方):杏仁、桂枝、葶苈子、赤芍、桑白皮、丹参、当归、郁金等。

(2) 加味承气汤(治腑实急性呼吸窘迫综合征方):大黄、芒硝、厚朴、枳实、甘草、白芍、黄芩、葶苈子、桑白皮等。若邪闭心包,用安宫牛黄丸加大黄末;阳明热甚加服白虎汤。

(3) 重剂银翘白虎汤(治暑温呼吸衰竭方):金银花、连翘、知母、石膏、甘草、犀角、钩藤、生地、葶苈、桑皮、石菖蒲、黄芩、郁金等。

(4) 涤痰开窍汤(治肺性疾病呼吸衰竭方):胆南星、半夏、茯苓、陈皮、枳实、竹茹、石菖蒲、郁金、丹参、赤芍、金银花、连翘、黄芩等。

(5) 温阳利水活血方(治慢性肺心病喘促方):附子、桂枝、茯苓、白术、猪苓、扁豆、山药、大腹皮、生姜皮、丹参、赤芍等。

(6) 复方五加皮汤(治慢性充血性心衰之喘促方):北五加皮、党参、太子参、茯苓、泽泻、车前子、猪苓等。纳呆恶心,加白术、莱菔子、陈皮、山楂;胸胁胀满加瓜蒌、薤白、郁金;有瘀血见证者,加赤芍、桃仁、红花、丹参。

【转归与预后】

喘促的证候之间存在着一定的联系,表现在病情的虚实寒热转化。实喘可转为虚喘,虚喘可因感邪而呈虚实夹杂之候;饮邪上犯,可因水气不化,更损心阳,引起心肾阳衰,元阳欲脱证。

喘促一证,病情险恶,病死率极高,本症的预后,往往与引起喘促的原发病及其病情轻重有关。一般来说,既往身体较为健康,无心肺慢性疾病,病程短者,若得到及时有效的治疗,气急渐而转平,大多数可获痊愈。若慢性宿疾急性加重,脏腑功能虚衰,或久病气竭的基础上,发生喘促,如不能尽快控制病势,可因邪气壅盛,正气不支,出现气不接续,手足逆冷,头汗如珠如油,面赤烦躁,脉微欲绝,或脉浮大无根者,为阴阳离决之候,预后不良。

【预防与护理】

本症的预防,关键在于防治原发疾病。在加强原发疾病治疗的基础上,对热毒有转盛之势的患者要加强清解热毒之力,对痰涎壅盛者要及时吸痰、化痰,防止痰涎阻塞气道而致喘促,对有气脱阴竭之势的患者要尽早地、及时地给以益气养阴、回阳固脱之品。总之,防患于未然,治疗原发疾病,尽早截断病势发展是预防喘促发生的关键。

急性发作时,取坐位或半卧位,注意防寒保暖,室内空气流通,勿吸烟,避免理化刺激因素。劝导患者消除思想顾虑,保持情绪稳定,精神上保持乐观。痰多者,应鼓励、帮助其排痰,经常翻身、拍背或吸痰,保障呼吸道通畅。喘甚者,注意观察其气息、神志、脉象的变化,以及二便情况,病情恶化者及时给予救治。

【现代研究】

急性呼吸窘迫综合征(ARDS)属中医"暴喘"、"喘促"范畴。综合有关中医文献,其治大致有以下方法。

1. **祛邪扶正法** 耿氏等[1,2]认为,ARDS的病机为邪热传入阳明,与肠中积滞相结而致热结肠燥,气机壅滞,上逆则喘,中阻则满;热迫血瘀,瘀热互结,壅滞于肺,致肺通调水道功能失司,造成水湿停聚,血瘀、水邪、热毒相合,耗气伤阴,导致气阴两伤,甚至内闭外脱而亡。其病机关键在于热、瘀、水湿、虚 4 个方面。根据中医"肺与大肠相表里"、"血水相关"及阴阳平衡理论,采取"泻热通瘀逐水扶正"的祛邪扶正治法,方用加减桃承陷胸汤(大黄 3 克,甘遂 3 克,水牛角粉 30 克,生地黄 30 克,丹参、赤芍各 25 克,桃仁、葶苈子各 15 克,枳实、厚朴各 10 克,水蛭 3 克),配合参麦注射液静脉滴注,并配合西医学液体疗法。方中大黄、甘遂相配泻热逐水,通利大肠;水牛角、丹参、赤芍、桃仁、生地黄、水蛭相伍,清热解毒,活血化瘀利水。

2. **通里攻下法**[3] 临床观察,ARDS多存在呼吸急促、高热、发绀、便结及不同程度的鼓胀、舌质绛、脉弦数等表现,概括为喘、昏、满、热四证并见,尤以喘满为突出,与阳明腑实证相似,故可用通里攻下法治疗。通里泻下药具有如下作用。一是清除对肺组织有害的肠源性内毒素及其他病原体,减轻全身感染和中毒状态,促进机体新陈代谢,从而保护重要脏器的生理功能。二是通腑后腹胀减轻,横膈下降有利于解除肺胀受限,改善通气功能。

3. **活血化瘀法** ARDS病理改变主要在于肺内微血管结构的障碍及缺血一再灌注损伤,与中医认为的各种病因导致的血液停滞、瘀结不散的"血瘀证"相符[4]。血府逐瘀汤是活血化瘀的代表方剂,具有提高 PaO_2 及改善肺脏微循环障碍的作用。

4. **清热解毒法** 20 世纪 90 年代起对免疫系统的细胞因子及炎症介质有进一步了解,初步提出 ARDS 是体内炎症反应与代偿性炎症失衡的结果[5]。中医认为 ARDS 邪毒由外犯内,辨证属湿热瘀毒之证。治疗应根据卫气营血阶段的不同,早期应用清热解毒方药加用凉血化瘀方药作为截断病势的常规治法[6]。

5. **宣肺利水法** ARDS最基本的病理改变是肺泡毛细血管通透性增高所致的肺间质和肺泡腔内渗透性水肿,针对此环节减少水肿形成和加速肺泡腔水肿液的清除,无疑可改善肺通气功能。临床宜用宣肺利水活血法,可选宣肺渗湿汤(杏仁、桂枝、赤芍、桑白皮、葶苈子、丹参、郁金各 10 克,黄芪 30 克,血竭 1 克)加减治疗[7]。

6. **益气固脱法** 张氏[8]认为,烧伤后,急性呼吸功能不全证属热毒内壅,热邪犯肺,并有明显的气阴两伤、正不胜邪之证,在早期及时治疗时酌用加味红参汤(红参 25 克,麦冬 15 克)可起到扶正祛邪、攻补兼施之效。

近年来,中医药对 ARDS 的治疗取得了一定成就,但对其病因病机、发展机制的认识尚需进一步提高。

【小结】

喘促是以气息喘促、张口抬肩,甚或昏厥、痰壅、唇肢青紫为特征的常见内科急症,临床多系虚实兼夹之候。其虚主要在肺、在肾、在心;其实则多表现为瘀血、热毒、痰火、水湿壅滞于肺,即邪热壅肺、腑结肺痹、外伤气脱、心肾阳虚和气阴两虚等不同证候,故治疗喘促,常以清热解毒、祛痰平喘、逐瘀固脱、温阳行水和补益肺肾等为法。因喘促病情较为急重,因此临证应详察病情变化,采用各种有效的监护和急救措施,审证求因,标本同治,力求取得较好的临床效果。

附方

(1)清热泻肺汤(验方):金银花 滑石 连翘 石膏 大青叶 杏仁 苏子 郁金 葶苈子 芦根 瓜蒌 贝母。

(2)泄热救肺汤(验方):大黄 芒硝 枳实 厚朴 葶苈子 瓜蒌 杏仁 知母 石膏 连翘 金银花。

(3)桃仁承气汤(《温病条辨》):桃仁 大黄 芒硝 丹皮 芍药 当归。

(4)生脉散(《医学启源》):人参 麦门冬 五味子。

(5)附桂行水汤(验方):人参 黄芪 附子 桂枝 川芎 鸡血藤 白茅根 茯苓 猪苓 泽泻 葶苈子 桑白皮。

【现代研究】主要参考文献

[1]耿耘,马超英.流行性出血热常见危重症的中西医治疗体会[J].中国中医急症,1994,3(4):166.

[2]耿耘,马超英.中西医结合治疗呼吸窘迫综合征临床观察[J].江西中医学院学报,1997,9(1):3.

[3]刘福成,薛芳,崔志勇,等.大承气汤治疗严重创伤呼吸窘迫综合征的临床研究[J].中国中西医结合杂志,1992,12(9):541.

[4]阎田玉,龚明敏,林胡春,等.活血化瘀治疗小儿病毒性肺炎的机制探讨与电镜观察[J].中西医结合杂志,1984,4(3):139.

[5]陈正堂.急性呼吸窘迫综合征发病机制及诊治进展[J].中国急救医学,1999,19(4):255.

[6]刘红菊,李元桂,毛文光.中药热毒清对急性肺损伤的保护作用[J].中国中西医结合杂志,1995,16(11):679.

[7]王今达,高天元,崔乃杰,等.成人呼吸窘迫综合征43例临床分析[J].中华医学杂志,1981,61(2):74.

[8]张世范,高炜,徐克劲,等.复方红景天防止肺损伤的前瞻性研究[J].中华外科杂志,1999,37(4):238.

出 血

【定义】

出血为内科常见急症,属于中医"血证"范围。凡由多种原因,引起火热熏灼或气虚不摄,致使血液不循常道,或上溢于口鼻诸窍之鼻衄、齿衄、咯血、吐血,或下泄于前后二阴之便血、尿血,或渗出于肌肤之肌衄,均属本证。从急症的急救角度考虑,本篇所论之出血只限于较大量或较紧急、危重的出血。

【历史沿革】

早在《内经》即对血溢、血泄、衄血、咳血、呕血、溺血、溲血、便血等出血性疾病作了记载,并对引起出血的原因及部分血证的预后有所论述。《灵枢·百病始生》云:"阳络伤则血外溢,血外溢则衄血;阴络伤则血内溢,血内溢则后血。"认为出血为络脉损伤所致。汉代张仲景《金匮要略·惊悸吐衄下血胸满瘀血病脉证治》用柏叶汤以温气摄血;用泻心汤以泻火清热止血。下血有远血、近血的不同。属于脾寒不统血的用黄土汤;属于湿热下血的,用赤小豆当归散。唐代孙思邈《备急千金要方》收载了一些较好的治疗血证的方剂,例如犀角地黄汤即首载于该书。宋代严用和《济生方·失血论治》中"所致之由,因大虚损,或饮酒过度,或强食过饱,或饮啖辛热,或忧思恚怒",认为失血可由多种原因导致,而对血证的病机,则强调因于热者多。金代刘完素《素问玄机原病式·热类》亦认为失血主要由热盛所致。明代虞抟《医学正传·血证》率先将各种出血病证归纳在一起,并以"血证"之名概之。明代缪希雍《先醒斋医学广笔记·吐血》提出了著名的治吐血三要法,强调了行血、补肝、降气在治疗吐血中的重要作用。明代张景岳《景岳全书·血证》将引起出血的病机提纲挈领地概括为"火盛"及"气伤"两个方面。清代唐容川《血证论》是论述血证的专书,提出的止血、消瘀、宁血、补血四法有效地指导着对于血证的临床治疗实践。

【范围】

凡以出血为主要临床表现的病证,均属本证的范围。西医学内科中多种急、慢性疾病所引起的出血,包括某些系统的疾病(如呼吸、消化、泌尿系统疾病)有出血症状者,以及造血系统病变所引起的出血性疾病,均可参考本篇辨证论治。

【病因病机】

出血多由邪热所迫,情志所扰,饮食所伤,或劳倦内伤所致。因心主血,脾统血,肝藏血,肺主气,故出血为病多责之于心、脾、肝、肺。

1. **外邪侵袭** 风、热、燥等邪侵袭,损伤上部脉络可致衄血、咯血、吐血。热邪或湿邪侵袭,损伤下部脉络可致尿血、便血。

2. **情志过极** 忧思恼怒过度,肝气郁结化火,肝火上逆犯肺可致衄血、咯血。肝火横逆犯胃,胃络受损可致吐血。

3. **饮食失节** 饮酒过多,过食辛辣厚味,损伤脾胃,滋生湿热,热伤脉络,血失统摄可致衄血、吐血、便血。

4. **劳倦过度** 心主神明,神劳伤心;脾主肌肉,体劳伤脾;肾主藏精,房劳伤肾。劳倦过度会导致心、脾、肾气阴的损伤。气虚则不能摄血，以致血液外溢可致衄血、吐血、便血；损伤于阴，则阴虚火旺，迫血妄行可致衄血、尿血。

上述各种原因所致出血的病机可以归结为火热熏灼、迫血妄行或气虚不摄、血溢脉外两类。在火热之中，又有实火及虚火之分。外感风、热、燥、火，湿热内蕴，肝郁化火等，均属实火；而阴虚火旺之火，则属虚火。气虚之中，又有仅见气虚，和气损及阳，阳气亦虚之别。此外，出血之后，已离经脉而未排出体外的血液，留积体内，蓄结而为瘀血，瘀血又妨碍新血的生长及气血的正常运行导致出血。

【诊断与鉴别诊断】

一、诊断

（一）发病特点

多起病急，若出血量大，则病情传变迅速，可致惊厥、气脱等。既往可有肺痨、咳嗽、胃痛、胁痛、黄疸、癥积等宿疾。

（二）临床表现

根据出血部位不同常见有鼻衄、齿衄、咯血、吐血、便血、尿血、肌衄。

鼻衄指非因外伤、倒经所致鼻腔出血，轻者出血可自止，重者可血涌而出，流血不止，或见反复出血，每次出血量多。

齿衄指非外伤所致齿龈或齿缝出血，就急症而言，出血量多，少则病势较缓。

咯血指肺、气道出血，由咳嗽而出，多血色鲜红，轻者可痰中带血，或每次咯出少量鲜血；重者可短时间咯吐大量鲜血，而出现厥脱之象。患者多有咳嗽、痰喘、肺痨等肺系病证。

吐血指血由呕吐而出，常夹有胃内容物，血色多为咖啡色或紫暗色，也可为鲜红色，吐血之后解柏油样黑便，或暗红色大便。患者多有胃痛、胁痛、黄疸、积聚病证。

便血指大便色鲜红、暗红、紫暗，或解柏油样黑便。患者多有胃痛、痔疮等病证。

尿血指小便中混有血液或夹有血丝，排尿时无疼痛。

肌衄指肌肤出现青紫斑点，小如针尖，大者融合成片，压之不褪色。

二、鉴别诊断

从口中吐出的血液，有吐血与咯血之分，吐血多为胃出血，多为暗红色或咖啡色，常混有食物残渣或胆汁，多伴恶心，上腹部不适。咯血多为肺之出血，多为鲜红色，泡沫样，混有痰液，多伴咽痒、咳嗽；便血则要排除痔疮出血；女性尿血要排除生殖系统等出血。

【辨证要点】

1. **辨病程** 初起病之出血多为实证，病程长之出血多为虚证。

2. **辨病性** 鼻衄多由火热迫血妄行所致，其中以肺热、胃热、肝火为常见，另有少数患者，可由正气亏虚，血失统摄引起。齿衄主要与胃热、阴虚火旺有关。咯血多见温热犯肺、肝火犯肺、阴虚火动。呕血可有胃热、肝火、心脾不足之分。便血有湿热下注和脾胃虚寒之别。尿血有下焦湿热、阴虚火旺、脾肾两虚之不同。

3. **辨病势** 凡出血量多，血涌而出，持续时间长，伴见面色苍白，虽静卧亦无力、头晕眼黑、心悸、喘促、四肢不温、皮肤湿冷等症者，病情多危重，病势有急转直下发生厥脱可能。出血量少，较短时间可止血，无面色苍白，活动时无头晕、明显乏力、心悸、喘促等症者，病情尚轻，多无厥脱。对出血量多，伴有明显短气乏力、身疲懒言、畏寒怕冷，活动时心悸、喘促、头晕眼黑者，病情多重；若仍有出血，则可发生厥脱。临床上，咯血、吐血、便血、鼻衄可见短时之间血涌而出，出血量大而难止。肌衄而见皮下大片瘀斑，周身遍布者，病情多危重。而齿衄、尿血多出血量少，就病势而言，多不危急。

4. **察血止与否** 从患者出血的量、血流的急缓及伴随症状的加重与缓解等临床表现可以直观地判断止血情况。此外，观察吐血、便血等潜在出血时应注意从患者的脉搏、面色、血压以及全身症状的加重与缓解等方面仔细观察。

【急救处理】

一、处理原则

1. **急则治标，缓则治本** 治标以止血为急务，治本以审因施治为主。治火、治气、治血是治疗血证的总则。

2. **实者泻之，虚者补之** 血从上溢，实证则宜清降，忌用升散，以免气火升腾，加重出血。虚证出血，宜滋补，忌用寒凉攻伐，以免伤脾胃之阳，有碍气血化生。血从下溢，实证宜清化，忌用固涩，以防留邪停瘀；虚证宜固摄，忌用通利，以防耗气伤阴。

二、急救治疗

1. **一般处理** 卧床休息，及时清除血迹、血块，消除患者恐惧心理。

2. **加强护理** 咯血、吐血者，加强气道护理，保持气道通畅，防止血液吸入气管导致窒息。咯血若不畅，有呼吸障碍者，采取体位引流，头低脚高 45°俯卧位，叩击背部；使口腔张开，吸出口腔内血液；高浓度吸氧。

3. **观测生命体征** 密切观察出血量、神志、面色、血压、呼吸及脉搏。

4. **建立静脉给药通道**

（1）实证出血：大黄注射液（主要成分为大黄）100 毫升加入等渗葡萄糖注射液 100 毫升中静脉滴注。清开灵注射液（主要成分为板蓝根、金银花、黄芩苷、珍珠母等）30～40 毫升加入等渗葡萄糖注射液 100 毫升中静脉滴注。

（2）虚证出血：生脉注射液（主要成分为红参、麦门冬、五味子）30～50 毫升加入 10%葡萄糖注射液 100 毫升中静脉滴注。参麦注射液（主要有效成分为人参皂苷、麦门冬皂苷、麦门冬黄酮）30～50 毫升加入 10%葡萄糖注射液 100 毫升中静脉滴注。

（3）血瘀出血：复方丹参注射液（主要成分为丹参、降香提取液）10～20 毫升加入等渗葡萄糖注射液 100 毫升中静脉滴注。

5. **止血** 局部用云南白药、三七白及粉、大黄粉止血。

鼻衄不止者，可用马勃粉棉球塞鼻止血。

6. **镇静**　必要时应用镇静药物。

7. **输血、补液**　必要时输血、补液。

三、辨证论治

［胃火上冲］

主症：鼻衄、齿衄、吐血。一般出血量较多，血色鲜红，面赤口渴。苔黄，脉数有力。

治法：清胃泻火，佐以止血。

方药：泻心汤合十灰散加减。泻心汤由黄芩、黄连、大黄组成，具有苦寒泻火的作用。十灰散凉血止血，兼能化瘀。其中大蓟、小蓟、侧柏叶、茜草根、白茅根清热凉血止血，棕榈皮收敛止血，丹皮、栀子清热凉血，大黄通腑泻热，且大蓟、小蓟、茜草根、大黄、丹皮等药均兼有活血化瘀的作用，故全方具有止血而不留瘀的优点。胃气上逆而见恶心呕吐者，可加代赭石、竹茹、旋覆花和胃降逆；热伤胃阴而表现口渴、舌红而干、脉象细数者，加麦门冬、石斛、天花粉养胃生津。

［血热妄行］

主症：鼻衄、齿衄、咯血、吐血、便血、肌衄。出血量可多可少，血色鲜红，身热烦渴。舌红，脉数。

治法：清热解毒，凉血止血。

方药：犀角地黄汤合十灰散加减。犀角地黄汤方中以犀角(水牛角代)清心火而解毒，心火得清，则诸经之火自平，为主药；生地黄凉血而滋阴液，协助犀角以解血分热毒，并增强止血作用，为辅药；芍药和营泄热，丹皮凉血散瘀，协助犀角、生地黄加强解毒化斑作用，为佐使药。四药合用，具有清热解毒、凉血散瘀的作用。十灰散方解同上。

［阴虚火旺］

主症：咯血、鼻衄、齿衄、尿血。出血量虽然不多，但反复难愈，血色鲜红，目眩耳鸣，口干心烦，手足心热。舌红，脉细。

治法：滋阴清热止血。

方药：茜根散加减。茜根散滋阴养血，凉血止血。方中以茜草根、黄芩、侧柏叶清热凉血止血，生地、阿胶滋阴养血止血，甘草和中解毒。

［气不摄血］

主症：鼻衄、齿衄、吐血、便血、肌衄。出血量可多可少，但多延久缠绵，血色暗红或淡红，面色苍白，体倦乏力。舌淡，脉虚无力。

治法：补益心脾，摄血止血。

方药：归脾汤加减。本方由四君子汤和当归补血汤加味而成。方中以四君子汤补气健脾；当归、黄芪益气生血；酸枣仁、远志、龙眼肉补心益脾，安神定志；木香理气醒脾，使之补而不滞。全方具有补养气血、健脾养心及益气摄血的作用。可加仙鹤草、阿胶、茜草等加强其止血作用。

【转归与预后】

血证的转归与出血的量有直接关系，出血量小者经治多可转危为安，出血量多可导致厥脱而亡。血证的预后，主要与下述3个因素有关。① 引起血证的原因。一般来说，外感易治，内伤难治，新病易治，久病难治。② 与出血量的多少密切有关。出血量少者病轻，出血量多者病重，甚至形成气随血脱的危急重病。③ 与兼见症状有关。出血而伴有发热、咳喘、脉数等症者，一般病情较重。正如《景岳全书·血证》说："凡失血等证，身热脉大者难治，身凉脉静者易治，若喘咳急而上气逆，脉见弦紧细数，有热不得卧者死。"

【预防与护理】

注意避免情志过极，起居有常，劳逸适度，饮食有节。精神上消除紧张、恐惧、忧虑等不良情绪。注意休息，重者应卧床休息。严密观察病情的发展和变化，若出现头昏、心慌、汗出、面色苍白、四肢湿冷、脉芤或细数等，应及时救治，以防产生厥脱之证。宜进食清淡、易于消化、富有营养的食物，如新鲜蔬菜、水果、瘦肉、蛋等，忌食辛辣香燥、油腻炙煿之品，戒除烟酒。吐血量大或频频吐血者，应暂予禁食。并应积极治疗引起血证的原发疾病。

【现代研究】

血证所涵盖的病种范围比较广泛，病情比较复杂，目前中医辨治血证，主要还是针对各种血证的病因病机及损伤脏腑的不同，结合证候虚实及病情轻重而辨证论治。临床对不同疾病所致血证的证治研究颇多，简要综述如下。

陈氏等[1]用蛇霜止血粉鼻腔填塞治疗鼻出血，结果显效率达65%，总有效率达95%。陈氏[2]研制的衄咽胶囊(黄芩炭、白茅根、党参、麦门冬、石斛、茵陈、甘草)治疗气阴两虚型鼻出血，总有效率为92.67%。岳氏[3]用1%的利多卡因鼻黏膜表面麻醉后，用云南白药制成纱条，做鼻腔深部填塞。结果：痊愈131例，好转23例，无效1例，与对照组比较有非常显著差异($P<0.01$)。刘氏[4]对顽固性鼻出血予中医药治疗，以凉血止血、滋阴通脉为法，药用清衄汤加味(生地、黄芩、白茅根、大黄、丹皮、地榆、白及、赤芍、紫草、当归、三七粉、麦门冬、甘草)，每日1剂，水煎分3次温服。经治全部治愈。

张氏[5]用乌及汤加减治疗上消化道出血80例。拟方：白及、太子参、黄芪、生白术各30克，乌贼骨15克，地榆炭、生大黄粉(冲服)各10克。每日1～2剂，水煎服。结果：痊愈78例，无效2例，总有效率97.4%。陆氏[6]用三黄止血汤治疗上消化道出血。基本方：大黄12克，黄芩10克，黄连6克，白及、煅海螵蛸、黄芪各15克。结果：治愈65例，显效12例，无效2例。江氏[7]用二黄乌及汤治疗上消化道出血63例。中药组方：生大黄10克，黄芩25克，三七15克，研粗粉，加70%乙醇4倍量，浸48小时，取滤液，加白及20克，海螵蛸15克，再水煎3次取滤液，浓缩成稠膏。加0.5%苯甲酸钠、水适量至300毫升，搅匀冷却。轻度、中度及重度分别用300、450、600毫升，每日分3～5次口服。结果痊愈25例，显效29例，有效6例，无效3例，总有效率95.2%。

涂氏[8]认为咯血多属痰热壅阻、肺络灼伤，其病变与肺、肝关系密切，病因以火、热、痰为主，以清热泻火、降气止血为治咯血大法，自拟青白汤(黄芪、桑白皮、青黛、白及、白茅根、海蛤粉、款冬花、紫菀)治疗咯血取得较好疗效。许氏[9]用白及蒲黄散(白及、蒲黄、鱼腥草、党参)治疗肺系咯血36例。结果显效19例,有效14例,无效3例(1例死亡),有效率91.7%。张氏[10]运用便血合剂(当归炭、侧柏炭、槐米炭、黄芩)治疗肛肠病实证便血121例,总有效率89.3%,无效13例,无效率10.7%。

【小结】

内科急症之出血,包括内科范围内的各种出血量较多,病情急或危重者。常见的有咯血、吐血、便血、尿血等。其基本病机可以归纳为火热熏灼和气虚不摄两类。处理出血急症,首先应密切观察病情,做好调摄护理;其次应掌握治火、治气、治血3个基本原则,熟悉出血治疗常规用药。

附方

(1) 泻心汤(《金匮要略》):黄芩 黄连 大黄。

(2) 十灰散(《十药神书》):大蓟 小蓟 茜草 栀子 丹皮 棕榈 侧柏叶 白茅根 大黄 荷叶。

(3) 犀角地黄汤(《备急千金要方》):犀角 生地 丹皮 芍药。

(4) 茜根散(《景岳全书》):茜根 黄芩 阿胶 侧柏叶 生地 甘草。

(5) 归脾汤(《济生方》):人参 茯神 白术 黄芪 龙眼肉 酸枣仁 木香 炙甘草 当归 远志 大枣 生姜。

【现代研究】主要参考文献

[1] 陈舒华,周少雄,潘球正,等. 蛇霜止血粉治疗鼻出血及鼻窦内窥镜术后出血的疗效观察[J]. 新中医,2007,39(1):32.

[2] 陈隆晖. 衄咽胶囊治疗鼻出血的临床观察[J]. 中国中西医结合耳鼻咽喉科杂志,2001,6(9):302.

[3] 岳晓荣. 云南白药纱条填塞治疗鼻出血156例观察[J]. 现代中医药,2005,25(4):30.

[4] 刘明德,刘成华. 中西医结合治疗顽固性鼻出血30例[J]. 中国中医急症,2006,15(7):791.

[5] 张宗铭. 乌及汤治疗上消化道出血80例[J]. 中西医结合实用临床急救,1997,4(4):154~155.

[6] 陆菊星. 85例上消化道出血临床疗效观察[J]. 上海中医药杂志,1998,(10):25.

[7] 江劲波. 二黄乌及汤治疗上消化道出血63例[J]. 新中医,1998,30(11):37~38.

[8] 董梦久,杨毅. 师古而不泥古 融会贯通创新[J]. 湖北中医杂志,2005,27(1):7.

[9] 许令春. 白及蒲黄散随证加减治疗肺系咯血36例[J]. 中医药临床杂志,2006,18(5):466.

[10] 张惠珍. 便血合剂治疗肛肠病实证便血121例疗效观察[J]. 云南中医杂志,2002,23(2):30.

痧 症

【定义】

痧症是以突然头晕、头痛,脘腹胀闷、绞痛,欲吐不吐,欲泻不泻,四肢挛急,甚则昏厥,唇甲青紫,或于肘窝、腘窝、颈前两旁常见青紫痧筋为临床特征的一种内科急症。

【历史沿革】

痧症在中医古籍中有多种名称,诸如"转筋痧"、"吊脚痧"、"绞肠痧"、"霍乱"等。痧症之名始见于元代危亦林《世医得效方》。明清以降,瘟疫流行,痧症方书渐多刊出,清代郭志邃著《痧胀玉衡》3卷,分述痧胀、痧块、痧筋、吊脚痧。清代沈金鳌《杂病流源犀烛》载乌痧、红痧、瘟痧、斑痧、暑痧、抽筋痧。清代雷丰《时病论》论阳痧、阴痧、暑痧、红痧、乌痧、绞肠痧,该书对诸痧之病因病机、脉证、方药及调养俱全,开创后世治痧大法。而清代陈耕道《疫痧草》、金德鉴《烂喉痧辑要》以及叶天士《临证指南医案·斑痧、痧疡》虽有痧名论及,但实非痧症。

【范围】

西医学之急性胃肠炎、肠伤寒等以吐泻为主症的病症均可参考辨治。此外,本症虽多见于夏暑季节,但其他季节亦有发病,故凡因季节炎暑寒温变化,以及饮食所引起的,以肠胃反应为主的,类似上述痧症证候,均可按本篇进行辨证论治。

【病因病机】

感受四时不正之气,或为秽浊邪毒所致的痧症,轻者伤于肌腠,阻滞经脉,重者壅遏胃肠,导致气血阻滞,脏腑气乱,发为痧症,症见头晕、脘腹闷胀。若饮食所伤,或误食不洁之物,秽浊积于内,阻遏胃肠,闭塞窍道,气机升降失司,可见欲吐不吐,欲泻不泻,腹中绞痛。所以痧症的病因病机,可以概为:外有所感,内有所积,内外相合,相互为患,滞于经脉,郁遏中焦,胃肠受损,气机闭塞,升降失常,而为痧症。

【诊断与鉴别诊断】

一、诊断

(一) 发病特点

起病急,多有明确的感受秽浊邪毒、误食不洁之物等病因,临床以剧烈吐泻,或吐泻不得,腹中绞痛为主症。

(二) 临床表现

痧症之临床特点由于感邪不同而有寒热、轻重之分,常见有以下3类:热痧以突发腹胀闷痛,欲吐不吐,欲泻不泻,口有酸腐臭味为主;寒痧以突发腹胀腹痛,喜暖喜按,呕恶不适,肢冷为主;绞肠痧起病急骤,以腹中绞痛频作为特征。

二、鉴别诊断

因为中暑、霍乱、中风、痫病、厥证中不少证候与痧症类似,故应根据起病情况、发病季节及临床特征之不同予以详加鉴别。

【辨证要点】

(一) 详析"四诊"

痧症之名,虽在元明以后的一些医籍中就有论述,诊治之法和急救处理,仍多散在民间。因此,其辨证要点则应重视四诊资料的收集和分析,抓住发病季节、病发突然,以暑热秽浊内阻，经脉和胃肠壅闭，中焦气机升降失司，欲吐欲泻，腹痛等胃肠证候为特征，然后再按不同脉证分类，这是正确辨证的重要依据。

（二）鉴别相似病证

中暑、霍乱、中风、痫病、厥证中不少证候与痧症类似，应详加鉴别。

【急救处理】

一、处理原则

一般是痧在肌肤，当刮即刮；痧在血络，当放即放；痧在肠胃当予内治；若痧气肆行，不拘表里，内外证皆见者，则三法兼用。

二、急救治疗方法

1. 刮痧法

刮痧部位：① 因五脏之俞皆在背，故刮痧部位主要在背脊，即后背正中线及中线两侧。② 胸腹，在鸠尾附近。③ 颈项，自颈至肩。④ 肘窝。

刮痧方法：用瓷碗口边，或光滑铜币，或用手蘸食油或盐水，自上而下，自内向外，沿上述数条线轻刮之、捏之，至局部皮肤泛红隆起，或显示紫黑色痧点为止。

适应证：适用于痧症初起，即痧在肌肤之轻症。

2. 放痧(或刺痧)法

放痧部位：选委中、曲泽、十宣、舌底青筋、百会、印堂、太阳、咽喉两旁。

放痧方法：

(1) 用三棱针在委中、曲泽、金津、玉液等有紫青痧筋所在的穴位，或选十宣，直刺放血，使出血稍多为宜。若青筋不显或刺之不出血，或出血不多，可拍打挤压，使之出血为度。

(2) 用毫针在头面部穴位上挑刺，刺入较浅，手法要轻，出血要少。

适应证及配穴：放痧适用于在肌肉部位，痧毒深入血脉，痧点紫暗，痧筋显露者。

1) 委中放痧法：适用于全身酸胀，四肢沉重，尤其两腿酸胀较甚者。

2) 曲泽放痧法：适用于全身酸胀，尤其是两臂疼痛，及高热引起的烦躁不安，甚至神昏者。

3) 舌底青筋放痧法：又名金津玉液放痧法，适用于干呕不止，或神昏不醒，刮痧后症不减，邪入心包之重症。

4) 太阳挑刺法：针刺1～2分，适用于头痛剧烈者。

5) 百会挑刺法：适用于头晕头痛者，以略见微血，以泄毒气。

6) 印堂挑刺法：适用于头痛较剧者。

3. 内治法 即辨证论治，内服汤药，如下所述。

4. 针灸

(1) 高热：取合谷、曲池、大椎，用泻法。

(2) 欲呕不止：取内关、中脘、足三里、巨阙等穴，用平补平泻法。

(3) 欲泻不爽：取下脘、天枢、内庭、大肠俞，针及灸兼用。

(4) 腹痛：取内关、公孙、中脘、梁门、足三里，针灸并用。

(5) 转筋：取承山、阳陵泉、三阴交，用平补平泻法。

5. 其他 结合西医学，予以抗感染及对症支持治疗。

三、辨证论治

［热痧］

主症：突发腹胀闷痛，欲吐不吐，欲泻不泻，口有酸腐臭味，发热头痛身热不宁，四肢酸楚，或见拘急。舌红苔黄，脉数而濡。

治法：清热除秽解痧。

方药：连朴饮加味。方中芦根重用，取其味甘性寒，清热止呕除烦，又以黄连清热燥湿，厚朴理气去湿，石菖蒲芳香化湿，半夏和胃燥湿，使湿去热清，气机调和。热甚者，治宜清热解毒，化浊除秽。方用甘露消毒丹加减，药选滑石、茵陈、黄芩、石菖蒲、木通、川贝母、射干、连翘、薄荷、白蔻仁、藿香。

若病势急重者，先服玉枢丹，以芳香开窍。

［寒痧］

主症：突发腹胀腹痛，喜暖喜按，呕恶不适，肢冷麻木，面色苍白。舌淡脉微。

治法：散寒除湿，芳香驱秽。

方药：藿香正气散加减。本方可外散风寒，内化湿浊，兼以理气和中。方中藿香辛温芳香，可辟秽和中，升清降浊，用以为君。半夏、厚朴、白术、茯苓燥湿健脾，紫苏、白芷、桔梗、大腹皮、陈皮理气化湿。若夹暑湿者，可用新加香薷饮(香薷、鲜扁豆花、厚朴、金银花、连翘)加减，或黄连香薷饮(黄连、香薷、厚朴)加减。

若病势急重，加痧疫回春丹(苍术、雄黄、沉香、丁香、木香、郁金、蟾酥、麝香、朱砂共研细末)0.2克，温开水吞服，以开窍逐秽。

［绞肠痧］

主症：腹中绞痛频作，肢麻拘急，欲吐不出，唇甲青紫。脉实而伏。

治法：辟秽通窍。

方药：玉枢丹合槟榔四消丸。玉枢丹辟秽开窍，槟榔四消丸泻下逐邪，二药合用以通窍辟秽。同时亦可先服痧疫回春丹0.2克，以助辟秽开窍之力。

若出现昏迷、厥逆之危候，可参阅本书有关篇节之内容，进行急救处理。

【转归与预后】

痧症起病急，容易吐泻伤津，其病情转归与吐泻剧烈程度密切相关，可因失液伤津而出现昏迷、厥逆之危候，若诊治得当多可痊愈。预后尚可。

【预防与护理】

(1) 痧症急救时，应保持空气流通，特别是暑热阻遏之痧症，宜保持通风、凉爽。不宜服用热酒、热汤和酸甜食物，可多服淡盐开水，稍冷服。

(2) 对病势较重之痧症，宜采用急救的综合措施，视病需要，采用刮痧、放痧、针灸配合，中成药灌服，辨证论治，静脉注射等结合的急救治疗,力争较快地使痧症得解。

(3) 痧症标急之候缓解后饮食忌骤食过饱,以清淡易消化之饮食为佳,以免再伤脾胃,使胃肠气机阻滞,病又反复。屡患痧证,多因胃气本虚,故痧愈之后,尤应益胃健脾,少食厚味,注意调理。

(4) 为了在痧发之时,能得到及时处理,或预防痧症的发生,应对痧症预防和急救的常识,广为宣传。如教育群众少食生冷瓜果不洁之物,尤其夏季注意不要过分贪凉,在长途远行,盛暑劳作时,应禁止骤用冷浴,忌进暴冷之饮,可用金银花、六一散等煎汤代茶,或多喝淡盐汤。同时贮备一些祛暑、治痧成药,如十滴水、人丹、红灵丹、玉枢丹、行军散等。

【现代研究】

痧症是中医特有的病名,我国北方曰“青筋”,闽广概为“瘴气”,江浙始称为“痧”。王氏[1]选取320例经常疰夏发痧患者,表现为头昏头重而痛,全身疲重乏力,胸闷呕恶,甚则口渴口干,或大汗淋漓,或汗不发、闷汗,严重者神志不清、谵语、昏迷、四肢抽搐、肌肉痉挛、血压下降等。给予健脾防暑汤治疗,药物组成:藿香10克、砂仁10克、茯苓10克、党参30克、生黄芪30克、当归10克、白芍10克、白术10克、细辛3克、黄芩30克、黄柏6克、石菖蒲10克、青木香6克,每日1剂,每剂煎2次,每次服200毫升,连服10日,春夏之交服为佳。与藿香正气水组比较。治疗组痊愈80例,显效160例,有效62例,无效18例,总有效率94.4%;对照组治愈8例,显效60例,有效70例,无效22例,总有效率86.2%。两组疗效比较有显著性差异($P<0.05$)。

刘氏[2]根据前人治痧经验,运用腋下捏筋、手指拉拔、穴位按摩、针刺放血及配合中药汤剂通用解痧汤(陈栗梗、木香、藿香、槟榔、砂仁、木通、灯心草)口服,综合治疗痧症200例。结果:急性痧症177例全部治愈;慢性痧症18例,治愈16例,好转2例;痧症凶候5例,治愈3例,好转2例;总有效率100%。治疗中无一例患者出现不良反应。

周氏[3]认为刮痧疗法是治疗痧症的基本方法,通过器械作用,刺激穴位、皮肤经络,将皮下乃至深层组织、内脏之邪气呈现于表,通达于外,从而达到祛除邪气,疏通经络,行气活血,增强脏腑功能,调动卫气的作用。从西医学观点来看,其机制可能在于它使微细血管扩大或破裂,造成充血或淤血,化为一种刺激源,形成一种反射,以活跃生理功能,改善血液循环,促进细胞代谢,促进毒素排泄,增强机体免疫力,以达到抗御疾病,促进身体康复的作用。李氏[4]采用刮痧疗法治疗内科急症30例,其中胃脘痛9例,腹痛6例,眩晕5例,胸痛4例,腰痛4例,昏厥2例。基本取穴:尺泽穴(双)、膻中穴、委中穴(双);加减取穴:胃脘痛加中脘穴、内关穴(双)、足三里穴(双);腹部疼痛加关元穴、命门穴;眩晕加颈部正中线区;腰痛加三焦俞至白环俞区;心胸疼痛加内关穴。结果:显效20例,占66.67%,有效7例,占23.33%。

【小结】

痧症多发于夏暑之季,系感受四时不正之气,或为秽浊邪毒所伤,轻者伤及肌肤,阻滞经脉,重者壅遏肠胃,入于营血,以突然头晕、头痛、脘腹胀闷或绞痛,欲吐不吐,欲泻不泻,四肢挛急,甚则昏倒等为临床特征。临床常见有热痧、寒痧、绞肠痧等不同证候。治疗痧症有简易的刮痧法、放痧法;辨证论治之常用治则为逐秽、祛暑、化浊、开窍、除湿等法。临证应以开闭祛秽为先,使气机畅通,升降自若,再行调治。否则阻闭不解,病邪深入,必至重笃。

附方

(1) 连朴饮(《霍乱论》):芦根 黄连 厚朴 石菖蒲 半夏 豆豉 栀子。

(2) 甘露消毒丹(《续名医类案》):滑石 黄芩 茵陈 石菖蒲 川贝母 木通 藿香 连翘 白蔻仁 薄荷 射干。

(3) 藿香正气散(《和剂局方》):大腹皮 白芷 紫苏 茯苓 半夏 白术 陈皮 厚朴 桔梗 藿香 甘草。

(4) 新加香薷饮(《温病条辨》):香薷 金银花 扁豆花 厚朴 连翘。

(5) 玉枢丹(《百一选方》):麝香 冰片 朱砂 雄黄 千金子霜 红芽大戟 五倍子 山慈菇。

(6) 槟榔四消丸:大黄 猪牙皂 槟榔 牵牛子 五灵脂 香附。

【现代研究】主要参考文献

[1] 王亦专.健脾防暑汤防治痧证580例临床研究[J].现代中西医结合杂志,2006,15(18):2504.

[2] 刘姣,季晓军,贾金进.综合治疗痧症200例[J].实用中西医结合临床,2006,6(2):22.

[3] 周金花.刮痧疗法的临床应用近况[J].按摩与导引,1999,15(2):48.

[4] 李有先,刘慧芳.刮痧疗法在急症中的运用[J].中医外治杂志,2002,11(4):55.

中 毒

中毒概论

中毒指毒物经人体食道、气道、皮肤、血脉侵入体内,致使气血失调,津液、水精施布功能受阻,甚则损伤脏器的急性病证。最早有关中毒的记载见于《金匮要略·禽兽鱼虫禁忌并治》:“所食之味,有与病相宜,有与身为害,若得宜则益体,害则成疾,以此相危,例皆难疗。凡煮药引汁,以解毒者,虽云急救,不可热饮,诸毒病得热更甚,宜冷饮之。”并有“治自死六畜肉中毒方”、“治食生肉中毒方”的记载。《金匮要略·果实菜谷禁忌并治》也载有“治食诸菌中毒闷乱欲死方”。继后《诸病源候论》、《圣济总录》等医著皆详细阐述了中毒的发病机制、证候分类并记载了急救措施及有效方药。

【中毒原因和分类】

（一）中毒的原因

1. **误食**　是引起中毒的最常见原因，以误食不洁有毒之食物尤为多见。如误食蕈菌和腐败食物等。

2. **误用**　多由于不懂医术和药性之人，用有剧毒之品治病防病，结果酿成药物中毒，如钩吻、斑蝥中毒。

3. **过量**　有小毒之食物或药物，食者和医者对其限量有所忽视，或较长时期服用，或配酒同服，从而出现中毒症候。

4. **虫兽意外之伤**　如蛇咬伤、蜂刺伤等。

（二）分类

根据历代文献记载和当前临床实际情况，可分为食物中毒、药物中毒、虫兽伤小毒、秽浊之气中毒、有机磷农药中毒、酒精中毒等6类。

【毒入途径】

一般可分为胃肠、气道、皮毛和其他等4种途径。

1. **胃肠而入**　这是最多见的毒入途径，凡食物中毒和多数中药中毒，乃属此类。

2. **气道而入**　多见于劳作和生活住地突然意外之毒气，或长期为秽浊之毒气所袭而起。如近代工业生产的毒气、废气和废液中，这类秽浊之气尤重，更易中毒。

3. **皮毛而入**　多见于虫兽咬伤，毒物、毒气损坏肌肤，或治疗疮面，药毒内攻而发。

4. **其他**　如含毒性的注射药物所致的中毒等。

【诊断与鉴别诊断】

一、诊断

（一）发病特点

(1) 短时间发病，起病急。

(2) 有毒物接触史和相应的中毒症状，早期多见肺胃症状，极易累及心脑、肝肾和血脉。多见脏器受损，脏腑气血功能紊乱所致暴喘、心悸、抽搐、昏迷、脱证、尿少、尿闭等危急证候，甚至阴阳离决的危候。

（二）临床表现

1. **面色、肌肤色泽的异常**

(1) 潮红多见于曼陀罗中毒及煤气中毒。

(2) 出汗多见于毒扁豆及毛果芸香碱中毒。

(3) 皮疹灼痛如斑蝥毒损。

(4) 皮肤溃破多见于剧毒之金石类药物中毒或毒虫咬伤。

(5) 青紫多见于误食有毒之菜菌类，或吸入秽浊毒气。

(6) 黄疸多见于误食蚕豆或其他有伤肝胆之毒物。

2. **瞳仁之异变**

(1) 缩小常见于毒扁豆、毛果云香叶、半边莲、阿片、有机磷及虫兽咬伤的中毒。

(2) 放大常见于麻黄、钩吻、毒芹、曼陀罗等的中毒。

3. **神志的异常**

(1) 惊厥常见于马钱子、马桑果、颠茄类、樟脑以及番木鳖等的中毒。

(2) 谵妄常见于毒蕈、肉食毒物、马桑果等的中毒。

(3) 麻痹常见于箭毒、河豚、毒芹、腐败肉食、醉鱼草等的中毒。

(4) 昏倒多见于服用过量的果仁类食物或药物，如杏仁、桃仁、枇杷仁等的中毒。

4. **呼吸的异常**

(1) 呼吸过深常见于阿片、钩吻、萝芙木等的中毒。

(2) 呼吸麻痹多见于蛇毒、马蜂毒、细辛、秋水仙碱、闹羊花、荜澄茄、曼陀罗、百部、钩吻等的中毒。

5. **消化的异常**

(1) 口干多见于曼陀罗、地瓜子之中毒。

(2) 流涎呕吐多见于半边莲、毒芹、马桑子、烟叶、斑蝥、石蒜等之中毒。

(3) 呕血多见于腐蚀性大的毒物，如砒霜中毒。

(4) 泻下或便血多见于狼毒、大戟、芫花、苍耳子、商陆、吐根等的中毒。

6. **心脉之异常**

(1) 心动加速多见于曼陀罗、麻黄之中毒。

(2) 心动变慢多见于夹竹桃、八角枫、蟾酥、乌头等的中毒。

(3) 真心痛多见于烟草、麻黄之中毒。

(4) 阳亢脉弦多见于麻黄、烟草、蟾酥、万年青、麦角等的中毒，常并有血压升高。

7. **尿之异常**

(1) 血尿多见于雷公藤、斑蝥、马兜铃、蓖麻子等的中毒。

(2) 尿色异常多见于雄黄及其他金石之剂的中毒。

8. **其他**

(1) 流产多见于孕妇服用毒蕈、商陆、藏红花等的中毒。

(2) 色视多见于藜芦、夹竹桃等之中毒。

(3) 耳聋多见于金鸡纳树皮及其制剂之中毒。

二、鉴别诊断

1. **疫毒痢**　临床症见里急后重，下痢鲜紫脓血，腹痛剧烈，壮热燥渴兼见神昏痉厥，伤津脱液，大便常规有脓细胞，有疫情接触史，与本病不难鉴别。

2. **霍乱**　暴吐、暴泻，排泄物米泔水样，剧烈腹痛，甚则神昏、抽搐及排泄物培养有阳性发现，有疫情接触史。

3. **中风**　中风为病，卒然昏倒，可伴有四肢厥冷，当与本病鉴别。中风多有肝阳上亢等病史，发作与情志激动有关，且伴有口舌歪斜、言语不利、半身不遂等症，故与本病不难鉴别。

【急救处理】

一、处理原则

(1) 立即终止食用、药用，吸入和接触毒物。

(2) 迅速清除已进入体内的已被吸收和尚未吸收之毒物。

(3) 尽可能及早应用能对抗毒物、解除毒物毒害反应的有效解毒剂。

(4) 积极和迅速地对出现的危急证候,如抽搐、厥脱、喘促、昏迷等,进行紧急的急救治疗,必要时中西医结合治疗。

(5) 对中毒的患者,应留察监护,详细观察其中毒病程的变化,提出当前对症的急救和有预见性的治疗方案,并作特别记录。

二、急救治疗

(一) 减少毒物的吸收

1. **涌吐排毒法** 适用于毒量不大,口服毒物2～3小时之内,机体正气充实者。

(1) 吐根糖浆:15～20毫升加水200毫升,口服,15～30分钟即发生呕吐。

(2) 三圣散:藜芦6克,防风10克,瓜蒂6克或明矾6克,水煎顿服。

(3) 催吐解毒汤:甘草60克,瓜蒂7个,玄参60克,地榆15克或苦参30克,水煎顿服。

(4) 生鸡蛋:10～20个,取其蛋清,加明矾6～30克,搅匀,口服或灌胃,吐后再灌;白矾6克,胆矾1克,温水冲服,或以手指、压舌板探吐。

2. **洗胃排毒法** 适用于毒量较大,口服时间较短者。神志清者,令患者大量饮水,然后探吐;神志不清者,常规插入胃管,应用洗胃机,以甘草20克煎水,或淡盐水、高锰酸钾或绿豆汤等洗胃液,反复冲洗,至洗出的液体与进入的大体相同。若抽搐、食管静脉曲张、主动脉瘤、溃疡病出血及因腐蚀性毒物引起食管及胃肠道损伤等患者,则禁用本法。孕妇慎用。

3. **泻下排毒法** 适用于毒物已进入肠道,但尚未被完全吸收,可用泻法使毒物从大便排出。

(1) 保赤散1袋,顿服;番泻叶15克,水煎服。

(2) 大黄、防风、甘草各30克,水煎服。

(3) 若口服药物导泻仍不能使毒物完全排出者,可用洗肠的方法,如大黄30克,水煎200～300毫升,灌肠;大承气汤(大黄12克、厚朴24克、枳实12克、芒硝6克),水煎300～500毫升,灌肠。因腐蚀性毒物引起食管及胃肠道损伤等患者,禁用本法。

4. **利尿排毒法** 适用于毒物进入血液患者。车前子、白茅根各30克,水煎服;酸性药物中毒可用碳酸氢钠和利尿药使尿液碱化,此法注意防止肺水肿、脑水肿、电解质紊乱、酸碱平衡失调。肾功能不全者禁用。

(二) 解毒中药

(1) 生姜5克,水煎服;或白矾6～10克,开水冲服。用于半夏、天南星中毒。

(2) 防风10～15克,水煎服。用于砒霜中毒。

(3) 绿豆250克,水煎服。用于巴豆中毒。

(4) 葛根50克,紫苏50克,桂枝10克。水煎服,每日2～3次。用于酒精中毒。

(5) 腐败肉类中毒,用大蒜1枚,雄黄2克,混合捣烂,温水冲服。

(6) 发芽马铃薯中毒,食醋适量饮用。

(7) 毒蕈中毒,白矾6克,香油适量,开水冲服。

(8) 酒精中毒,大豆250克,煎汁温服。

(9) 有机农药中毒,甘草240克,水煎取汁,倒入滑石粉60克,加入黄豆面适量澄清后顿服。

(10) 生黄豆120克,生绿豆60克,煎汁服。用于各种食物及药物中毒。

(11) 兴国解毒药:鸡血藤、田七、青木香、茜草各15克,香附10克,冰片3克,小叶凤尾草150～250克,水煎服。用于乌头、苍耳子、马钱子、野毒蕈、氰化物、亚硝酸盐及有机农药中毒。

(12) 绿豆甘草解毒汤:绿豆120克,生甘草30克,丹参、连翘、石斛各30克,大黄15～30克,水煎服,每日2剂。

(三) 解食物中毒法

适应证:凡食入腐败肉类中毒、鱼蟹中毒、河豚鱼中毒、霉变食物中毒、酒精中毒和毒芹中毒等。

1. **腐败肉类中毒**

(1) 赤小豆30克,炒为末,水送服。

(2) 藿香正气水1支口服。

(3) 马齿苋60克,大蒜30克,煎汤顿服。

(4) 大蒜1头,雄黄1克,混合捣烂,温开水冲服。

2. **鱼蟹中毒**

(1) 紫苏叶60克,煎浓汁加生姜汁10滴,温服代茶。

(2) 陈皮10克,大黄6克,朴硝10克,以水100毫升煎60毫升顿服。

(3) 橄榄汁,芦根汁适量口服;或韭汁100毫升顿服。

3. **河豚鱼中毒**

(1) 乌贼鱼黑囊1个,白水送服。

(2) 五倍子、白矾各10克,为末,调水服。

(3) 清油适量,白矾末6克,先以清油灌之,使毒物吐尽,然后灌以白矾。

(4) 紫金锭1锭,磨水化服。

4. **霉变食物中毒**

(1) 马齿苋90克,绿豆90克,水煎后顿服。

(2) 大蒜1头,食盐少许,捣烂,温开水冲服。

(3) 绿豆120克,生甘草30克,丹参30克,石斛20克,茅根30克,金银花30克,大黄16克,藿香15克,水煎服。

(4) 生莱菔子汁作为饮料服。

5. **酒精中毒**

(1) 白茅根汁100～200毫升,饮服。

(2) 生葛根汁100～200毫升,饮服。

(3) 黑豆30克,煮汁温服。

(4) 浓茶频服。

(5) 枳椇子60克,煎汤服。

6. **毒草中毒**

(1) 白矾6克,调香油1盅,调匀开水冲服。

(2) 甘草120克,煎汤频服;或金银花60克,水煎温服;或生石膏60克,研末冲服。

(3) 六一散15克,水调服。

以上急救治疗,只限于对一般轻症中毒患者,或无条件急救处理时暂时处理。凡中毒之重症,出现高热、剧烈吐泻、剧烈疼痛、抽搐、厥脱、喘促、出血和昏迷等急危之候,可参阅前述诸节之急救处理，进行救治。

三、辨证论治

［毒蕴脾胃］

主症：恶心呕吐，脘腹胀痛，肠鸣音亢进，气闭，便秘或腹泻，甚则午后潮热，呕血，便血。舌质深红，苔黄腻，或花剥苔，脉弦数。

治法：和中解毒，健脾和胃。

方药：玉枢丹合甘草泻心汤。方用玉枢丹避秽解毒；甘草安中解毒，缓急止痛；黄连、黄芩、干姜辛开苦降，舒畅中焦气机；人参、半夏益气降逆止呕。

若毒甚者，加用解诸毒通用方：荠菜、黑豆、甘草。或加用绿豆、蛋清。腹胀痛甚者，加用厚朴、陈皮。腹泻者，加用山药、白术、白扁豆、砂仁。便秘者，加用熟大黄、郁李仁、火麻仁。脾阳亏损者，加用炮姜、附子。胃阴虚耗者，加用玉竹、石斛。

［毒聚肝胆］

主症：两胁胀痛，恶心，呕吐苦水，咽干口燥，头目眩晕，甚而黄疸，抽搐。舌质红，苔黄微黑，脉弦数。

治法：清解邪毒，利胆和胃。

方药：茵陈蒿汤合四逆散。药用茵陈蒿、大黄、栀子、柴胡、白芍、枳实、甘草。方中茵陈蒿、栀子清热利湿解毒；柴胡疏理肝气，健脾和胃，柴胡性苦，又能消泄肝热，且引诸药入肝；白芍、甘草酸甘化阴，缓急止痛，又兼柔肝之功；毒蕴肝胆，气机通调失司，肠腑转运无权，故以大黄通腑泄毒，全方共奏清热解毒疏肝利胆之效。

若四肢抽搐，舌红少苔，脉细弦，为毒伤肝阴，化风内扰之象，加生龙骨、生牡蛎、鳖甲、龟版、生地、天门冬、川楝子平肝息风。头目眩晕，面红目赤为肝阳上亢之象，加菊花、钩藤、天麻、麦门冬、生地平肝潜阳。毒聚不散者，加土茯苓、黑豆、绿豆以解毒排毒。黄疸重者加姜黄、郁金。

［毒犯肺肾］

主症：咳嗽，气急，不能平卧，小便短赤，或有浮肿，甚则尿闭，尿血。舌质红，苔薄白，脉沉缓。

治法：清宣降浊。

方药：陈氏四虎饮。药用水牛角、大黄、生石膏、黄连、鲜生地、知母、青黛、玄参、马勃、藏红花、生萝卜汁。方中以水牛角清心解毒；大黄、黄连清心降浊；生萝卜汁宣利肺气；生石膏清肺热，除毒邪；鲜生地、知母、玄参清热护津；青黛、马勃清除肺之余毒；藏红花活血通络，以利毒邪排除。

肾阳不足者，加附子、肉桂、干姜、淫羊藿；小便不通者，加威灵仙、地肤子、木通；仍不通者加滋肾通关丸。

［毒陷心脑］

主症：心悸气短，心烦，夜不能寐，或时清时寐，表情淡漠，嗜睡，甚则昏迷，谵语或郑声，项背强直，角弓反张，瞳仁乍大乍小，或大小不等。舌质红绛，无苔，脉数疾，或雀啄，或屋漏。

治法：清毒醒脑。

方药：玳瑁郁金汤送服玉枢丹。药用玳瑁、木通、生栀子、竹沥、郁金、连翘、丹皮、生姜汁、鲜菖蒲汁、紫金片、野菰根、鲜竹叶卷心、灯心草。方用玉枢丹避秽解毒，玳瑁、郁金清心开窍醒神为君，生栀子、连翘、木通清气分热毒佐主药之功，诸药合用达到清心、解毒、开窍之能。

若高热，神昏较重者，加服安宫牛黄丸、紫雪丹、至宝丹以清心开窍，亦可加用醒脑静注射液或清开灵注射液。

【预防调护】

1. **避免毒物接触**

(1) 勿食腐败变质之物、病死的动物肉及毒蕈。

(2) 饮酒有节，避免过量。

(3) 严格管理好农药，杜绝口服中毒。

(4) 加强煤气管理，煤炉烤火不要紧闭门窗。

(5) 用药遵医嘱，不滥用药物。

2. **发生中毒综合护理救治**

(1) 卧床休息，严格观察病情变化，详细记录生命指征，冬季宜保暖，夏季宜通风。

(2) 进食流质或清淡易消化之品，不能吞咽者，予鼻饲。

(3) 注意口腔护理，勤翻身，防止褥疮和肺炎发生，保持呼吸道通畅，防止窒息，保持二便通畅。尿潴留者，安置导尿管。

(4) 有意服毒者，应专人守护。

【转归与预后】

中毒之预后，取决于服毒物量与吸收量之多少，但也取决于患者年龄、体质的状况，一般剂量愈少，中毒愈轻；剂量愈大，中毒愈快、愈重。口服中毒较慢，血脉注入中毒快且重。老年与小儿发生中毒者较重。

急性中毒具有来势凶猛，病情变化快的特点，如果治疗不当，抢救不及时，或延误诊断，常可危及生命，造成死亡，如果能够根据病情，快速诊断，及时用药，合理采取抢救措施，方可挽回患者生命。部分患者在抢救过程中，可出现诸多并发症，损伤脏器，出现后遗症，甚者终身残废。

急性有机磷中毒

有机磷农药具有杀虫效力高、对植物药害小等优点，是目前我国应用范围最广的一类农药。根据其毒力大小可分为剧毒类，如对硫磷(1605)、内吸磷(1059)、甲胺磷；高毒类，如敌敌畏、乙硫磷；低毒类，如敌百虫、马拉硫磷。在生产和使用过程中常因操作不当或防护不周，能经皮肤、呼吸道和消化道侵入人体，而引起中毒，生活中毒见于误服或自杀。

有机磷农药是一种神经毒物，吸收后在体内广泛抑制神经系统胆碱酯酶的活力，使乙酰胆碱不能被分解而大量积累，引起神经生理紊乱，出现一系列中毒症状和体征。根据其作用部位，可出现 M 样作用，即毒蕈碱样症状：恶心、呕吐、腹痛、腹泻、流涎、多汗、支气管分泌物增多、肺水肿、瞳孔缩小等；N 样作用，即烟碱样症状：肌束震颤、肌肉痉挛、肌力减退；中枢神经系统症状：疲乏、烦躁不安、头晕、头痛、发热、言语障碍、精神恍惚，病情较重者出现意识障碍、阵发性惊厥，甚至昏迷。

【诊断与鉴别诊断】

一、诊断

（一）发病特点

1. **病史** 有机磷农药接触史或吞服史。

2. **特异症状** 呼气、呕吐物、体表有大蒜样臭味。

（二）临床表现

有瞳仁缩小、肌肉震颤、流涎、大汗、气促，甚则惊厥、神昏等表现。

实验室检查：血液胆碱酯酶活性降低，及尿中代谢产物的测定。阿托品试验阳性，静脉注射阿托品1～2毫克，10分钟后未出现颜面潮红、口干、皮肤干燥、心动过速、瞳孔散大等反应则提示有机磷中毒的可能；反之，则表明并非有机磷中毒。

三、鉴别诊断

1. **食物中毒** 发病前有不洁饮食史，以急性胃肠炎表现为主。无肌震颤、瞳孔缩小、肺水肿等症状。

2. **阿片类中毒** 阿片类中毒患者可见瞳孔缩小、呼吸抑制、肺水肿等临床表现，应与有机磷中毒仔细鉴别，鉴别诊断主要通过病史，患者呼出气味，血液胆碱酯酶活性测定。

【急救处理】

一、处理原则

详见“中毒概论”内容。

二、常规治疗

1. **脱离污染源** 立即将患者移离中毒现场，更换衣服，除敌百虫中毒外，受污皮肤均可用冷肥皂水或2%～5%碳酸氢钠溶液彻底冲洗。敌百虫中毒可用温开水冲洗。

2. **催吐** 一般可用手指、羽毛在咽部探吐。在误食后即刻或1～2小时内催吐，较洗胃效果好。

3. **洗胃** 常用2%～4%碳酸氢钠溶液或0.9%氯化钠溶液(如敌百虫中毒忌用碳酸氢钠)。每次洗胃液一般不超过500毫升，以防胃内容物进入肠道。洗胃必须反复彻底，直至洗出液无农药气味为止。

4. **中西医结合救治** 急性有机磷农药中毒临床病情危急，须紧急处理，特别是中、重度中毒的患者，变化快，一般应当用解毒剂中西医结合救治。

(1) 阿托品的应用：阿托品具有阻断乙酰胆碱对副交感神经和中枢神经系统毒蕈碱受体的作用，对缓解毒蕈碱样症状和对抗呼吸中枢抑制有效，但对烟碱样症状和恢复胆碱酯酶活力没有作用。可肌内或静脉注射和静脉滴注，根据病情轻重使用不同剂量。轻度中毒首剂可用0.5～1毫克皮下注射，中度中毒首剂2～4毫克，重度中毒首剂5～10毫克静脉注射，可反复应用，每15～30分钟重复1次，直至出现“阿托品化”，然后减量为0.5～1毫克皮下或肌内注射。阿托品化即临床出现瞳孔较前扩大、口干、皮肤干燥和颜面潮红、肺湿啰音消失及心率加快。如出现神志模糊、烦躁不安、抽搐、昏迷和尿潴留等，提示阿托品中毒，应停用阿托品。中、重度中毒一般与胆碱酯酶复活剂合用。

(2) 胆碱酯酶复活剂的应用：常用有碘解磷定、氯磷定，主要用于解烟碱样症状。复活剂的使用原则是：早期、足量、酌情重复用药及合理伍用阿托品。碘解磷定：轻度中毒首剂0.4克稀释后缓慢静脉注射，中度中毒0.8～1.2克，稀释后缓慢静脉注射，必要时2小时后重复使用。重度中毒1.0～1.6克，稀释后缓慢静脉注射，半小时后可视情况重复0.6～0.8克，1次。氯磷定：轻度中毒首剂0.25～0.5克，稀释后缓慢静脉注射，必要时2小时后重复1次。中度中毒0.5～0.75克，稀释后缓慢静脉注射，必要时2小时后0.5克重复使用，共3次。重度中毒0.75～1克，稀释后缓慢静脉注射，半小时后可重复1次，必要时0.5克，每小时静脉滴注，共6小时。

5. **中间综合征** 若患者在度过胆碱能危象的急性期，迟发性周围神经病发生之前，出现一组以部分颅神经(以第9、第10对神经为主)支配的肌肉，屈颈肌肉和肢体近端肌肉及呼吸肌的肌力减弱或麻痹为临床表现，称中间综合征。临床表现有睑下垂、眼外展障碍、面瘫，甚至呼吸肌麻痹。发病机制尚不清楚，较为公认的是神经肌肉接头障碍学说。治疗方法是在解毒的基础上给予气管插管、呼吸机辅助通气，直至自主呼吸恢复，同时注意防治并发症，维持水电解质及酸碱平衡。

6. **对症治疗** 中毒过程中出现的喘促、厥脱、神昏、抽搐等，处理原则参见本书相关章节。

三、辨证治疗

参看“中毒概论”辨证治疗内容。

急性酒精中毒

酒精又称乙醇，常见酒类饮料中的乙醇含量是：啤酒3%～5%，果酒16%～65%，白酒40%～65%。急性酒精中毒，是由于饮入过量的乙醇或酒类饮料后所引起的中枢神经兴奋或抑制状态，俗称醉酒。中医学对酒精中毒有较详细的描述，有“酒害”、“酒毒”、“酒臌”、“酒胀”、“酒厥”等病名，如《圣济总录·饮酒中毒及大醉不解》：“酒毒腐伤脾胃。”病机为“饮酒过度，停积不散，蕴滞于胃，散流诸脉，熏蒸腑脏，令人志乱，乃至不醒，有连日而无所觉知者，甚则中毒而为酒疸诸热之病也”。

西医学的急性酒精中毒可参照本篇辨证治疗。

【诊断与鉴别诊断】

一、诊断

1. **病史** 发病前有饮酒史。

2. **特异症状** 呼气、呕吐物有强烈酒味。

3. **临床表现** 一般分3度：轻度表现为目睛红赤、两颧潮红或苍白、眩晕、言语增多、易激动，举止失常；中度表现为动作笨拙、步履蹒跚、语无伦次，甚至神志错乱；重度表现为郑声独语、昏睡、皮肤湿冷、口周青紫、瞳仁散大、呼吸微弱、脉细数结代，甚至出现肢体瘫软、手撒肢冷、昏迷、二便自遗、脉沉缓或沉微等虚脱之象。

二、鉴别诊断

1. **中风**　可出现昏迷、二便失禁、语言障碍等症状，但多有高血压、糖尿病的病史，有半身不遂、口眼歪斜等症状可鉴别。

2. **急性食物中毒**　本病多表现为胃肠道症状，如呕吐、腹泻、便血，严重者可出现神昏、厥脱等严重并发症。常有集体进餐集体中毒的特点。

3. **糖尿病酮症酸中毒**　可出现意识障碍、昏迷、呼出气呈烂苹果味。年龄偏大，有糖尿病病史。而酒精中毒发病年龄常较轻，严重者可出现低血糖。

【急救处理】

一、常规处理

(1) 清醒者迅速催吐，中度中毒以上者应严格限制活动，以免发生外伤。意识障碍者呕吐时应采取侧卧位，以防呕吐物误入气管，发生窒息。

(2) 保证气道通畅，供氧，必要时行气管内插管或机械通气辅助呼吸。

(3) 注意血压心率(律)和心功能，静脉输注5%葡萄糖0.9%氯化钠注射液维持有效循环血量。

(4) 中毒较重的患者可给予10%葡萄糖注射液500毫升，加入正规胰岛素10～12 U、维生素B_6 100毫克静脉滴注，根据病情可隔6～8小时后重复使用。此方法可促进乙醇的氧化。

(5) 重度酒精中毒者应迅速进行催吐及洗胃，洗胃可用1%碳酸氢钠或清水。

(6) 醒脑静注射液40毫升加入5%～10%葡萄糖注射液500毫升中静滴，或10～20毫升静脉注射；清开灵注射液40～60毫升加入5%～10%葡萄糖注射液500毫升中静滴，每日1次。

二、辨证治疗

参看“中毒概论”辨证治疗内容。

常用中药中毒

【诊断与鉴别诊断】

一、诊断

(一) 乌头类药物(附子、铁棒锤、天雄、鸡头花、小叶芦)中毒

1. **发病特点**

轻者：恶心，呕吐，流涎，腹痛，腹泻，全身发麻，头痛，头昏，视物模糊。

重者：心悸，气急，面色苍白，唇紫，四肢厥冷汗出，脉结代，甚则昏厥，抽搐等。

2. **病史特征**　有服用乌头类药物的病史。

3. **心电图检查**　可见各种心律失常，有结性心律，阵发性房性心动过速，房颤，频繁的室性早搏和二联律，房室传导阻滞，阵发性心动过速，心室纤颤等。

(二) 钩吻(苦吻、黄藤、断肠草)中毒

1. **发病特点**

轻者：口及咽喉灼痛，恶心呕吐，腹痛，腹泻等。

重者：眩晕，肢麻，言语不清，乏力，时有震颤，吞咽困难，复视，视力下降，上睑下垂，甚至昏迷，抽搐。

严重者：气促或气息微弱，肢厥汗出，瞳仁散大，脉搏先缓后促等。

2. **病史特征**　有误服钩吻根、茎、叶的病史。

3. **实验室检查**　周围血白细胞计数、血红蛋白增高；尿常规可见尿蛋白及红、白细胞。

(三) 斑蝥(斑猫、斑毛、盘蝥虫)中毒

1. **发病特点**

轻者：恶心呕吐，腹中绞痛，腹泻，尿频，尿痛，尿道灼热，小便短赤，口糜灼痛，皮肤干燥，发红发泡，甚或瘀斑、溃烂。

重者：头痛，头晕，肢麻，便血，尿血等。

严重者：寒战，高热，谵妄，神昏，抽搐。

2. **病史特征**　有明确接触斑蝥的病史，如皮肤接触、内服或鼻黏膜吸入。

3. **实验室检查**　周围血白细胞计数、血红蛋白增高；尿常规可见尿蛋白及红、白细胞。

(四) 曼陀罗(山茄子、天仙子、山芋子、洋金花)中毒

1. **发病特点**

轻者：口干咽燥，声嘶，皮肤、颜面潮红，双眼发红，气促，头晕。

重者：躁动不安，意识不清，谵妄，瞳仁散大，抽搐，甚至昏迷。

2. **病史特征**　有明确过量用药或误食曼陀罗果实、花等病史，排除精神、神经疾病史。

3. **特殊检查**

(1) 猫眼散瞳试验：取患者的尿液一滴，滴到猫眼上，若是曼陀罗中毒，猫眼瞳孔可立即散大。

(2) Vitel试验(尿液阿托品定性试验)：取患者尿液加热蒸发，残留黄色残渣，滴入氢氧化钾后呈紫色则为曼陀罗中毒。

(3) 尿二甲氨基苯甲醛毒性分析：取2克对位二甲氨基甲醛溶于6克纯硫酸中，再加水0.4克，所得黄褐色溶液为二甲氨基苯甲醛硫酸试液，将试液数滴加入患者尿中，稍加热则可呈红色反应即为阳性，时间越久红色愈深，并渐成樱红色、紫色，可终日不退。

(五) 雷公藤(红柴根、犁头刺藤)中毒

1. **发病特点**

早期：服药6小时后腹部隐痛不适，或腹痛剧烈，腹胀腹泻，恶心呕吐，纳呆，口干，头晕，头痛，身痛，痛不能触，肢麻，乏力，甚者便血，或黄疸，或抽搐。

中期：2～3日内尿少，浮肿，腰痛，心悸，胸闷，气短，唇紫，脉细弱。

后期：5～7日后尿量增多，少数出现血尿或尿潴留。

2. **病史特征** 有明确服用雷公藤制剂病史。

3. **实验室检查** 粒细胞减少，骨髓抑制、ALT升高，肝肾功能损害。

（六）马钱子中毒

1. **发病特点**

早期：头晕，烦躁，气促，面僵，吞咽困难。

中期：神清，瞳仁缩小，惊厥，角弓反张，牙关紧闭，双拳紧握，四肢挺直，每次惊厥持续1～2分钟。

后期：严重惊厥反复发作5～6次以上者，患者常死于肺气衰，或心气衰。

2. **病史特征** 有误服或过量服用马钱子及以马钱子配制的中成药病史。

3. **实验室检查** 周围血白细胞计数、血红蛋白增高；尿常规可见尿蛋白及红、白细胞。

二、鉴别诊断

1. **胃痛** 胃痛以痛为主，病势不急，多为隐痛、胀痛，常有反复发作史，常伴有泛恶、脘闷、嗳气、大便不调等。中毒则有明显的毒物接触史，病势急，突然发生，剧痛难忍，不伴有脘闷、嗳气。

2. **腹痛** 许多疾病都有腹痛症状，但以其本病特征为主，常伴有便秘、泻泄等。中毒常伴或不伴有引起腹痛的其他疾病，有明显的毒物接触史。

【急救处理】

一、处理原则

详见“中毒概论”相关内容。

二、特效治疗

（一）乌头类药物中毒

1. **清除毒物** 食入毒物在4～6小时以内立即用1∶5 000高锰酸钾溶液洗胃，洗后从胃管灌入硫酸镁20克导泻或2%盐水高位灌肠。

2. **静脉补液** 静脉滴注10%葡萄糖注射液或5%葡萄糖氯化钠注射液，补充维生素B、维生素C等。

3. **解毒中药(洗胃后服药)**

(1) 蜂蜜50～100克，开水冲服，呕吐频繁者频频少服，呕吐止后顿服。

(2) 绿豆煎汤代茶饮，频服。

(3) 姜草绿豆汤(生姜、甘草各15～30克，绿豆30～60克，水煎服)。

(4) 黄连9克，黑豆30克，水煎服。

(5) 生姜15克，生甘草15克，金银花15克，水煎服。

(6) 银花甘草三豆汤(金银花、甘草、黑豆、绿豆、赤小豆各30克，水煎后加蜂蜜30克，每日1剂)。

(7) 黄芪30克，远志10克，甘草10克，水煎服。

(8) 苦参30克煎汤服。

(9) 甘草15克，水牛角20克，川连3克煎汤服。

（二）钩吻中毒

1. **清除毒物** 及时洗胃、导泻，促进毒物排泄。可用1∶5 000高锰酸钾溶液、茶叶水或3%鞣酸溶液洗胃，洗胃后灌入硫酸镁溶液导泻。

2. **氧疗** 呼吸衰竭者立即静脉注射或静脉滴注呼吸中枢兴奋剂。必要时气管内插管，人工机械通气。

3. **静脉用药** 补充大量B族维生素、维生素C，静脉滴注高渗葡萄糖注射液利尿解毒。亦可酌情应用肾上腺皮质激素。

4. **中药(洗胃后服药)**

(1) 三黄汤(黄芩10克，黄连10克，黄柏10克，甘草10克，水煎后灌服)。

(2) 金银花连叶捣烂榨汁拌红糖灌服。

(3) 鸡蛋3个，取蛋清调花生油灌服。

(4) 鲜铺地蜈蚣草250克，金韭菜10根，松橇芽10粒，捣烂加水1碗，去渣后服汁。每日1剂，连服3～5日。

(5) 甘草煎汤灌服。

(6) 通心菜的根、茎(去叶)500克捣烂榨汁灌服。

(7) 水翁叶500～1 000克捣汁，加凉开水500毫升左右，口服或胃管灌入300～500毫升。服后随即呕吐，吐后再灌200毫升，直至无呕吐或清醒，症状消失为止(水翁草又名水香、酒翁，为桃金娘科水榕属植物水榕的叶)。

（三）斑蝥中毒

1. **清洁口腔** 保持口腔清洁，可用2%硼酸水含漱。口腔溃疡用冰硼散涂敷。皮肤起水泡者涂以喉风散。必要时应用抗生素，预防感染。

2. **保护胃肠黏膜** 内服中毒者，立即取鸡蛋3～4个，打碎后取蛋清口服；或口服鲜牛乳50～100毫升，保护胃肠黏膜。慎用洗胃，因斑蝥中毒易发泡，有可能损害胃黏膜加重出血，甚至导致胃穿孔。

3. **静脉补液，维持水电解质平衡** 可静脉滴呋塞米及甘露醇等加强毒素排泄。如有肾脏损害及休克发生，应及时处理。

4. **中药(即时服药)**

(1) 兴国解毒药方(见“中毒概论”)。

(2) 豆浆连草汤(黑豆1 000克，川黄连60克，甘草30克，先将黑豆磨为豆浆，然后将黄连、甘草水煎去渣，再将药液混入豆浆内搅匀，频饮)。

(3) 甘草汤(甘草10克，绿豆30克，黄连5克，茶叶10克，滑石30克，琥珀末3克。水煎服，可清热解毒，凉血利尿)。

（四）曼陀罗中毒

1. **清除毒物** 立即用2%～4%碳酸氢钠洗胃，也可用2%～4%活性炭混悬液洗胃，不宜使用1∶5 000的高锰酸钾溶液或2%～4%鞣酸溶液洗胃，因其不能破坏阿托品。导泻剂宜用硫酸镁15～30克，必要时输液，促进毒物从肾脏排出。

2. **应用阿托品的拮抗剂** 如毛果芸香碱，可兴奋副交感神经，先从小剂量开始皮下注射，一般每6小时1次，每次5～10毫克，中毒严重者缩短至每15～30分钟1次，直到口干、精神症状消失。也可用毒扁豆碱或新斯的明。

3. **静脉通道** 补充大量B族维生素、维生素C，静脉滴注高渗葡萄糖溶液利尿解毒。亦可酌情应用肾上腺皮质激素。

4. **中药(洗胃后服药)**

(1) 防风6克，桂枝6克，煎服。

(2) 生甘草、生绿豆 30 克捣烂，开水泡服或煎服。

(3) 茶叶 30 克，煎浓汁，调豆腐 250 克，一次服下。

(4) 频饮米醋、黄糖。

(5) 绿豆衣 200 克，金银花 100 克，连翘 50 克，甘草 25 克，水煎服。

(6) 复方大青叶注射液 4 毫升(含大青叶、大黄、草河车、金银花、羌活)肌注，对洋金花中毒有效。

(7) 升麻通草饮(升麻、通草各 50 克，麦门冬 30 克，生草 10 克)煎水 1 000 毫升，频服。

(五) 雷公藤中毒

1. **排除毒物**　及时洗胃，导泻，尽量减少毒物的吸收。因雷公藤在胃内吸收较慢，即使中毒数小时乃至数日，也应彻底洗净，清除消化道残存毒物。

2. **肾上腺皮质激素的应用**　地塞米松 5～10 毫克加入 50%葡萄糖 40 毫升静脉注射，以后可服地塞米松 1.5 毫克，每日 3 次，可用药 2～3 星期。

3. **静脉通道**　输液，利尿，右旋糖酐 40 500 毫升静脉点滴，20%甘露醇 250 毫升快速静滴，呋塞米 40 毫升静脉注射，以加速毒物的排泄。注意电解质平衡，及时纠正酸中毒，加强支持疗法。

4. **吸氧**　注意生命体征的变化。

5. **中药(洗胃后服药)**

(1) 甘草汁或绿豆甘草汤(绿豆 12 克，甘草 50 克)，水煎，分次服。

(2) 鲜萝卜汁 120 毫升口服，或莱菔子 250 克顿服，以及鲜韭菜汁等，均可解毒。

(3) 三黄甘草汤(黄连、黄芩、黄柏各 10 克，甘草 50 克)水煎，分次服。

(4) 南瓜子 7 粒，田螺 10 个，捣汁内服。

(5) 杨梅树皮 200 克，煎水至 200～300 毫升，顿服。

(6) 白矾末 4.5 克，加入鸡蛋清 3～5 个，加冷开水 100 毫升，搅匀，内服后，刺激咽后壁使其吐出，呕吐止后，再服鸡蛋清 10～15 个。

(7) 绿豆 120 克，水煎至 200 毫升，口服。

(六) 马钱子中毒

1. **一般处理**　立刻将患者置于暗室，保持安静，避免光照、声音及其他外界刺激。

2. **防止惊厥发作**　尽快使用中枢抑制剂，如硫喷妥钠、阿米妥钠 0.3～0.5 克肌内注射，或地西泮 20～30 毫克静脉注射；如惊厥仍不能控制，可用乙醚作轻度麻醉。

3. **洗胃**　惊厥控制后，如认为胃内尚有毒物，可用 0.1%高锰酸钾洗胃。饮用牛乳、蛋清沉淀毒物，减少吸收，但切忌用酸性饮料及阿片类药物。

4. **对症治疗**　输液、吸氧、抗感染等。

5. **静脉通道**　点滴大剂量维生素 C 及肝泰乐，以加快肝脏的解毒，保护肝脏。

6. **催吐、导泻中药(洗胃后服药)**

(1) 食盐 15 克温开水送下催吐，芒硝加甘草导泻。

(2) 蜂蜜 60 克，绿豆 30 克，甘草 30 克，煎汤频服。

(3) 蜈蚣 3 条，全蝎 6 克，研末，1 次顿服。

(4) 若仅见头晕、脊背发麻或腰背肌群紧张等中毒症状轻微者，可大量饮甘草水。

三、辨证治疗

详见“中毒概论”辨证治疗内容。

除以上中药中毒外，尚有部分药物因其用量不当也可引起中毒，现将常用中药中毒的急救处理列表 7 简要介绍如下。

表 7　中药中毒急救处理简表

中　药	中毒表现	急救处理	对症治疗	解毒中药	其　他
黎芦(黑黎芦、山葱、观音帚、人头发)	(1) 口腔局部及胃肠道刺激症状 (2) 心率减慢、血压下降、痉挛、嗜睡、黄视，甚者抑制呼吸	(1) 高锰酸钾洗胃，口服活性炭 (2) 阿托品 0.5～1 毫克皮下注射，必要时静脉用药	(1) 大量补液 (2) 注意电解质 (3) 吸氧	葱煎水服或雄黄、葱头、猪油同煎冷茶服用，可解毒	民间有“葱解黎芦”之说，但无试验研究依据
毒扁豆	流涎、出汗、腹痛、恶心、呕吐、缩瞳、脉缓、血压下降、呼吸抑制、颤动等	(1) 洗胃 (2) 服用鞣酸、浓茶，或碘酊 (3) 皮下或静脉注射阿托品，直至瞳孔变大或症状缓解	(1) 补液 (2) 氧疗 (3) 呼吸衰竭按常规急救		
鸦片(吗啡、可待因等衍生物)	(1) 急性中毒时昏睡或昏迷，呼吸表浅而不规则，瞳孔缩小伴紫绀 (2) 毒理主要作用于中枢，故昏迷时脊髓反射存在 (3) 严重者呼吸衰竭死亡 (4) 慢性中毒为乏力、食欲不振，早衰、消瘦、贫血等	(1) 洗胃、导泻 (2) 呼吸抑制者用呼吸兴奋剂、盐酸纳洛酮等 (3) 氧疗	(1) 静脉注射葡萄糖可促使吗啡解毒 (2) 慢性中毒当戒毒		

(续表)

中 药	中毒表现	急救处理	对症治疗	解毒中药	其 他
天南星(南星、山苞米、大野芋头)	(1) 初期口腔、胃肠道刺激症状,麻木、舌强流涎、咽颊出血、口腔糜烂 (2) 继者头昏、心慌、四肢麻木,甚者昏迷、窒息、呼吸骤停	(1) 高锰酸钾洗胃 (2) 口服鞣质、浓茶、稀酸等 (3) 氧疗	液体支持治疗	(1) 鲜姜汁5毫升口服 (2) 生姜30克,防风60克,甘草15克,水煎口含及口服	
麻 黄	(1) 升高血压、心率加快 (2) 扩大瞳孔、增加代谢 (3) 重度中毒可致呼吸衰竭、心室纤颤死亡	(1) 高锰酸钾洗胃 (2) 立刻皮下注射阿托品,必要时20分钟1次 (3) 使用镇静剂 (4) 使用呼吸兴奋剂	补液及对症处理		
苦楝子(金铃子)	(1) 呕吐、腹泻 (2) 头晕、呼吸困难、振颤、痉挛、麻痹等	(1) 洗胃、导泻 (2) 用蛋清或活性炭保护黏膜	补液及对症治疗		
百部(婆妇草、野天门冬)	呼吸中枢抑制,甚者呼吸衰竭死亡	(1) 洗胃、导泻 (2) 呼吸兴奋剂	(1) 氧疗 (2) 其他对症治疗	生姜汁、白米醋共煎服用	
万年青(白河车、开口剑、冬不凋草)	(1) 胃肠道刺激症状 (2) 心率减慢、血压上升、传导阻滞 (3) 胸闷、昏迷、心跳停搏等	(1) 早期洗胃导泻 (2) 用阿托品或山莨菪碱对抗治疗	(1) 补液 (2) 对症处理		
夹竹桃(柳叶桃树、叫出冬)	中毒症状及处理同“万年青”				
商陆(山萝卜、见肿消、张果老、章柳根)	(1) 呕吐、腹痛、腹泻、便血 (2) 四肢抽搐、呼吸障碍、血压下降 (3) 瞳孔散大,孕妇可导致流产	(1) 洗胃、导泻 (2) 中枢兴奋剂	(1) 补液 (2) 大量维生素C (3) 氧疗 (4) 必要时输血及机械通气	防风、防已、甘草、桂皮等水煎服	
黄独(黄药子、土芋、金线吊蛤蟆)	(1) 口腔痛、流涎、恶心呕吐、腹泻 (2) 重者昏迷、呼吸困难、心脏骤停	(1) 洗胃、导泻 (2) 蛋清、活性炭 (3) 呼吸兴奋剂	(1) 补液 (2) 氧疗 (3) 对症治疗	大量绿豆汤或生姜30克取汁,白醋60克、甘草10克水煎服	
芦荟(奴会、象胆)	(1) 腹痛、腹泻、便血、里急后重 (2) 腰痛、尿血、蛋白尿 (3) 盆腔充血,孕妇流产	(1) 洗胃、导泻 (2) 灌服蛋清、活性炭 (3) 保护肾脏	(1) 镇静剂(禁用吗啡类) (2) 对症治疗	内服淡渗利湿药物治疗胃肠道症状等	
七叶一枝花(草河车、重楼、蚤休、紫参)	(1) 胃肠道症状:恶心、呕吐 (2) 头痛、痉挛 (3) 腹胀、食欲减退、消化不良	(1) 洗胃、导泻、内服稀酸 (2) 护肝 (3) 镇痉	(1) 补液,大量维生素C (2) 对症治疗	甘草15克煎水,再予白米醋、生姜汁混合服用	
芫花(老鼠花、紫荆花、金腰带)	(1) 剧烈呕吐、腹泻、脱水、出血性下痢 (2) 肌肉痉挛	(1) 含温水漱口 (2) 洗胃,保护胃黏膜 (3) 镇静	(1) 补液 (2) 大量维生素C (3) 对症治疗		

（续表）

中药	中毒表现	急救处理	对症治疗	解毒中药	其他
马桑（独空木）	(1) 中毒颇似防已中毒 (2) 心跳缓慢，血压升高 (3) 呼吸加快，甚者呼吸衰竭 (4) 强直性痉挛，昏迷	(1) 洗胃、导泻 (2) 抗惊厥 (3) 使用呼吸兴奋剂	(1) 补液 (2) 氧疗 (3) 对症治疗	连翘、金银花、绿豆煎水有一定的解毒作用	
鸭胆子（苦棒子、老鸭胆、苦桑叶）	(1) 恶心呕吐、腹痛腹泻 (2) 头痛、昏睡、四肢发麻、重者麻痹，呼吸困难	(1) 洗胃，灌服蛋清、牛乳等 (2) 氧疗 (3) 呼吸兴奋剂	(1) 补液及大量维生素 C (2) B 族维生素 (3) 对症治疗	生甘草煎水频服，或用红糖水，冷白稀饭解毒	
发芽马铃薯（土豆、山药蛋、洋山芋）	(1) 恶心、呕吐、腹泻 (2) 体温升高、痉挛、昏迷 (3) 呼吸困难，甚者呼吸麻痹	(1) 催吐、洗胃、浓茶灌服 (2) 液体复苏 (3) 使用升压药、呼吸兴奋剂	氧疗及对症治疗		
大戟（京大戟、将军草、一盘花）	(1) 皮肤、口腔、胃肠道黏膜刺激反应 (2) 眩晕、昏迷、痉挛、瞳孔散大、呼吸麻痹	(1) 洗胃 (2) 纠正电解质紊乱 (3) 呼吸兴奋剂	(1) 补液 (2) 氧疗 (3) 镇静	甜桔梗 30 克煎汤口服，或用菖蒲汁 200 毫升、芦根 120 克煎汤内服解毒	
苍耳子（地葵、野茄、青棘子）	(1) 轻度：头痛、恶心、呕吐、腹痛 (2) 中度：头痛、疲倦乏力、烦躁不安、嗜睡、肝大、黄疸、出血、排尿困难 (3) 重度：昏迷、全身强直、呼吸循环衰竭	(1) 洗胃、活性炭 (2) 大量维生素 C (3) 护肝 (4) 糖皮质激素的使用	(1) 补液 (2) 强心 (3) 镇痛 (4) 对症治疗	板蓝根 120 克水煎服或甘草绿豆水	
巴豆（川江子、毒鱼子、巴果、双龙眼）	(1) 先为消化道刺激及腐蚀症状，如刺痛流涎、吐泻腹痛、米汤样大便 (2) 脱水、呼吸困难、血压下降、头晕、肢冷谵语、发绀 (3) 重者呼吸循环衰竭而死亡	(1) 服药 6 小时内当洗胃，但要保护胃黏膜 (2) 蛋清、活性炭 (3) 绿豆 120 克打碎泡水冷服 (4) 呼吸兴奋药	(1) 补液 (2) 强心 (3) 镇痛 (4) 对症治疗	(1) 下利不止用黄连、寒水石、大豆汁各 10 克水煎服 (2) 人参、黄连各 5 克水煎服 (3) 巴豆所致皮炎用黄连 2 克泡水外搽	民间用芭蕉叶、根汁 100 毫升饮用，或花生油 100～200 克口服
白果（银杏、佛指甲、灵眼）	(1) 发热、恶心呕吐、腹痛腹泻 (2) 头晕头痛、极度恐惧、抽搐、昏迷、瞳孔散大、肢体僵直 (3) 严重者 1～2 日出现心力衰竭和呼吸衰竭	(1) 6 小时之内应洗胃 (2) 镇静抗惊厥 (3) 纠正心力衰竭和呼吸衰竭	(1) 大量补液 (2) 对症治疗	大剂量甘草绿豆汤煎服	
藤黄（玉黄、海藤）	(1) 呕吐、腹痛腹泻、里急后重 (2) 脱水、休克	(1) 洗胃、导泻、蛋清内服 (2) 纠正脱水和休克	(1) 补液 (2) 大量维生素 C	(1) 海蜇可解毒 (2) 民间采用花青治疗	
细辛（小辛、少辛）	(1) 头痛、呕吐、烦躁不安、呼吸急促、血压上升 (2) 颈强、牙关紧闭、角弓反张、意识不清、抽搐、昏迷 (3) 呼吸麻痹	(1) 控制抽搐，镇静 (2) 安宫牛黄丸灌服 (3) 尿闭时导尿	(1) 补液 (2) 氧疗 (3) 呼吸兴奋剂	止痉开窍后用人参、麦冬、五味子、生石膏、甘草、羚羊角、绿豆煎水服	

（续表）

中药	中毒表现	急救处理	对症治疗	解毒中药	其他
河豚（气泡鱼、连巴鱼）	（1）发病较速（30～180分钟）最早为上腹部不适，口渴、唇麻、睑下垂等 （2）继而神经麻痹，无力，不能动 （3）血压下降、脉迟缓等血管麻痹现象 （4）重者可呼吸麻痹而死亡	（1）洗胃、导泻、高位灌肠 （2）呼吸兴奋剂 （3）抗休克 （4）机械通气	（1）高渗糖补液 （2）氧疗 （3）活动肢体	鲜芦根1千克捣汁服	
蟾蜍（蟾酥、癞蛤蟆浆）	（1）中毒症状与洋地黄类药相似 （2）频繁呕吐肠鸣、腹痛腹泻 （3）胸闷、心律失常、肢冷、发绀、血压下降 （4）头痛头晕、肢麻、嗜睡、反应迟钝、惊厥	（1）洗胃、导泻 （2）静脉用阿托品 （3）中枢兴奋剂 （4）抗心律失常药	可用生脉注射液、参附注射液治疗		
含亚硝酸盐类植物（肠源性青紫症）	（1）食用过腐败变质的蔬菜和植物叶，或煮熟不久，腌制不久之青菜 （2）一般食后2小时发病，出现乏力、思睡、头晕、恶心、呕吐，心悸、气急、脉促 （3）显著特点为口唇、指甲、皮肤黏膜显著青紫 （4）严重者出现呼吸衰竭、肺水肿	（1）迅速洗胃导泻 （2）氧疗 （3）静脉注射亚甲蓝注射液，1～2毫克/千克体重，1～2小时1次	（1）补液 （2）大量维生素C（静脉给药）		

第二章
外感病证

感　冒

【定义】

感冒是感受风邪，邪犯卫表而导致的常见外感疾病。临床上以头痛、鼻塞、流涕、喷嚏、恶寒、发热、脉浮等为主症。病程一般为3～7日，在整个病程中很少传变。感冒亦称“伤风”、“冒风”。如果病情较重，并在一个时期内广泛流行，证候多相类似者，称作时行感冒。

【历史沿革】

感冒之名，首见于北宋杨仁斋《仁斋直指方·诸风》，该书在“伤风方论”中论述《和剂局方》参苏饮时指出：“治感冒风邪，发热头疼，咳嗽声重，涕唾稠黏。”但在此之前，已有类似感冒病状的记载。如《素问·骨空论篇》说：“风者百病之始也……风从外入，令人振寒汗出，头痛，身重，恶寒。”这些描述符合感冒的临床特点。

汉代张仲景在《金匮要略·腹满寒疝宿食病脉证治》中，即有“夫中寒家，喜欠，其人清涕出，发热色和者，善嚏”的记载。又在《伤寒论·辨太阳病脉证治》中论述太阳病，由于腠理不固，风寒之邪侵袭太阳经脉，营卫失于调和，出现太阳表证，而见头痛项强、发热恶寒或恶风、身疼腰脊痛、干呕，或伴鼻鸣，脉缓或紧等症状，并出桂枝汤以治表虚证、麻黄汤以治表实证，为后世治疗感冒辨别表虚、表实奠定了理论基础。

隋代巢元方《诸病源候论·风热候》指出：“风热之气，先从皮毛入于肺也……其状使人恶风寒战，目欲脱，涕唾出……有青黄脓涕。”可见当时对外感风热的成因和临床特征已有一定的认识。

宋代陈无择将伤风列为专题论述，颇具特色。他在《三因极一病证方论·叙伤风论》中创立对本病从六经辨证的学说，根据不同证候加以施治。提出治足太阳膀胱经伤风用桂枝汤；治足阳明胃经伤风用杏子汤；治足少阳胆经伤风用柴胡加桂汤；治足太阴脾经伤风用桂枝加芍药汤；治少阴伤风用桂附汤；治厥阴伤风用八物汤。这种六经辨证论治的方法，对当时确有一定的影响，金元以后则采用者寥寥。但伤风之名，却沿用至今。

元代朱丹溪《丹溪心法·中寒附录》说：“凡症与伤寒相类者极多……初有感冒等轻症，不可便认作伤寒妄治。”又说：“伤风属肺者多，宜辛温或辛凉之剂散之。”朱氏提出勿将感冒轻证误认伤寒之戒，以及治疗本病立辛温、辛凉两大法则，对后世有深远的影响。

明代龚廷贤提出“风寒感冒”的名称。《万病回春·伤寒附伤风》说：“四时感冒风寒者宜解表也。”并主张用十神汤之麻黄、紫苏、川芎、白芷等以辛温解表。明代张介宾以邪之深浅，病之轻重来辨本病与伤寒之区别。他在《景岳全书·伤风》中说：“伤风之病，本由外感，但邪甚而深者，遍传经络，即为伤寒；邪轻而浅者，只犯皮毛，即为伤风。”

关于伤寒与感冒伤风的关系，历代各家，颇多争论。除前已述及《丹溪心法》认为感冒轻症，不可当作伤寒治疗，说明伤寒与感冒不能混为一谈外，清代徐大椿《医学源流论》进一步阐明“凡人偶感风寒，头痛发热，咳嗽涕出，俗语谓之伤风，非《伤寒论》中所云之中风，乃时行杂感也”。清代雷丰则认为不然，他在《时病论·伤风》中指出：“伤风之病，即仲景书中风伤卫之证也。”两种见解，大相径庭。从临床实际来看，亦常有用《伤寒论》某些方剂治疗感冒。但从整体来看，伤寒包括的范围甚广，而感冒乃一般感受风邪所致，不能与伤寒相提并论。

迨至清代温热病学说有了很大的发展，不少医家认识到本病与感受时行之气有关，林珮琴《类证治裁·伤风》提出“时行感冒”之名。此后治疗时行感冒，多用桑菊饮、银翘散之类辛凉解表，即王孟英《温热经纬·叶香岩外感温热篇》所说“在卫汗之可也”之义，使感冒的治疗方法更臻完善。

总之，感冒之名始见于北宋《仁斋直指方·诸风》，宋代主张以六经为纲进行辨证施治。元明以来认识到感冒与风寒或风热之邪袭肺有关，提出用辛温或辛凉之剂以疏风解表。及至清代，对本病中病情较重，发生流行者有“时行感冒”之称，对其辨证论治，较多地采用了温热病的方药。从而使感冒的理、法、方、药更加完备。

20世纪50年代以后，不仅在感冒的理论内容方面更加充实提高，同时对感冒的预防、治疗也有了进一步的发展，摸索和总结出许多行之有效的方药，对保护人民健康发挥了良好的作用。

【范围】

西医学所称的上呼吸道感染属于感冒的范围,流行性感冒属于时行感冒的范围,两者均可参考本篇内容进行辨证施治。

【病因病机】

感冒是由于风邪乘人体御邪能力不足之时,侵袭肺卫皮毛所致。

一、病因

风邪是引起感冒的最重要的病因。当气候突然变化,寒暖失常之时,风邪病毒最易侵袭人体。风邪虽为六淫之首,但在不同季节,往往夹四时不正之气而入侵。春季之温,夏季之暑,秋季之燥,冬季之寒和梅雨时期之湿,固然是自然界正常的气候。但在四时之中,又有气候失常的情况。如春应温而反寒,夏应热而反冷,秋应凉而反热,冬应寒而反温,即所谓"非其时而有其气",均能侵入人体而致感冒。由此可见,引起感冒的原因,虽然以风邪为主,但并非全由风邪所致,而常有所兼夹。就临床所见,以风寒、风热 2 种证候最为多见。此外,时令之暑、湿、燥邪亦能杂感而为病,故又有夹暑、夹湿、夹燥等不同的兼证。

若非时之气夹时行疫毒伤人,发为时行感冒,则病情重而多变,往往相互传染,造成广泛流行,且不限于季节性。正如《诸病源候论·时气令不相染易候》说:"夫时气病者,此皆因岁时不和,温凉失节,人感乖戾之气而生,病者多相染易。"

二、病机

外邪侵袭人体是否发病,关键在于人体御邪能力的强弱,同时与感邪的轻重有关。《灵枢·百病始生》曰:"风雨寒热不得虚,邪不能独伤人。"如果正气不足,御邪能力减退,或将息失宜,过度疲劳之后,腠理疏懈,卫气不固,则极易为外邪所客,内外相互为因而发病。故《证治汇补·伤风》说:"有平昔元气虚弱,表疏腠松,略有不慎,即显风症者。此表里两因之虚症也。"又肺有痰热,亦易发为本病。正如《证治汇补·伤风》所说:"肺家素有痰热,复受风邪束缚,内火不得疏泄,谓之寒暄。此表里两因之实证也。"这些论述,足以说明感冒除风邪侵袭之外,还与体虚和不同素质有关。由于体质之不同,可引起对感受外邪之差异。如素体阳虚,则易感受风寒;阴虚者易感受风热、燥热;痰湿偏盛者,则易感受外湿等。

风邪入侵的途径为肺系卫表,其病变部位也常局限于肺卫。故《杂病源流犀烛·感冒源流》指出:"风邪袭人,不论何处感受,必内归于肺。"肺主呼吸,气道为出入升降的通路,喉为其系,开窍于鼻,外合皮毛,职司卫外,性属娇脏,不耐邪侵。若卫阳被遏,营卫失和,邪正相争,可出现恶寒、发热等表卫之证。外邪犯肺,则气道受阻,肺气失于宣肃,则见咳嗽、鼻塞等肺系之证。而时行感冒,因其感受时邪较重,故全身症状比较明显。另外,体质较强者,一般仅侵袭于肺卫,多以表证为主,图治较易,收效较快;若年老体弱者,抗邪能力较差,外邪也可由表入里,则症状加重,甚则变生他病。

感冒的主要病机分述如下。

1. **风寒束表** 风寒外束,卫阳被郁,腠理闭塞,肺气不宣。

2. **风热犯表** 风热犯表,热郁肌腠,卫表失和,肺失清肃。

3. **表寒里热** 风寒外束,表寒未解,入里化热,卫表失和,肺失宣降。

4. **体虚感邪** 体虚之人,卫外不固,感受外邪,常缠绵难愈,或反复不已。其病机为肺卫不和,正气不足。阳气虚者,感邪多从寒化,且易感受风寒之邪;阴血虚者,感邪多从热化、燥化,且易感受燥热之邪。

由于四时六气之不同,人体体质之差异,在临床上有风寒、风热不同证候,在病程中还可见寒与热的转化或错杂。感受时行病毒者,病邪从表入里,传变迅速,病情急且重。

综上所述,可知感冒的病因以感受风邪为主,在不同季节可有夹寒、夹热等变化,常与人体正气强弱有密切关系。其病位主要在于肺卫,一般以实证居多,如虚体感邪,则为本虚标实之证。

【诊断与鉴别诊断】

一、诊断

(一)发病特点

普通感冒四季皆可发生,冬、春两季气候多变则更为常见,常呈散发性。时行感冒发病不限季节,可有广泛的传染流行。素体亏虚者、老年人、小儿更易罹患本病。

(二)临床表现

普通感冒具备典型的肺卫症状,即恶寒、发热、头痛、肢体酸痛等表卫症状,以及喉痒咳嗽、鼻塞、喷嚏、流涕等肺系症状。时行感冒多突然起病,出现恶寒、发热、周身酸痛,疲乏无力,且可以发生传变,入里化热,合并他病。

二、鉴别诊断

1. **鼻渊** 鼻渊与感冒,均可见鼻塞流涕,或伴头痛等症。但鼻渊多流浊涕腥臭,感冒一般多流清涕,并无腥味;鼻渊一般无恶寒发热,感冒多见外感表证;鼻渊病程漫长,反复发作,不易断根,感冒一般病程短暂,治疗后症状可较快消失。

2. **风温** 风温初起症状,颇与感冒相似,但风温病势急骤,寒战高热,热势甚壮,汗出后亦不易迅速退清,咳嗽胸痛,头痛较剧,甚至出现神志昏迷、惊厥、谵妄等症,如治疗不当,可产生严重后果。而感冒一般发热不高,病势轻,不传变,病程短,预后良好。

【辨证论治】

一、辨证

感冒的病位常局限于肺卫,极少传变,多属实证,一般病程为 3~7 日,如时行感冒,则多呈流行性,同一地区可同时有许多人发病,症状较重。如感冒反复发作,肺气不足,可出现气短、形寒、出汗等症;体质素虚,复感外邪,多为本虚标实之证。

（一）辨证要点

1. **辨风寒风热**　寒热性质不同，治法迥异，所以首先要辨清偏于风寒还是偏于风热。一般说，风寒感冒以恶寒重，发热轻，头痛身疼，鼻塞流清涕为特征；风热感冒以发热重，恶寒轻，头痛，口渴，鼻塞流涕黄稠，咽痛或红肿为特征。其中咽部肿痛与否常为风寒、风热辨证主要依据。亦有初起属风寒感冒，数日后出现咽喉疼痛，流涕由清稀转为黄稠，此为寒邪郁而化热，可参照风热论治。

2. **辨不同兼夹**　感冒多见兼夹之证，必须详细辨认。夹湿者多见于梅雨季节，以身热不扬，头胀如裹，骨节疼重，胸闷，口淡或甜等为特征；夹暑者多见于炎夏，以身热有汗，心烦口渴，小便短赤，舌苔黄腻等为特征；夹燥者多见于秋季，以身热头痛，鼻燥咽干，咳嗽无痰或少痰，口渴，舌红等为特征；夹食者多见于进食过多之后，以身热，胸脘胀闷，纳呆，泛恶，泄泻，苔腻等为特征。在临床上辨清不同兼夹之证，在解表宣肺的基础上，分别配合化湿、祛暑、清燥、消滞等治法，才能提高疗效。

3. **辨偏虚偏实**　前已述及，感冒一般多属实证，但也不尽然。在辨证中，首先须辨表虚、表实。一般来说，发热、汗出、恶风者属表虚；发热、无汗、恶寒、身痛者属表实。表虚者宜疏风以解表，不宜过用辛散；表实者宜发汗以解表，汗出则身热自退。如虚体感邪，往往反复感冒，当以扶正祛邪为主，除根据感邪之不同而施用不同的解表法外，必须时时顾护正气，随证调补之。

（二）证候

实证

［风寒感冒］

症状：鼻塞声重或鼻痒喷嚏，流涕清稀，喉痒，咳嗽，痰多稀薄，甚则发热恶寒，无汗，头痛，肢体酸痛，舌苔薄白，发热时脉浮数，如恶寒甚则脉见浮紧。如夹湿则身热不扬，头胀如裹，肢体酸痛而重；或见外有风寒表证，内有胸闷，泛恶，纳呆，口淡，苔腻等里证；或见外有风寒表证，内有脘闷，纳呆，苔腻等里证。

病机分析：肺主呼吸，开窍于鼻，气道为呼吸出入的通路，由于外邪袭肺，窍道不利，故出现鼻塞声重、喷嚏、流清涕、喉痒咳嗽等症状；肺与皮毛相合，风寒客于皮毛，寒为阴邪，其气凝闭，卫外之阳被遏，营卫失和，故见发热无汗，头痛骨楚等症。苔白脉浮，乃邪客于表，脉紧为寒盛之象，发热时邪正相争可见浮数之脉。如风寒夹湿邪客于皮毛，湿性黏腻重着，则恶寒而身热不扬，头胀如裹，肢体酸疼而重；如脾胃有湿，复感风寒之邪，内外合邪，可见风寒表证外，又兼有湿困中焦之象；如饮食不节，食滞中焦，复感风寒之邪，可见风寒表证外，又兼胸闷、泛恶、纳呆、苔腻等中焦枢机不利之象。

［风热感冒］

症状：发热，微恶风寒，或有汗出，头痛，鼻塞涕浊，咳痰黄稠，口干欲饮，咽喉焮红疼痛，苔薄黄，脉滑数。如夹暑则见身热汗出不解，心烦口渴，尿赤，苔黄腻。

病机分析：风为阳邪，阳从热化，风热邪气郁于肌表，腠理不密，故见发热恶风，有汗不解；风热上受，肺失清肃，则头痛、鼻塞、涕浊、咳痰黄稠；风热熏蒸于清道，窍道不利，则咽痛渴饮；苔薄黄，脉浮数，均系风热客于皮毛之象。夏令感冒，夹当令之暑邪为患，如暑热熏蒸，则身热甚壮，有汗而热势不解，心烦口渴，小便短赤，苔黄腻，脉濡数；如暑湿偏重，可见头胀如蒙，胸闷，泛恶，纳呆，口淡而黏。

［表寒里热］

症状：发热恶寒，无汗，头痛，肢体酸痛，鼻塞声重，咽喉疼痛，咳嗽，痰黏稠或黄白相间。舌边尖红、苔薄白或薄黄，脉浮数。

病机分析：素体热盛，或肺有痰火，复感风寒之邪，则热蕴于里，寒客于表，形成表寒里热，即所谓“寒包火”之证，故既见发热恶寒，无汗，头痛，骨楚之风寒表证，又见咽痛，痰稠，舌红，苔黄等里热之证。

虚证

［气虚感冒］

症状：恶寒发热，或热势不盛，但觉时时形寒、自汗，头痛，鼻塞，咳嗽，痰白，语声低怯，气短，倦怠。苔白，脉浮无力。

病机分析：素体气虚，往往最易感邪。因气虚则表卫不固，腠理疏松，稍遇气候变化，辄感风寒之邪，所以时时形寒者，乃气虚感邪常见之特征。一般气虚之体，感受风寒之邪偏多，故见恶寒发热，头痛鼻塞，苔白等风寒表证。语音低怯，气短，倦怠，均为肺气亏虚之象。

［阳虚感冒］

症状：阵阵恶寒，甚则蜷缩寒战，或稍兼发热，无汗或自汗，汗出则恶寒更甚，头痛，骨节酸冷疼痛，面色㿠白，语言低微，四肢不温。舌质淡胖，苔白，脉沉细无力。

病机分析：阳气不足之人，最易感受风寒邪气，以老年人较为常见。一般恶寒重，发热轻，如患者阳虚汗出较多，阳气耗散，则恶寒更甚，此乃阳虚感冒之特征。其所以脉不浮而反沉细者，因阳气虚惫，不能温煦血脉，以致鼓动无力。

［血虚感冒］

症状：头痛，身热，微寒，无汗或汗少，面色不华，唇淡，指甲苍白，心悸，头晕。舌淡、苔白，脉细，或浮而无力，或脉结代。

病机分析：素体血虚，或失血之后，或产后血亏，除见普通表证外，并见血虚之证。由于血虚，汗源不足，一般无汗或汗少。血虚感冒，数日不愈，往往心悸，眩晕更甚，甚至出现脉象结代，此乃虚体感邪，耗伤阴血所致。

［阴虚感冒］

症状：发热，微恶风寒，无汗或微汗，或寐中盗汗，头痛，心烦，口干咽燥，手足心热，干咳少痰，或痰中带血丝。舌质红，脉细数。

病机分析：阴虚之体，肺有燥热，感邪之后，常见偏于风热之证，在感冒时其阴虚之象更为明显。此乃发热出汗，易伤阴液之故。如肺阴素虚，肺气失于清肃，咳嗽伤络，可见痰中带血。

虚证感冒，虽以气虚、阳虚、血虚、阴虚进行分类，但临床上还可见气阴两亏、气血不足、阴阳两虚等，只要细审症状，自能辨认不误。

二、治疗

（一）治疗原则

感冒的病位在肺系卫表，治疗上应因势利导，从表而解，故解表是治疗感冒的总原则。不过，在具体应用时，要正确掌握辛温与辛凉，宣肺与肃肺，以及祛邪与扶正等关系。

（二）治法方药

实证

［风寒感冒］

治法：辛温解表，宣肺散寒。

方药：常用葱豉汤、荆防败毒散。前者辛温通阳散寒，可用于轻症；后者乃辛温发汗之剂，其中荆芥、防风、羌活、独活等为驱散风寒之要药，对恶寒无汗、肢体疼痛者，用之最宜，配以前胡、桔梗等旨在宣肺止咳，如鼻塞重者，可加苍耳子。

如受凉冒雨，风寒夹湿邪入侵，而见头胀如裹，肢体酸重，可改用羌活胜湿汤，以散风祛湿。综观全方，以风药为主，使汗出而风湿之邪俱去，盖取风能胜湿之义也。如素体脾运不健，内湿偏胜，复感风寒之邪，可用荆防败毒散加苍术、厚朴、半夏、陈皮以运脾燥湿。如饮食不节，食滞中焦，复感风寒之邪，可用荆防败毒散加莱菔子、焦山楂、神曲消食导滞。

［风热感冒］

治法：辛凉解表，祛风清热。

方药：常用银翘散、桑菊饮。两方均为辛凉之剂，前者用金银花、连翘、薄荷之辛凉，配荆芥之辛温，退热作用较强，佐以牛蒡子、桔梗、甘草清肺利咽，对风热感冒咽喉疼痛者，尤为适宜。后者作用较弱，可用于风热感冒之轻症。

如夏令感冒，兼受暑邪，每多夹湿夹热。如属暑热熏蒸，除出现风热本证外，兼见身热，有汗不解，心烦，口渴欲饮，小便短赤，苔黄腻，脉濡数。可以新加香薷饮，配用藿香、佩兰、薏苡仁、六一散，以解表清暑退热，使暑热从汗外泄，湿从小便下行。

［表寒里热］

治法：疏风宣肺，散寒清热。

方药：麻杏石甘汤加羌活、鱼腥草。麻黄配羌活解表散寒，杏仁、石膏、甘草配鱼腥草以宣肺清热。

如外寒较甚，恶寒骨节疼痛，加苏叶、桂枝以祛风散寒；如里热较甚，咽喉焮红疼痛，可加板蓝根、黄芩以清热解毒；如大便秘结，身热不退，苔腻，脉滑实而数，乃表里俱实之证，可改用防风通圣散，以表里双解。

虚证

［气虚感冒］

治法：益气解表，调和营卫。

方药：常用参苏饮、黄芪桂枝五物汤。前者用人参、茯苓等益气扶正，苏叶、葛根等疏风祛邪，前胡、桔梗、半夏宣肺化痰，适用于气虚感冒而见气短、神疲、恶寒咳嗽之症者。后者用黄芪为君，以益气固表；桂枝、芍药、生姜、大枣，以调和营卫，适用于气虚感冒而见恶风、肢体酸楚之症者。

如气虚而见自汗、形寒，易感风邪者，可常服玉屏风散以益气固表，增强卫外功能，以防感冒复发。

［阳虚感冒］

治法：温阳解表。

方药：用桂枝加附子汤。阳虚之体，感受风寒，宜温里散寒以托邪外出。本方用附子助阳以驱寒，桂枝汤通阳以祛风，使阳气充沛，腠理温煦，则风寒之邪，自能从外而解。如大便溏泻，腹中隐痛，加炮姜、肉桂温运中阳以止泻。

［血虚感冒］

治法：养血解表。

方药：可用葱白七味饮加减。本方所以用葱白为君，不仅因本品有辛温解表作用，且取其具有温通血脉之力，对血虚感冒，尤为适宜。方中用葱白、豆豉、葛根、生姜解表的同时，又配合地黄、麦门冬以滋阴养血。如恶寒重，可加黄芪、防风、荆芥；如热重，可加金银花、连翘。如血虚感邪，血液运行不畅，脉络痹阻，而见脉象结代者，可加桂枝、红花、丹参以通阳活血宣痹。

［阴虚感冒］

治法：滋阴解表。

方药：可用加减葳蕤汤化裁。本方以玉竹为主，取其滋阴生津之功，以奏资助汗源之效；葱白、豆豉、桔梗、薄荷、白薇等以解表宣肺退热，发汗而不峻；甘草、大枣甘润和中而不腻。如心烦口渴较甚，可加黄连、竹叶、天花粉以清热生津除烦；如咳嗽咽干，咳痰不爽，可加牛蒡子、射干、瓜蒌皮以利咽化痰；如咳嗽胸痛，痰中带血，可加鲜茅根、生蒲黄、藕节以清肺凉血化瘀。

除上述外，治疗感冒，尚须注意以下几个要点。

(1) 正确处理祛邪与扶正的关系：治疗虚证感冒，一般不宜重用发汗解表之剂。因气虚者表卫不固，本有自汗形寒情况，如疏散太过，汗出更多，会使营卫俱虚。阳虚者也有汗出畏寒情况，如用大剂辛散之品，则汗愈出，阳愈虚而寒愈甚。血虚者常见无汗或汗少，盖心主血，汗为心之液，血虚之人，汗源不足，如发汗太多，则津血益耗。阴虚者常有午后潮热，寐中盗汗，如妄用辛散之剂，汗出愈多而阴液愈虚，亢热愈甚。故治疗虚证感冒，必须妥善处理好祛邪与扶正的关系，掌握扶正而不碍邪，祛邪而不伤正的要领。

(2) 灵活掌握辛温与辛凉，宣肺与肃肺的治疗法则：风热宜辛凉，风寒宜辛温，咳嗽初起宜宣肺，咳嗽日久宜肃肺，这是一般的处理原则，在临证中还须随证灵活应用。例如风寒感冒化热而寒邪未尽者，可在辛凉解表的同时，略佐辛温透邪之品。又如宣肺和肃肺之法，也有不可截然划分者，古方射干麻黄汤，既用麻黄辛温宣肺，又用款冬花肃肺下气，而此方治疗感受风寒，咳喘气急，喉中有痰鸣声之症甚效，取开阖并用之意；止嗽散中荆芥、桔梗与白前、百部同用，其义亦同。临床实践证明，温凉同用，宣肃相配，确能起到退热迅速，止咳效果提高，达到缩短疗程的目的。

(3) 仔细辨清一般感冒与时行感冒的不同特点：一般感冒全年可发病，以冬、春季为多见，但传染性不强；时行感冒传染性强，可出现广泛流行。一般感冒症状较轻，时行感冒病情较重，首发症状常见恶寒、发热，体温在 39～40℃，周身酸痛，疲乏无力。初起，全身症状重而肺系证候并不突出，1～3日后出现明显的鼻塞、流涕、喷嚏、咳嗽、咽痛等，甚至可出现高热、谵妄等症。时行感冒亦有风寒、风热之分，但就临床所见，以风热为多，其治疗原则虽然基本与一般感冒相同，但常需重用清热解毒之品，如板蓝根、大青叶、蚤休、野菊花等。

（三）其他治法

1. 单方验方

(1) 连须葱白与根2根，生姜5片，陈皮6克，加红糖30克。

(2) 羌活10克，防风10克，紫苏10克，生姜2片，苍耳子10克。

以上2方，每日1剂，水煎热服，均治风寒感冒。

(3) 薄荷3克，鲜芦根80克，鼠曲草15克，板蓝根30克。

(4) 大青叶80克，鸭跖草15克，桔梗6克，生甘草6克。

(5) 野菊花10克，四季青10克，鱼腥草80克，淡竹叶10克。

以上3方，每日1剂，水煎服，均治风热感冒。

2. 中成药

(1) 午时茶(陈皮、柴胡、茅术、山楂、羌活、枳实、甘草、厚朴、桔梗、藿香、六神曲、防风、白芷、前胡、川芎、连翘、干姜、紫苏、红茶)，每次水煎1袋，日服2～3次，热服。

(2) 川芎茶调散(薄荷、荆芥、川芎、羌活、防风、白芷、甘草、细辛)，每次水煎1袋，日服2次，热服。

以上2方均适用于风寒感冒之轻症。

(3) 感冒退热冲剂(大青叶、板蓝根、草河车、连翘)，开水冲饮，每次1～2袋，日服2～3次。

(4) 银翘解毒片(金银花、连翘、荆芥、淡豆豉、板蓝根、桔梗、淡竹叶、甘草、薄荷脑)，每次口服4片，日服2～3次。

以上2方均适用于风热感冒。

3. 预防方

(1) 三白汤：白萝卜500克，白菜根300克，连须葱白100克。水煎服，可供5人一日量。

(2) 贯众汤：贯众100克。水煎服，可供8～10人一日量。

(3) 大蒜：用生大蒜1颗佐餐，分2～3次生食；或采用10%大蒜汁(内加3%普鲁卡因)每日滴鼻3次，每次6滴左右。

【转归及预后】

风寒感冒，寒邪不解，可以化热，而见口干欲饮，痰转黄稠，咽痛等症状。反复感冒，引起正气耗散，由实转虚，或在素体亏虚的基础上，反复感邪，以致正气愈亏，而风邪易侵，均可导致本虚标实之证。至于时行感冒，高热鸱张，邪势弥漫，亦可能转化为风温，甚至出现谵妄神昏之证等，在临床时不能认为感冒是小恙，而加以忽视。

感冒一般预后良好。如因感冒诱发其他宿疾而使病情恶化者，其预后又当别论。

【预防与护理】

加强身体的锻炼，增强正气卫外能力，可以根据不同的年龄和体质情况，进行各种体育活动，如广播操、太极拳、八段锦、跑步等。要养成经常性户外活动习惯。保持室内外环境卫生和个人卫生，室内应经常开窗，以使空气新鲜，并有充足的阳光照射。如遇感冒流行季节，可用食醋熏蒸法进行空气消毒。其法是先将门窗紧闭，每立方米的空间用食醋5毫升，加水5毫升，放在沙锅或铝锅内，置炉子上，利用蒸汽在室内熏半小时以上，可起消毒、预防作用，对患者亦可起一定的治疗作用。对时行感冒患者，要做好隔离工作。

发热时要休息，多饮开水，饮食宜清淡，忌油腻辛辣燥热之物。

【现代研究】

（一）临床研究

感冒的治疗主要根据辨证论治遣方用药，治疗效果满意。翟氏等[1]采用随机双盲、阳性平行对照、多中心临床实验设计，评价大青龙颗粒治疗感冒风寒表实证兼有郁热的临床疗效和安全性，将240例受试者分为实验组120例(大青龙颗粒组)，对照组120例(感冒清热颗粒组)进行Ⅱ期临床试验。结果，治疗组与对照组的愈显率分别为81.1%、78.9%，总有效率分别为98.3%、94.7%。未发现毒副作用。张氏等[2]以随机、阳性药对照设计，将429例感冒(风寒兼湿滞证)患者随机分为治疗组($n=322$)和对照组($n=107$)，其中剔除脱落12例，实际完成病例417例(治疗组314例，对照组103例)。两组分别接受藿香正气滴丸及藿香正气软胶囊治疗，观察治疗前后症状积分及舌脉变化。结果：治疗组314例(藿香正气滴丸)愈显率75.79%，总有效率98.41%；对照组(藿香正气软胶囊)愈显率69.90%，总有效率98.06%。治疗组与对照组感冒疗效比较无统计学意义($P>0.05$)，说明两组疗效相当，但藿香正气滴丸对改善患者泄泻症状明显优于藿香正气软胶囊($P<0.05$)。结论：藿香正气滴丸治疗感冒(风寒兼湿滞证)疗效确切，未发现明显不良反应。阎氏等[3]评价银翘片(金银花、连翘、薄荷等)治疗风热感冒的临床疗效和副作用。将受治的96例风热感冒患者随机分为治疗组72例和对照组24例，治疗组采用银翘片按8片(0.35克/片)每日2次吞服，疗程3日；对照组采用感冒退热颗粒按2袋(4.5克/袋)每日3次冲服，疗程3日。结果：治疗组总有效率为94.29%，对照组总有效率为91.67%。两组均无明显副作用。杜氏等[4]将400例感冒卫气同病患者随机分为治疗组160例、对照组100例及开放组140例，试验采用单盲法进行。治疗组及开放组用感热宁颗粒治疗(柴胡、石膏、金银花、连翘、荆芥、知母、丹皮等)，对照组用白石清热冲剂治疗，3日为一个疗程，共观察一个疗程。治疗前、治疗中、治疗后观察体温、症状变化等，以《中药新药临床研究指导原则》作为疗效评定标准。结果，治疗组160例总有效率为96.88%，愈显率为81.25%，对照组总有效率为88.00%，愈显率为44.00%($P<0.01$)，本药对感冒引起的发热有明显的退热作用。临

床观察中未见明显的不良反应。高氏等[5]以解表化湿汤(香薷、青蒿、藿香、厚朴、茯苓、杏仁、通草)为基本方随证加减,治疗夏季感冒33例,痊愈26例,显效4例,有效2例,无效1例,总有效率97%,所有病例未发现不良反应。卢氏等[6]评价银花解毒颗粒(金银花、青蒿、荆芥、薄荷、野菊花等)治疗流行性感冒风热证的临床疗效和安全性。以抗病毒冲剂为对照采用随机双盲多中心平行对照试验。治疗组与对照组各20例。结果:治疗组和对照组有效率的差异无显著性意义,未见任何不良反应。王氏等[7]总结近年来古方加减治疗流行性感冒的进展提示,常用方剂为银翘散、葛根汤、小柴胡汤、正柴胡饮、柴葛解肌汤、大青龙汤、葛根芩连汤、新加香薷饮、玉屏风散等。宋氏等[8]以古方玉屏风散加味而成体虚感冒合剂(黄芪、白术、防风、金银花、黄芩、板蓝根、麦冬等药)治疗体虚感冒294例,并设对照组130例,服清热解毒口服液,以上两组均连服4星期为一个疗程。结果:治疗组总有效率84.7%,对照组总有效率62%。治疗组治疗前后比较免疫指标E-玫瑰花形成率、补体C3及血清免疫球蛋白均有显著性提高。而对照组服药前后无明显差异。

(二)实验研究

王氏等[7]总结近年来中药治疗流行性感冒的研究进展提示,具有抗流感病毒作用的单味药主要有板蓝根、大青叶、鱼腥草、连翘、黄连、黄芩、北柴胡、阔叶十大功劳根、山豆根、石香薷、黄芪。中药治疗流行性感冒具有抑制病毒复制、阻止病毒致细胞病变、调节免疫功能、解热、镇痛、抗炎等综合功效。

【小结】

感冒的病因,以外感风邪为主,其病位在于肺,多数属于实证。如虚体感邪,则成为本虚标实之证。感冒的临床表现,主要包括2方面:其一是卫阳被遏,营卫失和,呈现表卫症状;其二是肺的宣肃失司,气道不利,可见肺系症状。

感冒实证以风寒、风热为主,并有夹湿、夹暑、夹燥、夹食等不同兼证;虚证则有气虚、阳虚、血虚、阴虚之分。感冒应与鼻渊、风温作鉴别。一般来说,风寒感冒宜辛温解表,风热感冒宜辛凉解表;表实无汗者,用辛散之剂;表虚出汗者,用疏解之剂;虚证感冒,宜扶正祛邪。各种感冒在寒热虚实之间皆可互相转化。

附方

(1)葱豉汤(《肘后备急方》):葱白　豆豉。
(2)荆防败毒散(《摄生众妙方》):荆芥　防风　羌活　独活　柴胡　前胡　川芎　枳壳　茯苓　桔梗　甘草。
(3)羌活胜湿汤(《内外伤辨惑论》):羌活　独活　川芎　蔓荆子　甘草　防风　藁本。
(4)银翘散(《温病条辨》):金银花　连翘　豆豉　牛蒡子　薄荷　荆芥　桔梗　甘草　竹叶　鲜茅根。
(5)桑菊饮(《温病条辨》):桑叶　菊花　连翘　薄荷　桔梗　杏仁　芦根　甘草。
(6)新加香薷饮(《温病条辨》):香薷　鲜扁豆花　厚朴　金银花　连翘。
(7)六一散(《伤寒标本》):滑石　甘草。
(8)麻杏石甘汤(《伤寒论》):麻黄　杏仁　石膏　甘草。
(9)防风通圣散(《宣明论方》):防风　荆芥　连翘　麻黄　薄荷　川芎　当归　白芍　白术　栀子　大黄　芒硝　石膏。
(10)参苏饮(《和剂局方》):人参　苏叶　葛根　前胡　半夏　茯苓　橘红　甘草　桔梗　枳壳　木香　姜　枣。
(11)黄芪桂枝五物汤(《金匮要略》):黄芪　芍药　桂枝　生姜　大枣。
(12)玉屏风散(《世医得效方》):黄芪　白术　防风。
(13)桂枝加附子汤(《伤寒论》):桂枝　芍药　甘草　生姜　大枣　附子。
(14)葱白七味饮(《外台秘要》):连根葱白　干葛根　豆豉　生姜　麦冬　干地黄　劳水。
(15)加减葳蕤汤(《通俗伤寒论》):玉竹　葱白　桔梗　白薇　豆豉　薄荷　炙甘草　大枣。

【现代研究】主要参考文献

[1] 翟华强,向楠,杨毅,等.大青龙颗粒治疗感冒风寒表实兼郁热证的临床研究[J].中药新药与临床药理,2005,11(16):452~453.
[2] 张瑞明,王蕾,常静,等.藿香正气滴丸治疗感冒(风寒兼湿滞证)的随机对照研究[J].华西医学,2005,20(1):48~50.
[3] 阎秀菊,吴敏,倪建俐,等.银翘片治疗感冒(风热证)临床疗效及安全性评价[J].中成药,2006,28(2):205~208.
[4] 杜宝俊,王书臣,翁维良.感热宁颗粒治疗感冒的临床观察[J].中国中西医结合杂志,2000,1(20):34~36.
[5] 高铸烨,高双.解表化湿汤治疗夏季感冒33例[J].中医研究,2005,11(11):40~41.
[6] 卢建平,蒋静涵,章辉.银花解毒颗粒治疗流行性感冒风热证的临床研究[J].中成药,2003,2(2):126~128.
[7] 王伟,张燕萍,樊茂蓉,等.中医药治疗流行性感冒研究进展[J].中国中医药信息杂志,2005,12(8):102~104.
[8] 宋诚,宁选,翟立华,等.体虚感冒合剂防治虚证感冒294例[J].陕西中医,2003,24(6):505~507.

风　温

【定义】

风温是由风热病邪引起的一种以肺系病变为中心的外感热病。本病初起以发热、恶风、咳嗽、口微渴等肺卫症状为主要表现,具有起病急骤、传变迅速的临床特点。风温是以病因命名的疾病,本病四季皆可发生,因其发病"春月与冬季居多"(《外感温病篇》),故当代有学者有将按发病季节命名的春温、冬温亦视为风温范畴,与传统将"春温"视作伏气温病,而风温为新感温病在病因学认识上有所差异。

【历史沿革】

风温病名最早见载于汉代张仲景《伤寒论》，其中说："太阳病，发热而渴，不恶寒者，为温病。若发汗已，身灼热者，名曰风温。风温为病，脉阴阳俱浮，自汗出，身重，多眠睡，鼻息必鼾，语言难出。若被下者，小便不利，直视失溲。若被火者，微发黄色，剧则如惊痫，时瘛疭，若火熏之。一逆尚引日，再逆促命期。"张仲景所说的风温，是指温病误用发汗等治法后，导致伤阴化燥，风火相煽的一种变证。与后世所称之感受风热之邪引起的外感风温病自不相同。

晋代王叔和《伤寒例》也论及风温为病，他说："若更感异气变为它病者，当依后坏病证而治之……阳脉浮滑，阴脉濡弱者，更遇于风，变为风温。"显然王叔和所论风温，乃指伤寒未愈，复遇风邪而成之热病，与后世所论风温亦是名同而实异。

唐代孙思邈《备急千金要方》引《小品方》之葳蕤汤作为治疗《伤寒论》所述风温的主方，开滋阴解表之先河，具有一定的指导意义。

宋代医家庞安时，对风温病的病因、病位、症状、治法提出了新的看法。他在《伤寒总病论・卷五》中说："病人素伤于风，因复伤于热，风热相搏，则发风温。四肢不收，头痛身热，常自汗出不解，治法在少阴厥阴，不可发汗，汗出则谵语。"已初步认识到风温病的病因是风邪与热邪相合为患。

风温病作为四时温病中一个独立病种被明确提出来的，始于明代汪石山。他认为春季发生的温病除了有因"冬伤于寒"而致的伏邪温病外，还"有不因冬月伤寒而病温者，此特春温之气，可名春温。如冬之伤寒，秋之伤湿，夏之中暑相同，此新感之温病也"。这里所说的春温，即是指春季感受时令风热之邪而引起的新感风温。这就首先在理论上突破了以往认为春季温病皆由于"冬伤于寒"的传统观念，而且也为风温病的因证脉治奠定了初步的理论基础。

清代，随着温病学说的发展，对风温病的认识也日益深刻和丰富。一些著名温病学家在继承前人理论的基础上，结合自己的临床经验，创造性地总结出了一整套诊治风温的理论和方法，从而形成了对风温病因证脉治较为全面的认识，其中尤以叶天士、陈平伯的贡献最为突出。

叶天士根据《内经》"伤于风者，上先受之"的理论，结合自己的实践体会，首先明确提出了风温病的新概念。他在《温热论・三时伏气外感篇》中说："风温者，春月受风，其气已温。经谓春病在头，治在上焦。肺位最高，邪必先伤，此手太阴气分先病，失治则入手厥阴心包络。"不仅明确了风温是感受时令风温之邪所致的外感热病，而且还阐明了其病机特点、传变趋向以及治疗原则等。叶氏在《温热论・外感温热篇》中，对"温邪上受，首先犯肺"的外感温病，从病因病机、辨证治疗等方面，作了更全面、更系统的论述，这是学习和研究风温病最重要的两部文献。

陈平伯所著的《外感温病篇》，也是系统论证风温病因证脉治的一部专著。对风温病的发病季节、病因病机、初起特点、演变过程及其证治等均作了详尽的阐述。在理论上以"风温内袭，肺胃受病"作为病机总纲，再结合卫气营血辨析传变过程中的不同证治。无论处常处变，皆有证可辨，有法可循，对指导临床具有很高的实践价值。

此外，清代一些著名温病学家如吴鞠通、吴坤安、王孟英等，都在叶氏等理论基础上，从不同方面对风温病的因证脉治作了阐发和补充，从而进一步丰富了风温病辨证施治的内容。

但须指出，在清代亦有少数医家根据《内经》"冬伤于寒，春必病温"的理论，把风温作为伏寒化热的伏邪温病看待。如雷少逸认为，风温病的发生，是因冬令受寒，伏而未发，至春复因外感风邪而诱发。尽管其所述的具体证候和治疗与叶、陈等氏所述的外感风温基本一致，但在病因的理论分析上则迥然有异。

【范围】

根据本病好发于冬春季节，病变以肺系症状为重点，容易出现逆传心包等临床特点，西医学某些呼吸系统急性传染病、感染性疾病，如流行性感冒、急性支气管炎、大叶性肺炎、病毒性肺炎、流行性脑脊髓膜炎等与本病相似，均可参考本篇辨证论治。

【病因病机】

风温病的病因是风热病邪，与正气不足，调摄不当亦有关系。其病机特点是邪气由表入里，首犯肺卫，按卫气营血传变，传变迅速，易化燥伤阴。病位以肺为主，常可累及三焦。病理因素为火热病邪，病机性质初中期属热属实，因两热相搏，可耗气伤阴，后期病亦有属虚或虚实相兼者。

一、病因

1. **外感风热**　风热病邪是为风温的主要致病因素，外感风热病邪其途有三：一为风夹温邪，由于春季风气当令，阳气升发，气候渐暖，故风邪易与温热之气相合而为风温病邪，正如《温病条辨・上焦》说："风温者，初春阳气始开，厥阴行令，风夹温也。"二为风从"热化"，《素问・四气调神论篇》说："春三月，此为发陈。"万物欣欣向荣，气候转暖，阳动为风，风从"热化"而发为风温。叶天士在《温热论・三时伏气外感篇》所说："风温者，春月受风，其气已温。"即为"热化"说的代表理论。三为非时之暖风，冬季虽属寒气当令，但如气候反常，应寒反暖，或"冬初气暖多风"，亦可导致风从热化，形成风热病邪，故冬季亦有因感受非时之暖而发生风温的，因其发于冬季，故亦称冬温。所以陈平伯说："风温为病，春月与冬季居多。"(《外感温病篇》)

2. **卫外不固**　《灵枢・百病始生》说："风雨寒热，不得虚，邪不能独伤人。卒然逢疾风暴雨而不病者，盖无虚，故邪不能独伤人。此必因虚邪之风，与其身形，两虚相得，乃客其形。"可见风热之邪能否侵袭人体，或侵袭人体后是否发病，则取决于机体抗御病邪的能力即正气的强弱。

3. **调摄不慎**　生活起居不当，过分疲劳，贪凉受冷，均可损伤机体正气，影响卫气的卫外防御功能而导致外邪的侵袭发病。风温病的发生，所以常在过分劳倦或突然着凉受冷的条件下而诱发，就是由于肺卫卫外功能下降，不能抗御外邪的缘故。

二、病机

1. **首犯肺卫** 肺居上焦，上通于鼻，外合皮毛，主一身之表；而风为阳邪，其性轻扬，具有升散和疏泄的特点。所以风热之邪侵袭人体，多从口鼻而入，先犯上焦肺卫。“肺主气属卫”，风热犯肺，外则卫气郁阻，皮毛开合不利；内则肺气不宣，肃降失职。以致产生发热恶寒，咳嗽等肺卫失宣的证候。这是本病初起的基本特点，亦是“温邪上受，首先犯肺”发病规律的具体体现。

2. **化燥伤阴** 风邪与温邪俱属阳邪，两者结合为患，则势必“两阳相劫”，阳热偏胜。“阳胜则阴病”（《素问·阴阳应象大论篇》），热易伤津耗液，即叶天士谓：“风夹温热而燥生。”表现在临床证候上，初起即发热重、恶寒轻，口渴，苔薄白而舌边尖红，脉浮且数；津伤显著者，还可见唇干鼻燥、舌上少津等清窍干燥征象。“阴静阳躁”（《素问·阴阳应象大论篇》），两阳相劫，阳热躁动则“热变最速”，所以风温病传变迅速，疾病过程中易较快地由表传里，由卫气传入营血，由上焦传入中下焦，后期尤易导致肝肾阴伤的病机变化。

3. **顺逆传变** 风温初起邪在肺卫，如邪势不甚，且得及时清解，则其病即可终止发展，获得早期治愈。否则邪不外解，势必向里传变，由卫分而渐次传入气分、营分，甚则血分。此为顺传；若由卫分径至心包或营血，称之为“逆传”。

邪入气分后，其病位尚在上焦、中焦之分。邪在上焦气分者，多表现为邪热壅阻肺气，或热邪郁聚胸膈；传入中焦气分者则病在阳明胃肠，而为阳明无形热邪亢盛，或为有形实邪结聚，亦可因肺热下移大肠而成肠热下利。阳明气分邪热不解，除可内陷营血外，还可深入下焦，劫灼肝肾之阴，而致证候由实转虚。热邪逆传心营与顺传中焦者由气入营，传变过程虽有所不同，但热在心营的病机变化并无差异。轻则热灼营阴、扰乱心神；重则热陷心包，骤闭清窍；营热深入，还可产生耗血动血之变。

综上可见，风温的病因是外感风热病邪，病位以肺为主，可累及三焦。肺卫之邪内传入里，既可顺传气分，壅阻肺气，郁于胸膈或传入阳明，亦可直接内陷心营。病程中易于化燥伤阴，尤多肺胃阴伤表现；后期邪传下焦，则可产生肝肾阴伤，“邪少虚多”的病机变化。

【诊断与鉴别诊断】

一、诊断

风温病是一个多发病、常见病，不分年龄性别均可罹患。其诊断主要依据以下几个方面。

（一）发病特点

以春季及冬季发病为多，发病多急骤，发病过程中病变变化较多，一般传变迅速，风热病邪除了可以顺传气分，深入营分、血分以外，还可不经气分，迅即逆传心包，深入营血。疾病后期则每易出现肝肾阴亏，虚风内动之变，少数严重病例在病程中还可出现内闭外脱等危重变化。不少病例具有传染性或流行性。

（二）临床表现

发病急骤，初起即见发热、恶风、咳嗽、口渴、脉浮数，舌苔薄白、舌边尖红等风热病邪侵袭肺卫的见证。据此即可初步诊断为风温。

周围血白细胞计数增高，中性粒细胞增高，并有核左移；或脑脊液检查呈颅压升高及化脓改变；或X线检查可见肺叶或肺段大片均匀致密阴影。

二、鉴别诊断

1. **风热感冒** 风热感冒亦系风热病邪引起，初起亦邪在上焦肺卫，但其病情多较轻浅，见证以肺卫失宣、清窍不利为主，全身症状不重。一般多见头痛、鼻塞、咳嗽、咽痛、发热不甚、微感恶风。病程较短，数日即愈，很少传变。

2. **麻疹** 麻疹初起见发热、恶风、头痛、咳嗽等肺卫证候，颇与风温相似。但麻疹以小儿多见，每呈流行性，口腔两颊黏膜靠第1臼齿处可查见麻疹所特有的麻疹黏膜斑，经3～5日即出现皮疹。

3. **风寒感冒** 初起邪袭肌表，亦见恶寒、发热等卫表证候，与风温初起邪在肺卫亦相类似。但风寒感冒系风寒引起，证属表寒，故恶寒重而发热轻、口和不渴、苔薄白而舌不红、脉浮而不数。其中寒邪束表者，并有身痛无汗、脉象浮紧等见证；风邪伤卫者，则见汗出恶风、脉象浮缓等证。但均与风温初起所见发热重、恶寒轻、口渴、舌边红，脉浮数的表热证候显然不同，一般不难区别。再就传变而论，伤寒、中风留恋卫表阶段较长，必待寒邪化热后传变入里，故其变化不及风温迅速。正如叶天士所说：“盖伤寒之邪留恋在表，然后化热入里，温邪则热变最速。”（《外感温热篇》）

【辨证论治】

一、辨证

（一）辨证要点

1. **察病机传变** 风温病的整个发展过程，也就是卫气营血的传变过程，随着病情的发展和病机演变，在卫气营血的不同阶段，会相应地反映出不同的证候类型。掌握了这些不同类型的证候特点，也就能认识卫气营血的不同病机。这对于临床辨证论治，明确疾病的传变趋向，掌握疾病的转归，都很有帮助。辨别卫气营血的病机主要根据临床症状。常着眼于对以下症状的分析：发热类型，恶寒与否；口渴程度，出汗情况，神志表现，有无皮疹；以及舌苔、脉象等变化。清代章虚谷说：“风温病初感，发热而微恶寒者，邪在卫分；不恶寒而恶热，小便色黄，已入气分矣；若脉数舌绛，邪入营分；若舌深绛，烦扰不寐，或夜有谵语，已入血分矣。”简要地指出了卫气营血各个阶段的辨证要点，对临床颇有指导意义。

2. **辨病位所在** 在风温病发展过程中，不仅在病机传变上有卫气营血之分，而且在病位上也有上、中、下三焦之别。因此临床辨证，在辨卫气营血传变、区别其证候类型的同时，还要辨明病位所在，以便采取更有针对性的治疗方法。一般说，初起邪在卫分，病位多在上焦肺经；传入气分后，则病位差异颇大，不仅有上焦、中焦之别，而且有脏腑部位之异。如邪在上焦气分，病位有热邪在肺和热在胸膈的不同，传入中焦气分，亦有在胃在肠之分。病在营血多涉及上焦心包，有时亦可累及下焦肝经。病之后期，真阴耗损，虚风内动，病位则在下焦肝肾。随着病位所在的不同，病变机制的差异，其临床表现亦各有特点。如邪在上焦肺经气分，临床必有咳嗽、气喘、咯痰等肺经证候可见；热在中焦肠腑，则见腹满、腹痛、便秘等腑实征象，等等。只要掌握了不同病位的特异表现，临床也就不难识其邪之所在，明其病机变化。

3. **审虚实转化** 风温病系感受外邪为患，在一般情况下，疾病初期，多以实证为主。但有时也会因邪势太盛或正气素虚，迅即出现正虚邪实的变化。若出现正虚邪实则预后严重，必须及时觉察，始能进行抢救治疗。风温病后期，邪热渐解，阴液耗伤，一般则以正虚为主。但也会出现正虚邪恋、虚中夹实的情况。因此临床上必须细致进行观察，四诊合参，全面分析。

（二）证候

根据风温病发展过程中卫气营血的病机传变，其证候可分为卫分证、气分证、营分证、血分证和阴伤气脱证等五大类型。现分述如下。

卫分证

［风热犯肺］

症状：发热，微恶寒，无汗或少汗，头痛，咳嗽，口微渴，苔薄白，舌边尖红，脉浮数。

病机分析：卫分证见于风温病的初期阶段，由于风热侵袭肺卫，卫气郁阻，肺气失宣所致。卫气敷布于肌表，有温养肌腠，司皮毛开合和抗御外邪等作用。风热外袭，卫气与之相争则发热。亦即《素问·调经论篇》所说"卫气不得泄越，故外热"。卫气郁阻，肌腠失却温养则恶寒，皮毛开合失司则无汗或少汗。头为诸阳之会，经气不利则头痛。上述见证均为卫气郁阻所导致，为邪在卫表的基本特点。但由于风温系阳热之邪为患，故多发热重而恶寒轻。"肺主气属卫"，温邪上受，卫气郁阻而肺气亦必失宣，所以邪在卫分多有咳嗽见症。风热之邪易伤津液，故病初口即作渴。苔薄白而舌边尖红，脉浮而数，均为表热的征象。

气分证

风温邪传气分后，由于其侵犯部位不同，病机有异，因而证候表现有多种不同类型。为了有利于指导临床辨证分型，随证施治，根据邪传气分后的病位所在加以分述。

［热壅肺气］

症状：高热，口渴，咳嗽，气喘，咯痰黄稠，甚或痰中带血或痰呈铁锈色；胸闷或痛，苔黄脉数；或痰涎壅盛，喘促不宁，腹满便秘。舌苔黄厚黏腻，脉滑数。

病机分析：热邪壅肺证大多继卫分表证之后出现，为卫分之邪内传入里，壅塞肺气所致。由于卫分表证已罢而气分里热转盛，故恶寒消失而发热反渐加重。热盛则津液必受损伤，所以口渴显著。邪虽入里，但重点在肺，肺气壅塞，宣降失常，故咳嗽加剧，气急而喘。肺热灼液为痰，所以咯痰黄稠。若肺络受热熏灼而损伤，则可见痰中带血或痰呈铁锈色。胸膈为肺脏所居之地，肺热气滞，脉络失和故胸闷胸痛。邪虽在肺，但证属气分范围，所以苔黄而脉数。

若肺中痰热壅盛较甚，肺气不能肃降而上逆，则可见痰涎壅盛、喘促不宁等痰热阻肺的证候；并且可因肺气不降导致肠腑之气壅实不通，而出现腹满、便秘等阳明腑实证候。因肺与大肠相表里，脏腑之间在病机上每相互影响：肺气不降则腑气难行；腑气不通，则肺气不能肃降。两者互为因果，而致脏腑合病。

［热郁胸膈］

症状：身热口渴，心中懊憹，烦闷不舒，舌苔薄黄；或胸膈烦热如焚，烦躁不安，口渴唇焦，龈肿咽痛，便秘不通。苔黄舌红。

病机分析：风温之邪由肺卫内传入气，病在上焦，除易于壅塞肺气外，还常郁聚于胸膈之间。其病机每与心胃有关。因心居胸中，膈连心胃间，所以胸膈有热，易致心胃火燔。但其中又因邪势轻重而病机、证候有异。邪热较轻，扰及胸膈者，病机以胸膈气机不畅，心神不宁为主，见症以心中懊憹、烦闷不舒为主要表现，发热、口渴均不太甚，苔亦薄黄；若邪热较甚，熏灼胸膈，则胸膈间热邪燔炽、心胃火炎为主要病机，其症除见胸膈烦热如焚外，并有烦躁不安、心神不宁之心火上扰和口渴唇裂、龈肿咽痛的胃火上炎双重表现。若因胃热内燔而致肠腑燥结者，则可见大便秘结不通。由于邪热较甚，所以苔黄而舌质亦红。

［热入阳明］

症状：壮热烦渴，面赤大汗，苔黄燥，脉洪数；或面赤身热，烦渴呕逆，心下痞满、疼痛，大便不通，舌苔黄浊；或潮热谵语，腹部胀满疼痛，大便秘结或纯利稀水，苔黄厚焦燥；或身热口渴，下利黄色稀便，肛门灼热，苔黄脉数。

病机分析：阳明包括胃肠，位居中焦。风温之邪由上焦肺卫向下顺传中焦，则进入阳明气分。热入阳明因病位、病机等的差异，而又有经证、腑证等类型之分。

阳明经证的病机特点是：热邪入里，正邪剧烈抗争，以致里热亢炽而胃津受损。里热蒸腾于外则肌肤壮热；热邪蒸迫津液外泄则汗多；热盛津伤则口渴引饮。阳明之脉萦于面，热邪循经上冲则面部红赤。苔黄燥、脉洪数均为气分无形邪热亢盛之征。综观身热、面赤、口渴诸症，虽属阳明胃热之证，但病机并不局限于胃，而是邪正剧争，气分无形邪热蒸腾内外的全身反映。

若热传中焦，与湿痰浊邪搏结于胃脘，导致气机阻滞，胃失和降，则成痞满结胸之证。其证心下痞满疼痛，舌苔黄浊为本证的主要特点。本证古代虽有"结胸"之称，但究其病位，实在中焦胃脘。叶天士说："再人之体，脘在腹上，其地位处于中，按之痛，或自痛，或痞胀，当用苦泄，以其入腹近也。必验之于舌，或黄或浊，可与小陷胸汤或泻心汤，随证治之"（《外感温热篇》）。邪结于内，胃失和降，以致上为呕逆，下则大便不通。

阳明腑证为热邪传入肠腑，与粪便相结而成有形实邪结聚之证。燥屎内结，肠腑传导失常，则大便秘结或纯利稀水；实邪内聚，腑气壅滞，则腹满胀痛拒按；阳明实热郁蒸，上乘心神，则潮热谵语。苔黄厚焦燥为有形实邪结聚之征。

若肺经之热邪下移大肠，肠腑传导功能因热邪蒸迫而亢进者，则成肠热下利之证。因证属热利，故所下多为黄色稀便，臭秽较甚，肛门并有灼热之感。

营分证

又可按其病机深浅分为热入心营和热闭心包 2 个

类型。

[热入心营]

症状：身热夜甚，口干而不甚渴饮，心烦不寐，时有谵语，斑疹隐隐。舌质红绛，脉象细数。

病机分析：风温热入心营，除由气分传入外，亦有由卫分直接内陷而成的。其病机主要是热邪劫灼营阴，扰乱心神，波及血络。热炽营中，营阴受损，则身热夜甚，口干而不甚渴饮。“营气通于心”，营分之热扰乱心神，则心烦不寐，甚或时有谵语。营血同居脉中，营分之热走窜肌肤血络则斑疹隐隐。舌红绛，脉细数，为营热蒸腾，营阴受损之征。

心营之热若进而灼液为痰，蒙闭心窍，则为热闭心包之证。

[热闭心包]

症状：神昏谵语或昏愦不语，身体灼热，四肢厥冷。舌謇，舌质深绛。

病机分析：风温热传心营，蒙闭包络，堵塞窍机，扰乱神明，是热闭心包的主要病机。因其形成每由肺卫之邪突然内陷而导致，故有“逆传心包”之称。心包为心之外卫，主神明所出，有“清窍”之称。热邪内陷，扰乱神明以致神昏谵语或昏愦不语。舌为心之苗，心包热盛，机窍不利，则舌謇涩而色深绛。热邪内陷，阳气郁遏，则身体灼热而四肢厥冷，此即“热深厥亦深”的热厥之候。

血分证

风温病邪深入血分，按其病机的差异，又可分为热盛动血和瘀热互结2种证型。

[热盛动血]

症状：全身斑疹密布，吐血、咳血、便血、溲血，身体灼热，烦躁，甚或谵妄狂乱，或见四肢抽搐，舌质深绛，脉细数或微数。

病机分析：热入血分，血热炽盛迫血妄行，扰乱神明，是热盛动血的主要病机。血行脉中周流全身，热邪深入，迫血妄行，则外发斑疹，或为吐血、咳血、衄血、便血、溲血。心主血、主神明，血分之热扰乱心神，则灼热躁扰，甚或狂乱谵妄。肝为风木之脏，主藏血液，血分之热深入肝经，熏灼筋脉而挛急，则可见手足抽搐甚或角弓反张的热盛动风征象。由于热入血分较热在营分邪势更为深重，所以舌质深绛甚或紫绛，脉象细数或微数。

[瘀热互结]

症状：少腹硬满急痛，大便秘结或色黑，谵妄如狂，舌质紫绛或有瘀斑，脉沉实。

病机分析：瘀热互结证的形成，主要由于热入下焦血分与瘀血搏结所致。亦即《伤寒论》所论述的蓄血证。瘀血蓄积于下焦，气滞血凝故少腹硬满疼痛，大便秘结或呈黑色，瘀热上攻，扰乱心神，所以谵妄如狂。舌质紫绛或有瘀斑，为瘀热互结之证。脉沉实为有形实邪内结的表现。

阴伤气脱证

按其病位病机，可分为肺胃阴伤、肝肾阴伤、正气外脱等3个类型。为风温病的后期表现。

[肺胃阴伤]

症状：身热已退或仅有低热，干咳少痰，口干作渴，舌燥少津。

病机分析：风温邪热渐解，而肺胃阴液损伤未复，是本证的主要病机。故多见于风温邪从上、中焦气分而解，未及营血和下焦肝肾的恢复期阶段。津伤肺燥，肃降失职，则干咳少痰；胃津损伤，不能上濡，则口干舌燥而作渴。由于邪热已解，故大多身热退净，即使仍有低热，亦多系阴伤不能制阳所致。

[肝肾阴伤]

症状：身热不甚，手足心热盛于手足背，口干齿焦，神倦耳聋，或见手指蠕动，甚则瘛疭，心中憺憺大动。舌干绛少苔，脉象虚大。

病机分析：风温热邪久羁不解，每易深入下焦，劫灼肾阴，导致真阴欲竭，阳不潜藏，甚或“水不涵木”，虚风内动，而成肝肾阴伤之证。因其病机以真阴虚损为主，而邪热已不太甚，所以吴鞠通称为“邪少虚多”。

肾为水火之脏，藏真阴而寓元阳。温邪久羁不解，势必深入下焦，劫灼肾阴。肾阴受损，阳不潜藏，则虚热内生，以致证见低热，手足心热尤甚。阴液不能上滋，则口干舌燥，牙齿焦枯。肾开窍于耳，阴精耗损不能上承，则耳聋失聪；阴精不能荣养心神，则神疲倦怠，脉象虚大，甚或心中憺憺大动。

肝肾同居下焦，“乙癸同源”，肝木赖肾水以涵养。若肾阴耗损太甚，肝木失却涵养，则可导致虚风内动。肝主筋脉，阴精耗损，筋脉失于濡养则挛急，故手指蠕动，甚或出现瘛疭的动风征象。

[正气外脱]

症状：发热骤退，汗出不止，面色苍白，呼吸短促，烦躁不安。脉象微细短促。

病机分析：本证多见于风温重证患者。由于邪热太盛，邪正剧争，正气不支，骤然外脱而成。正气暴脱于外，津液不能内守，则身热骤退，大汗淋漓；气虚不足以息，则呼吸短促；心神不能内守则烦躁不安；血脉运行失其常度，则面色苍白，脉象微细而促。

二、治疗

（一）治疗原则

风温系阳热之邪为患，故治疗以泄热透邪，顾护阴液为基本原则。具体治疗应根据卫、气、营、血的不同阶段和脏腑病位的不同，采用相应的治法以体现泄热救阴的原则。初起邪在肺卫，治以辛凉解表、疏风泄热。邪传气分，治以清气泄热为主，并根据病位病机的不同，合以宣肺、化痰、凉膈、开结等法；若邪结肠腑，则治宜攻下泄热。热在营血，治以清营凉血；热闭心包，合以清心开窍；热盛动风，兼以凉肝息风。后期邪热渐解，阴液损伤，治以滋阴养液为主。病程中正气暴脱，当及时采用益气固脱之法。

（二）治法方药

卫分证

[风热犯肺]

治法：辛凉解表。

方药：常用方为银翘散。方中金银花、连翘轻清泄热，荆芥、豆豉、薄荷辛散透表，牛蒡子、桔梗宣开肺气，竹叶、芦根、甘草泄热生津。共奏解表、泄热、宣肺之效。临床可根据具体证情随证加减：发热高加鸭跖草凉解退热；口渴较甚，可加天花粉、石斛生津清热；头痛剧烈加野菊花清利头目；项背强加葛根以解肌舒经；咽肿痛加玄参、土牛膝根、蒲公英清咽解毒；咳稠浓痰加黄芩、知母、贝母清肺化痰。

气分证

［热壅肺气］

治法：清热宣肺。

方药：可选用麻杏石甘汤。方以麻黄、杏仁开宣肺气，石膏辛寒，与麻黄配伍透热于外，甘草甘缓，调和诸药，诸药合和，使本方有开宣肺气、辛凉泄热之功，但该方清肺化痰之力尚嫌单薄，临床宜加黄芩、知母、鱼腥草、金银花、金荞麦等以助清肺化痰之效。胸痛较著可加桃仁、郁金活络止痛；咯血加茜草炭、白茅根、侧柏炭凉血止血。若痰热壅盛，肺气不降，腑气不通宜用宣白承气汤，以杏仁、瓜蒌皮宣肺化痰，石膏、大黄清热攻下。

［热郁胸膈］

治法：轻清泄热，解热除烦。

方药：可选用栀子豉汤，并可根据证情酌加黄芩、贝母、瓜蒌皮、郁金、枇杷叶等以清热解郁，利气宣痹。若邪热较盛，燔灼胸膈，则治宜凉膈散凉膈泄热。方中连翘、薄荷、竹叶、栀子、黄芩清泄胸膈之热，大黄、芒硝通腑泄热，导火下行，共奏清上泄下之效。

［热入阳明］

治法：气分无形邪热亢炽者，治以清气泄热；热传肠腑而成阳明腑实证者，治以苦寒攻下。

方药：清气泄热可选用白虎汤为主方。本方属辛寒之剂，具有清气保津、透热外达的作用。热毒盛者可加金银花、连翘、板蓝根、大青叶等清解热毒之品；若邪热化火者，可佐以黄连、黄芩等清火之品；津伤显著者，可加石斛、天花粉、芦根等生津之品。

若热邪与痰浊搏结胃脘而成结胸证者，治宜苦辛通降，用小陷胸汤。方以黄连、半夏清热化痰、降逆和胃，瓜蒌宽胸化痰，并可加枳实利气开结。

热传肠腑而成阳明腑实证者，可选用苦寒攻下之大承气汤或调胃承气汤以通腑泄热，导滞通便。若阴津损伤较甚，可用增液承气汤；兼小肠热结，小便短赤灼热者宜用导赤承气汤；邪实而正虚者，宜用新加黄龙汤攻补兼施。

若肺经邪热下传大肠，而成肠热下利者，治宜清肠止利，可选用葛根黄芩黄连汤。

营分证

［热入心营］

治法：清营泄热，透热转气。

方药：可选用清营汤为主方。方以犀角(水牛角代)、黄连清心营之热，生地、玄参、麦门冬凉营养阴，丹参和营通络，佐以金银花、连翘、竹叶轻清泄热，透邪外达。若热已入营而气热犹炽者，可合以白虎汤清气泄热，或用加减玉女煎以石膏、知母清气泄热，生地、玄参、麦门冬凉营养阴。

［热闭心包］

治法：清心开窍。

方药：可选用清宫汤送服安宫牛黄丸或至宝丹。清宫汤方用玄参心、莲子心、竹叶卷心、连翘心、犀角尖(水牛角尖代)、连心麦门冬，作用主要在于清心包之热，合以安宫牛黄丸或至宝丹增强开闭通窍之效。若兼肝风内动，可加用羚角(水牛角代)、钩藤，并以紫雪丹易至宝丹、牛黄丸送服，以收开窍息风之效。兼腑实便秘，加大黄、芒硝通腑泄热。痰涎壅盛者，合以竹沥、竺黄或送服猴枣散以清化痰热。

血分证

［热盛动血］

治法：凉血散血。

方药：犀角地黄汤。方中犀角凉血解毒，生地、丹皮、芍药凉血活血。热毒盛加大青叶、板蓝根、紫草清解血分；气热仍盛加用白虎汤清气泄热，或用化斑汤气血两清；热毒化火充斥气血，用清瘟败毒饮清热泻火、凉血解毒；出血不止加茜草炭、白茅根、小蓟炭等凉血止血；血络瘀滞加桃仁、丹参、赤芍活血散血；热毒动风加羚羊角(山羊角代)、钩藤凉肝息风；热闭心包合用安宫牛黄丸清心开窍。

［瘀热互结］

治法：通瘀破结。

方药：桃仁承气汤。方以桃仁、当归、芍药、丹皮活血散血，伍以大黄、芒硝攻下泄热，通其瘀结，以期瘀血热邪从下而解。

阴伤气脱证

［肺胃阴伤］

治法：甘寒生津，滋养肺胃。

方药：沙参麦冬汤。方中沙参、麦门冬、玉竹、天花粉滋养肺胃津液，桑叶清透余热，扁豆、甘草和养胃气。肺热未尽可加知母，胃津受伤较甚可加石斛，咳甚可加杏仁，纳呆可加谷芽等。

［肝肾阴伤］

治法：咸寒救阴，滋补肝肾。

方药：可选用加减复脉汤，方用地黄、阿胶、麦门冬、白芍滋养肝肾之阴，炙甘草生津扶正，麻仁润燥。虚风内动宜加牡蛎、鳖甲、龟版(即三甲复脉汤)介类潜阳、平息虚风；或用大定风珠滋养肝肾，潜阳息风。

若热灼肾阴而心火亢盛，以致“真阴欲竭，壮火复炽”者，治宜滋阴清热，用黄连阿胶汤。病后阴伤未复，余邪留于阴分，以致夜热早凉、热退无汗者，治以滋阴透邪法，方用青蒿鳖甲汤。

［正气外脱］

治法：益气固脱。

方药：生脉散。本方由人参、麦门冬、五味子组成，有益气固脱、敛汗救阴之效。若阳亦外亡，宜加附子回阳救逆；汗出不止，可加龙骨、牡蛎止汗固脱。脱止阳回后，若邪热仍炽，则应按邪之所在辨证施治。

关于风温病的治疗禁忌，根据临床经验，大体有三：

一是解表忌辛温发汗。风温初起邪在肺卫，治疗只宜辛凉轻透，切忌辛温燥烈之品强发其汗，以免助热化火、伤津耗液而造成严重后果。章虚谷说：“盖以寒邪阴凝，故须麻桂猛剂。若温邪为阳，则宜轻散，倘重剂大汗而伤津液，反化燥火，则难治矣”（叶香岩《外感温热篇》注，转引自《温病学释义》）。吴鞠通在《温病条辨·上焦篇》又进一步指出：“太阴温病不可发汗，发汗而汗不出者，必发斑疹，汗出过多者，必神昏谵语。”

二是清热不可早用寒滞。邪热初传气分，只宜轻清宣气；里热蒸腾于外，亦只宜辛寒之剂清气泄热，透邪外达。不可早用苦寒沉降和滋润腻滞之品，以免遏邪内伏和滋腻留邪，而病复难解。王孟英指出：“风温流连气分……但宜展气化以轻清……虽不可遽用寒滞之药，而厚朴、茯苓亦为禁剂。”章虚谷指出“清气热不可寒滞，反使邪不外达而内闭，则病重矣”。

三是滋阴须防留邪。风温后期邪热已解，阴伤未复者，治当以滋阴为主；但若邪热亢盛，则不可滥用滋阴，以免腻滞留邪。即使邪盛伤阴亦只宜在清热中佐以滋阴。吴鞠通所说“壮火尚盛者，不得用定风珠、复脉”（《温病条辨·下焦篇》）即是此意。

（三）其他治法

1. **单方验方**　鱼腥草、鸭跖草、半枝莲、野荞麦根各30克，虎杖根15克，煎服。可用于风温的卫分、气分阶段。

2. **中成药**

(1) 双解素注射液：用法：每日9～30克/千克体重，视病情肌内注射、静脉点滴或静脉推注。适用于风温病卫、气、营、血各个阶段。

(2) 双黄连粉针剂3克，加入5%葡萄糖注射液500毫升中静滴，每日1次。适用于气分阶段。

(3) 柴胡注射液2～4毫升肌内注射，每日1～2次。适用于卫分、气分阶段。

(4) 清开灵注射液40毫升，加入5%葡萄糖氯化钠注射液500毫升中，静脉点滴，每日1次。适用于营分、血分阶段。

【转归及预后】

风温病的整个发展过程，也就是卫气营血和三焦所属脏腑病机的相互转化过程。这个过程体现了病情转归的由表入里、由浅入深和由实转虚。一般说，风温卫分之邪如不外解，则每多传入气分，进而深入营分、血分，但亦有邪热入里后始终在气分流连不解的。若病情呈暴发性突变，则卫分之邪可不经气分而直接内陷营分。邪入营分后，如治疗得当，则邪热犹可外透，转出气分而解，否则便进一步深入血分。

以三焦所属脏腑的病机传变而论，其演变过程是：初起邪在上焦肺卫，肺卫之邪不得外解，势必向里传变，其趋向一般有如下两途：一是向下顺传中焦阳明胃肠，进而深入下焦肝肾；一是上焦肺卫之邪不向下传中焦阳明，而径自内陷心包，因其病情见暴发性突变而与一般渐进性发展者不同，故称之为“逆传”。

以病情的虚实转化而言，风温初期、中期邪热亢盛，病以实证为主；后期阶段邪热渐解而阴液损伤，则转化为以虚为主，但亦有邪热未解阴液已伤而表现为虚实夹杂的。还有在邪热亢盛阶段虽以实证为主，可也有因邪势深重，正不胜邪，而致正气溃败、邪气内陷造成内闭外脱的。这种病情骤然由实转虚的变化，病势大多危急，如不及时救治，每可造成严重后果。

风温病的预后，主要决定于邪热的轻重，传变的浅深和正气、阴液损伤的程度。一般说，邪势不盛，传变不深，病程中无“逆传”、内陷的厥脱之变，后期阴伤而未至耗竭，其预后大多良好；反之邪势深重，传变急骤，而有闭窍动风、伤络动血以及正气暴脱、肝肾阴竭等变化者，则预后多较严重。

【预防与护理】

增强正气，提高机体防御外邪的能力，是预防本病的重要环节。同时注意生活起居方面的卫生，如避免过度疲劳，注意保暖，防止受寒，保持居室清洁通风等，对预防本病亦具有重要意义。此外，在本病流行季节可选用贯众、板蓝根、忍冬藤等煎服以预防。

风温病须卧床休息，多饮开水、果汁，进流汁饮食。应保持环境安静，居室须注意空气流通，但要避免直接吹风。注意体温护理，合理增减衣被，勿过寒过热。神昏、痉厥时，要及时清除呼吸道的分泌物，防止痰涎等阻塞气道，以免窒息之类意外事故的发生。

【现代研究】

近十年来，各地应用温病学中风温等有关理论和方法，对西医学中某些呼吸系急性传染病和感染性疾病，如流行性感冒、肺炎、流行性脑脊髓膜炎等进行了临床观察和研究，都取得了一定效果。

（一）中医药治疗大叶性肺炎

1. **辨证论治**　对于大叶性肺炎的辨证论治，基本上都贯穿了随证立法、依法选方的精神。杨氏等[1]采用中医辨证治疗急性肺炎61例，分风热犯肺型用银翘散加味（金银花、连翘、鱼腥草、杏仁、芦根、桔梗、矮地茶、桑叶、牛蒡子、薄荷、柴胡、甘草）；痰热壅肺型用自拟清肺汤（金银花、鱼腥草、板蓝根、柴胡、全瓜蒌、贝母、桑白皮、桔梗、石菖蒲、杏仁、法夏）。并与西医学常规治疗的52例肺炎进行对照观察。结果2组疗效比较差异无统计学意义，但退热时间及疗程比较，治疗组优于对照组（$P<0.05$）。陈氏[2]对168例急性肺炎，辨证分为热在肺卫证，治以宣肺解表，清热化痰，方用银翘散加清热化痰之品；痰热壅肺证，治以宣肺平喘，清热化痰，方用麻杏石甘汤加清热化痰之品；热陷心包证，治以清宫汤加金银花、栀子，加服安宫牛黄丸或紫雪丹，另配合西医药抢救；气阴两伤，余热不尽证，治以滋阴养气清肺余热，方用桑杏汤加减。结果痊愈100例，好转60例，未好转2例，总有效率98%。

2. **专方治疗**　在中医和中西医结合治疗大叶性肺炎的医疗实践中，不少研究者根据对大叶性肺炎病因病机的认识，采用清热解毒、宣肺化痰的专法治疗，而组方用药则不尽相同。汤氏[3]采用平喘饮（生石膏、生地、玄参、金银花、知母、半夏、杏仁）治疗急性喘息性肺炎206例，总有效率98.6%。谢氏[4]应用麻杏石甘汤加味（炙麻黄、生甘草、石膏、薏苡仁、芦根，桑白皮、地骨皮、黄芩）随证加减，治疗风温肺热型肺炎50例，结果：痊愈22例；临床治愈15例；好转7例;无效6例。总有效率为88%。苑氏等[5]采用麻杏石甘汤加减化裁,配合中草药灌肠(大黄、黄柏等)治疗肺炎30例,结果痊愈者24例(80%),临床治愈6例(20%),有效率为100%。缪氏等[6]应用清热化痰、活血化瘀之自拟清肺汤(苇茎、鱼腥草、黄芩、薏苡仁、冬瓜仁、桃仁、川贝、丹参、甘草),治疗109例老年性肺炎,结果显效50例,有效47例,无效12例,总有效率为89%。

（二）中医药治疗传染性非典型肺炎

传染性非典型肺炎(简称"非典"),是一种由冠状病毒引起的急性呼吸道传染病。WHO将其命名为严重性急性呼吸窘迫综合征(severe acute respiratory syndromes, SARS)。其临床表现为肺炎,在家庭和医院有聚集感染现象,有比较强的传染力。2002年冬至2003年春季曾在我国华南、华北、华东等地区及世界其他范围内流行,中医药为当年抗SARS所取得的胜利作出了突出贡献。

1. **病因病机**　上海防治SARS中医专家组[7]认为SARS属中医温病范畴,病因为感受风温之邪或疫毒时邪。病位主要在肺,基本病机特点为风温、疫毒或挟湿或挟瘀壅阻肺络,耗气伤阴,甚则肺之化源绝,出现憋闷、喘脱之危象。余氏等[8]认为SARS的病机性质为疫毒、湿、痰、瘀、虚。病机上具有上、中、下三焦传变的特点,7例患者中有3例发病初期有"肺热内郁,风邪束表"的表现,有4例初期具有病邪直入中焦肺胃为"肺胃热盛,湿浊内蕴"的表现,中焦重证多以"肺热腑实,痰浊瘀阻"为主,疾病若进一步发展则出现逆传、内陷,邪入下焦,多表现为"内闭外脱,气阴耗竭"。若逐渐恢复,多为正虚邪恋,气阴两伤,或肺脾或肝肾不足,挟湿挟瘀为特点。朱氏等[9]对确诊的61例SARA患者入院时的中医证候(卫气营血辨证)资料进行回顾性分析、统计,结论是SARS病例多以发热为首发症状,并以中、高热型为主;肺系症状以咳嗽、恶寒、咽痛多见,而胸闷、胸痛、气促等出现率较低;中焦湿热证候与疼痛表现常见;早期绝大多数病例处于卫、气分阶段,各阶段均多有挟湿表现。

2. **治法方药**　SARS的治疗上,有采用辨证论治、分期论治、分期与辨证论治相结合、专方治疗等多种形式。胡氏等[10]对48名SARS患者(其中包括3名病危及10名病重患者)采用中西医结合治疗,中医采用卫、气、营、血分期论治。病变初期在卫,治以银翘散、桑菊饮和《千金》苇茎汤加减。中期在气,治以麻杏石甘汤、白虎汤、麻杏二三汤、黄连解毒汤、定喘汤及升降散、《千金》苇茎汤、泽漆汤加减。极期在营,治以清营汤、《千金》苇茎汤、清宫汤、清瘟败毒饮、犀角地黄汤等加减。末期在血,治以《千金》苇茎汤、清宫汤、犀角地黄汤、五皮饮等加减。脱证加用生脉散、四逆汤或独参汤,并静点生麦注射液、参附注射液或生脉注射液治疗。恢复期邪去正虚,治以竹叶石膏汤、沙参麦冬汤、益胃汤、生脉饮、归芪补血汤、三仁汤等。结果除1名病危患者转院继续治疗外,其余47名患者均康复出院。何氏[11]以清热化湿法结合西医治疗SARS 10例,辨证多为风温挟湿,早期热势不盛时多治以疏风清热、透表化湿,方用藿朴夏苓汤加味或银翘散加减或两方合用加减;中期热势较盛时以清热化湿解毒为主,方用甘露消毒丹加减(热毒炽盛者用清瘟败毒饮加减);恢复期治以宣气醒胃、清涤余邪,或益气养阴,方用薛氏五叶芦根汤加减或生脉散、沙参麦冬汤。结果10例均痊愈出院,平均住院日9日。

分期与辨证论治相结合是当年治疗SARS的主要形式,国家中医药管理局[12]组织专家制定SARS中医药防治技术方案,方案规定:① 早期:热毒袭肺证,选方银翘散合麻杏石甘汤加减(麻黄、炒杏仁、生石膏、生甘草、金银花、连翘、牛蒡子、黄芩、鲜芦根、苏叶、羌活、防风)。湿热阻遏证,选方三仁汤合升降散加减(杏仁、生苡仁、白蔻仁、滑石、白通草、竹叶、厚朴、法半夏、羌活、僵蚕、片姜黄、蝉衣、苍术、黄芩、青蒿、苏叶)。表寒里热挟湿证,选方麻杏石甘汤合升降散加减(炙麻黄、生石膏、炒杏仁、生甘草、僵蚕、蝉衣、片姜黄、薄荷、金银花、连翘、黄芩、鲜芦根、生薏苡仁、苍术、羌活)。② 中期:疫毒侵肺,表里热炽证,选方清肺解毒汤加减(生黄芪、金银花、柴胡、黄芩、炙麻黄、杏仁、生石膏、生甘草、青蒿、生薏苡仁、瓜蒌皮、桔梗、薄荷)。湿热蕴毒证,选方甘露消毒丹加减(生石膏、杏仁、茵陈、虎杖、白豆蔻、滑石、僵蚕、蝉衣、苍术、石菖蒲、柴胡、黄芩、连翘、薄荷)。湿热郁阻少阳证,选方蒿芩清胆汤加减(青蒿、竹茹、法半夏、赤茯苓、黄芩、炒杏仁、陈皮、生薏苡仁、枳壳、滑石、苍术、郁金)。热毒炽盛证,选方清瘟败毒饮加减(生石膏、生地、水牛角、黄连、栀子、黄芩、连翘、知母、丹皮、赤芍、玄参、桔梗、生甘草)。③ 极期:痰湿瘀毒,壅阻肺络证,选方活血泻肺汤加减(生黄芪、金银花、当归、赤芍、泽兰、丹皮、旋覆花、车前子、葶苈子、紫菀、桑白皮、生薏苡仁、生甘草)。湿热壅肺,气阴两伤证,选方益肺化浊汤加减(西洋参、山茱萸、杏仁、生石膏、知母、贝母、藿香、柴胡、连翘、苍术、石菖蒲、郁金)。邪盛正虚,内闭喘脱证,选方参附汤加减,送服安宫牛黄丸或大剂量静脉点滴生脉注射液或参附注射液及清开灵注射液,并用参附汤送服安宫牛黄丸。④ 恢复期:气阴两伤,余邪未尽证,选方李氏清暑益气汤加减(西洋参、生白术、五味子、麦门冬、沙参、炙枇杷叶、丹参、当归、赤芍、茯苓、生薏苡仁)。肺脾两虚证,选方参苓白术散合葛根芩连汤加减(党参、炒白术、黄芪、炒山药、茯苓、焦山楂、木香、黄连、葛根、黄芩、金银花炭、地榆炭、生甘草)。林氏等[13]中西医结合治疗SARS 103例,中医采取辨证分期用药,其分期方式及用药大体与国家中医药管理局组织专家制定的SARS中医药防治技术方案相同。结果:103例中治愈96例(93.2%),死亡7例(6.8%)。

专法专方治疗。广州中医药大学一附院急诊科[14]共收治SARS 37例,采用中药针剂(清开灵注射液与鱼腥草注射液)、专方(僵蚕、蝉蜕、桔梗、甘草、玄参、马勃、蚤休、岗梅根、柴胡、厚朴)与辨证论治相结合治疗,结果全部病例病情得到有效控制,平均退热时间2.96日,胸片炎症吸收6.20日,平均住院日数8.86日。陈氏[15]等对已热入气分或气营两燔症状的SARS 28例,在西医常规治疗的同时,运用清瘟败毒饮治疗,结果26例痊愈出院,2例重症患者死亡。

（三）中医药治疗流行性脑脊髓膜炎

1. **辨证论治**　诚氏[16]主张辨证施治治疗流脑,分卫气型,相当于西医学普通型发病初起,治宜疏表清热解毒,用银翘散加减;营血型,相当于西医学普通型之菌血症或脑膜炎阶段,治宜清热凉血,用清瘟败毒饮加减;脱证型,相当于西医学暴发型之周围循环衰竭之表现,治宜回阳救逆,用参附龙牡汤加减;闭证型,治宜清热解毒,开窍息风,用清瘟败毒饮加紫雪丹等。

2. **专方治疗** 针对流脑的病因病机和临床特点,制订有效专方,是中药治疗流脑的重要途径之一。覃氏等[17]采用中西医结合治疗流行性脑脊髓膜炎5例,中医以清瘟败毒饮为基本方随证加减,邪入心包者(2例)加强息风止痉、醒脑开窍;气营两燔者(2例)加强透营转气,解毒化斑;卫气同病者(1例)加疏风透表中药。各证型均加大黄泄下通便以急下存阴。结果表明,清瘟败毒饮为主中西医结合治疗流行性脑脊髓膜炎,具有疗效好(平均住院日数8日),退热较快(平均2.4日)、神志转清迅速(1日之内)、病情无反复的优点。崔氏等[18]采用清热解毒,凉血息风,清热开窍治法,方用清凉败毒饮加减:生石膏、大青叶、板蓝根、知母、黄连、黄芩、金银花、龙胆草、小蓟、地榆、钩藤、水牛角,并给予安宫牛黄丸。配合西医脱水、抗感染等治疗,抢救重症流行性脑膜炎脑疝嵌顿1例获得成功。

大叶性肺炎、传染性非典型肺炎、流行性脑脊髓膜炎都是病情比较严重的急性病。按照中医温病理论,进行辨证论治,以及中西医结合辨病治疗,取得了比较满意的效果,从而也有力地说明中医是能够治疗急性病的。

【小结】

风温是由风热病邪引起的急性外感热病,多见于冬春季节。风温病的主要病因是感受风热病邪,但机体正气不足以及起居不慎,寒温失调等,是造成风温发病的因素。风温病的病机,初起邪在上焦肺卫,以肺卫表热见症为主要表现。病程中传变迅速,变化较多。肺卫之邪既可向下顺传中焦阳明气分,进而深入下焦肝肾或由气分内陷血分;也可不经气分而径自逆传心包,陷入营分。病程中还可因正不胜邪出现“内闭外脱”的危急变化。

风温病是一个多发病、常见病。有不少病例具有传染性或流行性。不论男女老幼均可罹患。根据发病季节、临床表现的特点一般不难作出诊断。本病需与“风寒感冒”、“风热感冒”等外感疾病相鉴别。

风温辨证的要点在于掌握卫气营血的病机特点和传化规律,分辨受损脏腑的病位所在,审察病程中的虚实变化。风温整个病程可分为卫分证,治以辛凉解表。气分证的热壅肺气证,治以清热宣肺;热郁胸膈证,治以轻清泄热,解热除烦。热入阳明证,分别治以清气泄热或苦寒攻下。营分证的热入心营证,治以清营泄热,透热转气;热闭心包证,治以清心开窍。血分证的热盛动血证,治以凉血散血;瘀热互结证治以通瘀散结。阴伤气脱证的肺胃阴伤证治以甘寒生津,滋养肺胃;肝肾阴伤证,治以咸寒救阴,滋补肝肾;正气外脱证治以益气固脱。

一般说,风温病治疗及时、正确,大多经过顺利,预后良好;但亦有少数病例,因邪热太甚,正气不支,或治疗失时,方法不当而造成严重后果的。

20世纪后期及21世纪初期,运用风温等有关理论和方法对西医学的流行性感冒、大叶性肺炎、传染性非典型肺炎、流行性脑脊髓膜炎等急性传染病和急性感染性疾病进行了临床研究取得了良好成绩,从而不同程度地丰富了风温理法方药的内容。

附方

(1) 银翘散(《温病条辨》):连翘 金银花 苦桔梗 薄荷 竹叶 生甘草 荆芥穗 淡豆豉 牛蒡子。

(2) 麻杏石甘汤(《伤寒论》):麻黄 杏仁 甘草 石膏。

(3) 宣白承气汤(《温病条辨》):生石膏 生大黄 杏仁粉 瓜蒌皮。

(4) 栀子豉汤(《伤寒论》):栀子 豆豉。

(5) 凉膈散(《局方》):大黄 芒硝 甘草 栀子 薄荷 黄芩 连翘。

(6) 白虎汤(《伤寒论》):知母 石膏 甘草 粳米。

(7) 小陷胸汤(《伤寒论》):黄连 瓜蒌 半夏。

(8) 大承气汤(《伤寒论》):大黄 厚朴 枳实 芒硝。

(9) 调胃承气汤(《伤寒论》):甘草 芒消 大黄。

(10) 增液承气汤(《温病条辨》):玄参 麦门冬 细生地 大黄 芒硝。

(11) 牛黄承气汤(《温病条辨》):安宫牛黄丸化开调生大黄末。

(12) 导赤承气汤(《温病条辨》):赤芍 细生地 大黄 黄连 黄柏 芒硝。

(13) 新加黄龙汤(《温病条辨》):细生地 麦门冬 玄参 生大黄 芒硝 生甘草 人参 当归 海参 姜汁。

(14) 葛根黄芩黄连汤(《伤寒论》):葛根 甘草 黄芩 黄连。

(15) 清营汤(《温病条辨》):犀角 生地 玄参 竹叶心 麦门冬 丹参 黄连 金银花 连翘。

(16) 玉女煎(《景岳全书》):石膏 熟地 麦门冬 知母 牛膝。

(17) 清宫汤(《温病条辨》):玄参心 莲子心 竹叶卷心 连翘心 犀角 连心麦门冬。

(18) 安宫牛黄丸(《温病条辨》):牛黄 郁金 犀角 黄芩 黄连 雄黄 栀子 朱砂 冰片 麝香 珍珠 金箔衣。

(19) 紫雪丹(《太平惠民和剂局方》):石膏 寒水石 磁石 滑石 犀角屑 羚羊角屑 青木香 沉香 玄参 升麻 甘草 朴硝 硝石 麝香 朱砂 黄金 丁香。

(20) 至宝丹(《和剂局方》):生乌犀角 生玳瑁屑 琥珀 朱砂 雄黄 龙脑 麝香 牛黄 安息香 金箔 银箔。

(21) 猴枣散(验方):猴枣 羚羊角 天竺黄 川贝母 沉香 青礞石 麝香 硼砂。

(22) 犀角地黄汤(《备急千金要方》):犀角 生地 芍药 牡丹皮。

(23) 化斑汤(《温病条辨》):石膏 知母 生甘草 玄参 犀角 白粳米。

(24) 清瘟败毒饮(《疫疹一得》):生石膏 生地 犀角 黄连 栀子 桔梗 黄芩 知母 赤芍 玄参 连翘 甘草 丹皮 鲜竹叶。

(25) 桃仁承气汤(《温病条辨》):大黄 芒硝 桃仁 当归 芍药 丹皮。

(26) 沙参麦冬汤(《温病条辨》):沙参 玉竹 甘草 桑叶 麦门冬 生扁豆 天花粉。

(27) 加减复脉汤(《温病条辨》):炙甘草 生地 生白芍 麦门冬 阿胶 麻仁。

(28) 大定风珠(《温病条辨》):生白芍 阿胶 生龟版 干地黄

麻仁　五味子　生牡蛎　麦门冬　炙甘草　鸡子黄　生鳖甲。

(29) 黄连阿胶汤(《伤寒论》)：黄连　黄芩　阿胶　白芍　鸡子黄。

(30) 青蒿鳖甲汤(《温病条辨》)：青蒿　鳖甲　细生地　知母　丹皮。

(31) 生脉散(《内外伤辨惑论》)：人参　麦门冬　五味子。

【现代研究】主要参考文献

[1] 杨少波，石海澄，刘绪银．辨证治疗急性肺炎61例[J]．湖南中医杂志，2005，21(3)：68～69.

[2] 陈靖．急性肺炎从风温肺热治疗体会[J]．中国中医急症，1998，7(2)：92.

[3] 汤国富．平喘饮治疗急性喘息性肺炎206例[J]．陕西中医，1997，18(4)：162.

[4] 谢峥伟．中药治疗风温肺热型肺炎50例[J]．新中医，1998，30(7)：46～47.

[5] 苑凤娣，黄扬青．中医药治疗肺炎30例疗效观察[J]．河北医学，2000，6(8)：753～754.

[6] 缪灿铭，李燕林，何训昌．清肺汤治疗老年性肺炎109例疗效观察[J]．国医论坛，2001，16(1)：32.

[7] 吴银根．中医药防治传染性非典型肺炎大有作为[J]．第二军医大学学报，2003，24(6)：585～587.

[8] 余小萍，石克华，宋文宝，等．中医辨证治疗传染性非典型肺炎临床体会[J]．上海中医药杂志，2003，37(11)：3～5.

[9] 朱敏，钟嘉颐，陈银环，等．61例传染性非典型肺炎患者入院时中医证候分析[J]．广州中医药大学学报，2004，21(1)：6～9.

[10] 胡东鹏，苏浩．中医辨证治疗传染性非典型肺炎临床体会[J]．中国中医药信息杂志，2004，11(1)：75～77.

[11] 何建宇．清热化湿法治疗传染性非典型肺炎临床观察[J]．中国中医急症，2004，13(6)：341～342.

[12] 国家中医药管理局组织专家制定．非典型肺炎中医药防治技术方案(试行)[J]．中华实用中西医杂志，2003，3(16)：593～594.

[13] 林琳，韩云，杨志敏，等．中西医结合治疗非典型肺炎103例临床观察[J]．中国中西医结合杂志，2003，23(6)：409～410.

[14] 朱敏．广州中医药大学一附院急诊科收治非典37例临床总结[J]．天津中医药・非典专辑，2003，20(3)：15～16.

[15] 陈益昀，石占成，石英秀，等．清瘟败毒饮加减治疗传染性非典型肺炎28例临床观察[J]．河北中医，2003，25(11)：805～806.

[16] 诚北．流行性脑脊髓膜炎的中医治疗[J]．家庭中医药，2000，(3)：22～23.

[17] 覃小兰，韩凡，庞嶷．中西医结合治疗流脑5例总结[J]．四川中医，2006，24(2)：51～52.

[18] 崔秀瑜，贺生琴．中西医结合抢救重症流行性脑膜炎脑疝嵌顿成功1例[J]．中西医结合实用临床急救，1996，3(4)：165.

湿　温

【定义】

湿温是一种由感受湿热之邪而引起的外感热病。其临床特点是发病较缓，病势缠绵，病程缓长，以始恶寒，后但热不寒，胸痞身重，苔腻不渴，后期易化热化燥而致神志昏蒙诸症为临床特征。其病以中焦脾胃为中心，多发于夏秋雨湿季节。

【历史沿革】

湿温病名最早见于《难经・五十八难》："伤寒有五：有中风、有伤寒、有湿温、有热病、有温病。""伤寒有五"之"伤寒"，是当时对一切外感热病的总称，即后世所谓"广义伤寒"。可见其时已经认识到湿温是外感热病中的一个独立的病种。

汉代张仲景《伤寒杂病论》中虽无湿温之名，但有关湿热证治的内容不少。如其所论痘、痞、疟、湿、呕吐、下利等病证，从辨证到处方用药，对于后世都有很大影响。特别是半夏泻心汤等方中，芩、连苦寒与姜、夏辛开同用，开辛开苦降之例，一直为后世治疗气分湿温所师法。

宋代朱肱《类证活人书》对湿温的病因病机、临床表现、治法方药、治疗禁忌都有比较系统的论述。他说："其人尝伤于湿，因而中暑，湿热相搏，则为湿温。病苦两胫逆冷，腹满叉胸，多汗，头目痛，苦妄言；其脉阳濡而弱，阴小而急。治在太阴，不可发汗，汗出必不能言，耳聋，不知痛所在，身青面色变，名曰重暍，白虎加苍术汤主之。"这些论述，不仅对湿温的临床具有指导意义，而且在后世湿温治疗学的发展中产生了深远的影响。

金元时期，刘完素力倡六气化火之论，认为湿为土气，因热而怫郁，不得宣行，故停滞生湿。他所创制的天水散(即六一散)等方，开清热利湿之法门。丹溪继之而起，对湿热为病之奥，详加阐发，于后世治疗湿温亦颇多启迪。

随着温病学的发展，明清医家治疗湿温的经验更加丰富，在理论上也逐渐趋于系统化。叶天士《外感温热篇》对于湿热为病有相当精辟的认识，他说："阳旺之人胃湿恒多；阴盛之体，脾湿亦不少；然其化热则一。"后来吴鞠通、王孟英等就在此论的基础上，进一步加以阐发，确立了湿温以脾胃病变为中心的病机特点，并以湿邪从热化而归于阳明者为热重于湿，邪从湿化而归于太阴者为湿重于热，为湿温的辨证论治作出了规律性的总结。叶氏关于白痦的记载，特别是有关白痦的成因及其与疾病预后的关系的论述，以及《临证指南医案》中关于治湿须开上焦，以利肺之气化，清热开郁必合芳香逐秽，以及淡渗宣窍、通阳利湿的治法，都是可贵的经验总结。《温病条辨》中的许多治疗湿温的名方，如宣痹汤、三仁汤、五加减正气散、黄芩滑石汤、薏苡竹叶散、三石汤等方，亦都采自叶案，经吴鞠通的整理、总结，而得以流传，一直沿用至今。与叶氏同时代的薛己，著有《湿热病篇》，谓"湿热病属阳明太阴经者居多，中气实则病在阳明，中气虚则病在太阴"，对于湿温病的正局、变局，无不条分缕析，极尽变化，从而丰富了湿温治疗学的内容，把湿温病的治疗水平，又向前推进了一步。此外，在清代医案著作中，吴鞠通、王孟英、张聿青以及近人丁甘仁等先辈的湿温病案，也都是理论联系实践的佳作。

20世纪中期以来，全国各地广泛地运用温病学中有关湿温的理论和治疗方法，对多种具有"湿热"表现的急性传染病进行了临床研究，不仅取得了很好的临床效果，并且在实践中还总结出了不少新的治疗经验，特别是专病专方专药与辨证论治相结合的经验，从而丰富和发展了湿温治疗学的内容。

【范围】

根据湿温的发病季节、证候和病机特点，本病主要包括西医学的伤寒、副伤寒、夏季流行性感冒、钩端螺旋体病、流行性乙型脑炎等病的部分类型，以及其他急性热病之有湿热表现者，均可参照本篇辨证施治。

【病因病机】

湿温病的病因为外感湿热之邪，其病位主要在中焦脾胃，且可累及三焦、机窍百骸。病理因素是湿热邪气，因湿邪黏滞，故病机特点邪常留恋气分，病势缠绵，困阻气机，但亦有化燥化火，入营入血之别，病机性质属热属实。

一、病因

1. **外感湿热**　外感时令湿热病邪是湿温病的主要致病因素。湿热之邪的形成，有因湿邪蕴遏而生热的，也有由于湿邪与热邪相合而成的，均与时令气候有着密切关系，所以湿温病的发生有着明显的季节性。雷少逸说："论湿温在夏末秋初者，与《内经》'秋伤于湿'之训颇不龃龉；又与四时之气，大暑至白露湿土主气，亦属符节。"由于夏秋之际，雨多湿重，气候炎热，故易于酿生湿热而导致湿温的发生。正如吴坤安所说："凡暑月霪雨之后，日气煦照，湿浊上蒸，人在湿浊蒸腾之中，骤发而重者，均为湿温。"(《伤寒指掌》)

2. **脾运失健**　湿温病的发生，除因外感湿热之邪外，与脾运失健有着密切关系。脾为湿土之脏，职司运化，若素禀中虚脾弱，或饮食不节，恣食生冷甘肥，损伤脾胃，脾失健运，则内湿停聚，外界湿热之邪亦因之乘虚而入，与内湿相合酿成湿温。正如薛己所说："太阴内伤，湿饮停聚，客邪再至，内外相引，故病湿热。"(《湿热病篇》)

二、病机

1. **中焦受病**　湿热之邪侵入人体，从表入者十之一二，由口鼻入者十之八九，往往"邪由上受，直趋中道"(《湿热病篇》)，而入脾胃。加之脾为湿土之脏，胃为水谷之海，湿土之气同类相召，内外相引，故湿热之邪始虽外受，终归脾胃，脾胃成为湿温病的病变中心。故湿温病常见胸痞纳呆、大便异常等脾胃病证。胃为阳土，脾为阴土，湿热之邪常随人体脾胃强弱的差异，而有偏于太阴和偏于阳明的不同。一般说，素禀中阳不足者，病变多偏重于脾，而为湿重于热；中阳偏旺者，则病变多偏重于胃，而为热重于湿。

2. **阻遏气机**　湿为阴邪，其性重浊，极易困阻脏腑气机，脏腑机窍被蒙，阳气不伸，气机受阻是湿温病病机的显著特点，所以《湿热病篇》中不少诸如"蒙蔽上焦"、"阻闭中上二焦"、"阻遏膜原"、"湿滞阳明"、"内滞太阴"，《温病条辨》亦谓"湿郁三焦"、"湿郁经脉"、"机窍不灵"等有关气机受困的论述，临床常见身热不扬，汗出不爽，脘痞呕恶，自利溺赤，一身重困，心中闷乱，甚或神识昏蒙等脏腑气机困蒙之症。

3. **病势缠绵**　湿性黏滞，湿与热合，如油入面，黏滞缠绵，湿得热蒸而愈横，热得湿遏而愈炽，湿热氤氲，常稽留气分，治湿碍热，治热碍湿，留连难解，整个湿温病亦以气分阶段病程最长，见证亦最为复杂。但病势久稽，湿从热化，阳热更甚，亦可化燥化火，由气入营入血，热邪充斥表里三焦，而见神昏痉厥、热迫血行，甚或营阴大亏等危证，此时与风温等无湿类温病病机基本相同。

综上可见，湿温病的病因主要是感受自长夏初秋的湿热病邪，与脾胃失和亦有相当关系。因脾为湿土，同气相求，同类相召，"始虽外受，终归脾胃"，其病变以脾胃为中心，而累及表里内外。随年岁运气湿热之别，人体脾胃强弱之异，而有湿重于热，或热重于湿之不同。湿性黏滞，治湿碍热，治热碍湿，邪常稽留气分，困阻气机，成为湿温病的病机特点。但病势久稽，湿从热化，亦可化燥化火，由气入营入血而呈现纷繁复杂的临床证候。

【诊断与鉴别诊断】

一、诊断

(一) 发病特点

发病多在夏秋雨湿季节。发生在其他季节的，有湿热表现的疾病，虽可从湿温证治，但一般不称作湿温。起病一般较缓，传变亦较慢，病势缠绵，病程较长。大多具有传染性，并可引起流行。

(二) 临床表现

初起表现为身热不扬，恶寒身重，头胀如裹；胸脘痞闷，口不渴或渴不引饮，苔白腻，脉濡缓等，为湿重热轻，阻遏卫气的证候；气分阶段之身热缠绵，有汗不解，恶心呕吐，胸闷腹胀，胸腹部见白痦，溲短，苔黄腻，脉濡数等，为湿热氤氲、气化不利的证候，尤具湿温特点。

如属西医学伤寒、副伤寒、沙门菌属感染、乙型脑炎、钩端螺旋体病，可做相应的实验室检查，如肥达反应试验阳性，或乙型脑炎病毒补体结合试验阳性，或钩端螺旋体补体结合试验及凝聚溶解试验呈阳性，对本病诊断有重要参考意义。

二、鉴别诊断

1. **暑温**　暑温是夏季暑病的一种，由于暑多夹湿，故其为病与湿温有相近之处。但湿温起病较缓，初起湿中蕴热，湿困较著，而热象不显；迨至气分阶段，表现为湿热氤氲，留恋不解，病程很长。暑温则以暑邪为主，兼夹湿邪，以起病急，传变迅速，易伤元气，耗伤津液为其特点，以壮热、烦渴、汗多等阳明胃热证候为主症。两者不难鉴别。

2. **太阳伤寒**　伤寒初起，病在太阳阶段，表现为恶寒发热，头痛身痛，无汗，苔薄白，脉浮紧等寒邪束表、卫阳被遏的表寒证与湿温初起，湿遏卫阳所致的身热不扬，恶寒身重，头痛昏胀等症有相近之处，但湿温初起的恶寒，一般不如伤寒之甚，其发热则为身热不扬或午后热盛，苔白腻，脉濡，亦湿盛之象，而且湿温初起，常兼有胸闷、脘痞等里湿证候，与风寒束表自是不同。

3. **阴虚内热**　湿温的病程较长，身热午后较甚，其症"状若阴虚"，应与阴虚内热鉴别。但湿温属时令外感，除午后身热外，还有身重疼痛、舌白不渴、面色黄晦、胸闷腹胀、舌苔白腻或黄腻、脉濡数等湿热表现。阴虚内热虽也有午后发热，但症见面白颧赤、潮热盗汗、咽干心烦、干咳无痰，或痰中带血、苔薄或少苔无苔、脉象细数等，皆属阴虚火炎之象，无论病因病机、临床表现，均与湿温不同，一般不难鉴别。

4. **疟疾发热**　湿温多发于夏秋季节，若湿温阻遏膜原，寒热如疟时，颇与疟疾发作相似，须加以鉴别。疟疾为蚊媒传播的传染病，发病具有规律性与周期性，其发作寒战，壮热，头痛，汗出，汗出热退，脉静身凉，症状次序规律性地发生，次日或间日又复寒战发热，周期性地发作为特征。湿温阻遏膜原之发热，表现为寒热如疟，但不若疟疾之寒热有定期，界线分明，而是寒热交替或寒热起伏，很少脉静身凉之时，且湿温阻遏膜原还兼有脘腹痞闷，舌苔白腻或苔如腻粉等湿浊内盛的症状。

【辨证论治】

一、辨证

（一）辨证要点

1. **辨湿与热的偏重**　湿温病在卫、气阶段，由于感邪有轻重，体质有盛衰，而有湿重于热、热重于湿等不同证候。湿为阴邪，热为阳邪，两者性质有异，致病各有特点，因此辨别湿与热的孰轻孰重，对于分析病因病机，掌握传变趋向，决定治疗大法，具有十分重要的临床意义。

一般说，湿重于热者，多表现湿邪蕴脾，困阻清阳的证候，热象多不显著；热重于湿者多见热盛伤津的证候，而湿象较轻。再结合患者素禀体质及病程阶段来分析，凡素禀脾虚，中阳不振者，病程中病邪易从湿化而为湿重于热；素禀胃阴不足，中阳偏旺者，病邪易从热化而成热重于湿。从病程发展阶段来看，初起及前期阶段多表现为湿重于热，随着病程发展，湿邪化热，则渐次转化成湿热并重和热重于湿。

2. **察卫气营血传变**　湿热病邪入侵人体，虽多"直趋中道"，径犯脾胃，但在病之初起，因邪从外受，遏于肌表，故常见内外合邪，卫气同病。不过湿温病的卫分过程一般较短，卫分表证消失后即表现为湿阻气分的证候。湿热郁阻气分是湿温病传变过程中的病机重点所在，流连时间较长，在证候上有湿偏重和热偏重等之分，其病变重心虽以中焦脾胃为主，但亦可弥漫三焦，波及内外。一旦湿邪化燥、热郁化火，则成热盛津伤之证，其病机传变既可热盛阳明气分，亦可传营入血而出现热灼心营，伤络动血。辨别湿温病的卫气营血传变，重点在于分析气分湿热是否化燥，化燥之邪有无入营动血。

3. **审证候的虚实转化**　湿温病在其整个发展过程中，除后期阶段因邪退正虚证候属虚外，其余各个阶段，无论是初期的内外合邪，中期的湿热郁蒸及其以后的化燥入营、伤络动血，一般均以邪实为主，属于实证。但这只是就一般情况而言，临床亦有在邪实阶段骤然发生由实转虚的特殊变化的。如湿邪流连于气分，可因湿郁日久损伤阳气而产生"湿胜则阳亦微"的虚证变化；热盛动血之际，可因出血过多，出现气随血脱的虚脱危候。由于上述变化发生多较急骤，病情复杂，病势严重，治不及时或治疗不当即导致严重后果。因此，应密切注意审察证候的虚实转化，以判断病变的发展预后，便于及时采取有效的治疗措施。

审察证候的虚实转化，重点在于临床辨证要注意证候的观察，特别要着眼于身热之升降以及面容、神态、气息、脉象等方面的变化。如病程中身热骤降，面色苍白，神情委顿，呼吸急促，脉象细微短促即为变证，应予重视。

（二）证候

卫分证

［湿遏卫阳］

症状：恶寒，无汗，身热不扬，头部沉重感，胸痞不渴或渴不欲饮，四肢酸困，肌肉烦疼。舌苔白腻，脉濡。

病机分析：湿温初起，卫气同病，湿重于热之证。湿遏卫阳，阳气遏郁不伸则恶寒，腠理不开则无汗。湿遏于表，卫气不得宣泄则郁而发热，热为湿遏则身热不扬。湿着肌腠，气机阻遏则一身重困。湿邪阻蒙，清阳不升则头重如裹，胸阳不展则胸痞不适。引动内湿，津液敷布失常，则口不渴，或渴不欲饮。苔白腻，脉濡，皆湿盛之征。

湿遏卫分的时间一般不太长。热动湿蒸，向气分方向转化，热象渐著，便会渐次出现不恶寒，但恶热，汗出，苔变黄腻，脉转濡数等症状。

气分证

［湿重于热］

症状：身热起伏，午后热增，头重身重，困乏呆钝，胸闷脘痞，腹胀便溏，溲短浑浊，渴不思饮。苔白腻或白腻兼黄，脉濡。

病机分析：病入气分，湿遏热伏，湿重而热轻，所以身热起伏，头重身重，胸闷脘痞。阳明旺于申酉，正邪相争，有化燥的趋势，故午后日晡其热转盛。湿热困扰，脾失运化之常，故腹胀、便溏、小便短浊。苔白腻，脉濡，为湿象；里热熏蒸，则苔黄、脉数。

［湿热并重］

症状：发热渐高，汗出不解，口渴不欲多饮，心烦脘痞，恶心呕逆，小便短赤，大便溏而不爽，或外发白痦，或见黄疸，或神志昏蒙，时清时昧。舌质红，舌苔黄腻，脉滑数。

病机分析：湿渐化热，余湿犹滞，湿热参半。湿郁化热，热邪渐盛，所以发热逐渐升高；湿郁热蒸，胶着难化，故汗出而热不能解；热蒸则口渴，但因内有湿阻故不欲多饮。热虽渐盛，但湿犹未化，中焦气机仍被阻遏，所以脘痞腹胀等症状依然存在；并且还常因湿热郁阻于中焦，脾胃升降失常，而出现恶心呕逆、便溏不爽等症。湿热并重之证，其病变虽仍以中焦为主，但湿热交蒸，又可波及三焦而产生多种不同的证候。如湿热外郁肌表，从皮毛透泄，则发为白痦；湿热熏蒸肝胆，胆汁外溢则发为黄疸；湿热蒸酿痰浊上蒙清窍，则神志昏蒙，时清时昧；湿热下注膀胱，水道不利，则可见小便短少甚或不通。由于湿热俱盛，所以苔黄而腻，脉滑而数。

[热重于湿]

症状：身热壮盛，口渴引饮，面赤大汗，呼吸气粗，脘痞身重。苔黄微腻，脉洪大。

病机分析：湿温病随着病程的进展，湿邪进一步化热，则转化成热重于湿。其病机变化主要是热盛阳明气分而湿未尽化，阳明为多气多血之海，阳明热盛则身壮热，热势上炎则面赤，热迫于肺则呼吸气粗，热迫津泄则大汗、大渴，引水自救则口渴引饮。湿未尽化，困阻气机则脘痞身重。苔黄脉洪大乃阳明热盛之征，苔腻则湿邪仍存之象。

[湿热化燥]

症状：壮热大汗，面赤烦渴，呼吸气粗，脉象洪大；或潮热谵语，腹满便秘。舌苔黄厚焦燥，脉沉实有力。

病机分析：湿热久羁，最后终必化燥化火而成热盛津伤之证，此际湿邪悉已化燥，以致热邪独盛，燎炽于阳明气分，故见大热、大渴、大汗出、脉洪大；如热邪与在里之燥屎相合，里热成实，则为潮热谵语，腹满便秘。

营分和血分证

[热入营血]

症状：身热夜甚，心烦不安，时有谵语或神昏不语，或手足抽搐，斑疹隐隐，舌绛少苔。如病情进一步发展，深入血分则可见灼热躁扰，骤然腹痛，便下鲜血，或吐血、衄血。若出血不止，则进而可见身热骤退，面色苍白，汗出肢冷，呼吸短促。舌淡无华，脉微细急促等危象。

病机分析：湿温化火，传营入血，为邪势深入，病情深重的表现。其病机变化有热灼心营和热盛动血之别。热灼营阴，扰乱心神，故临床以身热夜甚，口干舌绛，躁扰谵语等为主要表现，若热窜肌肤血络可见斑疹隐隐，热盛动风可见手足抽搐。热邪化火，伤络动血，所以临床除一般血热症状外，更见吐血、衄血、便血。如不及时救治，阴血外亡，气无依附，则气随血脱。

此外，在湿温后期，湿热之邪虽去，机体虚损未复，或因湿邪久恋，阳气受损而见形寒神倦，面浮肢肿；或因脾虚气弱，而致倦怠乏力，食少便溏；或因阴液消亡，而为低热颧红，盗汗，咽干，皆所常见。

二、治疗

（一）治疗原则

1. 化燥之前，治以化湿清热 本病系湿热为患，故在其化燥之前，以化湿清热为基本治疗原则。邪在表卫者，宜芳香宣化，通利上焦肺气，俾气化而湿化，不可误用辛温峻剂发汗，否则不唯湿邪不去，反伤阳气、津液，亦不可早投寒凉，免致阳气被遏，湿邪内陷。邪在中焦者，宜调气畅中，分消湿热，俾湿开而热透；如湿重于热，苦温芳化为主，佐以苦寒泄热；如热邪偏重，则以辛寒或苦寒清热为主，佐以苦温芳化；湿热胶结，治疗虽难，用辛开苦降治法，开上、运中、淡渗以祛湿，辛寒、苦寒以清热，积极调理，亦可分消湿热。病在下焦，湿重热轻，则以淡渗利湿以通阳化气为主，佐以清热；湿热并重，则清热淡渗并举。

2. 病入营血，治以凉血解毒 湿热化火，入营入血，则与一般温病治法基本相同，以凉血解毒为主，慎用祛湿之法。

3. 由实转虚，治以扶正固脱 湿温后期，往往出现由实转虚的变化，如因出血不止而气随血脱者，治以益气固脱；如因病后气阴两伤者，治以益气养阴。

4. 正确理解湿温治疗“三禁” 所谓“三禁”，指湿温的治疗应遵守禁汗、禁下、禁滋腻的原则。如《温病条辨》谓：“湿温汗之则神昏耳聋，甚则目瞑不欲言，下之则洞泄，润之则病深不解。”湿温治疗三禁，应辩证地看问题，不能绝对化。所谓禁汗，原指湿温初起“头痛恶寒”，证似“伤寒太阳表证”而实为湿遏卫阳，故不应误用伤寒之辛温汗法，以免以热助热，热盛则神昏耳聋，而适当应用辛凉芳化之品，如金银花、连翘、藿香、杏仁之类宣化卫分之湿热，不在禁忌之例。所谓禁下，原指湿温“中满不饥”，证似“食滞内停”而实为湿困太阴所致，故不应误用下法而重抑脾阳之升，以免湿邪内陷而泄泻，但若湿热化燥内结阳明腑证，或湿热夹滞见腹胀便秘亦可采用攻下之法，但攻下不宜峻猛，恐伤中阳，一般以轻法频下为宜。所谓禁滋腻，原指湿温“午后身热”，状若“阴虚”，湿邪性本黏滞，不应误作阴虚而用滋腻之法以助湿邪，以致邪气胶固则病深不解，若湿温化燥化火，入营入血后期，营阴亏耗亦应用甘寒、咸寒之剂以救阴。

（二）治法方药

卫分证

[湿遏卫阳]

治法：芳香化湿，疏中解表。

方药：藿朴夏苓汤加减。方中藿香、豆豉芳化宣透；半夏、厚朴、蔻仁理气燥湿；赤苓、猪苓、泽泻、薏苡仁淡渗利湿；尤妙在杏仁宣畅肺气，通利三焦，使表里之湿，内外分解。恶寒无汗加苍术皮、香薷、葱白以助其透达之力；头痛身痛加羌活。

气分证

[湿重于热]

治法：宣气化湿，佐以淡渗。

方药：三仁汤。方中杏仁、白蔻仁、半夏、厚朴芳香行气化湿；薏苡仁、滑石、竹叶、通草淡渗利湿清热。肺气宣、气化行而湿郁开，湿去则热邪无所凭借，病即易已。

[湿热并重]

治法：化湿清热。

方药：王氏连朴饮。方中黄连苦寒清热，兼能燥湿，为本方之主药；伍以厚朴、半夏利气燥湿，和胃降逆；菖蒲开郁泄浊；栀子、豆豉清宣郁热；芦根清利湿热。合为辛开苦降，湿热兼治之方。胸腹闷胀，呕恶尿赤者，可用甘露消毒丹化浊利湿，清热解毒。如湿热蒸酿痰浊，上蒙清窍，时或神昏谵语而身热不甚者，可用菖蒲郁金汤清热化湿，豁痰开窍；如昏蒙较甚，加服至宝丹以开窍醒神。

湿热熏蒸肝胆而为黄疸者，用茵陈蒿汤，小便短赤，加猪苓、茯苓皮、滑石、通草、泽泻之属，以分利湿热。湿热郁于肌表，透出白痦者，用薏苡竹叶散，辛凉疏表，淡渗利湿。湿热下注膀胱，水道不利者，用六一散合茯苓皮汤。湿热夹滞，阻于胃肠，大便不通，或溏而不爽者，用枳实导滞丸。

[热重于湿]

治法：清热为主，兼化湿邪。

方药：白虎加苍术汤。本方以白虎汤清泄阳明气分之热，佐以苍术以燥太阴脾湿。热郁化火者更加黄连、栀子清热泻火；津液受损者重加芦根、天花粉，清热生津。

［湿热化燥］

治法：清气泄热。

方药：白虎汤。湿未尽化，胸闷泛恶，小便短赤者，酌加芳香宣气、淡渗利湿之品，如滑石、藿香、佩兰、白茅根、芦根等。入里成实，腹胀便闭，可用调胃承气汤；若痞、满、燥、实俱备，非攻下不足以泄热者，用大承气汤攻下结热。

营、血分证

［热入营血］

治法：在营，清营泄热；入血，则凉血散血。

方药：以清营汤为主方，酌加羚羊角、白薇、白茅根、芦根、石斛、天花粉泄热凉营生津。如热动肝风，宜清热泻火，平肝息风，常用羚角钩藤汤加石决明，配合止痉散(全蝎、蜈蚣)、紫雪丹。如血热炽盛迫血妄行而出血者，宜清热凉血止血，常用犀角地黄汤合黄连解毒汤泻火凉血、止血消瘀。吐血、咳血、鼻衄加金银花、连翘、荷叶边、杏仁、薏苡仁、藕节、滑石、鲜芦根、鲜茅根；便血加银花炭、地榆炭、紫草、仙鹤草、白槿花、旱莲草、槐花；尿血加鲜茅根、益母草、鲜车前草。如出血不止，以致气随血脱者，急予独参汤益气固脱。若血仍不止者，当视其虚实，如发热仍高，呼吸气粗，神烦，口渴，腹痛拒按，脉洪大，舌质红、苔黄腻者，仍宜清热、解毒，凉血止血为主，药如金银花、连翘、生地、地榆、阿胶、仙鹤草、三七、黄芩、黄连合西洋参、山茱萸、龙骨、牡蛎益气固脱；如身热骤降，面色皖白，时有冷汗，脉微细，舌淡苔薄者，宜益气固脱，温涩止血，药如人参、黄芪、龙骨、牡蛎、炒艾叶、仙鹤草、三七、阿胶、赤石脂、炙甘草。湿温后期，邪气已却而体虚未复者，应根据具体情况，分别处理，如阳气衰微者宜益气温阳，脾虚者健脾，阴虚者宜滋阴生津等等。治疗之外，更需注意饮食、休息、医护结合，以促进康复。

（三）其他治法

1. 单方验方

(1) 用烧酒 1 盅，隔水炖热，然后用灯心草搓成团，蘸上热酒在白瘖上轻轻擦过。适用于白瘖初发时。

(2) 用黄连 1～1.5 克，苏叶 0.5～1.0 克，煎汤，小口呷服。适用于呕恶不止，昼夜不瘥者。

(3) 姜酊(每 10 毫升内含姜汁浸膏 0.2 毫升)，口服，每次 2～5 毫升，每日 3～4 次。亦可口服薄荷水，每次 10 毫升，每日 3～4 次。适用于腹胀难忍者。

2. 中成药

(1) 玉枢丹 1.5 克，匀 4 份，每 3 小时服 1 份。适用于湿蒙心包之神识模糊、苔腻浊者。

(2) 神犀丹或至宝丹 1 粒，化服；或清开灵 10 毫升，加入 5%葡萄糖氯化钠注射液 250 毫升中，静脉滴注。适用于热陷心营之神昏谵语、舌质红绛者。

【转归及预后】

湿温病的发展过程具有一定的规律性。以证候的变化言之：病之初起，多见湿遏卫阳，表里同病；入里之后，便渐由湿重于热转化为热重于湿或湿热并重；最后湿化燥，热化火，而归于阳明或迫入营血。就虚实的变化言之，初期、中期，湿热郁蒸，湿热化燥，均属实证；后期邪却正虚，即由实转虚；但亦有在邪实阶段骤然由实转虚的。

湿温病的预后，主要与病情轻重及传变的浅深有关。凡病势较浅，病情单纯，病程较短，邪在气分阶段即获解除者，预后大多良好；反之，邪势深重，病程迁延，邪恋不解，化火动血，或湿邪久恋，损伤阳气，甚至导致气随血脱，或阳气外亡者，预后大多严重，应予高度重视。

【预防与护理】

增强体质，特别是注意保护脾胃的健运功能，防止湿热内生，是预防本病的关键。患者应饮食有节，勿恣食生冷甘肥，尤其在夏秋之季，饮食更须注意洁净清淡。患者须卧床休息，汗出较多者要勤换衣被，湿热化燥，热势升高后，要多饮开水，饮食以清淡流质为宜，如米汤、薄藕粉等，须少少进之；即使瘥后热退脉静，食欲渐振，食量亦应逐渐增加，并以稀软少渣、易于消化的食物为宜，忌食坚硬多渣之品。

【现代研究】

（一）中医药治疗肠伤寒

肠伤寒是由伤寒杆菌引起的急性传染病。其临床表现、演变过程及发病季节与“湿温”基本相符。

对肠伤寒的临床研究，有作者采用辨证论治研究。朱氏[1]对肠伤寒湿郁肌表证主张可从汗解，认为湿邪从外而来，当从外而去，药用豆卷、豆豉、柴胡、葛根、藿香、佩兰、威灵仙等。湿郁中焦，主张用藿朴夏苓汤化湿为先。湿郁热伏，胶结不解证，主张畅通气机，宣痹导浊，方用宣痹导浊汤与枳实导滞丸化裁。燥热腑实证，主张釜底抽薪，凉膈、承气开泄湿毒，疏通壅滞，邪去正安。陈氏[2]认为肠伤寒多为“气分”证表现。气分主要辨部位，热在气分阳明，宜用清气法，方用白虎汤加减；邪在少阳，宜用和解法，方用小柴胡汤化裁；湿热郁结腑实证，宜用通下法，方用枳实导滞丸加减。熊氏[3]则按西医学的分期方式对伤寒、副伤寒 208 例进行辨证施治，取得较好疗效。潜伏期，治宜芳香辛散，以藿朴夏苓汤化裁；高热期，治宜燥湿清热，通利三焦，药用黄连、连翘、白豆蔻、石菖蒲、滑石、茵陈、半夏、淡竹叶、佩兰、栀子、茯苓、苍术、生石膏、知母、泽泻、陈皮、枳实、大腹皮、干姜、草果仁；缓解期，健脾化湿清热，药用茯苓、薏苡仁、白豆蔻、滑石、厚朴、白术、茵陈、砂仁、白扁豆、苍术、陈皮、通草。恢复期，轻轻芳化，涤除余邪，用薛氏五味芦根汤化裁治疗。

专法专方的治疗上，许多作者采用分消走泄，多途径祛除病邪取得很好疗效。徐氏[4]采用黄芩滑石汤(黄芩、滑石、茯苓皮、通草、大腹皮、白蔻仁)为主辨证施治加减，治疗肠伤寒 60 例，均获痊愈。王氏[5]用自拟加味蒿芩清胆汤：青蒿、柴胡、知母、茯苓、黄芩、石膏、滑石、大青叶、甘草、法半夏、陈皮、枳实、竹茹加减，治疗肠伤寒 50 例，结果：速效(药后 24 小时内体温恢复正常，并不再回升，主要症状消失者)14 例，显效(药后 24 小时内热减，48 小时内体温恢复正常，并不再回升，主要症状消失者)24 例，有效 11 例，无效 1

例。林氏[6]自拟新加达原饮(槟榔、厚朴、草果、白芍药、黄芩、知母、青蒿、柴胡、葛根、甘草)随症加减,治疗均经抗生素及退热剂治疗而效果不佳的肠伤寒高热 64 例,临床治愈 48 例,占 75.0%,总有效率 95.3%。

攻下法能促进温邪热毒的驱除,加速退热,缩短病程,且能防治邪毒结滞引起的伤寒再发。汤氏[7]用通腑泄热法(生大黄、厚朴、枳实、芒硝、茯苓、黄连、黄芩、金银花)随症加减治疗伤寒 56 例,结果治愈 51 例,占 91.7%。戴氏[8]对 82 例肠伤寒患者使用大黄治疗,并与 80 例不用泻剂大黄组比较,结果平均体温降至正常时间,平均住院日数、平均排便时间等指标,加用大黄组疗效显然优于未用大黄组。

中西医结合治疗肠伤寒的文献较多,都取得了较单纯西药或单纯中药治疗的效果。杨氏[9]采用自拟三黄三仁汤(黄连、黄芩、黄柏、车前子、薏苡仁、栀子、六一散、木通、竹叶、厚朴、佩兰、藿香、石菖蒲)加西药治疗肠伤寒 78 例,并与单纯用西药治疗的 50 例进行对照,结果 2 组比较,治愈率及控制发热时间有显著差异($P<0.01$),中西医结合治疗组优于对照组。聂氏等[10]用黄连解毒汤随症加减,结合西药治疗肠伤寒 102 例,并与单纯西药治疗 100 例进行对照,结果中西医结合组优于西药组,总有效率和治愈率均 $P<0.01$,有非常显著性差异。

(二) 中医药治疗流行性乙型脑炎

流行性乙型脑炎一般属于中医的暑温范围(详见“暑温”篇)。自蒲辅周指出乙脑固多属暑温,但亦有属湿温者,即当改从湿温论治后,近十来年,仍有作者认同蒲氏观点,按湿温辨治方法治疗乙脑取得较好成绩。如黄氏等[11]对 13 例“乙脑”分热毒偏盛型、湿毒偏盛型和湿热两盛型,仿清瘟败毒合紫雪丹,或紫金锭化裁进行辨证论治。结果暴发型、重型、中型各治愈 1、6、3 例,暴发型好转 2 例,死亡 1 例。常氏等[12]将 182 例“乙脑”分为湿热并重型和热重型两类。湿热并重型,早期用三仁汤加减(杏仁、白蔻仁、薏苡仁、厚朴、半夏、甘草、滑石、竹叶、金银花、连翘、黄连、黄芩、生石膏、僵蚕),极期用清瘟败毒饮加减(生石膏、生地、黄连、栀子、桔梗、黄芩、赤芍、玄参、连翘、丹皮、生甘草、水牛角粉、鲜竹叶);热重型早期用白虎汤加减(生石膏、知母、粳米、甘草),极期用化斑汤加桑白皮,或用清营汤清营解毒,透热养阴。恢复期治宜养阴息风,用沙参麦冬汤加生龙牡、生鳖甲、龟版。在治疗过程中结合西医学方法治疗。结果存活率为 76.37%,病死率为 23.5%(24 小时内死亡 9 例),纠正病死率为 13.14%,而较之前单用西药治疗的病死率为 41.28%,经统计学处理有显著性差异($P<0.01$)。

(三) 中医药治疗钩端螺旋体病

钩端螺旋体病是由致病性钩端螺旋体引起的一种急性传染病,简称钩体病。根据本病的发病季节、临床表现及病机特点,一般认为属于中医的暑温、湿温范围,有黄疸者则属急黄、瘟黄、黄疸范围。

本病的辨证分型,各地意见颇不一致。周氏[13]对 43 例钩端螺旋体病辨证分为暑湿、湿温和暑伤肺络 3 型治疗:暑湿型(25 例),治疗宜清热解毒,药用石膏、知母、金银花、滑石、通草、鲜白茅根、竹茹、黄芩、土茯苓;湿温型(15 例),治宜清热利湿化浊,辅以解毒,药用杏仁、薏苡仁、白蔻仁、通草、姜半夏、厚朴、滑石、竹叶、藿香、土茯苓;暑伤肺络型(3 例),治以辛凉解表,化痰止咳,凉血止血,药用桑叶、菊花、浙贝母、瓜蒌、知母、黄芩、栀子、丹皮、白茅根、侧柏叶、大青叶、知母等药。结果 43 例全部治愈。

郭氏[14]中西医结合治疗钩端螺旋体病 56 例,并与西药治疗 54 例对照。中西医结合组在西药治疗基础上进行辨证论治:湿热蕴结型,用甘露消毒丹加减;热极伤阴,以竹叶石膏汤加减;热入营血,以清瘟败毒饮加减。结果:两组治愈率、平均治疗时间等指标比较,中西医结合组优于单纯西药治疗组。蒋氏[15]采用清热解毒化湿,结合西医学对症处理,治疗钩端螺旋体病 127 例,方用甘露消毒丹加减:金银花、连翘、黄芩、栀子、芦根、白茅根、石菖蒲、白蔻仁、土茯苓、穿心莲、山豆根煎服。结果:127 例患者无 1 人死亡,无 1 人出现并发症,显效 100 例,有效 27 例,总有效率 100%。

陈氏[16]认为肺出血型钩体病病势凶险,常卫气营血数期迭合,不能过分拘泥卫气营血分期治疗,应集数法、数方之理念于一体,以期提高疗效。作者将 80 例肺出血型钩体患者随机分成治疗组与对照组,对照组用西药治疗,治疗组单用克瘟还生饮(黄芪、蒲黄炭、丹皮、石膏、赤芍、柴胡、白茅根、车前草、黄连、黄芩、黄柏、栀子、白芍、五味子、酸枣仁、白晒参)随症加减,两组均治疗 15 日,结果:治疗组 40 例,治愈 19 例(47.5%),显效 16 例(40%),有效 4 例(10%),无效死亡 1 例(2.5%);对照组 40 例,治愈 16 例(36.7%),显效 12 例(33.3%),有效 8 例(20%),无效死亡 4 例(10%),克瘟还生饮在改善症状、体征、X 线表现及周围血象指标方面,均优于对照组($P<0.05$)。

总之,按照中医暑温和湿温的理论和治法方药,对轻度、中度钩端螺旋体病的治疗是有一定疗效的。今后对诸如肺出血型、黄疸出血型、脑膜脑炎型、肾型的中医药治疗研究还需进一步加强。

【小结】

湿温是湿热病邪所引起的一种外感热病,多发生于夏秋之季。其特点是:起病较缓,传变较慢,身热缠绵,病程较长。

本病病机以中焦脾胃为主,但在病程中亦有卫气营血传变的浅深层次可分。一般说,起病之初内外合邪多表现为卫气同病,随着病情发展,表证解除则病邪留恋气分,一旦病邪化燥则可传营入血而引起多种变证。

湿温证候根据湿热化燥与否,可分为湿热郁蒸和湿热化燥两大类型。前者病机以气分为主,其中又有湿重于热、湿热并重和热重于湿等不同类型可分;后者除可见热盛气分外,还可深入营分、血分。病程中有时还可出现证候由实转虚的突然变化。因此临床辨别卫气营血的传变、湿与热的孰轻孰重以及证候的虚实转化,是湿温辨证的要点所在。

湿温的治疗大法是湿热郁蒸时治以化湿清热。其中湿偏重者治以化湿为主,兼以泄热,初起兼卫分表证者可佐以宣透;热偏重者治以清热为上,兼以化湿。一旦湿热化燥,治疗则重在清热保津,根据邪之在气、在营以及入血与否,分别采用清气、凉营、凉血等法。病程中若正气暴脱，治当益气固脱以救其急。后期邪退正虚，治以补虚为主，或予补气健脾，或予益胃生津，因证而施。

运用湿温的理论和治法方药，对西医学的伤寒、流行性乙型脑炎、钩端螺旋体病等进行治疗，取得一定成绩，进一步丰富了湿温治疗学的内容。

附方

(1) 藿朴夏苓汤(《医原》)：藿香 半夏 赤苓 杏仁 生薏苡仁 白蔻仁 猪苓 淡豆豉 泽泻 厚朴。
(2) 三仁汤(《温病条辨》)：杏仁 滑石 通草 白蔻仁 竹叶 厚朴 生苡仁 半夏。
(3) 王氏连朴饮(《霍乱论》)：黄连 厚朴 石菖蒲 半夏 淡豆豉 栀子 芦根。
(4) 甘露消毒丹(引《温热经纬》)：滑石 茵陈 黄芩 石菖蒲 木通 川贝母 射干 连翘 薄荷 蔻仁 藿香。
(5) 菖蒲郁金汤(《温病全书》)：鲜石菖蒲 郁金 炒栀子 连翘 菊花 滑石 竹叶 丹皮 牛蒡子 竹沥 姜汁 玉枢丹。
(6) 茵陈蒿汤(《伤寒论》)：茵陈蒿 栀子 大黄。
(7) 薏苡竹叶散(《温病条辨》)：薏苡仁 竹叶 滑石 白蔻仁 连翘 茯苓 白通草。
(8) 茯苓皮汤(《温病条辨》)：茯苓皮 生薏苡仁 猪苓 大腹皮 通草 淡竹叶。
(9) 枳实导滞丸(《内外伤辨惑论》)：大黄 枳实 神曲 茯苓 黄芩 黄连 白术 泽泻。
(10) 白虎加苍术汤(引《证治准绳》)：石膏 知母 甘草 粳米 苍术。
(11) 白虎汤(《伤寒论》)：石膏 知母 甘草 粳米。
(12) 调胃承气汤(《伤寒论》)：大黄 芒硝 甘草。
(13) 大承气汤(《伤寒论》)：大黄 厚朴 枳实 芒硝。
(14) 清营汤(《温病条辨》)：犀角 生地 玄参 竹叶心 金银花 连翘 黄连 丹参 麦门冬。
(15) 犀角地黄汤(《备急千金要方》)：犀角 生地 丹皮 芍药。
(16) 独参汤(《伤寒大全》)：人参。
(17) 羚角钩藤汤(《通俗伤寒论》)：羚羊角 钩藤 霜桑叶 川贝 鲜生地 鲜竹茹 菊花 茯神 白芍 甘草。
(18) 黄连解毒汤(《外台秘要》引崔氏方)：黄连 黄柏 黄芩 栀子。

【现代研究】主要参考文献

[1] 朱士伏. 肠伤寒气分证辨治举隅[J]. 河南中医，1997，17(3)：184.
[2] 陈磊. 肠伤寒的气分证辨治[J]. 江西中医药，1996，27(6)：9.
[3] 熊玉仙. 中医治疗伤寒副伤寒浅析[J]. 实用中医内科杂志，2003，17(3)：214～215.
[4] 徐永德. 黄芩滑石汤治疗肠伤寒 60 例[J]. 实用中医药杂志，1998，14(2)：17.
[5] 王如政. 加味蒿芩清胆汤治疗肠伤寒 50 例[J]. 新中医，1996，28(12)：42～43.
[6] 林邦强. 新加达原饮治疗肠伤寒高热 64 例[J]. 河北中医，2003，25(12)：924.
[7] 汤归春. 通腑泄热法治疗伤寒(湿温)56 例体会[J]. 甘肃中医，1997，10(6)：25.
[8] 戴林. 大黄治疗肠伤寒 82 例[J]. 实用中西医结合杂志，1997，10(7)：692～683.
[9] 杨臣安. 中西医结合治疗肠伤寒 78 例临床观察[J]. 湖北中医杂志，2003，25(3)：16.
[10] 聂颖明，赵而立，齐进，等. 中西医结合治疗肠伤寒 102 例[J]. 湖南中医杂志，2002，18(4)：32.
[11] 黄存垣，李金华. 辨证论治"乙脑"13 例体会[J]. 江西中医药，1997，28(6)：21.
[12] 常玉和，郭占青，蒋青敏，等. 中西医结合救治重症流行性乙型脑炎 182 例[J]. 辽宁中医杂志，1996，23(1)：33～34.
[13] 周成龙. 中医辨证治疗钩端螺旋体病 43 例[J]. 湖南中医药导报，1997，3(5)：35～36.
[14] 郭志华. 中西医结合治疗钩体病临床观察[J]. 陕西中医学院学报，1996，19(2)：10.
[15] 蒋玉明. 中西医结合治疗钩端螺旋体病[J]. 中华实用中西医结合杂志，2002，(11)：1476.
[16] 陈书建. 克瘟还生饮治疗肺出血型钩端螺旋体病的临床研究[J]. 临床军医杂志，2002，30(6)：27.

暑 温

【定义】

暑温，系夏季感受暑热邪毒所致，临床表现为初起即见壮热、汗出、烦渴、喘息、面赤、头晕，甚则神昏、抽搐等为主要表现的急性外感热病。其特点是发病急骤，高热势盛，易耗气伤津，其病变化多端而迅速，极易热毒内陷，出现窍闭动风及津气欲脱等危重证候。

【历史沿革】

《内经》虽无暑温之名，但对暑之为病，及其由暑而成温病或暑病，已有论述，如《素问·热论篇》云："今夫热病者，皆伤寒之类也……凡病伤寒而成温者，先夏至日者为病温，后夏至日者为病暑，暑当与汗出，勿止。"说明了暑温属于热病范畴。《素问·生气通天论篇》亦云："因于暑，汗，烦则喘喝，静则多言。"对于暑病的发病季节和临床特点，都有一定的认识。汉代张仲景在《金匮要略·痉湿暍病脉证治》说："太阳中热者，暍是也。汗出恶寒，身热而渴，白虎加人参汤主之。"关于"中热"和"暍"，尤在泾在《金匮要略心典》解释为"中暍即中暑，暑亦六淫之一"，"中热亦即中暑，暍即暑之气也。"由上述可见，《内经》和《金匮要略》对暑病已有一定的认识。

晋代王叔和《伤寒例》说："暑病者，热极重于温也。"对暑温有了进一步的认识，这一看法，大致可代表晋、隋、唐时期诸多医家的见解。

迨至宋元时期，对暑病的认识和分类逐渐有了深化，如宋《太平惠民和剂局方》即有"中暑"、"伤暑"、"冒暑"、"伏暑”之别，并列有不同的治疗方药。其书在白虎汤、香薷圆、冰黄散诸方之下所列症状，如“夏月中暑毒”、“伤暑伏热”、“冒暑伏热”等与本病颇相似。宋代庞安常在《伤寒总病论》中，宗王叔和所论，统称为暑病。以后也有将本病列入“中暑”而论者，如宋代朱肱的《类证活人书》，宋代陈无择的《三因极一病证方论》等皆是，且指出中暑有神志不清的临床特点，如《三因极一病证方论·叙中暑论》就说：“中暑……使之噎闷，昏不知人。”虽然这里所指是“中暑”，但其中当包括暑温在内。杨士瀛的《仁斋直指方·暑》对本病之传入，作了具体说明，谓：“暑气自口鼻而入。”病位在三焦肠胃之间，因“心胞络与胃口相应”，故可传入心包络，而出现神志异常症状。严用和的《济生方·暑》亦谓：“……甚则昏不知人，手足微冷，烦渴口燥，或吐或泻，或喘或满，此皆暑气之所为也。”并将本证见有抽搐不省人事者，名为“暑风”。元代朱丹溪集各家之说，在其《丹溪心法·中暑》中概括地指出：“夏暑乃夏月炎暑也，盛热之气也，有冒、有伤、有中三者，有轻重之分，有虚实之辨。”宋元时期的医家，对暑病的治疗也有许多新的进展。如宋代朱肱的《类证活人书·卷六·四十一》根据夏暑的特点，主张“夏月药性须带凉，不可太温”，并告诫“近人多不明中暑，或作热病法治之，复用温热药，必致发黄斑出，更为蓄血，尤宜戒之”。他按本病的证情不同，分别用白虎汤、橘皮汤、竹叶汤、五苓散等治疗。金代刘完素《伤寒标本心法类萃·中暑》继而提出：“中暑……无问表里，通宜白虎汤……或里热盛，腹满而脉沉可下者，宜大承气汤或三一承气汤尤妙。”并载桂苓甘露饮、黄连香薷饮、双解散、小柴胡汤、凉膈散、天水散等寒凉治暑之剂。朱丹溪亦反对以温热之剂以治暑。其在《格致余论》谓“前人治暑病有玉龙丸、大顺散、桂苓丸、单煮良姜与缩脾饮用草果等，皆行温热之剂……夏月火令之时，妄投温热，宁免实实虚虚之患乎?”金代张子和在《儒门事亲·暑》中也说：“三日以里，宜辛凉解之，或辛温解之，如不已，里症未罢，大不可下。”这些认识成为后世治暑禁下之先声。宋元时期在治暑时，已注意到暑易伤气耗液的特点。故主张清暑运用补气生津之剂。如金代张洁古的《医学启源·制方法》用“白术散治诸烦热渴，津液内耗，不问阴阳，服之止渴生津”。杨士瀛的《仁斋直指方·暑·中暑论》从“暑能消气”的病机认识，提出暑病“治疗大要，虽贵于驱暑，尤贵于和中”的见解。特别是李杲擅长于用生脉散救夏暑之伤津气，并制清暑益气汤，融清暑燥湿、补气生津于一炉，以治疗中暑而喘，身热而烦，自汗身重，四肢困倦，神疲少动等症，为本病之治疗作出了重要贡献。宋代严用和的《济生方·暑》认为暑风“若作惊痫治之，多致不救。仓卒之际，宜以温热化苏合香丸灌之，候期稍苏，却以黄连香薷饮加羌活煎服，作效者多矣”。足见到了宋元，治疗本病已一变晋唐及北宋早期的成法，采用辛甘寒凉之剂，并重视补气生津。宋元时期治暑温之法在此已见雏形。

还需提及的是，暑与湿的关系在这一时期也已有所论及。陈无择《三因极一病证方论·暑湿风温证治》明确指出“暑者，六气之一，能与风湿并合为病……故有暑湿风温之病。暑湿者，恶寒反热，自汗，关节尽痛，头目昏眩，手足倦怠，不能胜持，此并伤暑湿也”，方用茯苓白术汤。李杲也有时当长夏，湿热大胜，蒸蒸而炽，宜以清燥之剂治之的说法。

明清时期，对暑温病机和辨证的论述，渐臻全面、系统，治疗方法也日益丰富。明代戴思恭的《证治要诀·中暑》提出“有暑即有痰”的观点；明末张凤逵著《伤暑全书·暑证》，总结本病的病因病机“乃夏属阴虚，元气不足，湿热蒸人，暴伤元气”。清代喻嘉言《医门法律·热湿暑三气门》在病机和治则上进一步指出：“夏月人身之阳，从汗而外泄；人身之阴，从热而内耗，阴阳两俱不足……而其用药，但取甘寒，生津保肺，固阳益阴为治。”清代张璐的《张氏医通·诸伤门·暑》指出本病的病位是暑气扰于营，伤肺胃之气而干于心。而集本病之大成，进行系统总结者是吴鞠通，其《温病条辨·暑温》首先将本病定名为“暑温”，云：“形似伤寒，但右脉洪大而数，左脉反小于右，口渴甚，面赤，汗大出者，名暑温。”他创用上中下三焦结合六经、卫气营血的方法进行辨证，并对本病的病因病机、病位、兼夹证、变证转归、主治大法、方药的加减进退等均有详细记载和描述，对暑温和湿温也作了明确的鉴别。暑温的辨证论治，至此已大体完备。吴氏以后，清代程芝田《医法心传》认为暑温同霍乱、痢疾、风温、秋燥、冬温一样，“俱能传染，谓之杂疫”，亦为真灼之见。

关于本病的治则，在明清时期已经大备。明代王纶《明医杂著·暑病》鉴于伤暑发热是外之热邪伤荣，因而主张“治主内”，并指出“治暑之法，清心利小便最好；暑伤气宜补真气为要”。而明代龚信《古今医鉴·中暑》，则补充曰：“自汗甚者不可利之。”明代李梴《医学入门》以祛暑和中，利湿消导为治疗大法。明代张凤逵根据暑温的性质及其病情发展变化的特点提出“暑病首用辛凉，继用甘寒，终用甘酸敛津，不必用下”的治疗原则为后世所公认。其后喻嘉言在《医门法律·湿热暑三气门·三气诸方》又提出证治四律：“凡治中暑病不辨外感内伤，动静劳逸，一概袭用成方者，医之罪也”；“凡治中暑病，不兼治其湿热者，医之过也”；“凡治中暑病，遇无汗者，必以得汗为正，若但清其内，不解其外，医之罪也”；“凡治中暑病，无故妄行温补，致令暑邪深入，逼血妄行，医之罪也。”这对暑温的论治又有所发展。吴鞠通取各家之长，并有所发挥，灵活地运用于暑温的治疗中，有是证用是药，不拘一格，垂范后世。

暑邪酷烈，变化迅速。对暑温变证的病机认识和辨证治疗的发展，是明清医家的重要贡献。例如“暑风”，历来概念各有不同，其中与暑温有关的论述，如明代戴思恭《丹溪心法附余》认为“有因火者，有因痰者”，是“内外合而炎烁”的结果，明代王纶《明医杂著·暑病》提出“火热致金不能平木，搐搦不省人事”，可谓后世暑热引动肝风说的端始。明代龚廷贤《寿世保元·中暑》强调因虚致风，谓“暑风者，神昏身体拘急，类若中风痉病相似，此为极重之候。盖必其人元气素弱，真阴不足……法当清补”。张凤逵谓本证可发展为暑风，所著《伤暑全书·暑证》说：“忽然手足搐挛，厉声呻吟，角弓反张，如中恶状，为暑风。亦有先病热，后甚渐成风者，谵语狂呼浪走，气力百倍，此阳风也，治疗以寒凉劫之，与阴风不同。”吴鞠通称之为暑痫，指出由暑热入营，肝风内动所致，用清营汤加钩藤、丹皮、羚羊角及紫雪丹治疗；他提出用大小定风珠、三甲复脉汤等治疗温病后期肝肾阴伤动风的方法，也为后世医家广为沿用。又如暑厥的概念，历来也不尽相同，而李梴等认为系暑温厥逆之变，《医学入门·寒暑湿》谓暑厥者："暑暍病，但以手足搐搦为风，手足逆冷为厥，厥与伤寒热厥义同。"明代李用粹《证治汇补·暑症》对暑厥之辨甚详："大概兼恶寒发热而渐厥者，为心脾中暑症；不恶寒但恶热而渐厥者，为膀胱中暍症。若大但恶寒不发热而渐厥者，又为夏月感寒阴症，不与暑暍症同类也。"清代陈士铎《辨证奇闻·暑症门》认为中暑热证，大汗不止，为亡阴之证，立救亡生阴丹治之。清代叶天士《温热论·三时伏气外感篇》指出，暑温热厥的症状："大凡热深厥深，四肢逆冷，但看面垢齿燥，二便不通，或泻不爽为是。"吴鞠通的《温病条辨·暑温》提出："汗出脉散大，喘喝欲脱者，生脉散主之。""下焦温病，热深厥深……三甲复脉汤主之。"为暑温厥逆症的治疗奠定了基础。其他如神昏谵语之变、暑瘵咯血之变等等的病机、辨证和治疗也都有详尽记载。

20世纪50年代以后，对暑温进行了一定的整理和研究，不仅明确了暑温的概念范围，并在实践中对暑温的理、法、方、药都有一定的发展。特别是根据暑温的理法方药，治疗流行性乙型脑炎，取得了很大成绩。

【范围】

根据本病的证候特点可见于西医学的流行性乙型脑炎，其他如钩端螺旋体病、暑令感冒或流行性感冒等，若临床表现与本病相似者，可参照本篇辨证治疗。

【病因病机】

暑温的病因，主要是夏暑之季，外受暑热邪毒所致，即因夏月中暑毒而发。因夏暑之季，由于劳倦或饥饿，使元气亏乏，先虚其内，暑热邪毒遂乘虚而入，袭人为患。暑邪侵入人体系由口鼻而入，传变迅速，其病机变化，具有以下特点。

1. **热盛阳明**　暑邪外袭，虽多先犯肺卫，病初"形似伤寒"呈现卫气病变，但暑邪受自口鼻，从上而下，不比"伤寒"从下而上，故酷暑之气易速入阳明，阳明为多气多血之海，阳明受暑热则呈现阳明热盛之特征，面赤身热，汗多烦渴，脉洪大而数，此即叶天士《温热论·三时伏气外感篇》"夏暑发自阳明"之谓。

2. **伤津耗气**　暑火同气，《内经》曰："壮火食气。"故暑热炽盛，不仅灼津耗液，亦可损耗正气。暑热迫津外泄，汗出太过，不仅津丢液失，正气亦可随之外泄，致使正气再次耗损，所以暑温极易出现津亏气耗，甚至津气欲脱。

3. **易陷心营**　暑性炎热，暑火同气，火气通心，故暑热最易内陷心营。心营受暑，则心神不安，甚或闭阻心窍而昏谵。心包络与肝同属厥阴，暑热引动肝风，风火相煽，极易发生动风痉厥，即所谓"窍闭风动"等危候。

4. **暑多夹湿**　《素问·热论篇》："先夏至日者为病温，后夏至日者为病暑。"夏至节气之后，气候不仅暑热炽盛，且湿气大动，故吴鞠通谓："不兼湿不得名暑温。"虽说此论有偏激之嫌，至少暑温常夹湿邪。湿性黏滞，暑热与湿交结，上可犯肺，中困脾胃，或结于下焦，阻滞气机，则肺失宣而咳逆，脾胃失运而呕逆泄泻，气化失司而小便不利或关格癃闭。

综上可见，暑温是由感受暑热毒邪所致，其感邪与人体正气虚衰有一定关系。邪虽外受，暑热为阳热之邪，其病机初起即多见正邪相争于阳明气分，呈现一派阳热炽盛之势。暑多兼湿，暑热与湿交结，上可犯肺，中困脾胃，或结于下焦，病机可呈现气机阻滞之特点。随着疾病的发展，暑温病机由气分进入营血分。暑火同气，火气通心，暑热扰蒙心包，甚至转为动风痉厥的病机特点。因壮火食气，火热灼津的病机特性，热势犹盛，正气(气、津)亦伤可谓暑温的常态病机。及至后期，病机可为余邪未尽，气阴未复。总之，暑温病机始在卫气，继及营血，暑热、湿邪是其标，气阴两虚是其本。病在卫气阶段以邪实为主，病入营血分则邪盛正虚，暑邪极甚，亦可动风痉厥，内闭外脱，病邪衰减则属正虚邪恋。

【诊断与鉴别诊断】

一、诊断

(一) 发病特点

本病发生于夏季盛暑，具有发病急骤，传变迅速的特点，或可具有流行性。体质虚弱，或劳倦过度，或溽暑冒日，耗伤正气者，易于罹病。

(二) 临床表现

壮热，烦渴，汗大出，脉洪大为其初起典型症状，临床且多见神昏谵语，吐衄痉厥等变证。

血液中白细胞总数及中性粒细胞增高，嗜酸性粒细胞减少。脑脊液检查呈颅内压增高，或"乙脑"血凝抑制试验检测IgM抗体阳性，或血液、脑脊液、尿液培养有钩端螺旋体生长，均有助于诊断。

二、鉴别诊断

1. **湿温**　湿温也为夏秋季常见的温病。其病因是感受湿热邪毒而引起；或因素蕴脾湿复感外邪而发。湿温初起以身热不扬、头痛恶寒、身重疼痛、脘痞、不渴、苔腻、脉濡缓等为主症。后期也可热甚伤津或入营血，但多见下血、亡阳等证。湿温病变的特点在于发病缓慢，病势缠绵，易发白㾦，病程较长。暑温虽易夹湿，兼见身重、胸脘痞闷等症，但因其感受暑邪热毒，故以热为主。多见高热、烦渴、多汗、脉洪大等症。暑温后期易入心营及耗伤元气真阴，多见神昏、抽搐、角弓反张等症。暑温病变特点是发病急骤，传变迅速，耗气伤津，易神昏动风。

2. **中暑**　中暑多发于酷暑炎夏，暴日劳作或高温汗出，耗气伤阴，以卒中为特点，昏迷等症发生突然；而暑温系感受暑热邪毒为病，先有卫气暑热炽盛之候，经过一段演变发展过程，随后逐渐出现神昏抽搐等症。

3. **疟疾**　疟之种类颇多，要与暑温鉴别者是暑疟和瘴疟。暑疟亦称"温疟"，发作时但热不寒，或热多寒少，烦渴而喘，便结溲黄，头痛，汗多，舌红苔黄，脉弦大而虚；或可兼见身重而痛，呕逆痞满等症。瘴疟证情危重，需与暑温鉴别者为瘴疟之"热瘴"，热瘴壮热不寒，面目尽赤，烦渴喜冷饮，头痛剧烈,溲赤便秘或自利,甚则神识昏迷,狂妄多言,抽搐动风,舌红绛,苔垢黑,脉洪数或弦。这两种疟疾与暑温及暑温动风,邪入心营之症有相似之处。但是暑疟和瘴疟多具有反复发作,高热烦渴随汗出而退的特点。

【辨证论治】

一、辨证

(一) 辨证要点

本病的发病过程和传变机制,虽具有温病的一般规律,即由表入里,由卫气至营血。但由于本病发病急骤,传变迅速,卫、气、营、血各阶段之间的传变界限有时很难区分,高热、神昏、惊厥等急剧症状,往往出现得比较突然。为能及时掌握病情性质及动态变化,阻止其向危重方面发展,应注意以下几点。

1. **辨耗气伤阴的程度** 口渴引饮,舌干少液即为伤津之证;神疲脉虚乃耗气之象,而两者恒多并见。如进而出现消渴不已,或渴不消水,舌光红绛而干,脉细数,为灼伤肝肾真阴之象;兼见咳嗽吐血,则为火邪灼伤肺阴,络脉受损所致;若兼见心烦不得眠,为心阴亏耗,心神失宁之故;若汗出不止,喘喝脉大,当知其为元气欲脱之兆。凡此种种,皆津气大虚,化源欲竭,必须及时救治,杜其他变。

2. **辨暑邪逆传动风的征兆** 暑温至出现昏迷不醒、谵妄、抽搐、角弓反张、四肢逆冷等症,已属危重难治。所以必须详察细辨,防患于未然,掌握治疗的主动权。凡病暑温者,出现嗜睡,且逐步加重以致沉睡难醒,或难于入睡,烦躁不宁,静则多言等,皆神昏的先兆;神志恍惚,时清时昧,为神昏之轻者。剧烈头痛,伴有呕吐,须警惕其神昏动风;手足不时微微抽动,惊惕肉瞤,项强,皆为动风之象。若烦热甚,或汗出不止,凡见有手足温度有逐渐下降趋势,脉大或逐渐变为虚细者,为行将发生厥逆的征兆,应予充分注意。

3. **辨暑温夹湿邪的兼证** 暑令湿盛,故暑温发病,多兼感湿。故暑温兼见胸痞身重,脘闷泛恶,苔腻脉濡等症者,可按暑温夹湿论治。

(二) 证候

[暑犯肺卫]

症状:身热有汗,或微有恶风,咳嗽头胀,骨节酸楚,口干,脉浮数,苔薄。夹湿者,兼有脘闷恶心,身重,苔腻等。

病机分析:本证属暑温之轻者,暑热毒邪袭于手太阴肺经,卫气受困,肺失宣降,故见身热恶风,咳嗽肢痛,脉浮等肺卫症状。然暑为阳邪,稍隔时日后,恶风即可消失,热逼炎熏,则汗出渐多,津液日耗,则口干渐著。兼夹湿邪,则脾土受困,运化失职,故胸闷、肢重、苔腻。

[暑燔阳明]

症状:壮热多汗,心烦恶热,头痛,面赤气粗,口渴引饮,或见便秘。苔黄,脉象洪大而虚或芤。

病机分析:热燔阳明为暑温本证。邪热内炽致壮热渴引;火性炎上而头痛面赤;暑热与心火同气,“心受邪迫,汗出而烦”;炎暑克金,则气粗若喘;热盛汗多,耗伤气阴,故脉洪大而虚。

[暑入营血]

症状:灼热烦躁,夜寐不安,口干,间有谵语,脉虚数,舌绛;暑邪入血,灼热神昏,谵妄错语,斑疹紫黑,吐血衄血,舌绛苔焦。夹痰者,可兼见痰鸣喘息,苔浊腻。

病机分析:暑与心火同气,心主血属营,故暑邪易入心营,扰乱神明,轻则心烦躁扰不安,甚则昏迷谵妄;营阴既伤,则脉虚而舌绛。暑热毒邪炽盛,深入血分,阴伤动血,则灼热、斑疹、衄血;热邪鸱张,阴血消涸则舌绛苔焦。痰热阻肺,气机逆乱,蒙蔽心窍,以致神昏而见痰喘苔浊。

[暑热动风]

症状:高热躁扰,手足瞤动,项强,甚则神昏,喉间痰壅,喘促鼻煽,瘛疭,角弓反张,脉细数,舌绛。或暑热久羁,神昧,五心烦热,手足蠕动。舌干绛,脉细数无力。

病机分析:暑热炽盛,阴液耗损,肝风内动,故肉瞤项强,甚则痉厥瘛疭,角弓反张,有如痫状,名曰暑痫,盖由风火相煽,闭塞清窍,遂致神志昏迷。若暑热久郁,必消烁下焦真阴,以致精血亏耗,阴不维阳而虚风内动,故亦见神昧,手足蠕动等动风现象,但与前者有虚实之别。真阴虚衰,故五心烦热,脉细数无力。

[暑温厥逆]

症状:高热神昏,不省人事,身热气粗,汗出如油,手足厥冷,惊悸口噤,脉洪大而数或脉伏;或大汗淋漓,喘急昏糊,神志不清。四肢逆冷,脉散大无根或沉细欲绝。

病机分析:前者多由暑燔阳明而陷入者。暑邪内扰,热毒熏蒸,致邪闭清窍,神明无主,故神昏惊悸;暑毒内蒸,则身热气粗,脉洪大而数;热邪怫郁,气机阻逆,则手足反见厥冷,脉伏,热深则厥深,热微则厥微。后者由元气元阴消涸殆尽,孤阳无所依附,大汗阳越,阳气欲竭,故神昧、逆冷、脉散诸危候迭至。

[暑温挟湿]

症状:暑湿中困,壮热烦渴,汗多溺短,脘痞身重,呕恶,苔腻,脉洪大;暑湿弥漫,身热耳聋,脘痞胸闷,下利稀水,溺赤,渴不甚饮,咳痰或带血,舌红苔黄腻,脉濡细;暑湿伤气,身热心烦,四肢困倦,胸闷气短,自汗口渴,尿赤便溏。苔腻,脉大而无力。

病机分析:暑热盛于阳明,则见壮热烦渴,汗多溺短;湿邪困阻太阴则脘痞身重,呕恶;暑湿蒸腾于上则身热耳聋,叶天士曰:“湿乃重浊之邪,热乃熏蒸之气,热处湿中,蒸淫之气上迫清窍,耳为之失聪,不与少阳耳聋同例。”暑湿下迫肠道,分清泌浊失职,致下利溺赤;暑湿恋肺伤络,清肃无权,故咳痰带血;苔黄腻舌红,脉濡细,皆暑热兼湿之征象;暑湿久恋,伤及中气,故肢困气短,脉象无力。

二、治疗

(一) 治疗原则

关于暑温之治疗,一般习于首用辛凉,继用甘寒,终用甘酸敛津,不必用下。因暑温多汗,古有忌利小便、忌汗、忌下,以免伤阴,引邪内陷之谓。对于此说,可作参考也不可拘泥。邪在肺卫,虽有汗,也可辛凉轻解;暑湿之患,仍可利小便以渗湿;热扰神明,大便秘结,也可兼用通下;暑邪入营,则清营透热;入血当须凉血散血;对于见有动风、神昏、厥变之象者，宜早投清心开窍、息风救逆之剂，若有迟疑，每易坐失良机，以致不治。

（二）治法方药

［暑犯肺卫］

治法：清热宣气，解暑保金。

方药：宜《时病论》清宣金脏法，药用牛蒡子、川贝母、马兜铃、杏仁、瓜蒌皮、桔梗、冬桑叶、枇杷叶。本法具有清热宣肺的功效。以牛蒡子、川贝母、马兜铃、桑叶清其肺热；杏仁、瓜蒌皮、桔梗宣其肺气；枇杷叶宣降其肺；尚可酌加金银花、青蒿等，增强清热解暑之功。若兼夹湿邪者，可参入生薏苡仁、生扁豆、茯苓、鲜藿香、佩兰等，以芳香淡渗宣泄之。暑邪夹风，宜宣散表邪而清暑热，黄连香薷饮加金银花、连翘、白茅根、芦根等。

［暑燔阳明］

治法：清气泄热，益气生津。

方药：白虎加人参汤。以石膏、知母清热泻火；人参益气生津；佐甘草、粳米养胃和中；全方共有清热益气生津的功能。也可加金银花、连翘、大青叶、板蓝根等，以增强其清热泻火之功。如果暑热虽甚，津气未伤者，可径用白虎汤，直清邪热。若便秘不通，腹胀者，可合用凉膈散包煎，或少入生大黄，以涤热结。

［暑入营血］

治法：清心涤暑，凉营息风；凉血解毒，开窍镇痉。

方药：暑入营分，用清营汤加紫草、板蓝根。以犀角（水牛角）清热凉血解毒为主；配黄连、竹叶心、紫草、板蓝根清心泻火；丹参、生地、玄参、麦门冬清营热，滋营阴；金银花、连翘轻宣泄热，使营分邪热转出气分而解。本方有清营凉血解毒的功用。夹痰者加胆南星、天竺黄或淡竹沥。若营分热盛而致内扰心包，出现烦躁不眠或谵语，则可加服安宫牛黄丸，清心解毒，凉血开窍。痰蒙心窍，神志不清者，加郁金、鲜石菖蒲、远志等。神志昏谵而苔浊腻者加苏合香丸。

暑入血分，宜亟用犀角地黄汤，合神犀丹或安宫牛黄丸，凉血解毒，清心开窍。叶天士《外感温热篇》说："入血就恐耗血动血，直须凉血散血。"故以犀角（水牛角代）清热凉血解毒，生地养阴清热、凉血止血，丹皮凉血散血，赤芍和营泄热。本方合神犀丹或安宫牛黄丸，加强凉血解毒开窍之功。若神昏而伴痉厥者，可加用紫雪丹。

［暑热动风］

治法：清营凉血，平肝息风；滋阴潜阳，息风镇痉。

方药：暑热亢盛，热极动风，当用清营汤合羚角钩藤汤，清营凉血，解毒养阴，息风镇痉。羚角钩藤汤以羚羊角、钩藤、桑叶、菊花凉肝息风定痉，川贝母、茯神化痰安神，芍药、甘草、鲜生地酸甘化阴，滋阴血以缓肝急，竹茹清泄肝胆之热。全方具有清热凉肝、息风定痉的功效。若心营热甚，可加犀角（水牛角）、丹皮，或更入紫雪丹，以增凉营清心、息风开窍之力。若阳明胃热炽盛可加石膏、知母辛寒清气。抽搐较甚者，可入蜈蚣、全蝎、地龙、僵蚕等镇痉息风。见喘促痰鸣者加猴枣散吞服，清热豁痰以平喘急。

下焦阴伤，肝脉失养，虚风内动，宜用大定风珠。本方即三甲复脉汤加五味子、鸡子黄。方以牡蛎、鳖甲、龟版潜阳镇痉，地黄、白芍、麦门冬、阿胶、麻仁滋养阴血，而退虚热，炙甘草、五味子，鸡子黄酸甘化阴，滋液复脉息风，合奏育阴潜阳，养血息风之效。凉肝息风与滋阴息风作用不同，前者着重祛邪，后者偏于扶正，临床务必辨清动风之属实、属虚而分别施治。

［暑温厥逆］

治法：清心开窍，清气凉营；大补元气，回阳救逆。

方药：暑热蒸迫于里，热深厥深，清窍闭塞，心神失主，应速投安宫牛黄丸或紫雪丹，清心开窍，同时根据辨证，投以清气泄热或清营凉血之剂。并可结合针刺人中、十宣、曲池、合谷等穴，清泄邪热，苏醒神志。俟闭开神清厥回以后，再按暑温辨证投药。

元气真阴消涸，孤阳暴脱，当先回阳固脱，用参附汤或参附龙牡汤等。参附龙牡汤以人参大补元气，附子温壮真阳，龙骨、牡蛎敛汗固脱，有回阳救逆之功。此属暑温变证之治疗。

［暑温夹湿］

治法：清暑化湿，宣泄三焦。

方药：暑湿困中，宜苍术白虎汤。以白虎汤清阳明胃热；苍术燥太阴脾湿。暑湿弥漫三焦，宜三石汤宣泄上中下三焦暑湿之邪。本方以杏仁宣达上焦肺气；石膏、竹茹、银花、金汁清泄中焦，涤暑解毒；滑石、通草、寒水石泄利下焦暑湿。亦可参用《时病论》的清凉涤暑法治之。药用滑石、生甘草、青蒿、白扁豆、连翘、白茯苓、通草、西瓜翠衣，有清暑渗湿之功。若暑湿伤肺而吐衄咳喘者，可用清络饮加杏仁苡仁滑石汤。本方为清泄暑湿的轻清之剂。方以西瓜翠衣、鲜扁豆花、丝瓜皮、鲜竹叶心清泄暑热；杏仁宣达肺金；鲜荷叶边、滑石、薏苡仁渗泄暑湿。暑湿去，肺气复，则吐衄喘咳亦愈。若因见血，即滥投凉血止血，反有滞留湿邪之弊。

暑湿伤气者，宜东垣清暑益气汤，清暑利湿，补益元气。方中黄芪、党参、甘草、白术健脾益气；升麻、葛根清热胜湿；苍术、青皮、陈皮、神曲化湿和中；麦门冬、五味子、当归养血敛阴；黄柏、泽泻利湿清热；姜、枣和中养胃。此外，若暑耗津气，出现身热气高，肢困神惫，心烦不宁，汗多欲脱者，宜清暑除热，益气生津，选用王氏清暑益气汤合生脉散加减以治之。暑温后期，常出现低热烦躁，神情痴呆，语言不利，或昏迷不醒，半身不遂，手足颤动，拘急强直等后遗症状，治宜益气阴，除余热，豁痰清心开窍，活血化瘀通络，滋养肝肾，息风潜阳，选用三甲散或补阳还五汤等加减以治之。暑温之后遗诸症，较难收效，故应采用综合措施缓图取效，不宜急投峻补峻攻之剂。

（三）其他治法

1. 单方验方

(1) 复方板蓝根煎液：板蓝根 15 克，金银花 9 克，酢浆草 30 克，鸭跖草 30 克，一枝黄花 30 克，蒲公英 30 克，紫花地丁 30 克。早期即可服用，每日 1～2 剂，每剂分煎 2 次内服，直至痊愈。

(2) 千金散：全蝎 9 克，僵蚕 9 克，朱砂 15 克，牛黄 1.8 克，黄连 12 克，天麻 12 克，龙胆草 6 克，甘草 6 克，共研极细面。每日 2 克，分 3 次薄荷汤送下，儿童减半。适用于暑温惊厥、昏迷、头痛、嗜睡等证。

(3) 复方九里香煎液：九里香叶 15～30 克，金盏银盘(全草)30～60 克，狗肝菜(全草)或大青叶 30～60 克，加水煎煮 30 分钟，药液成 60～100 毫升。分 2 次服用。适用于暑温卫气同病。

(4) 五汁饮：用鲜西瓜、鲜莲叶、鲜茅根、鲜竹叶心、鲜马蹄金等煎汁，频频饮服代水。适用于暑温阴伤，口渴少尿者。

2. 中成药

(1) 清开灵注射液：每次 2～4 毫升，肌内注射，每日 2～3 次；或 20～40 毫升加入 5%葡萄糖注射液 500 毫升之中，静脉滴注，每日 1～2 次。适用于高热患者。

(2) 醒脑静注射液：每次 4～6 毫升，肌内注射，每日 2～3 次；或 20～40 毫升加入 5%葡萄糖注射液 500 毫升内，静脉滴注，每日 1～2 次。适用于高热谵妄神昏者。

(3) 六神丸：每次 10 粒，顿服，每日 2 次，不超过 3 次，儿童用量减半。或用冰片 0.03～0.06 克(或用麝香 0.03～0.06 克)、牛黄粉 0.3 克、羚羊角粉 0.6 克和匀顿服，每日 1～2 次。适用于暑温神昏、喘促、厥逆之症。

3. 针灸

(1) 退热：高热无汗或少汗者，针刺大椎、曲池；有汗或多汗者，针复溜、曲池；或点刺放血，点刺少商、商阳及十宣，放血少许。耳针：针耳尖、肾上腺、内分泌、枕、心、皮质下、神门、肝、脾等穴，每次选 2～3 穴，针刺或埋针。耳尖及肾上腺可放血。

(2) 止痉厥抽风：主穴选人中、合谷；备穴选太冲、内关、后溪、风池。先针主穴，效果不显著时加用 1～2 个备穴；或针鸠尾、长强，适用于抽风甚剧时。耳针：针神门、交感、枕、心等穴。

(3) 平喘促：主穴选人中、素髎、太冲、内关、膻中；备穴选足三里、天突、合谷。先针主穴，每次 2～3 个穴，无效时加备穴。耳针：针心、肺、交感、肾上腺、皮质下、脑干等穴，每次选 2～3 个穴。

(4) 回厥逆：主穴选涌泉、足三里；配穴选内关、人中、素髎。耳针：主穴选皮质下、肾上腺、内分泌；配穴选交感、心、肝。针刺回厥逆，留针时间宜长，间隔捻转，待厥回尚须留针数小时，然后起针。耳针作配合使用。

【转归及预后】

暑温为病，发病急骤，变化多端而迅速，只要观察周详，辨证无误，治疗及时，大部分患者可获痊愈。然而本病的变证，如神昏、抽风、厥脱等，证情凶险，若治不及时，易致死亡。也有部分患者，经过救治，虽得幸存，但遗有痴呆、神昏、瘫痪、抽风强直、言语不利或失语等症，其中有的经过调治，可获恢复或症状改善；有的则虽经多方治疗，效果罔然，成为终身遗患。

【预防与护理】

本病的预防必须注意以下几个方面。首先要慎于摄生，不使精气受损。应避免在饥饿、劳倦的情况下，久冒烈日炎热，或久处湿热熏蒸之地；应注意防暑降温，做好环境及个人卫生，防止暑热秽浊诸邪侵入人体。

另在盛夏之季可常服清凉饮料及解暑生津之品，如鲜藿香、佩兰、鲜荷叶、乌梅等煎汤，对本病有一定预防作用。古代许多医家也十分注意预防暑病，如孙思邈有夏令常服人参、五味子以保元气之说；王纶提出服壮元气、清热、驱暑之剂，药用人参、白术、五味子、麦门冬、白芍、茯苓、知母、陈皮、香薷、黄芩、炙甘草，入姜水煎，食前温服，以预防中于暑邪，其方药味虽多，但用量极轻；李梃提出壮实者用香薷散、益元散，虚弱者以补中益气汤去升、柴，加黄柏、芍药、五味子、麦门冬，有痰加半夏、姜汁；沈金鳌则以清暑益气汤加渗湿药，预防暑病。近代则常用大青叶、板蓝根、牛筋草、金银花、连翘等单味或复方煎液，连服 7 日左右，以预防本病。

暑温的护理十分重要。首先病室应通风凉爽，注意体温护理。壮热者，可适当采用冷敷降温(闭暑者忌用)，如对妊娠患者，古代医者有用井底泥冷敷腹部(今可采取冰袋、乙醇擦浴等措施)，以保护胎儿。

其次应注意津液的补充，除药物治疗以外，在病中尚可用银花露或竹叶心煎汤代茶。亦可用梨皮、蔗浆、鲜芦根之类取汁饮服。叶天士主张本病患者常用绿豆煎汤服。另外可多食西瓜，因西瓜有"天然白虎汤"之称。

饮食宜清淡，富有营养，容易消化，切忌食用滋腻不化之食。

如有抽搐、神昏者，要密切观察病情，保持呼吸道通畅，避免跌床等事故的发生。

【现代研究】

(一) 中医药治疗"乙脑"

1. 辨证论治　乙脑的辨证论治，多按暑温卫气营血进行辨证，亦有按湿温(详见"湿温"篇)辨证者，治疗方药则随研究者的不同而有所区别。

宋氏等[1]将"乙脑"分为 4 个证型辨证论治。卫气表证，治以芳化暑湿，解表透邪，方用香薷、金银花、扁豆花、厚朴花、连翘、藿香、荷叶、竹叶加减；暑湿内蒸证，治以清暑祛湿，方用藿香、厚朴、白蔻仁、生薏苡仁、滑石、甘草、黄芩、竹叶、连翘、金银花加减；热搏营血证，治以清营凉血，镇惊止痉，方用水牛角、生地黄、丹皮、玄参、麦门冬、连翘、金银花、白茅根、生石膏、荷叶、菖蒲、钩藤加减；痰蒙清窍证，治以豁痰开窍，清热止痉，方用胆南星、天竺黄、半夏、竹沥水、藿香、佩兰、郁金、石菖蒲、荷叶、地龙、僵蚕加减，狂躁者酌加"三宝"以开窍醒神。作者强调清瘟败毒饮和甘露消毒丹，是治疗"乙脑"常选用的方剂。张氏[2]中西医结合治疗乙脑 30 例，疗效均优于单纯西药对照组。中医采用辨证论治。卫气型治以辛凉透表，清热解毒，方用银翘散加减：金银花、连翘、板蓝根、牛蒡子、竹叶、滑石、石膏、知母。气营型治以清热解毒，清气凉营，方用白虎汤合清营汤加减：石膏、知母、连翘、板蓝根、玄参、生地、丹皮、竹叶。营血型治以清热解毒，凉血开窍，方用清瘟败毒饮加减：石膏、知母、水牛角粉、生地、丹皮、玄参、板蓝根、连翘。阴竭阳脱型治以清心开窍，凉血息风，方用清营汤合羚羊钩藤汤加减：羚羊角粉、水牛角粉、玄参、竹叶心、连翘心、麦门冬、生地、钩藤。根据病情酌加化湿、祛痰、息风止痉之品，必要时加紫雪散、安宫牛黄丸及至宝丹清营开窍。

有研究者采用西医学分期中医辨证分型进行治疗。商氏等[3]对“乙脑”（初期）邪在卫气，治以辛凉解表、清气泄热，用银翘散加减；（极期）气血两燔，治以清气凉营，泄热解毒，方用白虎汤合清营汤加减；（极期）热陷营血，治以清营凉血、息风开窍，方用清营汤合羚羊钩藤汤加减；（恢复期）正虚邪恋，治以养阴清热，方用三甲复脉汤化裁；（恢复期）痰瘀阻络，治以益气养阴，化痰通络，方用菖蒲郁金汤合当归补血汤加减。在极期阶段，辨证结合应用辛凉开窍、益气固脱、回阳救逆外，并结合西医学冷敷降温、保持水电解质平衡、甘露醇降颅压、保持呼吸道通畅等治疗。经用上述分期分型诊治“乙脑”60例，结果治愈56例，有后遗症2例，死亡2例。王氏[4]采用西医学分期中医辨证分型论治流行性乙型脑炎35例。急性期病在卫气（轻型），用银翘散合白虎汤加减（金银花、知母、淡豆豉、芦根、连翘、大青叶、板蓝根、生石膏、薄荷）；病在气营，用白虎汤合清营汤加减（生石膏、大青叶、生地、板蓝根、连翘、知母、玄参）；病在营血（重型），方用清瘟败毒饮（水牛角、生石膏、黄连、赤芍、知母、天竺黄、丹皮、大青叶、生地、板蓝根）；内闭外脱型（极型），方用参附龙牡汤（人参、附子、煅龙骨、牡蛎）；恢复期，用三才汤加味（人参、天门冬、麦门冬、生地、五味子）；后遗症期，用补阳还五汤配合针灸治疗。结合西医学对症治疗，结果35例中，治愈28例，好转5例，死亡2例，与之单用西药治疗的20例比较，治愈率明显提高，住院日数缩短1/3。

2. **专方治疗**　专方治疗乙脑比较简便，易于推广。专方治疗中以安宫牛黄丸、清开灵报道最多，效果也很显著。于氏等[5]在对照组（51例）综合治疗基础上，加用安宫牛黄丸治疗“乙脑”52例。结果治疗组恶化死亡1例（占1.92%），遗留后遗症2例（占3.84%），痊愈49例（占94.24%）。在降温、脑部症状消失、意识转清时间、平均住院日数等方面均比对照组短，且恶化和后遗症病例较少，治愈率高，疗效明显优于对照组。徐氏等[6]采用中西医结合治疗急性期流行性乙型脑炎206例，并与常规西医学方法治疗104例作对照观察。中西医结合组，在常规西药治疗的基础上，于入院当时即口服安宫牛黄丸、羚羊角粉，不能口服者则鼻饲，每日2次。结果：中西组痊愈191例（92.72%），显效8例（3.88%），有效2例（0.97%），无效5例（2.43%），总有效率为97.57%，中西医结合组优于西药治疗组，有显著性差异（$P<0.01$）。清开灵治疗乙脑常常与西医学治疗方法结合应用，应用清开灵后能显著提高治疗效果，改善各项临床指标。黄氏等[7]将100例“乙脑”随机分为常规治疗和常规治疗加用清开灵两组。结果加用清开灵组在发热、头痛、嗜睡、抽搐、昏迷持续时间方面均比常规治疗组明显缩短，两组差异有显著意义。张氏等[8]对28例乙脑患儿采用清开灵加干扰素治疗。对照组28例乙脑患儿采用利巴韦林加胞二磷胆碱治疗。结果：退热时间、意识障碍改善时间、抽搐痉挛停止时间、脑电图恢复正常时间等，清开灵组均优于对照组，均$P<0.05$。

专方治疗尚有用白虎汤加味、白虎合承气汤、清营饮等治疗者，均取得了较好的临床效果。李氏等[9]将重型乙脑84例，随机分成中西医治疗组（42例），西医对照组（42例）。中西医治疗组，在西医学治疗基础上，采用白虎汤加减（藿香、生石膏、金银花、连翘、栀子、石菖蒲、郁金、知母、板蓝根、甘草）。对高热、抽搐、痰涌等随证加用水牛角、羚羊角粉、全蝎、天竺黄、大黄之类对症治疗。结果治疗组优于对照组，总有效率和治愈率均有非常显著性差异（P均<0.01），治疗时间显著缩短（$P<0.05$），有显著退热作用（$P<0.05$）。陈氏等[10]在西医学治疗基础上，加用中药白虎汤合大承气汤加减治疗乙脑30例。药用生石膏、知母、生甘草、大黄、芒硝、枳实、厚朴，随症加减。惊厥加钩藤、僵蚕；高热昏迷加至宝丹或紫雪散；热盛闭窍，神志不清加安宫牛黄丸。结果：退热时间（4.50±1.92）日，止惊时间（2.00±1.18）日，苏醒时间（4.21±2.00）日，进入恢复期时间（11.86±3.60）日，症状改善优于单用西药对照组（$P<0.05$）。治疗组治愈率高于对照组、病残率低于对照组，差异有显著性（$P<0.05$）。万氏等[11]在常规治疗基础上加用生大黄煎水保留灌肠，治疗流行性乙型脑炎31例，并与常规治疗31例进行对照。结果：大黄治疗组治愈27例（87.1%），好转3例（9.7%），无效1例（3.2%）；常规治疗组治愈17例（54.8%），好转9例（29.1%），无效5例（16.1%）。宋氏[12]对31例乙脑患者，用自制清营饮（鲜藿香、生石膏、知母、生地、连翘、板蓝根、丹参、沙参、黄连、石菖蒲、郁金、鲜茅根、甘草）鼻饲加对症处理治疗，并与单用西医学治疗的34例患者进行比较，结果自制清营饮组在退热、止痉时间上优于对照组，差异显著（$P<0.01$），治愈率也优于对照组（$P<0.05$）。

（二）中医药治疗钩端螺旋体病

一般认为，无黄疸型“钩体病”属于中医“暑温”、“湿温”和“暑温夹湿”的范畴；黄疸型“钩体病”则属于中医“急黄”、“瘟黄”和“黄疸”范畴。近年，按“湿温”研究所取得的进展，详见“湿温”篇章，兹将按“暑温”理论对本病的临床研究进展介绍于下。

侯氏[13]中西医结合治疗钩体病220例，中医一般分为热偏盛型和湿偏盛型，分别又按卫气营血辨证。热偏盛型：病在卫分治疗辛凉透邪为主，佐以淡渗利湿，以银翘散加减；病在气分则清热解毒，以白虎汤加减；病在气血治以清热解毒，凉血救阴，用清瘟败毒饮，神昏谵语者加安宫牛黄丸、紫雪丹、至宝丹。湿偏盛型：治以祛湿兼以清热，方以三仁汤加减，陷入营血，则凉血救阴，用清瘟败毒饮。结果治愈214例（97.5%），死亡6例（2.5%）。雍氏[14]按疾病演化阶段进行辨证论治，第1阶段由于邪热炽盛，肺络受损，血液外溢，首当凉血清心解毒、清络宣肺为要，以犀角地黄汤凉血解毒；第2阶段由于湿热郁蒸体内，流阻经络下肢（腓肠肌疼痛等），采用三仁汤加减化裁，化气利湿；第3阶段由于脏腑受损，湿温之邪弥漫三焦，故用茵陈五苓散化湿利浊，兼清热邪；第四阶段属温病后期，气阴两伤，中焦受损，脾胃亏虚，故用参苓白术散以收功。

对流感伤寒型钩体病，江氏[15]以白虎汤为基础方（生石膏、知母、金银花、连翘、板蓝根、鲜荷叶、生地、沙参、麦门冬、六一散），随症加减治疗23例流感伤寒型钩端螺旋体病。结果23例患者全部治愈。

邓氏等[16]对8例肺出血型钩端螺旋体病进行中西医结合治疗,中药以清暑解毒,凉血止血法治疗,方用银翘散合犀角地黄汤加减(金银花、连翘、竹叶、生地、水牛角、白芍、丹皮、黄芩、白茅根、茜草、蚕砂)。结果均获治愈,肺部病灶吸收消散平均9.25日,平均住院日12.25日。毛氏[17]重视安宫牛黄丸在肺出血型钩体病的治疗作用,对41例确诊为肺出血型钩端螺旋体病,随机分为西药加安宫牛黄丸治疗组和单纯西药治疗对照组。结果:治疗组20例,显效12例,有效6例,无效2例,显效率60%,总有效率90%;对照组21例,显效5例,有效8例,无效8例,显效率23.8%,总有效率61.9%,两组对比差异显著($P<0.05$)。

【小结】

暑温是由外受暑热邪毒所引起的急性热病。其病位主要在肺胃,又可涉及心包、肝、脾、肾,病机特点是易于直入阳明气分,易陷心营,易耗伤元气真阴,易夹湿弥漫于三焦。临床辨证需重点辨清虚实及传变。一般来说,早期偏实,后期偏虚;辨传变关键在辨清耗气伤阴及逆传动风,方能知渐杜进,防变于未然。

暑温的治疗,邪在肺卫则宜辛凉清宣之剂;邪入阳明则清气泄热;邪入营血则清营凉血,开窍镇痉;耗气伤津则清暑益气而养津液;暑热动风则清营滋阴而息肝风;暑温厥变则清泄开窍或回阳救逆;暑温夹湿则清泄渗利;瘥后调理则随证施方,缓图取效。暑湿的治疗不仅要驱邪,也要处处注意护养津气。

本病经及时正确的治疗,多数能痊愈。若误治或失治,则每易转入险证,而造成死亡,或虽愈而出现后遗症。

附方

(1)清宣金脏法(《时病论》):牛蒡子 川贝母 马兜铃 杏仁 瓜蒌皮 桔梗 桑叶。
(2)黄连香薷饮(《类证活人书》):黄连 香薷 厚朴。
(3)白虎加人参汤(《伤寒论》):石膏 知母 甘草 粳米 人参。
(4)白虎汤(《伤寒论》):石膏 知母 粳米 甘草。
(5)凉膈散(《太平惠民和剂局方》):薄荷 连翘 栀子 竹叶 黄芩 甘草 大黄 芒硝。
(6)清营汤(《温病条辨》):犀角 生地 玄参 竹叶心 金银花 连翘 黄连 丹参 麦门冬。
(7)安宫牛黄丸(《温病条辨》):牛黄 郁金 犀角 黄连 朱砂 冰片 珍珠 栀子 雄黄 麝香 黄芩。
(8)苏合香丸(《和剂局方》):白术 青木香 乌犀屑 香附 朱砂 诃黎勒 白檀香 安息香 沉香 麝香 丁香 荜茇 龙脑 苏合香油 熏陆香。
(9)犀角地黄汤(《备急千金要方》):犀角 生地 赤芍 丹皮。
(10)神犀丹(《温热经纬》):犀角 鲜石菖蒲 黄芩 鲜生地 金银花 金汁 连翘 板蓝根 豆豉 玄参 天花粉 紫草。
(11)紫雪丹(《和剂局方》):滑石 石膏 寒水石 磁石 羚羊角 青木香 犀角 沉香 丁香 升麻 玄参 炙甘草 朴硝 朱砂 麝香 金箔。
(12)羚角钩藤汤(《通俗伤寒论》):羚羊角 桑叶 川贝 鲜生地 钩藤 菊花 生白芍 生甘草 竹茹 茯神。
(13)猴枣散:猴枣 羚羊角 麝香 硼砂 沉香 川贝 青礞石 天竺黄。
(14)大定风珠(《温病条辨》):牡蛎 鳖甲 龟版 炙甘草 大生地 白芍 麦门冬 麻仁 阿胶 鸡子黄 五味子。
(15)参附汤(《世医得效方》):人参 附子。
(16)参附龙牡汤(上海中医学院编《方剂学》):人参 附子 煅龙骨 牡蛎。
(17)苍术白虎汤(《类证活人书》):石膏 知母 粳米 甘草 苍术。
(18)三石汤(《温病条辨》):滑石 石膏 寒水石 杏仁 竹茹 金银花 金汁 白通草。
(19)清凉涤暑法(《时病论》):滑石 生甘草 青蒿 白扁豆 连翘 茯苓 通草 西瓜翠衣。
(20)清络饮(《温病条辨》):鲜荷叶边 鲜银花 西瓜翠衣 鲜扁豆花 丝瓜皮 鲜竹叶心。
(21)清暑益气汤(《脾胃论》):黄芪 人参 白术 苍术 泽泻 六曲 青皮 陈皮 甘草 麦门冬 五味子 当归 黄柏 升麻 葛根 生姜 大枣。
(22)王氏清暑益气汤(《温热经纬》):西洋参 石斛 麦门冬 甘草 粳米 黄连 竹叶 知母 荷梗 西瓜翠衣。
(23)生脉散(《内外伤辨惑论》):人参 麦门冬 五味子。
(24)三甲散(《温疫论》):鳖甲 龟版 穿山甲 蝉蜕 僵蚕 牡蛎 当归 白芍 甘草 䗪虫。
(25)补阳还五汤(《医林改错》):黄芪 当归 川芎 桃仁 红花 赤芍 地龙。

【现代研究】主要参考文献

[1] 宋祚民,李健,宋文芳.流行性乙型脑炎[J].中级医刊,1996,31(7):50~53.
[2] 张月娥.中西医结合治疗流行性乙型脑炎56例疗效观察[J].实用中西医结合杂志,1997,10(10):985.
[3] 商让成,王宝民,张世伟.辨证治疗流行性乙型脑炎60例[J].陕西中医,2002,23(9):771~772.
[4] 王远义.中西医结合治疗流行性乙型脑炎35例[J].湖北中医杂志,1996,18(1):23~24.
[5] 于新芳,王丽娟.病毒唑和安宫牛黄丸治疗流行性乙型脑炎疗效观察[J].中西医结合实用临床急救,1996,3(10):452~453.
[6] 徐理芬,伍素英,季科夫.中西医结合治疗急性期流行性乙型脑炎206例[J].中国中西医结合杂志,1996,16(11):695~696.
[7] 黄波,李青.加用清开灵注射液治疗小儿流行性乙型脑炎的疗效观察[J].贵州医药,2001,25(10):943~944.
[8] 张敬银,张文鹏,张继玉.清开灵联合干扰素治疗流行性乙型脑炎[J].实用中西医结合杂志,1997,10(20):1987.
[9] 李书魁,李志伟.中西医结合治疗重型流行性乙型脑炎42例疗效观察[J].中西医结合实用临床急救,1996,3(9):410~411.
[10] 陈杰,张传明.中西医结合治疗流行性乙型脑炎30例[J].山东中医杂志,1997,16(1):27.
[11] 万容,刘雨睿,冯慕仁.大黄煎剂保留灌肠治疗流行性乙型脑炎的疗效观察[J].贵阳医学院学报,30(3):260~261.
[12] 宋玉环.清营饮治疗小儿流行性乙型脑炎31例[J].九江医学,1999,14(3):176.
[13] 侯翊生.钩端螺旋体病综述:附中西医结合治疗220例临床分析[J].实用中西医结合杂志,1994,7(4):212~213.
[14] 雍怀生.中西医结合救治重症混合型钩端螺旋体病[J].四川中医,1994,(4):29~30.

[15] 江忠远.中药治疗23例钩端螺旋体病的体会[J].湖北中医杂志,2000,22(2):28.
[16] 邓红霞,刘建和.肺出血型钩体病中西医结合治疗和误诊原因分析[J].湖南中医学院学报,1999,19(3):45,47.
[17] 毛长庚.安宫牛黄丸治疗肺出血型钩端螺旋体病20例[J].中国人兽共患病杂志,2001,17(6):22.

附:疰　夏

【定义】

疰夏以暑天怠惰嗜卧,眩晕乏力,心烦多汗,饮食不思,或有低热等为临床特点,由暑湿之气,损于脾胃元气,耗伤阴津所致。

【历史沿革】

疰夏之名首见于《丹溪心法》。但在其前,对于本病的临床表现已有记载,如宋《圣济总录·中暍统论》所述"暑气",曰"论曰盛夏炎热,人多冒涉路,热毒易伤,微者易伤。微者客于阳经,令人呕逆头眩,心神懊闷,汗出恶寒,身热发渴。即时不治,乃至热气伏留经络,岁久不除,遇热即发,俗号暑气"。其所述症状,与本病颇似,且又指出此证的转归:"甚者,热毒入内……谓之中暍。"迨金代李杲的有关长夏湿热困胃的论述与本病更为近似,他在《脾胃论·长夏湿热胃困尤甚用清暑益气汤论》中曰:"时当长夏,湿热大胜,蒸蒸而炽,人感之多四肢困倦,精神短少,懒于动作,胸满气促,肢节沉疼,或气高而喘,身热而烦,心下膨痞,小便黄而数,大便溏而频……或渴或不渴,不思饮食,自汗体重,或汗少者。"并立清暑益气汤治疗之。其论深得后世医家赞赏,成为治疗本病的公允之法。此外,李杲宗孙思邈之论,主张夏日多服五味子,喜用人参、麦门冬、五味子,也为后世医家所循。元代朱丹溪《丹溪心法·中暑》中附有"注夏",为本病病名之始,曰:"注夏属阴虚,元气不足,夏初春末,头疼脚软,食少体热者,是宜补中益气汤……或用生脉散。"朱氏所论的突出之处在于指出本病的病机有阴虚、元气不足两个方面,补李东垣之不足。

嗣后,明代张凤逵在《伤暑全书·暑症》中,将本病的有关症状作为中暑的轻证:"盖此症乃夏属阴虚,元气不足,湿热蒸人,暴伤元气,人初感之,即骨乏腿软,精神倦怠,昏睡懒言。"

清代医家对本病更趋重视,论述也渐臻完善。李用粹《证治汇补·暑症》中附有疰夏一节,其引立斋之语,指出本病久而不治为劳怯之根,治疗重在脾肺肾,用滋化源之法:"金水两衰,不能滋生,所以童男少女虚弱之人,每遇春夏之交,日长暴暖,患头眩眼黑,或头胀痛,身倦脚软,身热食少,心烦躁扰,自汗盗汗,名曰疰夏。此皆时令火为患,非纳凉受暑而病也。久而不治乃劳怯之根。宜滋化源,使脾土转生肺金,肺金转生肾水,乃为根本之治。"张璐《张氏医通》谓:"疰夏病,属阳虚元气不足。"指出疰夏之属阳虚者。沈金鳌《杂病源流犀烛·暑》中,在前人基础上提出本病与"饮"有关,应与"痿"作鉴别:"疰夏,脾胃虚弱病也。然虽有脾胃虚弱,亦必因胃有湿热及留饮所致。昔人谓痿发于夏,即名疰夏,以疰夏之证必倦怠,四肢不举,羸瘦,不能食,有类于诸痿故也。然疰夏与痿,其原毕竟有异,且痿为偶患之疾,此为常有之事,凡幼弱人多有之。故必以清暑益气,健脾扶胃为主也……宜参桂益元汤、生脉散为主,酌加白术、半夏、陈皮、茯苓、扁豆子、白芍、木瓜、泽泻、炙甘草亦可。"而陆以湉《冷庐医话·暑》中则主张常饮糯米汤之类代茶,保肺气,固卫阳,作为预防和治疗疰夏的方法。王孟英扩充生脉散之意,制清暑益气汤,与李杲之清暑益气汤的组成不同,加重清暑热、养阴液之力,后世也每沿用以治疗本病。

【范围】

疰夏是夏季的常见病,西医学中的夏季低热、先兆中暑等,如临床表现与本病相符者,可参照治疗。

【病因病机】

本病病因,多由素体虚弱,又感暑热之气所致。其病机不外元气不足,津液耗伤,暑湿困脾。

1. **暑伤气阴**　素体虚弱,又遇暑热袭迫,暑者火热之气,《素问·举痛论篇》:"炅则腠理开,荣卫通,汗大泄,故气泄。"《灵枢·岁露论》也谓:"暑则皮肤缓而腠理开。"以致素弱之体,每逢暑热耗气,则元气更羸。且汗为阴液,元气既虚,卫阳亦弱,阴液失于固摄而汗出颇多,故每致气阴两伤。

2. **暑湿困脾**　素体虚羸,脾气亦弱,加之夏暑之令,天暑下迫,地湿上蒸,人在湿热气交之中,热迫伤元气,湿蒸困太阴。脾胃为湿热所困,升降失司,运化无权,脾气益弱。而脾胃为元气之本,故元气亦弱。

此外,本病病机与肺脏也有密切关系,暑热伤肺及脾虚元气不足,均可引起肺气亏虚,对此也不可忽视。

【诊断】

(一)发病特点

本病发生于夏季,有明显的季节性。具有周期性发作的特点,每年夏季来临即可犯病,夏季过后则能自愈。多数患者平素体质较弱,脾胃功能也欠佳。

(二)临床表现

本病以怠惰嗜睡,眩晕乏力,心烦多汗,饮食不思,或有低热等为主症。

【辨证论治】

本病由于患者体质不同以及感受暑热、暑湿有异,故临床表现也不尽相同,大致可分为气阴两亏及暑湿困脾2种。

[气阴两亏]

症状:怠惰懒言,肢体乏力,神疲嗜睡,多汗,眩晕,不思饮食，身体日渐消瘦，心烦口渴，小便或黄，或五心烦热，或有低热。苔薄舌胖，或苔净舌偏红，脉象细，或细弱，或细数。

病机分析：素体虚弱，遇夏季暑邪又耗元气，气虚则怠惰乏力，神疲嗜睡。元气不足则卫阳亦弱，腠理不密，故多汗。气虚脾胃失健则不思饮食，饮食少进，肌体失于荣养，故而消瘦。气虚，清阳不升则眩晕。暑热及汗出较多，耗伤阴液，致生内热，遂见心烦口渴，溺黄，五心烦热，低热等症。然本证候于临床辨证时，又有偏于元气不足及偏于阴液亏耗的不同。一般素体阳气较弱者，罹患本病则易以元气不足为主，苔薄舌胖，脉细或细弱；素体阴虚者，罹患本病易以阴液亏耗为主，苔净舌偏红，脉多细数。对此不可不辨。若临床见到气短或气促之症，则为夏热火盛灼金，伤及肺脏之象。

治法：宜清暑益气，养阴健脾。一般可用参归益元汤。本方用生脉散，人参甘温，益气生津；麦门冬甘寒，清热养阴；五味子酸以生津敛肺止汗，而共取益气养阴敛肺生津之功；当归、白芍、地黄益阴养血，以津血同源故也；茯苓、陈皮以运脾；知母、黄柏以清热除烦；更入甘草，与五味子相配，有酸甘化阴之妙。

如证偏于元气不足者，可用李东垣清暑益气汤。本方除有生脉散外，更有黄芪、白术、炙甘草益气健脾；升麻、葛根升阳；青皮、陈皮、神曲运脾助胃；当归、黄柏养血清热；泽泻以利湿，为偏重补益元气之剂。至于方中苍术，意在健脾燥湿，如湿邪未显，当可去之不用。

如证偏于阴液亏耗者，可用王孟英清暑益气汤。方中黄连、竹叶、荷梗、西瓜翠衣、知母清热解暑，西洋参、麦门冬、石斛养阴生津；粳米、甘草益气和中，为偏重养阴清热之剂。方中西洋参，在一般情况下可用鲜沙参代之。

如本病气阴两亏较轻，只需投以生脉散即可。

[暑湿困脾]

症状：神疲乏力，怠惰嗜卧，头胀晕，胸脘痞闷恶心，口中淡黏，渴不欲饮或少饮，不思饮食，大便或溏，或午后低热。苔白腻，或黄腻，脉濡细，或数。

病机分析：夏月暑气当令，气候炎热，且夏令雨湿较多，天暑下逼，地湿蒸腾，故湿与热邪易于相合为患。湿蒙清阳则为头胀，湿困中焦，清阳不升而为眩晕。暑湿犯中，脾气阻遏，胃气失和，脏腑不得宣通故作胸脘痞闷。湿热内流，脾胃升降之机失常，清浊相混，于是胃气上逆而为恶心，脾不升清，下为濡泄。脾开窍于口，暑湿犯脾则口中淡黏，津不上承则渴不欲饮。暑能耗气，中气困惫，脾为暑湿所困，运化无权，遂为乏力怠惰、不思饮食之症。湿热内蕴而为低热，湿为阴邪，故多发于午后。苔腻脉濡为湿之征，有热故苔黄脉数。本证候于平素脾胃虚弱者易见，而临证所见，又需分辨湿重于热抑或热重于湿之不同。

治法：宜清暑化湿，芳宣畅中。可用藿朴夏苓汤合六一散治疗。方以杏仁、淡豆豉开宣肺气以透湿邪；藿香、蔻仁芳香化浊能宣中焦，和畅脾胃；薏苡仁益脾渗湿；半夏、厚朴燥湿除痞；赤苓、猪苓、泽泻利水渗湿。配用六一散，清暑利湿，滑石淡味性寒，能清热利湿，少佐甘草，和其中气。若证见苔黄腻，脉濡数，口渴烦热等证者，为热重于湿，可予三仁汤合甘露消毒丹。三仁汤较之藿朴夏苓汤，无藿香、赤苓、猪苓、泽泻、豆豉等味，而增滑石、通草、竹叶等药，清利湿热之功较胜。而甘露消毒丹中更有黄芩、连翘清热解毒；滑石、木通、茵陈清利湿热；同时还有藿香、薄荷、蔻仁、菖蒲等芳香开泄，共奏清暑利湿，解毒化浊之功，本方系成药，可合入三仁汤中包煎。若脾胃元气不足之象明显，又伤暑湿，则可选用六和汤。方以人参、白术、扁豆、甘草益气健脾；厚朴、砂仁、杏仁化湿醒胃；藿香、半夏芳化降逆；赤苓、木瓜和脾利湿，有健脾化湿，升清降浊之功。

其他疗法：

(1) 五味子 9 克，夏月常服，泡茶代饮。可预防疰夏。

(2) 人参 5 克。适用于元气不足，每年患疰夏者。宜于疰夏发生之前或伏天服用，连服 5～10 日。

(3) 六一散 30 克，荷叶一角包煎，煎汤代饮。适用素体多脾湿，暑天易患疰夏者。

(4) 鲜藿香 20 克，鲜佩兰 20 克，薄荷 6 克，青蒿 10 克，加水 1 500 毫升，煮沸后，置凉代饮。适用于疰夏湿困脾胃，恶心，不思饮食者。每日 1 剂。

【转归及预后】

本病具有每年夏季来临即易罹病的周期性的特点，且历时数月，饮食少进，甚至不思饮食，故常伴见形体消瘦。如是，每年发作，必日渐使元气亏虚，体质羸弱。但这一转归，由于年复一年，隐匿渐进，故易被忽视。

本病的预后，一般夏季过后，症情即能自行改善。但是由于患病期间，元气怯弱，加之劳倦过度，则易为暑毒所中，而为中暑重症。值得注意的是疰夏的诸多见症，常为中暑的先兆症状，不可忽视。

【预防与护理】

本病的预防关键在于增强体质，积极参加各种有益的体育活动。平时要注意将护脾胃，劳逸结合，避免劳倦、思虑过度，少食不食油腻难化的食物，生活要有规律，保证充足的睡眠。此外，在夏季到来之前，即应进行预防性治疗，针对不同体质服用生脉散、香砂六君丸、补中益气汤、当归补血汤、十全大补汤、六味地黄丸等等，可能有助于预防，使之不发或减轻发作时的症状。

本病既已发生，除进行积极治疗外，要善自摄养，饮食宜清淡，忌食生冷之物，要配合食用绿豆粥、赤豆汤、西瓜等有利于清暑渗湿的食品瓜果，要注意休息，尽量避免暑日暴晒，又不要贪凉露宿，以免感邪，更伤正气。

【小结】

本病是夏季的常见疾病，以怠惰嗜睡，眩晕乏力，心烦多汗，不思饮食，或有低热等为主症，且具有于每年夏季呈周期性发作的特点。本病病机主要有暑伤气阴及暑湿困脾两个方面，治疗也应针对不同情况，在清暑的同时，分别采取益气养阴或化湿畅中等治疗方药。本病预后一般良好，夏季过后多可自愈，但每年发作，也可渐致体质羸弱。至于预防，主要在于锻炼体质，将护脾胃，劳逸结合，并积极进行疾病发生前的预防性治疗。

附方

（1）参归益元汤（《寿世保元》）：人参　当归　白芍　熟地黄　白茯苓　麦门冬　五味子　陈皮　黄柏　知母　甘草。
（2）生脉散（《内外伤辨惑论》）：人参　麦门冬　五味子。
（3）李东垣清暑益气汤（《脾胃论》）：黄芪　苍术　升麻　人参　泽泻　神曲　陈皮　白术　麦门冬　当归身　炙甘草　青皮　黄柏　葛根　五味子。
（4）王孟英清暑益气汤（《温热经纬》）：西洋参　石斛　麦门冬　黄连　竹叶　荷梗　知母　甘草　粳米　西瓜翠衣。
（5）藿朴夏苓汤（《医原》）：藿香　半夏　赤苓　杏仁　生薏苡仁　白蔻仁　猪苓　淡豆豉　泽泻　厚朴。
（6）六一散（《伤寒标本》）：滑石　甘草。
（7）三仁汤（《温病条辨》）：杏仁　飞滑石　白通草　竹叶　厚朴　生薏苡仁　半夏　白蔻仁。
（8）甘露消毒丹（《温热经纬》）：飞滑石　绵茵陈　淡黄芩　石菖蒲　木通　川贝母　射干　连翘　薄荷　白蔻仁　藿香　神曲。
（9）六和汤（《医方考》）：砂仁　半夏　杏仁　人参　白术　甘草　藿香　木瓜　厚朴　扁豆　赤茯苓。

中　暑

【定义】

夏日酷暑炎热之季，暴日劳作，暑热内袭，或炎暑夹湿伤人，逼汗出而伤阴，骤然发为高热、出汗、神昏、嗜睡，甚则躁扰抽搐者，称为中暑。

【历史沿革】

《素问·生气通天论篇》云："因于暑，汗，烦则喘喝，静则多言，体若燔炭。"为暑邪致病的最早记载。汉代张仲景《金匮要略·痉湿暍病脉证治》首先提出了"太阳中暍"和"太阳中热"之名称，并说："太阳中暍，发热恶寒，身重而疼痛"；"太阳中热者，暍是也。"这里所指的"中暍"和"中热"，都是中暑之意，如清代尤在泾《金匮要略心典》所注："中暍即中暑，暑亦六淫之一。"又说："中热亦即中暑，热即暑之气也。"由于其发病之初，病似太阳，有发热恶寒身疼，故名为"太阳中暍"或"太阳中热"。

因中暑或伤暑为病，易伤津耗气，故其脉多虚而无力。宋代严用和《济生方·暑》中指出："夫中暑所以脉虚者，盖热伤气而不伤形也。且暑者，在天为热，在地为火，在人脏为心。是以暑喜伤心，令人身热头痛，状类伤寒，但背寒面垢，此为异耳。甚则昏倒不知人，手足微冷，烦渴口燥，或吐或泻，或喘或满，此皆暑气之所为也。"这不仅对中暑脉虚的病机作了简要的分析，且对中暑的临床证候，进行了详细的观察。宋代陈无择《三因极一病证方论·叙中暑论》所述略同，说："中暑，其脉阳弱而阴虚，微迟似芤……使人噎闷，昏不知人。"指出突然昏倒，神识不清，是中暑的临床特点之一。

明代秦景明将中热中暑并列而论，他在《症因脉治·中热中暑总论》中说："夫中热中暑，均是热症，但得之有动静之分，则治之不无差别。盖动而得之者，行缓气扰，外引时令之热……静而得之者，里有热伏于身中……以动而得，明其无表邪，故曰中热；以静而得，明其有表邪，故曰中暑……无表邪者，不必用发表，即可寒凉；若有表邪者，先散外束之寒邪，后用寒凉可也。"秦氏承前人以动静之别为中热中暑之说，提出了不同的治则，有一定参考意义。

明代戴思恭《证治要诀·中暑》则将中暑与伤暑分别辨治，如谓："中暑为证，面垢闷倒，昏不知人，冷汗自出，手足微冷，或吐或泻，或喘或满"、"伤暑必自汗，背寒面垢，或口热烦闷，或头疼发热，神思倦怠殊甚，所谓暑伤气而不伤形是也。"所述中暑症急而重，昏倒而不知人，冷汗自出，似指动而得之暑证；伤暑则较轻，似指静而得之非急重之证。明代周慎斋《慎斋遗书·热暑燥》中也说："暑病有二，曰中曰伤。中暑者，动而得之，因天时亢热，致伤肺气，非形体受病也，人参白虎汤主之；伤暑者，当暑之时，为房屋阴寒所迫，周身阳气不得发越，静而得之，非阴证也，调中益气汤加附子饮之，退后以清暑益气汤调之。中暑脉洪大，大温引饮，身热心烦；伤暑脉沉实，身形拘急，肢节疼痛心烦，肌热无汗，病初微恶寒，可表之。"上述论述，对中暑、伤暑之别，阐明了并非暑病中阴证阳证之异，乃因伤于动静之殊，提出了应按暑为阳证热证进行论治的要义和原则。这样就把原来"中暍"、"中暑"、"中热"等名虽不同，其病实一之说，统一了起来，所以明代王肯堂《证治准绳·中暑伤暑》认为："伤暑与热病外症相似，但热病脉盛，中暑脉虚，以此别之。"说明中暑和伤暑，均属中伤暑热之阳证也。

明代张景岳则将暑证分为阴暑和阳暑，阳暑即仲景之中暍，阴暑则是暑月外感即伤寒。如《景岳全书·暑证》说："阳暑者，乃因暑而受热者也……凡以盛暑烈日之时，或于长途，或于田野，不辞劳苦，以致热毒伤阴，而病为头痛烦躁，肌体大热，大渴大汗，脉浮气喘，或无气以动等证。此以暑月受热，故名阳暑"；"阴暑者，因暑而受寒者也，凡人之畏暑贪凉，不避寒气，则或于深堂大厦，或于风地树荫，或以乍热乍寒之时，不谨衣被，以致寒邪袭于肌表，而病为发热头痛，无汗恶寒，身形拘急，肢体酸痛等证。此以暑月受寒，故名阴暑，即伤寒也。"该书还将阳暑分为"阳中之阳"及"阳中之阴"两类，如说："阳暑以酷热伤人，本为热证，然阳中又有阴阳，此不可不辨也……如身热头痛，烦躁大渴，大汗，脉洪滑，喜冷水，大便干结，小水赤痛之类，皆阳证也……若脉虚无力，或为恶寒背寒，或为呕恶，或为腹痛泄泻，或四肢鼻尖微冷，或不喜凉茶冷水，或息短气促，无力以动之类，皆阳中之阴证也。"这里所指阳暑之阳中之阳，即中暑之阳证；阳暑之阳中之阴，即中暑之阴证。

清代喻嘉言《医门法律·热湿暑三气门》进一步从病因病机、治疗原则、治疗禁忌等方面，对中暑作了阐述，如说："夏月人身之阳，以汗而外泄；人身之阴，以热而内耗，阴阳两俱不足。仲景于中暍病禁用汗下温针，汗则伤其阳，下则伤其阴，温针则引火热内攻，故禁之也。而其用药，但取甘寒，生津保肺，固阳益阴为治，此等关系最巨，今特挈出”；“日中劳役而触冒其暑者，此宜清凉解其暑毒……深居广厦，袭风凉，餐生冷，遏抑其阳而病暑者，一切治暑清凉之方，即不得经情直施，如无汗仍须透表以宣其阳，如吐利急须和解以安其中，甚则少用温药以从治之。”清代张璐《张氏医通·诸伤门·暑》对治疗本病当忌下、忌汗作了补充说：“当知治暑暍诸证，汗液大泄，中气先伤，虽有膈满潮热，最忌攻下，以无形之热不能随药下散也；即有头额重痛，最忌发汗，凡表药皆能升举痰食浊气，支撑膈上也。”在临床上也有一定参考价值。

清代雷少逸《时病论》，进一步将暑证分为伤暑、冒暑、中暑和暑风、暑温、暑咳、暑瘵等类，如说：“夫暑邪袭人，有伤暑、冒暑、中暑之分，且有暑风、暑温、暑咳、暑瘵之异。伤暑者，静而得之为伤阴暑，动而得之为伤阳暑。冒暑者，较伤暑为轻，不过邪冒肌表而已。中暑者，即中暍也，忽然卒倒，如中风状。暑风者，须臾昏倒，手足遂抽。暑温者，较阳暑略为轻可。暑咳者，暑热袭肺而咳逆。暑瘵者，暑热劫络而吐血。”

从上述历代医家的论述，可以看出仲景对中暑的阳证及阴证，皆称为中热或中暍，至宋代对中暑的病因病机和临床特点，作了初步的探讨和阐发。此后则明确认为中热中暑，均属热证，得之有动静之分，动而得之为中热，静而得之为中暑，其治法亦有差异。至明张景岳时，则有阳暑阴暑之分，并指出阳暑即仲景之中暍，是动而得之；阴暑是暑月的外感，属于伤寒，是静而得之。清代以来，除对暑证的病因病机、治疗原则和治疗禁忌，进行了深入的探讨和总结外，且对暑证的分类、辨证和鉴别作了分析和讨论，对中暑的认识也不断深化，治疗方法也日益丰富。

【范围】

上述中暑的临床特点，与西医学所说的中暑和高温损害基本相近。如上述中暑阳证与西医学的中暑(包括先兆中暑、轻度中暑、重症中暑)；中暑阴证与重症中暑的衰竭状态及高温损害的热衰竭；暑风与重症中暑的衰竭状态合并抽搐及高温损害的热痉挛，颇为类似，因此可参照本篇内容辨证论治。

【病因病机】

一、病因

中暑的发生，主要是由于夏月天气炎热，或外界气温增高，以致人体不能适应所致，因此它的病因是外感暑热之邪。中暑的内因，一般责之于正气虚，亦即认为人体不能适应外界气温的变化而致病，故《脾胃论·卷中》中提到：“此病皆由饮食劳倦损其脾胃，乘天暑而病作也。”说明身体虚弱者，特别是脾胃虚弱者，容易在炎热的气候下发生中暑，但是还要有一定诱因，如在气候炎热下劳役、长途行走，或在高温环境、通气不良及湿度较高的环境下，过度体力劳动，均可发生中暑。

二、病机

1. **暑热亢盛** 《丹溪心法·中暑》说：“暑乃夏月炎暑也，盛热之气者，火也。”夏月天气炎热，或外界气温增高，暑热袭人，身体虚弱者易受邪，而发为中暑阳证。

2. **气阴两虚** 暑为热邪，最易耗气伤津，呈现气阴两虚的中暑阴证。

3. **暑热扰心** 心为君主之官，主神明，暑热之邪由气分深入营分，心包代君受邪，出现神明受扰的证候。

4. **暑热生风** 暑热引动五脏之火，内外相煽，出现热极生风的证候。

根据上述分析，本病之病机具有以下特点。

1. **暑热多属火病** 如《丹溪心法·中暑》说：“暑乃夏月炎暑也，盛热之气者，火也。”所谓火，其含义，一方面是指病因，如天气炎热、气温增高；一方面也指人体的各种紧张亢进现象，因此所谓暑为火病，亦即指暑病的发生，系因天气炎热、人体调节功能过度紧张而致不能适应所发生的疾病。

2. **中暑多属虚证** 中暑从证候性质本身来说，多属虚证，其原因：一方面是由于炎热的影响，人体的生理活动处在比较紧张亢进的状态，因而也就时刻潜伏着一种骤然衰退甚至衰竭的危机。另一方面是在夏月炎热气候之中，由于热的影响，人体由于过度紧张亢进而出现衰惫状态，即人体正常生理调节功能的来源缺乏，储备能力不足，人体的各种生理活动所必需物质亦消耗过多。前者说明人体在自然环境气候变化中的病理生理变化，后者说明外因与内因之间的相互影响。可见在夏令炎热的气候中，人体体质的一般病理状态虚者居多，因此中暑的症状，从证候性质来说也就多属虚证。

3. **多湿之人易中暑** 《医门法律·热湿暑三气门》说：“体中多湿之人，最易中暑，两相感召故也，外暑蒸动内湿，二气交通，因而中暑。”又说：“平素积痰，充满经络，一旦感召盛暑，痰阻其气，卒倒流涎，此湿暑合病之最剧者也。”说明肥胖体质，多痰多湿，加之外感暑热之邪，也易导致发病，故《时病论·卷四》亦说：“缘其人不辞劳苦，赤日中行，酷暑之气鼓动其痰，痰阻心包所致。”说明了中暑的神昏，多夹有痰阻心包。

4. **中暑的病位在心** 中暑一般均有程度不同的神志受扰症状。因心为君主之官，主神明，暑为火邪，故中暑为病，则常犯心包，出现神明受扰症状，所以中暑的病位在心或心包。

上述特点，对中暑的辨证论治，是十分重要的。

【诊断与鉴别诊断】

一、诊断

(一) 发病特点

中暑的病史对诊断有决定意义。要询问患者在发病前有无在炎热气候中或高温环境下过度体力活动、长途行走、田间劳作等。并注意既往的患者健康状况，及发病时有无饥饿的情况，体质虚弱、饥饿等皆是中暑发病的内因。

(二) 临床特点

在症状上，一般都有身热头痛，大量出汗，烦躁口渴，胸闷心烦，倦怠身重，恶心呕吐，或有喘满，或有腹泻，因大量出汗以致背恶寒，或全身恶寒，或小便时洒洒然毛耸，再则进一步可以闷倒,昏不识人。在体征上,一般可见面垢,脉虚,口开,齿燥,肌肤扪之大热,手足微冷,甚则可以有冷汗,肢厥,或有抽搐,或有息短、气促。

二、鉴别诊断

1. **中风**　中风以中老年人多见,常因五志过极、心火暴甚,或劳累,或饱食饮酒后发病;多于冬春两季发病;其中脏者,突然昏倒,不省人事,苏醒后常遗留口眼㖞斜、半身不遂、语言謇涩等后遗症状。中暑者多有高温及强烈阳光的环境,及高温下工作或暑天烈日下长途行走、劳动的病史;发病时有高热、大量出汗、胸闷、恶心、呕吐,以致昏倒、神识不清;可有肢体强直、角弓反张、抽搐;无口眼㖞斜等后遗症状。《时病论·卷四》说:"中暑忽然而发,如矢石之中人也……状若中风,但无口眼㖞斜之别,其脉洪濡,或滑而数。"

2. **痉病**　痉病是以项背强急,四肢抽搐,甚至角弓反张为主要特征的一种病证,常有外感或内伤的基础病变。中暑有夏日劳作、长途行走及高温环境的发病特点;常有先兆症状,如乏力头昏、胸闷口渴、出汗较多,继则体温升高,恶心呕吐,以后昏迷、抽搐,热痉挛可因进食盐而迅速缓解。中暑"暑热生风证"可以类属于痉病"热甚发痉证"。

【辨证论治】

一、辨证

(一) 辨证要点

1. **辨神色**　中暑患者的面部多呈灰暗无神,皮肤无正常应有的光泽,中医谓为面垢,是为中暑患者特点之一。中暑患者精神每多衰惫不振,呈极度乏力状态,体倦较其他热病突出,亦为其临床特点之一。

2. **辨阴阳**　中暑阳证与阴证必须加以区别。中暑患者高热或兼有恶寒者,多属中暑阳证;如身凉肢厥者,多属中暑阴证。中暑发热而多汗者,多属中暑阳证;身凉无汗者,多属中暑阴证。中暑患者渴欲饮水,饮水后心中安适者,多属中暑阳证;如渴欲饮水,水入则吐者,多属中暑阴证。脉见沉数,或见洪芤,则多属中暑阳证;脉见沉迟,或见浮弦,但浮弦脉之中重按呈芤象,则多属中暑阴证。

(二) 证候

[中暑阳证]

症状:以气分暑热之表现为主,症见发热,汗出,烦躁,口渴,多饮,溲赤,脉洪大,舌质红而少津。或兼见恶寒。

病机分析:暑热在于气分,故见大热、大汗、大渴、脉大的临床表现。因暑热熏蒸,迫津外泄,故见多汗;汗出而腠理空疏,故亦可见恶寒;暑热在内,故见烦躁;暑热伤津,故见口渴,且欲多饮,小溲短赤;脉象洪大亦属热在气分的表现,甚则重按则虚;舌红少津亦为暑热伤津所致。

[中暑阴证]

症状:是由中暑阳证转化而来,由于暑热伤气耗液,最初表现症状气阴两虚而以气虚为突出,如身热汗出,精神衰惫,四肢困倦,胸满气短,不思饮食,大便溏泄,脉象洪缓等。若暑热致大汗不止,或呕吐腹泻不止,耗气伤阴,则往往出现四肢厥逆,冷汗自出,面色苍白,烦躁不安,渐则呼吸浅促,脉微细欲绝,甚则昏迷,不省人事,气阴两脱的险证。

病机分析:暑热耗气,故渐见精神困倦等气虚表现的症状突出,加之阴液耗损,气阴两虚,终至气阴两脱,故见四肢厥逆;面色苍白,脉微细欲绝,呼吸浅促,最后则神志昏昧不清。

[暑热蒙心]

症状:高热烦躁,汗出胸闷,猝然闷倒神昏,不省人事。脉象洪数,舌质红绛。

病机分析:为暑热之邪由气入营,蒙蔽心包所致。高热烦躁,汗出胸闷,仍是气分暑热的表现,及至闷倒神昏,乃暑热入营犯心。因暑热内甚,故脉象洪数;因邪入营分,故舌质红绛。

[暑热生风]

症状:高热,神昏,四肢抽搐。舌质红绛苔黄燥,脉洪数或弦数。

病机分析:暑热引动五脏之火,与外火交炽,故见高热;暑热扰心,则见神昏;热极生风,故见四肢抽搐;舌质红绛苔黄燥,脉洪数或弦数均暑热炽盛之象。

二、治疗

(一) 治疗原则

中暑的治疗原则是根据暑的特点而来,暑为火邪,暑热伤气,暑热耗液,暑多夹湿,中暑闷倒则神昏,故治疗原则有清热、益气、养阴、除湿、开窍。

1. **清热**　中暑的发生,主要是由于暑热侵害人体,临床表现主要为火证、热证,因此治疗上,清热是主要的治疗原则之一。清热又可分清气分热及清营分热两种情况,清气分热运用于中暑证而见高热、汗出、烦躁、口渴、脉洪大等症者;清营分热适用于中暑证而见高热神昏、舌质红绛者。

2. **益气**　中暑证由于夏月伏阴与暑伤元气的缘故,在证候性质上多属虚证,因此对于中暑患者的临床治疗方面,益气也是中暑的主要治疗原则之一。中暑阴证即适用于以益气为主的治疗,其症状如身热汗出、精神衰惫、四肢困倦、胸满气短、不思饮食、大便溏泄、脉象洪缓等。

3. **养阴**　因中暑证邪热易于耗伤阴液,故养阴也是中暑的治疗原则之一。由于养阴是直接补充耗损的各种有形物质,因此在治疗中暑中占有重要的位置,咸寒滋阴对控制抽搐尤有良效。

4. **除湿**　多湿之人最易中暑,另外暑必挟湿,因此除湿也是中暑的治疗原则之一,在中暑患者见湿象显著者,如身重、汗少、尿短等,均可用除湿的方法治疗。一般除湿有2种途径,一是发汗祛湿,适宜于汗少、身重较著的中暑患者;一是利尿渗湿,适用于尿少短赤的中暑患者。

5. **开窍**　中暑猝然昏仆倒地,或见四肢抽搐者,此为窍闭,因此开窍是中暑治疗的急救措施,适用于暑风患者。开窍有凉开及温开的不同,分别辨证用之。

(二) 治法方药

[中暑阳证]

治法:清热生津。

方药:可选白虎汤为主方。方中石膏清阳明经热,知母清热养阴,甘草、粳米养胃生津,具清热、除烦、止渴之功,为治疗中暑气分壮热之良方。玉露散亦可酌用。若身热而渴,汗多,脉大无力者,可予白虎加人参汤,或白虎汤合生脉散化裁;若身热多汗,虚羸少气,气逆欲呕,舌红少苔,脉虚数者,可用竹叶石膏汤。

暑热伤津耗气,以身热、心烦、溺黄、口渴、自汗、肢倦神疲、脉虚无力为主症者,可予王氏清暑益气汤。此方以西洋参、石斛、甘草、粳米益气生津;黄连泻心火;知母清阳明;西瓜翠衣、荷梗、竹叶清热涤暑。若暑热伤气,身热不甚,证见恶寒、身重而疼痛,脉弦细或芤迟者,可予东垣清暑益气汤。

暑热夹湿,症见凛凛恶寒、身热烦躁、口渴便溏者,可用黄连香薷饮;症见头痛发热,烦渴引饮,小便不利,呕吐泄泻者,可用桂苓甘露饮;症见壮热烦渴,汗多溺短,脘痞身重,脉洪大者,可用白虎加苍术汤。

[中暑阴证]

治法:益气固脱。

方药:可选生脉散合参附龙牡汤为主方。此证多因中暑患者汗出过多,或兼吐泻,出现面色苍白、肢冷汗出、烦躁不安、脉微细欲绝等变证,缘阴液亏损于前,阳气耗伤于后,故一面用生脉散益气救阴,一面用参附龙牡汤回阳固脱。若以阳微欲脱为急,可酌用四逆汤或回阳救急汤;暑邪误治,胃口伤残,延及中下,气塞填胸,躁乱口渴,邪结内踞,清浊交混,上盛下虚者,用来复丹;兼见神昏,用苏合香丸。

[暑热蒙心]

治法:清心开窍。

方药:可选用安宫牛黄丸、至宝丹或紫雪丹。此3种成药均有良好的清心开窍作用,其中安宫牛黄丸优于清热兼能解毒,至宝丹长于芳香辟秽,紫雪丹兼能息风。还可酌用行军散。一俟神志清醒,可选用清宫汤、清营汤清热凉营为治。

[暑热生风]

治法:清热凉肝息风。

方药:羚角钩藤汤。方中羚羊角、钩藤、桑叶、菊花清热平肝,息风解痉;生地、白芍、甘草凉血养肝,缓解挛急;再以贝母、竹茹化痰通络;茯神宁心安神。也可用羚角钩藤汤送服紫雪丹,以清心开窍,息风止痉。

若见热甚伤阴,阴虚风动者,可选用三甲复脉汤,抽搐较甚加用羚羊角。如见瘛疭、神倦、脉虚、舌绛少苔、时时欲脱者,应急予大定风珠。

(三)其他治法

1. 针灸 针灸治疗中暑具有明显效果,尤其是中暑症状的发生,一般都较急,因此更有其重要的地位。其治疗方法:

(1) 中暑阳证及暑风,以针为主,选百会、人中、风池、风府、大椎、少商、商阳、神门、足三里、三阴交等穴为常用穴位。暑风患者,除必刺百会、人中、大椎以外,并可针刺少商、商阳、委中出血。

(2) 中暑阴证,以灸为主,以气海、关元、肾俞等为常用穴位。

2. 中成药

(1) 十滴水:健胃,祛暑。用于因中暑所致的头晕、恶心、腹痛、胃肠不适。口服,每次2~5毫升,儿童酌减。

(2) 红灵散:祛暑,开窍,辟瘟,解毒。用于中暑昏厥,头晕胸闷,恶心呕吐,腹痛泄泻。口服,每次0.6克,每日1次。

3. 单方验方

(1) 鲜荷花或鲜荷叶,水煎服,用于中暑身热多汗,口渴引饮。

(2) 鲜荷叶1张,鲜竹茹60克,水煎服,用于中暑身热。

(3) 大蒜3~5瓣,捣烂和开水灌下,用于中暑昏倒,人事不省。

(4) 韭菜汁(或姜汁)1杯灌下,用于中暑神昏。

(5) 冰片1克,生石膏30克,共为细末,每服1.5克,开水送下,用于中暑发热、胸闷不适。

(6) 绿豆、西瓜皮、冬瓜皮,不拘用量,水煎服,用于中暑身热汗出。

4. 刮痧 中暑闷倒神昏,民间亦认为属于痧症,可以用刮痧的办法治疗,在患者胸、腹、颈、项、背及手足弯曲处,用手指钳扭,或用羹匙、铜钱边缘刮皮肤,使皮下出血,出现青紫出血斑,患者可以苏醒并感觉轻快。

5. 温熨 对于中暑患者,可以用热的东西温熨少腹,如《金匮要略·杂疗方》谓:"凡中暍死,不可使得冷,得冷便死,疗之之方:屈草带绕暍人脐,使三两人溺其中,令温,亦可用热泥和屈草,亦可扣瓦碗底,按及车缸以着暍人,取令溺,须得流去,此谓道路穷卒,无汤,当令溺其中,欲使多人溺,取令温。若有汤便可与之,不可泥及车缸,恐此物冷,暍既在夏月,得热泥土,暖车缸,亦可用也。"车缸即车轮轴上的铁器,热土即被太阳晒热了的泥土,用这些东西来治疗,都是因在路上中暑猝倒取其他东西来不及,就地热熨的意思,如果有其他东西可以做少腹部热熨,那就不一定要用这些办法,任何热的东西都是可以的。温熨少腹部的治法,主要适用于中暑闷倒后,中暑阳证转变为中暑阴证时用之。

【转归及预后】

中暑的转归,一般病情严重者,可以由中暑阳证转变为中暑阴证,最后气阴两脱而死亡。因此中暑是比较危急的病证,轻症容易自愈,重症则必须紧急处理,因此早期及时治疗,是预防病情发展的重要措施。

【预防与护理】

中暑的预防要做到以下几点。

(1) 炎热季节,要做好防暑降温工作,注意室内通风。

(2) 在烈日下劳动要戴草帽,备用清凉饮料(荷叶水、绿豆汤、薄荷茶等),防暑药品如人丹、十滴水、清凉油,并要注意劳逸结合。适时在荫凉通风处休息。

(3) 注意饮食起居。饮食要清洁,一般以清淡为宜,在夏月不宜多食浓煎厚味或过分油腻的食品,居住地要清凉通风。要避免在高温环境和饥饿情况下长期劳动。

(4) 要节制房事。房事过度可以使人虚损而使暑邪乘虚发病。

(5) 慢性疾病要早期治疗。慢性疾病患者,体力虚弱,在夏月天气炎热的条件下,常常因为不能适应而易发生中暑,因此对于慢性病必须早期治疗。《医门法律·热湿暑三气门》说:"平素积痰充满经络,一旦感召盛暑,痰阻其气,卒倒流涎,此湿暑合病之最剧者也……平素阳气衰微不振,阴寒久已用事,一旦感召盛暑,邪凑其虚,此湿暑病之得自虚寒者也。"说明平素体虚的人,有易于中暑的内因。因此必须从这方面预防。

(6) 高温或烈日下工作时,如出现头晕、恶心、乏力的中暑先兆症状,应当立即到阴凉处休息,并服防暑药品、清凉饮料。

中暑的护理,一般注意以下几点。

(1) 对发生中暑闷倒昏迷的患者,要把患者迅速移到风凉之处,如《医学入门·暑》说:"若道途卒倒,汤药不便,恐气脱难治,急扶荫凉处,不可卧湿冷地。"由于湿冷刺激反使皮肤血管收缩,出现寒战,体内产热增加,不利于降温及散热。

(2) 中暑阳证,不能用温热药,若误入之,乃至斑毒发黄,小便不通,可出现闷乱而死的变证。

(3) 中暑阴证,不能用寒凉药,如《证治要诀》说:"中暑为证,面垢闷倒,昏不知人,冷汗自出,手足微冷,或吐泻,或喘满,切不可以冷水,及用十分冷剂";"却暑散,水调灌下亦得,或以来复丹末,同苏合香丸,用汤调灌。"其中冷汗自出,手足微冷,已由中暑阳证过渡到中暑阴证,呈现休克状态,此时则不宜用寒凉药,清热开窍的安宫牛黄丸、至宝丹、紫雪丹,亦当禁用,故只能温开,用苏合香丸。

【现代研究】

近些年来中医药在治疗中暑,尤其是在配合西医药治疗重症中暑方面取得了一些新的进展,兹述于下。

(一) 中药治疗

1. **汤剂** 林氏等[1]以自拟益气清暑饮(人参,生石膏,知母,苍术,白术,藿香,滑石粉,紫苏叶,薄荷叶,豆蔻,葛根,黄芪,麦门冬,泽泻,陈皮,茯苓,香薷,丁香,芦根,淡竹叶,金银花,连翘,甘草)治疗中暑 100 例。男 48 例,女 52 例。其中先兆中暑 30 例,轻症中暑 50 例,重症中暑 20 例。年龄 7~52 岁。先兆组和轻症组通过物理降温、益气清暑饮治疗均转为临床治愈。重症中暑经物理降温、益气清暑饮,必要时配合静脉注射葡萄糖酸钙、维生素 C、氯丙嗪等综合治疗后,20 例亦转为临床治愈。刘氏[2]对中暑高热病例在常规治疗上加用通腑泻下药进行观察,治疗组 132 例,对照组 116 例,两组性别构成、年龄、中暑轻重程度均具可比性。两组患者就诊后即常规物理降温及静脉点滴醒脑静 20~40 毫升/人。治疗组加服一清胶囊(主要成分: 大黄、黄芩等),9 粒/日。4 日为一个疗程。结果: 治疗组治愈率为 74.2%,总有效率为 98.5%;对照组治愈率为 50.9%,总有效率为 97.4%。治疗组退热日数、便秘消除日数均较对照组为优。

2. **中药静脉制剂** 彭氏[3]报道以醒脑静注射液治疗重症中暑 34 例,34 例中男性 14 例,女性 20 例,体温最高 41.5℃,最低 39℃,平均 39.7℃。患者均有意识障碍,其中深昏迷 14 例,浅昏迷 10 例。给予醒脑静注射液 20 毫升,加入 5%葡萄糖注射液 500 毫升静脉滴注,每日 1~2 次,疗程 3~4 日,并配合物理、药物降温及对症治疗。结果: 痊愈 25 例,好转 7 例,2 例未愈,总有效率 94.10%。赵氏等[4]报道应用醒脑静注射液治疗重症中暑,治疗组 38 例,对照组 30 例,两组年龄构成、体温、病情均有可比性,两组患者均有意识障碍。治疗方法: 对照组给予物理降温、静滴冬非合剂及防治并发症等常规治疗。治疗组在上述治疗的基础上,给予醒脑静注射液 20 毫升加 0.9%氯化钠注射液 250 毫升静滴,每日 1 次,疗程 1~4 日。结果: 治疗组在降低体温及恢复意识方面均较对照组为优。戴氏等[5,6]两次报道以生脉注射液救治中暑患者,一组资料观察中暑患者,对照组 52 例,常规治疗(复方氨基比林注射液肌内注射,必要时地塞米松静滴;物理降温;针刺水沟、合谷、足三里,高热加曲池、少商;补液以纠正水、电解质失衡);治疗组 56 例,常规治疗基础上加用生脉注射液。另一组资料治疗糖尿病中暑患者,对照组 30 例,常规治疗(必要时加用胰岛素);治疗组 38 例,常规治疗基础上加用生脉注射液(先兆中暑用 50 毫升,每日 1 次;轻度中暑用 100 毫升,每日 1 次;重度中暑用 100 毫升,每日 2 次)。两组资料均表明,常规治疗基础上加用生脉注射液可明显提高治愈率。周氏等[7]以中西药联用治疗重症中暑 80 例,随机分为治疗组、对照组各 40 例。两组年龄构成、平均体温、昏迷程度等一般资料具有可比性。对照组入院后予紧急救治,包括物理降温、维持呼吸与循环功能稳定、防治脑水肿及纠正水、电解质平衡紊乱等常规治疗。治疗组在对照组的基础上予中暑 1 号方(石膏、知母、金银花、连翘、竹叶、藿香、水牛角、西洋参、石菖蒲、荷叶、甘草)煎剂灌肠,每日 2 次。结果: 治疗组治愈 39 例,死亡 1 例,治愈率为97.15%;对照组治愈 35 例,死亡 5 例,治愈率为 87.15%。经统计学处理,两组治愈率比较有显著性差异($P<0.05$)。朱氏[8]观察清暑益气汤治疗重症中暑并发多器官功能障碍综合征(MODS)对患者血内毒素(ET)与热休克蛋白(HSP)水平影响,对照组 17 例,常规西医学治疗;治疗组 14 例,常规西医学治疗配合清暑益气汤治疗,治疗第 1、第 3、第 7 日分别检测血内毒素,血浆 HSP70 水平。结果: 对照组死亡 2 例,治疗组无死亡。治疗组血内毒素水平明显低于对照组,血浆 HSP70 水平明显高于对照组。结论: 常规西医学治疗基础加用清暑益气汤治疗可以有效降低患者血 ET 水平,提高患者 HSP70 水平,并改善其预后。

(二) 针灸治疗

陈氏等[9]观察针灸疗法对中暑的治疗效果。四步针罐法治疗中暑 65 例,西医学常规治疗对照组 60 例。四步针罐疗法: 取风池、大椎、曲池、足三里、极泉、委中、足太阳膀胱经在背部的两条循行线。第 1 步,患者取坐位或俯卧位,针风池得气,留针;针大椎得气不留针,加拔罐 15 分钟;第 2 步,取罐后,在背部足太阳经线上走罐 5~10 分钟;第 3 步,经上述两步治疗后,如患者仍有不适感,则针曲池、足三里,留针 25~30 分钟;第四步,弹拨极泉、委中,并在手、足阳明经上做以揉捏为主的循经按摩手法而结束。经上述治疗后,如感口渴者,服白开水若干。一般患者治疗 1 次即效,少数病例需每日1次，治疗2次；观察3日统计疗效。结果：经1～3日治疗，两组疗效无明显差异($P>0.05$)。黄氏[10]报道以走罐配合捏脊治疗中暑82例，取得较满意的疗效。选取督脉、足太阳膀胱经肩背部节段穴位为走罐线路(约相当于大椎至腰阳关水平)。捏脊治疗沿督脉，从上至下捏提经脉皮肤部位。成人组：在走罐路线局部涂擦上润滑油，用闪火法将罐吸附于大椎及肩井穴两侧，然后握住罐，往下推拉，上下反复操作，以局部皮肤潮红或皮下微瘀血为度。拔罐之后，再予以捏脊治疗。伴有发热者，可于大椎穴处用三棱针放血后拔罐；伴有腹痛泄泻者，可于神阙、中脘穴处各拔一火罐。婴幼儿组：用小号抽气罐沿走罐路线走罐，方式以步步留罐为宜。拔罐之后，再行捏脊手法。伴有发热等上呼吸道感染者，需予抗生素对症治疗；水电解质紊乱者，则配以输液治疗。

【小结】

中暑在《金匮要略》中称为“中热”、“中暍”；至明《景岳全书》，有阳暑与阴暑之分，并在阳暑中又分为“阳中之阳”与“阳中之阴”；至清代，将阳暑称为中暑，阴暑称为伤暑。

在中暑的病因病机方面，外因是暑邪，内因责之于虚，诱因与炎夏之季、冒日劳役、长途行走等有关。发病部位与心和心包有关，中暑属于火病，证候多属虚证。系酷暑高温，暑热耗气伤阴而发。

诊断本病，主要依据上述发病特点和临床特点。在鉴别诊断上，中暑应与中风和痉病区别。

在辨证上，要从神色、阴阳上来辨别是否病为中暑，以区分中暑的阳证及阴证。中暑阳证，是气分暑热证；中暑阴证，多表现为气阴两虚，最后演变为气阴两脱；暑风则属于营分暑热，可分为暑热蒙心及暑热生风两类。

中暑的治则有：清热、益气、养阴、除湿、开窍等法，可根据临床辨证的不同情况，综合应用。如中暑阳证，宜清热生津，清热益气，清热除湿等法分别治之；如中暑阴证，气阴两虚，甚至气阴两脱，可用益气固脱、回阳救逆、温通开窍等法分别治之；如暑风则宜清心开窍，清营养阴，清热凉肝息风等法分别治之。

重症中暑及由暑转为闭脱者，病情危急，应及时抢救和治疗。

附方

(1) 白虎汤(《伤寒论》)：知母　石膏　甘草　粳米。
(2) 玉露散(《小儿药证直诀》)：寒水石　石膏　生甘草　赤苓。
(3) 竹叶石膏汤(《伤寒论》)：竹叶　石膏　半夏　麦门冬　人参　甘草　粳米。
(4) 王孟英清暑益气汤(《温热经纬》)：西洋参　西瓜翠衣　莲梗　黄连　石斛　麦门冬　竹叶。
(5) 生脉散(《内外伤辨惑论》)：人参　麦门冬　五味子。
(6) 李东垣清暑益气汤(《脾胃论》)：黄芪　苍术　升麻　人参　白术　陈皮　神曲　泽泻　麦门冬　青皮　五味子　当归　黄柏　葛根。
(7) 黄连香薷饮(《医方集解》)：黄连　香薷　厚朴　扁豆。
(8) 桂苓甘露饮(《宣明论方》)：茯苓　白术　泽泻　甘草　肉桂　猪苓　生石膏　寒水石　滑石。
(9) 安宫牛黄丸(《温病条辨》)：牛黄　郁金　犀角　黄芩　黄连　雄黄　栀子　朱砂　梅片　麝香　珍珠。
(10) 至宝丹(《局方》)：犀角　玳瑁　琥珀　朱砂　雄黄　麝香　牛黄　安息香　龙脑。
(11) 紫雪丹(《局方》)：石膏　寒水石　磁石　滑石　犀角　羚羊角　青木香　沉香　玄参　升麻　甘草　丁香　麝香　硝石　朴硝　朱砂。
(12) 诸葛行军散(《霍乱论》)：牛黄　麝香　雄黄　火硝　硼砂　冰片　珍珠　姜粉。
(13) 清宫汤(《温病条辨》)：玄参心　莲子心　竹叶卷心　连翘心　犀角尖　连心麦门冬。
(14) 清营汤(《温病条辨》)：犀角　生地　玄参　竹叶心　麦门冬　丹参　黄连　金银花　连翘。
(15) 三甲复脉汤(《温病条辨》)：炙甘草　生地　白芍　生牡蛎　麦门冬　阿胶　火麻仁　生鳖甲　生龟版。
(16) 大定风珠(《温病条辨》)：白芍　生地　麦门冬　阿胶　生龟版　生牡蛎　生鳖甲　炙甘草　麻仁　五味子　鸡子黄。
(17) 参附龙牡汤(《通行方》)：人参　附子　龙骨　牡蛎。
(18) 四逆汤(《伤寒论》)：附子　干姜　甘草。
(19) 回阳救急汤(《伤寒六书》)：附子　干姜　肉桂　人参　白术　茯苓　陈皮　甘草　五味子　半夏　麝香　生姜。
(20) 来复丹(《和剂局方》)：硝石　硫黄　玄精石　五灵脂　青皮　陈皮。
(21) 苏合香丸(《和剂局方》)：白术　青木香　犀角　香附　朱砂　诃子　檀香　安息香　沉香　麝香　丁香　荜茇　龙脑　苏合香油　乳香。
(22) 羚角钩藤汤(《重订通俗伤寒论》)：羚羊角　钩藤　桑叶　菊花　生地　白芍　甘草　贝母　竹茹　茯神。
(23) 白虎加苍术汤(《类证活人书》)：知母　石膏　苍术　炙甘草　粳米。

【现代研究】主要参考文献

[1] 林宪华，洪月光，孙春燕．益气清暑饮治疗中暑100例[J]．医药产业咨询，2005，2(15)：63～64.
[2] 刘海燕．通腑泻下法治疗中暑高热的应用体会[J]．江苏中医，1999，20(5)：21.
[3] 彭德华．醒脑静注射液治疗重症中暑34例[J]．中国中医急症，1997，6(3)：121.
[4] 赵树新，杜桂琴．醒脑静注射液治疗重症中暑38例[J]．中国中西医结合急救杂志，2000，7(4)：236.
[5] 戴林．生脉注射液抢救中暑56例体会[J]．中西医结合实用临床急救，1997，10(10)：465.
[6] 戴林，夏正芹，孟君．生脉注射液救治糖尿病人中暑38例[J]．南京中医药大学学报，2004，20(6)：381～382.
[7] 周建中，徐长松，张伟，等．中西药联用治疗重症中暑40例临床观察[J]．江苏中医药，2004，25(12)：28～29.
[8] 朱荣长．清暑益气汤治疗中暑合并多器官功能障碍临床研究[J]．临床和实验医学杂志，2006，5(10)：1620～1621.
[9] 陈书文，林日可．四步针罐法治疗中暑65例[J]．上海针灸杂志，2005，24(1)：9～10.
[10] 黄俏敏．走罐配合捏脊治疗中暑82例[J]．中国针灸，2004，24(5)：321.

秋　燥

【定义】

秋燥是在秋季感受时令燥气之邪，以肺系为病变中心，津气干燥为基本特征的急性外感疾病。病变性质属热者称为温燥，属寒者称为凉燥。但均具有口、鼻、唇、咽等清窍干燥的表现，在病程中燥邪易化火伤阴，损伤肺络。但一般传变较少，整个病程不长。

【历史沿革】

秋燥病名，最早见于明代喻嘉言《医门法律·秋燥论》。但有关燥气致病则早在《内经》就有论述。《素问·气交变大论篇》有"岁金太过，燥气流行"的记述，已经认识到燥气能致病，并和时令气候变化密切相关。《素问·六元正纪大论篇》说："凡此阳明司天之政……三之气，天政布，凉乃行，燥热交合，燥极而泽，民病寒热。"《素问·阴阳应象大论篇》也有"燥胜则干"的记载。这些都初步指出了燥气致病的临床特点，为后世研究和论述秋燥病提供了理论依据。

汉、唐时代，囿于《内经》病机十九条中未提及燥气为病，故医家对秋令燥气为病的阐述不多。直至金元时代，刘完素在《素问玄机原病式》中，才针对《素问·至真要大论篇》病机十九条中缺乏燥气致病条文的情况，补充了"诸涩枯涸，干劲皴揭，皆属于燥"一条，虽然不是专指外感燥气而言，但却从一般意义上阐明了燥气致病的临床特点。刘氏并指出治疗"宜从退风散热，活血养液，润燥通气之凉药润之"，对秋燥病的理论建立作出了重要贡献。

对秋燥进行深入研究，并作出系统论述的，始于明代喻嘉言之《秋燥论》。在该书中，喻氏根据临床实际的情况，把《内经》"秋伤于湿"之说改为"秋伤于燥"。并指出燥气性质同于火热。他说："燥金虽为秋令，虽属阴经，然异于寒湿，同于火热。"又说："凡秋月燥病，误认为湿治者，操刃之事也。"治疗上则针对燥热伤肺的特点，创制了著名的清燥救肺汤，从而奠定了治疗温燥病的基础。此后，清代沈明宗有"燥属次寒，感其气者，遵《内经》'燥淫所胜，平以苦温，佐以辛甘'之法，主用香苏散加味，此治秋伤凉燥之方法也"（何廉臣著，《重印全国名医验案类编·燥淫病案》），从而开创了治疗凉燥的先河。

清代，随着温病学的发展，对秋燥病的认识也日益深刻和全面，一些著名的温病学家如吴鞠通、俞根初等，在继承前人理论和经验的基础上，对秋令燥气的性质及其引起的秋燥病的病机、证型，提出了较为全面的看法。俞根初在《重订通俗伤寒论·秋燥伤寒》一节中指出："秋燥初凉，西风肃杀，感之者多病风燥，此属燥凉，较严冬风寒为轻。若久晴无雨，秋阳以曝，感之者多病温燥，此属燥热，较暮春风温为重。"由此可知，秋令燥气既可从热而化为燥热之邪，亦可从寒而化为凉燥之邪。燥而偏热的是为温燥，燥而偏寒的是为凉燥。在辨证论治上，俞氏又根据温燥和凉燥的不同类别，及其发展过程中对各个脏腑功能的影响，提出了一整套的治疗方药，使秋燥病在证、因、脉、治各个方面，均有了较为系统的认识。

【范围】

根据本病的发病季节和临床特点，秋燥病包括了西医学中发生于秋季的上呼吸道感染、流行性感冒、急性气管-支气管炎、肺炎等感染性疾病，出现秋燥见症时，可按本篇内容辨证论治。

【病因病机】

秋燥病因是感受时令燥邪，其病位与肺金内应，亦可内传入里如阳明经府，甚或内陷心营。病理因素是燥邪，病机特点是燥胜则干，易伤津液，亦易化火，故其病机性质初为表实，病久则为里虚。

1. **肺卫先病**　秋燥病的致病因素是外感时令燥邪。燥为秋令主气，具有干燥的特性，但其致病，在性质上则有燥从热化的温燥和燥从寒化的凉燥之分。这主要与秋令气候的冷暖变化有关。但凉燥之邪亦可因患者之体质偏热而从热化，其性质则与温燥相同。肺为燥金，燥气内应于肺。燥邪侵袭人体多从口鼻而入，先犯上焦肺经。肺主气属卫，肺受燥侵，外则卫气失和，内则肺气失宣。其病机凉燥与风寒感冒相近，温燥与风温类同。正如叶天士所说"温自上受，燥自上伤，理亦相等，均是肺气受病"。所不同者，秋燥病尚有"燥胜则干"的病机变化，这是本病的特点。所以秋燥初起，除其有邪袭肺卫的一般外感见证外，必然伴有口、鼻、唇、咽干燥及干咳等肺系津液干燥征象。

2. **伤阴化火**　"水流湿，火就燥"，燥邪易化火。燥邪本易消耗津液，一旦燥邪化火，则更易劫灼阴液，甚或损伤血络。故燥邪侵肺后，如不能及时清解，则每易导致肺燥化火，耗劫肺阴，灼伤肺络，而产生肺燥阴伤和络损出血之变。后期即使燥热已清，但肺阴损伤多难骤复，故常有肺燥作咳之证遗留；肺与大肠相表里，亦有因肺燥而致大便燥结难行的。

3. **内传入里**　秋燥病以上焦肺经病变为主，一般治疗及时，燥邪即可由此而解。但亦有因邪势严重，治不及时或治不得法，致肺燥之邪未得外解而内传入里。其顺传中焦者，病机变化亦不外阳明经、腑二证，这与风温邪传中焦基本相同。只是秋燥的阳明实热证候每伴有津液受损的表现。燥热化火内陷心营者，其病机亦与风温内陷心营相同，可见热灼营阴，甚或耗血动血及闭窍神昏之变，不过一般较为少见。

综上可见，秋燥病的致病因素是外感时令燥邪。若时令值初秋气候偏温则病为温燥，时令值深秋而气候偏凉则病为凉燥。"燥胜则干"，以津伤液枯为秋燥病变的基本特征。虽秋燥病以上焦肺经病变为主，或累及胃肠，病势相对较轻，但燥邪亦可化火，伤阴损络，甚至出现内陷心营，耗血动血及蒙蔽清窍等严重病变，不过较少见耳。

【诊断与鉴别诊断】

一、诊断

（一）发病特点

本病为秋季多发病，任何年龄、男女、老幼均可患病，其中凉燥多发生于深秋季节，特别是久晴无雨，气候干燥，气温转凉的条件下尤易发生。温燥多发生于初秋天气晴暖、干燥之时。本病传变较少，整个病程也不长。

（二）临床表现

初起以发热恶寒、头痛少汗、鼻咽干燥、干咳无痰或少痰、苔薄白少津、脉浮等证为秋燥病的基本特点。其中凉燥证恶寒显著，发热较轻，口鼻干燥但不作渴，咳嗽少痰，舌质正常，脉象不数；温燥证则发热较重，恶寒较轻，口干口渴，咽干或痛，干咳无痰，舌边尖红，脉浮数。

如属秋季发生的西医学上呼吸道感染、流行性感冒、急性气管-支气管炎、肺炎等感染性疾病，可做相应的实验室检查，如血常规、痰培养、X线检查等，具有一定参考意义。

二、鉴别诊断

1. 风温　风温初起，风热侵袭肺卫，其证候表现与秋燥之温燥相近。但温燥初起除见肺卫证候外，必伴有口、鼻、唇、咽干燥及干咳无痰等肺燥征象，病程中易致肺燥阴伤、肺络受损，而逆传心营则较少见到，病情一般较风温为轻，发病限于秋季。风温初起虽热象偏重，但一般而论无明显的清窍干燥和干咳的肺燥征象，病程中易于形成痰热阻肺和逆传心营之变；发病季节虽四季均可发生，但冬春为多。

2. 风寒感冒　四时均可发生。初起邪束于表，肺卫失宣，临床见症与凉燥相近。但凉燥初起必有唇干、鼻燥、咽干等清窍干燥表现，其发病仅限于秋季。

【辨证论治】

一、辨证

（一）辨证要点

1. **辨燥邪的寒热属性**　燥气病邪在性质上有属寒属热之分，因之初起邪在肺卫时，在证候上就有凉燥和温燥的区别。辨别秋燥的属寒属热，对于掌握其病机特点，采取相应的治疗方法，具有十分重要的临床意义。辨别燥邪的寒热属性，主要根据初起的临床表现，重点着眼于下列证候的分析：发热恶寒的孰轻孰重，口渴与否，鼻咽干燥及干咳的程度，以及舌苔、脉象等。

2. **审燥邪是否化火伤阴**　燥邪犯肺得不到及时清解，极易化火伤阴，而尤多劫灼肺阴。此际表证虽然已经消失，但肺经燥热转盛而阴液受损。因此临床辨证，审察肺经燥邪是否化燥伤阴，对于掌握病机转化，正确地进行辨证施治至关重要。一般说，初起燥邪在肺，虽亦有津液干燥表现，但大多程度不甚，主要表现为口、鼻、唇、咽的干燥。随着表证消失，而出现干咳不已，心烦口渴，舌红干燥等肺经燥热证候，则为肺燥阴伤的表现。

此外，燥邪化火后，除易劫灼肺阴外，少数病例还可出现邪传阳明或内陷心营的证候，临床虽不多见，但亦应注意辨识。

（二）证候

根据秋燥病因的不同寒热属性，结合病程中的病机转化，其证候可分为凉燥袭肺、温燥袭肺、肺燥化火、燥传阳明、燥陷心营以及肺胃阴伤等不同证候。其中燥传阳明和燥陷心营，其病机性质和证候表现与风温基本相同，为了避免重复，故从略。

[凉燥袭肺]

症状：恶寒发热，头痛无汗，鼻干鼻塞，口唇干燥，咳嗽少痰。苔薄白少津，舌质正常。

病机分析：本证为凉燥之邪侵袭肺卫所致。邪束于表，与卫气相搏，腠理闭塞，故恶寒发热，头痛无汗；燥邪犯肺，肺气失宣，则咳嗽少痰，鼻塞不通；“燥胜则干”，故见唇干鼻燥等清窍干燥的症状；舌苔薄少津，乃是凉燥之邪侵犯卫表的征象。

[温燥袭肺]

症状：发热，微恶风寒，头痛，少汗，干咳无痰，咽干鼻燥，口渴。苔薄白而干，舌边尖红，脉浮数。

病机分析：温燥之邪外袭，卫气失宣，故见发热、微恶寒、头痛、少汗等表热征象。温燥犯肺，肺燥而失却清肃，所以干咳无痰。燥热易于伤津，因而鼻燥、咽干、口渴。苔薄白而干，舌边尖红，脉象浮数，为燥热在表，津液受灼的表现。

[燥气化火]

症状：身热，干咳无痰，甚或咯血，气逆而喘，胸满胁痛，心烦口渴，咽干鼻燥，或兼腹部灼热，大便干结。苔薄白或薄黄而燥，舌红。

病机分析：肺经燥热化火，由卫入气，耗伤津气，是本证的病机特点所在。多因燥邪侵袭肺卫后，未得及时清解，进而化火所致。燥热化火，由卫入气，故恶寒消失而见身热烦渴。燥热灼肺，肺阴受伤，所以干咳无痰，鼻咽干燥亦相应增剧。若燥热损伤肺络，则可见咯血之症。肺为燥热所伤，肺气失于清肃，胸胁脉络失和，故气逆而喘，胸满胁痛。若肺经燥热下移大肠，则成肺燥肠热之证，临床可兼见腹部灼热，大便干结等症。苔薄白或黄而干燥，舌质红赤，乃邪在上焦气分，肺燥阴伤的征象。

[肺胃阴伤]

症状：身热已退，或尚有微热，干咳不已，口、鼻、唇、咽干燥或大便燥结难行。舌红嫩，少苔。

病机分析：本证多见于秋燥恢复期阶段，其病机特点是燥热已基本解除，但肺胃阴伤犹未恢复，故身热已退而仅见干咳和口鼻唇咽干燥等症，皆属肺胃津伤不能濡润所致。若津伤而肠燥，“无水行舟”，则可见大便燥结难解之象。舌红嫩少苔，乃肺胃阴伤之征象。

二、治疗

（一）治疗原则

有关秋燥病的治疗，《素问·至真要大论篇》有“燥者濡之”的说法，这是治疗燥证的基本原则，后世奉为圭臬。治燥不同治火，治火可用苦寒，燥证则宜柔润；火郁可以发之，燥邪则宜濡之;治火可以直折,治燥只宜滋润。但秋燥为病毕竟是外邪为患,故治疗应以祛邪润燥为基本原则,并根据燥邪属寒、属热的不同性质,而应用偏温、偏凉的透邪润燥方药。凡秋燥初起属凉燥袭肺者,治宜辛开温润,透表散寒,开肺润燥;温燥袭肺者,治宜辛凉甘润,透表泄热,清肺润燥。若肺燥化火,损伤肺阴,治宜清肺润燥养阴。后期燥热已解,肺胃阴伤未复者,宜以甘寒生津,滋养肺胃。至于病程中出现热传阳明或内陷心营时,则治疗与风温相同,可参考"风温"篇。

(二) 治法方药

[凉燥袭肺]

治法: 疏表透邪,开肺润燥。

方药: 常用杏苏散。方中苏叶、前胡辛散透表;杏仁宣肺润燥;枳壳、陈皮、半夏、茯苓、桔梗、甘草利气开肺,止咳化痰,佐以姜枣调和营卫,全方具有透散而不致过汗,辛温而不燥烈,润燥而不腻滞的优点,故于凉燥初起既有表寒证象,而又有燥象者颇为适宜。若腠理闭塞较重,无汗身痛者可酌加防风、葱白以增强透表之力。咽干口燥重者,去半夏。

[温燥袭肺]

治法: 宣透肺卫,生津润燥。

方药: 桑杏汤。方以桑叶、豆豉、栀子皮轻宣泄热;杏仁、贝母宣肺化痰;沙参、梨皮养肺润燥。合之而为透表润燥之方。若表闭较著可加薄荷辛凉透表;咽干红痛,可加连翘、金银花、牛蒡子清热利咽;大便燥结者,加紫菀以清肺通便。

[燥气化火]

治法: 清肺泄热,润燥养阴。

方药: 清燥救肺汤。方中石膏、桑叶、甘草清肺泄热;杏仁、枇杷叶宣肺止咳;麦门冬、人参(临床上一般换用北沙参)生津益气;阿胶、麻仁,滋阴润肺;全方具有清肺润燥之效。若烦渴较甚,可加知母、天花粉、芦根清热生津;胸满胁痛较著,可加瓜蒌皮、郁金利气活络;伴有咯血者,可加侧柏叶、白茅根凉血止血。

[肺胃阴伤]

治法: 滋养肺胃。

方药: 沙参麦冬汤。方以沙参、麦门冬、天花粉、玉竹滋养肺胃阴液;佐以扁豆、甘草以和养胃气;桑叶以清泄余热。若津伤口渴较甚,可合以五汁饮(梨汁、荸荠汁、鲜苇根汁、麦冬汁、藕汁或蔗浆)以增强生津养液、润燥止渴之效。如兼肠燥便秘,可加鲜生地、鲜何首乌、鲜石斛、火麻仁以润肠通便。

关于秋燥的治疗禁忌,根据实践经验,大体有如下 3 个方面。① 解表忌过于辛散。即使凉燥初起邪袭肺卫,透表亦只宜辛开温润,以免过汗伤津;至于温燥袭表,则只宜辛凉轻透,忌用辛温发散。② 润燥忌过于滋腻,以免留恋病邪。③ 清泄燥热忌用苦寒,以免苦燥伤阴。

(三) 其他治法

(1) 雪梨 1 个,剖开去核,置入川贝末 6 克,将两半梨拼拢,用牙签固定,加冰糖 20 克,水适量,隔水炖煮 30 分钟。吃梨喝汤,每日 1 次。适用于秋燥干咳少痰证。

(2) 玄参 15 克,麦门冬 30 克,甘草 10 克,煎汤取汁。以粳米 50 克煮粥,粥将熟兑入药汁续煮,待粥熟后,调蜂蜜食用,每日 1 次。适用于秋燥咽喉干燥证。

(3) 白及 30 克,水煎取汁。百合 20 克,鲜藕节 20 克切片,粳米 50 克共煮粥,待粥将熟兑入白及药汁续煮,待粥熟后,调入冰糖末食用,每日 1 次。适用于秋燥咳嗽痰血证。

(4) 生地 20 克,水煎取汁,百合 20 克,粳米 50 克共煮粥,待粥将熟兑入生地药汁续煮,待粥熟后,调入蜂蜜食用,每日 1 次。亦可常吃些白萝卜、生梨。适用于秋燥口唇干裂证。

(5) 黑芝麻 6 克,用文火炒香待用。桑椹 30 克,火麻仁 20 克,水煎取汁,以药汁加水适量,粳米 50 克煮粥,粥熟加入芝麻、蜂蜜食用,每日 1 次。适用于秋燥便秘者。

【转归及预后】

秋燥病的整个发展过程,也就是燥邪化热化火,由表入里的过程。一般说,秋燥初起邪袭肺卫,若治疗方法正确、及时,病邪大多即可外解而获得早期治愈。如肺卫燥邪不得外解,则势必化热化火,耗劫肺阴,损伤肺络;或传入中焦阳明气分,甚或内陷心营。病从上焦而解者,后期阶段大多表现为燥热已解而肺胃阴伤未复的阴虚燥象。

秋燥预后大都良好,一般可获早期治愈。但亦有少数病例,因邪势较重或素禀体虚,或由于治疗失时、失当,以致病邪内陷心营,产生严重变化。还有个别病例,因肺燥迁延过久,阴伤络损而转成咳嗽、咯血,经久难愈。

【预防与护理】

注意锻炼身体,增强正气,提高机体抗病能力,可以预防外邪入侵。即使感受外邪,也可以迅速外解而早期痊愈。在气候变化较多的秋季,避免伤风受凉,注意保暖,亦为预防本病的重要措施。

秋燥患者,在发热期要卧床休息,多饮开水,饮食宜清淡而富有营养,忌食辛热油炸的食物;并可多食水果,以梨、甘蔗为佳。病室宜保持空气流通,并保持一定湿度。

【现代研究】

(一) 理论研究

刑氏等[1]认为秋日为燥金主令。肺属燥金,燥气内应于肺,外合皮毛,肺金受燥气之伤,治节无权,而致秋燥,故秋燥初起多见肺卫证候和明显的津液干燥的见证。历史上秋燥属性有寒热之争,喻嘉言认为"燥金虽为秋令,虽为阴经,然异于寒湿,同于火热",吴鞠通认为"湿燥寒同属阴邪"、"秋燥之气,轻则为燥,重则为寒"。作者认同喻氏观点,认为秋燥是由外感燥气所引起的,是属于温病中一类急性外感热病,火就燥,秋承夏后火之余炎未息,燥气属阳,此燥热病邪感之则谓温燥;深秋大凉,燥属次寒,燥气属阴,此属凉燥,但不属于温热病之范畴。丁氏[2]等指出燥邪的特点和形成与岁运及时令相关。燥邪致病与地区有关,西北燥证遍见于四时,非秋独有,且多以凉燥为主,此情尤与东南方有异;时见老人、阴虚之体感受正常之燥气引起病理反应，燥邪致病更与人体正气盛衰和适应能力密切相关。认为燥邪致病特点：一是病变以肺经为主。秋令燥气清冷肃降，肃杀收引，致物干燥坚劲。"燥在上，必乘肺经"，外则卫受邪郁，内则肺失清肃。二是易伤津液。"燥胜则干"，秋燥之"涩"，为皮肤、黏膜缺乏津液滋养；"枯"、"涸"、"干"，均意指津液亏竭；"劲"、"皴"乃液气衰少，血不荣于皮肉以致多折干裂；"揭"为干燥之甚而皮肤脱屑。燥证初起即见肺卫津气干燥之候，也是与其他温病主要区别之所在。三是易从火化。肺卫燥热之邪不解，则可由卫及气，燥郁化火，燥干清窍等。燥在五行属金，金能制木，故燥邪致病常及于肝。对秋燥的辨证，作者主张：一辨营卫之燥：临证多见皮肤皴裂，干燥不泽，瘙痒脱屑，面生褐斑，风疹痒疮，咳嗽喉痒，鼻塞头痛等。二辨津液之燥：临证多见干咳少痰，胸胁引痛，喉干鼻鸣，目干衄衄，烦渴引饮，便秘痔疮等。三辨精血之燥：证见咳喘胁痛，痰少而黏，痰中夹血，颧红颊削，舌红苔少；或肤燥瘙痒，血痂累累；或膝软胫痛，肢体抽动，目干视弱；或咽干而痛，不寐烦心，手足心热；或经少经闭，乳汁不足，便秘阴痒等。对秋燥的辨证应辨温燥与凉燥。唐氏[3]认为秋燥其病变中心在肺，并可涉及胃、肠等。若燥热在肺，易成肺燥阴伤，或导致肺胃阴伤。传入阳明胃肠，易成肺燥肠闭或阴伤腑实之证。少数患者如感邪较重，正气较虚，亦可内陷营血或传入下焦。如传入营血者可出现络伤咳血或气血两燔；如深入下焦者则可伤及肝肾之阴，导致水不涵木而虚风内动等证。如初起治疗得当，或患者体质较强，则一般不会发展到下焦。由于本病为燥邪为患，最易伤津，故治疗应以滋润为主，即所谓"燥者润之"。月氏[4]认为秋燥是秋季感受燥热病邪，初起以病在肺卫即有津液干燥特征的急性外感热病。根据秋燥各个阶段的病候特点来说，"上燥治气，中燥增液，下燥治血"可作为治疗秋燥初、中、末3期之大法。"上燥治气"是指燥热之邪侵袭上焦手太阴肺经，当治气，治气即是治肺，包括疏表润燥和清肺养阴、宣肃肺气。"中燥增液"是指燥热之邪进入中焦，损伤胃津肠液，故清胃通腑之时，沃焦救焚，不厌其频，代表方如五汁饮、增液汤等。"下燥治血"，指从病邪内陷营血或深入下焦，耗伤肝肾之阴，须清营凉血或培补真阴。作者认为以秋燥先伤上焦肺津，次伤中焦胃阴肠液，终伤下焦肝血肾精的角度来阐释秋燥初、中、末3期的治疗大法，既不与前人所论相悖，又与临床相符，较为妥当。

（二）临床研究

张氏等[5]自拟清润饮（南沙参、北沙参、浙贝母、当归、白茅根、芦根、淡豆豉、杏仁、炒栀子、前胡、晚蚕砂、鲜梨）随证加减，治疗秋燥78例，症见干咳少痰，咯痰不爽，痰黏稠甚至带血，鼻咽干燥，舌干而少津等。结果治愈57例，占73.08%；好转18例，占23.07%；无效3例，占3.85%；总有效率96.15%。张氏[6]以百合固金汤配山药糊治疗秋燥20例，并与单纯用百合固金汤治疗秋燥25例进行对照观察，结果配山药粥组疗效优于对照组，差异显著（$P<0.05$）。作者认为山药能入肺脾肾三经，百合固金汤配山药糊治疗秋燥病症，可谓金水并调，故疗效显著。

李氏等[7]以桑杏汤加减治疗秋燥咳嗽38例，结果治愈30例，占78.9%；好转6例，占15.8%；未愈2例，占5.3%。总有效率为94.7%。蒋氏[8]报道分别用桑杏汤、沙参麦冬汤、五味橘皮汤化裁，治疗属中医秋燥咳嗽的急性支气管炎、慢性支气管炎、支气管扩张伴咯血及妊娠咳嗽的难治病例取得满意疗效。张氏等[9]对1例重症支气管炎，以其年高体弱，抗邪无力，时值秋季，燥邪当令，加之久晴无雨，以致燥邪袭肺，气阴两伤，失于宣降所致，以清燥救肺汤加减治疗取得满意疗效。陈氏等[10]采用中药润肺通络的基本方，为沙参、麦门冬、玉竹、天花粉、桑叶、鱼腥草、杏仁、紫菀、黄芩、丹皮、丹参、赤芍，同时用西药抗生素、肾上腺皮质激素、支气管扩张剂治疗放射性肺炎，共17例，并设对照组对照观察。结果：治疗组治愈率（52.9%）明显高于对照组（16.7%），有显著性差异（$P<0.05$）。治疗组总有效率（88.2%）明显高于对照组（41.7%），有极显著差异（$P<0.01$）。润肺通络法对放射性肺炎有明显的治疗作用。

【小结】

秋燥是在秋季感受时令燥气病邪，以肺系症状表现为重点的外感疾病，常以口、鼻、唇、咽等清窍干燥症状为其特点。

早在《内经》中，已有关于燥气致病的阐述，但对秋燥病作了较为系统深入论述的，则首推明代喻嘉言。清代温病学家陆续对此病有所发挥，使对秋燥病的认识日益深化。

燥气为秋令主气，具有干燥的特性，在致病性质上有燥从热化的温燥和燥从寒化的凉燥之分，主要与秋令气候的冷暖变化有关。

秋燥的病因病机可概括为燥邪上受、肺卫受病，燥气化火、伤阴损络、燥热内传等3个方面。根据发病季节及临床特点不难作出诊断。需与风温、风寒感冒等病证相鉴别。

秋燥可分为凉燥袭肺、温燥袭肺、燥气化火、肺胃阴伤等不同证候。凉燥袭肺，治以疏表透邪，开肺润燥；温燥袭肺，治以轻透肺卫，生津润燥；燥气化火，治以清肺泄热，润燥养阴；肺胃阴伤，治以甘寒生津，滋养肺胃。

秋燥病一般病情较轻，病程较短，治疗及时得当，预后一般良好。

附方

（1）杏苏散（《温病条辨》）：杏仁　紫苏　半夏　陈皮　前胡　甘草　桔梗　枳壳　茯苓　生姜　大枣。

（2）桑杏汤（《温病条辨》）：桑叶　杏仁　沙参　象贝母　豆豉　栀子皮　梨皮。

（3）清燥救肺汤（《医门法律》）：石膏　冬桑叶　甘草　人参　胡麻仁　真阿胶　麦门冬　杏仁　枇杷叶。

（4）沙参麦冬汤（《温病条辨》）：沙参　玉竹　甘草　桑叶　麦门冬　生扁豆　天花粉。

（5）五汁饮（《温病条辨》）：梨汁　荸荠汁　鲜苇根汁　麦冬汁　藕汁（或用蔗浆）。

【现代研究】主要参考文献

[1] 刑士杰，腾天学，赵亚英. 秋燥质疑[J]. 中医药信息，1999，

(2): 3.
[2] 丁建中,张六通.外燥之理论研究探析[J].中国中医基础医学杂志,2005,11(10): 724.
[3] 唐志英."秋燥"病的辨治体会[J].引进与咨询,2006,(1): 94.
[4] 月辰.暑温气分阶段及秋燥初中末三期的治则辨识[J].中医药学刊,2004,22(2): 201.
[5] 张莉,刘杏兴.清润饮治秋燥78例[J].四川中医,1999,17(3): 28--29.
[6] 张财富.百合固金汤配山药糊治疗秋燥20例[J].湖南中医药导报,1996,(12): 50.
[7] 李风森,王乐.桑杏汤治疗秋燥咳嗽38例观察[J].新疆中医药,2003,21(2): 19.
[8] 蒋茂剑.秋燥咳嗽治例[J].浙江中医杂志,1995,(9): 419～420.
[9] 张兆祯,冯怀民.从秋燥论治老年重症支气管肺炎1例[J].吉林中医药,1998,(1): 28.
[10] 陈军,王明智.治疗放射性肺炎的润肺通络法[J].江南大学学报(自然科学版),2002,1(4): 435～436.

痢　疾

【定义】

痢疾是以大便次数增多、腹部疼痛、里急后重、便下赤白脓血为主要特征的病证。主要因湿热或疫毒外侵而起,亦可因七情内伤或食入秽浊,积滞肠中,传导失常所致。本病虽属夏秋季节的常见病和多发病,但春冬两季也可见到。

【历史沿革】

中医对本病的认识记载较早,《内经》将本病称为"肠澼"或"赤沃",并对其病因及临床特点,作了简要的论述。如《素问·太阴阳明论篇》说:"饮食不节,起居不时,阴受之……阴受之则入五脏……入五脏则䐜满闭塞,下为飧泄,久为肠澼。"《素问·至真要大论篇》又说:"少阴之胜……腹满痛,溏泄,传为赤沃。"至《难经》将大肠、小肠、大瘕之泄,作了如下的比较和鉴别:"大肠泄者,食已窘迫,大便白色,肠鸣切痛";"小肠泄者,溲而便脓血,少腹痛";"大瘕泄者,里急后重,数至圊而不能便。"汉代张仲景《金匮要略》将痢疾与泄泻统称为"下利",对其病机,多责之"以有热故也",并制订了白头翁汤和桃花汤等有效方剂,开清肠解毒和温涩固下之法门。

汉代以后,晋代葛洪以"痢"称本病,以区别于一般泄泻,为后世医家所接受。隋代巢元方等编撰的《诸病源候论·痢病诸候》中,列有"痢病诸候"的专论,其中记载有赤白痢候、脓血痢候、冷热痢候、杂痢候、休息痢候、蛊注痢候等21种痢病候,把各种痢疾病候大多分为新久两类,又以痢色之赤白而分热与寒;在病因方面,强调岁时寒暑不调、风寒热毒、运动劳役及饮食起居等因素;在病机方面,强调把脾、胃、大肠、血气、津液等的生理、病机结合起来分析。唐代孙思邈《备急千金要方·脾脏下》称本病为"滞下",立"热痢"、"冷痢"、"疳湿痢"、"小儿痢"四论,用方102首,对当下、当温、救里、攻表等治疗原则及预后也均有详细论述。显而易见,从晋到唐这一时期,无论在病机理论上或在治疗上都较之汉代有了明显的发展和提高,也为后世医家进一步开展对痢疾诊治的研究和发展打下了坚实的基础。

宋元是新学肇兴的时期,对本病的认识上也颇多新说。宋代陈无择《三因极一病证方论·滞下三因证治》提出滞下三因:"夫六气之伤人,初无轻重。以暑热一气,燥湿同源,收而为四,则寒热风湿不可偏废……皆外所因之明文也;古方有五泄,因藏气郁结,随其所发,便利脓血……即内所因也;又饮服冷热酒醴醯醢、纵情恣欲、房室劳逸……皆不内外因。"至金、元、明、清诸多医家,虽对病因论述各有侧重,但总不离乎陈氏的轨范。金代刘完素《河间六书·滞下》指出:"以白痢为寒,赤痢乃热,误也";"假如下痢赤白,俗言寒热相兼,其说尤误。"他认为"脏腑泻痢,其证多种,大抵从风湿热论",及"下迫窘痛,后重里急,小便赤涩,皆属燥热",而下痢的颜色,乃"各随五脏之部而见五色,是谓标,本则一出于热,但分浅深而已"。在治疗上主张"后重则宜下,腹痛则宜和,身重则除湿,脉弦则去风"及"行血则便脓自愈,调气则后重自除"的法则,直到现在,仍属治痢之正法。用药方面明确指出"治诸痢者,莫若以辛苦寒药治之"、"治诸痢者,黄连、黄柏为君,以至苦大寒,正主湿热之病",又指出"诸泻痢久不止,或暴下者,皆太阴经病,故不可离乎芍药;若不受湿,不能下利,故须用白术"以及"里急后重,须加大黄"、"宜加木香、槟榔"等,均为后世医家所宗。金代张子和《儒门事亲·卷一》也认为"赤白痢不可曲分寒热",其提出的赤白痢"止可分新旧而治之","赤者新积"、"白者旧积"的说法也有一定参考价值。宋代严用和《济生方》首先提出"痢疾"的名称:"今之所谓痢疾者,古所谓滞下是也。"并谓治痢"必先导涤肠胃,次正其根本,然后辨其风冷暑湿而为治法",其看法颇有见地。元代朱丹溪《丹溪心法·痢》承前贤之说,而多发明:其一,首先对本病的辨证提出"痢,赤属血,白属气","赤痢乃自小肠来,白痢乃自大肠来"及"血痢久不愈者属阴虚"的见解;其二,对痢疾的传染性,进一步提出了"又有时疫作痢,一方、一家之内,上下传染相似"的明确结论;其三,对痢疾的病因,他既认为"皆湿热为本",又进而指出"湿热瘀积"之为病,"干于血分则赤,干于气分则白";其四,按病之虚实提出了本病"壮实初病宜下,虚弱衰老久病宜升"的治疗原则;其五,指出噤口痢的病机是大虚大热,用人参、黄连等法治疗。朱丹溪的这些见解对后世有很大影响。

明清以来,对本病的认识更加深入,不少医家撷取历代各种学术观点的合理部分加以综合归纳,同时结合自己丰富的医疗实践经验,进一步阐发了痢疾的病因病机和辨证论治。在病机理论方面,比较突出的一点是强调本病与脾肾的关系,如明代张景岳《景岳全书·杂证谟·痢疾》中指出“凡里急后重者，病在广肠最下之处，而其病本则不在广肠而在脾肾”、“脾肾虚弱之辈，但犯生冷极易作痢。”明代李中梓《医宗必读・痢疾》明确提出“愚按痢之为证，多本脾肾”“……然而尤有至要者，则在脾肾两脏。如先泻而后痢者，脾传肾，为贼邪难疗；先痢而后泻者，肾传脾，为微邪易医。是知在脾者病浅，在肾者病深。肾为胃关，开窍于二阴，未有久痢而肾不损者，故治痢不知补肾，非其治也。”在本病的分类方面，明代秦景明的《症因脉治・痢疾论》曾提出：“痢疾要分外感内伤。”并立寒湿痢、湿热痢、燥热痢、七情痢、饮食痢、劳役痢等辨证类型。其他如戴思恭提出“劳痢”，赵献可提出“疫毒痢”，李梴提出“虚痢”，李用粹提出“虚滑痢”，张石顽提出“阴虚痢疾”，陈修园提出“奇恒痢”等等，都丰富和发展了痢疾的辨证内容。

随着病机理论及辨证的发展，在治疗原则及方药方面也取得了相应的进展。如清代喻嘉言《医门法律・痢疾门・痢疾论》对痢疾论治十分详细，他创“逆流挽舟”之法，并列律三条：其一，“凡治痢，不分标本先后，概用苦寒者，医之罪也”；其二，“凡治痢，不审病情虚实，徒执常法自恃颛门，医之罪也”；其三，“凡治痢，不分所受湿热多寡，辄投合症丸药误人者，医之罪也”。李中梓提出：“至治法：须求何邪所伤，何脏受病……新感而实者，可以通因通用；久病而虚者，可以塞因塞用。”叶天士认为“治痢大法，不过通塞二义”，可谓要言不烦。清代蒲松园《医镜・症方发明・痢》则从恰当掌握治法的适应证这一角度出发，提出治痢之忌：“一忌温补”、“一忌大下”、“一忌发汗”、“一忌利小便”，而唯清热一法无忌。清代赵学敏在《本草纲目拾遗・鸦胆子》中提出用至圣丹治“冷痢久泻，百方无验者，一服即愈”。冷积致痢症见“乍轻乍重，或愈或发，便则乍红乍白，或硬或溏，总无一定，任是神丹，分毫无济”，用“鸦胆子一味治之”，其效“至圣至捷”。至圣丹即鸦胆子，此冷痢酷似阿米巴痢疾，这为后世诊治该病提供了宝贵经验。再如《沈氏尊生书》、《类证治裁》等，对痢疾的治疗都有详论。在清代还撰写出一些论痢疾之专著，如孔毓礼的《痢疾论》、吴道源的《痢症汇参》等，可谓集痢疾辨证治疗之大成。

20世纪50年代以来，对中医学治疗痢疾的理、法、方、药进行了比较系统的整理，并结合西医学的有关病种开展了临床和实验室研究，取得了可喜的进步。

【范围】

根据本病的症状特点，中医学的痢疾主要见于西医学的急慢性细菌性痢疾、阿米巴肠病。其他如溃疡性结肠炎、慢性结肠炎、放射性结肠炎等出现类似本篇所述痢疾的症状者，均可参照本篇辨证治疗。

【病因病机】

根据历代医家的论述，结合近代的认识，痢疾的主要病因是外感湿热时邪，疫毒和饮食不节，亦与七情内伤和脾胃虚弱有关。痢疾的病位在肠腑，与脾、胃、肾关系密切。主要病机是邪滞于肠，气血壅滞，传化失司，肠道脂膜血络受伤，腐败化为脓血。其病因病机可简要归纳为如下几个方面。

1. **感受外邪**　痢疾多由感受湿热、疫毒之邪而起，亦可因寒湿之邪内侵而发。湿热疫毒内犯，侵及肠胃，郁蒸为患，则导致运化失司，气血阻滞，热毒壅盛，互相搏结，肠道脂膜血络受伤，腐败化为脓血，发为痢疾。《沈氏尊生书》云：“大抵痢之病根，皆由湿蒸热壅，以致气血凝滞，渐至肠胃之病。”若寒湿侵于肠胃，因寒性凝结，湿性黏滞，寒湿相兼，以致气滞血涩，肠液凝滞，与肠中秽浊之物相结，亦可下泄为痢。《症因脉治・痢疾论》曰：“寒湿痢之因……寒湿时行，内气不足，乘虚感人，郁遏营卫，卫郁营泣，内传肠胃，则水谷不化，气血与糟粕互相蒸酿，而痢下赤白之症作矣。”《诸病源候论・痢病诸候》曰：“白滞痢者，肠虚而冷气客之，搏于肠间，津液凝滞成白。”

2. **饮食所伤**　饮食所伤，是痢疾发病的重要原因，历代医家对此特别强调。如《景岳全书・杂证谟・痢疾》曰：“生冷下咽，泻痢随起。”赵献可曰：“……以为痢发于秋，是暑月郁热所致……但不详所以致郁热者，多因暑热酷烈，过饮冷水，过食生冷，热为寒郁，久而为沉寒积冷者亦有之。”由上可知，饮食不节乃是痢疾的重要致病因素，如过食肥甘酒炙之品，或啖食不洁之物，以致湿热内结蕴蒸，肠道气血瘀滞化为脓血，则成湿热之痢；若其人恣食生冷瓜果不洁之物，有伤脾胃，脾虚不运，水湿内停，中阳受遏，湿从寒化，寒湿滞肠，气血凝泣，化为白冻脓血，发为寒湿之痢。而饮食不节既可单独致痢，也往往与感受寒湿、暑热之邪相结合而为病。

3. **内伤七情**　七情内伤与痢疾的发病，也有一定关系。如因郁怒所伤，肝气犯脾，气滞血涩，饮食难化，日久胶结，可渐成下痢赤白黏冻；或因忧虑伤脾，运化失职，饮食停积，与气血胶结而酿成痢疾。《症因脉治・痢疾论》中曰：“七情内伤痢之因，忧愁思虑则伤脾，脾阴既伤，则转输失职，日饮水谷，不能运化，停积肠胃之中，气至其处则凝，血流其处则泣，气凝血泣，与稽留之水谷互相胶固，则脾家壅滞，而贼邪传肾之症作矣。”临床上，此种病因多见于休息痢，为休息痢的主要诱发因素。

4. **脾肾虚弱**　脾肾虚弱常与久痢之形成有密切关系。故《医宗必读・痢疾》曰：“脾为后天之本，肾为先天之本。”久痢不愈，必使脾胃受损，继而及肾。而寒湿之痢，易伐中阳，终成命门火衰；湿热之痢，易耗津液，以致肾阴亏虚。再则，平时劳役过度或禀赋不足，脾肾虚弱者，又感寒湿之气，或因痢而过服寒凉通下之剂，每致阳气更弱，而成虚寒之痢，张景岳“脾肾虚弱之辈，但犯生冷，极易作痢”之说，即指此而言。

总之，病邪以湿热为主，或为阳盛之体受邪，邪从热化则发为湿热痢；若湿热挟疫毒太盛，则发为疫毒痢；病邪以寒湿为主，或阳虚之体受邪，邪从寒化则发为寒湿痢。痢久则可伤脾及肾，耗伤精血。若痢久正虚邪恋，伤及阴血或痢久正虚邪恋，伤及阳气，则可转化为阴虚痢或虚寒痢。若因痢疾补涩过早，痢久迁延，正虚邪恋，或痢疾失于调养，也可转化为时作时止的休息痢。如邪留胃中或湿热疫毒之气上攻，或痢久正虚，胃气上逆，则成为噤口痢。

【诊断与鉴别诊断】

一、诊断

诊断本病，主要根据其证候和发病的临床特点，参考其不同证型，四诊合参，综合分析，进行诊断。

（一）发病特点

湿热疫毒内侵，饮食所伤，七情内伤是本病发病的常见原因，它与痢疾的急性和慢性有一定关系。一般而论，急性痢疾多由湿热疫毒内侵和饮食不洁所伤而起，发病前常有不洁饮食史，或与痢疾患者接触史；慢性痢疾则多由饮食不节，七情内伤酿成。但急性常可转化为慢性，慢性也可出现急性发作，临证诊断，应详细观察和分析。此外，急性多见于夏秋，慢性则四季皆可发病；同时急性初发，证候较为典型，慢性迁延则证候多不典型。

（二）临床表现

本病以大便次数增多、量少不爽、腹部疼痛、里急后重、便下赤白脓血黏冻等为特征。这些证候特征是各种痢疾所共有的临床表现，是诊断本病之主要依据。凡具有上述证候特点者，均可诊断为痢疾。部分病例尚可伴有不同程度的恶寒、发热。疫毒痢病情严重者可急骤起病，在腹痛、赤白脓血出现之前，即可有高热神疲、四肢厥冷、面色青灰、呼吸浅表、神昏惊厥等表现，而痢下、呕吐并不严重。

由于中医学和西医学对痢疾的定义和所指的范围有所不同，因此，诊断此病虽可参考粪便、肠镜等实验室检查，但仍应以中医学的证候特点为主要依据。

二、鉴别诊断

泄泻　痢疾与泄泻的症状多相近似，且其病因也难于分辨，故两病常易混淆。因此临证必须将本病与泄泻进行鉴别。在症状方面，两者虽便次均增加，但痢疾以便下赤白黏冻脓血、里急后重、下痢不爽为特点，而泄泻则以大便溏薄，泻下爽利，或如稀水，完谷不化，甚则滑脱不禁为特点，并无赤白脓血、里急后重等症。正如朱丹溪《局方发挥·滞下篇》中说："泻痢之病，水谷或化或不化，并无努责，惟觉困倦；若滞下则不然，或脓或血，或脓血相杂，或肠垢，或无糟粕，或糟粕相混，虽有痛、不痛、大痛之异，而皆里急后重，逼迫恼人。"在病机方面，两者虽都可有久暴、虚实、寒热之分，均可分湿热、寒湿、虚寒等各种类型，也皆可涉及肝、脾、肾诸脏。然而泄泻的病机特点在于运化失常，清浊不分，或传导失职，升降失调，关键在脾胃功能障碍；痢疾则以肠有壅滞之邪，与凝滞之气血相胶结，而成滞下之证为特点，关键在痢疾肠中有滞。《景岳全书》及《症因脉治》的有关论述，可资参考。张景岳曰："凡《内经》有言飧泄者，有言濡泄者，皆泄泻也；也有言肠澼者，即下痢也。然痢之初作必由于泻，此泻之与痢，本为同类，但泻浅而痢深，泻轻而痢重。泻由水谷不分，出于中焦；痢以脓血伤败，病在下焦。在中焦者，湿由脾胃而分于小肠故可澄其源，所以治宜分利；在下焦者，病在肝肾大肠，分利已无所及，故宜调理真阴，并助小肠之主，以益气化之源，此泻痢之证治有不同，而门类亦当有辨，然病实相关，不可不兼察以为治也。"秦景明曰："饮食成积，胶乎肠胃则为痢，故……无积不成痢。"

【辨证论治】

痢疾初起多实证，其病在肠；若失治、误治或邪气太盛，一则可致厥逆神昏之危重证候，一则可迁延而成久痢不愈，转为虚实并见或虚证，病及脾肾，出现阳虚阴亏之象，甚或入于损途。治疗应当详察证情，把握疾病发展变化规律，分清寒热、虚实、缓急，抓住病机，确定治则，灵活应用温、清、补、下诸法。

一、辨证

（一）辨证要点

痢疾的辨证关键在于辨清寒、热、虚、实，这就必须运用望、闻、问、切四诊，详尽地收集证候资料，仔细辨析。而其中十分重要的是对痢色和里急后重的辨析，以及分清痢疾的缓急轻重。

1. **辨痢色**　下痢色泽往往随着病的性质变化而变化，痢下白色，或为黏冻，或涕液状者，一般属寒、属气，病较浅，所谓"纯白无热症"，但久痢亦可见之。总之，白而滑脱为虚寒，白而为脓者则属热；痢下赤色，或纯血鲜红者，一般属热、属火、属血，病较深，所谓"血为热迫"；痢下赤白相兼者，一般属热者多，为气血俱受邪，深浅皆及。赤白相兼如鱼脑（即脓血状）者，属热；其中又有赤多白少及赤少白多之别，前者属热，后者可属寒；痢下紫黑色，一般属瘀血，或为"热伤血深，湿毒相瘀"。若紫暗而稀淡，则为阳虚；痢下色焦黑，浓厚大臭者，属火；痢下黄色，深而秽臭者，为热；或食不化者，为积；浅淡而不甚臭者，为寒；痢下五色相杂，为"湿毒甚盛故也"；脓血黏稠难下者，或属热，或属燥，或属阴虚。总之，在辨痢色时，我们不仅要注意颜色的变化，同时也要注意结合排出物的性状一起分析，这样才能作出比较正确的判断。

2. **辨里急后重**　张景岳曰："凡里急后重者……热痢、寒痢、虚痢皆有之，不得尽以为热。盖中焦有热，则热邪下迫；中焦有寒，则寒邪下迫；脾肾之虚，则气陷下迫。欲治此者，但当察其所因。"李中梓曰："更当以痛之缓急，按之可否，脏之阴阳，腹之胀与不胀，脉之有力无力，分虚实也。"凡外邪所致的里急后重，每圊后得减。而寒邪为病，其腹痛而拘急。火热之邪为病，其腹窘迫，肛门灼热。积之为病，其腹痛必多胀满坚硬，痛而拒按。凡虚痢的里急后重，或圊后不减。证属虚寒者，腹微痛而不实不坚，或喜揉按，或喜暖熨，或虽痛而并无努责。气虚、气脱者，里急而频见污衣。气陷者，后重而圊后转甚。阴血虚者，每虚坐努责。

痢下脓血与里急后重是痢疾的两大主症，故在辨证时必须互相参合，如若寒热虚实处于疑似之间，则更当从其兼证及脉舌上作进一步的分析，以确定证候类型，对证遣药。

3. **辨邪正盛衰**　这与本病的预后有密切关系。而要分清痢疾的缓急轻重，关键是要掌握对本病急重症的辨认，这样才能防变于未然，掌握主动权，及时采取治疗措施，提高疗效。

识别本病之是否重急，重点是据其临床表现，观察其邪毒是否炽盛，胃气是否衰败，阴液是否涸竭，阳气是否虚脱。凡下痢但见脓血不见粪质者较重，兼有粪质者较轻；凡下痢次数逐渐减少，而反见腹胀皮急如鼓，呕吐少食，烦躁口渴，气急息粗，甚或神昏谵语，脉实急者，为邪毒内炽上攻之象；凡下痢，噤口不食，到口即吐，勺水难饮，精神委顿，或见呃逆者，为胃气将败；凡痢下黏稠脓血，烦渴转筋，甚或面色红润，唇如涂朱，脉数疾大者，为阴液将竭或阴阳不交之候；凡下痢不止，或不禁，或腹不痛而脓血阵阵下，或反不见下痢，神委倦卧，恶寒脚缩，手足厥逆，身冷自汗，气急息微，脉或沉细迟，或微细欲绝，或反浮者，为阳气将脱。故痢疾凡见下痢次数减少而全身症状不见轻减者，或有下痢不禁之象者，或见腹胀渐大，或见烦躁，或见精神逐渐委顿，或见手足渐有欠温之象，或见有脉症不符之处者，皆预示病情将有加重恶化的可能，应给予充分重视。

（二）证候

根据痢疾临床表现及其发展变化的规律，大致可分为以下几种类型。

［湿热痢］

症状：腹部疼痛，下痢赤白黏冻或脓血，初起或为水泻，后一二日再便下赤白，里急后重，肛门灼热，胸脘痞闷，小便短少，舌苔黄腻，脉滑数。兼有表证者，则恶寒，头痛，发热，脉浮数；里热盛者，则脉沉数；热重于湿者，痢下赤多白少，或纯下赤冻，口渴引饮；湿重于热者，痢下白多赤少，胸部痞闷明显；夹食积者，其腹痛胀满而拒按。

病机分析：湿热积滞，蕴结肠中，气血阻滞，传导失司，肠间脂膜血络受伤，肉腐血败，化为脓血为湿热痢的主要病机。盖火热之性急迫，故为腹痛里急。气滞湿阻，痢下不畅，而见后重。湿热熏蒸，气血瘀滞，化为脓血赤白。湿热下注，则肛门灼热，小便短少。苔黄腻，脉滑数，亦俱为湿热熏蒸之象。热重者，易伤血伤津，故多赤痢口渴。湿重者，易伤气，故多白痢胸痞。食积，有形之物阻塞肠胃，故胀痛而拒按。

本病若治疗失当，燥药过剂，或病属热重于湿，病迁数日，可致热炽，消烁阴液，津枯肠燥，致燥热胶结肠中，而为燥热之痢。可见脓血稠厚，艰涩难下，腹痛频作，肛门灼热，小便短少，口燥唇干，内热烦躁，苔干舌红，脉洪数或细数等症。本证若因失治，可致湿热鸱张，上攻于胃，则呕吐不食，而兼噤口痢；湿热闭遏阳气，转为厥逆，可见四肢逆冷、烦躁脉微等症；倘寒凉过剂，亦可使热从寒化，而为寒湿痢；湿热痢迁久不愈，素体阴虚，则可转化为阴虚痢；湿热痢久迁不愈，耗伤正气，或补涩太早，肠中余滞未消，以致时发时止，也可成为休息痢。

［寒湿痢］

症状：腹痛拘急，痢下赤白黏冻，白多赤少，或为纯白冻，里急后重，口淡乏味，中脘痞闷不渴，头重身困，小便清白，舌质或淡，苔白腻，脉濡缓。亦可兼恶寒、身痛、发热、无汗、脉浮等表证。

病机分析：寒湿客于肠胃，气血滞涩，肠中津液凝滞，运化失常，传导失司，是寒湿痢的主要病机。寒主收引，气滞血涩，故为腹痛里急。气滞湿阻，痢下不畅，则为后重。寒凝津液，湿伤气分，故见痢下白冻，或白多赤少。寒湿阻于脾胃，阳气被遏，运化失常，故口淡乏味，中脘痞闷，头重身困。小便清白，苔白腻，脉濡缓，均是寒湿内盛之征。

若素体阳虚，患寒湿痢后治疗不当，缠绵日久，导致脾肾亏虚，则可转化为虚寒痢或休息痢。若阻遏脾阳，胃家虚冷，上逆呕吐，则兼噤口痢。若湿遏日久，而从热化，则可变为湿热痢。

［疫毒痢］

症状：发病急骤，壮热口渴，头痛烦躁，胸满不食，呕吐恶心，腹痛剧烈，后重特甚，痢下脓血，多为紫红色，或呈血水状，便次频频，舌红绛，苔黄燥，脉滑数或疾，甚至昏迷痉厥，此为痢疾的急重之候。临床也常见下痢不重，而全身症状严重的疫毒痢，症见神昏谵语，咽干喉塞，甚或见腹胀皮急如鼓，气呛喘逆，苔干舌红，脉弦数或沉疾。

病机分析：感受时疫毒邪，热毒壅盛肠道，燔灼气血，为疫毒痢的主要病机。疫毒之邪，其性猛烈，故发病急骤。热盛阳明，灼伤津液，则壮热口渴。热扰于上，而见头痛。热乱心神，而为烦躁。热攻脾胃，故有胸满不食，恶心呕吐之证。热毒鸱张，气血瘀滞，故腹痛窘迫，后重特甚。热毒熏灼，耗伤气血，相互搏结，化为紫红脓血，或热伤络脉，暴注下迫，而呈血水之状。舌红绛，苔黄燥，脉疾为热毒炽盛之征。若热毒蒙蔽神明，可见神昏；热盛动风，可见惊厥。若热毒鸱张，阳邪内闭，不能泄出于外，内结肠道，上攻心肺，则可见下痢不重，而全身症状严重诸候。

本证发病急骤凶险，除可见神昏动风而外，若治不及时，正不胜邪，常可暴痢致脱，出现面色苍白，四肢厥逆，汗出喘促，脉微欲绝等厥逆之证。本病亦可见热毒上攻，而成噤口痢。治疗不彻底，余邪未清，则可变为休息痢。

［噤口痢］

症状：下痢不能进食或呕不能食者，称为噤口痢。实证，下痢兼有呕逆胸闷，纳呆口秽，舌苔黄腻，脉滑数；虚证，下痢兼有呕恶不食，或食入即吐，肌肉消瘦，口淡不渴，舌淡，脉细弱。

病机分析：实证，多由湿热疫毒蕴结肠中，上攻于胃，胃失和降所致；热毒与气血相搏结，则为下痢赤白；热毒夹浊气上攻，胃失和降，上逆而为呕吐口秽；湿热为患，故苔黄腻，脉滑数。虚证，多由久痢而致脾胃虚弱，胃气上逆，呕吐不食，虚不受纳，故食入即吐；脾主肌肉，脾虚水谷不化，而致肌肉消瘦；虽虚，而余邪未清，蕴滞肠道，故仍下痢；舌淡脉弱，为脾胃气虚之征。

本证病情一般较重。若损伤胃阴则向阴虚痢转化；若脾阳受损，则向虚寒痢转化；若下痢无度，饮食不进，阳气日衰，则转向厥逆；若勺水难饮，呕逆频作者，乃胃气将败，病属危重。

［休息痢］

症状：下痢时作时止，缠绵难愈，经年不已，每因饮食不当，或起居不慎，感受外邪，或过度劳累，或思虑郁怒而诱发，倦怠嗜卧，腹胀纳差，发作时，大便夹有赤白黏冻，里急后重。苔腻，舌淡红，脉可见细涩，虚大或濡软。

病机分析：痢疾初发，治疗不彻底，以致脾胃正气虚怯，湿热积滞内恋，大肠传导失司，是休息痢的主要病机。如外感之痢，或由失治，或由饮食不忌，或由补涩过早，以致久而不愈，正气渐怯，而邪伏肠胃，而成本病；或痢后由劳心思虑七情所伤，或由饮食失节，以致脾胃虚弱，食入难化，积滞肠胃，亦成本病。故凡休息痢，总为虚实并见之证。正气虚弱，脾胃困惫，故倦怠嗜卧，腹胀纳差；湿热积滞稽留，因故诱发，逼迫下注，则见痢下赤白，里急后重；脉濡软，苔腻，是湿滞未清之故；脉细涩，虚大，舌淡红，则系气血虚亏之象。

湿热遏伏，蕴结肠道者，因故诱发，则可见湿热痢症状；若属脾胃亏损，寒湿素盛，而因故诱发者，则可见寒湿痢之症状；若日久迁延，脾气衰困，阳气式微，则可转化为虚寒痢；湿从热化，日久劫伤阴液，可成阴虚痢。

［阴虚痢］

症状：痢下赤白，日久不愈，脓血黏稠，或下鲜血，脐下急痛，虚坐努责，恶食，发热烦渴，至夜转剧。舌红绛少津，苔腻或花剥，脉细数。

病机分析：阴虚之质，感邪病痢，或痢久不愈，湿热伤阴，遂为阴虚痢。脓血乃气血津液所化，阴血亏虚，湿热熏蒸，故脓血稠黏。若阴亏血热，络脉受损，则可下鲜血。阴亏于下，湿热交阻，故脐下急痛。胃阴亦弱，受纳无权，故见恶食。阴虚则阳盛，津液亏乏，而有发热烦渴之症。阴病甚于阴时，故至夜转剧。舌红脉数乃一派阴虚火旺之象。

本病迁延日久，可令人肾水亏竭，精气耗乏，延入损证一途，渐成劳痢。若胃阴虚衰，失于通降，也可见噤口之症。

［虚寒痢］

症状：久痢不愈，痢下稀薄，带有白冻，腹部绵绵作痛，喜于按揉暖熨，便下或欠爽，口淡不渴，食少神疲，畏寒，舌淡苔薄，脉虚细。若病情进展，可伴有脱肛下坠，腰酸怕冷，甚或四肢逆冷，滑脱不禁。

病机分析：脾肾阳虚，寒湿阻滞为虚寒痢的主要病机。久痢正虚，脾胃虚寒，寒湿滞留肠中，故见下痢稀薄，夹有黏冻，腹部隐痛，口淡食少，神疲畏寒等症。脾虚下陷，中气不足，故为脱肛下坠。舌淡，脉细弱，皆为脾胃虚寒之征。久病传肾，命门火衰，而见腰酸怕冷，四肢逆冷。肾为胃关，命门火衰则胃关不固，从而滑脱不禁。

本病若日久不愈，以中焦虚冷，胃气衰败，食入即吐，则为噤口痢重危之症。若缠延日久，元气亏损，精血耗乏，则渐成劳痢。

［劳痢］

症状：痢下赤白，日久不愈，午后潮热，形体虚羸，五心烦热，纳食乏味，怯寒少气，神疲乏力，腰膝酸软，皮毛枯萎，肌无膏泽，两目无神。舌红或淡白，脉细弱无力或虚大。

病机分析："凡虚损症，多起于脾胃"，久痢不愈，脾胃虚弱，久而及肾，或劳役过度及禀赋不足，脾肾素弱者，又患下痢，迁延不愈，以致精血被夺，百脉空虚，而入损途，所谓"精气内夺，则积虚成损，积损成劳"是也，故诸虚之症蜂起。然病虽成劳，而总有留积未清，痢下不休，故名曰劳痢。

本证因痢致虚，积虚成劳，精气血俱亏，阴阳并损，已属至虚沉疴。倘治疗失当，或任其迁延，导致病情进而增剧，元气败绝，预后不良。

二、治疗

（一）治疗原则

痢疾为患，无论虚实，肠中总有滞，而气血失于流畅，故祛滞、调气、和血为治疗痢疾的基本原则。然而在具体运用时，则又须根据证情的虚实缓急灵活掌握之。实证者，当以祛除肠中邪滞为主，唯审其邪之寒、热、燥、湿而分别处之；虚实并见者，当区别以虚为主，还是以实为主，抑或虚实并重，而定以补为主，或以泻为主，或补泻兼施等治疗原则；赤多重用血药，白多重用气药；若虚象明显或证候危急，则当先补虚、救急，然后再商其他。

（二）治法方药

［湿热痢］

治法：清热导滞，调气行血。

方药：芍药汤加减。初起时一般去肉桂加金银花。其中芍药、当归行血和营，以治脓血；木香、槟榔、大黄行气导滞，以除后重；黄芩、黄连、金银花清热燥湿解毒；全方具有清热解毒，行血调气的作用，可为治疗湿热痢的主方。如初起兼有表证者，可合荆防败毒散以疏散表邪。倘表证未解，里热已盛则宜解肌清热，用葛根芩连汤。如热毒甚者，则宜以白头翁汤清热解毒为主，酌加金银花、地榆、赤芍、丹皮等品。若湿重于热者，芍药汤可合胃苓汤同用；本证常夹食滞，除常择用山楂、神曲等消导之品外，如苔腻，痢下不畅，腹痛拒按者，可加用枳实导滞丸、木香槟榔丸等，导滞攻积。暑日感痢，症状不重者，可用香连丸合藿香正气散治疗。若转为厥逆，轻者芍药汤可合四逆散，以透发阳气；重者则宜急下之，芍药汤合大承气汤。

本病若转化为燥热之痢，应予润燥清热，消瘀导滞，可用河间芍药黄连汤加味，以当归、赤芍行血化瘀，黄连、大黄清泄肠热。燥热两伤气血，宜加鲜生地、石斛之类，生津润燥清热。燥热伤血分，下痢赤积，腹中作痛，可主以当归大黄汤，加鲜生地、赤芍、丹皮，以行血凉营，清热导滞生津。燥热伤气分，下痢白积，治以枳壳大黄汤，加滋液之品，方中桔梗、枳壳宣畅气机，大黄导滞清热。如痢下稍缓，可以当归银花汤调治之，方中当归、生地养血和血润燥，金银花、甘草清热和中。凡病燥热之痢，每易伤阴劫液，故治疗上有"禁发汗、利小便、燥脾"之诫。若燥热炽灼，扰乱神明，或为热深厥深者，投以增液承气汤，神昏者更予神犀丹。

［寒湿痢］

治法：温化寒湿，行气和血。

方药：胃苓汤加当归、木香、炮姜、枳实等。方中苍术、白术、厚朴运脾燥湿，猪苓、茯苓、泽泻利水以渗湿，肉桂、炮姜温化，木香、枳实、陈皮行气，当归和血，合用具有健脾温化，行气和血的作用，是治寒湿痢的主方。若兼表证者，可合荆防败毒散，或用干葛平胃散，疏表解肌；暑天感寒湿而病痢者，可用纯阳正气丸合藿香正气散，以祛暑散寒，化湿止痢。

［疫毒痢］

治法：清解热毒，凉血除积。

方药：白头翁汤合芍药汤加减。白头翁汤以白头翁清血分之热毒，配合黄连、黄柏、秦皮清热燥湿，合以芍药汤，更增其行气和血导滞之力，可更加赤芍、丹皮等以加强凉血解毒止痢之功。若热毒侵入营血，高热神昏者，宜合犀角地黄汤，另服紫雪丹或至宝丹2～3克，以清营凉血开窍；若热极动风，痉厥抽搐者，加羚羊角粉、钩藤、石决明以息风镇痉；暴痢致脱者，应急服参附汤或参附龙牡汤或独参汤。先回阳救逆，俟脱回之后，再据证治疗。

对于热毒内闭，下痢不重而病势沉重者，应当急下逐闭以泄热毒，宜大承气汤合白头翁汤加减，以白头翁汤清热解毒，大承气汤荡涤内闭的阳毒之邪。

［噤口痢］

治法：实证治以泄热和胃，苦辛通降；虚证治以健脾和胃，降逆止呕。

方药：实证选开噤散加减。方中有黄连、石菖蒲、茯苓、陈皮、半夏、荷叶蒂、大黄、陈仓米等，具升清降浊，清热化湿，降逆和中之功，宜煎成少量药汁，分多次徐徐咽下。若延至数日，正气渐虚，则可予人参、黄连煎汁，终日细细呷之；若呕吐频繁，胃阴耗伤，舌红绛而干，则可酌加西洋参、麦门冬、石斛、芦根，去半夏、陈皮，扶阴养胃；若屡饮屡吐，可先予少量玉枢丹置口中，随口水缓缓咽下，然后再予服药。

虚证选香砂六君子汤或参苓白术散加生姜汁为主方，健脾苏胃，降逆止呕；也可用人参、茯苓、莲子肉、石菖蒲、生姜汁煎汁服用。若胃家虚冷，呕逆不止者，加肉桂、补骨脂、干姜暖肾温胃；若下痢无度，饮食不进，四肢不温，乃病情沉重，应急用独参汤或四逆加人参汤浓煎频服，以益气救阳。

［休息痢］

治法：健脾益气，消积化滞。

方药：资生丸加减。本方以人参、白术、甘草、扁豆扶正健脾，茯苓、薏苡仁和胃化湿，枳实、木香、山楂、神曲、麦芽行气化滞消积，黄连清热解毒，为治休息痢的主方。若由思虑劳心所伤，可合归脾汤；若由七情郁怒而起，可合痛泻要方，抑肝扶脾；若脾阳不足，积滞不化，可予温脾汤，温脾逐积；若虚象不明显，痢下赤白时作时止者，可先予香连丸加瓜蒌、薤白，滑利清泄，俟肠滞清除后，再事调理。此外，若见痢下为酱色，时作时止，可用鸦胆子仁治疗，成人每日3次，每次15粒，胶囊分装，饭后服下，连用7～10日。

［阴虚痢］

治法：坚阴泄热，扶正止痢。

方药：黄连阿胶汤合驻车丸去干姜。方中阿胶、黄连、黄芩坚阴止痢，芍药、当归和血止痛，可加瓜蒌润肠而滑利气机。本证不宜轻率攻伐，免伤其阴，即张璐所谓“切戒攻积之药”。叶天士常取酸甘化阴法治疗本证，药如人参、山药、甘草、麦门冬、莲子肉、木瓜、乌梅等，从养精气入手，以及薛己提出：“痢久伤阴，虚坐努责者，宜用熟地炭、炒当归、炒白芍、炙甘草、广皮之属。”可供临床参考。

［虚寒痢］

治法：轻症治以温中祛寒，健脾化湿。重症治以温补脾肾，收涩固脱。

方药：轻症选用附子理中丸。方中附子、干姜温中祛寒，人参、甘草、白术益气健脾。可加白蔻仁、茯苓以助健脾燥湿之功。

重症选用桃花汤合真人养脏汤加减。方用诃子、罂粟壳、肉豆蔻、赤石脂收涩固脱，人参、白术、干姜、肉桂温肾暖脾，当归、白芍养血行血，木香行气。若久痢脱肛可合补中益气汤，升提下陷之气；若下痢不禁，且厥且痢，宜参附龙牡汤合桃花汤，以固脱回阳。

［劳痢］

治法：建中益胃，敛精渗湿。

方药：四君子汤加山药、莲肉。虚劳之证，诸虚丛生，虚不受补，治疗总应先取中州，令得谷再议。方中人参、白术、茯苓、陈皮、甘草健脾益气，山药、莲肉敛精渗湿。痢下赤多倍莲肉，白多倍山药，皆取甘药培中，扶养胃气。若孟浪攻积，恣投峻补，皆损胃气，而非所宜。唯待胃纳渐馨，再据其证情，方可渐进调补消滞之剂。总之治疗劳痢，只宜缓图，步步为营，不能取快一时。

（三）其他治法

1. 单方验方

（1）马齿苋粥：马齿苋50克（鲜品用120克）洗净切碎，粳米60克洗净，放入锅内，加冷水约500毫升，熬成粥。如用鲜马齿苋则先单煮粳米，待粥将成时，将鲜马齿苋切碎加入，煮一二沸即成。每日1剂，分2次空腹服，连服2～5日。治疗细菌性痢疾（湿热证）。

（2）地锦草：地锦草75～100克加蜂蜜或白糖少许矫味，每日1剂，每日3次，连服7日为一个疗程。治疗急性细菌性痢疾。

（3）马齿苋：100～150克加水煎服，每日2次；或鲜马齿苋捣汁半杯，加蜂蜜2匙，隔水炖温，空腹分2次服。治疗细菌性痢疾（湿热痢、寒湿痢）。

（4）凤尾草：30～40克，加水250毫升，煎至100毫升左右，再加白糖或冰糖5～10克，分3次口服。治细菌性痢疾（湿热痢、寒湿痢）。

（5）辣蓼叶：用干叶100～150克，煎分2次服，每日服4次，4～6小时服1次，一日总量为200～300克，鲜叶加倍，服至症状消失，再服1剂。治疗细菌性痢疾（湿热痢、寒湿痢）。

（6）鲜鱼腥草：取鲜鱼腥草50～100克，水煎服，每日1剂，连服2～3日。治疗急性细菌性痢疾。

（7）黄荆叶：取鲜叶250克，加水800毫升，煎1.5小时，滤出药液，浓缩至150毫升，分3次一日内服完，治疗细菌性痢疾（湿热痢、寒湿痢）。

（8）柞树叶：取鲜叶室内风干，用500克经切碎置入沙锅（禁用铁锅），加水浸泡，煎至1 500毫升左右，滤出药液。内服每次100毫升，每日3次；或用100毫升加少量水稀释后作保留灌肠,睡前 1 次,治疗细菌性痢疾(湿热痢、寒湿痢)。

2. 中成药

(1) 黄连素片:每次 2～3 片,每日 3 次。治疗湿热痢疾。

(2) 香连丸:水丸,每次 3～6 克,每日 2～3 次。治疗湿热痢疾。

(3) 乌梅丸:《伤寒论》中指出:"又主久痢。"本方适应于痢病已久,正气已虚,而见寒热错杂,上热下寒,症见烦渴,四肢不温,腹痛下痢脓血者。乌梅丸,每日 12 克,分 2 次吞服或可按本方组成,配药煎服,目前常用以治疗慢性细菌性痢疾、溃疡性结肠炎。

3. 针灸治疗

(1) 溃疡性结肠炎:天枢、上巨虚、足三里、下巨虚、大横、中脘、关元、肝俞、承浆、长强。针灸并用,实证以泻法为主,虚证以补法为主,每日 1 次,留针 30～60 分钟后出针。

(2)《针灸甲乙经》中有"肠澼便血,会阳主之;肠鸣澼泄,下髎主之;肠澼泄切痛,四满主之;便脓血,寒中食不化,腹中痛,腹哀主之……肠澼,中郄主之"等记载。

(3)《备急千金要方》中有"泄注五痢,便脓血,重下腹痛,灸小肠俞五百壮"、"交信主泄痢赤白漏血";"复留主肠澼便脓血,泄痢后重,腹重如痊状";"束骨主肠澼泄"等等记载。

(4) 杨继洲《针灸大成》:"赤白痢疾,如赤,内庭、天枢、隐白、气海、照海、内关;如白,里急后重,大痛者,外关、中脘、隐白、天枢、申脉。"

【转归及预后】

本病根据发病性质及病程不同,大致可分为急性和慢性两种。急性痢疾,如湿热痢、寒湿痢、疫毒痢,只要及时正确地治疗,预后一般良好。但是如果失治或误治,则可迁延而成慢性痢疾,或致邪毒鸱张,内扰神明,而为厥脱神昏之变,甚或死亡。慢性痢疾,如休息痢、阴虚痢、虚寒痢、劳痢,可以由急性痢疾变化而来,如湿热痢迁延不愈可转化为阴虚痢,寒湿痢迁延不愈可转化为虚寒痢等,也可起病即呈现慢性过程。慢性痢疾,一般病情缠绵,治疗难于骤效,但只要辨证确切,治疗精当,大多能得以缓解或痊愈,但若失治或不注意摄养,病情常易逐步加重而入损途。

【预防与护理】

预防本病必须注意以下几个方面。要注意饮食卫生,既不过食生冷不洁及变质之物,又要注意饮食节制,不宜过饮酒醴,不过食肥甘,不饥饱无度;要顺应季节气候变化保摄身体,纳凉取暖皆应适度;要豁达开朗,避免抑郁恼怒过度;要注意锻炼身体,劳逸结合,节制房事。总之,以保护脾胃正气,不使受邪为要。

在夏秋季节常食一些生大蒜瓣,对本病可有一定预防作用。

本病的护理,除适当休息及按时服药以外,十分重要的是注意饮食调养。《备急千金要方》指出:"凡痢病患,忌生冷酢滑,猪鸡鱼油,乳酪酥干脯,酱粉咸等,所食诸食,皆须大熟烂为佳,亦不得伤饱,此将息之大经也。若将息失所,圣人不救也。"故病痢疾者,饮食总以清淡易消化之品为宜,且应少食多餐。

【现代研究】

近 10 年,对中医治疗痢疾的理法方药进行了大量的临床和实验室研究,取得了一定进展,不仅丰富了中医治疗痢疾的经验,且对其病理机制也有新的认识,兹择要介绍如下。

(一) 细菌性痢疾的研究

关于细菌性痢疾的临床研究,近年来的研究方向主要在专方专药方面,疗效良好。杨氏[1]应用经方白头翁汤加炒白术、当归、生熟、莲子肉、半夏等,治疗噤口痢 38 例,如果吐剧可兑入生姜汁 30～40 毫升,或令其口嚼生姜。若患者下痢频繁,或久病正衰者,可配合静脉输液、支持和对症处理。结果,临床痊愈 23 例,好转 12 例,无效 3 例,总有效率为92.19%。一般用药有效者多在 3～4 日内症状减轻,能进饮食。也有用自制方治疗的,如姚氏[2]以自拟方抗菌痢煎(蒲公英、苦参、秦皮、白芍、山楂、防风、陈皮、木香、当归、黄芪、白术、甘草)治疗慢性细菌性痢疾 87 例,其中 57 例在用抗菌痢煎之前曾用过庆大霉素、氧氟沙星、黄连素等,均因无效而改用抗菌痢煎,在使用抗菌痢煎过程中停止服用其他中西药。每日口服 1 剂,7 日为一个疗程,治疗 1～2 个疗程。结果临床治愈 53 例(60.9%),显效 15 例(17.2%),好转 12 例(13.8%),无效 7 例(8.1%)。有效率为 91.9%。也有采用针灸治疗菌痢的,如王氏[3]针刺下合穴治疗慢性细菌性痢疾 87 例,治疗方法:取下合穴足三里、上巨虚、下巨虚,均为双侧,用 2 寸毫针刺入 1.5 寸左右,用提插手法使患者得气后,用 G6805 电针治疗仪,频率 90 次/分钟左右,强度以患者耐受为度,持续 60 分钟。10 次为一个疗程,一般治疗 3 个疗程。结果治愈并随访半年内无复发者共 65 例(74.7%);临床治愈并随访 2 月内无明显变化者 15 例(17.2%);好转 7 例(8.0%);有效率为 100%。

(二) 阿米巴肠病的研究

刘氏[4]选用鸦胆子胶囊治疗阿米巴痢疾 12 例,12 例均查到阿米巴滋养体,治疗时取鸦胆子 15～20 粒,分装入空心胶囊,每日 3 次,饭后半小时吞服,连服 7 日为一个疗程,少数病例用药两个疗程。结果痊愈 11 例,1 例未复诊,有效率 91.7%。蔡氏[5]报道用白头翁汤保留灌肠为主治疗阿米巴肠病 136 例,所有病例经实验室检查,大便阿米巴滋养体均为阳性,治疗方法采用白头翁汤(白头翁、秦皮、黄柏、黄连、金银花、紫花地丁、大黄)保留灌肠,5 日为一个疗程,急性者一般治疗一个疗程,慢性者两个疗程,病程 1 年以上者,需加一个疗程以巩固疗效。在灌肠的同时,针对病情给予抗生素口服或静脉滴注,以及其他支持疗法。结果痊愈 128 例,有效 6 例,无效 2 例,总有效率为 98%。还有人通过实验对相关药物杀灭溶组织阿米巴滋养体的作用强度进行了体外实验研究。如兰氏等[6]报道采用白头翁、黄柏、苦参、青蒿和蛇床子等 5 种中药煎剂,进行了杀灭溶组织阿米巴滋养体之体外实验研究，经初筛和复筛发现，白头翁和青蒿效果最好，蛇床子次之，黄柏和苦参几无作用。从药物对溶组织阿米巴滋养体之作用时间上看，在第1小时白头翁、青蒿和蛇床子均显示出明显的抗溶组织阿米巴滋养体的作用，第2小时作用更好些，第5小时内作用均比较稳定。此外，实验研究发现，白头翁还具有增强免疫功能、抗肿瘤、抗炎、抗菌和抗滴虫的作用。

（三）溃疡性结肠炎的研究

近年对溃疡性结肠炎的研究比较活跃，除辨证论治及专方的研究仍为热点外，近年宏观与微观辨证论治并重受到重视，灌肠疗法在慢性溃疡性结肠炎的治疗中应用更为普遍。这样可达到辨病与辨证相结合，局部与整体相结合，取得了较好的疗效。

1. 病因病机研究 印氏[7]认为溃疡性结肠炎的病因主要是由于湿滞肠道，一般属实证居多，湿邪可郁而化热，成为湿热，但应以湿为主。并提出此热由湿化生，有湿才有热，湿去热便无从产生。张氏等[8]从3个不同层面分析，认为溃疡性结肠炎脾肾亏虚为本病发生的根本，气滞、血瘀、湿热为本病主要的病机因素，溃疡等局部损伤为本病的病理特征。整体多虚(本虚)，局部多实(邪实)，休息期多虚，发作期多实。

2. 治疗方法的研究 张氏等[8]认为溃疡性结肠炎在治疗中应注意虚实并调，整体与局部治疗兼顾。在发作期，应针对局部病理因素和病理改变治疗，用中药内服或中药灌肠以行气活血、清热解毒、收敛生肌；而缓解期或长期迁延不愈者，长时间服用补脾益肾方药是必要的手段和方法。王氏[9]的经验是活血化瘀为溃疡性结肠炎的主要治法，突出“通瘀”，或清热活血(泄通)，或健脾活血(补通)，或温中活血(温通)。

3. 分型论治的研究 1992年8月第四届全国中西医结合消化系统疾病学术交流会[10]制定了本病的辨证分型，将本病分为湿热内蕴、脾胃虚弱、脾肾阳虚、肝郁脾虚、阴血亏虚、气滞血瘀6型。印氏[7]将溃疡性结肠炎分为3型治疗：① 湿热积滞型，治以通肠导滞，方用枳实导滞丸加减。② 湿渍肠道型，治以清理肠道，方用自制的清理肠道方(桃仁、杏仁、生薏苡仁、冬瓜仁、黄芩、赤芍、马齿苋、败酱草)加减。③ 脾胃虚弱型，治以利湿补脾，方用参苓白术散加减。并强调对本病的治疗，重点在于清利湿浊，不可一味地苦寒攻下，即使热象比较明显，也是在治湿药中加黄连、黄芩等一二味苦寒药即可。有人则按西医学分期，中医分型相结合进行临床研究，如王氏等[11]根据溃疡性结肠炎的不同时期，将该病分为活动期和静止期，在活动期或静止期中再根据其不同主症，按中医辨证施治，给予中药煎剂口服或灌肠。共治疗238例，结果临床治愈133例，显效65例，好转31例，无效9例，总有效率96.22%。认为中医辨证用药治疗溃疡性结肠炎疗效显著。但在急性活动期，肠道容易激惹，中药煎剂很难在肠道长期保留，影响疗效，此期宜口服；静止稳定期，肠道蠕动较慢，中药煎剂易于保留，疗效发挥会更好。

4. 专方治疗的研究 范氏[12]用溃平饮(当归、白芍、车前子、木香、炒莱菔子、槟榔、山药、地榆、白头翁)为主治疗慢性溃疡性结肠炎98例，水煎服，每日1剂。并用锡类散2支，庆大霉素 15×10^4 U，加1%普鲁卡因100毫升保留灌肠，每晚睡前1次。10日为一个疗程。结果治疗组临床治愈52例，显效45例，无效1例，总有效率98.95%。不少学者在临床对照研究的同时，还研究了生化、免疫等方面的对照比较，使认识更加深入。如刘氏等[13]将治疗组32例给予肠安胶囊(黄芪、白术、黄芩、半夏、陈皮、桔梗等)，与补脾益肠丸组对照，疗程均为3个月。结果临床疗效：治疗组临床痊愈18例，显效12例，总有效率93.8%，治疗组临床疗效明显优于对照组。病理疗效：用药前后结肠黏膜活体组织病理检查示：治疗组32例，治愈9例，显效18例，总有效率84.4%，治疗组明显优于对照组。治疗后肠镜征象改善情况：治疗组充血、水肿积分明显低于对照组。且治疗组患者治疗后血清免疫球蛋白IgG、IgM及补体C3均显著降低，对照组仅IgG显著降低。同时提示肠安胶囊具有抑制黄嘌呤氧化酶活性、增强机体抗氧化能力的作用，因而能够抑制病变肠黏膜过度产生氧自由基，达到抵制自由基损伤，保护肠道黏膜的目的。吕氏等[14]将78例溃疡性结肠炎分层随机分为两组，治疗组以肠炎清制剂(由黄连、黄芪、蒲黄、白及、延胡索等主药按2∶5∶3∶4∶3比例制成)治疗，与柳氮磺胺吡啶组进行对照。两组均口服给药并保留灌肠，治疗60日，结果：治疗组临床证候总有效率为84.61%，对照组为35.90%；治疗组总有效率为89.74%，对照组为58.97%；治疗组肠黏膜的总显效率69.23%，对照组为15.38%；认为无论轻、中、重型的溃疡性结肠炎患者，肠炎清的疗效均优于柳氮磺胺吡啶。肖氏等[15]用自拟安肠胶囊(党参、黄芪、白术、茯苓、干姜、熟附子、补骨脂、地榆、广木香、延胡索、槟榔、赤芍、薏苡仁、鸡内金、白头翁、甘草等)治疗溃疡性结肠炎100例。并分别用补脾益肠丸、甲硝唑各治疗该病50例，作为对照Ⅰ组及Ⅱ组。结果：治疗组治愈率为62%，有效率95%，高于对照组($P<0.01$)。治疗前后免疫球蛋白测定，治疗组治疗后IgA、IgG、IgM较治疗前明显降低，对照Ⅰ组IgG、IgM及对照Ⅱ组仅IgM较治疗前降低。治疗组50例治疗前后肠黏膜活检，治疗后肠黏膜炎症细胞显著减少，肠黏膜的血液循环恢复正常。对治疗组16例进行治疗前后免疫组织化学检查，16例治疗前均有T细胞阳性反应，治疗后T细胞减少。提示安肠胶囊具有减轻肠道T细胞的浸润，降低肠黏膜局部免疫炎症反应及调节机体免疫功能的作用。

5. 中药保留灌肠治疗的研究 中药保留灌肠可使药物直达病所，最大限度保持药物性能，对病变局部有较好的抗炎、促进溃疡愈合等作用，是治疗溃疡性结肠炎的主要方法之一，近年来采用较多，或口服与灌肠并用，从而提高了疗效。宋氏[16]采用具有清热解毒，活血散瘀，燥湿止痢，化腐生肌作用的自拟溃结灌肠方(乌梅、白芍、白头翁、赤石脂、黄连、黄柏、红藤、当归、生地、地榆、白及、五倍子，锡类散1.5克，云南白药1.5克)。经多功能全自动结肠给药器，采用气雾弥散法全结肠给药治疗溃疡性结肠炎78例，取得满意效果。溃结灌肠方每个疗程为15日，每日1次。经过2～

5个疗程的治疗，结果治愈28例，显效39例，好转8例，无效3例，总有效率96.2%。赵氏等[17]则分组分型采用中药灌肠治疗慢性溃疡性结肠炎，治疗组65例，分为湿热瘀阻型(A型)和脾肾阳虚型(B型)。A型用中药灌肠1号(炉甘石、白及、白芷、当归、滑石、琥珀、生甘草)；B型用灌肠2号(黄芪、红藤、苍术、白术、五倍子、当归、地榆、蛇床子、制附子、补骨脂)。对照组60例，最初5日采用庆大霉素 8×10^4 U、地塞米松5毫克，加0.9%氯化钠溶液100毫升灌肠，以后只用庆大霉素加0.9%氯化钠溶液灌肠。结果治疗组总有效率明显高于对照组，两组比较差异显著($P<0.05$)。赵氏等[18]还观察了中药灌肠液温度的高低对溃疡性结肠炎不同中医证型的疗效产生的影响，方法是将196例溃疡性结肠炎患者随机分为3组，分别采用34～35℃(低温药液组)、>35～37℃(中温药液组)和>37～38℃(高温药液组)，用同一种中药剂进行灌肠，结果显示：在3个温段区内，低温段总有效率均低于中温段、高温段($P<0.05$)。中温段组药液对各型溃疡性结肠炎均有较好效果，其疗效既优于低温段组($P<0.05$)，又与高温段组疗效相近($P>0.05$)。从辨证分型角度分析，高温段组药液对脾胃虚弱型患者的疗效优于湿热内蕴型患者($P<0.05$)。

【小结】

痢疾可由感受外邪、饮食不节、内伤七情、脾肾虚弱等原因引起，痢疾的病位在肠，与脾胃肾关系密切。主要病机是邪滞于肠，气血壅滞，传化失司，肠道脂膜血络受伤，腐败化为脓血。久则可伤脾及肾，耗伤精血。临床辨证，须抓住主症，分析兼症，分清寒热虚实。一般说来，暴痢、新痢属实，久痢属虚。痢之属实者有湿热痢、寒湿痢、燥热痢、疫毒痢、奇恒痢；痢之属虚者有阴虚痢、虚寒痢、劳痢；痢之属虚实并见者有休息痢；而噤口痢有属实者，有属虚者，也有属虚实并见者。临床辨证时，掌握这些证候，有利于对症下药，然而尤为重要的是要善于识别痢疾的重急之候及各种痢疾的转归，这样才能使我们在诊治中掌握主动，立于不败之地。

痢疾的治疗，既要掌握行血则便脓自愈，调气则后重自除的基本法则，又要权衡虚实而定补泻之法。湿热者清化，寒湿者温化，燥热者清润，疫毒者清解，闭邪者攻逐，噤口者泄热通降或健脾降逆，久痢者益气消滞，阴虚者坚阴泄热，虚寒者温补脾肾，虚劳者建中敛精。而各种痢疾又多相互转化，故又不能执死法以应变，贵在灵活，随机掌握。

本病凡经及时正确治疗，大多能痊愈或好转。若误治、失治，或邪势过于暴烈者，则可成缠绵难愈之症，或致阴阳离决而死亡，不可不慎。

附方

(1) 芍药汤(《素问病机气宜保命集》)：黄芩　芍药　黄连　大黄　槟榔　当归　木香　肉桂　甘草。
(2) 荆防败毒散(《摄生众妙方》)：羌活　独活　柴胡　前胡　枳壳　茯苓　荆芥　防风　桔梗　川芎　甘草。
(3) 白头翁汤(《伤寒论》)：白头翁　黄柏　黄连　秦皮。
(4) 葛根芩连汤(《伤寒论》)：葛根　黄芩　黄连　甘草。
(5) 胃苓汤(《丹溪心法》)：陈皮　厚朴　苍术　白术　猪苓　茯苓　桂枝　泽泻　甘草　生姜　大枣。
(6) 枳实导滞丸(《内外伤辨惑论》)：大黄　枳实　神曲　茯苓　黄芩　黄连　白术　泽泻。
(7) 木香槟榔丸(《儒门事亲》)：木香　槟榔　青皮　陈皮　莪术　黄连　黄柏　大黄　香附　牵牛子。
(8) 香连丸(《兵部手集方》)：黄连　吴茱萸二味同炒，去吴茱萸，加木香。
(9) 藿香正气散(《和剂局方》)：藿香　紫苏　白芷　大腹皮　茯苓　白术　陈皮　半夏　厚朴　桔梗　甘草。
(10) 四逆散(《伤寒论》)：柴胡　炙甘草　枳实　芍药。
(11) 大承气汤(《伤寒论》)：大黄　枳实　厚朴　芒硝。
(12) 干葛平胃散(《症因脉治》)：葛根　陈皮　苍术　厚朴　甘草　生姜　大枣。
(13) 纯阳正气丸(《上海中成药制剂规范》)：陈皮　公丁香　茯苓　茅术　藿香　姜半夏　官桂　冬术　青木香　花椒叶。
(14) 河间芍药黄连汤(《症因脉治》)：当归　大黄　甘草　赤芍　黄连。
(15) 当归大黄丸(《症因脉治》)：当归　大黄。
(16) 枳壳大黄汤(《症因脉治》)：大黄　枳壳　桔梗　甘草。
(17) 当归银花汤(《症因脉治》)：当归　金银花　生地　甘草。
(18) 增液承气汤(《温病条辨》)：玄参　麦门冬　细生地　大黄　芒硝。
(19) 神犀丹(《温热经纬》)：犀角　石菖蒲　黄芩　生地黄　金银花　金汁　连翘　板蓝根　豆豉　玄参　天花粉　紫草。
(20) 紫雪丹(《外台秘要》)：寒水石　石膏　滑石　磁石　朱砂　玄参　羚羊角　犀角　丁香　麝香　升麻　沉香　青木香　甘草　朴硝　黄金　硝石。
(21) 至宝丹(《和剂局方》)：朱砂　麝香　安息香　金银箔　犀角　牛黄　琥珀　雄黄　玳瑁　龙脑。
(22) 犀角地黄汤(《备急千金要方》)：犀角　生地　芍药　丹皮。
(23) 参附汤(《正体类要》)：人参　附子。
(24) 参附龙牡汤(近代验方)：人参　附子　龙骨　牡蛎。
(25) 独参汤(《伤寒大全》)：人参。
(26) 开噤散(《医学心悟》)：人参　黄连　石菖蒲　丹参　石莲子　茯苓　陈皮　冬瓜子　陈米　荷叶蒂。
(27) 玉枢丹(《百一选方》)：山慈菇　麝香　千金子霜　红芽大戟　五倍子　雄黄　朱砂。
(28) 香砂六君子汤(《中国医学大辞典》)：人参　白术　茯苓　陈皮　半夏　木香　砂仁　生姜　甘草。
(29) 参苓白术散(《和剂局方》)：人参　白术　茯苓　扁豆　陈皮　山药　甘草　莲子肉　薏苡仁　砂仁　桔梗。
(30) 资生丸(《先醒斋医学广笔记》)：参苓白术散加藿香　橘红　黄连　泽泻　芡实　山楂　麦芽　白豆蔻。
(31) 归脾汤(《济生方》)：白术　茯苓　黄芪　龙眼肉　酸枣仁　人参　木香　甘草　当归　远志　生姜　大枣。
(32) 痛泻要方(《景岳全书》)：白术　白芍　陈皮　防风。
(33) 温脾汤(《备急千金要方》)：附子　人参　大黄　甘草　干姜。
(34) 四君子汤(《和剂局方》)：人参　白术　茯苓　甘草。
(35) 黄连阿胶汤(《伤寒论》)：黄连　黄芩　芍药　鸡子黄　阿胶。
(36) 驻车丸(《备急千金要方》)：黄连　干姜　当归　阿胶。
(37) 附子理中丸(《和剂局方》)：人参　干姜　白术　附子　炙甘草。

(38) 桃花散(《金匮要略》)：干姜　赤石脂　粳米。
(39) 真人养脏汤(《和剂局方》)：白芍　当归　人参　白术　肉豆蔻　肉桂　甘草　木香　诃子皮　罂粟壳。
(40) 补中益气汤(《脾胃论》)：人参　黄芪　白术　陈皮　柴胡　升麻　甘草　当归。

【现代研究】主要参考文献

[1] 杨月明. 白头翁汤加味治疗噤口痢 38 例[J]. 现代中医药, 2002,(4)：36～37.
[2] 姚建斌. 抗菌痢煎治疗慢性细菌性痢疾 87 例[J]. 河南中医, 2004,24(9)：42.
[3] 王素玲. 针刺下合穴治疗慢性细菌性痢疾 87 例[J]. 河南中医, 2005,25(6)：63.
[4] 刘强. 鸦胆子胶囊治疗阿米巴痢疾 12 例[J]. 井冈山医专学报, 1999,6(2)：40,59.
[5] 蔡榕. 白头翁汤保留灌肠为主治疗阿米巴肠病 136 例[J]. 上海中医药杂志,1995,(12)：18.
[6] 兰继毓,袁继红,邵忠俊. 五种中药杀灭溶组织阿米巴滋养体体外实验研究[J]. 中国寄生虫病防治杂志,1996,9(1)：43～45.
[7] 辛瑛,郭霞珍,辛晓虹. 印会河治疗溃疡性结肠炎的经验总结[J]. 北京中医,2003,22(6)：10～11.
[8] 张正利,蔡淦,师万西. 溃疡性结肠炎中医治疗及理论探讨[J]. 陕西中医,2001,22(7)：405～406.
[9] 王艳红,郝震,赵聪林. 王长洪教授活血化瘀法治疗溃疡性结肠炎经验[J]. 中医药学刊,2006,24(1)：32～33.
[10] 吕永慧. 溃疡性结肠炎的研究近况[J]. 中国中西医结合脾胃杂志,1996,(2)：116～119.
[11] 王波,史继英,杨亚东,等. 中医辨证治疗慢性非特异性溃疡性结肠炎 238 例[J]. 中国中医急症,2006,15(2)：202～203.
[12] 范立荣. 溃平饮为主治疗慢性溃疡性结肠炎 98 例[J]. 中华实用中西医杂志,2003,3(16)：401.
[13] 刘万里,沈洪,单兆伟,等. 肠安胶囊治疗溃疡性结肠炎 32 例临床研究[J]. 中医杂志,2002,43(2)：119～120.
[14] 吕永慧,吴崇雅,孙立红,等. 肠炎清治疗溃疡性结肠炎的临床研究[J]. 中国中西医结合脾胃杂志,1998,6(2)：76～78.
[15] 肖振球,吕小平,何泽生,等. 安肠胶囊治疗慢性溃疡性结肠炎临床对照观察[J]. 广西中医药,1997,20(5)：8.
[16] 宋红旗. 溃结灌肠方灌肠治疗慢性溃疡性结肠炎 78 例总结[J]. 四川中医,2003,21(5)：41.
[17] 赵唯贤,何国强. 中药灌肠对慢性溃疡性结肠炎的疗效观察[J]. 四川中医,2002,20(7)：33～34.
[18] 赵景兰,廉南,严清明,等. 中药灌肠液温度对溃疡性结肠炎中医不同证型的疗效影响[J]. 成都中医药大学学报,2003,26(2)：12,17.

霍　乱

【定义】

霍乱是指夏秋之季，感受时行疫疠，疫毒随饮食而入，损伤脾胃，升降失司，清浊相干，临床出现以剧烈而频繁的吐泻，腹痛或不痛为特征的疾病。因其发病骤急，病变起于顷刻之间，挥霍撩乱，故名霍乱。此外，虽非时行疫疠所感，但症见病起急骤，吐泻交作而撩乱者，亦属霍乱范畴。

【历史沿革】

本病记载，首见于《内经》，如《素问·六元正纪大论篇》中说："土郁之发……为呕吐霍乱。"又说："不远热则热至……热至则身热，吐下霍乱。"《素问·至真要大论篇》说："诸转反戾，水液浑浊，皆属于热"、"诸呕吐酸，暴注下迫，皆属于热。"此乃指热证霍乱。《素问·气交变大论篇》说："岁土不及，民病飧泄霍乱。"《素问·六元正纪大论篇》说："太阴所至为中满霍乱吐下。"此乃指寒证霍乱。关于霍乱的病机，《灵枢·五乱》篇说："清气在阴，浊气在阳，营气顺脉，卫气逆行，清浊相干……乱于肠胃，则为霍乱。"

汉代张仲景《伤寒论》对本病的病名、症状、治疗等都做了比较系统的阐述。如《伤寒论·辨霍乱病脉证治》说："呕吐而利，此名霍乱。"又说："霍乱，头痛发热，身疼痛，热多欲饮水者，五苓散主之；寒多不用水者，理中丸主之"、"吐利汗出，发热恶寒，四肢拘急，手足厥冷者，四逆汤主之"、"既吐且利，小便复利而大汗出，下利清谷，内寒外热，脉微欲绝者，四逆汤主之。"其所指的霍乱，主要用理中、四逆辈治疗，因此多指寒霍乱而言。

隋唐时代，对霍乱的认识，有较大的进展。隋代巢元方《诸病源候论·霍乱病诸候》说："霍乱者，由人温凉不调，阴阳清浊二气有相干乱之时，其乱在于肠胃之间者，因遇饮食而变发，则心腹绞痛。其有先心痛者，则先吐；先腹痛者，则先利；心腹并痛者，则吐利俱发……亦有饮酒食肉腥脍生冷过度，因居处不节，或露卧湿地，或当风取凉，而风冷之气，归于三焦，传于脾胃，脾胃得冷则不磨，不磨则水谷不消化，亦令清浊二气相干，脾胃虚弱，便为吐利，水谷不消，则心腹胀满，皆有霍乱。"指出霍乱的病因是温凉失调，发病与饮食起居因素有关，病机是阴阳清浊相干，乱于肠胃之间所致，临床表现为心腹绞痛、吐利。并指出霍乱因吐利可伤及胃气，故脉见代，或代而绝。在预后上脉大可治，脉微细不可治，吐下脉微细而气息弱不欲言者不可治。但是其所指霍乱亦是寒霍乱，如论其病机时其在各霍乱候中提到"冷气与真气相击"、"冷入于胃"、"冷邪既盛"、"冷气先入于肠胃"、"冷气内搏"、"寒气与脏气相搏"等可知。《诸病源候论·干霍乱候》还提到了干霍乱："干霍乱者，是冷气搏于肠胃，致饮食不消，但腹痛烦乱，绞痛短气，其肠胃先挟实，故不吐利，名为干霍乱也。"指出了干霍乱的特点是腹痛烦乱而不吐利。

唐代孙思邈《备急千金要方·霍乱》指出："原夫霍乱之为病也，皆因饮食，非关鬼神"、"大凡霍乱皆中食脍酪，及饱食杂物过度，不能自裁，夜卧失覆，不善将息所致，以此殒命者众。"也说明了霍乱的病因与饮食失节有关。

唐代王焘《外台秘要·霍乱及呕吐》针对《诸病源候论》有腹痛烦乱、不吐利之干霍乱之说，提出了吐利者为湿霍乱。

宋代陈无择《三因极一病证方论·霍乱凡例》提出："转筋者，以阳明养宗筋，属胃与大肠，令暴下暴吐，津液顿亡……宗筋失养，必致挛缩。"比较明确地指出霍乱转筋的病机是津液顿亡，不拘于寒热，有一定的见解。

金代刘完素《素问病机气宜保命集·霍乱论》说："转筋吐泻者，其气有三：一曰火，二曰风，三曰湿。吐为暍热也……火能炎上，故吐也；泻为湿也……《经》曰湿胜则濡泻，又曰风胜则动。筋属肝，而应于风木，故脚转筋燥急也。"刘完素《素问玄机原病式·热类》说："吐下霍乱，三焦为水谷传化之道路，热气甚则传化失常，而吐泻霍乱，火性躁动故也。或云：热无吐泻，止是停寒者，误也"、"大法吐泻，烦渴为热，不渴为寒或热，吐泻始得之，亦有不渴者。若不止，则亡液而后必渴。或寒本不渴，若亡津液过多，则亦燥而渴也。但寒者，脉当沉细而迟，热者脉当实大而数。或损气亡液过极，则脉亦不能实数。而反迟缓，虽尔亦为热矣。"指出转筋霍乱病情属性与风、火、湿有关。完素虽未明确提出热霍乱的病名，但是认为霍乱是热证。

金代张子和《儒门事亲·霍乱吐泻死生如反掌说》亦主张霍乱是热证，是由于"火盛过极，土怒发焉"、"先可用淡剂流其湿，辛凉以退其风，咸苦以解其暍，冰水以救其内涸"、"霍乱吐泻，水谷不化，阴阳错乱，可服淡剂，调以冰水，令顿服之，则愈"。

明代戴思恭《证治要诀·中恶》指出干霍乱的症状，谓："欲吐不吐，欲泻不泻，心腹缠扰，痛不可忍，上下不通，言语不定，如见鬼神，俗谓之干霍乱……近世俗医谓之搅肠痧，人多信之，殊不知即是霍乱，侥幸而愈者，一通之功耳。"认识到干霍乱即是搅肠痧。

明代楼英《医学纲目·吐利》将霍乱分为 3 类，即所谓："《素问》土郁之发，民病呕吐，霍乱注下；又太阴所至为中满，霍乱吐下，此湿土霍乱，即仲景五苓散、理中丸之类是也；岁土不及，风乃大行，民病霍乱飧泄，此土虚风胜霍乱，即罗谦甫桂苓白术散之类也；热至则身热，霍乱吐下，此热霍乱，即《活人书》香薷饮之类是也。"

明代李梴《医学入门·伤寒初症》指出霍乱多为热证。如说："凡霍乱多责之于热。故夏秋为盛，或热伏于内，手足如冰，六脉沉伏，食即呃逆，此火气上奔而然，不可误为阴证。若吐利小便亦自利，而大汗出，下利清谷，寒热，四肢拘急，厥逆，脉微欲绝，乃为阴证。"

明代王肯堂《证治准绳·内科准绳·霍乱》说："霍乱一证，阳气已脱，或遗尿而不知，或气少而不语，或膏汗如珠，或大躁欲入水，或四肢不收，皆不可治也。"指出霍乱吐泻后的亡阳、气脱、阴竭等情况，均预后不好。

明代张景岳《景岳全书·杂证谟·霍乱》指出："霍乱一证，以其上吐下泻，反复不宁，而挥霍撩乱，故曰霍乱，此寒邪伤脏之病也。有外受风寒，寒气入脏而病者；有不慎口腹，内伤食饮而病者；有伤饥失饱，饥时胃气已伤，过饱食不能化而病者；有水土气令寒湿伤脾而病者；有旱潦暴雨清浊相混，误中痧气阴毒而病者；总之皆寒湿伤脾之证"、"转筋霍乱证，以其足腹之筋，拘挛急痛，甚至牵缩阴丸，痛迫小腹，最为急候，此足阳明、厥阴气血俱伤之候也。"又说："干霍乱证，最为危候，其证则上欲吐而不能出，下欲泻而不能行，胸腹搅痛，胀急闷乱，此必内有饮食停阻，外有寒邪闭遏。盖邪浅者，易于行动，故即见吐利。邪深者，阴阳格拒，气道不通，故为此证。若不速治，多致暴死。宜先用盐汤，探而吐之，一以去其滞隔，一以通其清气。但使清气得升，然后浊气得降，从泻而出，斯不致害。"

明代李中梓《医宗必读·霍乱》说："霍乱多起于夏秋之间，皆外受暑热，内伤饮食所致，纵冬月患之，亦由夏月伏暑也。转筋者，兼风木……厥冷唇青，兼寒气……身热烦渴，气粗，兼暑热……体重骨节烦疼，兼湿化"、"干霍乱者，心腹胀满搅痛，欲吐不吐，欲泻不泻，躁乱昏愦，俗名搅肠痧。此系脾土郁极，不得发越，以致火热内扰。不可过于攻，过攻则脾愈虚；不可过于热，过热则火愈炽；不可过于寒，过寒则火必捍格。须反佐以治，然后郁可开，火可散。"说明霍乱为病，风寒暑湿皆可有之。

清代王孟英《随息居重订霍乱论·病情第一·热证》将霍乱分为热证及寒证两类，并认为："霍乱湿多热少道其常也，至于转筋，已风自火出，而有胜湿夺津之势矣。余自髫年，即见此证流行，死亡接踵，嗣后留心察勘，凡霍乱盛行，多在夏热亢旱酷暑之年，则其证必剧。自夏末秋初而起，直至立冬后始息。夫彤彤徂暑，湿自何来，只缘今人蕴湿者多，暑邪易于深伏。迨一朝卒发，渐至阖户沿村，风行似疫，医者不知原委，理中、四逆，随手乱投，殊可叹也！"又说："热霍乱流行似疫，世之所同也。寒霍乱偶有所伤，人之所独也。巢氏所论甚详，乃寻常寒霍乱耳，执此以治时行霍乱，犹腐儒将兵，其不覆败者鲜矣！"并引王清任说："道光元年，病吐泻转筋者数省，都中尤甚，伤人过多……彼时医工或云阴寒，或云火毒，余谓不分男妇老少，众人同病，即疫也。或曰既是疫，何以芩连姜附亦有获效者，余曰：芩连效在邪胜之时，姜附效在正虚之体，亦有服药终不效，必针刺而得愈者，试看所流之血，尽是紫黑，岂不是疫火之毒，深入营分哉……故上吐下泻，初得病时，宜即用针刺尺泽穴，出紫黑血，则毒气外泄矣……一面针刺，一面以解毒活血之药治之。"清代道光年间，已有港口通商往来，恐国外流行之霍乱亦随之传来。当时流行成疫，甚为危急，故称为时行霍乱。当时还有称干霍乱为臭毒、番痧者。如《随息居重订霍乱论》中有以下的记载："触犯臭秽，而腹痛呕逆，刮其脊背，随发红斑者，俗谓之痧，甚则欲吐不吐，欲泻不泻，干呕疠痛者，曰绞肠痧。更有感恶毒异气而骤发黑痧，俗名番痧，卒然昏倒，腹痛面色黑胀，不呼不叫，如不急治，两三时即毙。有微发寒热，腹痛麻瞀，呕恶神昏者，或濈濈汗出，或隐隐发斑，此毒邪焮发于表也。亦有发即泻利厥逆，腹胀无脉者，此毒邪内伏，不能外发也，所患最暴，多有不及见斑而死者……原夫此病与臭毒相类，与霍乱相似，乃疫疠之最剧者，初起昏愦不省，脉多沉匿不显，或浑浑不清，勿以腹痛足冷而与温药"、"上海特海陬一邑耳……然人烟繁萃，地气愈热，室庐稠密，秽气愈盛，附郭之河，藏垢纳污，水皆恶浊不堪，今夏余避地来游，适霍乱、臭毒、番痧诸证盛行，而臭毒二字，切中此地病因，奈医者茫然，竟有令人先服姜汁一盏者,有以大剂温补主治者,皆刊印遍贴通衢,病家信之,死者日以千计,道殣相望。”

清代许起《霍乱燃犀说》亦分霍乱为热证及寒证 2 类,认为热证最为多见,如:“霍乱证,无论四肢厥冷、畏寒、舌白,一派阴寒气象,毕呈显露,若服丁附姜桂等药,则百无一生者矣。须知霍乱总以暑热而成,有热极似寒者,即假寒也,所以徐灵胎有寒霍乱百不得一之说”、“霍乱有称为吊脚痧者,即霍乱之剧而转筋者,原非另有一证也。”提到霍乱证,出现四肢厥冷为真热假寒,对热霍乱来说是有热厥的表现,但是在热厥时如果治疗不及时,病情进一步恶化,则很快转为寒厥,阳亡外脱,其中变化急骤,界限难以划分,甚至是顷刻之际,不可不密切注视。《霍乱燃犀说》还提到干霍乱即是痧胀,如说:“干霍乱,因毒邪入于营分,周身隧络为之壅塞,故又谓之痧胀。”

霍乱有寒证也有热证。自晚清以来,国外的真性霍乱传入我国,症势险恶,变化尤快,流行成疫。故多为热证,与既往《内经》、《伤寒论》、《诸病源候论》等所述霍乱全然不同,因此不可混淆。据考证,国外的霍乱于 1817 年传入我国,相当于清代嘉庆末年,我国第 1 次流行在嘉庆二十一年至道光二年(1817～1823 年)之间,故陆定圃《冷庐医话・霍乱转筋》中说:“嘉庆庚辰年后,患者不绝。”王清任《医林改错・瘟毒吐泻转筋说》中也说:“道光元年辛巳,病吐泻转筋者数省,死亡过多,贫不能葬埋者,国家发币施棺,月余之间,共数十万金。”由此可见,当时霍乱(时疫霍乱)流行猖獗,危害甚大。

【范围】

中医学霍乱的范围较广,包括西医学的霍乱,又包括急性胃肠炎、细菌性食物中毒等疾病。为了加以区别,因此有人将西医学的霍乱称为“真霍乱”,而将急性胃肠炎、细菌性食物中毒等称为“类霍乱”。

【病因病机】

霍乱的致病原因,不外感受时邪和饮食不慎 2 个方面,如《丹溪心法・霍乱》篇所说:“内有所积,外有所感,致成吐泻。”病变部位主要在脾胃肠。病变主要系由于脾胃肠受伤,纳运失司,升降失调,清浊相干,乱于肠胃所致。兹分而述之:

1. **感受时邪**　夏秋之际,暑湿蒸腾,若调摄失宜,感受暑湿秽浊疫疠之气,或因贪凉露宿,寒湿入侵,客邪秽气,郁遏中焦,均能使脾胃受伤,运化失常,气机不利,升降失司,清浊相干,乱于肠胃,上吐下泻而成霍乱。《医学入门・霍乱》篇说:“此病夏秋为甚……标因外感四气,或日间感热,夜间受冷,或内素郁热,外又感寒,一时阴阳错乱。”《医宗必读・霍乱》说:“霍乱多起于夏秋之间,皆外受暑热,内伤饮食所致,纵冬月患之,亦由夏月伏暑也。”《景岳全书・霍乱》篇说:“有外受风寒,寒气入脏而病者……有水土气令寒湿伤脾而病者……有误中痧气阴毒而病者。”均说明感受暑湿或寒湿与本病发病的关系。

2. **饮食不慎**　饮食不洁,误进腐馊变质之物,或饮水污浊,或贪凉受冷,恣食生冷瓜果,暴饮暴食,最能损伤脾胃,导致运化失常,清浊混淆而成霍乱。《类证治裁・霍乱》篇说:“霍乱多发于夏秋之交…… 饮食生冷失节,清浊相干,水谷不化。”《霍乱论・总义》说:“霍乱一病,每发于夏秋之间者,正以湿土司气而从热化耳。若其人中阳素馁,本已土不胜湿,而复袭凉饮冷,则湿从寒化而成霍乱者亦有之。”并明确提出了与饮用“污水”有关。说明饮食不慎,为导致本病的重要因素。

感受时邪和饮食不慎,两者的关系非常密切,外界的暑湿寒热秽浊之邪,困阻脾胃,则中气不健,容易导致饮食内伤;由于饮食不慎,损伤脾胃,运化失司,又易使外界秽浊之气得以乘虚而入。《症因脉治・霍乱论》说:“饮食过饱,损伤中气,不能运化,膏粱厚味,肠胃凝泣,清气不升,浊气不降,又值风暑湿暍之邪外袭,则挥霍撩乱。”临床上亦确以两方面因素综合发病较为多见。

本病的发生,尚与患者身体的素质有关,若患者中阳素亏,脾不健运,或重感寒湿,或畏热贪凉,过食生冷瓜果,则病从寒化,而成为寒霍乱;若患者素体阳盛,或湿热内蕴,或长途烈日冒暑远行,复感时令热邪,以及过食辛辣醇酒厚味等食物,湿热自内而生,则病从热化,而成为热霍乱。

若由于饮食先伤脾胃,再重感秽浊之气,邪阻中焦,升降之气机窒塞,上下不通,而出现欲吐不得吐,欲泻不得泻,腹中绞痛,脘闷难忍等症,是为干霍乱,俗称“绞肠痧”,乃霍乱中的严重证候。

若由于吐泻过剧,水液多失,津液亦随之耗竭,最后导致亡阴。如《医学入门・霍乱》篇说:“暴吐暴泻,津液骤亡。”《景岳全书・霍乱》篇说:“霍乱之后,多有烦渴者,此以吐利亡津,肾水干涸。”大吐大泻之后,不仅耗损阴津,亦可伤及阳气,如《证治要诀・霍乱》篇说:“吐利不止,元气耗散”、“霍乱之后,阳气已脱。”都说明了吐下可使元气耗散,阳气外脱。

感受时邪和饮食不慎,两者可以共同致病,暑湿寒热秽浊之邪,困阻脾胃,易致饮食内伤;饮食损伤脾胃,又易使外邪乘虚而入。吐泻过剧,津液耗竭,可致亡阴,甚至出现亡阳之变。干霍乱邪阻中焦,升降之气机窒塞,上下不通,邪气不得泄越,乃是霍乱中的危重证候。

【诊断与鉴别诊断】

一、诊断

(一)发病特点

夏秋季节,突然起病,来势凶险,病情剧烈;有暴饮暴食或饮食不洁的病史,或集体发病;对来自国外的吐泻患者,特别是来自霍乱疫区者,更应提高警惕,早期确诊。

(二)临床表现

以剧烈而频繁的吐泻并作,腹痛或不痛为主要临床表现。其呕吐有时如喷射状,吐泻物也可为米泔水样,剧烈呕吐后可出现皮肤松弛,目眶凹陷,指纹瘪凹,转筋囊缩,四肢抽搐,甚则出现面色苍白,汗出肢冷,唇甲青紫,声怯息微,脉微细欲绝等亡阳证候。

二、鉴别诊断

1. **痢疾**　本病应与痢疾重症进行鉴别。霍乱与痢疾的发病季节都在夏月或夏秋之际，霍乱证腹痛，上吐下泻，而痢疾重症，亦可见呕吐，下痢，腹痛，但痢疾有里急后重，下痢赤白脓血，与霍乱不同，可资鉴别。

2. **呕吐、泄泻**　单纯的呕吐和泄泻，均与霍乱的卒然起病，剧烈上吐下泻，吐泻并作不同，临床上不难鉴别。

【辨证论治】

一、辨证

（一）辨证要点

1. **辨寒热真假**　霍乱汗出肢冷，一般说来属于寒证，但有时热极似阴也可以出现汗出肢冷等症状，不能一律诊断为寒，如《霍乱论·病情篇·热证》说："凡伤暑霍乱，有身热、烦渴、气粗、喘闷而兼厥逆、躁扰者，慎勿认为阴证，但察其小便必黄赤，舌苔必黏腻或白厚……若投姜附药，转见浑身青紫而死矣。甚或手足厥冷、少气、唇面爪甲皆青，腹痛自汗，六脉皆伏，而察其吐出酸秽，泻下臭恶，小便黄赤热短……皆是热伏厥明也，热极似阴。"另如烦躁、口渴、脉大等症，一般说来属于热证，但寒极之下也可以有上述症状发生，不能一律辨证为热，所以《霍乱论》又说："四肢拘急，手足厥逆，虚冷之著于外也；下利清谷，脉微欲绝，虚冷之著于内也。虚冷甚于内而反逼其阳于外矣，故其外候每多假热之象。或烦躁去衣而欲坐地，或面赤喜冷而不欲咽，或脉大虚弦而不任按，是皆元气耗散，虚阳失守。"于此可见，对于本病患者，临床上必须根据病史、症状、体征等诸方面加以综合分析，也只有如此，才能对本病的证候，在性质上作出正确的诊断。

2. **辨呕吐泄泻**　霍乱呕吐剧烈，有时如喷射状，呕吐物为米泔水样，其病重；若呕吐伴有恶心，呕吐物多为食物残渣，其病较轻。霍乱泄泻，次数频多，呈米泔水样，其病重；若泄泻呈黄水样，或混有黏液，气味较臭，其病较轻。

3. **辨转筋有无**　霍乱吐泻过甚，津液暴亡，筋脉失养，拘急挛缩，四肢抽搐，甚则阴囊紧缩者，称为转筋，《景岳全书·霍乱》篇说："凡患转筋者，必于大吐大泻之后。"《三因极一病证方论·霍乱凡例》亦说："今暴吐下，津液顿亡……宗筋失养，必至挛缩。"凡证见转筋者，说明津液耗损，其病较重。

4. **辨亡阴亡阳**　霍乱吐泻剧烈，而见皮肤松弛，目眶凹陷，指纹瘪凹（俗称瘪螺痧），转筋囊缩，心烦口干，小便量少，舌质干红，脉细数者，是为亡阴证候；若出现面色苍白，汗出肢冷，唇甲青紫，声怯息微，血压下降，脉微细欲绝，是为亡阳证候。不论亡阴，还是亡阳，均属危候。

（二）证候

［寒霍乱］

症状：暴起呕吐下利，初起时所下带有稀粪，继则下利清稀，或如米泔水，不甚臭秽，胸膈痞闷，腹痛或不痛，四肢清冷，舌苔白腻，脉象濡弱，甚则面色转白，形寒肢厥，倦怠乏力，频繁吐泻，或有筋脉挛急，或见眼眶凹陷，指螺皱瘪，头汗自出，最后可出现大汗淋漓，四肢冰冷，声音嘶哑，拘急转筋。脉沉细欲绝。

病机分析：寒湿秽浊之气，壅滞中焦，阳气受遏，清气不升，浊气不降，以致清浊不分，上吐下泻。寒气偏胜，故下利清稀而不臭，或如米泔水，寒湿蕴于中焦，故胸膈痞闷，腹痛。阳气不能达于四肢，故四肢清冷。舌苔白腻，脉象濡弱，亦为寒湿困脾之征。甚则阳气衰微，故面色转白，形寒肢厥。寒伤中阳，中阳不运，故呕吐腹泻连续频作，且倦怠乏力。阳气不足而筋脉屈伸不便，故见筋脉拘急，连续吐泻而阴竭，故眼眶凹陷，指螺皱瘪。阴津枯竭而阳气欲脱，故见大汗淋漓，四肢冰冷。肾水枯涸，故见声音嘶哑。津液顿亡，宗筋失养，故见挛缩转筋更为加重。脉沉细欲绝，亦属阳亡液脱之征。

［热霍乱］

症状：吐泻骤作，发热口渴，心烦脘闷，吐泻有腐臭味，腹中绞痛，小溲黄赤，舌苔黄腻，脉象濡数，甚则四肢酸楚，筋脉拘急。严重者可出现唇面手甲皆青，身热自汗，手足厥逆，脉沉伏。

病机分析：感受暑湿秽浊之气，内热炽盛，故见发热口渴，小溲黄赤。湿热秽浊之气，郁遏中焦，损伤脾胃，故见吐泻并作，吐泻物有腐臭味。秽浊之气上蒸，故见心烦脘闷。秽浊之气滞于中焦，故见腹中绞痛。舌苔黄腻，脉象濡数，均为湿热蕴伏之征。湿热秽浊壅闭于经络，故见四肢酸楚，筋脉拘急。热伏于内，以致阴阳不相顺接，故见四肢厥逆，面唇手甲皆青。身热自汗，脉象沉伏，为热遏于内热深厥深、真热假寒之象。

［干霍乱］

症状：卒然腹中绞痛，欲吐不得吐，欲泻不得泻，烦躁闷乱，甚则面色青惨，四肢厥冷，头汗出。脉沉伏。

病机分析：暑湿秽浊之邪，阻遏中焦，气机窒塞，上下不通，故腹中绞痛，欲吐不吐，欲泻不泻。邪浊壅闭，热盛于内，故见烦躁闷乱，腹部绞痛。阳气不能宣通，故见面色青惨而头汗出，四肢厥冷，脉沉伏。

二、治疗

（一）治疗原则

《霍乱论·病情篇》说："医道通治道，治国者必察民情，听讼者必察狱情；用药如用兵，为将者必察敌情，为医者必察病情。民情得而政教行，狱情得而曲直分，敌情得则胜权独操，可以寡克众，可以逸待劳；病情得则生机在握，可以御沴疠，可以挽造化。呜呼，不辨虚实寒热而治霍乱者，犹之弃其土地人民而讲战守也。"于此可见中医治疗本病，并不拘于一方，亦不拘于一法，主要的精神，仍在于辨证论治。大法在调和脾胃，辟秽化浊，及时采取有效的急救措施。

由于本病发病急骤，变化迅速，病势险恶，临证时必须随时掌握病情变化，熟悉各种急救和治疗措施，不可拘守定法定方，故以下将各类霍乱的证治方法，作一分述。

（二）治法方药

［寒霍乱］

治法：轻症芳香化湿或温中散寒；重症回阳固脱，补虚益阴。

方药：病证初起，病情较轻，藿香正气散加减。如寒伤中阳,四肢清冷,吐泻频作,倦怠无力,宜温中祛寒,可用理中汤。甚则头汗自出,面色苍白,可加重温中祛寒作用,以附子理中汤、四逆汤、丁附治中汤治之。阳伤转筋,治亦宜温中祛寒,上述方剂皆可应用。《医学纲目·霍乱转筋》说:"霍乱……甚则遍体转筋,腹肚疼痛,手足厥冷,若欲绝者,仓卒之际,宜于脐中灼艾,及用蓼一把煎汤泡洗,次投以姜附理中汤之类。"如因气阴并损而致转筋者,《医学纲目·霍乱转筋》称:"如吐泻转筋,腹中痛,体重,脉沉而细者,宜四君子汤加芍药、高良姜。"如阳亡液脱,《伤寒论》有"恶寒脉微而复利,利止,亡血也,四逆加人参汤主之。""吐已下断,汗出而厥,四肢拘急不解,脉微欲绝者,通脉四逆加猪胆汁汤主之。"皆是阳亡阴竭用以回阳固脱、补虚益阴的方剂。

[热霍乱]

治法:清热化湿,辟秽泄浊。

方药:燃照汤。方中用省头草、黄芩、栀子、滑石、豆豉以清暑泄热;半夏、厚朴、白蔻仁以化湿辟秽。热甚者,可用桂苓甘露饮、白虎汤、竹叶石膏汤,以清其暑火。若四肢酸楚,筋脉拘急者,可用蚕矢汤以清热化湿、舒筋通络,如热深厥深,四肢厥逆,可用白虎汤合紫雪、碧雪、绛雪丹等含化。

[干霍乱]

治法:辟浊解秽,利气宣壅。

方药:玉枢丹、飞龙夺命丹、行军散,凉开水调下,以辟浊解秽,利气宣壅。还可用探吐法,《景岳全书·霍乱》:"邪深者,阴阳格拒,气道不通,故为此证,若不速治,多致暴死,宜先用盐汤,探而吐之。"《丹溪心法·腹痛》说:"绞肠痧作痛,以樟木煎汤大吐,或白矾调汤吐之……宜刺委中出血。"《医学入门·霍乱》说:"肠绞缩在腹,须臾能死,急用热汤调盐一两,灌入即安。再用陈皮、陈樟木、陈壁土各等分水煎,连进三四服,仍刺血。"一般催吐方剂可用瓜蒂散、三圣散。

(三)其他治法

1. **取嚏**　《霍乱论·治法篇》说:"霍乱诸痧,皆由正气为邪气所阻……而气乱于中,遂成闭塞之证……用皂角末或通关散,或痧药吹入鼻中,取嚏以通气道,则邪气外泄,浊气可出,病自松也。"取嚏开窍多用于干霍乱,可使症状减轻。

2. **刮痧**　《霍乱论·治法篇》说:"取嚏不论有无,随继以刮,有嚏者肺气虽开,恐营卫气机尚痹,当刮以宣之,无嚏者肺既不开,尤必利松卫气,使已入营分之邪,时以外泄,而病可松也。故肩颈、脊背、胸前、胁肋、两肘臂、两膝弯等处,皆宜用棉纱线或苎麻绳,或青线,或瓷碗口,蘸菜油自上而下刮之,以红紫色绽方止。项下及大小腹软肉处,以食盐研细,用手擦之,或以指蘸清水撮之。"张景岳云:"凡毒深病急者,非刮背不可,以五脏之系,咸附于背也。或以盐擦背亦可。"刮痧,有助于宣通经络,使邪外出,可使症状减轻。

3. **焠法**　《霍乱论·治法篇》说:"营卫之气为邪气所阻而不流通,则手足厥冷而腹痛,身有红点而隐约,此名斑痧,亦曰番痧……宜以灯心微蘸油,点火焠之,以灯火近肉即提起,熇熥有声,病即松。"此法亦有助于宣通营卫,使邪外出,而症状减轻。

4. **刺法**　《霍乱论·治法篇》说:"凡霍乱痧胀,邪已入营,必刺出毒血,俾邪得外泄,然后据证用药可以望生。"刺法可刺少商、曲池、委中、舌下等处,有青筋或黑筋者,刺出紫黑毒血,可使症状减轻。一般热证宜针,所针穴位以任脉及足太阴脾、足阳明胃经穴位为主,兼见他经症状者,兼刺他经穴位,常用穴位一般有中脘、气海、关元、足三里、内庭、天枢、公孙、三阴交、少商、委中等。

5. **熨灸**　熨灸用于霍乱之属寒者,如用炒盐一包熨其心腹,令气透;或熨其背,可使手足逆冷者转暖,或以吴茱萸、食盐各数两炒热,包熨脐下,可使腹中热有汗,寒邪可散。或用艾灸神阙、天枢、中脘、气海各穴。凡腹部喜得温按,唇口刮白,乃内虚阴寒之证,可用灸法;若四肢虽冷而苦渴苔腻,腹痛而睛赤唇红,或烦躁喜凉者,乃热郁气闷之征,宜急刺血,不可用灸。

6. **搨洗**　搨洗亦属外治法,用生大蒜杵烂,贴两脚心,或吴茱萸 30 克研末,盐卤和,涂两足心,或用盐卤炖热淋洗,并以手蘸摩擦之。亦可用烧酒摩擦转筋处,以软散为度。

【转归及预后】

湿霍乱预后较干霍乱为好,因为干霍乱邪阻中焦,欲吐不得吐,欲泻不得泻,病邪无从排出,因而干霍乱要比一般霍乱为严重。《伤寒明理论·霍乱》说:"干霍乱而死者多,以其上不得吐,下不得利,则所伤之物不得出泄,拥闭正气,关格阴阳,烦扰闷乱,躁无所安,喘胀而死"、"湿霍乱死者少,盖吐利则所伤之物得以出,泄虽甚则止于胃中水谷,泄尽则止矣,所以死者少"、"干霍乱,如果热毒深伏于内而不能发越于外,渐伏渐深,入脏则死,不俟终日也。必先以药救醒,乃可以回生。"

霍乱吐泻,早期治疗者预后较好。热霍乱在热厥阶段,如果耽误治疗,亦能向寒厥转化,最后亡阳脱液而死。

【预防与护理】

1. **预防**　本病的预防,中医文献中有比较详细的记载,一般大致可以归纳为以下几点。

(1)注意饮食起居:本病的发生,主要系由于饮食不慎,其次则为起居失调。因此预防本病,亦应从注意饮食起居着眼。《伤寒明理论·霍乱》说:"饮食有节,起居有常者,岂得致霍乱耶。饮食自倍,胃肠乃伤,丧身之由,实自致耳。"《景岳全书·霍乱》说:"夏秋新凉之交,或疾风暴雨,或乍寒乍暖之时,此皆阴阳相驳之际,善养身者,最于此时宜慎,凡外而衣被,内而口腹,宜增则增,宜节则节,略为加意,则却疫亦自不难,其或少有不调而为微寒所侵,则霍乱吐泻、搅肠腹痛、疟疾之类,顷刻可至,此其所忽者微,而所害者大也。且膏粱与藜藿不同,薄弱与强壮迥异,矧强者犹不可恃强,而弱者顾可以忘弱耶,此自珍者之不可忽也。"

在饮食预防方面,除忌暴饮暴食及禁食病死畜类及腐馊食品以外,还应不食不洁瓜果,少食生冷饮食。《霍乱论·治法篇》说:"瓜果冰凉等物,虽能涤热,过食骤食,既恐遏伏热邪不能泄越,又虑过度而反为所伤,并以撙节为妙,若口不渴,汗不出,溺不赤者,诸冷食皆在所忌也。"

在谨慎起居方面,夏月不宜衣被过暖,但亦不能过于贪凉。《霍乱论·治法篇》说："冬夏衣被过暖，皆能致病。而夏月为尤甚，既因暖而致病矣。或又因病而反畏寒，以热郁于内而气不宣达也，再加覆盖，则轻者重而重者即死矣……亦勿过于贪凉，迎风沐浴，夜深露坐，雨至开窗，皆自弃其险而招霍乱之来也，不可不戒。"

（2）解水毒：夏月饮水宜取新鲜洁净者，最好能于饮前用药物解毒，尤为妥善可靠。《霍乱论·治法篇》："食井中，每交夏令，宜入明矾、雄精之整块者，解水毒而辟蛇虺也，水缸内宜浸石菖蒲根、降香。"

（3）辟秽恶：夏月天气炎热潮湿，居处须勤扫除，门窗宜常开启，使空气畅通，消除潮湿。《霍乱论·治法篇》说："天时潮湿，室内宜焚大黄、茵陈之类，亦可解秽气，或以艾卷为绳，点之亦佳。"能时常焚点药物以避秽恶，对预防本病，有一定效果。

在时疫霍乱流行之际，王孟英称之为"守险"，即流行时要守险以杜侵扰，霍乱治愈后，尤宜守险以防再患。所谓守险，即是提高警惕，注意预防为主。上述各项如能做到，对预防霍乱的发生具有重要的作用。

2. **护理**　本病的护理，着重在起居饮食的调护。

（1）起居：在起居方面，《霍乱论·治法篇》说："霍乱痧胀，流行成疫，皆热气病气酝酿使然，故房中人勿太多，门窗勿闭，使气有所泄也，盖覆勿厚，总以患者不觉冷为度。昧者不知，强加衣被而致烦躁昏瞀者甚多也，如楼居者必移清凉之所，热剧者宜铺席于阴凉干燥泥地上卧之，热气得土而自消也。凡是路途卒倒之人，纵无药赠，但能移于阴处，即一服清凉散也。"

（2）饮食：在饮食方面，强调邪气未清时不能进食。如《备急千金要方·霍乱》说："凡此病定一日不食为佳，乃须三日，少少粥食"、"七日勿杂食为佳，所以养脾气也。"又说："凡诸霍乱，忌与米饮，胃中得米，即吐不止。"《医学入门·霍乱》也说："凡霍乱不可遽与米饮粥饭等食，以助邪气，必所伤物尽，然后淡食少少养之。"《景岳全书·霍乱》说："吐泻扰乱之后，胃气未清，邪气未尽之时，凡一切食饮之类，宁使稍迟，切不可急与粥汤，以致邪滞复聚，则为害不小也，不可不慎。"吐泻已止，亦应逐渐恢复饮食，不可过早进食。《霍乱论·治法篇》说："凡霍乱吐泻皆止，腿筋已舒，始为平定，若暴感客邪而发者，即可向愈，口渴以陈米汤饮之……或煮绿豆，或笋汤煮北方挂面啖之，必小溲清，舌苔净，始可吃粥饭、鲫鱼、台鲞之类，油腻酒醴、甜食、新鲜补滞诸物，必解过坚矢，始可徐徐而进，切勿欲速，以致转病。"

除此而外，中医认为精神方面亦应特别注意，《霍乱论·治法篇》说："凡患急症，病人无不自危，旁人稍露张皇，病者遂谓必死，以至轻者重，而重者遂吓杀矣。盖人虽寿至百岁，未有不贪生畏死者，此人之情也，故近情之医，虽临危证，非病人耳聋者，必不当面言凶也。亲友切勿交头接耳，以增病人之惧，妇女更勿颦眉掩泪，以致弄假成真。"说明了精神因素在治疗中的重要作用。

【现代研究】

20世纪50年代以来，我国对时疫霍乱的预防工作做得很好，成功地控制了其发生及流行，故有关时疫霍乱的现代研究甚少。而有吐泻交作症状表现的细菌性食物中毒的研究文献也尚未查到。现仅就急性胃肠炎的研究介绍如下。

急性胃肠炎的现代研究主要在临床方面。如杜氏等[1]用保济口服液（厚朴、木香、苍术、藿香、化橘红、白芷、菊花、白蒺藜、薄荷、茯苓、薏苡仁、葛根、天花粉、神曲茶、稻芽、钩藤等）治疗急性胃肠炎161例，每次2瓶，每日3次；对照组78例，用藿香正气口服液治疗，每次2瓶，每日3次。疗程均为3日。结果：治疗组临床痊愈72.7%，显效20.5%，有效3.1%；对照组临床痊愈55.1%，显效33.3%，有效9.0%。保济口服液对急性胃肠炎有明显疗效。魏氏[2]用自拟藿香化湿汤（藿香、苍术、草果、陈皮、茯苓、泽泻、焦三仙、半夏、黄连、生姜、葛根、甘草）加减治疗急性胃肠炎40例，每日1剂，一般治疗3日。结果痊愈26例，有效12例，无效2例。总有效率95%。

有选用古方加减进行临床研究的，如刘氏[3]选用生姜泻心汤（生姜、黄芩、党参、干姜、红枣、黄连、半夏、甘草）随症加减，治疗急性胃肠炎157例，每日1剂。症状减轻后予以善后调治，方用香砂六君子汤加少量黄连。所治病例多是已用过黄连素、庆大霉素、呋喃唑酮无效者。结果：157例中，显效152例，有效3例，无效2例。服药最少者1剂，最多者5剂。唐氏[4]治疗急性胃肠炎，治疗组用小品杂下方加味治疗，以黄连、甘草、两面针及救必应为基础，每日1剂，连用3日。对照组用藿香正气水每次20毫升，每日3次，连用3日。结果：治疗组60例，临床治愈88.3%，显效5%，无效6.6%，总有效率为93.33%；对照组30例，临床痊愈16.6%，显效40%，有效26.6%，无效12%，总有效率为83.3%。治疗组总有效率高于对照组（$P<0.05$）。

为使急性胃肠炎患者服药方便，有人对药物进行了剂型改革，如傅氏等[5]报道将纯阳正气丸改为纯阳正气胶囊（由藿香、半夏、木香、陈皮、肉桂、丁香、苍术、白术、茯苓等16味中药组成），并比较了两者治疗急性胃肠炎（寒湿内盛证、湿浊不化证）的临床疗效。方法是将患者分为胶囊组30例和片剂组20例，胶囊组用纯阳正气胶囊每次2粒，每日2次，疗程3日；片剂组用纯阳正气丸每次3克，每日2次，疗程3日。结果胶囊组治愈8例，显效15例，有效4例，无效3例，总有效率为90.0%；片剂组治愈6例，显效8例，有效3例，无效3例，总有效率为85.5%。两组比较差异无显著性意义（$\mu=0.180$，$P>0.05$）。新剂型尚具有服用方便、用药时间短的优势。

【小结】

霍乱是指以起病急骤，卒然发作，上吐下泻，腹痛或不痛为特征的疾病。霍乱有寒证与热证的不同，又有湿霍乱和干霍乱之分。此外，虽非时行疫疠所感，但症见病起急骤，吐泻交作而撩乱者，亦属霍乱范畴。

本病的病因是由于感受时邪和饮食不慎所致，且两者的关系非常密切；其病位在脾与胃肠，其病机为邪伤脾胃肠，纳运升司，升降失调，清浊相干，乱于肠胃。若吐泻过甚，可耗阴伤阳，进一步又可导致阴竭阳亡。

霍乱的诊断要掌握其发病特点和流行病史，并注意与重证痢疾进行鉴别；其辨证须辨别寒热的真假、转筋的有无、吐泻物是否呈米泔水样以及有无亡阴亡阳的证候等。

本病由于起病急骤，病势凶险，必须掌握各种急救的方法，及时治疗，若汤药未备，可采用中成药，并根据辨证的属热属寒，在芳香泄浊、化湿和中的基础上，分别治以清热化湿和温化寒湿。若吐泻过甚，正气大伤，出现亡阴亡阳的证候时，又当救阴回阳。干霍乱还可配合探吐、取嚏、刮痧、针刺、熨灸等其他治法，共同治疗。

霍乱的预后与类型有关，湿霍乱较干霍乱的预后为好，早期治疗者预后较好。

在预防上要注意饮食起居、解水毒、辟秽恶；在护理上要注意起居、饮食、精神等方面，以免使病情加重。

附方

(1) 藿香正气散(《和剂局方》)：藿香 苏叶 白芷 大腹皮 茯苓 白术 半夏曲 陈皮 厚朴 桔梗 甘草。
(2) 理中汤(《伤寒论》)：人参 白术 干姜 甘草。
(3) 附子理中汤(《和剂局方》)：附子 人参 白术 炮姜 甘草。
(4) 四逆汤(《伤寒论》)：附子 干姜 甘草。
(5) 丁附治中汤(《证治准绳》)：人参 白术 干姜 甘草 橘红 青皮 丁香 附子。
(6) 燃照汤(《霍乱论》)：清水豆豉 焦栀子 黄芩 省头草 厚朴 半夏 白蔻仁。
(7) 白虎汤(《伤寒论》)：石膏 知母 粳米 甘草。
(8) 竹叶石膏汤(《伤寒论》)：竹叶 石膏 半夏 麦门冬 人参 甘草 粳米。
(9) 桂苓甘露饮(《宣明论方》)：茯苓 白术 泽泻 甘草 肉桂 猪苓 生石膏 寒水石 滑石。
(10) 蚕矢汤(《霍乱论》)：蚕砂 薏苡仁 豆卷 木瓜 黄连 半夏 黄芩 通草 栀子 吴茱萸。
(11) 紫雪丹(《和剂局方》)：石膏 寒水石 磁石 滑石 犀角 羚羊角 青木香 沉香 玄参 升麻 甘草 丁香 朴硝 硝石 麝香 朱砂。
(12) 碧雪丹(《和剂局方》)：寒水石 芒硝 石膏 青黛 马牙硝 朴硝 硝石 甘草。
(13) 绛雪丹(《证治准绳》)：芒硝 朱砂。
(14) 瓜蒂散(《伤寒论》)：瓜蒂 赤小豆。
(15) 三圣散(《儒门事亲》)：防风 瓜蒂 藜芦。
(16) 玉枢丹(《百一选方》)：山慈菇 麝香 千金子霜 红芽大戟 五倍子 雄黄 朱砂。
(17) 飞龙夺命丹(《通行方》)：牛黄 辰砂 麻黄 冰片 人中白 月石 麝香 珍珠 牙皂 腰黄 灯草心 青黛 明矾 蟾酥 银硝。
(18) 行军散(《霍乱论》)：牛黄 麝香 珍珠 冰片 硼砂 雄黄 火硝 姜粉。

【现代研究】主要参考文献

[1] 杜彦萍，黄可儿，张惠臣，等. 保济口服液治疗急性胃肠炎的临床研究[J]. 中药新药与临床药理，2006，17(5)：379～380.
[2] 魏田柱. 藿香化湿汤治疗急性胃肠炎[J]. 中国中医急症，2003，10(5)：469～470.
[3] 刘雪梅. 生姜泻心汤治疗急性胃肠炎 157 例[J]. 四川中医，2005，23(5)：36～37.
[4] 唐兴荣. 小品杂下方加味治疗急性胃肠炎临床观察[J]. 中国中医急症，2006，15(7)：705～706.
[5] 傅南琳，黄守正，干磊，等. 纯阳正气胶囊治疗急性胃肠炎的临床观察[J]. 中国临床药理学与治疗学，2001，6(2)：145～147.

疟 疾

【定义】

疟疾是由于感受疟邪、瘴毒引起的，以毛孔粟起，寒颤鼓颔，寒罢则一身壮热，体若燔炭，头痛，烦渴，而后汗出，热退身凉，如此寒热往来，反复发作，间日一发，或一日一发，或三日一发为临床特征的疾病。

【历史沿革】

我国人民对疟疾的认识甚早，远在殷墟甲骨文中已有“疟”字的记载。而早在《内经》里，就有“疟论”、“刺疟论”等专篇，对疟疾的病因、病机、临床表现、治疗等作了比较系统而详细的讨论，反映出当时对疟疾已有深刻的研究。传染病在古代医籍中记载最详者，以疟疾为首。正如明代医家王肯堂在《证治准绳·杂病·寒热门·疟》中评论说“《内经》论病诸篇，唯疟论最详”。在病名方面《内经》将疟疾称为疟、痎疟。如《素问·生气通天论篇》说：“夏伤于暑，秋为痎疟。”据《说文》解释，“痎，二日一发疟，从病，亥声”。由于疟疾以间日一发者最为多见，故可以痎疟概指疟疾。对于疟疾的病因，《素问·疟论篇》谓：“此皆得之夏伤于暑，热气盛。藏于皮肤之内，肠胃之外，此荣气之所舍也”、“疟气随经络沉以内薄，故卫气应乃作”、“疟气者，必更盛更虚，当气之所在也。病在阳，则热而脉躁；在阴，则寒而脉静；极则阴阳俱衰，卫气相离，故病得休；卫气集，则复病也”、“卫气之所在，与邪气相合，则病作。”指出了疟疾是由于感受外邪，疟气内舍所致。疟气是盛虚更替的，疟气与卫气相合，则引起疟疾发作，疟气与卫气相离，则疟疾暂时休止。在病机及临床症状方面，《素问·疟论篇》谓：“疟之始发也，先起于毫毛，伸欠乃作，寒栗鼓颔，腰脊俱痛，寒去则内外皆热，头痛如破，渴欲冷饮。”其发病以“间日而作”最为多见。在证候的分类方面，《素问·疟论篇》根据寒热发作秩序及寒热偏盛的不同。将疟疾分为寒疟、温疟、瘅疟 3 种。以先寒后热，病以时作者称为寒疟；先热后寒，亦以时作者称为温疟，但热而不寒者称为瘅疟。在治疗时机的选择上，《素问·刺疟篇》谓：“凡治疟，先发如食顷，乃可以治，过之则失时也。”并说：“夫疟者之寒，汤火不能温也，及其热，冰水不能寒也，此皆有余不足之类。当此之时，良工不能止，必须其自衰乃刺之。”明确指出必须提前治疗(一般应提前2～3小时),才能控制疟疾的临床发作,若已发作,则良医也无法制止其寒战壮热的病势,必待冷热衰退以后,再行治疗。《素问·刺疟篇》比较详细地讨论了疟疾的针刺疗法,但文中亦指出:“疟脉缓大虚,便宜用药,不宜用针。”可见当时对疟疾的治疗已是针、药均用,惜《内经》未记载治疟采用何药。

《神农本草经》明确记载恒山(即常山)、蜀漆有治疟的功效。

汉代张仲景《金匮要略·疟病脉证治》将疟疾称为疟病,立专篇进行论述,认为疟疾的脉象多见弦脉。在《内经》的基础上,提出了白虎加桂枝汤治疗温疟,以蜀漆散治疗多寒的牡疟(按:牝与牡相对,指雌性、阴性而言,疟多寒者,以称牝疟为宜)。《金匮要略》并将疟疾久不愈,在胁下结为癥瘕的证候称为疟母。以鳖甲煎丸治之,这个有效的治疗方法,一直沿用至今。

晋代葛洪《肘后备急方·治寒热诸疟方》提出瘴疟、劳疟的病证名称。在治疗方面,除以常山作为多个治疟方剂的主药外,最早记载单独应用青蒿作为治疟药物。“青蒿一握,以水二升渍,绞取汁尽服之”,明确地把青蒿作为治疟要药,而且还认识到青蒿不宜高温久煎,要绞汁服用。青蒿的治疟作用在后世得到了应用,如《丹溪心法·疟》记载有截疟青蒿丸。《本草纲目》谓青蒿“治疟疾寒热”。《肘后备急方》并发明用砒石治疟,有截止其发作的功效。但随着中国医药学的不断发展,治疟方法的不断充实,而砒石又有剧毒,故后世少有采用此法。

隋代巢元方《诸病源候论·疟病诸候》对多种疟病证候的病因病机进行了论述。其中,“间日疟候”明确提出间日疟的病证名称;“山瘴疟候”谓:“此病生于岭南,带山瘴之气。其状发寒热,休作有时,皆由山溪源岭瘴湿毒气故也。其病重于伤暑之疟。”指出了瘴疟多发于岭南,由“瘴湿毒气”所致,其病比一般的疟疾为重。“劳疟候”谓:“凡疟积久不瘥者,则表里俱虚,客邪未散,真气不复,故疟虽暂间,小劳便发。”指明劳疟的临床特点是正气已虚,疟邪未尽,遇劳即发。

唐代孙思邈《备急千金要方·温疟》除以常山、蜀漆作为治疟的主要药物外,还单独采用马鞭草治疟。唐代陈藏器《本草拾遗》谓马鞭草“主癥癖血瘕,久疟,破血”。经现代临床研究证实,马鞭草确有抗疟作用。

宋代,拟订和收集了大量的治疟方剂,如《太平圣惠方·卷五十二》有治寒疟诸方、治瘴疟诸方、治劳疟诸方、治间日疟诸方等,方剂较为丰富。方中大多应用到常山,亦有的方剂以砒霜作为治疟主要药物。疟疾的这一病名,在宋代即已使用,如宋代《太平圣惠方》的“卷七十四治妊娠疟疾诸方”及“卷八十四治小儿疟疾诸方”,明确地以“疟疾”作为病证名称。自明代以后,疟疾之名的应用更为广泛,而成为本病的主要名称。宋代陈无择《三因极一病证方论·疟病不内外因证治》首先提出了疫疟的名称及指明了疫疟的特点,谓:“病者发寒热,一岁之间,长幼相若,或染时行,变成寒热,名曰疫疟。”陈氏又记载了“脾寒”的病名,如谓:“草果饮,治脾寒等疟。”(《三因极一病证方论·疟病内所因证治》)南宋严用和《济生方·诸疟门》说:“疟之名状不一,有所谓瘴疟、寒疟、温疟、食疟、牝疟、牡疟之类,皆寒热二气之所变化也。”正确地指出疟疾的临床分类,主要依据寒热偏盛的不同。严氏又提出“无痰不成疟”的论点,对后世产生较大影响,但亦有不同意此论点者。

金元时期,张子和《儒门事亲·疟非脾寒及鬼神辨》说:“又或因夏日饮冷过常,伤食生硬瓜果黎枣之属,指为食疟,此又非也。”指出了疟疾因食而引起的说法是错误的。张氏又谓疟疾“以常山散吐之,无不愈者……大忌错作脾寒,用暴热之药治之”。常山有良好的治疟效果,但致吐为其副作用,非治疟均需吐也。张氏正确地指出,疟疾的病机并非“脾寒”,切忌因有脾寒之名,而妄用热药治疟。张氏并记载了1206年一次疟疾大流行的情况。元代朱丹溪在《丹溪心法·疟》里正确地指出,三日一发的疟疾持续时间最长,谓:“一日一发者,受病一日。间日一发者,受病半年。三日一发者,受病一年。”治疗方面,谓:“世用砒霜等毒,不可轻用。”指出了当时用砒霜治疟的弊病。在《脉因症治·疟》谓:“母疟有母,传染者也。”虽然疟疾并非均由“疟母”患者传染,但早在14世纪时就提出了疟疾“传染”的概念。确属难能可贵。

明清时期,对疟疾的临床表现、类证鉴别、预防等方面有了进一步的认识。如明代戴思恭指出了疟疾和其他表现往来寒热疾病的鉴别要点是寒热定时发作与否。《证治要诀·寒热门·疟寒热》谓:“寒热发作有期者,疟也;无期者,诸病也。”《万病回春·疟病》谓:“人壮盛者,宜单截也”、“人虚者,截补兼用也”、“疟久不愈者,先截而后补也”、“疟已后者,须调养血气也。”这些论述,对确定疟疾的具体治疗原则作出了贡献,具有指导临床实践的意义。

明代王肯堂《证治准绳·杂病·寒热门·疟》说:“疟有止发之定期,荣气有舍,犹行人之有传舍也,故疟。荣卫之气,日行一周,历五脏六腑十二经络之界分,必有其舍,舍有随经络沉以内薄之疟邪,故与日行之卫气相集则病作,离则病休。”对疟邪内舍与疟疾发病的关系作了进一步阐述。该书还说:“南人不以患疟为意,北人则畏之,北人而在南方发者尤畏之,以此见治者,当知方土之宜也。”指出我国南方为疟疾的多发地区,南方人可获得一定的对疟疾的免疫力,北方人则为疟疾的易感者,北方人到南方感受疟疾,则相应地病情较重。

张景岳进一步肯定疟疾因感受疟邪所致,并非痰、食引起,对“无痰不成疟”及伤食成疟的说法作了批驳。如《景岳全书·疟疾》说:“疟疾之作……无非外邪为之本,岂果因食因痰有能成疟耶?”“先因疟而后滞于食者有之,未有不因外邪而单有食疟者也。”张氏又在《质疑录》中说:“疟邪随人身之卫气为出入,故有迟、早、一日、间日之发,而非痰之可以为疟也。”明确认定“疟邪”致疟,而非痰致疟,这在认识上是一个进步。张氏对疟邪与痰、食的关系作了正确的论述。

明代秦景明《症因脉治·三疟》将间二日而发的疟(即三日疟)称为三疟,“以其间两日而发,故名三疟症也”,并对瘴疟有较好论述,认为其病机是:“瘴气入于脏腑,血聚于上，败血瘀于心窍，毒涎聚于肝脾。”

清代，吴鞠通对疟疾的治疗有所发展，如《温病条辨·上焦篇》将热多昏狂，谵语烦渴的疟疾称为“心疟”，以加减银翘散及安宫牛黄丸治疗。在中焦篇及下焦篇里拟订了青蒿鳖甲汤、温脾汤、扶阳汤等治疗疟疾不同证候的方剂。清代韩善征在《疟疾论·案》里，明确提出“三日疟”的病名。《疟疾论·早晏》又引俞东扶说：“隔二日曰三阴疟，有二三年未愈者，亦有二三月即愈者，只看其寒热之轻重短长，以辨其病之深浅，然三阴疟无骤死之理。”指出了三日疟患病时间长及不至于骤死的特点，符合临床实际。据现代观察，在未经治疗的情况下，三日疟一次感染甚至可持续6～9年之久，较其他疟疾为长。

综上可知，早在秦汉时期，已奠定了中医学对疟疾病因病机、症状、分类等认识的基础，并采用针刺及常山、蜀漆等中药方剂治疗疟疾，鳖甲煎丸治疗疟母。晋隋唐时期，新提出了疟疾分类中的劳疟及瘴疟，并对其有较好的认识；治疗方面主要应用由常山组成的治疟方剂，同时新发现了青蒿、马鞭草等治疟药物。宋金元时期，《三因极一病证方论》提出疫疟的名称；病因病机方面出现了三因均可致疟、食积成疟、无痰不成疟等论点，学术上有不同的争论；在截疟方面，多用常山组成的方剂，但配伍上有较大发展。明清时期，对病因病机大多赞同《内经》的观点；对疟疾的辨证及类证鉴别有深入认识；治疗原则逐渐完整，治疗各种类型疟疾的方剂更为丰富。

20世纪50年代以来，对疟疾的理、法、方、药进行了系统的发掘整理和临床研究，从而使关于疟疾的理论，更为充实和丰富。对疟疾的防治工作，取得了巨大的成绩，而青蒿素治疗疟疾的科研成果，更是丰富和发展了中医治疗疟疾的方法。

【范围】

西医学所称的疟疾多属本病正疟范围，有时也近似温疟、寒疟与湿疟；恶性疟疾属瘴疟范围；胃肠型疟疾可见近似痢疟的特征；疟疾未能及时控制，或日久不愈，遇劳复发，即是劳疟。疟疾脾脏肿大，即是疟母。此外，以寒战壮热、休作有时为主要表现的其他疾病，以及非“疟气”、“瘴毒”所致的寒热往来证候，与中医广义的疟证相似者，除不使用截疟治法外，亦可参照本篇辨证论治。

【病因病机】

一、病因

疟疾的病因是疟邪、瘴毒。部分医家认为风寒暑湿、情志劳倦、痰食内滞、起居不慎等均可致疟，是因为在感受疟邪、瘴毒时，由于兼感风寒暑湿等时令邪气不同，以及夹杂情志、劳倦、痰食和体质差异等因素，而形成不同的疟疾证候表现。

二、病机

当疟邪、瘴毒入侵人体之后，伏于半表半里，出入营卫之间，入与阴争则恶寒，出与阳争则发热，正邪交争则寒热往来，若正邪相离，邪气藏伏，不与营卫相争，则寒热休止。邪在阳分病浅则发作日早，邪陷阴分病深则发作日迟，故疟疾有一日一发，二日一发，三日一发之不同。正如《医门法律·疟证论》说：“疟邪之舍于营卫，正属少阳半表半里”、“半表半里者少阳也，所以寒热往来亦少阳所主，谓少阳而兼他经之证则有之，谓他经而全不涉少阳，则不成其为疟矣。”《医宗金鉴·杂病心法要诀》也曾论述：“卫气者一日一夜周于身……病初邪浅者，卫行未失常度，其邪日与卫会，故日作也；病久邪深者，卫行迟失常度，其邪不能日与卫会，故间日乃作也；时有间二日，间三日，或至数日作者，亦卫气行愈迟，会愈迟，故作愈迟也。”阐述了疟疾的病因、病位及寒热休作的机制，至于疟疾的不同证候表现，则是兼感时令邪气不同以及体质差异引起的。

一般说，感受疟邪而不兼感时令邪气，则表现为正疟。如素体阳盛，暑邪内蕴，则形成温疟；素体阳虚，复感寒气，则引起寒疟；兼感湿邪，则发为湿疟；暑邪太盛，邪热入里，可引起痢疟。又如同是感受瘴毒，但由于体质不同而发生寒瘴、热瘴的不同证候。大抵疟疾初起实证居多，久疟不愈，则气血亏耗，正虚邪恋，甚则血瘀痰凝，胁下结块，而形成劳疟和疟母。

【诊断与鉴别诊断】

一、诊断

（一）发病特点

四季均可发病，以夏秋二季为多。在病情表现上，以间日一发的疟疾为最多，其分布遍及全国。瘴疟主要分布于岭南地区。

（二）临床表现

典型的临床表现为：寒战，高热，汗出，热退身凉，休作有时，间日一发，或一日一发，或三日一发。

凡在发病季节，有典型的疟疾临床表现，又在多发地区，即可诊断。必要时配合实验检查。尤其是血涂片检查发现疟原虫即可确诊。

二、鉴别诊断

1. **虚劳发热**　虚劳之阴虚内热，上午发热不明显，以午后或夜间潮热为特征，与疟疾有些相似。阴虚发热虽然朝轻暮重，但与疟疾寒已而热，休作有时者迥异。且阴虚发热，有五心烦热、盗汗、失眠等症状。一般来说，阴虚发热者多由内伤所致，病情较重，往往缠绵日久，一时不易退热，而疟疾只要治疗及时，一般可以较快痊愈。

2. **风温发热**　当邪在卫分时可见寒战发热无汗或微汗，如邪热壅盛，转入气分，则卫分症状消失，而见壮热有汗不解，兼见咳嗽、口渴、烦躁、便秘等肺胃两经症状。总之，风温初起，病在肺卫，疟疾则邪踞少阳；风温在卫分时，汗之可以退热，若邪势炽盛，进入气分，则壮热有汗不解，疟疾汗出后热可暂退而后复起；风温多见于冬春，疟疾常发于夏秋。

【辨证论治】

一、辨证

（一）辨证要点

1. **明辨标本**　明辨标本，方能掌握治疟之要领。所谓标以邪气言，本以正气言。凡疟疾之初，邪势方盛，正气未衰，病属标实，此时当以截疟祛邪为主。如邪势减而正气渐虚，病属正虚邪恋，本虚标实，又当祛邪不忘扶正，标本兼顾。邪气已除，发作停止，多见正气虚衰证，则当大力扶正补虚，以复其元。

2. **审察证候**　察明兼感风寒暑湿，夹痰夹食等，是分清不同的疟疾证候的关键。如温疟多夹暑邪，寒疟多夹痰饮，湿疟常兼暑湿，瘴疟常夹秽浊，劳疟多正虚夹瘀等。辨明证候，才能分别施治。同时还应注意各类证候之间的相互转化。如正疟、温疟、寒疟等发作日久，或时发时愈，则气血亏耗，可以转化为虚证的劳疟。劳疟复感新邪，出现壮热寒战，或热多寒少，或寒多热少，则又可以转化为实证的正疟、温疟、寒疟。其次，各种疟疾症状也存在参杂互见的情况。

3. **分清阴阳**　一般来说，邪在三阳者则昼发，其病浅，邪在三阴者则夜发，其病深；病邪将进者夜发，退为昼发，此为去阴就阳，其病欲已；病邪渐退者昼发，进为夜发，此为去阳入阴，其病益甚。一般病之轻者，称作三阳疟；病之重者，称作三阴疟。

（二）证候

历代医家对疟疾的分类方法颇多，或以脏腑分类，如心疟、肝疟等；或以经络分类，如足太阳之疟、足阳明之疟等；或以阴阳分类，如三阳疟、三阴疟等；或以病邪分类，如暑疟、瘴疟等。为便于临床应用，兹分为正疟、温疟（瘅疟）、寒疟（牝疟）、湿疟（暑疟）、瘴疟（疫疟）、劳疟（久疟）、痢疟进行讨论。

［正疟］

症状：初起肢体酸楚，呵欠乏力，继则畏寒战栗，寒罢则遍体灼热，头痛面赤，口渴心烦，数小时后，汗出淋漓，寒热休止，诸证消失，唯觉头晕神疲。舌苔薄白或黄，其脉多弦，寒战时弦紧，发热时脉弦滑数。多为间日一发，少数有一日作或三日作。

病机分析：疟之为病，其邪伏于半表半里，出入营卫之间。初起邪始入阳，阳气被遏，营卫亏虚，故肢体酸楚，呵欠乏力；继则邪入与阴相争，则畏寒战栗，邪出与阳相争，则壮热烦渴；热迫津液而外泄，腠理疏松，则汗出淋漓；终则邪气藏伏，正邪相离，不与营卫相争，则寒热休止。初起邪气在外，苔多薄白，化热入里则苔黄。疟疾病在少阳，故弦为疟之主脉，弦紧主寒重，弦数主热甚，故分别见于寒战、壮热之际。

［温疟］

症状：其发病经过与正疟相似。唯热甚而寒微，或但热无寒（亦称瘅疟），少气烦冤，手足热而欲呕，头痛，骨节烦痛，口渴引饮，舌红苔黄，脉弦数。或兼胸胁疼痛，恶心，呕吐，甚至出现黄疸、谵妄之症。

病机分析：温疟主要是素体阳盛，暑邪内蕴，故《金匮要略·疟病脉证治》认为疟病与"阴气孤绝，阳气独发"有关。阳胜则热，故病发而热多寒少，如但热无寒，亦称瘅疟。热盛伤气，故少气烦冤。阳盛则手足热，热盛灼伤胃阴，胃气不降，故欲作呕吐。头痛，骨节烦痛，口渴引饮，舌红脉数，均为邪热炽盛之象。如热邪久踞少阳，湿热交蒸于肝胆，不得泄越，可见胁痛恶心，黄疸；热毒内陷心包，扰乱心神，故见谵妄之症。

［寒疟］

症状：其发病经过与正疟相似。唯寒甚而热微，或但寒不热（亦称牝疟），口不渴，或渴喜热饮，胸胁痞闷，欲吐不吐，精神困惫。苔白腻，脉弦迟。

病机分析：寒疟主要是素体阳虚，复感夏季凄沧水寒之气，藏于腠理，加之秋伤于风而发。发病后阳气不能外达肌表，故寒多热少，如但寒不热，亦称牝疟。寒重故口不渴或渴喜热饮。《症因脉治》说："牝疟之症，即痰饮之疟。"由于寒疟夹痰，少阳不和，胃气不舒，故胸胁痞闷，欲吐不吐。阳虚寒重，故神疲，苔白脉迟。

［湿疟］

症状：其发病经过与正疟相似。唯身热不扬，身体重痛，肢节烦疼，呕逆胀满，胸膈不舒，苔腻，脉洪数或弦数。

病机分析：疟疾发于暑者（又名暑疟），暑多夹湿，故《症因脉治》认为"湿疟即暑疟"。热为湿遏，故身热不扬，寒热起伏；湿性重着，暑湿阻于经络，则身体重痛，肢节烦疼。湿邪困于中焦，故呕逆胀满。湿重则胸阳痹阻，故胸膈不舒。湿热内蕴，故苔腻脉数。

［瘴疟］

症状：瘴疟临床可分为热瘴和寒瘴两种证候。热瘴见乍寒乍热，热甚寒微，或壮热不寒，出汗，肢体烦疼，面红目赤，烦渴饮冷，胸闷呕吐，便秘尿赤，或声哑不能言，甚则突然神昏谵语，痉厥，躁狂不宁。舌质红绛或黑垢，脉洪数或弦数。寒瘴多为乍寒乍热，寒甚热微，或恶寒战栗，但寒不热，甚则神昏不语，苔白厚腻，脉弦滑。

病机分析：热瘴是瘴疟之一种证候。瘴疟多发于岭南地区，是感受山岚瘴毒之气，邪郁于内，蒙闭心窍的病证。《症因脉治》说："瘴气入人脏腑，血聚上焦。败血瘀于心窍。毒液聚于肝脾，则瘴毒疟疾之症作矣。"或虽非山瘴地区，感受疫疠秽浊之邪，发为疫疟。《张氏医通》说："疫疟，夏秋之间，沿门阖境皆是也。其证壮热多汗而渴。"瘴疟、疫疟均可在一定地区引起流行。发病急骤，病情危重多变。因两者证治相似，故统分热瘴与寒瘴讨论。

热瘴多为素体阳盛，瘴毒疫疠侵入少阳，热重于湿，或湿从热化，故乍寒乍热，热甚寒微，或壮热不寒。热毒炽盛则肢体烦疼，面红目赤，烦渴饮冷。热灼津液，肠道失润则便秘。湿热下注于膀胱则尿赤。瘴毒上冒于廉泉，则声哑不能言。甚则热入心包，神志被蒙，则神昏谵语，痉厥，躁狂不宁。舌绛而黑垢，脉数，均为热毒壅盛之象。

寒瘴多为素体阳虚，瘴毒湿浊，壅遏三焦，阳气被阻，不能宣达，故乍寒乍热，寒甚热微，恶寒战栗。甚则瘴毒痰湿之邪，蒙闭心窍，则神昏不语。苔白厚腻，脉弦滑，亦属痰湿中阻之征。

［劳疟］

症状：疟久不愈，或差后复发，或小劳即发，寒热时作，面色㿠白，神情委顿，倦怠无力，头目眩晕，或胁下结成痞块，触之可得。舌质淡胖，脉细弱。

病机分析：疟邪久恋，耗伤气血，营卫不和，故寒热时作。久疟不愈，脾胃受伤，生化之源不足，故见面白神委，头晕乏力，舌淡脉细之征。日久痰湿凝聚，气血瘀滞，结于胁下，而成癥块。

［痢疟］

症状：寒热时作，状如正疟，兼有腹痛泄泻，或痢下赤白，里急后重，形体瘦削，气息低弱。舌苔腻，脉弦细滑。

病机分析：由于暑邪太盛，不易解散，以致邪势入里，变而为痢。《杂病源流犀烛》说："后变症，惟痢最为危急。"由于寒热不解，泄泻不止，痢下赤白，则正气日耗，阴血益亏，故形体瘦削，气息低弱。肠道浊垢未清，故苔腻脉滑。内外合邪，正气备受尅伐，故病情较为严重。

二、治疗

（一）治疗原则

1. 施用截疟法宜早不宜迟　古代医家多有截疟不宜过早之说，如《医门法律》指出："凡用截疟之法不俟疟势稍衰，辄求速止者，医之罪也。"究之实际，此说欠妥。其所以提出截疟不宜过早的原因，主要是因为历史条件的限制，不能早期明确诊断疟疾。今从临床实际来看，对疟疾施用截疟法宜早不宜迟，以免人体正气反复受损。

2. 根据不同证候遣方用药　在截疟同时，宜辨别证型，邪在少阳者和解以达邪，偏热者清热以解表，偏寒者辛温以散邪，感染瘴疫之气者治当辟秽解瘴，夹痰者祛痰，夹食者消滞。疟久转为虚证，可根据不同情况随证调治，或调补脾胃，或补养气血。如虚实夹杂，寒热交错，则当攻补兼施，温凉并用。

（二）治法方药

［正疟］

治法：和解少阳，解表达邪。

方药：小柴胡汤合达原饮加减。前方为治疗正疟之代表方，其中柴胡为和解少阳主药，黄芩清热，半夏燥湿，甘草和中，方中人参初起不必过早采用。后方用槟榔、草果、厚朴等燥湿行气，透邪从募原外达。也可加截疟要药常山配合与服。但常山易引起恶心呕吐，故宜温服，不宜热服，如与半夏、陈皮配伍，则可避免呕吐。

如表实少汗而恶寒重，舌苔白腻，加桂枝、羌活以辛温解表；口干欲饮，加葛根、石斛以生津止渴。如患者痰湿素盛，胸闷，苔腻，可选用清脾饮。方中用青皮合半夏、白术、厚朴、草果、茯苓燥湿化痰；柴胡、黄芩、甘草和解清热。本方乃从小柴胡汤化裁而来。

［温疟］

治法：清热达邪。

方药：白虎加桂枝汤。方用石膏、知母、甘草以清热，桂枝以解表，此乃表里双解法；可加柴胡、青蒿以和解祛邪。如大便秘结不行，舌苔黄腻，加大黄以泻火通便。如瘀热结于少阳，胆汁外泄，遍体染黄，加茵陈、栀子、黄柏、丹皮以清热化瘀退黄。神昏者加石菖蒲、天胆星、安宫牛黄丸。如胸闷泛恶，为湿热偏重，可选加黄连、滑石、茯苓以清热化湿，痰多者加瓜蒌、枳实、竹茹、陈皮以化痰理气。

如温疟但热不寒，口渴引饮，时时欲呕，此乃暑热亢盛，津液亏虚，用白虎加人参汤加麦门冬、生地、沙参以清热生津。如病久热羁，阴液亏耗，形体消瘦，热势虽不甚壮，但逗留不退，舌光绛而干，脉细数，宜青蒿鳖甲煎以滋阴清热。

［寒疟］

治法：和解少阳，温化达邪。

方药：柴胡桂姜汤。方中柴胡、桂枝和解达邪；干姜、甘草温化寒湿；以黄芩、瓜蒌根、牡蛎清热解渴。此正如《医门法律》所说："疟多寒者，寒多于热，如三七、二八之分，并非纯寒无热。"可见寒疟并非纯属寒证，常为寒热交错，故用黄芩、瓜蒌根等，如苔白而不渴者，则可去之。

如寒疟但寒不热，倦怠嗜卧，胸痞泛恶，乃太阴阳气衰微，痰湿留恋。用附子理中汤合蜀漆散以温运脾阳，截疟化痰。前方以附子、干姜温阳散寒；人参、白术、甘草健脾化湿；后方以蜀漆截疟祛痰，云母需"烧二日夜"后用，以祛除其寒性，借以升发胸中之阳气；龙骨重镇以制蜀漆上越之性，敛涩以固阳气。疟疾之偏寒者，常夹食积痰湿，而见脘胀胸闷，苔腻，脉滑，可参用常山草果饮以加强化痰消食，燥湿截疟的作用。

［湿疟］

治法：清热解暑，祛暑化湿。

方药：偏于暑热者，以清热解暑为主，用加味香薷饮合益元散。方用香薷、黄连、甘草清解暑热；厚朴、扁豆燥湿健脾；益元散清暑除烦。偏于暑湿者，以祛暑燥湿为主，用柴平散加藿香、佩兰。此方乃小柴胡汤、平胃散组合而成，用以和解表里，燥湿除满。

［瘴疟］

治法：辟秽，解毒，化浊。

方药：偏于热毒重者，以辟秽解毒为主，用清瘴汤。方中黄芩、黄连、知母以清热解毒；柴胡、常山、青蒿以解表截疟；半夏、陈皮、竹茹、枳实、茯苓以化痰和中；滑石、生甘草、朱砂以清热宁神。如热盛伤津，舌质深绛，加生地、玄参、石斛以养阴生津；如大便干结，舌苔垢黑，加生大黄、芒硝以泄热通腑；如呕吐剧烈，急用玉枢丹以辟秽降逆；如壮热神昏谵语者，急用紫雪丹以泄热解毒，清心开窍。偏于寒湿重者，以辟秽化浊为主，用加味不换金正气散加减。本方用藿香、佩兰、陈皮、石菖蒲、荷叶等芳香药以辟秽化浊；厚朴、苍术、半夏、草果、槟榔、甘草化湿和中。如痰湿蒙闭心窍，神志昏迷，加服苏合香丸以开窍辟秽。

［劳疟］

治法：补益正气。

方药：如中气亏虚者，用补中益气汤。气血两虚者，用何人饮或五福饮。方名五福，因用人参、当归、炙甘草、白术、熟地以补益五脏气血。阴血亏虚者，用小营煎。阴虚潮热者，用祛劳汤。疟久成癥块者，又称疟母，在调补气血的基础上，破瘀通络，用鳖甲煎丸。

［痢疟］

治法：和解达邪，清化湿热。

方药：如夹热痢下赤白，舌苔黄腻者，用柴芩煎。方中柴胡以和解达邪；黄芩、栀子、泽泻、木通、枳壳以清化湿热。如腹泻清稀，舌苔白腻者，用加味不换金正气散加柴胡、常山。

疟疾兼痢最易耗伤气血，甚至出现危象，必须严密观察，随证应变。

另外，关于发汗问题，疟疾与感受外邪有关。因此发汗为常用治疗方法之一。如柴胡、桂枝、羌活、防风常在处方中选择应用。但是发汗法的运用，必须掌握时机，区别情况而决定其取舍、加减、配伍。《景岳全书》说："凡古人治疟之法，若其久而汗多，腠理开泄，阳不能固者，必补敛之。无汗者则腠理致密，邪不能解必发散之。故曰：有汗者要无汗，扶正为主；无汗者要有汗，散邪为主。"从临床实际来看，疟疾初发，常用和解发汗法，使邪气从汗而解。张景岳又说："此但当以脉之紧与不紧，及头身之痛与不痛，寒热之甚与不甚为辨耳。"确属经验之谈。反之，如汗出甚多，阳不能固，则不能发汗太过。宜固宜散，则当斟酌虚实而定之。

关于救脱问题，疟疾凶险发作，出现危象。应当根据不同情况，进行辨证论治。如内闭外脱，高热烦躁，神昏，肢厥，脉细数，血压下降，宜清营解毒，用清营汤，至宝丹等。如大汗亡阳，四肢厥冷，神志不清，脉沉细欲绝，体温下降，血压不升，宜回阳固脱，用参附龙牡汤。如气阴两伤，低热，手足心灼热，乏力，自汗或盗汗，脉细无力，宜益气养阴，用生脉散加牡蛎、白芍、知母等。

（三）其他治法

1. 单方验方

(1) 常山或蜀漆 5～10 克，马鞭草或徐长卿干品 30～60 克，任选 1 味，煎水；或鲜青蒿 1 握，捣汁，在发作前第 4、第 2、第 1 小时各温服 1 次。

(2) 鸦胆子去壳取仁（切勿将仁敲破），用胶囊或桂圆肉、馒头皮包裹。每次饭后吞服 10～15 粒，每日服 8 次，连服 7 日。本品既能截疟，又能治痢。但对胃肠道有刺激作用，应予注意。

2. 复方

(1) 常山饮或截疟七宝饮，煎水，于发作前 4 小时、2 小时、1 小时各服 1 次。

(2) 常山 10 克，草果 10 克，知母 10 克，贝母 10 克，水煎，在发作 1 小时前服。愈后再服 1 剂。

(3) 炙龟版 12 克，炙鳖甲 10 克，柴胡 8 克，女贞子 10 克，生白芍 6 克，佩兰叶 5 克，知母 5 克，川黄柏 5 克，常山 6 克，甜茶 5 克，玉竹 5 克，水煎服。本方系治疟方内加滋阴、补血、扶正等作用的药物，使久疟伤元的患者，易于痊愈和恢复健康。

3. 外用方

(1) 山大蒜、番薯叶，共捣烂，敷桡骨动脉处。

(2) 白胡椒一粒，捣碎，以针刺陶道穴，稍见血，用膏药贴之。

4. 针灸　取穴：大椎、陶道、两侧合谷。针刺时机：发作前 2～3 小时。

【转归及预后】

疟疾的转归及预后需视其邪势之轻重，病位之深浅，正气之强弱而定。以正疟为例，初起邪在半表半里，邪势轻浅，正气充沛，运用和解达邪之法可愈。反之，邪势鸱张，正不胜邪，和解未见奏效，则病程延久难愈。又如温疟、瘴疟，邪踞募原，不从外达，湿热交蒸肝胆，弥漫三焦，出现面目一身俱黄。如热毒蒙闭心包，可见神昏谵语等热邪内陷的严重证候，必须及时抢救，以防不测。至于各种疟疾，日久不愈，正气亏虚，血瘀痰凝，胁下结块成为正虚标实之证，此时病已转入慢性，证属缠绵，难图速效，必须扶正祛邪，缓缓调治。

【预防与护理】

及时发现和治疗所有疟疾患者，这既是治疗也是预防疟疾传播的重要措施之一。积极消灭蚊子及清除其孳生地，采取防蚊措施避免蚊子叮咬，以防疟邪入侵。避免冒暑、贪凉以及过食生冷油腻之品。加强体育锻炼，增强体质，使正气充沛，邪不可干。在疟疾流行高发疫区，可进行预防服药。

在护理方面，应适当注意冷暖，寒战时衣被不宜过热，以免消耗体力，发热时不宜吹风贪凉，以免受寒感邪，宜多饮开水，进半流质，忌生冷油腻。疟后气血亏虚，应适当补充营养，争取早日恢复健康。

【现代研究】

（一）流行情况

疟疾是全世界最为严重的传染病之一，全球有 25 亿人生活在疟疾覆盖区，每年新感染人数为 3 亿～5 亿，疟疾临床病例达到 1.03 亿，其中 100 万～200 万人死亡。至今，疟疾仍然是非洲除艾滋病以外的第 1 大杀手。我国 24 个省、直辖市及自治区不同程度地存在疟疾流行，主要流行间日疟与恶性疟，间日疟流行于安徽、湖北、江苏、山东、河南等地，恶性疟主要流行于广东、广西、云南、贵州和海南，三日疟在长江南北各地有散在病例。[1]

（二）青蒿素治疗疟疾

将青蒿用于治疟疾，最早见于晋代葛洪所撰，成书于 3 世纪的《肘后备急方》。从 20 世纪 60 年代，我国对抗疟药进行了广泛深入的研究，其中最重要的成就是研制成功了青蒿素。

青蒿素类药品是利用我国特有的植物资源黄花蒿研制成功的抗疟疾新药，是 70 年代我国科技人员的杰出成果。青蒿素是我国首创的新型抗疟疾药，具有高效、速效、低毒以及与氯喹无交叉抗药的特点，并且副作用很小，因此被西方媒体誉为"20 世纪后半叶最伟大的医学创举"。据商务部负责人介绍[2]，目前我国的青蒿素类药品已经被世界卫生组织指定为治疗疟疾的专门用药，在世界上 54 个国家被推荐。

在临床研究方面：早在 20 世纪 70 年代，我国的医务工作者就进行了深入的研究工作。广东海南 523 工作组[3]，在海南岛的抗药疟区，采用口服青蒿素对 65 例当地儿童和外来成人的抗氯喹疟疾病例进行治疗观察，并提出下列 3 个问题，进行讨论。① 青蒿素对抗氯喹疟疾的效价：实践证明，青蒿素是治疗抗氯喹恶性疟的一种疗效好又安全的药物。② 关于复燃问题：使用青蒿素治疗抗氯喹疟疾的复燃率，口服给药为 11.1%，肌注给药为 8.5%，均较有关报道复燃率低。③ 关于青蒿素的抗疟作用：临床疗效表明了青蒿素是目前用于临床的各种抗疟药中起效最快的一种，对疟原虫红细胞内期无性期（裂殖体）有高度杀灭作用，对抗氯喹株恶性疟原虫同样具有高效速效的特点。并指出为了有效地杀灭配子体以杜绝蚊媒感染来源，应同时服用2日伯喹，总剂量45毫克，而在治疗间日疟时，必须同时使用足量的伯喹（总剂量应在200毫克以上），才能达到根治目的。广州中医学院[4]用青蒿素治疗凶险型恶性疟疾，从临床上证实了青蒿素对疟原虫杀灭的速度优于氯喹。48例中脑型疟有40例，有3例仅表现为不同程度的意识障碍，其余37例昏迷。经用青蒿素片、青蒿素注射剂、青蒿素油混悬注射剂治疗48例患者中，除4例脑型疟极重型患者死亡以外，其余44例均治愈。本组病例均在已经证实有抗氯喹恶性疟原虫株的地区收治，但应用青蒿素治疗收到良好效果。这说明青蒿素在抗氯喹恶性疟地区治疗凶险型疟疾，疗效是可靠的。昆明医学院[5]在云南省某高疟地区，用青蒿素治疗疟疾患者207例，并在当地同时用氯喹治疗80例以作对照。治疗结果：青蒿素各剂型治疗207例（恶性疟60例，间日疟147例）均全部治愈，治愈率为100%；而氯喹组治疗恶性疟80例，治愈76例，治愈率为95%。原虫阴转的速度，均明显快于氯喹，青蒿素片剂、油剂、油混悬剂对恶性疟原虫的阴转时间分别为37小时、81.1小时、29.7小时，而氯喹为65.7小时，退热速度除片剂组与氯喹相近外，油剂及油混悬剂均明显快于氯喹组。可见，青蒿素抗疟具有高效、速效的优点。但青蒿素不足之处是复燃率较高。青蒿素对各型疟疾，均有较好疗效。具有高效、速效、无明显毒性及副作用等优点。关于复燃率的问题，应从采用适合的剂型、不同的给药途径、适当增大剂量或延长疗程日数以及配伍其他抗疟药这几方面作进一步探讨，以降低其复燃率。

近些年的继续研究，仍证实青蒿素及其制剂是理想的抗疟药品。如符氏等[6]在多重抗药性恶性疟流行区的越南南方采用青蒿琥酯360～420毫克（共5日）静脉注射治疗168例脑型疟，配合积极的对症处理和支持疗法，治愈152例（90.5%），死亡16例（9.5%）；平均原虫转阴时间为（58.5±29.0）小时，平均退热时间为（54.3±38.3）小时，平均昏迷清醒时间为（37.5±33.8）小时。全部患者在治疗过程中均未发现与药物有关的毒副作用。结果表明：在多重抗药性恶性疟流行区治疗重症疟疾患者，青蒿琥酯是一个理想的速效、低毒的治疗药。杨氏等[7]在中老、中缅边境抗药恶性疟流行区，采用青蒿琥酯与氯喹（A组）或克林霉素（B组）联用3日疗法治疗和观察无并发症的恶性疟。结果共完成96例观察，A组34例、B组62例，平均退热时间分别为（28.6±13.9）小时和（28.3±18.7）小时；平均原虫无性体转阴时间分别为（31.8±11.1）小时及（32.7±9.9）小时，28日复燃率分别为12.0%、13.6%。结论是：青蒿琥酯与氯喹或克林霉素联用对抗药性恶性疟的治疗具有一定的增效作用，但根治率均在90%以下。徐氏等[8]比较双氢青蒿素的2个复方——Artekin与Artekin（T）治疗无并发症恶性疟的有效性和安全性。方法：收治60例无并发症恶性疟，随机分成两组，每组30例，采用2日内4次给药，成人总量8片的方案，观察治愈率、平均原虫转阴时间、退热时间和副作用。结果：Artekin组的平均原虫转阴时间为（5 617±1 613）小时，Artekin（T）组为（5 814±1 816）小时；平均退热时间Artekin组为（2 012±113）小时，Artekin（T）组为（2 218±111）小时；随访28日，两组均有1例复燃，Artekin组和Artekin（T）组治愈率均为96.17%。两组患者对两复方均有很好的耐受性，恶心、腹痛等症状均轻微。结论认为双氢青蒿素复方具有高效、速效、低毒等优点。宋氏等[9]探讨双氢青蒿素哌喹片在柬埔寨马德望省治疗无并发症恶性疟的有效性和安全性。方法：无并发症恶性疟疾患者50例，按随机数字表随机分成2组，每组25例，一组用双氢青蒿素哌喹片，一组用复方双氢青蒿素片，采用2日内4次给药，成人总量8片的给药方案，观察治愈率、复燃率、平均原虫转阴时间、退热时间和不良反应。患者对两药均有较好的耐受性。结论认为：双氢青蒿素复方具有高效、速效、低毒、患者顺应好等优点。杨氏等[10]选择无并发症的间日疟及抗药性恶性疟患者，用青蒿琥酯（每次50毫克，每日2次，共3日）与萘酚喹（每次100毫克，每日2次，共3日）联用，进行治疗与观察。结果：共治疗间日疟44例，平均退热时间为（23.7±8.3）小时，平均疟原虫无性体阴转时间为（27.5±7.3）小时，治疗恶性疟57例，平均退热时间为（27.4±6.7）小时，平均疟原虫无性体阴转时间为（33±10.9）小时，28日复发率为5.6%。结论：青蒿琥酯与萘酚喹联用治疗间日疟及抗药性恶性疟患者具有显效快、治愈率高、不良反应小、疗程短和依从性高等优点。陈氏等[11]观察双氢青蒿素对恶性疟原虫有性生殖期的影响，将18例带配子体的恶性疟患者随机分为两组，双氢青蒿素组10例，口服5日，疗程总量360毫克；奎宁组8例，口服7日，疗程总量10 500毫克。结果表明双氢青蒿素5日总量360毫克对恶性疟原虫有性生殖发育有明显抑制作用，对生理上未成熟的配子体，可中断其发育。Aceng J. R.等[12]对比直肠内给予青蒿素甲醚和静脉滴注奎宁治疗小儿脑型疟疾的疗效和安全性。设计：随机、单盲临床试验。机构：本试验在坎帕拉的Mulago医院的急症监护病房进行，该医院为乌干达国立教学和医疗医院。试验对象：以103例年龄在6个月至5岁的脑型疟疾患儿为对象。将患儿随机分配到直肠内给予青蒿素甲醚治疗组和静脉滴注奎宁治疗组，疗程为7日主要观察指标：疟疾清除时间和退热时间，意识恢复时间，开始进食的时间和不用扶持能自我坐起的时间及药物不良反应。结果：两组间比较，在寄生虫学检测结果和临床疗效方面无显著性差异：疟疾清除时间分别为54.2（33.6）小时和55.0（24.3）小时，$P=0.90$；退热时间比为33.2（21.9）小时和24.1（18.9）小时，$P=0.08$；意识恢复时间比为30.1（24.1）小时和22.67（18.5）小时，$P=0.10$；开始进食的时间比为37.9（27.0）小时和30.3（21.1）小时，$P=0.14$。青蒿素甲醚治疗组的病死率低于静脉滴注奎宁治疗组（10/52和6/51，RR1，29.95%）。两组均未见严重的急性不良反应发生。结论：直肠内给予青蒿素甲醚可有效治疗脑型疟疾，且药物耐受性好，可应用于临床。在预防方面，杨氏等[13]在云南省边境的勐腊县、景洪市和孟连县发病率≥8%的村子，随机分成双氢青蒿素(A、B)组、防2(C)组和空白对照(D)组进行预防服药控制疟疾现场研究。结果：A组带虫率从服药前的10.40%(54/591)降到药后的6.95%(37/533)，下降33.17%；B组下降84.70%；C组下降49.82%；空白对照组带虫发病率较观察前上升68.00%。结论：双氢青蒿素每15日顿服6片，连续2月，对间日疟和抗药性恶性疟有一定的预防效果。

（三）针灸治疗疟疾

卢氏[14]应用针灸治疗疟疾120例，根据疟疾发病规律，于发作前2小时进行治疗。针刺大椎、陶道、曲池(双)、足三里(双)、间使(双)，并行温灸，留针20～30分钟，每3～5分钟行针1次，每日治疗1次。连续治疗3次为一个疗程。少数仍有疟疾发作者可肌内注射复方奎宁2毫升。治疗效果：经针灸治疗120例全部治愈，随访未见复发。张氏等[15]自2000年至2002年在赞比亚执行医疗援助任务期间，治疗了140例当地疟疾患者，其中男62例，女78例；年龄10岁以下51例，11～20岁40例，21～30岁30例，大于31岁19例；病程1～7日。根据疟疾患者的临床表现不同，将患者分为5个证型：普通型14例，胃肠型46例，高热型39例，疼痛型35例，恶性型6例，全部患者均经过血液涂片检查疟原虫为阳性。治疗方法：首先患者取坐位，穴位消毒后，用一次性采血针点刺耳尖穴一下，挤出血液8～10滴，然后点刺大椎穴2～3下，在大椎穴拔罐10分钟左右，拔出血液10～20滴。普通型最好在发作前1小时治疗，胃肠型配合针刺中脘、天枢、气海、足三里、内关等穴；高热型配合十宣穴放血；疼痛型配合局部阿是穴针刺或拔罐；恶性型配合十宣穴放血或针刺人中、合谷等穴。每日1次，5次为一个疗程，针灸一个疗程后，观察疗效。治疗结果：针刺疗法对普通型和胃肠型疟疾的治疗效果较好，全部痊愈或好转；高热型和疼痛型次之，除痊愈及好转外，尚有少数(7%～14%)患者无效；恶性型较差，在6例患者中，仅好转2例，无效4例。汪氏[16]在非洲以大椎、间使为主穴，分型配穴针刺加灸治疗疟疾89例。结果：对于感冒型疟疾，针灸的治愈率为66.7%，非典型型为81.2%，胃肠型为55.6%，脑型为16.7%。除脑型以外，针灸在治疗疟疾的过程中的确起到了非常明显的治疗作用。结论：针灸配合西药治疗疟疾，将使疟疾的治愈率大大提高。

【小结】

疟疾是感受疟邪、瘴毒引起的疾病。病位在少阳半表半里，重者病邪深伏募原。初起以实证居多，久疟则气血亏耗，正虚邪恋，甚则血瘀痰凝，胁下结块，形成本虚标实之证。

疟疾由于兼感风寒湿暑，或痰食内滞、劳倦内伤等，而有不同的证候。本篇分为正疟、温疟、寒疟、湿疟、劳疟、痢疟、瘴疟(又有寒瘴、热瘴两证)。辨证时要抓住标本、证候、阴阳3个要点。实者以解表祛邪为主，虚者以扶正补虚为主，此乃治疟之大法。邪在少阳者和解以达邪，偏热者清热以解表，偏寒者辛温以散邪，感染瘴疫之气者治当辟秽除瘴，夹痰者祛痰，夹食者消滞。疟久转为虚证，可以根据不同情况，随证调治，或调补脾胃，或补养气血。如虚实夹杂，寒热交错，则当攻补兼施，温凉并用。

20世纪50年代后，防治疟疾的临床实践和研究中，有较大的进展，取得可喜的成果，从而丰富和发展了疟疾的理论和各种行之有效的治疗措施，为进一步提高疟疾的防治效果，提供了宝贵的经验。青蒿素的研制成功，更是“20世纪后半叶最伟大的医学创举”。

附方

(1) 小柴胡汤(《伤寒论》)：柴胡　黄芩　半夏　人参　甘草　生姜　大枣。
(2) 达原饮(《温疫论》)：槟榔　厚朴　草果　知母　芍药　黄芩　甘草。
(3) 清脾饮(《济生方》)：青皮　厚朴　草果　白术　柴胡　黄芩　半夏　茯苓　甘草　生姜。
(4) 白虎加桂枝汤(《金匮要略》)：知母　石膏　甘草　粳米　桂枝。
(5) 白虎加人参汤(《金匮要略》)：知母　石膏　甘草　粳米　人参。
(6) 安宫牛黄丸(《温病条辨》)：牛黄　郁金　犀角　黄连　朱砂　冰片　珍珠　栀子　雄黄　黄芩　麝香。
(7) 青蒿鳖甲煎(《温病条辨》)：青蒿　鳖甲　生地　知母　丹皮。
(8) 柴胡桂姜汤(《伤寒论》)：柴胡　桂枝　干姜　瓜蒌根　黄芩　牡蛎　甘草。
(9) 附子理中汤(《和剂局方》)：附子　人参　白术　炮姜　炙甘草。
(10) 蜀漆散(《金匮要略》)：蜀漆　云母　龙骨。
(11) 常山草果饮(《症因脉治》)：常山　草果　半夏　陈皮　厚朴　苍术　甘草。
(12) 加味香薷饮(《症因脉治》)：香薷　厚朴　扁豆　甘草　黄连。
(13) 益元散(《医方集解》)：甘草　滑石　朱砂。
(14) 柴平散(《医方考》)：柴胡　黄芩　半夏　人参　甘草　生姜　大枣　苍术　厚朴　陈皮。
(15) 清瘴汤(验方)：青蒿　柴胡　茯苓　知母　陈皮　半夏　黄芩　黄连　枳实　常山　竹茹　滑石　甘草　朱砂。
(16) 玉枢丹(《百一选方》)：山慈菇　千金子　大戟　麝香　雄黄　朱砂　五倍子。
(17) 紫雪丹(《和剂局方》)：滑石　石膏　寒水石　磁石　羚羊角　青木香　犀角　沉香　丁香　升麻　玄参　炙甘草　朴硝　硼石　朱砂　麝香。
(18) 加味不换金正气散(验方)：厚朴　苍术　陈皮　甘草　藿香　佩兰　草果　半夏　槟榔　石菖蒲　荷叶。
(19) 苏合香丸(《和剂局方》)：朱砂　青木香　苏合香油　诃子肉　荜茇　沉香　生香附　麝香　犀角　檀香　丁香　冰片　白术　安息香　熏陆香。
(20) 补中益气汤(《脾胃论》)：人参　黄芪　白术　甘草　当归　陈皮　升麻　柴胡。
(21) 何人饮(《景岳全书》)：何首乌　人参　当归　陈皮　煨姜。
(22) 五福饮(《景岳全书》)：人参　熟地　当归　白术　炙甘草。
(23) 小营煎(《景岳全书》)：当归　熟地　芍药　枸杞子　炙甘草　山药。
(24) 祛劳汤(《圣济总录》)：柴胡　常山　鳖甲　知母　青蒿　甘草　枳壳　肉桂。

(25) 柴芩煎(《景岳全书》)：柴胡 黄芩 栀子 泽泻 木通 枳壳。
(26) 鳖甲煎丸(《金匮要略》)：鳖甲 乌扇 黄芩 柴胡 鼠妇 干姜 大黄 芍药 桂枝 葶苈 石韦 厚朴 牡丹 瞿麦 紫葳 半夏 人参 䗪虫 阿胶 蜂窝 赤硝 蜣螂 桃仁。
(27) 常山饮(《和剂局方》)：常山 良姜 乌梅 知母 草果 甘草。
(28) 四兽饮(《景岳全书》)引(《简易方》)：人参 白术 茯苓 炙甘草 陈皮 半夏 草果 乌梅 生姜 大枣。
(29) 截疟七宝饮(《杨氏家藏方》)：常山 草果 厚朴 槟榔 青皮 陈皮 炙甘草。
(30) 清营汤(《温病条辨》)：犀角 生地 玄参 竹叶心 金银花 连翘 黄连 丹参 麦门冬。
(31) 至宝丹(《和剂局方》)：朱砂 麝香 安息香 犀角 冰片 牛黄 琥珀 雄黄 玳瑁 金银箔。
(32) 参附龙牡汤(验方)：人参 附子 龙骨 牡蛎。
(33) 生脉散(《内外伤辨惑论》)：人参 麦门冬 五味子。

【现代研究】主要参考文献

[1] 李梦东,王宇明. 实用传染病学[M]. 第3版. 北京：人民卫生出版社,2005:1093.
[2] 央视国际 www.cctv.com,2006年4月23日.
[3] 广东海南523工作组. 青蒿素治疗抗氯喹疟疾65例的效果观察[J]. 新医药学杂志,1979,(1)：12～16.
[4] 广州中医学院. 青蒿素治疗凶险型恶性疟48例临床报告[J]. 新医药学杂志,1979,(1)：17～19.
[5] 昆明医学院附属第一、第二医院. 青蒿素治疗疟疾的临床研究[J]. 新医药学杂志 1979,(2)：49～51.
[6] 符林春,王新华,郭兴伯,等. 青蒿琥酯治疗脑型疟的临床疗效[J]. 广州中医药大学学报,1998,15(1)：27.
[7] 杨恒林,李春富,李丽,等. 青蒿琥酯分别与氯喹、克林霉素联用对恶性疟疾的疗效[J]. 中国寄生虫病防治杂志,2002,15(3)：135.
[8] 徐颖,欧凤珍,陈佩泉,等. 双氢青蒿素两个复方治疗恶性疟的临床对比研究[J]. 中国热带医学,2003,3(6)：723.
[9] 宋建平,符林春,谈博,等. 双氢青蒿素哌喹片治疗无并发症恶性疟的临床随机对照试验[J]. 中国新药与临床杂志,2004,23(11)：783.
[10] 杨恒林,杨品芳,李春富,等. 青蒿琥酯与萘酚喹联用治疗疟疾的疗效观察[J]. 中国寄生虫病防治杂志,2004,17(2)：87.
[11] 陈沛泉,郭兴伯,李广谦,等. 双氢青蒿素对恶性疟原虫有性生殖期的影响[J]. 中药新药与临床药理,1999,10(6)：333.
[12] Aceng J. R., Byargaba J. S., Tunmwine J. K.. Rectal artemether versus intravenous quinine for the treatment of cerebral malaria in children in Uganda：Rndomised clinical trial [J]. *BR. MED. J.* 2005, 330：7487.
[13] 杨品芳,杨恒林,沈恒,等. 双氢青蒿素、防2对间日疟和抗药性恶性疟的预防效果[J]. 中国热带医学,2003,3(5)：595.
[14] 卢超. 针灸治疗疟疾120例[J]. 中国民间疗法,1999,(9)：7.
[15] 张弘,任琳. 赞比亚地区疟疾的针灸治疗经验[J]. 中国医药学报,2004,19(1)：30.
[16] 汪亮. 针灸治疗非洲疟疾89例[J]. 四川中医,2006,24(4)：104.

第三章
肺系病证

咳嗽

【定义】

咳嗽是肺系疾患的一个主要症状，多由六淫外邪侵袭肺系，或脏腑功能失调，内伤及肺，肺气不清，失于宣肃而上逆所成，以咳嗽或咯吐痰液为主要表现。

古代曾将无痰而有声者称为咳，无声而有痰者称为嗽，既有痰又有声者称为咳嗽。究之临床，多痰声并见，难以截然分开，故以咳嗽并称。

【历史沿革】

《内经》对咳嗽的成因、症状及证候分类、病机转归及治疗等问题，作了较系统的论述，并有讨论咳嗽的专篇《素问·咳论篇》。对其成因，《内经》指出有内、外两个方面因素。外因主要是外感风寒，由皮毛而入，合于肺而为病。《素问·咳论篇》曰："皮毛者肺之合也，皮毛先受邪气，邪气以从其合也。"在其他篇章中还详细论述了风、寒、暑、湿、燥、火六气胜复的变化对咳嗽产生的影响。《素问·阴阳应象大论篇》曰："秋伤于湿，冬生咳嗽。"《素问·气交变大论篇》曰："岁火太过，炎暑流行，金肺受邪，民病疟，少气咳喘。"《素问·至真要大论篇》中"少阳司天，火淫所胜，则温气流行，金政不平，民病头痛……疮疡、咳"、"阳明司天，燥淫所胜……民病……咳"等论述，均说明《内经》十分重视咳嗽与气候变化的关系。内因则指出因寒饮入胃，冷饮之邪，循胃口上膈、从肺系上干肺而致咳。从证候分类及临床表现来说，《素问·咳论篇》确立了以脏腑分类的方法，分为肺咳、心咳、肝咳、脾咳、肾咳等，并详细论述了各类咳的证候特征，从病机转归来说，《内经》首先认为咳嗽是肺的病变，《素问·宣明五气篇》曰："肺为咳。"《灵枢·经脉》曰："肺手太阴之脉。是动则病肺胀满，膨膨而喘咳……是主肺所生病者。咳上气喘……"但《素问·咳论篇》又指出："五脏六腑皆令人咳，非独肺也。"说明其他脏腑受邪，皆可影响到肺而发生咳嗽。其传变规律是，五脏之咳，日久不愈则传于六腑，从脏腑表里关系相传。而五脏六腑之咳"皆聚于胃，关于肺"，认为胃为五脏六腑之海，而肺主气为百脉之朝会，故脏腑受邪，必聚于胃，并循肺脉而影响于肺。从治疗来说，则提出五脏之咳，应取俞穴；六腑之咳，应取合穴；有浮肿者，可取脏腑之经穴而分治之。《内经》的上述内容，为后世对咳嗽的辨证论治奠定了理论基础。

汉代张仲景在《伤寒论》和《金匮要略》中对咳嗽证治作了许多具体的论述。如《伤寒论》治疗伤寒表不解、心下有水气、干呕发热而咳的小青龙汤；《金匮要略·肺痿肺痈咳嗽上气病脉证治》治表邪夹寒饮咳喘气逆的射干麻黄汤，治寒饮内停的苓甘五味姜辛汤，治虚火咳逆的麦门冬汤等，均为后世沿用治疗咳嗽的著名方剂。

隋代巢元方《诸病源候论》，在论述《内经》五脏六腑咳的基础上又把咳嗽分为"风咳"、"寒咳"、"支咳"、"肺咳"、"肝咳"、"心咳"、"脾咳"、"肾咳"、"胆咳"、"厥阴咳"等10种，并对这10种咳嗽作了症状的描述及鉴别。如"一曰风咳，欲语因咳，言不得竟是也；二曰寒咳，饮冷食寒，入注胃，从肺脉上气，内外合，因之而咳是也"等等，对后世有较大影响。唐代孙思邈《备急千金要方》、王焘《外台秘要》，宋代《太平圣惠方》、赵佶《圣济总录》等，均多宗巢氏之说。

自隋唐以后，对咳嗽病因、病机及辨证治疗的论述更趋完善。宋代陈无择《三因极一病证方论》将咳嗽分为内因、外因、不内外因所致的3类。宋代王好古《此事难知》专文论述了"秋伤于湿，冬必咳嗽"和"湿气所伤论"，阐发《素问·阴阳应象大论篇》"秋伤于湿，冬生咳嗽"、《素问·生气通天论篇》"秋伤于湿，上逆而咳"的经义。至金代刘完素、张子和更明确地把咳嗽与六气联系起来，提出"风、寒、暑、湿、燥、火皆令人咳"及"嗽分六气，无拘以寒说"，进一步阐明咳嗽与自然界"六淫"的关系。刘完素《素问病机气宜保命集·咳嗽论》说："咳谓无痰而有声，肺气伤而不清也；嗽谓无声而有痰，脾湿动而为痰也；咳嗽谓有痰而有声，盖因伤于肺气，动于脾湿，咳而为嗽也。"指出了咳嗽与肺气、脾湿的关系。张子和《儒门事亲》则对风、寒、暑、湿、燥、火六种咳嗽，分别制订了相应方剂，并提出"老幼强弱虚实肥实不同，临时审定权衡可也。病有变态，而吾之方亦与之俱变"的论点，示人治疗要因人而异，方随证转。

元代朱丹溪《丹溪心法·咳嗽》则将咳嗽分为风寒、痰饮、火郁、劳嗽、肺胀5种。对《素问·咳论篇》的11咳证，分别提出了具体处方，多为后世医家引用。并结合四时季节的变化及一日之中的咳嗽时间，分析病机，进行论治。如谓

"上半日多嗽者,此属胃中有火,用贝母、石膏降胃火。午后嗽者,多属阴虚,必用四物汤加炒黄柏、知母降火"等,为咳嗽辨证论治提供了新的内容。

明代医家对咳嗽的辨证论治更有新的补充,王纶《明医杂著·论咳嗽证治》指出:"治法须分新久虚实。新病风寒则散之,火热则清之,湿热则泻之。久病便属虚、属郁,气虚则补气,血虚则补血,兼郁则开郁,滋之、润之、敛之则治虚之法也。"强调治咳须分六淫七情及五脏相胜、脾肺虚实。李梴《医学入门》首先出现外感、内伤分类,为后世对咳嗽的分类提供了借鉴。对内伤咳嗽中的火咳、郁咳、五劳虚咳及瘀血内阻等证的治疗,进行了比较详细的论述。同时,在此时期结合脏腑生理功能并从其相互关系研究了咳嗽的病机。王肯堂《证治准绳·杂病·咳嗽》引《仁斋直指方》"肺出气也,肾纳气也,肺为气之主,肾为气之本"之说,阐发了肺肾对气的相互关系,为肾虚咳嗽治疗提供了理论依据。赵献可《医贯》进一步论述咳嗽与肺、脾、肾三脏的关系,并强调肾的重要,对于火烁肺金之咳,力斥寒凉之弊,力主用六味丸壮水制阳,认为"滋其阴即所以降火,补北方正所以泻南方",对后世医家多有启发。《景岳全书·咳嗽》对外感咳嗽、内伤咳嗽的病因、病机、证候和治疗,论述颇详,提出外感咳嗽由肺而及他脏,故以肺为本,他脏为标;而内伤咳嗽则由他脏及肺,故以他脏为本、肺为标的见解。这对后世治疗咳嗽起了很大的指导作用。张氏还对外感、内伤咳嗽的辨证提出了若干要点,在治疗上则提出外感咳嗽以寒邪为主,治以辛温,但须根据不同岁气施治,而在"时气"与"病气"的关系上,又当以"病气"为主。内伤咳嗽以阴虚为主,治以滋阴,但见虚寒而咳嗽不已者又当补阳。以上这些论述,都从不同方面大大丰富了辨证论治的内容。李中梓《医宗必读·咳嗽》在申明咳嗽"总其纲领,不过内伤外感而已"的前提下,对外感内伤的治疗原则,提出了自己的见解,指出"大抵治表者,药不宜静,静则留连不解,变生他病,故忌寒凉收敛。如"五脏生成篇"所谓"肺欲辛"是也。治内者,药不宜动,动则虚火不宁,燥痒愈甚,故忌辛香燥热;如"宣明五气论篇"所谓"辛走气,气病无多食辛"是也。但用药动静并不是绝对的,又必须随患者的具体情况而言,故他又说:"然治表者虽宜动以散邪,若形病俱虚者,又当补中益气而佐以和解,倘专于发散,恐肺气益弱,腠理益疏,邪乘虚入,病反增剧也。治内者,虽静以养阴,若命门火衰不能归元,则参芪桂附在所必用,否则气不化水,终无补于阴也。至夫因于火者宜清,因于湿者宜利,因痰者消之,因气者利之,随其所见之证而调治。"由于李氏这些论述对外感、内伤咳嗽的治疗,作了指导性的说明,故一直为医家所重视。

明代喻嘉言《医门法律》对于燥的病机及其伤肺为病而致咳嗽的证治多有发挥,并提出《内经》"秋伤于湿,冬生咳嗽",当为秋伤于燥的见解。不仅如此,他还对内伤咳嗽提出"内伤之咳,治各不同,火盛壮水,金虚崇土,郁甚疏肝,气逆理肺,食积和中,房劳补下,用热远热,用寒远寒,内已先伤,药不宜峻"等治疗法则,并针对治疗新久咳嗽中常见的问题,提出6个条律,示人不可违犯,防止医源性错误的发生,可供临床参考。

清代,沈金鳌《杂病源流犀烛》、程钟龄《医学心悟》等都在继承前人的基础上,对咳嗽有新的创见和心得。如《杂病源流犀烛·咳嗽哮喘源流》在论述咳嗽的病机时说:"盖肺不伤不咳,脾不伤不久咳,肾不伤火不炽、咳不甚,其大较也。"不仅指出肺脾肾三脏是咳嗽的主要病变所在,并指出了咳嗽累及的脏腑是随着病情的加重而由肺及脾,由脾及肾的。他所论述的16种咳嗽,脉因证治齐备,全篇共列出咳嗽方84则,并将导引、运动列为治疗方法之一,使咳嗽的治疗方法日趋丰富。程钟龄创制的止嗽散,根据肺为娇脏的特点,其配伍"温润和平,不寒不热",成为治疗外感咳嗽的著名方剂。总之,由隋唐至明清,对咳嗽的分类、病机、治疗原则、方药等均有了广泛而深入的研究,使有关理论及实践经验不断得到充实。

【范围】

本篇所述的咳嗽,多见于西医学所称的上呼吸道感染、急慢性支气管炎、支气管扩张、肺炎等疾病,若上述以咳嗽为主症时,或其他原因引起的慢性咳嗽,均可参考本篇辨证论治。

【病因病机】

咳嗽为肺系疾患的主要证候之一,究其成因不外乎外感、内伤二途。或由外邪侵袭,肺卫受感,肺失宣降,因而发生咳嗽者;或由其他脏腑病变,传至肺脏而为咳嗽。张景岳云:"咳证虽多,无非肺病。"陈修园《医学三字经·咳嗽》也曰:"《黄帝内经》云五脏六腑皆令人咳,非独肺也。然肺为气之主,诸气上逆于肺则呛而咳,是咳嗽不止于肺,而亦不离于肺也。"兹据历代有关论述结合临床实际情况对本证的病因、病机讨论如下。

(一)外感咳嗽

外感咳嗽主要是由于风、寒、暑、湿、燥、火六淫之邪犯肺所致。

风、寒、暑、湿、燥、火六气皆能致咳,但是由于四时气候变化的不同,人体感受的致病外邪亦有区别,因而在临床上也就会出现风寒、风热或燥热等不同咳嗽,临床所见以风寒为多。又因风为百病之长,所以在外感咳嗽诸证中,不论由于风寒、风热或燥热,多以风为先导,挟寒、热、燥等外邪入侵,伤于肺系而为咳嗽。其他如吸入烟尘秽浊之气亦可犯肺致咳;肺主气,为五脏之华盖,上连喉咙,开窍于鼻,司呼吸,为气机出入升降之道,司清浊之宣运,外合皮毛,主一身之表。又肺为娇脏,畏寒畏热,主清肃,不耐邪侵。故外邪犯肺不外二途,一是从鼻窍直接吸入,由喉咙以至于肺;二是从皮毛侵入,因皮毛为肺之合,病邪从所合而至于肺。肺的主要功能是呼吸,肺气必须通畅,呼吸才能正常进行,外邪侵袭于肺,则肺气壅遏不宣,清肃之令失常,气道不利,肺气上逆,因而引起咳嗽。从另一方面来说,为了使呼吸之职得以正常进行,必然要改变肺气闭塞的现象,因此,咳嗽也是人体为了通畅肺气、排除病邪的表现,有其积极意义。若外感咳嗽初起,过用苦寒或收涩之品,往往会造成风邪恋肺不解,出现咳嗽迁延不愈。

（二）内伤咳嗽

肺脏虚弱，或他脏有病累及于肺，引起咳嗽，均属于内伤咳嗽，他脏引起内伤咳嗽的原因主要有以下数种。

1. **脾虚生痰**　肺主气，脾主运化，肺气有赖于脾所运化的水谷精微以充养，若脾虚日久可导致肺气亦衰，出现咳嗽、气促、语言低微等症状；脾失健运，不能输布水谷精微，酿湿生痰，上渍于肺，壅塞肺气，影响气机出入，遂为咳嗽。前贤所谓“脾为生痰之源，肺为贮痰之器”，即是平素中阳不足，其寒饮入胃，从胃上膈循肺脉上至于肺系，导致肺气不利而为咳嗽。另外嗜酒及食辛辣燥热之品亦易化火生痰迫肺为咳。

2. **肝火犯肺**　肝与肺以经络相连，肝经循行，“其支者，复从肝别贯膈，上注肺”（《灵枢·经脉》）。肝气升发，肺气肃降，升发与肃降互相制约、互相协调，则人体气机升降正常。若肝气郁结，失其升发疏泄之能，就会影响肺气的肃降而致咳嗽，如有些慢性咳嗽患者每因情志郁怒而诱发，就是肝对肺影响的表现。肝火上炎，灼伤肺阴，则可出现咳嗽、痰出不爽、咽喉干燥、胸胁胀满等症，这类病变，称之为“木火刑金”。

3. **肾气虚衰**　人的呼吸虽由肺所主，但肾能帮助肺吸气，故称“肾主纳气”。肾精充足，吸入之气经过肺的肃降，才能使之下纳于肾。若肾精亏损，不能助肺吸气，就会出现呼吸短促等症，所以有“肺为气之主，肾为气之根”之说。肾虚咳嗽表现为上气不接下气，动则尤甚，多因肾虚不能纳气所致。又肺阴与肾阴有着相互滋生、相互依存的关系。若肾阴下亏不能上滋肺金或虚火上炎，灼伤肺阴，就会出现干咳少痰、颧红、口干、声嘶。另一方面，肺阴充足，金能生水，则肾阴亦充。在人体津液代谢方面，若肾阳不振，气化不利，以致水液停积，上逆犯肺，亦可导致咳嗽。

综上所述，不论外感、内伤之咳嗽，均为肺系受病而发生。外感咳嗽病起于肺，而内伤咳嗽则有他脏生病累及于肺者。正如《景岳全书·咳嗽》所说：“外感之咳，其来在肺，故必由肺以及脏，此肺为本而脏为标也；内伤之咳，先因伤脏，故必由脏以及肺，此脏为本而肺为标也。”这里所说的标本，乃指所病脏腑之先后而言，明确地指出咳嗽之发生，都必须在肺脏受累之后才能出现。所以前人常说：“肺体属金，譬如钟然，钟非叩不鸣。风寒暑湿燥火，六淫之邪，自外击之则鸣；劳欲情志，饮食炙煿之火，自内攻之则亦鸣。”可谓咳嗽病因病机的大略。

【诊断与鉴别诊断】

一、诊断

（一）发病特点

咳逆有声，或伴咽痒咯痰。

（二）临床表现

外感咳嗽，起病急，病程短，常伴恶寒发热等表证；内伤咳嗽多为久病，常反复发作，病程较长，常伴其他脏腑失调症状。

（三）实验室检查

血常规检查、胸部X线检查有助于诊断。

二、鉴别诊断

1. **肺痨**　咳嗽是肺痨的主要症状之一。但肺痨由痨虫犯肺引起，以咳嗽、咯血、胸痛、潮热、盗汗、消瘦等为主要症状。应结合胸部X线等检查，以协助鉴别。

2. **肺胀**　有久患咳、喘、哮等病证不愈的病史。在咳嗽的同时，并有胸中烦闷、膨膨胀满、上气咳喘，甚至面目晦暗、唇舌紫绀、颜面四肢浮肿等症，且病情缠绵，经久难愈。

3. **哮病及喘证**　哮病及喘证虽然也会兼见咳嗽，但各以哮、喘为其主要临床表现。哮病主要表现为发作性的喉中哮鸣有声，呼吸气促困难，甚则喘息不能平卧；喘证主要表现为呼吸困难，甚则张口抬肩，鼻翼煽动，不能平卧，是多种急、慢性疾病的一个症状。

4. **肺癌**　常以阵发性呛咳或痰血为主要症状，多发于40岁以上吸烟男性，及时进行胸部X线检查及痰细胞学检查等有助于确诊。

【辨证论治】

咳嗽的辨证论治，首先要辨明外感、内伤，及其见证的属虚属实。外感咳嗽，是由外邪侵袭引起的，多属实证；内伤咳嗽，是脏腑功能失调引起的，多属虚证或虚中挟实。在治疗方面，外感咳嗽当以宣肺散邪为主，邪去则正安；内伤咳嗽则根据虚实夹杂和病情缓急，确定标本先后，随其虚实之所在而调之。

一、辨证

（一）辨证要点

1. **分清外感、内伤**　一般说，外感咳嗽多是新病，起病急，病程短，伴有鼻塞流涕、喷嚏、咽痒、头胀痛、全身酸楚、恶风寒、发热等症(其他外邪为患，亦当有其相应症状)。内伤咳嗽多是宿疾，起病缓慢，往往有较长的咳嗽病史，有其他脏腑病症，如疲乏无力、胸满胁痛、食少便溏等。临床之际，还须根据不同咳嗽的病机特点，落实到具体的脏腑和阴阳气血上，为论治提供依据。但是，内伤咳嗽者，由于肺虚容易感受外邪，特别是在天气变冷的时候，往往受到外邪侵袭而使咳嗽加重，这时咳嗽是由外感、内伤两方面的原因造成的。

2. **辨咳嗽的声音及发作时间**　咳声高扬者属实，咳声低弱者属虚。咳嗽时作、发于白昼、鼻塞声重者，多为外感咳嗽。晨起咳嗽阵发加剧，咳嗽连声重浊，多为痰浊咳嗽。夜卧咳嗽较剧，持续难已、短气乏力者，多为气虚或阳虚咳嗽。

3. **辨痰的颜色、性质及数量**　少或干咳无痰者，多属燥热、阴虚。痰多者，常属痰湿、痰热、虚寒。痰白而稀薄者属风、属寒，痰白而稠厚者属湿。痰黄而黏稠者属热。痰中带血多属热伤肺络或阴虚肺燥。

（二）证候

外感咳嗽

外邪侵犯于肺引起咳嗽，主要是风、寒、热、燥4种外邪，且往往是2种以上的外邪共同引起，临床上以风寒咳嗽、风热咳嗽、燥热咳嗽为多见。

［风寒证］

症状：咳嗽，痰稀薄色白，咽痒，常伴鼻塞、流清涕、喷嚏、恶寒、无汗、头痛、骨节酸痛等症。舌苔白，脉浮。

病机分析：风寒之邪外束肌表，内郁肺气，以致肺卫失宣为本证的主要病机。风寒客肺，肺气闭郁不宣，故咳嗽、咯痰、鼻塞流涕；风寒束表，皮毛闭塞，卫外之阳气被遏，故恶寒、无汗、头痛、骨节酸痛；舌苔薄白、脉浮，为风寒之邪束表客肺之象。

［风热证］

症状：咳嗽，痰稠或黄稠，咯痰不爽，口干，咽痛，鼻流黄涕，发热，汗出，恶风，头痛。舌苔薄黄，脉浮数。

病机分析：风热犯肺、肺失清肃、营卫失和为本证的主要病机。风热犯肺，热灼肺津，故见咳嗽、痰黄稠、咯痰不爽，口干；风热之邪从口鼻而入，鼻咽部先受其邪，故鼻流黄涕、咽痛；风热客表，营卫失和，故头痛、发热、汗出、恶风。舌苔薄黄、脉浮数，为风热初犯肺卫之象。

［温燥证］

症状：咳嗽少痰，或略有黏痰不易咯出，或痰中带有血丝，咽干，咽痛，唇、鼻干燥，咳甚则胸痛，初起或有恶寒，发热等症。舌苔薄黄而干，舌尖红，脉细数或无变化。

病机分析：燥热犯肺，耗伤津液，故咳嗽少痰，或略有黏痰，咯出不易；热伤阳络，则痰中带血；燥胜则干故见咽干，唇鼻干燥；初起或见表证，乃属燥热外客，营卫不和。舌尖红、苔薄黄而干、脉细数，均属燥热之征。

［凉燥证］

症状：咳嗽、痰少或无痰，喉痒、咽干唇燥，头痛、恶寒、发热、无汗。舌苔薄白而干，脉浮紧。

病机分析：凉燥之气，袭表犯肺，使肺气失宣、表卫失和，为本证的主要病机。与温燥比较，干咳无痰或咳嗽痰少，咯痰不利，咽干唇燥等症，同是"燥胜则干"的表现，不同之处在于，凉燥兼见风寒袭表的症状，如头痛、恶寒、发热、无汗、苔薄白、脉浮紧等。

［火热证］

症状：干咳少痰，或痰中带血，烦渴面赤，胸胁疼痛，便秘。脉洪数或弦数，舌红等。

病机分析：火邪伤肺，故见干咳痰血；热聚胸膈，故烦渴胸痛；火灼津伤，燥热内结，故见便秘。脉数舌红，属火邪为患之象。

内伤咳嗽

［痰湿证］

症状：咳嗽多痰，痰白而黏，胸脘作闷，食纳不佳，四肢乏力。舌苔白腻，脉濡滑。

病机分析：脾虚健运失常，以致痰湿内生，上渍于肺，阻碍气机，故咳嗽痰白而黏，"脾为生痰之源，肺为贮痰之器"，即此之谓；痰阻胸膈，气机不畅，则胸脘作闷；纳减，四肢乏力，既因脾胃虚弱，也因湿困脾胃；舌苔白腻、脉象濡滑，为痰湿内聚、气失宣展之征。

［痰热证］

症状：咳嗽，痰色黄稠而难排出，甚或痰中带血，胸闷，口干，口苦，咽痛。舌苔黄腻或黄白相兼，脉滑数。

病机分析：痰热蕴肺，肺失宣降，故痰黄难出；痰热化火，灼肺伤络，故见血咽痛；痰热壅盛，气机不利，故胸闷；口干而苦为热甚伤津。苔黄、脉滑数均为痰热之象。

［肝火证］

症状：咳嗽气逆，咳则连声，甚则咳吐鲜血，或痰带血丝，胸胁串痛，性急易怒，烦热口苦，咽喉干燥，面红目赤。舌苔薄黄少津，脉弦数。

病机分析：情志不遂，肝气郁结化火，逆乘于肺，肺失清肃之权，故气逆咳嗽不已；木火刑金、肺络损伤则咳吐鲜血或痰带血丝；胁为肝之分野，肝火肆横，故胁痛；性急易怒，灼热口苦，咽喉干燥，面红目赤，均为肝火炽盛之象。脉弦数、苔薄黄少津，为肝郁肺热津亏之征。

［阴虚证］

症状：干咳无痰，或痰少不爽，口干舌燥，或见咯血。舌红少苔，脉细数。

病机分析：阴虚内燥，肺失滋润，以致肃降无权、肺气上逆为本证的主要病机。阴虚肺燥，故干咳无痰或痰少而黏，口干舌燥；咳伤肺络，则见咯血。舌红少苔、脉细数，为阴虚内热之象。

［气虚证］

症状：咳嗽声低无力，气短，痰多清稀，神疲，畏风，自汗，易于感冒。苔薄白舌质淡，脉弱。

病机分析：久咳伤肺，或平素体弱，肺气不足，或脾虚运化不健，水谷精微不能上荣于肺，则肺气日虚。肺气亏损，肃降失司则咳嗽，声低、气短。肺气虚卫外不固，腠理不密，故畏风，自汗，易感冒；神疲、舌淡苔白、脉弱，均为气虚之象。

［阳虚证］

症状：咳嗽反复发作，痰涎清稀，头眩，心悸，畏寒，肢体沉重，或兼小便不利。舌苔白润，脉沉滑。

病机分析：脾肾阳虚、水气上泛，为本证的主要病机。阳虚不运，水饮内停，上干于肺，故咳嗽、痰涎清稀；阳气虚衰，卫外不固，易感外邪而诱发，故咳嗽反复发作；水气上泛故头眩、心悸；水气游溢肢体故肢体沉重；肾阳亏虚，不能化气行水，则小便不利；阳虚生外寒故见畏寒。苔白润、脉沉滑，为阳气不足、寒水内停之象。

二、治疗

（一）治疗原则

外感咳嗽，既以外邪为主因，治法当以祛邪为主；病位既在于肺，便应宣畅肺气，故总的治疗法则是"宣肺祛邪"。但由于肺为脏腑之华盖，位高居于膈上，药力易达病所，故药宜清扬，所谓"治上焦如羽，非轻不举"（《温病条辨·治病法论》）即是。再就本病的特征，宜重视化痰顺气，使痰清气顺，肺气宣畅，则咳嗽易于治愈。需要注意的是，外感咳嗽，大忌敛肺止咳，或病起即予补涩，反使肺气不畅，外邪内郁，痰浊不易排除，咳嗽愈加繁剧，或迁延难愈；另一方面，也要注意宣肺不可太过，以免损伤正气。

内伤咳嗽，病程一般较长，有先病在肺而影响他脏者，亦有他脏先伤而病及于肺者。其中尤以肺、脾、肾三脏的关系最为密切。正虚邪实者，当祛邪止咳，兼以扶正；正虚为主者，则当根据虚之所在而着重补正。

（二）治法方药

外感咳嗽

［风寒证］

治法：疏散风寒，宣通肺气。

方药：杏苏散或金沸草散加减。杏苏散中用紫苏、前胡疏风散寒；杏仁、桔梗宣降肺气；枳壳、陈皮、半夏、茯苓理气化痰；甘草止咳；生姜、大枣调和营卫；诸药共奏解表宣肺之功。咳嗽较甚者，加金沸草、紫菀；咳而气急者，去紫苏加麻黄、苏子宣降肺气；表邪较甚者，可酌加防风、羌活；若见气虚者加党参。

对其兼夹证，需注意随证施治。若外寒内热，症见咳嗽声重音，痰浓不易咯出，咳引胸痛，恶寒鼻塞，或有身热，口渴咽痛，甚则气逆而喘，舌苔白腻而黄，舌质红，脉滑数。此证为风寒外束、肺热内郁所致，俗称“寒包火咳”。治宜散寒清热，用麻杏石甘汤。此证与燥邪伤肺不同，不宜早投清润之剂。若风寒兼湿，症见咳嗽痰多，兼有胸脘作闷，舌苔白腻，脉濡。此为湿邪内郁，复感风寒之邪，肺气失于宣畅所致。治宜疏散风寒、兼予燥湿祛痰，用杏苏散加厚朴、苍术之类。

若风寒夹饮，主要症状与风寒证相同，但见咳逆上气，胸闷气急，舌质淡红，苔薄白滑利、脉浮紧或弦滑，此属风寒外束、饮邪内犯、肺失宣降而发咳嗽，治以疏散风寒以除表邪，温化寒饮以逐内患，用小青龙汤加减。

［风热证］

治法：疏风清热，宣肺止咳。

方药：桑菊饮加减。本方以菊花、薄荷疏风散邪，宣透风热；杏仁、桔梗、甘草轻宣肺气，祛痰止咳；连翘、芦根清热生津。如见咳甚者，加鱼腥草、枇杷叶、浙贝母、矮地茶；若热邪较甚、身热口渴明显者，加黄芩、知母、瓜蒌加强清泄肺热之力；咽痛明显加射干；若风热伤络、见鼻衄或痰中带血丝者，加白茅根、藕节。若风热兼湿，症见咳嗽痰多、胸闷汗出、舌苔白腻中黄、脉濡数；此为风热夹湿蕴蒸、邪在上焦、肺气失肃所致，宜于桑菊饮中加入杏仁、薏苡仁之类，以宣气化湿。若风热夹暑，证见咳嗽胸闷、心烦口渴、溺赤、舌质红苔薄、脉濡数；是由于外感风热，夹时令之暑湿，侵犯上焦，肺气不宣，其邪不能从汗外泄所致；宜用香薷、前胡、鲜藿香、佩兰、六一散之类，以疏风解暑。

［温燥证］

治法：清肺润燥，疏风清热。

方药：桑杏汤加减。方中用桑叶、豆豉辛凉解表，轻宣燥热之邪，配栀子清泄肺热；杏仁、贝母宣肺化痰止咳；沙参、梨皮养阴润肺生津。燥热现象明显者，加麦门冬、知母、石膏；头痛、发热甚者，加薄荷、连翘、蝉蜕；咽痛明显者加玄参、马勃；鼻衄，加白茅根、生地；或用清金润燥天门冬丸。

［凉燥证］

治法：疏散风寒，润肺止咳。

方药：止嗽散加减。方中百部、紫菀温润止咳，其性微温而不寒；桔梗能升提肺气以利膈；白前能下气开壅以止嗽，四药有调整气机升降出入之能；佐以陈皮宣肺利气祛痰，荆芥散风解表，甘草缓急止嗽，甘草与桔梗同用，又能利咽喉。上药合用，温而不燥，润而不腻，苦不过寒，辛不过热，既有辛甘为开，又可甘苦而降，故运用于肺失宣发肃降而见咳嗽咽痒、咯痰不爽的证候。

［火热证］

治法：清肺泻火。

方药：凉膈散加减。本方用薄荷、竹叶、连翘、栀子、黄芩疏解清泄火热之邪，更用调胃承气合白蜜泻热通腑，合成清上泄下、泻火通便之方，使火邪去，肺热清则咳嗽得止。咳甚者，可加枇杷叶、桑白皮清肺止咳；烦渴甚者，可加天花粉、知母以清热生津除烦；痰中带血者加白茅根、藕节凉血止血。

内伤咳嗽

［痰湿证］

治法：健脾燥湿，理气化痰。

方药：二陈汤加减。方用半夏燥湿化痰，陈皮理气化痰，使气顺痰降，气行则痰化；因痰由湿生，脾运健则湿自化，湿得去则痰自消，故配以茯苓健脾利湿，甘草健脾和中。诸药合用，使湿去痰消，气机通畅，脾得健运，则诸症亦随之而解。如痰湿较重，痰多，脘闷明显，加苍术、厚朴、薏苡仁、杏仁之类，以增强燥湿化痰之力；证属寒痰者，加干姜、细辛以温化；属风痰者，加制南星、白附子以祛风化痰；痰滞食阻，而见痰多胸痞、食欲不振、苔腻脉滑者，可合三子养亲汤顺气降逆、化痰消食。

［痰热证］

治法：清热肃肺，豁痰止咳。

方药：清金化痰汤。方用黄芩、栀子、知母、桑白皮清热肃肺；陈皮、桔梗、瓜蒌仁理气化痰；麦门冬、贝母、甘草润肺止咳；茯苓健脾渗湿；共奏清热肃肺、豁痰止咳之效。肺热壅盛，咳而喘满、壮热、口渴者，去桔梗、陈皮，加金银花、鱼腥草、石膏、葶苈子等清热泄肺。

［肝火证］

治法：清肝泻肺。

方药：黛蛤散合泻白散加味。黛蛤散清肝豁痰；泻白散泻肺清热、平喘止咳。火热较盛，咳嗽频作者，可加栀子、丹皮、贝母、枇杷叶等，增强清热止咳之功效。肝火犯肺之咳嗽，亦可选用《医醇賸义》的丹青饮治疗。

［阴虚证］

治法：养阴润肺，宁嗽止咳。

方药：二冬二母汤。方中用麦门冬、天门冬滋阴润燥；知母、贝母清润止咳。口干舌燥甚者，加沙参、百合、生地养阴润燥；咳嗽甚者，加百部、紫菀、款冬花润肺止咳；痰黏不利者，加海蛤粉清热化痰；咯血者加白及、茜草、藕节止血。若见心烦口干、心惊不寐、口舌生疮等症者，为心阴偏虚，可改用玄妙散。方中以玄参、沙参、麦门冬养阴清热；竹叶、灯心草清热降火；复用柏子仁、合欢花、丹参、茯神养心安神；川贝母、桔梗、杏仁润肺止咳；共奏清心降火、宁肺止咳之功。若见咳声连连、五心烦热、腰膝酸软、梦遗滑精者，为肾阴偏虚，可改用八仙长寿丸。方中以六味丸滋阴泻火，麦门冬、五味子滋肾润肺、敛肺止咳。

［气虚证］

治法：补益肺气，化痰宁嗽。

方药：补肺汤加减。方中以人参、黄芪益气补肺；熟地、五味子滋肾敛肺，共同起到肺肾双补的作用；配以紫菀、桑白皮止咳平喘。痰多清稀者，可去桑白皮，加白术、茯苓、款冬花，以增强益气健脾、化痰止咳的功效。白术并可协同人参、黄芪增强益气固表的作用。若见痰多、色白易排出，脘腹痞胀，食少便溏，面色萎黄或微浮，舌质淡、苔白腻者，为脾气偏虚。治宜健脾化湿、补肺祛痰，常用六君子汤加味。本方以人参益气补中，扶脾养胃；白术健脾燥湿，以资运化；茯苓渗湿，辅白术以健脾；甘草和胃，佐人参以益气；更加半夏、陈皮燥湿化痰，共奏健脾化痰之功。或加厚朴、杏仁者以加强降气化痰之力。若中焦阳虚，气不化水，湿聚成饮，而见咳嗽反复发作，痰涎清稀，则治宜温阳化饮，用苓桂术甘汤加味。

［阳虚证］

治法：温阳散寒，化气行水。

方药：真武汤加味。方中以附子温肾祛寒；茯苓、白术健脾利水，导水气下行，生姜温散水气，芍药与附子同用，能入阴和阳。咳甚者，可加干姜、细辛、五味子散寒化饮，敛肺止咳；气机不利，胸胁满闷者，加白芥子、旋覆花祛痰降气；短气甚者，加党参益气补虚；大便稀溏者，加干姜温中散寒。

另外，对于胸背跌仆损伤，瘀血内阻，肺气不利，证见咳嗽不愈、夜间加剧，呛咳少痰、痰中时带极少血丝或血点，胸背受伤部位有阵发性刺痛，舌淡紫或见斑，脉弦等，此为瘀血咳嗽，治疗当以化瘀肃肺为主，常用旋覆花汤加减。可用旋覆花、茜草降气消结通络，桃仁、紫菀止咳。痰中带血者，加三七、白茅根活血化瘀、止血。其中白茅根每次可用至60克煎汤代水煎药。如吐血紫黑、咳嗽气急只能侧卧一边，可用血府逐瘀汤加杏仁、五味子。

（三）其他治法

1. 古方

(1)《直指方》"诸嗽通用"之宁嗽散（桑白皮、紫苏、细辛、五味子、陈皮、半夏、茯苓、杏仁、砂仁、枳壳、桔梗、甘草）。

(2)《圣济总录》"治上气咳嗽，百部丸方"（百部、款冬花、天门冬、贝母、桔梗、紫菀）。

(3)《朱氏集验方》之"治肺热久嗽方"（枇杷叶、木通、款冬花、紫菀、杏仁、桑白皮、大黄）。

(4)《圣济总录》"治咳嗽久不已，百部煎方"（百部、生地黄、生姜、百合、麦门冬）及"治久咳嗽，紫菀散方"（紫菀、款冬花、百部）等方剂，可酌情选用于临床。

2. 针灸　主穴：肺俞、合谷。配穴：痰多配丰隆；咽痒而咳刺天突；胸膺憋闷刺内关、膻中；久咳体质弱温灸肺俞、肾俞、脾俞。外感咳嗽宜浅刺用泻法；内伤咳嗽针宜平补平泻，并可配合艾灸。

【转归及预后】

外感咳嗽与内伤咳嗽的转归，从疾病性质上来说，主要是由实转虚的变化。从脏腑病转归来说，主要是肺、脾、肾之间的相移。外感咳嗽多属暴病，属实，其病在肺，但寒热之间可转化，若调治失宜，过用苦寒、收涩之品，邪伏于内，留恋不解，亦可由外感转为内伤而累及他脏。一般说病在肺为轻，病在脾较重，病在肾尤重。张景岳说："五脏皆有精气而又惟肾为元精之本，肺为元气之主，故五脏之气分受伤，则病必自上而下，由肺由脾以极于肾。五脏之精分受伤，则病必自下而上，由肾由脾以极于肺，肺肾俱病则他脏不免矣。"（《景岳全书·咳嗽》）由此可见，由肺及脾至肾的过程即是病情由轻转重的过程。故病在肺脾治疗尚易，及至于肾则治疗棘手，预后较差。为了控制病变的发展演变，应根据"发时治肺，平时治肾"的理论，用补肾固本的方法治疗久咳。

值得指出的是咳嗽转归问题上除注意肺与脾肾的关系外，还须注意肺与心的关系。肺主气，心主血，气血相关，肺脏病变，日久必及于心。内伤咳嗽若反复发作，日久不愈，常导致肺、肾、心、脾亏虚，气滞、痰凝、血瘀、水停而演变成为肺胀。

总的说来，外感咳嗽的预后良好，大多可在较短时间获得治愈。内伤咳嗽的预后一般亦较好，但部分患者易于反复发作。若转化为肺胀，则预后较差，往往病程缠绵，迁延难愈。

【预防与护理】

积极开展卫生宣传教育，改善环境卫生，积极消除烟尘和有害废气的危害，加强劳动保护。吸烟对呼吸道是一种刺激，应当戒绝。锻炼身体，增强体质，有利于提高抗病能力。

咳嗽患者，应忌食辛辣香燥、炙煿肥腻及过于寒凉之品。注意气候变化，预防感冒。感冒是引起咳嗽发生、复发和加重的重要原因，应极力避免。体虚易感冒者，尚可服玉屏风散之类方药以益气固表。

内伤咳嗽，应积极针对原发病因进行治疗及护理。如就肝火与湿痰而言，每与情志、饮食有关，须嘱患者戒郁怒，薄滋味，方能收到预期效果。

有些特殊药物，如ACEI类降压药用后可出现干咳，当停药后观察病情变化。

【现代研究】

慢性咳嗽是指咳嗽为主要和唯一症状，时间≥8星期，X线检查无明显异常的咳嗽。引起慢性咳嗽的病因诸多，发病机制尚未完全明确，咳嗽变异型哮喘(CVA)、鼻后滴流综合征(PNDs)、胃-食管反流性咳嗽(GERC)等原因占了呼吸内科门诊慢性咳嗽比例的70%～95%[1]。慢性咳嗽属中医学"久咳"、"久嗽"范畴，因病程较长，故病机相对复杂。有学者[2]认为咳嗽患者外感风热、风寒之邪，经治疗寒热之邪已去，肺气肺阴已伤，故咳嗽缠绵难解，大部分属内伤咳嗽，少数外邪尚未全尽，兼有表证。亦有[3]认为慢性咳嗽绝大多数诱发因素为外感风寒，风寒犯肺、肺失宣降、肺气不利为其发病机制的中枢环节。慢性咳嗽的病位主要在肺，但与胃、肾、肝、脾、心等脏腑功能失调密切相关，即如《素问·咳论篇》云："五脏六腑皆令人咳，非独肺也。"此外，久病入络，长期治疗不愈的久咳，多夹有瘀血，故多数学者主张治疗慢性咳嗽时加活血化瘀药。

（一）从喉论治

喉源性咳嗽是指因咽喉疾病引起的咳嗽，其病名由中医名家干祖望首创，以咽痒如蚁行或如有异物阻塞，咽痒必咳，不痒不咳，或有异物感而出现频繁清嗓动作为其主要症状。其病因病机主要为风热邪毒侵袭，或久病肺阴不足，虚火上炎，致咽痛干痒，两者中又以后者居多。由于"喉为肺之门户"，咽喉受邪必影响肺气的宣肃功能，导致肺失肃降，肺气上逆，则发为咳嗽。刘氏[4]认为喉源性咳嗽与肝关系密切，由于肝经气火太过，影响到肺气的肃降，故治以清肝泻火、肃降肺气，方用丹栀逍遥散。曹氏[5]认为风邪是痒症的重要病因，引起喉痒咳嗽的"风邪"或为外感后风邪未除，上犯咽喉；或为肺肾阴虚，阴虚内热生火，阴津不足生燥，燥火生风。治疗皆可用利咽祛风法。刘氏[6]认为喉源性咳嗽多属虚证（肺肾阴虚），所谓实证也是在本虚基础上兼有部分标实之证。治疗当滋阴降火、清利咽喉为主，药用蝉蜕、僵蚕、青果、木蝴蝶、牛蒡子、玄参等。

（二）从风论治

变异性哮喘(CVA)是支气管哮喘的一种特殊的表现形式，以慢性咳嗽为主要临床表现。关于CVA的发病机制，各家[7~9]见解不太一致，但基本观点认为，CVA是在正虚（肾、肺、脾阳气阴液亏虚）的基础上复感外邪（风、寒、热），外邪引动伏痰而发病，是一个正虚邪实、虚实夹杂的慢性病机过程。针对CVA的临床特点，各家研制针对性较强的专方治疗，取得了较好疗效。陈氏等[10]用参麦柴玄汤（西洋参、玄参、旋覆花、郁金、射干、半夏、白僵蚕、蝉蜕、麦门冬、山药、柴胡、炙甘草等），柔肝养阴，益气化痰，治疗肝失疏泄、肝气上逆犯肺、肺气不疏、肺气虚衰之证。王氏等[11]用咳痒煎（荆芥、蝉蜕、紫苏叶、白鲜皮、桔梗、乌梅、地肤子、生甘草等）治疗肺卫阳气虚弱、风邪夹寒夹湿、邪失外泄、肺气闭阻之证。壮氏[12]用祛风定喘汤（炙麻黄、蝉蜕、桃仁、杏仁、柴胡、防风、黄芩、生黄芪、前胡、炙苏子、地龙、炙五味子、炙甘草等）治辨证属风邪留恋的CVA患者。

（三）从胃论治

非典型胃-食管反流病(GERD)被认为是慢性咳嗽的第3大原因，21%～41%的慢性咳嗽可能由于GERD引起。肺气以肃降为顺，胃气以下降为和，"降"为肺气、胃气的共同特性。胃肺毗邻，出入殊途却共呼吸门，任何邪气引起胃失和降者，都可影响肺的肃降功能，导致肺气上逆而咳，故《素问·咳论篇》总结咳嗽病机时有"聚于胃，关于肺"之说。临床观察发现，泛酸呃逆等有胃气上逆表现的患者可伴咳嗽等肺部症状。桑氏[13]从胃论治咳嗽，治以降浊化痰、和胃止咳。常用药为旋覆花、苏梗、半夏、竹茹、陈皮、茯苓、瓜蒌、知母、贝母、枇杷叶、石菖蒲、苏子、葶苈子、枳实、厚朴、生姜等。薛氏[3]选用射干麻黄汤为基本方治疗GERD所致咳嗽，常加旋覆花、代赭石、吴茱萸、黄连、煅瓦楞子，以降胃气、抗胃酸。且在缓解期注意顾护肺卫之气及脾胃之气，以增强呼吸道及胃肠道黏膜的防御功能。令患者常服玉屏风散合桂枝汤加鬼箭羽、路路通或（和）香砂六君子丸。

（四）对慢性支气管炎的研究

20世纪70年代起在全国范围开展了防治慢性气管炎的工作，1979年在广州召开的全国慢性支气管炎临床专业会议修订了《慢性支气管炎中西医结合诊断分型防治方案》，指导临床研究。近年来，中医中药对其治疗的研究较为广泛和深入，主要有辨证分型治疗、分期治疗和专方治疗。现将近年临床研究概况分述如下。

慢支的主要病位在肺，早期多由肺气不和、失于宣降、痰湿内生而致咳嗽、咯痰，日久迁延不愈，又常累及他脏，多属本虚标实之证，标实为痰浊（热）壅肺，本虚为肺、脾、肾三脏俱虚。

急性发作期因邪实之证以外邪为患居多，故治法多以驱逐外邪为主。肖氏等[14]以麻杏石甘汤、三拗汤、二陈汤为基本方加减治疗慢支急性发作，取得一定疗效。并观察发现该方对以细菌、病毒等感染和局部免疫功能低下为主要病变的慢支急性发作有较强的针对性。亦有医家[15]对慢支急性发作期按本虚标实论治，以祛邪为主，辅以补虚之法，临床证实该法较单纯祛邪疗效更显。

慢性迁延期因虚实夹杂，实证以内邪为患多见，虚证以肺脾肾不足为主，治法常以祛邪和补虚相结合。唐氏等[16]以解毒化痰、泻肺，配以活血祛瘀为基本治法，治疗慢性支气管炎迁延期疗效显著，可显著善咳嗽、咳痰、气喘等症状。张氏等[17]认为虚（尤其是肺脾肾三脏之虚）是慢支病程反复加重的最重要的内在因素，予利肺片（蛤蚧、冬虫夏草、百部、百合、五味子、枇杷叶、白及、牡蛎、甘草等）治疗慢支迁延期患者，咳嗽、喘促、乏力积分改善值明显。

慢支临床缓解期以本虚为主，多见肺脾肾俱损，并夹杂痰瘀为患，治以扶正固本为主，辅以祛邪。周氏[18]认为缓解期是慢支的治疗关键时机，搜涤肺中之宿痰瘀血，使肺络清虚，气血顺畅，扶其虚衰之阳气，使肺、脾、肾三脏气化复常，则外可御"邪"以却其标，内可修复病理损伤以复其本，阻断病变恶性循环，从而达到长期临控或临床治愈的目的。

鉴于本病错综复杂的病机特点，不少医家袭用传统方剂或自拟处方，针对慢支某一环节而采用复方治疗，取得较好疗效。徐氏等[19]用清金宁肺汤治疗慢性支气管炎急性发作期106例，疗效均显，证实清金宁肺汤具有清热、祛痰、止咳、平喘之功效，用于痰热证之慢性支气管炎急性发作期效果显著。刘氏等[20]用小柴胡汤加减治疗慢性支气管炎67例，用药1～3星期，显效率为70.1%，有效率为92.5%。晁氏[21]等主张慢支用"冬病夏治"法，创固本止咳夏治片（黄芪、黄精、陈皮、百部、赤芍等）以益气助阳、健脾补肾、止咳化痰、活血化瘀，共治1 018例，总有效率为82.9%。吴氏等[22]采用变通阳和汤（熟地、鹿角胶、细辛、白芥子、五味子、紫河车等）治疗慢支，一律在三伏天服药，总有效率为88.6%。

【小结】

咳嗽的病位在肺。引起咳嗽的原因有外感及内伤两类;外感咳嗽系由风、寒、暑、湿、燥、火等外邪犯肺所致;内伤咳嗽则由肺脏亏虚或他脏病变累及于肺所致。在他脏的病变中,以脾虚生痰、上渍于肺,肝火犯肺,肾阴亏虚、肺失濡养,肾阳不振、饮邪犯肺等,与内伤咳嗽的关系最为密切。

咳嗽是许多肺系疾患所共有的症状,但作为中医病证之一的咳嗽,应着重与肺痨、肺胀、喘证、哮证、肺癌等病证相鉴别。而分清外感咳嗽与内伤咳嗽的不同,咳嗽的声音及发作时间,以及痰的颜色、性质、数量,是对咳嗽进行辨证时应着重解决的问题。

对外感咳嗽的治疗,总宜祛邪宣肺、肃肺止咳。对内伤咳嗽则应根据累及脏腑的不同,正虚邪实者,当祛邪止咳,兼以扶正;以虚为主者,则当侧重补虚。就具体证候来说,风寒证治宜疏风散寒、宣通肺气;风热证治宜疏风清热、宣肺止咳;温燥证治宜清肺润燥、疏风止咳;凉燥证治宜疏风散寒、润肺止咳;火热证治宜清肺泻火;痰湿证治宜健脾燥湿、理气化痰;痰热证治宜清热肃肺、豁痰止咳;肝火证治宜清肝泻肺;阴虚证治宜养阴润肺、宁嗽止咳;气虚证治宜补益肺气、化痰宁嗽;阳虚证治宜温阳散寒、化气行水。

外感咳嗽,预后良好,但若反复多次罹患或病后调治失宜,则会转化为内伤咳嗽。内伤咳嗽的预后一般亦较好,但若日久不愈,则常导致肺、脾、肾亏虚,演变成为肺胀。

近代对多种疾病引起的咳嗽广泛应用中医药进行治疗和研究,尤其是对慢性支气管炎进行了比较广泛、深入的研究,取得一定成绩;对慢性咳嗽病因病机的深入研究丰富了咳嗽证治的内容。

附方

(1)杏苏散(《温病条辨》):杏仁　苏叶　前胡　甘草　桔梗　半夏　橘皮　茯苓　枳壳　生姜　大枣。
(2)金沸草散(《南阳活人书》):金沸草　前胡　荆芥　细辛　半夏　茯苓　甘草　生姜　大枣。(《和剂局方》金沸草散无细辛、茯苓,有麻黄、赤芍)
(3)麻杏石甘汤(《伤寒论》):麻黄　杏仁　甘草　石膏。
(4)小青龙汤(《伤寒论》):麻黄　芍药　桂枝　干姜　半夏　甘草　细辛　五味子。
(5)桑菊饮(《温病条辨》):桑叶　菊花　杏仁　甘草　桔梗　芦根　连翘　薄荷。
(6)六一散(《伤寒标本》):滑石　甘草。
(7)桑杏汤(《温病条辨》):桑叶　杏仁　沙参　象贝母　香豆豉　栀子皮　梨皮。
(8)清金润燥天门冬丸(《医门法律》):天门冬　百合　前胡　贝母　半夏　桔梗　桑白皮　防己　紫菀　赤茯苓　生地　杏仁。
(9)止嗽散(《医学心悟》):桔梗　荆芥　紫菀　百部　白前　甘草　陈皮。
(10)凉膈散(《和剂局方》):大黄　芒硝　甘草　栀子　薄荷　黄芩　连翘。
(11)滋阴清化丸(《杂病源流犀烛》):生地　熟地　天门冬　麦门冬　黄柏　白芍　茯苓　山药　枸杞子　薏苡仁　玄参　五味子　甘草。
(12)二陈汤(《和剂局方》):陈皮　半夏　茯苓　甘草。
(13)三子养亲汤(《韩氏医通》):苏子　白芥子　莱菔子。
(14)清金化痰汤(《统旨方》):黄芩　栀子　桔梗　麦门冬　桑白皮　贝母　知母　瓜蒌仁　橘红　茯苓　甘草。
(15)泻白散(《小儿药证直诀》):桑白皮　地骨皮　甘草　粳米。
(16)黛蛤散(《验方》):青黛　海蛤壳。
(17)丹青饮(《医醇賸义》):代赭石　麦门冬　菊花　石斛　潼蒺藜　白蒺藜　沙参　桑叶　橘红　贝母　杏仁　旋覆花。
(18)二冬二母汤(《症因脉治》):天门冬　麦门冬　贝母　知母。
(19)玄妙散(《医醇賸义》):沙参　茯神　玄参　丹参　柏子仁　麦门冬　桔梗　贝母　杏仁　夜合花　淡竹叶　灯心草。
(20)八仙长寿丸(《医级》):熟地　山药　山茱萸　茯苓　泽泻　丹皮　麦门冬　五味子。
(21)补肺汤(《永类钤方》):人参　黄芪　熟地　五味子　紫菀　桑白皮。
(22)六君子汤(《医学正传》):党参　茯苓　白术　甘草　半夏　陈皮。
(23)苓桂术甘汤(《伤寒论》):茯苓　桂枝　白术　甘草。
(24)真武汤(《伤寒论》):附子　干姜　茯苓　白芍　白术。
(25)旋覆花汤(《金匮要略》):旋覆花　新绛　葱。
(26)血府逐瘀汤(《医林改错》):赤芍　川芎　桃仁　红花　当归　生地　柴胡　枳壳　桔梗　甘草　牛膝。

【现代研究】主要参考文献

[1] 中华医学会呼吸病学分会哮喘学组.咳嗽的诊断与治疗指南(草案)[S].中华结核和呼吸杂志,2005,28(11):738~745.
[2] 蒋吉林,李承珍.中医辨证治疗顽固性咳嗽165例[J].河北中医,2002,24(3):177.
[3] 薛汉荣.慢性咳嗽治疗之我见[J].江西中医药,1999,30(1):20.
[4] 刘海英.从肝论治喉源性咳嗽86例疗效观察[J].中国中医药科技,2000,7(3):136.
[5] 曹春宝.喉源性咳嗽证治初探[J].实用中医内科杂志,2000,14(3):17.
[6] 刘芳名.咽喉源性咳嗽的辨证施治[J].湖北中医杂志,2000,22(2):31.
[7] 高禾.中药治疗小儿咳嗽变异型哮喘39例[J].实用中医药杂志,2001,17(2):11.
[8] 林海波,戴春海,许志福,等.桂龙咳喘宁胶囊对咳嗽变异型哮喘疗效观察[J].时珍国医国药,1999,10(9):678~679.
[9] 叶焰.咳嗽型哮喘的辨证治疗[J].河南中医,2000,20(5):45~46.
[10] 陈彩英,周晓燕.参麦柴玄汤治疗咳嗽变异型哮喘68例总结[J].湖南中医杂志,2003,19(2):14.
[11] 王丽华,洪广祥."咳痒煎"治疗咳嗽变异型哮喘的临床研究[J].江西中医药,2000,31(6):17~18.
[12] 壮健.祛风定喘汤治疗咳嗽变异型哮喘45例[J].辽宁中医学院学报,2000,2(4):273.
[13] 桑晓梅.从胃治顽咳[J].江苏中医,2000,21(3):40.
[14] 肖冰,章亮厚,刘涤尘,等.速咳宁治疗慢性支气管炎急性发作期30例[J].四川中医,1996,14(2):23.
[15] 张伟,杨彤,张宏,等.扶正祛邪法治疗慢性支气管炎的临床研究[J].山东中医学院学报,1996,20(1):23.
[16] 唐德才,宋俊.咳喘速平治疗慢性支气管炎迁延期的临床研究

[J]. 中华实用中西医杂志,2005,18(20): 1307～1309.
[17] 张惠勇,吴定中,鹿振辉,等. 利肺片治疗肺肾两虚型慢性支气管炎临床研究[J]. 上海中医药杂志,2006,40(2): 12～14.
[18] 周德荣. 温阳涤肺法防治慢性支气管炎临床研究[J]. 北京中医,2005,24(3): 134～136.
[19] 徐斌,应瑛,互惠智,等. 清金宁肺治疗慢性支气管炎急性发作期(痰热)106 例[J]. 浙江中医学院学报,2001,25(5): 34～35.
[20] 刘剑,俞蔚影. 小柴胡汤加减治疗慢性支气管炎急性发作 67 例临床观察[J]. 中国中医药科技,2004,11(1): 9.
[21] 晁恩祥,高世静,张孝礼,等. 固本止咳夏治片防治慢性支气管炎[J]. 吉林中医药,1985,(4): 31.
[22] 吴秀珍,金自强. 变通阳和汤防治老慢支 119 例观察[J]. 四川中医,1994,12(10): 32.

哮　病

【定义】

哮病是一种突然发作,以呼吸喘促、喉间哮鸣有声为临床特征的疾病。痰浊内伏,是哮病的宿根,常因感受外邪、饮食不当或情志失调而诱发。

由于哮必兼喘,所以哮病又称作哮喘;亦有称之为哮吼或喘者。

【历史沿革】

《内经》虽无哮病之名,但在许多篇章里都有与哮病相关的症状、病因病机的记载。如《素问・阴阳别论篇》说:"阴争于内,阳扰于外,魄汗未藏,四逆而起,起则熏肺,使人喘鸣。"《素问・通评虚实论篇》亦有"乳子中风热,喘鸣肩息……"的记载。喘,指气喘;鸣,即指喉间作声。《素问・太阴阳明论篇》又把这一症状称作"喘呼":"犯贼风虚邪者阳受之……阳受之则入六腑……入六腑则身热不时卧,上为喘呼。""喘呼"也就是气喘而呼鸣有声的意思。可见,《内经》不但对哮病的临床特征有所掌握,而且还认识到本病主要是肺的病变,且与其他脏腑有关;外邪入侵,影响脏腑(特别是肺)的生理功能,是哮病的主要病因病机。

汉代张仲景《伤寒论》中虽然亦无"哮病"这一病名,但"喘家作,桂枝加厚朴杏子佳"之"喘家",可能就是指素有哮喘史的患者,"作",则指本病之发作。《金匮要略・肺痿肺痈咳嗽上气病脉证并治》的"咳而上气,喉中水鸡声"、"其人喘,目如脱状"、"咳逆上气,时时唾浊,但坐不得眠";《金匮要略・痰饮咳嗽病脉证并治》的"膈上病痰,满喘咳吐,发则寒热,背痛、腰疼,目泣自出,其人振振身瞤剧,必有伏饮",即是对哮病发作时的喉间哮鸣有声、不能平卧的临床特点的描述,同时也指出伏饮、痰浊与本病的发病直接有关。仲景对本病的治疗有丰富的经验,他的许多处方,如桂枝加厚朴杏子汤、越婢加半夏汤、小青龙汤、射干麻黄汤、皂荚丸、葶苈大枣泻肺汤等,至今仍为治疗哮病常用之方。

隋代巢元方《诸病源候论》称本病为"上气鸣息"、"呷嗽",对其病机有精辟的阐发:"肺主于气,邪乘于肺,则肺胀,胀则肺管不利,不利则气道涩,故气上喘逆,鸣息不通。"该书还指出本病之发与痰有关:"其胸膈痰饮多者,嗽则气动于痰,上搏咽喉之间,痰气相击,随嗽动息,呼呷有声。"其书虽不载方药,但对本病有"应加消痰破饮之药"的原则性的提示。

唐代孙思邈《备急千金要方》、王焘《外台秘要》等著作,以广搜博采为特点,保留了古代医家许多宝贵的经验。如《外台秘要・卷九・久咳坐卧不得方》所载"久患气嗽,发时奔喘,坐卧不得,并喉里呀声,气欲绝"的证候和以麻黄、杏仁为主药的处方,就很明确地认识到本病的发作性和证候特点。

宋代赵佶《圣济总录》等方书虽然没有专门论及哮病,但所论之"伤寒喘"、"肺实"、"肺气喘急"等证,无疑也包括哮病在内。在"伤寒喘"一证里,就指出"其证不一",有邪气在表、邪实在里以及水气、郁热之异;并强调治法虽多,"各求其本";已经初具辨证论治的规模。陈无择《三因极一病证方论・喘脉证治》认为上气喘咳一类疾患,主要是肺的病变,应明确定位,庶免迷乱多歧。他说:"夫五脏皆有上气喘咳,但肺为五脏华盖,百脉取气于肺,喘既动气,故以肺为主。"杨士瀛《仁斋直指附遗方论》亦谓:"肺主气,一呼一吸,上升下降,营卫息数,往来流通,安有所谓喘;惟夫邪气伏藏,痰涎浮涌,呼不得呼,吸不得吸,于是上气促急,填塞肺脘,激动争鸣,如鼎之沸,而喘之形状具矣。"从他所描述的喘的症状与病因病机看,很明显的是指哮喘,即哮病。许叔微《普济本事方・卷一》称哮病为"齁喘",并谓"凡遇天阴欲作雨,便发……甚至坐卧不得,饮食不进,此乃肺窍中积有冷痰,乘天阴寒气从背、口鼻而入,则肺胀作声。此病有苦至终身者,亦有母子相传者"。对哮病的病因病机、临床特点、预后都有了比较明确的认识。书中还载有治哮专方"紫金丹",以砒剂治哮,至今还为临床所用。在王执中的《针灸资生经》中,已经有了哮喘之名,如他说:"因与人治哮喘,只缪(刺)肺俞,不缪(刺)他穴"、"凡有喘与哮者,为按肺俞无不酸疼,皆为缪刺肺俞,令灸而愈"。又,此期医方中治疗哮病的处方多不胜计,如《圣济总录》一书,单肺气喘急一门就有 35 方;《普济本事方》还载有治哮专方"紫金丹",以砒剂治哮。

金元时期,朱丹溪在《丹溪心法》一书中始以"哮喘"作为独立的病名成篇。他认为"哮喘必用薄滋味,专主于痰";并把哮喘的治法,精辟地概括为"未发以扶正气为主,既发以攻邪气为急"。此论一直为后世医家所宗,影响颇大。

迨明代,朱丹溪弟子戴思恭在《秘传证治要诀・卷六・哮喘》中,明确地提出本病有"宿根"之说:"喘气之病,哮吼如水鸡之声,牵引胸背,气不得息,坐卧不安,此谓嗽而气喘,或宿有此根……遇寒暄则发……"虞抟《医学正传》明确地对哮与喘作出了区别:"喘以气息言,哮以声响言"、"喘促喉中如水鸡响者,谓之哮;气促而连续不能以息者,谓之喘。"王肯堂《证治准绳》更详细地叙述了两者见症之异:"喘者，促促气急，喝喝息数，张口抬肩，摇身撷肚”、“哮与喘相类，但不似喘开口出气之多……以胸中多痰，结于喉间，与气相搏，随其呼吸呀呷于喉间作声……待哮出喉间之痰去，则声稍息；若味不节，其胸中未尽之痰复与新味相结，哮必更作。”秦景明《病因脉证》认为，哮与喘的主要区别，在于哮是发作性疾患：“每发六、七日，轻则三、四日。或一月，或半月，起居失慎，则旧病复发。”在哮喘的治疗方面，王肯堂《证治准绳》比较系统地对前人经验进行了总结，对哮之属冷而发者，属中外皆寒，用东垣参苏温肺汤合紫金丹劫寒痰；属寒包热，宗仲景、丹溪用越婢加半夏；遇厚味而发者，用清金丹。李士材《医宗必读》则认为哮病其因甚多，或因坐卧寒湿，或因酸咸过食，或因积火熏蒸，总不外乎痰火郁于内，风寒束于外，所以用药不可过于寒凉，恐风邪难解；亦不可过热，恐痰火易升，主张用苏子、枳壳、桔梗、防风、半夏、瓜蒌、茯苓、甘草一方统之，冬加麻黄，夏加石膏，寒加生姜。张景岳《景岳全书》认为哮病之治，应宗丹溪未发扶正、已发攻邪之说，但“扶正气须辨阴阳，阴虚者补其阴，阳虚者补其阳；攻邪气须分微甚，或温其寒，或清其痰火；发久者，气无不虚，故于消散中宜酌加温补，或于温补中宜量加消散”。明人论哮病的治疗，要推张氏最为全面精当。他还指出：“惓惓以元气为念，必使元气渐充，庶可望其渐愈，若攻之太甚未有不致日甚而危者。”亦很有见地。

清代医家在哮病的认识上较之前人又有所进展。李用粹《证治汇补·卷五》精辟地把哮病病因总结为“内有壅塞之气，外有非时之感，膈有胶固之痰”三句话；吴谦《医宗金鉴》把喘吼分作寒热虚实四类，按外寒伤肺、停饮、火郁、痰盛、气虚、肾气虚寒立方。沈金鳌《沈氏尊生书》更进一步认识到本病“大都感于童稚之时，客犯盐醋，渗透气脘，一遇风寒，便窒塞道路，气息喘促”。又谓本病有食哮、水哮、风痰哮、远年久哮种种之异。此外，张璐《张氏医通》、林珮琴《类证治裁》、俞根初《通俗伤寒论》、陈修园《医学三字经》等书中有关哮喘的部分，都结合自己临床实践，对前人经验进行总结和整理。

【范围】

西医学的支气管哮喘、哮喘型支气管炎以及嗜酸性粒细胞增多症或其他急性肺部过敏性疾患引起的哮喘，均可参考本篇进行辨证论治。

【病因病机】

宿痰内伏于肺，每因外感、饮食、情志、劳倦等因素，以致痰阻气道、肺失宣降，是哮病的基本病因病机。

1. **痰伏于内** 痰为体内的病理产物，哮病的形成与发作，均以痰为基本病因。产生痰的原因很多，由于痰为津液败浊所成，而脾主饮食水谷的精华与水湿的运化，所以一般常说“脾为生痰之源”，但除脾运失健之外，其他脏腑的功能失调也能产生痰，同时与外界各种致病因素对人体的影响也分不开。如外感风寒而失于表散，或燥热之邪袭肺，病邪由浅入深，留于肺系，影响人体气机和津液的流通，日久而变生痰浊；或因饮食不节，恣食厚味肥甘，嗜饮茶水、酒浆，损伤脾胃；或因长期吸烟，熏灼气道，亦能生痰。此外，如愤怒忧思不断，气机郁滞；或病后体弱，失于调摄，也能造成脏腑功能失调，从而产生痰浊。痰伏于内，胶结不去，遂成为哮病的宿根，一经新邪引动，则痰随气动，聚于肺系，发为哮喘。

2. **肺失宣降** 肺主气，司呼吸，外合皮毛，主宣发和肃降。痰浊既为哮病的宿根，又因其久留人体不去，而使正气逐渐虚弱。脾土虚弱，运化功能低下，则新痰日生；肺气耗散，卫外不固，又易致外邪入侵。如因外受风寒，或淋雨践露，或气候突然变化，或正值节气递换，宿痰为新邪引动；或积食化热，火升气逆；或情志违和，或疲劳困乏；以至痰动气阻，壅于肺系，使肺气既不得宣发于外，又不能肃降于下，上逆而为喘息迫促，而哮鸣作声。

总之，哮病的病理因素以痰为主，痰伏藏于肺，成为发病的“宿根”。此后如遇气候突变、饮食不当、情志失调、劳累等多种诱因，均可引起发作。发作期的基本病机变化为“伏痰”遇感引触，痰阻气闭，以邪实为主。若反复久发，肺脾肾渐虚，则在平时也有正虚表现，当大发作时，可见正虚与邪实相互错杂，甚则发生喘脱。

【诊断与鉴别诊断】

一、诊断

（一）发病特点

哮病大多起病于童稚之时，与禀赋有关，以后可因感冒、气候变化、疲劳、饮食不当、起居失宜等诱因引动而发作，常数年、数十年发作不愈。且发作常有明显的季节性。一般发于秋初或冬令者居多，其次是春季，至夏季则缓解。但也有常年反复发作者。发作时以呼吸迫促、喉间痰鸣有声以及咳嗽、咯痰、胸闷为特点。

（二）临床表现

哮喘发作时的表现：常突然发作，或先有寒热、喷嚏、鼻痒、咽痒、咳嗽或胸闷、恶心呕吐、腹胀、情绪不宁等症状而后出现哮喘并逐渐加重。患者呼吸困难，呼气延长，往往不能平卧，伴有哮鸣、咳嗽，痰多呈黏液样或稀水样，咯吐不利，如能咯出黏痰则痰鸣气喘可得暂时平息，而移时复作。哮喘严重时，甚至张口出气，两肩高耸，心跳心慌，额部冷汗淋漓，面唇紫黑，睛突，烦躁不安，痛苦异常。每次发作可持续数分钟、数小时或数日不等。

哮喘缓解期的表现：哮病在缓解期，可有轻度咳嗽、咯痰、呼吸紧迫感等表现，但也有毫无症状者；病程日久，反复发作者，平时亦可见气喘、咳嗽、咯痰，呼吸时喉间有声，以及自汗畏风、神疲形瘦、腰酸、浮肿等症状。

二、鉴别诊断

喘证 喘证以气息喘急迫促为主要表现，多并发于多种急、慢性疾病病程中。而哮病是一个独立的疾病，除了气息喘促外，以在发作时喉中哮鸣如水鸡声为其特点。“喘以气息言，哮以声响言”，两者以此为辨。实喘中的痰喘，也可能出现气息喘促、哮鸣有声，有类似于哮病、但不若哮病有反复发作的特点，不难鉴别。

【辨证论治】

一、辨证

（一）辨证要点

1. **辨冷哮、热哮**　哮病在发作期主要表现为实证，但有寒热之别。寒证内外皆寒，谓之冷哮；其证喉中哮鸣如水鸡声，咳痰清稀，或色白而如泡沫，口不渴，舌质淡，苔白滑，脉象浮紧。热证痰火壅盛，谓之热哮；其证喉中痰声如曳锯，胸高气粗，咳痰黄稠胶黏，咯吐不利，口渴喜饮，舌质红，舌苔黄腻，脉象滑数。

2. **辨肺、脾、肾之虚**　哮病在缓解期可表现为虚证，但有肺虚、脾虚、肾虚之异。肺气虚者，证见自汗畏风、少气乏力；脾气虚者，证见食少、便溏、痰多；肾气虚者，证见腰酸耳鸣、动则喘乏。俱当加以辨别，分清主次。

（二）证候

发作期

［冷哮］

症状：初起恶寒，发热，头痛，无汗，咳嗽，呼吸紧迫感，喉痒、鼻痒或身痒，鼻流清涕如水样；继则喘促加剧，喉中痰鸣如水鸡声，咳吐稀痰，不得平卧，胸膈满闷如窒，面色苍白或青灰，背冷，口不渴，或渴喜热饮。舌质淡，苔白滑，脉浮紧。也有一开始就突然发作，咳喘哮鸣皆呈，而兼见恶寒发热头痛等表证者。

病机分析：感受风寒，或坐卧寒湿，或进食生冷或气候突变，新邪引动在里之伏痰，壅于气道，痰气相搏，故呼吸迫促，哮鸣有声。恶寒、发热、头痛、无汗、鼻痒、喉痒，皆风寒束表之征；咳吐稀痰，背部冰冷，面色苍白或青灰，为寒痰在里之象。痰气阻于气道，肺失清肃宣发，气机不得流通，故胸闷如窒、不能平卧；中外皆寒，故不渴；渴者，亦非津液之虚，而是痰气交阻、津液不升，故虽渴而不思饮，即使饮亦喜饮热汤。苔白滑、脉浮紧，亦为外有风寒、里有寒痰之象。

［热哮］

症状：发热，头痛，有汗，气促胸高，喉中哮鸣，声若曳锯，张口抬肩，不能平卧，痰色黄而胶黏浓稠，呛咳不利，胸闷，烦躁不安，面赤，口渴喜饮，大便秘结。舌质红，苔黄腻或滑，脉滑数。

病机分析：肥甘厚味，酿痰积热，熏灼肺胃，引动宿痰，窒塞关隘，使肺失清肃下行之常，故胸高气粗、痰喘哮鸣；痰火壅盛，故胸闷烦躁、痰黄黏稠难出、咳呛不已；痰火内蒸，则汗出、身热、头痛、口渴饮冷、大便秘结；舌红、苔黄、脉滑数，亦皆痰热内盛之象。

缓解期

［肺脾气虚］

症状：咳嗽短气，痰液清稀，面色㿠白，自汗畏风，食少，纳呆，便溏，头面四肢浮肿。舌淡有齿痕，苔白，脉濡弱。

病机分析：哮病反复发作，正气日伤，脾虚则运化失职，其证食少、便溏、多痰、浮肿；咳喘既耗肺气，脾虚母气亏虚，土不生金，而肺气更虚，皮毛不固，则自汗畏风，藩篱空疏，外邪易侵；舌薄脉濡弱皆脾肺气虚之征。

［肺肾两虚］

症状：咳嗽短气，自汗畏风，动则气促，腰膝酸软，脑转耳鸣，盗汗遗精。舌淡脉弱。

病机分析：肺为气之主，肾为气之根；久病不已，穷必及肾。咳嗽、短气、自汗、畏风，为肺气不足；动则气喘、腰酸耳鸣等症状，为肾气不纳、肾精亏乏的表现。

哮病危证

［阳气暴脱］

症状：哮病发作过程中，陡见吐泻，肉瞤筋惕，神气怯倦，面色青紫，汗出如油，四肢厥冷。舌色青黯，苔白滑，脉微欲绝。

病机分析：哮病屡发，正气日虚，或因内外皆寒，格阳外越，或凉下太过，克伐真阳，而致阳气暴脱的危症。阳气浮于外，阴邪盛于内，故吐泻不止、汗出如油、神倦气怯、肢厥脉微，种种败象悉呈。

二、治疗

（一）治疗原则

以发时治标、平时治本为原则。由于痰浊是本病之宿根，故发时以宣肺豁痰为重点，并根据证候寒热之属性，或宣肺散寒，或宣肺清热。治本主要从肺、脾、肾着手，区别不同的证候，或补益脾肺，或肺肾双补。

（二）治法方药

发作期

［冷哮］

治法：宣肺散寒，豁痰平喘。

方药：初起用九宝汤加半夏、赤茯苓以散邪豁痰。方中麻黄、杏仁、甘草即三拗汤，有宣肺平喘之效；更配合薄荷、姜、葱，透邪于外；肉桂、紫苏、陈皮、大腹皮行气于里，加半夏、茯苓等以化痰。俾表解气顺，肺气得宣降之常，而哮喘自已。

哮喘大作，可选用厚朴麻黄汤、射干麻黄汤、小青龙汤。三方立方相同之处在于都用麻黄、细辛、半夏、五味子；麻黄宣肺平喘，半夏化痰降逆，细辛、五味子一开一阖，以利肺气的升降；不同之处在厚朴麻黄汤兼用干姜、厚朴温化行气；小麦宁神除烦；杏仁、石膏清热平喘，故适用于外受寒邪、里有水饮、饮邪化热而见烦躁里热症状者。射干麻黄汤兼用射干下逆气，生姜散寒，大枣和中，紫菀、款冬花温肺止咳，故适用于内外皆寒、呛咳不已者。小青龙汤兼用干姜、桂枝等以温化水饮，故适用于外寒内饮之证。三方各有侧重，应视具体情况，斟酌选用，或加减化裁。冷哮久发可合冷哮丸温肺化痰，或紫金丹开关劫痰。

如经过治疗后，哮喘未完全平复，可用神秘汤或苏子降气汤消痰理气；继用六君子汤作丸常服，或服参苏温肺汤即六君子汤加肉桂、紫苏、五味子、木香、桑白皮、生姜，温肺畅气、健脾化痰，以善其后。

［热哮］

治法：宣肺清热，涤痰利气。

方药：越婢加半夏汤。方用麻黄、石膏开肺泄热；半夏、生姜化痰降逆；大枣、甘草甘缓和中。痰稠而黏者，去甘草、大枣，合苇茎汤（苇茎、冬瓜子均需用大量），竹沥、川贝母、全瓜蒌、鱼腥草、海浮石、桑白皮等清化热痰药物，亦可酌加。哮喘较剧者,加杏仁、地龙。热痰壅盛,阻塞气道,气急欲死者,加吞猴枣粉,每日2次,每次0.3克。

厚味积热,痰热化火,或热哮当盛夏而发,面赤、身热、汗出、口渴饮冷、脉洪大者,用白虎汤泻火清金为主,加黛蛤散、黄芩、全瓜蒌、川贝母、枳壳、滑石、桑白皮、苇茎。痰火熏灼,津液销烁,舌苔黄燥、大便秘结者,用礞石滚痰丸坠下痰热;或三化汤,或大承气汤合小陷胸汤以通腑泻热,腑气得通,痰垢得下,其喘自平。

如服药后哮喘渐平,而痰热留恋于肺,气急、咳嗽、痰黄者,用定喘汤,或费氏鹅梨汤以清化之。如肺阴伤者,去麻黄,酌加沙参、麦门冬、玉竹、百合之类以润肺保金。

缓解期

[肺脾气虚]

治法:健脾益气,补土生金。

方药:四君子汤,常加山药、薏苡仁甘淡益肺;五味子摄纳肺气。表虚自汗加炙黄芪、浮小麦、大枣,不效加制附片、龙骨、牡蛎以敛汗固卫。食少、腹胀、痰多者,加半夏、陈皮、前胡。面色㿠白、形寒、心悸者,四君子汤合保元汤或黄芪建中汤温阳益气。平时可常服六君子丸或资生丸。

[肺肾两虚]

治法:肺肾双补。

方药:四君子汤合金水六君煎。方用熟地补肾纳气;人参补肺益气;白术、茯苓、炙甘草健脾;陈皮理气;当归养血;半夏化痰。以肺气虚为主者,加黄芪、山药之类;以肾虚为主者,加杜仲、怀牛膝、菟丝子、淫羊藿之类;或用大补元煎。咳嗽气喘者,兼以川贝母、杏仁、车前子、前胡、苏子、旋覆花之类出入。平时可常服《金匮》肾气丸、六君子丸或嵩崖脾肾丸以培其根本。

哮病危证

[阳气暴脱]

治法:回阳救逆。

方药:四逆汤加人参。方用附子、干姜迅化浊阴以回阳;人参、炙甘草益气固脱。面色青紫、舌紫者,加桃仁、红花活血化瘀。阳气津液两脱者,宜回阳固阴、益气生脉,用陶氏回阳救急汤。方用人参、附子、肉桂、干姜、炙甘草以回阳,麦门冬、五味子以固阴,并借麝香之香窜以醒脑通窍。

(三)其他治法

1. 古方　古代文献中治疗哮喘的复方很多,兹选录出一部分,以供临床组方用药参考。

(1) 橘皮汤(《备急千金要方》):橘皮、麻黄、柴胡、紫苏、杏仁、生姜、石膏。用于寒包热之哮喘。

(2) 厚朴汤(《备急千金要方》):厚朴、麻黄、桂心、黄芩、石膏、大戟、橘皮、枳实、甘草、秦艽、杏仁、茯苓、细辛、半夏、生姜、大枣,水煎服。用于哮喘实证,寒热并见,胸满喘促。

(3) 紫菀汤(《圣济总录》):紫菀、甘草、葶苈子、槟榔、茯苓等。用于痰气交阻之哮喘。

(4) 紫菀饮(《圣济总录》):紫菀、川贝母、五味子、木通、大黄、杏仁、白前、竹茹。用于肺热哮喘。

(5) 控涎丹(《三因极一病证方论》):甘遂、大戟、白芥子。用于顽痰致哮。

(6) 泻肺丸(《圣济总录》):马兜铃、茯苓、桑白皮、杏仁、款冬花、甘草、葶苈子、防己、陈皮、皂荚。用于痰壅气滞,哮喘咳嗽。

(7) 四神汤(《圣济总录》):麻黄、五味子、杏仁(去皮尖)、炙甘草,嚼咀,如麻豆,水煎15克,空心温服。用治肺气喘嗽。

(8) 清金丹(《类证治裁》):莱菔子、牙皂、姜汁。

(9) 五虎二陈汤(《古今医鉴》):麻黄、杏仁、石膏、陈皮、半夏、茯苓、甘草、人参、木香、沉香、细茶、生姜,水煎服。用于哮吼喘急、痰盛。

(10) 新增加味散邪定喘汤(《诸证提纲》):陈皮、茯苓、半夏、贝母、瓜蒌、天南星、枳壳、黄芩、白术、桔梗、葶苈子、杏仁、麦门冬、羚羊角(可不用)、甘草、款冬花、苏子、桑白皮、生姜。用于气喘痰热。

(11) 沉香降气散(《顾氏医镜》):沉香、砂仁、苏子、橘红、郁金、蜜炙枇杷叶、茯苓、麦门冬,肺壅喘甚者加葶苈子,夹热者加茅根。用于肺郁致喘。

(12) 皂荚丸(《沈氏尊生书》):皂荚(去皮子弦)、明矾、杏仁、白丑头末、紫菀、甘草、桑皮、石菖蒲、半夏、胆星、百部。用于久哮。

(13) 小萝皂丸(《诸证提纲》):萝卜子(蒸)、皂角(烧灰)、南星(白矾水浸,晒)、瓜蒌仁、海蛤粉,上为极细末,姜汁和蜜捣匀为丸,噙化。用于痰喘。

2. 针灸

(1) 实证,宜针。常用穴位有大椎、身柱、风门、肺俞、丰隆、膻中、曲池、合谷、外关、商阳、鱼际等。

(2) 虚证,宜灸。常用穴位有肺俞、璇玑、膻中、天突、气海、关元、膏肓、神阙、三阴交、肾俞、复溜、命门等。

3. 穴位埋线　选取定喘、大椎、肺俞、厥阴俞、中府、尺泽等穴,埋植羊肠线,20～30日1次,连续数次。

4. 贴敷法

(1) 三健膏:天雄、川乌、川附子、桂心、官桂、桂枝、细辛、川椒目、干姜各等份,麻油熬,加黄丹收膏,摊贴肺俞穴,三日一换。

(2) 白芥子涂法:白芥子(研末)、延胡索各30克,甘遂、细辛各15克,入麝香1.5克,研末杵匀,姜汁调涂肺俞、膏肓、百劳等穴,10日一换,最好在夏月三伏天涂治。

此外,割治、拔罐、梅花针、药物小剂量穴位注射等疗法,均可酌情采用。

【转归及预后】

哮病虽有冷哮、热哮之分,但冷哮日久或治疗中长期过用温燥,在里之寒痰、湿痰亦有化燥化火的可能,而为寒热夹杂或外寒里热之证;热哮日久,如屡用凉下,损伤中阳,也可能转化为冷哮。无论冷哮、热哮,由于病邪久留不去,哮喘屡愈屡发,都会使人体正气日耗,由实证渐次向虚证方向转化,而为正虚邪恋或正虚邪实之证。

哮病是一种顽固难愈的疾病,病程颇长,反复发作,根深蒂固,难以速除。如能控制其发作,平时注意将护,调养正气，并坚持服用以扶正固本为主的方药，部分患者可望获得根治，即使未得根治，亦可望减少或减轻发作。

哮病如长期不愈，反复发作，见周身悉肿、饮食减少、胸凸背驮；发作时冷汗如油、面色苍白或青紫、四肢厥冷、下利清谷、脉来短数或按之如游丝者，预后不良。

【预防与护理】

哮喘每因气候突然变化、特别是寒冷空气的刺激而诱发，故患者应注意避免感冒，并可以根据具体情况，做适当的体育锻炼，如打太极拳、跑步等，以逐步增强体质。青壮年患者，可逐渐试作冷水浴，以适应寒冷刺激，减少发病。饮食宜清淡，忌肥甘厚味，如酒、鱼、虾、肥肉、浓茶等。勿过饮过饱。居住环境的空气宜新鲜，避免异味和烟尘刺激。有吸烟嗜好者，应坚决戒烟。

哮喘发作时应及时治疗；平时可长期服用切合具体情况的扶正固本中药，以增强机体抗病能力，减少发作，但严忌杂药乱投、损伤正气。

【现代研究】

（一）病因病机

近年来，许多学者认识到风、痰、瘀等为哮喘的重要病理因素，同时某些脏腑功能失调与哮喘的发生也有一定的关系。晁氏等[1]针对哮病发病迅速、时发时止、反复发作、发时痰鸣气喘的特征，认为此与风邪善行数变的性质相符，以“风哮”命名，提出“风盛痰阻，气道挛急”是本病急性发作主要病机的观点。柯氏[2]认为，无论发作期和缓解期，肾虚（尤其是肾阳虚）始终是哮病最根本的病理机制。吴氏[3]认为，“痰、瘀”是哮喘发病的主要病理因素，而（肾）阳虚是哮喘反复发作的根本原因。周氏[4]认为哮喘反复发作，因痰气交阻，肺气郁滞，久则肺络不通，瘀血停积，阻滞气道，妨碍气机升降，而致气逆喘息加重，此即“先由气病，后累血病”，“久病入络”。又提出痰气瘀阻、肺失宣降为哮喘的基本病机。武氏[5]认为，哮喘发作是正邪交争、脏腑功能失调的结果，病性总属本虚标实，强调风、痰、气、瘀、虚为哮喘发作的基本病机特点。

（二）辨证分型

随着近代医家对哮病病因病机研究的不断深入，对哮病的辨证分型也出现了许多新的观点。曾氏[6]将哮喘分寒邪伏肺型、热痰阻肺型、气郁痰阻型、痰瘀气壅型、肺肾两虚型。姜氏[7]将哮病分为寒邪凝滞、热邪壅肺、贼风袭肺、肝乘肺金、痰毒互结、脾肺气虚、肺肾两虚7种证型。杨氏[8]将哮喘分为寒痰型、热痰型、痰浊型、脾肾阳虚型。李氏[9]根据哮病的发生发展规律，分为早、中、后期，同时以脏腑辨证为纲，把哮病归纳为鼻哮、肺哮、肝哮、脾哮、肾哮5个证型。窦氏等[10]将哮病发作期分为寒痰伏肺、痰热蕴肺、风痰阻肺、痰浊壅肺4个证型；缓解期分为肺卫虚弱、脾失健运、肾气不足、肺络瘀阻4个证型。武氏[5]则将哮病分为风哮、痰哮、气郁哮、血瘀哮、虚哮5个证型。

（三）辨证论治

1. **发作期**　发作时治标，以攻邪为主。针对寒热，治分温清。近代学者多将发作期分为寒哮和热哮分别治之。邱氏等[11]将支气管哮喘的患者136例，随机分为喘平胶囊（麻黄、杏仁、地龙、黄芩、椒目、党参等）治疗组106例，桂龙咳喘宁胶囊对照组30例，连续观察2星期，结果临床控制率分别为45.28%和36.67%，总有效率分别为92.45%和86.67%。余氏等[12]以平喘定哮方（射干、炙麻黄、紫菀、款冬花、竹沥、半夏、柴胡、前胡、枳壳、桔梗、生甘草、丹参、郁金）为基础方治疗哮喘232例，临床控制27例，显效88例，有效99例，总有效率为92.25%；1星期内见效211例，占90.25%。陈氏等[13]将支气管哮喘中医证属热哮者90例随机分为治疗组50例、对照组40例，前者用止咳定喘片、后者用蠲哮片治疗。结果治疗组总有效率为80%，对FEV_1和PEFR均有升高作用，对IgE有降低作用，对喘息、哮鸣音、咳嗽、咯痰等有显著改善作用，与对照组相比差异有显著性（$P<0.05$）。王氏等[14]将支气管哮喘急性发作期60例轻、中度患者，随机分为调肝理肺汤（香附、桑白皮、全瓜蒌、黄芩、清半夏、丹参、钩藤、白芍、桔梗、地龙、防风、炙麻黄）治疗组30例，对照组30例，予氨茶碱片；治疗2星期后，总有效率分别为90%和86.67%，控显率分别为63.33%和66.67%。倪氏等[15]将支气管哮喘发作期的患者随机分为治疗组（23例）和对照组（20例），分别给予常规药合复方丹参注射液和常规药物治疗，疗程均14日。结果：治疗组总有效率为95.7%，与对照组比较有显著差异（$P<0.05$）。提示加用活血化瘀药物复方丹参注射液治疗支气管哮喘发作期有较好的疗效。干氏[16]将65例支气管哮喘患者随机分为2组，治疗组34例，采用自拟补虚止哮汤（黄芪、半夏、白果、皂荚、淫羊藿、补骨脂、五味子、射干、杏仁、白术、茯苓、炙麻黄、桃仁、甘草）内服治疗；对照组31例，采用泼尼松、酮替芬等治疗。均4星期为一个疗程，结果：治疗组总有效率为97.06%，对照组总有效率为80.65%，两组差异有显著性（$P<0.05$）。

2. **缓解期**　缓解期治本为主，或扶正祛邪并用。邓氏等[17]将221例支气管哮喘非急性发作期患者随机分成2组，治疗组116例，口服温阳平喘胶囊（川附片、小白附子、麻黄、黄芩等）治疗，对照组105例，口服桂龙咳喘宁胶囊，30日为一个疗程。结果：治疗组总有效率为93.1%，与对照组比较有显著性差异（$P<0.05$）；且能明显降低血清IgE、外周血嗜酸粒细胞的水平，改善FEV的指标。李氏等[18]选择55例非急性发作期哮喘患者，随机分2组，治疗组29例，口服宣肺定喘胶囊；对照组26例，口服桂龙咳喘宁胶囊；治疗4星期后2组症状、体征均有明显改善（$P<0.01$），治疗组改善喘息、哮鸣音更明显（$P<0.05$）。两组肺功能均有明显提高（$P<0.01$），治疗组疗效高于对照组（$P<0.01$）。郑氏等[19]将80例支气管哮喘缓解期患者随机分为2组，每组40例，分别治以喘舒颗粒（党参、补骨脂、白芥子、细辛等）和氨茶碱片口服，连用8星期，治疗组总有效率为87.5%，对照组总有效率为65%。胡氏[20]自拟喘舒汤治疗缓解期难治性支气管哮喘，治疗组60例，对照组60例，2组均常规给予解痉平喘、抗感染和祛痰等治疗。治疗组在此基础上予自拟喘舒汤（蛤蚧粉、紫河车粉、熟地、红参、核桃仁、山药、桃仁），每日1剂，1月为一个疗程，结果治疗组总有效率为90%，对照组总有效率为

55%，两组比较有显著性差异。

（四）外治疗法

外治法是中医传统治疗方法。包括穴位敷贴、针灸、穴位埋藏法等，在临床治疗哮喘有广泛的应用和广阔的前景。陶氏等[21]根据中医阴病取阳理论，自制贴敷药饼（白芥子、细辛、生甘遂、莪术、延胡索、硫黄、麝香、姜汁、冰片）贴敷于大椎、定喘（双）、肺俞（双）、膏肓（双）、心俞（双）穴，夏日三伏为治疗时机，对70例哮喘患者连续3年治疗，总有效率为91.4%。陈氏等[22]采用白芥子散（白芥子、细辛、甘遂、延胡索）穴位敷贴治疗支气管哮喘130例，分别敷贴在百劳、肺俞、膏肓穴上；并设对照组35例，采用西药抗生素配合口服氨茶碱常规治疗，均以6日为一个疗程。治疗组总有效率为88%，对照组总有效率为53%。李氏等[23]比较化脓灸与针刺治疗的疗效，将支气管哮喘患者随机分成2组，灸治组30例，用麻黄、桂枝、麝香等药物研粉与陈年艾绒拌匀装瓶，施灸于肺俞、大杼、定喘等穴位，灸后贴自制化脓灸药膏，30日为一个疗程。针刺组30例，取穴、疗程与灸治组相同。灸治组总有效率为100%，针刺组总有效率为66.7%。陆氏[24]以定喘方（制附子、党参、白术、茯苓、制半夏、款冬花、白芥子、细辛、甘草）浸泡羊肠线，埋于肺俞、定喘、肾俞等穴中，共治疗哮喘68例，总有效率为93%，对虚喘型患者疗效优于实喘型。

【小结】

哮病以呼吸喘促、喉间哮鸣有声为特征。多系痰浊内伏、遇新邪引动而触发。往往反复发作，短期很难治愈。

哮病在发作期以治标为急，缓解期以治本为主。冷哮治以宣肺散寒、豁痰平喘；热哮治以宣肺清热、涤痰利气。治本当区别肺脾气虚和肺肾两虚，分别予以补益脾肺和肺肾双补。至于哮病屡发，正气亏虚，出现阳气暴脱，又当急予回阳固脱之剂。此外，治疗此病要注意寒热虚实之间的转化，明辨证候寒热、虚实之兼夹，方能切中病机。

附方

（1）九宝汤（《丹溪心法》）：麻黄　杏仁　薄荷　肉桂　紫苏　陈皮　大腹皮　葱白　生姜。
（2）厚朴麻黄汤（《金匮要略》）：厚朴　麻黄　半夏　细辛　五味子　干姜　石膏　杏仁　小麦。
（3）射干麻黄汤（《金匮要略》）：射干　麻黄　细辛　半夏　五味子　生姜　紫菀　款冬花。
（4）小青龙汤（《伤寒论》）：麻黄　桂枝　干姜　细辛　半夏　五味子　白芍　甘草。
（5）紫金丹（《普济本事方》）：砒　淡豆豉。
（6）神秘汤（《三因极一病证方论》）：人参　陈皮　桔梗　紫苏　五味子。
（7）苏子降气汤（《和剂局方》）：苏子　橘红　半夏　当归　前胡　肉桂　厚朴　甘草　生姜。
（8）越婢加半夏汤（《金匮要略》）：麻黄　石膏　甘草　生姜　大枣　半夏。
（9）苇茎汤（《备急千金要方》）：苇茎　桃仁　薏苡仁　冬瓜子。
（10）白虎汤（《伤寒论》）：石膏　知母　甘草　粳米。
（11）黛蛤散（《医说》，原书方无名）：青黛　海蛤粉。
（12）礞石滚痰丸（《养生主论》）：煅礞石　大黄　黄芩　沉香　朴硝。
（13）三化汤（《保命集》）：大黄　枳实　厚朴　羌活。
（14）大承气汤（《伤寒论》）：大黄　芒硝　枳实　厚朴。
（15）小陷胸汤（《伤寒论》）：黄连　半夏　瓜蒌实。
（16）定喘汤（《摄生众妙方》）：白果　麻黄　款冬花　半夏　桑白皮　苏子　杏仁　黄芩　甘草。
（17）费氏鹅梨汤（《重订通俗伤寒论》）：煅鹅管石　蜜炙麻黄　瓜蒌仁　杏仁　川贝母　茯苓　橘红　竹沥　半夏　苏子　射干　梨汁　姜汁。
（18）四君子汤（《和剂局方》）：人参　白术　茯苓　炙甘草。
（19）保元汤（《兰室秘藏》）：人参　黄芪　肉桂　炙甘草。
（20）六君子汤（《妇人良方》）：人参　白术　茯苓　炙甘草　半夏　陈皮。
（21）资生丸（《沈氏尊生书》）：人参　白术　茯苓　橘红　山楂　神曲　川连　白蔻仁　砂仁　泽泻　桔梗　藿香　白扁豆　莲子　山药　芡实　麦芽。
（22）大补元煎（《伤寒论》）：人参　山药　熟地　杜仲　当归　山茱萸　枸杞子　炙甘草。
（23）金水六君煎（《景岳全书》）：熟地　当归　半夏　茯苓　陈皮　甘草。
（24）《金匮》肾气丸（《金匮要略》）：干地黄　山药　山茱萸　丹皮　茯苓　泽泻　肉桂　附子。
（25）嵩崖脾肾丸（《沈氏尊生书》）：熟地　山茱萸　山药　补骨脂　益智仁　砂仁　丹皮　茯苓　泽泻　肉桂　附子　车前子　牛膝。
（26）四逆加人参汤（《伤寒论》）：附子　干姜　炙甘草　人参。
（27）回阳急救汤（《陶氏六书》）：人参　附子　肉桂　干姜　炙甘草　麦门冬　五味子　半夏　陈皮　麝香。

【现代研究】主要参考文献

[1] 韩春生，张洪春. 晁恩祥教授治疗哮喘病的经验[J]. 北京中医，1996，15(3)：18～20.
[2] 廖文生. 柯新桥治疗支气管哮喘经验[J]. 安徽中医临床杂志，2003，6(3)：178～180.
[3] 冯新格. 吴银根教授治疗支气管哮喘经验[J]. 吉林中医药，2000，24(1)：9～10.
[4] 王志英，周仲瑛，金妙文，等. 热喘平治疗支气管哮喘发作期的临床研究[J]. 南京中医药大学学报（自然科学版），2000，16(2)：78～80.
[5] 崔红生，常佩芬，杨勇. 武维屏教授辨治支气管哮喘经验[J]. 中国中医基础医学杂志，2001，7(12)：937～939.
[6] 曾德友. 分型论治急性支气管哮喘78例[J]. 湖南中医药导报，2000，6(7)：29～30.
[7] 魏文浩. 姜良铎教授辨治哮证经验[J]. 河北中医，2003，25(11)：811～813.
[8] 杨筱泉. 支气管哮喘的中医辨治体会[J]. 现代医药卫生，2005，21(4)：457.
[9] 李智. 哮病辨证体系探讨[J]. 中国中医基础医学杂志，2002，8(8)：27～29.
[10] 窦乃建，王荣声. 支气管哮喘病辨治八法[J]. 中医研究，2005，18(9)：49～50.
[11] 邱幸凡，张茂林，余立敏. 喘平胶囊治疗支气管哮喘发作期的研究述要[J]. 中医药学刊，2004，22(4)：582.

[12] 余小萍,吴昆仑. 平哮定喘方治疗哮喘 232 例[J]. 辽宁中医杂志,1998,25(7):314.
[13] 陈劲云,范伏元,游柏稳. 止咳定喘片治疗热哮证临床研究[J]. 中国中医急症,2002,11(2):92.
[14] 王利,车戬,朴龙华. 调肝理肺汤治疗支气管哮喘急性发作期的临床研究[J]. 辽宁中医杂志,2003,30(6):465.
[15] 倪雪莉,吴坤红. 复方丹参注射液治疗支气管哮喘发作期的临床观察[J]. 上海中医药杂志,2001,35(3):22.
[16] 干磊. 自拟补虚止哮汤治疗支气管哮喘 34 例疗效观察[J]. 安徽医药,2005,9(12):899.
[17] 邓乐巧,田春,徐玉萍,等. 温阳平喘胶囊治疗支气管哮喘临床研究[J]. 中国中医药信息杂志,2004,11(9):764~765.
[18] 李素花,杨金禄,方天鑫. 宣肺定喘方治疗支气管哮喘疗效观察[J]. 浙江中西医结合杂志,2003,13(12):732~733.
[19] 郑翠娥,曲政军. 喘舒颗粒治疗支气管哮喘缓解期 40 例临床观察[J]. 山东中医药大学学报,2003,27(3):183~184.
[20] 胡为营. 自拟喘舒汤治疗缓解期难治性支气管哮喘 60 例临床观察[J]. 河北中医,2005,27(7):512.
[21] 陶红,徐子,洪军. 自制中药药饼穴位贴敷治疗支气管哮喘 70 例临床观察[J]. 安徽中医临床杂志,2000,12(2):94~95.
[22] 陈少卿,王在意,麦用军. 白芥子散敷贴治疗支气管哮喘 130 例[J]. 陕西中医,2001,22(10):617.
[23] 李成林,于漾. 化脓灸治疗支气管哮喘发作期 30 例[J]. 中国民间疗法,2003,11(4):16~17.
[24] 陆爱平. 穴埋药线治疗支气管哮喘 68 例[J]. 黑龙江中医药,2001,30(5):52.

喘 证

【定义】

喘即气喘、喘息,以气息迫急为其主要临床表现,可见呼吸困难,甚至张口抬肩,鼻翼煽动,不能平卧,严重者每致喘脱。作为一个症状,喘可以出现在许多急、慢性疾病过程中,如咳嗽、肺胀、悬饮、哮证等。但喘不仅是肺系病的主要证候之一,也可因其他脏腑病变影响于肺所致,如水肿、鼓胀、虚劳等。当喘成为这些疾病某一阶段的主证时,即称作喘证。

【历史沿革】

《内经》一书最早记载了喘的名称、症状表现和病因病机。如《灵枢·五阅五使》说:"肺病者,喘息鼻张。"《灵枢·本脏》也说:"肺高则上气,肩息咳。"提示喘证以肺为主病之脏。《素问·脏气法时论篇》说:"肾病者,腹大胫肿,喘咳身重。"《灵枢·经脉》亦谓:"肾足少阴之脉……是动则病饥不欲食……咳唾则有血,喝喝而喘。"认为喘证的病位除肺之外,还与肾有关。至其病因,则与"风热"、"水气"、"虚邪贼风"(泛指六淫之邪)、"岁火太过"、"岁水太过"、"气有余"等有关。

汉代张仲景除在《伤寒论》中记载了麻黄汤证之风寒束肺、小青龙汤证之外寒内饮、桂枝加厚朴杏子汤证之"下之微喘者,表未解"、麻杏石甘汤证之余热迫肺等致喘外,其在《金匮要略》的"肺痿肺痈"、"虚劳"、"胸痹"、"痰饮咳嗽上气"、"水气"、"黄疸"、"吐血"以及妇人篇等许多篇章里,也都有关于喘这一症状的论述。尤其可贵的是,还记载了有因医而喘的现象,告诫"误下、误汗"等均可致喘。他在喘证的辨证、立法和方药运用方面的经验,一直为后世所尊奉。

隋代巢元方所著《诸病源候论》一书,认为喘有虚、实之异。如"虚劳上气候"描述:"虚劳之病,或阴阳俱伤,或血气偏损,今是阴不足,阳有余,故上气也。"即是论虚喘;又"上气鸣息候"表现:"邪乘于肺……故气上喘逆……"即是论实喘。宋代《圣济总录》明确提出"下虚上实"的病机:"盖肺为五脏之华盖,肾之脉入肺中,故下虚上实,则气道奔迫,肺叶高举,上焦不通,故喘急不得安卧。"唐代王焘《外台秘要》记载"肘后疗咳上气,喘息便欲绝,以人参末之,方寸匕,日五次",是肺虚气脱之喘,为后世治肺虚气脱之独参汤的起源。

其后医家又充实了内伤致喘的证治。如宋代严用和《济生方》论及:"将理失宜,六淫所伤,七情所感,或因坠堕惊恐,渡水跌仆,饱食过伤,动作用力,遂使脏气不和,营卫失其常度,不能随阴阳出入以成息,促迫于肺,不得宣通而为喘也……更有产后喘急,为病尤亟,因产所下过多,营血暴竭,卫气无所主,独聚于肺,故令喘急。"喘可由于多种原因诱发,故治喘必求其本。如宋代张锐《鸡峰普济方》指出:"因他疾而发喘者,当只从本病治之,则喘证自已。"宋代杨士瀛《仁斋直指方》明确指出喘之由"肺虚肺寒……法当温补;肺实肺热……法当清利;水气者……与之逐水利小便;惊扰者……与之宽中下气;真阳虚惫以金石镇坠、助阳接真而愈者……至若伤寒发喘,表汗里下,脚气喘满,疏导收功,此则但疗本病,其喘自安"。唯此期著作,仍都把哮病与喘证混论,统称为喘;虽然南宋王执中《针灸资生经》中已经有了哮与喘的病名,宋代许叔微《普济本事方》另有"齁喘"(即哮病)之说,但由于哮必兼喘,所以一直未能作出明确的分证论述。

金元时期的医家著书立说多各明一义,因此互有发明,亦互有短长。如刘完素论喘因于火热;但张子和则认为亦有"寒乘肺者,或因形寒饮冷,冬月坐湿地,或冒冷风寒,秋冬水中感之,嗽急而喘"。这些论述,对于后世影响很大。元代朱丹溪《丹溪心法·喘》说:"六淫七情之所感伤,饱食动作,脏气不和,呼吸之息,不得宣畅而为喘急,亦有脾肾俱虚,体弱之人,皆能发喘。"明代秦景明《脉因证治》则谓喘有虚实,"实喘气实肺盛",与痰、火、水气有关;"虚喘由肾虚",亦有肺虚者;实喘宜泻肺为主,虚喘宜补肾为主。

至明代,诸医家对喘证的症状特点、喘与哮和短气的鉴别、喘证的分类与治疗、喘证的预后等各个方面的描述,都更加深入细致。如明代王肯堂《证治准绳·杂病·喘》描述喘证的临床特点云:"喘者,促促气急,喝喝息数,张口抬肩,摇身撷肚。"《症因脉治》中对喘证进行证候分类,分作外感 3

条(风寒、暑湿、燥火),内伤6条(内火、痰饮、食积、气虚、阴虚、伤损),产后2条;陈文治的《诸症提纲》则分作10类(肺虚挟寒、水气乘肺、惊忧气郁、肺胀、阴虚、气虚、痰、食积、胃虚、火炎上)。张景岳则主张以虚喘、实喘分之以扼其要:"实喘者有邪,邪气实也;虚喘者无邪,元气虚也;实喘者,气长而有余;虚喘者,气短而不续。实喘者,胸胀气粗,声高息涌,膨膨然若不能容,惟呼出而快也;虚喘者,慌张气怯,声低息短,皇皇然若气欲断……劳动则甚。"这些对临床辨证是很有指导意义的。

清代叶天士《临证指南医案》在前人基础上进一步把哮喘的证治纲领扼要总结为"在肺为实,在肾为虚"。张聿青、蒋宝素、方仁渊对此又有补充。方氏说:"实喘治肺,须兼治胃;虚喘治肾,宜兼治肺。"张、蒋二氏则对治痰加以强调,指出"喘因痰作"、"欲降肺气,莫如治痰",也均颇有见地。

综上所述,从《内经》以后,历汉唐宋元而至明清,历代医家在《内经》有关喘证论述的基础上,通过实践,又不断有所丰富和发展,并且积累了许多治疗经验。近年来,在对肺、脾、肾等脏腑实质的研究方面以及老年性慢性气管炎、肺气肿、肺心病的防治方面,做了大量工作,有一定成绩,促进了喘证论治的发展。

【范围】

西医学中的急、慢性支气管炎及肺炎、肺气肿、慢性肺源性心脏病、心力衰竭等疾病过程中所出现的呼吸困难,均可参照喘证辨证论治。

【病因病机】

六淫外感、七情所伤、水饮潴留、痰热内蕴以及饮食劳倦都可以引起喘证,而喘证发生的根本原因又在于人体肺、脾、肾等脏的功能失调,或者由于上述致病因素作用这些脏器所引起,或者因为这些脏器本身虚损而发病。兹分述如下。

1. **六淫外感**　六淫之邪或侵犯人的肌表肺卫,或从口鼻而入。皮毛为肺之合,肺开窍于鼻,外邪袭入,表卫闭塞,肺气失于宣发,气壅于肺,肃降不行,因而奔迫为喘。六淫之邪侵犯人体时常相合致病,主要为风寒与燥热两端,如《简易方》说:"形寒饮冷则伤肺……重则为喘,轻则为嗽。"素体阳虚者皮毛不固、脾运不健,既易受外寒,又易内蓄水饮寒痰,外内相引而病作,临床所见甚多;素有痰热内蕴,或感受风热、燥热之邪,或风寒入里化热,而致肺胃热盛,火灼肺金,炼液为痰,阻塞气道,清肃失司,亦在所常见。

2. **水饮、痰热内蓄**　痰和水饮都是人体病理产物之一,而且两者之间往往互为因果,即所谓"痰即煎炼之饮,饮即稀薄之痰"。饮邪迫肺,可使肺气上逆而为喘,如《素问·平人气象论篇》"颈脉动喘疾咳,曰水",《伤寒论》小青龙汤证"伤寒表不解,心下有水气",皆指水饮为患作喘。水饮久蓄体内,受阳气煎熬,或阴虚火旺,或肺有蓄热,或饮食厚味积热,皆能蒸炼津液为痰,而形成痰火,胶结于肺,阻闭肺络,使肺气的宣降失常。正如清代何梦瑶《医碥》所记:"食味酸咸太过,渗透气管,痰入结聚,一遇风寒,气郁痰壅即发。"

3. **七情所伤**　因七情关乎内脏,故气喘的发生,与精神因素亦有关系。而七情之病,多从肝起。七情太过,气迫于肺,不得宣通而为喘,《病机汇论》就指出:"若暴怒所加,上焦郁闭,则呼吸奔迫而为喘。"此外,七情太过也是痰饮产生的原因之一。如郁怒伤肝,肝气横逆既能乘脾土,影响脾的运化功能;肝郁化火,或肝阴虚而肝火亢盛,又可炼液为痰,甚至反侮肺金,暗耗肾水,如南宋张从正《儒门事亲》所说:"愤郁不得伸,则肝气乘脾,脾气不化,故为留饮。"

4. **饮食不节**　《素问·痹论篇》指出:"饮食自倍,肠胃乃伤。"唐代孙思邈《备急千金要方》亦反复道及"临盆大饱,贪味多餐"之害。饮食不节,特别是多食膏粱厚味,积而不化,影响脾胃功能,变生痰浊,闭阻肺络;且因积食化热,熏蒸清道,影响人体气机的正常升降,而成为喘证的内在病因。

5. **肺肾亏虚**　肺主气,司呼吸,肺气不足则呼吸失司。平素劳倦汗出,或久咳不已,或痰热久羁,或水饮内停,或频感外邪,或久病不愈等,皆能引起肺气、肺阴不足,令气失所主,而为短气、喘促。如《素问·玉机真脏论篇》说:"秋脉……不及则令人喘,呼吸少气而咳。"《证治准绳》亦谓"肺虚则少气而喘"。肾居下焦,为气之根,主纳气。如房劳伤肾,或久病及肾,肾虚摄纳无权,则呼多吸少,动则喘急。如明代赵献可《医贯·喘》说:"真元耗损,喘出于肾气之上奔……及气不归元也。"又肾主水,主命门火,火衰不能暖土,水失其制,上泛而为痰饮。此外,心阳式微,不能下归于肾而致心肾阳虚,则水失其制,皆可随肺气上逆,凌心射肺,而致喘促、心悸。

明代李梴《医学入门》则认识到本病与瘀血有一定关系,指出"肺胀满,即痰与瘀血碍气,所以动作喘息"。

综上所述,喘证的发病虽在肺、肾,但与五脏相关。肺为气之主,司呼吸,外合皮毛,内为五脏华盖,若外邪侵袭,或他脏病气上犯,可使肺气失于宣肃而致喘促;肾为气之根,主纳气,肾元不固,摄纳无权,则气不归元而为喘。此外,心阳虚衰,不能下归于肾可致阳虚水泛、凌心射肺之喘;脾虚痰阻、上干于肺,或肝失疏泄、逆乘于肺等均可致喘。

喘证的病机可分为虚实两类。实喘在肺,以肺气宣肃失常为病机要点,因外邪(风寒燥热)、痰浊、水饮或肝郁气逆、壅塞肺气而宣降不利;虚喘在肾,或在肺肾两脏,以肺气失肃、肾失摄纳为其病机要点;因精气不足,或气阴亏耗,而致肺肾出纳失常。病情错杂者,可下虚上实并见,即叶天士所谓"在肺为实,在肾为虚"。

【诊断与鉴别诊断】

一、诊断

(一) 发病特点

喘证可见于所有人群,在呼吸、心血管等多个系统的常见疾病中均可出现。呼吸系统疾病发生喘证常因感染诱发,大多表现为实喘,而虚喘则主要见于阻塞性肺气肿;循环系统疾病表现喘证则多发生于慢性心衰患者,急性加重(肺水肿)时可表现为喘脱,出现亡阳、亡阴的危候。

(二) 临床表现

发病主要表现为呼吸困难的临床症状。实喘病势急骤，声粗息高，甚则张口抬肩；虚喘病势徐缓，慌张急促，呼多吸少，动则加剧。喘脱则不仅喘逆剧甚，端坐不能平卧，还见烦躁不安、面青唇紫、汗出如珠、肢冷、脉浮大无根，或模糊不清，为肺气欲绝、心肾阳衰危象。

二、鉴别诊断

1. **哮病**　喘证应与哮病相鉴别。喘证是一个临床症状，可见于多种急、慢性疾病过程中；哮病是一个独立的疾病，哮必兼喘，故称哮喘，以反复发作、喉间哮鸣有声的特点而区别于喘证。

2. **短气**　喘证还应与短气相鉴别。短气即呼吸微弱而浅促，状若不能接续，似喘而无声，亦不抬肩，但卧为快。但喘证有时为短气之渐，故既有区别又有联系。

【辨证论治】

一、辨证

（一）辨证要点

1. **辨虚实**　可从病史、临床表现(症状、体征)、舌象、脉象等方面来辨别。病史方面应注意了解患者的年龄、性别、既往健康状况及有关病史。青壮年发生喘证多为实证，中、老年则多见虚证；既往体健，多属于实；平素多病，喘证遇劳、遇寒即发，多属于虚。妇女产后失血，突发气喘，多属虚证，甚至是元气败绝的危候。从发病诱因而论，一般受寒或饮食不当而喘者，多属于实；精神紧张，或因疲劳而喘者，多属于虚。临床表现方面，喘而呼吸深长，面赤身热，舌质红，舌苔厚腻或黄燥，无浮肿，脉象浮大滑数者为实证；呼吸微弱浅表，呼多吸少，慌张气怯，面色苍白或青灰，额有冷汗，舌质淡，舌上无苔或有苔而白滑或黑润，明显消瘦或浮肿，脉象微弱或浮大中空者为虚证。如气喘痰鸣，张口抬肩，不得卧，四肢厥冷，面色苍白，汗出如珠如油，六脉似有似无，为元气欲脱的危候。

2. **辨寒热**　属寒者咯痰清稀如水或痰白有沫，面色青灰，口不渴或渴喜热饮，舌质淡、苔白滑，脉象浮紧或弦迟；属热者咳痰色黄、稠黏或色白而黏，咯吐不利，面赤，口渴引饮或腹胀便秘，舌质红、苔黄腻或黄燥，脉象滑数。

（二）证候

实喘

[风寒束肺]

症状：咳嗽、气喘，胸闷，痰色白而清稀，口不渴；初起多兼恶寒、发热、无汗、头痛、身痛、喉痒、鼻痒等症。舌质不红，舌苔薄白，脉象浮紧。

病机分析：风寒表证以恶寒、发热、无汗、苔白脉浮为特点。肺合皮毛、主气、司呼吸，风寒袭表，肺气不宣，故咳嗽气喘。寒主收引，故初起兼见恶寒、发热、无汗、头痛等表证；鼻痒、喉痒，是风邪干于清道的表现。舌、脉亦均系风寒外束之象。

[外寒内饮]

症状：喘息、咳嗽、痰多稀薄，恶寒、发热无汗，形寒肢冷，背冷，面色青晦，口不渴或渴喜热饮。舌苔白滑，脉弦紧。

病机分析：饮邪内伏故背冷、痰多而清稀，并见有腹中漉漉有声、小便不利等。为脾肾之阳不足，不能制水，化为痰饮内停。感受风寒，外寒引动内饮，阻塞气道，肺气不得宣降，遂发气喘。饮邪内停，津液受阻，不能上承则无口渴，而渴喜热饮则是风寒外束所致。

[痰湿蕴肺]

症状：气喘，咳嗽，痰多而黏，咯吐不利，胸中满闷，恶心。舌苔白腻，脉滑。

病机分析：湿痰上壅于肺，肺气不得宣畅，故为喘、嗽、胸闷、恶心诸症。湿痰留恋体内，既影响脾的健运，又成为喘证的内在病因，一受风寒或因疲劳汗出、饮食不当则喘息加剧。

[风热犯肺]

症状：发热、恶风、有汗，口渴欲饮，咳喘气粗，甚则鼻张肩息，痰黄而黏稠。舌尖红，苔薄黄或薄白而干，脉浮数。

病机分析：风热之邪外袭，肺气郁闭，发为咳喘。邪热迫肺，灼津为痰，故痰黄而黏稠；热灼津伤，故口渴欲饮。舌尖红、苔薄黄或薄白而干、脉浮数，均为风热犯肺之象。

[燥热伤肺]

症状：发热、恶风，咳喘气急，痰少而咯吐不易，胸膺疼痛，痰中带血，口干，鼻干，大便干结。舌尖红，苔薄黄而干，脉浮数。

病机分析：此证多系感受秋令燥热之邪所致，燥热伤肺，清肃失司，咳喘作矣。燥热耗伤肺阴，故痰少而咯吐不易；灼伤肺络，则痰中带血。所见口鼻干燥等症状，均为燥热之征。

[痰热壅肺]

症状：喘急面红，胸闷炽热，口干，痰黄而稠，或虽白而黏，咯吐不利。舌红，苔黄腻而干，脉滑数。

病机分析：风寒入里化热，或肺胃素有蕴热，或饮食厚味积热，或湿痰蕴久化热，皆可成为痰热，胶结于肺，壅塞气道，而为咳嗽、喘息。舌红、苔黄腻而干、脉滑数皆为痰热之象。

[外寒里热]

症状：恶寒发热，无汗或有汗不多，喘急烦闷，痰黄而稠、咳吐不利，口渴。舌尖红，舌苔薄白微黄，脉浮数。

病机分析：风寒之邪，在表未解，却已入里化热；或里有蕴热，复受风寒，则寒束于外，热郁于内，肺气既不得宣散，又不得清肃下行，因而喘急奔迫，证见恶寒发热、喘急烦闷。痰热内蕴而症见痰黄而稠、咳吐不利；口渴、舌红、舌苔白微黄、脉浮数皆里热外寒之象。

[肺气郁闭]

症状：每遇情志郁怒而诱发喘促，发时突然呼吸短促，但喉中痰声不著，气憋，胸闷胸痛，咽中如窒，或伴失眠、心悸。苔薄，脉弦。

病机分析：郁怒伤肝，肝气冲逆犯肺，肺气不降，则喘促气憋、咽中如窒。肝肺络气不和而胸闷胸痛。心肝气郁则失眠、心悸、脉弦。

虚喘

[脾肺两虚]

症状：喘促短气，乏力，咳痰稀薄，自汗畏风，面色苍白，舌不红，脉细弱；或见面红，口干，咽喉不利，盗汗，舌红苔少或剥，脉细数。或兼食少、食后腹胀不舒、便溏或食后即便，或大便不尽感，消瘦，痰多。

病机分析：肺气不足，故短气而喘，言语无力，咳声低弱；肺气虚弱则卫外不固，故自汗畏风；肺阴不足则虚火上炎，故见面红、口干、盗汗、舌红苔少、脉细数等象；脾气虚弱，则食少、消瘦，脾虚生痰上干于肺则喘息痰多。

［肾阳虚衰］

症状：喘促日久，呼多吸少，稍一活动则其喘更甚，呼吸不能接续，汗出肢冷，面浮，胫肿，腰酸，夜尿频多，精神委顿，痰多清稀。舌淡，脉沉细无力或弦大而虚。

病机分析：病由房劳伤肾，或大病久病之后，精气内亏，肾为气之根，肾虚则气失摄纳，故喘促甚而气不接续、呼多吸少，动辄益甚；阳虚内寒，不能温煦、固摄，故汗出肢冷、夜尿频多、精神委顿。舌淡，脉沉细无力或弦大而虚，皆肾阳虚衰之候。如病情进一步发展，可致心肾之阳暴脱，而见喘促加剧，冷汗如珠如油、肢冷、脉微、烦躁不安、脉浮大无根、面唇青紫等危候。

［肾阴不足］

症状：喘促气短，动则喘甚，口干，心烦，手足心热，面赤，潮热，盗汗，尿黄。舌红，脉细数。

病机分析：肾阴不足，则耳鸣、腰酸；精气不能互生，气不归元，故喘促乏力；阴虚火旺，故五心烦热、面赤咽干、盗汗潮热。尿黄、舌质红、脉细数亦为阴虚内热之象。阴阳互根，故若阴虚日久，必损阳气，进而成为阴阳两虚之证。

二、治疗

（一）治疗原则

1. **平喘**　实喘治肺为主，以祛邪为急：在表解之，在里清之；寒痰则温化宣肺，热痰则清化肃肺，湿痰则燥湿理气。虚喘治在肺肾，以扶正培本为主：或补肺、或健脾、或补肾；阳虚则温补之，阴虚则滋养之。至于虚实夹杂、上实下虚、寒热兼见者，又当分清虚实，权衡标本，根据具体情况辨证选方用药。

2. **积极防治原发病**　由于喘证常继发于多种急、慢性疾病过程中，所以还应当积极治疗原发病，不能不问原因，见喘平喘。如因产后大失血引起的喘息，久病、重病突然出现呼吸迫促等，皆属正虚气脱的危候，亟应明辨。

（二）治法方药

实喘

［风寒束肺］

治法：辛温解表，宣肺平喘。

方药：麻黄汤加减。麻黄、桂枝辛温发汗，杏仁下气平喘，甘草调和诸药。外感风寒，体实无汗者服药后往往汗出喘平。

若表证不重，可去桂枝，即为宣肺平喘之三拗汤；喘甚加苏子、前胡降气平喘，痰多加半夏、橘红，或制天南星、白芥子燥湿化痰，胸闷加枳壳、桔梗、苏梗。

若发热恶风、汗出而喘、脉浮缓者，可用桂枝加厚朴杏子汤调营卫而兼下气平喘。高龄、气虚之体，恐麻、桂过汗伤气，可选用参苏饮。

［外寒内饮］

治法：温肺散寒，解表化饮。

方药：小青龙汤加减。方中麻黄、桂枝解表散寒；细辛、干姜辛散寒饮；五味子收敛肺气；半夏降逆化痰。如咳喘重者，加杏仁、射干、前胡、紫菀。

若痰鸣、咳喘不得息，可合葶苈大枣泻肺汤；兼烦躁面赤、呛咳内热者，小青龙汤加生石膏、芦根，煎取药汁，稍凉服。

内饮每因脾肾阳虚而生，故药后喘证缓解即当健脾益肾，以治其本，常用苓桂术甘汤、六君子汤、《金匮》肾气丸等，脾肾双补，温阳化饮。

素体阳虚而患外寒内饮者，不任发越，可用小青龙汤去麻黄、细辛，或以六君子汤加干姜、细辛、五味子。阳虚水泛、阴寒内盛，证见恶寒肢冷、面目虚浮、口唇青紫、脉细微、苔白滑者，宜选真武汤或四逆汤加人参、肉桂、茯苓、麻黄等。

［痰湿壅肺］

治法：祛痰降逆，宣肺平喘。

方药：三子养亲汤、二陈汤。三子养亲汤化痰、平喘；痰多湿盛，合二陈汤、平胃散、小萝皂丸；兼寒加温化之品，或用苏子降气汤，除寒温中，降逆定喘；兼热宜加清化之品，如黄芩、瓜蒌仁、胆南星、海蛤壳、桑白皮等。

［风热犯肺］

治法：祛风清热宣肺。

方药：桑菊饮加味。常加金银花、连翘、板蓝根、桑白皮、黄芩、鱼腥草、射干、瓜蒌等味。

若肺热较甚，口渴欲冷饮，舌燥唇红，面赤，加生石膏、知母清热泻火；有热结便秘者，加凉膈散泻火清金；若喘促较甚，改用麻杏石甘汤加味，宣肺清热平喘。

［燥热伤肺］

治法：清金润燥，宣肺平喘。

方药：桑杏汤、清燥救肺汤。桑杏汤用桑叶、杏仁宣肺润燥；豆豉发表散邪；沙参、梨皮润肺生金；栀子皮清热；象贝母化痰。辛甘凉润共济，喘促自平。若病情较重者，用清燥救肺汤，方用桑叶、石膏清金润肺；阿胶、胡麻仁、麦门冬养阴增液；杏仁、枇杷叶降气平喘；人参、甘草兼益肺气，若嫌其性温，可改用西洋参、沙参、玉竹之类。燥热化火而迫肺者，治宜泻火清金，常用泻白散、黛蛤散加竹沥、贝母、马兜铃、杏仁、石膏、寒水石等。若喘咳痰稠、大便不通、苔黄脉实者，可加莱菔子、葶苈子、大黄，或礞石滚痰丸等以清下痰热。

［痰热壅肺］

治法：清热化痰，宣肺平喘。

方药：麻杏石甘汤加味。麻黄与杏仁配伍可宣肺平喘，与石膏配伍能发散郁热；常加薏苡仁、冬瓜仁、苇茎、地龙等，清热化痰定喘。若里热重，可加黄芩、大青叶、板蓝根、七叶一枝花以清热解毒；若喘甚痰多，可加射干、桑白皮、葶苈子；便秘腹胀加草决明、瓜蒌仁、大黄或青礞石。

［外寒里热］

治法：解表清里，化痰平喘。

方药：定喘汤加减。方中麻黄、杏仁宣肺平喘；黄芩、桑白皮清热泻肺；苏子、半夏降气化痰；白果、款冬花敛肺气之耗散；甘草调和诸药。全方清中有散，散中有收，配伍精当可法。此外，大青龙汤、越婢加半夏汤亦可因证选用。

若因饮食积滞而喘者，当消导食滞、化痰平喘，常用保和丸加减。方中神曲、山楂消食健胃；半夏、茯苓、陈皮、莱菔子化痰降逆；连翘清积滞之热。若气喘、大便不通，或见腹胀拒按者，必下之，腑气得通，其喘始平，用大承气汤。若伴发热烦躁、腹泻不爽、肛门灼热者，用葛根芩连汤加桑白皮、瓜蒌、杏仁等清热平喘。

［肺气郁闭］

治法：行气开郁，降逆平喘。

方药：五磨饮子加减。本方用沉香、木香、槟榔、乌药、枳壳、白酒等开郁降气平喘。伴心悸、失眠者加百合、合欢花、酸枣仁、远志等宁心安神。并劝慰患者心情开朗，配合治疗。

若由气郁化火、上冲于肺而发哮喘者，治宜清肝达郁，方用丹栀逍遥散去白术加郁金、香附、川芎。方中当归、白芍养血活血；柴胡疏郁升阳；茯苓健脾渗湿；生姜温胃祛痰；薄荷疏肝泻肺；郁金合香附、川芎调理气血；栀子、丹皮以清郁火。肝复条达，气机舒畅，哮喘自已。

虚喘

［脾肺两虚］

治法：健脾益气，补土生金。

方药：补中益气汤合生脉散。方中人参、黄芪、炙甘草补益肺气；五味子敛气平喘；升麻、柴胡升阳，麦门冬养阴，白术健脾，当归活血，陈皮理气，共奏脾肺并调、阴阳兼理之功。

若咯痰稀薄，形寒、口不渴，为肺虚有寒，可去麦门冬加干姜以温肺祛寒；肺阴虚者，生脉散加百合、南北沙参、玉竹或用百合固金汤；脾虚湿痰内聚之哮喘，用六君子汤加干姜、细辛、五味子，平时可常服六君子丸。

妇女产后、月经后期、慢性失血，或大病之后见喘促气短者，应以大补气血为主，不能见喘平喘。可选用生脉散、当归补血汤、归脾汤、十全大补汤等。

若肺肾气虚，喘促欲脱，急需峻补固脱，先用独参汤，继进大剂生脉散合六味地黄丸。

［肾阳虚衰］

治法：温肾纳气。

方药：金匮肾气丸。本方温肾纳气，缓者用丸，急重者用汤。根据前人"虚喘治肾宜兼治肺"之论，本方尚可加用人参，以补益肺气。若喘甚而烦躁不安、惊悸、肢冷、汗出如油、脉浮大无根或疾数模糊，为阴阳欲绝之危候，急用参附汤合龙骨、牡蛎、桂心、蛤蚧、紫石英、五味子、麦门冬等味配合黑锡丹以扶阳救脱、镇摄肾气。

若阳虚饮停、上凌心肺致喘，可用真武汤合苓桂术甘汤，并重用附子以温阳利水。兼痰多壅盛，上实下虚，可酌加苏子、前胡、海蛤壳、杏仁、橘红、车前子等以降气豁痰。

［肾阴不足］

治法：滋阴填精，纳气平喘。

方药：七味都气丸、河车大造丸。七味都气丸滋阴敛肺补肾，收涩精气，适用于肺肾阴虚而咳喘之证；如正气不支，气喘较甚，可配用人参胡桃汤、参蛤散或紫河车粉；兼肺阴虚者，合生脉散、百合固金汤。若虚损劳伤，咳喘痨热，选用河车大造丸滋阴降火、益肺补肾而平喘。

肾阴肾阳两虚者，可用左归丸合右归丸，或用金匮肾气丸合河车大造丸二方，平时常服。

（三）其他治法

1. 单方验方

(1) 麻黄、五味子、甘草各30克，研细末，分作30包，每日2次，每次1包。用于寒喘实喘。

(2) 代赭石研末醋汤调服(《普济方》)：用于上逆之咳喘。张锡纯认为："生赭石压力最胜，能镇胃气、冲气上逆，开胸膈、坠痰涎、止呕吐、通燥结，用之得当，诚有捷效。"

(3) 艾灰香油鸡蛋〔夏进才，梁俊兰.艾灰香油鸡蛋治寒喘.河南中医，1995，15(3)：184.〕：艾叶10克，点燃成白灰，搓成细末，打入鸡蛋1枚，加入香油10克，打匀后加热，炒成絮状离火，即可食用。睡前食用，服后忌饮水。用于小儿寒喘。

(4) 莱菔子(蒸)，皂角(烧存性)，姜汁和蜜丸如梧子大，每服50丸，每日2～3次。用于实喘、痰喘。

(5) 桑白皮、苦葶苈各等份，炒黄，捣为粗末，水煎9克，去渣，食后温服。用于痰喘、热喘(《圣济总录》)。

(6) 人参胡桃汤(《济生方》)：人参10克切成片，胡桃5个去壳取肉，生姜5片。加清水武火煮沸，改用文火煮约20分钟，去渣取汁。用于肾虚型喘证。

2. 针灸

(1) "老十针"〔黄石玺.脾胃十针的临床应用举隅.中国针灸，2002，22(4)：243～244.〕：针刺上脘、中脘、下脘、气海、天枢、内关、足三里共7穴10针。

(2) 梅花针叩刺〔余淑芬，曾颂美.梅花针治疗小儿咳喘症80例.中国针灸，1996(11)：54～55.〕：急性期取大椎、风门、肺俞为主穴，缓解期取肺俞、脾俞、肾俞为主穴。治疗小儿咳喘。

(3) 天灸疗法〔杨龙，杨瑞春.天灸疗法临床运用举隅.广西中医药，2000，23：5〕：用白芥子10克、葶苈子10克、细辛6克、杏仁10克、肉桂皮10克、前胡10克等研细成末，用姜汁、陈醋调制成0.5厘米×0.5厘米大小颗粒，置于1.5厘米×1.5厘米胶布中间贴在穴位上留置2～3日。取穴：A组取大椎、定喘(双)、肺俞(双)；B组取脾俞(双)、肾俞(双)、足三里(双)。两组穴位交替应用，每星期治疗1次，4次为一个疗程，第1疗程后改为10日治疗1次。

3. 穴位贴敷

(1) 温肺化痰膏〔杜跃进.温肺化痰膏穴位敷贴防治咳喘症150例.中医外治杂志，1997(2)：8～9.〕：白芥子、细辛、甘遂、细麻黄、麝香(比例为10∶3∶3∶4∶0.1)，烘干、研末、过筛、装瓶加盖贮存。使用前以生姜适量煎水取汁，调成膏状，取指甲大小涂于敷料，然后胶布固定在穴位上。于每年夏季的初、中、末3个伏天，选患者背部俞穴定喘(双)、肺俞(双)、心俞(双)及前胸天突穴各贴敷1次，每次

2～4 小时取下。

(2) 白芥子散(陈少卿,王在意,麦用军.白芥子散敷贴治疗支气管哮喘 130 例.陕西中医,2001(22),10：615.)：敷贴药物为白芥子、延胡索、细辛、甘遂各等份共研细粉。方法：用新鲜姜汁调制成药饼 6 只,分别敷贴在百劳、肺俞、膏肓穴上,并用胶布固定,0.5～2 小时后取下,每日 1 次,6 日为一个疗程,有温肺化痰、止咳平喘之功效。

4. 食疗

(1) 白果桑椹饮(《中医营养学》)：白果 10 克,人参 3 克,桑椹 20 克,冰糖适量。白果炒熟,去壳,与人参、桑椹加水煎煮 20 分钟后调入冰糖适量,煮沸片刻即可。用于肾虚型喘证。

(2) 杏仁炖雪梨(《饮食疗法》)：取杏仁 10 克,雪梨 1 个放入盅内,隔水炖 1 小时,然后以冰糖调味,食雪梨饮汤。用于风热犯肺型喘证。

(3) 贝母粥(《资生录》)：将贝母 10 克去心研末,备用；粳米 100 克,洗净,加清水,煮至米熟时,投入贝母末,继续煮 10 分钟,待米烂粥稠供食用。用于痰热遏肺型喘证。

(4) 杏仁饼(《丹溪纂要》)：将杏仁 10 克炒黄研为泥状,与青黛10 克搅拌均匀,放入 10 个掰开的柿饼中,以湿黄泥巴包裹,煨干后取柿饼食用。用于痰热遏肺型喘证。

(5) 柚子皮茶(《食物疗法精萃》)：柚子皮切成细条,晒干备用。每次取 20 克,放入茶杯内,用开水冲泡,温浸 10 分钟即可代茶饮。用于气郁乘肺型喘证。

(6) 山药甘蔗汁(《简单便方》)：将山药 250 克放入锅中,煮取汁液；甘蔗 250 克榨汁。用于肺脾气虚型喘证。

(7) 参枣汤(《十药神书》)：人参 6 克,大枣 10 枚洗净,加清水以武火煮沸后改用文火继续煎煮 15 分钟即可。用于肺脾气虚型喘证。

【转归及预后】

喘证有虚实寒热之异,一般初起多为实喘,其病位主要在肺,治疗以祛邪为主,邪去则喘自平,预后一般良好；部分患者上气身热,不得平卧,喘急鼻煽,张口抬肩,烦躁不安,病情为重,但仍尚易于治疗。如延误治疗,以至病邪羁留,久咳久喘,既伤肺气,又可影响脾肺功能,而至脾虚生痰,肾不纳气,由实转虚,治疗上就比较困难。如喘息陡作,特别是急、慢性疾病危重阶段出现呼吸迫促、气不接续、烦躁不安、头汗如珠如油、四末不温、面赤躁扰、便溏、脉象浮大无根者,为阴阳离绝之危象,预后不良。

若因寒入肺俞,津液不行而为痰,遂为宿根,一遇风寒、风热之邪外袭,新邪宿邪相引,痰气相击,哮鸣有声,即由喘证而发展为哮病,经常发作,以至终生受累。如久喘不愈,肺脾肾虚损,气道滞塞不利,出现胸中胀满、痰涎壅盛、上气咳喘、动后尤显,甚则面色晦暗、唇舌发绀、颜面四肢浮肿,则成肺胀,病程缠绵,经久难愈。

【预防与护理】

本病发作每有外感引发,故重在预防。未病要慎风寒,适寒温,节饮食,薄滋味,并积极参加体育活动增强体质；青年、中年人,可试行冷水浴,以增强机体对寒冷的适应能力。已病则应注意早期治疗,力求及早根治,避免受凉,冬季要特别注意背部和颈部的保暖；有吸烟嗜好者应坚决戒烟；房事应有节制。在护理方面,饮食宜清淡而富有营养,忌油腻、荤腥,保持大便通畅；室内空气要新鲜,避免烟尘刺激；痰多者要注意排痰,使呼吸通畅。

【现代研究】

(一) 关于慢性支气管炎病因和发病机制认识

喘证主要见于慢性支气管炎患者,关于慢支的病因和发病机制研究近年来有一定进展,认为可能与以下因素有关。

1. **吸烟**　吸烟可导致支气管上皮纤毛变短、不规则,纤毛运动发生障碍；支气管杯状细胞增生,黏液分泌增加,气管净化能力减弱；支气管黏膜充血、水肿,黏液积聚,削弱吞噬细胞的吞噬、杀菌作用；平滑肌收缩,引起支气管痉挛,增加气道阻力。

2. **空气污染**　空气中刺激性烟雾和一些有害气体如氯、二氧化氮、二氧化硫等能直接刺激支气管黏膜,并产生细胞毒作用。二氧化硫能刺激腺体分泌,增加痰量；二氧化氮可诱导实验动物的小气管阻塞。空气中的烟尘和二氧化硫超过 1 000 微克/米^3 时,慢性支气管炎的发病显著增多。

3. **感染**　呼吸道感染是慢性支气管炎发生、发展的重要因素。慢性支气管炎急性发作期呼吸道病毒感染的发生率为 7%～64%不等。呼吸道上皮因病毒感染造成损害,又容易继发细菌感染。

4. **其他**　喘息性慢支与过敏因素也有一定关系。慢支的发生还可能有机体内在因素的参与,如：① 自主神经功能失调,副交感神经功能亢进,气管反应增高。② 年老体弱,呼吸道防御功能下降,喉头反射减弱,慢支的发病增加。③ 维生素 A、维生素 C 等营养物质缺乏,影响支气管黏膜上皮的修复。④ 遗传可能也是慢支发病的因素之一。

(二) 中医药防治喘证临床研究进展

1. **喘息性支气管炎(射干麻黄汤[1])**　选 154 例确诊为喘息性支气管炎患儿随机分为治疗组 84 例和对照组 70 例,两组常规治疗相同,治疗组加用射干麻黄汤,观察两组咳嗽、哮喘变化及治愈时间。结果发现,治疗组显效 48 例,有效 32 例,无效 4 例,总有效率为 95.24%；对照组显效 21 例,有效 22 例,无效 27 例,总有效率为 61.43%；两组综合疗效有显著性差异($U=4.269\,2$, $P<0.000\,1$)。应用射干麻黄汤治疗小儿喘息性支气管炎,可较快改善临床症状,缩短病程,提高疗效。

2. **毛细支气管炎(三拗汤加味[2])**　毛细支气管炎 78 例,以三拗汤加味(炙麻黄 2 克,杏仁 5 克,葶苈子 4 克,僵蚕 3 克,薏苡仁 8 克,甘草 2 克)治疗,全部治愈,症状缓解时间平均为 4～6 日。

3. **慢性支气管炎急性发作(小青龙汤加地龙[3])**　慢性支气管炎急性发作期患者 100 例,以小青龙汤加地龙(麻黄、法半夏、白芍各 10 克,细辛、干姜各 3 克,桂枝、炙甘草、五味子各 6 克,地龙 15 克)治疗,每日 1 剂,水煎服。显效 49 例,好转 41 例,无效 10 例,总有效率为 90%。另有小青龙汤加味[4](麻黄、桂枝、法半夏、干姜、赤芍药、白芍、炙甘草各 10 克,细辛、五味子各 5 克)治疗急、慢性支气管炎 140 例。急性支气管炎 60 例,临床控制 8 例,显效 17 例,有效 27 例,无效 8 例,总有效率为 86.7%;慢性支气管炎 80 例,临床控制 10 例,显效 14 例,有效 48 例,无效 8 例,总有效率 90.0%。

（三）喘证常用方剂的现代药理研究

1. **射干麻黄汤**　能够降低血清及支气管肺泡灌洗液(BALF)中 NO 的含量,能有效改善肺通气功能,且有减轻气管炎症、降低气管高反应性的作用,达到控制哮喘症状、减少哮喘发作的双重治疗目的[5]。黄氏等[6]观察了射干麻黄汤对卵蛋白喷雾吸入所致过敏性哮喘豚鼠肺超微结构的影响。在停止卵蛋白喷雾吸入后的第 8 日,Ⅱ型肺泡细胞增生。而用射干麻黄汤治疗 8 日后,过敏性哮喘豚鼠的肺部组织则没有Ⅱ型肺泡细胞增多,其分泌正常;毛细血管无充血,基底膜无增厚,胶原纤维无增多,肺泡腔见不到嗜酸性粒细胞。刘氏等[7]用放免法对实验各组肺部组织的环磷酸腺苷(cAMP)、环磷酸鸟苷(cGMP)含量的变化进行比较研究发现:治疗后中药组和西药组的 cAMP、cAMP/cGMP 均较模型组提高,cGMP 降低。也有实验表明[8]:射干麻黄汤可明显促进 IL-2 的产生,抑制肥大细胞脱颗粒和血清 IgE 的产生,从而增强机体的免疫功能,抑制和预防Ⅰ型变态反应的发生。

2. **苏子降气汤**　苏子降气汤对小鼠及豚鼠均有镇咳作用,对组胺引起的豚鼠离体气管条收缩有明显的抑制作用[9]。汪氏等[10]观察苏子降气汤对哮喘大鼠气管高反应性(AHR)及肺组织形态学的影响,发现苏子降气汤能显著降低哮喘大鼠的气管反应性,并明显改善哮喘大鼠肺组织病理形态学。光学显微镜下观察,苏子降气汤组大鼠支气管纤维组织及肺泡间质灶性炎性细胞浸润减轻。

3. **定喘汤**　有人[11]发现,定喘汤对豚鼠离体气管平滑肌皆有较泼尼松更好的松弛作用,与氨茶碱组比较差异无显著性($P>0.05$);其镇咳作用与可待因组比较差异无显著性($P>0.05$)。有研究[12,13]发现定喘汤具有化痰、平喘、抗炎作用,能上调 6-酮前列环素 1aα(6-K-PGF1aα),下调血栓素-2(TXB_2);能拮抗组胺所致的豚鼠离体气管平滑肌收缩($P<0.01$);并能促进小鼠呼吸道苯酚红的分泌量($P<0.01$),从药理学角度证明定喘汤有较好的平喘、化痰作用。

4. **小青龙汤**　用放射性配基竞争结合法测定连续激发哮喘和小青龙汤治疗后各时点大鼠肺组织糖皮质激素受体(GCR)和β受体(βAR)含量,结果发现,小青龙汤治疗后,肺组织 GCR、βAR 与哮喘第 7 日组相比均显著增高,提示小青龙汤具有上调大鼠肺组织 GCR 及βAR 水平的作用[14]。

【小结】

喘证主要临床表现是呼吸迫促,可出现在多种急、慢性疾病病程中。

由于肺主气,肾主纳气,所以喘证多属肺、肾二脏的病变。喘证的病因有虚实、寒热之异,虚则以肺肾之虚为主,或脾虚生痰;实则水湿、痰饮、食滞;寒热则主要是指外感风寒、燥热之邪。在病邪作用下,肺失宣降之常,或精气内虚,不能纳气归元,是喘证的常见病机。

喘证的治疗,大法不外虚则补之,实者泄之,寒则热之,热则寒之。一般实喘其治在肺,解其外邪,则其喘自平;虚喘其治在肾,或益肾填精,或温肾壮阳,纳气归元,亦可逐渐向愈。唯喘可由多种疾病引起,故又应特别注意处理原发病,以求其本,如气随血脱之喘,当益气固脱;瘀血上冲之喘,当活血化瘀;气郁不舒、肝气横逆之喘,当疏肝理气;饮食积滞之喘,当消导攻下之类,不可一见气喘,便漫投平喘套方,延误病情。特别是大失血或疾病后期出现呼吸迫促、似断似续,兼见汗出如油、四肢厥冷者,是脱证危候,应积极抢救,否则立致危殆。

喘证之属实证者,一般易于见效;虚证之喘,则因精气亏损,难以速愈,故治之较难。应予以细致正确的辨证,守方治疗,巩固疗效。同时,患者还应积极配合治疗,注意摄生,以增强体质和祛除诱因。

附方

(1) 麻黄汤(《伤寒论》):麻黄　桂枝　杏仁　炙甘草。
(2) 三拗汤(《和剂局方》):麻黄　杏仁　炙甘草。
(3) 小青龙汤(《伤寒论》):麻黄　桂枝　芍药　甘草　干姜　细辛　五味子　半夏。
(4) 葶苈大枣泻肺汤(《金匮要略》):葶苈子　大枣。
(5) 苓桂术甘汤(《伤寒论》):茯苓　桂枝　白术　甘草。
(6) 六君子汤(《校注妇人良方》):党参　白术　茯苓　甘草　半夏　陈皮。
(7) 肾气丸(《金匮要略》):生地　山药　山茱萸　丹皮　茯苓　泽泻　桂枝　附子。
(8) 真武汤(《伤寒论》):茯苓　白术　附子　芍药　生姜。
(9) 四逆汤(《伤寒论》):附子　干姜　甘草。
(10) 三子养亲汤(《韩氏医通》):苏子　白芥子　莱菔子。
(11) 二陈汤(《和剂局方》):半夏　茯苓　陈皮　甘草。
(12) 平胃散(《和剂局方》):苍术　厚朴　陈皮　甘草。
(13) 小萝皂丸(《诸证提纲》):萝卜子　皂角　天南星　明矾　瓜蒌仁　海蛤粉　姜汁。
(14) 苏子降气汤(《和剂局方》):苏子　橘红　法半夏　当归　前胡　肉桂(或桂枝)　厚朴　甘草　生姜。
(15) 桑菊饮(《温病条辨》):桑叶　菊花　连翘　杏仁　甘草　薄荷　芦根　桔梗。
(16) 凉膈散(《证治准绳》):地黄　白芍　当归　川芎　黄芩　黄连　荆芥　防风　升麻　香附　甘草。
(17) 桑杏汤(《温病条辨》):桑叶　杏仁　沙参　梨皮　象贝母　淡豆豉　栀子皮。
(18) 清燥救肺汤(《医门法律》):桑叶　石膏　甘草　人参　胡麻仁　阿胶　麦门冬　杏仁　枇杷叶。
(19) 泻白散(《小儿药证直诀》):桑白皮　地骨皮　甘草　粳米。
(20) 黛蛤散(验方):青黛　海蛤壳。
(21) 定喘汤(《摄生众妙方》):白果　麻黄　杏仁　款冬花　半夏　桑白皮　苏子　黄芩　桑皮　甘草。

(22) 保和丸(《丹溪心法》)：神曲　山楂　茯苓　半夏　陈皮　连翘　莱菔子。
(23) 大承气汤(《伤寒论》)：枳实　厚朴　大黄　芒硝。
(24) 麻杏石甘汤(《伤寒论》)：麻黄　杏仁　石膏　甘草。
(25) 葛根芩连汤(《伤寒论》)：葛根　黄芩　黄连　甘草。
(26) 五磨饮子(《医方集解》)：乌药　沉香　槟榔　枳实　木香。
(27) 补中益气汤(《脾胃论》)：黄芪　白术　陈皮　升麻　柴胡　当归　甘草。
(28) 生脉散(《内外伤辨惑论》)：人参　麦门冬　五味子。
(29) 百合固金汤(《医方集解》)：生地　熟地　玄参　贝母　桔梗　甘草　百合　芍药　当归　麦门冬。
(30) 当归补血汤(《内外伤辨惑论》)：黄芪　当归。
(31) 归脾汤(《济生方》)：人参　黄芪　白术　当归　茯苓　远志　酸枣仁　木香　龙眼肉　炙甘草。
(32) 十全大补汤(《和剂局方》)：人参　白术　茯苓　甘草　熟地　白芍　当归　川芎　黄芪　肉桂。
(33) 独参汤(《伤寒大全》)：人参。
(34)《金匮》肾气丸(《金匮要略》)：生地　山药　山茱萸　丹皮　茯苓　泽泻　肉桂　附子。
(35) 参附汤(《世医得效方》)：人参　附子。
(36) 黑锡丹(《和剂局方》)：黑锡　硫黄　补骨脂　阳起石　小茴香　肉豆蔻　金铃子　木香　肉桂　沉香　附子　葫芦巴。
(37) 七味都气丸(《医宗已任篇》)：地黄　山茱萸　山药　丹皮　茯苓　泽泻　五味子。
(38) 河车大造丸(《医方集解》)：紫河车　党参　熟地　杜仲　天门冬　麦门冬　龟版　黄柏　茯苓　牛膝。
(39) 人参胡桃汤(《济生方》)：人参　胡桃　生姜。
(40) 参蛤散(验方)：人参　蛤蚧。
(41) 左归丸(《景岳全书》)：熟地　山药　山茱萸　枸杞子　菟丝子　鹿角胶　龟版胶　牛膝。
(42) 右归丸(《景岳全书》)：熟地　山药　山茱萸　杜仲　枸杞子　菟丝子　肉桂　附子　鹿角胶　当归。

【现代研究】主要参考文献

[1] 陶玉.射干麻黄汤治疗小儿喘息性支气管炎的疗效观察[J].山西中医,2003,9(15)：18.
[2] 邹寿华.三拗汤加味治疗毛细支气管炎 78 例[J].江西中医学院学报,2000,12(3)：41～42.
[3] 朱金元.小青龙汤加地龙治疗慢性支气管炎急性发作期 100 例[J].新中医,2003,35(2)：56～57.
[4] 张雪云.小青龙汤加味治疗急、慢性支气管炎 140 例疗效观察[J].河北中医,2002,24(12)：922～923.
[5] 张丽艳,张红梅,王树鹏.射干麻黄汤对哮喘大鼠模型血清及支气管肺泡灌洗液中 NO 的影响[J].江西中医学院学报,2005,17(6)：56～57.
[6] 黄真言,杨冬娣.加味射干麻黄汤对过敏性豚鼠肺超微结构变化的电镜观察[J].中医药研究,1998,14(2)：27～28.
[7] 刘小红,廖慧丽.射麻止喘液对哮喘模型大鼠环核甘酸变化的影响[J].广东中医药大学学报,2001,18(4)：339～340.
[8] 谭素娟,艾华,王文言,等.射干麻黄汤化裁方抗过敏性哮喘的实验研究[J].中医杂志,2000,41(5)：282.
[9] 胡国胜,黄先菊,赵长瑶.苏子降气汤的镇咳平喘作用[J].湖北省卫生职工医学院学报,1999,2：1～2.
[10] 汪建伟,徐国亭,刘相辉,等.苏子降气汤对哮喘模型气道高反应性的影响及作用机制研究[J].辽宁中医杂志,2005,32(12)：1335～1336.
[11] 徐长化,孙江桥,李波,等.定喘汤及其拆方的药理作用[J].中国医院药学杂志,2002,22(4)：202～204.
[12] 李家发,李德顺.定喘汤及其拆方化痰平喘抗炎作用实验研究[J].中国实验方剂学杂志,2002,8(5)：40～41.
[13] 李政木,黎同明.定喘汤治疗支气管哮喘药理学研究[J].中药材,1999,22(8)：413～414.
[14] 童舜华,吴敦序,包照日格图,等.小青龙汤对大鼠哮喘模型肺组织糖皮质激素受体的影响[J].中成药,1998,20(6)：32～34.

肺　痈

【定义】

肺痈属内痈之一,是肺内形成痈肿脓疡的一种疾病。临床上以发热、咳嗽、胸痛、咳痰量多、气味腥臭,甚至咳吐脓血为特征。主要由于热邪犯肺,内蕴不解,壅滞肺络,以致血败肉腐而化脓成痈。

【历史沿革】

汉代张仲景《金匮要略》一书最早提出肺痈的概念,并列有专篇进行论述。在《金匮要略·肺痿肺痈咳嗽上气病脉证治》中指出:"咳而胸满,振寒脉数,咽干不渴,时出浊唾腥臭,久久吐脓如米粥者,为肺痈";"若口中辟辟燥,咳即胸中隐隐痛,脉反滑数,此为肺痈,咳唾脓血。"说明了肺痈的临床特点是有寒热、咳嗽、胸痛、咯痰腥臭,或有脓血。认为其病因病机是"风中于卫,呼气不入,热过于荣,吸而不出。风伤皮毛,热伤血肺。风舍于肺……热之所过,血为之凝滞,蓄结痈脓",指出起因于外感,风热伤肺,以致气血凝滞,而成痈脓。在治疗上,强调早期治疗的重要性,指出"始萌可救,脓成则死";并以葶苈大枣泻肺汤用于脓尚未成、肺气壅塞、咳嗽喘逆者;以桔梗汤用于脓成、浊唾腥臭、吐脓如米粥者,采取了以祛邪排脓为主的治法。

隋代巢元方《诸病源候论·痈疽病诸候·肺痈候》说:"肺痈者,由风寒伤于肺,其气结聚所成也";"其气虚者,寒乘虚伤肺,寒搏于血,蕴结成痈;热又加之,积热不散,血败为脓。"强调了正虚感邪是肺痈的基本病因,病初虽有感受风寒而起者,但之所以化脓成痈,与热邪不散有密切关系。此外,在《诸病源候论·咳嗽病诸候·咳嗽脓血候》又说:"咳嗽脓血者,损肺损心故也。肺主气,心主血,肺感于寒,微者则成咳嗽。嗽伤于阳脉,则有血。血与气相随而行。咳嗽极甚,伤血动气,俱乘于肺,肺与津液相搏,蕴结成脓,故咳嗽而脓血也。"与肺痈有相似之处。

唐代孙思邈《备急千金要方·卷十七·肺痈》除引用《金匮要略》治疗肺痈的桔梗汤、葶苈大枣泻肺汤外,还提出著名的苇茎汤,并指出服后"当有所见吐脓血"。此外还有

"治咳有微热烦满,胸心甲错,是为肺痈,黄昏汤方",是用合欢皮治疗肺痈之始。唐代王焘《外台秘要·卷十》中列有"肺痈方九首",其中"疗肺痈经时不瘥"的桔梗汤,以《金匮要略》的桔梗汤加地黄、当归、白术、薏苡仁、败酱、桑白皮而成,近世对于肺痈之经久不愈,气血衰弱者,仍多采用。

宋代《太平圣惠方》将肺痈作为内痈之一,与其他痈证合并列入第六十一卷论述,并在"辨痈疽证候好恶法"一节中,具体指明痈疽"五善七恶"的各种症状,对深入观察病情,判断疾病预后,很有参考价值。

宋代以后,除内科书籍外,亦常在外科书籍中论及肺痈。如元代齐德之《外科精义·论诊候肺疽肺痿法》将肺痈称为肺疮:"其肺疮之候,口干喘满,咽燥而渴,甚则四肢微肿,咳唾脓血,或腥臭浊沫"、"大凡肺疮,当咳嗽短气,胸满时唾脓血,久久如粳米粥者难治;若呕脓而不止者,亦不可治也。其呕脓而自止有自愈,其脉短而涩可自痊,浮大者难治,其面色当白而反面赤者,此火之克金,皆不可治。"指出肺痈的预后,凡病进邪盛,如呕脓不止、面赤脉大者预后不良;病退邪衰,如呕脓自止、脉短而涩者,预后较好,对临床有一定的指导意义。

明代陈实功《外科正宗·肺痈论》明确指出:"夫肺痈者,金受火刑之证也。"并对肺痈的临床表现,观察细致,指明判别病情顺逆的依据:"初起,脉浮虚细,身体不热,咳嗽有痰,呼吸调匀者顺。已成,脉浮微数,咳吐脓痰,形色鲜明,语声清朗者吉。溃后,咯吐脓痰,间吐鲜血,时发时止,饮食知味者顺。吐脓渐渐稀少,胸胁不疼,面色微微带黄,便调,多稳。初起脉洪弦数,身热多寒,胸疼气喘,面红多汗,损寿。已成,咯吐脓痰,气味腥臭,黄痰如胶黏固,唇反,终亡。咯吐再兼白血,气急多烦,指甲紫而带弯,终归冥路。手掌皮如枯树,面艳颧红,咽痛,音如鸭声,鼻掀,终死。"所提到的"指甲紫而带弯",类似现今所称的杵状指。在治疗方面,《外科正宗》提出在肺痈初起宜解散风邪或宣表清肺,继则滋阴养肺,或降火抑阴,脓成则平肺排脓,最后则补肺健脾收功。明代龚廷贤《寿世保元·肺痈》介绍了用生黄豆验口味的肺痈辅助诊断方法:"肺痈,吐脓腥臭,用黄豆一粒,予患者口嚼,不觉豆之气味,是肺痈也。"可供临床参考。

清代喻嘉言《医门法律·咳嗽门》指出:"凡属肺痿肺痈之咳,误作虚劳,妄补阴血,转滞其痰,因致其人不救者,医之罪也。"说明肺痈不同于虚劳之咳。又在《医门法律·肺痿肺痈门》说:"肺痈由五脏蕴崇之火,与胃中停蓄之热,上乘于肺,肺受火热熏灼,即血为之凝,血凝即痰为之裹,遂成小痈。"倡议以"清肺热,救肺气"为要著;并强调清肺热的重要性:"清一分肺热,即存一分肺气。"清代张璐《张氏医通·肺痈》指出:肺痈"盖由感受风寒,未经发越,停留肺中,蕴发为热,或挟湿热痰涎垢腻,蒸淫肺窍,皆能致此,慎不可用温补保肺药,尤忌发汗伤其肺气,往往不救",确属经验之谈。另外,张氏还提及排脓之后,病情仍有反复:"肺痈溃后,脓痰渐稀,气息渐减,忽然臭痰复甚,此余毒未尽,内气复发,必然之理。"并指出病情反复仍可有不同转归:"但虽屡发,而势渐轻可,可许收功;若屡发而痰秽转甚,脉形转疾者,终成不起也。"清代林珮琴《类证治裁·肺痿肺痈》说:"肺痈由热蒸肺窍,至咳吐臭痰,胸胁刺痛,呼吸不利,治在利气疏痰、降火排脓。"言简意赅地指明了肺痈的基本病机、主要表现和治则。

综上所述,《金匮要略》对肺痈的病因病机、临床特征已有明确的认识,并提出桔梗汤和葶苈大枣泻肺汤治之。唐代治疗肺痈的方剂有所增加,其中以《备急千金要方》的苇茎汤及《外台秘要》的桔梗汤为代表。宋代以后,尤其是明清期间,对肺痈的认识更为深入,在临床症状的观察、吉凶预后的判断、治疗原则的确立,以及治疗方药的扩充等方面,都有较为全面的论述。

【范围】

根据肺痈的临床表现特点,西医学的多种原因引起的肺组织化脓症如肺脓肿、化脓性肺炎、肺坏疽,以及支气管扩张继发感染等疾病,均可参照本篇辨证论治。其中,肺脓肿的临床表现与肺痈更为近似,但自抗生素广泛应用以来,肺脓肿的发病率已明显下降。

【病因病机】

肺痈的病位在肺。邪热犯肺,蕴结不解,是引起肺痈的主要原因。而正气虚弱,卫外不固;或素有痰热蕴肺;或嗜酒太过,恣食肥甘等,以致湿热内盛等,是使机体易于感受外邪及化脓成痈的内在因素。

本病起始,多为风热邪气外袭卫表,内壅肺气;少数则是风寒袭肺,未能及时表散,郁而化热。邪热蕴肺,使肺气壅滞,痰阻肺络,以致热壅血瘀而蕴酿成痈。继则热势亢盛、血败肉腐而化为痈脓。在病发之初,一般均表现为热证、实证。脓疡破溃,则咳吐大量腥臭脓痰,若邪毒渐尽,则病情渐趋好转;但因热邪熏灼,气阴受损,故此时常有气耗阴伤的病机变化,因而成为虚实夹杂之证;若溃后脓毒不尽,正虚邪恋,则病情迁延反复,日久不愈,气耗阴伤的表现更为突出。

【诊断与鉴别诊断】

一、诊断

(一)发病特点

本病多有感受外邪的病史,绝大多数起病急骤。

(二)临床表现

常突然出现恶寒或寒战、高热,午后热甚,咳嗽胸痛,咯吐黏浊痰;继则咳痰增多,咯痰如脓,有腥臭味,或脓血相兼;随着脓血的大量排出,身热下降,症状减轻,病情好转,经数星期逐渐恢复。如脓毒不净,则持续咳嗽,咯吐脓血臭痰,低热,盗汗,形体消瘦,转入慢性过程。

根据以上2点,一般可以对肺痈作出诊断。对于少数难于确诊的病例,可结合进行胸部X线检查或摄片。

二、鉴别诊断

1. **痰饮咳嗽** 痰饮咳嗽虽然亦有咳嗽、咳逆倚息、咯痰量多等症易与肺痈相混,但痰饮咳嗽的起病较缓,痰量虽多,或有黄痰,但无腥臭脓痰,亦非痰血相兼,且痰饮咳嗽的热势不如肺痈亢盛。

2. **肺痿**　肺痿是以肺脏痿弱为主要病变的慢性衰弱疾患。起病缓，病程长，形体虚，多继发于其他疾病。肺痿虽然有虚热及虚寒两种类型，但以虚热者为多。吐浊唾涎沫是一个重要症状，清代李用粹《证治汇补·咳嗽》云："久嗽肺虚，寒热往来，皮毛枯燥，声音不清，或嗽血线，口中有浊唾涎沫，脉数而虚，为肺痿之病。"从上述可知，肺痿与肺痈，一虚一实，不难鉴别，正如《金匮要略心典·卷上》说："肺痿、肺痈二证多同，惟胸中痛、脉滑数、唾脓血，则肺痈所独也。比而论之，痿者萎也，如草木之萎而不荣，为津烁而肺焦也……故其脉有虚实不同，而其数则一也。"

【辨证论治】

一、辨证

（一）辨证要点

1. **辨虚实**　肺痈的初起及成痈阶段，恶寒高热，咳嗽气急，咯痰黏稠量多，胸痛，舌红，苔黄腻，脉洪滑或滑数，属于热证、实证；溃脓之后，大量腥臭脓痰排出，身热随之渐退，咳嗽亦减轻，但常伴有胸胁隐痛，短气自汗，面色不华，消瘦乏力，脉细或细数无力，属于虚实夹杂之证。

2. **辨痰浊**　发热，胸痛，咳嗽气急，咯出浊痰等症，为一般外感咳嗽所共有，辨其是否属于肺痈，除着重从起病急骤、热势亢盛、咯痰量多、气味腥臭等方面辨证为肺痈外，尚可结合对痰浊的观察，如明代李梴《医学入门·卷五·肺痈痿》说："肺痈……咳唾脓血腥臭，置之水中则沉。"《医灯续焰·卷十四·肺痈脉证》亦说："凡人觉胸中隐隐痛，咳嗽有臭痰，吐在水内，沉者是痈脓，浮者是痰。"可见肺痈痰的特点是"腥臭脓痰"。

（二）证候

在《外科正宗·肺痈论》中将肺痈分为初起、已成、溃后等3个主要阶段。现按病程发展的具体情况分为初期、成脓期、溃脓期、恢复期等四期，叙述肺痈的临床证候。

［初期——风热袭肺］

症状：恶寒，发热，咳嗽，胸痛，咳则痛甚，呼吸不利，咯白色黏痰，痰量日渐增多。舌苔薄黄，脉浮数而滑。

病机分析：风热袭表犯肺，以致卫表失和，肺失宣降为本期的主要病机。肺卫受邪，正邪交争则恶寒发热。邪热壅肺，肺气失于宣发肃降，则咳嗽、呼吸不利。肺络阻滞则致胸痛。邪热煎熬津液成痰，故痰黏。苔薄黄、脉浮滑数，为风热侵袭而热势较甚之象。

［成痈期——瘀热内结］

症状：壮热不退、咳嗽气急，咳吐黄稠脓痰，气味腥臭，胸胁疼痛，转侧不利，烦躁不安，口燥咽干。舌质红，苔黄腻，脉滑数或洪数。

病机分析：邪热蕴肺，血脉瘀阻，瘀热内结成痈为本期的主要病机。热邪内盛，化火成毒，壅滞肺气，瘀阻肺络，故见壮热不退、咳嗽气急、胸胁疼痛、转侧不利等症。瘀热内结成痈，故咳吐脓痰腥臭。热毒扰心，则烦躁不安。热邪耗津，故口燥咽干。舌红，苔黄腻，脉滑数或洪数，均属热势亢盛之象。

［溃脓期——血败肉腐］

症状：咳吐大量脓痰，或如米粥，或痰血相兼，腥臭异常，胸中烦满而痛，身热面赤，口渴喜饮。舌质红，苔黄腻，脉滑数。

病机分析：热壅血瘀，血败肉腐，化为痈脓。此期则痈肿内溃，故排出大量腥臭脓痰。肺中蓄脓，肺气不利，肺脉瘀阻，故胸中烦满而痛。热毒内蒸，故身热面赤。热耗津液，故口渴喜饮。

［恢复期——正虚邪恋］

症状：身热渐退，咳嗽减轻，脓痰日渐减少；或有胸胁隐痛，短气，自汗盗汗，心烦，口燥咽干。舌质红，苔黄，脉细数。

病机分析：正虚邪恋，阴伤气耗是本期的主要病机。由于大量脓痰排出，邪毒渐去，故发热、咳嗽、咯痰、胸痛等症逐渐减轻。但因邪正争斗，津气为热邪所耗伤，邪热未尽而气阴已亏，故见短气、自汗盗汗、心烦、口燥咽干等症。

二、治疗

（一）治疗原则

1. **清热解毒，化瘀排脓**　本病主要由于热邪犯肺，内蕴不解，热壅血瘀，血败肉腐而成。因此，清热解毒、化瘀排脓为治疗的基本原则。

2. **分期论治**　根据病期及症状表现的不同，初期应疏风散热、宣肺化痰，恢复期则应配合益气养阴以达到扶正祛邪的目的。

（二）治法方药

［初期——风热袭肺］

治法：疏风散热，宣肺化痰。

方药：银翘散加减。方中金银花、连翘、芦根、竹叶疏风清热解毒；薄荷、荆芥、淡豆豉、牛蒡子疏风散热宣肺；桔梗、甘草利肺化痰。热势较甚者，加鱼腥草、黄芩清热；咳嗽较甚者，加瓜蒌、贝母化痰止咳；胸痛加郁金、桃仁活血通络。

［成痈期——瘀热内结］

治法：清热解毒，化痰祛瘀。

方药：《千金》苇茎汤、如金解毒散加减。苇茎汤取苇茎清解肺热；薏苡仁、冬瓜仁、桃仁化浊行瘀，为治肺痈的常用方剂之一。如金解毒散则以黄芩、黄连、栀子、黄柏清热解毒；桔梗、甘草祛痰排脓。热毒内盛，可选加金银花、连翘、金荞麦根、鱼腥草、红藤、蒲公英等，以增强清肺解毒之功；烦渴甚者加石膏、知母、天花粉清热保津；胸痛甚者，加乳香、没药、郁金、赤芍活血通络定痛；咳而喘满，咯痰稠浊量多者，合葶苈大枣泻肺汤泻肺逐痰。

［溃脓期——血败肉腐］

治法：清热解毒，化瘀排脓。

方药：《千金》苇茎汤合加味桔梗汤加减。加味桔梗汤以桔梗、薏苡仁排脓解毒；贝母、橘红、甘草化痰止咳；金银花清热解毒；葶苈子泻肺逐痰；白及既能止血又治痈肿。可加鱼腥草、金荞麦根、败酱草等增强清热解毒排脓之功；痰血较多或有咯血者，加白茅根、藕节，并可冲服三七粉；烦渴者，加知母、天花粉清热生津；热毒瘀结，咯脓浊痰，有腥臭味，可合用犀黄丸，每服1～3克，每日2次，以解毒化瘀。

若形症俱实，咳吐腥臭痰，胸部满胀，喘不能卧，大便秘结，脉滑数有力，可予桔梗白散峻驱其脓，每服 0.6 克。因本方药性烈，峻下逐脓的作用甚强，一般不宜轻用，体弱者禁用。

［恢复期——正虚邪恋］

治法：益气养阴，扶正托邪。

方药：用《济生方》桔梗汤。方用桔梗、贝母、枳壳、瓜蒌仁、薏苡仁、葶苈子宣肺排脓，理气化痰；桑白皮、地骨皮、知母、杏仁清热肃肺；黄芪、当归、甘草益气生血，扶正托邪；百合、五味子养阴敛肺。方中防己可不用。恢复期亦可采用桔梗杏仁煎作为治疗的基础方剂。此外，对于肺痈恢复期的患者，还可根据临床表现的不同而适当选用药物，如气虚甚者，可加党参、太子参；阴虚甚者，加麦门冬、玉竹；纳少便溏者，加白术、茯苓、山药；低热者，加功劳叶、白薇；咯吐脓血，可加鱼腥草、金荞麦根、败酱草；咳吐脓血久延不净，可加白及、白蔹、合欢皮等。

（三）其他治法

1. 单方验方

(1) 鱼腥草：每次 30～60 克。水煎服。用于各期肺痈。〔章永红，章迅，赵镇兰. 常见内科病中医诊治. 实用乡村医生杂志，2003，10(5)：17～18. 下同〕

(2) 单味金荞麦根：晒干后以干药 250 克加清水或黄酒 1 250 毫升，密封蒸煮 3 小时，得净汁 1 000 毫升后加防腐剂备用。一般肺脓疡采用水剂；若肺脓疡脓包不易破溃，临床表现高热持续、臭痰排不出或排不尽，则以酒剂为佳，每次 40 毫升，每日 3 次；小儿酌减。

(3) 鲜薏苡仁根：60～90 克。捣汁，蒸热服，每日 2～3 次。用于肺痈溃脓期。

(4) 天丁透脓汤〔金亚诚. 天丁透脓治肺痈. 江西中医药，2003，34(241)：45〕：《千金》苇茎汤加皂角刺 30 克、桔梗 15 克，排痰临时用药。

2. 茶疗

(1) 肺痈茶(《养生治病茶疗方》)：鲜鱼腥草 30～60 克(干品 20 克)，山海螺 30～60 克，金银花 15 克，绿茶 6 克。先煎前 3 味，煮沸 10～15 分钟后加入绿茶，少沸即可。

(2) 芦根茶(《偏方大全》)：鲜芦根 100 克，冬瓜子 90 克，共煎取汁，代茶饮。

【转归及预后】

凡患本病如能早期确诊，及时治疗，在未成脓前能使痈肿得到部分消散，则病情较轻，疗程较短。老人、儿童和饮酒成癖者患之，因正气虚弱，或肺有郁热，须防其病情迁延生变。

溃脓时是病程顺与逆的转折点：① 顺证溃后声音清朗，脓血稀而渐少，臭味转淡，饮食知味，胸胁少痛，身体不热，坐卧如常，脉象缓滑。② 逆证溃后音谙无力，脓血如败卤，腥臭异常，气喘，鼻翼煽动，胸痛，坐卧不安，饮食少进，身热不退，颧红，爪甲青紫带弯，脉短涩或弦急，为肺叶腐败之恶候。

【预防与护理】

凡属肺虚或原有其他慢性疾患，肺卫不固，易感外邪者，当注意寒温适度，起居有节，谨避虚邪贼风，以防受邪致病；并禁烟酒及辛辣炙煿食物，以免燥热伤肺。一旦发病，则当及早治疗，力求在未成脓前得到消散，或减轻病情。

对于肺痈患者的护理，应做到安静卧床休息，每日观察记录体温、脉象的变化，咳嗽情况，咯痰的色、质、量、味，注意室温的调节，做好防寒保温。在溃脓后可根据肺部病位，予以体位引流；如见大量咯血，应警惕血块阻塞气道，或出现气随血脱的危症，当按“咯血”采取相应的护理措施。

饮食宜清淡，多食蔬菜，忌油腻厚味；高热者可予半流质。多吃水果，如橘子、梨、枇杷、萝卜等，均有润肺生津化痰的作用。每日可用薏苡仁煨粥食之，并取鲜芦根煎汤代茶。禁食一切辛辣刺激及海腥之品，如辣椒、葱、韭菜、黄鱼、鸭蛋、虾、螃蟹等。吸烟、饮酒者一律均须戒除。

【现代研究】

（一）介入治疗及局部治疗

1. **导管置入**[1]　常规应用大剂量头孢类抗生素加甲硝唑静脉滴注，治疗组采用中心静脉导管一套，在 CT 引导下，采用 Seldinger 方法经胸壁肺脓肿内置入中心静脉导管，用注射器抽吸脓腔内脓液，结束时脓腔内保留阿米卡星 0.2 克和糜蛋白酶 2 毫克。此后根据药敏结果更改抗生素，每日治疗 1～2 次，同时全身静脉滴注敏感抗生素和对症支持疗法。该治疗方法能迅速清除大量的脓性分泌物，促进肺部的炎症吸收消失以及脓腔闭合，加快病灶愈合。本研究置管组患者有效率为 94.7%。经胸壁中心静脉导管肺脓肿内置入，方法简单，管壁纤细柔软，无抗原性，组织相容性好，可长期体内保存；在治疗中便于观察、引流、脓腔冲洗、调整导管尖端的位置或更换导管；特别适于肺脓肿巨大、常规内科治疗无效、年老体弱或有心肺疾患不宜手术的患者。

2. **局部引流**[2]　对 48 例肺脓肿患者行介入引流术(31 例行环甲膜穿刺引流术，17 例行经皮穿刺引流术)，40 例肺脓肿常规内科治疗，定期作 DR 复查，然后把两组病例资料进行统计、对比。结果介入引流术 1 个月内治愈 28 例，治愈率为 58.33%；2 个月内治愈 42 例，治愈率为 87.78%；3 个月内治愈 47 例，治愈率为 97.92%。而常规单纯内科治疗 1 个月内治愈 5 例，治愈率为 12.50%；2 个月内治愈 21 例，治愈率为 52.50%；3 个月内治愈 34 例，治愈率为 82.50%。介入治疗术明显优于常规内科治疗。结论介入治疗肺脓肿治疗时间短，治愈率高，是一种很值得临床推广的好方法。

3. **支气管肺灌洗术**[3]　对 26 例肺脓肿患者(治疗组)，经纤维支气管镜抽吸气管内脓性分泌物，适温 0.9%氯化钠溶液 30～50 毫升冲洗后，注入庆大霉素 8 万 U 及地塞米松 10 毫克，同时采用常规抗生素治疗。26 例为随机抽取既往肺脓肿患者(对照组)未行支气管肺灌洗术治疗。结果：治疗组治愈率为 88.46%(23/26)，总有效率为 100%(26/26)，平均治疗时间为 25 日，对照组治愈率为 53.85%(14/26)，总有效率为 76.92%(20/26)，平均治疗时间为 42 日，两组比较，有显著性差异($P<0.01$，$P<0.05$，$P<0.05$)。结论：经纤维支气管镜行支气管肺灌洗术治疗肺脓肿能促进引流，提高抗生素在感染部位的浓度，从而缩短病程，增加疗

效。经纤维支气管镜行支气管肺灌洗术治疗肺脓肿,同时常规使用抗生素,能迅速控制临床症状,缩短病程,提高了治愈率,使患者免于手术,又可减轻患者的经济负担。且操作简单,并发症少,值得临床推广应用。

4. **手术治疗**[4] 经抗生素及痰液引流治疗,疗效差者,在全身状况和肺功能允许的情况下,可考虑外科手术。适应证为:慢性肺脓肿经内科治疗3个月以上,脓腔仍不缩小,感染不能控制或反复发作;并发支气管胸膜瘘或脓行竟抽吸冲洗仍疗效不佳者;大咯血经内科治疗无效或危及生命者;支气管阻塞疑为支气管肺癌致引流不畅的肺脓肿。

(二)中医治疗

1. **排脓解毒法** 楚氏[5]用桔梗50克、薏苡仁20克、川贝母20克、橘红20克、金银花20克、甘草20克、白及10克、鱼腥草30克、败酱草30克、黄芩15克,以上药物水煎至150毫升,每日2次口服。次用桔梗白散峻驱其脓,每服0.6克。

2. **通腑法** 余氏[6]用通腑泻热浊法治疗肺痈。据舌象、脉象、腹部触诊所得,用苇茎汤增其制;加用桑白皮泻肺中伏热;葶苈子泻肺中痰浊;芒硝、大黄釜底抽薪而泻痰浊热毒;芦根、鱼腥草用鲜品捣汁增强解毒清热之力。再用《济生方》桔梗汤加味调理肺气,清化余热,使受损的肺组织得以修复而善后。

3. **和解表里法** 贾氏[7]以小柴胡汤治疗肺痈急性期,药用:柴胡15克,半夏10克,黄芩10 g,太子参10克,连翘15克,芦根30克,苏叶10克,冬桑叶10 g,薄荷6克,全瓜蒌15克,象贝母10克,苦杏仁6克,桔梗6克。每日1剂,水煎服。

4. **温阳补血,散寒通滞法** 张氏[8]对发热减轻、痰由臭变为腥、由稠变稀、神疲乏力、气短懒言、面色㿠白、畏寒肢冷、唇舌青紫、大便畅通、小便清、舌质淡、苔薄、脉细的患者,以温散寒湿法治疗,用阳和汤加味〔熟地36克,鹿角胶(烊化)10克,炮姜9克,肉桂6克,麻黄6克,白芥子15克,甘草3克,全蝎粉(冲)9克〕。症状好转后,用培土生金法(香砂六君子汤加黄芪)。认为肺痈为内科常见疾病之一,一般为风热火毒、蕴滞于肺、热壅血瘀、蕴毒化脓而成,用千金苇茎汤加味效果良好,但此病到了后期出现了“神疲乏力,面色㿠白,畏寒肢冷”阳虚的现象,故用阳和汤加辛味全蝎温阳散寒,解毒通络。

【小结】

肺痈以发热、咳嗽、胸痛、咳吐大量腥臭脓痰为特征。主要由于热邪犯肺,内蕴不解,以致热壅血瘀、血败肉腐而化脓成痈。

本病在溃脓之前,一般均属实证,溃脓之后为正虚邪恋的虚实夹杂证。病程的不同阶段,表现不同的证候特点。治疗以清热解毒、化瘀排脓为基本治则,一般初期宜疏风散热、宣肺化痰;成痈期宜清热解毒、肃肺化瘀;溃脓期宜清热解毒、化瘀排脓;恢复期宜益气滋阴、扶正托邪。

近年来,应用中医的理法方药,对西医学的肺脓肿进行治疗及研究,取得了一定的成绩。

附方

(1)银翘散《温病条辨》:豆豉 荆芥 薄荷 牛蒡子 金银花 连翘 桔梗 甘草 淡竹叶 芦根。

(2)苇茎汤《备急千金要方》:苇茎 薏苡仁 桃仁 冬瓜仁。

(3)如金解毒散《景岳全书》:桔梗 甘草 黄芩 黄连 黄柏 栀子。

(4)葶苈大枣泻肺汤《金匮要略》:葶苈子 大枣。

(5)加味桔梗汤《医学心悟》:桔梗 甘草 贝母 橘红 金银花 薏苡仁 葶苈子 白及。

(6)犀黄丸《外科全生集》:牛黄 麝香 乳香 没药。

(7)桔梗白散《外台秘要》:桔梗 贝母 巴豆。

(8)桔梗汤《济生方》:桑白皮 桔梗 贝母 当归 瓜蒌仁 黄芪 枳壳 甘草 百合 防己 薏苡仁 五味子 地骨皮 知母 杏仁 葶苈子。

(9)桔梗杏仁煎《景岳全书》:桔梗 杏仁 甘草 金银花 贝母 枳壳 红藤 连翘 夏枯草 百合 麦门冬 阿胶。

【现代研究】主要参考文献

[1] 董淑芬,金普乐.导管置入治疗巨大肺脓肿19例[J].临床荟萃,2006,21(9):1249~1250.

[2] 刘开华,刘国爱.介入治疗肺脓肿的临床研究[J].中国医学理论与实践,2004,14(9):1369.

[3] 李泽,刘琨,施萍.经纤维支气管镜行支气管肺灌洗术治疗肺脓肿的临床观察[J].实用临床医学,2004,5(5):28~29.

[4] 王吉耀.内科学(普通高等教育“十五”国家级规划教材)[M].北京:人民卫生出版社,2005:98~99.

[5] 楚华,李昭霞,李学良.排脓解毒法治疗肺痈31例[J].实用中医内科杂志,2003,17(3):224~225.

[6] 余明秀.通腑法在急重症中的运用[J].中国中医急症,2005,14(4):309.

[7] 贾凤兰.小柴胡汤治疗急性病症举隅[J].山西中医,2002,18(6):50.

[8] 张德莲.阳和汤的临床运用举隅[J].泸州医学院学报,2002,25(2):134.

肺 胀

【定义】

肺胀是因咳嗽、哮喘等证,日久不愈,肺脾肾虚损,气道滞塞不利,出现胸中胀满、上气咳喘、动辄尤甚,或伴痰涎壅盛,甚则面色晦暗、唇舌发绀、颜面四肢浮肿、病程缠绵、经久难愈为特征的疾病。

【历史沿革】

早在《内经》中即有肺胀的记载,如《灵枢·经脉》谓:“肺手太阴之脉……是动则病肺胀满,膨膨而喘咳。”《灵枢·胀论》说:“肺胀者,虚满而喘咳。”说明肺胀是一种虚实相兼的复杂证候。

汉代张仲景《金匮要略·肺痿肺痈咳嗽上气病脉证治》云:“上气喘而躁者,属肺胀,欲作风水,发汗则愈”;“咳而上气,此为肺胀,其人喘,目如脱状,脉浮大者,越婢加半夏汤主之”、“肺胀,咳而上气,烦躁而喘,脉浮者,心下有水,小青龙加石膏汤主之。”这些论述指出了肺胀的特点是咳而上气、喘、躁,目如脱状。观《金匮要略》中条文,肺胀的病机,似属素有水饮内蓄,因外感而触发,其证候类型有寒饮郁肺的射干麻黄汤证,痰浊壅塞的皂荚丸证,水饮内结的泽漆汤证,水饮上迫的厚朴麻黄汤证,饮热互结热盛于饮的越婢加半夏汤证,饮热互结饮盛于热的小青龙加石膏汤证等,为后世治疗肺胀奠定了基础。

唐代孙思邈《备急千金要方·肺实热》则提出“肺实热”可致肺胀:“右手寸口气口以前脉阴实者,手太阴经也,病苦肺胀汗出,若露上气喘,咽中塞,如欲呕状,名曰肺实热也。”还有“肺胀气戗胁下热痛”、“肺胀胁满呕吐上气”等症状的描述,皆是指肺实热证而言。

宋代《圣济总录·肺藏门》肺胀的特点是既咳且喘,而且有气满胀感:“其证气满胀,膨膨而咳喘。”如无胀满,则咳归咳嗽、喘归气喘,说明肺胀是作为一个独立的病名出现。

元代朱丹溪《丹溪心法·咳嗽》指出肺胀与痰瘀互结有关:“肺胀而嗽,或左或右,不得眠,此痰挟瘀血碍气而病,宜养血以流动乎气,降火疏肝以清痰。”并根据表现判断预后:“有嗽而肺胀壅遏不得眠者,难治。”明代戴思恭在《丹溪心法》中注云:“肺胀者,动则喘满,气急息重。”精辟地概括了肺胀的表现。在治疗上,朱丹溪提出痰挟瘀血者,宜四物汤加桃仁、诃子、青皮、竹沥、姜汁之类;无外邪而内虚之肺胀,用诃子、海浮石、香附、瓜蒌仁、青黛、半夏、杏仁、姜汁为末,蜜调噙化之,以敛肺化痰。后世各家名著如《证治准绳》、《古今医鉴》、《医宗必读》、《张氏医通》、《杂病源流犀烛》等,除本《金匮要略》之说外,均宗丹溪之论,丹溪治疗肺胀之方法,对后世影响颇大。

在临床分类上,明代李梴《医学入门·卷四·咳嗽》还提出“若虚胀喘”、“水停蓄胀”、“因火伤极无水以升而胀”等多种不同病因之肺胀。清代李用粹《证治汇补·卷五·肺胀》提出还有“痰挟瘀血碍气”、“风寒郁于肺中”、“停水不化,肺气不得下降”、“肾虚水枯,肺金不敢(得)下降”、“气散而胀”、“气逆而胀”等证型,对临床辨证有一定参考价值。

【范围】

根据肺胀的临床证候特点,凡慢性咳喘而有胸闷胀满者,如西医学的慢性气管炎合并肺气肿、呼吸衰竭、慢性肺源性心脏病和老年性肺气肿等,均可参照本篇辨证论治。至于肺性脑病,可按肺胀的危重变证进行相应的急救处理。

【病因病机】

肺胀是由于慢性咳喘气逆长期反复发作,以致引起五脏功能失调,气血津液运行敷布障碍,终致肺失肃降、肾不纳气。故其病位主要在肺,兼及他脏。在病理因素上可以有以下几种情况。

1. **水停痰凝** 肺胀多因脾肾阳虚,以致水停痰凝而发。脾阳不足,则津液转输无能,水津停滞,积而为饮,饮聚成痰,痰随气上逆,上干于肺,久则阻塞气道,呼吸不利,而为肺胀;肾阳虚衰,下焦阴寒之气,挟水饮上逆于肺,可致喘咳气逆而为肺胀。若水停痰凝为外邪引动,则症状更为加重,并可见面浮目脱、喘逆上气。

2. **气虚气滞** 气根于肾,主于肺。咳喘日久,经年不瘥,必伤肺气;由肺及肾,必致肺肾俱虚。肺不主气而气滞,肾不纳气而气逆,当升不升,当降不降,肺肾之气不能交相贯通,以致清气难入,浊气难出,滞于胸中,壅塞于肺而为膨膨胀满。如隋代巢元方《诸病源候论·气病诸候》说:“肺主于气,邪乘于肺则肺胀,胀则肺管不利,不利则气道塞,故气上喘逆。”亦有因年老体弱,下元虚惫,以致气不归根,逆而上冲,下虚上盛,使肺气胀满,发为本病的。

3. **痰瘀相结** 肺胀咳逆,日久不愈,不仅损伤肺肾之气,而且势必导致瘀滞,盖气不煦则血不濡,而成气血瘀滞之证;脾为生痰之源,脾虚则痰生,痰瘀互结,络脉阻滞,则可出现痰涎壅盛、唇暗舌紫、手足青黑等证候。如《丹溪心法·咳嗽》说:“肺胀而嗽,或左或右不得眠,此痰夹瘀血碍气而病。”

肺胀发病中的各种病理因素多由正虚而生,或为肺肾气虚,或为肺肾阴虚,或为脾肾阳虚;正虚邪实互为因果,彼此影响,故致病情缠绵难愈。

【诊断与鉴别诊断】

一、诊断

(一) 发病特点

长期慢性咳喘,常因外感诱发咳、喘、痰、肿四大主症加重;发病后病情缠绵难愈。

(二) 临床表现

肺胀的临床特点,主要是咳、喘、痰、肿四项主症并见。且咳、喘、痰、肿特征性地表现为:长期咳嗽,反复发作,日久不愈;咳则气短不续,呼多吸少,可闻喘鸣;咳喘常伴痰涎壅盛,可闻痰鸣;胸中胀满,并见四肢或颜面浮肿。外感未解者,可兼见寒热;若气病及血,则可出现唇暗舌紫,手足青黑晦暗;严重者可并发闭证、脱证。

二、鉴别诊断

一般咳嗽、哮喘 一般咳嗽、哮喘临床表现多为咳、喘、痰三症并见,而不出现面、身浮肿;而肺胀发作,则多咳、喘、痰、肿四症并见。一般咳嗽、哮喘,其发作经过治疗得到控制和缓解之后,其胸中胀满不舒,亦多随之消除;而肺胀之咳喘虽经治疗缓解,但其气短不续,胸中胀满,则常持续存在。

【辨证论治】

一、辨证

(一) 辨证要点

1. **辨虚实** 肺胀是本虚标实之候,因此在辨证上要辨其夹有水饮、痰浊、气滞、瘀血等实邪。见心下悸、气逆、面浮、目如脱者为夹有水饮而水气上逆；黏痰、浊痰壅塞、不易咯出为痰浊凝滞；膨膨胀满明显者为夹有气滞、气逆胸中；面色晦暗、唇舌发青、手足青黑为夹有瘀血。

2. **辨标本**　肺胀兼感外邪，以致症状加重，当急则治其标，解表宣散，逐饮化痰，利气降逆，调气行血，辨其何者为主，分别施治。一俟标证得解，仍当缓图治本。如果标急本虚均较明显，亦可标本同治。

（二）证候

实证

［寒饮射肺］

症状：恶寒发热，身痛无汗，咳逆喘促，膨膨胀满，气逆不得平卧，痰稀泡沫量多，口干不欲饮。苔白滑，脉象浮紧。严重者可有面浮目脱，唇舌发青。如兼见烦躁、口渴、舌苔薄黄不滑，为“寒包热”之证。

病机分析：素有脾肾阳虚，水饮内停，复感风寒，寒饮相搏，上射于肺；外寒犯肺，故见恶寒发热、身痛无汗、咳逆喘促；寒饮射肺，气滞于胸，故见痰稀而有白色泡沫，膨膨胀满，气逆不得平卧；脾失转输，饮留胃中，津失上承，故见口干而不欲饮；苔白而滑，脉象浮紧皆外寒犯肺之征。水气壅盛上逆，故见面浮目脱；气滞血瘀，则见唇舌发青。郁热内生，或饮郁化热则见烦渴、苔薄黄不滑。

［痰热壅肺］

症状：发热不恶寒，气急胀满，咳喘烦躁，痰黄黏稠，不易咯出，面红，目如脱状，口干但饮水不多。舌苔黄腻质红，脉浮数。

病机分析：脾虚生痰，郁而化热，或兼肺肾阴虚、热由内生而痰热相搏，壅结于内；加之感受外邪，外邪与痰热相合，郁遏肺气，故见发热而不恶寒、气急咳喘；痰热内盛，壅塞肺气，故见烦躁、胸闷胀满、痰黄而稠；痰热壅逆于上，而见面红、目如脱状；肺热耗津而痰热内盛，则口干少饮水、舌红苔腻；脉现浮数为兼感外邪。

虚证

［肺肾两虚］

症状：气短，语声低怯，动则气喘，或见面色晦暗，或见面目浮肿。舌淡苔白，脉沉而弱。若肺肾阴虚则见咳嗽痰少，胸满烦躁，手足心热，动则气促，口干欲饮，舌红苔净，脉沉细。

病机分析：肺主气，肾纳气，肺为气之主，肾为气之根，肺虚则清肃失司，肾虚则纳气无能，清气难入，浊气难出，故胸满喘促，动则气短；肺气不足故语声低怯；面色晦暗为气虚血瘀之象；面目浮肿示气虚水停；舌苔淡白，脉沉而弱亦是肺肾气虚之征。肺肾阴虚，热由内生，故见手足心热、口干烦躁；肺阴内亏，肃降无权，则胸满、咳嗽不止而痰少艰咯；舌红无苔、脉象沉细属肺肾阴虚之征。

［脾肾阳虚］

症状：胸闷气憋，呼多吸少，动则气喘，冷汗自出，四肢不温，畏寒神怯，小便清长或失禁。舌淡而嫩胖，脉微细。

病机分析：咳喘日久，脾肾阳虚，寒饮上逆，故见胸闷气憋；肾不纳气故见呼多吸少，动则气喘；肾阳不足，故见冷汗自出，四肢不温，畏寒神怯，小便清长或失禁。舌淡嫩胖，脉象微细，亦属脾肾阳虚之征。

闭证

［寒痰内闭］

症状：面色青黑，四肢发凉，六脉沉伏，神志恍惚或不清，痰声漉漉，痰塞气壅，甚则舌短卷缩，言语不清。

病机分析：痰塞气壅，痰迷心窍，故神志恍惚或不清，舌短卷缩，语言不清；阳虚气弱，血运瘀滞，则见面色青黑；阳气闭塞，则脉伏肢凉，总属阳气内闭之证。

［热痰内闭］

症状：面赤谵语，胸中闷胀，烦躁不安，神志不清，喉间黏痰难出，甚则舌强难言。舌质红、苔黄腻。

病机分析：痰热内壅，蒙蔽心窍，则神志不清，谵语、舌强；痰阻气滞，故胸中胀闷；邪热内盛，故面赤烦躁；舌质红、苔黄腻为痰热之征。

脱证

症状：胸高气促，额汗如珠，或冷汗自出，四肢厥逆，神识不清，喉间鼾声，鼻尖发冷。脉微欲绝。

病机分析：胸高气促，鼻尖发冷，额汗如珠为阳气上脱；四肢厥逆，冷汗自出，脉微欲绝为阳气外脱，严重时上述症状可以同时出现。本证为生命垂危之表现。

二、治疗

（一）治疗原则

1. **清泻肺热，贯彻始终**　肺胀多因痰热郁肺而加重，甚则进一步引发痰蒙神窍，而致闭、脱之变。因此，清泻肺热应是首要的治疗原则。痰热壅肺时，清泻肺热有釜底抽薪之功，用量宜重；若肺热减轻，或为肺肾气虚，或为阳虚水泛，可减轻清泻肺热药味，但不可停用，因肺热可能因气候变化等随时加重而使病情恶化。

2. **高度重视化瘀利水**　肺胀是长期肺系病变发展的结果，久病肺朝百脉、心主血脉功能受损，则周身血行瘀滞不畅；血不利则为水，且肺胀病及五脏，肺、脾、肾之水液代谢功能失常，而致饮邪内停，凌心射肺，外溢肌肤。故肺胀治疗，化瘀利水为关键之一。

3. **及时扶正固本**　肺胀日久，必致肺、心、肾三脏俱虚。致使卫外不固，易感外邪；血行瘀滞，百病丛生；气化失利，水湿内停，使病情日益恶化。故应及时扶正固本，其中补益心、肺、肾是重中之重。

具体治法如下。

1. **宣散**　兼有外感者，急则治标，当宣散以祛邪。

2. **化饮**　脾肾阳虚，水饮内蓄，水气上逆，宜温化水饮。如兼感外寒者，可以外散表寒、内逐水饮。

3. **清热**　风寒化热，或痰热内盛者，宜清肃肺热。

4. **化痰**　痰壅气急，痰塞难出，甚则痰迷心窍者，应化痰为治。如属痰热壅肺，宜清肺化痰；如属寒痰阻滞，则宜温化痰湿。

5. **益气**　肺肾气虚，或有脾虚，当以益气为主；气虚并见血瘀，则宜益气活血。

6. **养阴**　用于肺肾阴虚，或阴虚内热之肺胀。

7. **温阳**　用于脾肾阳虚之肺胀。若因阳虚而饮邪上逆，则可温阳与化饮同时应用。水饮不化，亦可单纯温阳。

8. **纳气**　肾不纳气者宜益肾纳气；如肾阴不足则可滋阴合纳气同用。

9. **开闭**　用于痰壅气塞、蒙蔽心窍而神识不清。寒痰阻闭宜温阳开闭，或益气开闭；热痰阻闭宜清热开闭。

10. **固脱**　用于肺胀脱证，以回阳固脱为治。

(二) 治法方药

实证

［寒饮射肺］

治法：外散寒邪，内逐水饮。

方药：小青龙汤加减。方中麻、桂解表宣肺平喘，芍药与桂枝相伍调和营卫，干姜、细辛、半夏散寒降逆蠲饮，配五味子之收敛，可防麻黄、桂枝、干姜、细辛肺气耗散太过之弊。

如属"寒包热"证，则可用小青龙汤加石膏汤及厚朴麻黄汤寒热兼治。

［痰热壅肺］

治法：清热化痰，下气止咳。

方药：清气化痰丸加减。本方即二陈汤去甘草，加黄芩、瓜蒌、枳实、杏仁、胆南星而成，为治痰热的要方。方中黄芩、瓜蒌清热化痰，枳实助陈皮行气散结，茯苓健脾渗湿，杏仁宣肺下气，胆南星佐半夏燥湿化痰，共奏清热化痰、下气止咳之功。

如兼有表热者，可用越婢加半夏汤合小陷胸汤以治之。

虚证

［肺肾两虚］

治法：补益肺肾，止咳平喘。

方药：人参蛤蚧散加减。方中蛤蚧补肺肾而益精血，定喘止嗽；人参大补元气；茯苓、甘草和中健脾；杏仁、贝母化痰下气；桑白皮配知母泻肺清金，伍茯苓利水消肿；甘草合贝母润肺止咳。对于久嗽不已、肺肾两虚之肺胀或肺痿者，尤为适用。对新咳有外邪者，则不能误用。

若肺肾两虚而喘者，则可加人参胡桃汤，以加强纳气归肾、降逆散饮之功。若肺肾阴虚者，则可改用百合固金汤，或麦味地黄丸，以滋养肺肾；病情稳定缓解后，可选《百一选方》之皱肺丸以巩固疗效；有瘀象者，则改用《普济方》之皱肺丸，以去瘀而益肺；若系肺痨发为肺胀者，宜选《证治准绳》之皱肺丸以善其后。

［脾肾阳虚］

治法：脾肾双补，温阳纳气。

方药：金匮肾气丸加减。方中熟地滋补肾水，而以泽泻宣泄肾浊以清之；山茱萸有温涩之力，而以丹皮清泻以佐之；山药为健脾补益之品，而以茯苓淡渗脾湿以和之。因此上述六味为寓泻于补，补肾而利开合，合桂附温阳之力，以纳气归元，故适用于脾肾阳虚之肺胀。

闭证

［寒痰内闭］

治法：温阳化痰开闭。

方药：三生饮加减。方中附子、川乌祛寒通络，胆南星祛风化痰，三味皆用生品，取其力峻而行速；少佐木香以理气，使气顺而痰行；生姜用至15片，既能发散寒邪，驱除浊阴，且能减川乌、附子、胆南星之毒。

若有气虚欲脱，可改用独参汤送服苏合香丸以解郁开窍。

［热痰内闭］

治法：清热涤痰开窍。

方药：竹沥水送服猴枣散，或至宝丹。竹沥水清心化痰，送服猴枣散涤痰息风，至宝丹镇惊开窍。

脱证

治法：回阳固脱。

方药：四逆汤加减。方中生附子大辛大热，回阳祛寒，配干姜温中散寒，佐甘草和中益气，有补正安中之功。

亦可用参附汤送服黑锡丹，以温阳益气、救逆固脱。

(三) 其他治法

1. **单方验方**

(1) 杏仁、胡桃肉各60克，共研为细末，加生蜂蜜少许调服，每日3次，每次用药末3克。适用于肺肾气虚而肺胀者。

(2) 生梨1个，柿饼2个，同煎。适用于肺肾阴虚而肺胀者。

(3) 百合、枸杞子各250克，研细末蜜丸，每日3次，每次10克。适用于肺肾阴虚而肺胀者。

(4) 紫河车1具，焙干研末，每次3克，每日3次。适用于脾肾阳虚之肺胀。

2. **针灸**

(1) 灸法：偏于肺气虚者，灸肺俞4～6壮、风门4～6壮、定喘4～6壮、合谷4～6壮、列缺4～8壮、膻中4～6壮；偏于脾气虚者，灸足三里或上巨虚3～9壮、丰隆3～9壮、脾俞或胃俞3～7壮、风门或肺俞3～7壮、中脘3～7壮、大椎3～5壮；偏于肾气虚者，灸肾俞或命门3～7壮、气海或关元3～7壮、太溪或照海3～9壮、大椎3～5壮、肺俞3～7壮。

(2) 耳针：取穴以神门、肺、肾上腺、支气管、交感为主穴。痰多加脾，喘满加肝，食少加胃，烦躁加心，体虚加肾。长期使用耳针治疗，可以用皮质下代替神门，内分泌代替肾上腺，气管代替肺，咽喉代替平喘。

(3) 头皮穴针：取穴额中线、顶中线、双侧额旁1线、双侧额旁2线。

(4) 梅花针疗法〔杨光．慢性阻塞性肺气肿的针灸治疗．中国全科医学，2004，7(6)：372～275〕：发作时采用胸腰部、前后肋间、剑突下、孔最、大小鱼际、气管两侧；平时未发作时，采用脊柱两侧、气管两侧、前后肋间、剑突下、颌下。重点扣打胸、腰部，前后肋间、中脘等。

3. **穴位敷药法**　取穴双侧定喘、双侧肺俞、双侧膏肓、中府、神道、身柱。将白芥子、细辛、延胡索、甘遂(3∶2∶3∶2)研成细末备用，六神丸研末备用，姜适量(用时捣烂取汁)，将4药混合的药末用生姜汁调和后摊在油纸上，做成小饼状，再将六神丸粉末适量均匀按压在药饼中心处，然后将药饼敷在事先选准的穴位上，用胶布固定。每年夏季的初、中、末3个"伏天"的第1日各贴1次，每次敷药时间儿童是20～30分钟，成人是6～8小时，3年为一个疗程。

4. **足浴**　热水保持在40～50℃，水量浸过脚面，浸泡15～30分钟为宜，中途不停加热水，以全身微汗为佳，同时双手交替按摩涌泉、太溪、丰隆、足三里等穴位，直至双脚皮肤红、热为止。

【转归及预后】

肺胀因久病咳喘而引起，一般多属进行加重，及时治疗咳喘则可使病势减轻，恶化减缓。

《证治汇补》说："肺胀壅遏，不得眠卧，喘息鼻煽者，难治。"《金匮要略》提到："上气，面浮肿，肩息，其脉大，不治，又加利尤甚。"分别说明肺胀如喘不得卧、鼻翼煽动者治疗困难；面浮、喘息动肩、脉浮大无根者，为气不归肾，预后极差；如再加下利，则气脱液竭，其病益甚，使预后更差。

本病的治疗比较困难，如果最后发生痰迷心窍，神识不清，或阳气外脱，皆属危重急症，一般及时抢救，尚能使病情缓解，但反复多次发生者，预后不良。

【预防与护理】

因本病由咳喘引起，故预防咳喘尤为重要。平素宜慎风寒，戒烟酒，避免发生咳喘之证。另外加强锻炼，增强体质，提高抗病能力，亦属重要措施。

【现代研究】

（一）肺胀相关疾病中医证型研究

1. **血液流变学**　吴氏等[1]发现肺肾气虚型肺胀者($n=33$)的全血黏度、血浆比黏度、全血还原黏度、红细胞压积、血沉方程K值均比健康成人($n=32$)的血流变学增高，提示肺肾气虚型肺胀者血液黏滞性增高。王氏[2]通过血液检测表明：肺胀血瘀证均不同程度存在血流变学异常，血瘀重证存在血液高凝状态。观察到其中50例血液黏滞度增高。有研究[3]发现肺胀患者的血小板聚集、粘附明显高于正常。肺胀肺肾气虚血瘀证患者全血黏度明显增高，红细胞压积高于正常人；肺脾气虚血瘀证患者的全血黏度则基本正常或略高，红细胞压积的值波动较大。

2. **肺功能**　经观察[4]发现，肺胀肺肾气虚证患者肺总量、残气量增加，弥散量明显减少，肺顺应性静态增加，动态正常或稍低，肺弹性回缩显著降低，红细胞压积多<45%，氧分压(PO_2)静息时轻度减低、运动时显著减低，二氧化碳分压(PCO_2)一般正常。主要病理改变为全小叶型或小叶中央型肺气肿。

3. **胸部X线表现**[5]　① 肺胀痰浊壅肺证患者：初起多数有肺纹增多、增粗，部分肺纹扭曲变形；久病肺纹显得紊乱、模糊，并有不规则的中断现象，肺内有时可见到多个斑片状或片絮状阴影，边界模糊，密度较低；肺间质中可见到网织状阴影。② 肺胀痰热郁肺证患者：两肺野下部中内带呈现不规则的小片状或斑片状边界模糊的阴影；病灶通常较小，但如广泛密集，可融合成为密度深浅不一的节段或大片状；如果病灶很细小，即可表现为不规则的小粒状密影。③ 肺胀肺肾气虚证患者：肺部及横膈的改变较为突出，胸部呈圆桶形，心影呈水滴状或狭长形；位于肺野近外带的血管纹理变纤细且直，分叉减少；随着病变的发展，于肺野外带的血管纹理可完全消失，肺静脉变细，但肺内带及肺门的肺血管阴影反而增粗。④ 阳虚水泛证：右心房、右心室扩大，以右室扩大为主，心胸比值增大；肺动脉段突出，右下肺动脉明显扩大；胸腔积液较常见，可一侧或双侧；肺内无充血改变。

（二）临床研究

1. **中药直肠滴注法治疗肺性脑病**　在西医学常规吸氧、控制感染、解痉平喘、纠酸、控制心衰、给予呼吸兴奋剂、肾上腺皮质激素等综合治疗基础上，加用中药加味宣白承气汤(石膏、瓜蒌、杏仁、大黄、半夏、石菖蒲、芦根、桃仁、鱼腥草、丹参)直肠滴注。滴速为60滴/分钟，先滴入100毫升，停半小时后再滴入100毫升。每日2剂，7日为一个疗程。经治一个疗程后，显效10例、有效7例、无效3例。谢氏[6]认为直肠滴注中药汤剂确具有起效迅速、操作简便、制作要求低、无创伤等优点，尤其是能充分体现中医辨证施治的传统特色，为中医参与临床危重病症的抢救开辟了一条新的给药途径，值得试用。

2. **中药制剂的物化吸入**　雾化吸入治疗由于简单、方便、易操作、疗效好、临床副作用较少，现已被广泛地应用于呼吸系统疾病，成为治疗呼吸系统疾病的一个重要辅助手段。陶氏[7]在综合治疗的同时，给予菖蒲雾化合剂(石菖蒲、丹参、金银花、甘草、黄芩等)雾化吸入治疗慢性肺心病呼衰失代偿期56例，并与丹参针雾化吸入组28例做对照，结果两组分别显效19例、5例，有效31例、15例，总有效率89.3%、71.5%。徐氏等[8]用双黄连针雾化吸入治疗上呼吸道感染210例，亦取得满意效果。

3. **中药辅助脱机**[9]　对机械通气支持治疗的呼衰患者予以中药呼衰Ⅰ号(黄芪、西洋参、麦门冬、五味子、浙贝母、全瓜蒌、胆南星、半夏、赤芍、丹参、石菖蒲)水煎剂口服，配合静滴丹参、黄芪，并根据患者具体情况予以适当的压力支持或间断脱机。结果表明，中药能够明显缩短机械通气时间和脱机过程；治疗组机械通气时间、脱机时间及RICU住院时间较之对照组明显缩短($P<0.05$)；脱机后患者通气功能较对照组改善明显。提示及早应用中药治疗能够减少脱机困难及死亡率，提高机械通气治疗效果，改善患者的预后。

4. **刺络放血法**　张氏[10]在西医学规范基础上，对60例急性加重期肺心病(刺络放血组)进行针刺治疗(三棱针)，取穴大椎、肺俞(双)、孔最(双)、丰隆(双)；然后拔罐10分钟，使血充分流出。刺络放血组与单纯西医治疗组对照，2个疗程后统计：刺络放血组总有效率96.7%，对照组总有效率66.67%。两组有非常显著性差异。

（三）单味中药与针剂

1. **大黄**　雷氏等[11]认为大黄对Ⅱ型呼吸衰竭伴发中毒性肠麻痹的疗效优于西沙必利，且可使整体病情恢复加快，1星期内脱机成功率提高。

2. **甘草**　王氏等[12]研究甘草和甲泼尼松龙对COPD伴有呼吸衰竭的患者外周血白细胞糖皮质激素受体的影响，结果甘草能够逆转激素对自身受体的下调作用，显著增强和延长激素疗效。

3. **参麦注射液**　赵氏等[13]认为参麦注射液与氨茶碱均能显著提高动脉氧分压，降低二氧化碳分压($P<0.01$)。

4. **清开灵注射液、复方丹参注射液**　李氏等[14]将120例肺心病呼吸衰竭的患者随机分为治疗组与对照组，两组均予西医学常规处理，治疗组加用清开灵注射液及复方丹参注射液静脉滴注，结果治疗组总有效率及血气分析结果、血液流变学指标均优于对照组。

5. **红花注射液、鱼腥草注射液**　杨氏等[15]在常规治疗的基础上用红花注射液、鱼腥草注射液混合后雾化吸入，对纠正COPD的缺氧、改善血液高凝状态、减少肺血栓形成、提高肺功能均有积极的临床意义。

6. **穿琥宁注射液**　刘氏等[16]研究发现穿琥宁注射液能降低细胞因子水平，清除气管炎性介质，阻止气管炎症的发展，与西药合用于COPD急性加重期伴有呼吸衰竭的患者可取得更好的疗效。

【小结】

肺胀是久患咳喘，以致胸中烦闷胀满、喘咳上气的慢性疾病。为正虚邪实、虚实夹杂的证候，正虚主要是肺肾两虚(气虚或阴虚)及脾肾阳虚，邪实则可夹有水饮、痰热、气滞、血瘀。肺胀辨证要分辨虚实及标本，证候中可分夹有外邪者(寒饮射肺、痰热壅肺)，不夹外邪者(肺肾两虚、脾肾阳虚)及危重证候(闭证、脱证)，分别予以辨证施治。由于久病喘咳引起，预后较差。

附方

(1) 小青龙汤(《伤寒论》)：麻黄　桂枝　芍药　细辛　干姜　甘草　五味子　半夏。
(2) 厚朴麻黄汤(《金匮要略》)：厚朴　麻黄　石膏　杏仁　半夏　干姜　细辛　小麦　五味子。
(3) 清气化痰丸(《医方考》)：瓜蒌仁　黄芩　茯苓　枳实　杏仁　陈皮　胆南星　半夏。
(4) 越婢加半夏汤(《金匮要略》)：麻黄　石膏　半夏　生姜　大枣　甘草。
(5) 小陷胸汤(《伤寒论》)：黄连　半夏　瓜蒌实。
(6) 参蛤散(验方)：人参　蛤蚧。
(7) 人参胡桃汤(《济生方》)：人参　胡桃　生姜。
(8) 百合固金汤(《医方集解》)：生地　熟地　贝母　百合　麦门冬　玄参　当归　白芍　桔梗　甘草。
(9) 麦味地黄丸(《小儿药证直诀》)：六味地黄丸加麦门冬　五味子。
(10) 肾气丸(《金匮要略》)：生地　山茱萸　山药　泽泻　茯苓　丹皮　桂枝　附子。
(11) 三生饮(《和剂局方》)：生天南星　生川乌　生附子　木香　生姜。
(12) 独参汤(《景岳全书》)：人参。
(13) 苏合香丸(《和剂局方》)：白术　青木香　犀角　香附　朱砂　诃子　白檀香　安息香　沉香　麝香　丁香　荜茇　龙脑　苏合香油　乳香。
(14) 猴枣散(验方)：猴枣　羚羊角　天竺黄　川贝母　沉香　礞石　麝香　硼砂。
(15) 至宝丹(《和剂局方》)：犀角　玳瑁　琥珀　朱砂　雄黄　龙脑　麝香　牛黄　安息香　银箔　金箔。
(16) 四逆汤(《伤寒论》)：附子　干姜　甘草。
(17) 参附汤(《妇人良方》)：人参　附子。
(18) 黑锡丹(《和剂局方》)：沉香　附子　葫芦巴　阳起石　小茴香　补骨脂　肉豆蔻　川楝子　木香　肉桂　黑锡　硫黄。
(19) 皱肺丸(《百一选方》)：五味子　人参　桂枝(去皮)　款冬花　紫菀　白石英(微带青色者)等份为末，用羯羊肺一具，去皮光杏仁半斤，水同煮，以肺烂为度，去筋膜沫，与杏仁同研极细，合众药候丸，得成丸如梧桐子大，阴干，每服五、七十丸至百丸不妨，糯米饭饮下，食后卧服。
(20) 皱肺丸(《普济方》)：五灵脂　柏子仁　胡桃。
(21) 皱肺丸(《证治准绳》)：款冬花　知母　秦艽　百部　紫菀茸　贝母　阿胶　糯米　杏仁。

【现代研究】主要参考文献

[1] 吴建华，刘青，李邦阔．肺肾气虚型肺胀患者血液流变学的观察[J]．湖北中医杂志，1998，20(1)：50.
[2] 王晓华．活血化瘀法治疗肺胀临床体会——附52例病例疗效分析[J]．黑龙江中医药，1998(4)：5～6.
[3] 王琦，武维屏，王硕仁，等．益气活血化痰法对肺胀患者血液流变学的影响[J]．北京中医药大学学报，1995，18(4)：63～65.
[4] 郭凌飞，王晓伟，徐倩，等．多层螺旋CT及HRCT对肺胀肺肾气虚证的诊断价值[J]．中国中医急症，2005，14，(1)：50～51.
[5] 陈仲垣，甘伟雄，刘利．肺胀辨证分型的X线表现[J]．广东医学院学报，2003，21(5)：56.
[6] 谢邦军，史国梅，肖琳．加味宣白承气汤直肠滴注治疗痰热腑实型肺性脑病20例[J]．中医外治杂志，1997，6(3)：16.
[7] 陶凯．菖蒲雾化合剂治疗慢性呼衰失代偿期临床研究[J]．中医杂志，1996，(3)：161.
[8] 徐国力，徐峰，阎勇志．慢性肺心病急性发作期中医药临床治疗研究进展[J]．中医药信息，2004，21(5)：5～7.
[9] 李素云，马利军，吴其标．益气活血化痰开窍法为主治疗慢性阻塞性肺疾病合并呼吸衰竭疗效观察[J]．中国中医急症，2002，11(1)：9～10.
[10] 张智龙．刺络放血法治疗肺心病急发期60例疗效观察[J]．中国针灸，1990，10(5)：11～12.
[11] 雷澍，叶雪惠，吴艳春．大黄对慢性阻塞性肺疾病呼吸衰竭患者中毒性肠麻痹的治疗作用[J]．中国中医急症，2003，12(4)：318～319.
[12] 王保法，王晓红，马俊义，等．甘草对慢性阻塞性肺疾病患者糖皮质激素受体的影响[J]．中华结核和呼吸杂志，1999，22(10)：595～597.
[13] 赵旅，蔡琴，朱小鹏，等．参麦注射液与氨茶碱对30例慢性肺心病呼吸衰竭患者肺功能影响的比较研究[J]．陕西中医，2003，24(2)：116～117，126.
[14] 李逢春，范滨，郝伟，等．清开灵合复方丹参注射液治疗肺心病呼吸衰竭临床观察[J]．中国中医急症，2003，12(5)：435～436.
[15] 杨代勇，陈绍福，杨大男．红花合鱼腥草注射液雾化吸入治疗慢性阻塞性肺疾病临床观察[J]．山东中医杂志，2003，22(7)：400～401.
[16] 刘洪，张弛，李惠华，等．穿琥宁注射液对慢性阻塞性肺疾病气道炎症与细胞因子水平的影响[J]．中国中医急症，2003，12(5)：433～434.

肺　痿

【定义】

肺痿，系咳喘日久不愈，肺气受损，津液耗伤，肺叶痿弱，临床表现以气短、咳吐浊唾涎沫、反复发作为特点。

【历史沿革】

肺痿之病名，始见于汉代张仲景的《金匮要略》，该书对肺痿之义及其临床特点，列为专篇进行论述。如《金匮要略·肺痿肺痈咳嗽上气病脉证治》说："寸口脉数，其人咳，口中反有浊唾涎沫者何？师曰：为肺痿之病。"该篇对肺痿吐涎沫而不咳的病机及其治疗原则，也作了初步的探讨，如说："肺痿吐涎沫而不咳者，其人不渴，必遗尿，小便数，所以然者，以上虚不能制下故也。此为肺中冷，必眩，多涎唾，甘草干姜汤以温之。"

隋代巢元方对本病的成因、转归等作了进一步探讨。如《诸病源候论·咳嗽病诸候》说："肺主气，为五脏上盖，气主皮毛，故伤于风邪，风邪伤于腑脏，而气血虚弱，又论因劳役大汗之后，或经大下而亡津液，津液竭，肺气壅塞，不能宣通诸脏之气，因成肺痿。"巢氏这一论述，对肺痿的成因，明确认为是外邪犯肺，或劳役过度，或大汗大下之后，津阴亏耗，肺气受损，壅塞而成。并指出咳吐涎沫之爽或不爽，小便之利或不利，咽燥之欲饮或不欲饮等，与疗效转归都有关联，如该篇又说："咳唾咽燥欲饮者，必愈；欲咳而不能咳，唾干沫，而小便不利者难治。"

唐代孙思邈《备急千金要方·肺痿》则本《金匮要略》将肺痿分为热在上焦及肺中虚冷二类，认为"肺痿虽有寒热之分，从无实热之例"。在治疗上概要为虚寒可用生姜甘草汤、甘草汤；虚热可用炙甘草场、麦门冬汤、白虎加人参汤，对《金匮要略》的治法，有所补充。

明代王肯堂将肺痿分别列入咳嗽门和血证门论述，如《证治准绳·诸气门》说："肺痿或咳沫，或咳血，今编咳沫者于此，咳血者入血证门。"《证治准绳·诸血门》还认为："久嗽咯血成肺痿。"戴思恭《证治要诀·诸嗽门》提到："劳嗽有久嗽成劳者，有因病劳久嗽者，其证往来寒热，或独热无寒，咽干嗌痛，精神疲极，所嗽之痰，或浓，或时有血腥臭异常。"戴氏所指劳嗽之临床表现，与肺痿有相似之处。

清代李用粹结合丹溪之说，对肺痿的病因病机、证候特点、辨证论治疗作了简要而系统的归纳。如他在《证治汇补·胸膈门》说："久嗽肺虚，寒热往来，皮毛枯燥，声音不清，或嗽血线，口中有浊唾涎沫，脉数而虚，为肺痿之病。因津液重亡，火炎金燥，如草木亢旱而枝叶萎落也。治宜养血润肺，养气清金，初用二地二冬汤以滋阴，后用门冬清肺饮以收功。"张璐在其《张氏医通·肺痿》中按喻嘉言之论，将肺痿的治疗要点概括为"缓而图之，生胃津，润肺燥，下逆气，开积痰，止浊唾，补真气"等7个方面，旨在"以通肺之小管"、"以复肺之清肃"。这些证治要点，理义精深，非常切合实用。此外，对肺痈和肺痿的鉴别，及其治法异同，也进行了分析比较，如说："肺痈属在有形之血，血结宜骤攻；肺痿属在无形之气，气伤宜徐理，兼润肺燥。然肺虽燥而多不渴，勿以其不渴而用燥热之药，此辨证用药之大法也。"沈金鳌《杂病源流犀烛·肺病源流》进一步对肺痿的用药忌宜作了补充，他说："其症之发，必寒热往来自汗，气急，烦闷多唾，或带红线脓血，宜急治之，切忌升散辛燥温热……大约此症总以养肺、养气、养血、清金降火为主。"可谓要言不烦。

综上所述，历代医家对肺痿的认识，唐以前多作为一个独立的疾病论述；唐以后则多列入咳嗽门中，尤与久嗽、劳嗽合论；也有将肺痿肺痈并列者。在证候分析方面，虽有虚热虚寒之分，但总以虚热占绝大多数。在病因探讨方面，较一致的认识是，起病早期多由外感而得，病久不愈，或因误治等耗伤津液所致。

【范围】

本病所指范围较广，举凡各种原因所致的慢性咳嗽，如西医学的慢性支气管炎、支气管扩张症、慢性肺脓肿后期、肺纤维化、肺不张、肺硬变、矽肺等，经久不愈，咳唾稠痰、脓痰或涎沫，或痰中带血丝，咯血者，均可参照本篇辨证论治。

【病因病机】

由于肺痿系久咳不愈，演变而成，故其发病与肺部其他疾患有密切关系。肺不伤则不痿，如肺痈、肺劳、哮喘、久嗽等日久伤肺，均可转化为肺痿。《外科正宗·肺痈论》中说："久嗽劳伤，咳吐痰血，寒热往来，形体消削，咯吐瘀脓，声哑咽痛，其候转为肺痿。"《证治汇补·胸膈门》也说："久嗽肺虚……或嗽血线，口中有浊唾涎沫，脉数而虚，为肺痿之病。"可见肺痈日久，余邪不清，正气渐虚。热灼肺阴，或肺痨久嗽，痨热熏肺，肺阴大伤，均可转为肺痿，此多属虚热之证；若内伤久咳，或冷哮不解，肺气耗伤，肺中虚冷，吐涎伤津，亦可成为肺痿，此多属虚寒之证。肺痿虽有虚热、虚寒之别，若虚热肺痿日久不愈，阴损及阳，常可转为虚寒之候；反之，虚寒肺痿，亦可由寒郁化热，转为虚热之证。由此可见，肺痿之病因病机，不外肺有燥热和肺气虚冷。

1. **肺有燥热**　肺之燥热，多发于它病之后，如痰热久嗽，热灼阴伤；或肺痨久嗽，痨热熏肺，灼伤肺阴；或热病之后，邪热耗津，津液大亏，肺失濡养；或肺痈日久，余毒未清，正气虚损，灼伤肺阴；或误投汗、吐、下，致津液大伤。以上这些原因，可直接或间接损伤肺、胃之阴，胃津不能上输，津伤肺失濡养，则上焦生热，以致肺燥津枯，燥热日益耗阴，其阴难复，肺失清肃，宣降失司，津液不布，则咳而吐痰沫，虚热肺痿乃成。故《金匮要略·肺痿肺痈咳嗽上气病脉证治》说"热在上焦者，因咳为肺痿"。《医门法律·肺痈肺痿门》也说"肺痿者……总由胃中真液不输于肺，肺失所养，转枯转燥，然后成之"。

2. **肺气虚冷** 内伤久咳或冷哮不解,肺气耗伤;或大病久宿之后,耗伤阳气,肺虚有寒;或虚热肺痿日久,阴伤及阳。这些原因均可致肺气虚冷,气不化津,津液不行,反成涎沫;肺气虚冷,则不能温摄津液,致肺叶渐渐痿弱,终成虚寒肺痿。此即《金匮要略·肺痿肺痈咳嗽上气病脉证治》所谓"肺痿,吐涎沫而不咳者,其人不渴,必遗尿,小便数,所以然者,以上虚不能制下故也,此为肺中冷"。

可见,肺痿有虚热、虚寒之分,阴伤、气耗均可导致肺痿的形成,热则灼伤肺阴,冷则气阻津液不输。故尤在泾《金匮要略心典·肺痿肺痈咳嗽上气病脉证治》中说:"肺为娇脏,热则气烁,故不用而痿;冷则气阻,故亦不用而痿。"

【诊断与鉴别诊断】

一、诊断

(一)发病特点

有肺脏内伤久咳之病史,或为痰热久嗽,或为肺痨久嗽,或为肺痈日久,或为冷哮久延等,以致伤阴耗气而成。

(二)临床表现

以咳吐浊唾涎沫为主症。虚热者痰黏而稠,不易咯出,容易咯血;虚冷者吐涎沫,痰清稀量多。

二、鉴别诊断

肺痈 肺痿属虚热者,咯吐黄痰浊痰,或脓血相兼,宜与肺痈鉴别。《医门法律·肺痈肺痿门》云:"肺痈者,肺气壅而不通也;肺痿也,肺气萎而不振也。"肺痈为实,肺痿为虚;肺痈为阳实,肺痿为阴虚。一般肺痈以实证或虚实夹杂为主,肺痿纯属虚证;肺痈脓痰腥臭,肺痿浊痰不臭;肺痈发病急,形体不瘦;肺痿发病缓,病程长,形体消瘦。

【辨证论治】

一、辨证

(一)辨证要点

1. **辨寒热** 虚热肺痿是阴液不足,虚热内生;虚寒肺痿是阳气耗伤,肺中虚冷;两者容易辨认。唯虚热肺痿日久,阴损及阳,可见气阴两虚,或出现寒热夹杂现象。寒热夹杂者,应当辨其阴虚内热为主,或是气伤虚冷为主,施治方可中的。如虚寒肺痿仍按虚热论治,必将进一步耗伤阳气,反使病情加重,不可不慎。

2. **辨兼证** 肺痿病位主要在肺,肺阴不足可以同时有肾阴不足,症见潮热盗汗、手足心热、腰痛膝软、足跟疼痛等;肺气不足可以同时有脾气虚损,症见全身乏力、纳少腹胀、大便溏稀、四肢沉重等。在辨证中均宜分辨。

(二)证候

[虚热]

症状:咳吐浊唾涎沫,其质黏稠,不易咯出,胶黏长丝不断,或痰中带有血丝,或咳甚而咯血,其色鲜红,咽干而燥,渴喜凉饮,形体消瘦,皮毛干枯。舌红质干,脉象虚数。兼肾阴亏损者,可同时有潮热盗汗、手足心热、腰膝酸软、遗精尿频等症;兼心阴不足者,可见心悸虚烦、健忘少寐、失眠易惊、多梦纷纭等症。

病机分析:肺阴不足,虚火内炽,热灼津液,故见咳吐浊唾涎沫黏稠;热伤血络,故痰中带血,或有咯血;阴津不足,津失上承,故咽干而燥,渴喜凉饮;阴血枯竭,内不能洒陈脏腑,外不能充身泽毛,故形体消瘦,皮毛干枯;阴虚内热,故舌红质干、脉象虚数。

[虚寒]

症状:咳吐涎沫,其质清稀量多,口不渴,形寒气短,小便数或遗尿。舌质淡润,脉象虚弱。兼脾气虚弱者,可同时有全身乏力、四肢沉重、纳少腹胀、大便稀溏等症;兼肾气不足者,可同时有腰腿无力、阳痿早泄、咳则遗溺、心悸气喘、动则加重、气不得续等症。

病机分析:脾肺虚弱,气不化津,故吐涎沫;内无虚火,水湿停留,故口不渴;阳不卫外,故见形寒;肺气虚损,故见气短;上虚不能制下,膀胱失约,故见小便数或遗尿;气虚有寒,故舌质淡润,脉象虚弱。

[寒热夹杂]

虚热及虚寒症状可以同时出现,或虚热症状较多,或虚寒症状较多,如咳唾脓血,咽干而燥,同时又有下利肢凉、形寒气短等,即是上热下寒之证。其他情况亦可出现,可根据临床证候分析之。

二、治疗

(一)治疗原则

根据以上辨证,肺痿的治则不外养阴、清热、益气、温阳,如果有寒热夹杂者,可以寒热平调。

1. **养阴** 肺阴不足宜滋养肺阴,心阴不足宜兼养心安神,肾阴不足则兼滋肾阴,凡虚热者,以养阴为主佐以清热。

2. **清热** 清热多与养阴配合应用,需分辨其是肺痈余热未清,或是阴虚潮热,以便分别治疗。

3. **补气** 肺气不足宜大补肺气,但还要注意兼证,脾气虚损者应健脾益气,肾气不足者要补肾纳气。

4. **温阳** 因气虚生寒,有时需要佐用温阳散寒之剂,或者温肺,或者温脾,或者温肾,根据辨证分别应用。

5. **寒热平调** 适用于寒热夹杂、症情复杂者,既养阴清热又益气祛寒,协调阴阳,以平为期。

(二)治法方药

[虚热]

治法:清热生津,益气养阴。

方药:竹叶石膏汤加减。方中竹叶、石膏清热除烦;人参、甘草、麦门冬、粳米益气养阴、安中和胃;半夏降逆止呕。合用以奏清热生津、益气养阴之效。

若兼有心阴不足者,可合用黄连阿胶汤加减以治之。若兼肾阴不足者,可用百合固金汤、月华丸、麦味地黄丸、金水六君煎、拯阴理劳汤等加减以治之。若肺痿失音、咳唾脓血者,还可用人参蛤蚧散以补益肺肾。

[虚寒]

治法:健脾益气,温中祛寒。

方药:甘草干姜汤加减。方中炙甘草倍干姜,为健脾益气、温中祛寒之剂。

若咳唾涎沫不止,咽燥而渴者,可改用《备急千金要方》生姜甘草汤加减。方中人参益气生津,甘草和中润燥,生姜和中降逆化浊,大枣助补脾和胃、益气生津之力。

若脾气虚弱者,可用补中益气汤、保元汤补益肺脾,或六君子汤培土生金;若兼肾阳不足,可用拯阳理劳汤,温补肾阳,以益脾肺之虚弱。

[寒热夹杂]

治法:寒热平调,温清并用。

方药:麻黄升麻汤加减。方用麻黄、升麻以发浮热;用当归、桂枝、生姜以散其寒;用知母、黄芩寒凉清其上热;用茯苓,白术以补脾;用白芍以敛逆气;用玉竹、天门冬、石膏、甘草以润肺除热。

【转归及预后】

虚热肺痿在临床上比较多见,如迁延日久,阴损及阳,可以出现气阴两虚,或者出现寒热夹杂的情况,真正由虚热转化为虚寒实属少见。无论虚热肺痿或虚寒肺痿,治疗虽有不同,如虚热宜生津润肺,虚寒则益气摄涎,其目的都是保护肺阴,增补肺之津液。而在治疗过程中,往往肺体虽得滋润,但涎沫一时难止,肺中津液难复,故为难治之疾。

《张氏医通》提到肺痿"张口短气者危";"肺痿属热,如咳久肺瘪,喉哑声嘶咯血,此属阴虚,多不可治。肺痿六脉沉涩而急,或细数无神,脉口皮肤枯干,而气高息粗者死"。指出了肺痿危证的各种表现,应当及早防治。

【预防与护理】

由于肺痿是因久咳引起,积极预防咳嗽的反复发作,对预防肺痿有积极的意义,除了外感咳嗽及时治疗外,平时还需要做到以下几点。

(1) 要加强锻炼,增强体质,提高机体的抗病能力。

(2) 要戒烟,减少对呼吸道的刺激,也可减轻咳嗽的发作。

(3) 避免过食黏腻肥甘之品,以免助痰生湿,加重病情。

(4) 改善环境卫生、消灭烟尘等空气污染,避免吸入有害物质,对预防咳嗽有重要意义。

【现代研究】

近年来关于肺痿的研究,多集中于肺间质纤维化病因病机及临床治疗,简要综合如下。

(一) 病因病机研究

肺间质纤维化病因繁多,病机复杂,大多为本虚标实、虚实夹杂。本虚多为肺脾肾、气血、阴阳虚损;标实多为瘀血、痰湿和热毒。李氏[1]介绍曹世宏治疗肺间质纤维化经验:先天不足,禀赋薄弱,后天失调,肺脾肾虚及痰凝血瘀是该病发病的关键;其病机复杂,病性虚实夹杂;本虚与邪实相互影响,互为因果,最终形成因虚致实,因实致虚,虚者更虚,实者更实的病机特点;邪热伤肺、气阴两虚、迁延不愈是肺间质纤维化初始原因;阳气亏虚、痰凝血瘀于肺是肺间质纤维化的转归;肺脾肾虚、痰瘀阻肺是肺间质纤维化的后期表现。张氏[2]认为肺络痹阻是肺间质纤维化的基本病机,究肺络痹阻之因不外乎虚、滞两途,多因肺肾亏虚致络中气血不足,或因邪毒入络,肺络中血行迟滞,络脉失养,痰瘀互结阻于络中所致。络愈虚则邪愈滞,而成虚实夹杂、正虚邪恋之候,并提出外邪侵袭是疾病恶化的要因。蒋氏等[3]提出中医学"络病学说"在阐述肺间质纤维化形成机制及临床治疗上有着重要的指导意义,其病变过程为:由"经"到"络"、由气至血、由浅入深的变化。其病机以正气偏虚为基础,外感六淫为诱因,形成瘀血痰浊阻滞肺络,正邪交争,虚实夹杂,缠绵难愈的特点。苑氏[4]认为肺间质纤维化当分期辨证求因,第1期为肺气虚冷,气滞痰阻期,即肺泡炎阶段,该期脾虚运化失常,湿聚生痰,痰阻肺络,肺气虚冷,宣降失司,痰凝毒聚,肺叶通气不畅;第2期为气虚血瘀期即肺泡炎向纤维化进展,该期外界致病邪毒内侵,导致肺气宣降失司,壅郁不宣,气滞血瘀而致肺络受阻;第3期为正气内虚、肾不纳气期即纤维化形成期,该期脏腑阴阳失调,正气内虚,肺、脾、肾三脏皆受累,阴液内耗,肺阴不存,升降失调。

(二) 临床治疗

临床治疗可分辨证与辨病两端,而以辨证施治为主,多以补虚泻实、标本兼顾为纲,尤其是益气养阴、活血化瘀之法备受各家推崇。

1. **辨证论治**　王氏等[5]将肺间质纤维化分为轻、中、重3期,又可有夹感发作与慢性迁延之分。早期以肺脾虚、痰瘀阻肺多见;中期以肺肾阴虚、痰热瘀阻候,或肺肾气阴两虚痰瘀互结候多见;晚期多见脾肾阳虚、瘀血水犯之候。一般迁延期以扶正固本、活血化瘀为主,改善肺部血液循环,增加气体交换,促进肺间质纤维化的好转;根据肺脾肾所虚之主次予以调补,益肺肾气阴为主,尤其重视补肾;活血化瘀药需据正邪盛衰,酌用养血活血之品;夹感发作期,以解表化痰、宣降肺气为主,佐以益气养阴或益气活血之品;晚期呼吸衰竭,正虚邪盛,变证较多,需视证候变化立法选方。智氏[6]介绍曹世宏治疗经验:以滋阴清热、健脾温肺为其治疗大法,同时应重视活血化瘀和利水药的应用,方中主药多用太子参、黄芪、百合、生地、玉竹、麦门冬、五味子等,伍入丹参、川芎、当归等活血药和防己、泽泻等利水药。张氏[7]介绍吴银根治疗肺间质纤维化经验,常以虚、滞2型辨证。认为络虚最宜通补,络虚属阴血虚者治宜宣通经络,佐以清营热;络虚属阳气虚者治宜辛甘温补,佐以行经络。络滞唯宜辛通,热痰者予黄芩、桑白皮、蒲公英、金银花等,湿痰者予半夏、陈皮、厚朴、茯苓等,燥痰者予沙参、麦门冬、紫菀、杏仁等,寒痰者予桂枝、附子等。对于阻闭肺络之瘀血予三棱、莪术破血之品,同时予党参、黄芪、沙参等扶正,若宿痰久病,肺络中痰瘀沉锢,化为败血凝痰,则予虫类药搜剔络邪,药用蜈蚣、全蝎、地龙、僵蚕等。龚氏[8]认为肺痿以气阴两虚为主,治疗时建议慎用、少用或不用宣肺解表药,不可纯用滋阴润燥药,须兼备补气药,不可多用温阳化痰药,注意顾护胃肾,适当加清肺之品。

2. **专病专方**　张氏等[9]以补气通肺汤加减治疗特发性肺间质纤维化12例,治疗期间原则上不用激素,有严重感染或缺氧明显者,应配合抗生素、吸氧、输液等疗法,2个月为一观察期。结果改善3例,稳定4例,不变3例;并发现可明显改善呼吸困难、紫绀现象,改善肺功能,提高血氧分压,但对杵状指及患者胸片表现影响不大。金氏[10]以补阳还五汤加减治疗类风湿肺炎，证实其能改善患者症状，减轻激素副作用及减轻激素用量、提高生命质量、延长寿命。刘氏[11]用肺康颗粒加小剂量泼尼松治疗肺间质纤维化，并设立单用大剂量泼尼松治疗组作为对照，结果从临床症状及胸片观察发现其作用与大剂量组相近，但副作用明显减少。

（三）SARS所致肺间质纤维化探索

张氏[12]认为SARS所致肺间质纤维化与其他原因造成的肺间质纤维化有所不同，由于病邪由口鼻而入，直伏气络，故该病于短期内迅速形成，以气短为主要症状，其特点以气不接续为主，以肺的气阴虚为主要证候。牛氏等[13]认为，多脏器纤维化虽然是相对独立的疾病，但其基本病理环节是相同的，以中医理论而言，虽有各自的病机特点，但其内在发病规律却是相似的，正气不足是多脏器纤维化的根本，兼夹实邪是其关键，“湿”、“毒”、“虚”、“瘀”则贯穿发病始终，中医“异病同治”理论可运用于多脏器纤维化的治疗过程中，包括SRAS所致的肺间质纤维化。严氏[14]认为，SARS所致肺间质纤维化病理所示“充血、出血、血栓”等表现均与中医的血瘀证病机相符，而中药活血化瘀药具有抗血栓形成、改善微循环、抑菌、抑病毒、抗炎等作用，故活血化瘀疗法在治疗类似SARS之疫病方面，不仅为中医界历来推崇，且在西医学上也得到坚实的理论支持。

（四）矽肺所致肺间质纤维化治疗进展

张氏等[15]用石棉灌肺制成大鼠肺纤维化模型，观察了刺五加注射液对其支气管肺泡灌洗液中单个核细胞内分泌白细胞介素-6（IL-6）水平的影响。结果表明，刺五加可抑制IL-6的分泌。电镜观察显示，刺五加的治疗作用以减轻细胞膜等损伤为主，对已形成的肺纤维化作用不明显，这为临床应用刺五加治疗肺纤维化提供了实验依据。何氏等[16]采用分子杂交技术观察汉防已甲素对实验性矽肺大鼠模型组织中Ⅰ、Ⅲ型胶原基因mRNA的表达水平和分布的影响，结果发现染尘2个月、4个月的矽肺大鼠组织中，Ⅰ、Ⅲ型胶原的mRNA含量比正常肺组织明显增加（$P<0.05$）；经汉防已甲素治疗后Ⅰ、Ⅲ型胶原的mRNA含量显著减少（$P<0.05$）。汉防已甲素能直接或间接地抑制胶原基因的转录，从而减少病变组织中胶原蛋白的合成。施氏[17]介绍邵长荣治疗矽肺经验：对300余例矽肺患者用中医辨证筛选，发现符合肾虚兼证的有67例（>20%）。临床治疗给予保肺片（补骨脂、川续断、当归、胡桃肉、熟地、甘草、菟丝子、覆盆子、女贞子），偏肾阳虚的还可用补肾健肺糖浆（淫羊藿、黄精、女贞子、狗脊、桑寄生、海浮石、川楝子、陈皮），偏肾阴虚的可用椹菊地黄片（生地、女贞子、山药、赤芍、茯苓、泽泻、桑椹子、白菊花），治疗后患者肾虚症状有不同程度的好转。孙氏等[18]认为矽肺所致肺间质纤维化多由浊毒侵袭肺系，肺气不清，失于宣肃，迫气上逆所致。治当因势利导，祛邪利肺，消除致咳因素。方用清肺饮药用黄芩、鲜竹沥、橘红、穿山龙、淫羊藿，诸药合用，共奏祛邪利肺排毒之功，用以治疗尘肺病效果满意。

【小结】

肺痿指肺叶枯萎而言，临床表现以咳吐唾涎沫为主症的慢性虚弱性疾病。在病因上，肺痿是由于久咳引起，其病机可分肺有燥热及肺气虚冷两类，一般分为虚热、虚寒及寒热夹杂等不同证候。本病病程迁延，虽经治疗肺中津液亦颇难复，故为难治之疾。

附方

（1）麦门冬汤（《金匮要略》）：麦门冬　半夏　人参　甘草　粳米　大枣。

（2）竹叶石膏汤（《伤寒论》）：竹叶　石膏　半夏　麦门冬　人参　粳米　甘草。

（3）黄连阿胶汤（《伤寒论》）：黄连　黄芩　芍药　鸡子黄　阿胶。

（4）百合固金汤（《医方集解》）：生地　熟地　贝母　百合　麦门冬　玄参　当归　白芍　桔梗　甘草。

（5）月华丸（《医学心悟》）：天冬　麦门冬　生地　熟地　山药　百部　沙参　川贝母　阿胶　茯苓　獭肝　三七　白菊花　桑叶。

（6）麦味地黄丸（《小儿药证直决》）：六味地黄丸加麦门冬、五味子。

（7）金水六君煎（《景岳全书》）：熟地　当归　陈皮　半夏　茯苓　甘草。

（8）拯阴理劳汤（《医宗必读》）：生地　丹皮　当归　麦门冬　橘红　薏苡仁　莲子　白芍　人参　炙甘草　五味子　大枣。

（9）人参蛤蚧散（《张氏医通》）：川蛤蚧　知母　人参　川贝母　桑白皮　茯苓　杏仁　甘草。

（10）甘草干姜汤（《金匮要略》）：甘草　干姜。

（11）生姜甘草汤（《备急千金要方》）：生姜　甘草　人参　大枣。

（12）补中益气汤（《脾胃论》）：党参　黄芪　白术　当归　炙甘草　陈皮　升麻　柴胡。

（13）保元汤（《博爱心鉴》）：黄芪　人参　炙甘草　肉桂。

（14）六君子汤（《医学正传》）：人参　白术　茯苓　炙甘草　陈皮　半夏。

（15）拯阳理劳汤（《医宗必读》）：人参　麦门冬　白芍　生地　女贞子　龟版　当归　薏苡仁　橘红　丹皮　莲子肉　百合　炙甘草　大枣。

（16）麻黄升麻汤（《伤寒论》）：麻黄　升麻　当归　知母　黄芩　玉竹　芍药　天门冬　桂枝　茯苓　炙甘草　石膏　白术　干姜。

【现代研究进展】主要参考文献

[1] 李素云. 曹世宏教授治疗肺间质纤维化的经验介绍[J]. 新中医，2003，35(9)：10～11.
[2] 张天嵩. 通补肺络法治疗肺间质纤维化理论探讨[J]. 中医杂志，2002，43(11)：809～810.
[3] 蒋宁，武维屏. 中医络病学说与肺间质纤维化病机关系初探[J]. 中国中医基础医学杂志，2003，9(5)：341～342.
[4] 苑慧清. 肺痿（肺间质纤维化）治疗思路探讨[J]. 北京中医，1996，15(5)：9～10.
[5] 王海彤，武维屏. 中医药治疗弥漫性肺间质纤维化信息讨论[J]. 中国中医药信息杂志，1996，3(7)：25～26.
[6] 智屹惠. 曹世宏教授论治疗肺间质纤维化[J]. 南京中医药大学学报，2001，17(3)：185～186.
[7] 张天嵩. 吴银根教授肺间质纤维化用药特色浅析[J]. 中医药学刊，2003，21(3)：346～347.
[8] 龚仕明. 肺痿证治探讨[J]. 江苏中医，1993，14(10)：31～33.
[9] 张天嵩，赵子贤，马君，等. 补气通肺汤治疗特发性肺间质纤维化12例[J]. 浙江中医杂志，1999，34(2)：54～55.

[10] 金殿春. 补阳还五汤加减治疗类风湿肺炎体会[J]. 浙江中医杂志,1998,33(3): 127.
[11] 刘建博. 肺康颗粒治疗弥漫性特发性肺间质纤维化临床观察[J]. 中国中医急症,2001,10(2): 77.
[12] 张纾难. 中西医结合治疗SARS所致肺间质纤维化疗效总结及其临床特点分析[J]. 中国全科医学,2003,6(7): 576～577.
[13] 牛建昭,陈家旭. 对异病同治内涵的思考[J]. 中医药学报,2003,31(4): 1～2.
[14] 严晨. 活血化瘀法在SARS治疗中的应用前景[J]. 天津中医学院学报,2003,22(2): 64～65.
[15] 张捷,安继红,张伟,等. 刺五加对肺纤维化BALF中IL-6抑制作用的研究[J]. 中国免疫学杂志,1995,11(5): 300.
[16] 何玉先,刘秉慈,缪庆,等. 汉防已甲素抑制矽肺胶原mRNA表达的研究[J]. 中华预防医学杂志,1995,29(1): 18.
[17] 施红. 邵长荣教授治疗"矽肺"的经验[J]. 天津中医学院学报,1999,18(2): 33～34.
[18] 孙少秋,王新陆,孙少霞,等. 清肺饮口服液治疗尘肺病临床观察[J]. 山东中医药大学学报,2005,29(4): 277～278.

肺 痨

【定义】

肺痨是由于痨虫侵蚀肺叶引起的一种具有传染性的慢性虚弱性疾病。临床上以咳嗽、咳血、潮热、盗汗、胸痛、消瘦为特征。肺痨又名痨瘵,古称"传尸"或"疰"。宋代陈无择《三因极一病证方论·劳瘵叙论》说:"以疰者,注也,病自上注下,与前人相似,故日疰。"可见本病具有传染性。历代方书中所称之"尸疰"、"劳疰"、"虫疰"、"毒疰"、"鬼疰"、"热疰"、"冷疰",以及"劳嗽"、"急痨"、"痏痨"、"传尸骨蒸"等等,皆为肺痨之别称。

【历史沿革】

肺痨病的文献记载,始于《内经》。如《素问·玉机真脏论篇》说:"大骨枯槁,大肉陷下,胸中气满,喘息不便,内痛引肩项,身热脱肉破䐃……"《灵枢·玉版》说:"咳,脱形身热,脉小以疾。"生动地描述了肺痨的一些主症,及其慢性虚弱性表现。汉代张仲景《金匮要略·血痹虚劳病脉证治》有"若肠鸣,马刀侠瘿者,皆为劳得之"的记载,指出本病的一些常见的合并症。与此同时,《中藏经·传尸》已认识到与患者直接接触引起传染的可能性,指出并非局限于家族,说:"传尸者非一门相染而成也……或问病吊丧而得,或朝走暮游而逢。"只要"人之血气衰弱,脏腑虚羸",即可"染而成疾"。晋代葛洪《肘后备急方》所谓:"死后复传之旁人,乃至灭门。"描述了肺痨病在当时猖獗流行,以及对其无能为力的情况。

隋唐时期,肺痨病的流行猖獗,如隋代巢元方《诸病源候论·尸注候》有"死后复易傍人,乃至灭门"之说。又《诸病源候论·骨注候》说:"……令人气血减耗,肌肉消尽,骨髓间时噏噏而热,或濈濈而汗,柴瘦骨立。"是对肺痨晚期证候的描述。此期最有意义的是对肺痨病因病位的认识,唐代孙思邈《备急千金要方·九虫》提出"劳热生虫在肺",并把"尸疰"列入肺脏病篇,明确认定病位在肺。与此同时,王焘《外台秘要·卷十六》也指出"肺劳热,损肺生虫"、"生肺虫,在肺为病"。提出"肺虫"之说,显然是通过长期实践,已认识到肺痨病是由一种特殊的"肺虫"引起的,这在认识上是一个很大的进步。《外台秘要·卷十三》对肺痨病的临床表现的观察也很仔细,认为肺痨病"莫问老少男女,皆有斯疾",并描述其症状是"有时盗汗,食无滋味,口内生疮,心常烦热,唯欲眠卧,朝轻夕重,两颊口唇悉红赤如傅烟(胭)脂,又时手足五心皆热……"并提到本病"心腹积聚坚结"、"脑后两畔有小䈂(按:即小结)"等并发症。

宋元诸家对本病的研究大有发展。宋代陈无择《三因极一病证方论》与严用和《济生方》列"劳瘵"专篇,明确地将肺痨从一般虚劳和其他疾病中独立出来,这在理论上和实践上都是一大发展。《三因极一病证方论·劳瘵》指出本病"内非七情所忤,外非四气所袭"、"多由虫啮"引起,还叙述了肺痨的症状表现,说:"其变有二十二种,或三十六种,或九十九种,大略令人寒热,盗汗……或脑后两边有小结核,连复数个。"并强调治肺痨当用"杀虫"的治法。《济生方·劳瘵》同意其说,认为本病是肺"受虫啮"所致,且"为人之大患,凡受此病者,传变不一……"已注意到对其病机进行研究。但对肺痨的病机研究最有成效者首推元代朱丹溪。《丹溪心法·劳瘵·附录》说:"盖劳之由,因人之壮年,气血完聚,精液充满之际,不能保养性命,酒色是贪,日夜耽嗜,无有休息,以致耗散真元,虚败精液……"强调了劳瘵形成的内在因素。并认为肺痨的病机是"火盛金衰",说:"劳瘵主乎阴虚。"治疗上切忌大寒大热,"殊不知大寒则愈虚其中,大热则愈竭其内",为治疗肺痨指明了用药方向。

明清时期随着实践经验的积累,对本病的认识也越来越深入。明代李梴《医学入门》指出了肺痨必具潮热、盗汗、咳嗽、咳血等六大主症,以及某些常见的兼症,为临床诊断提出依据。明代龚廷贤《寿世保元·劳瘵》则进一步对其病机实质做了阐述:"夫阴虚火动,劳瘵之疾,由相火上乘肺金而成之也。伤其精则阴虚而火动,耗其血则火亢而金亏。"明代李中梓《医宗必读·虚痨·传尸劳瘵》进一步提出"补虚以补其元,杀虫以绝其根"的治疗大法,其中特别强调杀虫一法,说:"能杀其虫,虽病者不生,亦可绝其传疰耳。"认为杀虫不仅有治疗意义,还有预防意义。明代汪绮石《理虚元鉴》总结治虚之经验,认为"治虚有三本,肺脾肾是也。肺为五脏之天,脾为百骸之母,肾为性命之根,治肺、治脾、治肾,治虚之道毕矣",也是治疗肺痨诸虚的原则。清代李用粹《证治汇补·痨瘵》提出"痰瘀稽留"之说,在其病机演变方面又有所发挥。至此,肺痨的理法方药已日趋完备。

【范围】

肺痨包括西医学的肺结核病,肺外结核与本病表现相同者,也可参照本篇进行辨证论治。

【病因病机】

本病的病因是痨虫,病位在肺,发病及病机演变决定于正气强弱,病变性质为阴虚,病变过程中可以形成五脏亏损,而以肺脾肾三脏为重点。兹分别阐述如下。

1. **痨虫传染**　《备急千金要方》所称"肺虫",《直指方》所称"瘵虫",以及后世所称之痨虫,名异而实同,都是指引起肺痨的生物性病原。

痨虫侵袭肺脏,腐蚀肺叶,引起肺失清肃,而发生咳嗽、吐痰、气喘、胸痛,如损伤肺中脉络,则发生咯血等症。痨虫致病最易伤阴动热,故有"劳瘵主乎阴虚"和"火盛金衰"之说。可见肺痨之肺失清肃是阴虚肺热所致。其潮热、盗汗等症状,都是虚热的表现。

2. **正气虚弱**　"正气存内,邪不可干",若禀赋薄弱,或嗜欲无度,忧思劳倦,大病久病失调等,耗伤气血津液,正气内虚,抗病力弱,则痨虫乘虚伤人,侵蚀肺叶,发为肺痨。故《古今医统》指出:"凡人平素保养元气,爱惜精血,瘵不可得而传。惟夫纵欲多淫,苦不自觉,精血内耗,邪气外乘……""乘虚而染触"。由此可见,痨虫是致病的外因,而正虚是发病的内因。

正气强弱不仅是发病的关键,也是肺痨传变、转归的决定性因素。如正气较强,则能抗御痨虫,使病变局限于肺部,而逐渐趋于好转。如正气虚弱,则往往由一脏之虚而发展成多脏亏虚,病变由轻转重。本病在演变过程中,"阴虚者十之八九,阳虚者十之一二《医门法律》",故阴虚是其基本病机。一般说,肺痨初起肺体受损,肺阴被耗,失其滋润,主要表现为肺阴不足;继则肺肾阴虚,兼及心肝,或肺脾同病,气阴两伤;后期多发展为肺脾肾三脏交亏,阴损及阳,终至阴阳两虚的严重局面。

此外,除肺脏病变外,痨虫尚可四处蔓延,引起肺外病变。例如痨虫沿肺系上侵喉头、气道,则引起"喉疮失音";下入肠道,则形成"腹中包块"、"肠鸣"、"泄泻";流窜经脉,则发生"马刀侠瘿";入侵骨髓,又可发生"巴骨流痰";在妇女痨虫下入胞宫,导致月经停闭、不孕,形成所谓"干血痨",这些都是痨虫的肺外传变。

【诊断与鉴别诊断】

肺痨以咳嗽、咳血、胸痛、潮热、盗汗、消瘦六大主症为特征。

一、诊断

(一) 发病特点

(1) 部分患者有与肺痨患者密切接触史。

(2) 发病多慢性起病,常逐渐加重;也有急性发病,或很快恶化者。

(二) 临床表现

以咳嗽、咯血、潮热、盗汗、胸痛、消瘦为典型表现。病情轻者,诸症未必悉俱,重者则各种症状大多俱呈,或先后相继发生,或合并出现。

(三) 相关检查

胸部X线摄片、痰结核菌检查、结核菌素试验等是本病诊断的必要手段。

二、鉴别诊断

1. **肺痈**　发病急骤,多有高热、恶寒、咳嗽、胸痛等症状,并咳吐大量腥臭的黄绿色脓痰,或痰中带脓血。其病机性质为热毒,与肺痨之属慢性虚弱性传染性病变,不难区别。

2. **肺热喘咳**　起病急剧,有高热、寒战、胸痛、咳嗽、吐铁锈色痰或呼吸困难等症状,病程较短,一般在1星期左右。此证系风热邪毒为患,与肺痨阴虚呈慢性经过者不同。

3. **肺胀**　以咳嗽、咯痰、气喘、浮肿四大主症为特征,尤其突出的是气喘不续,多为久咳、哮证等肺系疾病演变而成,与肺痨之阴虚大不相同。

4. **虚劳**　肺痨是一种慢性传染性疾病,虚劳病缘内伤亏损,是多种慢性疾病虚损证候的总称;肺痨病位在肺,不同于虚劳的五脏并重,以肾为主;肺痨的病机主在阴虚,不同于虚劳的阴阳俱虚,可资鉴别。

【辨证论治】

一、辨证

(一) 辨证要点

1. **详察主症特点**　肺痨的6个主症,通常是其临床诊断的依据。虽然其他疾病也可以表现出这6个症状,但肺痨病的这些症状有它的特点。兹分别叙述如下。

咳嗽:咳声轻微而短促,多干咳无痰,或痰少质黏,咳吐不爽,午后、夜间为剧,有时常伴胸痛。

咳血:多数的肺痨患者可出现不同程度的咳血。常为痰中带血,少数为血痰,亦有盈杯盈盏的大量咯血者。肺痨咳血血自肺中来,因咳而咯出,其色鲜红,常夹泡沫痰液。小咳血往往是大咯血的先兆,应当警惕。

潮热:多数表现为低热,有时但觉手足心灼热。此种发热每在午后开始,暮夜为盛,而早晨则热退如常人,好似潮水按时涨退,故称之为潮热。如潮热未已,为病有加重的趋势。如热势有增无已,表示肺阴耗损严重,是病情恶化的征象。如潮热日渐平复,提示阴津有所恢复,病变向缓解的方面转化。

盗汗:本病盗汗的产生,乃由于虚热蒸逼、津液外泄所致。汗为阴液,真阴日耗,潮热日增,盗汗更甚,形成恶性循环。因此,观察盗汗的多少、有无,可测病势进退之机。

胸痛:本病常有胸部不适或隐痛,其胸痛产生之原因,多因肺阴不足,痰瘀阻滞,络脉失和之故,或因久咳伤络所致。

消瘦:有先消瘦而后发现肺痨的,有先见肺痨而后消瘦的。其消瘦往往是逐步发展,不似急性热病之迅速。大体是四肢先行瘦削,渐见颈部纤细,两颧高突,肋骨暴露,精神委靡。

2. **辨别证候顺逆**　肺痨之顺证表现为:正气未衰,胃气未伤;无短气不续;无大热,或低热较轻;无痰壅咯血;虚能受补;脉来有根。凡顺证一般均较易治。

肺痨之逆证表现为:大肉脱陷,骨枯发焦,潮热持续不解；胃气大伤；大量咯血，反复发作；短气不续，动则大汗，声音低微；虚不受补；脉浮大无根，或细而数疾等。凡逆证均较难治。

（二）证候

[阴虚肺热]

症状：午后潮热，手足心热，夜间盗汗，两颧发赤，皮肤干灼，唇红咽干，形体消瘦，干咳无痰，或痰少不易咯出，咳则胸痛，或痰中带血，如丝如点，口燥鼻干。舌边尖质红，苔薄，脉细数。

病机分析：本证为肺痨初期表现，主要反映出"阴虚生内热"的病变，而以肺阴虚与肺失清肃最为突出，故出现阴虚症状与肺热症状。但此种肺热是由于阴虚阳亢所致，与外感六淫所致实热性质绝对不同，治法两样，应当仔细辨别。

[肺肾阴虚]

症状：骨蒸潮热，盗汗更甚，腰脊酸软，头晕耳鸣，心烦失眠，五心烦热，两颧潮红，男子遗精，女子经闭，形体更加消瘦，咳呛气急，痰少质黏，或吐稠黄痰，或时时咯血，血色鲜红，其量较多，或胸胁掣痛。舌质红，苔薄黄少津；或光剥，脉细数无力。

病机分析：肺病及肾，肺肾阴伤，水亏火旺，虚火内灼，多见于肺痨病中期或晚期。此时劳热阴精大耗，其影响是全身性的，故反映的脉症涉及多个脏腑系统。

[气阴亏耗]

症状：午后潮热，热势不高，常伴恶风，畏冷，自汗与盗汗并见，食少，腹胀，便溏，神疲，短气声低，面色㿠白，午后颧红，咳嗽无力，咯痰清稀色白，量较多，偶带淡红色血。舌质淡，舌边有齿印，苔薄白，脉细弱而数。

病机分析：阴伤气耗，肺脾同病，致使肺失清肃，脾失健运，多是肺痨中期或后期的病变。肺气虚故咳而无力，气短声低；气不化津而成痰，故痰量反多而清稀；气虚不能卫外而为固，故身热，自汗与盗汗并见。其他则是一派气不摄血、脾不健运的见症。

[阴阳两虚]

症状：潮热不休，形寒肢冷，自汗盗汗，面浮肢肿，大肉尽脱，心慌气怯，口唇紫暗，或口舌生糜，或五更泄泻，男子滑精、阳痿，女子经少、经闭。舌光剥而淡，或呈紫暗，或有黄苔，少津，脉微细而数或虚大无力。咳逆喘息，少气不续，动则更甚，痰呈泡沫状，或夹暗淡色血液。或男子滑精、阳痿，女子经少经闭，舌质淡，或紫暗，苔黄而花剥，少津，脉微细而数或虚大。

病机分析：阴损及阳，阴阳两虚，形成肺脾肾三脏同病，表明病势已进入晚期。由于"阴虚生内热"，故有潮热、盗汗、口糜等虚热见症；"阳虚生外寒"，故有形寒肢冷等见症。阴阳俱虚，元气衰败，反映出多个脏腑功能衰竭，预后颇为严重。

二、治疗

（一）治疗原则

1. **杀虫、补虚**　杀虫以绝其根本，是治疗肺痨的一大法则。已知对痨虫有抑制、杀灭作用的中药，如大蒜、白果、黄连、黄芩、地榆、葎草、夏枯草、金银花、石榴皮、穿破石、獭肝、百部、安息香等。这些药物都可配合在主方中使用。但是，中药杀痨虫的作用强度，从目前看来尚不够满意，必要时应配合西药抗痨治疗，以免错过治疗时机。补虚以复其真元，是治疗肺痨的又一法则。由于肺痨的病机本质为阴虚，故补虚主要是滋阴。但应注意慎用寒凉之品，免伤胃气，以甘平滋阴法为肺痨补虚的主要方法。

2. **注重主症处理**　如潮热不休，盗汗甚多，咳嗽不止，大量咯血，他如失眠、遗精、泄泻等症状，特别突出时均应进行针对性治疗。

3. **禁用燥烈、苦寒、升散、克伐的方药**　因燥烈易动热，苦寒易化燥，升散、克伐易耗气伤阴，所以不适合于本病的治疗。

（二）治法方药

[阴虚肺热]

治法：滋阴杀虫，润肺清热。

方药：月华丸。方中沙参、麦门冬、天门冬、生地滋阴清热润肺；百部、獭肝杀虫润肺；山药、茯苓甘淡补脾益阴；川贝母润肺化痰；桑叶、菊花疏风清热，熟地、阿胶滋阴；三七活血止血。全方标本同治，为治痨名方。

[肺肾阴虚]

治法：补益肺肾，滋阴降火。

方药：百合固金汤加龟版、阿胶、冬虫夏草、五味子、胡黄连、银柴胡等。方中百合、生地、麦门冬滋养肺阴；熟地、玄参、龟版、阿胶、冬虫夏草滋补肾阴；五味、白芍滋阴敛肺；桔梗、甘草、贝母化痰止咳；当归活血养血；胡黄连、银柴胡清热降火。肺肾同治，以收滋阴降火之效。

[气阴亏耗]

治法：益气养阴，肺脾同治。

方药：保真汤加减。方中人参、黄芪、白术、茯苓、大枣、甘草益气健脾；天门冬、麦门冬、生地、五味子滋阴润肺；熟地、莲须滋肾固精；当归、白芍养血活血；银柴胡、地骨皮退虚热；陈皮、生姜助运化；热势不高可去黄柏、知母，以免苦泻伤脾。本方益气健脾而不助热，滋阴润肺而不滞脾，为肺脾同治之良方。

[阴阳两虚]

治法：滋阴补阳，培元固本。

方药：补天大造丸。方中人参、白术、山药、茯苓、黄芪健脾益气；当归、白芍、酸枣仁、远志养血宁心；枸杞子、龟版、熟地滋肾养阴；紫河车、鹿角补阳填精。全方培元固本、温养精气、滋阴补阳，为治疗肺痨元气亏虚要方。

随证加减法：

咳嗽：轻者选加贝母、杏仁、桑白皮、款冬花、百部等配合主方治疗；重者频咳不止，可酌用紫菀汤或加味百花膏。

咳血、咯血：痰中带血，或轻度咯血，只需静卧；并酌加白茅根、白及、藕节、仙鹤草、小蓟、侧柏叶、血余炭等，配合主方治疗。如咳嗽剧烈者，当选加止咳药，如百部、贝母等，以止咳宁络。咯血久发不已，可连用补络补营汤冲服云南白药0.3克，每日3次。咯血已止，病情逐渐趋于稳定之后，未见继续咳血，始可下床活动恢复常规治疗。

潮热、骨蒸：应多静少动，并选加秦艽、青蒿、鳖甲、银柴胡、胡黄连、地骨皮等，配合主方治疗。方剂如秦艽鳖甲散（方中柴胡改用银柴胡），亦可随证化裁。

盗汗、自汗：宜多静养少活动，并选加浮小麦、麻黄根、五味子、五倍子、山茱萸、龙骨、牡蛎之类配合主方治疗。盗汗严重者，可用牡蛎散；如偏于气虚者，以牡蛎散与玉屏风散合用。

胸痛：胸痛因咳嗽所致者，以治咳为主，咳减痛亦减。如胸痛较重，部位固定，因咳更甚者，是肺络有瘀滞，选加丝瓜络、郁金、橘络、延胡索之类配合主方治疗。

遗精：不甚严重者，可选加牡蛎、龙骨、金樱子、芡实、莲须、五味子之类；相火偏亢内扰精室者，加入黄柏、知母配合主方治疗。并可选用封髓丹或金锁固精丸服用。

泄泻：一时性的泄泻只需调节饮食即可。如经常泄泻，且食欲不振、消化不良者，在服主方之外，加服参苓白术散。

（三）其他治法

1. **敷贴法**　五灵脂、白芥子各 15 克，甘草 6 克，研末；大蒜泥 15 克。同捣匀，入醋少量，摊纱布上，敷颈椎至腰椎夹脊旁开一寸半，待皮肤有灼热感，则去之。7 日 1 次。（原方尚有白鸽粪 15 克，麝香 0.3 克）。

2. **雾化吸入法**　大蒜 30～35 克，捣碎，放入装置器内；通过雾化吸入，每星期 2 次，每次 30～60 分钟。3 个月为一个疗程。

【转归及预后】

肺痨的转归与预后，主要决定于正气的盛衰。正气较强，加以合理的治疗与适当的调养，可逐渐恢复正常；正气较弱，正邪相持不下，病势起伏，形成慢性迁延；若正气很虚，病邪迅速向肺以外传变，形成新的病变；同时，由肺之虚而逐渐损及脾肾心肝，形成五脏亏损。一般说，顺证易治，预后佳良；逆证较为难治，预后欠佳。

【预防与护理】

未病当预防，已病重调养，目的都在于保护和增强人体正气的抗病能力。就肺痨病者而言，第 1 要保持乐观情绪；第 2 要做到生活有常，即生活方式合理化和规律化，亦即饮食有节，富营养，忌辛辣，并慎起居，避风寒，戒烟酒，远房事，劳逸适度；第 3 要经常呼吸新鲜空气，并进行气功锻炼。

【现代研究】

联合化疗是目前治疗结核病的基本方案，但由此产生的毒副作用及耐药性亦日益显著。在联合化疗基础上配合中药辨证治疗有改善症状、减低抗痨药物毒副作用及减少耐药性的优势。

（一）辨证论治

陈氏[1]介绍周仲瑛抗痨经验：根据“补虚培元，抗痨杀虫”的治疗原则，从阴虚毒瘀治疗肺痨，施以养阴润肺、清热解毒、化瘀散结之法，药用南北沙参、麦门冬、百合、黄芩、白薇、地骨皮、功劳叶、猫爪草、泽漆、百部、穿山甲、太子参、黄芪及失笑散。患者虽未服抗痨药，结核病灶也获愈合。曾氏等[2]认为肺痨者以久病阴虚者为多，故运用养阴活血疗法（玄参、麦门冬、百合、百部、丹参、黄芩、生地、鳖甲、知母）治疗肺结核患者 60 例，治愈 38 例，好转 20 例，总有效率 96.7%。张氏等[3]自拟扶正汤方（黄芪、党参、白术、炙甘草、当归、陈皮、柴胡、升麻、沙参、山药）结合西药抗痨药治疗肺结核痰菌阳性者。扶助正气，杀灭结核菌，使痰菌迅速阴转，达到治疗和预防传染病蔓延的目的。赵氏[4]分析肺结核初期的 100 例患者：Ⅲ型肺结核 85 例，其中阴虚者 49 例，肺气虚 7 例，肺脾两虚 9 例，肺肾两虚 20 例；Ⅰ型肺结核 3 例，其中肺阴虚 2 例，肺脾两虚 1 例；Ⅱ型肺结核 4 例，其中肺阴虚 1 例，肺脾两虚 1 例，肺肾两虚 2 例；Ⅳ型肺结核 7 例，其中肺阴虚占 2 例，肺气虚 1 例，肺脾两虚 2 例，肺肾两虚 2 例；Ⅴ型 1 例，为肺脾两虚。袁氏[5]以保真汤加减（党参、黄芪、炒白术、茯苓、炙甘草、天门冬、麦门冬、生地、熟地、柴胡、当归、白芍、地骨皮、知母、白及、炙百部）配合西药治疗肺结核 30 例，并设单纯西药对照组 30 例。结果：治疗组无 1 例因抗结核药的毒副反应而终止治疗；对照组有 5 例因抗结核药的毒副反应而终止治疗，3 例因其他原因而终止治疗，2 例因结核病复发而再次住院治疗。毒副反应比较：肝功能损害治疗组明显低于对照组（$P<0.05$）；消化道毒性反应治疗组明显低于对照组（$P<0.05$）。

（二）专方施治

张氏等[6]拟结核散Ⅰ＋Ⅱ号（Ⅰ号方：蛤蚧、蝮蛇、珍珠、白及、黄芪、三七。Ⅱ号方：黄芩、鱼腥草、夏枯草、鳖甲、百部、三七、甲珠、全蝎）并用 SHRE 方案治疗肺结核患者 60 例，设单纯 SHRE 化疗组 60 例，3 个月为一个疗程，结果中药组的痰菌转阴率、空洞闭合率和病灶吸收率均较单纯化疗组显著（$P<0.01$～0.05）。李氏等[7]通过实验证实抗痨颗粒（白及、百部、川贝母等）对人型结核杆菌（H37RV）和多耐结核菌均有抑制作用，并具有抗炎、祛痰、止咳、止血及增强免疫功能尤其是细胞免疫功能，在治疗肺结核特别是慢性纤维空洞型肺结核中发挥了重要的中药综合作用。张氏[8]对 86 例初治肺结核患者采用猫爪草胶囊加基本化疗方案治疗，痰菌阴转情况治疗组高于对照组（$P<0.05$），X 线检查病灶的吸收率明显高于对照组，空洞闭合率比对照组也有很大改观。陈氏等[9]认为猫爪草胶囊有清热解毒活血化瘀之功效，能改善肺部病变部位的血液循环，提高化疗药物的利用率，加速病变修复过程。

（三）改善肺结核相关症状

1. **咯血**　李氏[10]应用益肺止咳胶囊配合抗结核药治疗肺结核咯血 30 例，总有效率达 96.7%，平均止血时间为 5.1 日，优于止血三联疗法。方中除有百部、猫爪草等抗结核作用的药物外，还有白及、三七等止血之品，具有活血化瘀之效，止血而不留瘀，正切合肺结核咯血之病机。张氏等[11]自拟护肺止血汤（太子参、沙参、百合、麦门冬、五味子、仙鹤草、花蕊石、郁金、炒藕节、枇杷叶、海浮石、川贝母、甘草）治疗肺结核咯血 34 例，显效 23 例，有效 1 例，总有效率达 97.1%，平均止血时间为（6.2±1.8）日。

2. **发热**　王氏[12]以青蒿鳖甲汤（青蒿、鳖甲、细生地、知母、丹皮)治疗肺结核发热患者32例,若发热高、口渴甚者加用地骨皮、沙参、旱莲草,本组病例全部有效,其中服3剂体温降至正常有10例,服5剂降至正常有15例,服10剂降至正常的7例。较对照组,平均退热时间缩短11.37日($P<0.05$)。

3. **盗汗** 周氏[13]予滋阴活血汤(生地、熟地、太子参、百合、黄芪、丹参、地龙、当归、黄芩、黄连、黄柏、白及、浮小麦)治疗肺结核盗汗症80例,痊愈61例,总有效率为97.5%,明显高于对照组。

(四)减毒增效

抗痨治疗过程中的药物性肝脏损害是导致患者中断治疗的重要因素,故寻求有效的护肝方法,是患者坚持抗结核治疗、减少结核耐药和复发的关键。刘氏[14]介绍洪广祥临床经验:认为中医药治疗结核病的重点不是抗痨杀虫,而是补虚培本,重在减轻甚至消除抗结核药的毒副作用,增强患者体质,提高抗病能力。解化疗之毒用绿豆、甘草,并加用土茯苓、升麻等,增强解毒之功。由于化疗药毒易伤脾胃,脾胃伤则湿浊易生,故解毒须不忘护脾胃,治以芳香化浊,用苏叶、佩兰、藿香、白蔻仁、麦芽、山楂之属,使脾胃之气渐盛,正气渐强,与抗结核药结合,达到"补虚杀虫"的目的。武氏[15]在用异烟肼、利福平、乙胺丁醇三联抗痨常规量短程疗法的基础上,辅以扶正汤(人参、黄芪、麦门冬、莪术、川芎、丹参)为主方随证加减,肝功能异常者酌加五味子、灵芝、黄连、黄芩、柴胡、连翘、茵陈蒿;粒细胞减少者酌加当归、熟地、阿胶;厌食恶心腹胀酌加制半夏、神曲、鸡内金、茯苓、白术、厚朴、枳壳;末梢神经炎者酌加全蝎、蜈蚣、木瓜、延胡索、牛膝、秦艽。治疗组78例症,显效50例,有效28例。陈氏等[16]运用丹参注射液对结核患者进行护肝治疗,疗效显著。认为丹参保肝作用机制为:改善肝微循环、防止肝细胞变性坏死、促进组织修复再生、防止肝纤维化。

(五)难治性肺结核治疗

难治性肺结核(耐多药结核病)的治疗,目前在世界医学界是一个治疗难题,而中西医结合治疗将是耐多药肺结核病的治疗主要发展趋势。胡氏等[17]将76例难治性肺结核患者随机分为化疗组(37例)和中药组(39例)。化疗组采用常规抗痨药加氧氟沙星治疗。中药组则在化疗组基础上加用益气养阴中药(黄芪、党参、当归、生地、知母、丹参、黄精、百合、百部、黄芩、鱼腥草、赤芍),观察两组症状、痰菌、胸片等变化,结果显示中药组症状改善早于化疗组,中药组和化疗组治疗后痰菌阴性率分别为79.5%和26.8%,X线胸片吸收有效率分别为84.6%和67.6%。王氏等[18]将87例难治性肺结核随机分为抗结核药佐以黄芪的治疗组和单用抗结核药物的对照组,观察治疗前后患者外周血T细胞亚群的变化及疗效并进行分析。结果显示治疗组细胞免疫功能改善程度、治愈率、痰菌阴转率、总有效率明显高于对照组。黄芪通过促进T细胞增殖,使CD3升高、CD4升高、CD8下降、CD4/CD8升高,纠正细胞免疫失调控,增强细胞免疫功能,协助抗结核药物彻底杀灭体内存留的结核菌,促进肺部病灶吸收,从而提高难治性肺结核的治愈率,治疗中未发现明显毒副反应。李氏等[19]认为单用中药杀灭耐药结核菌疗效不够满意,配合2HRE(S)Z/7HR方案以加强抗痨治疗,可明显提高疗效,给予自拟抗痨合剂(百部、十大功劳叶、党参、黄芪、白及、川贝母、葎草、沙参等)取其养阴补肺、宁络止血、补益肺脾、保护胃气、增强机体抗病能力之功,且能缓解抗痨药物所引起的胃肠反应。

【小结】

肺痨即西医学所称之肺结核。中医早已认识到是一种由痨虫侵蚀肺叶引起的慢性传染性虚弱性疾病。临床上"咳嗽、咳血、胸痛、潮热、盗汗、消瘦"为特征,可分阴虚肺热。肺肾阴虚、气阴两虚、阴阳两虚4种证候进行辨证论治,其基本病机为阴虚,治疗大法为滋阴、杀虫。病变过程中当注意辨别主症的特点。一般顺证易治、易愈,逆证较难治。现代对肺痨的研究,无论在理论上或实践上都有一定的发展。

附方

(1)月华丸(《医学心悟》):沙参 麦门冬 天门冬 生地 熟地 阿胶 山药 茯苓 桑叶 菊花 獭肝 百部 三七 川贝母。

(2)百合固金汤(《医方集解》):生地 熟地 麦门冬 贝母 百合 当归 芍药 甘草 玄参 桔梗。

(3)保真汤(《十神书》):人参 黄芪 白术 茯苓 大枣 天门冬 麦门冬 生地 熟地 五味子 当归 芍药 莲须 地骨皮 银柴胡(原方为柴胡) 陈皮 生姜 黄柏 知母 甘草。

(4)补天大造丸(《医学心悟》):人参 白术 当归 黄芪 酸枣仁 远志 芍药 山药 茯苓 枸杞子 紫河车 龟版 鹿角 熟地。

(5)紫菀汤(《王海藏方》):紫菀 知母 贝母 桔梗 阿胶 五味子 茯苓 甘草。

(6)加味白花膏(《济生方》):百合 紫菀 款冬花 百部 乌梅。

(7)补络补营汤(《医学衷中参西录》):牡蛎 龙骨 三七 山茱萸。

(8)秦艽鳖甲散(罗谦甫方):秦艽 鳖甲 柴胡(多改银柴胡) 当归 地骨皮 青蒿 知母 乌梅。

(9)牡蛎散(《和剂局方》):黄芪 牡蛎 麻黄根 浮小麦。

(10)玉屏风散(《世医得效方》):黄芪 白术 防风。

(11)封髓丹(《卫生宝鉴》):砂仁 黄柏 甘草。

(12)金锁固精丸(《医方集解》):沙苑子 芡实 莲须 龙骨 牡蛎。

(13)参苓白术散(《和剂局方》):人参 白术 茯苓 甘草 山药 莲肉 扁豆 砂仁 薏苡仁 桔梗 陈皮。

【现代研究】主要参考文献

[1] 陈四清.从阴虚毒瘀治疗肺结核[J].江苏中医药,2005,26(3):33.

[2] 曾向军,张淑卿,兰荔.养阴活血法治愈肺结核[J].中国中医药杂志,2004,12(2):566~567.

[3] 张永国,哈森高娃,曹进龙.用中医扶正祛邪法加速结核痰菌阴转的观察[J].河北中西医结合杂志,1999,8(4):603~604.

[4] 赵泽英.100例肺结核病的分型及治疗[J].天津中医,1999,16(2):22~23.

[5] 袁志兴. 保真汤加减在肺结核抗结核治疗中的作用[J]. 现代中西医结合杂志,2001,10(21): 2019.
[6] 张政,何立生,侯玉生,等. 结核散并用化学疗法治疗肺结核 60 例临床观察[J]. 黑龙江中医药,1992,21(4): 24～25.
[7] 李建国,樊蔚虹,张莉,等. 抗痨颗粒药理作用的实验研究[J]. 中国中医药信息杂志,2000,7(7): 21～22.
[8] 张玉明. 猫爪草胶囊加基本化疗方案治疗初发肺结核[J]. 临床肺科杂志,2002,7(4): 85.
[9] 陈清云,王国辉. 单纯 2HRZ/4HR 与加猫爪草胶囊治疗颈淋巴结结核的疗效分析[J]. 中国防痨杂志,2002,24(1): 56～57.
[10] 李佑生. 中药益肺止咳胶囊治疗肺结核少量咳血 30 例临床观察[J]. 中国防痨杂志,2004,26(4): 245～246.
[11] 张光霞,黄朝辉. 中医治疗肺结核咯血 34 例[J]. 福建中医药,2005,36(2): 29.
[12] 王素平. 青蒿鳖甲汤治疗肺结核发热的临床研究[J]. 实用医技杂志,2003,10(6): 612.
[13] 周培文. 滋阴活血汤治疗肺结核盗汗症 80 例[J]. 福建中医药,2002,33(6): 33～34.
[14] 刘良徛. 洪广祥治疗抗结核药毒副反应验案[J]. 江西中医药,2001,32(2): 10～11.
[15] 武明俊. 扶正汤在肺结核化疗中对 78 例毒副作用反应症状的临床观察[J]. 贵阳中医学院学报,2003,25(2): 15～16.
[16] 陈斌,高长昀,刘书敏,等. 丹参在肺结核治疗中护肝疗效观察[J]. 湖北中医杂志,2001,23(10): 23.
[17] 胡欣欣,范坚贞. 难治性肺结核的中西结合治疗体会[J]. 时珍国医国药,2003,14(10): 626.
[18] 王伟,阮祥林. 抗结核药伍用黄芪治疗难治性肺结核疗效分析[J]. 中国医师杂志,2004,6(9): 1282.
[19] 李权,刘忠达. 抗痨合剂治疗难治性肺结核 35 例[J]. 浙江中西医结合杂志,2000,15(5): 309.

失　音

【定义】

失音是一个症状,凡是语声嘶哑,甚则不能发声者,统谓之失音。主要由于感受外邪,肺气壅遏,声道失于宣畅;或精气耗损,肺肾阴虚,声道失于滋润所致。古代将失音称为瘖或喑。

【历史沿革】

早在《内经》就已经对人体的发音器官有了认识。如《灵枢・忧恚无言》提到:“喉咙者,气之所以上下者也。会厌者,音声之户也。口唇者,音声之扇也。舌者,音声之机也。悬雍垂者,音声之关也。颃颡者,分气之所泄也。横骨者,神气所使,主发舌者也。”说明喉咙、会厌、唇舌、悬雍垂、颃颡、横骨均与发音有关。

关于失音,《内经》中指出有 2 种不同的情况:一是感受外邪。如《灵枢・忧恚无言》中提到“人卒然无音者,寒气客于厌,则厌不能发,发不能下,至其开阖不致,故无音”,《素问・气交变大论篇》有“岁火不及,寒乃大行……民病……暴瘖”,说明了在感受外邪的情况下,声门的开阖作用受到影响而病失音。二是脏气内伤。如《素问・宣明五气篇》中有“五邪所乱……搏阴则为瘖”。所谓阴者,五脏之阴也,手少阴心脉上走喉咙系舌本,手太阴肺脉循喉咙,足太阴脾脉上行结于咽、连舌本、散舌下,足厥阴肝脉循喉咙之后,上入颃颡而络于舌本,足少阴肾脉循喉咙系舌本,故皆主病瘖。五脏为邪所扰而失音,《灵枢・邪气脏腑病形》有“心脉……涩甚为瘖”。《素问・脉解篇》提出“内夺而厥,则为瘖痱,此肾虚也;少阴不至者;厥也”,《素问・大奇论篇》有“肝脉骛暴,有所惊骇,脉不至若瘖,不治自已”,《灵枢・忧恚无言》也有“人之卒然忧恚,而言无音”的记载。这些说明心气不足、肾精亏耗、突受惊扰等因素,皆可使心、肾、肝受损而失音;但是因情志变化而失音者,多可自愈。由此可见,《内经》所论述的两类失音,感受外邪者与肺有关,五脏内伤者,主要涉及心肝肾。

妇女因妊娠而失音者,称为“子瘖”。如《素问・奇病论篇》说:“人有重身,九月而瘖……胞之络脉绝也……胞络者系于肾,少阴之脉贯肾系舌本,故不能言……无治也,当十月复。”

隋代巢元方《诸病源候论・卷二・风冷失声候》指出:“声气通发,事因关户,会厌是音声之户,悬雍是音声之关。”宋代杨士瀛《仁斋直指方》指出:“心为声音之主,肺为声音之门,肾为声音之根。”说明发声虽然与会厌、悬雍等有关,但从脏腑经络整体观点来看,实与心肺肾三脏有关。

宋代钱乙《小儿药证直诀・肾怯失音相似》提到:“病吐泻及大病后,虽有声而不能言,又能咽药,此非失音,乃肾怯不能上接于阳故也,当补肾地黄丸主之,失音乃猝病耳。”将失音与重病大病之后无力发声的情况作了鉴别。

明代楼英《医学纲目》明确地将失音分为喉瘖及舌瘖 2 类,指出:“瘖者,邪入阴部也。《经》云:邪搏于阴则为瘖”;“邪入于阴,搏则为瘖,然有二证:一曰舌瘖,乃中风舌不转运之类,但舌本不能转运言语,而喉咽音声则如故也。二曰喉瘖,乃劳嗽失音之类,但喉中声嘶,而舌本则能转运言语也。”这种分法,对失音的鉴别具有重要的指导意义。舌瘖主要见于中风,而喉瘖则是本篇讨论的重点。明代徐春甫《古今医统・卷四十六・声音候》对本症的认识较为深入,如说:“舌为心之苗,心痛舌不能转,则不能语言,暴病者尚可医治,久病者不可治也,故心为声音之主者此也。肺者属金,主清肃,外司皮腠,风寒外感者,热郁于内,则肺金不清,咳嗽而声哑,故肺为声音之门者此也。肾者人身之根本,元气发生之主也,肾气一亏,则元气寖弱而语言瘖者有之。”并指出病分 3 因:“有内热痰郁,窒塞肺金,而声哑及不出者,及有咳嗽久远,伤气而散者,此内因也。有外受风寒,腠理闭塞,外束内郁,嗽而口声哑……此外因也。又有忽暴吸风,卒然声不出者,亦外因也。有因争竞,大声号叫,以致失声,或因歌唱伤气而声不出,此不内外因也,养息自愈。”这 3

类原因引起的失音，均属喉瘖的范畴。明代李梴《医学入门·卷四·痨瘵》说"咽疮失音者死"，指出了痨瘵出现喉头生疮而失音者，预后较差，难于治愈。明代张景岳《景岳全书·声瘖》论述失音的辨证提到："实者其病在标，因窍闭而瘖也；虚者其病在本，因内夺而瘖也。窍闭者，有风寒之闭，外感证也；有火邪之闭，热乘肺也；有气逆之闭，肝滞强也……此皆实邪之易治者也。至若痰涎之闭，虽曰有虚有实，然非治节不行，何致痰邪若此？此其虚者多而实者少，当察邪正分缓急而治之可也。内夺者，有色欲之夺，伤其肾也；忧思之夺，伤其心也；大惊大恐之夺，伤其胆也；饥馁疲劳之夺，伤其脾也；此非各求其属，而大补元气，安望其嘶败者复原，而残损者复振乎？此皆虚邪之难治也。"说明了五脏皆可以为瘖，而以心、肺、肾三脏为主。失音的辨证要分虚实，实邪易治，虚邪难治。实邪为窍闭，可因风寒、火邪、气逆、痰涎所致；虚邪则有伤肾、伤心、伤胆、伤脾之分。并认为："此外复有号叫、歌唱、悲哭，反因热极暴饮水，或暴吹风寒而致瘖者……但知养息，则弗药可愈，是皆所当辨者。"指出有些情况是饮食、起居、生活不慎所造成的一时性失音，养息可愈。另外还有些喉科疾病的恢复期，亦可自愈，如说："凡患风毒或病喉痛病既愈，而声则瘖者，此其悬雍已损，虽瘖无害也，不必治之。"张景岳对失音的辨证，亦将中风的舌强不语与之分开论治。

清代张璐《张氏医通·诸气门·瘖》指出："失音，大都不越于肺，然须以暴病得之为邪郁气逆，久病得之为津枯血槁；盖暴瘖总是寒包热邪，或本内热而后受寒，或先外感而食寒物……若咽破声嘶而痛是火邪遏闭伤肺……肥人痰湿壅滞气道不通而声瘖……至若久病失音，必是气虚挟痰之故"、"更有舌瘖不能言者，亦当分别新久，新病舌瘖不能言，必是风痰为患……若久病或大失血后，舌萎不能言。"说明了失音与舌瘖有别，两者皆各有新病与久病之分，这对于辨证、治疗及预后的判断，均有一定意义。清代还出现了不少喉科专著，如《重楼玉钥》、《咽喉脉证通论》、《咽喉经验秘传》、《尤氏喉科秘书》、《包氏喉证家宝》、《焦氏喉科枕秘》等，均认识到失音在多种喉科病证中都可出现，如有喉中呼吸不通、言语不出的喉痹，风痰所致的哑瘴喉风，喉癣久则喉哑的失音，虚损劳瘵咳伤咽痛的声哑等。各书均未单独将失音列出，亦说明至清代已逐渐认识到失音仅是一个症状，可见于多种咽喉病证。

总之，对于失音一证，古代医家从脏腑经络的整体观点来看，以心、肺、肾三脏病变为主。其中属于中风的舌强不语(舌瘖)，主要与心有关；属于喉瘖者，则与肺、肾有关。

【范围】

本篇内容以"喉瘖"为主。主要见于各种原因引起的急性喉炎、慢性喉炎、喉头结核、声带创伤、声带小结、声带息肉等，也见于癔症性失音。若其他疾病而兼有失音的，亦可参照本篇辨证治疗。

【病因病机】

失音的致病因素多端，主要与感受外邪、久病体虚、情志刺激和用声过度有关，导致肺、肾、肝等脏腑功能失调，声道不利。

1. **外邪犯肺** 由于风寒外袭，邪郁于肺，肺气失于宣畅，会厌开合不利，音不能出，以致卒然声嗄。如感受风热燥邪，或寒郁化热，肺受热灼，清肃之令不行，燥火灼津，声道燥涩，均可导致发音不利。或因热邪灼津为痰，痰热交阻，壅塞肺气，而使声音不扬。此外亦有因肺有蕴(痰)热、复感风寒、寒包热邪、肺气壅闭、失于宣肃而致失音者。

2. **肺肾阴虚** 慢性疾患，久咳劳嗽，迁延伤正；或酒色过度，素质不强，以致体虚积损成劳，阴虚肺燥，津液被灼；或肺肾阴虚，虚火上炎，肺失濡润，而致声瘖。亦有因阴伤气耗、气阴两虚、无力鼓动声道而致失音者。如《古今医统》指出："凡病人久嗽声哑，乃是元气不足，肺气不滋。"

3. **气机郁闭** 此因忧思郁怒，或突受惊恐，而致气机郁闭，声喑不出。情志因素致瘖与内脏功能失调密切有关。

4. **声道受损** 用声过多、过强，损伤声道，津气被耗，亦可导致失音。

从上所述，失音可归纳为外感和内伤所致 2 大类。外感属实，为"金实无声"；因感受外邪，阻塞肺窍，肺气壅遏，失于宣畅，会厌开合不利，而致声音嘶嘎。内伤属虚，为"金碎不鸣"；多系久病体虚、肺燥津伤，或肺肾阴虚、精气耗损，咽喉、声道失于滋润，而致发音不利。《临证指南医案·失音》亦有"金实则无声，金破碎亦无声"之说。一般说来，内伤失音临床表现多以阴虚为主，但因"声由气而发"，因此常可同时有气虚的一面。如属情志致病，郁怒伤肝，肝气侮肺，或悲忧伤肺，肺气郁闭，不能发音者，又属内伤中的实证。其他如高声号叫引起的一时性失音，由于声道受损，亦常有津气耗伤之候。

就病位而言，失音虽属喉咙和声道的局部疾患，病变脏器主要在肺系，但同时与肾密切相关。因喉属肺系，肺脉通于会厌，肾脉上系于舌，络于横骨，终于会厌。肺主气，声由气而发，肾藏精，精足则能化气，精气充足，自可上承于会厌，鼓动声道而发音。若客邪闭肺，或肺肾阴气耗损，会厌受病，声道不利，皆可导致失音。

【诊断与鉴别诊断】

一、诊断

（一）发病特点

失音发病有急有缓，急者突然而起，常伴外感表证；缓者逐渐形成，持续加重，多有慢性病史可询，表现正虚之候，另外亦有呈发作性者。病情轻者，语声嘶哑，重者声哑不出；若慢性虚劳久病，全身衰竭而伴有失音者，为病情严重的征兆。

（二）临床表现

本病以声音嘶哑或声哑不出为特征。

（三）相关专科检查

如耳鼻咽喉科喉镜检查，神经科检查可协助诊断。

二、鉴别诊断

失音一证，应当分喉瘖和舌瘖。本篇论述的为喉瘖，当与舌瘖相鉴别。喉瘖为喉中声嘶，或声哑不出，而舌本运转自如；舌瘖为舌本不能运转言语，而喉咽音声如故，每有眩晕、肢麻病史，或同时伴有口眼㖞斜及偏瘫等症。

【辨证论治】

一、辨证

（一）辨证要点

1. **辨外感内伤**　对失音的辨证，当从发病缓急、病程长短，区别外感内伤。凡急性发病，病程短者，多属外感引起；病起缓慢，病程长者，多因内伤疾病所致。

2. **辨虚证实证**　一般可分为暴瘖、久瘖2类。暴瘖为卒然起病，多因邪气壅遏，窍闭而失音，其病属实；久瘖系逐渐形成，多因肺肾阴虚，声道燥涩而失音，或兼肺肾气虚，鼓动无力所致，其病属虚。但内伤气郁致瘖者亦可属实，外感燥热表现为肺燥津伤者亦可属虚。

（二）证候

实证

［风寒］

症状：卒然声音不扬，甚则嘶哑；或兼咽痒，咳嗽不爽，胸闷，鼻塞声重，寒热，头痛等症，口不渴，舌苔薄白，脉浮。或兼见口渴，咽痛，烦热，形寒，气粗，舌苔薄黄，脉浮数者。或见卒然声喑，咽痛欲咳而咳不出，恶寒身困，苔白质淡，脉沉迟或弦紧。

病机分析：风寒袭肺，会厌开合不利，故卒然声音不扬，甚至嘶哑，肺被邪遏，气失宣畅，则咳嗽咽痒、胸闷、鼻塞声重；风寒束表，则见寒热头痛、舌苔薄白、脉浮。若邪热内郁，风寒外束，又可见口渴、咽痛、气粗、烦热、形寒等“寒包热”证。若肾虚受寒，太阳少阴两感，可见恶寒身困、苔白舌淡、脉沉迟或弦紧。

［痰热］

症状：语声嗄哑，重浊不扬，咳痰稠黄，咽喉干痛，口干苦，或有身热。舌苔黄腻，脉滑数。

病机分析：风热犯肺，蒸液成痰，肺失清肃，故语声嗄哑，重浊不扬；痰热壅肺，则咳痰稠黄；邪热灼津，故见咽喉干痛、口苦；若风热在表，可见身热；舌苔黄腻、脉滑数乃痰热郁肺之征象。

［气郁］

症状：突然声哑不出，或呈发作性。常因情志郁怒悲忧引发。心烦易怒，胸闷气窒，或觉咽喉梗塞不舒。舌苔薄，脉小弦或涩滞不畅。

病机分析：郁怒伤肝，肝气侮肺，悲忧伤肺，肺气郁闭，而致突然声哑不出；肝郁化火则心烦易怒；肝气上逆，肺气不降，则胸闷气窒，咽喉如物梗阻；脉小弦、涩滞不畅，是属肝郁之候。

虚证

［肺燥津伤］

症状：声嘶，音哑，咽痛，喉燥，口干；或兼咳呛气逆，痰少而黏。舌质红少津，苔薄，脉小数。

病机分析：燥火伤肺，声道燥涩而致声嘶、音哑；燥伤肺津，咽喉失于滋润，故咽喉干燥疼痛、口干；肺失清润，燥邪灼津为痰，则咳呛气逆、痰少质黏；舌红少津，脉象小数，乃属燥热蕴肺之象。

［肺肾阴虚］

症状：声音嘶哑逐渐加重、日久不愈，兼见干咳少痰，甚则潮热、盗汗、耳鸣、目眩、腰酸膝软、形体日瘦。舌质红，苔少，脉细数。

病机分析：肺阴不足，病损及肾，阴精不能上承，以致声音嘶哑日渐加重，久延不愈，肺失滋润，清肃无权，则干咳少痰；阴虚内热，阴不内守，故见潮热、盗汗；肾虚肝旺，而致耳鸣、目眩；肾虚，阴精不能充养腰脊，外荣形体，故腰膝酸软、形体日瘦；舌质红、苔少、脉细数为阴虚之象。

二、治疗

（一）治疗原则

凡属暴瘖因邪气壅遏而致窍闭者，治当宣散清疏；久瘖因精气内夺所致者，治当清润滋养，或气阴并补。具体言之，实证则辨别风寒、痰热的不同，分别予以宣、清；久瘖应区分肺燥津伤与肺肾阴虚的轻重，或润或养。病缘气郁者，气郁化火，日久亦可灼伤津液，导致肺肾阴虚，因此又当注意本虚与标实之间的关系，权衡施治。

凡失音日久，经治疗效差者，可在辨证的基础上酌配活血化瘀之品，亦可径以活血化瘀为主进行治疗，如《张氏医通》论失音中即有“若膈内作痛，化瘀为先，代抵当丸最妥”的记载。

（二）治法方药

实证

［风寒］

治法：疏风散寒，宣肺利窍。

方药：三拗汤、杏苏散加减。麻黄、苏叶、生姜功能疏风散寒；前胡、杏仁宣肺止咳；桔梗、甘草利咽化痰。“寒包热”者，当疏风散寒，兼清里热，方用大青龙汤，或在疏风散寒的药物上配以石膏、黄芩、知母，并合蝉蜕、木蝴蝶以利咽喉、开声音。太阳少阴两感证，可用麻黄附子细辛汤。

［痰热］

治法：清肺泻热，化痰利咽。

方药：清咽宁肺汤。方中桔梗、甘草清利咽喉，桑白皮、黄芩、栀子清泻肺热；前胡、知母、贝母清宣肺气、化痰止咳。并可酌情选用蝉蜕、胖大海、牛蒡子、枇杷叶等清肺泻热、利咽开音之品。若觉痰阻咽喉，哽痛不适，加僵蚕、射干消痰利咽；内热心烦，加石膏清热除烦；痰热伤阴，口渴、咽喉肿痛，加玄参、天花粉养阴清咽。

［气郁］

治法：疏肝理气，开郁利肺。

方药：小降气汤、柴胡清肝汤加减。前方中紫苏、乌药、陈皮理气，白芍、甘草柔肝，用于肝郁暴逆、气闭为瘖；后方中柴胡疏肝，黄芩、栀子、连翘清肝泻肺，桔梗、甘草清利咽喉，用于气郁化火，有清肝散郁之功，并可兼清肺热。对于气郁失音，尚可酌情选用百合、丹参养心解郁闷；厚朴花、绿梅花、白蒺藜、合欢花疏肝解郁，川楝子泻肝降气，木蝴蝶解郁通音。

肺气郁闭，胸闷气逆，配苏子、瓜蒌皮降气化痰。忧思劳心，精神恍惚，失眠多梦者，酌配党参、远志、茯神、石菖蒲、龙齿、酸枣仁以安神定志。

气郁所致的失音，虽应理气解郁，但忌过用辛香之品，若病久气郁化火伤津，当酌配润燥生津之品。

虚证

［肺燥伤津］

治法：清肺生津，润燥利咽。

方药：桑杏汤、清燥救肺汤。方中沙参、麦门冬、梨皮有生津润燥之功；桑叶、枇杷叶、栀子皮清宣肺热；杏仁、贝母化痰止咳；桔梗、甘草清利咽喉。可加蝉蜕、木蝴蝶利咽喉、开声音。

若兼微寒、身热、鼻塞、头痛等表证，可酌配荆芥、薄荷以疏风透表；燥火上逆、咳呛气急加桑白皮以清润止咳；津伤较著，口咽干燥、舌红唇裂加天门冬、天花粉滋润肺燥。

［肺肾阴虚］

治法：滋养肺肾，降火利咽。

方药：百合固金汤、麦味地黄丸等。方中百合、麦门冬、熟地、玄参滋养肺肾，五味子、白芍滋阴敛肺，桔梗、甘草、贝母化痰利咽，当归养血活血。可酌加诃子肉、凤凰衣、木蝴蝶、蜂蜜等敛肺利咽、濡润声道之品。

虚火偏旺，潮热、盗汗、口干、心烦、颧红者，加知母、黄柏；兼有气虚，神疲、自汗、短气者，去玄参、生地，加黄芪、太子参。

如因用声过度，声道损伤，津气被耗而失音者，注意适当休息，避免大声说话。同时可用响声丸，每日含化1～2粒。或用桔梗、甘草、胖大海等泡茶服。亦可配合养阴之剂内服，如二冬膏、养阴清肺膏等。

（三）其他治法

1. **蒸汽吸入** 风寒证用苏叶、藿香、佩兰、葱白各适量，水煎，趁热吸入其蒸汽。风热证用薄荷、蝉蜕、菊花、桑叶各适量，水煎，趁热吸入其蒸汽。

2. **针灸** 主穴：天突、鱼际、合谷；配穴：尺泽、曲池、足三里。每日取主穴1～2个，配穴1～2个，暴瘖者用泻法，每日1次。

【转归及预后】

凡外感风寒、痰热蕴肺的失音，一般容易治疗。但燥热伤肺所致者，如迁延日久，需防其趋向肺虚劳损之途。若肺肾阴虚，久喑不愈，濒于虚损之境者，称为“哑劳”，每为严重征兆。如《简明医彀》指出：“酒色过度，肾脏亏损，不能纳气归元，气奔咽嗌，嗽痰喘胀，诸病杂揉，致气乏失音者，俗名哑劳是也，神人莫疗。”（转引自《杂病广要·瘖》）当辨病求因，分别对待。其他如因情志所伤、气郁失音，则又可呈反复性发作。

【预防与护理】

对失音患者，除药物治疗外，必须注意避免感冒，少进辛辣、厚味，并忌吸烟、饮酒。风寒痰火所致者，宜宣宜清，切忌酸敛滋腻，以免恋邪闭肺，迁延不愈。因痰热交结或肺燥津伤者，可食用梨子、枇杷、橙子等清润生津；肺肾两虚者，可以白木耳、胡桃肉作为食疗。因于情志郁怒所致的失音，则应避免精神刺激。如与用声有关者，又当避免过度及高声言语，以利恢复。

【现代研究】

本篇所论述之失音，主要由喉瘖所致。近年来临床各家对喉喑的病因病机趋为统一，认为喉喑的发病有急慢之分，急性者发病急，病程短，以风寒、风热、火热之邪外侵为多；慢性者，发病缓慢，病程长，多为阴虚、气(阳)虚、痰瘀所致。对喉喑的辨证，主张以虚实为纲，并以外感、内伤分实虚、明标本。

（一）从风论治

朱氏[1]认为急性咽炎的中医治疗当以疏风清热、解毒利咽为法，自拟清咽汤（金银花、连翘、黄芩、牛蒡子、玄参、麦门冬、桔梗、甘草、柴胡、薄荷、马鞭草）治疗急性咽炎52例，总有效率94.3%。杨氏[2]认为治疗急喉痹宜以疏风化热、养阴泻火解毒、利咽止痛为治疗原则，拟清咽利喉方（金灯笼、射干、山豆根、牛蒡子、玄参、牡丹皮、薄荷、麦门冬、甘草、白芍、板蓝根、桔梗）治疗40例，总有效率92.50%。吴氏等[3]则采用辛温辛凉同用，祛风解毒、透疹止痒、利咽的治疗方法，方拟清解汤（荆芥、防风、苏叶、牛蒡子、马勃、连翘、升麻、蝉蜕、白僵蚕、桔梗、甘草）辨证加减治疗876例，治愈689例，好转164例，总有效率97.4%。范氏等[4]则认为急性喉痹的病因多以风热毒为主，热者十居八九，寒者十居一二，且往往在短时间寒邪亦从热化，故采用疏风清热、解毒、利咽之法，自拟清咽汤（荆芥、防风、薄荷、桔梗、白僵蚕、金银花、连翘、黄芩、七叶一枝花、玄参、蝉蜕、甘草）治疗急性咽炎30例，总有效率93.3%。

（二）从阴虚论治

孙氏[5]认为慢性咽炎系阴虚火旺、虚火上扰、咽喉失养所致，采用经验方利咽汤（玄参、麦门冬、桔梗、人参须、胖大海、甘草）治疗慢性咽炎168例，总有效率91.7%。张氏[6]认为慢性咽炎是本虚标实证，肺肾阴虚为本，痰瘀交阻为标，治疗上标本兼顾，在养阴清热的同时，兼以化痰祛瘀，用自拟清润利咽汤（桔梗、麦门冬、菊花、生地、生白芍、丹皮、薄荷、苏子、玄参、蝉蜕、甘草）治疗本病105例，总有效率95.5%。刘氏[7]认为慢性咽炎辨证多虚多瘀，治疗以养阴利咽、活血散瘀为原则，药用生地、麦门冬、玄参、桃仁、丹参、乌梅、甘草、桔梗、半夏、浙贝母、僵蚕。临床加减治疗46例，总有效率93.48%。朱氏等[8]治疗慢性咽炎328例，用滋阴养血法，自拟方药（生地、熟地、麦门冬、玄参、当归、白芍、知母、地骨皮、何首乌、丹皮），痊愈298例，好转27例，无效3例，患者多服药1～3剂症状好转。钟氏等[9]探讨银玄液（金银花、玄参、射干、浙贝母、天花粉等）的作用机制，发现该药治疗慢性咽炎的主要作用为扩张局部血管，改善瘀血状态，并能抑制或减轻炎细胞的浸润。陈氏等[10]通过对舒咽含片（生地、玄参、麦门冬、板蓝根、黄芩、金银花等）的药效学研究发现，该药具有抗炎镇痛、解热的作用，并呈一定的量效关系。

（三）从气(阳)虚论治

王氏[11]介绍干祖望经验，认为慢性咽炎病理学有萎缩和增生2种表现形式，类推之，慢性咽炎中医病机亦有阴虚和阳虚两者并立的病理状态。而且萎缩和增生与阴虚和阳虚又通过自主神经这一媒介密切关联。陈氏[12]介绍干祖望治疗虚火喉痹中的脾虚阴火证临床施治以补脾益气升阳为原则,以异功散作基本方,结合补中益气汤、参苓白术散进行化裁,常用药：太子参(党参)、白术、茯苓、陈皮、甘草、白扁豆、山药、升麻、桔梗。强氏[13]介绍王湘治疗经验：认为脾病则水液不得敷布,积而成饮,聚而成痰,痰饮阻遏于咽喉,可致声带水肿,喉间黏液性分泌物增多,以致声音不扬。治宜健脾化湿,消肿开音,方取补中益气汤、参苓白术散、响声丸化裁,四君为常投之君药,佐以薏苡仁、山药、扁豆、泽泻之类,既健脾利湿,又无伤阴失津之弊,或合二陈汤出入,并辅以桔甘汤,以利肺气开音,并寓提壶揭盖之意使肺脾之气上升而水湿痰浊下行,此逐痰之剂不可猛浪,因痰饮因虚而成,不可攻伐太过。

(四) 从痰瘀论治

周氏[14]以活血散结药物为主(当归、赤芍、川芍、红花、生蛤壳、炮穿山甲、海藻、昆布、茯苓、泽泻、陈皮)组成基本方,加减治疗声带小结 45 例,有效率 91.10%,并设显微支撑喉镜手术治疗组 51 例,有效率 96.10%,两组疗效无显著差异,并对比两组的优缺点,建议对声带小结患者宜先用中药治疗,无效者再考虑手术等其他疗法。刘氏[15]自拟消结畅声汤(丹参、珍珠母、僵蚕、浙贝母、橘核、荔枝核、海浮石、胖大海、诃子、硼砂)治疗声带小结和息肉 82 例,总有效率 94.44%。陈氏[16]认为急喉痹之痹者,闭也,为气血痰浊瘀阻咽喉不通,不通则痛,所以除了清热解毒,尚须托里排毒、祛瘀生新相结合,故自拟利咽通痹汤(金银花、桔梗、栀子、川牛膝、连翘、杏仁、皂角刺、牛蒡子、板蓝根、荆芥、丹参、甘草)治疗急性咽炎 62 例,总有效率达 96.8%。

(五) 其他疗法

杜氏[17]采用针刺疗法治疗急慢性咽炎,取穴以照海为主,风热犯肺型配大椎;肝火上炎型配间使;胃火旺盛型配内庭;肺阴不足型配鱼际;肾阴不足型配太溪;气虚发热者配足三里,疗效显著。刘氏[18]采用六神丸贴压耳穴咽喉、皮质下、神门、内分泌治疗慢性咽炎 27 例,治愈 15 例,总有效率 96.3%。耿氏[19]采用氦氖激光穴位照射治疗急慢性咽炎,取穴以廉泉、天突、人迎、气舍为主,辅以天鼎、扶突、水突、合谷,痛甚加孔最、曲池;阴虚咽喉干痛加照海。治疗急性咽炎 88 例中,有效 23 例;治疗慢性咽炎 168 例,总有效率 97.6%。陈氏[20]治疗慢性咽炎 27 例,针刺合谷、内庭、尺泽、曲池、大椎,并用 50%当归注射液注射阿是穴,总有效率 88.9%。乔氏[21]采用浅刺气罐法治疗慢性咽炎 318 例,治疗部位为颈部咽喉所在局部的皮部,外感风热者加手太阴、手阳明皮部;胃热上壅者加手、足阳明皮部;肾阴亏耗者加手太阴、足少阴皮部。显效 291 例,总有效率 97.8%。

蒋氏等[22]认为急性咽炎以病毒感染为多见,故运用中药抗病毒雾化吸入剂(金银花、牛蒡子、薄荷、厚朴、石菖蒲、辛夷等)治疗急性咽炎 70 例,总有效率 95.72%。

【小结】

失音是语言嘶哑,甚至不能发音的病证。病变主要属于肺,关系到肾。病机性质不外虚、实两端,外感属实,内伤多虚。实证为邪气壅闭肺窍,会厌开合不利;虚证多由肺、肾阴津不足,咽喉、声道失于滋润。

辨证当从久暴分虚实,暴瘖属实,久瘖多虚。实者治宜宣散清疏;虚者治宜滋润敛补,一般而言,宣散虽为其所忌,但有时亦须在补虚的基础上佐以开肺,适当处理标本之间的关系,以利肺气、通声音。

附方

(1) 三拗汤(《和剂局方》)：麻黄　杏仁　甘草。
(2) 杏苏散(《温病条辨》)：杏仁　苏叶　半夏　茯苓　前胡　桔梗　枳壳　陈皮　甘草　生姜　大枣。
(3) 麻黄附子细辛汤(《伤寒论》)：麻黄　附子　细辛。
(4) 清咽宁肺汤(《统旨方》)：桑白皮　黄芩　栀子　知母　贝母　前胡　桔梗　甘草。
(5) 小降气汤(《景岳全书》)：紫苏　乌药　白芍　陈皮　甘草　生姜　大枣。
(6) 柴胡清肝汤(《景岳全书》)：柴胡　黄芩　栀子　连翘　川芎　人参　甘草　桔梗。
(7) 桑杏汤(《温病条辨》)：桑叶　杏仁　沙参　大贝母　香豉　栀子皮　梨皮。
(8) 清燥救肺汤(《医门法律》)：桑叶　石膏　人参　甘草　胡麻仁　阿胶　麦门冬　枇杷叶　杏仁。
(9) 百合固金汤(《医方集解》)：百合　生地　熟地　麦门冬　贝母　当归　芍药　甘草　玄参　桔梗。
(10) 麦味地黄丸(即《医级》八仙长寿丸)：熟地　山茱萸　山药　泽泻　茯苓　丹皮　麦门冬　五味子。
(11) 响声破笛丸(《万病回春》)：桔梗　甘草　薄荷　连翘。

【现代研究】主要参考文献

[1] 朱亮真. 清咽汤治疗急性咽炎 52 例[J]. 南京中医药大学学报, 2002,18(6): 381.
[2] 杨建刚. 清咽利喉方治疗急性咽炎 40 例[J]. 吉林中医药, 2001,21(4): 33.
[3] 吴敏,贝立民. 清解汤治疗急喉痹 876 例临床观察[J]. 云南中医中药杂志,1999,20(6): 22～23.
[4] 范宏涛,陈彩云. 清咽汤治疗急性咽炎 30 例临床观察[J]. 河北中医,2003,2(25): 93～951.
[5] 孙剑光. 利咽汤治疗慢性咽炎 168 例[J]. 新中医,1999,3(12): 40.
[6] 张世宇. 清润利咽汤治疗慢性咽炎 105 例[J]. 四川中医,2000,6(18): 52.
[7] 刘丽娜. 慢性咽炎从虚从瘀论治探讨[J]. 天津中医药,2004,21(6): 449.
[8] 朱龙义,韩风云. 滋阴养血法治疗慢性咽炎 328 例[J]. 黑龙江中医药,1999,8(4): 28.
[9] 钟渠,彭顺林,李雪. 银玄液治疗慢性咽炎的实验研究[J]. 山东中医杂志,2000,19(2): 99.
[10] 陈晓华,刘树成,关国英,等. 舒咽含片的药效学研究[J]. 中医药信息,1997,14(5): 47.
[11] 王东方. 慢性咽炎中医病机的逻辑推理[J]. 辽宁中医杂志,1999,26(5): 198～199.
[12] 陈国锋. 干祖望论虚火喉痹中的脾虚阴火证[J]. 中医杂志,1996,37(3): 153.

[13] 强建华. 王湘老中医治疗喉喑经验[J]. 河北中医,2006,28(6): 407～408.
[14] 周顺平. 中药与显微喉镜术治疗声带小结比较[J]. 实用中西医结合杂志,1996,9(9): 563.
[15] 刘瑞娟. 消结畅声汤治疗声带小结声带、息肉 82 例[J]. 中国临床医生,2000,28(6): 361.
[16] 陈谓尧. 利咽通痹汤治疗急性咽炎 62 例[J]. 桂林医学院学报,1996,9(9): 310.
[17] 杜宗华. 照海穴为主治疗咽喉肿痛 220 例[J]. 陕西中医,1988,9(3): 131.
[18] 刘希茹. 耳穴贴压六神丸治疗慢性咽炎 27 例[J]. 上海针灸杂志,1998,17(6): 10.
[19] 耿鲁琴. 氦氖激光仪治疗五官科疾病的临床观察[J]. 北京中医,1995,14(3): 51.
[20] 陈雷. 针刺加穴位注射治疗慢性咽炎 27 例[J]. 上海针灸杂志,2000,19(6): 44.
[21] 乔桂芝. 浅刺气罐法治疗慢性咽炎 318 例[J]. 安徽中医学院学报,1992,11(1): 44.
[22] 蒋连泓,胡晓惠,应森林,等. 中药抗病毒雾化吸入剂治疗上呼吸道感染 104 例[J]. 山东中医学院学报,1996,20(3): 184～186.

鼻　渊

【定义】

鼻渊亦名脑漏、脑渗、脑崩、控脑砂、脑砂,是指鼻窍时流浊涕,经年累月不止,如淌泉水,甚则涕出腥臭的一种疾病。常伴头额胀痛、鼻塞不利、香臭难辨等症状。多因六淫外袭、胆热上犯、脾经湿热、正气亏虚所致。

【历史沿革】

鼻渊的论述,最早见于《内经》,如《素问・至真要大论篇》说:"少阴之复,燠热内作,烦躁鼽嚏……甚则入肺,咳而鼻渊。"《素问・气厥论篇》指出:"胆移热于脑,则辛頞鼻渊,鼻渊者,浊涕下不止也。"王冰释鼻渊曰:"涕下不止,如彼水泉,故曰鼻渊。"

唐代孙思邈《备急千金要方》、王焘《外台秘要》虽未载鼻渊病名,但用辛夷、白芷、胆汁等药,并取药末纳鼻外治,皆为历代治疗鼻渊所沿用。宋代《圣济总录》宗《内经》鼻渊属热之论,从肺热、胆热犯脑立法,治疗以汤液内服为主,列方四首,多在清热泻火之中佐以辛散透脑之品。宋代陈无择《三因极一病证方论》提出鼻疾三因,曰:"肺为五脏华盖,百脉取气于肺。鼻为肺之阊阖,吸引五臭,卫养五脏,升降阴阳。故鼻为清气道,或七情内郁、六淫外伤、饮食劳逸,致清浊不分,随气壅塞,遂为清涕、鼻洞浊脓、脑丝、衄血、息肉,久而为齆,虽种种不同,未始不涉三因。"对理解鼻渊的病因、病机颇有启发。

金元医家则各具见解,金代刘完素《素问玄机原病式》云:"夫五行之理……以火烁金极而反化为水……肺热甚则出涕。"并引《素问・通评虚实论篇》云:"头痛耳鸣,九窍不利,肠胃之所生也。"李杲进一步阐发其意,"脾胃虚则九窍不通论"(见《脾胃论》),所制治疗鼻疾诸方均寓益气升清之法(见《兰室秘藏》),对后世鼻渊从虚论治甚有启发。朱丹溪则注重痰火,用药不离南星、半夏、苍术、黄芩之类(见《丹溪心法》)。

明清医家,博采众家之言,而又有发挥。明代王肯堂《证治准绳》较全面地搜集了各家论述,理法方药俱全,详述了鼻渊日久形成脑漏、控脑砂的证治;在病因、病机方面,明确提出"湿热痰积"和"肾虚所生"。明代张景岳《景岳全书・鼻证》提出饮食所伤,以致湿热上蒸,形成鼻渊;在治疗上强调清火滋阴与温补两法:"但清阴火而兼以滋阴,久之自宁"、"凡鼻渊脑漏虽为热证,然流渗既久者,即火郁已去,流亦不止,以液道不能扃固也。故新痛者,多由于热,久病者,未必尽为热证。"提倡用十全大补汤、补中益气汤之类治之;在转归方面指出:"但此证一见,即宜节戒早治,久则难为力也。"明代龚廷贤亦有类似见解,其在《寿世保元》中说:"鼻流涕,久而不愈,乃成脑漏,必因方损元阳,以致外寒内热,甚则有滴下腥臭之恶者也。知保养服药,方可渐次许痊。"清代罗国纲《罗氏会约医镜》总结历代以涕之清浊分鼽、渊的论述:"流浊涕为鼻渊,是脑受风热,流清涕为鼻鼽,是脑受风寒,包热在内。"李用粹认为鼻病有治本治标二法,其所著《证治汇补》说:"鼻病治标——鼻病除伤风发散之外,皆由火热所致,俱用清金降火之法"、"鼻病治本——凡鼽渊疮痔久不愈者,非心血亏,则肾水少,养血则阴生而火自降,补肾则水升而金自清。又鼻塞久不愈者,亦有内伤肺胃,清气不能上升,非尽外感也。"清代陈士铎《辨证录》认为:"夫脑漏即鼻渊也,原有寒热二症,不止脑热而成之也。"提出肺气虚寒的证型。费伯雄又认为清肝可以治疗鼻渊(见《医醇賸义》)。

总之,中医关于鼻渊的认识基本不离《内经》原旨,又为历代医家补充和发展。

【范围】

根据鼻渊的临床表现,可包括西医学的鼻窦炎及某些鼻炎,若临床与本病表现相同者,可参考本篇辨证论证。

【病因病机】

鼻与肺的关系最为密切,如《素问・金匮真言论篇》曰:"肺开窍于鼻。"《灵枢・脉度》:"肺气通于鼻,肺和则鼻能知臭香矣。"另外鼻与脾、胆、肾等脏亦有一定的关系,在部位上与脑相通,在经络上与手足太阳、手足阳明及任、督脉相连。故除鼻本身直接受邪外,凡属有关的脏腑、经络病变,皆可影响于鼻而发生疾病,表现不同证候。如明代龚廷贤《寿世保元》:"夫鼻者肺之候,时常和则吸饮香臭矣。若七情内郁,六淫外伤,饮食劳役之过,则鼻气不能宣调,清道壅塞,即为病也,为衄血,为流清涕,为疮疡,为窒塞不通,为浊涕不闻香臭。"涕为五液之一,正常者津液常润,起保护鼻腔的作用，如为邪热熏灼，则变为浊涕，发为鼻渊。其常见病因为风热或风寒化热、胆经郁热、饮食肥甘辛热、正气亏虚，另外鼻道壅塞、污水内溢、外伤等，亦可造成本病。

1. **六淫外袭** 主要有风热和风寒化热之分。风热犯肺，蕴热内蒸，热壅清道，则津液化浊，发为鼻渊。或因触冒风寒，甚则郁久化热所致。如朱丹溪云："暴起为寒，久郁成热。"明代虞抟《医学正传》说："触冒风寒，始则伤于皮毛而成鼻塞不通之候，或为浊涕，或流清汁，久而不已，名曰鼻渊。"亦有外寒与内热相合而成者，明代陈实功《外科正宗》即认为："脑漏者又名鼻渊，总因风寒凝入脑户与太阳湿热交蒸乃成。"

2. **胆热上犯** 胆经素有郁热，循经上移于脑，热蓄于内，津液蒸浊下流。复加外邪所致，清代吴谦等《医宗金鉴》云："此证内因胆经之热，移于脑髓，外因风寒凝郁火邪而成。"

3. **脾经湿热** 酒食肥厚，辛辣炙煿，酿生湿热，上蒸清窍所致。《景岳全书》认为：鼻渊"多因酒醴肥甘，或久用热物，或火由寒郁，以致湿热上蒸津汁，溶溢而下"。

4. **正气亏虚** 多缘久病体虚，房室劳倦，肺、脾、肾脏气不足，津液不得宣化，壅于空窍所致。如南宋李杲《脾胃论》说："胃气一虚，耳、目、口、鼻俱为之病。"清代冯楚瞻《冯氏锦囊秘录》："多涕或黄、或白、或带血如脓状者，皆肾虚所致。"可知正虚每为外邪乘袭致病的重要内因。

概言之，病机性质不外邪实、正虚两端，两者又每易互为影响。一般而论，本病多始于风邪外袭，肺经蓄热，或与胆热、脾湿相合，风、湿、热邪壅于鼻道，蒸灼津液，浊涕下流，形成鼻渊。此时证属实热。如果调治失宜，或因正气不足，病情迁延日久，则可由实转虚，形成虚实夹杂证，甚至表现虚寒证。常因感受各种刺激，导致病情加重。此时一方面由邪气之熏蒸，一方面因气不摄津而致涕流不止。《素问·解精微论篇》曰："脑渗为涕。"涕为人身之液，浊涕长流不已，必然伤阴、耗气，甚则髓减脑伤，损及肺与脾、肾等脏。

【诊断与鉴别诊断】

一、诊断

（一）发病特点

发病多为暴发，亦可渐起。常与感受风邪有关，或感风热，或感风寒、郁而化热。既病则难速愈，多反复发作，迁延难愈。

（二）临床表现

鼻渊以鼻流浊涕为主症，常伴头痛、鼻塞、不闻香臭。缘于外感者，常伴发热恶寒、肢体酸楚等症；涕出脓稠，或由清转浊。尔后表证虽已，而浊涕不止，或流黄水，或如臭脓，或如鱼脑，或杂血水，点点滴滴，长流不尽，遇外感则症状加重。病久正伤，可见头目眩晕、健忘、耳鸣、脑响、神疲气短、虚烦不宁种种虚象。

二、鉴别诊断

1. **鼻鼽** 鼻流清涕为鼻鼽，鼻流浊涕为鼻渊。明代李梴《医学入门》指出了两者在病机上的差别："鼽者鼻流清涕热微……渊者鼻流浊涕热盛。"鼻渊初发，可先流清涕，但旋即转浊。又肺气虚寒之鼻渊，虽涕清色白，亦不若鼻鼽之清稀，俱易鉴别。

2. **感冒** 由触冒风邪、肺失宣肃所致，除见鼻塞流涕外，必有恶寒（风）、发热、头痛，喷嚏、咳嗽等症。与外感所致鼻渊的鉴别，主要在于本病多无"辛頞"（鼻酸）之症，病程较短，多不超过1星期。但感冒失治，亦可导致鼻渊。

3. **鼻息肉（鼻痔、鼻瘜）** 《诸病源候论》云："冷搏于血气，停结鼻内，故变生息肉。"本病为鼻内生出赘物，色紫无皮，阻塞鼻道，妨碍呼吸，与鼻渊极易区别，但两者可同时存在，应当注意。

【辨证论治】

一、辨证

（一）辨证要点

1. **分清虚实** 一般暴起、初病、体质壮实者多属实证；久病、体弱、病情缠绵、时有轻重者多虚中夹实，纯虚者少。实证应分清风、湿、热的偏重；虚证要注意气虚、阴虚、阳虚的不同；同时还须辨别与肺、胆、脾（胃）、肾（包括脑）的关系。鼻渊以热证为多，病久可以伤气，多与肺相关。

2. **辨涕** 鼻的形色气味是辨证的重要依据：① 清涕：示风寒及体虚卫气不固。② 黏黄涕：示感受风热，或风寒化热。③ 黄脓涕：为热毒蕴结，若黄稠量多，示湿热内蕴。④ 臭涕：示热毒蕴藏，浊气弥漫。⑤ 黏涕量多不断：示脾肺俱虚，气不摄津，或脑渗为涕。⑥ 涕中夹血：多为燥火上干，但应警惕癌变。

（二）证候

实证

［热壅肺窍］

症状：鼻塞，香臭难辨，头额胀痛，鼻頞辛酸，鼻流脓涕，或先为清涕，旋即转浊。初起可伴发热、恶风（寒）、身楚。苔薄白或微黄，脉浮数。

病机分析：风热犯肺或风寒化热，上犯清窍则头痛鼻塞、嗅觉不灵；初起热郁不甚或风寒尚未化热，故鼻涕尚清，继则肺热内蕴，水液浑浊，转为浊涕；邪在卫表，故见寒热身楚；苔薄白或黄、脉浮数是风热上受之候。

［胆火上干］

症状：鼻涕脓稠，色黄而臭。鼻内红肿，鼻塞，头昏脑胀，前额痛，口苦咽干，夜寐梦多，急躁，大便干结。舌红，苔黄，脉弦数。

病机分析：胆移热于脑，火热熏灼清道，津化成脓，故有头脑昏胀，前额痛，涕黄臭如脓、鼻内红肿、窒塞不通等症；胆热上蒸，内扰心神，则口苦、咽干、大便干结，急躁寐差；舌红、苔黄、脉弦数，是胆热内郁所致。

［脾经湿热］

症状：涕出黄稠量多。鼻塞，头昏重，肢体困倦，脘痞纳差，口黏，痰多。舌质红，苔黄腻，脉濡数。

病机分析：湿热熏蒸，上干清窍，故涕出黄稠量多、鼻塞、头重、口黏、痰多；湿热困遏，则脘痞纳差、肢体困倦；苔黄腻、脉濡数是湿热征象。

虚证

［肺气虚寒］

症状：涕清色白，量多，无臭但有腥味。鼻塞，不闻香臭，稍遇风寒则鼻塞流涕加重，气短，自汗，面色㿠白。舌质淡，苔薄白，脉虚无力。

病机分析：肺主气，气虚寒凝，则涕清而有腥味；肺气虚则鼻塞不利、少气；肺气失和，则鼻不知香臭；气虚卫外不固，风寒易于乘袭，以致肺气失宣，故鼻塞流涕加重；气短、自汗、面色㿠白、苔白、脉濡等，均属气虚征象。

［脾气虚弱］

症状：涕多黏浊色白，久延不已。鼻塞不利，香臭难辨，头昏目眩，少气，懒言，四肢倦怠，食少，大便不实或溏泻，面色萎黄。舌质淡，苔薄白，脉缓无力。

病机分析：脾胃虚弱，清气不升，则头目昏眩，鼻塞失嗅；浊气壅滞，则涕多脓黏；肢倦、少气、便溏、面黄、舌淡、脉缓无力，皆中气虚弱、脾失健运、化源亏乏所致。

［髓海不充］

症状：涕出脓黏，或如鱼脑，涓涓不止。眩晕，耳鸣，视糊，健忘，腰脊酸软。阴虚则盗汗颧红、咽干舌燥、舌质红、苔少而干、脉细数。肾阳亏则面色苍白、形寒肢清、腰膝酸冷、舌淡而胖、苔薄白、脉沉细无力。

病机分析：鼻窍上属于脑，肾主骨髓，充于脑；涕出无制，必致髓海不充，损及于肾；髓海宅虚，故脑转耳鸣、健忘；精不上注于目，则视物模糊；腰为肾府，虚则腰脊酸软；阴亏不能制阳，虚火内生，则咽干、舌燥、盗汗、颧红、舌赤、脉细数。阳虚不能温煦，则面色苍白、形寒、腰膝酸冷、舌淡、脉沉。

二、治疗

（一）治疗原则

鼻渊初起属实者，自以祛邪为要；久病正虚，应注意扶正运邪。祛邪之法，不外疏风、清热、除湿；三法亦多配合使用，但应分别主次。疏风法主用于有表证者，一般以风热相兼者为多；除湿多取芳香化湿法；因邪热上犯清道，为本病的基本病机，而清热一法，应用尤广，同时还当注意解毒排脓。就虚证而言，虚以气虚为多，阴虚次之，阳虚较少；用药当留意益气而不助火，养阴而不碍湿。宣窍止涕之品，如苍耳子、辛夷之类，各法中皆可适当选用。内外合治、综合疗法治疗本病尤为适宜。

（二）治法方药

实证

［热壅肺窍］

治法：疏风清热，辛宣利窍。

方药：苍耳子散加减。方中苍耳子、辛夷、白芷、薄荷疏风利窍，宜加菊花、连翘、金银花、黄芩等清解上焦风热；热盛加石膏、知母、鱼腥草；涕多加桔梗、象贝母。

若因风寒所致，初起尚未化热，宜用苍耳子散合入辛夷散意，酌加细辛、藁本、防风、羌活疏风散寒。

［胆火上干］

治法：清胆泻火，化浊通窍。

方药：龙胆泻肝汤加减，并可同时服用藿胆丸。方中龙胆草、黄芩、栀子以苦泻胆火；泽泻、木通、车前子导湿热下行；当归、生地养血；柴胡为胆经引经药，使药达病所。俾胆火下泻不复熏灼清道，而鼻渊自已。藿胆丸用藿香行气化浊，猪胆汁以降胆火，故有清胆泄浊之功。凡胆火上熏、浊涕淋漓量多而臭甚者用之尤验。

［脾经湿热］

治法：清脾化湿，芳香通窍。

方药：丹溪鼻渊方合甘露消毒丹加减。苍术健脾辟秽；胆星、半夏燥湿化痰；藿香、白蔻仁芳香宣化，黄芩、连翘清湿中之热；辛夷、白芷辛宣通窍。适用于脾经湿热上蒸，以致津液成浊、鼻流脓涕之证。

虚证

［肺气虚寒］

治法：益气温肺，散寒通窍。

方药：温肺止流丹加减。方中人参益气，细辛温肺散寒，荆芥祛风散邪，桔梗宣扬肺气，鱼脑石止浊通窍，甘草调和诸药。可酌加龙骨、诃子收敛止流；石菖蒲、路路通宣窍通络。若自汗、易感冒者可合玉屏风散。

［脾气虚弱］

治法：健脾益气，升清降浊。

方药：补中益气汤，或丽泽运气汤。若久病脾虚、气不摄津、涕下黏浊色白者可选用补中益气汤，用人参、黄芪、白术、甘草补益中气，当归养血；陈皮调气；升麻、柴胡引清气上行，有补气升清之功，气壮则能摄津；若脾气亏虚，外感风寒患者可选用丽泽运气汤，用黄芪、甘草、大枣益气扶正；麻黄、防风、白芷、羌活、独活等散寒透窍。对脾气亏虚、外感风寒所致的鼻渊较为相宜。

［髓海不充］

治法：补肾填精，益脑止涕。

方药：六味地黄丸合生脉散；阴阳两虚者可选补脑丸。六味地黄丸擅养肾阴，生脉散益气养阴敛肺；虚火旺者可加知母、黄柏。补脑丸取人参、黄芪以补气；鹿茸、熟地、山茱萸、枸杞子、肉苁蓉、杜仲、菟丝子、五味子等以补肾填精，精足则能生髓；对久病髓海不充之鼻渊，用之有益脑止涕之功。

清代怀抱奇《医彻》曾言：鼻渊一证，"治者但见其标，不求其本，往往喜于解散，散之过，则始流清涕者，继成浊涕，渐而腥秽，黄赤间杂，皆由渗开脑户，日积月累，而至尫羸矣。使非参芪益其阳，麦冬五味敛其阴，佐以辛夷透其窍，脑户何由而固耶？虚寒少入细辛，内热监以山栀，又须六味丸加鹿茸、枸杞等，下填肾阴，则精足者髓自充"。但临证对补益药的应用，当因证而施，若见证虚实错杂，则治当标本兼顾。

（三）其他治法

1. 外治法

（1）鼻渊舒雾化吸入〔吴晖，庄金梅，李华. 鼻渊舒雾化吸入治疗慢性鼻窦炎 42 例临床观察. 福建医药杂志，2001，23(1)：59～60.〕：超声雾化器药杯中放入药物，将老式吸入罩扣在口鼻上，使喷气孔对准前鼻孔，嘱患者尽力用鼻呼吸每次 10～15 分钟，每日 1 次，10 日为一个疗程。鼻渊舒口服液。

(2) 鱼腥草注射液鼻窦灌注疗法〔张燕. 鱼腥草注射液鼻窦灌注疗法治疗慢性鼻窦炎 300 例. 新中医，2002, 34(11)：53～54.〕：采用鱼腥草注射液 50 毫升，兑入 0.9% 氯化钠溶液 500 毫升中，做双侧副鼻窦灌洗，每日 1 次，30 日为一个疗程。配合服用鼻渊舒口服液。

(3) 苍芷油滴鼻〔赵爱萍，赵爱珍. 苍芷油治鼻渊 20 例. 包头医学，2002，26(1)：29.〕：生苍耳子 30 克，白芷 15 克，辛夷 10 克，打碎，加入 300 毫升小麻油，浸泡 12 小时，用文火将药物煎至深褐色，去掉油渣，过滤油剂。用时患者取头低仰卧位，将此油剂分别滴入患侧鼻腔。每日 3 次，每次 3～4滴，数分钟后坐起，治疗 1 星期左右症状减轻，继续每日 1 次滴鼻 1 星期以巩固疗效。

2. 单方验方

(1) 苍耳散：辛夷 15 克、苍耳子 7.5 克、白芷 30 克、薄荷 1.5 克，上为细末，每服 6 克，食后调服。(《备急千金要方》)

(2) 防风羌柳丸：防风 250 克，羌活 120 克，柳芽 500 克。为蜜丸，每服 6 克，每日 2～3 次。用于鼻渊(鼻炎、鼻窦炎)有风寒，或兼表证者。

(3) 天罗散：丝瓜藤，取近根处，烧存性，研为末，每服 10 克，食后黄酒下，每日 2～3 次。

(4) 鲜大蓟根 100 克，鸡蛋 2～3 个，共煮，吃蛋喝汤。忌辛辣刺激食物。

(5) 鲜鱼腥草捣烂绞汁滴鼻，并取干草 15～30 克煎服，每日 1 剂。

3. 针灸

(1) 选取双侧迎香、风池、丘墟、阴陵泉。患者仰卧位，穴位局部常规消毒后，用0.38毫米毫针，运用泻法针刺以上穴位，其中丘墟采用透天凉，得气后，留针 30 分钟，每隔 5 分钟行针 1 次。每日 1 次，10 次为一个疗程。〔田海英，赵风军. 针刺治疗鼻渊 76 例. 上海针灸杂志，1998，7(3)：3.〕

(2) 主穴：下关；配穴：迎香、印堂、合谷、列缺；下关闭口取穴，用 30 号毫针直刺 2～2.5 寸，泻法，使针感直达鼻旁及两额角。其他穴位常规针刺，平补平泻。均留针 15 分钟，每日 1 次。7 日为一个疗程。〔王健光，姜学霞. 针刺治疗鼻渊 186 例. 河北中医，2001，23(3)：195.〕

(3) 针药结合〔许保生，沙宝虎，姚树汉. 针刺配合鼻渊合剂治疗急慢性鼻窦炎 35 例. 中医药信息. 2002，19(3)：37.〕：针刺主穴可选列缺、合谷、迎香、鼻通，每次取 2～3 穴；配穴选印堂、上星、太阳、风池、丰隆，随症加减，每次取 1～2 穴。针刺用泻法，5 分钟运针 1 次，留针 15 分钟，每日 1 次，7 次为一个疗程，休息 3～5 日，再进行下个疗程治疗。中药治疗：鼻渊合剂处方为苍耳子、辛夷各 20 克，蔓荆子、荆芥、薄荷、防风、白芷、金银花各 15 克，细辛、黄芩、升麻、苦丁茶、藿香、藁本、生甘草各 10 克。上药共研细末备用，每次取 10 克，放入杯内，滚开水冲泡立刻将杯盖盖上，5 分钟后打开杯盖，用手捂严杯口周围，中间留出空隙，将热气熏鼻，间断深吸气，一般熏吸 10 分钟，然后服其药汁，每日 2 次，7 日为一个疗程。

(4) 穴位透刺加刺络放血〔迟俊. 穴位透刺加刺络放血治疗慢性鼻窦炎 54 例. 中国针灸，2006，26(2)：93.〕：主穴取迎香、攒竹、睛明，配穴取上星、通天、风池、合谷、太冲。穴位常规消毒后，用 40 毫米毫针由迎香缓慢平刺到睛明，针刺深度在 3～5 毫米之间，用平补平泻手法捻转直至针感局部酸胀，呼吸通畅；用 20 毫米毫针用上述方法由攒竹透睛明；其余穴位均用 40 毫米毫针刺，采用平补平泻法；最后在上星、通天点刺放血，每穴 1～2 滴。治疗每日 1 次，每次留针 30 分钟，10 次为一个疗程；其中放血隔日 1 次。

4. 蜂疗　活蜂螫刺〔张杰. 蜂螫治疗鼻渊、鼻炎有效. 中国养蜂，2000，51(4)：22.〕：取手太阴肺经列缺，手阳明大肠经迎香、合谷、手三里、曲池，督脉上星及奇穴鼻通、印堂等穴进行蜂针。提前拔出蜂针(由蜂腹部取出蜂针)进行散刺治疗 3～4 穴。逐渐增加蜜蜂由散刺逐渐使用直刺或强刺激。其间配服蜂蜜与蜂王浆(其比例为 0.5 千克蜂蜜，100 克蜂王浆)早晚 1 次，空服。

5. 穴位贴敷　中药穴位贴敷〔王立新，刘晓丽. 中药穴位贴敷治疗鼻窦炎 120 例. 中国民间疗法，2003，11(4)：20.〕：用白芥子、甘遂、辛夷、延胡索、白芷，实证者加鹅不食草、徐长卿、鲜栀子；虚证者加细辛、肉桂；共研细末，加生姜汁调成糊状。取穴大椎、肺俞、胆俞、肾俞、天突、中府。穴位局部常规消毒后，以梅花针叩刺至微微出血，然后用上述中药糊外敷于穴位，外覆麝香壮骨膏，6～24 小时后取下。10 日 1 次，3 次为一个疗程。

【转归及预后】

此证急性初发者，只要调治得当，多能痊愈。如果失治，则易转慢性，成为顽痰，难以根除。倘若贼邪留而不去，蕴踞窠臼，上犯脑户，涕出浓臭，甚则脑亦时痛，或杂有血水，应注意有无恶变。本病预后一般良好。

【预防与护理】

主要在于避免感冒，以免诱发或加剧。重视鼻腔卫生，游泳时防止水入鼻道，擤鼻亦须避免鼻涕倒入鼻窦。生活起居应注意调摄。清代顾世澄《疡医大全》说，鼻渊“宜戒怒以养阳，绝欲以养阴，断煿炙、远酒面以防作热”。

【现代研究】

(一) 鼻渊中医辨证分型的鼻腔、鼻副窦 CT 影像研究[1]

对 38 例鼻渊患者进行中医辨证，分为肺经风热证(12 例)、胆经郁热证(7 例)、脾胃湿热证(9 例)、肺脾气虚证(10 例)。发现 4 种证型的鼻渊均有 CT 征象的改变，但各证候之间有不同的指标差异。胆经郁热证各鼻甲黏膜增厚程度明显轻于其他各组(均 $P<0.01$)，肺脾气虚证及脾胃湿热证各鼻甲黏膜增厚程度明显重于其他各组($P<0.05$)，且肺脾气虚证重于脾胃湿热证，有显著差异($P<0.05$)。胆经郁热证上颌窦、筛窦的黏膜增厚程度最轻($P<0.01$)，明显低于其他各组，脾胃湿热证与肺脾气虚证上颌窦、筛窦黏膜增厚程度明显高于其他各组($P<0.05$)，但两组之间无明显差异

($P>0.05$)，并且肺脾气虚证有多个窦受累。

（二）验方临床研究

1. **谷精草合剂**[2]　谷精草18克，蔓荆子15克，白芷5克，防风3克，辛夷3克，草决明9克，甘菊花9克，青葙子9克，密蒙花9克，夜明砂9克，蝉蜕6克，钩藤6克，木贼6克。治疗本病118例，治愈74例，有效40，无效4例，总有效率96.61%。

2. **鼻渊冲剂**[3]　荆芥、防风、鹅不食草、鱼腥草、黄芩、菊花、川芎、黄芪、辛夷花、香白芷、石菖蒲、蝉蜕、甘草，每袋鼻渊冲剂15克，12岁以上患者每次2袋，每日2次，12岁以下患者每次1袋，每日2次；温开水冲服。治疗328例，总有效率92.7%。

3. **麻杏石甘汤**[4]　生麻黄（先煎去沫）、杏仁各10克，生石膏30～120克，甘草3克。风寒加细辛（后下）3克，葱白（后下）20克，生石膏减量；阳虚加炮附子（先煎半小时）10～15克，生黄芪15～30克，生石膏减量；痰热加浙贝母、胆南星各10克，生石膏减量；热毒壅盛，加黄芩10克，芦根15克，薏苡仁30克，生石膏120克；病程长达1年以上者，加䗪虫、紫草各10克。治疗鼻渊120例。显效62例，有效56例，无效2例，总有效率88.3%。

4. **清窦口服液**[5]　金银花12克，蒲公英12克，黄芩10克，天花粉10克，白芷10克，紫苏10克，浙贝母10克，桔梗10克，苍耳子10克，辛夷10克，炙甘草6克，作为一日的用量，制成150毫升口服液。治疗慢性化脓性鼻旁窦炎500例，痊愈410例(82%)，好转65例(13%)，无效25例(5%)，总有效率95%。

5. **清肺通窍汤**[6]　鱼腥草30克，麦门冬、桑白皮各15克，辛夷花、苍耳子、赤芍、川芎各12克，桔梗、黄芩、路路通各10克。治疗鼻渊178例，治愈68例，显效40例，有效56例，无效14例，总有效率92.2%。

6. **鼻渊宁丸**[7]　辛夷、川芎各12克，苍耳子、生石膏各15克，黄芩、茜草、金银花、羌活各10克，制备成水丸，每次6克，每日2次，饭后服用。治疗鼻窦炎300例，治愈146例，显效117例，好转30例，无效7例，总有效率97.6%。

7. **鼻渊丸**[8]　鼻渊丸治疗急、慢性鼻炎及鼻窦炎患者569例，每日3次，每次12粒，15日为一个疗程。急性鼻炎症状、体征有效率均为100%；慢性单纯性鼻炎症状有效率为95.0%，体征有效率为93.3%；慢性肥厚性鼻炎症状有效率为78.3%，体征有效率为71.7%；慢性鼻窦炎症状有效率为92.7%，体征有效率为91.5%。

8. **鼻渊宁汤**[9]　苍耳子、辛夷、石膏、茜草、黄芩、羌活、白芷、陈皮各10克，金银花12克，白术、黄芪各15克。水煎300毫升，每日1剂，早晚分服。治慢性鼻窦炎312例，痊愈145例，显效103例，有效49例，无效15例，总有效率95.19%。

9. **鼻渊液**[10]　柴胡12克，黄芩、白芷、桔梗各10克，辛夷、荆芥、薄荷、石菖蒲各10克，瓜蒌20克，细辛3克，徐长卿15克，水煎服。治疗组107例，口服鼻渊液。对照组83例，口服氧氟沙星每次0.2克，每日2次，鼻炎康每次4片，每日3次。2星期后判定疗效。治疗组痊愈31例(28.97%)，显效54例(50.47%)，有效15例(14.02%)，无效7例(6.94%)；对照组痊愈15例(18.07%)，显效25例(30.12%)，有效10例(12.05%)，无效33例(39.76%)；治疗组与对照组总有效率分别为93.06%、60.24%($P<0.05$)。

【小结】

鼻渊是鼻流浊涕不止的病证。其病属肺，涉及胆、脾、肾（脑）。证分虚、实，初起病多属实，久则由实转虚，而以虚实夹杂证为多。其病机总不外邪壅清道、蒸液下流和正气亏虚、不能固摄两端。邪实主要为风、湿、热为患；正虚则有气虚、阴虚及阳虚之异。辨证应分清虚实，治疗方能切中病机。祛邪之法不外疏风、清热、除湿，而以清热化浊为要，并应注意解毒排脓，避免过于辛散；扶正首在益气，次在养阴，甚者补肾益脑。宣窍止涕为本病通用之法，无论虚、实皆可酌情配用。内治、外治各有所长，不可偏废。

附方

(1) 苍耳子散（《济生方》）：辛夷　苍耳子　白芷　薄荷。

(2) 辛夷散（《济生方》）：辛夷　细辛　藁本　升麻　川芎　木通　防风　羌活　甘草　白芷。

(3) 龙胆泻肝汤（《兰室秘藏》）：龙胆草　柴胡　泽泻　车前子　木通　生地　当归（近代方有黄芩、栀子）。

(4) 奇授藿香丸（《医宗金鉴》）：藿香连枝，研细末，雄猪胆汁和丸如梧桐子大（即藿胆丸）。

(5) 取渊汤（《辨证录》）：辛夷　当归　柴胡　炒栀子　玄参　贝母。

(6) 清肝透顶汤（《医醇賸义》）：羚羊角　夏枯草　石决明　丹皮　玄参　桔梗　蝉蜕　桑叶　薄荷　陈橄榄。

(7) 丹溪鼻渊方（《丹溪心法》）：南星　半夏　苍术　白芷　神曲　酒黄芩　辛夷　荆芥。

(8) 甘露消毒丹（《温热经纬》）：藿香　白蔻仁　石菖蒲　黄芩　滑石　茵陈　木通　川贝母。

(9) 温肺止流丹（《辨证录》）：诃子　甘草　桔梗　石首鱼脑骨（煅）　荆芥　细辛　人参。

(10) 玉屏风散（《世医得效方》）：黄芪　白术　防风。

(11) 补中益气汤（《脾胃论》）：黄芪　党参　白术　甘草　陈皮　当归　升麻　柴胡。

(12) 丽泽运气汤（《兰室秘藏》）：黄芪　苍术　羌活　独活　防风　升麻　葛根　炙甘草　麻黄　川椒目　白芷　生姜　大枣　葱白。

(13) 六味地黄丸（《小儿药证直诀》）：熟地　山茱萸　山药　泽泻　茯苓　丹皮。

(14) 生脉散（《内外伤辨惑论》）：人参　麦门冬　五味子。

(15) 补脑丸（《医彻》）：人参　麦门冬　茯苓　杜仲　肉苁蓉　熟地黄　山茱萸　黄芪　枸杞子　菟丝子　鹿茸　五味子。

(16) 健鼻汤（《耳鼻咽喉科学》）：苍耳子　蝉蜕　防风　白蒺藜　玉竹　炙甘草　薏苡仁　百合。

(17) 四君子汤（《和剂局方》）：人参　白术　茯苓　甘草。

(18) 清窍散（《耳鼻咽喉科学》）：梅片　硼砂　荸荠粉。

(19) 碧云散（《医宗金鉴》）：鹅不食草　川芎　细辛　辛夷　青黛。

【现代研究】主要参考文献

[1] 侯键，余朝骏，田理，等．鼻渊中医辨证分型的鼻腔、鼻副窦CT

影像研究[J].成都中医药大学学报,2001,24(2):13～14.
[2] 孙平根.甲谷精草合剂治疗鼻渊患者118例报告[J].井冈山医专学报,2001,8(2):31.
[3] 朱继先,陈福彬,薛秉阳.鼻渊冲剂治疗鼻窦炎328例观察[J].实用中医药杂志,2001,17(9):7.
[4] 卓菁.麻杏石甘汤加味治疗鼻渊120例[J].辽宁中医杂志,2001,28(9):549.
[5] 黄友,杨娟,付连江,等.清窦口服液治疗慢性化脓性副鼻窦炎500例[J].吉林中医药,2002,22(1):40.
[6] 成新艳.清肺通窍汤加味治疗鼻渊178例[J].陕西中医,2002,23(3):243.
[7] 谷志平,张燕.鼻渊宁丸治疗鼻窦炎300例[J].陕西中医,2002,23(9):793～794.
[8] 张华昌,刘庆珍,张晓莹.鼻渊丸治疗急、慢性鼻炎及鼻窦炎569例疗效观察[J].现代中西医结合杂志,2005,14(1):32～33.
[9] 贾春芒,魏民.鼻渊宁汤治疗慢性鼻窦炎312例临床观察[J].河北中医药学报,2005,20(1):16～17.
[10] 张丽.鼻渊液治疗鼻窦炎190例疗效观察[J].山东医药,2006,46(14):59～60.

附:鼻　鼽

鼻鼽系禀赋特异,脏腑虚损,兼感外邪,或感受花粉、灰尘及不洁之气所致的一种疾病,临床以反复发作性鼻痒、喷嚏、流清涕、鼻塞为特征。又名鼽,鼻水。

西周《礼记·月令》中已有"鼽嚏"之名,"春秋行夏令,则其国大水,冬藏殃败,民多鼽嚏"。《内经》中对本病有较多论述。认识到鼽嚏与气候的变化有密切关系,也与肾气不足及阳虚有关。后世多以鼻流清涕为鼻鼽,属寒;而以鼻流浊涕为鼻渊,属热。

本篇所述鼻鼽相当于西医学中的过敏性鼻炎、过敏性鼻窦炎及血管舒缩性鼻炎等。

【病因病机】

本病的发生,外因多为风寒、异气之邪侵袭鼻窍,内因多为脏腑功能失调。常由肺气虚弱,卫表不固,风寒乘袭,津液停聚所致。巢元方《诸病源候论·卷二十九》说:"夫津液涕唾,得热即干燥,得冷则流溢不能自收,肺气通于鼻,其脏有冷,冷随气入乘于鼻,故使津液不能自收。"然肺有赖于脾气的充养,李杲《脾胃论·脾胃盛衰论》指出"脾胃虚则肺最受病"。肾为气之根,主纳气,张景岳《景岳全书》言"五脏之阳气,非此不能发"。若肾阳虚,则肺无以温养,风寒之邪乘虚内侵而致病。可见鼻鼽病位在肺,而本在脾肾。

对于鼻鼽也有认为属于热者,刘完素《素问玄机原病式》曰:"或言鼽为肺寒者误也,彼但见鼽涕鼻塞,遇寒则甚,遂以为然。岂知寒伤皮毛则腠理致密,热气怫郁,而病愈甚也。"可见本病亦有久郁化热者。

【辨证论治】

鼻鼽临床表现常因感受风冷,鼻闻异味,或无明显诱因,而鼻腔发痒,涕出如注,量多而稀,喷嚏频作,鼻塞不通,多为阵发,也可长湿不干。

本病多表现为虚寒证,但也有少数属实热之证。肺虚受邪,症见鼻窍奇痒,喷嚏连连,涕出如注,鼻塞不通,每遇风冷则易反复发作,平素常见神疲乏力、气短音低、自汗怕冷、舌质淡、脉虚弱。脾虚水泛,症见鼻塞鼻胀较重,涕量多而稀,嗅觉迟钝,平素常感头重头昏、食少纳呆、便溏肢倦、舌质淡或淡胖、舌边或有齿印、苔白、脉濡缓。阳虚失煦,症见长年发病,鼻痒嚏频,清涕难敛,早晚较甚,平素颇畏风冷,甚则枕后、颈项、肩背亦觉畏冷,四肢不温,面色淡白,或见腰膝酸软、夜尿多、舌质淡、脉沉细。郁热上犯,症见鼻塞鼻胀,酸痒不适,喷嚏频作,鼻流清涕,伴有咳嗽、咽痒、口干烦热、舌质红、苔白、脉弦或弦滑。

治疗以温肺固表、健脾益气、补肾敛肺为基本治疗原则。肺虚受邪治以温补肺脏、祛散风寒,常用温肺止流丹、玉屏风散合苍耳子散加减;脾虚水泛治以健脾益气、升清化湿,常用补中益气汤或四君子汤加诃子、五味子;阳虚失煦治以温肾壮阳;固肾纳气,常用《金匮》肾气丸加金樱子、覆盆子,或用补脑丸;郁热上犯,治以清宣肺气、疏气通窍,常用辛夷清肺饮,或参考鼻渊治疗。

外治可用碧云散、清窍散、荜茇研末吹鼻;或用鹅不食草干粉,加入凡士林,制成药膏,涂入鼻腔;或用干姜研末,蜜调涂鼻内;每日2～3次。

针灸治疗法详见"鼻渊"篇相关内容。

附方

辛夷清肺饮《医宗金鉴》:黄芩　栀子　石膏　知母　桑白皮　辛夷花　枇杷叶　升麻　百合　麦门冬。

第四章 心系病证

惊悸、怔忡

【定义】

惊悸、怔忡是指患者自觉心中急剧跳动，惊慌不安，不能自主，或脉见参伍不调的一种病证。主要由于阳气不足，阴津亏损，心失所养；或痰饮内停，瘀血阻滞，心脉不畅所致。惊悸、怔忡虽属同类，但两者亦有区别：惊悸常因情绪激动、惊恐、劳累而诱发，时作时辍，不发时一如常人，其证较轻；怔忡则终日觉心中悸动不安，稍劳尤甚，全身情况较差，病情较重。惊悸日久不愈，可发展为怔忡。

【历史沿革】

《内经》无惊悸、怔忡的病证名称，但有关于惊悸、怔忡临床证候及脉象的论述。如《素问·平人气象论篇》说："胃之大络，名曰虚里，贯鬲络肺，出于左乳下，其动应衣，脉宗气也。盛喘数绝者，则病在中；结而横，有积矣；绝不至曰死。乳之下，其动应衣，宗气泄也。"《素问·痹论篇》说："心痹者，脉不通，烦则心下鼓。"证之临床，若虚里的跳动，外可应衣，以及心痹时"心下鼓"，均属宗气外泄的征象，病者多自觉心悸怔忡。《灵枢·经脉》谈到心包络之病甚，则出现"心中憺憺大动"的症状。另一方面，惊悸怔忡患者，其脉搏亦常有相应的变化，或脉来疾数，或脉来缓慢，或脉律不齐，多有改变。《素问·平人气象论篇》中提到："人一呼脉一动，一吸脉一动，曰少气……人一呼脉四动以上曰死……乍疏乍数曰死。"《素问·三部九候论篇》说："参伍不调者病。"《灵枢·根结》说："持其脉口，数其至也，五十动而不一代者，五脏皆受气；四十动一代者，一脏无气；三十动一代者，二脏无气……不满十动一代者，五脏无气。"显然，这些关于脉搏过慢、过快、不齐等记载，与惊悸、怔忡的脉象变化是颇为吻合的，尤其是其中的脉律不齐，多属于惊悸怔忡范畴。

汉代张仲景在《金匮要略》中，正式以惊悸为病名，立"惊悸吐衄下血胸满瘀血病脉证治"篇，惊悸连称，并有"动即为惊，弱则为悸"的记载，认为前者是因惊而脉动，后者是因虚而心悸。同时，书中还提到"心下悸"、"水在肾，心下悸"等，大抵指因水停心下所致，因此多用半夏麻黄丸、小半夏加茯苓汤等治疗。又在《伤寒论·辨太阳病脉证治》里说："伤寒脉结代，心动悸，炙甘草汤主之。"炙甘草汤沿用至今，是治疗心悸的重要方剂之一。

唐代孙思邈《备急千金要方·心藏脉论》提出因虚致悸的观点："阳气外击，阴气内伤，伤则寒，寒则虚，虚则惊，掣心悸，定心汤主之。"

宋代严用和《济生方·惊悸怔忡健忘门》率先提出怔忡病名，并分别对惊悸、怔忡的病因病机、病情演变、治法方药等，作了比较详细的论述，认为惊悸为"心虚胆怯之所致也"、"或因事有所大惊，或闻虚响，或见异相，登高陟险，惊忤心神，气与涎郁，遂使惊悸。惊悸不已，变生诸证，或短气悸乏，体倦自汗，四肢浮肿，饮食无味，心虚烦闷，坐卧不安"，治宜"宁其心以壮胆气"，选用温胆汤、远志丸作为治疗方剂。认为怔忡因心血不足所致，亦有因感受外邪及饮邪停聚而致者，"夫怔忡者，此心血不足也。又有冒风寒暑湿，闭塞诸经，令人怔忡。五饮停蓄，堙塞中脘，亦令人怔忡"，治疗"当随其证，施以治法"。

唐宋以降，历代医家论述渐丰，相继有所发挥。金代刘完素在《素问玄机原病式·火类》中，记述了怔忡的临床表现，明确指出："心胸躁动，谓之怔忡。"成无已亦指出："悸者，心忪是也，筑筑惕惕然动，怔怔忪忪，不能自安者是矣。"(《伤寒明理论·悸》)并提出了心悸发生的原因不外"气虚"、"停饮"二端。元代朱丹溪又提出了血虚致病的理论，认为惊悸与怔忡均由血虚所致，并强调了痰的致病作用。《丹溪心法·惊悸怔忡》中提出心悸当责之虚与痰，说："惊悸者血虚，惊悸有时，以朱砂安神丸"、"怔忡者血虚，怔忡无时，血少者多；有思虑便动，属虚；时作时止者，痰因火动"、"肥人属痰，寻常者多是痰。"

明清时期，对心悸的认识，百家争鸣，各有发挥，论述更为精要。如明代虞抟《医学正传·怔忡惊悸健忘证》认为惊悸、怔忡与肝胆有关，并对惊悸、怔忡两者的区别作了具体叙述："怔忡者，心中惕惕然动摇，而不得安静，无时而作者是也；惊悸者，蓦然而跳跃惊动，而有欲厥之状，有时而作者是也。"李梴《医学入门·惊悸怔忡健忘》指出："怔忡因惊悸久而成。"王肯堂《证治准绳·杂病·悸》承接《丹溪心法》"悸者怔忡之谓"的说法，明确提出："悸即怔忡，而今人分为两条，谬矣。"在引起心悸的原因方面，则认为"有汗吐下后正气内虚而悸者，有邪气交击而悸者，有荣卫涸流脉结代者，则又甚焉”。张景岳对惊悸、怔忡的病因病机和证治论述较全面，他在《景岳全书·怔忡惊恐》中，认为惊有因病而惊和因惊而病二证，因病而惊当察客邪，以兼治其标；因惊而病，宜“安养心神，滋培肝胆，当以专扶元气为主”。并提出：“主气强者不易惊，而易惊者必肝胆之不足者也。”认为怔忡由劳损所致，且“虚微动亦微，虚甚动亦甚”。在治疗及护理上则主张：“速宜节欲节劳，切戒酒色”、“速宜养气养精，滋培根本。”

至叶天士，对惊悸的认识更臻完善，认为病因主要有内伤七情，操持劳损，痰饮或水湿上阻，清阳失旷；或本脏阳气自虚，痰浊乘侮，水湿内盛，上凌于心；或宿哮痰火，暑热时邪，内扰心神。在治疗上，除了沿用前代医家常法外，对温病后期阴虚液耗所致惊悸，在复脉汤基础上，去姜、桂、参等温补，加白芍以养营阴，或用酸枣仁汤、黄连阿胶汤等甘柔养心阴，反对妄用辛散走泄。对心悸重证，或交通心肾，或填补精血，或培中以宁心。清代王清任对瘀血导致的心悸作了补充，《医林改错·血府逐瘀汤所治症目》说：“心跳心忙，用归脾安神等方不效，用此方百发百中。”唐容川《血证论·怔忡》亦说：“凡思虑过度及失血家去血过多者，乃有此虚证，否则多挟痰瘀，宜细辨之。”

【范围】

据本病的临床证候表现，西医学之各种原因引起的心律失常，如心动过速、心动过缓、过早搏动、心房颤动与扑动、房室传导阻滞、束支传导阻滞、病态窦房结综合征、预激综合征、心力衰竭、心肌炎、心包炎以及一部分神经症等，有本病表现者，可参考本篇辨证治疗，其他多种病证，如痹证、胸痹、咳喘、水肿、眩晕、热病等伴见心悸者，也可参考本篇辨证论治，并与有关篇章联系处理。

【病因病机】

惊悸怔忡的病因较为复杂，既有体质因素、饮食劳倦或情志所伤，亦有因感受外邪或药物中毒所致，其中体质素虚是发病的根本。病机包括虚实两方面，虚为气血阴阳亏虚，引起心神失养；实则痰浊、瘀血、水饮，而致心神不宁。

1. **心虚胆怯**　心主神志，为精神意识活动之中枢，故《灵枢·邪客》云：“心者，五脏六腑之大主也，精神之所舍也。”胆性刚直，有决断的功能。心气不虚，胆气不怯，则决断思虑，得其所矣。凡各种原因导致心虚胆怯之人，一旦遇事有所大惊，如忽闻巨响，突见异物，或登高陟险即心惊神摇，不能自主，惊悸不已，渐次加剧，稍遇惊恐，即作心悸，而成本病。故《济生方》指出：“夫惊悸者，心虚胆怯之所致也。”

2. **心血不足**　心主血，血赖心气的推动才能运行周身，荣养脏腑四肢百骸，故《素问·五脏生成篇》云：“诸血者，皆属于心。”而心脏亦因有血液的奉养方能维持正常的生理活动。若禀赋不足，脏腑虚损；或病后失于调养；或思虑过度，伤及心脾；或触事不意，真血亏耗；或脾胃虚衰，气血生化乏源；或失血过多等，均可导致心血亏虚，使心失所养而发为惊悸、怔忡。《丹溪心法·惊悸怔忡》说：“人之所主者心，心之所养者血，心血一虚，神气不守，此惊悸之所肇端也。”

3. **肝肾阴虚**　肝藏血，主疏泄。肝阴亏虚导致心悸主要有 2 种情况：一是肝阴不足，肝血亏耗，使心血亦虚，心失所养而发为心悸。如《石室秘录》说：“心悸非心动也，乃肝血虚不能养心也。”二是肝阴不足，则肝阳上亢，肝火内炽，上扰心神而致心悸。“肝为心母，操用神机，肝木与心火相煽动，肝阳浮越不僭，彻夜不寐，心悸怔忡，有不能支持之候”（引自《清代名医医案精华·凌晓五医案》）。

肝肾同源，肝阴不足亦可导致肾阴不足，肾水亏损亦可影响肝阴的亏耗。所以《石室秘录》谓：“怔忡之证，扰扰不宁，心神恍惚，惊悸不已，此肝肾之虚而心气之弱也。”对于惊悸怔忡之发生与肝、肾的关系作了扼要说明。

4. **心阳不振**　心主阳气，心脏赖此阳气维持其生理功能，鼓动血液的运行，以资助脾胃的运化及肾脏的温煦等。若心阳不振，心气不足则无以保持血脉的正常活动，亦致心失所养而作悸。心之阳气不足，一则致心失所养，心神失摄而为心悸，即心本身功能低下；再则是心阳不足，气化失利，水液不得下行，停于心下，上逆亦可为悸。另外，心气不足，血行不畅，心脉受阻，亦可致惊悸怔忡。因此，心气不足而致的惊悸怔忡，常虚实夹杂为患。

5. **痰饮内停**　关于痰饮内停而致本病者，历代医家均十分重视。如《金匮要略》即提及水饮停聚的心悸，《丹溪心法》、《血证论》等亦谈到痰浊所致的心悸。《血证论·怔忡》说：“心中有痰者，痰入心中，阻其心气，是以心跳不安。”至于痰饮停聚的原因，大致有以下几个方面。心血不足，如《证治汇补·惊悸怔忡》说：“心血一虚，神气失守，神去则舍空，舍空则郁而停痰，痰居心位，此惊悸之所以肇端也”；脾肾阳虚，肾阳不足，开阖失司，膀胱气化不利，脾失健运，转输失权，则湿浊内停，脾肾阳虚，不能蒸化水液，而停聚成饮，寒饮上迫，心阳被抑，则致心悸；火热内郁，煎熬津液而成痰浊。如《医宗必读·悸》认为，心悸“证状不齐，总不外于心伤而火动，火郁而生涎也”。可见临床上痰饮内停致生本病者，多是虚实兼见，病机较为复杂。

6. **心血瘀阻**　心主血脉，若因心气不足，心阳不振，阳气不能鼓动血液运行；或因寒邪侵袭，寒性凝聚，而使血液运行不畅甚至瘀阻；或因痹证发展，“脉痹不已，复感于邪，内舍于心”（《素问·痹论篇》）而成心痹，均会导致心脉瘀阻，而引起心悸怔忡。

7. **邪毒犯心**　感受风寒湿邪，合而为痹，痹证日久，复感外邪，内舍于心，痹阻心脉，心血运行受阻，发为心悸；或风寒湿热之邪，由血脉内侵于心，耗伤心气心阴，亦可引起心悸；或温病、疫毒等毒邪犯心，灼伤营阴，耗伤气血，心神失养，亦可见心悸。

惊悸怔忡的病位主要在心，由于心神失养或不宁，引起心神动摇，悸动不安。但其发病与脾、肾、肺、肝四脏功能有关。

其病机变化主要有虚实两方面，以虚证居多，也可因虚致实，虚实夹杂。虚者为气、血、阴、阳亏损，使心失所养，而致心悸，实者多由痰火扰心，水饮上凌或心血瘀阻，气血运行不畅而引起。虚实之间可以互相转化。实证日久，正气亏耗，可分别兼见气、血、阴、阳之亏损，而虚证则又往往兼见实象。如阴虚可致火旺或夹痰热,阳虚易夹水饮、痰湿,气血不足易伴见气血瘀滞。痰火互结每易伤阴,瘀血可兼痰浊。此外,老年人怔忡多病程日久,往往进一步可以发展为气虚及阳,或阴虚及阳而出现心(肾)阳衰,甚则心阳欲脱,更甚者心阳暴脱而成厥、脱之变。

【诊断与鉴别诊断】

一、诊断

(一) 发病特点

本病病位在心,病机性质主要有虚实两方面。发作常由情志刺激、惊恐、紧张、劳倦过度、饮酒饱食等因素而诱发。多见于中老年患者。

(二) 临床表现

自觉心慌不安,心跳剧烈,神情紧张,不能自主,心搏或快速,或缓慢,或心跳过重,或忽跳忽止,呈阵发性或持续不止。伴有胸闷不适,易激动,心烦,少寐多汗,颤抖,乏力,头晕等。中老年发作频繁者,可伴有心胸疼痛,甚至喘促,肢冷汗出,或见晕厥。脉象可见数、疾、促、结、代、沉、迟等变化。心电图、监测血压及 X 线胸部摄片等检查有助于明确诊断。

二、鉴别诊断

1. **胸痹心痛**　除见心慌不安,脉结或代外,必以心痛为主症,多呈心前区或胸骨后刺痛、闷痛,常因劳累、感寒、饱餐或情绪波动而诱发,多呈短暂发作。但甚者心痛剧烈不止,唇甲紫绀或手足青冷至节,呼吸急促,大汗淋漓,直至晕厥,病情危笃。胸痹心痛常可与心悸合并出现。

2. **奔豚**　奔豚发作之时,亦觉心胸躁动不安,《难经·五十六难》:"发于小腹,上至心下,若豚状或上或下无时。"称之为肾积。《金匮要略·奔豚气病脉证治》:"奔豚病从小腹起,上冲咽喉,发作欲死,复还止,皆从惊恐得之。"其鉴别要点在于:惊悸怔忡系心中剧烈跳动,发自于心;奔豚乃上下冲逆,发自小腹。

3. **卑惵**　卑惵与怔忡相类,其症"痞塞不饮食,心中常有所怯,爱处暗室,或倚门后,见人则惊避,似失志状"(《证治要诀·怔忡》)。其病因在于"心血不足"。怔忡亦胸中不适,心中常有所怯。惊悸、怔忡与卑惵鉴别要点在于:卑惵之胸中不适由于痞塞,而惊悸、怔忡缘于心跳,有时坐卧不安,并不避人。而卑惵一般无促、结、代、疾、迟等脉象出现。

【辨证论治】

一、辨证

(一) 辨证要点

1. **分清虚实**　惊悸、怔忡证候特点多为虚实相兼,虚者系指脏腑气血阴阳亏虚,实者多指痰饮、瘀血、火邪之类。痰饮、瘀血等虽为病理产物或病理现象,但在一定情况下,可形成惊悸、怔忡的直接病因,如水停心下、痰火扰心、瘀阻心脉等。因此辨证时,不仅要注意正虚一面,亦应重视邪实一面,并分清虚实之程度。正虚程度与脏腑虚损情况有关,即一脏虚损者轻,多脏虚损者重。在邪实方面,一般来说,单见一种夹杂者轻,多种合并夹杂者重。

2. **辨明惊悸、怔忡**　大凡惊悸发病,多与情志因素有关,可由骤遇惊恐,忧思恼怒,悲哀过极或过度紧张而诱发,多为阵发性,实证居多,但也存在正虚因素。病来虽速,病情较轻,可自行缓解,不发时如常人。怔忡多由久病体虚、心脏受损所致,无精神因素亦可发生,常持续心悸,心中惕惕,不能自控,活动后加重。病来虽渐,病情较重,每属虚证,或虚中夹实,不发时亦可见脏腑虚损症状。惊悸日久不愈,亦可形成怔忡。

3. **结合辨病辨证**　对惊悸、怔忡的临床辨证应结合引起惊悸、怔忡原发疾病的诊断,以提高辨证准确性,如功能性心律失常所引起的心悸,常表现为心率快速型心悸,多属心虚胆怯,心神动摇;冠心病心悸,多为阳虚血瘀,或由痰瘀交阻而致;病毒性心肌炎引起的心悸,初起多为风温干犯肺卫,继之热毒逆犯于心,随后呈气阴两虚,瘀阻络脉证;风心病引起的心悸,多由风湿热邪杂至,合而为痹,痹阻心脉所致;病态窦房结综合征多由心阳不振,心搏无力所致;慢性肺源性心脏病所引起的心悸,则虚实兼夹为患,多心肾阳虚为本,水饮内停为标。

4. **详辨脉象变化**　脉搏的节律异常为本病的特征性征象,故尚需辨脉象,如脉率快速型心悸,可有一息六至之数脉,一息七至之疾脉,一息八至之极脉,一息九至之脱脉,一息十至以上之浮合脉。脉率过缓型心悸,可见一息四至之缓脉,一息三至之迟脉,一息二至之损脉,一息一至之败脉,两息一至之夺精脉。脉律不整型心悸,脉象可见有数时一止,止无定数之促脉;缓时一止,止无定数之结脉;脉来更代,几至一止之代脉,或见脉象乍疏乍数,忽强忽弱。临床应结合病史、症状,推断脉症从舍。一般认为,阳盛则促,数为阳热,若脉虽数、促而沉细、微细,伴有面浮肢肿,动则气短,形寒肢冷,舌质淡者,为虚寒之象。阴盛则结,迟而无力为虚寒,脉象迟、结、代者,一般多属虚寒,其中结脉表示气血凝滞,代脉常表示元气虚衰、脏气衰微。凡久病体虚而脉象弦滑搏指者为逆,病情重笃而脉象散乱模糊者为病危之象。

(二) 证候

[心虚胆怯]

症状:心悸,善惊易恐,坐卧不安,多梦易醒,食少纳呆,恶闻声响。舌象多正常,脉细略数或弦细。

病机分析:心虚则神摇不安,胆怯则善惊易恐,故心悸多梦而易醒;心虚胆怯,脾胃失于健运,故食少纳呆;胆虚则易惊而气乱,故恶闻声响;惊则脉细小数,心肝血虚则脉细略数或弦细。

[心脾两虚]

症状:心悸气短,头晕目眩,面色不华,神疲乏力,纳呆腹胀。舌质淡,脉细弱。

病机分析:心主血脉,脾为气血生化之源,心脾两虚则气血生化不足,血虚不能养心,则致心悸气短;血虚不能上荣于头面,故头晕目眩,面色不华;心脾两虚,气血俱亏,故神疲乏力;脾虚失于健运,故纳呆腹胀;舌为心苗,心主血脉,心血不足,故舌质淡,脉细弱。

[心阴亏虚]

症状:心悸易惊,心烦失眠,口干,五心烦热,盗汗。舌红少津,脉细数。

病机分析:心阴亏虚,心失所养,故心悸易惊;心阴亏虚,心火内生,故致心烦,不寐,五心烦热;虚火逼迫津液外泄则致盗汗;虚火耗津以致口干;舌红少津,脉细数,为阴虚有热之象。

[肝肾阴虚]

症状:心悸失眠,五心烦热,眩晕耳鸣,急躁易怒,腰痛遗精。舌红少津,脉细数。

病机分析:肾阴不足,肝阴亏损,故心悸、五心烦热;肝阳上亢故眩晕;肾水不足则耳鸣;肝火内炽,故易怒,引动心火则烦躁;阴虚火旺则舌红少津,细数之脉亦为肝肾阴虚之征。

[心阳不振]

症状:心悸不安,动则尤甚,形寒肢冷,胸闷气短,面色㿠白,自汗,畏寒喜温,或伴心痛。舌质淡,苔白,脉虚弱,或沉细无力。

病机分析:久病体虚,损伤心阳,心失温养,则心悸不安;不能温煦肢体,故面色㿠白,肢冷畏寒;胸中阳气虚衰,宗气运转无力,故胸闷气短;阳气不足,卫外不固,故自汗出;阳虚则寒盛,寒凝心脉,心脉痹阻,故心痛时作;阳气虚衰,无力推动血行,故脉象虚弱无力。

[水饮凌心]

症状:心悸,胸脘痞满,渴不欲饮,小便短少或下肢浮肿,形寒肢冷,眩晕,恶心呕吐,泛涎。舌淡苔滑,脉弦滑或沉细而滑。

病机分析:阳虚不能化水,水邪内停,上凌于心,饮阻气机,故见心悸,胸脘痞满,渴不欲饮,小便短少或下肢浮肿;饮邪内停,阳气不布,则见形寒肢冷;饮邪内停,阻遏清阳,则见眩晕;胃失和降,饮邪上逆,则恶心呕吐,泛涎。舌淡苔滑,脉弦滑或沉细而滑皆为阳虚饮停之象。

[痰浊阻滞]

症状:心悸短气,心胸痞闷胀满,痰多,食少腹胀,或有恶心。舌苔白腻或滑腻,脉弦滑。

病机分析:痰浊阻滞心气为本证的主要病机。正如《血证论·怔忡》所说:"心中有痰者,痰入心中,阻其心气,是以心跳不安。"故见心悸短气之症;由于痰浊阻滞,上焦之气机不得宣畅,故见心胸痞闷胀满;中焦气机不畅,则致食少腹胀;胃失和降则见恶心;痰多,苔腻,脉弦滑,均为内有痰浊之象。

[心血瘀阻]

症状:心悸怔忡,短气喘息,胸闷不舒,心痛时作,或形寒肢冷。舌质暗或有瘀点、瘀斑,脉虚或结代。

病机分析:或由心阳不振,或因阴虚血灼,或因痹证发展,均可导致血脉瘀阻,而使心失所养,引起心悸;血瘀气滞,心络挛急,不通则心痛,胸闷;气血不畅,则短气喘息;血脉不通,阳不外达故形寒肢冷;舌质暗,脉虚亦为血瘀之象;心脉瘀阻,气血运行失和,故脉律不匀,而成结代之象。

[邪毒犯心]

症状:心悸,胸闷,气短,左胸隐痛。发热,恶寒,咳嗽,神疲乏力,口干渴。舌质红,少津,苔薄黄。脉细数,或结代。

病机分析:外感风热,侵犯肺卫,故咳嗽,发热恶寒。表证未及发散,邪毒犯心,损及阴血,耗伤气阴,心神失养,故见心悸,胸闷;阴液耗损,口舌失润,故口干渴,舌少津;气短,神疲乏力乃气虚表现。舌质红,苔薄黄为感受风热之象,脉细数或结代为气阴受损之征。

二、治疗

(一)治疗原则

1. **补虚为基本治则**　由于本证的病变部位主要在心,证候特点是虚实相兼,以虚为主,故补虚是治疗本病的基本治则。

2. **兼以祛邪**　当视脏腑亏虚情况的不同,或者补益气血之不足,或者调理阴阳之盛衰,以求阴平阳秘,脏腑功能恢复正常,气血运行调畅。本病的邪实,以痰饮内停及瘀血阻络最为常见,故化痰涤饮、活血化瘀也为治疗本病的常用治则。又因惊悸、怔忡以心中悸动不安为主要临床症状,故常在补虚及祛邪的基础上,酌情配伍养心安神或镇心安神的方药。

总之,益气养血、滋阴温阳、化痰涤饮、活血化瘀及养心安神,为治疗惊悸怔忡的主要治则。

(二)治法方药

[心虚胆怯]

治法:益气养心,镇惊安神。

方药:平补镇心丹加减。方用人参、五味子、山药、茯苓益气健脾;天门冬、生地、熟地滋养心阴;肉桂配合前述药物,有鼓舞气血生长之效;远志、茯苓、酸枣仁养心安神;龙齿、朱砂镇惊安神;车前子可去。全方共奏益气养心,镇惊安神之功。

心虚胆怯而挟痰者,当用十味温胆汤为治。因为此类患者易受惊恐,故除药物治疗之外,亦当慎于起居,保持环境安静,方能使药物效用巩固。

此外,龙齿镇心丹、琥珀养心丹、宁志丸等方剂,也具有益气养心、镇心安神的功效,临床可酌情选用。

[心脾两虚]

治法:健脾养心,补益气血。

方药:归脾汤加减。方中用人参、黄芪、白术、炙甘草益气健脾,以资气血生化之源;当归、龙眼肉补养心血;酸枣仁、茯神、远志养心安神;木香理气醒脾,使补而不滞。

心血亏虚,心气不足,而见心动悸、脉结代者,可用炙甘草汤益气养血,滋阴复脉。方中用人参、炙甘草、大枣益气健脾;地黄、阿胶、麦门冬、麻仁滋阴养血;桂枝、生姜行阳气;加酒煎药,取其通利经脉,以增强养血复脉的作用。

心脾两虚,气血不足所致的心悸怔忡,亦可以选用十四友汤、益寿汤或七福饮等具有益气养血、养心安神功效的方剂进行治疗。

[心阴亏虚]

治法:滋养阴血,宁心安神。

方药:天王补心丹或朱砂安神丸。前方用天门冬、麦门冬、玄参、生地滋养心阴;当归、丹参补养心血;人参、茯苓补心气；酸枣仁、柏子仁、五味子、远志养心安神；朱砂镇心安神。后方用生地、当归滋阴养血；黄连清心泻热；朱砂镇心安神；甘草调和诸药。二方同为滋阴养血，宁心安神之剂，但前方偏于补益，清心作用较弱，以心气不足、阴虚有热者为宜；后者则重在清热，滋阴作用不强，对阴虚不甚而心火内动者较为适合。

除以上二方外，对心阴亏虚的患者，尚可采用安神补心丹或四物安神汤治疗。

[肝肾阴虚]

治法：滋养肝肾，养心安神。

方药：一贯煎合酸枣仁汤加减。一贯煎中，以沙参、麦门冬、当归、生地、枸杞子等滋养肝肾；川楝子疏肝理气。酸枣仁汤以酸枣仁养心安神；茯苓、甘草培土缓肝；川芎调血养肝；知母清热除烦。一贯煎侧重滋养肝肾，酸枣仁汤侧重养血安神，两方联合使用，可获滋补肝肾，补血宁心之功。若便秘可加瓜蒌仁，并重用生地；阴虚潮热，手足心热者，可加地骨皮、白薇；口渴者加石斛、玉竹。肝肾阴虚，虚火内炽，以致心肝火旺，而见心烦、急躁易怒、舌质红者，可加黄连、栀子清心泻火。

本证用一贯煎合朱砂安神丸治疗，亦可收到较好效果。此外，尚可用宁静汤加减化裁治疗。

[心阳不振]

治法：温补心阳。

方药：桂枝甘草龙骨牡蛎汤。方中桂枝、炙甘草温补心阳；生龙骨、生牡蛎安神定悸。心阳不足，形寒肢冷者，加黄芪、人参、附子；大汗出者，重用人参、黄芪，加煅龙骨、煅牡蛎，或加山茱萸，或用独参汤煎服；兼见水饮内停者，选加葶苈子、五加皮、大腹皮、车前子、泽泻、猪苓；夹有瘀血者，加丹参、赤芍、桃仁、红花等；兼见阴伤者，加麦门冬、玉竹、五味子；若心阳不振，以心动过缓为著者，酌加炙麻黄、补骨脂、附子，重用桂枝；如大汗淋漓，面青唇紫，肢冷脉微，喘憋不能平卧，为亡阳征象，当急予独参汤或参附汤，送服黑锡丹，或参附注射液静推或静滴，以回阳救逆。

[水饮凌心]

治法：振奋心阳，化气行水。

方药：苓桂术甘汤加味。本方主要功用是通阳行水，是"病痰饮者，当以温药和之"的代表方。方中茯苓，淡渗利水；桂枝、甘草，通阳化气；白术，健脾祛湿。兼见恶心呕吐，加半夏、陈皮、生姜；阳虚水泛，下肢浮肿，加泽泻、猪苓、车前子、防己、葶苈子、大腹皮；兼见肺气不宣，肺有水湿者，表现咳喘，加杏仁、前胡、桔梗以宣肺，葶苈子、五加皮、防己以泻肺利水；兼见瘀血者，加当归、川芎、刘寄奴、泽兰叶、益母草；若肾阳虚衰，不能制水，水气凌心，症见心悸，喘咳，不能平卧，尿少浮肿，可用真武汤。

[痰浊阻滞]

治法：理气化痰，宁心安神。

方药：导痰汤加减。方中以半夏、陈皮理气化痰；茯苓健脾渗湿；甘草和中补土；枳实、制天南星行气除痰。可加酸枣仁、柏子仁、远志养心安神。痰浊蕴久化热，痰热内扰而见心悸失眠，胸闷烦躁，口干苦，舌苔黄腻，脉象滑数者，则宜清热豁痰，宁心安神，可用黄连温胆汤加味。属于气虚夹痰所致的心悸，治宜益气豁痰，养心安神，可用定志丸加半夏、橘红。

[心血瘀阻]

治法：活血化瘀

方药：血府逐瘀汤加减。方中桃仁、红花、川芎、赤芍、牛膝活血祛瘀；当归、生地养血活血，使瘀去而正不伤；柴胡、枳壳、桔梗疏肝理气，使气行血亦行。

心悸怔忡虽以正虚为主，但瘀血阻滞心络为常见的病变。在运用本方时，可根据患者虚实兼夹的不同情况加减化裁。兼气虚者，可去柴胡、枳壳、桔梗，加黄芪、党参、黄精补气益气；兼血虚者，加熟地、枸杞子、制何首乌补血养血；兼阴虚者，去柴胡、枳壳、桔梗、川芎，加麦门冬、玉竹、女贞子、旱莲草等养阴生津；兼阳虚者，去柴胡、桔梗，酌加附子、肉桂、淫羊藿、巴戟天等温经助阳。

[邪毒犯心]

治法：清热解毒，益气养阴。

方药：银翘散合生脉散加减。方中重用金银花、连翘辛凉透表，清热解毒；配薄荷、牛蒡子疏风散热；芦根、淡竹叶清热生津；桔梗宣肺止咳；人参益气生津；麦门冬益气养阴生津；五味子生津止咳，共具清热解毒，益气养阴之功，治疗邪毒犯心所致气阴两虚，心神失养之证。热毒甚者，加大青叶、板蓝根；若夹血瘀，症见胸痛不移，舌质紫暗有瘀点、瘀斑者，加丹皮、丹参、益母草、赤芍、红花；若夹湿热，症见纳呆，苔黄腻者，加茵陈、苦参、藿香、佩兰；若兼气滞，症见胸闷、喜叹息者，可酌加绿萼梅、佛手、香橼等理气而不伤阴之品；口干渴，加生地、玄参；若邪毒已去，气阴两虚为主者，用生脉散加味。

当然，临床所见证候不止以上几种，且疾病进程中亦多有变化，故临证必须详审。遇有证候变化，治疗亦应随之而变化，切不可徒执一法一方。

对于惊悸怔忡的治疗，要抓住病变主要在心及重在调节 2 个环节。因其病主要在心，故常于方中酌用养心安神之品。凡活动后惊悸、怔忡加重者，宜加远志、酸枣仁、柏子仁，以助宁心之功。凡活动后惊悸怔忡减轻者，多为心脉不通，当加郁金、丹参、川芎之属，以增通脉之力。另一方面，本病发生亦与其他脏腑功能失调或虚损有关，因此，治疗又不可单单治心，而应全面考虑，分清主次；若原发在他脏，则应着重治疗他脏，以除病源。

本病晚期，气血双亏，阴阳俱损，临床表现常以心肾两衰为主，治疗中更应谨守益气与温阳育阴兼用之大法，以防阳脱阴竭之虞。

（三）其他治法

1. 单方验方

(1) 苦参 20 克，水煎服。适用于心悸而脉数或促的患者。

(2) 苦参合剂：苦参、益母草各 20 克，炙甘草 15 克，水煎服。适用于心悸而脉数或促者。

(3) 朱砂 0.3 克，琥珀 0.6 克，每日 2 次，吞服，适用于各种心动过速。

2. 中成药

(1) 珍合灵：每片含珍珠粉 0.1 克，灵芝 0.3 克，每次 2～4片，每日 3 次。

(2) 宁心宝胶囊：由虫草头孢菌粉组成，每次 2 粒，每日 3 次。

(3) 稳心颗粒：由黄精、人参、三七、琥珀、甘松组成，每次 9 克，每日 3 次。

(4) 益心通脉颗粒：由黄芪、人参、丹参、川芎、郁金、北沙参、甘草组成，每次 10 克，每日 3 次。

(5) 灵宝护心丹：由红参、麝香、冰片、三七、丹参、蟾酥、牛黄、苏合香、琥珀组成，每次 3～4 丸，每日 3～4 次。

3. **药物外治**　生天南星 3 克，川乌 3 克。共为细末，用黄蜡熔化摊于手心、足心。每日 1 次，晚敷晨取，10 次为一个疗程。适用于心悸患者。

4. 针灸

(1) 体针：主穴选郄门、神门、心俞、巨阙。随证配穴：心胆气虚配胆俞，心脾两伤配脾俞，心肾不交配肾俞、太溪，心阳不振配膻中、气海，心脉痹阻配血海、内关。

(2) 耳针：选交感、神门、心、耳背心。毫针刺，每日 1 次，每次留针 30 分钟，10 次为一个疗程。或用揿针埋藏或王不留行贴压，每 3～5 日更换 1 次。

(3) 穴位注射：选心俞、脾俞、肾俞、肝俞、内关、神门、足三里、三阴交。药用复方当归注射液，或复方丹参注射液，或维生素 B_{12}，每次选 2～3 穴，每穴注射 0.5～1 毫升，隔日注射 1 次。

【转归及预后】

心悸仅为偶发、短暂阵发者，一般易治，或不药而解；反复发作或长时间持续发作者，较为难治，但其预后主要取决于本虚标实的程度，邪实轻重，脏损多少，治疗当否及脉象变化等情况。如患者气血阴阳虚损程度较轻，未兼瘀血、痰饮，病损脏腑单一，治疗及时得当，脉象变化不显著，病证多能痊愈。反之，脉象过数、过迟、频繁结代或乍疏乍数者，治疗颇为棘手，预后较差，甚至出现喘促、水肿、胸痹心痛、厥脱等变证、坏证，若不及时抢救，预后极差，甚至卒死。心悸初起，病情较轻，此时如辨证准确，治疗及时，且患者能遵医嘱，疾病尚能缓解，甚至恢复。若病情深重，特别是老年人，肝肾本已损亏，阴阳气血亦不足，如病久累及肝肾，致真气亏损愈重，或者再虚中夹实，则病情复杂，治疗较难。

【预防与护理】

治疗引起心律失常的基础疾病，如积极治疗冠心病、肺心病；对于高血压患者应控制好血压；有风湿热者则宜抗风湿；有高脂血症者应注意饮食清淡，并予以降脂药；积极预防感冒，防治心肌炎；严禁吸烟。

患者应保持精神乐观，情绪稳定，坚定信心，坚持治疗。对心虚胆怯及痰火扰心、阴虚火旺等引起的心悸，应避免惊恐及忧思恼怒等精神刺激。

轻症可从事适当体力活动，以不觉劳累，不加重症状为度，避免剧烈活动。对水饮凌心、心血瘀阻等重症心悸，应嘱其卧床休息，保持生活规律。

应饮食有节，进食营养丰富而易消化吸收的食物，忌过饥、过饱、烟酒、浓茶，易低脂、低盐饮食。心气阳虚者忌过食生冷，心气阴虚者忌辛辣炙煿，痰浊、瘀血者忌过食肥甘，水饮凌心者宜少食盐。

药物治疗十分重要，治疗过程中应坚持服药，症状缓解后，亦当遵医嘱服药巩固一段时间。

【现代研究】

(一) 辨证治疗

严氏[1]将本病的病因归纳为邪、情、痰、瘀、虚五个字。病机归纳为：痰饮、瘀血内停；或心阴亏虚、心气不足、气阴两伤；或阴阳失调；或心阳不振、心肾阳虚等。临床上主要采用益气养心法、温通心阳法、滋阴宁心法、养心定志法、化痰泻热法、活血通脉法、疏肝理气法等治疗。

王氏[2]指出本病病因病机在于气阴不足为本，痰瘀互阻为标，治疗时须辨证与辨病相结合，审度虚实偏重或虚实并重，益气养阴治其本，化痰逐瘀治其标。强调无论"补"或"通"，都应以"通"为重点。益气养阴为主的基本方为：炙黄芪 30 克，生地、太子参各 12 克，麦门冬、玉竹、郁金、降香各 10 克，丹参 15 克，五味子 6 克。痰瘀并治的基本方为：瓜蒌、薤白、法半夏、陈皮、淡竹茹、石菖蒲、郁金、降香各 10 克，茯苓、丹参各 15 克。

袁氏[3]认为，本病为本虚标实之证，气血阴阳不足为本，血瘀、痰浊、水饮等为标，以虚证为多，常虚实兼夹，治疗上采用益气养阴、温肾助阳、理气化瘀、健脾利湿、化痰清热、镇心安神为法，常用保元生脉饮(人参、黄芪、肉桂、麦门冬、五味子、炙甘草)、黄连温胆汤、血府逐瘀汤之类加减。

周氏等[4]观察规范化中医辨证治疗本病的临床疗效。将 150 例本病患者随机单盲分成观察组 100 例、对照组 50 例，观察组采用规范化中医辨证治疗，对照组采用常规西药治疗。结果在症状改善方面，规范化中医辨证治疗比常规西药治疗疗效要好。

(二) 分型治疗

1. **快速性心律失常**　王氏等[5]观察参麦注射液加稳心颗粒治疗急性病毒性心肌炎伴快速性心律失常的疗效。结果：治疗组应用参麦注射液加稳心颗粒后抗快速性心律失常的总有效率明显优于对照组。

宋氏等[6]用复律煎剂治疗快速性心律失常患者，用心律平作对照。结果：治疗组总有效率优于对照组。

邢氏等[7]观察养心定悸冲剂治疗快速性心律失常的临床疗效。结果：治疗组疗效要比对照组疗效好。

2. **缓慢性心律失常**　治疗较困难，尤其是病窦综合征是一种较严重的顽固难治性心律失常。近年来中医治疗报道较多，且收到良好效果。

屈氏等[8]治疗了 86 例缓慢性心律失常患者，将本病分为气阴两虚、气滞血瘀、痰湿阻遏 3 种证型，运用温阳通脉、益气化瘀、理气化痰等方法治疗，疗效满意。

冯氏等[9]认为本病为心肾阳虚而导致阴寒凝滞，瘀血阻于心脉，属本虚标实之证，治疗当用温阳益气活血化瘀之法,以振奋心肾之阳气,使血脉流通,扶正复脉,经用此法治疗46例本病患者,临床症状改善明显。

刘氏等[10]应用温通心阳、养血活血法治疗40例缓慢性心律失常患者,并设立阿托品对照组31例,结果治疗组在临床症状改善和动态心电图检查结果两方面均明显优于对照组。

杜氏[11]用调律冲剂(由淫羊藿、黄芪、参三七、黄精、山楂、茶叶、炙甘草组成,具有温补心肾、化瘀复脉之功)治疗病态窦房结综合征取得较好疗效,且优于心宝丸对照组。

3. 早搏 钱氏[12]验证了复方苦参颗粒剂(苦参、黄芪、党参、麦门冬、柏子仁、炙甘草)治疗室性早搏的疗效,与对照组心律平相比较,结果两组总有效率无明显差异。

樊氏[13]用脉安颗粒(由人参、丹参、徐长卿、郁金、苦参组成)在临床上与普罗帕酮对照观察治疗各类早搏66例,结果两组总有效率相当,而对患者临床症状的改善方面明显优于对照组。

李氏等[14]观察宁心汤(黄芪、炒白术、薏苡仁、谷芽、麦芽、茯苓等)治疗过早搏动患者206例。结果:治疗组总有效率优于对照组。

【小结】

惊悸、怔忡的病因主要是体质素虚(久病或先天所致的气血阴阳亏虚或脏腑功能失调)、情志内伤,以及外邪侵袭。此三者互相影响,互为因果,有主有从,其中体质素虚是发病的根本。本病的病位在心,但亦常与其他脏腑有密切关系。其病机变化不外虚、实两端。虚为气、血、阴、阳的亏虚,以致心气不足或心失所养;实则多为痰饮内停或血脉瘀阻,以致心脉不畅,心神不宁。虚实两者常互相夹杂,虚证之中,常兼痰浊、水饮或血瘀为患;实证之中,则多有脏腑虚衰的表现。

本病在临床上,应与胸痹心痛、奔豚、卑惵相鉴别。对于本病的辨证,应着重辨明惊悸与怔忡之不同,虚实夹杂的情况,脏腑亏损的程度,以及脉象的变化。

益气养血、滋阴温阳、涤痰化饮、活血化瘀为治疗惊悸怔忡的主要治则。心气不足治宜补益心气;心阴亏虚治宜滋养阴血、宁心安神;心脾两虚治宜健脾养心、补益气血;肝肾阴虚治宜滋养肝肾、养心安神;脾肾阳虚治宜温补脾肾、利水宁心;心虚胆怯治宜益气养心、镇惊安神;痰浊阻滞治宜理气化痰、宁心安神;血脉瘀阻治宜活血化瘀。因本病以心中悸动不安为主要临床特点,所以对各种证型的惊悸怔忡,都经常配伍养心安神的药物,有时尚需采用重镇安神之品,但重镇安神药一般不宜久用。

近几年来,应用中医药治疗缓慢性心律失常及快速性心律失常取得一定疗效,研究工作有一定的进展。

附方

(1)苓桂术甘汤(《金匮要略》):茯苓 桂枝 白术 甘草。
(2)天王补心丹(《摄生秘剖》):人参 玄参 丹参 茯苓 五味子 远志 桔梗 当归 天门冬 麦门冬 柏子仁 酸枣仁 生地。
(3)朱砂安神丸(《医学发明》):朱砂 黄连 生地 当归 甘草。
(4)安神补心丹(《沈氏尊生》):当归 生地 茯神 黄芩 川芎 白芍 白术 酸枣仁 远志 麦门冬 玄参 甘草。
(5)四物安神汤(《万病回春》):生地 当归 白芍 熟地 麦门冬 酸枣仁 黄连 茯神 竹茹 栀子 朱砂 乌梅。
(6)归脾汤(《济生方》):白术 茯神 黄芪 龙眼肉 酸枣仁 人参 木香 甘草 当归 远志。
(7)炙甘草汤(《伤寒论》):炙甘草 大枣 阿胶 生姜 人参 生地 桂枝 麦门冬 麻仁。
(8)十四友汤(《和剂局方》):人参 黄芪 茯神 肉桂 当归 酸枣仁 地黄 远志 桃仁 阿胶 紫石英 龙齿 朱砂。
(9)益寿汤(《世医得效方》):人参 黄芪 远志 茯神 酸枣仁 柏子仁 木香 白芍 当归 甘草 大枣 紫石英。
(10)七福饮(《景岳全书》):人参 白术 远志 甘草 当归 酸枣仁 熟地。
(11)一贯煎(《柳州医话》):沙参 麦门冬 当归 生地 枸杞子 川楝子。
(12)酸枣仁汤(《金匮要略》):酸枣仁 甘草 知母 茯苓 川芎。
(13)宁静汤(《石室秘录》):熟地 玄参 麦门冬 白芍 酸枣仁 人参 白术 白芥子。
(14)真武汤(《伤寒论》):茯苓 芍药 白术 生姜 附子。
(15)平补镇心丹(《和剂局方》):龙齿 朱砂 人参 山药 肉桂 五味子 天门冬 生地 熟地 远志 茯神 酸枣仁 茯苓 车前子。
(16)十味温胆汤(《医学入门》):甘草 人参 陈皮 茯苓 熟地 半夏 酸枣仁 远志 枳实 五味子。
(17)龙齿镇心丹(《和剂局方》):龙齿 远志 天门冬 熟地 山药 茯神 车前子 麦门冬 桂心 地骨皮 五味子。
(18)琥珀养心丹(《证治准绳》):琥珀 龙齿 石菖蒲 远志 黑豆 甘草 茯神 酸枣仁 人参 当归 生地 朱砂 黄连 柏子仁 牛黄。
(19)宁志丸(《证治准绳》):人参 茯神 茯苓 远志 柏子仁 酸枣仁 当归 琥珀 石菖蒲 朱砂 乳香。
(20)导痰汤(《济生方》):半夏 橘红 茯苓 甘草 天南星 枳实。
(21)温胆汤(《备急千金要方》):半夏 橘红 茯苓 甘草 竹茹 枳实 大枣。
(22)定志丸(《和剂局方》):石菖蒲 远志 人参 茯神 朱砂。
(23)血府逐瘀汤(《医林改错》):当归 生地 桃仁 红花 枳壳 赤芍 柴胡 甘草 桔梗 川芎 牛膝。
(24)银翘散(《温病条辨》):金银花 连翘 桔梗 薄荷 竹叶 甘草 荆芥 淡豆豉 牛蒡子。
(25)生脉散(《备急千金要方》):人参 麦门冬 五味子。
(26)桂枝甘草龙骨牡蛎汤(《伤寒论》):桂枝 炙甘草 龙骨 煅牡蛎。
(27)独参汤(《景岳全书》):人参。
(28)参附汤(《正体类要》):人参 附子。

【现代研究】主要参考文献

[1] 张玮,徐燕. 严世芸治疗心悸七法[J]. 上海中医药杂志,2004,38(11):3~4.
[2] 刘昕,郜峦. 王键教授治疗心悸经验介绍[J]. 新中医,2003,35(4):10~11.
[3] 韩廷雨. 袁海波教授辨治心悸经验撷菁[J]. 实用中医内杂志,2004,18(6):493~494.
[4] 周文斌,尹克春,陈力. 心悸的中医辨证施治体会[J]. 广东医

学,2005,26(7): 1001～1002.
[5] 王玮玮,党传欣,陈晓祥,等.参麦注射液加稳心颗粒治疗急性病毒性心肌炎快速性心律失常临床观察[J].中西医结合心脑血管病杂志,2004,2(3): 175～176.
[6] 宋国庆,张立德,苏维广.复律煎剂治疗快速性心律失常疗效观察[J].辽宁中医杂志,2004,31(10): 861.
[7] 邢月朋,张伟,于惠卿,等.养心定悸冲剂治疗快速性心律失常的临床研究[J].中国中西医结合急救杂志,2004,11(4): 218～220.
[8] 屈营,张明谦.中医辨证治疗缓慢性心律失常86例[J].辽宁中医学院学报,2005,7(2): 150.
[9] 冯晓敬,王月娥,徐慧.温阳益气活血法治疗缓慢性心律失常46例临床观察[J].江苏中医药,2003,9(24): 23～24.
[10] 刘如秀,刘志明,高改地,等.通阳活血法治疗缓慢性心律失常临床对照观察[J].中国中医基础医学杂志,2003,5(9):63～65.
[11] 杜廷海.调律冲剂治疗病态窦房结综合征的临床研究[J].北京中医药大学学报,1999,22(5): 36～37.
[12] 钱嘉宏.复方苦参颗粒剂治疗室性早搏43例[J].陕西中医,2001,22(2): 67.
[13] 樊巧玲.脉安颗粒治疗早搏的机理探析[J].现代中西医结合杂志,2001,10(6): 568～570.
[14] 李瀛均,赵海顺.宁心汤治疗过早搏动206例[J].陕西中医,2005,26(11): 1131～1132.

附:心　衰

【定义】

心衰是以乏力、心悸、气喘、水肿为临床特征的疾病。本病多发生在心痛、心悸等疾病后期,是各种心脏疾病的最终归属,亦见于其他脏腑疾病的危重阶段。早期表现为乏力,气短,劳则气喘、心悸;继而喘悸加重,端坐不得卧,卧则喘甚,肢体水肿,小便不利,腹胀纳呆;每因内伤或外感等因素使病情急剧加重,甚至猝死。

【历史沿革】

“心衰”一词首见于宋代《圣济总录·心脏门》,而关于心衰病的症状等有关记载则始自《内经》开始。如《素问·逆调论篇》云:“夫不得卧,卧则喘者,是水气之客也。”又《素问·水热穴论篇》云:“水病,下为胕肿大腹,上为喘呼不得卧者,标本俱病”,“其本在肾,其末在肺,皆积水也。”《素问·阴阳别论篇》曰:“三阴结谓之水。”此胕肿大腹、喘呼不得卧就是心衰的临床特征,其病机责之“水气之客”,与肺脾肾三脏有关。至于心衰之病因,《内经》认为与外感、情志、饮食及他病迁延等有关。如《灵枢·天年》曰:“心气始衰,苦忧悲,血气懈惰,故好卧。”《素问·生气通天论篇》曰:“味过于咸……心气抑。味过于甘,心气喘满。”《素问·气交变大论篇》曰:“岁水太过,寒气流行,邪害心火……甚则腹大胫肿,喘咳,寝汗出憎风。”《素问·五脏生成篇》曰:“赤脉之至也喘而坚……名曰心痹,得之外疾,思虑而心虚,故邪从之。”《素问·痹论篇》曰:“脉痹不已,复感于邪,内舍于心……心痹者,脉不通,烦则心下鼓,暴上气而喘,嗌干善噫。”由于饮食不节,情志所伤,耗损心气,复感于邪,内舍于心,心脉不通,水饮内停,从而导致心衰发生。《素问·标本病传论篇》简要阐述了心病的转归与预后:“夫病传者,心病先心痛,一日而咳,三日胁支痛,五日闭塞不通,身痛体重。三日不已,死;冬夜半,夏日中。”《内经》虽未确立心衰之病名,但对心衰的临床特点、病因病机及传变规律已有了初步的认识。

汉代张仲景《金匮要略》发展了《内经》水气为病的思想,并提出与心衰有关的“支饮”与“心水”两个疾病概念。《金匮要略·痰饮咳嗽病脉证治》曰:“咳逆倚息,短气不得卧,其形如肿,谓之支饮”;“水在心,心下坚筑,短气,恶水不欲饮”;“水停心下,甚者则悸,微者短气。”《金匮要略·水气病脉证治》曰:“心水者,其身重而少气,不得卧,烦而躁,其人阴肿。”支饮与心水,病名不同,病机相类,都属于水饮内停。支饮病在心肺,表现以喘咳为主;心水病在心肾,表现以水肿身重为甚。两者为心衰的两种不同类型。水饮之成责之阳损阴盛,如《金匮要略·水气病脉证治》曰:“问曰:病者苦水,面目身体四肢皆肿,小便不利,脉之,不言水,反言胸中痛,气上冲咽,状如炙肉,当微咳喘。审如师言,其脉何类?师曰:寸口脉沉而紧,沉为水,紧为寒,沉紧相搏,结在关元,始时当微,年盛不觉。阳衰之后荣卫相干,阳损阴盛,结寒微动,肾气上冲。”认为由于年高体弱,心肾阳衰,水气内停,阴寒上逆,是导致水肿喘咳、心悸、心痛的原因,并且指出疾病始于年盛之时,这对疾病预防具有重要意义。在治疗上,《金匮要略》提出“以温药和之”的原则,辨证使用温阳益气、泻肺、利小便、逐下等法,并创立了真武汤、葶苈大枣泻肺汤、木防己汤等治疗心衰的有效方剂。汉代《中藏经》列出“十水”名状,其中“心有水气,则身肿不得卧,烦躁”,并指出水肿病因“有因嗽而得者,有因劳而生者,又因凝滞而起者,有因虚而成者,有因五脏而出者,又因六腑而来者”,充分认识到心衰水肿病因病机的复杂性。

后世医家本《内经》、《金匮要略》之旨,阐释议论,各有发挥。宋代首次提出了“心衰”的概念,如《圣济总录·心脏门》曰:“心衰则健忘,心热则多汗,不足则胸腹胁下与腰背引痛,惊悸恍惚。”此“心衰”是相对于心气虚、心气盛、心热、(心)不足等而言,指心血亏虚的病证,其内涵与心水和今之心衰不同。心衰一直不是一个独立的病证,其证治内容散见于心悸、怔忡、喘证、水肿、痰饮、积聚等病门下。其中除心悸、怔忡为心自病外,喘证病在肺,水肿病在肾,痰饮病在脾,积聚病在肝,这正是心衰五脏相关病机特点的反映。隋代巢元方《诸病源候论·风惊悸候》曰:“风惊悸者由体虚,心气不足,心之府为风邪所乘,或恐惧忧迫,令心气虚。亦受于风邪,风邪搏于心,则惊不自安,惊不已则悸动不定。”宋代成无已《伤寒明理论·悸》曰:“心悸之由,不越二种,一者气虚也，二者停饮也。”元代朱丹溪《丹溪心法·惊悸怔忡》则认为：“怔忡者血虚，怔忡无时，血少者多。”此虽论心悸，但同时间接说明心衰的发病机制，即心脏自虚，气血不足，复感外邪，内伤痰饮，从而导致心衰发生，故治疗上当“调养心血，和平心气”、“豁痰定惊”、“逐水消饮”（《丹溪心法·惊悸怔忡》）。喘证、水肿、痰饮、积聚等病主要病位不在心，却关乎心，均可见于心衰病程之中，甚至成心衰之主症。因此，历代医家相关论述也在实际指导着心衰的辨证施治。明代张景岳《景岳全书·水肿》曰：“水肿乃肺脾肾三脏之病。盖水为至阴，故其本在脾肾，水化于气，故其标在肺，水惟畏土，故其制在脾。”清代林珮琴《类证治裁·喘证论治》曰：“肺为气之主，肾为气之根，肺主出气，肾主纳气，阴阳相交，呼吸乃和，若出纳升降失常，斯喘作焉。”清代程杏轩《医述·杂证汇参·饮》引《临证指南医案》之语：“阳盛阴虚，则水气凝而为痰；阴盛阳虚，则水气溢而为饮。然而病变不同，治法有异。如脾、肾阳虚，膀胱气化不通者，取苓桂术甘汤、茯苓饮、肾气、真武等法，以理阳、通阳及固下益肾、转旋运脾为主。”以上诸论从不同侧面指出喘、肿、痰饮等病是多脏腑损伤、功能障碍、阴阳失调的结果，治疗必辨明脏腑阴阳虚实，因证施治。此虽未明言心衰，却对心衰的治疗具有指导意义。

总之，在古代医籍中虽无心衰病，但其相关内容散见于心悸、喘证、水肿、痰饮等病门下，古人对这些病证的论述部分地反映了心衰的病因病机特点与证治规律，其治疗经验对今日防治心衰仍不失参考价值。

心衰作为一种独立的疾病加以系统研究始于近数十年，由于其是各种心脏病变的最终归宿，具有患病率高、致残率高、死亡率高的特点，日益受到广泛重视。1997 年，心衰被定为国家标准中医病名。

【范围】

心衰相当于西医学的慢性心力衰竭，其临床表现与本证的特点相符者，均可参照本篇辨证论治。

【病因病机】

心衰的病因病机特点是内外相因，本虚标实。心衰之病因，外有风寒湿热疫毒之邪，内舍于心；内因情志失调，饮食不节，劳逸失度，脏腑病变，导致气滞痰阻血瘀，气血阴阳失调，心失所养，心力衰竭而发病。心衰可由心脏自身疾病发展而来，也可因它脏疾病损及心脏所致。其病位在心，但不局限于心，与肺脾肝肾均密切相关。

1. **外邪伤心**　久居潮湿之地，风寒湿气内侵，留着不去，损伤脉络，则血瘀内阻，阻遏心阳，则鼓动乏力，以致心气亏虚，心脉痹阻而发病。如《素问·痹论篇》曰：“风寒湿三气杂至，合而为痹也……脉痹不已，复感于邪，内舍于心。”或外感风热疫毒之邪，内陷心包，损及心体，以致心阴耗伤，心气衰竭，而发为心衰。

2. **心病迁延**　心悸、心痛、心痹或其他心脏疾患，始时病轻，年盛不觉，或既觉之后，未得有效治疗，疾病迁延，日久病深，心体受损，心气衰弱，气不行血，血不利则为水，瘀水互结，损及心阳，气血衰败，发展为心衰之病。

3. **脏腑病传**　五脏生克乘侮密切关联，共同维持气血生化运行，阴阳平衡协调。若正虚邪犯，脏腑受损，疾病传变，五脏受累。《灵枢·口问》曰：“心者，五脏六腑之主也……心动则五脏六腑皆摇。”心衰可致脏腑相继受病，而心衰亦常由他脏疾病传变累及心脏所致。

(1) 心肺同病：心肺同居上焦，脉络相连，心主血，肺主气，心为血脉之主，肺为百脉之会，是以血液之循环，气血之交换，全赖心肺之功。若心血不运，则肺失肃降，息贲喘咳；若肺气壅塞，则心脉痹阻，心悸紫绀。故久病咳喘、痰饮肺胀，可致心气受损，气虚血瘀，水饮内停，发为心衰，出现心悸、腹胀、水肿之症；心衰初起，先损肺气，肺气不足，肃降不行，故心衰常见乏力气喘，劳则更甚，甚至咳痰带血等症。

(2) 心脾同病：心属火为母，脾属土为子，脾之运化有赖心火之温煦；脾主运化，为气血生化之源，后天之本，心之主血脉、藏神等功能有赖脾之运化滋养。故心与脾相互依赖，密切相关。若饮食劳倦，脾胃乃伤，运化失健，一方面气血生化不足，或气不统血，失血过多，均致心失所养，心神不宁，而发心衰，出现气短神疲、心悸、怔忡等症；另一方面脾土虚弱，水谷不能化气反而化水，水湿内生，成痰成饮，上凌心肺，遏伤心阳，痹阻心脉，气虚血瘀，发为心衰。而心衰亦可因心阳不振，不能温养脾阳，而导致脾虚不运，出现身重腹胀、纳呆便溏等症。

(3) 心肝同病：心肝皆关系血液之运行，肝藏血，心行之，人动则血运于诸经，人静则血归于肝脏。如《素问·五脏生成篇》所言“诸血者皆属于心”、“人卧血归于肝”。肝又主疏泄，调畅情志。若情志失常，肝失疏泄，气机郁滞，血运失常，致心脉瘀阻；或肝不藏血，阴亏阳亢，日久心阴受损，心神失养，均可导致心衰。心衰之时，心力衰竭，血不运于诸经，而郁于肝脏，致肝气郁结，气滞血瘀，出现脉络怒张，胁腹胀痛、胁下积块等症。

(4) 心肾同病：心属火居于上焦，肾属水居于下焦，上下交通，水火既济，以维持心肾功能正常。若肾精亏虚，不能化生气血，上滋心主，则致心之气血不足；若肾阳亏虚，气化不行，水液代谢失常，水饮内停，上凌于心，则可损及心阳，耗伤心气，终致心力衰竭，发为心衰。心衰之时，心火不能下交于肾，导致肾阳不足，气化失司，水液停聚，或泛溢肌肤，或留于体腔，而出现腹大肢肿等症。不论心损肾虚，均可互为因果，终致心肾俱败之恶候。

另外，饮食不节，钠盐摄入太多，耗心气，伤血脉，血行瘀滞，化而为水，可以导致心衰或使心衰加重。如《素问·五脏生成篇》所说：“多食咸，则脉凝泣而变色。”《素问·生气通天论篇》亦说：“味过于咸……心气抑。”在心衰病程中，过度劳倦、五志过极、复感外邪、妊娠分娩等都可能进一步损伤心气，导致心衰发作或加重。

综上所述，心衰总属本虚标实，本虚指气血阴阳亏虚，标实指瘀血、痰浊与水饮。心脏之气血阴阳损伤是心衰之本，这种损伤可能因为外感或内伤直接损及心脏，也可能由于他脏之病变日久累及于心。初期以气虚为主，逐步发展成气阴两虚，或心阳亏虚，进而导致阴阳两虚，最终出现亡阴亡阳，阴阳离决。瘀血、痰浊和水饮可以出现在心衰的各个时期，与气血阴阳虚损互为因果，成为心衰标本虚实的重要组成部分，直接关系到心衰的形成、发展与预后。

【诊断与鉴别诊断】

一、诊断

（一）发病特点

心衰多由心悸、心痛、心痹等各种心脏疾病发展而来，或继发于伤寒、温病、肺胀、水肿、虚劳等病之后，也可见于一些危重疾病的终末期。各年龄段人群均可发病，而以中老年人为多。感受外邪、饮食不节、劳倦过度、五志过极等可能导致心衰发作或加重。

（二）临床表现

乏力、心悸、气喘、水肿为心衰的主要表现。早期表现为乏力神疲，时觉气短心悸，或夜间突发惊悸喘咳，坐起后缓解。随着病情发展，心悸频发，或怔忡不已，心烦不安；动则喘甚，或端坐呼吸，不能平卧，咳嗽咯痰，或痰中带血；水肿呈下垂性，以下肢为甚，病重则全身水肿，小便不利，夜尿频数；胁痛，或胁下积块，腹胀纳呆，大便异常；面色白或青灰，自汗肢冷，唇舌紫暗，脉虚数或微弱。

二、鉴别诊断

心衰由心悸、心痛发展而来，临床表现又多见心悸、胸闷，以及喘咳、水肿等症，临床诊断当注意鉴别。

1. **心悸**　心衰与心悸的鉴别要点在于心衰除心悸以外，还有疲乏、喘咳、腹胀、水肿等症，它是心悸进一步发展的结果。心悸以惊悸怔忡为主症，时作时止，未发时可一如常人。

2. **心痛**　心痛亦是心衰原发疾病之一，它以突发短时间的膻中部位及左胸膺部憋闷绞痛为特征，在未发展为心衰之前，无喘咳不得卧和肢体水肿等症。心衰也可出现胸闷，但无胸痛，且胸闷持续时间较长，并伴有心悸、气喘、水肿等。

3. **喘证**　喘证属于肺系疾病，有实喘与虚喘之分，总系肺失肃降，肺气上逆所致，常伴有其他肺系病证，如咳嗽、咯痰、胸痛、肺痨等，而无心悸怔忡、水肿腹胀。心衰多有气喘，其特点是因劳而喘，喘不得卧，并伴有心悸、水肿等症，可资鉴别。

4. **哮病**　哮病与心衰都有气喘，甚则喘不得卧，临床易于混淆。哮病属于肺系疾病，为发作性痰鸣气喘疾患，多有伏痰宿根，复因外感、食物、花粉或情志等因素诱发。初起常见喉鼻作痒、喷嚏、流涕等先兆症状，发时喉中哮鸣，呼吸困难，间歇期则如常人。心衰既往有心脏病史，平时喘息气短，动则尤甚，不似哮病呈发作性特点，也无先兆症状，并伴有心悸、水肿等症。

5. **水肿**　心衰常见水肿甚至是重度水肿，故古人将其归入水肿病范畴。但是，水肿病因复杂，《金匮要略·水气病脉证治》即有五脏水之分，脏腑不同，病状各异，应予鉴别。肝水既往有肝病病史，其症先见胁痛、黄疸、鼓胀，后期全身水肿。肾水既往有肾病病史，其症见腰痛，小便不利，全身浮肿，腹大脐突，阴下湿如牛鼻上汗，其足逆冷，面反瘦，晚期可出现关格。心水属于心衰，既往有心病病史，水肿始于下肢，其症见少气无力，心悸烦躁，喘咳不得卧。根据既往病史、水肿特点、伴随症候，五脏水肿不难鉴别，也可借助现代理化检查鉴别诊断。应该注意的是，由于疾病传变，五脏相关，至后期常常五脏同病。

【辨证论治】

一、辨证

（一）辨证要点

1. **辨阴阳虚实**　心衰属本虚标实之证，其本虚以气虚为基础，或兼阴虚，或兼阳虚，终可至阴阳两虚；其标实有痰、瘀、水之不同，临证须当明辨，权衡轻重缓急。气虚表现为神疲乏力，面白气短，动则喘促，心悸怔忡，头颈汗出，脉虚弱；兼阴虚者，则烦热颧红，咽干失眠，大便秘结，舌红苔少或无苔，脉细；兼阳虚者，则形寒肢冷，尿少肢肿，舌淡苔润，脉沉结代；痰浊者，喘咳痰多，胸闷苔腻；血瘀者，面黯唇紫，脉络怒张，胁痛积块，舌紫脉涩；水饮者，喘不得卧，身重肢肿，腹胀脐突。

2. **明脏腑病位**　心衰以心为本，五脏相关。但就具体病例而言，脏腑病位不同，病情预后各异。故立法处方，必明脏腑病位。心病则心悸怔忡，失眠多汗，气短乏力；肺病则咳嗽咯痰，气逆喘促；脾病则脘腹痞满，纳呆，大便异常；肝病则胁痛黄疸；肾病则尿少肢肿。

（二）证候

［气虚血瘀］

症状：神疲乏力，心悸怔忡，胸闷气短，甚则喘咳，动则尤甚，面白或黯红，自汗，口唇青紫，甚者胁痛积块，颈脉怒张。舌质紫黯或有瘀斑，脉虚涩或结代。

病机分析：心肺气虚，心脉瘀阻是心衰的基本证候，早期尤以此证多见。心肺同居上焦，而肺主气，故心衰最易伤肺损气。心气不足，心失所养，心神不宁，则见心悸怔忡、神疲乏力；汗为心之液，心气虚则自汗；肺气虚损，失于宣肃，肺气上逆，则见胸闷气短，甚则喘咳；劳则气耗，故动则尤甚；气虚血瘀，则见乏力，面白或黯红，口唇青紫；至中后期血瘀甚者，血滞于脉，瘀结于肝，则见胁痛积块，颈脉怒张。舌质紫黯或有瘀斑，脉虚涩或结代为气虚血瘀之象。

［气阴两虚］

症状：心悸气短，身重乏力，心烦不寐，口咽干燥，小便短赤，甚则五心烦热，潮热盗汗，眩晕耳鸣，肢肿形瘦；兼血虚者，面白无华，唇甲色淡。舌质红，少苔或无苔，脉细数或促或结。

病机分析：气阴两虚可见于心衰各期，早期阴虚多与原发疾病有关，中后期阴虚则是病情发展的结果，亦可因过用利尿药所致。气阴两虚，心失所养，心神不宁，则心悸、心烦、不寐；心气虚则气短、身重乏力；心阴亏虚，津液不足，则口咽干燥，小便短赤；病损及肾，肝肾阴虚，虚热内生，则眩晕耳鸣、五心烦热、潮热盗汗、形体消瘦；肾气亏虚，气化不行，则尿少肢肿；气血相生，心气不足，脾失健运，生化无源，气血两虚，则面白无华、唇甲色淡。舌质红，少苔或无苔，脉细数或促或结，为阴虚之象。

[阳虚水泛]

症状：心悸怔忡，气短喘促，动则尤甚，或端坐而不得卧，精神委靡，乏力懒动，腰膝酸软，形寒肢冷，面色苍白或晦暗，肢体浮肿，下肢尤甚，甚则腹胀脐突，尿少或夜尿频多。舌淡苔白，脉沉弱或迟。

病机分析：阳虚水泛，缘于心肾阳虚，多见于心衰中后期，或久病体弱，素体阳虚的患者。心虚则心悸怔忡；气弱则精神委靡、乏力懒动；肾阳亏虚，失于温煦，则腰膝酸软、形寒肢冷；肾阳亏虚，肾不纳气，气浮于上，则气短喘促，动则尤甚；若水饮上凌心肺，则喘悸加重，端坐而不得卧；肾阳亏虚，气化不利，水饮内停，则肢肿尿少，腹胀脐突；失于固摄，则夜尿频多。面色苍白或晦暗、舌淡苔白、脉沉弱或迟，均为阳气虚弱之象。

[痰饮阻肺]

症状：咳喘气急，张口抬肩，不能平卧，痰多色白或黄稠，心悸烦躁，胸闷脘痞，面青汗出，口唇紫绀。舌质紫黯，舌苔厚腻或白或黄，脉弦滑而数。

病机分析：本证属本虚标实而以标实为主之证。心肺气虚，脾肾俱病，水湿不化，聚而成痰，壅阻于肺，肺失清肃，而致咳喘气急、张口抬肩、不能平卧、痰多；痰未化热，则痰色白、苔白厚腻；痰郁化热，则痰黄而稠、咯吐不爽、苔黄厚腻；痰浊内扰，心神不安，则心悸烦躁；痰阻血瘀，气机郁滞，则胸闷脘痞、面青唇紫、舌质紫黯；汗为心之液，心气不足则自汗出。脉弦滑为痰饮之征，脉数可为痰热，也可为心气虚弱之象。

二、治疗

（一）治疗原则

1. **补虚泻实，权衡缓急**　心衰病多为虚实夹杂的病症，治疗时应权衡邪正关系，标本缓急，或补或攻或攻补兼施。一般以补虚固本为基础，兼以祛邪泻实，而专于攻邪只为权宜之用、救急之策。

2. **固护阳气，平衡阴阳**　补益心气，温补心阳是治疗心衰的首要治法。但是，临证不能片面孤立地强调温阳益气，因为心衰是体用俱病，体阴用阳，心衰也不乏阴血亏虚之证。根据气血相生、阴阳互根的生理特点，治疗当阴中求阳，调血益气，以平为期。

3. **养心为本，兼治五脏**　心衰治疗重点在心，但不局限于心。心衰病机表现出五脏相关的特点，或起因于他脏之疾，或病后损及他脏，临证当视脏腑病变情况综合治疗。如气短喘咳与肺有关，水肿与脾肾有关，胁痛腹胀与肝脾有关，气血亏虚当治脾胃，心阳不足关乎肾阳。

4. **消除病因，防治结合**　心衰源于各种心脏疾病，并因外感、劳倦、七情失调诱发或加重。治疗心衰必须消除病因，治疗原发疾病，不论原发病是心脏病抑或他脏疾病。仅仅治疗心衰，只能获得一时的缓解，不能阻止病情的发展。因此积极治疗原发病，消除各种危险因素，防治结合，对心衰治疗具有重要意义。

（二）治法方药

[气虚血瘀]

治法：养心补肺，益气活血。

方药：保元汤合桃红饮。前方中人参、黄芪益气强心，补益心肺，为治疗心衰之主药；配合桂枝、甘草温通心阳。后方桃仁、红花、当归、川芎活血化瘀。瘀血重者，加用三七、毛冬青、丹参；若心悸自汗，可加龙骨、牡蛎；喘咳咯痰者，可加葶苈子、半夏、茯苓。

[气阴两虚]

治法：益气养阴。

方药：生脉饮。方中人参益气强心，麦门冬、五味子滋阴养心安神，共同组成益气养阴的代表方。人参可酌情选用红参、西洋参或党参。若偏于心气不足、劳则喘悸者，可用红参、高丽参，酌加黄芪；若偏于心阴亏虚、虚烦不寐者，可用西洋参，酌加酸枣仁、夜交藤；若兼肝肾阴虚、五心烦热、潮热盗汗、眩晕耳鸣者，合用六味地黄丸；若心动悸、脉结代者，合用炙甘草汤；兼血虚者，面白无华、唇甲色淡者，合用当归补血汤、二至丸。

[阳虚水泛]

治法：温阳利水。

方药：真武汤合五苓散。方中附子、干姜、桂枝温心肾，暖脾土，通胸阳；茯苓、白术健脾利水；泽泻、猪苓利水消肿；芍药破结行水，并制附、桂、姜之温燥。诸药相伍，温中有散，利中有化，心脾肾三脏并治，而解水泛之急。若水饮上凌心肺、胸闷气急、不得卧者，合用葶苈大枣泻肺汤；若经治疗，水肿消退不明显者，可加用活血化瘀药，如毛冬青、泽兰、益母草、丹参、红花、鸡血藤等；若以本虚为主，心肾阳虚突出，而水肿轻微者，可用参附汤合金匮肾气丸，温补心肾，益气强心，滋阴利水，攻补兼施。

[痰饮阻肺]

治法：温化痰饮，泻肺逐水。

方药：苓桂术甘汤合葶苈大枣泻肺汤。方中桂枝温阳化气，蠲饮利水；茯苓、白术健脾渗湿，祛痰化饮；葶苈子泻肺平喘兼以利水；大枣、甘草益气和中。诸药配伍，健脾以杜痰源，泻肺以平喘急，温阳以化痰饮。若痰郁化热、喘急痰黄难咯、舌红苔黄者，可改用《千金》苇茎汤合温胆汤；若兼有风寒束表者，则改用小青龙汤；面青唇绀、舌质紫黯、夹有血瘀者，合用桃红饮。

（三）其他治法

中成药有使用方便的优点，临床可根据辨证选用。

(1) 心宝丸：由人参、附子、鹿茸、麝香、三七、蟾酥等组成，功用益气温阳，强心通脉，适用于心肾阳虚型心衰。用法：每次 1～2 丸，每日 1～2 次，温开水送服。

(2) 补肾强心片：由人参、黄芪、五加皮、丹参、麦门冬、葶苈子等组成，功用益气养阴，活血利水，适用于气阴两虚型心衰。用法：每次 4 片，每日 3 次，温开水送服。

【转归及预后】

心衰继发于心脏或其他脏腑疾病之后，在心衰之初临床证候已是复杂多样，随着病变发展，更是虚实夹杂，多脏受损，阴阳俱虚。一般来说，初期多属心肺气虚，或气阴两虚，兼夹有痰浊、瘀血。气虚与痰浊瘀血互为因果，或起因于痰浊壅肺，心脉瘀阻，导致心肺气虚；或因心肺气虚，累及脾胃，失于健运,致痰湿内生;或心气不足,鼓动无力,致心脉不畅。是以心衰之初常气虚痰瘀并见。另外,原发疾病亦是心衰初期证候的相关因素,如因胸痹心痛者,多痰瘀;因心痹者,多气虚血瘀;因肺病者,多气虚痰浊,痰浊壅肺。病情发展,气损及阳,心病及肾,心肾阳虚为心衰中后期的病机关键。肾阳不足,肾不纳气,则气壅于肺,喘逆加重;肾阳不足,气化不利,水液代谢紊乱,致水饮内停,阳虚水泛;心肾阳虚,失于温煦,脾阳不振,运化失健,水谷不能化生气血,反而聚湿生痰,导致病情恶化;心肾阳虚,脾失健运,又可影响到肝之疏泄与藏血功能,导致肝郁气滞,肝血瘀阻。至心衰后期,已是五脏同病,气血两虚,阴阳失衡,水饮泛滥,痰瘀互结。

心衰是各种心脏疾病之最终归宿,总体预后不好,致残率、病死率都很高,尤其重度心衰,一年内病死率达 50%以上。但是,在早中期的轻中度心衰经有效治疗,病情可以控制,若结合病因治疗,则有治愈的可能。

【预防与护理】

预防心衰的根本措施是积极治疗原发疾病,如心痛、心悸、心痹等,同时应消除导致心衰的各种诱发因素,如感受外邪、情绪激动、暴饮暴食、过度劳倦、妊娠、药物使用不当等。对于一些先天性心脏病者,可考虑手术治疗。

患者应合理休息,适当减少活动,增加休息时间。对重度心衰,尤其水饮射肺证者应严格限制下床活动,体位以半卧位为宜。其他轻中度患者可进行适当的康复运动训练,以增强体质,提高心脏代偿能力,改善生活质量。心衰患者应避免情绪激动,注意心理卫生,重视精神调摄,避免不良刺激。饮食要清淡,以低盐、低脂肪、低胆固醇、低热量、多纤维素为宜,避免膏粱厚味,暴饮暴食。

【现代研究】

(一) 关于病名的讨论

西医学心力衰竭在中医理论系统中一直没有一个相对应的疾病与病名,相关证治内容散见于喘证、水肿、心悸、积聚、虚劳等病篇中。近几十年来,随着中医防治心力衰竭研究的深入,理法方药理论体系逐步形成,人们开始关注心力衰竭中医病名问题。中医用何病名为妥,不同医家有不同观点,其中具有代表性的主要有 4 种: 一是采用《内经》的病名"心痹";二是采用《金匮要略》的病名"心水";三是根据心衰的主要症状立名"悸-喘-水肿联证",四是采用"心衰"为病名。李氏[1]撰文对这 4 种观点进行分析,结合中医文化背景、理论习惯和临床实际,认为用"心衰"病名最为适合。至 1997 年,心衰正式定为国家标准中医病名。

(二) 病因病机研究

心衰的病因病机特点是内外相因,本虚标实。心衰之病因,外有风寒湿热疫毒之邪,内因情志失调,饮食不节,劳逸失度,脏腑损伤。心衰之病性属于本虚标实。心脏之气血阴阳损伤是心衰之本,这种损伤可能因为外感或内伤直接损及心脏,也可能由于他脏之病变日久累及于心。初期以气虚为主,逐步发展成气阴两虚或心阳亏虚,进而导致阴阳两虚,最终出现亡阴亡阳,阴阳离决。瘀血、痰浊和水饮可以出现在心衰的各个时期,与气血阴阳虚损互为因果,成为心衰标本病机的重要组成部分,直接关系到心衰的形成、发展与预后。目前本虚标实学说已经成为心衰病机之共识,为绝大多数人所接受,是指导临床的基本观点与思路。李氏[2]对 17 篇共 1 358 例心衰病例报道进行证候统计分析,结果是气虚者占 41.4%,阳虚者占 31.2%,阴虚者占 21.6%,亡阳脱证者占 1.9%,水饮者占 34.8%,血瘀者占 24.2%,痰湿者占 14.7%,其他证候则少见。在共识之下,医生们根据自己的实践与理解,对本虚标实有着不同的诠释,并进行了有益的临床探索与研究,其中有些观点值得关注与重视,如五脏相关说、少阴病说、邪实说等。五脏相关学说由邓铁涛提出,其将整体观念落实到脏腑学说之中,阐明五脏之间在不同的生理病机情况下的联系与表现形式。心衰病机尤显五脏相关的特点。心衰虽然是心脏病变,但在发生发展过程中,肺、脾、肾、肝都有不同程度受累,常是心肺同病、心脾同病、心肾同病、心肝同病,并随着病情的发展,受损脏腑越来越多,可致多脏同病,最终将导致多脏器的功能衰竭。故在心衰的治疗上,有心肺同治、心脾同治、心肾同治、心肝同治之法。运用这些方法治疗心衰的报道[3,4]甚多,邓铁涛就曾介绍过从脾论治慢性心衰的成功案例。持心肾相关说者[5]认为心肾气虚是心衰发生的基础,瘀血、水饮是心肾气虚的产物。心肾两脏,一阴一阳,络脉相连,在维持人体阴阳平衡、协调脏腑生理功能方面起着重要的作用。心肾气虚构成了心衰发生的基础,心肾气虚,血液失于生化、营运,致血脉不利,瘀血内阻,瘀血化水或气化不足,则水液潴留,而发为心衰。每遇外感六淫、内伤七情、饮食劳倦,损耗心肾阳气,可使上症加重甚则恶化。熊氏等[6]从病变机制、症状体征、临床观察与动物实验等方面探讨了少阴病与心衰的关系,认为两者具有相关性,在心衰的某些阶段可以运用少阴病篇中的理法方药来论治。持邪实说者强调瘀水痰湿的意义,如焦氏[7]认为心衰应标本兼顾,在治标祛邪中,利水湿是重要的环节,关系到病的进退及预后。杜氏[8]则强调痰邪内伏是慢性心衰的基本病机,痰邪参与了慢性心衰的形成,心气虚、血瘀内停都是生痰的根源,也是慢性心衰病理演变的必然结果。

(三) 治法方药研究

中医药防治心衰的研究临床报道[9]甚多,内容涉及辨证论治、单方、验方、单味药物与药物单体研究等诸多方面。把握心衰本虚标实的病机特点,辨证论治补虚泻实是心衰治疗的基本思路。但由于对虚实认识的差异,报道所用治法方药各不相同,或重补虚,或重泻实,主要治法则不外补气、养阴、温阳、活血、利水、泻肺等,有效率达到 70%～90%,中西医结合治疗效果优于单用西药治疗。综合各家报道,心衰证治方药可概括为 2 大类,即气阴虚兼血瘀水饮与阳气虚兼血瘀水饮,治疗前者采用益气养阴活血利水,基本方为生脉散;后者采用温阳益气活血利水,基本方为参附汤。目前众多临床实用方药系在此基础上演绎得出,如邓铁涛[10]治疗心衰的养心方(人参、麦门冬、法夏、茯苓、三七等)与暖心方(人参、附子、薏苡仁、陈皮等),国家中医药管理局医政司胸痹急症协作组广东分组[11,12]多年研究的养心康(人参、麦门冬、毛冬青、益母草等)与保心康(人参、黄芪、附子、葶苈子等)。该胸痹急症协作组对 236 例气阴虚型充血性心力衰竭患者进行随机安慰剂对照研究,在相同的一般治疗基础上,观察组加用养心康口服,对照组加服安慰剂,均连用 2 星期。结果:观察组证候疗效总有效率为 85.3%,证候积分下降,主要症状明显改善;心衰积分总有效率为78.0%,心衰总积分及各症状积分均降低;心功能疗效总有效率为 80.2%,心功能分级明显改善;血液流变学指标及心电图均有一定程度的改善,与对照组比较均有统计学意义。养心康对气阴虚型充血性心衰有良好的治疗效果,且未见有明显的不良反应。用保心康治疗气阳虚型心衰的研究也得到类似结果。目前两药已进入新药三期临床观察。

根据临床与药理研究,已知具有强心抗心衰作用的中药有人参、三七、黄芪、川芎、川乌、女贞子、木通、五味子、牛膝、玉竹、龙葵、仙鹤草、玄参、杜仲、连翘、补骨脂、灵芝、陈皮、附子、细辛、罗布麻、枳壳、枳实、茯苓、香附、黄花夹竹桃、葶苈子、毛冬青、鹿茸、鹿衔草、蟾酥、麝香等;中成药有参麦注射液、参附注射液、黄芪注射液等。

【小结】

心衰是各种心脏疾病的最终归属,亦见于其他脏腑疾病的危重阶段。临床以乏力、心悸、气喘、水肿为特征,病位在心,与五脏相关,病机属本虚标实,气血阴阳亏虚为本,瘀血、痰浊和水饮为标。心衰可因外感或内伤直接损及心脏,也可能由于他脏之病变日久累及于心所致。初期以气虚为主,多属心肺气虚,或气阴两虚,或兼夹有痰浊、瘀血。治疗当补益心肺,益气养阴,化痰活血,常用方有保元汤、生脉饮、补阳还五汤等。若病情加重,气损及阳,心病及肾,则出现心肾阳虚,或阳虚水泛,或水饮射肺,治疗当温阳益气,活血化瘀,泻肺利水,常用方有真武汤、五苓散、葶苈大枣泻肺汤等。病至后期,大多阴阳两虚,甚者出现心阳欲脱之证,急当回阳救逆固脱,选用参附汤、参附龙牡汤、生脉饮等方。心衰总体预后不好,致残率、病死率较高。因此,当重视预防,早期干预,积极治疗原发疾病。

附方

(1)保元汤(《博爱心鉴》):人参　黄芪　肉桂　甘草　生姜。
(2)生脉饮(《备急千金要方》):人参　麦门冬　五味子。
(3)六味地黄丸(《小儿药证直诀》):山茱萸　熟地　山药　泽泻　丹皮　茯苓。
(4)炙甘草汤(《伤寒论》):炙甘草　人参　桂枝　生姜　阿胶　干姜　麻仁　大枣　麦门冬。
(5)当归补血汤(《内外伤辨惑论》):黄芪　当归。
(6)二至丸(《医方集解》):女贞子　旱莲草。
(7)参附汤(《正体类要》):人参　附子。
(8)《金匮》肾气丸(《金匮要略》):桂枝　附子　熟地黄　山茱萸　山药　茯苓　丹皮　泽泻。
(9)参附龙牡汤(《中医内科学》):人参　附子　煅龙骨　煅牡蛎。
(10)真武汤(《伤寒论》):炮附子　白术　茯苓　芍药　生姜。
(11)五苓散(《伤寒论》):桂枝　白术　茯苓　猪苓　泽泻。
(12)葶苈大枣泻肺汤(《金匮要略》):葶苈子　大枣。
(13)补阳还五汤(《医林改错》):黄芪　归尾　赤芍　地龙　川芎　桃仁　红花。
(14)苓桂术甘汤(《金匮要略》):茯苓　桂枝　白术　甘草。
(15)千金苇茎汤(《备急千金要方》):苇茎　薏苡仁　冬瓜仁　桃仁。
(16)温胆汤(《备急千金要方》):半夏　陈皮　甘草　枳实　竹茹　生姜。
(17)小青龙汤(《伤寒论》):麻黄　桂枝　芍药　甘草　干姜　细辛　半夏　五味子。
(18)桃红饮(《类证治裁》):桃仁　红花　当归　川芎　威灵仙　麝香。

【现代研究】主要参考文献

[1] 李南夷,邓铁涛,陈镜合.充血性心力衰竭中医病名小议[J].新中医,1994,(2):7～9.
[2] 李南夷,邓铁涛,文旺秀.心衰证治研究概述[J].中医药信息,1995,12(5):6～10.
[3] 李南夷.论心力衰竭与五脏相关学说[J].湖北民族学院学报(医学版),2005,22(2):40～42.
[4] 葛鸿庆,赵梁,郝李敏.邓铁涛教授从脾论治慢性充血性心力衰竭之经验[J].上海中医药杂志,2002,(4):9～10.
[5] 李瑞,杨培君,张荣新.充血性心力衰竭的中医病机探讨[J].现代中医药,2003,(1):13～14.
[6] 熊曼琪,龙新生.少阴病与充血性心力衰竭相关性探讨[J].新中医,1997,29(4):2～4.
[7] 焦增绵.从水湿论治心力衰竭[J].中国中医基础医学杂志,1998,6(1):53.
[8] 杜惠芳.慢性心力衰竭与痰之关系初探[J].河南中医药学刊,1998,(3):34～36.
[9] 邓秀娟,李南夷.中医药防治心力衰竭近 10 年研究概况[J].中西医结合心脑血管病杂志,2005,3(11):986.
[10] 李南夷.邓铁涛教授治疗心衰的思路与方法[J].新中医,1995,27(10):6～8.
[11] 黄衍寿,冼绍祥,吴辉.养心康治疗充血性心力衰竭临床研究[J].中国中西医结合急救杂志,2000,7(2):71～74.
[12] 黄衍寿,冼绍祥,丁有钦,等.保心康治疗气阳虚型充血性心力衰竭临床研究[J].中药新药与临床药理,2000,(5):261～265,318.

心　痛

【定义】

心痛为胸痹心痛之简称,是指因胸阳不振,阴寒、痰浊留居胸廓,或心气不足,鼓动乏力,使气血痹阻,心失所养致病,以发作性或持续性心胸闷痛为主要表现的内脏痹证类疾病。轻者仅感胸闷、短气,心前区、膺背肩胛间隐痛、刺痛、绞痛，历时数秒钟至数分钟，经休息或治疗后症状可迅速缓解，但多反复发作；重者胸膺窒闷，痛如锥刺，痛彻肩背，持续不能缓解，伴心悸、短气、喘不得卧；甚至大汗淋漓，唇青肢厥，脉微欲绝。病位在“两乳之间，鸠尾之间”，即膻中部及左胸部。

据历代文献所载，心痛有广义、狭义之不同。广义胸痹心痛，有“九心痛”等多种分类法，范围甚广，可涉及胃脘痛等许多疾病。同时，又有将胸痹心痛作为胸痛加以论述者。鉴于广义胸痛所涉及的许多疾病在有关篇章中已有论述，故均不列入本篇讨论范围。本篇专论由心脏病损引起疼痛的辨证论治。

【历史沿革】

“心痛”病名最早见于马王堆古汉墓出土的《五十二病方》，《内经》对之有明确的论述。如《素问·标本病传论篇》有“心病先心痛”之谓，《素问·缪刺论篇》又有“卒心痛”、“厥心痛”之称；《灵枢·厥病》把心痛严重，并迅速造成死亡者称之为“真心痛”，谓：“真心痛，手足青至节，心痛甚，旦发夕死，夕发旦死。”对于本症的临床表现和病因，《内经》中也有较为明确的记载。如《素问·厥论篇》云：“手心主少阴厥逆，心痛引喉，身热，死不可治。”《素问·脏气法时论篇》云：“心病者，胸中痛，胁支满，胁下痛，膺背肩胛间痛，两臂内痛。”《素问·痹论篇》云：“心痹者，脉不通，烦则心下鼓，暴上气而喘。”《灵枢·厥病》把厥心痛分为肾心痛、肺心痛、肝心痛、脾心痛，而其中如“心痛间，动作痛益甚”、“色苍苍如死状，终日不得太息”、“痛如以锥针刺其心”等描述，与临床表现颇相符合。至于本症的病因，《素问·举痛论篇》指出：“经脉流行不止，环周不休。寒气入经而稽迟，泣而不行。客于脉外则血少，客于脉中则气不通，故猝然而痛。”此虽非专指心痛而论，但若结合《素问·痹论篇》“心痹者，脉不通”之说，显然可以认为本症与寒凝、气滞、血瘀有关。此外，《素问·刺热篇》又有“心热病者，先不乐，数日乃热，热争则卒心痛”之说，提示本症与热邪也有关系。在治疗方面，《内经》则较少药物治疗，而对针刺治疗有较系统的论述。总之，《内经》有关本证的记述，为后世对心痛的辨证论治奠定了基础。

汉代张仲景首先明确提出了“胸痹”这个病名，并在《金匮要略》一书中以“胸痹心痛短气病脉证治”篇进行了专门论述，且把病因病机归纳为“阳微阴弦”，即上焦阳气不足，下焦阴寒气盛，认为乃本虚标实之证。症状描写也比《内经》更为具体明确，可见到胸背痛、心痛彻背、背痛彻心、喘息咳唾、短气不足以息、胸满、气塞、不得卧、胁下逆抢心等症，并指出“胸痹缓急”，即心痛有时缓和，有时剧烈的发病特点。在治疗上，根据不同证候，制定了瓜蒌薤白白酒汤等九张方剂，如“胸痹之病，喘息咳唾，胸背痛，短气，寸口脉沉而迟，关上小紧数，栝楼薤白白酒汤主之”。轻症则予清轻宣气之法，“胸痹，胸中气塞，短气，茯苓杏仁甘草汤主之；橘枳姜汤亦主之”。重症则予温补胸阳，峻逐阴寒之法，“胸痹缓急者，薏苡附子散主之”，“心痛彻背，背痛彻心，乌头赤石脂丸主之”等等，体现了辨证论治的特点。

隋代巢元方在其《诸病源候论》中对本证的认识又有进一步发展。巢氏认为“心病”可有心痛证候，心痛中又有虚实两大类，治法当异；并指出临床上有“久心痛”证候，伤于正经者病重难治。该书载：“心痛者，风冷邪气乘于心也，其痛发有死者，有不死者，有久成疹者。”“久心痛候”称：“心为诸脏主，其正经不可伤，伤之而痛者，则朝发夕死，夕发朝死，不暇展治。其久心痛者，是心之支别络，为风邪冷热所乘痛也，故成疹，不死，发作有时，经久不瘥也。”还指出有的心痛胸痹者可有“不得俯仰”的表现，观察颇为细致。此外，在“心悬急懊痛候”中提出“是邪迫于阳气，不得宣畅，壅瘀生热”的病机转归。可见在病机的阐发上，较张仲景又有所提高。

唐代孙思邈在其《备急千金要方》和《千金翼方》中也列举了心痛胸痹证候的表现特点和治法，指出“心痛暴绞急欲绝，灸神府百壮……”“心痛如锥刀刺气结，灸膈腧七壮”；“心痛短气不足以息，刺手太阴”；“胸痹引背时寒，间使主之；胸痹心痛，天井主之”等，在针灸治疗心痛方面，积累了许多有效的经验。

宋金元时代有关心痛的论述更多，治疗方法也十分丰富。《圣济总录·心痛总论》继续阐发了《内经》中关于心痛的脏腑分类特点，并指出此证疼痛的发生与“从于外风，中脏既虚，邪气客之，痞而不散，宜通而塞”有关。另如在“胸痹门”中，还有“胸膺两乳间刺痛，甚则引肩胛”的症状记载。《太平圣惠方》在“治卒心痛诸方”、“治久心痛诸方”、“治心痛彻背诸方”、“治胸痹诸方”、“治胸痹心背痛诸方”、“治心痹诸方”等篇中，收集治疗本证的方剂甚丰，观其制方，具有温通理气、活血通窍的显著特点；观其所论，多将本证的病因病机归之为脏腑虚弱，风邪冷热之气所客，正气不足，邪气亢盛，特别是在“治心痹诸方”中指出：“夫思虑繁多则损心，心虚故邪乘之，邪积不去，则时害饮食，心中愊愊如满，蕴蕴而痛，是谓之心痹。”是很有见地的。又如《太平惠民和剂局方》之苏合香丸，主治卒心痛等病证，经现代医疗实践验证，颇有效果。杨士瀛《仁斋直指方附遗·方论》指出真心痛也可由“气血痰水所犯”而起；陈无择《三因极一病证方论·九痛叙论》中统论各种心痛的三类病因，其所论的内因与本证关系较为密切，强调“皆脏气不平，喜怒忧郁所致”，使得在本证的病因认识方面又有所发展。金代刘完素《素问病机气宜保命集·心痛论》中，根据临床表现不同，将本证分为“热厥心痛”、“大实心中痛”、“寒厥心痛”三种不同类型，并分别运用“汗”、“散”、“利”、“温”等法及有关方药治疗，并提出“久痛无寒而暴痛非热”之说，对本证的辨证论治具有一定指导意义。

迨明清时期，对心痛的辨证更为细腻。如《玉机微义·心痛》中特别提出本证之属于虚者：“然亦有病久气血虚损及素作劳羸弱之人患心痛者，皆虚痛也。”补前人之未备。尤为突出的是，明清时期对心痛与胃脘痛、厥心痛与真心痛等，有了明确的鉴别。明代以前的医家多将心痛与胃脘痛混为一谈，如《丹溪心法·心脾痛》说：“心痛，即胃脘痛。”而明清不少医家均指出两者需加以区别。如《证治准绳·心痛胃脘痛》云：“或问：丹溪言心痛即胃脘痛然乎？曰：心与胃各一脏，其病形不同。因胃脘痛处在心下，故有当心而痛之名,岂胃脘痛即心痛者哉。历代方论,将两者混同,叙于一门,误自此始”,然而,又指出:“……胃脘之受邪,非止其自病者多;然胃脘逼近于心,移其邪上攻于心,为心痛者亦多。”说明心痛与胃脘痛既有区别,又有联系。《临证指南医案·心痛》徐灵胎评注也说:“心痛、胃痛确是二病,然心痛绝少,而胃痛极多,亦有因胃痛而及心痛者,故此二症,古人不分两项,医者细心求之,自能辨其轻重也。”关于厥心痛和真心痛的区别,明代李梴《医学入门·心痛》称:“真心痛,因内外邪犯心君,一日即死;厥心痛,因内外邪犯心之包络,或它脏邪犯心之支络。”清代喻嘉言《医门法律·卷二》也谓:“厥心痛……去真心痛一间耳。”对于厥心痛的病因,继《难经·五十六难》“其五脏相干,名厥心痛”及《圣济总录·卷第五十五》“……阳虚而阴厥,致令心痛,是为厥心痛”之说以后,明清医家也多有论述,如《医学入门·心痛》主以七情,曰:“厥心痛……或因七情者,始终是火。”清代潘楫《医灯续焰·心腹脉证》则认为是由寒邪乘虚内袭,荣脉凝泣所致;《医门法律·卷二》则强调“寒逆心包”等等。真心痛的病因,明代之前有因于寒,因于气、血、痰、水之论,而明代虞抟《医学正传》又指出与“污血冲心”(即瘀血)有关;清代陈士铎《辨证录·心痛门》则补充“火邪犯心”这一病因。值得重视的是明清时期不少医家,如方隅《医林绳墨》、陈士铎《辨证录》、虞抟《医学正传》、林珮琴《类证治裁》等,皆摆脱了真心痛不能救治的成说,结合他们的经验,提出“亦未尝不可生”的卓见,且列出救治方药。显然,这是本病治疗上的一大进步。

【范围】

根据本证的临床特点,可见于西医学冠状动脉粥样硬化性心脏病之心绞痛及心肌梗死,其他如心包炎等疾病引起的心前区疼痛,其临床表现与本证的特点相符者,均可参照本篇辨证论治。

【病因病机】

胸痹心痛的病位在心,但其发病与心、肾、肝、脾诸脏的盛衰有关,可在心气、心阳、心血、心阴不足,或肝、肾、脾失调的基础上,兼有痰浊、血瘀、气滞、寒凝等病变,总属本虚标实之病证。其病因病机可归纳如下。

1. **寒邪犯心** 气候骤变,风寒暑湿燥火六淫邪气均可诱发或加重心之脉络损伤,发生本病。然尤以风寒邪气最为常见。素体心气不足或心阳不振,复因寒邪侵袭,“两虚相得”,寒凝胸中,胸阳失展,心脉痹阻。《素问·调经论篇》曰:“寒气积于胸中而不泻,不泻则温气去,寒独留则血凝泣,凝则脉不通。”故患者常易于气候突变,特别是遇寒冷,则易卒然发生心痛。

2. **七情内伤** 清代沈金鳌《杂病源流犀烛·心病源流》认为七情“除喜之气能散外,余皆足令心气郁结而为痛也”。由于忧思恼怒,心肝之气郁滞,血脉运行不畅,而致心痛。《灵枢·口问》谓:“忧思则心系急,心系急则气道约,约则不利。”《薛氏医案》认为肝气通于心气,肝气滞则心气乏。所以,七情太过,是引发心痛的常见原因。

3. **饮食失节** 恣食膏粱厚味,或饥饱无常,日久损伤脾胃,运化失司,饮食不能生化气血,聚湿生痰,上犯心胸清旷之区,清阳不展,气机不畅,心脉闭阻,遂致心痛。痰浊留恋日久,则可成痰瘀交阻之证,病情转顽,故明代龚信《古今医鉴》亦云:“心脾痛者,亦有顽痰死血……种种不同。”

4. **气血不足** 劳倦内伤或久病之后脾胃虚弱,气血乏生化之源,以致心脏气血不足,即所谓心脾两虚之证;或失血之后,血脉不充,心失所养。心气虚可进而导致心阳不足,阳气亏虚,鼓动无力,清阳失展,血气行滞,发为心痛。心脏阴血亏乏,心脉失于濡养,拘急而痛。此外,心气心血不足也可由七情所致,“喜伤心”、思虑过度、劳伤心脾等,皆属此例。

5. **肾阳不足** 不能鼓舞心阳,心阳不振,血脉失于温运,痹阻不畅,发为心痛;肾阴不足,则水不涵木,又不能上济于心,因而心肝火旺,更致阴血耗伤,心脉失于濡养,而致心痛,而心阴不足,心火燔炽下汲肾水,又可进一步耗伤肾阴。同时心肾阳虚,阴寒痰饮乘于阳位,阻滞心脉,而作心痹,即仲景“阳微阴弦”之谓,这也是心痛的重要病机之一。

总之,胸痹心痛的主要病机为心脉痹阻,其病位以心为主,然其发病多与肝、脾、肾三脏功能失调有关,表现为本虚标实,虚实夹杂。其本虚可有阳虚、气虚、阴虚、血虚,且又多阴损及阳,阳损及阴,而见气阴不足、气血两亏、阴阳两虚,甚或阳微阴竭,心阳外越;其标实有痰、饮、气滞、血瘀之不同,同时又有兼寒、兼热的区别。而痰浊可以引起或加重气滞、血瘀,痰瘀可以互结;阴虚与痰热常常互见,痰热也易于伤阴;阳虚与寒痰、寒饮常常互见,寒痰、寒饮又易损伤阳气等等,复杂多变,临床必须根据证候变化,详察细辨。

【诊断与鉴别诊断】

一、诊断

(一)发病特点

本证每卒然发生,或发作有时,经久不瘥。且常兼见胸闷、气短、心悸等症。七情过极、气候变化、饮食劳倦等因素常可诱发本证。

(二)临床表现

左侧胸膺或膻中处突发憋闷而痛,疼痛性质表现为压榨样痛、绞痛、刺痛或隐痛等不同。疼痛常可引及肩背、前臂、胃脘部等,甚至可沿手少阴、手厥阴经循行部放射至中指或小指,并兼心悸。疼痛移时缓解,或痛彻肩背,持续不解。

心电图应列为必备的常规检查,必要时可做动态心电图、运动试验心电图、标测心电图和心功能测定等。休息时心电图明显心肌缺血(R波占优势的导联上有缺血型ST段下降超过0.05毫伏或正常,不出现T波倒置的导联上倒置超过2毫米,心电图运动试验阳性)。

参考检查项目有血压、心率、心律、白细胞总数、血沉、血脂分析、空腹血糖。必要时可做血清酶学、血黏度、血小板功能、睾丸酮、雌二醇、血管紧张素测定。

二、鉴别诊断

1. **胃脘痛** 多因长期饮食失节,饥饱劳倦,情志郁结,或外感寒邪，或素体阳虚，脾胃虚寒所致。但其疼痛的发生，多在食后或饥饿之时，部位主要在胃脘部，多有胃脘或闷或胀，或呕吐吞酸，或不食，或便难，或泻痢，或面浮黄、四肢倦怠等证，与胃经本病参杂而见。而心痛则少有此类症状，多兼见胸闷、气短、心悸等症。

2. **胁痛**　胁痛部位主要在两胁部，且少有引及后背者，其疼痛特点或刺痛不移，或胀痛不休，或隐痛悠悠，鲜有短暂即逝者；其疼痛诱因常由情绪激动；而缘于劳累者多属气血亏损，病久体弱者。常兼见胁满不舒，善太息，善嗳气，纳呆腹胀或口干、咽干、目赤等肝胆经症状及肝郁气结乘脾之症状，这些都是心痛少见的伴随症状。

3. **胸痛**　凡岐骨之上的疼痛称为胸痛，可由心肺两脏的病变所引起。胸痛之因于肺者，其疼痛特点多呈持续不解，常与咳嗽或呼吸有关，而且多有咳唾、发热或吐痰等。心痛的范围较局限，且短气、心悸多与心痛同时出现，心痛缓解，短气、心悸等亦随之而减。

4. **结胸**　《伤寒论·辨太阳病脉证并治》："病有结胸，有藏结，其状何如；答曰：按之痛，寸脉浮，关脉沉，名曰结胸也。"指邪气结于胸中，胸胁部有触痛，颈项强硬，大便秘结或从心下到少腹硬满而痛。发病原因多由太阳病攻下太早，以致表热内陷，与胸中原有水饮互结而成。胸胁有触痛者为"水结胸"；心下至少腹硬痛拒按，便秘，午后微热者为"实热结胸"。结胸虽有痛，但其特点为触痛，或痛疼拒按，与心痛不同，且其伴随症亦与心痛有异。

5. **胸痞**　《杂病源流犀烛·胸膈脊背乳病源流》："至如胸痞与结胸有别……大约胸满不痛者为痞。"指胸中满闷而不痛。多由湿浊上壅，痰凝气滞，胸阳不展所致。心痛亦有胸闷，但因胸痞无痛，故易于鉴别。

【辨证论治】

心痛一证多突然发生，忽作忽止，迁延反复。日久之后，正气益虚，加之失治或治疗不当，或不善调摄，每致病情加重，甚至受某种因素刺激而卒然发生真心痛，严重者可危及生命。治疗应根据患者的不同临床表现，把握病情，分别进行处理，以求病情缓解，杜其发展。

一、辨证

（一）辨证要点

1. **辨心痛性质**　心痛有闷痛、灼痛、刺痛、绞痛之别，临床中须结合伴随症状，辨明心痛的属性。① 闷痛：是临床最常见的一种心痛。闷重而痛轻，无定处，兼见胁胀痛，善太息者属气滞者多；若兼见多唾痰涎，阴天易作，苔腻者，属痰浊为患；心胸隐痛而闷，由劳引发，伴气短心慌者，多属心气不足之证。② 灼痛：总由火热所致。若伴有烦躁，气粗，舌红苔黄，脉数，而虚象不明显者，由火邪犯心所致；痰火者，多胸闷而灼痛阵作，痰稠，苔黄腻；灼痛也可见于心阴不足，虚火内炽的患者，多伴有心悸、眩晕、升火、舌红少津等阴虚内热之症。③ 刺痛：《素问·脉要精微论篇》云："夫脉者，血之府也……涩则心痛。"由血脉瘀涩所致的心痛，多为刺痛，固定不移，或伴舌色紫暗、瘀斑。但是，由于引起血瘀心脉的原因很多，病因不同，心痛的性质也常有不同，故血瘀之心痛又不限于刺痛。④ 绞痛：疼痛如绞，遇寒则发，得冷则剧，多伴畏寒肢冷，为寒凝心脉所致；若兼有阳虚见症，则为阳虚，乃阴寒内盛，乘于阳位。另外，这种剧烈的心痛也常因劳累过度、七情过极、过食饮酒等等因素而诱发，所以临床见心胸绞痛，又不可为"寒"所囿。

2. **辨心痛轻重顺逆**　一般情况下，心痛病情轻重的判别，大致可根据以下几点。① 心痛发作次数：发作频繁者重；偶尔发作者轻。② 每次心痛发作的持续时间：瞬息即逝者轻；持续时间长者重；若心痛持续数小时或数日不止者更重。③ 心痛发作部位固定与否：疼痛部位固定，病情较深、较重；不固定者，病情较浅、较轻。④ 心痛证候的虚实：证候属实者较轻；证候虚象明显者较重。⑤ 病程长短：一般说来，初发者较轻；病程迁延日久者较重。

总之，判断心痛一证病情的轻重，应把心痛的局部表现与全身状况结合起来进行综合分析，才能得出正确的结论。

心痛一旦发展成为"真心痛"，属于重症，临床须辨其顺逆，以便及时掌握病情发展变化的趋势，采取有效的救治措施。有以下情况出现时，须警惕是真心痛：心胸疼痛持续不止，达数小时乃至数日，有的疼痛剧烈，可引及肩背、左臂、腮、咽喉、脘腹等处，可伴有气短，喘息，心悸慌乱，手足欠温或冷，自汗出，精神委顿，或有恶心呕吐，烦躁，脉细或沉细，或有结代。追溯既往，大多有心痛反复发作的病史。同时，常有过度疲劳、情志刺激、饱食、寒温不调以及患其他疾病，如外感热病、失血、肝胆胃肠疾病等诱发因素。

辨真心痛的顺逆，关键在防厥、防脱，重点应注意以下几个方面。

(1) 无论阴虚或阳虚的真心痛都可有厥脱之变；但阳虚者比阴虚者更容易发生厥脱变化。

(2) 神委和烦躁是真心痛常见的精神表现。如果精神委顿逐渐有所发展，或烦躁不安渐见加重，应引起充分注意。如出现神识模糊或不清，则病已危重。

(3) 真心痛患者大多有气短见症，要注意观察其变化。若气短之症逐渐有加重趋势，应提高警惕，迨见喘促之症，则病情严重。

(4) 动辄汗出或自汗也是真心痛的常见症。如果汗出增多，须防止其发生厥脱之变。

(5) 剧烈的疼痛可以致厥，于真心痛尤其如此。所以，若见心胸疼痛较剧烈而持续不缓解者，应谨防其变。

(6) 手足温度有逐渐下降趋势者，应充分重视，若四肢逆冷过肘而青紫者，表明病已垂危。正如方隅《医林绳墨》中说："或真心痛者，手足青不至节，或冷未至厥，此病未深，犹有可救……"

(7) 舌苔变化可帮助我们分析正邪 2 方面的发展情况。不少真心痛患者，在发生厥脱之前，先有舌质越变越胖，舌苔越来越腻或越滑等变化，也有的变得越来越光红而干，对于这些舌苔变化，都应仔细观察。相反，这些舌象逐渐好转，则往往提示病情在向好的方面发展。

(8) 在真心痛中，下列脉象变化应引起高度重视：脉象变大或越来越细，越来越无力，或越变越速，越变越迟，或脉象由匀变不匀，由没有结代脉变为有结代脉等，都表示正气越来越弱，心气越来越不足。

以上这几方面，如果观察细致，则能帮助我们及时掌握病情发展的顺逆趋势，也有利于及时发现厥脱的征象，以便及时用药，这对防脱防厥是有益的。

（二）证候

根据心痛的临床表现，按标本虚实大致可分为如下几种证候。

［寒凝心脉］

症状：卒然心痛如绞，形寒，天气寒冷或迎寒风则心痛易作或加剧，甚则手足不温，冷汗出，短气心悸，心痛彻背，背痛彻心。苔薄白，脉紧。

病机分析：诸阳受气于胸中，心阳不振，复受寒邪，以致阴寒盛于心胸，阳气失展，寒凝心脉，营血运行失畅，发为本证。心脉不通故心痛彻背；寒为阴邪，本已心阳不振，感寒则阴寒益盛，故易作心痛；阳气失展，营血运行不畅，故见心悸气短，手足不温，冷汗出等症。苔白脉紧为阴寒之候。本证候的辨证关键在于心痛较剧，遇寒易作，苔白脉紧。

［气滞心胸］

症状：心胸满闷，隐痛阵阵，痛无定处，善太息，遇情志不畅则诱发、加剧，或可兼有脘胀，得嗳气、矢气则舒等症。苔薄或薄腻，脉细弦。

病机分析：情志抑郁，气滞上焦，胸阳失展，血脉不和，故胸闷隐痛，善太息；气走无着，故痛无定处；肝气郁结，木失条达，每易横逆犯及中焦，故有时可兼有脾胃气滞之症。本证候的主症是胸闷隐痛，痛无定处，脉弦，为临床所常见，正如清代沈金鳌《杂病源流犀烛·心病源流》云："心痛之不同如此，总之七情之由作心痛。"

［痰浊闭阻］

症状：可分为痰饮、痰浊、痰火、风痰等不同证候。痰饮者，胸闷重而心痛轻，遇阴天易作，咳唾痰涎，苔白腻或白滑，脉滑；兼湿者，则可见口黏，恶心，纳呆，倦怠，或便软等症。痰浊者，胸闷而兼心痛时作，痰黏，苔白腻而干，或淡黄腻，脉滑；若痰稠，色黄，大便偏干，苔腻或干，或黄腻，则为痰热。痰火者，胸闷，心胸时作灼痛，痰黄稠厚，心烦，口干，大便干或秘，苔黄腻，脉滑数。风痰者，胸闷时痛，并见舌謇偏瘫，眩晕，手足震颤麻木之症，苔腻，脉弦滑。

病机分析：痰为阴邪，其性黏滞，停于心胸，则窒塞阳气，络脉阻滞，酿成是证。痰饮多兼寒，故其痰清稀，遇阴天易作；"脾为生痰之源"，脾虚运化无权，既能生痰，又多兼湿。浊者，厚浊之义，故病痰浊者，其胸闷心痛可比痰饮者重。痰浊蕴久，则可生热，见痰稠、便干、苔黄腻等痰热之象。痰之兼有郁火或阴虚火旺者，可为痰火之证，伤于络脉则灼痛，扰乱神明则心烦，热伤津液则口干、便秘。阳亢风动，与痰相并而为风痰，闭阻络脉而为偏瘫、麻木，风邪入络而见舌謇、震颤，扰于心胸则为闷痛。此外，痰之为患，也常可因恼怒气逆，而致痰浊气结互阻胸中，卒然而作心胸剧痛。痰浊闭阻一证，变化多端，必须据证详析。

［瘀血痹阻］

症状：心胸疼痛较剧，如刺如绞，痛有定处，伴有胸闷，日久不愈，或可由暴怒而致心胸剧痛。苔薄，舌暗红、紫暗或有瘀斑，或舌下血脉青紫，脉弦涩或结代。

病机分析：因于寒凝、热结、痰阻、气滞、气虚等因素，皆可致血脉郁滞而为瘀血。血瘀停着不散，心脉不通，故作疼痛如刺如绞，而痛处不移。故《素问·脉要精微论篇》云："夫脉者，血之府也……涩则心痛。"血为气母，瘀血痹阻，则气机不运，而见胸闷；暴怒则肝气上逆，气与瘀交阻，闭塞心脉，故作卒然剧痛；痛则脉弦，舌紫暗、瘀斑，均瘀血之候，瘀血蓄积，心阳阻遏则脉涩或结代。由于致瘀原因有别，故又有寒凝血瘀、热结血瘀、气滞血瘀、痰瘀互结、气虚血瘀等等不同，临床辨证应将各有关证候与本证候，互相参照，以资鉴别。此外，尚须提及的是，无论何因所引起之心痛，即使临床上血瘀的证候不明显，但由于"心主血脉"，《素问·痹论篇》云："心痹者，脉不通。"故总与"心脉痹阻"的病机攸关，在辨证时，对病程短者，应考虑其伴有血脉涩滞的一面；对病程长者，则应顾及其伴有瘀痹心脉的一面。

［心气不足］

症状：心胸阵阵隐痛，胸闷气短，动则喘息，心悸且慌，倦怠乏力，或懒言，面色白，或易汗出。舌淡红胖，有齿痕，苔薄，脉虚细缓或结代。

病机分析：思虑伤神，劳心过度，损伤心气。盖气为血帅，心气不足，胸阳不振，则运血无力，血滞心脉，即《灵枢·经脉》谓："手少阴气绝则脉不通，脉不通则血不流。"故发心痛、胸闷、短气、喘息；心气鼓动无力，则心悸且慌，脉虚细缓结代；汗为心之液，气虚不摄，故易自汗；劳则气耗，故心气不足诸证，易由劳而诱发。若兼见食少乏力，腹胀便溏，或食后易作心痛且慌、气短等，为心脾气虚之证。

［心阴不足］

症状：心胸疼痛时作，或灼痛，或兼胸闷，心悸怔忡，心烦不寐，头晕，盗汗，口干，大便不爽，或有面红升火之象。舌红少津，苔薄或剥，脉细数，或结代。

病机分析：素体阴虚，或思虑劳心过度，耗伤营阴，或火热、痰火灼伤心阴，以致心阴亏虚，心失所养，虚火内炽，营阴涸涩，心脉不畅，故心胸灼痛，心悸怔忡，脉细数或结代；阴不敛阳，心神不宁，故心烦不寐，或有面红升火之象；心火伤津，则口干，大便不爽，舌红而剥；汗为心液，阴虚火劫，迫津外泄而盗汗；虚火上扰，则为眩晕。若素有肝肾阴亏，或心阴亏虚日久，下汲肾阴，以致肾阴不足，不能上济于心，阴虚火旺加重，可更见眩晕耳鸣，五心烦热，颧红升火，舌光绛少苔等症；若心肾真阴亏竭，阴阳之气不相顺接，则可发生心痛增剧，烦躁不安，气短喘息，手足不温，脉微细等厥逆之症。

此外，临床又多见阴伤与气及气阴两虚之证，若本证兼见嗜睡、乏力等症，为阴伤及气；若见胸闷痛，心悸心慌，气短乏力，心烦口干，舌红胖苔薄，或淡胖少苔，脉虚细数，内热不甚明显，则为气阴两虚。另有心脾血虚证，由失血之后，心血不足，或思虑伤脾，脾乏生化之能所致，可见心悸不安，心胸隐痛阵作，头晕目眩，多梦健忘，面色不华，饮食无味，体倦神疲，舌淡苔薄，脉象细弱，皆血虚失荣之故。血为阴类，常称阴血，然心阴虚与心血不足的临床表现尚有区别，不可不辨。

［心阳亏虚］

症状：心悸动而痛，胸闷，神倦怯寒，遇冷则心痛加剧，气短，动则更甚，四肢欠温，自汗。舌质淡胖，苔白或腻，脉虚细迟或结代。

病机分析：素体阳气不足，或心气不足发展，为阳气亏虚，或寒湿饮邪损伤心阳，均可罹致本证。心阳亏虚，失于温振鼓动，故心悸动而胸闷，神倦气短，脉虚细迟或结代；阳虚则生内寒，寒凝心脉，不通则痛，故见心痛，遇冷加剧；阳气不达于四末，不充于肌表，故四肢欠温而畏寒；舌淡胖，苔白或腻，为阳虚寒盛之象。若肾阳素亏，不能温煦心阳，或心阳不能下交于肾，日久均可成为心肾阳虚之证。心肾阳虚，命门火衰，阳不化阴，阴寒弥漫胸中，饮邪痹阻心脉，以致心胸剧痛，胸脘满闷，四肢不温而汗出；肾不纳气，肺气上逆，或阳虚水泛饮邪上凌心肺，则见喘息不得卧，甚则可出现气喘，鼻翼煽动，张口抬肩，四肢逆冷青紫，大汗淋漓，尿少，水肿，烦躁或神识不清，唇舌紫黯，脉微细欲绝等阳气外脱的危重证候。

此外，若本证候兼见腹胀便溏，食少乏力，夜尿频多，腰膝酸软等症，为心阳不足兼脾肾阳虚，其舌苔淡白，脉多沉细无力。

由上可见，心痛的临床表现十分复杂而多变。且上述各种证候也不是孤立的，常可几种虚实证候相兼出现，而各证候之间也可相互转化，临床辨证须灵活掌握，不可拘泥。

二、治疗

（一）治疗原则

基于本证的病机是本虚而标实，故治疗原则总不外“补”、“通”二法。然而具体运用时，则又须根据症情的虚实缓急而灵活掌握。实证者，当以“通脉”为主，当审其寒凝、热结、气滞、痰阻、血瘀等不同而分别给予温通、清热、疏利、化痰、祛瘀等法；虚证者，权衡心脏阴阳气血之不足，有否兼肝、脾、肾等脏之亏虚，调阴阳，补不足，纠正有关脏腑之偏衰。本证多虚实夹杂，故在治疗上尤须审度证候之虚实偏重，抑或虚实并重，而予补中寓通、通中寓补、通补兼施等法，此时不可一味浪补，或一味猛攻，总以祛邪而不伤正，扶正而不留邪为要务。如张璐在《张氏医通·诸血门》中所云：“但证有虚中挟实，治有补中寓泻，从少从多之治法，贵于临床处裁。”同时，在心痛特别是真心痛的治疗中，防脱防厥是减少死亡的关键。必须辨清症情的顺逆，一旦见到有厥脱迹象者，即应投以防治厥脱的药物，以防止其进一步恶化。若俟厥脱见证明显，始治其厥脱，则必然被动，颇难应手。

（二）治法方药

［寒凝心脉］

治法：祛寒活血，宣痹通阳。

方药：以当归四逆汤为主方。本方以桂枝、细辛温散寒邪，通阳止痛；当归、芍药养血活血，芍药与甘草相配，能缓急止痛；通草入经通脉；大枣健脾和营，共奏祛寒活血，通阳止痛之功。若疼痛发作较剧而彻背者，可用乌头赤石脂丸。方以乌头雄烈刚燥，散寒通络止痛；附子、干姜温阳以逐寒；蜀椒温经下气而开其郁；因恐过于辛散，故用赤石脂入心经固涩而收阳气也；若痛剧而见四肢不温、冷汗出等症者，可即予含化苏合香丸，以芳香化浊，温开通窍，每能获瞬息止痛之效。同时，由于寒邪易伤阳，而阳虚又易生阴寒之邪，故临床如见有阳虚之象，宜与温补阳气之剂合用，以取温阳散寒之功，若一味辛散寒邪，则有耗伤阳气之虞。

［气滞心胸］

治法：疏调气机，理脾和血。

方药：用柴胡疏肝散。本方由四逆散（枳实改枳壳）加香附、川芎组成。四逆散能疏肝理气而解胸胁气机郁滞，其中柴胡与枳壳相配可调畅气机；白芍与甘草同用可缓急舒挛止痛；加香附以增强理气解郁之功；川芎为气中血药，盖载气者血也，故以活血而助调气。如胸闷心痛较明显，为气滞血瘀之象，可合失笑散，以增强活血行瘀、散结止痛之功；若兼有脾胃气滞之症，可予逍遥散，疏肝行气，理脾和血；苔腻者为兼脾湿，合丹参饮，调气行瘀、化湿畅中。二方共奏疏调气机、理脾止痛之效；气郁日久而化热者，可与丹栀逍遥散以疏肝清热，见有大便秘结者，可适当配合应用当归龙荟丸，以泻郁火。至如芳香理气及破气之品，只可根据病情的需要，权宜而用，不宜久用，以免耗散正气。

［痰浊闭阻］

治法：温化痰饮，或化痰清热，或泻火逐痰，或息风化痰等法为主，佐以宣痹通阳。

方药：痰饮者以瓜蒌薤白半夏汤或枳实薤白桂枝汤，合苓甘五味姜辛汤去五味子治疗。瓜蒌、薤白化痰通阳，行气止痛；半夏、厚朴、枳实辛苦温行气而破痰结；桂枝温阳化气通脉；茯苓、甘草健脾利水化饮；干姜、细辛温阳化饮，散寒止痛。痰饮之为心痛，常兼有心肾阳虚，治疗亦须顾及。痰浊者，用温胆汤，方以二陈汤的半夏、茯苓、橘红、甘草化痰理气；竹茹、枳实清泄痰热，可加入瓜蒌以助通阳宣痹之力。痰浊化热者，可用黄连温胆汤加郁金，清热而解痰郁血滞；痰火为患，则加海浮石、海蛤壳化痰火之胶结；若心烦不寐，可合朱砂安神丸清心宁神；痰火耗伤阴津则加生地、麦门冬、玄参之属；大便秘结加生大黄或礞石滚痰丸。证属风痰者，选用涤痰汤，方在温胆汤的基础上加胆南星、石菖蒲化痰息风通窍；人参益气补虚，斟酌而用；其他如天竺黄、竹沥、生姜汁、僵蚕、地龙、天麻等清热化痰息风之品也可选用，可参见“中风”、“颤证”等有关篇章。

由于痰性黏腻，阻于心胸，易于窒阳气，滞血运，甚至痰瘀互结，故于祛痰的同时，还宜适当配合应用活血行瘀之品，如丹参、当归、益母草、桃仁、泽兰叶、红花、赤芍、丹皮等。若痰闭心脉，卒然剧痛，因于痰浊者用苏合香丸；因于痰热、痰火、风痰者用行军散，以取即刻启闭、化浊、止痛之效。

［瘀血痹阻］

治法：活血化瘀，通脉止痛。

方药：可选用血府逐瘀汤。本方由桃红四物汤合四逆散加牛膝、桔梗而成。当归、川芎、桃仁、红花、赤芍活血祛瘀而通血脉；柴胡、桔梗与枳壳、牛膝同伍，一升一降，调畅气机，开胸通阳，行气而助活血；生地一味，《神农本草经》谓其能“逐血痹”，《本草求真》认为有“凉血消瘀”之功，且又能养阴而润血燥。诸药共成祛瘀通脉、行气止痛之剂。若心痛较剧,可加乳香、没药,或合失笑散,以增强祛瘀定痛的效果。由于瘀血这一病机变化,又可在其他有关证候中相兼而出现,故活血化瘀药的选择,应随临床证候表现的不同而有所区别,如寒凝或阳气亏虚兼血瘀,宜选温性活血之品;热结、阴虚火旺兼血瘀,宜选凉性活血药;气血不足而兼血瘀,宜选养血活血之品;痰瘀互结者,又需根据寒痰、痰热(火)、风痰等不同而分别选用不同性味的活血药,凡此,均应仔细斟酌。此外,心痛与真心痛,标实而本虚,且心痛一证常迁延难愈,故破血之品应慎用,以免多用、久用耗伤正气。瘀血较重须用破血药时,一俟症情有所减轻,即应改用其他活血化瘀的药物。

[心气不足]

治法:补养心气而振胸阳。

方药:用保元汤合甘麦大枣汤加减。方以人参、黄芪大补元气,以扶心气;甘草炙用,甘温益气,通经脉,利血气而治心悸;肉桂辛热补阳,散寒而治心痛,又能纳气归肾,而缓短气、喘息之症,或可以桂枝易肉桂,《本经疏证》谓桂枝有通阳、行瘀之功,故可用以治疗心气不足、血滞心脉之证;生姜可以除去不用,加丹参或当归,养血行瘀;甘麦大枣汤益心气,宁心神,甘润缓急。若胸闷明显而伴心痛者,可加旋覆花、桔梗、红花,以补中下气,宽胸活血。凡心气不足,兼有气滞、血瘀、痰浊者,补心气的药应先择和平轻补之品,视服药后的反应,再考虑是否加重补气之力,而活血理气化痰总应以不伤心气为准绳,破气、破血、泄痰之品应慎用或不用。心脾气虚之证,可用养心汤。此方在保元汤(去生姜)的基础上,加茯苓、茯神、远志、半夏曲,健脾和胃,补心安神;柏子仁、酸枣仁、五味子,养心而敛心气;当归、川芎,行气活血,全方有补养心脾以生气血之功。

[心阴不足]

治法:滋阴养心,活血清热。

方药:用天王补心丹。本方以生地、玄参、天门冬、麦门冬,滋水养阴而泻虚火;人参、炙甘草、茯苓益心气,也寓有从阳引阴之意;柏子仁、酸枣仁、远志、五味子养心安神,化阴敛汗;丹参、当归身养心活血而通心脉;桔梗、辰砂为佐使之品,全方能使心阴复,虚火平,血脉利而使心胸灼痛得解。若阴不敛阳,虚火内扰心神,心烦不寐,舌光红少津者,可予酸枣仁汤清热除烦安神。不效者,可再予黄连阿胶汤,滋阴清火宁神。若脉结代、心悸怔忡之症明显者,用炙甘草汤,方中生地用量独重,配以阿胶、麦门冬、火麻仁滋阴补血,以养心阴;人参、大枣补气益胃,资脉之本源;桂枝、生姜以行心阳;入酒煎煮,与生地相得,其滋阴活血复脉之力益著,即"地黄得酒良"之谓。诸药同用,使阴血得充,阴阳调和,心脉通畅,则心悸、脉结代得以纠正。心肾阴虚者,可合左归饮补益肾阴,或河车大造丸滋肾养阴清热;眩晕心悸明显者,加镇潜之品,如珍珠母、灵磁石之类。如心肾真阴欲竭,亟宜救阴,用大剂西洋参、鲜生地、石斛、麦门冬、山茱萸,参以生牡蛎、五味子、甘草酸甘化阴而敛真阴;心痛甚者,宜兼行血通脉,应择丹皮、芍药、丹参、益母草、郁金、凌霄花等性凉、微寒的活血之品。心胸痛剧不止者,可选用至宝丹。在阴液有渐复之机时,又应及时结合针对病因的治疗,如有火热实邪者,结合清热泻火凉血;有痰火、痰热者,结合清热化痰或泻火逐痰等等,方药参见有关证候。心阴不足若夹有气滞者,理气忌用温燥之品,瓜蒌、郁金、枳实、绿萼梅、玫瑰花、合欢花、金铃子、延胡索等,可供选用。

临床见到阴伤及气者,于养阴之剂中加人参,或天王补心丹中加重人参的用量。气阴两虚者,治当益气养阴并施,可用生脉散,症状较重者可在天王补心丹的基础上,加黄芪、黄精之类。

心脾两虚之证,可用归脾汤,益气补血,心脾双调;或可合用四物汤,以增强归脾汤补血之功。

[心阳亏虚]

治法:补益阳气,温振心阳。

方药:方用人参汤。本方由人参、甘草、干姜、白术四味组成,《金匮要略》用本方治胸中阳微,正气虚寒之胸痹,以温补其阳而逐其寒,正如魏念庭《金匮要略方论本义》谓:"以温补其阳,使正气旺而邪气自消,又治胸痹从本治之一法也。"尤在泾《金匮要略心典》亦云:"养阳之虚,即以逐阴。"另可加桂枝、茯苓,温阳化气,助逐阴散寒之力,振奋心阳。若心肾阳虚,可合肾气丸,以附子、桂枝(后世多用肉桂)补水中之火;以六味地黄丸壮水之主,从阴引阳,合为温补肾阳之剂,两方合用则温补心肾而消阴翳。若心肾阳虚而兼水饮上凌心肺,喘促水肿者,可与真武汤合用。真武汤以附子之辛热,温补肾阳而驱寒邪,且与芍药同用,能入阴破结,敛阴和阳;茯苓、白术健脾利水;生姜温散水气。两方合用则可温补心肾而化寒饮。阳虚寒凝心脉、心痛较明显者,可选择加入鹿角片、川椒、吴茱萸、荜茇、良姜、细辛、川乌、赤石脂等品。若因寒凝而兼气血滞涩者,可选用薤白、沉香、檀香、降香、香附、鸡血藤、泽兰、川芎、桃仁、红花、延胡索、乳香、没药等偏于温性的理气活血药。如突然心胸剧痛,四肢不温而汗出者,宜即含服苏合香丸,温开心脉,痛减即止,不宜多服久服,以免耗散阳气。至如心肾阳虚而见虚阳欲脱的厥逆之证时,则当回阳救逆,用参附汤或四逆加人参汤回阳救逆;或予六味回阳饮(炮姜改干姜),此方用四逆加人参汤回阳救逆,熟地从阴引阳,当归和血活血,为救治厥逆的有效之剂;若兼大汗淋漓,脉微细欲绝等亡阳之证,应予回阳固脱,用参附龙牡汤,重加山茱萸。

此外,对心阳不足兼脾肾阳虚者,可用人参汤合右归饮治疗,兼补心脾肾之阳气。

(三)其他治法

1. 中成药

(1) 复方丹参滴丸:每次 3 粒,每日 3 次。功效:活血化瘀,理气止痛。适用于心绞痛发作,辨证属气滞血瘀者。

(2) 麝香保心丸:每次 1~2 粒,每日 3 次。功效:芳香温通,益气强心。适用于心绞痛发作,辨证属寒凝血瘀者。

(3) 冠心苏合丸:嚼碎服,1 次 1 丸,每日 1~3 次。功效:理气,宽胸,止痛。适用于心痛有寒者。

(4) 速效救心丸:含服每次 4~6 粒,每日 3 次。功效:行气活血,祛瘀止痛。适用于心痛有瘀者。

2. 针刺

(1) 针刺膻中、内关,每日 1 次。留针 20~30 分钟,捻转 3～5 分钟。

(2) 心包经及心经两经俞穴(厥阴俞透心俞)及募穴(膻中透巨阙)为主穴,心包经的经穴内关为配穴。

(3) 主穴：华佗夹脊,第 4、第 5 胸椎,内关;配穴：膻中,三阴交。

(4) 主穴：膻中透鸠尾,内关,足三里;配穴：通里,神门,曲池,间使,乳根,命门。

(5) 主穴：心俞,厥阴俞;配穴：内关,足三里,间使。

(6) 针刺内关、膻中,或内关、间使。

(7) 针刺心俞,厥阴俞配神门、后溪、大陵。

(8) 耳针：主穴：心,神门,皮质下;配穴：交感,内分泌,肾,胃。

(9) 耳针：主穴：心,皮质下,神门,肾;配穴：肾上腺等。

3. **膏药穴位敷贴**　通心膏(徐长卿、当归、丹参、王不留行、鸡血藤、葛根、延胡索、红花、川芎、桃仁、姜黄、郁金、参三七、血竭、椿皮、穿山甲、乳香、没药、樟脑、冰片、木香、人工麝香、硫酸镁、透骨草),敷心俞、厥阴俞或膻中。

4. **推拿疗法**　据报道,按摩腹部上脘、中脘、下脘、神阙、关元、心俞、厥阴俞或华佗夹脊压痛点等治疗心痛有效。

总之,胸痹心痛发作时均要立即口服速效治疗药物,待病情缓解后再按具体病情,辨证论治。真心痛亦称心厥,属临床危急重症,需要及时诊断及救治。病情严重者常合并心脱、心衰等危候,可参考相关篇章进行辨证论治。

【转归及预后】

胸痹心痛一证,以膻中或左胸部反复发作疼痛为特点。可分为虚、实两端,但实证可转为虚证,虚证也可兼有邪实,以致虚实夹杂,变化多端。尽管如此,只要辨证论治正确、及时,克服一方一药统治胸痹心痛的倾向,一般都能使病情得到控制或缓解。有些患者可因各种因素导致心胸剧痛,持续不解,伴见气短喘息,四肢不温或逆冷青紫,烦躁,神识不清,尿少水肿,脉微细等阳虚阴竭之证,古代医家称为"真心痛",为胸痹心痛中的危重不治证候。但是随着医疗经验的不断丰富,早有医家对此提出异议,如陈士铎《辨证录·心痛门》曰:"人有真正心痛,法在不救。然用药得宜,亦未尝不可生也。"虞抟《医学正传》也云:"有真心痛者……医者宜区别诸证而治之,无有不理也。"中华人民共和国成立以后,特别是近 20 年来,加强了中医药治疗真心痛的研究,使治疗方法日趋完善,因此病死率明显下降。但真心痛病情危急,临床诊治必须仔细、果断、正确,稍有疏忽,则易于贻误生命。

【预防与护理】

一、预防

根据胸痹心痛一证的发病特点,在预防方面应注意以下几个方面。

(1) 注意调摄精神,避免情绪波动：中医历来重视摄生养神,《素问·上古天真论篇》谓:"恬淡虚无,真气从之,精神内守,病安从来。"情志异常可导致脏腑病变,特别是与心的关系最为密切,所以《灵枢·口问》又云:"心者,五脏六腑之主也……故悲哀愁忧则心动。"说明精神情志变化可直接影响于心,导致心脏损伤,即沈金鳌指出的"七情之由作心痛"。因此,注意精神的调摄,避免过于激动或思虑过度,保持心情愉快,这对预防胸痹心痛的发生、发展是很重要的。

(2) 注意生活起居,寒温适宜：气候的寒暑晴雨变化,对胸痹心痛的发生、发展也有明显的影响,如《诸病源候论·心病诸候》所载:"心痛者,风冷邪气乘于心也。"以及《杂病源流犀烛》等书所述之"大寒触犯心君"发生真心痛等认识,均指出了本病的发生与气候异常变化有关。一些单位所做的发病因素调查报告中,亦指出因阴雨寒凉等诱发胸痹心痛者约占 1/2 以上,因此,平素注意生活起居,做到寒暖适宜十分必要。

(3) 注意饮食调节,避免膏粱厚味,并注意纠正偏食：中医认为,"过食肥甘"、"膏粱厚味"易于产生痰浊,阻塞经络,同时进食肥甘亦可生湿,致使湿浊困脾,影响脾的运化功能,致令食物中厚浊部分壅遏脉中,"脉道不通,气不往来",影响气的正常运行,而发生胸痹心痛。近年来的病因调查中也显示喜食肥甘者其发病率高于一般人。同时,饮食有所偏嗜,尤其是咸食,亦可导致胸痹心痛的发生,《素问·五脏生成篇》指出:"多食咸,则脉凝泣而变色。"脉涩则气血不通,胸痹心痛可以发生。因此,平素饮食注意调节是十分重要的。另外,烟酒等刺激之品对于脏腑功能亦有影响,应予禁烟节酒。

(4) 注意劳逸结合,坚持适当的体育锻炼：在中医摄生理论中,不仅主张"饮食有节"、"起居有常",而且还主张"不妄作劳"。所谓"不妄作劳"表达了"要劳",但不要"过劳"的劳逸结合的思想。《素问·宣明五气篇》所说的"久视伤血,久卧伤气,久坐伤肉,久立伤骨,久行伤筋",就是说明劳逸失宜会给人体带来损害,这对于胸痹心痛同样是重要的。过劳易耗伤心及其他脏腑的气血阴阳;好逸则易致气血停滞,对于胸痹心痛都是不利的。因此,必须强调在患者体力许可范围内的适当活动锻炼,也就是朱丹溪所强调的所谓"动而中节"。

二、护理

对于胸痹心痛的护理主要有以下几点。

(1) 使患者情志舒畅,建立战胜疾病的信心,减轻思想负担,舒缓工作生活压力,不致过于紧张,以利于气血畅达,脏腑功能协调。

(2) 改变静息为主的生活方式,逐步引导患者循序渐进的做适当活动,根据不同的病情采取打太极拳、散步、快走等方式,并持之以恒,逐渐锻炼身体的适应能力,以达到"气血流通",利于康复。

(3) 建立良好的生活习惯,戒烟,饮食上避免过食肥甘厚腻,少食多餐,禁酒远酒,避免脾胃大伤、湿浊内阻,以配合药物治疗。

(4) 系统诊治,规律复诊,积极配合治疗以控制血压、血脂及血糖;胸痹心痛发作时应保持心情平静,及时休息,立即给予速效止痛药物,避免加重病情,防止发生意外。

(5) 疼痛缓解后亦不能过饱过劳,陈士铎在《辨证录》中所主张的"但痛止后，必须忍饥一日"(指减量)是有一定道理的。

【现代研究】

随着社会的发展，生活方式的改变，冠心病已成为我国常见、多发疾病。据卫生部统计信息[1]显示，我国冠心病每年新发75万人，心血管病已成为我国城市居民的第1位死因。患病年龄构成中55%是45～64岁人口，23%是15～44岁人口，严重威胁劳动力人口健康。人们为寻求救治和预防这一常见疾病的有效疗法做出了不懈的努力。近数十年来，中医药工作者在冠心病的诊断、治疗方面进行了大量的研究，现分述如下。

(一) 老中医辨证治疗胸痹心痛经验的研究

对于胸痹心痛的治疗，许多老中医积累了丰富的宝贵经验。归纳他们的治疗经验，主要在于如何运用好通、补两法。

冉雪峰老中医主张先通后补，常用利膈通络消癥散结法(全瓜蒌、京半夏、枳实、黄连、制乳没、当归须、石菖蒲、郁金、琥珀末、制鳖甲)，后期好转时加丹参、当归益血，并重其制，分阶段论治。

蒲辅周老中医治疗胸痹心痛重在活血顺气，反对破血攻气。推崇两和汤(人参、丹参、没药、琥珀粉、石菖蒲、鸡血藤膏、远志、血竭(或藏红花)、香附、茯苓)，通补兼施。

岳美中老中医治疗胸痹心痛主张以阳药及通药廓清阴邪，不可掺杂阴柔滋敛之品，因证选方。如枳实薤白桂枝汤、变通血府逐瘀汤(归尾、川芎、桂心、瓜蒌、薤白、桔梗、枳壳、红花、桃仁、怀牛膝、柴胡)、苏合香丸等，并强调辨证论治，曾以清暑益气汤有效治疗一名每逢夏季胸痹心痛即加重之患者。

赵锡武老中医治疗胸痹心痛以补为通，以通为补，通补兼施，补而不助其阻塞，通而不损其正气，治疗多用宣痹通阳，心胃同治，扶阳抑阴，补气益血，活血利水为法，宗栝楼薤白半夏汤为主方随证加减；有血瘀浮肿者，加当归芍药散；阳虚浮肿时加真武汤及活血之品(当归、桃仁、红花、藕节)。

郭士魁老中医治疗胸痹心痛主张用通法以活血、通瘀、行气、豁痰，体壮者早用，体弱者减量用，当补虚者，分别温阳或滋阴，务求温而不燥，滋而不腻，通而不伤其正，正复而瘀浊除。常用补阳还五汤、失笑散、丹参饮、活血通瘀膏、人参汤、炙甘草汤、栝楼薤白半夏汤等合方化裁，并根据病情运用"逆者正治，从者反治"的治疗原则。

任应秋治疗胸痹心痛以"益气扶阳，养血和营，宣痹涤饮，通窍宁神"16字来概括其治疗大法。具体运用：心气不足证用黄芪桂枝五物汤加味；阳虚阴厥用乌头赤石脂丸加减；营阴失养证用人参养营汤加减；心悸脉数者用酸枣仁汤加减；阴虚阳亢证用知柏地黄汤化裁；痰饮阻塞证用栝楼薤白半夏汤、苓桂术甘汤、二陈汤合方。总之，关键在以扶阳通营为先务。

张伯臾认为急性心肌梗死应包括在"胸痹"、"真心痛"这2个病证之中。在辨证上主张抓住"阴"(阴虚)、"阳"(阳虚)、"痰"(分寒，热)、"瘀"(因气或因邪)四字及"心脏虚弱"、"心脉痹阻"、"胸阳不展"等基本病机。在治疗方面主要有3条经验：一是处理好补和通的关系。认为通法是治疗本病的基本法则，但据病情的标本虚实、轻重缓急，掌握好以通为主，抑或以补为主，还是通补兼施，强调"祛实通脉不伤正，扶正补虚不碍邪"；二是要注意防脱防厥，并提出从神、气息、汗、疼痛、四末及素髎的温度、舌苔、脉象等方面的细微变化，及时采取措施，认为要防脱防厥，用药宜用于厥脱之先；三是要注意及时通便，但必须根据阴结、阳结的不同，采取不同的通便方法，认为正确运用通便方法，解除便秘，是有利于正气恢复和缓解病情的。

路志正认为治疗胸痹，应溯本求源，从导致胸阳痹阻的根本——脾胃功能失调入手。调脾胃治胸痹的辨证要点是：既有纳化失常，又有心系症状者。气虚不运者，当健脾胃，补中气，中气盛则宗气自旺。血亏不荣者，当调脾胃，助运化，脾运健则营血丰而心血足。湿蕴者，当健脾运湿，湿祛则胸阳自展。痰阻者，当健脾化痰，痰消则血脉自通。中焦虚寒者，当温中散寒，寒散则胸阳自运而痹除。

邓铁涛认为冠心病是本虚标实之证。一般的冠心病以气虚(阳虚)而兼痰浊者为多见，当疾病到了中后期，或心肌梗死的患者，则以心阳(阴)虚兼血瘀或兼痰瘀为多见。认为岭南土卑地薄，气候潮湿，冠心病患者以气虚痰浊型多见。治疗重视调脾护心，益气活血祛痰。自拟冠心方用于临床，疗效显著。该方为温胆汤加减。具体运用：脾气虚弱可合四君子汤；气虚明显加黄芪、五爪龙，或吉林参6克另炖，或嚼服人参5分；兼阴虚不足可合生脉散；如心痛明显，可合失笑散或三七末冲服。

李斯炽治疗胸痹心痛的原则是：以扶正为主，强调整体治疗。组方原则："补阴顾阳，补阳护阴"、"补中兼通，通而勿耗。"

当然，各地老中医的经验还很多，限于篇幅，仅摘要介绍如上。

(二) 胸痹心痛辨证规律研究现状

1. CHD的中医病名及证候规范 胸痹心痛、真心痛病名首见于《内经》。1987年8月中华全国中医学会内科学会确定了《心痹诊断及疗效评定标准》，统一CHD病名为心痹，轻者命名为厥心痛，重者为真心痛；1987年8月全国中医急症研讨会确定了胸痹心痛(冠心病心绞痛)诊疗规范，病名沿用《金匮要略》"胸痹心痛"之病名(中华人民共和国卫生部颁发的《中药新药临床研究指导原则》亦沿用此病名)。这两个全国性会议的召开，使CHD中医病名之诊断趋向标准化、规范化。根据《1997年——国标——中医临床诊断术语》，胸痹(心痛)及厥(真)心痛的定义，基本上概括了CHD的基本病机及主要临床表现，可作为CHD的规范命名。1980年、1985年两次全国CHD辨证论治研究座谈会，确定了《冠心病心绞痛中医辨证标准》，分为本虚标实2大类13型，1990年中国中西医结合学会心血管学会再次修订，仍分2类13证：标实证即痰浊(偏寒、偏热)、血瘀、气滞、寒凝5证，本虚证包括气虚(心气虚、脾气虚、肾气虚)、阳虚(心阳虚、肾阳虚)、阴虚(心阴虚、肝肾阴虚)、阳脱证共

8证。1987年8月全国中医急症会议确定的胸痹心痛（冠心病心绞痛）证类诊断标准为6证，1993年《中药新药治疗胸痹（冠心病心绞痛）的临床研究指导原则》也分为6证，2002年第3版《中药新药临床研究指导原则（试行）》将胸痹分为8证：心血瘀阻证、气虚血瘀证、气滞血瘀证、痰阻心脉证、阴寒凝滞证、气阴两虚证、心肾阴虚证、阳气虚衰证。

2. 证候临床研究　胸痹心痛的证候辨证分型、分布规律以及标准的研究是胸痹心痛研究的重点之一。旷氏等[2]分析2 432例CHD心绞痛证型，常见6种，实证多于虚证，主要证型依次为：心血瘀阻型、寒凝心脉型、气阴两虚型；其余3种为心阳不振、痰浊闭塞、气滞心胸难分主次。吴氏等[3]探讨37例CHD冠状动脉搭桥术围手术期的辨证规律，结果：心气阴两虚证占64.9%，兼痰浊壅肺证者67.6%，兼瘀血内阻证者62.2%，提示搭桥术后气虚痰瘀是基本病机；还发现围手术期证候演变与术前冠状动脉病变程度、术前心功能、术前肺功能、术中体外循环时间等因素有关。韦氏[4]研究发现CHD虚证大于痰或瘀有关的标实；证型以气阴两虚为主，其次是气虚血瘀及痰浊闭阻型；CHD与非CHD脉象比较仅滑脉和沉脉有明显差异，但CHD脉象中滑脉占31.1%，与痰证分布相符，同时也证明瘀的脉象是多样化的，可有弦、细、结、沉、缓、涩等不同，所以单凭脉象判断瘀证不符合临床实际；舌质方面淡白舌（血虚）在CHD中出现率少于非CHD组，而黯或紫斑舌CHD出现率最高；舌苔方面CHD以少苔或无苔较为多见，高于非CHD组，说明阴虚证在CHD组出现率较高。

3. 辨证与客观指标的研究　观察客观指标与辨证分型的关系，有助于发现新的辨证指标，提高中医的辨证水平。不少对冠脉造影结果与中医证型关系的研究表明，冠状动脉血管病变支数、狭窄程度与证型有一定的关系。血瘀、痰浊、寒凝、阳虚证患者的冠脉病变程度多较气滞、气虚、阴虚证患者为重。心电图指标与证型亦有一定的相关性。赵氏等[5]发现冠心病心电图阳性检出率以心血瘀阻为最高，其他依次为气阴两虚、寒凝、痰浊壅塞、阳虚、心肾阴虚。不同中医证型的生化检查有一定的区别。冠心病血瘀证与血液流变学、血流动力学、微循环、血管内皮功能、血小板功能、纤溶系统、抗凝血酶系统、LPO/SOD以及炎症反应、免疫功能、脂质代谢以及氧自由基的异常状态等微观指标的相关性研究有大量的文献报道，痰浊证与脂质代谢的关系亦逐渐受到研究者的关注。对血瘀证中高凝血和低纤溶状态的研究表明，CHD血瘀证患者中，反映凝血功能的血浆TXA_2和PGI_2的稳定代谢产物TXB_2和6－keto－PGF1a改变明显，TXB_2的升高尤为显著。血小板体积（MPV）及宽度分布（PDW）、血小板颗粒膜蛋白（GMP－140）水平、β－血小板球蛋白（βTG）、血小板第4因子（PF_4）值a－颗粒蛋白（CD62P）、溶酶体完整膜蛋白（CD63）及凝血酶敏感蛋白（TSP）的表达、抗凝血酶Ⅲ（ATⅢ）、蛋白C、蛋白S（PS）、组织型纤溶酶原激活物（t－PA）活性、纤溶酶原激活物抑制物（PAI）活性等凝血功能相关指标在血瘀证患者中均被观察到有明显的改变。同时，血瘀证中血脂代谢的紊乱已得到证实，如毛氏等[6]对CHD患者血脂研究发现，血瘀证患者的TG、TC、LDL－C的水平均较其他证型CHD为高，对心血瘀阻、痰浊壅盛和气阴亏虚证型临床研究发现，心血瘀阻和痰浊壅盛存在胰岛素抵抗（IR），但代偿性高胰岛素血症（Ins）仅存在于心血瘀阻型CHD，且脂质紊乱也以心血瘀阻型最为显著。血浆同型半胱氨酸等物质与证候的关系亦得到研究。严氏等[7]发现冠脉造影阳性者血浆同型半胱氨酸水平显著高于冠脉造影阴性者，冠状动脉病变支数越多，血浆同型半胱氨酸水平越高。在非重度狭窄者、重度狭窄者中心血瘀阻型血浆同型半胱氨酸水平均显著高于痰浊壅塞、气阴两虚两型。

（三）缓解胸痹心痛发作的中药研究现状

胸痹心痛以血脉不通为重要病机，标实的祛除有利于缓解胸痹症状，因此有部分治疗胸痹心痛药物的研究侧重于迅速缓解胸痹心痛发作时的症状，其中以活血化瘀为重点。对速效救心丸治疗冠心病心绞痛的临床疗效观察，结果表明速效救心丸治疗冠心病心绞痛临床疗效确切；其机制有钙的拮抗，抗血液黏、稠、凝、滞的作用，避免心肌细胞损伤坏死。惠氏等[8]以复方丹参滴丸治疗冠心病劳力型心绞痛，结果在心绞痛缓解率、降低心绞痛发作率、持续时间、减少硝酸甘油用量、改善心电图心肌缺血情况、改善血流变学指标、降低血脂等方面均优于常规抗心绞痛西药治疗组。

胸痹心痛发展为真心痛时的用药，中药静脉制剂得到了很好的开发。川芎嗪注射液、丹参注射液、葛根素注射液、灯盏细辛注射液、疏血通注射液等用治冠心病不稳定型心绞痛、心肌梗死的临床研究均观察到较好的效果。秦氏等[9]在使用尿激酶溶栓的同时加用复方丹参注射液治疗AMI 63例（治疗组），对照组仅用尿激酶及西医常规治疗，结果治疗组梗死血管再通率为76.19%，对照组为63.49%，且治疗组在减少心肌耗氧量、缩小梗死面积、减少心肌酶释放、提高左室射血功能及减轻疼痛等方面都显著优于对照组。韩氏等[10]在静脉溶栓的同时输入参芪扶正注射液250毫升，每日1次，连用3星期治疗AMI 38例，结果患者再灌注心律失常发生率为55.56%，明显低于单用溶栓疗法的对照组的82.56%，心力衰竭及梗死后心绞痛发生率、休克及总病死率均低于对照组，表明参芪扶正注射液不仅为补气要药，同时对心脏缺血再灌注损伤有保护作用。

（四）中医药提高冠心病患者生活质量研究

近年来由于医学模式的转变，临床上日益重视通过治疗干预提高患者的生活质量，并将之作为评价心血管药物临床价值的一个重要方面，这对于反映具有整体调整特色的中医药的临床疗效更为有利。生活质量亦被用作胸痹心痛的疗效评价指标。

作为定位于胸痹心痛长期维持治疗的药物，其组方原则有治本及标本兼治的不同。纯以治本法治疗胸痹心痛的药物研究所占比例较少，有关于黄芪制剂、生脉散制剂用治胸痹心痛的报道。而以标本兼治法治疗冠心病心绞痛的研究最多，尤以益气活血法为主流，亦是近5年来我国中医界冠心病心绞痛临床研究的热点。补阳还五汤、黄芪注射液合复方丹参片、通心络胶囊、益气通脉口服液、心脉通胶囊、舒心胶囊、参芪通脉胶囊等药物或治疗方案用治冠心病心绞痛均取得较好的疗效，与西药合用的治疗组在缓解临床症状、减少心绞痛发作、改善心电图及血流变、降低血脂等方面均有优于单纯西药对照组的报道。标本兼治、痰瘀同治的药物，如邓老冠心胶囊、愈心络脉平胶囊、克心痛滴鼻剂对冠心病心绞痛治疗取得了满意疗效。吴氏等[11]观察了冠心胶囊在提高冠心病心绞痛气虚痰瘀型患者生存质量方面的临床疗效，选择符合WHO标准，至少有4个月以上典型劳力型心绞痛患者共93例，随机分组，分别用冠心胶囊、硝酸异山梨酯及复方丹参滴丸治疗，疗程6个月，观察对心绞痛症状、生活质量等的疗效。结果表明冠心胶囊治疗组能显著提高患者在一般健康状况、精力、情感职能、精神健康及健康变化方面的得分（$P<0.05$），而在生理功能、生理职能、躯体疼痛方面，3组间无明显差异；冠心胶囊组在治疗满意程度方面得分与硝酸异山梨酯、复方丹参滴丸组相比有显著差异（$P<0.05$）。试验亦认为SF-36量表及SAQ量表可以作为评价中成药治疗冠心病心绞痛疗效的有效手段。芳香温通类药物如麝香保心丸亦被广泛用治冠心病心绞痛，疗效显著。

纵观近5年来中医药治疗冠心病心绞痛的临床研究，总体上各家认同冠心病本虚标实的基本病机，在本多偏向于气虚阳虚，在标多偏向于血瘀，尤以对益气活血化瘀治法的研究为多。补气多投以人参、黄芪；活血化瘀多用三七、丹参。益气化痰法治疗冠心病心绞痛的研究亦开始逐渐受到重视。

（五）冠状动脉旁路移植术围术期中医药干预

阮氏等[12]运用调脾护心法对冠脉搭桥术后患者进行中医药治疗干预，纳入106例拟行冠脉搭桥手术的患者，对照组(51例)采用常规西医学治疗，试验组(55例)在西医学治疗的基础上，采用调脾护心法，以护心方为主方加减治疗，观察两组患者临床症状、心功能的改善情况，并应用SF-36量表评价患者生存质量的改善情况。结果治疗3个月后，试验组证候积分总分较对照组明显降低（$P<0.01$），中医证候疗效显著优于对照组（$P<0.05$），心功能较对照组显著提高（$P<0.05$）；SF-36量表积分，试验组患者在“身体疼痛”、“活力”、“情感职能”、“精神健康”、“健康变化”等维度积分明显高于对照组（$P<0.05$或$P<0.01$）。复方丹参注射液对非体外循环下冠状动脉旁路移植术(OPCAB)中胃肠道的保护作用亦见研究。

（六）中医药降低血管再通术后再狭窄率研究

1984年我国开展首例经皮冠状血管再通术(PTCA)后，许多医院相继开展了这一技术。传统医学(中医药)与西医学相比，对介入治疗(PCI)术后再狭窄的研究起步较晚，但是目前的研究显示，中医药在防治PCI术后再狭窄中确实取得了一定成效。有学者认为冠心病患者接受PCI术归于中医金刃外源性创伤，属血瘀证范畴，结合PCI术后再狭窄的冠心病患者的临床表现，参考动物实验结果以及使用具有活血化瘀作用的药物后可明显改善PCI术后再狭窄的病理过程和临床表现，同时考虑接受PCI手术治疗的多为患有胸痹心痛之人，气阴两虚为常见证型，气虚则无力行血，阴虚则络脉不充，而PCI术更加重了血瘀的征象，还有部分患者因长期过食肥甘厚味，形体肥胖，伴糖尿病或有烟酒等不良嗜好而多有痰阻之证，从而将PCI术后出现的再狭窄之基本证型归属于血瘀痰阻、气阴两虚证的范畴之内。基于这种认识，中医药降低血管再通术后再狭窄率的基本治法以活血化瘀、益气养阴、化痰通脉为主，结合现代医学的诸多先进实验技术和检查手段，如分子生物学技术、基因芯片技术、冠脉造影等，进行了大量的基础医学和临床医学方面的研究。对血府逐瘀汤的研究最多。陈氏等[13]首次采用活血化瘀中药芎芍胶囊进行西医学治疗基础上多中心、双盲随机、安慰对照的预防PCI术后RS的6个月临床观察，分别从冠状动脉造影(CAG)、心绞痛复发、血瘀证候计分及肝肾功能等方向评价芎芍胶囊结合西医学常规治疗干预RS的安全性和疗效。结果如下。① 本研究CAG随访率为47.08%，接近国际CAG随访水平。治疗组CAG再狭窄率(26.03%)较对照组(47.22%)明显降低（$P<0.05$），治疗组病变血管狭窄程度、管腔直径较对照组有明显改善（$P<0.05$）。② PCI术后3个月和6个月，治疗组心绞痛复发率(7.14%和11.04%)较对照组(19.48%和42.6%)明显降低（$P<0.01$）。③ PCI术后6个月，治疗组临床终点事件发生率为10.39%，对照组为22.73%，治疗组明显低于对照组（$P<0.05$）。④ 两组治疗6个月，血瘀证计分皆明显改善，但治疗组明显低于对照组（$P<0.01$）。⑤ 证明血瘀证的轻重和RS形成及冠状动脉的病变程度明显相关。⑥ 临床观察过程中，未发现明显和本药有关的不良反应。针对血管重塑这一PCI术后RS和动脉粥样硬化(AS)的主要病理环节，研究芎芍胶囊干预RS的作用机制。临床超声观察表明，本药可改善AS的病理性血管重构，消减颈AS斑块，并能改善内皮细胞功能，调节血管活性物质水平；实验研究证明，单纯内皮损伤是病理血管重塑的重要因素，内膜增厚和病理性血管重构共同参与内皮损伤后血管管腔狭窄的形成。芎芍胶囊具有调脂、抗血小板聚集、影响血管活性物质水平、调控血管平滑肌细胞(SMC)增殖凋亡、改善内皮细胞结构功能、调节胶原代谢、抑制内膜增厚、消减AS斑块及改善病理性血管重构等作用，可作用于RS形成的多个病理环节。此外，亦观察心脉通胶囊、舒心益脉胶囊、通冠胶囊、复方水蛭精胶囊以及四逆汤等药物具有降低血管再通术后再狭窄发生率的作用。

（七）血脂异常的中医认识及治疗

1. 病因病机的认识　中医学文献中尚无血脂异常和脂蛋白异常血症及一些并发症的病名，但有其相关的论述。如《素问·通评虚实论篇》：“凡治消瘅仆击，偏枯痿厥，气满发逆，甘肥贵人，则高粱之疾也”；《素问·经脉别论篇》：“食气入胃，散精于肝，淫气于筋。食气入胃，浊气归心，淫精于脉，脉气流经，经气归于肺，肺朝百脉，输精于皮毛。毛脉合精，行气于府，府精神明，留于四脏，气归于权衡”；“饮入于胃，游溢精气，上输于脾，脾气散精，上归于肺，通调水道，下输膀胱，水精四布，五经并行”；《灵枢·营卫生会》：“人受气于谷，谷入于胃，以传于肺，五脏六腑，皆以受气，其清者为营，浊者为卫，营在脉中，卫在脉外”；《灵枢·五癃津液别》：“五谷之津液和合而为膏者，内渗入于骨空，补益脑髓而下流于阴股。”《类经·藏象类》：“故通于土气，虽若指脾而言，而实总结六腑者，皆仓廪之本，无非统于脾气。”因此，多数中医学者认为：本病属于中医“痰浊”、“血瘀”、“胸痹”、“眩晕”、“肥胖”范畴。其产生与肝脾肾三脏关系最为密切，而尤以脾肾为要。其病机是在脏腑之气虚衰基础上，过食肥甘，好坐好静，七情劳伤等形成正虚邪实之证，并以正虚为本，痰瘀为标，属本虚标实之证。

2. 血脂异常与痰瘀证的关系　脂质代谢紊乱多属中医学“痰浊”范畴。不少研究表明，血脂异常与痰浊及血瘀证均有关系。如毛威等[6]发现痰浊壅塞型患者有脂质代谢紊乱。冠心病痰浊型患者血清 apoB、T－CH、TC、LDL－C、VLDL－C 水平及动脉硬化指数，apoB/apoA 比值被报道认为明显高于非痰浊型患者及正常人组，而血清 HDL－C、HDL2－C 水平及 HDL－C/T－CH、HDL－C/LDL－C、HDL2－C/T－CH 比值明显降低，认为冠心病痰浊型与脂质代谢紊乱密切相关，载脂蛋白及脂蛋白组分的异常变化被认为是痰浊病的病变基础之一。利用药物疗效反证方法的研究亦发现，化痰健脾中药能明显地降低实验性高脂血症动物血清 TG、TC、LDL 水平，并能升高 HDL/LDL 之比值和降低动脉硬化指数。张氏等[14]对确诊的冠心病老年患者 171 例(行冠脉造影术者 81 例)进行痰瘀辨证，结果：血清脂蛋白谱异常指数顺序是痰瘀型＞气滞血瘀型＞血瘀型＞痰浊型＞无兼夹证型。

3. 降脂中药研究　我国在降血脂中药的研究方面进行了大量的工作，发现了若干有降脂活性的天然成分。除了辨证论治研究以外，认为有一定效用的药物大体归纳如下。

(1) 抑制胆固醇在体内合成：一些中药通过影响脂肪的分解，减少合成胆固醇的原料乙酰辅酶 A 的生成来抑制内源性脂质的合成。如泽泻含三萜类化合物，可减少合成胆固醇原料乙酰 CoA 的生成；山楂水煎剂可增加肝细胞微粒体及小肠黏膜匀浆中胆固醇生物合成限速酶活力；西洋参茎叶皂苷 PQS 可降低血中脂质、抑制过氧化脂质生成；首乌可降低肝细胞中三磷酸腺苷酶活性，降低琥珀酸脱氢酶(SDH)，葡萄糖－6－磷酸酶活性，影响胆固醇合成；阿魏酸浓度依赖性抑制大鼠肝脏甲戊酸－5－焦磷脱羟酶，从而抑制肝脏合成胆固醇。绞股蓝总苷可使脂肪组织细胞合成分解产生的游离脂肪酸减少 28%左右，使进入细胞合成中性脂肪的葡萄糖降低 50%左右。

(2) 抑制胆固醇在肠道吸收：中药主要通过以下途径抑制脂类吸收入体内。一是某些中药含有蒽醌类化合物，蒽醌类成分能够刺激胃肠道蠕动，促进肠内胆固醇等脂质的排泄，以减少其吸收。如大黄、草决明、生何首乌、决明子等。二是利用植物胆固醇抑制肠腔内固醇的水解和肠壁内游离固醇的再酯化，竞争性地占据微胶粒内胆固醇的位置，影响胆固醇与肠黏膜接触的机会，以妨碍其吸收。如蒲黄、藻类等，蒲黄含植物固醇，其固醇类物质和胆固醇结构相似，可在肠道竞争性抑制外源性胆固醇的吸收，使胆固醇经肠道排出增加。金银花可降低肠内胆固醇吸收；茵陈蒿可使内脏脂肪沉着减少，主动脉壁胆固醇减少；槐花可有效降低肝、主动脉、血液中胆固醇含量，增加胆固醇-蛋白复合物稳定性；三七可阻止胆固醇的吸收；酸枣仁可抑制胆固醇在血管壁堆积；苜蓿籽纤维在肠内与胆固醇的有关胆盐结合有利于血脂降低。三是通过不能利用的多糖类和胆盐结合形成复合物，阻碍微胶粒的吸收而减少胆固醇的吸收。枸杞总多糖有显著降低高脂血症家兔血清 TC、TG 和升高 HDL 的作用。

(3) 促进体内脂质的转运和排泄：由于脂类不溶于水，必须与载脂蛋白结合成溶解度较大的脂蛋白复合体才能在血液中循环、运转，所以脂蛋白、载脂蛋白在脂类代谢中具有重要作用。研究发现许多中药能影响血脂分布、转运和清除。如：甘草甜素能使 TC 的代谢和排泄增加，血 TC 中水平下降；泽泻有阻止类脂质在血清内滞留或渗透到动脉内壁的能力，促进血浆中 TC 的运输和清除。采用放射性示踪法证明，人参皂苷可促进高脂血症大鼠血中^{14}C－胆固醇放射性能下降，粪中^{14}C－胆汁酸和^{14}C－胆固醇的排泄增加 2 倍，有利于胆固醇的转化、分解和排泄；柴胡皂苷可使大鼠粪便中胆汁酸及胆固醇增加，并可促进血中胆固醇的转运；而老山云芝多糖通过刺激清道夫受体途径而整体发挥降脂作用；月见草子通过增加血清卵磷脂胆固醇酰基转移酶活性，促进高密度脂蛋白胆固醇亚类 HDL3－C 使 HDL2－C 转化，加速胆固醇消除，改善血脂代谢紊乱；茶叶可降低脂肪酶活性，促进肾上腺素诱致的脂解酶活性，促进不饱和脂肪酸的氧化，从而促进脂质的分解和消除；加喂大蒜素的高胆固醇血症家兔主动脉含量维持在正常水平，在局部组织中调节脂质代谢；茶叶多糖能与脂蛋白脂酶结合，提高活力，并能促进动脉壁的脂蛋白脂酶入血，及降低该酶对抑制剂如 NaCl 的敏感性，而调节脂质代谢；黄芩对乙醇诱导的高血脂具有降低血中 TG 的作用，黄芩苷元能提高 HDL－C 水平，黄酮成分可以抑制肾上腺素、去甲肾上腺素和多巴胺诱导的脂肪细胞的脂解作用。

我国各地在这方面作了观察的药物还有橡胶种子油、荷叶、桐叶、三七、白僵蚕、桑寄生、茶树根、海藻、明矾、绿豆、龙井绿茶、蘑菇等单味药，以及多种复方。有的实验还观察到带鱼鳞油及蜂胶有降脂作用。

国外证明，香菇、姜黄、洋葱、大蒜和其他含磺胺酸、果胶及其多糖、豆类及大豆蛋白、褐藻等具有降脂作用。我国有关科研实验证明了姜黄的作用，南京九七医院及重庆医学院分别从临床和动物实验证实大蒜精油的降脂作用。日本观察到防风通圣散和防己黄芪汤分别对实证及虚证肥胖人有减肥和降脂效果。

降脂中成药的研究有较大的进展，其中以血脂康为代表。血脂康是我国开发研制的具有他汀类降脂作用的中药，是以大米为原料，用现代科技手段模拟古代红曲生产工艺，经红曲霉发酵而得到的特制红曲的提取物，富含羟甲基戊二酰辅酶 A(HMG－CoA)还原酶抑制剂(洛伐他汀)、多种不饱和脂肪酸和人体必需氨基酸以及甾醇和少量黄酮等多种有效成分，是一种有效成分明确，作用机制清楚，疗效稳定，安全有效，毒副作用小的纯天然中药。动物实验表明血脂康能降低高胆固醇饮食家兔血清 TC 与低密度脂蛋白胆固醇(LDL－C)水平及中度降低血清 TG 水平，降低主动脉粥样硬化斑块面积与主动脉总面积比值，减少高胆固醇饮食家兔血管内皮细胞超微结构损伤，抑制高胆固醇饮食家兔主动脉弓 VSMC 由收缩型向合成型转变,抑制其向内膜迁移的趋势以及抑制脂质在肝脏沉积等。

血脂康的临床研究亦有较多的报道。徐氏等[15]报道了243例高脂血症患者,随机分为2组,血脂康组(150例)给予血脂康每晚2粒,普伐他汀组每晚5毫克,治疗24星期时各组血脂值变化:降 TC 血脂康组百分比为16%,普伐他汀组为17%;降 TG 两组为14%;降 LDL 百分比血脂康组为24%,普伐他汀组为21%;降 LDL、HDL 百分比血脂康组为27%,普伐他汀组为28%;升 HDL 百分比血脂康组为4%,普伐他汀组为10%。两组间差异无显著性($P>0.05$),但血脂康更经济。

【小结】

胸痹心痛是临床上的常见病、多发病。早在《内经》已有记载,后世医家又有多阐发。本证病位在心,与心、肾、肝、脾诸脏的盛衰有关,且常兼有痰浊、血瘀、气滞、寒凝等实邪,总属本虚标实之病证。其病因病机可归纳为寒暑犯心、七情内伤、饮食失节、气血不足、肝肾亏虚等。临床上应注意与胃脘痛、胁痛、胸痛、结胸、胸痞等鉴别;辨证上应注意辨胸痹心痛的性质和轻重顺逆。本证的证候大致可分为寒凝心脉、气滞心胸、痰浊闭阻、瘀血痹阻、心气不足、心阴不足、心阳亏虚等7种,总属实证和虚证2大类。然而,这些证候常可相兼而出现,且可相互转化,复杂多变,临床辨证须灵活掌握,特别是见到心暴痛、持续不解、喘息厥逆等症状之真心痛,尤其要注意其病证的细微变化,在治疗上,应审度证候虚实偏重,根据病变所在脏腑、气血以及所兼病邪的不同,或以扶正为主,或以祛邪为主,或补中寓通,通中寓补,通补兼施,切忌一味浪补或一意猛攻,总以祛邪而不伤正,扶正而不留邪为要务。对于真心痛的治疗,关键在于防脱防厥。要抓住病情的细微变化,一旦见有厥脱征兆,即须用药于厥脱之先。

本证的预后及转归,只要积极治疗,并善摄养,大多能得以控制和缓解。真心痛者,病情危重,尤须加倍注意。

本病的预防,须注意调摄精神,起居有常,饮食有节,劳逸结合等诸方面,且应持之以恒。

附方

(1) 当归四逆汤(《伤寒论》):当归　桂枝　芍药　细辛　甘草　通草　大枣。
(2) 乌头赤石脂丸(《金匮要略》):乌头　附子　蜀椒　干姜　赤石脂。
(3) 苏合香丸(《和剂局方》):白术　青木香　乌犀屑　香附子　朱砂　诃子　白檀香　安息香　沉香　麝香　丁香　荜茇　龙脑　苏合香油　熏陆香。
(4) 柴胡疏肝散(《景岳全书》):柴胡　陈皮　芍药　枳壳　炙甘草　川芎　香附。
(5) 失笑散(《和剂局方》):五灵脂　蒲黄。
(6) 逍遥散(《和剂局方》):甘草　当归　茯苓　芍药　白术　柴胡　生姜　薄荷。
(7) 丹栀逍遥散(《内科摘要》):甘草　当归　茯苓　芍药　白术　柴胡　丹皮　栀子　生姜　薄荷。
(8) 丹参饮(《医宗金鉴》):丹参　檀香　砂仁。
(9) 当归龙荟丸(《医学六书》):当归　龙胆草　栀子　黄连　黄柏　黄芩　大黄　芦荟　青黛　木香　麝香。
(10) 瓜蒌薤白半夏汤(《金匮要略》):瓜蒌　薤白　白酒　半夏。
(11) 枳实薤白桂枝汤(《金匮要略》):瓜蒌　薤白　枳实　厚朴　桂枝。
(12) 苓甘五味姜辛汤(《金匮要略》):茯苓　甘草　干姜　细辛　五味子。
(13) 温胆汤(《备急千金要方》):半夏　竹茹　枳实　橘皮　茯苓　甘草。
(14) 黄连温胆汤(《六因条辨》):黄连　半夏　竹茹　枳实　陈皮　茯苓　甘草。
(15) 朱砂安神丸(《医学发明》):朱砂　黄连　炙甘草　生地　当归。
(16) 礞石滚痰丸(《丹溪心法附余》):大黄　黄芩　礞石　沉香。
(17) 涤痰汤(《济生方》):半夏　胆南星　橘红　枳实　茯苓　人参　石菖蒲　竹茹　甘草　生姜　大枣。
(18) 行军散(《霍乱论》):西牛黄　当门子　真珠　梅片　硼砂　明雄黄　火硝　飞金。
(19) 血府逐瘀汤(《医林改错》):当归　生地　桃仁　红花　枳壳　赤芍　柴胡　甘草　桔梗　川芎　牛膝。
(20) 保元汤(《博爱心鉴》):黄芪　人参　甘草　肉桂。
(21) 甘麦大枣汤(《金匮要略》):甘草　小麦　大枣。
(22) 养心汤(《证治准绳》):黄芪　茯苓　茯神　当归　川芎　炙草　半夏曲　柏子仁　酸枣仁　远志　五味子　人参　肉桂。
(23) 天王补心丹(《摄生秘剖》):人参　玄参　丹参　白茯苓　五味子　远志　桔梗　当归身　天门冬　麦门冬　柏子仁　酸枣仁　生地。
(24) 酸枣仁汤(《金匮要略》):酸枣仁　甘草　知母　茯苓　川芎。
(25) 黄连阿胶汤(《伤寒论》):黄连　黄芩　芍药　鸡子黄。
(26) 炙甘草汤(《伤寒论》):炙甘草　人参　生地　桂枝　阿胶　麦门冬　火麻仁　生姜　大枣。
(27) 左归饮(《景岳全书》):熟地　山药　枸杞子　炙甘草　茯苓　山茱萸。
(28) 大造丸(《扶寿精方》):紫河车　龟版　黄柏　杜仲　牛膝　麦门冬　天门冬　生地　人参。
(29) 生脉散(《内外伤辨惑论》):人参　麦门冬　五味子。
(30) 归脾汤(《济生方》):白术　茯神　黄芪　龙眼肉　酸枣仁　人参　木香　甘草　当归　远志。
(31) 四物汤(《和剂局方》):熟地　白芍　当归　川芎。
(32) 人参汤(《伤寒论》):人参　干姜　炙甘草　白术。
(33) 肾气丸(《金匮要略》):生地　薯蓣　山茱萸　泽泻　茯苓　丹皮　桂枝　附子。
(34) 真武汤(《伤寒论》):茯苓　芍药　生姜　白术　附子。
(35) 参附汤(《校注妇人良方》):人参　炮附子。
(36) 四逆加人参汤(《伤寒论》):甘草　干姜　附子　人参。
(37) 六味回阳饮(《景岳全书》):人参　制附子　炮姜　炙甘草　熟地　当归。
(38) 参附龙牡汤(验方):人参　附子　龙骨　牡蛎。
(39) 右归饮(《景岳全书》):熟地　山药　山茱萸　枸杞子　炙甘草　杜仲　肉桂　制附子。

【现代研究】主要参考文献

[1] 孔灵芝. 慢性非传染性疾病流行现状、发展趋势及防治策略[J]. 中国慢性病预防与控制,2002,10(1): 1.

[2] 旷惠桃,潘远根. 冠心病心绞痛临床证型分类探讨[J]. 中医杂志,1997,38(12): 742.

[3] 吴焕林,阮新民,张敏州,等. 冠心病冠状动脉搭桥术围手术期辨证规律探讨[J]. 中国中西医结合杂志,2001,21(6): 409～411.

[4] 韦湘林. 135 例冠心病的中医证型及舌脉象分析[J]. 新中医,1996,28(1): 8～10.

[5] 赵亚莉,杨幼新. 冠心病心电图与中医辨证分型的关系[J]. 江苏中医,2001,22(9): 20.

[6] 毛威,叶武,刘强,等. 冠心病中医辨证分型与胰岛素抵抗关系的初步研究[J]. 中国中西医结合杂志,2001,21(9): 657～659.

[7] 严卉,胡晓晟,陈君柱,等. 血浆同型半胱氨酸和冠状动脉粥样硬化严重程度与中医证型的关系[J]. 中国中西医结合杂志,2002,22(11): 813～816.

[8] 惠学志,曲跃华,薛永亮. 复方丹参滴丸治疗冠心病劳力型心绞痛疗效观察[J]. 上海中医药杂志,2003,37(5): 30～32.

[9] 秦青通,王肖铭. 复方丹参注射液对急性心肌梗死溶栓治疗再灌注损伤防止作用的研究[J]. 中国中西医结合急救杂志,2003,10(4): 242.

[10] 韩国杰,王佟,王庆凯,等. 参芪扶正注射液对心肌再灌注损伤的影响[J]. 中西医结合心脑血管病杂志,2003,1(4): 200.

[11] 吴焕林,王侠,李新梅,等. 邓老冠心胶囊改善冠心病患者生活质量临床研究[J]. 中国现代医学杂志,2005,15(16): 2464～2468.

[12] 阮新民,江巍,林宇,等. 调脾护心法对冠脉搭桥患者临床疗效及生存质量的影响[J]. 中国中西医结合杂志,2006,26(1): 28～32.

[13] 鹿小燕,史大卓,徐浩,等. 芎芍胶囊干预冠心病介入治疗后再狭窄的研究[J]. 中国中西医结合杂志,2006,26(1): 13～17.

[14] 张愍,梁东辉,李小敏,等. 冠心病痰瘀辨证分型与血清脂蛋白动态平衡关系的研究[J]. 中国中西医结合杂志,1995,15(1): 9.

[15] 徐成斌,胡大一. 小剂量血脂康和普伐他汀长期调脂作用的比较[J]. 中国药学,2000,9(4): 218～222.

不　寐

【定义】

不寐即失眠,指经常不易入寐,或寐而易醒,时寐时醒,或醒而不能再寐,甚至彻夜不寐,醒后常见神疲乏力,头晕头痛,心悸健忘,心神不宁,多梦等症。由于外感或内伤等病因,致使心、肝、胆、脾、胃、肾等脏腑功能失调,心神不安而成本病。不寐在古代书籍中称为"不得眠"、"目不瞑",亦有称为"不得卧"者。

【历史沿革】

《灵枢·大惑论》较为详细地论述了"目不瞑"的病机,认为"卫气不得入于阴,常留于阳。留于阳则阳气满,阳气满则阳蹻盛;不得入于阴则阴气虚,故目不瞑矣"。《灵枢·邪客》对"目不瞑"更提出了具体的治法和方药:"补其不足,泻其有余,调其虚实,以通其道而去其邪,饮以半夏汤一剂,阴阳已通,其卧立至。"这种治疗方法至今对于临床仍有一定的指导意义。《灵枢·营卫生会》还论述了老年人"不夜寐"的病因病机,认为"老者之气血衰,其肌肉枯,气道涩,五脏之气相搏,其营气衰少而卫气内伐,故昼不精,夜不瞑"。《难经·四十六难》认为老人"血气衰,肌肉不滑,荣卫之道涩,故昼日不能精,夜不得寐也"的观点基本与此相同,对我们认识和治疗"不寐"也有很重要的参考价值。

汉代张仲景对"不寐"的临床证候和治法有详细的论述,丰富了《内经》的内容。如:"少阴病,得之二三日以上,心中烦,不得卧,黄连阿胶汤主之"(《伤寒论·辨少阴病脉证治》),"虚劳虚烦不得眠,酸枣仁汤主之"(《金匮要略·血痹虚劳病脉证治》)。前者是少阴病热化伤阴后的阴虚火旺证,后者是虚劳病虚热烦躁的不寐证。二方至今仍在临床广泛应用。

隋代巢元方《诸病源候论·大病后不得眠候》说:"大病之后,脏腑尚虚,荣卫未和,故生于冷热。阴气虚,卫气独行于阳,不入于阴,故不得眠。若心烦不得眠者,心热也。若但虚烦,而不得眠者,胆冷也。"指出脏腑功能失调和营卫不和是不寐的主要病机所在,并结合脏腑功能的变化对不寐的证候作了初步的分类。唐代孙思邈《千金翼方·卷一》中记载了丹砂、琥珀等一些重镇安神药,以及在半夏秫米汤基础上,拟选温胆汤等治疗"大病后虚烦不眠",为秦汉以来治疗不寐增添了新的内容。王焘《外台秘要·伤寒不得眠方四首》中说:"虽复后仍不得眠者,阴气未复于本故也。"进一步阐明了在热病后,阴血耗损是引起失眠的常见原因,并收录了较多治疗失眠的方剂。

宋代许叔微《普济本事方·卷一》论述不寐的病因说:"平人肝不受邪,故卧则魂归于肝,神静而得寐。今肝有邪,魂不得归,是以卧则魂扬若离体也。"此说明肝经血虚,魂不守舍,影响心神不安而发生不寐。并针对这种病因创制真珠圆以育阴潜阳。在服药方法上,提出了"日午夜卧服"的观点,对临床确有一定的指导意义。

明代张景岳《景岳全书·不寐》指出:"不寐证虽病有不一,然唯知邪正二字则尽之矣。盖寐本乎阴,神其主也。神安则寐,神不安则不寐。其所以不安者,一由邪气之扰,一由营气之不足耳;有邪者多实证,无邪者皆虚证。"明确提出了以邪正虚实作为本病辨证的纲要。并提出了"无邪而不寐者……宜以养营气为主治……即有微痰微火皆不必顾,只宜培养气血,血气复则诸证自退"、"有邪而不寐者,祛其邪而神自安也……仍当于各门求法治之"等治疗原则。他还指出饮浓茶可以影响睡眠的问题:"饮浓茶则不寐……而浓茶以阴寒之性,大制元阳,阳为阴抑,则神索不安,是以不寐也。"明代李中梓《医宗必读·不得卧》对不寐的病因和治法论述亦颇具体而实用,他说:"愚按《内经》及前哲诸论,详考之而知不寐之故，大约有五：一曰气虚，六君子汤加酸枣仁、黄芪；一曰阴虚，血少心烦，酸枣仁一两，生地黄五钱，米二合，煮粥食之；一曰痰滞，温胆汤加南星、酸枣仁、雄黄末；一曰水停，轻者六君子汤加菖蒲、远志、苍术，重者控涎丹；一曰胃不和，橘红、甘草、茯苓、石斛、半夏、神曲、山楂之类。大端虽五，虚实寒热，互有不齐，神而明之，存乎其人耳。”清代冯兆张《冯氏锦囊秘录·杂证大小合参·方脉不寐合参》对青年人和老年人睡眠状态不同的认识，提出了“壮年肾阴强盛，则睡沉熟而长；老年阴气衰弱，则睡轻而短”，说明不寐的病因又与肾阴的强弱有关。明代戴思恭《证治要诀·虚损门》有“年高人阳衰不寐”之论，说明不寐的病机与阳虚有关，其论点颇值得注意。其他如林珮琴《类证治裁》、沈金鳌《杂病源流犀烛》、程国彭《医学心悟》、叶天士《临证指南医案》以及唐容川《血证论》等等，都以《内》、《难》、《伤寒》、《金匮》等理论为指导，结合历代医家的观点和自己的临床经验，对不寐证的病因、病机、治法、方药等方面有所发挥，从而使不寐一证，从理论到实践，均有了比较系统的认识。

【范围】

不寐，是以失眠为主要表现的一种病证，西医学的神经症、高血压、脑动脉硬化、贫血、肝炎、更年期综合征以及某些精神病中凡是有失眠表现者，均可参考本篇的论述进行辨证治疗。

【病因病机】

人的正常睡眠是由心神所主，阳气由动转静时，人即进入睡眠状态；反之，阳气由静转动时，人即经入清醒状态。清代林珮琴《类证治裁·不寐论治》中说：“阳气自动而之静，则寐；阴气自静而之动，则寤。”可见，人的正常睡眠是阴阳之气自然而有规律的转化的结果。如果这种规律遭到破坏，就可能导致不寐发生。张景岳在《景岳全书·不寐》中也持这种观点不寐的病因病机大致可分为外感和内伤两方面。由外感引起者，主要见于热病过程中；由内伤引起者，则多由于情志不舒、心脾两虚、阴虚火旺、心肾不交、心虚胆怯、痰热内扰、胃气不和所引起。一般来说，因外感所致的不寐，实证较多；因内伤所致的不寐，虚证为主。本篇着重论述内伤所致的不寐，现将其病因病机分析如下。

1. **情志所伤** 情志活动以五脏的精气为物质基础。情志之伤，影响五脏，都有可能使人发生不寐，尤以过喜、过怒、过思和过悲更为常见。因为这些情志的活动往往耗损五脏的精气，使脏腑功能失调。其中与心、肝、脾三脏关系最为密切。心藏神，劳心过度，易耗血伤阴，心火独炽，扰动神明；或喜笑无度，心神涣散，神魂不安，均易发生不寐。肝藏血，血舍魂。由于数谋而不决，或暴怒伤肝，或气郁化火，皆可使魂不能藏，从而发生不寐。脾藏意，主思，思虑过度则气结，气机不畅，必然影响脾的健运功能，以致气血化源不足，不能养心安神，以致不寐。

2. **心脾两虚** 劳心过度，伤心耗血；或妇女崩漏日久，产后失血；病后体虚，或行大手术后，以及老年人气虚血少等等，均能导致气血不足，无以奉养心神而致不寐。正如《景岳全书·不寐》中说：“无邪而不寐者，必营血之不足也，营主血，血虚则无以养心，心虚则神不守舍。”

大吐、大泻、饮食、劳倦等伤及脾胃，致使胃气不和，脾阳不运，食少纳呆，气血化生的来源不足，无以上奉于心，亦能影响心神而致不寐。如清代郑钦安《医法圆通·不卧》所说：“因吐泻而致者，因其吐泻伤及中宫之阳，中宫阳衰，不能运津液而交通上下。”

3. **心肾不交** 心主火，肾主水，肾水上升，心火下降，水火既济，心肾交通，睡眠才能正常。《清代名医医案精华·陈良夫医案》对此有所论述：“心火欲其下降，肾水欲其上升，斯寤寐如常矣。”若禀赋不足，或房劳过度，或久病之人，肾精耗伤，水火不济，则心阳独亢，心阴渐耗，虚火扰神，心神不安，阳不入阴，因而不寐。

4. **血虚肝旺** 清代唐容川《血证论·卧寐》说：“肝病而不寐者，肝藏魂，人寤则魂游于目，寐则魂返于肝。若阳浮于外，魂不入肝，则不寐，其证并不烦躁，清醒而不得寐，宜敛其阳魂，使入于肝。”说明肝病不寐是由于血虚肝旺，魂不守舍。暴怒伤肝，或肝受邪后，而致不寐者均属同一病机。

5. **心虚胆怯** 平时心气素虚者，遇事易惊，善恐，心神不安，终日惕惕，酿成不寐。正如《类证治裁·不寐论治》中说：“惊恐伤神，心虚不安。”若胆气素虚，决断失司，不能果断处事，忧虑重重，影响心神不宁，亦可导致不寐。《素问·奇病论篇》中说：“此人者，数谋虑不决，故胆虚气上溢而口为之苦。”又因胆属少阳，具升发之气，胆气升，十一脏之气皆升，各脏腑的功能即能正常活动。若胆气虚者，十一脏皆易受其影响，尤以心为甚，心神不安，则生不寐，正所谓“凡十一脏取决于胆也”(《素问·六节脏象论篇》)。胆虚则少阳之气失于升发，决断无权，则肝气郁结，脾失健运，痰浊内生，扰动神明，不能入寐。正如明代戴思恭《证治要诀·不寐》中所云：“有痰在胆经，神不归舍，亦令不寐。”心虚胆怯引起的不寐症状，主要是虚烦不眠，《杂病源流犀烛·不寐多寐源流》中说：“心胆惧怯，触事易惊……虚烦寐。”

6. **痰热内扰** 唐容川《血证论·卧寐》中说：“肝经有痰，扰其魂而不得寐者，温胆汤加枣仁治之。”《类证治裁·不寐论治》中说：“由胆火郁热，口苦神烦，温胆汤加丹皮、栀子、钩藤、桑叶。”《景岳全书·不寐》引徐东皋语：“痰火扰乱，心神不宁，思虑过伤，火炽痰郁而致不眠者多矣。”说明痰热内扰，也是引起不寐的一个病机。

7. **胃气不和** 饮食不节，宿食停滞，或肠中有燥屎，影响胃气和降，以致睡卧不安，而成不寐。《素问·逆调论篇》有“胃不和则卧不安”的论述。

不寐主要和心、肝、脾、肾关系密切。因血之来源，由水谷精微所化生，上奉于心，则心得所养；受藏于肝，则肝体柔和；统摄于脾，则生化不息。调节有度，化而为精，内藏于肾，肾精上承于心，心气下交于肾，阴精守于内，卫阳护于外，阴阳协调，则神志安宁。若思虑劳倦伤及诸脏，精血内耗，心神失养，神不内守，阳不入阴，则每致顽固不寐。

【诊断与鉴别诊断】

一、诊断

（一）发病特点

本病多为慢性病程，缠绵难愈。亦有因急性因素而起病者。

（二）临床表现

本证患者以夜晚不易入眠或寐而易醒，醒后不能再寐，重者彻夜难眠为主要表现，常伴有心悸、头晕、健忘、多梦、心烦等症状及隔日精神委靡。经各系统和实验室检查未发现有影响睡眠的其他器质性病变。

二、鉴别诊断

1. **健忘**　指记忆力差，遇事易忘的一种病证，可伴有不寐，但以健忘为主症，不寐仅是因难以入眠而记忆力差。

2. **百合病**　百合病临床也可表现为“欲卧不能卧”，但与不寐易区别，它以精神恍惚不定、口苦、尿黄、脉象微数为主要临床特征，多由热病之后，余热未尽所致，其与不寐的伴随症状也有差别。

【辨证论治】

一、辨证

（一）辨证要点

1. **辨病机**　若患者虽能入睡，但夜间易醒，醒后不能再寐者，多系心脾两虚；心烦失眠，不易入睡，又有心悸，口舌糜烂，夜间口干者，多系阴虚火旺；入睡后易于惊醒，平时善惊，易怒，常叹气者，多为心虚胆怯或血虚肝旺等。

2. **辨脏腑**　由于所受脏腑不同，表现的兼证也有差异，必须抓住脏腑病变的特点。例如，除不寐主诉之外，尚有不思饮食，或食欲减退，口淡无味，饭后即胃脘胀闷，腹胀，便溏，面色萎黄，四肢困乏，或嗳腐吞酸等一系列症状者，多属脾胃病变；若兼多梦、头晕、头痛、健忘等症状者，则其病在心。

3. **辨虚实**　虚证多属阴血不足，责之心、脾、肝、肾。实证多为肝郁化火，食滞痰浊，胃腑不和。

4. **辨轻重**　患者少寐或失眠，数日即安者属轻症；若彻夜不眠，数日不解，甚至终年不眠者则病情较重。

（二）证候

［心脾两虚］

症状：患者不易入睡，或睡中多梦易醒，醒后再难入寐，或兼见心悸、心慌、神疲、乏力、口淡无味，或食后腹胀，不思饮食，面色萎黄。舌质淡，舌苔薄白，脉缓弱。

病机分析：由于心脾两虚，营血不足，不能奉养心神，致使心神不安，故失眠、多梦、醒后不易入睡；血虚不能上荣于面，所以面色少华而萎黄；心悸、心慌、神疲、乏力均为气血不足之象；脾气虚则饮食无味，脾不健运则食后腹胀，胃气虚弱则不思饮食，或饮食减少；舌淡，脉缓弱，均为气虚、血少之象。

［阴虚火旺］

症状：心烦，失眠，入睡困难，同时兼有手足心发热，盗汗，口渴，咽干，或口舌糜烂。舌质红，或仅舌尖红，少苔，脉细数。

病机分析：心阴不足，阴虚生内热，心神为热所扰，所以心烦、失眠、手足心发热；阴虚津液不能内守，所以盗汗；心阴不足，则虚火上炎，所以口渴、咽干、口舌糜烂；舌质红，脉细数，为阴虚火旺之征，舌尖红为心火炽。

［心肾不交］

症状：心烦不寐，头晕耳鸣，烦热盗汗，咽干，精神委靡，健忘，腰膝酸软；男子滑精阳痿，女子月经不调。舌尖红，苔少，脉细数。

病机分析：心主火在上，肾主水在下，在正常情况下，心火下降，肾水上升，水火既济，得以维持人体水火、阴阳之平衡。水亏于下，火炎于上，水不得上济，火不得下降，心肾无以交通，故心烦不寐；盗汗，咽干，舌红，脉数，头晕耳鸣，腰膝酸软，均为肾精亏损之象。

［肝郁血虚］

症状：难以入寐，即使入寐，也多梦易惊，或胸胁胀满，善太息，平时性情急躁易怒。舌红，苔白或黄，脉弦数。

病机分析：郁怒伤肝，肝气郁结，郁而化热，郁热内扰，魂不守舍，所以不能入寐，或通宵不眠，即使入睡也多梦惊悸；肝失疏泄，则胸胁胀满，急躁易怒，善太息。舌红苔黄、脉弦数为肝郁化火之象。

［心虚胆怯］

症状：虚烦不得眠，入睡后又易惊醒，终日惕惕，心神不安，胆怯恐惧，遇事易惊，并有心悸、气短、自汗等症状。舌质正常或淡，脉弦细。

病机分析：心气虚则心神不安，终日惕惕，虚烦不眠，眠后易惊醒，心悸、气短、自汗；胆气虚则遇事易惊，胆怯恐惧；舌质淡，脉弦细，为心胆气虚、血虚的表现。

［痰火内扰］

症状：失眠，心烦，口苦，目眩，头重，胸闷，恶心，嗳气，痰多。舌质偏红，舌苔黄腻，脉滑数。

病机分析：肝胆之经有热、有痰，则口苦、目眩；痰火内盛，扰乱心神，所以心烦、失眠；痰瘀郁阻气机，所以头重、胸闷、恶心、嗳气；舌质红，舌苔黄腻，脉滑数，为痰热之象。

［胃气不和］

症状：失眠兼食滞不化的症状，如脘腹胀满或胀痛，时有恶心或呕吐，嗳腐吞酸，大便异臭，或便秘，腹痛。舌苔黄腻或黄燥，脉弦滑或滑数。

病机分析：饮食不节，胃有食滞未化，胃气不和，升降失常，故脘腹胀痛、恶心、呕吐、嗳腐、吞酸以致不能安睡，即所谓“胃不和则卧不安”；热结大肠，大便秘结，腑气不通，所以腹胀、腹痛；舌苔黄腻或黄燥，脉弦滑或滑数，均系胃肠积热的表现。

二、治疗

（一）治疗原则

1. **注意调整脏腑气血阴阳**　不寐主要是由脏腑阴阳失调，气血失和，所以治疗的原则，应着重在调治所病脏腑及其气血阴阳，如补益心脾、滋阴降火、交通心肾、疏肝养血、益气镇惊、化痰清热、和胃化滞等，“补其不足，泻其有余，调其虚实”，使气血调和，阴阳平衡，脏腑的功能得以恢复正常。

2. **强调在辨证治疗的基础上施以安神镇静**　不寐的关键在于心神不安，故安神镇静为治疗不寐的基本法则。但必须在平衡脏腑阴阳气血，也就是辨证论治的基础上进行，离此原则，则影响疗效。安神的方法，有养血安神、清心安神、育阴安神、益气安神、镇肝安神，以及安神定志等不同，可以随证选用。

3. **注重精神治疗的作用**　消除顾虑及紧张情绪，保持精神舒畅，在治疗中有重要作用，特别是因情志不舒或紧张而造成的不寐，精神治疗更有特殊作用，应引起重视。

（二）治法方药

［心脾两虚］

治法：补益心脾，养心安神。

方药：归脾汤。方中人参、黄芪补心脾之气；当归、龙眼肉养心脾之血；白术、木香、陈皮健脾畅中；茯神、酸枣仁、远志养心安神。脾虚便溏者，宜温脾安神，选用景岳寿脾煎。方中以人参、白术、山药、干姜温脾；炒酸枣仁、远志、莲子肉、炙甘草安神。偏于气虚者，可选用六君子汤加炒酸枣仁、黄芪。偏于血虚者，养血安神，可选用茯神散。

［阴虚火旺］

治法：滋阴降火，清心安神。

方药：常用黄连阿胶汤。方中以黄连、黄芩降火；生地、白芍、阿胶、鸡子黄滋阴，而收清心安神之功。此外，朱砂安神丸、天王补心丹亦可酌情选用。

［心肾不交］

治法：交通心肾。

方药：交泰丸。方中黄连清心降火，少佐肉桂，以引火归元，适用于心火偏旺者。若以心阴虚为主者，可用天王补心丹；如以肾阴虚为主者可用六味地黄丸加夜交藤、酸枣仁、合欢皮、茯神之类。

［肝郁血虚］

治法：疏肝养血安神。

方药：酸枣仁汤加柴胡。方中酸枣仁养肝血、安心神；川芎调畅气血、疏达肝气；茯苓、甘草宁心；知母清热除烦；酌加柴胡加强疏肝的作用。肝郁化火者，可用丹栀逍遥散加忍冬藤、夜交藤、珍珠母、柏子仁之类。

［心虚胆怯］

治法：益气镇惊，安神定志。

方药：可选安神定志丸加炒酸枣仁、夜交藤、牡蛎。亦可选用温胆汤加党参、远志、五味子、炒酸枣仁。心虚胆怯，昼夜不寐，证情重者，可选用高枕无忧散。

［痰火内扰］

治法：化痰清热，养心安神。

方药：可用清火涤痰汤。方中用胆南星、贝母、竹沥、姜汁化痰泄浊；柏子仁、茯神、麦门冬、丹参养心安神；僵蚕、菊花息风定惊；杏仁、橘红豁痰利气。得效后可改为丸剂，服用一段时间，以巩固疗效。一般轻症可用温胆汤。

［胃气不和］

治法：和胃化滞。

方药：轻症可用保和丸或越鞠丸加山楂、麦芽、莱菔子。重症者宜用调胃承气汤，胃气和，腑气通即止，不可久服。如积滞已消，而胃气未和，仍不能入睡者，可用半夏秫米汤，以和胃气。

（三）其他治法

1. **单方验方**

（1）炒酸枣仁 10～15 克，捣碎，水煎后，晚上临睡前顿服。

（2）炒酸枣仁 10 克，麦门冬 6 克，远志 3 克，水煎后晚上临睡前服。

（3）酸枣树根（连皮）30 克，丹参 12 克，水煎一两个小时，分 2 次在午休及晚上临睡前各服 1 次，每日 1 剂。

2. **食疗**　酸枣仁粥：炒酸枣仁 20 克，牡蛎 30 克，龙骨 30 克，粳米 100 克。先以 3 碗水煎煮酸枣仁、牡蛎、龙骨，过滤取汁备用，粳米加水煮粥，待半熟时加入药汁再煮至粥稠，代早餐食。适用于心脾两虚之不寐。

3. **中成药**

（1）归脾丸：6 克，每日 2 次。适用于心脾两虚之不寐。

（2）知柏地黄丸：6 克，每日 2 次。适用于阴虚火旺之不寐。

（3）逍遥丸：8 克，每日 2 次。适用于肝郁气滞或化火之不寐。

（4）保和丸：6 克，每日 2 次。适用于胃气不和之不寐。

4. **针灸**

（1）体针：主穴选四神聪、神门、三阴交；配穴选心脾两虚配心俞、脾俞，心肾不交配心俞、肾俞、太溪，心胆气虚配心俞、胆俞，肝阳上亢配太冲，脾胃不和配足三里。留针 30 分钟，每日 1 次，10 次为一个疗程。

（2）耳穴：主穴选神门、心、皮质下、垂前；配穴：心脾两虚配脾、小肠，心肾不交配肾，心胆气虚配胆，肝阳上亢配肝、三焦，脾胃不和配胃、肝，痰热内扰配耳背、心、脾。操作：将王不留行贴附于 0.6 厘米×0.6 厘米大小胶布中央，用镊子夹住贴敷在选用的耳穴上，嘱患者每日自行按压 3～5 次，每次 3～5 分钟，使之产生酸麻胀痛感，3～5 日更换 1 次，双耳交替施治，5 次为一个疗程。

【转归及预后】

不寐一证，虽可分为心脾两虚、阴虚火旺、心肾不交、肝郁血虚、心虚胆怯、痰火内忧、胃气不和等若干证型，但由于人体脏腑是一个整体，在疾病状态下常可以互相影响，加之本病病程一般较长，故其转归变化亦多种多样。要之，不外虚实之间的转化和由某一脏腑病变而转致多脏腑的病变两方面。如肝郁气滞，疏泄不行，既可能因郁久化火而耗伤肝血，并进一步上灼心阴，下汲肾水；又可能因木横克土，影响脾胃运化功能，导致化源不足，而为心脾气血衰少；或因肝郁气滞、脾运不健而生痰留瘀，等等。

本病的预后，当视具体病情而定。病程不长，病因比较单纯，在治疗上又能突出辨证求本、迅速消除病因者，则疗效较好；病程长，证见虚实夹杂，特别是正难骤复而邪实又不易速去者，则病情往往易于反复，治疗效果欠理想，且病因不除或治疗失当，又易产生变证和坏证，如痰热扰心证者，如病情加重有成狂或癫之势。

【预防与护理】

首先应注意精神调摄，保持心情愉快，不要贪欲妄想，消除恐惧和顾虑，顺其自然，避免情绪波动，克服过度的紧张、兴奋、焦虑、抑郁、惊恐等不良情绪。同时睡眠环境宜安静，空气宜清新；忌烟酒，不喝浓茶。适当参加体力劳动，加强体育锻炼，增强体质；作息有序，养成良好的生活习惯。患病以后应尽早治疗，按时服药，掌握好服药时间，尤其重视睡前服药；可配合气功和心理治疗。

不寐患者的护理，服药方法很重要，为了使中药达到血内一定的浓度，起到安神镇静入睡的目的，一般以早晨和上午不服药，只在午后或午休及晚上临睡前各服 1 次。这种服药方法，古人已有经验，临床常可收到较好的疗效。对于严重不寐或同时具有精神失常的不寐患者，要注意安全，以防意外发生。

【现代研究】

（一）当代中医学者治疗不寐的经验总结

周绍华辨证治疗不寐。木郁火旺宜疏肝、泻火、定神志，治疗用丹栀逍遥散加灵磁石、淡竹叶以疏肝解郁，泻火除烦，安神定志。湿热内扰宜清热、化湿、安心神，治宜柴芩温胆汤加石菖蒲、炒远志以清热化湿，疏肝利胆，宁心神。阴虚火旺宜滋阴、养血、宁心神，治用天王补心丹或酸枣汤合逍遥散加减以疏肝解郁，调理气血，养心安神。心脾两虚宜益气、养血、安心神，治用归脾汤加减。

田令群从火论治不寐。从心火论治：方用二阴煎加减，药用生地黄、麦冬、酸枣仁、玄参、茯苓、黄连、木通等，如胸中懊侬，加淡豆豉、栀子以清热泻火，镇心安神，若肝火炽盛者方用龙胆泻肝汤加减。从痰火治：证属痰热内蕴型不寐，治以化痰清热，和中安神，予黄连温胆汤加减。从虚火论治：证属阴虚火旺型不寐，治以滋阴降火，清心安神，方用六味地黄丸加减。

石冠卿从肝论治不寐。不寐一证，人多责之于心。验诸临床，或效或不效。石老治疗不寐，在注重心神作用的基础上，擅长从肝论治。酸枣仁汤乃治疗不寐证之良药。该方首载于《金匮要略·血痹虚劳病脉证治》，方中酸枣仁滋养肝阴，安养心神为君药；川芎疏理肝之气血，与君药酸辛相成，收散相协；知母养阴清热除烦，茯苓安神宁心，甘草调和诸药；全方具有养肝宁神之效。另加合欢皮、夜交藤、珍珠母，标本同治而显效。石老认为在诸多安神药中，以夜交藤作用最佳，此品善于养血，故用于血虚所致之失眠尤其适宜。

王翘楚从五脏治不寐。王氏倡导脑主神明，肝主情志，心主血脉，五脏皆能致不寐的学术思想。主张失眠证从肝论治，在临床取得显著疗效。心病不寐，平肝解郁治。先予疏肝解郁，理气活血治之。处方：柴胡、煅龙骨、煅牡蛎、天麻、钩藤（后下）、郁金、石菖蒲、葛根、川芎、赤芍、白芍、丹参、麦门冬、夜交藤、远志肉、灯心草。肝病不寐，平肝清邪同治。处方：炒柴胡、生龙骨、生牡蛎、郁金、石菖蒲、延胡索、金铃子、葛根、川芎、赤芍、白芍、丹参、白花蛇舌草、蒲公英、夜交藤、生枣仁、茯神。脾胃病不寐，疏肝健脾论治。处方：桑叶、菊花、郁金、石菖蒲、生黄芪、党参、茯苓、生甘草、鸡内金、生麦芽、焦山楂、木香、黄连、肉豆蔻、赤芍、白芍、丹参、制首乌。燥咳不寐，从平肝润肺治。处方：羚羊角粉（吞）、桑叶、白菊花、生牡蛎、天麻、钩藤（后下）、蝉蜕、白僵蚕、炙白部、炙款冬、旋覆花、代赭石、生地、知母、赤芍、白芍、郁金、夜交藤、合欢皮、焦山楂、茯神。肾虚不寐，平肝活血寓固肾。处方：冬桑叶、白菊花、天麻、钩藤、葛根、川芎、柴胡、生龙骨、生牡蛎、赤芍、白芍、丹参、郁金、炒枳壳、生地、知母、山茱萸、菟丝子、金樱子、夜交藤、合欢皮、生枣仁。

张磊论治顽固性不寐。他提出，顽固性不寐多因脏阴亏虚，痰火内伏，神不守舍，魄不归位，魂不潜藏所致。与心、肺、肝关系密切。治以滋阴润脏，清热化痰为主。药物有生地、百合、麦门冬、炒酸枣仁、黄连、胆南星、茯神、生龙骨、生牡蛎、半夏、小麦、大枣、甘草。方中重用生地、百合，取百合地黄汤之意。

祝谌予治疗不寐。祝老认为肝郁血虚，魂不守舍，心神不安而发生不寐，治当疏肝和胃，养血安神，方选逍遥散加减。痰热内扰，肝经有痰，扰其魂而不得寐者，用十味温胆汤。祝氏经验方，不同于《证治准绳》中的十味温胆汤。方中半夏燥湿化痰，和胃止呕；陈皮理气和中，燥湿化痰；茯苓健脾利湿；炙甘草益气和中；枳实下气行痰；竹茹清热化痰；石菖蒲、远志豁痰开窍；酸枣仁、五味子收敛心气，养血安神，加入对药夏枯草与半夏、女贞子与旱莲草，实有交通阴阳之妙。瘀血阻滞，因思虑郁结日久，气与血结而为瘀，瘀血不去则眠终不安。方中当归、赤芍、川芎，活血化瘀，以祛滞血。气为血帅，气行则血行，广木香、白芍行气柔肝；葛根、丹参伍用活血化瘀，滋润筋脉；沙参、麦门冬、五味子养阴润燥，使瘀祛而不伤阴血；白蒺藜、木贼草清肝明目，共收活血化瘀、行气消滞之功。心肾不交，处方：石菖蒲、远志、生龙骨、半夏、夏枯草、女贞子、旱莲草、葛根、郁金、酸枣仁、龟版、百合、丹参。阴虚内热，处方：当归、麦门冬、五味子、钩藤、菟丝子、生地、熟地、黄芩、黄柏、黄连、沙参、续断、生黄芪、白头翁、桑寄生。

（二）多道睡眠图用于中医证型分析[1]

多道睡眠图被用于不寐的中医证型分析。对心肾不交型及心脾两虚型患者，分别进行了多道睡眠图检查与睡眠问卷，发现两型患者睡眠参数存在差异。心脾两虚型与心肾不交两型睡眠效率均明显下降，但心脾两虚型 REM 潜伏期缩短，REM 期减少，心肾不交型 REM 潜伏期缩短而 REM 期正常或增加，S_1 期增加，两者与正常比较有显著意义，因此认为 REM 期与 S_1 期可作为辨证分型或鉴别的实验室检查依据之一。

【小结】

不寐病位在心，主要指神明之心，与肝、胆、脾、胃、肾关系密切。病类分虚实两类。病性有虚有实，但以虚证居多，病久多虚实夹杂。病机关键为阳不入阴。本病发生主要由情志所伤，劳逸过度，久病体虚，饮食不节，五志过极所引起。临床症状有轻重之别，轻者仅入寐不酣，重者彻夜不寐。虚证不寐多责之心脾两虚、阴虚火旺、心胆气虚，治疗宜补益心脾，滋阴降火，益气镇惊为法，同时佐以养血安神之品，方用归脾汤、黄连阿胶汤、安神定志丸等治疗。实证不寐多责之痰火内扰，治疗当清热化痰，常佐以重镇安神之品，方用清热涤痰汤之类。

附方

（1）归脾汤（《济生方》）：党参　黄芪　白术　茯神　炒酸枣仁　桂圆肉　木香　甘草　当归　远志　生姜　大枣。
（2）茯神散（《普济本事方》）：茯神　熟地　白芍　川芎　当归　茯苓　桔梗　远志　党参　红枣。
（3）黄连阿胶汤（《伤寒论》）：黄连　黄芩　白芍　阿胶　鸡子黄。
（4）朱砂安神丸（《寿世保元》）：黄连　甘草　地黄　当归　朱砂。
（5）天王补心丹（《世医得效方》）：人参　玄参　丹参　当归　天门冬　麦门冬　生地　茯苓　茯神　五味子　远志　桔梗　柏子仁　酸枣仁。
（6）交泰丸（《医方集解》）：黄连　肉桂。
（7）高枕无忧散（《杂病广要》）：人参　石膏　陈皮　半夏　茯苓　枳实　竹茹　麦门冬　桂圆肉　甘草　酸枣仁。
（8）温胆汤（《备急千金方》）：半夏　橘皮　茯苓　竹茹　枳实　甘草　生姜　大枣。
（9）酸枣仁汤（《金匮要略》）：酸枣仁　甘草　知母　茯神　川芎。
（10）安神定志丸（《医学心悟》）：人参　茯苓　茯神　远志　石菖蒲　龙齿。
（11）景岳寿脾煎（《景岳全书》）：白术　当归　山药　炙甘草　枣仁　远志　干姜　莲肉　人参。
（12）六君子汤（《医学正传》）：人参　炙甘草　茯苓　白术　陈皮　半夏　生姜　大枣。
（13）六味地黄丸（《小儿药证直诀》）：熟地　山茱萸　山药　泽泻　茯苓　丹皮。
（14）丹栀逍遥（《妇人良方》）：当归　芍药　茯苓　白术　柴胡　丹皮　栀子　炙甘草　生姜　薄荷。
（15）保和丸（《丹溪心法》）：山楂　神曲　半夏　茯苓　陈皮　连翘　莱菔子。
（16）越鞠丸（《丹溪心法》）：苍术　香附　川芎　神曲　栀子。
（17）调胃承气汤（《伤寒论》）：大黄　炙甘草　芒硝。
（18）半夏秫米汤（《兰台轨范》）：半夏　秫米。
（19）清火涤痰汤（《医醇賸义》）：胆南星　贝母　竹沥　姜汁　柏子仁　茯神　麦门冬　丹参　僵蚕　菊花　杏仁　橘红。

【现代研究】主要参考文献

[1] 钟强，邓志，何其胜．慢性失眠者常见中医证型的多道睡眠图观察与分析[J]．中华临床内科杂志，2004，12(1)：769～771.

多　寐

【定义】

多寐指不分昼夜，时时欲睡，呼之能醒，醒后复睡，精神困顿委靡，不能自主，甚至不分地点、场合，卧倒便睡的病证。亦指一般所谓嗜睡。其发病原因主要由于阳气不足或脾虚湿盛所致。

【历史沿革】

《内经》虽无多寐的病名，但有类似记载。如《素问·诊要经终论篇》说："秋刺夏分，病不已，令人益嗜卧。"《素问·六元正纪大论篇》说："凡此阳明司天之政……初之气……其病中热胀，面目浮肿，善眠……"《灵枢·口问》叙述了睡眠的基本生理，说："阳气尽，阴气盛，则目瞑，阴气尽而阳气盛，则寤矣。"而《灵枢·大惑论》则阐述了多寐的病机，说："人之多卧者，何气使然？岐伯曰：此人肠胃大而皮肤涩，而分肉不解焉。肠胃大则卫气留久，皮肤涩则分肉不解，其行迟……留于阴也久，其气不清，则欲瞑，故多卧矣。"明确指出阳气受阻，久留于阴，是造成多寐的主要病机。《灵枢·海论》则曰："髓海有余，则轻劲多力，自过其度；髓海不足，则脑转耳鸣，胫酸眩冒，目无所见，倦怠安卧。"《灵枢·天年》曰："六十岁，心气始衰，苦忧悲，血气懈惰，故好卧。"可见精气亏虚，髓海不足也是多寐的病机。《难经》则明确指出多寐的病位在脾，"怠坠嗜卧，四肢不收。有是者，脾也；无是者，非也"。汉代张仲景《伤寒杂病论》认为太阳病表邪未尽或少阴阳气不足均可表现为多寐，尤其少阴病以"但欲寐"为主症。如《伤寒论·辨少阴病脉证治》曰："少阴之为病，脉微细，但欲寐也。"《伤寒论·辨太阳病脉证治》曰："风温为病，脉阴阳俱浮，自汗出，身重，多眠睡"本病还与心气不足有关，如《金匮要略·五脏风寒积聚病脉证治》提出"心气虚者，其人则畏，合目欲眠"。

隋代《诸病源候论》进一步阐述了《内经》的观点，认为多寐与阳气不足有关。其曰："嗜眠者，由人有肠胃大，皮肤涩者，则令分肉不开解，其气行于阴而迟留，其阳气不精，精神明不爽昏塞，故令嗜眠。"宋代《太平圣惠方》认为多寐的病因病机"由荣卫气涩，阴阳不和，胸膈多痰，脏腑壅滞，致使精神昏浊，昼夜耽眠，此皆积热不除，肝胆气实，故令多睡也"。历代医家对此多有发挥，金代李东垣《脾胃论·卷上》提出"脾胃之虚，怠惰嗜卧"。元代朱丹溪《丹溪心法·中湿四》指出："脾胃受湿，沉困无力，怠惰好卧。"明代李梴《医学入门》有"多眠"一节，说"多眠阴盛，而昼寝不厌"，与多寐基本一致。至清代沈金鳌著《杂病源流犀烛》，则有多寐之称，并立"不寐多寐源流"一篇加以论述，认为"多寐，心脾病也。一由心神昏浊，不能自主。一由心火虚衰，不能生土而健运"。可谓各有剖析，各具见地。

对于多寐的治疗，《伤寒论》对少阴病但欲寐的证治，主用温经助阳、逐水消阴之法，李东垣则从脾胃论治，提出当升阳益气。《杂病源流犀烛》总结前人的经验，治疗较为系统，提出："体重或浮而多寐，湿胜也。宜平胃散加防风、白术。食方已即困倦欲卧，脾气弱……俗名饭醉，宜六君子汤加山楂、神曲、麦芽。四肢怠惰而多寐，气弱也，宜人参益气汤。"

【范围】

西医学的发作性睡病、神经症、原发性睡眠增多症、Kleine－Levin综合征、睡眠呼吸暂停综合征、精神病的某些患者，其临床症状与多寐类似者，可参考本篇内容辨证论治。

【病因病机】

多寐的主要病位在心，与脾、肾关系密切。主要由于饮食失调，情志不遂，年老体衰，头部外伤等原因，导致痰湿困阻，脾气不足，阳气虚衰，瘀血阻窍，心气不足，精气亏损，而致气血阴阳失调，无以奉养心神，心神失养而致多寐。本病主要以虚证为本，实证为标，临床多见虚实夹杂之证。

1. **痰湿困扰**　久居卑湿之地，或长时间涉水冒雨而感受湿邪，以致湿邪束表，阳气不宣；或过食生冷、肥甘，饮酒无度，以致脾胃受损，湿从内生。湿为阴邪，其性重着黏腻，弥散于肌肤分肉之间，阳气痹阻，久留于阴，即成多寐。

脾胃虚弱，运化无权，则使谷不化精而成痰湿。痰湿壅滞，阳气不振，亦成多寐。

2. **脾气不足**　思虑劳倦，饮食不节，损伤脾胃，运化无权，化源不充，而致气血亏虚，亦成多寐。明代徐春甫《古今医统大全·倦怠嗜卧门》中说："脾胃一虚，则谷气不充，脾亦无所禀，脾运四肢，即禀气有亏，则四肢倦怠，无力以动，故困乏而嗜卧也。"亦即此意。

3. **阳气虚衰**　年老体虚，肾气衰惫，脾肾不足，阴寒内生。亦有亡血失精，肾阴先亏，阴病及阳，而致阴阳俱虚，故委顿困倦，而成多寐。

4. **瘀血阻窍**　头部外伤，血脉瘀阻；惊恐气郁，气机逆乱，气血失调；痰浊入络，阻塞血络。凡此种种，均可使气血运行不畅，阳气痹阻而成多寐。

5. **心气不足**　多由禀赋不足，或病后失调，或思虑劳心过度，心血暗耗，或劳役不节，伤及心气，以致心气不振而成多寐。

6. **精气亏损**　年高体衰，或大病久病后，肾气亏虚，阴阳俱损，不能化生精气充养脑髓，或房劳过度，阴精耗损，而脑为髓之海，肾阴亏虚，髓海不足，脑失其用，神明不爽，以致多寐。

综上所述，多寐的主要病位在心，与脾、肾关系密切。其病机有虚实不同，实证由于痰湿困扰，瘀血阻窍，或痰瘀互结，以致清阳不升，浊阴不降，阳气痹阻不能上奉于脑而致多寐。虚证则由脾气虚弱，或心肾阳气亏虚，或精气不足，心神失养，髓海空虚而致多寐。实证与虚证又可相互转化，或由实致虚，或虚中夹实，以致于虚实互现。

【诊断与鉴别诊断】

一、诊断

（一）发病特点

本病患者多有反复发作史。

（二）临床表现

患者不论白天黑夜，不分场合地点，精神委顿，随时可以入睡，若呼之亦能觉醒，但未几又入睡，严重影响正常生活、工作、学习，因此不得不以此为主诉求医就诊。

至于一般慢性患者，年老体衰，精神困倦，睡眠较多，虽可按多寐病机辨证，但不能称为多寐。发热患者，或热病后期，昏昏欲睡，这是热病邪正相争的表现，应根据热病的病情辨证，亦不应以多寐论治。各系统及实验室检查应排除能导致意识障碍的严重器质性病变和感染性疾病。

二、鉴别诊断

1. **昏迷**　多寐者整日嗜睡，有时会和昏迷混淆，但多寐虽然也可终日昏睡，但呼之能醒，对周围的事物有反应，能够分辨环境和认识亲人，神志清楚。昏迷的特点是不省人事，神志不清，意识丧失，是临床上一个严重的证候。有少数浅昏迷患者，虽然偶有呼之能醒者，但最多不过稍能睁目示意而已，与多寐完全不同。

2. **厥证**　厥证是由阴阳失调，气机逆乱所引起的。以突然昏倒，不省人事，伴有四肢逆冷为其特征。多寐者则病史较长，虽整日昏昏欲睡，但呼之能醒。厥证一般多有夙因，或正值大病之际，呼之不应，而且伴有四肢逆冷，脉微欲绝等阴阳离决之象，两者当不难鉴别。

【辨证论治】

一、辨证

（一）辨证要点

1. **区分虚实**　多寐的辨证要点，主要是区分虚实。如前所诉，多寐的主要病机为阳气衰微，但导致阳气衰微的则有阳气不足和阳气痹阻。阳气不足为虚证，阳气痹阻则多为实证，两者病因不同，治法亦异。需详加辨证，才能进行正确的治疗。

2. **明辨标本**　多寐虽分虚实，但由于病程较久，症状都较为复杂，往往都是虚中夹实，实中有虚。因此在辨证当中，应详加审察，根据患者病史、体质、神态、临床见证、舌脉表现等，判断何者为本，何者为标，在治疗上才能有的放矢。

（二）证候

［湿邪困脾］

症状：头蒙如裹，日夜昏昏嗜睡，肢体沉重，或见浮肿，胸脘痞闷，纳少泛恶。苔腻，脉濡。

病机分析：湿邪外束，内困脾土，运化失司，湿浊停留，清阳不升，故头蒙如裹，昏昏欲睡；脾主四肢，湿浊困脾，则四肢沉重，甚至浮肿；湿阻中州，则胸脘痞闷，纳少泛恶，苔腻、脉濡为湿邪内困之征。

［痰浊痹阻］

症状：精神委顿，昼夜嗜睡，胸闷脘胀，形体肥胖。苔厚，脉滑。

病机分析：脾运不健，水谷不化精微而成痰浊，痰浊痹阻，阳气不振，故见精神委顿，昼夜嗜睡；痰浊壅滞，气机不畅，故胸闷多痰；形体肥胖为痰湿之躯；苔厚、脉滑均为痰湿之征。

［脾气不足］

症状：精神倦怠，嗜睡，饭后尤甚，肢怠乏力，面色萎黄，纳少便溏。苔薄白，脉微弱。

病机分析：脾虚气弱，运化无权，脾气不足，清阳不升，则神倦嗜睡，饭后尤甚；脾运不健，故纳少便溏，肢怠乏力；面色萎黄，脉虚弱，均属脾虚气弱之象。

［阳气虚衰］

症状：精神疲惫，整日嗜睡懒言，畏寒肢冷，健忘。舌淡苔薄，脉沉细无力。

病机分析：年高久病，肾气亏虚，命门火衰，阳气虚衰，故见精神疲惫，嗜睡懒言；阳气不足，不能温煦肌表四肢，故畏寒肢冷；髓海不足故健忘；舌淡苔薄，脉细无力。均为阳气虚衰的表现。

［瘀血阻滞］

症状：头昏头痛，神倦嗜睡，病程较久，或有头部外伤史。舌质紫暗或有瘀斑，脉涩。

病机分析：瘀血阻络，故见头昏头痛；瘀血阻滞，阳气痹阻，故见神倦嗜睡；脉涩，舌质紫暗或有瘀斑，均为瘀血之征。

［肾精亏虚］

症状：倦怠嗜卧，神情呆滞，思维迟钝，任事精力不支，记忆力减退，懒言少语，耳鸣耳聋，腰膝酸软。舌质淡，脉细弱。

病机分析：年高久病或房劳过度损耗肾中精气，导致肾精亏虚不能充养脑髓，则倦怠嗜卧，神情呆滞，思维迟钝，记忆力减退；肾精不足则不能充养耳窍则耳鸣耳聋，腰膝酸软；舌质淡，脉细弱则是肾精亏虚的舌脉表现。

［心气不足］

症状：精神委靡，嗜睡难醒，健忘易惊，心悸气短，自汗，动则汗出，面色少华。舌质淡红，苔薄白，脉沉细无力。

病机分析：多由禀赋不足，或病后失调，或思虑劳心过度而使心气受损，心气不足，运血无力，心失所养，故见精神委靡，嗜睡难醒，健忘，心悸气短；汗为心之液，心气虚无力固摄则自汗，动则尤甚；心其华在面，心气虚则面色少华；舌质淡红，苔薄白，脉沉细无力则为心气不足的征象。

二、治疗

（一）治疗原则

治疗多寐，气虚者当从健脾入手，阳虚者当以温肾为主，湿困者当以化湿，痰痹者当以化痰，瘀阻者当以活血，心气不足者则补益心气，精气亏损者则补益肾精。若病程延久，病情复杂者又当灵活变通之。

（二）治法方药

［湿邪困脾］

治法：燥湿，健脾，醒神。

方药：太无神术散。此方为平胃散之变方，方中苍术燥湿健脾；藿香芳香化浊；陈皮理气和中；厚朴、生姜宽中理脾除湿；草、枣调和诸药，理脾胃；菖蒲醒脾、提神、开窍。湿浊得化，脾胃健运，则神爽身清矣。

若湿邪久蕴，每易化热，证见苔腻而黄，脉濡略数，口黏而苦，溲黄，心中懊恼，治当清热化湿，香燥之品宜减量，或加黄芩、栀子、通草、薏苡仁等。

［痰浊痹阻］

治法：化痰醒神。

方药：温胆汤加减。方中二陈化痰和中；竹茹清痰热除烦止呕；枳实下气宽胸；茯苓健脾化湿；加生酸枣仁以醒神。若痰郁化热加黄芩、黄连、黛蛤散、胆南星、石菖蒲、远志等。

［脾气不足］

治法：健脾益气。

方药：香砂六君子汤加减。方中四君子汤健脾益气；二陈汤化痰和中；木香、砂仁醒脾开胃。若脾虚下陷见气短、脱肛，可用补中益气汤益气升阳。若气血俱虚，兼见气短心悸，面白无华，可用人参养荣汤化裁。

［阳气虚衰］

治法：益气温阳。

方药：附子理中丸加减。方中附子、干姜辛热温阳，附子重在温肾，干姜重在温脾；人参健脾益气，大补元气；甘草和中益气，共奏温补脾肾之功。脾肾阳旺，嗜睡自退。水谷得运，则精神自振。若属阴精久亏，阴病及阳而阴阳俱衰。证见疲惫嗜卧，腰膝冷痛，溲频不禁，法当以右归饮阴阳双补，甚至可加鹿角胶、紫河车等血肉有情之品，以峻补精血。

［瘀血阻滞］

治法：活血通络。

方药：通窍活血汤加减。方中赤芍、川芎、桃仁、红花活血化瘀；麝香、葱白通阳开窍；姜、枣调和营卫。若兼有气滞者加青皮、陈皮、枳壳、香附理气以和血；兼有热象者加黄芩、栀子；兼有阳虚者加桂枝、附子；兼有痰浊者加半夏、陈皮、白芥子等。

［肾精亏虚］

治法：益精填髓。

方药：河车大造丸加减。方中熟地、紫河车、龟版补益精血；人参大补元气；麦门冬、枸杞子、山茱萸养阴生津；杜仲、益智仁温补肾阳；牛膝则引药下行。共奏补肾填精，补髓益脑之功。兼阳虚可加附子、肉桂、鹿茸；头晕目眩者加天麻、菊花、钩藤、石决明，以平肝息风。

［心气不足］

治法：补益心气。

方药：养心汤加减。方中黄芪、人参以补养心气，气行则血行；当归、川芎补血、活血，行气则心有所养；茯苓、半夏曲健脾和胃，则气有所生；肉桂引火归元以助阳气；茯神、五味子、柏子仁以养心安神；远志以开窍醒神；甘草调和诸药，共奏养心安神、醒神开窍之效。若恶风，怕冷，肢厥，加附子、桂枝、防风；多梦加生龙骨、生牡蛎。

（三）其他治法

1. 单方验方

(1) 商陆花阴干，捣末，水送服 1 克。治人心昏塞，多忘喜卧。

(2) 大麦蘖一升，川椒 30 克并炒，干姜 60 克捣末，每服 2 克，开水送，每日 3 次。治脾虚多寐，食毕尤甚。

(3) 马头骨烧灰，水送服 2 克，每日 3 次，做枕亦良。主治喜眠。

(4) 生酸枣仁 30 克，全梃腊茶 60 克（或以绿茶代），以生姜汁涂，炙微焦为散，每服 6 克，水煎温服。治肝热多寐。

2. 针刺

针刺的治则：理气化痰，调神醒脑为主。湿浊困脾、气血亏虚、肾精不足者针灸并用补法或平补平泻。以督脉为主，可以针刺百会、四神聪、印堂、丰隆、足三里。湿浊困脾加脾俞、三阴交；气血亏虚加气海、心俞、脾俞；肾精不足加关元、肾俞。

耳针：取脑点、枕、内分泌、脾、肝、神门。每次选用3～5穴，毫针浅刺，留针30分钟，也可用王不留行贴压。

梅花针法：选百会、风池、太阳等穴，常规消毒后，以梅花针轻轻叩打之，力度掌握在皮肤微微出血为佳。每日1次，10～15次为一个疗程。

足浴疗法：以黄连15克，肉桂10克，置盆内，加入开水后闷泡15～30分钟，待药液温度降至50°左右后，浴足，并反复揉搓，每日早晚各1次。

【转归及预后】

多寐的转归与致病因素有较密切的关系。湿邪困脾或痰浊所致的多寐，只要治疗得当，效果比较满意。但由于湿性重浊黏腻，不易速化，治疗进展缓慢，不可急于求成。若治疗不当，脾胃之气愈伤，痰湿不化，进一步可致虚实夹杂之证。脾虚日久，后天化源不足，可引起阴阳气血亏损，导致全身其他病变。

多寐的预后一般良好，实证疗效较佳。虚证患者，特别是老年体衰、阳气不足者，则疗效较差。

【预防与护理】

多寐一证，与阳气不足和阳气痹阻关系最为密切，阳气痹阻又与痰湿及瘀血等有关。因此，在饮食起居上应多加注意，勿久居潮湿之地，饮食要节制肥甘厚味，选取清淡而营养丰富的食物。适当进行气功、太极拳等锻炼，以增强体质，振奋精神。

【现代研究】

多寐与西医学的嗜睡症、发作性睡病及睡眠呼吸暂停综合征相关的嗜睡症类似。

嗜睡症多表现为白天过度嗜睡和睡眠发作(非睡眠不足引起)或觉醒时达到完全觉醒状态的过渡时间延长，可从轻度嗜睡至严重嗜睡和睡眠发作不等。患者并无夜间睡眠的减少，表现为白天过度嗜睡或睡眠发作，有的表现为觉醒时间延长。西医学[1]认为，除了器质性病变伴发的嗜睡，如脑炎、脑膜炎、脑外伤、脑肿瘤、变性疾病、代谢性疾病、中毒及内分泌的异常引起的嗜睡症状之外，嗜睡症的发生通常与心理因素或精神障碍有关，临床上可伴有一些精神症状。防治方面，嗜睡症目前尚无有效疗法，低剂量的精神振奋药可能有一定的效果。一般性的心理治疗对患者及其家属有一定的指导及安慰作用。患者应尽量避免一些具有潜在危险性的活动，必要时需有专人予以陪护。

睡眠呼吸暂停综合征是一种不仅降低患者生活质量，还容易引起多种并发症，严重者甚至可危及生命的一种睡眠呼吸性疾病，20世纪70年代末以来，逐渐引起全球医学界的重视。国外流行病学资料[2,3]表明，本病的发生率为2%～4%。目前来讲，睡眠呼吸暂停综合征主要存在两方面的病因。其一为阻塞型睡眠呼吸低通气综合征，其中又分为解剖学因素引起和功能性因素引起两个方面。前者主要是由于肥胖者上呼吸道狭窄，鼻部的结构异常鼻息肉，咽壁肥厚，软腭松弛，腭垂过长，扁桃体过大，肢端肥大症，巨舌，先天性小颌畸形，咽喉部的结构异常所致。后者如饮酒，服用安眠药，妇女绝经后，甲状腺功能低下，年老等功能性因素也会引起该疾病的发生。其二为中枢型睡眠呼吸暂停综合征，主要是由呼吸调节紊乱所致。如脑血管意外、神经系统的病变、脊髓前侧切断术、血管栓塞或变性病变引起的脊髓病变，家族性自主神经异常，与胰岛素相关的疾病等可引起呼吸调节异常的疾病，也可成为睡眠呼吸暂停综合征发生的诱因。如睡眠多导记录仪等的实验室和辅助检查有助于本病的诊断。治疗主要是对因、对症治疗。如减肥、口腔内矫治器、气道正压通气、外科手术等。药物治疗已经试用于临床，但疗效不确切。如呼吸兴奋剂甲羟孕酮、乙酰唑胺等；改善睡眠结构的普罗替林、氯西咪嗪等。

【小结】

多寐系不分昼夜，时时欲睡，呼之能醒，醒后复睡的病证。

多寐与《内经》所论述的“嗜卧”、“喜眠”颇相似，历代医家对此证多有发挥，清代沈金鳌在其所著《杂病流源犀烛》中，始命名为多寐。

有关多寐的病机，主要是由于阳气不足，或阳气痹阻。阳气不足与脾气、心气不足，阳气虚衰，肾精亏损有关；阳气痹阻则与痰湿阻滞、瘀血阻窍有关。

本病在临床上可分为湿邪困脾、痰浊痹阻、脾气不足、阳气虚衰、瘀血阻滞、心气不足、肾精亏虚七个证候，在辨证上应区分虚实，明辨标本。在治法上湿邪困脾以燥湿、理脾、醒神之法为治；痰浊痹阻以化痰醒神之法为治；脾气不足以健脾益气之法为治；阳气虚衰以益气温阳之法为治；瘀血阻滞以活血通络之法为治；心气不足以补益心气为治；肾精亏虚以补益精气为治。

多寐的预后一般良好，实证患者疗效较佳，虚证患者，特别是年老体衰，阳气不足的，预后较差。

附方

(1) 太无神术散(《医方集解》)：苍术　陈皮　藿香　厚朴　石菖蒲　生姜　大枣。

(2) 温胆汤(《千金要方》)：竹茹　枳实　半夏　橘红　茯苓　甘草。

(3) 香砂六君子汤(《和剂局方》)：人参　白术　茯苓　甘草　半夏　陈皮　木香　砂仁。

(4) 补中益气汤(《脾胃论》)：党参　黄芪　白术　陈皮　升麻　柴胡　当归身　炙甘草。

(5) 人参养荣汤(《和剂局方》)：人参　白术　茯苓　黄芪　炙甘草　当归　白芍　熟地　陈皮　桂心　五味子　远志　生姜　大枣。

(6) 附子理中丸(《和剂局方》)：附子　人参　白术　干姜　甘草。

（7）通窍活血汤(《医林改错》)：赤芍　川芎　桃仁　红花　老葱　生姜　大枣　麝香　黄酒。
（8）养心汤(《证治准绳》)：黄芪　酸枣仁　党参　茯苓　茯神　半夏曲　当归　川芎　远志　桂枝　人参　五味子　柏子仁　甘草。
（9）河车大造丸(《医方集解》)：紫河车　人参　黄柏　杜仲　牛膝　天门冬　麦门冬　龟版　熟地　茯苓。

【现代研究】主要参考文献

［1］陈灏珠．实用内科学［M］．第12版．北京：人民卫生出版社，2005．
［2］周仲瑛．中医内科学［M］．北京：中国中医药出版社，2004：75～89．
［3］王启才．针灸治疗学［M］．北京：中国中医药出版社，2003：6～124．

健　忘

【定义】

健忘又称“善忘”、“多忘”、“喜忘”，是指记忆减退，遇事易忘的一种病证。健忘多因心脾虚损、髓海不足、心肾不交、痰瘀痹阻等，使心神失养，脑力衰弱所致。

【历史沿革】

虽然“健忘”一词始见于南北朝雷敩《雷公炮炙论》，但是早在《内经》中已有关于本病的记载，时称善忘。如《素问·五常政大论篇》云：“太阳司天，寒气下临，心气上从……热气忘行……善忘。”《灵枢·大惑论》阐述了本病的病因病机：“上气不足，下气有余，肠胃实而心肺虚，虚则营卫留于下，久之不以时上，故善忘也。”盖心肺虚而胃肠实，营卫留于下，则肾中之精气不能时时上交于心，故健忘。迨后，历代医家多有论述。如汉代张仲景《伤寒论·辨阳明病脉证治》曰：“阳明证，其人喜忘者，必有蓄血。所以然者，本有久瘀血，故令喜忘；屎虽鞕，大便反易，其色必黑者，宜抵当汤下之。”指出瘀血内阻致健忘的病机、症状及治疗方药。唐代孙思邈在《备急千金要方》中，称本病为“好忘”，并立开心散等16个治疗方剂。

宋代医家普遍以“健忘”为本病命名，对其病因病机治疗方药亦多有发挥。如宋代《圣济总录·心脏门·心健忘》强调病因为七情失调，惊恐忧思，病机为心虚，气血衰少，气滞血涩，神愦志乱。其曰：“健忘之病，本于心虚，血气衰少，精神昏愦，故志动乱而多忘也。盖心者，君主之官，神明出焉，苟为怵惕思虑所伤，或愁忧过损，惊惧失志，皆致是疾，故曰愁忧思虑则伤心，心伤则喜忘。”又“久怀忧戚，气滞血涩，失志健忘”，并列安神定志人参汤等方以治之。宋代严用和《济生方·健忘论治》认为本病系“思虑过度，意舍不精，神官不职”所致，为心脾两脏之病，故“治之之法，当理心脾，使神意清宁，思则得之矣”，制订了归脾汤治疗本病。

金元以降，论述渐丰。元代朱丹溪《丹溪心法·健忘》认为本病之成因“亦有痰者”。该篇载有戴思恭的论述：“健忘者，为事有始无终，言谈不知首尾，此以为病之名，非比生成之愚顽不知人事者。”对健忘与痴呆作了鉴别。戴思恭在《推求师意·健忘》中还指出：“设使因痰健忘，乃一时之病，亦非独痰也。凡心有所寄与诸火热伤乱，其心皆健忘也。”治疗健忘“药固有安心养血之功，不若平心易气，养其在己而已”。说明痰与火热之邪扰乱神明均可导致健忘，治疗方法除药物以外，还可进行自我心理调适。明代李梴《医学入门》中指出：“怔忡久则健忘。”认为健忘与怔忡有密切关系，并对不同证候提出不同的治疗方法。明代李中梓《医宗必读·健忘》指出：“心不下交于肾，则火乱其神明；肾不上交于心，精气伏而不用。火居上则因而为痰；水居下则因而生躁，扰扰纭纭，昏而不宁，故补肾而使之时上，养心而使之善下，则神气清明，志意常治，而何健忘之有。”阐明心肾不交致健忘的病机与治则。

清代，对本病的认识更加深入，认为本病与五脏及脑的功能障碍密切相关。清代陈士铎《辨证录·健忘门》在强调治疗健忘补心肾的同时，进而指出，健忘“乃五脏俱伤之病，不止心肾二经之伤也”。又云：“人有气郁不舒，忽忽如有所失，目前之事，竟不记忆，一如老人之善忘，此乃肝气之滞，非心肾之虚耗也。”重视肝郁对本病的影响。清代林珮琴《类证治裁·健忘论治》中指明记忆与脑髓有关：“夫人之神宅于心，心之精依于肾，而脑为元神之府，精髓之海，实记性所凭也。”因此健忘的病机既要注重心肾，还责之脑髓不足。主张“治健忘者，必交其心肾，使心之神明，下通于肾，肾之精华，上升于脑，精能生气，气能生神，神定气清，自鲜遗忘之失”。其他医家对健忘之证治亦有一定发挥，强调辨证论治的重要。

总之，历代医家对健忘之病因病机的认识以责之心脾肾虚损或失调者居多。治疗亦宗宁心、健脾、益肾诸法，近代医家尤其重视辨证论治，使健忘之治疗方法日趋丰富。

【范围】

根据本病的临床表现，西医学神经衰弱、脑动脉硬化等疾病出现以记忆障碍为主者，可参照本篇进行辨证论治。生性迟钝、天资不足者不属本病范围。

【病因病机】

本病之病因，较为复杂。或因房事不节，肾精暗耗；或因思虑过度，劳伤心脾；或因案牍劳形，耗伤心血；或因禀赋不足，髓海欠充；或痰饮瘀血，痹阻心窍；或年老体弱，神志虚衰；或伤寒大病，耗伤气血等，均可引起健忘的发生。兹将病因病机简述如下。

1．**心脾两亏**　心主神志，脾志为思，若思虑过度，劳心伤神，致心脾两亏，心失所养，心神不宁，而成健忘。如《三因极一病证方论·健忘证治》中说：“脾主意与思，意者记所往事，思则兼心之所为也……今脾受病，则意舍不清，心神不宁,使人健忘,尽心力思量不来者是也。”

2. **心肾不交** 大病久病,身体亏虚,或房劳过度,阴精暗耗,肾阴亏虚,不能上承于心;心火独亢,无以下交于肾,心肾不交则健忘。《辨证录·健忘门》曰:“肾水资于心,则智慧生生不息;心火资于肾,则智慧生生无穷……两不相交,则势必至于两相忘矣。”

3. **髓海空虚** 肾藏精、生髓,上通于脑。脑为元神之府、精髓之海。《类证治裁·健忘论治》曰:“老人健忘者,脑渐空也。”年迈之人,五脏俱衰,精气亏虚,不能上充于脑,髓海空虚,神明失聪,则健忘。

4. **痰迷心窍** 饮食不节,过食肥甘,或思虑忧戚,损伤脾胃,脾失健运,痰浊内生;或情志不畅,肝郁化火,炼液为痰;痰浊上犯,心窍被蒙,失于聪敏,则致健忘。《古今医统大全·健忘》曰:“过思伤脾,痰涎郁滞,虑愈深而忘愈健,宜理脾寡欲,则痰涎既豁而神斯清,何健忘之有?”

5. **气滞血瘀** 情志失调,肝失疏泄,气机不畅,则气滞血瘀;或痰浊阻滞,血行不畅,则痰瘀互结;脑络痹阻,神失所养,浊蔽不明,使人健忘。《血证论》曰:“凡心有瘀血,亦令健忘,内经所谓血在下如狂,血在上喜忘是也。夫人之所以不忘者,神清故也……血在上,则浊蔽而不明矣。凡失血家猝得健忘者,每有瘀血。”

总之,健忘病位在脑,在脏属心,与肝、脾、肾关系密切。病属本虚标实,以虚为多。本虚为气血不足,心脾两虚,肾精亏损,髓海不足,心肾不交;标实包括气滞、火郁、痰阻、血瘀。日久病多虚实夹杂,痰瘀互结,数脏同病。

【诊断与鉴别诊断】

一、诊断

(一)发病特点

各年龄人群均可发病,但以中老年人多见。一般起病隐袭,病程较长。也有继发于热病重病、精神心理疾病之后者。

健忘之发生,临床有以此为主症者,亦有为兼症者,诊断时可视健忘的程度和与他症的关系加以分别。

(二)临床表现

记忆减退,遇事善忘,或事过转瞬即忘,重者言谈中不知首尾,即《类证治裁·健忘论治》所谓:“陡然忘之,尽力思索不来也。”常伴有心悸、少寐、头晕、反应迟钝等症。

二、鉴别诊断

1. **痴呆** 痴呆与健忘均有记忆障碍,且多见于中老年人,但两者有根本区别。痴呆记忆障碍表现为前事遗忘,不知不晓,并伴随有精神呆滞,沉默少语,语无伦次,时空混淆,计算不能,举动不经等认知障碍与人格改变。而健忘是知其事而善忘,未达到遗忘的程度。有少部分健忘患者久治不愈,可以发展为痴呆。

2. **郁证** 郁证以情志抑郁为主证,虽有多忘,但属兼证,主要表现为神志恍惚,情绪不宁,悲忧欲哭,胁肋胀痛,善太息,或咽中如有异物梗阻等。而健忘以遇事善忘为主,无情志抑郁之证。郁证以中青年女性多见,健忘多发于中老年人,且男女均可发病。

【辨证论治】

一、辨证

(一)辨证要点

1. **详审病因** 引起健忘之原因甚多,当仔细分辨。如年老而健忘者,多缘五脏俱损,精气亏虚;劳心过度而健忘者,缘心脾血虚之故;禀赋虚弱、神志不充者,缘先天不足,肾虚髓空;忧思太过、操劳过度者,以后天受损,脾虚精血不足居多。

2. **明辨虚实** 健忘之证,虚者十居八九,但亦有邪实者。其虚多责之心、脾、肾之不足,其实则有痰气凝结与瘀血内停之不同。虚者可见体倦乏力、心悸少寐、纳呆语怯、腰酸耳鸣等症状,舌质淡,或边有齿痕,脉多沉细无力或尺弱。其实者多有语言迟缓,或神思欠敏等症状,舌苔白厚腻,或舌质暗,脉多滑数或弦大。

(二)证候

[心脾两亏]

症状:记忆减退,遇事善忘,精神倦怠,气短乏力,声低语怯,心悸少寐,纳呆便溏,面色少华。舌质淡,舌苔薄白或白腻,脉细弱无力。

病机分析:心藏神,脾主思,心脾两亏,则神志失藏,故记忆减退,遇事善忘;脾虚则气血生化不足,气虚则倦怠乏力,气短,神疲;心血虚则心悸,少寐;脾失健运,痰湿内生,则纳呆便溏,舌苔白腻;舌质淡,舌苔白,脉细弱无力,均为心脾两亏之征象。

[心肾不交]

症状:遇事善忘,心烦失眠,头晕耳鸣,腰膝酸软,或盗汗遗精,五心烦热。舌质红,苔薄白或少苔,脉细数。

病机分析:大病久病,或房事不节,伤精耗气,精气亏虚,则脑髓失充,而肾阴亏于下,不能上承于心,心火亢于上,不能下交于肾,水火不济,心肾不交,均致神明失聪,遇事善忘;阴亏于下,阳亢于上,则头晕耳鸣;阴虚火旺,虚火内扰,心神不安,精关不固,则五心烦热,心悸失眠,盗汗遗精;肾为腰之府,肾虚故腰膝酸软。舌质红,苔少,脉细数,均为阴虚火旺之征。

[髓海空虚]

症状:遇事善忘,精神恍惚,形体衰惫,气短乏力,腰酸腿软,发枯齿摇,纳少尿频。舌质淡,舌苔薄白,脉细弱无力。

病机分析:肾主藏精生髓,上通于脑。年老体衰,五脏俱亏,肾精亏虚,脑海不充,神明失聪,则遇事善忘,精神恍惚;肾主骨,其华在发,腰为肾之府,齿为骨之余,肾虚则腰酸腿软,发枯齿摇;肾与膀胱相表里,肾虚气化失司,州都失职,则尿频;精气亏虚则形体衰惫,气短乏力;脾失健运,则纳呆。舌质淡,舌苔白,脉细弱无力为精气虚弱之征。

[痰迷心窍]

症状:遇事善忘,头晕目眩,咯吐痰涎,胸闷体胖,纳呆呕恶,反应迟钝,语言不利。舌质淡,苔白腻,脉滑。

病机分析:脾失健运,聚湿生痰,痰浊上犯,痹阻脑络,蒙闭心窍,则致健忘,反应迟钝,语言不利;痰浊内阻,清窍不利，则头晕目眩，咯吐痰涎，胸闷；痰阻中焦，运化失司，胃气上逆，则纳呆呕恶；肥人多痰，故本证多见于体胖之人；舌质淡，苔白腻，脉滑，为痰饮之征象。

[气滞血瘀]

症状：记忆减退，遇事善忘，表情淡漠，情绪低落，胸胁胀闷，失眠头晕，唇甲青紫。舌质淡紫或有瘀斑、瘀点、舌苔白，脉弦或涩。

病机分析：七情失调，肝失疏泄，气滞血瘀，脑脉痹阻，则记忆减退，遇事善忘，即所谓"瘀在上则忘也"；肝气郁结，则表情淡漠，情绪低落，胸胁胀闷；气滞血瘀，心神失养，清窍不利，则失眠头晕；瘀血内阻，则唇甲青紫；舌质淡紫或有瘀斑、瘀点，舌苔白，脉弦或涩，为气滞血瘀之征。

二、治疗

（一）治疗原则

健忘，因虚而致者多，故治疗以补其不足为主要原则。补法之运用，或补益心脾，或交通心肾，或补肾填精，因证而异。若为气郁、痰阻、血瘀等证，当理气开郁、化痰泄浊、活血化瘀，同时兼顾扶正固本。

（二）治法方药

[心脾两亏]

治法：补益心脾。

方药：归脾汤。方中人参、黄芪、白术、甘草益气健脾；当归、龙眼肉养血和营；茯神、远志、酸枣仁养心安神益智；木香调气，使诸药补而不滞。诸药合用，则气血得补，心神得养，健忘可愈。可合用孔圣枕中丹。兼脘闷纳呆者，加砂仁、厚朴；兼不寐重者，加夜交藤、合欢皮、龙齿。

[心肾不交]

治法：交通心肾。

方药：心肾两交汤化裁。方中熟地、山茱萸补肾益精；人参、当归益气养血；麦门冬、酸枣仁养阴安神；白芥子祛痰以宁心；黄连、肉桂上清心火，下温肾阳，交通心肾。如此，俾心肾交泰，水火既济，精足则神昌，健忘自可向愈。此外，朱雀丸、生慧汤等亦可酌情选用。

[髓海空虚]

治法：填精补髓。

方药：扶老丸。方中有人参、黄芪、白术、茯苓益气补脾；熟地、山茱萸、当归、玄参、麦门冬滋阴补肾；柏子仁、生酸枣仁、龙齿养心安神；石菖蒲、白芥子涤痰开窍。本方补后天以养气血，滋肝肾以益精髓，养荣健脑，宁心益智。若病重虚甚者，可合用龟鹿二仙膏，以加强补肾填精之功；伴心悸失眠者，可用寿星丸；偏于气阴亏虚，可用加减固本丸；阴阳两虚，可用神交汤。

[痰迷心窍]

治法：涤痰通窍。

方药：导痰汤加石菖蒲、远志、白芥子。方中半夏、陈皮、茯苓、甘草燥湿健脾化痰；枳实行气化痰；胆南星化痰开窍。加用石菖蒲、远志、白芥子，以增涤痰开窍、宁心益智之功。若属热痰或痰郁化热，加竹沥、郁金、黄连；伴气虚，加党参、白术、黄芪；痰瘀互结，加丹参、川芎、红花、桃仁，或合用血府逐瘀汤。

[气滞血瘀]

治法：行气开郁，活血通络。

方药：气郁为主用逍遥散，血瘀为主用血府逐瘀汤。逍遥散中柴胡、薄荷疏肝行气醒脑；白芍、当归养血活血柔肝；白术、茯苓、甘草益气祛痰宁心。血府逐瘀汤中当归、生地、赤芍、川芎养血活血；桃仁、红花、牛膝活血化瘀；柴胡、桔梗、枳壳行气开郁；甘草调和诸药，调中和胃，顾护正气。两方气血并治，各有侧重，当因证选用。若肝郁气滞，心肾不交，可用通郁汤。下焦蓄血而健忘者，可用抵当汤下之。

（三）其他治法

1. **单方验方** 远志、石菖蒲等分煎汤，代茶饮。

2. **中成药** 开心丸(《圣济总录·心脏门》)：远志、石菖蒲、白茯苓、人参四味，按4∶3∶3∶2的比例配方，为末，炼蜜制丸如梧桐子大。每服三十丸，米饮下，日再服，渐加至五十丸。

3. **针灸**

(1) 取穴百会、中脘、足三里。用艾条温灸百会30分钟，中脘针后加灸，足三里针刺补法，留针30分钟，每日治疗1次。

(2) 耳针取穴心、肾、脑干、皮质下、内分泌反应点，采取耳穴压丸法。方法是：将药丸(王不留行、莱菔子)粘在0.8平方厘米的医用胶布上，找准穴位压痛点贴上，每次每穴连续按压10下，每日按压3～5次，隔星期换压另一侧耳郭。按压时以局部出现酸、麻、胀、痛感为度。

4. **推拿** 头部按摩：用十指指腹均匀搓揉整个头部的发根，从前到后、从左到右，次序不限，务必全部揉到。其重点揉搓穴位是百会、四神聪、率谷。反复3次。

【转归及预后】

健忘一病由于病因不同病机复杂，其转归预后亦各不相同。青壮年患病每因饮食不节，思虑劳倦，或房劳过度，其证多属心脾两虚，心肾不交，或挟气郁痰蒙。大多经过治疗与调摄，病情可以改善与治愈。但若不重调摄，未予治疗或治之失当，则可能病情加重，证趋复杂，脾虚者挟痰，肾亏者髓减，气郁而化火，痰阻而挟瘀，终致虚实夹杂，迁延难愈。中老年患病每因年迈体虚，久病失养，疾病迁延等，其证多属精气亏虚，髓海不足，五脏虚损，痰瘀互结。阴虚火旺，心肾不交。虚多实少，治疗较难。年迈之人记忆力逐渐减退本是生理现象，若无他疾，无需药物干预，注重调摄即可。但有部分长期失治、误治的老年健忘者有可能转为痴呆病。

【预防与护理】

注意心理调适，保持心情舒畅、乐观向上，参加有益的读书、学习、娱乐、锻炼活动。在避免病理性情志损伤的同时，鼓励用脑，进行科学的记忆练习，可以增强记忆，预防健忘。

起居有常，劳逸适当，保证睡眠时间及睡眠质量。

饮食有节，营养均衡，不过饥过饱，适当增加富含营养的高蛋白、高维生素、高亚油酸、低脂肪、对大脑有益的食品,如鸡蛋、瘦肉、核桃、瓜子、新鲜蔬菜、水果等。

【现代研究】

健忘属于临床常见病证,并随着人口老龄化,其患病率逐年升高,相关的研究报道也在增多。综述近年的文献,关于健忘的研究主要集中在梳理健忘证治理论的发展脉络、研讨健忘的病因病机、研究健忘的治疗方药及作用机制等几方面。

自《内经》始,历两千余年,历代医家对健忘的脉因证治各有发挥,其宝贵诊疗经验至今仍为临床所效法。总结前人的经验是深化现代研究的基础。刘氏、王氏等[1,2]对健忘的脉因证治理论体系的发展脉络、历史源流进行了梳理与总结。认为《内经》奠定了健忘证治的坚实理论基础。健忘主要责之于心、脾、肾的亏虚,和瘀血、痰浊、火热、肝郁为患。治疗首要是辨清虚实,注意虚实夹杂,痰瘀互结、痰火肝郁互兼等情况。董氏等[3]认为,健忘属于神志疾病,根据五脏藏神理论,健忘正是脏腑气血虚实盛衰变化影响神志的反映,即五脏不藏神。五脏藏神理论以整体观为核心内涵,强调形神一体,是辨析神志类疾病的基本方法。因此,健忘的治疗要重视脏腑与神志的关系。李氏等[4]以中医文献论述为依据,结合现代研究进展探讨老年健忘的病机演变规律,认为机体衰老的历程并非开始于老年期,而是早在老年前期的中年期就已拉开了人体衰老的序幕。这种有序衰退的始病脏腑应是脾胃,而非肾或其他脏腑,即人体衰老的过程是以脾胃之气的虚衰为始动病理环节,在脾气虚的基础上再影响到其他脏腑,进而触发肝、心、肾、肺等脏的衰退,加速衰老进程。由此提出中年脾胃虚衰是老年健忘的始动病理环节,调养脾胃、益气养血是治疗中老年健忘的重要治法,脾病及肾、气病入血、髓海空虚、瘀留脑络是病情发展的最终结局,后期治疗当以补肾活血为重。

近年治疗健忘的临床报道不多,治疗方法基本遵循补益心脾、交通心肾、化痰活血的固有思路。如耿氏[5]用枸杞子、石菖蒲为基本方随症加味中西结合治疗老年健忘28例,3个月后的结果是,有效14例,显效11例,无效3例。康氏等[6]报道用复方海蛇胶囊(南海半环海蛇、玉足海参、石菖蒲、远志)治疗健忘症30例,方法是:选择有记忆障碍症状者,年龄在40～75岁,文化程度为小学水平以上,主诉记忆力持续明显下降6个月以上者。根据韦氏记忆量表(WMS)测定记忆商MQ值,记忆检测为记忆力下降者,75≤MQ≤100。按随机原则,分为复方海蛇胶囊治疗组30例,阿尼西坦对照组30例。治疗组口服复方海蛇胶囊每次3粒,每日3次;同时给予淀粉胶囊(包装与茴拉西坦胶囊相似),每次2粒,每日3次。对照组口服茴拉西坦胶囊,每次2粒,每日3次;同时给予淀粉胶囊(包装与复方海蛇胶囊相同),每次3粒,每日3次。45日为一个疗程,用药一个疗程。观察结果表明复方海蛇胶囊与茴拉西坦临床综合疗效相当,同时在整体调节、改善全身功能状况方面有显著优势。针灸也是治疗健忘病的有效方法。如刘氏[7]报道,用针灸治疗68例学生健忘病者,2个疗程的结果是全部有效,其中治愈(自觉症状消失,记忆力恢复正常,治疗后随访半年无复发)计62例,占91.2%,好转(自觉症状有相应改善,记忆力有所恢复)计6例,占8.8%。该组资料患者年龄在12～22岁之间,病程短者1个月,最长者3年,均为在校学生。中医辨证:心脾两虚42例,肾精虚衰26例。治疗方法是,取穴百会、中脘、足三里。用艾条温灸百会30分钟,中脘针后加灸,足三里针刺补法,留针30分钟,每日治疗1次,5次为一个疗程。若需要下一个疗程,则休息3日再进行,以2个疗程为观察时间。

现代中药药理研究[8～10]加深了对中药治疗健忘的作用机制的认识。临床常用药物如川芎、石菖蒲、银杏叶等在动物实验中也显示出与临床类似的健脑益智增强记忆力的作用。

【小结】

健忘之病,自《内经》始,历代医家对其证治均有发挥。本病多由思虑过度,素体虚衰,年老及痰瘀内阻引起。病位在脑,在脏属心,与肾、脾、肝相关。诊断当与痴呆、郁证相鉴别。辨证常为心脾两虚、心肾不交、髓海不足、痰蒙心窍、气滞血瘀等证,治疗以补其不足为基本原则,兼以化痰祛瘀。本病经过治疗一般可以好转或治愈,而年迈久病者治之较难。

附方

(1) 归脾汤(《济生方》):人参　黄芪　白术　炙甘草　当归　龙眼肉　茯神　远志　酸枣仁　木香　生姜　大枣。
(2) 孔圣枕中丹(《备急千金要方》):龟版　龙骨　远志　菖蒲。
(3) 心肾两交汤(《辨证录》):熟地　山萸肉　人参　当归　麦门冬　酸枣仁　白芥子　黄连　肉桂。
(4) 朱雀丸(《医宗必读》):沉香　茯神　人参。
(5) 生慧汤(《辨证录》):熟地　山茱萸　人参　酸枣仁　柏子仁　白芥子　石菖蒲　远志　茯神。
(6) 扶老丸(《辨证录》):人参　白术　茯神　黄芪　当归　熟地　山茱萸　玄参　菖蒲　柏子仁　生枣仁　麦门冬　龙齿　白芥子。
(7) 龟鹿二仙膏(《医便》):鹿角　龟版　人参　枸杞子。
(8) 寿星丸(《杂病源流犀烛》):人参　黄芪　白术　当归　生地　白芍　甘草　陈皮　茯苓　天南星　远志　朱砂　肉桂　琥珀　五味子　猪心血　姜汁。
(9) 加减固本丸(《杂病源流犀烛》):人参　熟地　天门冬　麦门冬　茯苓　石菖蒲　远志　炙甘草　朱砂　蜜。
(10) 神交汤(《辨证录》):人参　麦门冬　巴戟天　柏子仁　山药　芡实　玄参　丹参　茯神　菟丝子。
(11) 导痰汤(《妇人良方》):半夏　陈皮　茯苓　甘草　天南星　枳实。
(12) 血府逐瘀汤(《医林改错》):当归　生地　赤芍　川芎　桃仁　红花　牛膝　柴胡　桔梗　枳壳　甘草。
(13) 逍遥散(《和剂局方》):柴胡　薄荷　白芍　当归　白术　茯苓　甘草。
(14) 通郁汤(《辨证录》):白芍　茯神　人参　熟地　玄参　麦门冬　当归　柴胡　石菖蒲　白芥子　白术。
(15) 抵当汤(《伤寒论》):水蛭　虻虫　大黄　桃仁。

【现代研究】主要参考文献

[1] 刘承,张海燕.汉以来中医防治健忘的主要理论与经验[J].陕西中医学院学报,2004,27(1):68～69.

[2] 王平,马作峰,刘萍.中老年记忆力减退的中医病机探析[J].中国中医基础医学杂志,2003,9(5):11～13.

[3] 董秀丽,王莹,刘明岭.五脏藏神与健忘症论治的理论渊源[J].山西中医,2006,22(1):58～59.

[4] 李珀,赵俊芳.老年健忘脾胃始动病机论[J].中国中医基础医学杂志,2005,11(5):328～329.

[5] 耿海玉.中西医结合治疗老年健忘症28例[J].现代中西医结合杂志,2001,10(11):1058.

[6] 康健,邹忆怀.复方海蛇胶囊治疗健忘症30例临床观察[J].北京中医药大学学报,2000,23(6):85.

[7] 刘百生.针灸治疗学生健忘症68例[J].中国针灸,2001,21(5):801.

[8] 吴宾,方永奇.石菖蒲益智作用的物质基础及其机理研究[J].中医药学刊,2004,22(9):1635～1636,1640.

[9] 孙文虹,丁晓飞,郭丽萍,等.川芎嗪促进大鼠学习记忆作用的研究[J].哈尔滨商业大学学报(自然科学版),2004,20(1):11～13.

[10] 杜向红,赵红卫,王豫,等.银杏叶提取物对神经系统作用的研究进展[J].中药材,26(11):838～840.

百合病

【定义】

百合病是一种以精神恍惚,欲卧不能卧,欲行不能行和食欲时好时差,以及口苦、尿黄、脉象微数为主要临床表现的疾病。其主要病机为心肺阴虚,常继发于热病之后或由情志不遂而引起。

【历史沿革】

百合病的病名,首见于汉代张仲景《金匮要略・百合狐惑阴阳毒病脉证治》:"百合病者,百脉一宗,悉致其病也"、"意欲食,复不能食,常默默,欲卧不能卧,欲行不能行,饮食或有美时,或有不用闻食臭时,如寒无寒,如热无热,口苦,小便赤;诸药不能治,得药则剧吐利,如有神灵者,身形如和,其脉微数。"在治疗上,仲景以百合为专药,百合地黄汤为主方。这些论述和治法方药,一直为后世论百合病者所宗。

隋代巢元方《诸病源候论》把本病纳入伤寒范畴,认为是"伤寒虚劳大病之后不平复,变成斯疾",即认为本病由热病后余邪未尽或虚劳大病后体虚未复而引起。自此至明代,大多医家沿袭仲景、巢氏之说,较少发挥。

迨至明清,《金匮要略》一书的注家渐多,不少注家根据自己所得,对百合病提出了新的见解。如百合病的命名问题,历来争议颇多,魏念庭《金匮要略方论本义》直截了当地说:"即因用百合一味而瘳此疾,因得名也。"至其病机,尤在泾《金匮要略心典》云:"此病多于伤寒热病前后见之。其未病而预见者,热气先动也。其病后四五日,或二十日,或一月见者,遗热不去也。"说明热邪是此病发病的关键,"热邪散漫,未统于经,其气游走无定,故其病亦去来无定。"他还指出,本病见症虽多,皆"不可为凭之象",唯"口苦、小便赤、脉微数,则其常也"。至其病因病机,《医宗金鉴・订正仲景全书》认为本病除因"伤寒大病之后余热未解,百脉未和"所致外,亦有因"平素多思不断,情志不遂,或偶触惊疑,卒临异遇",而"形神俱病"者,明确指出本病的发生,与情志所伤有关。《医宗金鉴》还引李彬的注文,精辟地指出:心藏神,肺藏魄,由于神魄失守,故有此恍惚错妄之情。明确此病病位在心、肺。张璐《张氏医通》认为本病总属热蓄血脉,"阳火烁阴"之患,病位主要在心,并可累及上中下三焦。治疗上主张"当随所禀虚实偏胜而调之",对病久气阴两伤者,于仲景治法之外,另立生脉散一方,并谓养心宁神之品,亦可酌加;热盛者不妨兼用左金丸以折之。王孟英《温热经纬》则谓本病多系余热逗留肺经,但不一定皆在疫病之后,"凡温、暑、湿、热诸病之后皆有之";其病理机制,王氏认为"肺主魄,魄不安则如有神灵",主张以平淡之剂清其余热则病自已,亦属经验有得之言。这些论述说明清代医家对百合病的认识比前人更为深入,基本上抓住了百合病的实质。

【范围】

根据发病特点与临床表现,西医学的癔病、神经衰弱,尤其是于感染性疾病或其他疾病病程中出现的神经症与百合病比较相似者,可以参照本篇辨证论治。

【病因病机】

本病系由于伤寒温病,热灼阴伤,或虚劳大病,阴精亏虚,或忧思抑郁,阴血暗耗,以致阴虚内热,心神失养,虚火扰动,神志不宁而发病。其病位主要在心,与肺、脾、肝、肾有关,尤其与肺关系密切。

本病的病因病机,大致可分为以下几方面。

1. **伤寒温病,热邪伤阴**　在伤寒或温病病程中,由于热邪太盛,或汗、下、吐用之失当,以致病去而阴虚未复;或热邪毒气伤气伤血;或病后余热未尽,熏灼心肺。心主血脉而藏神,肺主气、朝百脉而司治节,心肺阴虚,气血失调,神明无主,百脉失养,而为本病。

2. **大病久病,耗损气血**　各种大病重病或久病虚劳,脏腑不调,精元耗伤,生化不足,气血亏虚,百脉失和,心神涣散,肺魄不安,诸症由生。如《张氏医通》所说:"百合病……由大病虚劳之后,脏腑不调所致。"

3. **情志不遂,忧思成疾**　平素忧思不断,抑郁寡欢;或境遇不佳,不能自释,以致阴血暗耗,虚热内生,炼液成痰,扰乱心神,神气失于依附,以致行动、语言、饮食失常。

总之,百合病以热病大病之后,心肺阴虚,心神失养而发病者为多,但亦可因气血不足,或痰热内扰所致,百脉失和,心神不宁为病机关键。

【诊断与鉴别诊断】

一、诊断

(一) 发病特点

多继发于急性热病或大病重病之后，或因在较长时期内情志失畅而发病。

(二) 临床表现

精神恍惚不安、默默无语、欲卧不能卧、欲行不能行、如寒无寒、如热无热、食欲或差或好等莫可名状的自觉症状，同时多兼有口苦、尿黄，脉细数等症。

二、鉴别诊断

1. **郁证**　郁证为情志怫郁，气机郁滞所引起的疾病的总称。两者相似之处在于，在病因方面，百合病亦有因情志所伤而致者；在症状上，郁证之郁郁寡欢，精神不振，不思饮食，神呆不寐等表现与百合病的“常默默”、“意欲食，复不能食”、“欲卧不能卧，欲行不能行”也有相近之处。但百合病与郁证无论病机本质，还是主要临床表现均有不同。百合病多由阴虚内热而致，以精神恍惚，语言、行动、饮食似若不能自主，症象变幻无定为临床特点；郁证则属气机郁滞所生，诸如胁痛、胀满、噫气等气机痹阻之象，症状较为确定。气郁化火，虽然也有口苦、口干、便秘、尿赤等表现，但气郁化火为实火，除上述表现外，还兼见面赤火升，烦躁易怒，胸胁胀痛，嗳气频频，均与百合病不同。

2. **不寐**　不寐是指经常不能得到正常的睡眠，或不易入睡，或睡而易醒；这与百合病的“欲卧不能卧”等精神恍惚不安显然不同。当然百合病患者也可能出现不寐，但百合病的其他表现，则是不寐所没有的。

3. **脏躁**　患者主要表现为悲伤欲哭，与百合病之精神恍惚不安，虽同属莫可名状之证，而表现各有不同。而且，百合病以口苦、小便赤等为特征性症状，而脏躁没有这类特征性表现。

4. **卑惵**　卑惵系因心血虚而致的一种病证，《杂病源流犀烛》谓：“卑惵，心血不足病也，与怔忡病一类。其症胸中痞塞，不能饮食，如痴如醉，心中常有所歉，爱居暗室，或倚门后，见人即惊避无地。”显然与百合病之“常默默”、“如有神灵者”不同。

【辨证论治】

一、辨证

(一) 辨证要点

1. **临变不惑，把握本病特征**　百合病的临床表现复杂，诸如“意欲食，复不能食，常默默，欲卧不能卧，欲行不能行，如寒无寒，如热无热”等等，皆无可凭据之象，而且上述症状也非同时并见，因此颇难辨识。辨证时，应掌握本病恍惚迷离，不能自主的特点，结合口苦、小便赤、脉微数等征象，于无定中求“一定”，始能临变不惑，抓住重点。

2. **知常达变，分清阴阳虚实**　仲景原著以本病未经汗、下、吐者为常，以误用汗、下、吐或虽未经误治而日久出现口渴、发热者为变。仲景所论之“常”、“变”，皆属阴虚内热之证；究之实际，本病既有在病中或病后因痰热内扰而为病者，亦有因心肺气虚而为病者。故本篇所论之“常”、“变”，是以仲景所论之心肺阴虚内热证为常，以痰热内扰证、心肺气虚证为变。

(二) 证候

[阴虚内热]

症状：精神、饮食、行动有异于常人，如时而厌食不纳，时而又觉饮食甘美，或意欲进食，一旦食至，却又不能食；常沉默寡言，甚或不通问答；或欲卧而不能卧，或欲行而不能步；或自觉发冷或发热，实则无寒无热；口苦、小便短赤。舌红，脉微数。

病机分析：热病之后，余邪不解，或情志不遂，神思过用，心主神明，肺司治节，心伤则神气无所依附，故精神恍惚，迷乱无定；肺虚则治节不行，故行、坐、住、卧、饮食皆若不能自主；口苦、尿赤、脉虚数，均是心肺阴虚内热之象。

[痰热内扰]

症状：精神、行动、饮食皆失常态；头痛而胀，心中懊恼，卧寝不安，面红。舌尖红，苔薄黄微腻，脉滑数。

病机分析：病后阴伤而余热不去，熏灼津液为痰，痰热扰于心肺，故心神不安，治节失常。面红、头胀痛，苔腻脉滑，皆属痰热内蕴之象。

[心肺气虚]

症状：精神、行动、饮食皆若不能自主，自汗，头昏，短气乏力，少寐或多寐而睡不解乏。舌淡，有齿痕，脉弱，两寸脉模糊。

病机分析：心肺气虚，神气不充，治节不行，故恍惚迷乱，语言、行动、饮食、坐卧皆失常态；肺主皮毛，肺虚则皮毛不固而自汗出；心肺气虚，则短气、乏力；舌淡、脉弱，亦皆为气虚之征。

二、治疗

(一) 治疗原则

1. **攻补兼施**　百合病多属正虚邪恋，既不任攻伐，又虚不受补，用药失当，往往吐利皆至。因此选方用药，应以补虚不碍邪，去邪不伤正为基本原则，以甘润、甘平、甘淡为治疗大法。

2. **注重主方**　百合病以百合为主药，以百合地黄汤为主方。故其治疗，可在专药专方基础上，随证施治，以期不离不泛。

3. **分辨阴阳**　百合病虽以阴虚内热为多，但仍然有“见于阴”与“见于阳”的不同，临证要知常达变，随证治之。

(二) 治法方药

[阴虚内热]

治法：清心润肺。

方药：常用百合地黄汤为主方。本方以百合润肺清心，益气安神，生地养阴清热，煎以泉水(或新汲水)，取引热下行之意。方中生地用量较大，如经久煎至 40 分钟以上，即无泻利之弊。渴者，加天花粉清热生津，或再加生牡蛎以潜阳固阴；发热，尿赤，加知母、滑石、淡竹叶、鲜芦根，清热利尿；胃气上逆加代赭石；虚烦不安，清而补之，加鸡子黄一枚搅匀，和入煎成之汤药中。

［痰热内扰］

治法：清化痰热。

方药：苇茎汤加减。本方以苇茎清心肺之热而利小便，桃仁、冬瓜子、薏苡仁化痰、泻浊、开积，合为清化痰热郁滞之方。热盛加知母泻热清金；尿黄加竹叶、滑石；痰多加竹茹、川贝母；头痛加桑叶、菊花。阴虚而挟痰热者，用百合为主药，酌加麦门冬、知母、苇茎、冬瓜子、川贝母、竺黄等，养阴清热，兼化痰浊。

［心肺气虚］

治法：益气安神。

方药：甘麦大枣汤。本方养心气以宁神，益脾土而生金。临床运用时，常加百合、酸枣仁、玉竹、茯神、龙齿之类，俾神明得守，治节复常，则其病自已。气阴均不足者，用生脉散加百合、浮小麦、大枣。

【转归及预后】

百合病是精神情志的病变，以心肺阴虚证最为常见，但亦间有痰热羁肺，心神被扰，或心肺气虚、神气不充而致病者。阴虚生内热，熏灼津液成痰；痰热久留不去，亦伤心肺之阴，故百合病在临床上每多虚实兼见。在治疗上，实不任攻，虚不受补，所以古人称本病为难治之证，多迁延难愈。

百合病的病情变化大，病程有长有短，故其愈期颇难预测。但如能得到正确的治疗与护理，预后一般较好。

【预防与护理】

本病之发生，既然与精神因素有关，所以精神愉快，心胸开阔，至关重要。应尽可能地避免外界不良刺激，并合理地安排工作、学习和生活，使脑力劳动与适当的体育锻炼、体力劳动相结合。此外，如患时令疾病，即使病情不重，也不可轻忽，应积极治疗，以防患于未然。以上这些措施，对预防百合病的发生，具有积极意义。

在护理上应多向患者作思想工作，耐心地说服、开导，以消除患者的疑虑或紧张。医护人员对于患者的态度尤当和蔼可亲。正确的治疗与良好的护理结合起来，往往可以收到事半功倍的效果。

【现代研究】

有关百合病的研究时有报道，内容仍集中在病名、范围、病位、病因病机、百合系列方剂的临床应用等几方面。

百合病的病名由来一直存在四种不同的解释[1]，即主药命名说、证候命名说、病机命名说与病因命名说，目前基本认同主药命名的观点。

百合病的西医学疾病范围，一般认为属于西医学“神经衰弱”或“癔病”一类神经症。如潘氏[2]即谓本病属于西医学之精神神经病之一种。作者通过个人临床体会，指出肠伤寒患者，在退行与恢复期之间的阶段常可出现精神紊乱状态，以百合地黄汤为主方，可使患者精神恢复常态。徐氏[3]也认为百合病属于神经系统疾病中的精神分裂症，或神经衰弱。何氏[4]的观点则不同，认为百合病是热病后余邪未清所致之病，若说是神经衰弱，难以置信。岳氏[5]认为百合病属于伤寒热病之后遗症，强调“小便赤”应是百合病的特征。赵氏[6]根据临床观察和总结，认为感冒、大叶性肺炎、急性肠炎、细菌性痢疾、伤寒、肺结核咯血、肝炎、分娩大出血等均可发生百合病。他认为本病属于“病后机体失调之综合病征”，不同意后遗症之说。在治疗上，他强调了辨证论治的意义，认为不可拘于古人成法。他报道的53例患者，经治疗大都获得痊愈，所用方均为八珍汤。陶氏等[7]在他人认为是感染性精神病的基础上更具体地指出百合病相当于西医学的散发性脑炎。

百合病的病位历来也有多种学说，姜氏与王氏等[8,1]曾有综述与讨论。今人多认为百合病的病位主要在心，其理由有三：其一，心主血脉，引起歧义的“百脉一宗”实际是指的血脉与心脏。其二，心主神明，心藏神，脉舍神，精神活动虽与五脏相关，五脏各有所属，但求其所由，无不从心而发。由于心神不宁，神不守舍，所以百合病出现以精神恍惚为特点的症候群。其三，治疗百合病的主药百合并非只入肺经，也入心经，“能敛气养心，安神定魄”。

百合病的病因病机主要是热病伤阴，或久病阴虚，或五志化火，阴虚内热，心神失养，神魄不安。姜氏等[8]认为，仲景所论之百合病是指心肺阴虚，以心阴虚为主的病变。日久可以阴虚及阳，或因误用过用苦寒之品，出现阳虚见证。李氏[9]也认为百合病是以心阴虚为主的全身性疾病，同时可能阴损及阳，以阴虚为“常”，阳虚为“变”。故治疗上不应忽视温柔养阳。针对将“口苦、小便赤、脉微数”等阴虚内热症状作为百合病的诊断要点，曹氏[10]指出，三症虽然多见，但只能反映百合病某一阶段的特点，而不能概括百合病的发展规律。百合病不是一个证，有阴虚也有阳虚，治疗当审其阴阳所伤，气血亏虚之异，随证治之。

百合病的主方百合地黄汤、百合知母汤等已被广泛应用在精神神经疾病如癔病、抑郁症等治疗中，并收到较好的疗效。此类报道时见于杂志报刊，可资研究、参考。

【小结】

百合病之名，首见于《金匮要略》，后世又不断有所研究和发展。

百合病的病因病机，不外外感热病之后，余热留连，心肺阴虚，或忧思抑郁，情志不遂，久而成病。由于百合病与郁证、不寐、脏躁、卑惵等在病因上和临床表现上有某些相近之处，故需鉴别。

百合病的临床表现复杂多变，但总以精神恍惚不宁，坐卧、行动、语言、饮食均不能自主为特点。阴虚内热的百合病，更以口苦、尿黄、脉微数为必具的症状和体征。

百合病的治疗，应在前人专药专方的基础上，再根据阴虚、气虚、痰热等不同证候表现，随证治之。本病虚不受补，实不任攻，因此性味峻烈之剂不可轻投，也不能滥施补剂，否则就会导致不良后果。

百合病的发生和变化，与精神因素有关，因此除了积极地药物治疗之外，还应向患者作耐心细致的思想工作。百合病虽然愈期难以预测，但预后一般较好。

附方

(1) 百合地黄汤(《金匮要略》): 百合　生地黄。
(2) 苇茎汤(《备急千金要方》): 桃仁　薏苡仁　冬瓜子　苇茎。
(3) 甘麦大枣汤(《金匮要略》): 炙甘草　小麦　大枣。
(4) 生脉散(《内外伤辨惑论》): 人参　麦门冬　五味子。

【现代研究】主要参考文献

[1] 王靖. 浅谈百合病之病名及脏腑病位[J]. 天津中医学院学报, 2006, 25(1): 10～11.
[2] 潘澄廉. 研究《金匮要略》的体会[J]. 浙江中医杂志, 1956, 试刊号.
[3] 徐余祥. 试论百合病[J]. 浙江中医杂志, 1957, (11): 33.
[4] 何任. 百合狐惑阴阳毒的证治[J]. 浙江中医杂志, 1957, (6): 276.
[5] 岳美中. 岳美中论医集[M]. 北京: 人民卫生出版社, 1978: 65.
[6] 赵橡华. 百合病63例的临床体会[J]. 浙江中医杂志, 1965, 8(4): 8.
[7] 陶汉华, 王中琳. 百合病与散发性脑炎[J]. 山东中医学院学报, 2003, 27(3): 165～166, 169.
[8] 姜德友, 陈永坤. 百合病源流考[J]. 河南中医, 2006, 26(2): 13～15.
[9] 李群. 百合病病机要点与治疗原则之我见[J]. 黑龙江中医药, 1985, (1): 12～13.
[10] 曹洪欣. 有关百合病的几个问题[J]. 四川中医, 1985, (11): 4～5.

第五章 脾胃病证

呕　吐

【定义】

呕吐又名吐逆，是指食物或痰涎等由胃中上逆而出的病证。古人谓：有声有物谓之“呕”；有物无声谓之“吐”；有声无物谓之“哕”（干呕）；只吐涎沫谓之“吐涎”。由于临床呕与吐常兼见，难以截然分开，故合称呕吐。本病乃胃失和降，气逆于上所致，凡外感、内伤，或饮食失节以及他病有损于胃者，皆可发为呕吐。至于妊娠恶阻，则属于妇科范畴，本篇不予讨论。

【历史沿革】

呕吐的证治，渊源于《内经》。《素问·至真要大论篇》云：“诸呕吐酸……皆属于热”、“诸逆冲上，皆属于火。”说明了火邪有炎上的特性，若其上逆为患，可致呕吐。但其病因并不仅此一端，如《素问·举痛论篇》云：“寒气客于肠胃，厥逆上出，故痛而呕也。”则责之寒邪内扰，阳气不宣，于是痛呕交作。要之，呕吐一证，虽系胃气不降，实与其他脏腑息息相关。因于肝逆犯胃者，《灵枢·经脉》以为足厥阴肝所生病者，可见“胸满呕逆”之证；因于肝火胆邪犯胃者，《灵枢·四时气》云：“邪在胆，逆在胃，胆液泄则口苦，胃气逆则呕苦。”证称“呕胆”；而脾胃相表里，胃受水谷，若脾不能运，亦可见呕吐，诚如《素问·脉解篇》云：太阴“所谓食则呕者，物盛满而溢，故呕也。”《素问·厥论篇》又云：“太阴之厥……食则呕，不得卧。”诸如此类，辩证地看待呕吐的成因及其病理机转，给后人以很大的启迪。

汉代张仲景上承《内经》要旨，不仅对呕吐的病因有新的认识，而且对呕吐的辨证论治，更卓有成效。如在《伤寒论》中，治疗太阳中风之“干呕”，用桂枝汤调和营卫以散风邪；治疗少阳病之“心烦喜呕”，用小柴胡汤和解枢机；治疗厥阴病之“吐蛔”，用乌梅丸之苦辛酸并用以安蛔；而治“伤寒本自寒下，医复吐下之，寒格，更逆吐下，若食入口即吐”，用干姜黄芩黄连人参汤，更开苦辛通降、益胃止呕之法门。至于杂病的呕吐，在《金匮要略·呕吐哕下利病脉证治》篇，论述尤为精详：如治“干呕吐逆，吐涎沫”，用半夏干姜散温中止呕；治“食已即吐者”，用大黄甘草汤泻火降逆；治“呕而肠鸣，心下痞者”，用半夏泻心汤苦降辛开以调中和胃；治“诸呕吐，谷不得下者”，用小半夏汤降逆安胃；治“胃反，吐而渴欲饮水者”，用茯苓泽泻汤化饮止呕等等。从中可见其分清证候之属寒属热，或寒热兼夹，或饮邪内停种种的不同，因证立法，方药得当，至今仍有很大的临床指导价值。同时，仲景指出：“呕家有痈脓，不可治呕，脓尽自愈。”告诫后世不必见呕即止呕，而应当见病知源，实寓有治病求本的深意。

嗣后，晋代王叔和在《脉经》中论述呕吐与呕蛔之脉诊鉴别，谓“寸口数即吐”、“关上脉微浮，积热在胃中，呕吐蛔虫”，为四诊合参诊断呕吐提供了脉诊资料。

唐代孙思邈在《备急千金要方·呕吐哕逆》中对呕吐亦有很多精辟的论述，如云：“凡呕者多食生姜，此是呕家圣药。”这一宝贵经验，向为后世推崇。实践证明，凡胃寒呕吐，生姜独用有效，甚则伍以丁香、吴茱萸之属；热呕则伍以黄芩、黄连之辈，效果不错。

宋代陈无择在《三因极一病证方论·呕吐叙论》中云：“呕吐虽本于胃，然所因亦多端，故有寒热、饮食、血气之不同，皆使人呕吐。”示人注意辨明病因，对证发药。

元代朱丹溪在《丹溪心法·呕吐》中指出：“胃中有热，膈上有痰者，二陈汤加炒栀子、黄连、生姜；有久病呕者，胃虚不纳谷也，用人参、生姜、黄芪、白术、香附之类。”其处方用药，颇为中肯，为后世所习用。

明代张景岳在《景岳全书·呕吐》中，将呕吐分为虚实2大类，这一分类方法，提纲挈领，对后世的影响很大。张氏云：“呕吐一证，最当详辨虚实。实者有邪，去其邪则愈；虚者无邪，则全由胃气之虚也。”若“胃气本虚，而或停滞不行者，是又虚中有实，不得不暂从清理，然后可以培补；又或虽有停滞，而中气虚困不支者，是又所急在虚，不得不先顾元气，而略参清理”，治法井然有序。其治虚呕，以温胃补脾为主，选用人参理中汤、温胃饮、圣术煎、参姜饮等。治实呕，因寒邪犯胃者温中行滞，选用大、小和中饮，以及神香散、二陈汤加姜桂等；因寒湿之邪犯胃者温中散寒，选用平胃散等。其他如饮食伤胃、火在中焦、痰饮留于胸中、肝气上逆等所致呕吐，均分别论述，可供临床参考。

清代程钟龄《医学心悟·呕吐》指出：呕吐“若拒格饮食，点滴不入者，必用姜水炒黄连以开之，屡用屡效”，此法简约可从。

综上所述，《内经》对呕吐的论述，奠定了本病论治的基础。而张仲景对呕吐的病因、证候、治则、方药论述详尽，为后世所宗。仲景之后，代有发展，孙思邈、陈无择、朱丹溪诸家各有发挥；张景岳将呕吐分虚实两候，立论自成体系，对后世影响颇深。

【范围】

呕吐可见于西医学多种疾病，最常见的如急性胃炎、贲门痉挛、幽门痉挛、肝炎、胰腺炎、胆囊炎，以及某些急性传染病或颅脑疾患等。当此等疾病出现以呕吐为主症时，可参考本篇有关辨证论治内容。

至于肠梗阻、消化道肿瘤、尿毒症等伴发呕吐时，除可参考本篇外，尚可参照反胃、噎膈、关格、癃闭等篇内容进行辨证论治。

【病因病机】

1. **外邪犯胃**　由于感受风寒暑湿火热之邪或秽浊之气侵犯脏腑，使胃失和降，水谷随气逆而上，即发生呕吐。一般说，卒然而呕吐的，多是邪客胃腑，在长夏多为暑湿之邪所干，在秋冬多乃风寒所犯。然而，在外邪所致呕吐中，又以寒邪致病最为常见，这是因为寒邪最容易损耗中阳，使邪气凝聚胸膈，动扰胃腑之故。

2. **饮食所伤**　由于饮食不节，温凉失调，饥饱无常，因过食生冷油腻不洁食物，停滞不化，伤及胃腑，致胃气不能下行，便上逆为呕吐；或因脾胃运化失常，导致水谷不能化生精微，停痰留饮，积于中脘，痰饮上逆，亦可发生呕吐。

3. **肝郁犯胃**　情志拂逆，木郁不达，肝气横逆犯胃，以致肝胃不和，胃气上逆而作呕吐。如张景岳所云："气逆作呕者，多因郁怒致动肝气，胃受肝邪，所以作呕。"（《景岳全书·呕吐》）至于忧思伤脾，脾失健运，食难运化，胃失和降而发生呕吐的，是情志失调所致呕吐的另一种表现。

4. **脾胃虚弱**　由于脾胃虚寒，中阳不振，不能腐熟水谷，化生气血，造成运化与和降失常，可引起呕吐。或因病后胃阴不足，失其润降，亦可引起呕吐。

5. **其他**　如胃有痈脓，服食有毒食物或药物，以及蛔虫扰胃等，都可引起呕吐。

综上所述，可见引起呕吐的原因很多，其主要病位在胃，但病机与肝脾有密切关系。

张景岳在《景岳全书·呕吐》对呕吐的病因病机作了简要概括："呕吐或因暴伤寒凉，或暴伤饮食，或因胃火上冲，或因肝气横逆，或痰饮水气聚于胸中，或表邪传里，聚于少阳、阳明之间，皆有呕吐，此皆呕吐之实邪也。所谓虚者，或其本无内伤，又无外感而常为呕吐者，此既无邪，必胃虚也。"此说既能贯彻源流，又有自己的见解，对于我们认识呕吐的病因病机是很有帮助的。

【诊断与鉴别诊断】

一、诊断

（一）发病特点

本病以呕吐宿食痰涎，或苦味、酸味水液诸物，或干呕等主症作为主要诊断依据。

（二）临床表现

若是风寒外邪犯胃致呕吐的，则苔白，脉浮紧；风热外邪致呕吐的，则舌质红，舌苔薄黄，脉浮数；属饮食停滞致呕吐的，则舌苔厚腻，脉滑；属肝气犯胃致呕吐的，则舌边红，苔薄腻，脉弦；脾胃虚寒致呕吐的，则舌质淡，苔白润，脉细弱；胃阴不足致呕吐者，则舌红津少，脉细数。应结合主症和病史作综合分析。

二、鉴别诊断

1. **反胃**　反胃又称胃反，是以食后脘腹胀满、朝食暮吐、暮食朝吐、宿食不化为特征，可见于幽门梗阻等疾病。由于反胃多属缓慢起病，缠绵难愈，使脾胃长期受损，人体缺乏水谷精微营养，故病者可见形体消瘦，面色少华，神倦乏力等症。而呕吐有虚实之不同，实证呕吐，多数起病急剧，食入即吐，或不食亦吐；虚证呕吐，多数时吐时止，无一定规律，或干呕恶心，但多吐出当日之食物。

2. **噎膈**　噎膈的症状主要是饮食咽下困难。轻者食物间或可入，但量不多；重者水饮可入，食物难入；更严重的汤水难下，虽或勉强吞下，其人日益消瘦，面色苍黄，津液枯槁，大便秘结如羊屎状。呕吐病变部位主要在胃，而噎膈病变部位主要在食管、贲门。一般呕吐，多数能治愈，预后较好；而噎膈多数预后不良，治疗困难。

3. **霍乱**　霍乱的临床特征为起病急骤，来势凶险，上吐下泻，腹痛，泻下如米泔，患者迅即消瘦，肢冷脉沉微。而呕吐一证，多不伴有腹泻，亦少有危在顷刻之变，除非是剧烈呕吐不止，常不会像霍乱那样在短时间内造成阴津枯竭，阳气欲绝的危候。

【辨证论治】

一、辨证

（一）辨证要点

1. **辨实呕与虚呕**　首先应详辨虚实。实证呕吐，多因外邪、饮食、七情犯胃所致，发病急骤，病程较短。虚证呕吐，常为脾胃虚寒，或胃阴不足，失其和降而成。其发病缓慢，病程较长。实证有邪，去其邪乃愈；虚证无邪，全由胃气之虚所作，当温中健脾，滋养胃阴，扶正降逆为主，待胃气恢复，升降得宜，呕吐便可自愈。

2. **辨主症和兼症**　呕吐是以食物或痰涎水液诸物从胃中上逆而出为主症。但其所因不同，兼症也不相同。如因寒滞者兼腹痛，因食滞者兼胀闷，因气逆者兼见胀痛连于胁下，因外感者兼头痛恶寒；虚寒呕吐，则必兼一派虚寒征象等。

3. **辨可下与禁下**　就一般而论，呕吐不宜用下法，其理为呕吐病在胃，不应用下药攻肠。同时，呕吐能使胃中停滞之宿食或不洁之物从上排出，下之无益。若呕吐之属于虚者，下之更有虚虚之弊。若呕吐之属于外邪者，当逐邪外达，其呕自止，亦不宜攻里而引邪深入。所以《金匮要略·呕吐哕下利病脉证治》曾有"病人欲吐者，不可下之"之训。《医宗金鉴·呕吐哕总括》亦谓："初吐切不可下，恐逆病势也。"但下法又并非所有呕吐都绝对禁忌，如呕吐因于肠胃实热，又兼大便秘结的，必要时就可用下法。因为人体是一个整体，上下相互联系,下既不通,势必上逆而呕,通其大便可折其上逆之势。《金匮要略·呕吐哕下利病脉证治》就有“食已即吐者,大黄甘草汤主之”的记载,《医宗金鉴·呕吐哕总括》亦指出:若“大小二便闭而不行,宜攻下也”。可见呕吐禁用下法,既有原则性,又有灵活性。可下与否,当因证而宜。

4. **辨可吐与止吐** 呕吐大多属于病理现象,故一般均可选用降逆止呕之剂,冀其胃气调和,使呕吐自止。但也不是对所以呕吐一概不问病因均用止呕之剂。例如,有些呕吐是机体驱邪外出的抗病表现,此时应因势利导,使其邪去正安,无须止呕。胃有痈脓、痰饮、食滞、误吞毒物等所引起的呕吐,就是机体排除胃内有害物质的一种反应,可让其吐出,则邪去病除。所以何者可吐,何者不可吐,亦应当严格辨证来掌握。

(二)证候

实证

[外邪犯胃]

症状:突然呕吐,起病较急,如感受寒邪,兼见发热恶寒,头痛,无汗,舌苔薄白,脉浮紧;如感受风热,兼见发热恶风,头痛自汗,舌质红,舌苔薄黄,脉浮紧;如感受暑湿,多是时当暑令,呕吐兼见发热汗出,心烦口渴。舌质红,舌苔黄腻,脉濡数。

病机分析:外邪致吐,主要是由于感受风寒、风热、暑湿之邪,动扰胃腑,阻遏中焦,使胃失和降,浊气上逆,所以突然呕吐,来势较急。由于邪束肌表,故见发热头痛恶寒;暑湿秽浊之气阻于胸腹,气机失宣,故见胸脘痞闷,故舌苔黄腻,脉象濡数。

[饮食停滞]

症状:呕吐酸腐,脘腹胀满,嗳气厌食,腹痛,吐后反觉舒服,大便或溏或结。舌苔厚腻,脉滑。

病机分析:饮食不当,食滞停积,使脾胃运化失常,中焦气机受阻,胃气上逆,食随逆上,故呕吐酸腐;食伤胃脘,积滞内阻,不通则痛,故脘腹胀满作痛,大便或溏或结。舌苔厚腻,脉滑,是食滞停阻之征。

[痰饮内阻]

症状:呕吐痰涎清水,胸脘痞闷,不思饮食,头眩心悸,或呕而肠鸣有声。舌苔白腻,脉滑。

病机分析:由于中阳不运,聚湿生痰,痰饮留聚,胃气不降,故脘闷食不得下,反上逆而呕吐清水痰涎;痰浊上泛,影响头目,并及心阳,使清阳之气不升,故眩晕心悸;舌苔白腻,脉滑,是痰浊内阻之象。

[肝气犯胃]

症状:呕吐吞酸,嗳气频作,胸胁满痛,烦闷不舒,每遇情志刺激,则呕吐吞酸更甚。舌边红,苔薄腻,脉弦。

病机分析:肝气不疏,横逆犯胃,胃失和降,故呕吐吞酸,嗳气频作,胸胁满痛;由于气郁化热,热聚胸膈,故烦闷不舒;舌边红,苔薄腻,脉弦,是肝气郁滞之象。

虚证

[脾胃虚寒]

症状:饮食稍多即欲呕吐,时作时止,胃纳不佳,食入难化,胸脘痞闷,口干而不欲多饮,面白少华,倦怠乏力,喜暖恶寒,甚则四肢不温,大便溏薄。舌质淡,苔薄白,脉细弱。

病机分析:脾主运化,胃主受纳,脾胃虚寒,中阳不振,腐熟与运化无能,故饮食稍有不慎,即易作呕。由于脾胃阳虚,气不外达,故面色㿠白,倦怠无力,四肢不温;又由于中焦虚寒,气不化津,故渴不欲饮或口淡不渴;脾虚失于健运,故大便溏薄。舌质淡,苔白润,脉细弱,是虚寒之象。

[胃阴不足]

症状:呕吐反复发作而量不多,或时作干呕,恶心,口燥咽干,饥不思食,脘部有嘈杂感。舌红津少,苔少,脉细数。

病机分析:热病之后,或肝郁化火,或反复呕吐,均能耗伤胃阴,以致胃失濡养,气失和降,导致呕吐反复发作,或时作干呕、恶心,似饥而不欲食;津液不得上承,因而口燥咽干。舌红津少,脉细数,为津液耗伤,阴虚有热之象。

二、治疗

(一)治疗原则

由于呕吐病机主要是胃失和降,气逆于上,所以治疗上对于邪实所致呕吐者,大抵重在祛邪,冀其邪去正安。如外邪犯胃者,宜疏邪解表和胃;饮食停积者宜消食导滞;痰饮内阻者宜温化痰饮;肝气犯胃者宜调肝解郁,兼以和胃降逆。偏于虚者重在扶正,对脾胃虚寒者宜温运脾胃,对胃阴不足者宜养阴润燥,并兼降逆止呕。

治疗呕吐要注意药物的配伍宜忌,一般含油质多及有腥臭气味之药物,多不宜用作止呕之剂,如瓜蒌仁、桃仁、阿魏等。而陈皮、生姜、半夏、代赭石等,多为治呕要药,可辨证选用。

(二)治法方药

实证

[外邪犯胃]

治法:疏解表邪,和胃降逆。

方药:风寒犯胃者可用藿香正气散为主方加减;风热犯胃者可用银翘散加减;暑湿致呕者可用新加香薷饮为主方加减。藿香正气散为芳香化湿剂,具有解表散寒、健胃止呕作用。方中藿香、紫苏、厚朴疏邪化浊;半夏、陈皮、茯苓、大腹皮降逆和胃,均为治疗风寒犯胃呕吐的要药。如兼夹宿食,证见胸闷、腹胀者,可去白术、甘草、大枣,加神曲、麦芽、鸡内金等消食导滞。风热犯胃用银翘散,可去桔梗之升提,加竹茹、橘皮,取其清热和胃、行气止呕之功。新加香薷饮具有解表祛暑、化湿和中作用,方中香薷是解表祛暑主药,扁豆花、厚朴和中化湿,行气止呕;金银花、连翘清热解毒,是暑湿犯胃作呕之常用方药。

[饮食停滞]

治法:消食化滞,和胃降逆。

方药:保和丸为主方加减。本方为消食导滞常用方剂,方中神曲、山楂、莱菔子消食化滞;连翘清积滞中伏热;陈皮、半夏、茯苓和胃降逆。胃热甚者,可加芦根、黄连;胃寒甚者,可去连翘加干姜、砂仁;如积滞较多,腹满便秘者,可加大黄、枳实,导滞通腑,使浊气下行,邪有出路。如属饮食不洁之物或饮食过量,症见脘腹疼痛,欲吐不得吐者,可先用盐水(温开水加食盐适量)内服,随用鹅毛或棉签探喉取吐,因势利导,冀其邪去病除。

[痰饮内阻]

治法:温化痰饮,和胃降逆。

方药：二陈汤合苓桂术甘汤加减。二陈汤和胃降逆，桂枝温化痰饮，白术、茯苓、甘草健脾祛湿，二方合用，标本兼顾。如痰郁化热，阻遏中焦，胃失和降而出现口苦胸闷，恶心呕吐，舌红，苔黄腻，脉滑数，可用温胆汤以清热和胃，除痰止呕。

［肝气犯胃］

治法：疏肝理气，和胃降逆。

方药：初起可用半夏厚朴汤为主方；如气郁化热，可用四逆散合左金丸加减。半夏厚朴汤是行气开郁，和胃降逆之剂，对于七情郁结，气滞痰阻，或咳或呕者适宜。方中用苏叶行气开郁，半夏、茯苓、厚朴、生姜降逆止呕。如果气郁化热、烦闷不舒，呕吐酸水，可用四逆散合左金丸疏肝理气，清热止呕；若兼大便干结，腑气不通，可加大黄通腑泄热；如火郁伤阴，症见口燥咽干，胃中灼热，舌红少苔者，宜适当少用香燥药，酌加沙参、石斛等以养胃阴；若属胃气虚弱，常因情志刺激，精神紧张而发生呕吐的，可用旋覆代赭石汤以补虚降逆，和胃止呕。至于呕吐苦水之"呕胆"证，则应清泄胆火，降胃止呕，可用二陈汤加黄芩、黄连、生姜等。

虚证

［脾胃虚寒］

治法：温中健脾，和胃降逆。

方药：理中丸或六君子汤为主方。理中丸是温补脾胃，治疗中焦虚寒的要方。人体的升清降浊，全赖中气主持，若中焦虚寒，阳气不足，清浊升降失常，便可发生吐泻诸证。而理中丸温理中阳，适用于中焦虚寒，脾胃阳虚之呕吐证。六君子汤亦是健脾止呕之剂，可以选用。如呕吐痰涎清水者，可加桂枝、吴茱萸温中降逆。若泛吐清水，又兼脘冷肢凉者，还可加附子、肉桂等温阳散寒。以上皆为治疗虚寒呕吐常用而有效之方药。

［胃阴不足］

治法：养阴润燥，降逆止呕。

方药：麦门冬汤为主方。胃气以下行为顺，上行为逆。方以麦门冬清火养阴，人参、甘草、大枣、粳米益气生津，半夏降逆止呕，对于胃阴不足之呕吐，可以选用。但如阴伤过甚，半夏剂量不宜过大，以免温燥劫阴，并可酌加石斛、天花粉等药，增加生津养胃作用。若呕吐频作者，可加姜竹茹、陈皮、枇杷叶等和降胃气。大便干结者，加火麻仁、白蜜润肠通便，通降腑气。

（三）其他治法

1. 中成药

(1) 保和丸：适用于四时感冒，见发热头痛，消化不良，肠胃不适，恶心呕吐等症，每服 6～9 克，每日 2～3 次，开水送服。

(2) 藿香正气丸：适用外感风寒、内伤湿滞所致恶心呕吐，每服 6～9 克，每日 3 次，开水送服。但伤暑气虚伴呕逆者，不宜选用。

(3) 理中丸：适用中焦虚寒，健运失职，喜唾涎沫，呕吐腹痛，每服 5～8 克，每日 3 次，开水送服，胃阴不足者不宜用。

(4) 玉枢丹：适用于感受暑温时泻、秽浊之气，忽然呕吐，用此药以解毒辟秽止呕，每次 0.6 克，每日 2 次，吐止停服。

2. 单方验方

(1) 生姜嚼服，适用于干呕吐逆不止(《备急千金要方》)。

(2) 干呕不息，蔗汁温服半升，每日 3 次，入姜汁更佳(《肘后方》)。

(3) 胃冷呕逆，气厥不通，母丁香 3 个，陈橘皮一块，去白，水煎热服(《十便良方》)。

(4) 百合 45 克，鸡子黄 1 枚，用水洗百合浸 1 夜，当白沫出，去其水，再用清水煎，加鸡子黄，搅匀再煎，温服，适用于神经性呕吐。

(5) 芦根 90 克，切碎，水煎服，适用于胃热呕吐。

(6) 陈皮 3 克，白米一小撮，水煎，姜汁冲服，适用于胃炎呕吐。

(7) 豆蔻 15 克，生姜汁 1 匙，将豆蔻研末，用生姜汁为丸，每服 1～3 克，开水送服。适用于胃寒呕吐。(以上 7 方，录自《常见病验方研究参考资料》)

3. 针灸疗法

主穴：内关、中脘。

配穴：足三里、公孙、丰隆、阳陵泉、肝俞、脾俞、隐白。

针法：先针主穴，中等强度刺激手法，宜留针。如食滞呕吐加针公孙、足三里，痰多加丰隆，肝逆犯胃刺肝俞、脾俞、阳陵泉。

灸法：脾胃虚寒宜灸隐白、脾俞。

内关，补则温中和胃，泻则调气畅中；中脘能通降胃腑之气；肝俞、脾俞、阳陵泉平肝和胃；艾灸隐白、脾俞能健脾温胃，和中止呕。

【转归及预后】

疾病的过程，是一个不断变化的过程，其转归，常和致病原因、罹患时间久暂、正气亏损情况、治疗正确与否、素体禀赋强弱都有密切关系。就一般呕吐而论，本病并非凶险大病，如果及时治疗，药证合拍，多能向愈。但如果失治或治疗不当，其转归就不一样。如实证呕吐，若治疗失宜，缠绵不愈，脾胃受损，就有可能转化为虚证呕吐。又如肝气犯胃，郁而化热，耗伤胃阴，就可变为胃阴不足之呕吐。再如呕吐中虚，多食滋补，使虚中夹食滞不化，这些都可能造成本病的虚实之间互相转变。

呕吐的预后，就一般而论，初病呕吐，正气未虚，若能正确治疗，大多预后良好。倘若呕吐日久，反复不愈，耗伤气阴，致脾胃虚弱，病情必缠绵难复。若呕吐而饮食难进，形体消瘦，脾胃衰败者难治。《医宗金鉴·呕吐哕总括》指出呕吐而见面色青，指甲黑，中痛不止，肢厥不回者凶。大抵呕吐出现这些症状时，多表示预后不佳。

【预防与护理】

预防本病，要注意"虚邪贼风，避之有时"，要注意饮食卫生，不食生冷不洁食物，不过食肥甘厚味之品，不饥饱无度，以免损伤脾胃。要注意精神上调摄，心情舒畅，避免肝气横逆，犯胃作呕。保护脾胃正气，使脾胃功能正常，便能达到“四季脾旺不受邪”的目的。

发生呕吐时，要注意适当休息，注意病者寒温适宜，食物要易于消化，宜清淡，少量多餐。服食止呕中药，宜少量渐进，过多过快服药常可导致将所服药液吐出；如果少量服食仍呕吐时，可于药液中放入姜汁少许。若呕吐剧烈，粥汤入胃即吐出之危重病者，系胃气衰败，可用《景岳全书·呕吐》篇人参煮粥食之之法，此取人参粥以救胃气。对于病情较重，神志不清的患者，呕吐时需将其头部转向一侧，以免呕吐物吸入呼吸道而致窒息。

此外，中医食疗对于呕吐的防治亦有良好疗效。如外邪犯胃者，可用鲜生姜煎汤加适量红糖热服。食滞内停者，可予焦山楂、鸡内金等开水调服。肝气郁结者，可用佛手片、陈皮等煎汤代茶服用。脾气虚弱者，可用山药、红枣、黄芪等煮食。胃阴不足者，可用五汁饮或鲜茅根、石斛等煎汤代茶饮用。

【现代研究】

近年来，对于呕吐进行了大量研究，丰富了中医治疗呕吐的方法。

（一）复方研究进展

恶性肿瘤化疗引起的呕吐，历来是临床治疗的难点。近年来，中医药治疗化疗所致呕吐，取得良好效果。旋覆代赭石汤对于化疗所致呕吐有较好的疗效。张氏等[1]运用旋覆代赭石汤加味有效治疗化疗诱发的迟发性呕吐。腹泻或舌苔厚腻者加茯苓 30 克、白术 10 克；口淡无味或喜热饮者加附片、炮姜各 10 克；腹胀明显者加用枳壳 10 克、砂仁 5 克。周氏等[2]运用旋覆代赭汤加味预防肿瘤介入化疗所致的呕吐，亦取得一定疗效。郭氏等[3]运用温胆汤加味治疗大肠恶性肿瘤术后腹腔化疗伴发恶心呕吐。研究表明温胆汤加味对痰湿型、气滞型疗效较好。王氏等[4]运用黄连温胆汤预防肺癌化疗时呕吐反应取得较好疗效。

此外，中医药治疗其他内科疾病所致呕吐，也每每见效。朱氏[5]认为大半夏汤具有化饮散结，降逆止呕，健脾养阴作用。可用于脾胃虚损不能消化水谷，反挟冲气上逆的胃反呕吐；还可用于脾虚夹食，呕吐久不能愈，而致胃阴受伤；或食入即吐，久久不愈，脾胃气阴两伤证。应用大半夏汤为主方，随证加减治疗神经性呕吐、胃溃疡恶变呕吐及幽门梗阻呕吐多获良效。徐氏[6]根据张仲景《金匮要略》中所述“诸呕吐，谷不得下者，小半夏汤主之”、“胃反而渴欲饮水者，茯苓泽泻汤主之”等方论，以小半夏汤（半夏、生姜）、茯苓泽泻汤（茯苓、泽泻、白术、桂枝、甘草、生姜）为主，治疗胃病痰饮中阻引起的呕吐，颇有疗效。

（二）单方验方研究进展

谭氏等[7]报道：取张仲景《伤寒杂病论》小半夏汤或小半夏加茯苓汤中用生半夏治疗呕吐之义，运用生半夏汤治疗化疗呕吐取得良好效果。半夏辛温，入脾、胃、肺经。“脾为生痰之源”，半夏入脾，燥湿化痰清源以除呕吐之因；入胃降逆止呕，以疗呕吐之症，自古以来为治呕吐要药。并对生半夏进行了安全性研究，认为通过煎煮可以祛除生半夏的毒性，从炮制应用、临床实践和药理研究三方面证实，在常用剂量下，临床用药是安全的。

生姜止呕研究表明，内服或含漱可预防眼科手术后恶心呕吐。生姜能刺激胃黏膜合成和释放具有细胞保护作用的内源性胃蛋白酶原（Pepsinogen，PG），从而保护胃黏膜避免损伤。生姜的主要化学成分姜烯、姜辣素不仅具有明显的健胃及保护胃黏膜作用，而且对胃肠运动有明显的促进作用。从生姜中分离出来的姜油酮及姜烯酮混合物可使肠管松弛，蠕动减弱；姜油酮及姜烯酮具有很强的末梢性镇吐作用；此外，姜酚、姜烯酮又有镇静、镇痛作用。孙庆伟[8]实验研究结果证实生姜具有抑制消化道（包括胆囊）平滑肌运动的作用，从而达到止吐作用。

（三）其他治法研究进展

李氏[9]认为对于肾阳虚衰呕吐患者，根据“急则治其标，缓则治其本”的治疗原则，当先补其肾阳，再调理脾胃。故应治以温补肾阳之法，施以温和重灸命门，再加刺关元、复溜、涌泉等穴。陈氏[10]针灸治疗“神经性呕吐”予艾灸百会，同时配以针刺足三里、公孙、太冲、大陵，取阳中隐阴法，以得宁心安神，和胃降逆之效。沈氏[11]采用针灸点刺金津、玉液升脾气、降胃气、平冲气治顽固性呕吐，对包括反射性呕吐中的胃十二指肠疾病，中枢性呕吐中的药物毒性作用、代谢障碍、体内毒素刺激，前庭障碍性呕吐中的梅尼埃病；神经症性呕吐均有较好疗效。

李氏[12]认为呕吐的发病最终是由于胃失和降、胃气上逆所致。足三里为足阳明胃经合穴，可以健脾和胃，降逆止呕，调理胃肠气机，对消化系统的多种疾病和症状都有一定的特异性治疗作用。甲氧氯普胺为多巴胺受体阻断剂，通过阻断延髓催吐化学感受区的多巴胺受体而产生较强的止吐作用，运用小剂量甲氧氯普胺行足三里穴位注射治疗呕吐，具有温和持久刺激穴位作用，可以起到健脾和胃，降逆止呕的功效。

刘氏等[13]根据中医脏腑经络理论，采取循经取穴原则，指压刺激合谷、内关、足三里等穴位作用明显，有针刺、按摩的双重作用，通过经络作用于脏腑调理气血。此法方法简便，易为临床护理人员掌握使用，无需任何设备、药物，无副作用，患者乐于接受，是可能及时减轻患者痛苦的方法。

杨氏等[14]采取指压法治疗呕吐，主穴取内关、足三里、中脘。配穴：脾胃虚弱加脾俞调补脾气；寒邪犯胃蘸生姜汁点上脘温散寒邪；湿热内蕴加内庭以泻阳明之热；饮食积滞加下脘导气下行；痰饮内扰加丰隆运脾化浊；肝气犯胃加太冲以平肝木横逆；妊娠呕吐加幽门以平冲降逆。取仰卧、侧卧或坐位，选穴后以拇指、食指或中指指尖揉按结合，指力视病情而定，以局部酸麻胀为度，每穴 5～10 分钟。每日 1 次，5 次为一个疗程。

姜氏等[15]运用耳穴“胃”为主穴治疗寒邪犯胃之呕吐，据报道取得满意疗效。耳穴“胃”位于耳轮脚消失处，即耳甲 4 区，相当于人体胃腑在耳郭上的投影区。治疗时针刺耳穴胃、交感、枕，耳毫针刺之，行捻转泻法。耳针胃穴，乃相应病腑取穴，奏和胃降逆止呕之功，配耳穴交感解痉、枕穴镇静以增强降逆止呕的作用，直接通降胃腑之气。

梁氏等[16]用吴茱萸穴位外敷治疗慢性肾衰引起之呕吐。认为吴茱萸，辛苦，温，入肝、胃经，有温中，止痛，理气，燥湿的功效，临床可用于呕逆吞酸之症。涌泉为肾经主穴，肾经经脉循经腹部，至通谷、幽门穴处夹胃上行。用吴茱萸贴足心，籍涌泉穴及其肾经经脉，使药力上达于胃，发挥其辛苦而降之功，散寒降浊，且导胃气下降，复其和顺之职，呕逆自平。

【小结】

古称有声有物为"呕"，有物无声为"吐"。声者，气与火也；物者，痰与食也。其病因有多种，但总以胃气逆而不降为主要关键。

呕吐的分类，自张景岳以虚、实为纲统括呕吐诸型以来，至今仍为后人所沿用。

呕吐由于其病因不同，证候特点亦异，如外邪呕吐，常突然发生，来势较急；酒食过伤致吐，则得食呕吐愈甚，吐后略舒；痰饮内阻呕吐，则呕吐痰涎清水，胸脘痞闷；情志不和呕吐，则泛恶呕吐，嗳气则舒；胃阴不足呕吐，则嘈杂口干，时作干呕；脾胃虚寒呕吐，则呕吐清涎，时作时止。认识这些证候特点，可作临床辨证之助。

由于呕吐能使胃气受损，谷不得下，气血生化之源大受影响，故应及时治疗，在审因论治中，无论选用何种治疗法则，皆应注意配合和胃降逆药物，以顺应"胃气以下行为顺"的正常生理功能。历代医家认为降逆止呕药中，以半夏、代赭石效力最著。而于苦降辛开一法中，生姜味辛，黄连味苦，为该治法中最具有代表性的药物，值得参用。

呕吐虽非内科大证，但若误治失治，亦可由实变虚，由轻变重，久病久吐，还有形成脾胃衰败之虞，故应重视。中医学关于"治未病"之训，勿忘"病从口入"之戒，注意饮食卫生，适应四时气候变化，增强体质，注意保护胃气，这些都是预防本病所应注意的。

附方

(1) 藿香正气散(《和剂局方》)：藿香　厚朴　苏叶　陈皮　大腹皮　白芷　茯苓　白术　半夏曲　甘草　生姜　大枣。
(2) 银翘散(《温病条辨》)：连翘　金银花　桔梗　薄荷　竹叶　甘草　荆芥穗　淡豆豉　牛蒡子。
(3) 新加香薷饮(《温病条辨》)：香薷　扁豆花　厚朴　金银花　连翘。
(4) 保和丸(《丹溪心法》)：山楂　六曲　半夏　茯苓　陈皮　连翘　莱菔子。
(5) 二陈汤(《和剂局方》)：制半夏　陈皮　茯苓　炙甘草(原方有生姜、乌梅，今多不用)。
(6) 温胆汤(《备急千金要方》)：制半夏　陈皮　茯苓　炙甘草　竹茹　枳实　生姜　大枣。
(7) 半夏厚朴汤(《金匮要略》)：制半夏　厚朴　茯苓　生姜　苏叶。
(8) 四逆散(《伤寒论》)：柴胡　炙甘草　枳实　芍药。
(9) 左金丸(《丹溪心法》)：黄连　吴茱萸。
(10) 理中丸(《伤寒论》)：党参　干姜　炙甘草　白术。
(11) 六君汤(《和剂局方》)：党参　炙甘草　茯苓　白术　制半夏　陈皮。
(12) 麦门冬汤(《金匮要略》)：麦门冬　半夏　人参　甘草　粳米　大枣。
(13) 旋覆代赭汤(《伤寒论》)：旋覆花　半夏　人参　代赭石　炙甘草　生姜　大枣。
(14) 大半夏汤(《金匮要略》)：半夏　人参　白蜜。
(15) 芍药甘草汤(《伤寒论》)：白芍　炙甘草。

【现代研究】主要参考文献

[1] 张燕军，纪东世，邓有峰．旋覆代赭汤加味治疗化疗诱发的迟发性呕吐 26 例[J]．陕西中医，2005，26(9)：893～894．
[2] 周宜强，韩照予．旋覆代赭汤加味预防肿瘤介入化疗所致呕吐的临床观察[J]．上海中医药大学学报，2005，19(1)：27～28．
[3] 郭元彪，顾涛，朱伟嵘，等．温胆汤加味治疗腹腔化疗伴发恶心呕吐 35 例[J]．上海中医药杂志，2001，8：14～15．
[4] 王瑛，陈泽涛．黄连温胆汤预防肺癌化疗时呕吐反应的临床研究[J]．山东中医药大学学报，2001，25(5)：362～363．
[5] 胡兰贵．朱进忠老中医应用大半夏汤经验举隅[J]．山西中医，1999，15(6)：1～2．
[6] 刘沈林．徐景藩治疗胃病痰饮中阻引起呕吐的经验[J]．江苏中医药，1994，15(7)：5～6．
[7] 谭镇岳，刘安，谭增子．生半夏汤治疗化疗呕吐的疗效及安全性研究[J]．山东中医杂志，2004，23(7)：410～412．
[8] 李明，刘成梅，涂宗财，等．生姜防治恶心呕吐作用研究进展[J]．中成药，2005，27(11)：1324～1326．
[9] 李瑞．呕吐从肾论治的探讨[J]．针灸临床杂志，1996，12(11)：8～9．
[10] 陈宁，李冬申．陈少农针灸验案举隅[J]．江苏中医药，1999，20(8)：32～33．
[11] 沈钦彦．点刺金津、玉液治顽固性呕吐[J]．中国针灸，2004，24(2)：113．
[12] 李永方．足三里穴位注射治疗呕吐[J]．中国针灸，2004，24(2)：112．
[13] 刘晓岩，陈霞．指压穴位法治疗呕吐及护理体会[J]．国医论坛，2005，20(1)：34．
[14] 杨希森，窦玉兴．指压疗法治呕吐[J]．中国针灸，2004，24(2)：112．
[15] 姜云武，汤晓云，左政，等．耳穴"胃"临床应用举隅[J]．针灸临床杂志，2005，21(7)：42～43．
[16] 梁西红，李俊．吴茱萸外敷治疗慢性肾衰引起之呕吐 30 例临床观察[J]．现代中医药，2005，25(5)：20．

反　胃

【定义】

反胃是以脘腹痞胀，宿食不化，朝食暮吐，暮食朝吐为主要临床表现的一种病。

【历史沿革】

反胃又称胃反。胃反之名，首见于汉代张仲景《金匮要略·呕吐哕下利病脉证治》篇。宋代《太平圣惠方·治反胃呕吐诸方》则称之为“反胃”。其后亦多以反胃名之。

《金匮要略·呕吐哕下利病脉证治》中说：“趺阳脉浮而涩，浮则为虚，涩则伤脾；伤脾则不磨，朝食暮吐，暮食朝吐，宿谷不化，名为胃反。”明确指出本病的病机主要是脾胃损伤，不能腐熟水谷。有关治疗方面，提出了使用大半夏汤和茯苓泽泻汤，至今仍为临床所常用。

隋代巢元方《诸病源候论·胃反候》对《金匮要略》之说有所发挥，将病因病机归纳为血气不足、胃寒停饮、气逆胃反，指出“荣卫俱虚，其血气不足，停水积饮，在胃脘则脏冷，脏冷则脾不磨，脾不磨则宿谷不化，其气逆而成胃反也”。

唐代王冰在《素问》注文中更将本病精辟总结为“食入反出，是无火也”。宋代《圣济总录·呕吐门》也说：“食久反出，是无火也。”

金元时期，朱丹溪《丹溪心法·翻胃》提出血虚、气虚、有热、有痰之说，治法方药则更趋丰富全面。

明代张景岳对于反胃的病因、病机、辨证、治法、方药等有了系统性的阐发，他在《景岳全书·反胃》一节中说：“或以酷饮无度，伤于酒湿，或以纵食生冷，败其真阳；或因七情忧郁，竭其中气；总之，无非内伤之甚，致损胃气而然。”又说：“反胃一证，本属火虚，盖食入于胃，使胃暖脾强，则食无不化，何至复出……然无火之由，则犹有上中下三焦之辨，又当察也。若寒在上焦，则多为恶心或泛泛欲吐者，此胃脘之阳虚也。若寒在中焦，则食入不化，每食至中脘，或少顷或半日复出者，此胃中之阳虚也。若寒在下焦，则朝食暮吐，暮食朝吐，乃以食入幽门，丙火不能传化，故久而复出，此命门之阳虚也”；“虚在上焦，微寒呕吐者，惟姜汤为最佳，或橘皮汤亦可，虚在中焦而食入反出者，宜五君子煎、理中汤……虚在下焦而朝食暮吐……其责在阴，非补命门以扶脾土之母，则火无以化，土无以生，亦犹釜底无薪，不能腐熟水谷，终无济也。宜六味回阳饮，或人参附子理阴煎，或右归饮之类主之。此屡用之妙法，不可忽也”；“反胃由于酒湿伤脾者，宜葛花解酲汤主之，若湿多成热，而见胃火上冲者，宜黄芩汤或半夏泻心汤之类主之。”其中补命门火之说是他对本病治疗上的一大创见。

明代李中梓根据临床实际，进一步丰富了反胃的辨证内容。他在《医宗必读·反胃噎嗝》中说：“反胃大都属寒，然不可拘也。脉大有力，当作热治，脉小无力，当作寒医。色之黄白而枯者为虚寒，色之红赤而泽者为实热，以脉合证，以色合脉，庶乎无误。”

清代李用粹《证治汇补·反胃》对七情致病认识较为深刻。他说：“病由悲愤气结，思虑伤脾……皆能酿成痰火，妨碍饷道而食反出。”对反胃的病因病机，作了新的补充。清代陈士铎《石室秘录·噎嗝反胃治法》说：“夫食入于胃而吐出，似乎病在胃也，谁知肾为胃之关门，肾病而胃始病。”这种看法，与张景岳补命门以扶脾土的观点基本相同。清代沈金鳌《杂病源流犀烛·噎塞反胃关格源流》言：“反胃原于真火衰微，胃寒脾弱，不能纳谷，故早食晚吐，日日如此，以饮食入胃，既抵胃之下脘，复返而出也。若脉数，为邪热不杀谷，乃火性上炎，多升少降也”。同时指出：“亦有瘀血阻滞者，亦有虫而反出者，亦有火衰不能生土，其脉沉迟者。”进一步丰富了对反胃病因病机的认识。

以上所引各家之说，从不同的方面对反胃作了阐述，使本病的辨证论治内容日趋完善。

【范围】

西医学的胃、十二指肠溃疡病，胃、十二指肠憩室，急慢性胃炎，胃黏膜脱垂症，十二指肠郁积症，胃部肿瘤，胃神经症等等，凡并发胃幽门部痉挛、水肿、狭窄，或胃动力紊乱引起胃排空障碍，而在临床上出现脘腹痞胀，宿食不化，朝食暮吐，暮食朝吐等症状者，均可参照本篇内容辨证论治。

【病因病机】

反胃多由饮食不节，酒色过度，或长期忧思郁怒，损伤脾胃之气，并产生气滞、血瘀、痰凝阻胃，使水谷不能腐熟，宿食不化，导致脘腹痞胀，胃气上逆，朝食暮吐，暮食朝吐。

1. **脾胃虚寒**　饥饱失常，嗜食寒凉生冷，损及脾阳，以致脾胃虚寒，不能消化谷食，终至尽吐而出。思虑不解，或久病劳倦多可伤脾，房劳过度则伤肾，脾伤则运化无能不能腐熟水谷；肾伤则命火衰微，不能温煦脾土，则脾失健运，谷食难化而反。

2. **痰浊阻胃**　酒食不节、七情所伤、房室、劳倦等病因，均可损伤脾胃，因之水谷不能化为精微而成湿浊，积湿生痰，痰阻于胃，遂使胃腑失其通降下行之功效，宿食不化而成反胃。

3. **瘀血积结**　七情所伤，肝胃气滞，或遭受外伤，或手术创伤等原因可导致气滞血瘀。胃络受阻，气血不和，胃腑受纳、和降功能不及，饮食积结而成反胃。

4. **胃中积热**　多由于长期大量饮酒，吸烟，嗜食甘脆肥浓、高粱厚味，经常进食大量辣椒等辛烈之品，均可积热成毒，损伤胃气，而成反胃之证。亦或痰浊阻胃，瘀血积结，郁久化热。邪热在胃，火逆冲上，不能消化饮食，而见朝食暮吐，暮食朝吐。此即《素问·至真要大论篇》病机十九条中所说“诸逆冲上，皆属于火”、“诸呕吐酸……皆属于热”之意。

由此可见，本病病位在胃，脾胃虚寒、不能腐熟水谷是导致本病的最主要因素，但同时与肝、脾、肾等脏腑密切相关。除气滞、气逆外，还有痰浊、水饮、积热、瘀血等病理因素共同参与发病过程，而且各种病因病机之间往往相互转化。痰浊、水饮多为脾胃虚寒所致；痰浊、瘀血等可使气虚、气滞、食停，同时也可郁久化热；诸因均可久病入络，而成瘀血积结。

【诊断与鉴别诊断】

一、诊断

（一）发病特点

反胃在临床上较为常见，患者以成年人居多，男女性别差异不大，对老年患者要特别提高警惕，注意是否有癌肿等病存在。

（二）临床表现

本病一般多为缓起，先有胃脘疼痛，吐酸，嘈杂，食欲不振，食后脘腹痞胀等症状，若迁延失治或治疗不当，病情则进一步加剧，逐渐出现脘腹痞胀加剧，进食后尤甚，饮食不能消化下行，停积于胃腑，终致上逆而呕吐。其呕吐的特点是朝食暮吐，暮食朝吐，呕出物多为未经消化的宿食，或伴有痰涎血缕；严重患者亦可呕血。患者每因呕吐而不愿进食，人体缺乏水谷精微之濡养，日见消瘦，面色萎黄，倦怠无力。由于饮食停滞于胃脘不能下行，按压脘部则感不适，有时并可触及包块；振摇腹部，可听到漉漉水声。脉象，舌质，舌苔，则每随其或寒或热，或虚或实而表现不同，可据此作为进一步的辨证依据。

二、鉴别诊断

1. **呕吐**　从广义言，呕吐可以包括反胃，而反胃也主要表现为呕吐。但一般呕吐多是食已即吐，或不食亦吐，呕吐物为食物、痰涎、酸水等，一般数量不多。反胃则主要是朝食暮吐，暮食朝吐，患者一般进食后不立即呕吐，但因进食后，食物停积于胃腑，不能下行，至一定时间，则尽吐而出，吐后始稍感舒畅。所吐出的多为未经消化的饮食，而且数量较多。

2. **噎膈**　噎膈是指吞咽时哽噎不顺，饮食在胸膈部阻塞不下，和反胃不同。反胃一般多无吞咽哽噎，饮食不下是饮食不能下通幽门，在食管则无障碍。噎膈则主要表现为吞咽困难，饮食不能进入贲门。噎膈虽然也会出现呕吐，但都是食入即吐，呕吐物量不多，经常渗唾痰涎，据此亦不难作出鉴别。

【辨证论治】

一、辨证

（一）辨证要点

1. **注意呕吐的性质和呕吐物的情况**　反胃的主要特征是朝食暮吐，暮食朝吐，因此在辨证中必须掌握这一特点。要详细询问病史，例如呕吐的时间、呕吐的次数、呕吐物性状及多少等，这对于辨证很有价值。

2. **要细辨反胃的证候**　反胃的辨证可概括为寒、热、痰、瘀4个主要证型。除从呕吐物的性质内容判断外，其他症状、脉象、舌质、舌苔、患者过去和现在的病史、身体素质等，均有助于辨证。

（二）证候

[脾胃虚寒]

症状：食后脘腹胀满，朝食暮吐，暮食朝吐，吐出宿食不化及清稀水液，吐尽始觉舒适，大便溏少，神疲乏力，面色青白，舌淡苔白，脉细弱。甚者面色苍白，手足不温，眩晕耳鸣，腰酸膝软，精神委靡。舌淡白，苔白滑，脉沉细无力。

病机分析：此证之主要病机是脾胃虚寒，即胃中无火。因胃中无火，胃失腐熟通降之职，不能消化与排空，乃出现朝食暮吐，暮食朝吐，宿食不化之症状，一旦吐出，消除停积，故吐后即觉舒适。《素问·至真要大论篇》云：“诸病水液，澄澈清冷，皆属于寒。”患者吐出清稀水液，故云属寒，大便溏少，神疲乏力，面色青白，亦属脾胃虚寒；舌淡白，脉弱，均为阳气虚弱之症。其严重者面色苍白，手足不温，舌质淡白，脉沉细无力，为阳虚之甚；腰酸膝软，眩晕耳鸣属肾虚；精神委靡属肾精不足神气衰弱之征。这些表现，是由肾阳衰弱，命火不足，火不生土，脾失温煦而致，此属脾肾两虚之证，较之前述之脾胃虚寒更为严重。

[胃中积热]

症状：食后脘腹胀满，朝食暮吐，暮食朝吐，吐出宿食不化及混浊酸臭之稠液，便秘，溺黄短，心烦口渴，面红。舌红干，舌苔黄厚腻，脉滑数，

病机分析：朝食暮吐，暮食朝吐，宿食不化，是属反胃之症。《素问·至真要大论篇》说：“诸转反戾，水液浑浊，皆属于热。”今患者吐出混浊酸臭之液，故属于热证。内热消烁津液，故口渴便秘，小便短黄；内热熏蒸，故心烦，面红。舌红干，苔黄厚，脉滑数，皆为胃中积热之征。

[痰浊阻胃]

症状：经常脘腹胀满，食后尤甚，上腹或有积块，朝食暮吐，暮食朝吐，吐出宿食不化，并有或稠或稀之痰涎水饮，或吐白沫，眩晕，心下悸。舌苔白滑，脉弦滑，或舌红苔黄浊，脉滑数。

病机分析：有形痰浊，阻于中焦，故不论已食未食，经常都见脘腹胀满。呕吐白色痰涎水饮，或白沫，乃痰浊之征；痰浊积于中焦，故可见上腹部积块；眩晕乃因痰浊中阻，清阳不升所致；心下悸为痰饮阻于心下；舌苔白滑，脉弦滑，是痰证之特征；舌红，苔黄浊，脉滑数者，是属痰郁化热的表现。

[血瘀积结]

症状：经常脘腹胀满，食后尤甚，上腹或有积块，朝食暮吐，暮食朝吐，吐出宿食不化，或吐黄沫，或吐褐色浊液，或吐血便血，上腹胀满刺痛拒按，上腹部积块坚硬，推之不移。舌质暗红或兼有瘀点，脉弦涩。

病机分析：有形之瘀血，阻于胃关，影响胃气通降下行，故不论已食未食，经常都见腹部胀满；吐黄沫或褐液，解黑便，皆由瘀血阻络，血液外溢所致；腹胀刺痛属血瘀；上腹积块坚硬，推之不移，舌暗有瘀点，脉涩等皆为血瘀之征。

二、治疗

（一）治疗原则

1. **降逆和胃**　以降逆和胃为基本原则，阳气虚者，合以温中健脾，阴液亏者，合以消养胃阴，气滞则兼以理气，有瘀血或痰浊者，兼以活血祛痰。病去之后，当以养胃气、胃阴为主。如此，方能巩固疗效，促进健康。

2. **注意服药时机**　掌握服药的时机，也是治疗反胃的一个关键。由于反胃患者，宿食停积胃腑，若在此时服药，往往不易吸收，影响药效。故反胃患者应在空腹时服药，或在宿食吐净后再服药，疗效较佳。

（二）治法方药

[脾胃虚寒]

治法：温中健脾，和胃降逆。

方药：常用丁蔻理中汤。方中以党参补气健脾，干姜温中散寒；寒多以干姜为君，虚多以党参为君；辅以白术健脾燥湿；甘草补脾和中，加白豆蔻之芳香醒胃，丁香之理气降浊，共奏温阳降浊之功。吐甚者，加半夏、砂仁，以加强降逆和胃作用。病久脾肾阳虚者，可在上方基础上，加入温补命门之药，如附子、肉桂、补骨脂、吴茱萸之类；如寒热错杂者，可用乌梅丸。

除上述方药之外，尚可用丁香透膈散，或二陈汤加味。如《证治汇补·反胃》说："主以二陈汤，加藿香、蔻仁、砂仁、香附、苏梗；消食加神曲、麦芽；助脾加人参、白术；抑肝加沉香、白芍；温中加炮姜、益智仁；壮火加肉桂、丁香，甚者用附子理中汤，或八味丸。"又介绍用伏龙肝水煎药以补土，糯米汁以泽脾，代赭石以镇逆。《景岳全书·反胃》用六味回阳饮，或人参附子理阴煎，或右归饮之类，皆经验心得之谈，可供临床参考。

[胃中积热]

治法：清胃泻热，和胃降浊。

方药：常用竹茹汤。方中竹茹、栀子清胃泄热，兼降胃气；半夏、陈皮、枇杷叶和胃降浊。热重可加黄芩、黄连；热积腑实，大便秘结，可加大黄、枳实、厚朴以降泄之。久吐伤津耗气，气阴两虚，表现反胃而唇干口燥，大便干结，舌红少苔，脉细数者，宜益气生津养阴，和胃降逆，可用大半夏汤加味。《景岳全书·反胃》谓："反胃出于酒湿伤脾者，宜葛花解酲汤主之；若湿多成热，而见胃火上冲者，宜黄芩汤，或半夏泻心汤主之。"亦可随宜选用。

[痰浊阻胃]

治法：涤痰化浊，和胃降逆。

方药：常用导痰汤。方中以半夏、南星燥湿化痰浊；陈皮、枳实以和胃降逆；茯苓、甘草以渗湿健脾和中。痰郁化热者，宜加黄芩、黄连、竹茹；若体尚壮实者可用礞石滚痰丸攻逐顽痰。痰湿兼寒者，可加干姜、细辛；吐白沫者，其寒尤甚，可加吴茱萸汤；脘腹痞满、吐而不净者可选《证治汇补》木香调气散（白豆蔻、丁香、木香、檀香、藿香、砂仁、甘草）行气醒脾、化浊除满。吐出痰涎如鸡蛋清者，可加人参、白术、益智仁，以健脾摄涎。如《杂病源流犀烛·噎嗝反胃关格源流》云："凡饮食入胃，便吐涎沫如鸡子白，脾主涎，脾虚不能约束津液，故痰涎自出，非参、术、益智不能摄也。"

[瘀血积结]

治法：祛瘀活血，和胃降浊。

方药：常用膈下逐瘀汤。方中以香附、枳壳、乌药理气和胃，气为血帅，气行则血行；复以川芎、当归，赤芍以活血；桃仁、红花、延胡索、五灵脂以祛瘀；丹皮以清血分之伏热。可再加竹茹、半夏以加强降浊作用；吐黄沫，或吐血，便血者，可加降香、田七以活血止血；上腹剧痛者可加乳香、没药；上腹结块坚硬者，可加鳖甲、牡蛎、三棱、莪术。

（三）其他治法

(1) 九伯饼（《证治汇补》）：天南星、人参、半夏、枯矾、枳实、厚朴、木香，甘草、豆豉为末，老米打糊为饼，瓦上焙干，露过，每服一饼，细嚼，以姜煎平胃散下，此方加阿魏甚效。

(2) 壁虎（即守宫）1～2只（去腹内杂物捣烂），鸡蛋1个。用法：将鸡蛋一头打开，装入壁虎，仍封固蒸熟，每日服1个，连服数日。（《常见病验方研究参考资料》）

(3) 雪梨1个、丁香50粒，梨去核，放入丁香，外用纸包好，蒸熟食用。（《常见病验方研究参考资料》）

【转归及预后】

反胃之证，可由胃痛、嘈杂、泛酸等证演变而来，一般起病缓慢，变化亦慢。临床所分4证，可以独见，亦可兼见。病初多表现为单纯的脾胃虚寒或胃中积热，其病变在无形之气，温之清之，适当调治，较易治疗。患病日久，反胃频繁，除影响进食外，还可损伤胃阴，常在脾胃虚寒的同时并见气血、阴液亏虚；同时多为本虚而标实，或见寒热错杂，或合并痰浊阻胃或瘀血积结，其病变在有形之积，耗伤气血更甚，较难治疗。此时治疗时应注重温清同进、补泻兼施，用药平稳，缓缓图之。

久治不效，应警惕癌变可能。年高体弱者，发病之时已是脾肾两亏，全身日见衰弱，4种证候可交错兼见，进而发展为真阴枯竭或真火衰微之危症，则预后多不良。

【预防与护理】

要注意调节饮食，戒烟酒刺激之品，保持心情舒畅，避免房事劳倦。出现胃痛、嘈杂、泛酸之证者，应及时诊治，尽量避免贪食竹笋和甜腻等食品，以免变生反胃。得病之后，饮食宜清淡流质，避免粗哽食物；患者呕吐之时，应扶助患者以利吐出。药汁宜浓缩，空腹服。中老年患者一旦出现反胃，应注意排除癌肿可能。

【现代研究】

幽门梗阻的中医药治疗

一般认为，幽门梗阻相当于中医学的"反胃"，原因多为阳虚寒湿内停，久吐则累及肾阳，以致脾肾阳虚。其幽门部的痉挛水肿，则符合气滞血瘀痰阻的病理改变。治疗原则以温肾健脾，和胃降逆为主，辅以活血祛痰。采用以党参、白术、生赭石、半夏、吴茱萸、旋覆花、赤芍、槟榔、肉桂、桃仁泥等药组成的方剂。阳虚较甚者加附子、干姜，湿郁化热者，加大黄、黄连。夏季发病酌加藿香、佩兰。对于久吐伤津,舌红,脉细,气阴两虚者,亦可以上方为基础,酌减温热之品,加入养阴生津,清胃降逆之品,如玉竹、麦门冬、沙参、石斛、竹茹、芦根等。一般意见认为中医治疗对幽门痉挛或水肿的效果较佳,对幽门瘢痕狭窄的效果较差。

在临床研究报道中多为病例数较少的临床治疗观察。除以温中健脾、和胃降逆法外,多以祛痰逐饮、活血通利、攻补兼施为主。如高氏等[1]报道用增液承气汤治疗幽门梗阻。他们以破气消积、泻热通便为宗旨,用枳实、厚朴破气消积;大黄、芒硝泻热通便;生地、玄参、麦门冬养阴清热。诸药合用,使食积得消,胃气得降,脾胃运化功能恢复正常。吴氏等[2]报道用自拟通幽灵方加减治疗幽门不全梗阻37例,疗效优于对照组。通幽灵方用丁香、枳壳开胃顺气以调其上,姜半夏、干姜、旋覆花和胃降逆以调其中,吴茱萸温中散寒,白术补脾扶土,厚朴、生大黄理气和胃通腑以调其下,上中下同治,攻补兼施,临床屡获显效。于氏等[3]认为该病病机为肝失条达,脾胃升降失常,宿食水饮停聚中焦,进而导致土壅木郁,胃失和降。重点是中焦停饮,可兼见饮邪化热及肝郁化火证,水饮停聚、脾虚、肝郁三者互为因果。采用健脾和中,利湿逐饮之胃苓汤清泄肝火,和胃降逆之左金丸治疗可能取得良好疗效。黄氏[4]认为胃肠功能失调、气机失疏,气滞血瘀,久病入络,络脉瘀阻,气血凝滞不通及血槁不荣是导致本病的重要因素。方用通幽汤加三七、丹参、赤芍等治疗幽门梗阻患者30例,表明活血祛瘀、舒通经脉、通调气机、解痉止痛、益血润肠,可使瘀血去而新血生,调整和恢复胃肠正常功能。

【小结】

反胃以上腹痞胀,朝食暮吐,暮食朝吐,宿食不化为主症。其病因在于酒食不节,情志失调,房事劳倦等,其主要病机有脾胃虚寒,胃中积热,痰浊阻胃,瘀血积结。

反胃的治疗,脾胃虚寒宜温中健脾,和胃降浊,病久脾胃阳虚者,宜温补脾肾。胃中积热者,宜清胃泄热,和胃降浊;痰浊阻胃,宜涤痰化浊,和胃降逆;瘀血积结,宜祛瘀活血,和胃降逆。除药物治疗之外,还须重视预防与护理。反胃属中医内科重证之一,如能医护结合,及时治疗,一般多可获愈。病久正虚,痰瘀互结则预后不佳。

附方

(1)丁蔻理中汤(验方):党参　白术　炙甘草　干姜　丁香　白蔻仁。

(2)丁香透膈散(《和剂局方》):丁香　木香　香附　砂仁　白蔻仁　人参　白术　麦芽　神曲　炙甘草。

(3)二陈汤(《和剂局方》):陈皮　半夏　茯苓　炙甘草。

(4)附子理中汤(《和剂局方》):附子　干姜　人参　白术　炙甘草。

(5)八味丸(《金匮要略》):熟地　山茱萸　山药　茯苓　泽泻　丹皮　附子　肉桂。

(6)六味回阳饮(《景岳全书》):人参　附子　炮姜　炙甘草　熟地　当归身。

(7)右归饮(《景岳全书》):熟地　山茱萸　山药　枸杞子　杜仲　炙草　附子　肉桂。

(8)竹茹汤(《本事方》):半夏　陈皮　甘草　竹茹　栀子　枇杷叶　生姜　大枣。

(9)保和丸(《丹溪心法》):神曲　山楂　莱菔子　陈皮　半夏　连翘。

(10)大半夏汤(《金匮要略》):半夏　人参　白蜜。

(11)葛花解酲汤(《兰室秘藏》):葛花　砂仁　白蔻仁　木香　青皮　陈皮　人参　猪苓　茯苓　神曲　泽泻　干姜　白术。

(12)黄芩汤(《伤寒论》):黄芩　白芍　炙甘草　大枣。

(13)半夏泻心汤(《伤寒论》):半夏　黄芩　黄连　干姜　党参　炙甘草　大枣。

(14)导痰汤(《济生方》):半夏　陈皮　茯苓　甘草　枳实　胆南星。

(15)礞石滚痰丸(《丹溪心法》):大黄　黄芩　沉香　礞石。

(16)吴茱萸汤(《伤寒论》):吴茱萸　党参　生姜　大枣。

(17)膈下逐瘀汤(《医林改错》):五灵脂　桃仁　红花　延胡索　川芎　当归　赤芍　丹皮　乌药　香附　枳壳　甘草。

【现代研究】主要参考文献

[1] 高丰彦,董秀丽,王树丽.增液承气汤治疗幽门梗阻[J].山东中医杂志,2003,22(3):177.

[2] 吴滇,叶诚焯,付志远.自拟通幽灵加减治疗幽门不全梗阻37例[J].中国中医药科技,2002,9(1):57.

[3] 于春光,刘姝.胃苓汤合左金丸治疗幽门梗阻20例[J].中医药学报.2000,5(3):29.

[4] 黄洪沛.活血祛瘀法治疗幽门梗阻30例[J].实用中医内科杂志,2004,8(4):212.

吐　酸

【定义】

吐酸又称泛酸,是指以泛吐酸水为主症的病证。酸水由胃中上泛,若随即咽下者,称为吞酸;不咽下而吐出者,则称吐酸。吐酸作为脾胃病的一个症状,常与嘈杂、嗳气、胃痛、痞满等病证同时出现。本证多由饮食不节、肝气犯胃、肝火内郁、脾胃虚弱而成。

【历史沿革】

吐酸病名首见《素问·至真要大论篇》,其谓:"诸呕吐酸,暴注下迫,皆属于热。"又谓:"少阳之胜,热客于胃,烦心心痛,目赤欲呕,呕酸善饥。"指出胃经有热,或肝火内郁犯胃,便会蕴酿成酸,此乃关于吐酸病因病机的最早理论。

隋代巢元方《诸病源候论·噫醋候》云:"噫醋者,由上焦有停痰,脾胃有宿冷,故不能消谷,谷不消则胀满而气逆,所以好噫而吞酸,气息醋臭。"提出停痰、寒气客于脾胃,食谷不化令人腹胀气逆,导致噫气醋臭的见解,对《内经》的理论有进一步的补充。

金元时期,各家随着对吐酸病因病机的深入探讨,见解不一,呈现争鸣。刘完素在《素问玄机原病式·六气为病·

吐酸》中认为："酸者，肝木之味也，由火盛制金，不能平木，则肝木自甚，故为酸也。如饮食热则易于酸矣。或言吐酸为寒者，误也。又如酒之味苦而性热……烦渴呕吐，皆热证也，其必吐酸，为热明矣。"强调吐酸是热邪客于胃经所致。李东垣根据其本人的临床经验持不同观点，据《程杏轩医述·吞酸》引李东垣语："吐酸者，甚则酸水浸其心，令上下牙酸涩，不能相对，以辛热疗之必减。酸者收气也，西方金旺也，寒水乃金之子，子能令母实，故用热剂泻其子，以泻肺之实。若以病机之法，作热攻之，误也。杂病醋心，浊气不降，欲为中满，寒药岂能治乎。"刘、李两家，一主乎热，一主乎寒，观点截然不同。朱丹溪在《丹溪心法·吞酸》"附录"中指出："吐酸是吐出酸水如醋，平时津液随上升之气郁积而久，湿中生热，故从火化，遂作酸味，非热而何？其有郁积之久，不能自涌而出，伏于肺胃之间，咯不得上，咽不得下，肌表得风寒则内热愈郁，而酸吐刺心，肌表温暖，腠理开发，或得香热汤丸，津液得行，亦可暂解，非寒而何？《素问》言热，言其本也；东垣言寒，言其末也。"这一认识兼论寒热，较前二家更为中肯全面。

明代秦景明将吐酸分外感与内伤 2 大类。其《症因脉治·外感吐酸水· 内伤吐酸水》云：外感"呕吐酸水之因，平时郁结，水饮不化，外被风寒所束，上升之气，郁而成积，积之既久，湿能生热，湿甚木荣，肝气太盛，遂成木火之化，而吞酸、吐酸之症作矣"；内伤"呕吐酸水之因，恼怒忧郁，伤肝胆之气，木能生火，乘胃克脾，则饮食不能消化，停积于胃，遂成酸水浸淫之患矣"。对恼怒伤肝、肝气犯胃、食积不化致吐酸的理论有进一步的阐述。

张景岳在《景岳全书·吞酸》指出吞酸与吐酸有所不同，并认为在病机上"东垣之论为是，而以河间之论为非也"。指出吞酸与吐酸之证有三："凡喉间嗳噫，即有酸水如醋浸心，嘈杂不堪者，是名吞酸，即俗所谓作酸也，此病在上脘最高之处，不时见酸而泛泛不宁者是也。其次则非如吞酸之近，不在上脘而在中焦胃脘之间，时多呕恶，所吐皆酸，即名吐酸，而渥渥不行者是也。又其次者则本无吞酸、吐酸等证，惟或偶因呕吐所出，或酸或苦，及诸不堪之味，此皆肠胃中痰饮积聚所化，气味每有浊恶如此，此又在中脘之下者也。但其顺而下行，则人所不觉，逆而上出，则喉口难堪耳。凡此三者，其在上中二脘者，则无非脾胃虚寒不能运化之病，治此者非温不可，其在下脘偶出者，则寒热俱有。"主张"治吞酸、吐酸，当辨虚实之微甚，年力之盛衰，实者可治其标，虚者必治其本"。景岳否定河间的观点有失偏激，但对吐酸辨证和治则的阐述，则颇有可取之处。

清代张璐《张氏医通·呕吐哕·吐酸》说："若胃中湿气郁而成积，则湿中生热，从木化而为吐酸，久而不化，肝木日肆，胃土日衰，当平肝扶胃，逍遥散服左金丸；若宿食滞于中脘，平胃散加白豆蔻、藿香、砂仁、神曲。"论病机治法甚详，可资参照。

综上所述，关于吐酸的病机，《内经》与刘完素主热；李杲、张景岳主寒；巢元方、张景岳论及痰饮食积；秦景明、张璐认为恼怒伤肝、克及脾胃，正是这些不同学术观点的争鸣和探讨，逐渐完善了对吐酸病因病机的认识。

【范围】

本篇所论之吞酸、吐酸，与西医学之胃酸过多所产生之吞酸、吐酸含义大致相同，凡胃溃疡、十二指肠溃疡、食管反流病、慢性胃炎和消化不良等疾病而有吐酸症状者，可参考本篇进行辨证论治。

【病因病机】

吐酸作为脾胃病证，其病因病机与呕吐、痞满、胃痛、噎膈、反胃等有相似之处，不外饮食、情志、寒邪客胃及脾胃虚弱诸方面。

1. **饮食失调**　饮食不节，过食肥甘厚味或醇酒煎炸食物，损伤脾胃，湿热内生，或进食腐败变质之品，使食不消化，胸膈郁塞，胃气不和而致吞酸噫气。

2. **寒邪犯胃**　暴受风寒，寒邪犯胃，胃阳被遏，湿浊内停，郁而成酸。或过食生冷，中阳受伤，寒滞客于脾胃，而成本证。

3. **七情内伤**　郁怒伤肝，使肝木疏泄功能被遏，气机阻滞，逆乘脾胃，而致两胁胀痛，嗳气吞酸；或因思虑伤脾，脾胃受损，中阳不足，痰浊内聚，酿而成酸。

4. **脾胃虚弱**　禀赋不足，或劳倦内伤，脾胃受损，食少运迟，形成嗳气吐酸或泛吐清涎酸水之证。

综上所述，本病多由肝气郁结，胃气不和而发，这是病机的重点。其中有偏寒、偏热之不同，属于热者，多由肝郁化热而致；属于寒者，可因寒邪犯胃，或素体脾胃虚寒而成；饮食停滞而泛酸嗳腐者，是由食伤脾胃之故。根据五行学说，肝属木，在味为酸，因此古人十分强调吐酸为肝病。如高鼓峰《四明心法·吞酸》云："凡为吞酸尽属肝木，曲直作酸也……总是木气所致。"但临床上尚需审证求因，不可一概而论。

【诊断与鉴别诊断】

一、诊断

本病以酸水由胃中上泛，或随即咽下，或由口中吐出作为主要诊断依据。其症状可单独出现，但常与胃痛、嗳气兼见。热证吐酸，舌质红，苔黄腻，脉弦数；寒证吐酸，舌质淡，苔薄白，脉沉迟或缓弱。可根据病史、主症、舌脉作出诊断。

二、鉴别诊断

嘈杂　吐酸与嘈杂，均属胃病，既可单独出现，也可同时出现。两者在病因和病机上有许多相同之处，但临床表现不一。吐酸是口吐酸水或泛酸，胃中不适；嘈杂是指胃中空虚，似饥非饥，似辣非辣，似痛非痛，胸膈懊憹，莫可名状，或得食而暂止，或食已而复嘈杂。

【辨证论治】

一、辨证

(一) 辨证要点

首当明辨寒热。清代李用粹《证治汇补·吞酸》说："大凡积热中焦，久郁成热，则本从火化，因而作酸者，酸之热也。若寒客犯胃，顷刻成酸，本无郁热，因寒所化者，酸之寒也。"从舌脉辨，热证吐酸，多见舌质红，苔黄厚，脉弦数；寒证吐酸，多见舌质淡，苔薄白，脉沉迟。

（二）证候

［食积不化］

症状：吞酸，嗳腐，其气酸臭，胃脘饱闷胀痛，不思饮食，大便不爽，矢气臭。舌苔浊腻，脉滑。

病机分析：饮食自倍，肠胃乃伤。饮食失节，暴饮暴食，致使食积内停，阻滞脾胃气机升降，故吞酸嗳腐，胃闷胀痛，食少而大便不爽。舌苔浊腻，脉滑均是饮食积滞不化之象。

［肝气犯胃］

症状：吞酸，嗳气频频，胸膈痞闷，心烦，恶心，食少。舌淡红，苔薄，脉弦细。

病机分析：情志不畅，肝失条达，肝胃气机不和，故心烦、胸膈痞闷；肝木乘胃，胃失和降，则吞酸嗳气，恶心食少。舌淡红，苔薄，脉弦细符合肝气犯胃之象。

［肝胃郁热］

症状：吐酸时作，胃脘痞闷，口苦咽干，或心烦易怒，两胁胀痛。舌质红，苔黄，脉弦滑或数。

病机分析：吐酸时作，胃脘痞闷，口苦咽干，是由郁热互结，胃浊不降之故；心烦易怒，两胁胀痛，是因情志失和，肝火内郁，胃失和降之故。舌质红，苔黄，脉弦滑或数，是肝胃郁热之象。

［脾胃虚寒］

症状：吐酸时作时止，中脘胀闷，喜唾涎沫，饮食喜热，四肢不温，大便溏薄。舌淡红，苔薄白，脉沉迟。

病机分析：由于饮食失调，劳倦内伤致脾胃虚弱，运化失常，故吐酸时作，中脘胀闷；若病久伤阳，过食生冷，寒积胃中，或风寒犯胃，阳气被遏，以致喜吐涎沫，大便溏薄。舌淡苔白，脉沉迟，是脾胃虚寒之象。

二、治疗

（一）治疗原则

1. **疏肝和胃**　由于吐酸和肝郁化火、胃失和降关系密切，而治肝可以安胃，对于热证吐酸，宜用辛开苦之品泄肝安胃。《丹溪心法·吞酸》谓："吞酸者，湿热郁积于肝而出，伏于肺胃之间……宜用炒吴茱萸顺其性而折之，此反佐之法也，必以炒黄连为君。"又说："冬月倍吴萸，夏日倍黄连。"可见朱氏正是利用这种苦辛通降，寒热并用，开郁与降逆相济的方法，以收泄肝与和胃之功效。

2. **健脾温中**　如脾胃虚弱或中焦寒滞所致的吐酸，则宜用健脾益气或温中散寒方法进行治疗。理中汤和香砂六君子汤、吴茱萸汤加丁香等，皆可随证选用。丁香味辛无毒，凡中焦寒滞，气有不顺而吐酸者，极为相宜。夹食滞的可予消导和胃；兼湿浊留滞的可予除痰化湿。《景岳全书·吞酸》谓："凡胃气未衰，年质壮盛，或寒或食，偶有所积而为酸者，宜用行滞温平之剂，以二陈汤、平胃散、和胃饮之类主之；中气微寒者，宜加减二陈汤或橘皮汤，甚者宜温胃饮"；"脾胃气虚及中年渐弱，而饮食减少，时见吞酸、吐酸者，惟宜温补脾胃，以理中汤、温胃饮、圣术煎之类主之，切不可用寒凉消耗等药。"这些论述论可资借鉴。

3. **和胃制酸**　吐酸总由胃中酸水上泛所致，此为各类证候之共性症状，故在辨证论治的基础上，均可酌加煅瓦楞子、乌贼骨、白螺蛳壳等中和胃酸之品以治标，可以收到更好的效果。

（二）治法方药

［食积不化］

治法：消食和胃。

方药：保和丸加减。方中山楂、神曲、莱菔子分别能消肉食、酒食、面食之积，合用可消一切饮食积滞；半夏、陈皮和胃降逆，茯苓健脾止泻，连翘清热散结，诸药合用，使食积得消，胃气得和，则吐酸自止。

［肝气犯胃］

治法：疏肝解郁，理气和胃。

方药：越鞠丸合逍遥散加减。本证起于忧思过度，情志不畅，肝气郁结，病及脾胃。病源在于气机拂郁，越鞠丸治气、血、痰、火、湿、食六般郁，以行气解郁为先，气行血行，痰、火、湿、食诸郁自解。越鞠丸配合逍遥散具如下功能：香附合柴胡，行气疏肝解郁；川芎合当归、白芍，养血活血柔肝；苍术合白术，燥湿健脾；神曲合茯苓、甘草，消食和胃；尤用栀子清郁除烦，以防气有余而化成火。两方合用，疏肝和胃，恰对病机，故吐酸可除。

［肝胃郁热］

治法：泄肝和胃，苦辛通降。

方药：左金丸合丹栀逍遥散或龙胆泻肝汤加减。左金丸用黄连配吴茱萸，方中重用黄连为主药，直折其肝火上炎之势；吴茱萸为辅药，辛通下达以开郁结。对肝郁化火，胃失和降所致嗳气吐酸、口干口苦、两胁胀痛等症，确有疗效。为增强疏肝泄热、和胃制酸的作用，可合丹栀逍遥散或龙胆泻肝汤加减，前者主要针对肝气郁久化热犯胃而见心烦抑郁者，后者主要针对肝经火热较炽而见口苦舌红者。

［脾胃虚寒］

治法：健脾益气，温中散寒。

方药：健脾益气用香砂六君子汤加减；温中散寒用黄芪建中汤合吴茱萸汤加减。香砂六君子汤方中参、术、苓、草甘温益胃，有健运之功；加陈皮、半夏、木香、砂仁行气降逆，适用于脾胃气虚、湿停气滞之证。如湿浊留恋中焦，舌苔白腻不化者，可再加藿香、佩兰、苍术、厚朴之属以加强化湿醒脾的作用。若脾胃之阳不振、虚寒内生而见四肢不温，便溏舌淡，则需用黄芪建中汤合吴茱萸汤，以黄芪建中汤温阳益气，以吴茱萸汤散寒暖胃，尚可酌加川椒、豆蔻仁之类以增强温中和胃之力。

（三）其他治法

（1）荜茇 15 克，姜汁制厚朴 30 克，为末，入热鲫鱼肉研，和丸绿豆大。每次米饮下 20 丸，治胃冷口酸流清水，心下连脐痛。

（2）浙贝母 30 克，乌贼骨 36 克，甘草 30 克，上药共微炒研末，每服 6 克，每日 3 次。

（3）乌贼骨 120 克，香附 120 克，蜜适量。前二味炒焦研末，蜂蜜熬数沸后，调和药末为丸，每丸重 10 克，每服 1 丸，日服 3 次。

（4）鸡蛋壳若干，去内膜洗净，候干后（或炒黄后）研极细末，成人每服3克，每日2次，开水送服，治胃酸过多、嘈杂。

(5) 煅牡蛎、煅鸡蛋壳等份。共研末，每服4.5克，每日3次，治胃酸过多、嘈杂。

(6) 番石榴30克，焙干研极细末，过筛，每日3次，每服9克，饭前半小时服，治胃酸过多、嘈杂。

(7) 海螵蛸120克，砂仁30克，共研末，每服3克，开水送服，治胃寒呕酸。

(8) 诃子、藿香、白豆蔻各6克，共研末，每服3克，姜汤送下，治恶心吐酸。

(9) 乌贼骨9克，木贼草18克(微炒)，大黄9克，共为细末，每服6克，开水送服，早晚各服1次。

【转归及预后】

吐酸病位在胃，食积不化，久治不愈可致脾胃虚弱；脾胃虚弱亦易致食积不化；肝气犯胃日久，气有余便成火而可以转变为肝胃郁热，两者最终也可导致脾胃虚弱。一般而言，吐酸经过正确治疗，均能向愈。倘若吐酸是伴随其他疾病而发，则其转归及预后常与他病的进退有密切关系。前人有“酸久成噎”的告诫，临床确有此种情况存在，不可不慎。《证治汇补·吞酸》指出：“吞酸，小疾也，然可暂不可久，久而不愈，为膈噎反胃之渐也，若脉两关俱弦者，尤其慎防，以木来凌土故耳。”临证时不可忽视，必须见微知著，细心辨证以防微杜渐。

【预防与护理】

本病预防，首先应注意饮食有节，不过食寒凉生冷、酸辣煎炸，以保护脾胃。由于忧思恼怒伤肝可横逆侵乘脾胃，故更要注意情志调达，以解除七情致病的因素。

得病之后，要正确治疗及护理，适当休息，饮食宜清淡，避免粗硬黏腻食物，酸辣醇酒更不适宜。对于频频吐酸而饮食减少者，应少量多次进食饭汤米粥，以养胃气。若属脾胃虚寒患者，可加入生姜适量同煮，以宣通脾阳，调和胃气。朱丹溪十分重视本病护理，他一方面强调药物治疗，又提出“必用粝食蔬菜自养”(《丹溪心法·吞酸》)。这些宝贵经验，值得继承和发扬。

【现代研究】

(一) 动物实验研究

徐氏等[1]用日本雄性长耳大白兔，实施贲门括约肌切开术及贲门括约肌部分切除术制作反流性食管炎的动物模型，贲门括约肌部分切除组手术前后的反流率有显著差异，可作为反流性食管炎的动物模型。刘氏等[2]以经贲门成型术＋幽门结扎＋胃空肠Roux-enY吻合术制作大鼠反流性食管炎模型，并观察了和中降逆方对食管黏膜的保护作用。结果显示和中降逆方可剂量依赖性的减轻胃液反流对食管黏膜的损伤，明显增加胃排空和肠推进作用，减少食管黏膜MDA的含量。

(二) 临床研究

关氏[3]报道三白汤(白芍、白及、白术、旋覆花、柴胡、半夏、延胡索、茯苓、黄连、甘草)联合奥美拉唑、西沙必利治疗反流性食管炎患者，治疗2、4、8星期后的反流症状缓解率，治疗4、8星期后的胃镜下RE愈合率，治疗6、12个月的复发率均优于奥美拉唑联合西沙必利对照组。尚氏[4]报道用调气三法(宣肺气、疏肝气、降胃气)治疗反流性食管炎30例，总有效率达96.7%。作者认为反流性食管炎的病机以气机上逆为主。胃之和降与肝之疏泄密切相关，肺气正常的宣发与肃降是全身气机调畅的根本条件，故治疗除疏肝气，降胃气外，更需宣肺气。王氏等[5]报道以小柴胡汤合小陷胸汤治疗反流性食管炎45日后疗效满意。作者认为反流性食管炎临床证候以热、实，病势以上逆为特征，多属肝胆郁热横乘脾胃，脾胃升降失常，浊气上逆所致。小柴胡汤与小陷胸汤合方，乃疏利气机、调达升降与清化相结合。吐酸多表现为食管下括约肌功能低下，此病理生理机制类似中医“正虚”范畴，两方合用可能对于提高下食管括约肌张力，改善其功能有一定的作用。

【小结】

吐酸病位在胃，是指胃中酸水上泛，是脾胃病常见病证之一。多由饮食失调，寒邪犯胃，七情内伤，脾胃虚弱所致。其病机刘完素主热；李东垣主寒；朱丹溪认为寒、热均有。此外，巢元方指出痰饮食积，张景岳指出脾胃虚寒，秦景明、张璐指出恼怒伤肝克及脾胃，皆可导致吐酸，远非寒、热两端所能囊括。故临床可以分为食积不化，肝气犯胃，肝胃郁热，脾胃虚寒等不同证候。这些证候在一定的条件下可以互为因果、互相转化。

治疗原则主要有辛开苦降、泄肝安胃以治热证吐酸；健脾温中以治脾胃虚弱或中焦虚寒证的吐酸；他如消食化积，疏肝和胃亦为常用之法。由于吐酸总由胃中酸水过多所致，在辨证论治的基础上，酌加煅瓦楞子、乌贼骨、白螺蛳壳等制酸之品以求标本同治，效果更好。至于吐酸治肝的论点，在临床上需要审证求因，切忌一概而论。

吐酸一般预后良好，但是如果久而不愈，渐可发展为噎膈反胃，临证需见微知著，防微杜渐。在积极治疗的同时，还应注意饮食有节，保持情志调达。

附方

(1) 保和丸(《丹溪心法》)：神曲 山楂 茯苓 半夏 陈皮 连翘 莱菔子。
(2) 越鞠丸(《丹溪心法》)：川芎 苍术 香附 炒栀子 神曲。
(3) 逍遥散(《和剂局方》)：当归 白芍 柴胡 茯苓 白术 甘草 薄荷 生姜。
(4) 左金丸(《丹溪心法》)：黄连 吴茱萸。
(5) 丹栀逍遥散(《医统》)：当归 白芍药 白术 柴胡 茯苓 甘草 煨姜 薄荷 丹皮 栀子。
(6) 龙胆泻肝汤(《兰室秘藏》)：龙胆草 泽泻 木通 车前子 当归 柴胡 生地(近代方有黄芩 栀子)。
(7) 香砂六君子汤(《时方歌括》)：木香 砂仁 陈皮 半夏 党参 白术 茯苓 甘草。
(8) 黄芪建中汤(《金匮要略》)：黄芪 桂枝 芍药 炙甘草 饴糖 大枣 生姜。

(9) 吴茱萸汤(《伤寒论》)：吴茱萸　人参　生姜　大枣。
(10) 黄连温胆汤(《备急千金要方》)：半夏　陈皮　茯苓　甘草　枳实　竹茹　黄连　大枣　生姜。
(11) 益胃汤(《温病条辨》)：沙参　麦门冬　生地　玉竹　冰糖。
(12) 归脾汤(《济生方》)：党参　黄芪　白术　茯神　酸枣仁　桂圆肉　木香　炙甘草　当归　远志　生姜　大枣。

【现代研究】主要参考文献

[1] 徐志诚,胡廷泽,刘文英,等.返流性食管炎动物模型制备的新方法[J].中国修复重建外科杂志,2004,18(4)：288～290.
[2] 刘晓霓,高艳青,司银楚,等.和中降逆方对反流性食管炎食管黏膜的保护作用[J].中药新药与临床药理,2004,15(2)：80～82.
[3] 关仕汉.中西医结合治疗反流性食管炎的疗效探讨[J].广西医科大学学报,2000,7(3)：449～450.
[4] 尚精娟.调气三法治疗返流性食管炎30例[J].实用中医药杂志,2005,21(1)：13.
[5] 王贤斌,傅赛萍.经方组合治疗反流性食管炎[J].湖北中医杂志,1997,19(3)：20.

附：嘈　杂

【定义】

嘈杂是指胃中空虚,似饥非饥,似辣非辣,似痛非痛,胸膈懊侬,莫可名状的一种病证。嘈杂又名心嘈,可单独出现,但多和胃痛、吐酸等病同时并见。常因饮食、情志导致气机郁滞,痰火湿食内生,或脾胃虚弱,气血亏虚所致。

【历史沿革】

考嘈杂病名,始见于元代朱丹溪《丹溪心法·嘈杂》:"嘈杂,是痰因火动,治痰为先,姜炒黄连,入痰药。用炒山栀子、黄芩为君,南星、半夏、陈皮为佐,热多加青黛。"又说:"食郁有热,炒栀子、姜炒黄连不可无。肥人嘈杂,二陈汤少加抚芎、苍术、白术、炒山栀子。嘈杂若湿痰气郁,不喜食,三补丸加苍术,倍香附子。"认为痰湿、气郁、食积、热邪皆是嘈杂的致病原因,并提出了详细的治疗方法,这些方药迄今仍被临床证明有效。

明代王肯堂《证治准绳·嘈杂》中云:"嘈杂与吞酸一类,皆由肺受火伤,不能平木,木挟相火乘肺,则脾冲和之气索矣;谷之精微不行,浊液攒聚为痰为饮,其痰亦或从火木之成化酸,肝木摇动中土,故中土扰扰不宁而为嘈杂如饥状,每求食以自救,苟得少食则嘈杂亦少止,止而复作,盖土虚不禁木所摇,故治法必当补土伐木,治痰饮,若不以补土为君,务攻其邪,久久而虚,必变为反胃,为泻,为痞满,为眩运等病矣。"认为嘈杂多由肝郁脾虚痰饮所致,这些见解亦颇可取。

张景岳在《景岳全书·嘈杂》篇云:"嘈杂一证,或作或止,其为病也,则腹中空空若无一物,似饥非饥,似辣非辣,似痛非痛,而胸膈懊侬,莫可名状,或得食而暂止,或食已而复嘈,或兼恶心而渐见胃脘作痛。此证有火嘈、有痰嘈、有酸水浸心而嘈。大抵食已即饥,或虽食不饱者,火嘈也,宜兼清火;痰多气滞,似饥非饥,不喜食者,痰嘈也,宜兼化痰;酸水浸心而嘈者,戚戚膨膨,食少无味,此以脾气虚寒,水谷不化者,宜温胃健脾。又有误用消伐等药,以致脾胃亏损,血少嘈杂,中虚则烦杂不饥,脾弱则食不运化,此宜专养脾胃。总之,嘈杂一证,多由脾气不和或受伤脾虚而然,所以治此者,不可不先顾脾气。然古人于此,悉以痰火论治,予恐专用寒凉,则胃气虚寒不健者,反以日甚,而渐至恶心嗳气,反胃噎膈之类,将由此而起矣。"对嘈杂症状作了详尽而生动的描述,辨证从痰,从火,从脾胃虚弱,从气血亏虚,主张健脾为先,可供临床参考。

清代程钟龄《医学心悟·嘈杂》按语中指出本病若治失其宜,可变为噎膈,并将嘈杂与虚烦作了鉴别。其指出:"嘈杂者,躁扰不宁之貌,得食暂已,少顷复嘈,其中有夹痰与火者,则口烦唇焦,脉滑数也,二陈汤加山栀黄连之类;有脾虚夹痰者,则气促食少,脉小弱也,五味异功散主之。嘈杂之证,治失其宜,变为噎膈者众矣,可不慎乎?更有元气大虚,心中扰乱不安者,名曰虚烦,此与嘈杂不同,当按其虚,而重补之。"

华岫云在《临证指南医案·嘈》按语中强调:"其病总在于胃。"林珮琴《类证治裁·嘈症》也指出:"若胃过燥,则嘈杂似饥,得食暂止,治当以凉润养胃阴,或稍佐微酸;若热病后胃津未复,亦易虚嘈,治当以甘凉生胃液,或但调其饮食;若胃有痰火,或恶心吞酸,微烦少寐,似饥非饥,治宜清火,稍佐降痰;又有脾胃阳衰,积饮内聚,似酸非酸,似辣非辣,治宜温通;但由脾虚饮食不化,吐沫嗳腐,治宜健运";"大抵脉洪数者多火,脉滑大者多痰,脉沉弦者多郁。"林氏对于嘈杂的论治,在前人的基础上又有了补充和发展。

【病因病机】

综合前贤论述,结合现代对本病病因病机的认识,可概括为气郁痰火湿食、脾胃虚弱、营血不足等方面,分述如下。

1. **饮食不节**　由于过食辛辣香燥,醇酒肥甘,或黏滑难消化之食物,积滞中焦,或痰湿内聚,郁而化热,痰热内扰而成本病。

2. **情志不和**　肝主疏泄,若忧郁恼怒,使肝失调达,横逆犯胃,致肝胃不和,气失顺降而致嘈杂。

3. **脾胃虚弱**　由于脾胃素虚,或病后胃气未复,阴分受损,或过食寒凉生冷,损伤脾阳,以致胃虚气逆,扰乱中宫而致本病。

4. **营血不足**　由于素体脾虚,或思虑过度,劳伤心脾,或因失血过多,皆能造成营血不足,使胃失濡润,心失所养,致嘈杂萌生。

饮食不节、情志不和乃是引起嘈杂的始发病因病机。盖因肝气郁结、脾胃气机升降失常,可导致产生血滞、痰湿、火郁、食积等诸种病理产物停积或影响脾胃,致纳运失常,中土扰扰不宁。久久而虚,渐致脾胃亏损,营血不足。在上述病机转化过程中，存在虚实、寒热夹杂的情况。

【辨证论治】

［气郁痰滞］

症状：嘈杂，嗳腐吞酸，恶心呕吐，饮食不消，胸膈痞闷，脘腹胀痛。苔腻，脉弦滑。

病机分析：本证系由肝脾气机郁滞，以致气血痰火湿食相因成郁。喜怒无常，或饮食失节、寒温不适，致肝气不疏或脾胃气滞，气机升降运化失常，故见嘈杂食少，胸膈脘腹痞闷胀痛。

治法：行气解郁，化痰消食。

方药：越鞠丸加味。气血痰火湿食六郁之中以气郁为先，治当以行气解郁为主，使气行则痰、火、湿、食诸郁自解。方中香附行气解郁为主，川芎治血郁，栀子治火郁，苍术治湿郁，神曲治食郁，共为臣佐。可加陈皮以助香附，白芍以助川芎，黄连以助栀子，厚朴以助苍术，麦芽以助神曲。

［痰热内扰］

症状：嘈杂而兼恶心吐酸，口渴喜冷，虚烦不宁，或胸闷痰多，胸闷不思饮食。舌质红，舌苔黄或干，脉多滑数。

病机分析：胃热嘈杂，多由饮食伤胃，湿浊内留，积滞不化；或肝气失畅，郁而化热，气机不利，痰热内扰中宫，故出现躁扰不宁，心烦口渴，胸闷吞酸等症状；舌红苔黄，脉滑数，是一派热邪犯胃之象。

治法：清胃降火，和胃除痰。

方药：黄连温胆汤。方中以二陈汤燥湿化痰，理气和中；竹茹清胆和胃，除烦止呕，枳实理气化痰，更用黄连清热除痰，全方适用于痰火郁结，胃失和降之胃热嘈杂。

［脾胃虚弱］

症状：嘈杂时作时止，兼口淡无味，食后脘胀，体倦乏力，舌淡脉虚。或嘈杂而兼口干舌燥，不思饮食；或知饥不食，食后饱胀，大便干燥。舌质红，少苔或无苔，脉细数。

病机分析：胃者水谷之海，五脏六腑皆禀气于胃，如因素体虚弱，劳倦或饮食所伤，以致胃虚气逆，扰乱中宫，便可产生嘈杂。因胃气虚所以体倦乏力，口淡脘胀；若属胃阴不足，则口干舌燥，大便干结，舌红少苔，脉细数。

治法：胃气虚宜补益胃气，胃阴虚宜濡养胃阴。

方药：香砂六君子汤或益胃汤为主方。香砂六君子汤是治疗脾胃气虚的常用方剂，方中参、术、苓、草长于补中气，健脾胃；香附、砂仁、半夏、陈皮燥湿理气。益胃汤是益胃养阴方剂，胃阴既虚，当复其阴，所以用沙参、麦门冬、冰糖、生地、玉竹等甘凉濡润药物，益胃生津，可酌加太子参、石斛、芍药等药，冀胃阴得复而嘈杂自止。

［营血亏虚］

症状：嘈杂而兼面色萎黄，唇淡，心悸头晕，睡眠梦多，记忆力弱。舌质淡，苔薄白，脉细弱。

病机分析：营血不足，心脾亏损，此嘈杂之缘起。心失血养，故心悸，夜寐梦多；脑失血濡，故头晕，记忆力弱；面黄唇淡、舌质淡、脉细弱均为血虚之征。

治法：益气补血，补益心脾。

方药：归脾汤为主方。归脾汤有养心健脾、益气补血之功，方中取四君子汤补气健脾，使脾胃强健而气血自生，乃补血不离健脾之意；木香理气，姜、枣调和营卫，桂圆肉、酸枣仁、远志养心安神，于血虚嘈杂者用之，药证相投。

痞　满

【定义】

痞满是指以心下痞塞、胸膈满闷、触之无形、不痛为主症的病证。多因起居失调、饮食不化、气郁痰凝、脾胃虚弱，导致脾失健运，升降失常而成。

【历史沿革】

痞满，在《内经》中或称否、满、否塞、否隔。如《素问·异法方宜论篇》说："脏寒生满病。"《素问·五常政大论篇》说："备化之纪……其病否"、"卑监之纪……其病留满痞塞。"《素问·至真要大论篇》说："太阳之复，厥气上行……心胃生寒，胸膈不利，心痛否满。"这些均是指胸膈满闷，心下痞塞的症状。

汉代张仲景《伤寒论》，明确地提出"满而不痛者，此为痞"的概念。如该书第149条说："若心下满而硬痛者，此为结胸也，大陷胸汤主之。但满而不痛者，此为痞，柴胡不中与也，半夏泻心汤主之。"至其成因，仲景认为主要是伤寒太阳病阶段，医早下之，正虚邪陷、升降失调所致。如该书131条说："病发于阴而反下之，因作痞也。"在治疗方面，仲景分别不同情况而拟诸泻心汤方，辨证明确，立方精当，一直为后世医家所常用。

隋代巢元方《诸病源候论·诸痞候》提出"八痞"、"诸痞"之名，说明引起痞满的原因非止一端，概其病机，却不外乎营卫不和，阴阳隔绝，血气壅塞，不得宣通。

唐宋时期的医学著作，虽然在有关痞满的理论方面未见更多的论述，但所搜集的方药十分丰富，如《备急千金要方·脾脏方》之槟榔散，主治"脾寒，饮食不消，劳倦，气胀，噫满，忧恚不安"，以人参、白术、茯苓与陈皮、麦芽、陈曲、吴茱萸、厚朴、槟榔同用；《本事方》的枳壳散中，白术、枳壳、香附、槟榔同用；《和剂局方》的和胃丸中，人参、白术、茯苓与枳壳、厚朴、槟榔、三棱同用；都是调理脾胃的消补兼施的处方。特别在《和剂局方》中，既有木香槟榔丸、匀气散、平胃散等以攻邪为主之方，又有参苓白术散等"中和不热"治疗"虚痞"的处方，这都说明，唐宋时期医家治疗痞满的经验是很丰富的。

金元时代，李杲大倡脾胃内伤之说，其所论脾胃病的致病原因，如饮食不节，劳役过度，喜怒忧恐，皆有关本病。《兰室秘藏·中满腹胀论》更谓"脾湿有余，腹满食不化"；

"风寒有余之邪,自表传里,寒变为热,而作胃实腹满";"亦有膏粱之人,湿热郁于内而成胀满者"、"或多食寒凉,及脾胃久虚之人,胃中寒则生胀满,或脏寒生满病"。虽然其重点是论胀满、中满,但与痞满的病因病机亦很相近。《兰室秘藏》卷二之消痞丸、枳实消痞丸,以及《内外伤辨惑论》中所引用的洁古方枳术丸,就是在上述理论指导之下拟定的消补兼施、苦降辛开合用的名方。

朱丹溪《丹溪心法·痞》说:"痞者与否同,不通泰也"、"脾气不和,中央痞塞,皆土邪之所为也。"他还把痞满与胀满作出了区分,认为二者相类似而痞满轻,胀满重:"胀满内胀而外亦有形,痞则内觉痞闷,而外无胀急之形。"在治疗上,丹溪颇能汇集前人之长,他特别反对一见痞满便滥用利药攻下,不知中气重伤,脾失运化,痞满更甚。这些认识对于后世的影响很大。

明代王肯堂《证治准绳·痞》在前人基础上更进一步地把痞与胀进行了鉴别,认为胀在腹中,其病有形;痞在心下,其病无形。张景岳《景岳全书·痞满》对本病的辨证颇为明晰:"痞者,痞塞不开之谓;满者,胀满不行之谓。盖满则近胀,而痞则不必胀也。所以痞满一证,大有疑辨,则在虚实二字,凡有邪有滞而痞者,实痞也;无邪无滞而痞者,虚痞也。有胀、有痛而满者,实满也;无胀无痛而满者,虚满也。实痞、实满者可散可消,虚痞、虚满者,非大加温补不可,此而错用,多致误人。"

清代医家汇集前贤的论述和经验并结合自己的实践,对痞满的辨证论治作出了比较系统的总结。如李用粹《证治汇补·痞满》说:本病的治疗,"初宜舒郁化痰降火,久之固中气佐以他药;有痰治痰,有火清火,郁则兼化"。张璐《张氏医通·诸气门上》谓本病的治疗,应充分考虑到患者体质,"肥人心下痞闷,内有湿痰也"、"瘦人心下痞闷,乃郁热在中焦"、"老人、虚人"。则多为"脾胃虚弱,转运不及"等等。林珮琴《类证治裁·痞满》论述尤详,他首先指出:"伤寒(热病)之痞,从外之内,故宜苦泄;杂病之痞,从内之外,故宜辛散。"他把杂病痞满分作胃口寒滞停痰、饮食寒凉伤胃、脾胃阳微、中气久虚、精微不化、脾虚失运、胃虚气滞等若干证候,指出"亦有寒热虚实之不同",宜分别而治之。条分缕析,因证选方,对临床很有指导意义。

总之,前人对于痞满的论述和治法方药,十分丰富,值得我们认真学习和研究。

【范围】

痞满主要可见于西医学的慢性胃炎、胃神经症、消化不良等疾病;在其他疾病过程中,如出现痞满的症状者,亦可参照本篇辨证论治。

【病因病机】

痞满的病因病机,可以分作以下几个方面来论述。

1. **误下伤中**　伤寒邪在肌表,医者反攻其里,以致误下伤中,邪气乘虚结于心下,而成痞满。此外,也有伤寒之邪,由表及里,入于胸次、胃口,而为痞满不能饮食者。

2. **饮食阻滞**　由于过饮过饱,或恣食生冷,损伤中阳,影响脾胃的纳化升降,遂至心下痞满不舒,饮食不进。

3. **痰气壅塞**　多由脾胃失健,不能运化水湿,酿生痰浊,痰气壅塞中焦,使清阳不升,浊阴不降,而为胀满;痰气上逆于胸中清旷之地,而为胸闷。

4. **七情失和**　情志失和,气机乖乱。如多思则气结,暴怒则气上,悲忧则气郁,惊恐则气乱等,气机逆乱,升降不利,于是见痞满等症。

5. **脾胃虚弱**　平素脾胃不健,中气久虚,或饥饱不匀,或食生冷硬物,或肥甘厚味不节,或病中过用寒凉克伐之剂,重耗脾胃之气,或病后胃气未复,皆能导致胃纳呆钝,脾运失健,而为窒塞痞满。

综上所述,痞满虽有表邪误下、饮食不节、痰气阻滞、情志失和、脾胃虚弱等各种不同成因,但其病位皆在于心下,即胃与脾;其病机则多由脾胃素虚,内外之邪乘而袭之,使脾之清阳不升,胃之浊阴不降所致。还应该指出:以上各种致病因素往往互相关联,如饮食不节,既损伤脾胃;脾胃不健,又易为饮食所伤。肥甘厚味,既酿湿生热;而湿热内聚,既为痰浊之源,又最能阻滞气机的流通等等。

【诊断与鉴别诊断】

一、诊断

痞满以自觉心下闭塞不通,胸膈满闷不舒,而外无胀急之形,但满而无痛等症作为主要诊断依据。

二、鉴别诊断

痞满应与胀满、胸痹、结胸等病证鉴别。

1. **胀满**　胀满腹内胀急,外见腹部胀大之形;痞满则是心下或胸脘自觉满闷不舒,而外无胀急之形可察。

2. **胸痹**　胸痹是指胸中痞塞不通,因而引起胸膺部内外疼痛的病证。临床以胸闷、胸痛、短气三大症状为主。如《金匮要略·胸痹心痛短气病脉证治》说:"胸痹不得卧,心痛彻背"、"胸痹气急胸满,胸背痛,短气。"痞满则是指心下痞塞满闷,虽然亦可因影响胸中清阳流通而出现阻窒不舒,但并无胸痛等表现,两者不难鉴别。

3. **结胸**　结胸是指从心下至少腹硬满而痛,手不可近的为主症的病证。而痞满则但满而不痛,手亦可按。

【辨证论治】

一、辨证

(一)辨证要点

1. **辨有邪无邪**　痞满有虚实之异,有邪者为实,无邪者为虚,实者邪气实,虚者正气虚。因此首当辨别邪之有无。如伤寒表邪未解,误下成痞;或感受寒邪,外邪乘虚入腑,留恋胸膈;或饮食无度,食积难消;或情志刺激,气机郁结等,皆属有邪,即以邪气实为其主要矛盾。若非因食滞、气滞、感受外邪,而因脾胃阳微,胃纳呆钝,脾运不健,则属虚证痞满,以正气虚为其主要矛盾。

2. **辨虚实寒热**　痞满以不能食,或食少不化,大便利者为虚,能食而大便闭者为实。痞满时减而喜按者为虚,痞满无时或减,或兼有疼痛拒按者为实。脉弦急而滑,骤然胸中痞闷,乃肝气与食滞而成者为实;脉弦,或沉弦,或涩,或虚大无力，气口为甚，此日久脾胃受伤，或过服克伐药物所致，此则为虚；胸膈痞闷而寸口脉沉滑，或迟滑者，为有停滞，应辨为实。舌苔黄腻、黄燥，舌质红，脉滑数，恶心、口苦，口渴喜饮而痞满者为热；舌苔白腻，或薄白，舌质淡，脉沉迟、沉涩，口不渴或渴不思饮而痞满者为寒。

（二）证候

实证

［饮食积滞］

症状：胸脘痞满，痞塞不舒，嗳腐吞酸，或恶心呕吐，或能食而大便不通，腹满拒按。舌苔厚浊，脉弦滑。

病机分析：饮食损伤脾胃，胃气壅塞，脾气不能健运，以致熟腐水谷与运化精微之职失常，使食滞聚而不散，故见胸脘满闷，痞塞不舒，手不可按；胃失和降，胃之浊气上逆，所以恶心呕吐，嗳腐吞酸；食滞久郁而化热，胃热则消谷善饥，并可耗灼大肠津液，以致能食而大便不通。苔厚，脉弦滑，均为食滞之象。

［痰湿内阻］

症状：胸脘痞塞，满闷不舒，头目眩晕，胸闷不饥，恶心欲吐，身重倦怠，或咳痰不爽，小便黄涩。舌苔浊腻，脉滑。

病机分析：素体痰湿内盛，或因饮食无节，恣食肥甘炙煿，醇酒厚味等物，或因劳倦，或惊恐忧思之扰，以致脾不运化，胃失顺降，使痰湿内生，聚而为患，故见胸脘痞塞，满闷不舒；痰湿阻于中焦，清浊升降失常，清阳不升，浊气上逆，蒙蔽清空，故见头目眩晕，胸闷不饥，恶心欲吐；又因湿性重着，所以身重倦怠。苔浊腻，脉滑，均是痰湿之象。

［肝郁气滞］

症状：胸脘不舒，痞塞满闷，心烦易怒，两胁作胀，或时作叹息。舌苔薄白，脉弦。

病机分析：情志不和，暴怒伤肝，七情郁结，气机阻窒不畅，肝木郁而不伸，故见胸脘不舒，痞塞满闷，两胁作胀；肝气被郁而不得条达，故心烦易怒。

虚证

［脾胃虚弱］

症状：胸脘不舒，痞塞胀满，时宽时急，不知饥，不欲食，喜热喜按，得温则舒，四肢不暖，气短乏力，体倦懒言，大便稀溏。舌淡苔白，脉沉细或虚大无力。

病机分析：素体脾胃虚弱，或病后中气不足，或误进攻下克伐之剂，戕伤中气，以致脾胃阳微，中寒不运，胸失清旷，故胸脘满闷不舒；脾胃虚弱，纳化功能呆钝，所以不知饥、不欲食；中气久虚，精微不化，故体倦懒言，少气乏力；四肢不暖，喜热喜按，大便稀溏，舌淡脉细等，皆属脾胃虚寒之象。此外，亦有因误下，热邪内陷，热邪与痰、食、水相合，而为虚实并见之痞证者。

二、治疗

（一）治疗原则

1. **首分虚实** 凡治痞满，首先要分辨虚实，以一般治法而论，亦不外虚者补之，实者泻之，审证确实，才能避免虚虚实实之误。但本病临床上以虚实互见为多，所以消补兼施之法最为常用。

2. **中病即止** 由于本病主要表现为心下痞满不舒，故一般常用理气通导之法，但应中病即止，不可过剂，尤不宜长期服用；对于虚证，误用理气通导，则虚者更虚，脾胃纳化不行，则痞满益剧。

（二）治法方药

实证

［饮食积滞］

治法：消导和胃。

方药：保和丸或平胃散加减。二方都为饮食不节、过饱伤中而设。保和丸中的山楂，善消油腻；神曲善消酒食；莱菔子善消面食；半夏、陈皮，行气、化滞、开结；茯苓健脾利湿，俾积滞消，胃气和，痞满自除。若食积较重，痞满胀痛者，加枳实、厚朴；食积化热，烦躁，苔黄，脉滑数者，加黄连；兼大便秘结者，加大黄、槟榔以导滞通便；食积而脾虚者，加白术，即《丹溪心法》的大安丸，是为消补兼施之方。平胃散适用于湿阻脾胃，运化失司，胃失和降，痞满纳呆，恶心嗳气，大便自利等症。方中苍术燥湿运脾；厚朴行气除满；陈皮化滞；甘草和中；姜枣调和脾胃。

脾虚食少，宿食不清，或稍稍多食即见脘腹痞满者，宜枳术丸。此方以白术为主，健脾助运；辅以枳实，消痞除满，是为补重于消、寓消于补之剂。原方"以荷叶裹烧饭为丸"，取荷叶升养脾胃清气，使升降得宜，脾胃调和，则痞满自除。

［痰湿内阻］

治法：祛湿化痰，顺气宽中。

方药：平陈汤加减。方中苍术燥湿健脾；厚朴除满宽胸；陈皮理气化痰；半夏燥湿化痰；茯苓益脾；甘草和中。俾气顺痰降，而痞开满除。此外，还可酌加前胡、枳壳或枳实、桔梗、旋覆花、薤白之类，以调理气机升降。

如胃气虚弱，痰浊内阻，气逆不降，而心下痞硬，噫气不除者，用旋覆代赭汤益气和胃，降逆化痰。

如素有痰结气聚，又感风寒，引动宿恙，表邪仍在者，用香苏散加葱、豉、枳、桔，表散外邪，畅气宽中。邪传上焦，尚未入胃，胸胁痞满，或痛或呕者，用柴胡枳桔汤和解表里，以宽痞气。

［肝郁气滞］

治法：疏肝解郁，理气消滞。

方药：越鞠丸加减。此方为通治气、血、痰、火、湿、食六郁之剂，实际上重点仍在调气，盖气行则血行，痰、火、湿、食诸郁亦易于消解。临床运用时，可视具体情况加减，如气郁甚者，酌加枳壳、木香；湿盛加茯苓、泽泻；痰多加半夏、陈皮；气郁化火，合左金丸、川楝子；气虚加党参等。如因暴怒伤肝，气逆胁胀，胸膈痞满者，用解肝煎。此方以半夏、茯苓、砂仁、陈皮和胃；生姜、厚朴、苏叶理气开痞；白芍柔肝；如再加柴胡、枳壳，则为调和肝胃，导滞疏郁，升降互用之方。气虚之体，而兼肝郁气滞者，不宜专用香散耗气，可用四磨饮。方中用人参益气扶正；槟榔、沉香、乌药俱磨浓水，煎三五沸，温服，理气而不伤正，补气而不壅中。

虚证

［脾胃虚弱］

治法：补气健脾，升清降浊。

方药：补中益气汤加减。方中黄芪、党参、白术、炙甘草鼓舞脾胃清阳之气；陈皮理气化滞；升麻、柴胡协同参芪升举清阳；适用于脾胃不足；中气久虚而致气机失畅，升降失宜所致之痞满。阳虚加附子；湿盛加茯苓、泽泻；兼肝郁气滞者合逍遥散以疏肝；胃呆纳差加砂仁、神曲。俾清阳得升，浊阴自降，升降复常，而胀满斯愈。如偏于脾胃阳虚而致痞满，朝宽暮急，膜胀难忍者，宜用理中汤温补。方中干姜温运中焦，祛散寒邪，振奋脾阳；人参补气益脾；白术健脾燥湿；炙甘草补脾和中，俾脾阳得运，中寒自去，升降如常，痞满乃消。中寒甚者，合吴茱萸汤；气滞者酌加陈皮、木香。若脾胃虚弱系由于命门火衰所致，应脾肾同治，用理中汤加肉桂、附子。若病邪在表，误作里证下之，既损伤脾胃之气，又可致热邪入里，与水、食、痰相合，而为虚实夹杂之证，临床表现为胃气失和，心下痞满，恶心呕吐，下利，宜半夏泻心汤补泻同施。方中人参、大枣、炙甘草补中益气；半夏止呕、散结、除痞；干姜振奋中阳；芩、连苦寒泄热。中虚甚者，重加炙甘草以补中气，即为甘草泻心汤；水热互结，心下痞满，干呕食臭，肠鸣下利者，加生姜，即为生姜泻心汤。

（三）其他治法

1. **外用烫熨法**　麸皮 30 克，拌炒生姜渣 15 克，炒热后用布包裹，揉熨患处，适用于脾胃虚弱，脏寒痞满。

2. **按摩**　双手烘热，按摩患处。

【转归及预后】

痞满之证，可因病久而出现虚实转化，由误治而引起的变证亦复不少，如痞满初起，每因七情、饮食或痰滞致病，此时邪气方盛而正气未虚，多属实证。若日久不愈，或时发时止，胸脘痞满而饮食少进，脾胃受损，或过用克伐药物耗伤脾气，则可由此而转为脾胃虚弱。而脾胃虚弱之痞满，又可因复感新邪、七情、饮食所犯，或过服滋腻温补，积滞中宫，也能由正虚转成邪实，或虚实夹杂。此外，伤寒表未解而误下成痞，或既已成痞，医者不辨虚实，一见痞满即作有邪治之，妄行消导泻利克伐之剂，耗损脾气，不但能使虚者更虚，痞满反复不愈，甚至还可进一步发展为气虚中满，治疗上也就愈加棘手。

痞满，若能正确治疗，多能获愈。倘若迁延不愈，导致脾胃虚弱，亦有转成气虚中满之鼓胀者，则其预后欠佳。

【预防与护理】

根据本病发生的原因，应注意以下 3 个方面的调摄。

(1) 饮食有节，食宜清淡，勿恣食生冷肥甘，以免损伤脾胃，滞气酿痰。

(2) 保持心情愉快，避免精神刺激，以免气机郁滞。

(3) 适当参加体育锻炼和有益于身心的文体活动。

【现代研究】

痞满多见于功能性消化不良、慢性萎缩性胃炎等疾病，临床研究发现常兼有情志失调的表现，尤其是功能性消化不良患者，多合并有抑郁、焦虑，治疗除分清虚实寒热之外，宜结合心理疏导提高疗效。对慢性萎缩性胃炎的治疗宜辨证与辨病相结合，注重活血化瘀。

（一）痞满的辨治经验

黄氏[1]报道总结张杰治疗痞满的经验认为：痞满应先辨虚实，次辨寒热，临床多表现为虚实相兼，寒热错杂。痞满初期多以实证为主，后期多见虚证或虚实夹杂证，脾胃虚弱贯穿始终，为基本病机。因此，初起应以祛邪为主，治宜清热利湿、理气化痰、温中散寒、消食化积；久则以健脾和胃、补脾胃为主，佐以化痰、祛湿、理气、化瘀、泻热。同时还应结合胃镜等检查结果，灵活运用经方中温中健脾、辛开苦降、疏肝和胃等法，或补虚，或祛邪，或攻补兼施，旨在使脾复升运、胃复和降、气机调畅、升降相济，则痞满自治。脾胃虚弱型患者以慢性浅表性胃炎、功能性消化不良、胃下垂、慢性萎缩性胃炎多见；寒热错杂型患者以胃及十二指肠糜烂、溃疡多见；肝气犯胃型以胆汁反流性胃炎、胃和食管反流、胃神经症多见。如胃镜检查为慢性萎缩性胃炎，病检有肠化、上皮化生者，加用黄芪、丹参、莪术、蒲公英、白花蛇舌草。寒热错杂型中，常伴有幽门螺杆菌（HP）感染，半夏泻心汤中黄连、黄芩对 HP 有明显的抑制作用。四逆散疏肝理脾，对胃肠道具有良好的调节作用，可增强胃窦张力，加快胃排空速度，对肝气犯胃型痞满具有可靠的疗效。“久病必瘀”，张杰常选用活血化瘀之丹参、赤芍、莪术、蒲黄、五灵脂等，疗效更为显著。

冯氏等[2]报道以中药结合心理疏导治疗痞满之肝胃不和类型的患者，治疗组和对照组两组治疗前的焦虑、抑郁情绪评分均明显高于正常人群，用痛泻药方合半夏泻心汤加心理疏导（指出疾病的危害性和严重性；建立良好的医患关系；向患者交代治疗的过程和措施，引导患者调养心身；消除患者痛苦忧伤的情绪以恢复正常的心理状态）进行治疗，并与单纯用中药组对照。经过综合治疗后，治疗组临床治愈 10 例，显效 8 例；对照组临床治愈 12 例，显效 4 例。追踪至 2 年，两组再次就诊情况比较，治疗组再次就诊率为 27.8%，明显低于对照组（87.5%），两组比较，$P < 0.001$。提示治疗组与对照组相比，效果更稳固。

（二）功能性消化不良与痞满

功能性消化不良（FD）多属于中医“痞满”范畴，周氏等[3]对 FD 的发病机制进行总结，认为 FD 中相当一部分人伴发精神障碍，其焦虑、抑郁评分明显高于正常人群，发病与精神心理因素有关，针对该病的发病特点，作者认为要加强从精神心理因素方面的研究，并从中医调理体质入手，胀多为肝郁气滞，泛酸、嘈杂多为肝郁化热所致，故抑郁焦虑与肝失疏泄有关，改善其肝郁体质，是防止本病反复发作的关键。杜氏等[4]采用 6 种心理量表对功能性消化不良及十二指肠球部溃疡病患者进行调查研究，发现两种疾病的患者都有不同程度的抑郁，有明显的人际关系紧张、强迫观念和行为，有明显的敌对情绪，恐惧心理也较严重。同时，不良的防御方式可导致心理-神经-内分泌或心理-神经-免疫等系统调节紊乱，对心理应激的承受能力下降。该研究测试结果也显示：各研究组的抑郁、焦虑因子均明显高于对照组，而社会支持各因子评分较对照组低，尤其是患者本人对支持的利用度明显下降，说明这类患者的心理防御机制和社会支持方面存在缺陷，可能是发病的一个重要环节。徐氏等[5]对222例FD患者进行证候病机分析，认为其基本病机为肝郁犯土、胃失和降、脾运无权。其中脾虚是发病的基础，肝郁是发病的条件，胃气不降是引发诸症的原因。徐氏[6]认为功能性消化不良应从肝脾胃论治，与徐敏等总结的病机相同，认为脾虚失运是发病的基础，肝气郁结是发病的条件，胃失和降是发病的原因。提出了治疗中的辨证四要素：辨脏腑、辨寒热、辨虚实、辨升降。疏肝理气法治疗功能性消化不良肝胃不和证，以柴胡疏肝散加减；辛开苦降法治疗功能性消化不良湿浊(热)痞阻证，宜半夏泻心汤加减；消食导滞法治疗饮食积滞证，以保和丸加减；健脾和胃法治疗脾胃虚弱证，宜香砂六君子汤加减；益胃养阴法治疗胃阴不足证，以益胃汤加减。并总结了治疗中的施治要点：① 顺应脾胃特性，或因势利导，或逆向调整：脾宜升、宜健、宜燥、宜温、宜补；胃宜降、宜和、宜润、宜清、宜泄。② 升降配伍，以升促降，以降促升，有利于流通气机：主要体现在苦辛配伍，即以苦寒药与辛温药配伍应用。苦能降能泄而和阳，辛能通能开而和阴，两者合用以通阳散结，流通气机，从而恢复中焦升降枢机之功能。③ 注重通降胃肠。因胃与肠属于腑，六腑传化物而不藏。胃腑受纳排空以通为用，以降为和；肠道传导化物以下行为顺，以通为补。而功能性消化不良属虚则有阳虚或气阴两虚，属实则有湿阻、气滞、血瘀、食积、热郁等，故治法有温、清、消、化、补等之别，要着眼于通调气机，气顺中和，胃肠通降，纳运传化之作用方能正常发挥。④ 顾护胃气为本。临证治病，应时时照顾脾胃之气，用药宜选轻清平和之品。功能性消化不良患者脾胃既病，胃气已伤，纵然有湿浊、痰浊、瘀浊、食浊等浊邪内阻，不堪重剂再创。方药轻清灵动，使脾胃气和，中焦通达，升降协调，出入有序，而收其功。吴氏[7]报道运用经方治疗功能性消化不良，取得了较显著的疗效。以半夏泻心汤治疗以上腹部胀满、早饱、嗳气等为主症的FD胃动力障碍型；小陷胸汤治疗FD以上腹胀满，疼痛不适，按之压痛，舌红，苔黄腻者，若伴大便干结难下者更佳，临证可加用金铃子散合丹参饮等药，这样痰热清，胃气降，胃痛胀满自除。对于存在个性异常、焦虑、抑郁的FD患者，以四逆散或柴胡疏肝散加减治疗，疗效理想。总之，半夏泻心汤可用于寒湿，痰热，气火夹杂之证；小陷胸汤以痰浊气火夹杂为主；四逆散以肝郁、脾虚、气滞为主。

（三）慢性萎缩性胃炎与痞满

慢性萎缩性胃炎多属于中医的“痞满”、“胃脘痛”范畴。柯氏等[8]对542例慢性萎缩性胃炎患者进行中医辨证分型与病因分析，发现胃脘痞满者431例(79.5%)，胃脘胀痛或隐痛者486例(89.7%)，与中医的“痞满、胃脘痛”相符合。并对542例患者进行辨证分型：中虚气滞(44.7%)、肝胃不和(19.9%)、胃阴不足(17.3%)、气滞血瘀(9.8%)、脾胃湿热(8.3%)。而一般辨证分型通常认为胃阴不足是本病的主要证型，但该研究发现胃阴不足型只占17.3%，远低于中虚气滞型的44.7%，因此认为中虚气滞是慢性萎缩性胃炎的主要病机和证型。陈氏[9]在对慢性萎缩性胃炎的辨证分型和治法研究中则未提及中虚气滞分型，但增加了脾胃虚寒和气滞痰阻分型，并给出了明确的代表方剂：肝胃不和型，以四逆散、柴胡疏肝散加减；胃阴不足型，常选用一贯煎、益胃汤、沙参麦冬汤加减；脾胃虚寒型，宜黄芪建中汤加减；脾胃湿热型，方选藿朴夏苓汤合三仁汤加减；气滞痰阻型，以香砂枳术丸或平胃散加减；瘀阻胃络型，方用丹参饮合失笑散加减。陈氏认为治法应遵循“脾以运为补，胃以通为补，肝以散为补”的原则，其特点是根据脾胃特点，权衡升降润燥；甘温补中，慎用攻伐之品；补中兼通，气药常兼血药。王氏[10]认为慢性萎缩性胃炎是由于其他胃炎失治误治等原因迁延日久而致，主要有痞、满、胀、痛和纳差等表现，疾病发展往往虚实夹杂，因虚致实，因虚致瘀，病程迁延，治疗以疏肝和胃、健脾和胃、调气活血、补虚泄实为原则，强调临床审证时，必须要把辨病和辨证结合起来，原则上慢性胃炎患者均要作胃镜检查，证实胃黏膜已出现萎缩病变，本病一般由浅表性胃炎或急性胃炎失治误治发展而来，病机性质属本虚标实，虚实夹杂。且病程较长，“久病多虚多瘀”，瘀血在本病的各证型中均有轻重不同的表现，因此在慢性萎缩性胃炎治疗过程中，一要明晰虚实之轻重，二要注重活血化瘀在治疗过程中的作用。活血化瘀药的选用，要注意不能黏腻碍胃，且药性和缓，慎用峻攻之剂，旨在缓图。

（四）痞满的辨证分型与相关研究

王氏等[11]运用^{13}C呼气试验、胃镜检查来研究痞满的中医辨证分型与胃的排空及胃动力之间的关系，并发现痞满患者各证型半排空时间及胃排空系数均较正常组有显著改变。其半排空时间延长，胃排空系数减小($P<0.05$或$P<0.01$)。其半排空时间延长及胃排空系数减小由小到大的顺序为：脾胃湿热型组＜肝胃不和型组＜脾胃虚弱型组＜痰湿中阻型组＜饮食停滞型组。同时也发现肝胃不和型在胃镜下的胃动力分型以反流型为主，脾胃湿热型则以胃窦紧张型为多，而痰湿中阻型和脾胃虚弱型组则以胃窦弛缓型为主。王氏等[12]进一步通过对胃电图、移行性运动复合波的检测，发现痞满患者存在胃动力障碍的情况因不同的中医证型而异，肝胃不和型、脾胃湿热型和饮食停滞型餐后胃电图主要以胃电节律过快为主，而脾胃虚弱型和痰湿中阻型则以胃电节律过缓为主，肝胃不和型、脾胃湿热型、饮食停滞型和痰湿中阻型Ⅱ相、Ⅲ相延长，Ⅰ相缩短；而脾胃虚弱型组Ⅱ相、Ⅲ相缩短，Ⅰ相延长。进一步提示痞满的中医辨证分型与胃肠动力具有相关性。对痞满的临床分型及今后的临床研究具有一定的指导意义。

【小结】

痞满以心下痞塞，满闷不舒，但无硬痛及外形胀急为主要临床表现。其证候有虚实之殊；病因有食、气、痰、虚之异；脾胃升降失司，是痞满的基本病机。

痞满的治疗，应注意审证求因，掌握“虚则补之，实则泻之”的原则，免犯虚虚实实之诫；虚实兼见者，又宜消补兼施，使补而毋滞，通而不伤。

痞满的预后一般较好。患者应保持精神愉快，饮食有节，并适当参加体育锻炼，以增强体质，有利于疾病恢复。

附方

(1) 保和丸(《丹溪心法》)：神曲　山楂　茯苓　半夏　陈皮　连翘　莱菔子。
(2) 平胃散(《和剂局方》)：苍术　厚朴　陈皮　甘草。
(3) 枳术丸(《脾胃论》)：枳实　白术　荷叶。
(4) 平陈汤(《症因脉治》)：半夏　陈皮　茯苓　苍术　厚朴　甘草。
(5) 旋覆代赭汤(《伤寒论》)：旋覆花　人参　生姜　代赭石　炙甘草　半夏　大枣。
(6) 香苏散(《和剂局方》)：香附　紫苏　陈皮　甘草。
(7) 柴胡枳桔汤(《通俗伤寒论》)：柴胡　枳壳　半夏　生姜　黄芩　桔梗　陈皮　茶叶。
(8) 越鞠丸(《丹溪心法》)：川芎　苍术　香附　炒栀子　神曲。
(9) 解肝煎(《景岳全书》)：陈皮　半夏　厚朴　茯苓　苏叶　白芍　砂仁　生姜。
(10) 补中益气汤(《脾胃论》)：人参　黄芪　白术　甘草　当归　陈皮　升麻　柴胡。
(11) 理中汤(《伤寒论》)：人参　白术　干姜　炙甘草。
(12) 吴茱萸汤(《伤寒论》)：吴茱萸　人参　甘草　大枣。
(13) 半夏泻心汤(《伤寒论》)：半夏　黄芩　干姜　人参　炙甘草　黄连　大枣。

【现代研究】主要参考文献

[1] 黄震.张杰运用经方治疗痞满经验介绍[J].中国中医药信息杂志,2005,12(9)：82.
[2] 冯璐,房莉萍,丛鹏.中药结合心理疏导治疗痞满证肝胃不和型60例[J].中国中医药信息杂志,2005,12(7)：9～11.
[3] 周福生,祝淑贞.功能性消化不良发病机制的研究进展[J].临床消化病杂志,2005,17(5)：256～258.
[4] 杜凌,马梁红,骆桂秀.功能性消化不良和十二指肠球部溃疡病的心理社会因素调查[J].中国行为医学科学,2004,13(4)：387～388.
[5] 徐敏,卜平,时乐,等.功能性消化不良222例证候病机分析[J].实用中医药杂志,2006,22(4)：246～247.
[6] 徐珊.功能性消化不良的诊治[J].浙江中西医结合杂志,2004,14(11)：661～663.
[7] 吴国水.经方治疗功能性消化不良浅识[J].实用中医内科杂志,2005,19(6)：563.
[8] 柯莹玲,单兆伟.542例慢性萎缩性胃炎患者中医辨证分型与病因分析[J].辽宁中医杂志,2006,33(2)：161～162.
[9] 陈良金.慢性萎缩性胃炎辨证分型与治法特点探析[J].时珍国医国药,2005,16(11)：1149.
[10] 王常松.慢性萎缩性胃炎的中医辨治[J].浙江中医药大学学报,2006,30(4)：335～336.
[11] 王石红,魏晓娜,马小顺.痞满中医辨证分型与胃排空胃动力的相关性研究[J].陕西中医,2005,26(8)：797～798.
[12] 王石红,魏晓娜,杨倩,等.痞满分型与胃电图移行性运动性复合波的相关性研究[J].山西中医,2005,21(3)：45～47.

胃　痛

【定义】

胃痛又称胃脘痛,指胃脘部疼痛为主要症状的病证,常伴见胃脘部痞闷胀满、嗳气、吞酸、嘈杂、恶心、呕吐、纳呆等脾胃症状。

【历史沿革】

本病的记载,始见于《内经》。如《素问·六元正纪大论篇》说:“木郁之发,民病胃脘当心而痛,上支两胁,膈咽不通,食饮不下。”《素问·至真要大论篇》也说:“厥阴司天,风淫所胜,民病胃脘当心而痛。”说明胃痛与肝木偏胜,肝胃失和有关。《素问·至真要大论篇》还指出:“太阳之胜,凝溧且至……寒厥入胃,则内生心痛。”则表明太阳寒凝气滞,也可发为胃痛。《素问·举痛论篇》“寒气客于胃肠之间,膜原之下,血不得散,小络引急,故痛”、“寒气客于肠胃,厥逆上出,故痛而呕也”等论述,阐发了寒邪入侵,引起气血壅滞不通而作痛的机制。《素问·痹论篇》说“饮食自倍,肠胃乃伤”,亦为胃痛的常见原因之一。《内经》对胃痛病因病机的论述,为后世医家研究和治疗胃痛奠定了基础。

汉代张仲景《金匮要略·腹满寒疝宿食病脉证治》论及胃痛的辨治。其辨宿食之法,如“脉数而滑者实也,此有宿食,下之愈”、“下利不欲食者,有宿食也,当下之”、“脉紧如转索无常者,有宿食也”、“宿食在上脘,当吐之”等等;辨腹满虚实之法,如“按之不痛为虚,痛者为实”,其如大建中汤、附子粳米汤、芍药甘草汤、吴茱萸汤、小建中汤以及黄芪建中汤等方,皆为后世用以治疗胃痛的常用效方。

唐代孙思邈《备急千金要方·心腹痛》有九种心痛之说,即虫心痛、注心痛、风心痛、悸心痛、食心痛、饮心痛、冷心痛、热心痛、去来心痛。这里所说的心痛,实际上包括了胃痛,是对心胃痛按照病因和临床表现做出的归类。

宋代方书多宗《备急千金要方》这一论述。严用和《济生方》更进一步指出九种心痛,“名虽不同,而其所致皆因外感六淫,内沮七情,或饮啖生冷果实之类……遂成心痛”。《和剂局方》、《太平圣惠方》、《圣济总录》等书收集了大量治疗胃痛的医方,多用白蔻仁、砂仁、藿香、木香、檀香、丁香、良姜、干姜等辛燥理气之品。

金元时期,李杲《兰室秘藏》卷二立“胃脘痛”一门,拟草豆蔻丸、神圣复气汤、麻黄豆蔻丸三方。论其病机,则谓多系饮食劳倦而致脾胃之虚,又为寒邪所伤而致。其用药之法,益脾胃之气多用人参、黄芪、炙甘草;温中多用益智仁、吴茱萸、白豆蔻;理气多用木香、青皮、陈皮、柴胡、厚朴、荜澄茄;和胃多用麦芽曲、法半夏、陈皮;和血多用当归、桃仁、红花。用药规律不外益气、温中、理气、和胃。朱丹溪《丹溪心法》卷四明确指出,前人所谓“心痛”,实指胃脘痛,其病以中焦脾胃病变为主:“脾病者,食则呕吐,腹胀喜噫,胃脘痛,心下急”、“胃病者,腹䐜胀,胃脘当心而痛,上支两胁,膈咽不通、食饮不下。”认为胃痛固有因劳役太甚,饮食失节,中气不足,寒邪入客之所致;亦有病久“郁而生热,或素有热,虚热相搏，结郁于胃脘而痛；或有食积痰饮；或气与食相郁不散，停结胃口而痛”（《证因脉治》）。在治疗上，丹溪比较细致地分作寒、热、气、湿、痰积、死血、虚、虫八类辨证论治，认为“诸痛不可补气”、“大凡心膈之痛，须分新久，若明知身受寒气，口吃冷物而得病者，于初得之时，当与温散或温利之药；若病之稍久，则成郁，久郁则蒸热，热久必生火……若欲行温散温利，宁无助火添病耶？古方中多以山栀子为热药之向导，则邪易伏，病易退，正易复而病易安”。与李杲推崇温补不同，丹溪指出胃痛亦有属热，需用清法。

明代虞抟持丹溪同样观点，指出前人所谓心痛系指胃痛，如《医学正传·胃脘痛》说：“古方九种心痛……详其所由，皆在胃脘而实不在于心也。”对于病机亦有阐发：“未有不由痰涎食积郁于中，七情九气触于内之所至焉。”王肯堂《证治准绳·杂病》亦认为历代方论将心痛、胃痛混同一门，原因在于“胃脘痛处在心下，故有当心而痛之名”。李中梓《医宗必读》卷八指出：胃脘痛常兼有“或满，或胀，或呕吐，或不能食，或吞酸，或大便难，或泻利，面浮而黄，本病与客邪必参杂而见”。以此可与胸中心痛相鉴别。李氏还对“痛无补法”、“通则不痛”之说进行了纠正：“近世治痛，有以诸痛属实，痛无补法者；有以通则不痛，痛则不通者；有以痛随利减者，互相传授，以为不易之法。不知形实病实，便闭不通者乃为相宜；或形虚脉弱，食少便泄者，岂容混治；经曰实实虚虚，损不足而益有余，如此死者，医杀之耳。”认为痛若属虚，可补而不可用通法。孙一奎《赤水玄珠》亦斥“痛无补法”为俗论。张景岳《景岳全书·心腹痛》论胃痛病因：“惟食滞、寒滞、气滞者最多，其有因虫、因火、因痰、因血者，皆能作痛，大多暴痛者多有前三证，渐痛者多由后四证。”而总其大要，“因寒者常居八九，因热者十惟一二……盖寒则凝滞，凝滞则气逆，气逆则痛胀由生”。他对丹溪“诸痛不可补气”之说提出了不同看法：“若腹无坚满，痛无结聚，则此说不可用也；其有因虚而作痛者，则此说更如冰炭。”

清代江涵暾《笔花医镜》卷二把胃痛分虚实寒热辨治，用药则补泻温凉，各有“主将”、“次将”。如其补胃猛将为白术、黄芪、大枣，次将为扁豆、山药、炙甘草、桂圆肉；温胃猛将为干姜、高良姜、益智仁、肉豆蔻、草果、丁香、木香、胡椒，次将为藿香、砂仁、白豆蔻、半夏、煨姜、厚朴、川椒。叶天士《临证指南医案·胃脘痛》对于本病的辨证、治疗都有许多独到之处：“夫痛则不通，通字须究气血阴阳，便是看诊要旨矣。”又说：“胃痛久而屡发，必有凝痰聚瘀。”特别是其“久痛入络”之说，别开生面，正如邵新甫按语所总结的：“初病在经，久痛入络，以经主气，络主血……辛香理气、辛柔和血之法，实为对待必然之理。”又指出：“如饱食痛甚，得食痛缓……有宜补不宜补之分焉；若素体之虚，时就烦劳，水谷之精微，不足以供其消磨，而营气日虚，脉络枯涩，求助于食者，甘温填补之法所宜频进也。若有形之滞，堵塞其中，容纳早已无权，得助而为实实，攻之逐之之剂，又不可缓也。寒温两法，从乎喜暖喜凉；滋燥之殊，询其便涩便滑。至于停饮必吞酸；食滞当嗳腐；厥气乃散漫无形；瘀伤则定而有象。蛔虫动扰，当频痛而吐沫；痰湿壅塞，必善吐而脉滑。营气两虚者，不离乎嘈杂动悸；肝阳冲克者，定然烦渴而呕逆。阴邪之势，其来必速；郁火之气，由渐而剧也。”对叶氏的经验总结得比较全面，足堪师法。顾靖远《顾氏医镜·胃脘痛》指出：“阳明中土，万物所归，故世人之患胃痛、腹痛者甚多。”在治疗上，他主张对肝脾不和者以芍药甘草汤为基本方，随证加减；气滞者用四磨汤；血瘀者以失笑散；食滞者用保和丸；热证用黄芩汤、竹叶石膏汤等等，亦颇能扼其要。王清任《医林改错》、唐容川《血证论》对瘀血滞于中焦，胀满刺痛者用血府逐瘀汤活血化瘀；高鼓峰《医宗已任篇》对胃脘痛属阴虚，燥热口渴者，用逍遥散加生地、丹皮、栀子或疏肝益肾汤（即六味地黄汤加柴胡、白芍）加当归，也都是很有见地的。

现代中医根据对胃痛的认识和经验，对治疗胃、十二指肠溃疡，慢性胃炎，胃神经症等多种疾病均取得了一定成绩，从而使胃痛的辨证论治内容得到了丰富和发展。

【范围】

胃痛是临床上常见的一种病证，西医学的急、慢性胃炎，胃、十二指肠溃疡病，十二指肠炎，胃黏膜脱垂，胃癌，胃神经症等病以上腹部疼痛为主症者，均可参考本篇进行辨证论治。

【病因病机】

胃痛的病位在胃，但与肝、脾的关系至为密切。胃与脾互为表里，胃主受纳，腐熟水谷，以和降为顺；脾主饮食精微的运化转输，以上升为常。二者同为后天之本，仓廪之官，在生理上相互配合，在病机上亦相互影响。如劳倦内伤，饥饱无常，每多脾胃同病。肝属木，为刚脏，喜条达，主疏泄。肝气横逆，木旺乘土，或中土壅滞，木郁不达；或肝火亢炽，迫灼胃阴；或肝血瘀阻，胃失滋荣，故胃病亦多关乎肝。根据以上认识，胃痛的病因病机大致可以归纳为以下几点。

1. **郁怒伤肝，肝气犯胃**　忧思恼怒，情怀不畅，肝郁气滞，疏泄失职，横逆犯胃，气机阻滞，因而疼痛；气滞日久，可导致瘀血的产生，瘀阻络脉，不通则痛，甚至可见吐血、便血等血证；肝气久郁，化而为火，邪热犯胃，胃脘灼痛；郁热日久，迫灼肝胃之阴，导致胃阴亏虚，胃失濡养，其痛绵绵，经久难愈。

2. **饮食不节，损伤脾胃**　暴饮暴食，饥饱无常，最易损伤脾胃之气。或过食生冷，寒积胃脘，气血凝滞不通，而致胃寒作痛；或恣食肥甘辛辣，过饮烈酒，以致湿热中阻，而致胃热作痛，亦皆临床之所常见。

3. **禀赋不足，脾胃虚弱**　素体脾胃虚弱，或劳倦内伤，或久病不愈，或用药不当，皆可损伤脾胃。若脾胃虚寒，中阳不运，寒从内生者，则多为虚寒胃痛，常因触冒风寒，饮食不慎而发病；若阴虚火旺，或脾虚血少，木郁不达者，则多为阴虚郁火之胃痛，常因情志悖郁，或进食燥热食物而发病。

本病的发生主要有忧思恼怒导致肝气犯胃，甚则气机郁滞导致气滞血瘀；饮食不节导致食物停积不化；寒邪客胃或湿热中阻；脾胃虚弱导致脾胃虚寒或胃阴亏损。故胃痛有寒热虚实之不同，寒有寒邪客胃和脾胃虚寒，热有肝胃郁热或火郁热结，虚有阴虚阳虚，实有气滞血瘀食积。临床上更有本虚标实，寒热错杂的复杂病机存在。

【诊断与鉴别诊断】

一、诊断

本病以胃脘疼痛为主要症状，其疼痛有胀痛、闷痛、绞痛、钝痛、灼痛、冷痛、饱痛、饥痛、刺痛、隐痛、剧痛，以及食前或食后疼痛、夜间疼痛等，疼痛的类型、程度、时间各有不同。在疼痛的同时，常伴见脘腹胀满，嗳气吞酸，嘈杂，恶心呕吐，不思食，大便或结或溏等脾胃症状，以及倦怠乏力，面黄，消瘦，失眠等全身症状。

二、鉴别诊断

1. **心痛**　古代文献常把胃痛与心痛混称，其实二者疼痛的部位、性质、程度、伴随症状以及疾病的预后均有很大不同。胃痛的病位在胃脘，即上腹部；而心痛的病位则在胸中。胃痛以钝痛、隐痛为常见，亦有疼痛剧烈如针刺者，但一般不如心痛之剧烈；心痛的疼痛表现为绞痛如割，痛彻胸背。胃痛常伴有脘腹胀满，嗳气吞酸，嘈杂，恶心呕吐，纳呆等脾胃病症状；心痛常伴有心悸，胸懑闷，气短，患者常有濒死的感觉。胃痛一般预后较好；心痛一般病情较重，特别是“真心痛”，其疼痛之持续不已者，每每“夕发旦死，旦发夕死”，甚至危殆立至。

2. **腹痛**　主要是部位之异。贲门部为上脘，幽门部为下脘，上脘下脘之间为中脘，三部统称胃脘，胃痛即指脘腹部的疼痛。腹痛则包括胁腹、大腹、少腹等部位的疼痛，是指胃脘以下，耻骨毛际以上部位的疼痛。

【辨证论治】

一、辨证

（一）辨证要点

1. **辨缓急**　凡胃痛暴作，起病急者，多因外受寒邪，或恣食生冷，或暴饮暴食，以致寒伤中阳；或积滞不化，胃失通降，不通则痛。凡胃痛渐发，起病缓者，多因肝郁气滞，木旺乘土，或脾胃虚弱，土壅木郁，而致肝胃不和，气滞血瘀。

2. **辨寒热**　寒性凝滞收引，故寒邪犯胃之疼痛，多伴脘腹胀满拒按，纳呆，苔白，脉弦紧等症。脾胃阳虚之虚寒胃痛，多见隐隐作痛，喜暖喜按，遇冷加剧，四肢不温，舌淡苔薄，脉弱等症。热结火郁，胃失通降之胃痛，多伴烦渴思饮，恶热喜凉，溲赤，便结，苔黄少津，脉象弦数等症。

3. **辨虚实**　胃痛而胀，大便闭结不通者多实；痛而不胀，大便不闭结者多虚；喜凉者多实，喜温者多虚；拒按者多实，喜按者多虚；食后痛甚者多实；饥则腹痛者多虚；脉实气逆者多实；脉虚气少者多虚；痛剧而坚，固定不移者多实；痛徐而缓，痛处不定者多虚；新病体壮者多实；久病体衰者多虚；用补法治疗不效者多实；用攻法治疗加重者多虚。

4. **辨气血**　胃痛有在气在血之分。一般初病在气，久病在血。凡痛属气分者，多见既胀且痛，以胀为主，痛无定处，时作时止，聚散无形，此乃无形之气痛。凡痛属血分者，多见持续刺痛，痛有定处，舌质紫暗，此乃有形之血痛。其他如食积、痰阻，亦属有形疼痛之列。

（二）证候

［寒凝气滞］

症状：胃痛甚剧，每因受寒感凉或饮食生冷而得之或加重，性喜热食，畏寒喜暖，得热痛减。舌苔白，脉弦紧或弦迟。

病机分析：由于腹部受寒，或过食生冷，而致寒积于中。寒为阴邪，其性凝滞而致气血迟涩，其性收引而致脉绌急，故发胃痛。喜温熨，思热饮，舌苔白，均属寒象；弦脉主痛，紧脉及迟脉主寒，寒凝胃痛，故见弦紧或弦迟脉。

［饮食积滞］

症状：胃脘胀满，疼痛拒按，嗳腐吞酸，呕吐，或从胃中反出不消化食物之酸腐臭，不思食，大便秘结或溏滞不爽，伴有大便不尽感。舌苔厚腻而浮，刮之可去，脉滑。

病机分析：食滞中焦，脾胃纳化失常，胃失和降，故胃脘胀痛拒按，呕恶不思食；食积胃脘，浊气上逆，故嗳腐吞酸，呕吐不消化食物；腑行不畅则大便难。苔厚腻，脉滑，均为食积内阻之象。

［肝郁气滞］

症状：胃脘攻撑胀痛，痛连两胁，胸闷嗳气，善太息，每因烦恼郁怒而痛作。苔多薄白，脉弦。

病机分析：恼怒忧思，肝郁气滞，不得疏泄，则横逆犯胃乘脾，肝胃不和故胃脘胀满而攻痛；气病多走窜，胁为肝之分野，故痛连胁肋；气郁不舒，胃失和降，则胸闷嗳气，善太息。苔薄白，脉弦，均是肝胃气痛的表现。

［肝胃郁热］

症状：胃脘灼痛，泛酸，嘈杂，口苦口干，烦躁易怒，口气热臭，或牙龈红肿、疼痛、出血。舌红苔黄，脉弦数。

病机分析：肝气郁结日久，气有余便是火，肝火邪热犯胃，故胃脘灼痛；肝胃郁热则泛酸嘈杂，肝胆互为表里，肝热挟胆火循经上乘，迫灼津液，故口苦口干。舌红苔黄，为里热之象，脉弦数是肝胃郁热之征。

［瘀血阻络］

症状：胃脘痛如针刺或刀割，痛处固定，拒按，或见吐血、黑便。舌质紫暗或有瘀斑，舌下静脉迂曲扩张，脉涩或细。

病机分析：胃痛反复发作，气滞血瘀，瘀血阻络，故胃痛如针刺或刀割，痛有定处而拒按；瘀痛日久，损伤络脉，血不循经，上溢则吐血，下溢则便血。舌紫暗，脉涩，均为血瘀之象。

［脾胃虚寒］

症状：胃脘隐隐作痛，绵绵不断，喜暖喜按，得食则减，时吐清水，纳少，乏力神疲，手足欠温，大便溏薄。舌质淡，脉细弱。

病机分析：胃痛日久不愈，脾胃阳虚，纳运不健，胃失温煦，中寒内生，故胃脘隐痛，喜暖喜按；时泛清水，食少，乏力，亦脾胃虚寒之象；脾主四肢，阳气虚衰，不能达于四肢，则手足欠温；脾运失司则便溏。舌淡、脉弱，均为中焦虚寒，阳气不足的表现。

［胃阴亏虚］

症状：胃脘隐痛，口燥咽干，食少，大便干结，舌红少苔，脉细数或细弦。

病机分析：胃痛日久，因寒邪化热，或气郁化火，或胃热素盛，或治疗上长期使用温燥之药，或肝阴虚，肝阳亢，迫灼胃阴，下汲肾水，而致胃液枯槁，郁火内盛，故证见胃脘灼痛，口燥咽干，烦渴思饮；阴伤肠燥则大便干。舌红少津，脉弦细数，亦是阴虚内热的征象。

二、治疗

（一）治疗原则

1. **疏导气机，通则不痛** 胃脘痛发病的基本病机亦是"不通则痛"，治疗上多用通法，使脾胃纳运升降复常，气血调畅，其痛自已。清代高士宗指出："通之之法，各有不同，调气以和血，调血以和气，通也；上逆者使之下行，中结者使之旁达，亦通也；虚者助之使通，寒者温之使通……"如寒凝者当散寒行气；食积者当消积导滞；气滞者当疏肝理气；血瘀者当活血化瘀。尤其对于"久痛入络"者需用辛润通络之法。

2. **行气止痛，中病即止** 胃痛多兼气滞，所以常用辛香理气药，一般应中病即止，不可过剂，更不宜长服，以免耗气伤阴。

3. **扶助脾胃，从本论治** 胃痛日久，脾胃多虚，当细辨而分治。脾胃虚弱者当健脾益气；中阳不足者当温阳益气；阴津亏损者当养阴益胃。如果辨证准确，可收不止痛而痛自止的效果。相反，见痛止痛，往往事倍功半。

（二）治法方药

［寒凝气滞］

治法：温胃散寒，行气止痛。

方药：良附丸合吴茱萸汤加减。方用高良姜、吴茱萸温阳散寒止痛；香附行气止痛，人参、大枣补气助行，共奏散寒行气止痛之效。寒重者，加肉桂、荜茇、荜澄茄；气滞较甚，胀痛并见者，可选用青皮、陈皮、甘松、九香虫、佛手、枳壳、木香之类。如寒热身痛有表证或兼有腹泻者，可用藿香正气散以疏散风寒。如寒邪郁久化热，寒热夹杂，证见胸痞脘胀，不思食，恶心呕吐，胃脘疼痛，有灼热感，口苦口干，舌红，苔黄腻，脉濡数者，用半夏泻心汤辛开苦降，寒热并调。

［饮食积滞］

治法：消导行滞，和胃止痛。

方药：保和丸加减。方中山楂酸温，善消油腻肉滞；神曲辛温，能消酒食陈腐之积；莱菔子辛甘，能宽畅胸腹，消面食积滞，并有导滞通腑作用；陈皮、半夏、茯苓，理气和胃；食滞易生郁热，佐药连翘散结清热，并非等闲之品，以上共成消食和胃止痛之剂。本方莱菔子与茯苓的使用剂量需要根据大便情况定夺，如腹泄便溏次数多，应重用茯苓；如便秘或后滞不爽，需重用莱菔子。若胃痛连及腹痛，大便秘结或里急后重、黏滞不爽，此积滞在肠，宜配合使用木香槟榔丸或枳实导滞丸以荡涤通腑。

［肝郁气滞］

治法：疏肝理气，和胃止痛。

方药：逍遥散合柴胡疏肝散加减。柴胡疏肝解郁；白芍、甘草、当归、川芎养血活血，柔肝缓急止痛；香附、枳壳、陈皮理气止痛；木郁则土衰，故以白术、茯苓扶土抑木。痛甚者加金铃子散以增强理气解郁止痛之功，余如香橼、佛手、玫瑰花、绿萼梅等也可选用。若见目光忧郁，神情默默，悲伤欲哭，并用甘麦大枣汤。

［肝胃郁热］

治法：疏肝和胃，泻热止痛。

方药：丹栀逍遥散合清胃散加减。方用丹皮、栀子清肝泻火；柴胡、薄荷疏肝，黄连直泻胃腑之火；白芍、当归、生地养血滋阴；陈皮理气，茯苓、甘草和中。诸药共奏清泄肝胃郁热之效。如火热内盛，灼伤胃络而导致吐血，伴见面赤，便秘，心烦，可用《金匮要略》泻心汤苦寒清泄，直折其火。若伤阴明显，可并用一贯煎和沙参麦冬汤。若热中夹湿，伴舌苔黄腻，恶心，胸闷纳呆，渴不欲饮，肢体困重者，根据湿热偏颇，可选用藿朴夏苓汤、连朴饮、黄连温胆汤之类加减。

［瘀血阻络］

治法：活血化瘀，理气止痛。

方药：丹参饮合失笑散加味。丹参饮方中丹参和血，檀香调气，砂仁和中，药简意赅，其效甚佳；失笑散中蒲黄辛平行血消瘀，五灵脂甘温活血散瘀，尤以五灵脂止痛效果为佳。痛甚者还可加延胡索、乳香、没药。由于气为血帅，气行则血行，故于用活血化瘀药的同时，可酌加枳壳、青皮、佛手等以行气；气虚者可加党参、白术、黄芪以益气。党参与五灵脂古有相畏之说，其实不必顾忌，二药相伍，益气活血，相得益彰。血瘀气滞疼痛较剧者，可试用血府逐瘀汤或膈下逐瘀汤。若血瘀胃痛伴吐血便血，参照"血证"有关内容议治。

［脾胃虚寒］

治法：健脾益气，温中助阳。

方药：黄芪建中汤加减。方中黄芪补中益气；饴糖补虚健中，合桂枝补中阳而散寒；芍药、甘草和中缓急止痛；生姜、大枣健脾胃而和荣卫。若胃寒痛甚，方中桂枝改肉桂，并可加良附丸、吴茱萸汤以增强温中散寒行气止痛之效；如泛吐清水较多者可加艾叶、陈皮、半夏、茯苓以降逆和胃；若吐酸水者可去饴糖加左金丸、瓦楞子、海螵蛸。痛止之后，可服用六君子丸或香砂六君子丸以温健脾胃，巩固疗效。

［胃阴亏虚］

治法：养阴益胃，缓急止痛。

方药：芍药甘草汤合一贯煎加减。方中芍药、甘草酸甘化阴，缓急止痛；取生地、沙参、麦门冬、枸杞子滋阴益胃，当归、川楝子理气活血止痛。如兼津枯便秘，需加大生地、当归的用量；如反便溏，则需酌量减少甘润之品，并配伍茯苓、白术、山药；如阴虚兼有内热，烦闷口干，欲呕，可投竹叶石膏汤甘寒清胃泄热；如口渴明显，可再加芦根、石斛、天花粉等。

（三）其他治法

1. **中成药**

(1) 仲景胃灵片(肉桂、高良姜、延胡索、小茴香、砂仁、白芍、牡蛎、炙甘草等)，适用于寒凝气滞之胃痛，每次 2～4 片，每日 3 次。

(2) 安中片(桂枝、延胡索、砂仁、煅牡蛎、小茴香、高良姜、甘草等),适用于寒凝气滞之胃痛,每次 2～3 片,每日 3 次。

(3) 胃苏颗粒(紫苏梗、香附、陈皮、佛手等),适用于气滞型胃脘胀痛,每次 1 包,每日 3 次。

(4) 玄胡止痛颗粒(延胡索、白芷),适用于气滞血瘀的胃痛,每次 1 包,每日 3 次。

(5) 附子理中丸(附子、干姜、人参、白术、甘草)蜜丸,适用于脾胃虚寒之胃痛,每次 1 丸,每日 2 次。

2. 单方验方

(1) 吴茱萸沸水泡过 14 粒,白开水吞下。治寒凝气滞之胃痛。

(2) 良姜末 3 分,米汤调下。治寒凝气滞之胃痛。

(3) 二味散:小茴香 30 克,枳壳 15 克,炒,研末,盐酒调服,每次 6 克,治气滞胃痛。

(4) 延胡索炒研末,用 3～5 分,开水送下。治气滞血瘀之胃痛。

(5) 胃气痛方:五灵脂 30 克,半生半炒熟,为末,每服 3 克,用热酒调服,如不饮酒,以开水调下。治血瘀之胃痛。

(6) 莱菔子 15 克水煎,送服木香面 4.5 克。治食积胃痛。

(7) 鸡内金 10 克,香橼皮 10 克,共研细末,每服 1～2 克。治食积胃脘胀痛。

(8) 黄连 18 克,甘草 3 克,水煎温服。治肝胃郁热之胃痛。

(9) 砂仁 30 克,研为细末,以水调成糊状,涂于患者脐窝处,外以纱布覆盖,胶布固定,每日换药 1 次。治饮食停滞型胃痛。

(10) 郁金 30 克,研为极细粉末,用时取药末 6 克,以水调成糊状,涂于患者脐窝内,外以纱布覆盖,胶布固定,每日换药 1 次。本方适用于肝气犯胃型胃痛。

(11) 芒硝 30 克。将芒硝布包平摊,置于患者肚脐上,外用胶布固定,再用布带围裹,敷 12 小时取下,每晚 1 次。本方适用于胃部手术后引起的残胃炎。通常连用 2～4 次。

3. 针灸疗法　主穴:足三里、内关、中脘。寒邪犯胃者加公孙、脾俞、胃俞。饮食停滞者加梁门、下脘。脾胃虚寒者加脾俞、胃俞、章门。肝气犯胃者加太冲、期门、阳陵泉。实证用泻法,虚证用补法,寒证中脘、脾俞、胃俞加用灸法。

【转归及预后】

临床上,胃痛虽表现为不同证候,但各证候之间在病因病机上常可相互关联、相互影响,甚至互为因果。如寒凝胃中,气机为外邪壅滞,则可导致气滞,又易于招致食积胃脘;日久终致脾胃受损而虚弱。饮食停积影响脾胃运化,可变生湿热;影响气机升降,土壅木郁可加重气滞;并可或蕴热于内,或致虚于脾。肝郁气滞不除,初病在气,久病及络,导致血瘀;气郁久化火,可致肝胃郁热;郁热进一步灼伤胃津可致胃阴亏损。脾胃素虚、胃阳不振,既易感寒受冷,又易积食停滞。大抵,病之初起多见寒凝、食积、气滞、热郁、血瘀等实证,邪气久羁,消耗正气,病机由实转虚,气血不足,或为脾胃虚寒,或为胃阴亏虚。临床上更有气血同病、虚实互见、寒热夹杂等复杂证候出现。

胃痛虽然病位在胃,但胃与脾相表里,与肠相通,易受肝之疏泄功能的影响,故在临床上常出现与这些脏腑相关联的病证,如呕吐、反胃、吐酸、嘈杂、呃逆、噎膈、泄泻、便秘,以及吐血、呕血、便血等。

急性重症胰腺炎表现为上腹部疼痛剧烈拒按,大汗淋漓,四肢厥冷,脉微欲绝,为虚脱危证,如不急加救治,危殆立至。应与胃痛加以鉴别。胃痛的预后,一般实证易于治疗;虚实夹杂或正虚邪实者,治疗也并不十分困难。胃痛反复发作,每因疼痛持续、进食少而羸弱者,易于出现胃出血并发症,病机表现为脾胃虚寒、气不摄血或血热妄行、瘀久伤络,如仅系大便色黑隐血,根据辨证论治尚易于治疗;如吐血、泻血,来势急暴,出血量多而不止,则治疗相对棘手。胃痛突然引起满腹剧烈疼痛,病情较为严重,预后欠佳,应引起高度重视。

【预防与护理】

胃痛之起,多与情志不遂、饮食不节有关。因此,在预防上要重视精神与饮食的调摄。保持平和心态,饮食切忌暴饮暴食,或饥饱不匀。一般可少食多餐,以清淡易消化的食物为宜。舌苔黄腻、灰腻,久而不化者,应限制肥甘厚味,烈性酒尤当禁忌;舌质光红无苔或舌红苔少者,要忌食辛辣刺激性食物。胃痛持续不已者,必要时进流质或半流质饮食。

在护理方面,如胃痛持续不已,疼痛较剧烈者,应卧床休息,缓解后始可下床活动。出现大量黑便或吐血、便血或胃痛突然引起满腹剧烈疼痛,应及时住院治疗。内服汤药,对虚寒性胃痛,宜温服,并宜在疼痛发作前服药;对虚热性胃痛,则宜稍凉服。如患者呕吐,可在服药前用鲜生姜擦舌面,汤药改作多次分服。有些丸药质地较硬,则须用温开水化开服用。

【现代研究】

(一) 几种主要的止痛治疗原则

1. 疏肝和胃,行气止痛　肝失疏泄则胃失和降,气郁致痛。洪氏[1]用三香枳术饮治疗各种胃病属于气滞型的胃痛 46 例,治疗 15 日;叶氏[2]用柴胡疏肝散加减治疗肝胃气滞型胃痛 50 例,治疗 3 星期,据报道总有效率均在 90%以上。现代药理研究[3]证实,疏肝理气、和胃降逆类药物对胃肠道有明显的双向调节作用,具有清除消化道局部炎症,促进胃排空,保护胃黏膜,抑制胆汁反流及清除幽门螺杆菌(HP)等作用。

2. 益气健脾,行气止痛　胃与脾相表里,故胃痛与脾虚关系密切。张氏[4]报道用加味正元饮随症加减治疗各种胃病引起的胃痛 65 例,治疗 1 个月,有效率为 90.8%。现代药理表明,党参、白术、黄芪、甘草具有调节胃液分泌的功能,可拮抗胃黏膜有害因子的刺激,保护胃肠黏膜,提高人体免疫能力,促进损伤组织的再生。

3. 活血化瘀,行气止痛　胃痛日久,气病及血,可致气滞血瘀。朱氏[5]报道用四合汤随症加减治疗各种胃病引起的难愈性胃痛60例,总有效率达100%。研究[6]表明,活血化瘀药能扩张血管、增加胃黏膜的血流量,改善微循环,促进胃黏膜上皮的再生和黏液的分泌,减少炎性渗出,并具有较强的镇痛作用。

4. **清热化湿,行气止痛**　嗜食醇醴厚味,或肝胃郁热,湿热中阻,可致胃脘作痛。赵氏[7]报道以柴平汤加减治疗慢性胃炎及胃溃疡引起的胃痛58例,治疗不超过3星期,总有效率为96.5%。吴氏等[8]报道将患者随机分组,用黄连温胆汤加减治疗浅表性胃炎及萎缩性胃炎120例,对照组采用维酶素片治疗,总有效率分别为91.7%和60.0%。慢性胃炎与幽门螺杆菌感染密切相关,有研究[9]表明,黄连、黄芩、栀子、蒲公英等清热药具有一定的抗HP作用。

5. **温中散寒,行气止痛**　张景岳认为胃痛"因寒者常居其八九,因热者十惟一二。"寒性凝滞,收引作痛。凌氏[10]报道以天台乌药散治疗胃炎及胃溃疡引起的寒凝气滞型胃痛84例,总有效率达91.7%。陈氏[11]报道以三越六味木香胶囊治疗胃及十二指肠炎症、溃疡引起的胃痛200例,对照组口服山莨菪碱,总有效率分别为92.0%和84.0%。研究[12]表明温里药具有较强的镇痛抗炎作用。

6. **养阴柔肝,行气止痛**　肝体阴而用阳,肝郁日久则易化火伤阴,致使肝胃之阴亏耗,胃痛隐隐。冯氏[13]报道以养阴益胃芍归煎随症加减治疗胃及十二指肠球部溃疡引起的阴虚胃痛64例,总有效率达97.8%。李氏等[14]报道以保胃散治疗萎缩性胃炎引起的阴虚胃痛100例,4星期的总有效率达98.0%。魏氏[15]报道酸甘化阴法对萎缩性胃炎、胃溃疡、慢性胃炎等胃酸缺乏久延不愈的阴虚胃痛具有较好的疗效。

7. **外治法止痛**　刘氏等[16]报道用自拟胃痛罩(将具有温中理气活血作用的中药装入布袋内),并合用热水袋外敷鸠尾、巨阙、中脘、上脘等穴位治疗消化性溃疡及各种胃炎引起的胃痛104例,其中脾胃虚寒型及寒邪直中型的治愈率分别为60.2%及58.8%,而食滞胃脘型、肝气犯胃型、瘀血凝滞型的治愈率分别仅为30.7%、28.5%和25.0%,充分体现出外用中药辨证论治的重要性。李氏等[17]以胃痛宁外敷脐部、章氏[18]以胃痛贴外敷中脘穴治疗胃痛,也均取得疗效。

(二) 各种胃病的中医治疗

1. **消化性溃疡**　关于消化性溃疡病的中医证型分型,李氏等[19]分为胃气壅滞、胃中蕴热、肝胃郁热、瘀血阻滞、胃阴不足、肝胃气滞6型,其中肝胃气滞型最为多见;王氏[20]分为中虚气滞、肝胃不和、气滞血瘀、胃阴不足4型;穆氏[21]分为脾胃虚寒、肝胃不和、瘀血阻络、脾胃阴虚4型。

黄氏[22]报道根据十二指肠溃疡之疼痛多以久痛,饥时痛,喜温喜按,得食少愈的特征,认为属于"虚痛",采用归脾汤加味治疗32例,疗效显著高于雷尼替丁对照组。孙氏等[23]报道自拟消溃灵治疗气滞血瘀偏郁热型97例,对照组采用胃三联疗法,结果中药组对HP转阴后复转阳性复发率和溃疡病灶的改善效果明显。

张氏等[24]对48例十二指肠溃疡患者进行中医寒热辨证后,取胃窦部组织测定胃黏膜IL-8、IL-6、TNF、MDA、MPO,结果显示热证组胃黏膜IL-8、TNF、MPO及MDA较寒证组增多,认为可能是中医寒热证型形成的物质基础之一。李氏等[25]对41例消化性溃疡手术切除标本进行病理组织学研究,发现溃疡处的动脉狭窄明显,血管管腔内有明显的瘀血,并有毛细血管增生及瘀血,提示消化性溃疡存在血瘀证的病理组织学基础,而活血化瘀可逆转血液流变学及血流动力学的异常。有报道[26]当归建中汤对大鼠溃疡有明显的抑制作用,对胃蛋白酶活性及排出量无影响。

2. **慢性胃炎**　柯氏等[27]对542例患者的四诊资料进行病因归类和辨证分型,饮食不当者占第一位(91.5%);并认为中虚气滞是本病的主要病机和证型(44.7%)。曹氏[28]根据胃镜征象把本病分为三型:脾胃虚弱型表现为黏膜变薄、苍白,黏膜下血管清晰可见,胃壁蠕动减弱;脾胃湿热型表现为黏膜红白相间,以红为主,局部黏膜充血、水肿、糜烂,分泌物有臭味;胃阴不足型表现为黏膜光滑,变薄变脆,颜色红为主,分泌物少。张氏等[29]报道将300例患者分为脾胃虚弱型、肝郁气滞型、中焦湿热型、中焦虚寒型等四型,分别用香砂六君子汤加味、自拟方(疏肝理气)、黄连平胃散、黄芪建中汤加味治疗,结果痊愈280例,好转20例。陈氏[30]报道将96例患者辨证分为脾胃虚弱型、肝胃不和型、脾胃湿热型三型,分别辨证用药治疗,结果总有效率显著高于胃康灵胶囊对照组。

肖氏[31]报道采用清热、补脾二法组方治疗56例,其疗效也显著高于阿莫西林和多潘立酮对照组。李氏等[32]报道根据五倍子有收涩敛疮止血之功,能使黏膜组织蛋白凝固而形成一层保护膜,同时压迫血管而止血,还能使腺细胞的蛋白质凝固而抑制其分泌,故重用五倍子组方胃炎1号方治疗慢性浅表性胃炎44例,总有效率90.9%。郑氏等[33]筛选出三棱和莪术作为治疗慢性浅表性胃炎主要的药物,研究表明其能有效改善胃黏膜的血循环,使胃黏膜屏障作用得以增强。何氏[34]报道以健脾益气,活血消痞为法,采用自拟参术平萎汤治疗慢性萎缩性胃炎64例,并与三九胃泰冲剂34例对照,总有效率(66.67%)显著高于对照组(37.5%)。朱氏等[35]报道用蜥蜴散清热解毒,活血行气,祛瘀散结,抑制胃黏膜炎症,治疗慢性萎缩性胃炎34例,总有效率也显著高于摩罗丹对照组。有人[36]就有关中医治疗慢性萎缩性胃炎的文献报道进行了粗略统计,组方中活血化瘀药使用率高达50~60%。但也有研究[37]认为浊毒是慢性萎缩性胃炎发生、发展及迁延难愈的关键因素,主张采取化浊利湿与清热解毒的治疗原则。

3. **胆汁反流性胃炎**　胆汁反流性胃炎主要有胃脘灼痛、饱胀、嗳气、恶心或呕吐、烧心、食欲不振等临床表现。陈氏等[38]认为该病病机以胆热、胃逆、脾胃升降失调为特点;将75例患者辨证分型为肝胃不和、胆胃不和、脾胃气虚、胃阴不足4型,分别予柴胡疏肝散、黄连温胆汤、六君子汤、益胃汤加减治疗,据报道总有效率达97%。除分型论治外,以专方(包括自拟方)治疗本病报道最多。如有蒿芩清胆汤加味[39],半夏泻心汤加减[40],有自拟健胃降逆汤[41],有自拟清胃汤[42],以上临床研究大多设有雷尼替丁、多潘立酮等西药对照组，中药治疗组的总有效率均显著高于西药对照组。有报道[43]认为辨证论治外还应结合近代药理知识合理用药，如枳实能促进胃肠蠕动、增强胃排空能力；与芍药、甘草配合又可降低迷神经的兴奋性，提高幽门括约肌的张力，从而可控制胆汁反流；其他如枳实与柴胡，郁金与柴胡，大黄与枳实相伍，对控制胆汁逆流具有一定的疗效。

4. **胃黏膜脱垂症**　胃黏膜脱垂症是指异常松弛的胃黏膜经幽门管滑入十二指肠球部，在临床上也有胃痛表现。西医学内科无特效治疗，重者可行外科手术，但疗效并不理想。中医辨证论治、基础方加减以及针推手法治疗有一定作用。李氏[44]认为本病脾胃升降失常为本，气血瘀阻不畅为标，临床辨证可分为脾胃虚寒、胃阴不足、肝气犯胃、湿热蕴结、瘀阻胃络5型。张氏[45]认为该病多由于饮食不节，情志失调，劳倦过度，致脾胃虚弱，胃失和降，久病入络，气滞血瘀，自拟固膜汤治疗32例，并与甲氰米胍和甲氧氯普胺作对照，疗效显著高于对照组。杨氏等[46]报道采用加味乌贝散调肝和胃理脾治疗124例，总有效率为92.75%。亦有报道[47,48]以点按内关、中脘、章门、天枢、关元、足三里等穴的按摩手法，和针刺艾灸中脘、足三里、内关、胃俞、天枢、关元、期门、大陵等穴治疗本病获满意疗效。

5. **胃神经症**　胃神经症是胃功能障碍的一种疾病，中医药治疗主以疏肝理气、调畅气机为纲。崔氏等[49]撰文指出本病发病常与情志、饮食、起居、寒温等诱因有关，其中情志因素作用最大，采用四磨汤加味治疗33例，总有效率94%。郭氏[50]亦认为本病主因情绪波动大，致使肝失疏泄，气机郁滞不畅，横逆犯胃所致，报道采用中成药疏肝丸及维生素B_1、谷维素、甲氧氯普胺等联合疗80例，痊愈70例，好转6例，无效4例。方氏[51]报道用小柴胡汤化裁配合心理治疗42例，总有效率93%，显著高于谷维素、维生素B_6、多潘立酮对照组的71%。

6. **应用胃镜研究胃痛的发病机制**　胃镜作为中医望诊的一种延伸，可为中医辨证论治提供一些客观依据。涂氏等[52]对1 049例慢性胃炎患者中医证型与胃黏膜病理进行logistic回归分析，结果显示浅表性胃炎者多为肝胃不和型和脾胃湿热型；肝胃不和型与肠上皮化生和活动性炎症呈负相关，而脾胃湿热型则与肠上皮化生呈负相关、与活动性炎症正相关；萎缩性胃炎者多为胃阴不足型和脾胃虚弱型，其中胃阴不足型与肠上皮化生呈正相关、与活动性炎症呈负相关。王氏等[53]选择脾胃湿热和脾胃虚弱型慢性胃炎各526例，进行胃镜望诊，HP感染及舌苔细菌、炎细胞、上皮细胞观察，结果显示脾胃湿热型患者胃镜下黏膜糜烂、出血点、黏液混浊(97.3%)、HP阳性率(91.8%)明显高于脾胃虚弱型(8.9%、59.8%)，且脾胃湿热型舌苔中的细菌、炎细胞、上皮细胞数量亦明显高于脾胃虚弱型患者，认为胃镜望诊所见黏膜糜烂、出血点、黏液混浊可作为胃热辨证的依据。

（三）胃痛中医用药规律分析

从1996～2006年有关中医药治疗胃痛的105篇文献中药物出现频率来看，用药还是存在一定共性与规律性。经统计，使用频率较高的药物依次为：甘草74次(70.5%)，白芍53次(50.5%)，白术51次(48.6%)，延胡索39次(37.1%)，茯苓33次(31.4%)，党参33次(31.4%)，黄连31次(29.5%)，枳壳29次(27.6%)，柴胡28次(26.7%)，半夏28次(26.7%)，白及25次(23.8%)，丹参24次(22.9%)，乌贼骨、蒲公英、黄芪、陈皮、砂仁、木香、厚朴各23次(21.9%)。这些常用中药中的白芍与甘草配伍而成具有缓急止痛作用的芍药甘草汤，现代药理研究也表明该方可缓解胃肠平滑肌痉挛；延胡索行血中气滞，气中血滞，专治一身上下诸痛，这三味药具有明显的镇痛作用。白术、茯苓、党参、陈皮健脾理气，枳壳、柴胡疏肝理气，体现了肝与脾胃同治，健脾疏肝、理气止痛的大法。黄连、蒲公英清热解毒，现代药理证实有抗菌消炎作用。白及、丹参活血化瘀，有助于改善胃黏膜微循环。上述药物具有病证兼顾、标本同治的作用。由此体现出现代中医治疗胃痛，以病统证，辨证与辨病相结合，参照现代药理的知识，以理气活血止痛治标，以疏肝健脾、调理脏腑治本，已渐有成为基本治疗模式的倾向。

【小结】

胃痛是临床上最常见的疾病之一。大致包括了西医学的胃和十二指肠溃疡病、慢性胃炎、胃神经症等疾病。

引起胃痛的原因，多为情志失和，饮食不节，寒邪客胃，脾胃虚弱。其病机发展大抵为气病及血，由实致虚。脾胃纳化功能受到损害，气血运行受阻，是各类胃痛的基本病机。

胃痛在临床上可以分为寒凝中焦、饮食积滞、肝郁气滞、肝胃郁热、瘀血阻络、脾胃虚寒、胃阴亏虚等不同证候。各类证候之间常相互关联和影响，甚至有虚实兼夹，寒热错杂等比较复杂的证候出现。因此应当注意观察分析，抓住重点，针对病机进行治疗，始能收到良效。不可简单地一概运用止痛药物进行治疗。

胃痛的发生，与精神、饮食相关，预防上应当特别重视这两个方面的调摄，防患于未然。既病之后，又应及早治疗，防止病情加剧或恶化。早、中期如能得到正确的治疗与护理，预后一般均较好。即使病至正虚邪恋阶段，也可以通过调理脾胃，减轻症状，恢复体力，逐渐地得以痊愈。

附方

(1) 良附丸(《良方集腋》)：高良姜　香附。

(2) 吴茱萸汤(《伤寒论》)：吴茱萸　人参　生姜　大枣。

(3) 藿香正气散(《和剂局方》)：藿香　紫苏　白芷　桔梗　白术　厚朴　半夏曲　大腹皮　茯苓　陈皮　甘草　大枣。

(4) 半夏泻心汤(《伤寒论》)：半夏　黄芩　黄连　干姜　人参　甘草　大枣。

(5) 保和丸(《丹溪心法》)：神曲　山楂　茯苓　半夏　陈皮　连翘　莱菔子。

(6) 木香槟榔丸(《医方集解》)：木香　香附　青皮　陈皮　枳壳　牛蒡子　槟榔　黄连　黄柏　三棱　莪术　大黄　芒硝。

(7) 枳实导滞汤(《内外伤辨惑论》)：大黄　枳实　黄芩　黄连　神曲　白术　茯苓　泽泻。

(8) 逍遥散(《和剂局方》)：当归　白芍　柴胡　茯苓　白术　甘草　薄荷　生姜。
(9) 金铃子散(《素问病机气宜保命集》)：金铃子　延胡索。
(10) 甘麦大枣汤(《金匮要略》)：甘草　小麦　大枣。
(11) 丹栀逍遥散(《医统》)：当归　白芍　白术　柴胡　茯苓　甘草　煨姜　薄荷　丹皮　栀子。
(12) 清胃散(《兰室秘藏》)：当归　生地　丹皮　升麻　黄连。
(13) 沙参麦冬汤(《温病条辨》)：沙参　麦冬　玉竹　桑叶　甘草　天花粉　生扁豆。
(14) 泻心汤(《金匮要略》)：大黄　黄芩　黄连。
(15) 藿朴夏苓汤(《医原》)：藿香　半夏　赤苓　杏仁　生薏苡仁　白蔻仁　猪苓　淡豆豉　泽泻　厚朴。
(16) 连朴饮(《霍乱论》)：厚朴　黄连　石菖蒲　半夏　豆豉　芦根　焦栀子。
(17) 黄连温胆汤(《备急千金要方》)：半夏　陈皮　茯苓　甘草　枳实　竹茹　黄连　大枣。
(18) 柴胡疏肝散(《景岳全书》)：柴胡　枳壳　芍药　甘草　川芎　香附。
(19) 左金丸(《丹溪心法》)：黄连　吴茱萸。
(20) 丹参饮(《医宗金鉴》)：丹参　檀香　砂仁。
(21) 失笑散(《和剂局方》)：蒲黄　五灵脂。
(22) 血府逐瘀汤(《医林改错》)：柴胡　枳实　芍药　甘草　生地　当归　川芎　桃仁　红花　牛膝　桔梗。
(23) 膈下逐瘀汤(《医林改错》)：五灵脂　当归　川芎　桃仁　丹皮　赤芍　乌药　延胡索　甘草　香附　红花　枳壳。
(24) 黄芪建中汤(《金匮要略》)：黄芪　桂枝　芍药　炙甘草　饴糖　大枣　生姜。
(25) 香砂六君子汤(《中国医学大辞典》)：人参　白术　茯苓　甘草　半夏　陈皮　木香　砂仁　生姜。
(26) 芍药甘草汤(《伤寒论》)：白芍　炙甘草。
(27) 竹叶石膏汤(《伤寒论》)：竹叶　石膏　人参　麦门冬　半夏　甘草　粳米。
(28) 一贯煎(《柳州医话》)：北沙参　麦门冬　当归　生地　枸杞子　川楝子。

【现代研究】主要参考文献

[1] 洪秀明.三香枳术饮治疗气滞胃痛46例临床报道[J].云南中医中药杂志,2001,22(2)：10.
[2] 叶萍.柴胡疏肝散治疗肝胃气滞型胃痛的临床观察[J].中国乡村医药,2004,11(2)：47.
[3] 申太明,罗开颜.疏肝理气止痛治疗胃脘痛163例疗效观察[J].云南中医中药杂志,2001,22(4)：13～14.
[4] 张文炳.加味正元饮治疗胃痛65例[J].吉林中医药,2001,21(5)：18.
[5] 朱大明.四合汤治疗难愈性胃脘痛60例[J].四川中医,2002,20(4)：42～43.
[6] 王建兴,姚秀.活血化瘀药治疗胃溃疡的临床应用[J].河北中医,1995,17(3)：24～26.
[7] 赵丽华.柴平汤加减治疗湿热型胃痛58例[J].四川中医,2001,19(7)：48.
[8] 吴宗德,李航,孙颖媛.黄连温胆汤加减治疗湿热型胃痛120例疗效观察[J].遵义医学院学报,2004,27(5)：468～469.
[9] 袁风仪.消化性溃疡疾病——基础与临床[M].贵阳：贵州科学技术出版社,1993：23.
[10] 凌东升.天台乌药散治疗胃痛84例[J].江苏中医药,2003,24(5)：29.
[11] 陈长华.三越六味木香胶囊治疗胃痛200例观察[J].浙江中医杂志,2001,36(4)：147.
[12] 张明发,沈雅琴.温里药"温中散寒"药理研究(续)[J].中国中医药信息杂志,2000,7(3)：29～32.
[13] 冯泽芳.养阴益胃芍归煎治疗阴虚胃痛64例[J].四川中医,2003,21(9)：47.
[14] 李冰玲,于志强,李岩松,等.保胃散治疗阴虚胃痛100例[J].辽宁中医杂志,2003,30(2)：132.
[15] 魏道祥.酸甘化阴法治疗阴虚胃痛的体会[J].山西中医,2002,18(5)：60～61.
[16] 刘继保,高国仿,文荣群.胃痛罩治疗胃脘痛104例[J].中国中西医结合消化杂志,2002,10(1)：57.
[17] 李凤栖,王建文,李凤玲等.胃痛宁外用治疗胃溃疡临床观察[J].天津中医学院学报,2004,23(2)：74.
[18] 章进.胃痛贴外敷中脘穴治疗胃脘痛74例[J].中国中西医结合脾胃杂志,2000,8(6)：362.
[19] 李景发,张凤琴.运用中医辨证治疗胃溃疡50例小结[J].哈尔滨医药,2005,25(6)：77.
[20] 王道昌.中医辨证治疗胃溃疡十二指肠溃疡88例体会[J].山西医药杂志,2004,33(7)：605～606.
[21] 穆世田.辨证治疗胃、十二指肠溃疡188例分析[J].实用中西医结合杂志,1996,9(6)：358～359.
[22] 黄生为.归脾汤化裁治疗十二指肠溃疡疼痛的临床观察[J].甘肃中医学院学报,1999,16(3)：21～22.
[23] 孙秀清,陈亚娟.自拟消溃灵治疗十二指肠溃疡97例近期疗效观察[J].北京中医,2005,24(3)：155～156.
[24] 张学智,纪宝安,陈宝雯.炎症因子与十二指肠溃疡寒热辨证的关系[J].中国中西医结合杂志,1999,19(5)：267～269.
[25] 李庆选,沈玮,罗宪津.活血化瘀治疗胃及十二指肠溃疡的病理组织学基础[J].现代中西医结合杂志,2001,10(5)：385～387.
[26] 张仲一,高岚,胡觉民.当归建中汤抗胃溃疡的实验研究[J].天津中医学院学报,2004,23(3)：134～135.
[27] 柯莹玲,单兆伟.542慢性萎缩性胃炎患者中医辨证分型与病因分析[J].辽宁中医杂志,2006,33(2)：161～162.
[28] 曹银炉.据胃镜征象辨证论治慢性萎缩性胃炎30例[J].安徽中医临床杂志,2001,13(1)：10～11.
[29] 张丽萍,王胜军.中医辨证治疗慢性浅表性胃炎疗效观察[J].中华腹部疾病杂志,2003,3(2)：130～131.
[30] 陈兴泉.辨证论治慢性浅表性胃炎96例[J].四川中医,2003,21(11)：44～45.
[31] 肖天祥.清补并用治疗慢性浅表性胃炎56例[J].中国中西医结合消化杂志,2004,1(4)：25.
[32] 李永堂,周志华,刘剑.重用五倍子治疗慢性浅表性胃炎44例[J].中国中医急症,2005,14(11)：1057.
[33] 郑昱,牟慧琴.三棱莪术对慢性浅表性胃炎脾胃湿热型患者胃黏膜血循环的影响及疗效评价[J].中国中西医结合消化杂志.2003,11(5)：297～298.
[34] 何镔.参术平萎汤治疗慢性萎缩性胃炎临床观察[J].中医药临床杂志,2004,16(6)：559～560.
[35] 朱西杰,杨利侠,梁岩.蜥蜴散治疗慢性萎缩性胃炎的临床研究[J].四川中医,2003,21(8)：42～43.

[36] 王爱云,单兆伟.慢性萎缩性胃炎从瘀血论治[J].中国中西医结合脾胃杂志,2000,8(5):290～291.
[37] 李佃贵,李海滨,裴林,等.慢性萎缩性胃炎从浊毒论治[J].四川中医,2004,22(1):17～18.
[38] 陈华.75例胆汁反流型胃炎的辨证论治[J].中华实用中西医杂志,2005,18(4):528～529.
[39] 黄烈生.蒿芩清胆汤加味治疗胆汁返流性胃炎37例[J].浙江中医杂志,2001,(7):284～285.
[40] 许凤莲.半夏泻心汤加减治疗反流性胃炎50例[J].中华实用中西医杂志,2005,18(18):960.
[41] 曹建雄,伍群业.健胃降逆汤治疗胆汁反流性胃炎72例临床观察[J].中国中医药科技,2005,1(12):31～32.
[42] 孟胜喜.清胃汤治疗胆汁反流性胃炎疗效观察[J].中国中医急症,2005,1(14):1054～1055.
[43] 柳传鸿.胆汁反流性胃炎的辨证思路探析[J].陕西中医,2003,24(1):92.
[44] 李艳玲.胃黏膜脱垂的辨证分型及其治疗[J].中华实用中西医杂志,2003,17,(3):166.
[45] 张聚府.固膜汤治疗胃黏膜脱垂症32例[J].湖南中医杂志,1997,13(5):31.
[46] 杨明,李雪峰,张莱.加味乌贝散治疗胃黏膜脱垂症124例疗效观察[J].吉林中医药,1998,(5):13.
[47] 王淑娟,陈国山,陈丽珍.手法治疗胃黏膜脱垂症32例报告[J].中国民间疗法,1997,5:32.
[48] 戴朝寿.针灸治疗胃黏膜脱垂症74例[J].江苏中医,1996,17(12):30.
[49] 崔华秀,闫大志.四磨汤加味治疗胃神经官能症33例[J].现代中西医结合杂志,2006,15(1):8.
[50] 郭洪刚.中西医结合治疗胃神经官能症80例疗效分析[J].实用中医内科杂志,2006,20(2):155～156.
[51] 方宏.中药治疗胃神经官能症42例[J].实用中医药杂志,2004,20(3):126.
[52] 涂福音,聂明,郑启忠,等.慢性胃炎中医证型与胃黏膜活检病理变化的关系[J].中国中西医结合消化杂志,2004,12(6):323～325.
[53] 王长洪,陆宇平,王立新.1052例胃炎中医证型与胃镜HP感染及舌苔炎细胞关系的对比观察[J].中医药学刊,2004,22(8):1396～1397.

腹　痛

【定义】

腹痛是指胃脘以下、耻骨毛际以上部位疼痛为主症的病证。感受六淫之邪,虫积、食滞所伤,气滞血瘀,或气血亏虚,经脉失荣等,均可导致腹痛。

【历史沿革】

腹痛首见于《内经》。其对腹痛的论述,多从寒热邪气客于肠胃立论。《素问·举痛论篇》谓:"寒气客于肠胃之间,膜原之下,血不得散,小络急引故痛"、"热气留于小肠,肠中痛,瘅热焦渴,则坚干不得出,故痛而闭不通矣。"《素问·气交变大论篇》还分别对雨湿、风气、燥气所致腹痛的症状作了描述。《灵枢·邪气脏腑病形》及"师传"、"胀论"、"经脉"等篇对感寒泄泻,肠鸣飧泄,胃热肠寒,热病挟脐急痛等腹痛亦有所论述。

汉代张仲景《金匮要略》在有关篇章中对腹痛,辨证确切,并创立了许多有效治法方剂。如《金匮要略·腹满寒疝宿食病脉证治》谓:"病者腹满,按之不痛为虚,痛者为实,可下之。舌黄未下者,下之黄自去。"指出按之而痛者,为有形之邪,结而不行,其满为痛,并以舌黄作为实热积滞之征象,治当攻下。对"腹中寒气,雷鸣切痛,胸胁逆满,呕吐"的脾胃虚寒,水湿内停的腹满痛证及寒邪攻冲之证分别提出附子粳米汤及大建中汤治疗,而"心下满痛"及"痛而闭"则有大柴胡汤、厚朴三物汤,提示了热结、气滞腹痛的治法。此外"疮痈肠痈浸淫病脉证治"篇还对"肠痈"加以论治。以上,在理论与实践方面,均有很大的指导价值。

隋代巢元方《诸病源候论》将腹痛专立单独病候,分为急腹痛与久腹痛。该书"腹痛病诸候"篇谓:"凡腹急痛,此里之有病"、"由府藏虚,寒冷之气客于肠胃膜原之间,结聚不散,正气与邪气交争,相击故痛"、"久腹痛者,藏府虚而有寒,客于腹内,连滞不歇,发作有时,发则肠鸣而腹绞痛,谓之寒中。是冷搏于阴经,令阳气不足,阴气有余也。寒中久痛不瘥,冷入于大肠,则变下利。"对病因、证候描述较之前人为详。

唐代孙思邈《备急千金要方》立"心腹痛门",该书提出注心痛、虫心痛、风心痛、悸心痛、食心痛、饮心痛、冷心痛、热心痛、去来心痛等9种心痛名称,其中包括某些上腹部疼痛。孙氏列有治心腹痛及腹痛方十多首,如有治虚冷腹痛的当归汤方、腹冷绞痛的羊肉当归汤方、腹痛脐下绞结的温脾汤方等。包括了温中、化瘀、理气止痛等治法。此外还包括若干熨法和刺灸法,反映了治疗手段日趋丰富。王焘《外台秘要》对许多心腹痛方进行了收集,如该书载有《广济》疗心腹中气时之痛等症的桔梗散方,《肘后》疗心腹俱胀痛等症的栀豉汤方,《深师》疗久寒冷心腹绞痛等症的前胡汤方,《小品》疗心腹绞痛等症的当归汤方,《古今录验》疗心腹积聚寒中绞痛等症的通命丸方等,对急性腹痛提供了更多方剂。

宋代杨士瀛《仁斋直指方》对腹痛分寒热、死血、食积、痰饮、虫等,并对不同腹痛提出鉴别,如谓:"气血、痰水、食积、风冷诸症之痛,每每停聚而不散,惟虫病则乍作乍止,来去无定,又有呕吐清沫之可验。"对临床辨证颇有裨益。

金元时期,李杲将腹痛按三阴经及杂病进行辨证论治,尤其强调腹痛不同部位分经辨治,对后世颇有启发。如谓中脘痛太阴也,理中汤、加味小建中汤、草豆蔻丸之类主之;脐腹痛,少阴也,四逆汤、姜附汤或五积散加吴茱萸主之;少腹痛,厥阴也,当归四逆汤加吴茱萸主之;杂证腹痛以四物苦楝汤或芍药甘草汤等为主方，并依据不同脉象进行加减。尤其李氏在《医学发明·泄可去闭葶苈大黄之属》，明确提出了“痛则不通”的病机学说，并在治疗上确立了“痛随利减，当通其经络，则疼痛去矣”之说，给后世很大的影响。

《丹溪心法》对腹痛以寒、积热、死血、食积、痰湿划分，尤对气、血、痰、湿作痛提出相应的用药，强调对老人、肥人应该根据不同体质施治，并提出初痛宜攻，久痛宜升消的治则，立“痛忌补气”之说。此外，朱氏对感受外邪作痛及伤食痛，颠仆损伤腹痛亦分列了处方。

明代《古今医鉴》在治法上提出“是寒则温之，是热则清之，是痰则化之，是血则散之，是气则顺之，是虫则杀之，临证不可惑也”。《医学正传》亦提出“浊气在上者涌之，清气在下者提之，寒者温之，热者清之，虚者培之，实者泻之，结者散之，留者行之，此治法之大要也”等原则。明代李梴《医学入门》对腹痛分证治疗及症状的描述则更加具体。如谓：“瘀血痛有常处，或忧思逆郁，跌扑伤瘀，或妇女经来产后，恶瘀不尽而凝，四物汤去地黄，加桃仁、大黄、红花。又血虚郁火燥结阻气，不运而痛者，四物汤倍芍药加炒干姜，凡痛多属血涩，通用芍药甘草汤为主。”《医方考》则对治疗腹痛的丁香止痛散、三因七气汤、桂枝加大黄汤等有效方剂的组成、功用、配伍、适应症状等加以解说，以便于临床运用。张景岳对腹痛虚实辨证，尤为精详，认为暴痛多由食滞、寒滞、气滞；渐痛多由虫、火、痰、血。明确提出“多滞多逆者，方是实证，如无滞运则不得以实论也”。并从喜按与否、痛徐而缓、痛剧而坚以及脉象和痛的部位等方面辨证。可以看出这一时期对腹痛的病因、病机及治疗，无论理论实践，均有了进一步的深化和提高。

清代医家对腹痛证治疗更有发展。如《张氏医通》对腹痛证候方要详备。其谓感暑而痛，或泻利并作，用十味香薷饮；腹中常热作痛，此为积热，用调胃承气汤；七情内结心腹绞痛选用七气汤；酒积作痛曲药丸等皆逐一叙述，并载有大寒腹痛，瘀血留结腹痛等验案，其理法方药均可体现。

叶天士《临证指南医案》对腹痛记载了发疹腹痛。该书对腹痛辨证强调：须知其无形为患者，如寒凝、火郁、气阻、营虚及夏秋暑湿痧秽之类；所谓有形为患者，如蓄血、食滞、癥瘕、蛔蛲内疝及平素嗜好成积之类。对其治疗方法则是强调以“通”为主，如用吴茱萸汤、四逆汤为通阳泄浊法；左金丸及金铃子散为清火泄郁法；四七汤及五磨饮为开通气分法；穿山甲、桃仁、归须、韭根及下瘀血汤为宣通营络法，芍药甘草汤加减及甘麦大枣汤为缓而和法；肉苁蓉、柏子仁、肉桂、当归之剂及复脉加减为柔而通法。至于食滞消之，蛔扰安之，癥瘕理之，内疝平之，痧秽芳香解之，均理法方药具备，形成了较为完整的理论。而《医林改错》、《血证论》对瘀血腹痛的治则方剂，更有新的创见。如王清任少腹逐瘀汤即为治疗瘀血腹痛的名方。

【范围】

腹痛也是一个症状，西医学多种疾病，如急性胰腺炎、胃肠痉挛、嵌顿疝早期、肠易激综合征腹痛、消化不良腹痛，以及腹型过敏性紫癜、腹型癫痫等引起的腹痛均可参考本篇辨证论治。有关急性胃炎、十二指肠溃疡、急性胃肠炎、胆囊炎、阑尾炎、胆道蛔虫病、慢性膀胱炎、慢性前列腺炎等病引起之腹痛则可参考本书“胃病”、“胁痛”、“肠痈”、“虫证”、“淋证”、“癃闭”等篇。

【病因病机】

腹痛病因很多，外感风、寒、暑、湿，或内伤饮食，或手术外伤等均可导致腹痛，总体均可归纳为气机阻滞，或脏腑失养两端。

1. **感受寒邪，阻逆为痛**　外受寒邪风冷，侵袭于中，或寒冷积滞阻结胃肠，或恣食生冷太过；中阳受戕，均可导致气机升降失常，阴寒内盛作痛。《素问·举痛论篇》指出：“寒气客于脉外则脉寒，脉寒则缩蜷，缩蜷则脉绌急，绌急则外引小络，故卒然而痛。”又说：“寒气客于肠胃，厥逆上出，故痛而呕也；寒气客于小肠，小肠不得成聚，故后泄腹痛矣。”均说明感受外寒与腹痛有密切的关系。

2. **素体阳虚，寒从内生**　多有脾阳不运，脏腑虚而有寒；或因中阳虚馁，寒湿停滞；或因气血不足，脏腑失其温养而致腹痛。亦有房室之后为寒邪所中而导致阴寒腹痛者。

3. **饮食不节，邪滞内结**　恣饮暴食，肥甘厚味停滞不化，误食腐馊不洁之物，脾胃损伤，为导致腹痛之因；里热内结，积滞胃肠，壅遏不通；或恣食辛辣，湿热食滞交阻，使气机失其疏利，传道之令不行而痛。此外暑热内侵，湿热浸淫使肠胃功能逆乱，亦可导致腹痛。

4. **情志失调，气滞不痛**　情志怫郁，恼怒伤肝，肝失疏泄，气失条达，肝郁气滞，横逆攻脾，肝脾不和，气机失畅，可引起气滞腹痛。正如《类证治裁·腹痛》云：“七情气郁，攻冲作痛。”《证治汇补·腹痛》谓：“暴触怒气，则两胁先痛而后入腹。”可见，情志失调、气机郁滞是产生腹痛的重要因素之一。

5. **跌仆创伤，瘀阻为痛**　跌仆创伤，或腹部手术以致脏腑经络受损，气血瘀滞不通。如《丹溪心法·腹痛》说：“如颠仆损伤而腹痛者，乃是瘀血。”血络受损，络脉不通，则腹部疼痛如针刺，痛处固定不移，痛而拒按。

总之，腹痛最主要的病机特点是“不通则痛”，或因邪滞而不通，或由正虚运行迟缓而不通。病机性质有虚有实。外邪侵袭、饮食不节、情志失调、跌仆创伤等因素导致腹内脏腑气机郁滞、血行受阻，或腹部经脉为病邪所滞，络脉痹阻，不通而痛，此属实痛。而素体阳虚，气血不足，脏腑失养所产生的腹痛，此属虚痛。与腹痛的相关病理因素有寒凝、湿热、瘀血、积食等。

腹痛之虚、实、寒、热、气、血之间常相互转化兼夹为病。如寒痛日久，郁而化热，可致郁热内结；气滞作痛，迁延不愈，由气入血，可致血瘀腹痛；实证腹痛，经久不愈，耗伤气血，可由实转虚，或虚实夹杂；虚痛感邪或夹食滞则成虚实夹杂，本虚标实之证。

【诊断与鉴别诊断】

一、诊断

（一）发病特点

本病发作多以外感、劳作、饮食不节或情志郁怒等为诱因。

（二）临床表现

腹痛以脘以下、耻骨毛际以上部位疼痛为主要表现。急性发作时常伴有呕吐、腹泻、便秘、发热等症状。腹痛由癫病引起者，发作过程或中止后可出现意识障碍，嗜睡，腹部或肢体肌肉跳动或抽动，流涎，偏头痛和吞咽咀嚼动作表现。

二、鉴别诊断

1. **胃脘痛**　胃居上脘，其疼痛部位在胃脘近心窝处。而腹痛在胃脘以下，耻骨毛际以上的部位。胃脘痛多伴嗳气、吐酸、嘈杂或得食痛减，或食后痛增等特征。而腹痛常少有这些症状，但胃痛与腹痛因部位相近，关系密切，故临证时需谨慎鉴别。

2. **胁痛**　胁痛的疼痛部位在一侧或双侧季肋下，很少有痛及脐腹及小腹者，故不难与腹痛鉴别。

3. **淋证**　淋证之腹痛，多属于小腹，并伴有排尿窘迫，茎中涩痛等症。

4. **痢疾、霍乱、癥积**　痢疾之腹痛与里急后重、下痢赤白黏冻同见；霍乱之腹痛往往卒然发病，上吐下泻互见；癥积之腹痛与腹内包块并见，但有时也可以腹痛为首发症状，须注意观察鉴别。

5. **外科、妇科腹痛**　内科腹痛常先发热，后腹痛，一般疼痛不剧，痛无定处，难以定位，压痛不明显，腹部柔软。而外科腹痛，一般先腹痛，后发热，疼痛较剧，痛有定处，部位局限，压痛明显，常伴有肌紧张或反跳痛。妇科腹痛多在小腹，常与经、带、胎、产有关。

【辨证论治】

一、辨证

（一）辨证要点

1. **注意分别腹痛的性质**

寒痛：寒主收引，寒气所客，则痛多拘急，腹鸣切痛，寒实可兼气逆呕吐，坚满急痛；虚寒则痛势绵绵。

热痛：多痛在脐腹，痛处亦热，或伴有便秘、喜饮冷等症。

瘀血痛：多痛而不移其处，刺痛，拒按，经常在夜间加剧，一般伴有面色晦暗，口唇色紫。

气滞痛：疼痛时轻时重，部位不固定，攻冲作痛，伴有胸胁不舒，嗳气，腹胀，排气之后暂得减轻。

伤食痛：多因饮食过多，或食积不化，肠胃作痛，嗳腐，痛甚欲便，得便则减。

虚痛：一般久痛属虚，虚痛多痛势绵绵不休，可按或喜按。

实痛：暴痛多属实。实痛多有腹胀，呕逆，拒按等表现。

2. **注意分别腹痛的部位**

少腹痛：腹痛偏在少腹，或左或右，或两侧均痛，多属于肝经症状。少腹痛偏于右侧，按之更剧，常欲蜷足而卧，发热，恶心，大便欲解不利，为“肠痈”。

少腹近脐左右痛，按之有长形结块（按之大者如臂，如黄瓜，小者如指），劲如弓弦，往往牵及胁下，名为“痃癖”。

脐腹痛：肠内绞痛，欲吐不吐，欲泻不泻，烦躁闷乱，严重者面色青惨，四肢逆冷，头汗出，脉沉浮，名为“干霍乱”。时痛时止，痛时剧烈难忍，或吐青黄绿水，或吐出蛔虫，痛止又饮食如常，为“虫积痛”，多见于小儿。腹中拘挛，绕脐疼痛，冷汗出，怯寒肢冷，脉沉紧者，名为“寒疝”。

小腹痛：小腹痛偏在脐下，痛时拘急结聚硬满，小便自利，甚至发狂，为下焦蓄血。

（二）证候

［实寒腹痛］

症状：腹痛较剧烈，大便不通，胁下偏痛，手足厥逆。苔白，脉弦紧。

病机分析：寒实内结，升降之机痞塞，阳气不通，故腹胀或胁下痛；手足厥逆，为阳气不能布达之象；大肠为传道之官，寒邪积滞阻结于内，传化失司，故大便秘结；舌白为寒；脉弦主痛，紧主寒。

［虚寒腹痛］

症状：腹中时痛或绵绵不休，喜得温按，按之则痛减，伴见面色无华，神疲，畏寒，气短等症。舌淡苔白，脉细无力。

病机分析：中阳虚寒，络脉不和，故腹中时痛或绵绵不休，寒得温散则痛减，虚痛得按则松；中虚不运化源不足，则面色无华，伴见气短神疲；中阳不足，卫外之阳亦虚，故形寒畏冷。舌淡苔白，脉来无力，均为虚寒之征。

［实热腹痛］

症状：腹部痞满胀痛，拒按，潮热，大便不通，并见于口干渴引饮，手足汗出，矢气频转，或下利清水，色纯青，腹部作痛，按之硬满，所下臭秽。苔焦黄起刺或焦黑干燥，脉沉实有力。

病机分析：热结于内，腑气不痛，不通则痛，故腹痛拒按，大便不通，矢气频转；实热积滞壅结，灼伤津液，故口渴引饮，潮热，手足汗出；肠中实热积滞较甚，“热结旁流”，故下利清水。苔黄，脉沉实有力，均可实热之象。

［气滞腹痛］

症状：腹痛兼胀闷不舒，攻窜不定，痛引少腹，嗳气则舒，情绪急躁加剧。苔薄白，脉弦。

病机分析：气机郁滞，升降失司，故腹痛且胀；病在气分，忽聚忽散，故攻窜不定，痛引少腹；嗳气后气机暂得疏通，故痛势稍减；若遇郁怒，肝气横逆，气聚为患，故痛势增重；脉弦为肝气不疏之象。

［瘀血腹痛］

症状：少腹痛积块疼痛，或有积块不疼痛，或疼痛无积块，痛处不移。舌质青紫，脉涩。

病机分析：瘀血阻滞，阻碍气机，不通则痛，故无论积块之有无，而腹痛可见；瘀血入络，痹阻不移，故痛有定处。舌紫，脉涩，皆为瘀血之象。

［食积腹痛］

症状：脘腹胀满疼痛，拒按，嗳腐吞酸，厌食呕恶，痛甚欲便，得大便痛减，或大便不通。舌苔厚腻，脉滑有力。

病机分析：饮食不节或暴饮暴食，以至食积不化，肠胃壅滞，故腹痛，胀满拒按；胃失和降，浊气上逆，故厌食呕恶，嗳腐吞酸；食滞中阻欲得外泄，故得便痛减；传化失司，腑气不行，故大便不通。苔腻脉滑，均为食积内停之象。

二、治疗

（一）治疗原则

治疗腹痛，多以“通”字为法。但“通”者，绝非单指攻下通利。正如《医学真传》说：“夫通则不痛，理也。但通之之法，各有不同，调气以和血，调血以和气，通也；下逆者使之上行，中结者使之旁达，亦通也；虚者助之使之通，寒者温之使之通，无非通之之法也。若必以下泄为通则妄矣。”明代龚廷贤提出“寒者温之，热者清之，虚者补之，实者泻之”的治疗原则。由此可见，具体施治时，应视其证候的虚实寒热，在气在血，予以不同的治法。

1. **注意补通关系**　腹痛初起，邪实为主，元气未虚，当首推泻法，或祛邪，或导滞，或驱虫，通则不痛，所谓“痛随利减”。若妄投补气之法，必使邪留、食滞、虫积，气机不畅，腹痛益增。然久病体虚之人，可以温中补虚，缓急止痛之法，冀其中阳恢复，腹痛逐渐向愈。虚实夹杂者，审其虚实程度，或通利为主，或补虚为主，或攻补兼施，不可一味使用补气法。

2. **寒热实证各有侧重**　寒实腹痛，因阴寒凝滞所致，有大便秘结者，虽可加大黄等荡除积滞，通里攻下，以救其急，切勿过度，以免日久伤正。实热腹痛，在泄热通腑基础上，可选用理气和中之品，如木香、白蔻仁、陈皮、姜半夏之属，有助通滞。

3. **暴痛重气，久痛在血**　腹痛暴作，胀痛拒按，部位不定，乃气机阻滞所致。宜通利气机，通阳泄浊。腹痛缠绵不愈，痛如针刺，部位固定，或腹痛日久，邪滞经络，由气入血，血行不畅，气滞血瘀，正如叶天士所谓“久痛入络”。宜采用辛润活血通络之法，亦可加入理气之品，气血同治，冀气行则血行。

（二）治法方药

［寒实腹痛］

治法：温里散寒，通便止痛。

方药：大黄附子汤加味。本方主在温散寒凝而开闭结，通下大便以除积滞，故用附子辛热以温里散寒治疗心腹痛。大黄荡除积结，细辛辛温宣通，散寒止痛，协助附子以增加散寒作用，共成温散寒凝，苦辛通降之剂。寒实积腹痛，在非温不能避其寒，非下不能去其实时，使用本方，最为恰当。

腹胀满，可加厚朴、木香以加强行气导滞作用；体虚而有积滞者，可用制大黄，以缓其峻下之力；如体虚较甚，可加党参、当归益气养血。恶寒腹痛，绵绵不已，手足厥冷者，亦可选五积散温通经脉。卒然心腹胀痛，痛如锥刺，口噤暴厥者，可用三物备急丸。

［虚寒腹痛］

治法：温中补虚，缓急止痛。

方药：小建中汤加减。本方以桂枝温阳，芍药益阳，饴糖补脾缓急，生姜辛温散寒，炙甘草、大枣甘温补中。其中芍药倍炙草为芍药甘草汤，有缓急止痛之效。

若失血虚羸不足，腹中疼痛不止，或少腹拘急，痛引腰背，不能饮食，属营血内虚，可于本方加当归，名当归建中汤；若兼气虚，自汗，短气困倦者，本方加黄芪，名为黄芪建中汤。

若阴寒内盛，脘腹剧痛，呕不能食，上冲皮起，按之似有头足，上下攻痛，不可触近，或腹中漉漉有声，用大建中汤温阳逐寒，降逆止痛。

肠鸣腹痛，喜按喜温，大便溏泻或反秘结，小便清长，手足不温，脉沉细或迟缓，舌淡苔白滑，属太阴寒痛，用理中汤。若厥阴寒痛，肢厥，脉细欲绝，用当归四逆汤。若大肠虚寒，冷积便秘腹痛，用温脾汤，温补寓以通下导滞。男女同房之后，中寒而痛，属于阴寒，用葱姜捣烂炒热，熨其脐腹，以解其阴寒凝滞之气，并用理阴煎或理中汤服之。

［实热腹痛］

治法：清热通肺。

方药：大承气汤加减。方中大黄苦寒泄热通便，荡涤肠胃；辅以芒硝咸寒泻热，软坚润燥；积滞内阻，每致气滞不行，故以厚朴，行气散结，消痞除满，使积滞迅速得以外泄，其痛自已。

若属火郁腹痛，时作时止，按之有热感，用清中汤，或二陈汤、金铃子散加栀子、黄连、芍药、郁金；合并与紫癜者，可再加丹皮、失笑散等。伤暑腹痛宜香薷散加生姜、木瓜。

［气滞腹痛］

治则：疏肝解郁，理气止痛。

方药：四逆散加减。本方具疏肝行气解郁，调和肝脾之功。柴胡苦平，条达肝木而疏少阳之郁；芍药微苦寒，平肝止痛；枳实苦辛破积行滞；甘草性平，缓急而和诸药，共成疏肝理气，和中缓急之剂。本方加川芎、香附、枳实易枳壳，名柴胡疏肝散，兼有活血作用。

若腹痛拘急可加芍药甘草汤缓急止痛；若少腹绞痛，腹部胀满，肠鸣漉漉，排气则舒，或阴囊疝痛，苔白，脉弦，用天台乌药散加减，或选五磨饮子、立效散等。若寒气滞痛而腹满者，用排气饮加砂仁去泽泻。

［瘀血腹痛］

治则：活血化瘀。

方药：少腹逐瘀汤加减。方中当归、川芎、赤芍养血和营，小茴香、肉桂、干姜温通下焦而止痛；生蒲黄、五灵脂、没药、延胡索活血化瘀，和络定痛。亦可选用活血汤和营通络止通。

若瘀血积于腹部，连及胁间刺痛，用小柴胡汤加香附、姜黄、桃仁、大黄；若血蓄下焦，则季肋、少腹胀满刺痛，大便色黑，用手拈散加制大黄、桃仁，或用桃仁承气汤加苏木、红花。若合并癫痫者也可参照本型论治。

［食积腹痛］

治则：消食导滞。

方药：枳术汤加木香、砂仁送服保和丸。本方重用枳实行气消痞，辅以白术健脾，加木香、砂仁醒胃宽中，送服保和丸以助消食导滞之功。

若胸腹痞满，下痢，泄泻腹痛后重，或大便秘结，小便短赤，舌红，苔黄腻，脉沉实等，可用枳实导滞丸。

（三）其他治法

（1）针刺：腹痛取内关、支沟、照海、巨阙、足三里；脐腹痛取阴陵泉、太冲、足三里、支沟、中脘、关元、天枢、公孙、三阴交、阴谷；腹中切痛取公孙；积痛取气海、中脘、隐白。

(2) 灸法：脐中痛、大便溏，灸神阙。

【转归及预后】

腹痛一证，病情复杂，如治不及时常可产生多种变证。如因暴饮暴食，进食大量肥甘厚味，或酗酒过度，致使湿热壅滞，宿食停滞，腑气不通，若治不及时，湿热蕴而化毒，气滞血瘀，腹痛益增，痛处固定拒按，腹肌紧张如板，痛引后背；因湿毒中阻，胃气上逆而呕吐频作；因湿热熏蒸而见黄疸、发热，可转为重症胆瘅、胰瘅，病情危急，预后难料。若腹痛日久，气机阻滞，血行不畅，气滞血瘀，邪滞经络，经久不散，可逐步形成积聚，预后欠佳。若虚寒腹痛，日久耗伤气血，脾胃中阳衰微，又可转为虚劳。

腹痛的预后尚取决于患者的体质、病程、病变的性质等因素。若感受时邪、饮食不节、情志抑郁，正气强盛，邪实不甚，治疗及时，则腹痛迅速缓解，预后较佳。若反复恼怒，肝郁气滞日久，或跌仆损伤、腹部手术后，血络受损，气滞血瘀，则腹痛时作时止，迁延难愈。

【预防与护理】

腹痛的发病，与感受寒邪、暴饮暴食、肝郁气滞关系最为密切。尤其是阳虚阴盛之体，在寒冷季节，更要加强腹部保暖，并避免生冷饮食，养成良好卫生习惯，不食不洁瓜果蔬菜，以防虫卵入侵。饮食须有节制，切忌暴饮暴食、过食辛辣厚味、酗酒过度。饭后不要剧烈运动。加强精神调摄，平时要保持心情舒畅，避免忧思过度、暴怒惊恐。

急性腹痛剧烈者，应卧床休息，视病情或禁食，或少量进半流质、流质饮食，一般以少油腻、高能量饮食为主；慢性腹痛者，应根据疾病性质，采用综合治疗，适当运动，避免过于劳作。对剧烈腹痛，或疼痛不止者，应卧床休息，并加强护理与临床观察。对伴见面色苍白、冷汗淋漓、肢冷、脉微者，尤应注意，谨防变端。

【现代研究】

(一) 急性胰腺炎的中医药治疗

急性胰腺炎的中医辨治原则，主要分清病期、病因及虚实。本病早期多为气滞，正盛邪轻；中期湿、热、瘀兼夹，正盛邪实；晚期瘀热或痰热之邪内陷，又耗阴伤阳，正虚邪实，而虚实夹杂。本病早期以里、实、热证多见，虚寒证少见。治疗总以理气通滞、清里攻下为主，兼以调理脏腑功能为原则。气郁者理气通滞，湿热者清热燥湿，实热者清里攻下，瘀血者清热活血，虫扰者攻下驱虫。对于虚实夹杂证，当根据虚实偏重，扶正祛邪，标本兼顾。

马氏[1]报道对 91 例患者随机分为两组，在内科治疗的基础上，治疗组 42 例给予清胰解毒汤(生大黄 15 克，芒硝 10 克，柴胡 15 克，白芍 15 克，黄芩 15 克，黄连 10 克，枳实 15 克，厚朴 15 克)每日 1 剂，分 2 次胃管内注入。治愈 39 例，死亡 3 例，出现并发症者 32 例。对照组给予硫酸镁胃管内注入，治愈 40 例，治愈率为 81.6%，死亡 9 例，出现并发症者 33 例。两组比较 $P<0.05$。从而说明清胰解毒汤能明显降低重症急性胰腺炎的病死率，较快地恢复胃肠功能，减少胰腺继发感染的发生率。阎氏[2]报道将 78 例患者随机分为中西医结合治疗组和单纯西医对照组，采用中药生大黄 10 克，芒硝 50 克，冰片 20 克碾末用蜂蜜调成糊状，敷在腹部胰腺处，每日 1 次，治疗组 40 例中治愈 36 例，平均治愈时间 10 日；好转 2 例。对照组 38 例中治愈 27 例，平均治愈时间 15 日；5 例中转手术，2 例并发假性囊肿，2 例病情恶化死亡，2 例并发胰腺炎性包块。治疗组病死率、并发症发生率均较对照组明显降低，治愈的住院时间明显缩短。

研究表明：清热通腑药物能抑制肠道细菌，有减低内毒素和抑制胰腺酶的作用。大承气汤治疗急性重症胰腺炎疗效显著。倪氏等[3]对大鼠急性胰腺炎动物实验研究发现，早期胰腺炎胰酶活化和内毒素升高，机体处在超强炎症反应过程，来自肠源性细菌的严重感染和内毒素血症是导致急性胰腺炎后期病理生理损害的基础。大承气汤的治疗作用是因为其具有保护胰腺细胞和调节细胞因子分泌的作用，而且能保护肠道黏膜屏障、抑制肠道细菌易位和减轻内毒素血症的程度。吴氏等[4]运用中药清胰汤对急性坏死性胰腺炎进行了实验研究，用杂种犬制作急性胰腺炎模型，中药组翌日起每日经胃管灌服清胰汤每千克体重 20 毫升，连用 7 日。清胰汤组成：大黄(后下)、南柴胡、白芍各 24 克，黄芩、胡黄连、延胡索、木香、芒硝(冲服)各 18 克，用水煎成 300 毫升。实验结果表明，清胰汤能明显减轻急性坏死性胰腺炎 ANP 时各脏器的病理学变化，尤以胰、肠组织为明显；显著抑制肠道大肠杆菌的增殖；显著降低血浆内毒素水平；血清胰淀粉酶水平明显降低；保护肠屏障功能，对治疗 ANP(心钠素)后肠道细菌移位和肠源性感染具有重要作用。陈氏等[5]将中药提取液大黄、栀子、延胡索、赤芍、丹皮以 1∶1 浓度，桃仁为末，以蒸馏水制成 3%的溶液，用于胰蛋白酶活性反应系统测定，结果表明：大黄、栀子、延胡索均有抑制胰蛋白酶的作用，抑制作用随应用浓度的增加而增加；赤芍、丹皮抑制胰蛋白酶的作用比栀子强；桃仁则几乎没有抑制作用。有人通过动物实验研究中药治疗急性胰腺炎的原理，其实验结果表明：中药的理气开郁药不仅可使胰腺的分泌减少，有利于患者康复，并有利胆作用，可使胆胰管括约肌松弛，有利于消除胰管的梗阻并降低其压力。

有关活血药物的研究显示，活血药物有改善微循环，保护胰腺细胞和消除氧自由基的作用。梁氏等[6]运用复方丹参注射液对急性胰腺炎治疗中前列腺素物质变化进行观察，表明复方丹参注射液能明显降低血浆 TXA_2(血栓素 A_2)水平，相对增加了 PGI_2(前列腺素 I_2)的生成，从而改善胰腺微循环，促使胰腺炎康复。石氏等[7]用复方丹参液对大鼠进行实验观察，结果表明本药对急性胰腺炎具有预防作用。朱氏等[8]在研究中发现丹参能抑制急性胰腺炎早期 Ca^{2+} 的细胞内流，限制糜蛋白酶活性，减少了黄嘌呤脱氢酶转为黄嘌呤氧化酶，进而减少了氧自由基的产生，减轻急性胰腺炎的病变程度；并且还能提高血超氧化物歧化酶和谷胱甘肽过氧化酶的活性，同时丹参也是一种氧自由基的直接消除剂。

(二) 肠易激综合征的临床研究

临床研究多以健脾、疏肝方药为主，并显示此类方药对胃肠功能有良好的双向调节作用。如俞氏等[9]报道对自拟健脾疏肝汤治疗肠易激综合征进行了临床和实验研究。健脾疏肝汤药物组成为：黄芪、薏苡仁各20克，白术、党参、茯苓各20克，当归、生地、赤芍各12克，郁金15克，川楝子、木香各10克。腹痛甚加延胡索20克，白芍30克；黏液便加儿茶、煨诃子各15克；便秘加火麻仁、草决明各20克。每日1剂，20日为一个疗程。对照组给予地西泮和丙胺太林，其中便秘者给予果导片，腹泻者给予鞣酸蛋白。结果治疗组疗效较好，与对照组比较有显著差异（$P<0.05$）。

除内服中药外，李氏等[10]报道用中药灌肠治疗肠易激综合征52例，并与用西药保留灌肠的对照组49例作了对比观察。治疗组中若以腹胀、便秘为主要症状，用Ⅰ号方，干漆炭2克，马钱子2克，郁金4克，炒枳壳12克，酒大黄3克，白及粉12克，青黛6克，元明粉2克。上方共研细末，每次5克，加在100毫升0.9%氯化钠溶液中备用。若以腹痛、腹泻或腹泻与便秘交替为主要症状，用Ⅱ号方：金银花24克，马尾连18克，黄柏18克，秦皮15克，炒肉豆蔻15克，陈皮9克，防风6～9克，白芍18～30克，当归9～12克，甘草9～12克，小蓟12克，每剂煎成100毫升备用。对照组以硫糖铝糊剂、硫糖铝合锡类散、羟乙唑糊剂行保留灌肠。两组均于每日睡前排便后行保留灌肠，14～20次为一个疗程，停3日后续第2个疗程治疗。治疗结果，治疗组52例，经1个疗程治疗，显效27例，好转22例，无效3例；其中好转的22例，于继续治疗第2个疗程后显效12例，余10例仍为好转。与对照组比较有显著性差异（$P<0.01$）。方中所用干漆、马钱子剂量较小，在治疗期间未发现有明显副作用。

（三）术后肠粘连

石氏等[11]报道针对腹部术后"血瘀停留，腑气郁结"的病机变化，提出"以通为用"、"从瘀辨治"的防治思想，以复方大黄灌肠液进行祛瘀通腑治疗，通过肠道给药，对患者进行分组对比治疗，观察各组患者术后首次肛门排气时间及血中胃动素、胃泌素浓度的变化，防治肠粘连，取得良好的临床效果。结果治疗组的各项指标均高于其他组，祛瘀通腑法能有效预防腹部手术后肠粘连的发生。邵氏等[12]报道临床观察表明："巴豆皮"烟具有"理气"和"消积导滞"，促进肠蠕动，早期排气之功能。

【小结】

腹痛是临床常见病证之一，也是某些疾病的常见症状。

腹痛可由多种疾病引起，凡病程中出现以腹痛为主要临床表现者，即可按本篇有关内容辨证论治。

腹痛大致有寒实，虚寒，实热，气滞，瘀血及食积之分，或由感受寒邪，客于肠胃；或由阳虚中寒，失于温煦；或里热积滞，壅阻肠道；或气滞血瘀，而经脉不通，皆可导致腹痛的发生。临床上，应视其不同证候，分别论治。大法不外实则攻之，虚则补之，热者寒之，寒者热之，滞者通之，积者散之。至若虚实夹杂，寒热混淆，又当根据其具体情况，或攻补兼施，或寒热并用，不可拘于一方一法。

在预防方面，诸如适寒温，慎饮食，怡情志，都很重要。在护理上，一般腹痛可以门诊治疗。但对于腹痛剧烈，痛无休止，或伴见面色苍白，恶心呕吐，冷汗，肢冷，脉微者，则必须加护理护理，注意观察，谨防变证发生。

附方

（1）大黄附子汤（《金匮要略》）：大黄　附子　细辛。
（2）三物备急丸（《金匮要略》）：大黄　干姜　巴豆。
（3）小建中汤（《伤寒论》）：桂枝　白芍　甘草　大枣　生姜　饴糖。
（4）大建中汤（《金匮要略》）：蜀椒　干姜　人参　饴糖。
（5）理中汤（《伤寒论》）：人参　干姜　甘草　白术。
（6）当归四逆汤（《伤寒论》）：当归　桂枝　芍药　细辛　甘草　通草　大枣。
（7）温脾汤（《千金要方》）：大黄　人参　甘草　干姜　附子。
（8）五积散（《和剂局方》）：白芷　橘皮　厚朴　当归　川芎　白芍　茯苓　桔梗　苍术　枳壳　半夏　麻黄　干姜　肉桂　甘草　生姜。
（9）理阴煎（《景岳全书》）：熟地　当归　炮姜　炙甘草（或加肉桂）。
（10）大承气汤（《伤寒论》）：大黄　芒硝　枳实　厚朴。
（11）清中汤（《类证治裁》）：黄连　栀子　陈皮　茯苓　半夏　生甘草　草豆蔻　生姜。
（12）二陈汤（《和剂局方》）：半夏　橘红　白茯苓　甘草。
（13）金铃子散（《圣惠方》）：金铃子　延胡索。
（14）香薷散（《和剂局方》）：香薷　白扁豆　厚朴。
（15）四逆散（《伤寒论》）：柴胡　白芍　枳实　甘草。
（16）天台乌药散（《医学发明》）：乌药　木香　小茴香　青皮　高良姜　槟榔　川楝子　巴豆。
（17）排气饮（《类证治裁》）：香附　乌药　泽泻　陈皮　藿香　枳壳　木香　厚朴（寒加姜桂，食加曲药）。
（18）少腹逐瘀汤（《医林改错》）：小茴香　干姜　延胡索　没药　当归　川芎　官桂　赤芍　蒲黄　五灵脂。
（19）小柴胡汤（《伤寒论》）：柴胡　黄芩　人参　甘草　生姜　大枣　半夏。
（20）手拈散（《奇效良方》）：延胡　五灵脂　草豆蔻　没药。
（21）桃仁承气汤（《伤寒论》）：桃核　大黄　桂枝　甘草　芒硝。
（22）枳术汤（《金匮要略》）：枳实　白术。
（23）芍药甘草汤（《伤寒论》）：白芍　炙甘草。
（24）保和丸（《丹溪心法》）：山楂　神曲　半夏　茯苓　陈皮　连翘　萝卜子。
（25）枳实导滞丸（《内外伤辨惑论》）：大黄　枳实　神曲　茯苓　黄芩　黄连　白术　泽泻。
（26）活血汤（《寿世保元》）：当归　赤芍　桃仁　丹皮　延胡索　乌药　香附　枳壳　红花　官桂　木香　川芎　甘草。
（27）五磨饮子（《医方集解》）：乌药　沉香　槟榔　枳实　木香。

【现代研究】主要参考文献

[1] 马晓春. 清胰解毒汤治疗重症急性胰腺炎的临床研究[J]. 中国中西医结合消化杂志，2002，10(4)：223.
[2] 阎洁. 中西医结合治疗重症急性胰腺炎[J]. 中国中西医结合急救杂志，2003，10(2)：77.
[3] 倪弘，崔乃强，孔埭，等. 大承气汤对急性重症胰腺炎大鼠早期的治疗作用研究[C]. 世界中西医结合大会论文摘要. 1997，241.
[4] 吴承堂，黎沾良，熊德鑫. 中药清胰汤治疗急性坏死性胰腺炎的

实验研究[J]. 中国中西医结合杂志,1998,18(4): 236.
[5] 陈晓理,冉瑞图. 大黄治疗坏死性胰腺炎的机理探讨[J]. 华西医科大学学报,1996,(4): 418.
[6] 梁山,李乃刚,邓松体,等. 急性胰腺炎中前列腺素类物质变化及复方丹参对胰腺炎治疗作用的观察[J]. 安徽医科大学学报,1992,(3): 190.
[7] 石景森,马庆久,田和平,等. 复方丹参对大鼠急性胰腺炎的预防作用[J]. 西安医科大学学报,1992,(1): 69.
[8] 朱宁,杜竟辉. 丹参的抗氧化作用对大鼠急性胰腺炎的影响[J]. 中国病理生理杂志,1991,(11): 499.
[9] 俞亚琴,郭钧. 自拟健脾疏肝汤治疗肠易激综合征临床和实验研究[J]. 中国中西医结合脾胃杂志,1997,5(1): 10.
[10] 李嘉. 中药灌肠治疗肠易激综合征 52 例[J]. 中医杂志,1993,34(1): 39.
[11] 石卫人,林梓凌,周琦石,等. 祛瘀通腑法防治腹部术后肠粘连的临床观察[J]. 新中医,2000,33(9): 27
[12] 邵哲辉,李新宇,李有才,等. 巴豆皮烟预防术后肠粘连 200 例[J]. 中医药学报. 2000,(2): 19

呃　逆

【定义】

呃逆是指气逆上冲,出于喉间,呃呃连声,声短而频,不能自止的病证,俗称打嗝。呃逆可单独发生,亦可作为兼症见于其他疾病,呈连续或间歇性发作。其证有虚实之分,多因寒邪、胃火、气郁痰滞,或中焦及下元亏损,致使胃气上逆动膈,失于和降所致。

【历史沿革】

考《内经》指呃逆为"哕",病机属胃失和降。《素问·宣明五气篇》云:"胃为气逆,为哕、为恐。"《灵枢·口问》云:"谷入于胃,胃气上注于肺,今有故寒气与新谷气俱还入于胃,新故相乱,真邪相攻,气并相逆,复出于胃,故为哕。"指出呃逆之起,乃中焦先有寒气,与新入之谷气相乱,凝聚不行,逆而上出所致。《内经》还记载了 3 种治疗呃逆的简易方法,《灵枢·杂病》云:"哕,以草刺鼻,嚏,嚏而已;无息而疾迎引之,立已;大惊之,亦可已。"以草刺鼻,取嚏以调肺气,使肺胃之间逆乱的气机顺达而止呃逆;用突然惊恐的方法转移患者注意力也可达到止呃的效果,显然这些疗法只能对部分轻症呃逆有效。

汉代张仲景在《金匮要略·呕吐哕下利病脉证治》对呃逆的临床证治作了比较详细的论述。"干呕、哕,若手足厥者"属胃寒气闭,用橘皮汤通阳和胃;如呃逆属于胃虚有热者,用橘皮竹茹汤清热补虚,降逆和胃;对于"哕而腹满"之实证,则提出"视其前后,知何部不利,利之即愈"的大法。其治呃逆辨寒热虚实,对证用药,示后人以规矩。

隋代巢元方《诸病源候论·哕候》云:"脾胃俱虚,受于风邪,故令新谷入胃,不能传化,故谷之气,与新谷相干,胃气则逆,胃逆则脾胀气逆,因遇冷折之,则哕也。"其论述尚未超越《内经》。

宋代陈无择《三因极一病证方论·哕逆论证》指出:"大抵胃实即噫,胃虚即哕,此由胃中虚,膈上热,故哕。"提出呃逆的发生与膈病有关。

元代朱丹溪《丹溪心法·呃逆》认为:"古谓之哕,近谓之呃,乃胃寒所生,寒气自逆而呃上。亦有热呃,亦有其他病发呃者,视其有余不足治之。"对仲景理论有一定发挥。

明代秦景明《症因脉治·呃逆论》将本证分为外感呃逆与内伤呃逆两类,其论呃逆,以症为主,分析病因,结合脉象,以定治法。

明代张景岳《景岳全书·呃逆》认为:"呃逆之大要,亦为三者而已,一曰寒呃,二曰热呃,三曰虚脱之呃。寒呃可温可散,寒去则气自舒也;热呃可降可清,火静而气自平也;惟虚脱之呃,则诚危殆之证。"清代程国彭《医学心悟·呕吐哕》也认为:"呃逆之症,气自脐下直冲上,多因痰饮所致,或气郁所发,扁鹊丁香散主之;若火气上冲,橘皮竹茹汤主之;至于大病中见呃逆者,是土败木贼为胃绝,多难治也。"两者都提到"虚脱之呃"或"大病"之呃为危重难治之证。

综上所述,本病《内经》称"哕",朱丹溪称"呃",明末以后统称呃逆。历代医家有关呃逆的证治,有寒热虚实、温清攻补之不同,内容逐渐丰富。

【范围】

呃逆可由功能性疾病和器质性疾病所致。前者多指健康人在饱餐、快速吞咽、冷刺激、过度烟酒、精神刺激等出现的呃逆。后者包括局部病理因素所致,如胃扩张等刺激横隔的腹部疾病,肺炎球菌性肺炎、食管扩张、急性心肌梗死、纵隔肿物等刺激胸膜或压迫膈神经的颈部及胸部疾病,脑梗死、脑出血、脑栓塞、颅内炎症、肿瘤、外伤、脑水肿、颅内高压等中枢疾病;也包括全身性疾病所致,如氮质血症、糖尿病酮症酸中毒、手术等。以上种种原因引起的呃逆,均可参考本篇内容辨证论治。

【病因病机】

本病主要由饮食不节导致胃中寒冷或实热蕴中,或情志失和、肝气犯胃,或脏腑亏虚、致使胃失和降。病因虽多,病机则一,总由胃气上逆动膈所致。

1. **饮食烟酒不当**　冷食或进食太快太饱,烟酒无度,或因病而服寒凉药物过多,寒气蕴蓄中焦,损伤胃阳;或过食辛热炙煿,燥热内盛,阳明腑实,气不顺行,气逆动膈而发生呃逆。

2. **情志不和**　恼怒伤肝,气机不利,以致肝气横逆犯胃,胃失和降;或因气郁化火,灼津成痰,使气滞与痰浊互结,升降失常为患。

3. **脾肾阳虚**　多因大病久病之后,或素体不足,年高体弱,导致脾肾阳气虚弱,胃气衰败,清气不升,浊气不降,气逆动膈而发生呃逆。凡老人、虚人、妇人产后或大病之后而患呃逆,皆是病深之候。

4. **胃阴不足** 热病耗伤胃阴,或汗吐下太过,损伤胃津,致使胃中阴液不足,失于濡润,则虚火上炎,和降失常而发生本病。

呃逆病机有寒热虚实之分,一般而言,凡饮食烟酒不当或情志不和所致呃逆大多属实,阴阳亏虚之呃逆多为胃气败绝、脏腑功能衰绝的征兆。

【诊断与鉴别诊断】

一、诊断

本病以气逆上冲,喉间呃呃连声,令人不能自制为主要症状。其呃声或疏或密,间歇时间无定,有连续呃逆七八声而暂止者,有连续呃逆而竟难止者,亦有几分钟或半小时呃一声者。至于兼证与舌脉,则因病因不同而各异。

二、鉴别诊断

1. **干呕** 呃逆与干呕在病机上均属胃气上逆,但症状其实不同:干呕病位在胃,但闻呕声,不见呕物;呃逆病位在胃动膈,气逆上冲,喉间呃呃连声,声短而频,不能自制。

2. **嗳气** 呃逆与嗳气在病机上也同属胃气上逆,并且两者通常都属不能自制之证,但嗳气是指胃中气体上逆,经口而出,可闻及酸腐气味,或一二声或数声;较之呃逆,声长而不频,连续性差;由于胃中内郁之气因嗳而伸,往往嗳气之后可得松快之感,而呃逆绝无快感。

【辨证论治】

一、辨证

(一) 辨证要点

1. **辨轻重** 询问病史,了解病因,以辨别呃逆是否因饮食情志一时气逆而发,抑或因疾病脏腑功能失调而致。轻者一时发作,无有兼症,呃逆止后如常人,经治易愈,甚或可以不治自愈;对出现在急重病证后期或年老正虚患者,呃逆断续不继,呃声低微,饮食难进及脉沉细伏者,是元气衰败之危笃证候,务要细心注意病情变化。

2. **辨虚实寒热** 大抵实证呃声响亮有力,连续发作;虚证呃声低长,时断时续,气虚无力;寒证呃声沉缓,兼见面青肢冷便溏;热证呃声高响而短,兼见面红肢热,烦渴便结。

(二) 证候

实证

[胃中寒冷]

症状:呃声沉缓有力,遇寒愈甚,得热则减,喜饮热汤,厌食冷物,饮食减少,常兼胸膈及胃脘不舒。舌苔白,脉迟缓。

病机分析:多由过食生冷,或胃本积寒,以致寒邪阻遏,胃气失于和降,故呃声沉缓有力;得热则减,遇寒更甚者,是因为寒气得热则易于流通而使呃逆减轻;因胃气不和,食不运化,故脘膈痞闷不舒;若内外之寒气相并,便益增其势。舌苔白,脉象迟缓者,均属胃中有寒之象。

[胃火上逆]

症状:呃声洪亮有力,冲逆而出,口臭烦渴,多喜冷饮,大便秘结,小便短赤。舌苔黄或黄糙,脉滑数。

病机分析:主要由阳明热盛,胃火上冲而成。病者每多嗜食辛辣炙煿及醇酒厚味之品,或过用温补药物,使胃肠蕴积实热,郁而化火,胃火上冲,故呃声洪亮;阳明热壅,灼伤胃津,故口臭烦渴,喜冷饮;热邪内郁,肠间燥结,故小便短赤,大便难。舌苔黄,脉滑数,是胃热内盛之象。

[气滞痰阻]

症状:呃逆常因情志不畅而诱发或加重,伴有脘闷,胁胀满,食少,嗳气,甚或呼吸不利,头目昏眩。舌苔薄腻,脉弦滑。

病机分析:多源于七情所伤,肝气郁结,失其条达,肝气逆乘脾胃,胃气上冲而生呃逆。胁为肝经之分野,肝郁气滞,故胸胁胀闷不舒;而气郁化火,又灼津成痰,或因饮食不当,损伤脾胃,聚湿生痰,痰浊中阻,清气不升,浊气不降,气痰互阻,故食少嗳气脘闷。舌苔薄腻,脉象弦滑,均是气滞痰阻之征。

虚证

[脾肾阳虚]

症状:呃声低弱,气不接续,泛吐清水,脘腹喜热喜按,面白少华,气怯神疲困倦,或便溏久泻,腰膝无力,手足不温。舌质淡,苔薄白,脉细弱。

病机分析:阳气素虚,或劳倦伤中,或饮食失宜,使脾胃阳气受损,气虚而逆,故呃声低微,气不接续,口泛清水,便溏;若病深及肾,肾阳衰微,则腰膝无力,手足不温。舌质淡,苔白润,脉细弱,是阳虚之象。

[胃阴不足]

症状:呃声短促而不连续,唇燥舌干,烦躁不安,不思饮食,或大便干结。舌质红,苔少而干,脉细数。

病机分析:由于热病耗伤胃阴,或肝郁化火,或胃热不清,或过用辛温燥热药物耗劫胃中津液,气机不得顺降,故呃声短促而不连续;口干舌燥,烦渴不安,为津伤及虚热内扰所致。舌质红,苔少而干,脉细数,是阴虚之象。

二、治疗

(一) 治疗原则

1. **审因从本** 呃逆轻者可以不治而愈。唯呃逆屡犯,或病久不愈者,务要究其所因,正确施治。大抵寒呃可温可散,寒去气自舒也;热呃可清可降,火静气自平也;气滞痰阻之呃应化痰顺气;阳明腑实肠道不通者可下之;若声小息微,脉见微弱者,多宜补益,其中阳气虚弱宜温补脾肾,胃阴不足宜养胃生津。在重病中出现的呃逆,为元气衰败之证,应急扶持元气,以顾其本。

2. **止呃治标** 由于呃逆的病机必由胃气上逆动膈而成,故无论何种证型,在审因求本的同时,均应不忘加入和胃止呃、平降气逆之品以治标。治疗标本兼顾,方为万全。

(二) 治法方药

实证

[胃中寒冷]

治法:温中祛寒,降逆止呃。

方药:丁香散为主方。丁香散由丁香、柿蒂、高良姜、炙甘草组成。丁香辛温、暖胃降逆;柿蒂苦温入胃,功擅温中下气而治呃逆。丁香与柿蒂合用,其祛寒降逆的效果更好,乃治呃逆的常用要药。高良姜温中祛寒，宣通胃阳；炙甘草和胃。尚可酌加刀豆子、厚朴、枳壳以增强降逆和胃的作用。

［胃火上逆］

治法：清火降逆，和胃止呃。

方药：竹叶石膏汤加柿蒂、竹茹。竹叶石膏汤有清热生津、益气降逆和胃作用。方中竹叶、石膏辛凉甘寒清泄胃火；麦门冬滋养津液；粳米、甘草益胃和中；半夏降逆和胃，配合柿蒂、竹茹增强其降逆止呃作用。若胃气不虚，可去人参改用沙参。

［气滞痰阻］

治法：理气化痰，降逆止呃。

方药：五磨饮子为主方。五磨饮子方中取木香、乌药解郁顺气，枳壳、沉香、槟榔宽中降气。可加丁香、代赭石降逆止呃。若痰郁化热，则合用黄连温胆汤。若积滞内停，脘腹胀满，大便秘结或里急后重，可用小承气汤通腑泄热，或用木香槟榔丸行气导滞，腑气通则胃气降，呃逆自已，属上病下取之意。

虚证

［脾肾阳虚］

治法：温补脾肾，和胃降逆。

方药：丁香散合吴茱萸汤、附子理中汤。丁香散降逆止呃，重在治标；吴茱萸汤与附子理中汤温运中焦，补益脾胃，可使脾胃健运，升清降浊的功能恢复正常，重在治本。方中附子、吴茱萸、干姜（或高良姜）温脾肾之阳；党参、白术、炙甘草健脾益气，振奋脾胃功能；丁香、柿蒂降逆除呃，三方合用，适用于久病呃逆之属于脾肾虚寒者。

［胃阴不足］

治法：益气养阴，和胃止呃。

方药：橘皮竹茹汤合益胃汤为主。橘皮竹茹汤重在和胃降逆治标，益胃汤重在养阴治本。胃阴受损，当复其阴，胃阴复则气降呃平。益胃汤中沙参、麦门冬、玉竹、生地、冰糖甘润养阴益胃；橘皮竹茹汤中人参、陈皮、竹茹、甘草、生姜、大枣补中益气，和胃降逆，两方合用共奏益气养阴、顺气止呃之功。

（三）其他治法

1. 单方验方

(1) 黄连 3 克，紫苏叶 2 克，煎汤服。

(2) 顽固性呃逆，蒸何首乌 30～45 克，水 250 毫升，煎汤，去渣打入鸡蛋 2 个，分 2 次服。

(3) 诸气呃噫，橘皮 60 克，水 1 000 毫升，煎至 300 毫升，顿服，或加枳壳。

(4) 柿蒂 9 克，水煎服。或柿蒂 7 个，烧存性，研末，酒调服。亦可用柿霜，每服 4.5 克，开水调服。

(5) 枇杷叶 30～90 克，刷去毛，以水 2 碗，浓煎 1 碗服，渣再煎服。或枇杷叶 100 克，甘松 50 克。水煎服，每日 1 剂。

(6) 姜半夏 9 克，荔枝核 24 克，荷叶蒂 21 克，水煎服。

(7) 南瓜蒂 4 只，水煎服，连服 3～4 次。

(8) 沉香、砂仁各 3 克，白胡椒 2 克。水煎，每日 1 剂，分早晚 2 次服用。

(9) 冰片适量，含于口中，徐徐咽下。

(10) 丁香 1 克细嚼徐咽，渣吞下。30 分钟不止者，可连续用 2～3 次。

(11) 体虚呃逆：公丁香 37 粒，白莲子去心 27 个，同煮烂去渣，加煨姜片，糯米 250 克，食粥。

(12) 病后呃逆：刀豆子烧存性，白汤调服 6 克；或老南瓜蒂 4 个煎服。

(13) 炒韭菜子 30 克，加水 300 毫升，煮至 100 毫升，口服。或韭菜子 18 克研为细末，分 2 次温开水送服。

(14) 鲜姜、蜂蜜各 30 克，鲜姜取汁去渣，与蜂蜜共调匀，一次服下。

(15) 丁香 10 克，生姜汁，蜂蜜各等量。将丁香研为细末，贮瓶密封备用。用时取药末适量，用生姜汁和蜂蜜调和如膏状，敷于患者脐孔内，盖以纱布，胶布固定。每日换药 1 次。本方适用于呃逆日久不愈。

2. 针灸疗法

体针：主穴内关、足三里、膈俞、中脘。根据证型选用三阴交、太冲、公孙、翳风等穴，实证用毫针泻法，虚证用毫针补法或用灸法。

耳针：王不留行籽贴压耳穴神门、皮质下、肝、耳中、胃、交感，每日 3～5 次，每次按压 5～10 分钟。

【转归及预后】

呃逆如系偶然一时发作，症状轻微，可以不治而愈，预后良好。若呃逆持续不断，证若属实，病位在胃，尚不难治疗；若病机由实变虚，胃气损耗，尤其当呃逆出现在一些严重疾病之晚期，乃是脏腑元气衰败，胃气将绝之征象，病位波及脾肾等其他脏腑，多属难治，预后不良。如《素问·宝命全形篇》云："病深者，其声哕。"《灵枢·热病》云："热病汗不出，大颧发赤，哕者死。"《景岳全书·呃逆》亦指出："惟屡呃为患，及呃之甚者，必其气有大逆，或脾肾之气大有亏竭而然，然实呃不难治，而为元气败竭者，乃最危之候也。"成无己《伤寒明理论》认为："不尿腹满加哕者，不治。"

【预防与护理】

注意寒温适宜，不要过食生冷及辛热煎炸之物，避免烟酒过度，保持情志舒畅。患病用药，寒凉温燥中病即止，不可过投。要积极治疗危笃重病，以防出现元气衰败之呃逆。

轻症呃逆无须特别的治疗和护理。若呃逆频频发作，则饮食要进易消化食物，粥面中可加姜汁少许，以温宣胃阳，降气止呃。虚弱患者因服食补气药过多而频频呃逆者，可用橘皮、竹茹煎水温服。

【现代研究】

（一）呃逆的病因学

呃逆可分为功能性（多为生理性）和器质性疾病（多为继发性）引起的呃逆。其病因主要为：

1. 局部因素　① 腹部疾病：胃扩张、膈下脓肿、肿物、腹腔内出血等刺激横膈所致。② 颈部及胸部疾病：肺炎球菌性肺炎、食管扩张、急性心肌梗死、纵隔肿物等胸膜被刺激或压迫膈神经。③ 中枢疾病：脑梗死、脑出血、脑栓塞、颅内炎症、肿瘤、外伤、脑水肿、颅内高压等。

2. **全身性疾病**　氮质血症、糖尿病酮症酸中毒、手术、短时间作用的巴比妥类药物。冯氏等[1]认为健康人在饱餐、饮酒、过度吸烟及精神刺激、快速吞咽、冷刺激等时也可出现一过性或顽固性呃逆。张氏等[2]报道暂时性呃逆和顽固性呃逆患者均存在着胃-食管反流，食管内 pH 明显减低、胆酸浓度升高，食管黏膜组织及食管功能受到明显的损害。

(二) 呃逆的中药治疗

赵氏等[3]报道以血府逐瘀汤治疗顽固性呃逆患者 36 例，治愈 21 例，好转 14 例，总有效率达 97.2%。作者根据顽固性呃逆病程较长、气病久而及血的理论，认为在排除虚寒或腑实证后，可辨为气血瘀滞证而用活血化瘀法治疗。申氏[4]报道自拟活血通腑止呃汤(桃仁、枳壳、赤芍、生大黄、莪术、丹参、柿蒂、公丁香、旋覆花)治疗术后顽固性呃逆患者 7 例，服药后均在 3 日内呃逆消失。作者认为术后呃逆的直接病机虽是胃失和降，但术后胃肠脉络损伤，肠中瘀血未除，因此治疗宜化瘀为主，并辅降逆通腑。马氏等[5]报道以柴胡三莪汤(小柴胡汤加三棱、莪术)治疗顽固性呃逆，总有效率为 92.3%，显著高于小柴胡汤对照组的 64.3%。作者认为顽固性呃逆属于气滞血瘀之证，小柴胡汤调理气机，再加三棱、莪术增强理气活血祛瘀的作用，恢复脾胃升清降浊之职，则呃逆自止。於氏[6]报道以降气通腑汤(生大黄、枳实、厚朴、全瓜蒌、胆星、沉香、旋覆花、竹茹)治疗脑卒中伴顽固性呃逆，疗效明显优于多潘立酮联合氟桂利嗪对照组。作者据此认为脑卒中伴顽固性呃逆多发于中风病卒发 3～5 日，治疗首当荡涤胃肠积滞、清热通腑。

(三) 呃逆的针灸及穴位注射治疗

有研究[7]表明针刺天鼎穴治疗顽固性呃逆，显示对顽固性呃逆原发性实证的疗效优于继发性虚证。包氏等[8]采用延长留针时间的方法治疗顽固性呃逆，治愈率明显高于正常留针组；实证治愈率明显高于虚证；同样对于虚证患者，留针时间长、病程短的治愈率明显高于常规留针时间短、病程长者。裴氏等[9]应用穴位注射山莨菪碱、氯丙嗪治疗顽固性呃逆，疗效明显优于常规肌注对照组。周氏[10]用膈俞穴注射氯丙嗪治疗脑血管病顽固性呃逆，有效率、显效率均高于传统针刺组。电针结合穴位注射治疗呃逆的研究[11]表明：单纯电针组的疗效随着治疗次数的增加而显著提高；单纯穴位注射组的疗效则并不随着治疗次数的增加而显著提高；先电针后穴位注射可以取得显著疗效；先穴位注射后电针则不能提高疗效。李氏等[12]针灸治疗组对术后呃逆症的有效平均时间、主要伴随症状分值与哌甲酯肌注组相比无明显差别，提示针灸疗法可作为一线镇吐药的替代治疗，尤其是当已知药物对患者有副作用或患者希望减少用药量时。

【小结】

本病因外感、内伤各种因素导致胃失和降、胃气上逆动膈而成。辨证以虚实为纲，治疗宜标本兼顾。治本者，无非实则夺之，虚则补之，具体有寒者温之、热者清之、痰者祛之、滞者通之，阳虚温阳、阴虚滋阴等原则；治标者，总归逆则降之，适当选用生姜、丁香、柿蒂、陈皮、竹茹、枇杷叶、旋覆花、代赭石等降气平呃的药物。

呃逆之证，病情轻重差别很大，轻者大多自发自止，预后良好；重者常缠绵难愈，当其并发在一些严重疾病中时，常为元气衰败，胃气将绝的征象，应予特别重视。

附：嗳　气

【定义】

嗳气是指胃中浊气上逆，经食道由口排出的病证。多因感受外邪，或饮食不节，或痰火内扰，或七情内伤等，导致脾胃不和，清浊升降失常，气逆于上而成。

【历史沿革】

《内经》称嗳气为噫，《素问・宣明五气篇》云："五气所病，心为噫。"《灵枢・口问》亦谓："寒气客于胃，厥逆从下上散，复出于胃，故谓噫。"

汉代张仲景亦称嗳气为噫，《金匮要略・五脏风寒积聚病脉证治》谓："上焦受中焦气未和，不能消谷，故能噫耳。"指出上焦受气于中焦，若中焦本身有病变，水谷不能消化，以致陈滞宿积不化之气上逆，便可发为噫气。

隋代巢元方《诸病源候论・噫醋候》云："谷不消，则胀满而气逆，所以为噫而吞酸。"表明巢氏不仅赞同谷不消而致气逆发嗳的观点，而且还指出嗳气常与吞酸同时出现。

元代朱丹溪《丹溪心法・嗳气》认为本病是"胃中有痰火"。明代张景岳《景岳全书・恶心嗳气》谓朱氏"此说未必皆然，盖嗳气多由滞逆，滞逆多由气不行，气逆不行者，多寒少热，可皆谓之火耶?"并指出饮食太饱和食不消化者，多有此证。

清代叶天士《临证指南医案・噫嗳》按语谓"噫嗳一症，或伤寒病后及大病后，多有此症。盖以汗吐下后，大邪虽解，胃气弱而不和，三焦因以失职"而致。此种情况亦为临床所常见。

【病因病机】

嗳气病因不外乎饮食不节，感受外邪，情志失和以及脾胃虚弱诸端；病位在胃；病机皆由胃气上逆所致。

1. **食积内停**　过食生冷鱼腥以及黏滑难化食物，损伤脾胃，使受纳与运化失常，宿食滞留中焦，以致食谷不化而胀满气逆；或脾胃受损，聚湿生痰，痰郁生热，胃气不和而发嗳气。《景岳全书・恶心嗳气》篇说："凡人饮食太饱者，多有此证,及饮食不易消化者,亦多有此证。”

2. **感受外邪**　由于气候失常,风寒侵袭,寒气客于胃腑,使中焦气滞不行,上逆而为嗳气。

3. **情志不和**　由于忧思恼怒,七情所伤,使肝失调达,肝气横逆犯胃,胃气不得顺降而发生嗳气。

4. **脾胃虚弱**　病后邪气留连,胃气弱而不和,或素体脾胃亏虚,运化无力,气滞中焦,虚气上逆而发生嗳气。

饮食停积,感受外邪,或情志不和,肝气犯胃皆可导致脾胃虚弱;反之,脾胃虚弱亦易招致饮食停积,感受外邪及肝气犯胃而出现嗳气。病位在胃,病机属于胃气上逆,故嗳气作为伴随之症,多与吐酸、嘈杂、呕吐、反胃、痞满、胃痛、呃逆、噎膈等病证同时或先后出现。

【辨证论治】

[食滞不化]

症状:嗳气酸腐,不思饮食,脘腹痞闷胀满,或恶心呕吐,或腹痛大便滞下臭秽,或腹满便秘。舌苔浊腻,脉滑。

病机分析:六腑以通为用,以降为和。宿食积滞肠胃,胃中浊气不降而反升则见嗳气酸腐,恶心呕吐。若恣食油腻生冷,大肠传导失司则大便溏泄;肠胃气滞,腑气不通则见腹满便秘。舌苔厚浊,脉滑,是饮食停滞胃肠之象。

治法:降逆理气,导滞消食。

方药:沉香化滞散加减。方中沉香降逆理气,莪术行气消积除胀,为主药;香附理气疏肝,陈皮行气健脾,木香行大肠滞气,藿香、砂仁理气化湿,为辅药;麦芽、神曲消食化滞为佐,甘草调和诸药为使,诸药合用,共奏降逆理气、消食导滞之功。嗳气兼见腹胀明显,可投以神仙一块气理气行滞;如嗳气又见腹胀痛便秘,可投以木香槟榔丸行气导滞,攻积泄热。盖胃肠相连,肠道积滞不去易致胃气不降而逆,通腑即所以下降胃气,亦上病下治之谓。

[痰火蕴胃]

症状:嗳气胸闷,心中懊恼,食少,或呕吐痰涎,或兼眩晕,咳痰。舌质红,苔黄腻,脉滑偏数。

病机分析:因胃中有积热郁痰,或因饮食不当而致痰涎内生,痰火客于胃腑,胃气不和,火气与痰浊上逆,故嗳气胸闷,口渴唇干,或兼咳嗽痰稠等症。舌质红,苔黄腻,脉滑数,是痰火内郁之象。

治法:清热化痰,和胃降逆。

方药:旋覆花汤合南极丸加减。方中旋覆花降气化痰止嗳;栀子、石膏、胆南星清热化痰;人参、白术、半夏、附子、干姜,甘草健脾化湿,不使积湿成痰;香附、槟榔行气导滞,有助于胃气下降。若热象明显者可去干姜。二方合用,集清热、化痰、行气、降逆于一体,可治胃中痰火所致嗳气。

[肝胃不和]

症状:嗳气时作,嗳后仍感胸胁胀痛不舒,或兼腹胀不思饮食,或兼精神抑郁而不畅,常因精神刺激诱发或加重。舌苔薄腻,脉弦。

病机分析:情志不和,恼怒忧郁,使肝气郁结不得疏泄,气机阻滞,上逆则为嗳气;胁为肝之分野,肝失条达故胸胁不舒;木郁土壅,故腹胀而饮食减少。苔薄腻,脉弦,是肝郁之象。

治法:疏肝解郁,和胃降逆。

方药:逍遥散为主。逍遥散能疏肝解郁,调和肝胃。柴胡疏肝解郁,使肝气条达为主药;白芍、当归养血柔肝共为辅药;白术、茯苓、甘草健脾益气。方中还可加上旋覆花、代赭石等以平肝降逆。

[脾胃虚弱]

症状:嗳气时作时止,嗳声低弱,食欲不振,神疲乏力,面色少华,或泛吐清水。舌质淡,苔白润,脉迟缓。

病机分析:脾胃素虚,饮食不节,过食生冷,使寒湿内侵,中焦阳气受遏,清气不升,浊气不降,故嗳气时作时止;由于脾胃素弱,影响受纳水谷与运化精微,故不思饮食,神疲乏力,面色少华,四肢不温,泛吐清水;舌质淡,苔白润,脉迟缓,是脾胃虚寒之象。

治法:温中祛寒,补益脾胃。

方药:旋覆代赭汤合六君子汤或理中丸为主。六君子汤和理中丸同属补益脾胃之剂,六君子汤侧重于治疗中虚夹痰之证,理中丸侧重于治疗中阳虚衰之证,当辨证选用。毕竟胃气上逆导致嗳气频作,在补益脾胃或温中祛寒的基础上,尚需配合旋覆代赭汤和胃降逆以求标本同治,使脾气得升,胃气得降,嗳气自平。

附方

(1)丁香散(《医统》):丁香　柿蒂　良姜　甘草。

(2)竹叶石膏汤(《伤寒论》):竹叶　石膏　麦门冬　人参　半夏　粳米　炙甘草。

(3)小承气汤(《伤寒论》):大黄　枳实　厚朴。

(4)五磨饮子(《医方集解》):乌药　沉香　槟榔　枳实　木香。

(5)木香槟榔丸(《医方集解》):木香　香附　青皮　陈皮　枳壳　黑丑　槟榔　黄连　黄柏　三棱　莪术　大黄　芒硝。

(6)吴茱萸汤(《伤寒论》):吴茱萸　人参　生姜　大枣。

(7)附子理中汤(《三因极一病证方论》):人参　干姜　炙甘草　白术　附子。

(8)橘皮竹茹汤(《金匮要略》):人参　陈皮　竹茹　甘草　生姜　大枣。

(9)益胃汤(《温病条辨》):沙参　麦门冬　生地　玉竹　冰糖。

(10)沉香化滞散(《扶寿精方》):沉香　莪术　香附　陈皮　木香　藿香　麦芽　神曲。

(11)神仙一块气(《鲁府禁方》):青皮　陈皮　三棱　莪术　香附　神曲　谷芽　白丑　槟榔　莱菔子　郁金　黄连　枳实　皂角　百草霜。

(12)旋覆花汤(《济生方》):旋覆花　半夏　橘红　干姜　槟榔　人参　白术　甘草。

(13)南极丸(《鲁府禁方》):胆南星　半夏　石膏　香附　栀子。

(14)逍遥散(《和剂局方》):当归　白芍　柴胡　茯苓　白术　甘草　薄荷　生姜。

(15)旋覆代赭石汤(《伤寒论》):旋覆花　代赭石　人参　半夏　炙甘草　生姜　大枣。

(16)六君子汤(《和剂局方》):人参　炙甘草　茯苓　白术　陈皮　制半夏。

(17)理中丸(《伤寒论》):人参　白术　干姜　炙甘草。

【现代研究】主要参考文献

[1] 冯榆爱,李秋莉,刘红萍,等.呃逆的中西医处理方法[J].现代中西医结合杂志,2003,12(5):504～505.

[2] 张蓉,王景杰,闻勤生,等.呃逆对食管功能损伤及相关因素分析[J].中国现代医学杂志,2003,13(2):43～45.

[3] 赵延达,于香军,李荣长.血府逐瘀汤治疗顽固性呃逆36例[J].实用中医药杂志,2005,21(12):731.

[4] 申屠利明.活血通腑止呃汤治疗术后顽固性呃逆[J].实用中西医结合杂志,1998,11(1):77.

[5] 马燕花,郑昱.柴胡三莪汤治疗顽固性呃逆的临床疗效观察[J].中国中西医结合消化杂志,2005,13(5):316～317.

[6] 於堃.降气通腑汤治疗脑卒中伴顽固性呃逆23例临床观察[J].光明中医,2002,17(6):52.

[7] 杨志豪,蔡培勇.针刺天鼎穴治疗顽固性呃逆47例疗效观察[J].中国针灸,2005,25(3):164～165.

[8] 包飞,梁中,王凤琴.针刺不同留针时间治疗顽固性呃逆临床观察[J].中国针灸,2003,23(1):21～22.

[9] 裴丽,熊海平.水针治疗顽固性呃逆72例临床观察[J].中华实用医学,2003,5(17):133.

[10] 周鸿飞.膈俞穴注射氯丙嗪治疗脑血管病顽固性呃逆临床观察[J].针灸临床杂志,2002,18(1):34.

[11] 周国赢.电针和穴位注射治疗呃逆的疗效分析[J].中华物理医学与康复杂志,2004,26(3):185～186.

[12] 李宁,吴滨,张永玲.针灸疗法治疗术后呃逆症的临床随机对照研究[J].中国针灸,2003,23(12):703.

噎　膈

【定义】

噎膈是指饮食吞咽受阻,或食入即吐的病证。噎,指吞咽时哽噎不顺;膈,指饮食格拒不入,或食入即吐。噎证可单独出现,亦可为膈证之前驱,故往往噎膈并称。多因忧思郁怒、饮食所伤、寒温失宜、劳役所伤,导致脏气不和,气血瘀结填塞胸膈,结于心下,饮食难下,而为噎膈。

【历史沿革】

膈证之名,首见于《内经》。《素问·通评虚实论篇》云:"隔塞闭绝,上下不通,则暴忧之病也。"指出其为病与精神因素有关。此证虽多发于胃,而与其他脏腑密切关联,如《素问·阴阳别论篇》云:"一阳发病……其传为隔。"指出木邪乘土,脾胃受伤,可致隔塞不通。又云:"三阳结谓之隔。"则责之邪结小肠、膀胱,而成隔塞之病。这些论述,对后人探求噎膈的病因、辨证处方用药,启迪很大。

隋代巢元方将噎膈分为气、忧、食、劳、思五噎;忧、恚、气、寒、热五膈。如《诸病源候论·否噎膈诸候》云:气噎,"此由阴阳不和,藏气不理,寒气填于胸膈,故气噎塞不通,而谓之气噎。令人喘悸,胸背痛也";食噎,"此由藏气冷而不理,津液涩少,而不能传行饮食,故饮食入则噎塞不通,故谓之食噎。胸内痛,不得喘息,食不下,是故噎也。""五鬲气候":"忧鬲之为病,胸中气结烦闷,津液不通,饮食不下,羸瘦不为气力。恚鬲之为病,心下苦满实,噫辄酢心,食不消,心下积结,牢在胃中,大小便不利。气鬲之为病,胸胁逆满,咽塞不通,恶闻食臭。寒鬲之为病,心腹胀满,咳逆,腹上苦冷,雷鸣绕脐痛,食不消,不能食肥。热鬲之为病,藏有热气,五心中热,口中烂生疮,骨烦四肢重,唇口干燥,身体头面手足或热,腰背皆疼痛,胸痹引背,食不消,不能多食,羸瘦少气及癖也。"其对噎膈病源之推究,证候之描述,颇为精当,为后世所推崇。

唐代孙思邈《备急千金要方·噎塞论》引《古今录验》对五噎的证候,作了如下描述:"气噎者,心悸上下不通,噫哕不彻,胸胁苦痛;忧噎者,天阴苦厥逆,心下悸动,手足逆冷;不能自温食噎者,食无多少,惟胸中苦塞常痛,不得喘息;思噎者,心悸动喜忘,目视䀮䀮。此皆忧恚、嗔怒,寒气上入胸胁所致也。"对《诸病源候论》五噎的论述作了补充。

宋代张锐《鸡峰普济方》认为噎膈为"神思间病",强调其发病与精神因素有关,甚有见解。严用和《济生方·五噎五膈论治》认为:"逸则气神安,劳则气神耗,倘或寒温失宜,食饮乖度,七情伤感,气神俱耗,使阳气先结,阴气后乱,阴阳不和,脏腑生病,结于胸膈,则成膈;气留于咽嗌,则成五噎。"并提出了"调顺阴阳,化痰下气"的治疗原则,对临床有一定的指导意义。

金代张子和《儒门事亲·斥十膈五噎浪分支派疏》不主张强分五膈、十膈、五噎,认为"其派既多,其惑滋甚",力宗三阳热结之说。云:"噎食一证,在《内经》苦无多语,惟曰:三阳结,谓之膈。三阳者,谓大肠,小肠、膀胱也,结谓热结也。小肠热结则血脉燥,大肠热结则后不圊,膀胱热结则津液涸,三阳既结则前后闭塞,下既不通,必反上行,此所以噎食不下,纵下而复出也。"元代朱丹溪《脉因证治·噎膈》云:"大概因血液俱耗,胃脘亦槁,在上近咽之下,水饮可行,食物难入,间或可食,入亦不多,名之曰噎。其槁在下,与胃为近,食虽可入,难尽入胃,良久复出,名之曰膈,亦名翻胃,大便秘少如羊屎,名虽不同,而病本一也。"并提出"润养津血,降火散结"的治疗大法,着重润胃肠之干槁,很有见地。丹溪这一主张,对后世影响很深。

明代张景岳对此证的证治注重脾肾。《景岳全书·噎膈》云:"噎膈一证,必以忧愁思虑,积劳积郁,或酒色过度损伤而成。盖忧思过度则气结,气结则施化不行;酒色过度则伤阴,阴伤则精血枯涸。气不行,则噎膈病于上;精血枯涸,则燥结病于下。且凡人之脏气,胃主受纳,脾主运化,而肾为水火之宅,化生之本。今既食饮停膈不行,或大便燥结不通,岂非运化失职,血脉不通之为病乎?而运行血脉之权,其在上者,非脾而何?其在下者,非肾而何?引少年少见此证,而惟中衰耗伤者多有之,此其为虚为实,概可知矣。"他还认为《内经》"三阳结"之说是指邪结小肠和膀胱,而与大肠无关。认为邪结小肠则阳气不化,邪结膀胱则津液不行,下不通则上不运,故为隔塞之病。景岳对经旨的领悟,较之张子和更为深刻。赵献可《医贯·噎膈论》对噎膈、翻胃、关格辨析周详，云："噎膈、翻胃、关格，名各不同，病原迥异，治宜区别，不可不辨也。噎膈者，饥欲得食，但噎塞迎逆于咽喉胸膈之间，在胃口之上，未曾入胃，即带痰涎而出，若一入胃下，无不消化，不复出矣。惟男子年高者有之，少无噎膈。翻胃者，饮食倍常，尽入于胃矣，但朝食暮吐，或一两时而吐，或积至一日一夜，腹中闷胀不可忍而复吐，原物酸臭不化，此已入胃而反出，故曰反胃，男女老少皆有之。关格者，粒米不欲食，渴喜茶水，饮之少顷即吐出，复求饮复吐。饮之以药，热药入口即吐，冷药过时而出，大小便秘，名曰关格。"同时认为三阳结热，当责之于肾，"盖肾主五液，又肾主大小便，肾与膀胱一脏一腑，肾水既干，阳火偏盛，熬煎津液，三阳热结，则前后闭涩，下既不通，必反于上，直犯清道，上冲吸门喉咽，所以噎食不下也"。在治疗上，"直须以六味地黄丸料大剂煎饮，久服可挽于十中一二"。以滋养肾水为主，实为治本之图。

迨至清代，喻嘉言认为饮酒过多，可以成膈。高鼓峰《四明心法·膈症》认为此证"其肠胃必枯槁……是胃阴亡也"。注意滋养真阴，其学术思想上承张景岳、赵献可而来。张璐《张氏医通·噎膈》则认为此证起初未必是津液干枯，"皆冲脉上行，逆气所作为也。"此说为临床使用和胃降冲一法，提供了理论依据。李用粹《证治汇补·噎膈》认为噎"有气滞者，有血瘀者，有火炎者，有痰凝者，有食积者，虽有五种，总归七情之变，由气郁化火，火旺血枯，津液成痰，痰壅而食不化也……有因色欲过度，阴火上炎，遂成膈气，宜作死血治，二陈加当归，桃仁、香附、砂仁、白术、沉香、韭汁、姜汁治之。"其化痰行瘀之治法，颇堪效法。尤在泾《金匮翼·膈噎反胃统论》云："夫膈噎，胃病也，始先未必燥结，久之乃有大便秘少，若羊屎之证。此因胃中津气上逆，不得下行而然，乃胃病及肠，非肠病及胃也。"并指出："噎膈之病，有虚有实……不可不辨也。"此说提纲挈领，对辨证颇有帮助。叶天士《临证指南医案·噎膈反胃·杨案》载："气滞痰聚日拥(壅)，清阳莫展，脘管窄隘，不能事物，噎膈渐至矣。"初步阐明了此证之关键所在，确属难能可贵。程国彭在《医学心悟·噎膈》中提出了"噎膈，燥症也，宜润……"的治疗原则，并创立了治疗噎膈初起的启膈散一方。

总之，噎膈一证，历代医家本于经旨，颇多发挥。此证病位在食道与胃脘，与肝、肾、脾关系密切。其发病以正虚为本，气滞、痰凝、瘀阻、火郁为标。中华人民共和国成立后，通过深入发掘与临床研究，更丰富和发展了中医关于噎膈的理论和治疗方法。

【范围】

根据噎膈的临床表现，大致包括西医学的食管癌、贲门癌，以及贲门痉挛、食管憩室、食管炎、弥漫性食管痉挛等病，这些病出现吞咽困难等表现时，可参考本篇章辨证论治。

【病因病机】

噎膈的致病原因主要有七情内伤，饮食不节、感受外邪、房劳过度、年老精衰等，但均因导致食管阻膈，窄隘不通而产生本病。

1. **痰气瘀阻**　忧思伤脾，脾伤则气结，或感受寒邪，上入胸膈，气阻不通；气结则津液不得输布，凝聚成痰，气痰交阻，逆而不降，初则饮食难进，继则食下随涎上涌。郁怒伤肝，木旺则克土，土被克则聚液成痰，气结痰阻，冲气上干，亦可出现上述见症。日久气病及血，多呈现痰凝痰阻之象。

2. **津亏血燥**　长期过食肥甘，恣食辛辣，嗜酒无度，饮食过快太热，或常食粗糙霉变之物，伤及食管，继而损伤胃气，痰浊血瘀阻于食管，而致噎膈。也可因气郁日久化火，或痰瘀生热，胃肠积热，而致火热伤津，津亏液耗，津伤痰阻，食管失于濡养而终致饮食难入。肾为化生之本，肾精亏耗，影响脾胃。若纵欲太甚，真阴亏损，食管干涩。

3. **阴损及阳**　年老肾虚，命门火衰，精血渐枯，食管失养，脾胃失其温煦，则中气虚馁，运化无力，痰瘀互结，阻于食道，而成噎膈。上述病变进展，由阴损以致阳衰，则肾之精气并耗，脾之生化告竭，命门火衰，脾肾俱败。

总之，噎膈的病因以内伤饮食、情志失调、感受外邪、年老肾虚为主，且诸因之间常相互影响，互为因果，共同致病。本病病位在食道，属胃气所主，故其病变脏腑关键在胃，并涉及肝、脾、肾三脏。基本病机是脾胃肝肾功能失调，导致津枯血燥，气郁、痰阻、血瘀互结，而致食管干涩，食管、贲门狭窄。病理因素主要为痰瘀与气结。病机性质为本虚标实，所谓本虚，系指阴津损伤，渐致阴津干涸，严重者为气虚阳微。标实乃气滞、痰火、血瘀阻塞食管，食管狭窄。标本之间又相互影响，促进病情的深入发展，初期以痰气交阻为主。继则瘀血内结，痰、气、瘀三者交互搏结。久则化火化热，津亏液耗。终则阴损及阳，而致气虚阳微。而津亏、气耗又可加重痰瘀，使虚实之间交结错杂，病变深重难治。

【诊断与鉴别诊断】

一、诊断

(一) 发病特点

此证多见于中年以上男性，平素嗜酒、恣食肥甘、情志抑郁者。

(二) 临床表现

初起咽部或食道内有异物感，进食时有时有食物停滞，胃脘不适，烧灼痛，进食时痛甚，胸内疼痛。继则吞咽时胸膈疼痛，食入即吐，甚则吐白沫，或如赤豆汁，大便燥结如羊屎；形体羸瘦，肌肤甲错，精神衰惫。舌质红绛，或青紫，少苔；脉弦细数，或涩。

二、鉴别诊断

1. **反胃**　两者均有食入复出的症状，但反胃无食管狭窄，主要为胃之下口障碍，幽门不放，食停胃中，多系阳虚有寒，症状特点是饮食能顺利下咽入胃，食停胃中，经久复出，朝食暮吐，暮食朝吐，宿谷不化，食后或吐前胃脘胀满，吐后转舒，吐出物量较多，常伴胃脘疼痛。而噎膈病变部位在食管，病之初期，由于食管失调，入纳欠畅，症状特点是仅觉饮食咽下过程中梗塞不顺，并无呕吐；病至后期，由于胃之上口贲门狭窄，贲门不纳故出现呕吐，系饮食不下或食入即吐，呕吐与进食时间关系密切，食停食管，并未入胃，吐出量较小,多伴胸膈疼痛。同时在辨治方面如《景岳全书·嗝膈》所云:"噎膈之病,主于胸噫上焦;而反胃之病,则病于中下二焦……反胃之治,多主益火之源,以助于化功。噎膈之治,多宜润养心脾,以舒结气。"

2. **梅核气**　梅核气属郁证中的一种证型,主要表现为自觉咽中如有物梗塞,咯之不出,咽之不下,噎膈初起也伴有咽中梗塞不舒的症状,故两者应进行鉴别。梅核气虽有咽中梗塞感,但此感觉多出现在情志不舒或注意力集中于咽部时,进食顺利而无梗塞感,多发于年轻女性,属气逆痰阻于喉,为无形之邪;噎膈的梗塞部位在食管,梗塞出现在进食过程中,多呈进行性加重,甚则饮食不下或食入即吐,多发于中老年男性,为痰、血、瘀阻于食管,乃有形之邪。

3. **呃逆**　呃逆以气机上逆,喉间呃呃连声,声短而频,令人不能自制为主症,与噎膈的临床表现不同。

4. **关格**　关格是指小便不通与呕吐不止并见或呕吐而渐见大小便不通之病证,与噎膈初期见症有别。但噎膈后期,可出现滴水不入,羸瘦疲惫,大便不通等阳衰阴竭,阴阳离绝之危候,与关格相似。

【辨证论治】

噎膈初起多为实证,继则转实为虚,尤多虚实夹杂之候。临证时应明辨虚实,区分标本缓急,立方遣药,方能切中病机。

一、辨证

（一）辨证要点

1. **辨别类型**　噎与膈,可单独出现,而临床上两者常相关联,虽有部位、症状之不同,而噎常为膈证之先导。有轻有重先后之别,若能及早辨析,对把握病情的发展趋势,有一定的意义。

2. **分辨虚实**　一般来说,噎膈因忧思郁怒,饮食所上,寒温失宜,而致气结血瘀,痰浊内阻为实;因热饮伤津,房劳伤肾,而致胃中干枯者为虚;临证多为虚实夹杂之候,必须细细分辨。

辨别噎膈虚实的主要依据:一是病程。如新病多实,或实多虚少;久病多虚,或虚中夹杂实。二是噎膈主症。如吞咽困难,梗塞不顺,疼痛者多实;而食道干涩,饮食不下,多虚。大便秘结,初起多实,日久肠枯便秘多虚。食入即吐,涌吐痰涎,多实;后期津液干枯,格拒不入,吐涎沫者,多虚。正如《金匮翼·膈噎反胃统论》云:"噎膈之病,有虚有实。实者,或痰,或血,附着胃脘,与气相搏,翳膜外裹,或复吐出,膈气暂宽,旋复如初。虚者,津枯不泽,气少不充,胃脘干瘪,食涩不下。虚则润养,实则疏瀹,不可不辨也。"

3. **分清标本缓急**　噎膈证,可由实转虚,因虚致实,或虚实夹杂,故在辨证上,应进一步分清标本缓急。此证正虚为本,气滞、痰凝、瘀阻、火郁为标。初起正虚未甚,当以治标为急,以行气散结,化瘀祛痰为主,滋阴养血为辅;虚实夹杂,则消补兼施;后期正气大虚,病邪未去,则以扶正为主,参用祛邪之品。

（二）证候

噎膈大体可分痰气交阻、津亏热结、痰瘀内结、气虚阳微等证。

[痰气交阻]

症状:吞咽梗阻,胸膈痞满,或疼痛,嗳气,呃逆,或呕吐痰涎及食物,口干咽燥,大便艰涩,形体日渐消瘦。舌质偏红,或红而光,苔薄腻,或黄,脉弦细而滑。

病机分析:气痰交阻,闭塞胸膈,食道不利,则吞咽梗阻,胸膈痞满,或疼痛;胃气上逆则嗳气,呃逆,呕吐痰涎及食物;郁热伤阴,故口干舌燥;津液不能下输大肠,故大便坚涩;饮食少进,无以化生精微,肌肉筋脉失于充养,则形体日渐消瘦。舌质偏红,或红光,苔薄腻或黄,脉弦细而滑,为气郁痰阻,兼肝郁化火,津液受灼之象。

[津亏热结]

症状:吞咽梗涩而痛,饮水可下,食物难进,食后大部分吐出,夹有黏痰,形体消瘦,肌肤枯燥,胸背灼痛,口干咽燥,欲饮凉水,脘中灼热,五心烦热,或潮热盗汗,大便干结。舌红而干,或有裂纹,脉弦细而数。

病机分析:热毒伤阴,胃阴亏耗,食道失于濡润,,故吞咽梗涩而痛,进干食尤甚,热结痰凝,阻于食道,故食而反出;热结灼津,胃肠枯槁,则口干咽燥,脘中灼热,大便干结;胃不受纳,无以化生精微,故五心烦热,形体消瘦,肌肤枯燥。舌红而干,或有裂纹,脉弦细而数,均为津亏热结之象。

[痰瘀内结]

症状:吞咽梗阻,胸膈疼痛,食不能下,甚则滴水难进,进食即吐,泛吐黏痰,大便坚硬如羊屎,或吐下如赤豆汁,或便血,面色灰暗,形体羸瘦,肌肤甲错。舌质红或带青紫,舌上少津,舌上少津,脉细涩。

病机分析:痰瘀内结,阻于食道或胃口,道路窄狭,甚则闭塞不通,故胸膈疼痛,食入即吐,甚至滴水难进,阴伤肠燥,故大便干结,坚如羊屎;痰热伤络,血渗脉外,则吐下如赤豆汁,或便血;长期饮食不入,化源告竭,故形体羸瘦;肌肤甲错,面色灰暗,为瘀血内阻之征。舌质红,或带青紫,舌上少津,脉细涩,为血亏瘀结之象。

[气虚阳微]

症状:吞咽受阻,饮食不下,面色㿠白,精神疲惫,形寒气短,泛吐涎沫,面浮足肿,腹胀。舌胖,苔淡白,脉细弱,或沉细。

病机分析:阴损及阳,脾肾阳微,饮食无以受纳和运化,浊气上逆,故吞咽受阻,饮食不下,泛吐涎沫;脾肾衰败,阳气衰微,气化功能丧失,寒湿停滞,故面色㿠白,形寒气短,面浮肢肿,而腹胀。舌胖淡,苔白,脉细弱,或沉细,为气虚阳微之象。

二、治疗

（一）治疗原则

早、中期以实证居多,治以开郁行气,化痰散结为主,兼以滋阴润燥;晚期多为脾肾阳虚,精亏液耗,治以温补脾肾,养血滋阴为主,兼以软坚散结。

1. **开郁启膈,和胃降逆**　噎膈主要病理因素为痰、气、瘀,三者交结于食道致通降失和。临床多见吞咽梗塞,甚至汤食难下、呕吐等症,故治当开郁启膈,和胃降逆。所谓开郁启膈,乃是根据气结、痰阻、血瘀之不同,而分别施以理气、化痰、消瘀、降火之法。和胃降逆，则是调节胃气升降而缓解饮食难下、呕吐等临床症状。噎膈初期以标实证为主者，理当重用此法治标。后期由实转虚，食管狭窄已成者，仍可酌情配用此法。

2. **生津润燥，顾护脾肾**　噎膈之虚，主要责于脾肾。故后期治本，重在滋阴生津润燥；阴损及阳，脾肾阳虚者，又当补气温阳为法。然噎膈为病，乃积渐而成，即使病处初期，阴津未必不损，故治疗亦当顾护津液，辛散香燥之药不可多用。后期津液枯槁，阴血亏损，法当滋阴补血，但滋腻之品亦不可过用，当时时顾护胃气，因滋腻太过有碍于脾胃，胃气一绝，则诸药罔投。

（二）治法方药

[痰气交阻]

治法：开郁润燥，化痰畅膈。

方药：以启膈散为主方。方中丹参、郁金、砂仁壳化瘀解郁，理气和胃；沙参、川贝、茯苓养阴生津，化痰散结；荷叶蒂、杵头糠升清降浊，以和胃气。可加全瓜蒌、陈皮，以增行气化痰之力；加麦门冬、玄参、天花粉、白蜜以增生津润燥之功。此外，旋覆代赭汤亦可因证化裁，可取旋覆花、代赭石，理气降逆；姜半夏、胆南星、急性子，全瓜蒌下其涤痰；太子参以扶胃气。嗳气可酌加沉香、陈皮等。《医学衷中参西录》参赭培气汤治膈食亦甚效。方中人参大补中气；代赭石、半夏、柿霜降逆安神，清痰理气；又虑人参性热，半夏性燥，故又加知母、天门冬、当归以清热润燥，生津生血，用肉苁蓉补肾敛冲，合奏佳功。

痰气瘀结，痞塞满闷，四七汤、温胆汤、导痰汤、莱菔丹可因证选用；气上逆，或腹痛，可用木香流气饮化裁；二便不利，分心气饮、四磨汤出入；结滞成痰，可酌用利膈化痰丸，或用黄连、吴茱萸、贝母、瓜蒌仁、牛转草(注：即牛反刍之青草)之类。

[津亏热结]

治法：滋养津液，泻热散结。

方药：以五汁安中饮为主方。方中韭汁和胃消瘀，降逆除噎；牛乳、梨汁、藕汁生津润燥，增液益胃；生姜汁和胃止呕，化痰畅膈。或用噎膈膏冲服，以生津增液，解郁解结。或用沙参麦冬汤出入，取沙参、麦门冬、生地、天花粉、玄参、知母、金银花、银柴胡养阴清热；山豆根、紫草根、蜂房、徐长卿解毒散结。肠燥便干，加当归、生何首乌、黑芝麻。

胃火盛，饮食格拒不入，用黄芩、黄连、栀子、竹茹、枇杷叶、芦根、天花粉降火止吐；火灼津伤，用滋阴清膈饮；大便秘结，腹中胀满已甚，可暂用通利，酌用玉烛散养血通下，人参利膈丸益气通下；余如大黄甘草汤、四顺饮、三一承气汤亦可因证而施。若因血燥阴虚而便秘者，宜五福饮，或大营煎加酒洗肉苁蓉，并用牛乳、羊乳汁，以滋其枯槁，切忌妄用通下。

[痰瘀内结]

治法：祛痰破结，滋养阴血。

方药：以通幽汤为主方。方中地黄、当归滋阴养血；桃仁、红花破结行瘀；甘草益脾和中；升麻升清降浊。可酌加三七、丹参、赤芍、蜣螂、刘寄奴、五灵脂以祛瘀通络；海藻、昆布、贝母、瓜蒌、黄药子以软坚化瘀；牛、羊乳汁以润其燥。或启膈散合桃仁饮加减，以化瘀软坚，活血散瘀，方取川贝、郁金、昆布、海藻化痰软坚；丹参、当归、桃仁、红花、蜣螂、急性子、三七活血散瘀。呕吐痰涎，加莱菔子、生姜汁；气虚加党参、黄芪；血瘀甚，可酌加水蛭、虻虫、土鳖、韭汁；痰多酌加竹沥、姜汁、浮海石、牡蛎，或蛇胆川贝末、猴枣散；或用润肠化瘀汤；或用滋药膏加羊乳、韭汁、童便、芦根汁、桃仁泥；或用代抵当丸，逐瘀散结。血瘀膈间，阻碍气机，津液凝聚为痰，以二陈汤加白芥子、香附、韭汁、桃仁、五灵脂涤痰化瘀。瘀血积滞，大便秘结，以滋血润肠丸逐瘀通便。如兼痰热内阻，可吞服六神丸，以清热化痰，解毒消肿；如服药即吐，难于下咽，可先服玉枢丹，以开膈降逆，然后再服煎药。

[气虚阳微]

治法：温补脾肾，益气回阳。

方药：以补气运脾汤为主方。方中党参、黄芪、白术、茯苓、大枣、甘草补气益脾；陈皮、半夏、砂仁、生姜和胃降逆；可加旋覆花、代赭石、韭汁以增降逆止呕之力。

中阳不足，痰凝瘀阻，可用理中汤加姜汁、竹沥、韭汁；浮肿肢冷、便溏，加附子、肉桂。气血两亏，形体羸瘦，肢倦气短，梗阻严重，水饮难下，以八珍汤加黄芪、丹参、天葵子、夏枯草、白花蛇舌草补益气血，兼以软结。温肾用右归丸为主方，方中熟地、山茱萸、枸杞子、当归滋肾填精，鹿角胶、肉桂、附子、杜仲温补肾阳。《金匮》肾气丸亦可选用。

（三）其他治法

1. **单方验方**

(1) 平鲫丸：治膈气不食，用大鲫鱼 1 条，去内脏留鳞，以大蒜切片，填鱼腹内，湿纸包，黄泥固，慢火煨熟，去鳞骨，入平胃散末，捣丸如梧子大，每服 30～50 丸，空心米饮吞下。(引自《医学入门》)

(2) 八仙膏：治噎食，用藕汁、姜汁、梨汁、萝卜汁、甘蔗汁、白果汁、竹沥、蜂蜜等分和匀蒸熟，任意食之。(引自《万病回春》)

(3) 鹅血或白鸭血，热饮一盏，每日 1 次。

(4) 蜒蚰 20 条，瘦肉数片，煮汤，调以味精徐徐服之。

(5) 蟾酥 1 只，蜒蚰 20 条，石上柏 90 克，煎 6 小时后，一次服。

(6) 壁虎若干，煅存性为末，每次 2～3 克，每日 3 次，开水送服。

(7) 穿心莲 10 克，白花蛇舌草 30 克，浙贝母 12 克，玄参 24 克，夏枯草 12 克，海藻 10 克，水煎服。

(8) 龙葵 30 克，蛇莓 15 克，蜀阳泉(又名白毛藤)30 克，石打穿 15 克，半支莲 15 克，威灵仙 15 克，盲肠草 15 克，枸橘叶 15 克，水煎服，每日 1 剂。适用于食管癌、胃癌之梗阻严重、吞咽困难，或呕吐。

2. **针灸**　吞咽困难，可以天鼎、巨阙、上脘、中脘为主穴，配足三里、内关、风门、阙阴俞、督俞(右)、膈俞、肝俞(左)、脾俞(右)、胆俞、渊液等穴。

【转归及预后】

噎膈日久，常可变生他证。如脾肾亏损，精气并耗，化源不足，可合并虚劳；如长期饮食不入，脾失充养，致脾肾阳亏,水湿不运,泛滥肌肤,可成水肿;如长期气郁瘀阻,气血不足,心神失养,可合并郁证、不寐、心悸等证;如气滞血瘀痰凝日久,局部气血不通,为积为聚,可成积聚;噎膈发展至后期,因阳竭于上而水谷不入,阴竭于下而二便不通,则转成关格。另外,胃痛、嘈杂等证因胃津亏虚、痰气瘀滞者亦易转为噎膈。

噎膈属本虚标实之证。若病变始终停留在噎证阶段,仅有噎塞不适的感觉,或病情时作时止,随情绪、疲劳等因素而增减,多较轻而偏实,及早诊治,部分患者预后良好。若噎膈的症状日益加重,由进干食逐步转为仅能进半流质、流质,甚或由噎至膈,则病情加重,预后不良,若脾肾衰败,化源告竭,转为关格,则可危及生命。

噎膈有轻重虚实之别,膈多由噎致。初起正气未大虚,仅有吞咽困难,或食后胸膈痞满,灼热疼痛,迨后由实转虚,或虚实夹杂,饮食难入,或食入就吐;终至脾肾衰败,阳消阴竭,则多属不治。亦有因虚致实者,如肾阴不足,相火偏亢,煎熬津液,致痰凝瘀,阻而成噎膈者,不可不知。

一般说来,凡脉紧、涩、短、小,属气血已亏;脉沉、细、涩、数,属精血已涸,难治。大便秘结如羊屎,属大肠血枯;口吐白沫,为脾肺虚极;吐痰如蟹沫,为脾气已败,皆难治。腹中嘈杂,胸痛如刀割,属营虚至极;年岁太高,气血已亏,多难治。食不清淡,房室不节,多不治,或愈后容易复发而预后不佳。

【预防与防护】

本病之预防,应注意劳逸结合,增强体质;要怡情舒怀,避免精神刺激;应外避六淫,免除外因之干扰。应养成良好的饮食卫生习惯,饮食宜清淡新鲜,不吃过烫、过硬、辛辣、霉变食品,忌饮烈酒。进食不宜过快,宜慢嚼细咽。

在治疗中,宜内观静养,薄滋味,忌香燥,戒郁怒,禁房事。噎膈尚能进食者,可予营养丰富的半流质或流质饮食,多吃新鲜蔬菜、水果;后期可进食牛乳、羊乳、肉汁、蜂蜜、藕汁、梨汁等流质饮食;若滴水不进者,则需配合鼻饲、静脉补液或借助外科姑息手术。

【现代研究】

(一)中医治疗食管癌、贲门癌的临床研究进展

1. 辨证论治 一般均以辨证分型结合专方加减治疗为多。汪氏等[1]则辨证为津亏热结、痰气交阻、气阴两虚3型论治。张氏等[2]报道将本病分为气滞血瘀、痰湿凝结、气血两虚3型论治。在专方加减方面,一般以化痰散结、解毒活血、兼以扶正之法为主。王氏等[3]报道等以生半夏、生南星、全瓜蒌、枳实、生山楂、黄药子、陈皮、急性子、王不留行、土鳖虫、穿山甲、干蟾皮为基础方治疗44例,统计显示有一定疗效。贾氏等[4]报道等采用扶正固本汤(人参或西洋参10克,当归10克,玉竹15克,三七粉1.5克)辨证加减并配以口服蓝天丸(麝香1份,硇砂3份,皂角刺2份,制马钱子2份,血竭4份,蜈蚣4份,沉香5份)、胃镜下注射双石注射液(内含砒霜0.001克,每支2毫升),综合治疗46例,结果显示能改善临床症状。强氏等[5]报道用复方斑蝥丸(斑蝥10～16条、大枣30枚、人参30克、生甘草40克、莪术30克、白术30克、急性子30克、田三七30克、半夏30克、炮山甲30克、草河车50克、茜草25克、茯苓30克、沉香25克、补骨脂25克、甘草20克)加减治疗126例,结果显示对部分患者有一定疗效。李氏[6]报道用龙蛭通噎汤(含守宫、水蛭、急性子、甘草、黄药子、山慈菇、代赭石、冬虫夏草、沉香、蚤休、威灵仙)治疗110例,部分患者临床症状得到缓解。

2. 中药配合放疗、化疗治疗 取法多为扶正祛邪,以达到减毒增效的作用。霍氏等[7]报道采用三阶段治疗方法(第1阶段^{60}Co放射加中药祛邪为主;第2阶段放疗改缩小野并呈角照射,中药扶正兼以祛邪;第3阶段放疗结束,单用中药扶正以巩固疗效)共治疗本病36例,除2例治疗后病灶缩小中途中断治疗,改外科手术治疗;1例病情太重,有食管穿孔的危险,被迫停止放疗外,其余病例均顺利完成放疗计划,病灶均有不同程度缩小。王氏[8]报道用通幽汤加减(含太子参、炙黄芪、生地、熟地、当归、黄药子、陈皮、赤芍、白芍、桃仁泥、急性子、姜半夏、制南星)结合IP方案化疗治疗54例,并设对照组48例,总有效率达明显高于对照组。张氏[9]报道用益气消积汤(含党参、蝉蜕、白花蛇舌草、山慈菇、半枝莲、徐长卿、牡蛎、茯苓、炒白术、威灵仙、砂仁、白豆蔻、川楝子、延胡索、鸡内金、鳖甲、麝香),化疗鳞癌用DPV或DBV方案,腺癌用FAM方案。治疗食管癌52例,总有效率63.5%。王氏[10]报道用旋覆代赭汤加莪术、蜈蚣、三七粉,合MFV方案或单一药物(平阳霉素,或呋喃氟尿嘧啶,或安瘤乳)化疗,并用支持、对症治疗,共治疗晚期食管、贲门癌80例,结果优于对照组。

(二)中医治疗反流性食管炎的临床研究进展

临床研究组方多以理气和胃、降逆清热为主,中药制剂除改善症状外,对黏膜组织有一定修复和保护作用郝氏等[11]报道将42例患者分为肝胃不和(D组)、脾胃虚寒(I组)和肝郁化热(H组)3个证型,分别用匀气汤Ⅰ、Ⅰ、Ⅲ号进行4星期治疗。匀气汤基础方(Ⅰ号方)为柴胡疏肝散合左金丸化裁而成:白芍、枳壳各15克,柴胡、清半夏各12克,黄连、吴茱萸各6克,炙甘草9克,用于肝胃不和组;Ⅱ号方即Ⅰ号方加苍术10克、豆蔻9克,黄连减半量用于脾胃虚寒组;Ⅲ号方即Ⅰ号方加龙胆草、焦栀子、延胡索各9克,大黄6克等,吴茱萸减半量,用于肝郁化热组。症状缓解率3组均较高,其中脾胃虚寒组症状缓解率明显低于其他两组;食管黏膜治疗有效率也较高,治愈率3组间比较差异无显著性;食管压力3组均有不同程度的改善。黄氏等[12]报道用自拟消炎护膜方(黄连、滑石、生甘草、枳壳、陈皮按1∶6∶1∶2∶2的比例研末),每次3克,大枣10枚煎汤送下,治疗30例,结果显示有效率优于对照组。段氏等[13]用三白汤(白及、延胡索各10克,白芍、半夏、茯苓各12克,白术、旋覆花、柴胡各15克,黄连8克,甘草4克)治疗39例,总有效率优于对照组。秦氏等[14]报道用五香汤(丁香、沉香、藿香、砂仁、人参、白术、竹茹、半夏各10克,陈皮、木香、香附各15克,生姜6片)治疗32例,总有效率较好。喻氏等[15]运用经方黄连汤加味治疗144例,有效率优于对照组,且对治疗其他相关类消化道炎症亦有效率。李氏等[16]报道,在用沙棘

油口服液治疗100例取得临床疗效的基础上，实验室显示该药有加速食管黏膜修复、促进溃疡面愈合作用。周氏[17]报道以自制利膈药膜治疗反流性食管炎75例，也有一定的临床疗效。

【小结】

噎膈证发病多有区域性，男性成人多见。病因以忧思郁怒，饮食所伤，寒温不适，房劳伤肾为主。病位在食道及胃脘，其基本病机改变为食道，贲门狭窄。病初多实，久则有实转虚，但多见虚实夹杂之证。其临床表现以吞咽困难，胸膈痞痛，食入即吐，或全不能食，大便秘结为主。应与梅核气、反胃、呕吐、呃逆、关格等证相鉴别。

噎膈大致可分为痰气交阻、津亏热结、痰瘀内结、气虚阳微4型。在辨证时宜掌握轻重虚实，标本缓急。治疗时，针对不同病机，实证宜祛邪，虚证宜补益。痰气交阻，热结，瘀血属实，宜滋液养血，补气回阳。由于证情错综复杂，往往虚实互见，痰瘀交阻，治疗时必须通权达变，灵活遣方用药，方能收效。

1960年代起，运用噎膈理法，对西医学中食管贲门癌等，进行了临床的观察，取得了一定的效果，丰富了噎膈证的理论和治疗手段。

附方

(1) 启膈散(《医学心悟》)：沙参　茯苓　丹参　川贝　郁金　砂仁壳　荷叶蒂　杵头糠。
(2) 旋覆代赭汤(《伤寒论》)：旋覆花　半夏　人参　代赭石　炙甘草　生姜　大枣。
(3) 四七汤(《和剂局方》引《简易方》)：苏叶　半夏　厚朴　茯苓　生姜　大枣。
(4) 温胆汤(《备金千金要方》)：陈皮　半夏　茯苓　枳实　竹茹　甘草。
(5) 导痰汤(《济生方》)：半夏　陈皮　枳实　茯苓　甘草　制南星。
(6) 来复丹(《和剂局方》)：玄精石　硝石　硫黄　橘皮　青皮　五灵脂。
(7) 木香流气饮(《和剂局方》)：半夏　陈皮　厚朴　青皮　甘草　香附　紫苏叶　人参　赤茯苓　木瓜　石菖蒲　白术　白芷　麦门冬　草果　肉桂　莪术　大腹皮　丁香皮　槟榔　木香　藿香　木通
(8) 四磨汤(《济生方》)：人参　槟榔　沉香　乌药。
(9) 分心气饮(《丹溪心法》)：木通　赤芍　赤茯苓　官桂　半夏　桑白皮　大腹皮　陈皮　青皮　甘草　羌活　紫苏　生姜　大枣　灯心草。
(10) 利膈化痰丸(《丹溪心法》)：天南星　蛤粉　半夏　瓜蒌仁　贝母　香附　皂角　杏仁　姜汁。
(11) 五汁安中饮(验方)：韭汁　牛乳　生姜汁　梨汁　藕汁。
(12) 噎膈膏(《类证治裁》)：人参　牛乳　蔗汁　梨汁　芦根汁　桂圆肉汁　姜汁　人乳。
(13) 沙参麦冬汤(《温病条辨》)：沙参　麦门冬　玉竹　桑叶　天花粉　白扁豆　甘草。
(14) 滋阴清膈汤(《医学统旨》)：黄连　黄芩　黄柏　栀子　当归　生地　白芍　甘草　童便　竹沥。
(15) 玉烛散(《儒门事亲》)：当归　生地　白芍　川芎　大黄　芒硝　甘草。
(16) 人参利膈丸(《卫生宝鉴》)：人参　当归　藿香　枳壳　大黄　厚朴　甘草　木香　槟榔。
(17) 大黄甘草汤(《金匮要略》)：大黄　甘草。
(18) 四顺饮(《症因脉治》)：当归　白芍　大黄　甘草。
(19) 三承气汤(《儒门事亲》)：甘草　大黄　厚朴　芒硝　当归。
(20) 五福饮(《景岳全书》)：党参　白术　甘草　当归　地黄。
(21) 大营煎(《景岳全书》)：当归　熟地　枸杞子　甘草　杜仲　牛膝　肉桂。
(22) 通幽汤(《兰室秘藏》)：生地　熟地　桃仁　红花　当归　炙草。
(23) 桃红饮(《类证治裁》)：桃仁　红花　川芎　归尾　威灵仙。
(24) 猴枣散(录自《上海市中成药制剂规范》)：猴枣　羚羊角　月石　沉香　青礞石　川贝母　天竺黄　麝香。
(25) 润肠化瘀汤(《罗氏会约医镜》)：当归　生地　干漆　大黄　陈皮　枳壳　威参　红花　桃仁。
(26) 滋药膏(《证治准绳》)：地黄　麦门冬　当归。
(27) 代抵挡丸(《证治准绳》)：大黄　芒硝　桃仁　归尾　生地　穿山甲　肉桂。
(28) 二陈汤(《和剂局方》)：陈皮　半夏　茯苓　甘草。
(29) 滋血润肠丸(《医学统旨》)：当归　白芍　生地　红花　桃仁　大黄　枳壳　韭汁。
(30) 六神丸(验方)：麝香　牛黄　冰片　珍珠　蟾酥　雄黄。
(31) 玉枢丹(《片玉心书》)：山慈菇　续随子　大戟　麝香　腰黄　朱砂　五倍子。
(32) 补气运脾汤(《医学统旨》)：党参　白术　茯苓　甘草　黄芪　陈皮　砂仁　半夏曲　生姜　大枣。
(33) 理中汤(《伤寒论》)：党参　白术　干姜　甘草。
(34) 八珍汤(《正体类要》)：当归　熟地　川芎　白芍　人参　白术　茯苓　甘草　生姜　大枣。
(35) 右归丸(《景岳全书》)：熟地　山药　山茱萸　枸杞　杜仲　菟丝子　附子　肉桂　当归　鹿角胶。
(36) 桂附八味丸(《金匮要略》)：附子　肉桂　熟地　山药　茯苓　泽泻　山茱萸　丹皮。

【现代研究】主要参考文献

[1] 汪松兰，徐淑英，赵晓玲．中医药治疗晚期食道癌20例临床观察[J]．中医药学报，1993，(2)：17.
[2] 张书林，阎凤艳．中药治疗晚期食管癌31例[J]．辽宁中医杂志，1989，13(5)：23.
[3] 王庆才，李芬，陈爱平．晚期食管癌从痰瘀论治44例疗效观察[J]．四川中医，1993，11(6)：25.
[4] 贾树培，刘淑兰．中药综合治疗食管癌46例[J]．中国中西医结合杂志，1997，17(5)：310.
[5] 强致和，靳祥祜．复方斑蝥丸加减治疗中晚期食管癌贲门癌126例[J]．中西医结合杂志，1989，9(8)：503.
[6] 李华．龙蛭通噎汤治疗食管癌110例[J]．安徽中医学院学报，1997，16(6)：34～35.
[7] 霍杰，徐家龄，邢少华．中医药配合放疗治疗36例食管癌[J]．中医药学报．1995，(1)：10.
[8] 王福林．中西医结合治疗中晚期食道癌54例[J]．中国中西医结合杂志，1997，17(4)：253.
[9] 张明．益气消积汤合化疗治疗食道癌52例[J]．实用中医药杂志，1996，12(2)：27.

[10] 王希胜. 中西医结合治疗晚期食管贲门癌印例临床观察[J]. 陕西中医学院学报,1995,18(3): 9.
[11] 郝娅宁,孙喜才,张健. 匀气汤对反流性食管炎患者黏膜形态及食管动力学的影响[J]. 中国中西医结合杂志,1998,18(6): 345.
[12] 黄福斌,季哲生. 消炎护膜治疗反流性食管炎 30 例[J]. 上海中医药杂志,1990,(1): 34.
[13] 段磊,段苌. 中西医结合治疗反流性食管炎 70 例[J]. 中国中西医结合杂志,1999,19(2): 120.
[14] 秦周顺,王俊芳. 五香汤治疗反流性食管炎 32 例[J]. 中国中西医结合脾胃杂志,1998,6(4): 195.
[15] 喻秀兰,宋文曙,曾令菊,等. 黄连汤加味治疗反流性食管炎临床观察[J]. 中国中西医结合脾胃杂志,1999,7(3): 140.
[16] 李玺,王进海,乔成林. 沙棘油口服液治疗反流性食管炎 100 例[J]. 陕西中医,1996,17(6): 252.
[17] 周玉来. 利膈药膜为主治疗反流性食管炎 75 例[J]. 中医研究,1999,12(4): 25.

泄 泻

【定义】

泄泻是指大便次数增多,粪质溏薄或完谷不化,甚至泻出如水样的病证。古有将大便溏薄者称为泄,大便如水样者称为泻,现在临床上一般都统称为泄泻,主要由于湿胜与脾胃功能失调,而致清浊不分,水谷混杂,并走大肠而成。一年四季均可发生,但以夏秋两季较为多见。

【历史沿革】

泄泻首载于《内经》。《素问・气交变大论篇》中记有"鹜溏"、"飧泄"、"濡泄"、"注下"等病名。《素问・阴阳应象大论篇》说:"湿胜则濡泻。"可见,用泄泻统称本病,是以《内经》作为理论依据的。

对其病因的论述,《内经》或言风,或言湿,或言寒,或言热,或言清气在下。如"春伤于风,邪气留连,乃为洞泄"(《素问・生气通天论篇》);"长夏善病,洞泄寒中"(《素问・金匮真言论》),以及"清气在下,则生飧泄"(《素问・阴阳应象大论篇》)等等。这些论点,都反映了《内经》关于泄泻病因病机的论述。

继《内经》之后,《难经・第五十七难》提出了五泄的病名和症状,谓"泄凡有五,其名不同:有胃泄、有脾泄、有大肠泄、有小肠泄、有大瘕泄,名曰后重。胃泄者,饮食不化色黄;脾泄者,腹胀满,泄注,食即吐逆;大肠泄者,食已窘迫,大肠色白,肠鸣切痛;小肠泄者,溲而便脓血,少腹痛;大瘕泄者,里急后重,数至圊而不能便,茎中痛。此为五泄之要法也"。《难经》提到的五泄,是从脏腑辨证角度提出的,虽然小肠泄与大瘕泄可能属于痢疾,但其余三泄多属泄泻范畴。

汉代张仲景在《金匮要略》中,立"呕吐哕下利病脉证治"一篇,将痢疾与泄泻,统称为下利,并分为虚寒、实滞、气利 3 种类型。文中说:"下利清谷不可攻其表,汗出必胀满"、"下利清谷,里寒外热,汗出而厥者,通脉四逆汤主之。"指出虚寒下利的症状与治法。又说:"下利,三部脉皆平,按之心下坚者,急下之,宜大承气气汤"、"下利谵语者,有燥屎也,小承气汤主之。"提出实滞下利用"通因通用"法。以上为泄泻的辨证论治奠定了基础。

晋代王叔和曾在《脉经》有关泄利之脉中指出,"尺脉细微,溏泄,下冷利"、"泄注脉缓,时小结者生,浮大数者死"等等,对于从脉学上认识泄泻的诊断和预后,也有一定的意义。

宋代陈无择《三因极一病证方论》载有"泄泻叙论",认为不仅外邪可以导致泄泻,情志失调,亦可引起泄泻,如说:"喜则散,怒则激,忧则聚,惊则动,脏气隔绝,精神夺散,以致溏泄。"

元代《丹心溪法・泄泻》说"泄泻有湿、火、气虚、痰积、食积"之分,"湿用四苓散加苍术,甚者苍、白二术同加,炒用燥湿兼渗泄。火用四苓散加木通、黄芩,伐火利小水",朱氏对泄泻病因的论述,语简意明,论治有方有法。

明代张景岳《景岳全书・泄泻》说:"泄泻之本,无不由于脾胃"、"泄泻之因,惟水火土三气为最"、"凡泄泻之病,多由水谷不分,故以利水为上策。"张氏认为泄泻之病,多见小水不利,若水谷分利,则泻自止,所以认为利水是上策。但张氏更认识到,分利之法也不是所有泄泻患者都适用,他指出"有寒泻而小水不利者……有命门火衰作泻而小水不利者,"然分利之法,"惟暴注新病者可利,形气强壮者可利,酒湿过度、口腹不慎者可利,实热闭塞者可利……若病久者不可利,阴不足者不可利,脉证多寒者不可利,形气虚弱者不可利,口干非渴而不喜冷者不可利",务须"察其所病之本",否则"愈利愈虚"。张氏这种辨证明确,持论平正的观点,能从正反两方面论述可利与不可利的关系,值得效法。

与张氏同时代的李中梓《医宗必读・泄泻》对泄泻的治法,作了进一步的概括,提出了著名的治泻九法,为后世所推崇。此九法为:淡渗、升提、清凉、疏利、甘缓、酸收、燥脾、温肾、固涩。认为"夫此九者,治泻之大法,业无遗蕴,至如先后缓急之权,岂能预设,须临证之顷,圆机灵变"。其论述系统而全面,是泄泻治疗的一个发展,其实用价值为临床所证实。

清代诸家论述泄泻的文献很多,如吴谦的《医宗金鉴》、叶天士的《临证指南医案》、程钟龄的《医学心悟》、张璐的《张氏医通》等,综观其论,皆宗《内经》之旨,并有所发挥。在病因上强调湿邪致泻的基本原理,在病机上重视肝、脾、肾在发病中的重要作用。叶氏认为久患泄泻,"阳明胃土已虚,厥阴肝风振动",创泄木安土之法,用甘以理胃,酸以制肝,方中每多人参、乌梅相配,或甘草、白芍同用,继承前人的经验,又给后人以启迪。

【范围】

泄泻与西医学腹泻的含义相同,可见于多种疾病,凡因消化器官发生功能性或器质性病变导致腹泻时，如急慢性肠炎、肠结核、肠功能紊乱、结肠过敏等，均可参考本篇内容进行辨证论治。

【病因病机】

泄泻的病因，由感受外邪，饮食所伤，情志失调及脏腑虚弱等，但关键在于脾胃的功能障碍。湿邪致病，往往不是单一的，有寒湿互合，亦有湿热相搏。脾胃功能障碍的原因又是多方面的，有外邪影响，有脾胃本身虚弱，有肝旺乘脾，还有命门火衰、脾失温煦。现分述如下。

1. **感受外邪** 外邪致泻，以暑、湿、热较为常见，其中尤以湿邪最为多见。因脾恶湿而喜燥，外来湿邪，最易困阻脾土，脾失健运，水谷混杂而下，以致发生泄泻。所以有"湿多成五泄"和"无湿不成泻"之说。寒邪和暑热之邪，既可侵袭肺卫，从表入里，使脾胃升降失司，亦可直接损伤脾胃，导致运化失常，清浊不分，引起泄泻，但仍多与湿邪相兼而致病。所以《杂病源流犀烛·泄泻源流》说："湿盛则飧泄，乃独由于湿耳，不知风、寒、热、虚虽皆能为病，苟脾强无湿，四者均不得而干之，何自成泄？是泄虽有风、寒、热、虚之不同，要未有不原于湿者也。"

2. **饮食所伤** 饮食过量，停滞不化；或恣食肥甘，湿热内蕴；或误食生冷不洁之物，损伤脾胃，致运化失职，水谷不能化生精华，反停为湿滞，而发生泄泻。诚如《景岳全书·泄泻》所说："饮食不节，起居不时，以致脾胃受伤，则水反为湿，谷反为滞，精华之气不能输化，乃致合污下降而泻利作矣！"

3. **情志失调** 脾气素虚，或原有食滞，或本有湿阻，但未至发病，复因情志失调，忧郁恼怒，精神紧张，以致肝气失于疏泄，横逆乘脾犯胃，脾胃受制，运化失常，而成泻泄。若患者情绪仍郁结不解，其后即使没有食滞、湿阻等因素，每遇大怒或精神紧张，即发生泻泄。正如《景岳全书·泄泻》所说："凡遇怒气便作泄泻者，必先怒时挟食，致伤脾胃，故但有所犯，即随触而发，此肝脾二脏之病也，盖以肝木克土，脾气受伤而然。"

4. **脾胃虚弱** 长期饮食失调，或劳倦内伤，或久病缠绵，均可导致脾胃虚弱，因脾主运化，胃主受纳，脾胃虚弱则不能收纳水谷和运化精微，以致水反成湿，谷反成滞，湿滞内停，清浊不分，混杂而下，遂成泄泻。

5. **命门火衰** 脾的阳气与肾中真阳密切相关，命门之火能助脾胃腐熟水谷，帮助肠胃的消化吸收。若年老体弱或久病之后，损伤肾阳，肾阳虚衰，命火不足，则不能温煦脾土，运化失常，而引起泄泻。此外，"肾为胃关"，若肾阳不足，关闭不密，则大便下泄。如《景岳全书·泄泻》指出："肾为胃之关，开窍于二阴，所以二便之开闭，皆肾脏之所主，今肾中阳气不足，则命门火衰……阴气盛极之时，即令人洞泄不止也。"

除六淫外邪、饮食失节、脾胃虚弱、命门火衰等因素之外，饮水过多，胃肠不能吸收，水留大肠，可引起泄泻。寒热湿滞蕴结曲肠，病久入络，瘀阻络伤，亦可导致泄泻不已。

综上所述，泄泻的主要病变在于脾胃与大小肠，而脾虚湿胜是导致本病发生的重要因素。外因与湿邪关系最大，湿邪侵入，损伤脾胃，运化失常，《素问·阴阳应象大论篇》所谓："湿盛则濡泻。"内因则与脾虚关系最为密切，脾虚失运，水谷不化精微，湿浊内生，混杂而下，发生泄泻。《景岳全书·泻泄》所谓："泄泻之本，无不由于脾胃。"肝肾所引起的泄泻，也多在脾虚的基础上发生。脾虚失运，可导致湿胜，而湿胜又可影响脾的运化，故脾虚与湿胜是互相影响，互为因果。

【诊断与鉴别诊断】

一、诊断

（一）发病特点

本病多发于夏秋季节，但一年四季均可发病。

（二）临床表现

泄泻是以排便次数增多，每日三五次至十数次或更多，粪质稀溏，或如水注，或完谷不化，腹痛肠鸣为主证作为主要诊断依据。属寒湿者，则苔白腻，脉濡缓；属湿热者，则苔黄腻，脉濡数或滑数；属伤食者，则舌苔垢浊或厚腻，脉滑；属脾虚者，则舌质淡，苔白润，脉细弱；属肾虚者，则舌质淡，苔薄白，脉沉细。有暴饮暴食或误食不洁之物的病史。

二、鉴别诊断

1. **痢疾** 以腹痛、里急后重、利下赤白脓血为主症，可与泄泻作为鉴别。张景岳《景岳全书·泄泻》对于泄泻和痢疾的区别认为"但泻浅而痢深，泻轻而痢重；泻由水谷不分，出于中焦；痢以脂血伤败，病在下焦。在中焦者，湿由脾胃而分于小肠，故可澄其源，所以治宜分利；在下焦者，病在肝肾大肠，分利已无所及，故宜调理真阴，并助小肠之主，以益气化之源。此泻痢之证治有不同，而门类亦当有辨，然病实相关，不可不兼察以为治也"。

2. **霍乱** 霍乱是一种上吐下泻同时并作的病证，其发病特点是来势急骤，变化迅速，病情凶险，起病时先突然腹痛，继则吐泻交作，所吐之物多为未消化食物，气味酸腐热臭；所泻之物多为黄色粪水，或如米泔，常伴恶寒发热，部分患者在吐泻之后，津液耗伤，迅即消瘦，或发生转筋，腹中挛痛；若吐泻剧烈，则见面色苍白，目眶凹陷，汗出肢冷等津竭阳亡危候，可与泄泻作为鉴别。

【辨证论治】

一、辨证

（一）辨证要点

1. **辨缓急** 急性泄泻（暴泻）发病急骤，病程较短，常以湿盛为主；慢性泄泻发病缓慢，病程较长，迁延日久，每因饮食不当，劳倦过度而复发，常以脾虚为主。或病久及肾，出现五更泄泻，腰酸怕冷，是命门火衰，脾肾同病。

2. **辨轻重** 一般泄泻，若脾胃不败，饮食如常，多属轻症，预后良好。若泄泻不能食，形体消瘦，泻泄无度；或久泄滑脱不禁，致津伤液竭，则每有亡阴、亡阳之变，多属重证。《中藏经》说："病洞泄不下食，脉急则死。"认为能食与不能食，对于权衡泄泻的轻重有重要意义。

3. **辨寒热虚实** 凡病势急骤，脘腹胀满，腹痛拒按，泻后痛减,小便不利者,多属实证;凡病程较长,腹痛不甚,腹痛喜按,小便利,不渴,多属虚证。粪质清稀如水,腹痛喜温,畏寒,完谷不化,手足欠温,多属寒证。如粪便黄褐,味臭较重,肛门灼热,泻下急迫,小便短赤,口渴喜冷饮,多属热证。

4. **辨兼夹证**　泻而兼有恶寒自汗,发热头痛,脉浮者,为挟风;泻泄发生在炎夏酷暑季节,症见身热烦渴,头重自汗,脉濡数,为挟暑;泻泄而兼腹脘痞闷,嗳腐酸臭,为兼伤食。

（二）证候

泄泻的证候分类,古今文献记载不一致,有从病因分,有从病变脏腑分,有从疾病性质分,有从病程分,从不同的角度,反映了泄泻的证候分类特点。今参考以上分类综合介绍如下。

暴泻

[寒湿泄泻]

症状:泄泻清稀,甚则如水样,腹痛肠鸣,脘闷食少,苔白腻,脉濡缓。若兼外感风寒,则恶寒发热头痛,肢体酸疼。苔薄白,脉浮。

病机分析:寒湿泄泻主要是因为寒湿之邪,侵犯脾胃,致使脾胃升降失司,清浊不分,水谷并走大肠,故泄泻清稀甚则如水样;寒湿内盛,肠胃气机受阻,则腹痛肠鸣;寒湿困脾,则脘闷食少;苔白腻,脉濡缓,是寒湿内阻之征。而恶寒发热头痛,肢体酸疼,苔薄白,脉浮,是外感风寒之证。

[湿热泄泻]

症状:泄泻腹痛,泻下急迫,或泻而不爽,粪色黄褐,气味臭秽,肛门灼热,烦热口渴,小便短黄。苔黄腻,脉滑数或濡数。

病机分析:肠中有热,故泻下急迫;湿热互结,故泻而不爽;粪黄而臭,肛门灼热,口渴尿黄为湿热下注之象。苔黄腻,脉滑数或濡数均为湿热内盛之征。

[伤食泄泻]

症状:腹痛肠鸣,大便臭如败卵,泻后痛减,脘腹胀满,嗳腐酸臭,不思饮食。苔垢浊或厚腻,脉滑。

病机分析:宿食内停,阻滞肠胃,故腹痛肠鸣;宿食不化,浊气上逆,则嗳腐酸臭;食积不化而腐败,则泻下臭如败卵;浊气得以下泄,故泻后痛减;胃肠为饮食所伤,则不思饮食。苔垢浊或厚腻,脉滑,均为食滞内困之象。

久泄

[脾虚泄泻]

症状:大便时溏时泻,迁延反复,完谷不化,饮食减少,食后脘闷不舒,稍进油腻食物,则大便次数明显增加,面色萎黄,神疲倦怠。舌淡苔白,脉细弱。

病机分析:脾虚泄泻主要是由于脾气虚弱,清阳之气不能升发,运化失常所致,故大便时溏时泻,完谷不化;脾虚运化无权,故饮食减少,或食后脘闷不舒,久泻不已;脾胃益虚,化源不足,故面色萎黄,疲乏倦息。舌淡苔白,脉细弱,均是脾胃虚弱之象。

[肾虚泄泻]

症状:黎明之前脐腹作痛,肠鸣即泻,泻后则安,形寒,肢冷,腰膝酸软。舌淡,苔白,脉沉细。

病机分析:肾阳虚衰,不能温煦脾土,而黎明之前,阳气未振,阴寒较盛,故脐腹作痛,肠鸣即泻,泻后则安;形寒,肢冷,腰膝酸软,舌淡苔白,脉沉细,均为脾肾阳气不足之象。

[水饮留肠]

症状:形体消瘦,肠鸣漉漉有声,便泻清水,或大便呈泡沫样,泛吐清水,腹胀尿少。舌质淡,苔白滑,脉濡滑。

病机分析:平时饮水过多,水分不易吸收,滞留肠中,致肠鸣漉漉有声,便泻清水,或大便呈泡沫样;水饮内阻,故见腹胀尿少;水饮上逆,故泛吐清水;运化不健,饮食不能化为精微,反停而为饮,致肌肉不得充养,所以形体消瘦。脉濡滑,苔滑白,均为水饮内停之征象。

[瘀阻肠络]

症状:泄泻日久,泻后有不尽之感,腹部刺痛,痛有定处,按之痛甚,面色晦滞。舌边有瘀斑或舌质暗红,口干不欲多饮,脉弦小涩。

病机分析:泄泻日久入络,血瘀肠络,不通则痛,故腹部刺痛,痛有定处,按之痛甚;瘀阻气滞,故泻后有不尽之感;口干不欲多饮,面色晦滞,舌边有瘀斑或舌质暗红,脉弦小涩,均为瘀血内阻之征象。

二、治疗

（一）治疗原则

治疗应以运脾化湿为原则。暴泻以湿胜为主者,宜重用化湿,佐以分利。再根据寒湿和湿热的不同,分别采用温化寒湿与清化湿热之法。挟有表邪者,佐以疏解;挟有暑邪者,佐以清暑;兼有伤食者,佐以消导。久泻以脾虚为主者,当予健脾。因肝气乘脾者,宜抑肝扶脾;因肾阳虚衰者,宜温肾健脾;中气下陷者,宜升提;久泄不止,宜固涩。暴泻不可骤用补涩,以免固闭其邪;久泻不可漫投分利,以免劫其阴液。

（二）治疗方药

暴泻

[寒湿泄泻]

治法:芳香化湿,解表散寒。

方药:轻症用平胃散;重症用胃苓汤;兼风寒表证者用藿香正气散加减。平胃散由苍术、厚朴、陈皮、甘草、生姜、大枣组成,具健脾燥湿散寒作用。五苓散由桂枝、白术、茯苓、猪苓、泽泻组成,功能行气利水。胃苓汤乃平胃散和五苓散的合方。藿香正气散的紫苏、白芷,解表散寒;藿香辛温散寒,芳香化浊;厚朴、大腹皮燥湿理气除满;半夏、陈皮理气化痰,和中止呕;茯苓、白术健脾化湿。本方既能疏风散寒,又能化湿除满,健脾宽中,调理肠胃,使湿浊得化,风寒外解,脾胃功能得到恢复,而泄泻自止。若表寒重者,尚可加荆芥、防风,增加疏散风寒之力。

[湿热泄泻]

治法:清热利湿。

方药:葛根芩连汤为主方。葛根芩连汤是治疗湿热泄泻的常用方剂。方中葛根解肌清热,煨用能升清止泻。黄芩、黄连苦寒清热燥湿;甘草甘缓和中。偏湿重者加薏苡仁、厚朴;挟食滞者加神曲、山楂、麦芽;如有发热、头痛、脉浮等风热表证，上方加金银花、连翘、薄荷。如在夏暑之间，证见发热头重，烦渴自汗，小便短赤，脉濡数等，是暑湿入侵，表里同病，用新加香薷饮合六一散以解暑清热，利湿止泻。一般说，必须掌握是湿重抑或热重，是挟暑抑或挟滞。湿重者宜偏于祛湿；热重者宜偏重于清热；挟暑者宜清暑祛湿；挟滞者宜消食导滞。

［伤食泄泻］

治法：消食导滞。

方药：保和丸为主方。方中神曲、山楂、莱菔子消食和胃；半夏、陈皮和胃降逆；茯苓健脾祛湿；连翘清热散结。如果食滞较重，脘腹胀满，可因势利导，根据“通因通用”的原则，用枳实导滞丸，以大黄、枳实为主，推荡积滞，使邪有出路，而达到祛邪以安正的目的。

久泻

［脾虚泄泻］

治法：健脾益气。

方药：参苓白术散为主方。方中人参、白术、茯苓、甘草健脾益气；砂仁、陈皮、桔梗、扁豆、山药、莲子肉、薏苡仁，理气健脾化湿，是治疗脾虚泄泻的常用方。若脾阳虚衰，阴寒内盛，亦可用附子理中汤以温中散寒。若久泻不愈，中气下陷，而兼有脱肛者，可用补中益气汤，并重用黄芪、党参以益气升清，健脾止泻。

此外，尚有一种泄泻，每因情绪紧张或恼怒抑郁，即发生腹痛泄泻，平时多有胸胁胀闷不舒，嗳气，食少，苔薄，脉弦，此乃肝旺乘脾所致，治宜抑肝扶脾，方用痛泻要方，或四君子汤合四逆散加减。

［肾虚泄泻］

治法：温补脾肾，固涩止泻。

方药：理中汤合四神丸为主方。四神丸重补骨脂补肾阳；肉豆蔻、吴茱萸温中散寒；五味子收敛止泻。配合理中汤温中健脾，可治脾肾虚寒之泄泻。如年老体衰，久泄不止，中气下陷，宜加入益气升阳及止涩之品，如黄芪、诃子肉、赤石脂之类，亦可合用桃花汤以固涩止泻。

肾虚泄泻在治疗上比较强调温肾与固涩两法，因为久泻不仅脾阳虚弱，亦可导致命门火衰。古有“久泻无火”、“久泻无不伤肾”之说，可见前人重视温肾这一治法是有理论根据的。对久泻应用固涩法古文献中的论述亦颇详尽，如《丹溪心法·泄泻》说：“世俗屡用涩药，治痢与泻，若积久而虚者，或可行之，初得之者，必变他疾。”指出用固涩止泻的法则必须慎重，所谓“滑者涩之”，是指滑泄久泻，邪去正衰方可使用。大抵虚者可固，实者不可固；久者可固，暴者不可固。

［水饮留肠］

治法：健脾利湿，前后分消。

方药：苓桂术甘汤合己椒苈黄丸为主方。桂枝通阳；茯苓、白术健脾利湿；甘草和中；防己、椒目利尿；葶苈子泻肺利水；大黄泻下；相互配伍，健脾利水，前后分消。若兼有腹中攻痛者，再合桂枝汤同用，以和营止痛。治愈后嘱病员忌食生冷，少饮茶水。

［瘀阻肠络］

治法：化瘀通络，和营止痛。

方药：少腹逐瘀汤为主方。方中以蒲黄、五灵脂与当归、川芎配合，是其主要组成部分；再加延胡索、没药活血定痛；桂心、小茴香、干姜温经散瘀，肠络瘀血得散，则泄泻腹痛自止。若气血瘀滞，化为脓血，大便挟有赤白黏冻，可合白头翁汤同用，以清热凉血。

（三）其他方法

1. 简便方

(1) 暴泻不止，陈艾 1 把，生姜 1 块，水煎服。

(2) 泻利口渴，乌梅煎汤，日饮代茶。

(3) 久泻不止，罂粟壳蜜炙，厚朴姜制，各 120 克为细末，每服 3 克，米饮下，忌生冷。

(4) 神曲(炒焦成炭)。用法：研为细末，成人每日 9 克，开水送服。治泄泻不止。

(5) 山楂(炒焦)。用法：研细末，白糖水冲服，成人 6 至 9 克，患儿酌减，每日 2～3 次。治腹泻不止。

(6) 茶叶 30 克，或加红糖 30～60 克。用法：将小锅洗净，先放茶叶浓煎，再放红糖，熬到发黑，饮用。治腹泻不止。

(7) 番石榴叶。用法：将新鲜番石榴叶 1 000 克洗净后放入锅中，加水浸过，煎 4～5 小时倾去药渣，再浓缩为1 000 毫升，加入 0.1%苯甲酸钠防腐剂，调入糖精与香料即成。成人量每次 10～30 毫升，每日 3 次，儿童用量酌减。

(8) 车前子(炒)。用法：研末，每服 6 克，每日 3 次，米汤调服。治暴泻不止，小便不通。

(9) 芡实、百合各 60 克。用法：上 2 味煮稀饭共食。治脾虚泄泻。

(10) 建莲肉 500 克，蜂蜜适量。用法：炒研末，炼蜜为丸，每次用开水吞服 3 克，每日 3 次。适用久泻。

(11) 大蒜。用法：将大蒜捣烂，贴敷足心或贴脐中。适用虚寒久泻。

(12) 生姜、陈茶叶各 9 克。用法：水煎，作一次服，连服数次。适用于水泻。

2. 中成药

(1) 藿香正气丸：适用于四时外感寒湿而致急性泄泻，或兼有腹胀呕吐者，每次 1 丸，每日 3 次。

(2) 保济丸：适用于四时感冒，发热头痛，腹痛腹泻，恶心呕吐，消化不良，每次 1～2 包，每日 3 次。

(3) 附桂理中丸：适用于脾肾阳虚泄泻，每日 1 丸，每日 3 次。

3. 针灸

(1) 针刺：上巨虚(双)、天枢(双)、足三里(双)。适用于急性泄泻。

(2) 艾灸：上脘、天枢(双)、关元、足三里(双)。适用于慢性泄泻。

4. 拔火罐　用口径 6 厘米中型火罐，于肚脐窝处(相当于神厥穴，包括天枢穴处)，拔 1 罐，隔 1 日或隔 4 日 1 次。适用于大便溏薄次数多，或为清冷之灰白色稀便，或为完谷不化之食物残渣。

【转归及预后】

一般说，暴泻的转归有三：一是治愈；二是暴泻无度，伤阴耗气,很快造成亡阴亡阳之变;三是少数患者,初因暴泻,或因失治,或治不对证,迁延日久,由实转虚,变为久泻。久泻患者经治疗多能获愈,但也有少数患者由于反复泄泻,致脾胃益虚,脾病日久及肾,脾肾同病。若久泻脾肾衰败,纳食呆滞,形体消瘦,为脾气下陷。若肾虚进一步发展,既不能温养于脾,又不能固摄于下,致使泄泻无度,则病情趋向重笃。

泄泻是一个常见病证,除部分暴泻急剧,以致气阴两衰,或久泻脾肾衰败,造成亡阴亡阳之变外,一般若能正确治疗,多能获愈,预后良好。

《医宗金鉴·泄泻总括》在论述泄泻危候时指出:"泄泻形衰脉实大,五虚哕逆手足寒,大孔直出无禁止,下泻上嗽命多难。"五虚是指脉细、皮寒、气少、水浆不入、大便不禁。泄泻若见上述表现,预后多不良。

【预防和护理】

要加强锻炼,增强体质,使脾旺不易受邪。开展爱国卫生运动,消灭苍蝇,加强饮食卫生和水源管理,不吃腐败变质的食物,不喝生水,生吃瓜果要烫洗,要养成饭前便后洗手的良好习惯。泄泻患者要给予流质或半流质饮食,忌食辛热炙煿肥甘厚味。若暴泻耗伤胃气,可给予淡盐汤、饭汤、米粥以养胃气。若属虚寒泄泻,亦可予以淡姜汤饮之,温以振脾阳,调和胃气。

【现代研究】

在对泄泻的现代研究中,以久泄为多,除了对传统的中医治法、辨证分型作了探讨补充之外,还利用现代的内窥镜技术,使微观表现与辨证论治相结合,探讨其疗效及对总体的"证"的影响,为中医的辨证论治提供了新思路。

(一)治法研究

张氏[1]受李东垣升阳除湿法的启发,认为脾虚湿盛的泄泻,证见四肢困倦,身重肢酸,大便泄泻,肠鸣腹胀,或腹痛,小便涩少,舌体胖大,有齿痕,苔薄白而腻,脉弱或弦等,使用升阳除湿法宜重用风药升阳,如羌活、升麻、独活、柴胡之类。因风药性温味辛,其气升浮,具有升发清阳,舒展经络之气的作用。张元素在《医学启源》中概括其谓"风、升、生"。故而阳气升腾,浊阴自化;而风药又能胜湿,则阴湿亦自除,则泄泻可止。此谓"寒湿之胜,助风以平之",亦为"下者举之"的方法。同时升阳除湿往往伍以甘温益气,或甘寒泻火之品。缘脾胃既虚,则寒湿内生或湿热为病,两者变化常互相关联,故用药也应考虑。

李氏等[2]总结治泄十法,认为泄泻宜分虚实:发病急,病程短,腹部胀痛,泻后痛减的多属实泻;起病缓,病程长,腹痛隐隐,喜按喜温多属虚泻。实则泻之,宜化湿、分利、疏散、泄热、调气;虚则补之,宜健脾、温肾、益气、升提、固涩。

沈氏[3]认为:便溏久泄,治从心肝肺。清心火法:因心脉"起于心中",下"络小肠"。心火下迫小肠,则化物失职,清浊不分,由受盛之官而累及传导之腑,临床表现为大便急迫,量少次多,腹部隐痛,肛门灼热,口舌生疮,口干,小便黄赤,舌尖红等。治以清降心火为主,方用导赤散加减。平肝木法:肝的疏达气机的功能,有助于脾胃的运化,也能调节肠腑的传导。若肝气疏泄之力不及或克侮脾土太过,均能导致泄泻,即古谓"肝泄"。若肝气不足,疏泄不及,非但脾土失其条达之助,肠腑也可会乏其约束调运而继发泄泻。临床多见于妇女肠易激综合征患者,情志抑郁,肝气不畅,泄泻难愈。治以平肝疏达为主,方用四逆散合痛泻要方加减。开肺金法:肺与大肠互为表里,肺与大肠在生理上相辅相成,在病机上相互影响,肺失清肃往往影响大肠的功能调节,肠腑病患可以用调理肺金的方法来治疗。慢性非特异性溃疡性结肠炎患者,若伴有咳嗽、痰鸣、胸闷、咽痒等肺系症状者,可考虑理肺气以止泻。痰浊内伏肺金,肺失清肃,阻遏气机,肠腑传导失调,泄泻与咳喘并存。治以开宣肺金之气为主,方用桔梗甘草汤合二陈汤加减。

余氏[4]认为暑湿泄泻须注意兼夹风寒;湿热泄泻与暑湿泄泻两者不能相提并论,应区别对待:湿热泄泻与暑湿泄泻两者有诸多共同的症状表现,但湿热泄泻一年四季均可发病,发病程度一般较缓。而暑湿泄泻是在特定的夏秋季节发病,小儿尤为多见,其特点是发病急、传变速、易伤津液,初起即呕吐频繁,泻下急迫,每昼夜可达10～20次,病势急剧,持续吐泻,高热烦躁,大渴引饮。显然两者从病因、病机和证候等方面,有很大差异,应分别论治。湿热泄泻治宜清热利湿,若病变日久多伤及脾阳。暑湿泄泻为火毒病邪致病,治疗应重在祛暑泻火、解毒利湿,治不及时,易伤脾阴,甚而出现伤津之象,应急加益气生津之品。

(二)名师经验

林氏[5]总结蔡淦治疗慢性泄泻的经验为:慢性泄泻是以脾虚清阳不升为本,并可兼有肝郁、肾虚、湿胜等兼夹证,其分型、治法分别为肝郁脾虚型,治以疏肝健脾;脾肾两虚型,治以温肾健脾,升阳止泻;水湿内停型,治以温阳化气,利水渗湿。袁氏[6]总结胡建华治疗慢性泄泻的经验认为:慢性泄泻病位在肝脾肾三脏和大、小肠,常为本虚标实,中寒下热之证。其治疗不但要照顾到脾胃之本,而必须标本兼顾、寒温并用。同时介绍了胡建华治疗慢性泄泻的用药特点。对于肝木乘脾之泄泻者,则用痛泻要方以抑肝扶脾。不可妄投龙胆草、山栀等苦寒泻肝之品,宜用白芍以柔养肝体,抑制肝用。如出现"五更泻"之脾肾阳虚者,则需温补脾肾之阳,可用淫羊藿、补骨脂等补阳温柔之剂。久泻者多有血瘀之症,可适当加入莪术、赤芍、红花等活血化瘀,但对桃仁、当归等有润肠作用的活血化瘀药物则避之不用。对于泄泻患者,不可轻率使用固涩法,以防留寇,而宜用清热消滞、行气止痛的药物。在使用固涩药的同时,常与陈皮、木香等理气药配合使用,以求止泻而不留寇之功。周氏[7]总结谢昌仁治疗慢性泄泻经验:风药对于本病尤多效用;寒温并用;地榆炭、槐花炭、炮姜炭,三炭合用以消除大便黏液。他还提出了脾阴不足之泄泻的论治,主症为:病程已久,形体消瘦,泄泻反复发作,纳谷不香,口干欲饮,舌红苔少,脉细。治疗宜健脾助运,参苓白术散加减。他认为久泻患者脾阴不足并不少见,久泻则阴伤。若予滋补,易于腻滞,阻碍脾气,又可造成润药滑肠之弊,故脾贵运不贵补;若用香燥,则更伤脾阴,正气难复,只宜平补淡渗,健脾助运,使脾胃功能恢复，泄泻得止，脾阴亦自然恢复。

（三）临床研究

蔡氏等[8]认为腹泻型肠易激综合征（IBS）属于中医“泄泻”病证范畴，与“痛泄”关系最为密切，情志失调导致肝木乘脾是发病的主要病因病机，但脾气虚弱是导致 IBS 发生的另一主要病机。并在“痛泄要方”的基础上创制临床效方“肠吉泰（白术、防风、白芍、陈皮、乌梅、延胡索等组成）”治疗 60 例腹泻型肠易激综合征患者，与 31 例匹维溴铵组进行随机对照，观察治疗前后患者主要症状的变化：如腹痛程度、腹痛日数、腹胀情况、排便满意度、生活干扰程度以及大便性状和急迫程度等。据报道，肠吉泰组治疗腹泻型 IBS 总有效率为 86.67%，匹维溴铵组为 77.42%，两者比较无显著性差异（$P>0.05$）。但肠吉泰在单项症状方面有治疗优势，可明显改善腹泻型 IBS 患者大便性状、减少腹泻患者排便次数、减轻急迫症状、减少患者腹痛程度、腹胀程度，疗效均优于得舒特。

彭氏等[9,10]以中医宏观辨证结合微观辨证的方法研究分部位中药保留灌肠治疗湿热泄泻型慢性结肠炎以及中药口服治疗脾气虚泄泻型慢性结肠炎的疗效。前者首先根据宏观辨证，辨证为湿热型，用葛根芩连汤加减为基础方，药物组成：葛根、火炭母、败酱草各 20 克，地榆、槐花各 15 克，黄芩、黄连、甘草各 10 克。再结合结肠镜下微观辨证加味用药：结肠镜下表现大肠黏膜除充血水肿外，有糜烂者为热甚象，加金银花、生地各 15 克；大肠黏膜附着黏液较多者为湿甚象，加泽泻 15 克、薏苡仁 30 克；肠腔易痉挛者为气滞象，加柴胡、木香、白芍各 10 克。据报道，经过治疗后，60 例湿热泄泻型慢性结肠炎治愈 16 例，显效 27 例，有效 13 例，无效 4 例，总有效率 93%。后者治疗方法是两组均用口服中药汤剂治疗，基础方为四君子汤合痛泻要方，药物组成为：党参 20 克，白术 15 克，茯苓 15 克，炙甘草 5 克，陈皮 10 克，白芍 10 克，防风 5 克。治疗组用中医宏观辨证结合结肠镜下微观辨证法治疗，口服汤剂在基础方的基础上加减，结肠镜下表现大肠黏膜充血、色红者，为热象，加黄连 5 克，火炭母 15 克；大肠黏膜充血、糜烂者，为热甚象，加黄连 5 克，银花 10 克，连翘 10 克；大肠黏膜水肿、色白者，为寒象，加藿香 10 克，干姜 5 克；大肠黏膜松弛者，为气陷象，加黄芪 20 克，升麻 10 克，柴胡 10 克；大肠黏膜广泛苍白者，为气血虚象，加黄芪 20 克，当归 10 克；大肠黏膜附着黏液较多者，为湿热象，加黄连 3 克、薏苡仁 20 克。对照组用中医辨证治疗，口服汤剂为基础方。均每日常规法水煎服 1 剂，疗程为 1 个月。疗程结束后 7 日内行结肠镜检查。据报道，结果治疗组治愈率为 29.6%，显著高于对照组的 13.5%，治疗组的总有效率达到 98.1%，显著高于对照组的 94.2%。其讨论认为：宏观辨证是对众多微观信息的综合分析，是从微观到宏观的抽象，概括出疾病总体的“证”。而微观辨证是对某一局部微观信息的分析，重点突出疾病在某个局部的“证”，是对宏观辨证的补充。根据望、闻、问、切，宏观概括出湿热泄泻或脾虚泄泻总体的“证”；而对病位在大肠者，再通过结肠镜检查观察大肠黏膜局部的微观变化，补充表达大肠局部的“证”。治疗时，总体的“证”与局部的“证”同时考虑，有利于提高临床疗效。微观辨证学运用现代科学高新技术，将辨证理法加以延伸，更完整、更准确、更本质阐明疾病、证候及其治法方药的物质基础。中医宏观辨证与微观辨证相结合的辨证思维是中医传统辨证与整体观念的进一步完善，是中医传统医学与现代医学相结合的探讨。

【小结】

泄泻以大便次数增多、粪质稀薄为主症，临床常根据病情之缓急轻重，罹病时间的久远短暂，以暴泻和久泻来统括寒热虚实。其病因病机，与“湿盛”、“脾虚”关系最大，湿盛可以伤脾，脾虚又可以生湿，两者之间互为因果，又相互影响。但湿邪常兼见风、寒、暑、热，而有寒湿与湿热之分。脾虚又有脾胃本身虚弱、肝气乘脾及命门火衰，脾失温煦的不同。

泄泻的辨证应从久暴分虚实，暴泻属实，实证有寒湿、湿热、伤食三类；久泻属虚，虚证有脾虚、肾虚之分；而肝旺乘脾，水饮留肠，瘀阻肠络，多属虚实夹杂。各类既可单独出现，也可相兼并见，还可相互转化。所以其治法方药，亦应随证选用。暴泻当以驱邪为主，风寒外束宜疏解，暑热侵袭宜清化，伤食者应消导，湿盛者应分利。久泻当以扶正为主，脾虚者宜健脾益气，肾虚者宜温肾固涩，肝旺脾弱者宜抑肝扶脾，水饮留肠者宜健脾通阳、前后分消，瘀阻肠络者宜化瘀通络止痛。临证若虚实相兼者，应补脾祛邪并施；若寒热错杂者，须温清同用。但暴泻切忌骤用补涩；久泻不宜漫投分利。清热不可过用苦寒，以免苦寒伤脾；补虚不可纯用甘温，因甘能满中生湿。此外，在治疗的同时，还当注意饮食调护，避免生冷油腻等食物，才能有助于提高疗效。

附方

（1）平胃散（《和剂局方》）：苍术　厚朴　陈皮　甘草。
（2）五苓散（《伤寒论》）：猪苓　茯苓　泽泻　白术　桂枝。
（3）胃苓汤（《丹溪心法》）：苍术　厚朴　陈皮　甘草　生姜　大枣。
（4）藿香正气散（《和剂局方》）：藿香　苏叶　白芷　大腹皮　茯苓　白术　半夏曲　陈皮　厚朴　桔梗　炙甘草　生姜　大枣。
（5）葛根芩连汤（《伤寒论》）：葛根　黄芩　黄连　甘草。
（6）四君子汤（《和剂局方》）：党参　白术　茯苓　甘草。
（7）参苓白术散（《和剂局方》）：白扁豆　人参　白术　白茯苓　甘草　山药　莲子肉　桔梗　薏苡仁　缩砂仁。
（8）理中丸（《伤寒论》）：人参　干姜　甘草　白术。
(9) 桃花汤（《伤寒论》）：赤石脂　干姜　粳米。
(10) 补中益气汤（《脾胃论》）：黄芪　甘草　人参　当归　陈皮　升麻　柴胡　白术。
(11) 痛泻要方（《景岳全书》引刘草窗方）：白术　白芍　陈皮　防风。
(12) 四逆散（《伤寒论》）：柴胡　枳实　白芍　炙甘草。
(13) 四神丸（《内科摘要》）：补骨脂　五味子　肉豆蔻　吴茱萸　生姜　大枣。
(14) 升阳益胃汤（《脾胃论》）：黄芪　人参　半夏　独活　防风　白芍　羌活　陈皮　茯苓　柴胡　泽泻　白术　黄连　炙甘草　生姜　大枣。
(15) 苓桂术甘汤（《伤寒论》）：茯苓　桂枝　白术　甘草。

(16) 己椒苈黄丸(《金匮要略》)：防己 椒目 葶苈子 大黄。
(17) 桂枝汤(《伤寒论》)：桂枝 白芍 甘草 生姜 大枣。
(18) 白头翁汤(《伤寒论》)：白头翁 秦皮 黄连 黄柏。
(19) 少腹逐瘀汤(《医林改错》)：桂心 赤芍 干姜 当归 川芎 蒲黄 五灵脂 没药 延胡索 小茴香。

【现代研究】主要参考文献

[1] 张龙江. 升阳除湿法治疗慢性结肠炎脾虚泄泻的体会[J]. 光明中医,2006,21(3)：45.
[2] 李利霞,高记华. 泄泻的中医治疗[J]. 河北中医,2005,27(5)：358～359.
[3] 沈莉萍. 便溏久不愈 治从心肝肺[J]. 浙江中医学院学报,2004,28(3)：36.
[4] 余日新. 泄泻证治体会[J]. 上海中医药杂志,2005,39(5)：16～17.
[5] 林江. 蔡淦治疗慢性泄泻的经验介绍[J]. 中医文献杂志,2005,10(1)：40～41.
[6] 袁灿兴. 胡建华治疗慢性泄泻的经验[J]. 辽宁中医杂志,1997,24(10)：444～445.
[7] 周玉麟. 名老中医谢昌仁治疗慢性泄泻经验[J]. 四川中医,2002,20(11)：3～4.
[8] 蔡淦,雷云霞,郑顺华,等. 肠吉泰治疗腹泻型肠易激综合征60例疗效观察[J]. 江西中医药,2006,37(5)：20～21.
[9] 彭林,陈金泉,林锡芬. 中医宏观辨证结合微观辨证分部位保留灌肠治疗湿热泄泻型慢性结肠炎[J]. 现代中西医结合杂志,2005,14(13)：1470～1471.
[10] 彭林,陈金泉,郑少康,等. 中医宏观辨证结合结肠镜下微观辨证治疗脾气虚泄泻型慢性结肠炎[J]. 中国中西医结合消化杂志,2005,13(3)：197～198.

便 秘

【定义】

便秘指以大便秘结不通为主症的病证。临床上以排便间隔时间延长,或虽不延长而排便困难为特征。便秘多由大肠积热,或气滞,或寒凝,或阴阳气血亏虚,使大肠的传导功能失常所致。在古代,便秘有很多名称。如"大便难"、"后不利"、"脾约"、"闭"、"阴结"、"阳结"、"大便秘"、"大便燥结"、"肠结"、"风秘"、"热秘"、"虚秘"、"气秘"、"湿秘"、"热燥"、"风燥"等。

【历史沿革】

《内经》称便秘为"后不利"、"大便难",认为与脾受寒湿侵袭有关。如《素问·厥论篇》云:"太阴之厥,则腹胀后不利。"《素问·至真要大伦篇》云:"太阴司天,湿淫所胜……大便难。"

汉代张仲景则称便秘为"脾约"、"闭"、"阴结"、"阳结",认为其病与寒、热、气滞有关。如《金匮要略·五脏风寒积聚病脉证治》云:"趺阳脉浮而涩,浮则胃气强,涩则小便数,浮涩相搏,大便则坚,其脾为约,麻子仁丸主之"(后世依此称之为脾约麻仁丸)。又如《金匮要略·腹满寒疝宿食病脉证治》云:"病而闭者,厚朴三物汤主之。"称便秘为"闭",认为病由气滞,治以理气通下之厚朴三物汤。又如《伤寒论·辨脉法》云:"问:脉有阴结阳结者,何以别之?答曰:其脉浮而数,能食不大便者,此为实,名曰阳结也,期十七日当剧;其脉沉而迟,不能食,身体重,大便反硬,名曰阴结也,期十四日当剧。"将便秘分为阳结、阴结两种,很受后人推许。治疗上除了分别提出内服药物治疗外,还提出蜜煎导、猪胆汁导等外用药塞肛通便法。

隋代《诸病源候论·大便难候》云:"大便难者,由五脏不调,阴阳偏有虚实,谓三焦不和则冷热并结故也。"又云:"邪在肾亦令大便难"、"渴利之家,大便亦难。""大便不通候"云:"大便不通者,由三焦五脏不和,冷热之气不调,热气偏入肠胃,津液竭燥,故令糟粕否结,壅塞不通也。"指出引起便秘的原因很多。

宋代《类证活人书》卷四说:"问:手足冷而大便秘,小便赤或大便黑色,脉沉而滑。曰:此名阳证似阴也。"又云:"阳盛则促,阴盛则结。"认为热和寒都可引起便秘。

金元时期的《河间六书·大小便秘涩》云:"闷俗作秘,大便涩滞也,热耗气液则粪坚结而大肠燥涩紧敛故也。"《兰室秘藏·大便结燥》云:"金匮真言论云北方黑色,入通于肾,开窍于二阴,藏精于肾;又云肾主大便,大便难者,取足少阴。盖肾主五液,津液润则大便如常,若饥饱失节,劳逸过度,损伤胃气及食辛热味厚之物而助火邪,伏于血中,耗散真阴,津液亏少,故大便结燥。然结燥之病不一,有热燥,有风燥,有阳结,有阴结。又有年老气虚,津液不足而结燥者。治法云肾恶燥,急食辛以润之,结者散之……大抵治病必究其源,不可一概用巴豆、牵牛之类下之,损其津液,燥结愈甚。"其论非常重视肾阴亏损因素。《丹溪心法·燥结》认为便秘是由于血少,如说:"燥结血少不能润泽,理宜养阴。"并指出"肠胃受风,涸燥秘涩,此证以风气蓄而得之"。治疗上提出不可妄用攻下,"如妄议峻利药逐之,则津液走,气血耗,虽暂通而即秘矣"。

明代李中梓《医宗必读·大便不通》亦指出妄用攻下至害,他说:"每见江湖方士,轻用硝黄者十伤四五,轻用巴豆者十伤七八,不可不谨也,或久而愈结,或变为肺痿吐脓血,或饮食不进而死。"

明代张景岳用之理法较为简明。如《景岳全书·秘结》云:"秘结一证,在古方书有虚秘、风秘、气秘、热秘、寒秘、湿秘等说。而东垣又有热燥、风燥、阳结、阴结之说,此其立名太烦,又无确据,不得其要而徒滋疑惑,不无为临症之害也。不知此证之当辨者惟二,则曰阴结、阳结而尽之矣。盖阳结者邪有余,宜攻宜泻者也;阴结者,正不足,宜补宜滋者也……有火者便是阳结,无火者便是阴结"、"凡下焦阳虚则阳气不行,阳气不行则不能传送而阴凝于下,此阳虚而阴结也。"

《证治要诀·大便秘》云:"风秘之病,由风搏肺脏,传于大肠,故传化难;或其人素有风病者,宜多有秘,宜小续命汤……冷秘由冷气横于肠胃,凝阴固结,津液不通,胃道秘塞……气秘由于气不升降,谷气不行,其人多噫。宜苏子降气汤……热秘,面赤身热,肠胃胀闷,时欲得冷,或口舌生疮,此由大肠热结,宜四顺清凉饮”、“又有老人津液干燥,是名虚证。妇人分产亡血,及发汗利小便,病后血气未复,皆能作秘,俱宜麻仁丸。”所述证治明确,足资参考。

《医学正传·秘结论》说:“原其所由,皆房劳过度,饮食失节,或恣饮酒浆,过食辛热,饮食之火起于脾胃,淫欲之火起于命门,以致火盛水亏,津液不生,故传道失常,渐成结燥之证。”明确指出了本病的部分病因。《医学入门·大便燥结》云:“燥属少阴津液不足,辛以润之,结属太阴有燥粪,苦以泻之。”并提出“虫积”、“七情气闭”、“痰滞不通”、“药石毒”、“脏寒”、“血液枯”等皆可致便秘,更充实了便秘之病因学说。

清代《石室秘录·大便闭结》说:“大便闭结者,人以为大肠燥甚,谁知是肺气燥乎?肺燥则清肃之气不能下行于大肠。”指出便秘与肺有关。

清代《杂病源流犀烛·大便秘结源流》则强调“大便秘结,肾病也”,以肾主五液,开窍于二阴,认为便秘须从肾治;除一般证治之外并介绍导引术治疗便秘。如同篇引录云:“《保生秘要》曰,以舌顶上腭,守悬雍,静念而液自生,俟满口,赤龙搅动,频漱频吞,听降直下丹田,又守静咽数回,大肠自润,行后功效。”至此,已形成了从病因到证治比较全面的认识,也积累了不少行之有效的治疗方药。

前人有实秘、风秘、风燥等概念,实秘即属实证之便秘,可归入热秘和气秘两证候之中。关于风秘,《证治要诀·大便秘》谓:“风秘之病,由风搏肺脏,传于大肠,故传化难,或其人素有风病者亦多有秘,宜小续命汤去附子倍芍药,加竹沥两蚬壳许。”《医宗金鉴》、《杂病源流犀烛》等书,所见亦同,并谓除小续命汤加减治风秘之外,还可用润肠丸(麻仁、羌活、大黄、归尾、桃仁、蜜丸)。《丹溪心法·燥结》提出风秘是由于“肠胃受风,润燥秘涩,此证以风气蓄而得之”,主张以活血润燥丸(当归梢、防风、大黄、羌活、桃仁、麻仁、皂角仁)治疗大便风秘、血秘。由上述可见,风秘之说,不够明确,从其所指的病因病机,及其治疗所用之方药,则“风秘”兼有“热秘”、“气秘”的特点,属于实证一类。风燥者,大致即属风秘,《兰室秘藏·大便结燥论》提及风燥之名。《医学正传·秘结论》提出:“风燥者加以防风、羌活、秦艽、皂荚之类。”观其治疗用药,亦与风秘相类。

【范围】

便秘是以大便秘结不通为主症的病证,西医学所称的习惯性便秘,全身衰弱致排便动力减弱引起的便秘,肠易激综合征、糖尿病胃肠神经肌肉炎症、肠道炎症恢复期等引起的肠蠕动减弱或痉挛导致的便秘,肛裂痔疮直肠炎、妇女盆底神经肌肉功能紊乱等肛门直肠疾患引起的便秘,以及药物引起的便秘等,均可参考本篇进行辨证治疗。高热患者兼见之便秘,除按热性病辨证治疗外,亦可参考本篇以处理其便秘兼症。

【病因病机】

饮食入胃,经过胃之腐熟,脾之运化,吸收其精微之后,所剩糟粕由大肠传送而出,成为大便,整个过程需 24～48 小时,正如《儒门事亲·斥浪分支派》云:“胃为水谷之海,日受其新以易其陈,一日一便,乃常度也。”《素问·灵兰秘典论篇》云:“大肠者,传道之官,变化出焉。”便秘的形成,主要在于大肠传导功能失常。其病因病机,归纳起来有下述 4 个方面。

1. **肠胃积热**　素体阳虚,或饮酒过多,或过食辛辣厚味,或误服药石而致热毒内盛;或热病之后,余热留恋;或肺燥肺热下移于大肠,均可致肠胃积热,耗伤津液,以致肠道干涩燥结,形成热秘。

2. **气机郁滞**　忧愁思虑过度;或久坐少动;或外科手术后肠道粘连;或跌打损伤伤及肠胃;或虫积肠道;或肺气不降,均可导致大肠气机郁滞,通降失常,传导失职,糟粕内停而形成气秘。

3. **气血阴津亏虚**　病后、产后及年老体弱之人,气血亏虚;或病中治疗过用汗、利、燥热之剂,或平素便秘长期依赖泻下之剂,损伤阴津;或劳役过度,出汗过多或房室劳倦,损伤气血阴精,或宿患消渴,阴精亏耗,气虚则大肠传导无力,阴血亏虚则肠道干涩,都可造成便秘。

4. **阴寒凝滞**　常食寒凉生冷,或过用苦寒药物,伐伤阳气;或年老体弱,真阳不足。脾肾阳气虚弱,温煦无权,不能蒸化津液,温润肠道,于是阴寒内结,糟粕不行,凝积肠道而成冷秘。

从脏腑病机的角度来说,便秘之病机,主要在于肺、脾、肾。肺与大肠相表里,肺热肺燥移于大肠,或肺气宣降不利,导致大肠传导失职而成便秘;脾主运化,脾虚运化失常,糟粕内停,可形成便秘。肾主五液,司二便,肾精亏耗则肠道干涩;肾阳不足,命门火衰则阴寒凝结,传导失常而形成便秘。以上所述,说明便秘虽属大肠传导失职,但与其他脏腑之功能亦密切相关。

【诊断与鉴别诊断】

一、诊断

(一)发病特点

便秘的发生与患者生活、饮食、年龄因素等有密切相关,同时也可继发于热病、外科手术,以及肺、脾、肾、气血津液等病证中,中青年女性和年老体弱者多发。部分病患因长期依赖刺激性攻下之剂而由轻证转为顽固。

(二)临床表现

便秘的临床表现是大便次数减少,即排便间隔时间延长,多数便秘患者经常三五日或七八日才大便一次,甚至半月不排大便者亦有,但较少见。有些患者,排便间隔时间正常,但粪质干燥,排出困难;亦有粪质并不干硬,由于气血虚弱,临厕努挣乏力,排出不尽。有些患者,除了大便秘结外,没有其他因便秘而引起的兼证;而有些患者,由于便秘而浊气不降,可引起腹胀,甚至腹痛,头晕头胀,脘闷嗳气,食欲减退,睡眠不安,心烦易怒等。

二、鉴别诊断

便秘粪块与积聚 腹部切诊，左下腹可扪及条索状包块，少数病便秘日久者，腹部可多处扪及大小不等的包块，均为粪块所致，此时须与积聚鉴别。便秘之包块，通下之后即消失或减少，癥积之包块，通下之后依旧不变。

【辨证论治】

一、辨证

（一）辨证要点

1. **审察病因** 应根据患者之临床表现，进行分析归纳，推求病因，以辨清证型。若平素喜食辛辣厚味，煎炒酒食者，多致胃肠积热而成热秘；向来忧郁思虑或久坐少动，或跌扑、手术，或有痰湿虫积之病者，多致气机郁滞而成气秘；年老体弱，或病后产后，或渴利之家，多为气血阴精亏损之虚秘；平素阳气虚弱，或嗜食寒凉生冷者，其便秘多为冷秘。

2. **观察大便性状** 一般而言，大便干燥坚硬，排便时肛门有灼热感，苔见黄厚而燥，多为燥热内结，可伴有口干苦，口臭不爽，面红身热，尿赤等；大便干结，排出艰难，苔见白润而滑者多为阴寒内结，可伴有肢冷面㿠、小便清长等；粪质不甚干结，欲便不出、胁腹作胀则多为气机郁滞。便干如羊矢或栗状，舌红少津，无苔或苔少者多为血虚津枯，可伴有口干烦热或面色无华、头晕心悸等症。大便秘结而腹胀拒按者多为实证，腹胀软而喜按则多为虚证。

（二）证候

实秘

［热秘］

症状：大便干结，小便短赤，面红心烦，或有身热，口干口臭，腹胀或痛。舌红苔黄燥，脉滑数。

病机分析：热秘即古称之阳结。肠胃积热是其主要病机。由于热积于肠胃，或热病余邪未清，耗伤津液，肠道干涩，故大便干结；积热上蒸。浊阴不降，故口干口臭；热盛于内，故心烦、面红、身热；热移膀胱，故小便短赤。舌红苔黄燥，脉滑数，为热盛伤津之象。

［气秘］

症状：排便困难，大便干结或不干，嗳气频作，胁腹痞闷胀痛。舌苔薄腻，脉弦。

病机分析：气秘的病机在于气机郁滞。由于情志不和，或久坐少动，或跌仆手术，或虫积肠中，均可令气机郁滞，致大肠传导失职，糟粕内停而为便秘。气滞于内，故胁腹痞闷胀痛；浊气上攻致胃气上逆，故嗳气。脉弦为肝脾不和；舌苔薄腻，为气滞湿阻之征。

虚秘

［气虚便秘］

症状：大便不一定干硬，虽有便意而临厕努挣乏力，难于排出，挣则汗出，短气，便后疲乏，面白神疲，肢倦懒言。舌淡嫩，苔白，脉弱。

病机分析：气虚便秘，病机在于脾肺气虚，运化失职，大肠传导无力，故虽有便意而努挣乏力，难于排出。肺气虚故汗出短气；脾气虚化源不足，故面白神疲，肢倦懒言。舌淡嫩，脉弱，均为气虚之征。

［血虚便秘］

症状：大便干结，面色淡白无华，心悸健忘，头晕目眩。唇舌淡白，脉细。

病机分析：血虚不能润养大肠，肠道干涩而秘；血虚则面色淡白无华，唇舌淡白，脉细；心血不足，故心悸健忘；肝血不足故头晕目眩。

［阴虚便秘］

症状：大便干结，或如羊矢、算珠，形体消瘦；或见颧红，眩晕耳鸣，形体消瘦，腰膝酸软，大便如羊屎状。舌红少苔，脉细数。

病机分析：肾主二阴，肾阴亏虚则不能下润肠道而见大便干结；且大肠主津，虚火再烁津液，故大便干如羊矢、算珠；消瘦颧红，眩晕耳鸣，腰膝酸软，舌红少苔，脉细数，均为肾阴不足、虚火上炎之征。

［冷秘］

症状：大便干或不干，排出困难，小便清长，面色青白，手足不温，喜热怕冷，腹中冷痛，或腰脊冷重。舌淡，苔白，脉沉迟。

病机分析：冷秘即是阴结，其病机在于肾阳虚弱，肾阳不足，阴寒内生，留于肠胃，阴气固结，阳气不运，使肠道传送无力而排便困难。肾阳不足，水不化气，故小便清长，面色青白；寒为阴邪，得热则舒，故喜热怕冷；阴寒内盛，气机阻滞，故腹中冷痛；阳虚温煦无权，故四肢不温，腰脊冷重。舌淡，苔白，脉沉迟，均为阳虚内寒之象。

二、治疗

（一）治疗原则

1. **活用通法** 便秘宜通便，但通便之法不能都用硝黄之类攻下，应针对不同证候，分别选用不同的治法。《证治汇补·秘结》云："如少阴不得大便以辛润之，太阴不得大便以苦泄之，阳结者清之，阴结者温之，气滞者疏导之，津少者滋润之，大抵以养血清热为先，急攻通下为次。"其所述治则，可称简要，录之以供参考。

2. **调畅气机** 便秘的共同病机是肠道气机不畅、传化失职，故而在治疗时，各型都应重视对气机的调畅，在通便之时参用理气沉降之品以助行滞。对于合并中气下陷而滞、便秘肛门坠胀者，则在调气时应以提升为主，不可降之又降，重伤中气。因肺气失于宣降者，可佐以开肺宣通之剂。有时虽需降下，也可少用升提之品，以达欲降先升之妙。

（二）治法方药

实秘

［热秘］

治法：清热润肠。

方药：常用麻子仁丸加减。麻子仁丸，亦称脾约丸。以大黄、火麻仁泄热润肠通便为主药，辅以杏仁之降气润肠，芍药之养阴，枳实、厚朴之下气破气以行气除满，再加白蜜，加强润肠通下。如无成药，可改用汤剂。大便干结而坚硬者，可加入芒硝以软坚散结，泻热通便；如口干舌燥，津液耗伤者，可加入生地、玄参、石斛之类以养阴生津；如兼痔疮便血，宜加入槐花、地榆以清肠止血；如兼郁怒伤肝，目赤易怒，脉弦数者，可加服更衣丸，以清肝通便；如因痰热壅肺以致大肠结热便秘者，宜加入黄芩、瓜蒌仁之类以清肺润肠泄热。热证较重者，加重清热药的剂量，或加黄连、栀子、芦荟之类。

以上所述只是举例，历代医家所用方药很多，远不止于上述之方药。如《类证治裁·大便不通》治热秘用四顺清凉饮（大黄、赤芍、归身、炙甘草、薄荷）；火盛者用凉膈散，或用小承气汤或大黄饮子（生地、大黄、杏仁、栀子、升麻、枳壳、人参、黄芩、甘草、生姜、淡豆豉、乌梅）；挟肝火者用芦荟丸（当归、龙胆草、栀子、黄连、黄柏、黄芩、青黛、芦荟、木香、麝香、蜜糖）等，均可随证选用，但须注意不可长服清下之剂，因人体阳非有余，阴常不足。唐代王冰注《素问·至真要大论篇》之注释云："寒之不寒，责之无水，壮水之主以制阳光。"所以，热秘服清热泻下之药至一定疗程，热象不去者，须转用滋养阴液、润肠缓下之方法，也可避免病患长期依赖大黄等刺激性苦寒泻下之剂，并生气滞下焦或正气受损之证。同时对于热秘初起而不甚者，建议以滋阴缓下为先，清下之剂可选用虎杖、蒲公英、望江南等，不必轻易选用硝、黄、番泻叶等攻下之品。

［气秘］

治法：顺气导滞。

方药：常用六磨汤加减。六磨汤以乌药、木香行气；沉香降气；枳实、槟榔破气下气；槟榔并能攻下，合大黄共奏通下导滞之功。如气郁日久化火，证见口苦咽干、苔黄、脉数者，加栀子、龙胆草之类清热泻火；七情郁结，忧郁寡欢者，可加柴胡、白芍、合欢皮之类疏肝解郁；虫积阻滞气机者，重用槟榔，并加雷丸、榧子、使君子等驱虫之剂；跌仆损伤或术后肠粘连者，于理气之外，宜加活血祛瘀之品，如桃仁、红花、赤芍之类；如痰饮阻滞气机，服润肠养血、硝黄攻下之剂顽固不效者，可在严密的观察之下试加皂荚、甘遂之类逐饮通下，去痰湿以利气机。《医学入门·大便燥结》云："痰滞不通者，二陈汤加枳壳、槟榔。"此法可取。

气秘由于肺气不降者，当肃降肺气，因肺与大肠相表里。用苏子降气汤或加威灵仙、火麻仁。如中风、瘫痪致气滞便秘者，可用搜风顺气丸。

《杂病源流犀烛·大便秘结源流》的七宣丸（大黄、木香、槟榔、诃子皮、桃仁）、橘杏丸（橘皮、杏仁），亦可随证选用，前者偏于治胃实，后者偏于治气滞。其他如清麟丸等亦有顺气导滞泻实之功，可供多日未行大便者临时选用。

虚秘

［气虚便秘］

治法：补气健脾。

方药：常用黄芪汤加减。本方以黄芪峻补肺脾之气为君；以火麻仁、白蜜润肠通便为臣；陈皮理气为佐。气虚下陷脱肛者，可加升麻、柴胡、桔梗、人参，协同黄芪以益气升陷。肺虚久咳短者，加生脉散及紫菀、白前。肺为气之主，肾为气之根，气虚日久，服上方不效者，宜兼补肾，可用大补元煎加味。

［血虚便秘］

治法：养血润燥。

方药：用润肠丸加减。本方重在补血润下，方中当归、生地补血养阴，火麻仁、桃仁润肠通便，枳壳破气下行。若血虚有热，兼见口干心烦，苔剥，脉细数，宜加生何首乌、玉竹、知母等以生津清热；若津液已复而大便仍干燥者，可用五仁丸，以润滑肠道。

［阴虚便秘］

治法：滋阴补肾。

方药：常用六味地黄丸加火麻仁、玄参、玉竹、蜂蜜之类，以滋阴润肠通便。此外《温病条辨》的益胃汤、增液汤等亦可选用。

临床上亦常见虚实夹杂之便秘，如热秘兼气虚者，较为常见，宜黄龙汤加减，以硝黄攻下泄热，以参、归补益气血。

虚秘之治疗，除上述内服方药外，还可兼用外导法及食饵疗法。外导法如蜜煎导、猪胆汁导，纳入肛中。食饵疗法如以黑芝麻、松子仁、胡桃肉等研末冲蜜糖服，对阴血不足之便秘，亦颇有功效。

［冷秘］

治法：温润通便。

方药：以济川煎为主。方中肉苁蓉温补肾阳，并能润肠以通便；当归辛甘而润，养血和血，又能润肠；牛膝强腰肾，善于下行；泽泻性降而润，配合牛膝，俱能引药下行；枳壳宽肠下气，升麻轻宣升阳，与当归、肉苁蓉相配，亦可通便润燥；升麻与泽泻、枳壳相合，能升清降浊。气虚者可加黄芪。

老人虚冷便秘，尚可用半硫丸，其中硫黄性大热，能补命门真火，推动阳气以疏利大肠；佐半夏之降浊，药简力专。如无成药，亦可于方中加硫黄 1～2 克冲服，但须注意选用纯净之硫黄。如未经精制之硫黄矿石，除含硫元素外，尚含少量砷、铁、石灰、黏土等，不可内服。

冷秘还可用附桂八味丸，加肉苁蓉、当归、锁阳，或可用四神丸、理中丸等加味治疗。明代赵献可《医贯·大便不通》云："肾虚后重者，数而圊而不能便，必茎中痛，或大便不能得而小便先行而涩，或欲小便而大便反欲去而痛……须以补中益气汤倍升麻送四神丸。又以八味地黄丸加五味子、吴茱萸、补骨脂、肉豆蔻，多服乃效。"四神丸既可治五更泄泻，又可治肾虚大便不通，皆因其能补肾温阳之故。

《杂病源流犀烛》介绍的导引术，亦可应用于虚秘、冷秘。

（三）其他治法

1. 单方、验方

(1) 蜂蜜 30 克，凉开水冲服。

(2) 生何首乌 30～60 克，水煎服。

(3) 鸡血藤 60 克，水煎服。

(4) 草决明子炒研粉，每次 5～10 克开水冲服。

(5) 苁蓉丸（《济生方》）：肉苁蓉 2 份，沉香 1 份为末，麻子仁汁打糊为丸如梧子大，每服 70 丸，空心米饮送下。

(6) 苏麻粥（《古今图书集成医部全录·大小便门》录《得效方》）：麻子仁、苏子，二味研烂，水滤取汁，煮粥食之。

(7) 威灵仙丸（《古今图书集成医部全录·大小便门》录

《得效方》)：治高年津枯便秘。黄芪、枳实、威灵仙各等分，为末，蜜丸如梧子大，每服五七十丸，不拘时，姜汤白汤饮下，忌茶。

(8) 益血丹(《古今图书集成医部全录·大小便门》录《得效方》)：当归酒浸焙，熟地各等分为末，炼蜜为丸服。

(9) 蜣螂炒去翅肢为末，热酒送服3克(《太平圣惠方》)。

(10) 菠菜取自然汁饮之(《证治汇补》)。

2. 外治法

(1) 提盆散(《杂病源流犀烛》)：草乌为极细末，葱白1根，蘸草乌末纳肛门即通，此即霹雳箭。能治大小便不通。

(2) 火熨法(《证治汇补》)：用大黄30克，巴豆15克为末，葱白10枚，酒曲和咸饼，加麝香0.9克，贴脐上，布护火熨，觉肠中响甚去之。

3. 针灸

(1) 针刺大肠俞、天枢、支沟等穴，实秘用泻法；虚秘用补法；冷秘可加艾灸；热秘可加针刺合谷、曲池；气秘加针刺中脘、行间；气血虚弱加针脾俞、胃俞；冷秘可加灸神阙、气海。

(2) 取双侧神门穴，咳肛穴(在肺经上尺泽穴下2～3厘米处，压之酸胀疼痛处进针)，用0.9%氯化钠溶液穴位注射，咳肛穴每穴4～6毫升，神门穴每穴1～2毫升，2～3日注射1次。

【转归及预后】

单纯性便秘病程不长者，经过适当调治，其愈较易。习惯性便秘者，多病程长久，平素常用刺激性较强的攻下之剂，因此顽固难治，反复不愈。便秘日久肠道气机阻滞，可有腹胀腹痛，脘闷嗳气，食欲减退，甚则腹痛呕吐。浊阴不降，清阳不升，往往引起头晕，头胀痛，失眠，烦躁易怒等。大便干燥，可引起痔疮、肛裂，以致便血。排便过度用力努挣，可诱发疝气。若出现于消渴、瘿病等病证中，便秘的治疗效果取决于原发病证的治疗效果。

原为便秘虚证，日久燥矢内结成块、阻滞气机、浊邪内盛则可因虚致实，出现或合并腹胀拒按之实证；原为实证，因久用戕伐之剂量耗伤正气，而可变为虚实夹杂，出现乏力、气短、头晕等正虚之象，临证应细察分辨。

年老体弱者，便秘日久可因粪块结滞成石，阻于肠道，引起气机痹阻，甚而产生血瘀，而出现腹痛急起、腹胀肠鸣声响、呕吐不食之肠结急候。对于原有胸痹、心悸、眩晕之证者，便秘又可成为这些原发病证的诱发因素，许多患者多在用力屏便之时猝发真心痛、中风、厥证等，甚可危及生命。

【预防与护理】

预防之法，首要在于消除病因。饮食上避免过度煎炒、酒类、辛辣，亦不可过食寒凉生冷，宜多食粗粮蔬菜，多饮水；生活起居避免久坐少动，宜多活动以流通气血；保持定时登厕；避免过度七情刺激，保持精神舒畅。便秘不可滥用泻药，因使用不当，反使便秘加重。

热病之后，由于进食甚少而不大便的，不必急予通便，只需扶养胃气，待饮食渐增，大便自然正常。

大便干硬，可用蜜煎导或甘油栓之类纳入肛中，使大便易于排出，以避免局部损伤。身体极度虚弱，大便过于干硬，壅积于直肠，无力排出者，便前给服补气之药以防虚脱。对便秘数十日，而且年老体弱者，尤其要注意细心护理，防止过度用力努挣引起其他严重后果。并可指导患者作导引术。

【现代研究】

(一) 专方专药治疗便秘的研究

专方研究主要针对辨证属虚秘范畴的习惯性便秘治疗为多，一般脾肾同治，常以益气健运、养血滋阴、润肠通便诸法合用为多，或在此基础上酌加理气宽肠之品，效果较佳。如高氏等[1]报道用通便达康口服液(黄芪、当归、何首乌、火麻仁、肉苁蓉等)治疗中老年人便秘300例，并与麻仁滋脾丸组对照。10日为一个疗程，一般治疗1～3个疗程。治疗后统计，治疗组与对照组相比有明显差异($P<0.05$)。药理实验证实通便达康口服液能显著促使胃肠蠕动加快，肠内津液增多，粪便变软，易排除。冯氏[2]报道以增味增液汤治疗老年虚证便秘122例，药用炙黄芪30克，淮山药20克，玄参20克，生地、麦门冬、当归、生白芍、生白术、火麻仁15克，随症加味，结果有效。李氏等[3]报道用芪蓉润肠口服液治疗气阴两虚，脾肾不足，肠失濡润的习惯性便秘300例，设对照组100例，进行临床对比观察。芪蓉润肠口服液由黄芪、肉苁蓉、当归、生地、白术、郁李仁等药提制成口服液。每日3次，每次20毫升，2星期为一个疗程。对照组口服益气润肠膏。治疗结果比较，治疗组疗效明显优于对照组($P<0.01$)。陈氏等[4]报道以补肾通便汤治疗老年人便秘42例，药用山药、熟地、肉苁蓉、生何首乌各15克，山茱萸、怀牛膝各10克，白术15～30克，随证加减，治疗结果总有效率为95.2%。丁氏等[5]报道用当归芍药汤治疗习惯性便秘56例。基本方用《傅青主男科》的当归芍药汤：当归、白芍各45～60克，滑石12克，枳壳6克，槟榔、莱菔子各5克，木香、甘草各3克，气虚甚者，加生白术30～45克，黄芪25克；血虚甚者，加何首乌20克。大便通畅后，改为3～6日一剂，3～4星期为一个疗程。结果有显著疗效。赵氏等[6]报道以通便饮治疗习惯性便秘102例，药用生白术30～60克，生何首乌15～30克，当归、火麻仁、郁李仁各15克，枳实、厚朴、炒莱菔子各10克，随证加减，对照组服用麻仁滋脾丸，统计学处理总有效率治疗组明显优于对照组($P<0.01$)。有学者在继承中医药传统理论基础上，对中药治疗的方法学进行了改进，取得了显著疗效。杨氏[7]针刺合并中药口服治疗慢传输型便秘56例，针灸取穴及手法：天枢泻法，大肠俞泻法，合谷、曲池、平补平泻法，照海补法。药物组成：党参、白术、茯苓、陈皮、木香、杏仁、肉苁蓉、何首乌、生地黄，两者配合应用，总有效率74.47%。

(二) 关于单方验方治疗便秘

单方治疗便秘一般选用既能通便不伤正、又能针对相关病因病机治疗的药物。如蒋氏[8]报道用生牛蒡子15～30克，治疗实热内结及阴虚便秘，通便作用颇佳。泻下作用平和，便质多稀软，久服不因过凉而伤胃。如张氏等[9]根据丹参本有活血化瘀推陈致新之功，能使气机升降有序，气行津布，阴血自足而治疗便秘。尤其使用鲜品，含有汁液，更有增水行舟之功。孙氏等[10]报道根据车前子具有促进消化道分泌消化液，促进肠管运动，对组织胺引起的肠痉挛有明显的解痉作用的功效，治疗习惯性便秘100例，效果较好。郑氏[11]报道根据《本草纲目》记载“百合，利大小便，既有养阴润燥之功，又有调降肺之能”。重用百合治疗老年性便秘35例，结果有率。俞氏[12]认为便秘的治疗应当以增液润肠为主，应用桃仁适当配合杏仁去皮煎汤口服，通便作用明显。

多年来有人根据《伤寒论》第174条“伤寒八九日风湿相搏，身体疼烦，不能自转侧，不呕不渴，脉浮虚而涩者，桂枝附子汤主之。若其人大便硬，小便自利者，去桂加白术汤主之”。结合前人经验，以大剂量白术(每剂60克)治疗各种便秘，均有良好通便作用。李氏[13]报道共观察习惯性便秘患者175例，随机分为治疗组90例和对照组85例。治疗组用生白术60～120克，当归15克，肉苁蓉15克，厚朴6克，葛根6克，水煎服，每日1剂。对照组用酚酞100毫克，每日1次。两组均以连服6日为一个疗程。结果治疗组治愈68例，有效20例，无效2例，总有效率97.78%；对照组治愈29例，有效42例，无效14例，总有效率83.53%。统计学结果显示，治疗组的治愈率和总有效率均显著高于对照组，其中治愈率有高度显著性差异。

（三）便秘的实验研究

彭氏[14]对麻仁丸的药理作用进行了一系列的研究，并设果导片为对照组。小鼠致泻实验结果表明：给药4小时后治疗组粪便粒数、重量于对照组及给药前比较具有非常显著的意义（$P<0.01$）；小鼠小肠、大肠推进实验，炭木移动的长度、推进率，与对照组、给药前比较均具有非常显著的意义（$P<0.01$）；豚鼠离体回肠平滑肌活动实验结果表明，不论是在生理状况下或是低温状况下，两者均能增加豚鼠离体回肠平滑肌的频率、最大振幅和平均振幅，对平滑肌的收缩力有增强作用；对家兔在体肠实验结果表明，能增加兔在体肠最大振幅和平均振幅，与对照组、治疗前比较亦同样具有显著性意义。

附方

(1) 麻子仁丸(《伤寒论》)：麻子仁　芍药　枳实　大黄　厚朴　杏仁　蜜。
(2) 更衣丸(《时方妙用》)：芦荟　朱砂。
(3) 六磨汤(《证治准绳》)：沉香　木香　乌药　槟榔　枳实　大黄。
(4) 二陈汤(《和剂局方》)：陈皮　半夏　茯苓　甘草。
(5) 苏子降气汤(《和剂局方》)：苏子　半夏　陈皮　当归　前胡　厚朴　肉桂　甘草　生姜　大枣。
(6) 搜风顺气丸(《类证治裁》)：大黄　火麻仁　郁李仁　山茱萸　山药　车前子　牛膝　菟丝子　防风　独活　槟榔　枳壳　蜜丸。
(7) 黄芪汤(《金匮翼》)：黄芪　陈皮　麻仁　白蜜。
(8) 生脉散(《备急千金要方》)：人参　麦门冬　五味子。
(9) 大补元煎(《景岳全书》)：党参　熟地　山茱萸　山药　杜仲　当归　枸杞子。
(10) 润肠丸(《杂病源流犀烛》)：当归　生地　麻仁　桃仁　枳壳。
(11) 五仁丸(《世医得效方》)：桃仁　杏仁　松子仁　柏子仁　郁李仁。
(12) 六味地黄汤(《小儿药证直诀》)：熟地　山茱萸　山药　丹皮　泽泻　茯苓。
(13) 济川煎(《景岳全书》)：当归　牛膝　肉苁蓉　泽泻　升麻　枳壳。
(14) 半硫丸(《和剂局方》)：半夏　硫黄。
(15) 附桂八味丸(《金匮要略》)：熟地　山茱萸　山药　丹皮　泽泻　茯苓　附子　肉桂。
(16) 蜜煎导(《伤寒论》)：食蜜。
(17) 猪胆汁导(《伤寒论》)：猪胆。
(18) 青麟丸(《邵氏经验良方》)：大黄　柏叶　绿豆　黄豆　槐枝　桑叶　桃叶　柳叶　车前子　茴香　陈皮　荷叶　金银花　苏叶　白术　艾叶　半夏　厚朴　黄芩　香附　砂仁　甘草　泽泻　猪苓。煎汤蒸制，研末，以牛乳、苏叶、梨汁、姜汁、童便和丸。
(19) 益胃汤(《温病条辨》)：沙参　麦门冬　生地　玉竹　冰糖。
(20) 增液汤(《温病条辨》)：玄参　麦门冬　生地。
(21) 黄龙汤(《伤寒六书》)：大黄　芒硝　枳实　厚朴　当归　党参　甘草　生姜　大枣　桔梗。
(22) 四神丸(《证治准绳》)：补骨脂　五味子　肉豆蔻　吴茱萸　生姜　红枣。
(23) 理中丸(汤)(《伤寒论》)：党参　干姜　白术　炙甘草。

【现代研究】主要参考文献

[1] 高贞国，孙玉琢. 通便达康口服液治疗中老年人便秘的临床与实验研究[J]. 中国中西医结合脾胃杂志，1995，3(1)：29.
[2] 冯年荣. 增味增液汤治疗老年虚证便秘122例[J]. 陕西中医，1999，20(6)：249.
[3] 李宗信，黄小波. 芪蓉润肠口服液治疗习惯性便秘400例临床观察[J]. 中医杂志，1997，38(7)：424.
[4] 陈绍强，娄瑞英. 补肾通便汤治疗老年人便秘[J]. 山东中医杂志，1999，18(4)；183.
[5] 丁二可，梁钊. 当归芍药汤治疗习惯性便秘[J]. 四川中医，1995，(2)：26.
[6] 赵红，董尚补. 通便饮治疗习惯性便秘疗效观察[J]. 河北中医，1999，21(2)：74.
[7] 杨楼. 针刺合并重要口服治疗慢传输型便秘56例[J]. 中国肛肠病杂志，2002，22(1)：44.
[8] 蒋小玉. 牛蒡子治便秘[J]. 中医杂志，1997，38(10)：583.
[9] 张慧娟，甄绍先. 鲜丹参可以治便秘[J]. 黑龙江医药，2000，13(4)：247～248.
[10] 孙荣跃，林建江. 新鲜车前子治疗习惯性便秘100例临床观察[J]. 浙江中西医结合杂志，2000，3(3)：183.
[11] 郑红. 重用百合治疗老年性便秘35例[J]. 江苏中医药，2001，22(4)：24.
[12] 俞宜年. 桃仁治疗习惯性便秘[J]. 辽宁中医杂志，2003，30(4)：317.
[13] 李菊莲. 生白术为主治疗习惯性便秘90例[J]. 江苏中医药，2001，22(7)：29.
[14] 彭芝配. 麻仁丸与果导片润肠通便药理作用的实验研究[J]. 湖南中医学院学报，1992，12(3)：44.

胃缓

【定义】

胃缓，系指由于长期饮食失节，或七情内伤，或劳倦过度，导致中气下陷，升降失常，从而出现脘腹痞满、嗳气不舒、胃脘疼痛、辘辘有声等以脾胃虚弱为特点的病证。

【历史沿革】

胃缓一词，首见于《内经》。《灵枢·本藏》有"脾应肉，肉䐃坚大者胃厚，肉䐃么者胃薄。肉䐃小而么者胃不坚。肉䐃不称身者胃下，胃下者，下管约不利。肉䐃不坚者，胃缓"的记载，说明全身肌肉坚壮者胃厚，肌肉瘦削者胃薄；肌肉瘦薄与身形不相称者，则胃的位置偏下，肌肉不坚实则胃缓。同时说明，患胃缓者亦必然有胃下。本病自《内经》以后，历代医家均未将此病列入专章讨论。《金匮要略·痰饮咳嗽病脉证治》有"其人素盛今瘦，水走肠间，沥沥有声，谓之痰饮"之论述，颇类似本病。胃缓的常见症状是脘腹痞满，嗳气不舒，胃脘疼痛，辘辘有声，消瘦乏力，大便秘结，都是脾胃脏腑功能失调的表现。可以参阅历代医籍中有关脾胃虚弱证治的章节。

【范围】

根据胃缓临床表现的症状，与西医学的胃下垂相似，至于慢性萎缩性胃炎、胃神经症，以及在各种慢性病中所出现的胃肠功能障碍等病症有类似胃缓症状者，亦可参考本篇内容辨证论治。

【病因病机】

胃缓的病机可以概括为脾胃失和。引起脾胃失和的原因则有饮食失节、内伤七情、劳累过度等。故《脾胃论》说："故夫饮食失节，寒温不适，脾胃乃伤"、"喜怒忧恐，损耗元气，资助心火，火与元气不两立，火胜则乘其土位，此所以病也"、"形体劳役则脾病。"

脾喜燥恶湿，胃喜润恶燥；脾主升，胃主降；脾主运化，胃主受纳。脾胃脏腑功能失调即表现在脾胃这一对矛盾的功能紊乱，或为脾湿，或为胃燥，或为脾气下陷，或为胃气上逆，或为脾不运化，或为胃不受纳。既有虚证，也有实证，故气虚可见，气滞亦有。初病在经在气，久病入络在血，故《金匮要略·惊悸吐衄下血胸满瘀血病脉证治》有："腹不满，其人言我满，为有瘀血。"

根据以上所述，可以认为饮食、七情、劳累可以使机体肌肉瘦薄，加之脾胃失和，纳食减少，味不能归于形，更使形体瘦削，肌肉不坚，而形成胃缓。其他如先天禀赋薄弱、分娩后代腹壁弛缓，均可使肌肉不坚，也可形成胃缓。胃缓所表现的脾胃脏腑功能失调的病机，本是虚证，但因运化受碍，常有气机阻滞的一面，日久入络，又有瘀血内停的一面。其他如挟湿、挟饮亦常同时存在，故多呈虚实夹杂，正虚邪实或本虚标实，治疗上应当按照虚实的情况，标本兼顾。

【诊断与鉴别诊断】

一、诊断

（一）发病特点

胃缓的诊断主要根据临床表现，患者多为禀赋薄弱、身体瘦削的体质，或长期饮食失节、七情内伤和劳役过度，而致形体瘦削，儿童较为少见。

（二）临床表现

胃缓的临床表现以脘腹痞满，嗳气不舒，胃脘疼痛，或辘辘有声，大便秘结为主。

脘腹痞满：进食后则腹部胀满，连及心下痞满。因病程延绵，脘腹痞满，定位不移，自觉胀闷颇甚，但腹部外形不满，其病机者既有脾气下陷的正虚，又有气机阻塞的气痞，甚则还有瘀血阻滞之腹满。

嗳气不舒：与脘腹痞满同时存在，主要是气机阻塞，脾胃失和所致。脾气不升则可引起胃失通降，胃失通降也可影响脾气上升，胃气上逆故嗳气不舒，甚则还可恶心、呕吐。

胃脘疼痛：是由于胃松弛无力，食后坠痛，平卧则坠痛消失，这是胃缓的一个特点。

辘辘有声：《金匮要略》之"水走肠间，沥沥有声"，指出了脾胃阳气衰弱，以致水饮内停于胃，下走肠间，所以辘辘有声。

大便秘结：大便秘结可因气虚无力运行，亦可因胃津耗损所致，胃津耗损一则由胃失和降，胃纳减少，呕吐伤津，以致胃阴内耗；一则可由过多使用温燥药物而使胃阴暗伤，临床上宜详加辨别之。

一般根据以上症状特点，再结合患者的体质、身形，以及有无饮食失节，内伤七情、劳累过度等病史，不难作出诊断。必要时，可做X线摄片检查。

二、鉴别诊断

胃缓的主要症状是脘腹痞满或胃脘疼痛。脘腹痞满虽然可见于许多疾病过程中，但胃缓之脘腹痞满多见于饭后，同时兼有胀急疼痛，或脘腹部常有形可见，和一般痞满不同(详见"痞满"篇)。至于胃脘疼痛，也可见于多种疾病过程中，然胃缓之胃脘疼痛主要为坠痛，而且在平卧后疼痛即可减轻或消失，站立或活动时则加剧。掌握这些特点，再结合患者形体则不难鉴别。

【辨证论治】

一、辨证

（一）辨证要点

胃缓多见本虚标实，寒热夹杂，因此在辨证要点上要注意以下几点。

1. **辨虚实**　胃缓是因肌肉不坚所致,而脾主肌肉,脾虚气陷,健运失司往往又是引起肌肉不坚的主因。已经形成胃缓后。又可使脾虚气陷加重,故胃缓的"本"是脾虚气陷。但是临床上尚有兼挟气滞、瘀血、痰热等不同,标本同治才能提高疗效。

2. **辨寒热**　脾虚气陷多伴有寒象,阴液不足则胃热内生。因此辨证时要注意脾虚气陷和胃热之征象。

(二)证候

[脾虚气陷]

症状:面色萎黄,精神倦怠,不思饮食,食后脘腹痞满,嗳气不舒,或者腹胀而坠,或有呕吐清水痰涎,肌肉瘦弱,舌淡苔白,脉象缓弱。挟气滞,可见局部坠胀;挟瘀血,可见舌质略紫,或舌有瘀斑、瘀点;挟痰饮,可有水走肠间,辘辘有声;挟痰热,则心下痞满、口黏口苦、舌苔黄腻。

病机分析:脾虚不运,生化精微不足,气血来源缺乏,故见面色萎黄,精神倦怠;脾虚运化失司,故不思饮食,食后更觉脘腹痞满;胃失通降,胃气上逆,故见嗳气不舒;脾虚气陷,故腹胀而坠;脾虚则生痰湿,胃气不降,故上逆而呕吐清水痰涎;脾主肌肉,脾失健运,生化不足,故肌肉瘦弱;舌淡苔白,脉象缓弱,亦为脾虚之征。

[胃阴不足]

症状:面色略红,唇红干燥,口苦口臭,烦渴喜饮,嗳气频繁,或有恶心呕吐,食后脘腹胀满,烦闷不舒,大便干结,舌红津少,脉象细数。兼气滞,可见局部胀坠;兼瘀血,舌质紫红,反不欲饮水;兼气虚,则乏力神疲。

病机分析:胃津不足,津液不能上承,故见唇躁烦渴而喜饮;胃阴虚而生内热,故见面红唇红,口苦口臭;胃失濡养,气失和降,故见嗳气呕恶;胃肌松弛,故见食后脘腹坠满;胃气失降,气郁化火,则可见烦闷不舒,大便干结;舌红津少,脉象细数,亦为津液耗伤,虚中有热之象。

二、治疗

(一)治疗原则

根据以上辨证,胃缓的治疗原则大致有以下几方面。

1. **益气**　凡脾虚气弱,证见纳差胀满,肌肉瘦削,大便稀溏者,可用健脾益气之剂治之。

2. **升阳**　可用脾气不升,清阳不能上升,凡被湿困,大便稀溏者,可与健脾合用;如中气下陷,腹胀下坠,大便滑脱或脱肛,可与益气合用。

3. **化饮**　用于脾阳不足而痰饮内停,水走肠间,漉漉有声者。

4. **降逆**　用于胃失和降,上逆为呕,或为嗳气不舒,宜分辨其属寒、属热,分别予以辨证治疗。

5. **行气**　胃缓之气滞是虚中挟实,自觉胀闷较甚,进食后坠痛,但平卧则坠痛消失,因此行气常与健脾之剂合用。

6. **活血**　胃缓之血瘀也是虚中挟实,因气机阻滞,久则入络而有瘀血,但不刺痛,而是《金匮要略》所说:"腹不满,其人言我满。"

7. **养阴**　胃阴不足,烦闷不舒,大便干结,舌红津少,皆宜滋养胃阴。

8. **开泄**　脾胃升降失调,寒热夹杂,脾湿胃热,湿热蕴结中焦,以致心下痞满,可用苦心通降之法,亦即辛开苦泄法。

(二)治法方药

[脾虚气陷]

治法:补气升陷。

方药:常用补中益气汤合枳术丸加减。方用参、芪补气,白术健脾,枳实、陈皮理气泄浊,升麻、柴胡升清,俾脾胃升降恢复正常,则胃之缓弛可愈。如呕逆不食,可加半夏、茯苓或合旋覆代赭汤以降逆和胃;气滞者可仿四磨饮意,加木香、枳实磨汁,理气而不耗气;胃纳呆钝者,酌加麦芽、鸡内金以健胃消滞;兼血瘀,可加桃仁、红花;兼痰饮,可加入苓桂术甘汤或小半夏加茯苓汤;兼痰热,可加黄连、竹茹、半夏,或以苦辛开泄为主,用半夏泻心汤、生姜泻心汤、甘草泻心汤治之。收效后,则以参苓白术散、资生丸之类,调理脾胃,以巩固疗效。

[胃阴不足]

治法:濡养胃阴。

方药:常用益胃汤合一贯煎加减。方用生地、玉竹、沙参、麦门冬等甘凉养胃;肾为胃之关,生地、枸杞子同用可以滋肾,当归养血润燥,川楝子疏肝利气,俾胃阴充足,升降之机复常,则胃缓自可好转。方中可重用麦芽,以助运化、生发之力。如呕吐较著,可养胃降逆,方如麦门冬汤、橘皮竹茹汤。兼气滞,可加枳壳或枳实;兼血瘀,可加入桃仁、红花;兼气虚则可加入太子参,或党参、黄芪之类。

(三)其他方法

1. **针灸治疗**　针刺可选用足三里、中脘、关元、中极、梁门、解溪、脾俞、胃俞等穴。亦可用灸法,选用足三里、天枢、气海、关元等穴。亦可采用耳针治疗,可用毫针柄在耳壳"胃肠区"按压,寻找敏感点,在此点上加压2~3分钟,每日1次。

2. **气功疗法**　据现代研究气功疗法可使大脑入静。大脑入静可以产生保护性抑制作用,促使机体各系统间功能之调整和恢复。腹式呼吸加强了膈肌、腹肌收缩能力,强化了腹压,增进胃肠蠕动,有助于消化液之分泌,加速胃排空和食物的消化和吸收。反复地呼吸运动,可以导致腹肌发达,腹肌强固,网膜蓄积脂肪及使胃肌的松弛变为紧张,腹压一经加强,下垂之内脏从而得到回复而治愈。故认为以入静、腹式呼吸为主要特征的内养功可用于治疗胃缓。

3. **枳实煎剂**　枳实有除胸胁痰癖,逐水饮,破结实,消胀满之作用。近代研究证明枳实具有兴奋胃肠运动,使胃肠收缩节律有力,故枳实煎剂对胃缓有效。可用100%枳实煎剂每餐前服10~20毫升。

4. **蓖麻五倍子膏贴百会穴**　据上海市崇明县堡镇人民医院介绍,用蓖麻子仁98%,五倍子末2%。按此比例,打成烂糊,制成每颗约10克,直径1.5厘米的药饼备用(为成人一次量)。用时在百会穴,剃去一片头发(与药饼等大),将药饼紧贴百会穴上,用纱布绷带固定,每日早、中、晚各1次,以搪瓷杯盛半杯白开水,将杯底置于药饼上进行热熨,每次10分钟左右,以感觉温热而不烫皮肤为度。一次贴上药饼,可五昼夜不换,如在第1次治疗期间自觉症状减轻,则除去药饼。如第1次治疗完毕，自觉症状未见好转，休息1日后，进行第2次治疗。一般以10次为度。治疗期间适当卧床休息或轻减工作，适当减少汤茶饮量，宜用少量多餐的办法。汤面、混沌、稀粥等含水量多的食物，暂时不吃或少吃。禁忌房事。热熨时腹部如有较强的牵引感，乃有效反应。患者如有吐血、怀孕及头部皮肤病者忌用。治疗时气温最高以不超过20℃为宜。

【转归及预后】

胃缓，两种类型常常可以互相转化，如脾虚气陷用燥湿药过久，可因耗伤胃阴，转变为气阴两虚，兼见胃阴不足；胃阴不足用甘寒滋腻药时间较长，也可使脾虚更为显著，甚则而兼以脾虚气陷。因此，在辨证中要经常考虑脾与胃的特性，在调治中注意两者的关系，做到以平为期，则有利于病情的好转。本病的预后一般良好，但若久延失治，则缠绵加剧。

【预防和护理】

胃缓多见于体型比较瘦弱，腹壁松弛，肌肉不坚者，因此适当进行体育锻炼，增加肌力，还是有所裨益的。要注意饮食营养，选择食物要富有营养、易消化、体积小，动物蛋白及脂肪含量要多一些，蔬菜、米、面类食物可以少一些，少吃多餐，禁止暴饮暴食，进餐后要平卧一段时间，均有助于胃缓的恢复。

【现代研究】

胃缓的现代临床研究中，着重治疗方法的研究，以中药汤药配合针灸、推拿、外敷等综合治疗的疗效肯定优于单一治疗，但治疗中仍须遵循辨证论治原则，谨守注意事项，积极锻炼，才能获得最佳疗效。

（一）中医辨证论治

范氏[1]自1986年到1995年用辨证论治的方法治疗了824例胃下垂的患者，根据临床表现分5型。其中最多见的为脾虚肝郁型和脾虚下陷型，分别为322例、217例；其次为气虚血瘀型和脾肾两虚型，分别为118例和110例；最少见的为气阴两虚型，共57例。据报道，以补中益气汤加减治疗脾虚肝郁型、脾虚下陷型和气虚血瘀型胃下垂疗效显著。

朱氏[2]认为胃下垂病机多属“中气不足，脾胃虚寒”，其治法多宗《内经》“下者举之”，“损者益之”，“劳者温之”之旨，且与中气虚寒，不得温煦合论，治宜升阳益气，温中补虚。故选用补中益气汤合黄芪建中汤加减，如此气陷自举，清阳得升。据报道，100例胃下垂患者中，治愈78例，好转14例，无效8例。方中黄芪益气，当归、白芍、枳壳补血理气，升麻、柴胡、甘草升举清阳，饴糖合桂枝，甘温相得，温中补虚，饴糖、甘草配伍芍药，甘苦相须，和里缓急，又助生姜大枣之辛温，健脾和营。本方以益气温补组方，使升降有度，中气健复，胃体归位。

秦氏等[3]受《脾胃论》的启发，认为胃下垂多由中气下陷，运化升举无力，中焦升降失调，气机阻滞，湿邪内停所致，调中益气汤出自《脾胃论》，原方主治“肢节烦痛，难以屈伸，身体沉重，口失滋味，腹难舒伸，大便泄舀，不思饮食”之证。作者以该方加减，内外并施治疗胃下垂300例，据报道，总有效率达到99.3%。方中黄芪、人参、柴胡、升麻、甘草具有补中益气、升阳举陷之功；木香、橘皮具有行气温中降逆之功；重用苍术燥湿健脾。又配合中药药渣外敷及外加按摩胃脘部.增加诸穴位之刺激，使药力直达病所，更好地发挥其治疗作用。

朱氏[4]认为在临床上碰到的胃下垂患者，大多是病程已久，虚实夹杂，寒热互见，使用补中益气汤疗效并不满意，且久服往往有助火升阳之弊。于是自拟升胃汤治疗胃下垂患者78例，并选补中益气汤作对照，两组均同时停服所有西药。据报道，结果表明治疗组总有效率达到91%，而对照组总有率则为79.5%，两组疗效比较其差异有统计学意义（$P<0.05$）。且对照组中有15例患者出现不同程度的口腔溃疡和口疮，3例出现失眠，2例出现鼻衄，而治疗组未出现任何副作用。

刘氏等[5]等临床体会到胃下垂治疗关键在于升清阳，通胃浊，切实把握好升降之分寸且用药不避通降，可以大黄通泄胃浊。大便但干不燥，内热不重者予制大黄；而大便干结，内热较甚者则予生大黄通下泄热。同时因本病大多迁延不愈，根据久病入络的理论，在辨证的基础上适当配伍活血祛瘀之品，确能提高疗效。

（二）针灸、推拿治疗胃缓

杨氏[6]报道从辨证论治的角度，认为胃下垂总的病机为脾胃升降气机失调，久病气虚同时可兼有气滞和痰饮、肾气不足，命火衰微和胃阴不足，故对于胃下垂患者须详为辨证，不可简单地理解为仅是中气不足，脾虚气陷，胃失和降，一般在补气的同时，须兼理气。升降并用或从肝胃同治，疏肝理气，或温肾助阳，壮其命火，化其痰饮或与行瘀之法合用。并总结了3种显效之针灸之法：①毫针治疗治法：补气升陷，健脾和胃止痛，化湿和中。处方：主穴：足三里、三阴交、太冲、建里。配穴：关元、气海、中脘、胃上（脐上5寸，旁开4寸）。手法：患者端坐或平卧空腹，穴位局部常规消毒，先取足三里针尖向上，使针感明显传向腹部，得气后补之，次取三阴交、太冲、建里双针刺入，强刺激。气海，胃上，向胃的方向斜刺，中强度刺激，且关元、气海运用补法，后取中脘、间隔5分钟行针1次，每次留针30分钟，10日为一个疗程。②穴位埋线治疗治法：升阳益气，健脾和胃。处方：脾俞、胃俞、肾俞、气海、中脘、足三里、关元。手法：按无菌操作进行。穴位局部用2.5%碘酊和75%乙醇常规消毒，铺无菌洞巾，利多卡因局部麻醉，根据穴位选用适当长度（1～3厘米）的一号医用羊肠线，穿入12号腰穿针管内。将针缓慢刺入穴内到达所需深度，待有针感时，边退针边将羊肠线推入穴内，出针后无菌纱布敷盖，胶布固定。一星期内保持局部干净，每次选3～5穴。30日治疗1次，6次为一个疗程。③电针治疗治法：疏通经络、调和气血、调整脏腑功能、提高胃和腹肌的张力。处方：经验穴：胃穴（剑突下2寸，腹部正中线左右旁开5分）、下垂穴（脐下2～2.5寸腹部正中线左右旁开1寸）、关元穴计5穴。手法：用28号7.5～8寸毫针，皮肤常规消毒后自胃穴进针1厘米后向下垂穴透刺；下垂穴进针向关元穴透刺，平补，平泻得气后用701电针治疗仪点送刺激，每分钟50～70次；同时取上脘、中脘、足三里、三阴交每日1次，10次为一个疗程，每疗程后间隔3日做第2个疗程。

注意事项：针刺治疗只是一个简捷方法，需要患者多方面配合，注意饮食，调其情志，劳逸结合，在每次治疗前应空腹，治疗后平卧1小时，治疗期间应少食多餐，束一宽腹带能减轻胃的下坠，有助于胃的回升和巩固疗效。治疗后1个月让患者加强腹肌锻炼，应尽可能地在患者家中进行治疗，这样既减少患者往返乘车的颠簸和疲劳，又能得到充分的休息。另外与针刺配合，服用一些升提固脱补中益气的中药也是巩固和提高针刺治疗胃下垂的有效良方。

王氏等[7]等用长针提胃法治疗胃下垂26例，据报道，总有效率达到92.1%，提胃法是运用古代辅助行针手法：搓法，施行单向捻转而造成人为滞针现象。取主穴：提胃(中脘旁开4寸)、升胃(下脘旁开4寸)。配穴：中脘、气海、百会、胃俞、脾俞、足三里。皮肤常规消毒，取提胃、升胃穴，用直径0.45～0.38毫米，长度125～145毫米的毫针分别朝肚脐或脐下方向斜刺，得气后先用搓法，造成人为滞针现象，然后双手持针柄向上提拉30～50下(也可以在针刺得气的基础上接电针仪，用断续波中强刺激3～5分钟，以腹肌出现规律收缩为佳)，间歇5分钟左右再重复进行，反复操作3～5次，最后将针按反方向单向捻转，待针体松动后即可出针。

赵氏等[8]等采用按摩手法治疗胃下垂患者180例，据报道，治愈68例，显效94例，好转18例。其辨证遵循下列原则。健脾和胃：捏提膀胱经及督脉路线；理中益气，疏肝解郁：推揉膀胱经路线，并点压：肝俞、脾俞、脾俞、胃俞、肾俞、大肠俞、章门、期门，同时摩腹、揉腹等；固托止痛：捧腹托胃颤和揉按中脘、颤中脘、按梁门、天枢、气海、关元、足三里等穴。具体手法为：患者仰卧位，医生立于患者右侧：① 用双拇指由剑突沿肋弓向两侧分推数遍。② 双掌交替在上腹部向左上方推数遍，由慢到快。③ 双掌交替在脐周作顺时针推法，切记要向上用力。④ 单掌摩腹直肌到患者感到温热为度。⑤ 从腹正中线及左右及肋区分别做揉法各2分钟，然后双掌扣脐揉腹数遍。⑥ 双掌分别放于左、右髂前上棘连线之两侧向上作捧腹托胃的颤法5分钟，以助胃恢复到原来的位置。⑦ 用中指颤中脘、点梁门，双拇指点天枢、气海、关元，点按揉拨足三里穴各2分钟。另外，患者俯卧位医生立于患者左侧：① 掌推肝俞至大肠俞数遍。② 双掌重叠揉膀胱经第1、第2侧线。③ 前臂擦膀胱经第1、第2侧线。④ 点肝俞、脾俞、胃俞、肾俞、大肠俞各1分钟。⑤ 双手捏提膀胱经及督脉路线，重点在脾俞、胃俞。⑥ 双手擦背部，拍打背部结束治疗。一般15日为一个疗程，2～5个疗程观察疗效。同时要注意：生活要有规律宜少食多餐，忌食生冷，刺激性及不易消化之食物。平时配合适当的腹肌锻炼，避免吃完饭，就进行剧烈运动。

（三）中西医结合疗法治疗胃缓

周氏等[9]报道采用补中益气汤加味配合西药苯丙酸诺龙针剂肌内注射治疗胃下垂患者80例。中药治疗：黄芪30～60克，党参15～30克，枳壳15～45克，升麻4～6克，柴胡、甘草、五味子各6克，陈皮、当归各10克，茯苓、白术各12克。水煎服，每日1剂，30日为一个疗程，连服2个疗程。兼有便秘加麻仁20克；腹痛甚加延胡索10克；泛酸加海螵蛸、象贝母各10克；呕恶加姜半夏12克，苏叶10克；腹泻加补骨脂12克，石榴皮15克。西药治疗：用苯丙酸诺龙针剂25克，肌内注射，每星期2次。30日为一个疗程，连用2个疗程。作者认为胃下垂的病机多责之于脾胃运化失职、中气下陷。故采用调补脾胃、升阳益气之补中益气汤，加用行气散痞之枳壳，益气收敛之五味子，以调节胃液分泌，促进消化，达到益气健脾、升阳举陷、行滞消痞之目的。因胃下垂多见于瘦弱之人，故用苯丙酸诺龙针以促进蛋白质合成。治疗期间嘱加强营养，注意调护，忌提重物，少食多餐，少进汤水，餐后平卧半小时，腰臀部垫高等。以助胃复位。据报道，治疗结果：治愈41例，总有效率达到98%。

（四）综合疗法治疗胃缓

乔氏[10]10年来采用中医辨证施治，配合针灸按摩及中药外敷治疗胃下重85例。中药内服：① 中气下陷型，以补中益气汤加减。② 肝胃不和型，以柴胡疏肝散加减。③ 胃肠停饮型，实证者用甘遂半夏汤，虚证者用苓桂术甘汤，虚实夹杂者用胃苓汤。针灸按摩：选升胃Ⅰ号穴(剑突下1.5寸，右旁开0.5寸)、升胃Ⅱ号穴(脐左0.5厘米)、升胃Ⅲ号穴(脐左1.0厘米)、升胃Ⅳ号穴(脐左1.5厘米)、升胃Ⅴ号穴(脐左2.0厘米)、升胃Ⅵ号穴(胃下极左1.5厘米)。常规消毒皮肤后，取12寸长针，从升胃Ⅰ号穴沿皮下经升胃Ⅱ号穴升至胃Ⅴ号穴，刺向升胃Ⅵ号穴。每次45分钟，其中运针15分钟，留针30分钟，以饭后30分钟治疗为佳，刺后卧床休息30分钟，每隔2日针刺治疗1次，针后卧床时嘱患者自行按摩局部。具体按摩方法：先提肛至紧缩感，渐用力收缩小腹肌到屏气，再缓缓释气，如此反复10次，以达到增加肌力、升提内脏之效。中药外敷：剃去患者百会穴周围(直径约2厘米)的头发，敷以举托升胃饼(蓖麻子仁10克捣烂如泥，加入升麻粉2克，制成直径2厘米厚1厘米之圆饼备用)加以固定，令患者仰卧，将饼熨烫30分钟至头顶有明显热感，每日3次，每块药饼连用5日，休息2日后更换新药饼。

曹氏[11]以穴位注射加中药治疗胃下垂80例。穴位注射：选双侧胃俞、足三里。患者取坐位、充分暴露穴位。注射器抽取胎盘组织液2毫升，维生素$B_6$2毫升，以乙醇消毒局部皮肤后将针头迅速刺入穴位皮下，缓慢推进，待出现酸麻胀重等针感时，抽无回血即可将药液注入1毫升。出针后用消毒干棉球压迫针孔片刻，以防出血和溢液，隔日注射1次，10次为一个疗程。中药治疗：以补中益气汤为基础方，随证加减：黄芪30克，党参30克，白术15克，茯苓15克，甘草10克，升麻5克，柴胡5克，当归10克，陈皮10克；气滞甚者加砂仁5克，白豆蔻5克，枳实10克；偏寒者加吴茱萸3克。肉桂3克，淡干姜6克，每日1剂水煎分2次服，20日为一个疗程。据报道，经1～3个疗程治疗，痊愈58例，有效18例，无效4例，总有效率95%。

【小结】

胃缓与饮食失节、内伤七情、劳累过度有关，由于中气下陷，升降失常，胃功能失调，呈现虚实夹杂，正虚邪实或本虚标实之象。临床表现为脘腹痞满、嗳气不舒、胃脘疼痛、漉漉有声、大便秘结等。在鉴别诊断中痞满及疼痛要与其他原因所引起者相区别。辨证要点需辨虚实及寒热，在证型上可有脾虚气陷及胃阴不足两种类型，治疗中除用药物治疗外，还可采用针灸、气功等法。在转归中要注意两种类型的互相转化，在预防护理中要注意体质的锻炼及营养的摄取。现代研究中介绍了关于胃下垂有关中药、针灸推拿、中西医结合以及综合疗法的治疗研究。

附方

(1) 补中益气汤(《脾胃论》)：黄芪　党参　白术　炙甘草　当归　陈皮　升麻　柴胡　生姜　大枣。

(2) 旋覆代赭汤(《伤寒论》)：旋覆花　党参　生姜　代赭石　炙甘草　半夏　大枣。

(3) 苓桂术甘汤(《伤寒论》)：茯苓　桂枝　白术　炙甘草。

(4) 小半夏加茯苓汤(《金匮要略》)：半夏　生姜　茯苓。

(5) 半夏泻心汤(《伤寒论》)：半夏　黄芩　干姜　党参　炙甘草　黄连　大枣。

(6) 甘草泻心汤(《伤寒论》)：炙甘草　黄芩　干姜　半夏　大枣　黄连　党参。

(7) 益胃汤(《温病条辨》)：沙参　麦门冬　玉竹　生地　冰糖。

(8) 一贯煎(《柳州医话》)：沙参　麦门冬　生地　当归　枸杞子　川楝子。

(9) 麦门冬汤(《金匮要略》)：麦门冬　党参　半夏　粳米　炙甘草　大枣。

(10) 橘皮竹茹汤(《金匮要略》)：陈皮　竹茹　党参　炙甘草　生姜　大枣。

【现代研究】主要参考文献

[1] 范鲁. 运用中医辨证施治法则治疗胃下垂824例分析[J]. 青岛医药卫生，1997，29(2)：37～38.

[2] 朱正云. 补中益气汤合黄芪建中汤治疗胃下垂100例[J]. 安徽中医临床杂志，1998，10(1)：9.

[3] 秦希恩，贾玉红. 调中益气汤治疗胃下垂300例[J]. 新中医，2000，32(3)：47～48.

[4] 朱建祥. 升胃汤治疗胃下垂78例疗效观察——附补中益气汤治疗78例对照[J]. 浙江中医杂志，2004，(4)：154.

[5] 刘景增，刘桂花，刘素梅. 升胃复位汤治疗胃下垂160例临床分析[J]. 河南中医药学刊，1999，14(3)：37.

[6] 杨凌伟. 针刺治疗胃下垂疗效显著[J]. 中国临床医药研究杂志，2004，(128)：36～37.

[7] 王启才，刘宏，汪鲁莎. 长针提胃法治疗胃下垂26例[J]. 中国针灸，2006，26(3)：218.

[8] 赵国臣，郭铁贞，刘敬先. 按摩治疗胃下垂180例临床体会[J]. 按摩与导引，2005，21(7)：24.

[9] 周际江，项新华. 中西医结合治疗胃下垂62例[J]. 浙江中西医结合杂志，2005，15(1)：23，40.

[10] 乔玉山. 综合治疗胃下垂85例[J]. 湖南中医杂志，2005，21(4)：38～39.

[11] 曹锦明. 穴位注射加中药治疗胃下垂80例临床观察[J]. 中华现代中西医杂志，2003，1(8)：729.

脱　肛

【定义】

脱肛，是指由于气虚或湿热等原因而使直肠脱出于肛门以外的病证。多见于老人、小儿，或久病体弱的患者。

【历史沿革】

隋代巢元方《诸病源候论·痢病诸候》最早记载了“脱肛”的病名、临床表现和病因病机，说：“脱肛者，肛门脱出也，多因久痢后大肠虚冷所为。肛门为大肠之候，大肠虚而伤于寒，痢而用气，其气下冲，则肛门脱出，因谓脱肛也。”

此后，元代朱丹溪在《丹溪心法·脱肛》更进一步从肺与大肠的关系来说明脱肛的病因病机，谓：“肺与大肠相表里，故肺脏蕴热，则肛门闭结；肺脏虚寒，则肛门脱出。”又指出“妇人产育用力，小儿久痢，皆致此”。并把脱肛分作“气热，气虚，血虚，血热”四种类型。丹溪此论，对于后世影响颇大。明代李梴《医学入门·脱肛》认为脱肛的原因多属于虚，他说诸如“劳倦房欲过度及产育用力，久泻久痢，小儿叫呼耗气，具有此证，非虚如何？”《景岳全书·脱肛》综合前人之说，谓“大肠与肺为表里，肺热则大肠燥结，肺虚则大肠滑脱，此其要也”。但张氏特别强调因虚而致病的一面：“有因久泻久痢脾肾气陷而脱者；有因中气虚寒而不能收摄而脱者……有因肾气本虚，关门不固而脱者；有因过用寒凉，降多亡阳而脱者。”虽然也有“因湿热下坠而脱者”，“然热者必有热证，如无热证便是虚证，且气虚即阳虚，非用温补多不能效”。清代《医宗金鉴·气虚脱肛》亦认为脱肛多属虚证：“脱肛一证，因泻痢日久，中气下陷，肠胃薄瘦，遂令肛门滑脱不收。现证面色青黄，指梢冷，脉沉细，唇色淡白，宜温补为主，先以补中益气汤升提其气，再以真人养脏汤温补固滑，外以涩肠散掺之，则气升肛涩而肠自收矣。”但《医宗金鉴》回避了前人关于“湿热下坠”而致脱肛之说，另立“肛肿翻肛”一门。其论病因，则谓“积热太盛，以致肛门作肿，大便艰难，努力翻出，肛脱不还”；治疗方法，则用皂刺大黄汤内服，外用蟠龙散消其肿，“其肿一消，肛自收矣”，与湿热脱肛的治法，殊无二致。

总之，古代医家对脱肛一病病因病机的认识，是比较明确的，以气虚、湿热分证，也是符合临床实际的。唯自《诸病源候论》始，历代文献俱谓脱肛是“肛门脱出”，实际上应是直肠脱出于肛门之外。至于《医宗金鉴》所论“肛肿肛翻”，与湿热脱肛在病因病机和治疗方面虽有相似之处，却是另一种疾病。

【范围】

本病与西医学的直肠脱垂(肛管,直肠黏膜,或直肠全层和部分乙状结肠脱出的总称)相类似。

【病因病机】

脱肛的病变部位虽在大肠,但由于肺与大肠相表里,胃为六腑之大源,脾为肺之母气,肾开窍于二阴,所以以上脏腑的病变均可直接影响于大肠,而发生脱肛。其病因病机,约略言之,有虚实两端。

1. **气虚下陷,关门失守** 素体虚弱,中气不足,或劳力耗气,或饥饱不匀,或思虑伤脾,或久病之后气虚不复,气虚失于固摄,而致肠滑不收,遂成脱肛之病。小儿先天不足,后天失养,或久咳久泻,脾肾气虚;老人肾气不充;妇女分娩过多或产时过度用力;或房劳伤肾,精亏气少;或苦寒攻伐失当,损伤真元,而致关门不固,也是发生脱肛的常见病因。

2. **饮食失当,湿热下注** 饮食不节,恣食辛辣厚味,或饮酒取醉,皆足以积湿酿热;湿热下注,而为脱肛。

【诊断与鉴别诊断】

本病以直肠脱出肛外为诊断依据。

本病应与痔疮鉴别。内痔之痔核突出,外痔之肛门异物感,皆易被错觉为脱肛。但痔疮常有剧烈疼痛和出血,脱肛一般不痛,亦不出血,仅是直肠脱出于肛外。如再加以检视,两者不难鉴别。

【辨证论治】

一、辨证

(一) 辨证要点

1. **辨脱肛之虚实** 辨脱肛首先要分清楚虚实。虚证表现为:形体虚弱,面色㿠白,倦怠无力,头晕心慌,肛门脱出,无疼痛赤肿,舌淡,脉弱。实证表现为面赤身热,便干溺赤,肛门疼痛,红肿瘙痒,舌红苔黄,脉数。

2. **识脱肛之危候** 脱肛虽以虚证为多,但一般尚不至于危殆。如久病虚劳之人脱肛不收,若陡见神乱心慌,冷汗如珠如油,呼吸不能接续,脉象如蛛网游丝,即是元气暴脱的危候,不能作一般脱肛视之。

(二) 证候

[气虚下陷]

症状:直肠脱出于肛外,一般多在便后脱出;若病久虚甚者,往往在咳嗽,行路,站立,排尿时稍用力即脱出。兼见疲倦乏力,气短声低,头晕心悸,食减,便溏。舌质淡胖,有齿痕,脉弱。

病机分析:气虚下陷,不能固摄,而致直肠滑脱不收。短气乏力、舌淡脉弱食减、便溏等症状,均系脾肺气虚之象。

[脾肾两虚]

症状:直肠滑脱不收,肛门常有下坠感,兼见神倦乏力,行动气促,头晕心悸,腰膝酸软小便频数,夜尿多,大便干结。舌淡,脉细弱。多见于高龄患者或虚劳之人。

病机分析:年届高龄,或虚劳日久,脾肾双亏,精血不足,无以充养脏腑,滋荣筋骨,而见神倦少气,头晕心悸,腰膝酸软等症状。脾肾气虚,关门失守,故脱肛不收,夜尿频多。

[湿热下注]

症状:肛肠突出于外,肛门灼热,肿痛。兼见面赤身热,口干口臭,胸脘痞闷,腹胀便结,小便短赤。舌红,苔黄腻或黄燥,脉濡数。

病机分析:湿热蕴积,结于肠道,下逼直肠,使之肿痛突出于肛外而为脱肛。胸闷腹胀,便干尿赤,舌红、苔黄、脉数,皆湿热壅盛之象。

二、治疗

(一) 治疗原则

1. **重在治本** 脱肛一证,常继发于慢性腹泻、痢疾、久咳、便秘等疾病之后,因此既要治脱肛,就应重视对这些疾病的治疗,视其具体情况,分别采取虚者补之,陷者升之,脱者收之,热者清之等治疗方法。

2. **慎用苦寒攻下** 由于脱肛属虚证者居多,故大下大利、行气破气之品均当慎用;即使是湿热证,苦寒攻下之剂亦当中病即止,不宜久服。

(二) 治法方药

[气虚下陷]

治法:补气升提。

方药:补中益气汤加减。方中人参、黄芪、炙甘草大补脾肺之气;白术健脾;升、柴升提;当归润燥;陈皮行气,共奏调补脾胃,益气升阳之功。黄芪用量须大。如《简易验方》用黄芪30～60克,升麻10克水煎服,对于气虚下陷的脱肛,疗效亦佳。面色㿠白,舌淡脉弱属阳虚者,加制附片、炮姜,以增强温阳补气的作用;饮食减少,腹胀纳呆,加炒山药、鸡内金、大枣、砂仁、山楂、六曲、谷芽、麦芽之属,以助健运;气滞酌加木香;气虚挟热者,加黄芩、白芍、槐花补清并用;久脱肛不收,可酌加止涩之品,如五倍子、乌梅、金樱子等,涩以固脱。气血两虚的脱肛,用提肛汤。

[脾肾两虚]

治法:脾肾双补。

方药:大补元煎加菟丝子、肉苁蓉、五味子。方以人参、山药、炙甘草补中益气;熟地、山茱萸、枸杞子、杜仲滋肾填精;当归补血润燥。加菟丝子、肉苁蓉、五味子固涩下焦。大便经常干结者,加火麻仁、胡桃肉、蜂蜜;滑脱不收,酌加金樱子、乌梅;精亏于下,以填下建中为主,升麻、柴胡之类升阳之品不可妄用。老人下元虚惫,精血衰少,可配用鹿茸粉2克,每日2次吞服。

[湿热下注]

治法:清火泻热利湿。

方药:凉膈清肠散加减。方用生地、黄芩、黄连凉血清热燥湿;香附、白芍、当归、川芎调气活血;荆芥、防风祛风;升麻解毒升提。肛门肿痛,灼热刺痒,加金银花、黄柏、槐花、栀子;大便秘结不通,加草决明、大黄;尿黄加滑石、车前草。

(三) 其他治法

1. **单方验方**

(1) 外用方

1) 石榴皮30克,明矾15克,水煎洗患处。适用于脱肛不收。

2) 马勃 15 克，焙干，研末，香油调搽。适用于脱肛，肛门红肿。

3) 升麻 9 克，乌梅 6 克，紫背浮萍 4.5 克。升麻、乌梅二药炒炭，和入紫背浮萍，共研末。脱肛时搽敷患处。

4) 葱头适量，煎汤熏洗。适用于气虚脱肛。

5) 黄芩、黄连、黄柏、栀子各 10 克，煎汤，候冷，坐浴之，每日 2 次。适用于实热脱肛。

(2) 内服方

1) 炒王不留行 30 克，为细末，每早晚开水送服 9 克。适用于便秘脱肛。

2) 生黄芪 15 克，升麻 9 克，五倍子 30 克，水煎服。适用于气虚脱肛。

2. 针灸

主穴：百会、长强、承山。

配穴：大肠俞、秩边。

治法：针刺长强与承山二穴，中刺激手法，艾灸百会穴。大肠俞与秩边穴可以交替使用。

【转归及预后】

本病初起，仅为直肠轻度脱出肛外，若能得到及时的治疗和正确的护理，多能获愈。但由于初起常为患者忽视，因而延误治疗，遂至由轻变重，以致直肠脱出不收。或久病气虚，直肠脱出肛外，无力收缩，被衣裤磨破，使之脱出部分及肛门周围发生肿痛，或兼有黄水、脓液流出。亦有湿热下注的脱肛，经久不愈，加之屡用清热攻下药物，损伤元气而转致气虚脱肛。

本病预后一般较好。若脱肛而见元气外脱之象者，则预后不良。

【预防与护理】

由于本证常继发于久痢久泻、妇女产后虚弱以及便秘、久咳等疾病之后，故应注意对以上疾病的防治。患者的饮食宜清淡，不要过食辛辣及肥甘厚味食物，节制饮酒。不宜过分用力，注意休息，生活要有规律。脱肛发生时，务要迅速回复(在局部涂以润滑油，用力上托，一般均能复位)，平时应注意保持肛门清洁。对于老年人来说，预防脱肛主要是避免便秘，如厕忌久蹲，及时治疗肺部和前列腺疾病，经常做提肛运动等。

【现代研究】

在近年来有关治疗脱肛的临床报道中，疗效比较可靠的是中药消痔宁注射液局部注射外治法。

李氏等[1]报道自 1985 年以来，采用消痔灵双层四步注射治疗成人完全性直肠脱垂 117 例，取得了较好疗效，临床控制 112 例，有效 5 例。注射方法：骶麻成功后，患者取膀胱截石位，肛门会阴部常规碘伏消毒。采用直肠周围与直肠黏膜下层注射，直肠周围注射用消痔灵注射液原液 40～60毫升，直肠黏膜下层注射用消痔灵注射液1∶1稀释液 40～60 毫升。分 4 步完成注射。第 1 步：左侧骨盆直肠间隙注射。在膀胱截石位 3 点肛门缘外 1.5 毫升处，先用 7.5 号腰穿针穿透皮层，刺针应先平行肛管，经肛门外括约肌至提肛肌，当通过提肛肌有落空感时，即进入骨盆直肠间隙，应使针斜向外侧。此时，用左手示指伸入直肠壶腹引导，触摸针尖部位，证实腰穿针位于直肠壁外侧，未穿透直肠时再将腰穿针全部刺入。如发现针头距直肠黏膜较远不易触及时应重新穿刺，刺入部位适当时，手指感到与刺针仅隔肠壁肌层，触得明显。继用手紧压针柄，针全长 9 厘米，加压后可深入 1 厘米，约进入 10 厘米。准确定位后回抽无血再将药液注入。注药时应边退针边注药，使药液呈柱状均匀分布，一侧注射消痔灵 10 毫升。然后再次进一步针尖向下，刺入后边退针边注药 10 毫升。第 2 步：直肠后间隙注射。更换腰穿针头及手套后，依前法，在后侧截石位 6 点肛门与尾骨间皮肤中点处穿刺。为使穿刺部位正确，用另一手食指入直肠壶腹作引导，进针 6～7 厘米。证实针头未穿透直肠壁，未穿入骶骨前筋膜，活动于直肠壁后，即表示已达直肠后间隙。方可边退针边注药，注入消痔灵 10～15 毫升。第 3 步：右侧骨盆直肠间隙注射。更换腰穿针头及手套后，依前法，在右侧截石位 9 点处穿刺定位并注药。第 4 步：直肠黏膜下多点注射。在喇叭肛门镜下，用注射器和 5 号针尖装满药液，在齿线上 8 厘米处，按 1、3、5、7、9、11 点处注射药液，每处黏膜下注入 1 毫升，然后下退 1 厘米的直肠黏膜上，按 2、4、6、8、10、12 点注射，再退至 6 厘米同法注射，直至齿线上方。选择多个平面，每个平面选 5 个注射点，每处黏膜下注射药物 1 毫升，将药液注射到黏膜下层。

注意事项：严格执行无菌操作，每步注射完毕后要更换针头与手套。掌握肛管直肠及其周围组织的解剖，切忌将药液注入肠壁肌层、骶骨前筋膜和腹腔内。切忌刺穿肠壁。注射完毕后，不必用手指反复揉压已注药的部位。

注射后处理：术后当日禁食或给予无渣饮食，一星期内口服抗生素，控制排便 5 日。第 1 次排便如排出困难则用温盐水 1 000 毫升灌肠。患者注意卧床休息，避免用力下蹲及过度增加腹压。如肛门有坠胀感，应尽量忍耐，不可因此而频繁大便。

作者认为消痔灵注射治疗成人完全性直肠脱垂的机制是将药物分别注射于直肠周围间隙与直肠黏膜下层，通过消痔灵注射液的刺激作用，使注射部位产生较强的无菌性炎症，局部组织形成较强的异物纤维化。即：① 两侧骨盆直肠间隙，使直肠与直肠侧韧带粘连固定。② 直肠后间隙，使直肠与骶前筋膜粘连固定。③ 直肠黏膜下层，使松弛的直肠黏膜与肌层粘连固定；从而达到治愈直肠脱垂的目的。

沈氏等[2]认为消痔灵注射液用于直肠脱垂治疗，无论是直肠黏膜脱垂，还是直肠全层脱垂都有较好的疗效，但远期效果不佳，容易复发。报道采用直肠黏膜柱状切缝术配合消痔灵注射治疗直肠黏膜脱垂 24 例，结果全部病例均一次治愈。治疗方法：先进行直肠黏膜柱状切缝术。术前清洁灌肠。骶管麻醉、截石位，常规消毒铺巾。首先，选择截石位 3、7、11 点处，分别用止血钳从齿线上 2 厘米处夹持松弛直肠黏膜至脱出的顶端，然后沿止血钳边缘由下而上切除脱垂的黏膜，再用“0000”号肠线由下向上行基底部柱状缝合。直肠黏膜注射法：直肠黏膜柱状切缝合后，用1∶1消痔灵注射液20～30毫升，在缝合的两侧及上、下方直肠黏膜下点状注射，尤其注意在切缝的顶端上方补注2～4毫升，使之加固粘连，注毕，轻揉复位，肛内置入1枚双氯酚酸钠栓，明胶海绵压迫创面，纱布敷盖，胶布固定。术后控制排便，合理应用抗生素及止血剂，然后用黄连膏15～20毫升灌注，每日1次，连用7日。采用直肠黏膜柱状切缝，可形成3条纵形瘢痕，缩短直肠黏膜，起到瘢痕支持固定作用，配合消痔灵点状注射，使直肠黏膜下层与肌层组织发生粘连、纤维化起到支持固定直肠的作用，两者结合，从而达到治愈直肠黏膜脱垂和预防复发的目的。

但是，在使用消痔灵注射治疗直肠脱垂的过程中，由于医师对消痔灵注射液的浓度、剂量与其直肠脱垂注射所特有的操作技术掌握不准，也会出现一些并发症如直肠狭窄等，甚至是严重并发症。因此，今后有必要对消痔灵注射液治疗直肠脱垂，特别是治疗成人完全性直肠脱垂进行前瞻性、多中心、大样本、随机对照的深入研究，以规范其临床适用范围、操作方法，并进行注射后并发症的防治与远期疗效的评价，为临床运用该项诊疗技术提供进一步的理论依据。

对于轻型脱肛最经济的办法，还是中药汤剂、中药坐浴和(或)配合针灸等方法治疗，均能取得理想的疗效。如脱肛发展到中度或重度，则需用药物注射方法或配合肛门环缩术等西医学手术方法治疗。

如陈氏等[3]报道采用补摄提肛汤(党参、五倍子各12克，黄芪30克，升麻、柴胡各9克，枳壳20克，乌梅、芡实各15克，鹿角胶10克，炖化紫河车6克，大枣10枚)水煎内服，兼用石榴皮60克，煎汤熏洗肛门治疗老年性直肠脱垂25例，治愈12例，好转11例，无效1例。滕氏[4]报道以提肛汤(党参、枳壳、芡实、当归、五倍子各12克，黄芪、石榴根皮各20克，升麻、柴胡、炒白术各10克)治疗直肠脱垂30例，上方浓煎150毫升，每日1剂，早晚饭后服用，儿童为上方剂量的1/3，一个月为一个疗程。治疗期间注意多食蔬菜，保持大便通畅。结果治愈24例，好转4例，无效2例。

【小结】

脱肛是一种常见病。多由气虚下陷、关门不固或湿热下注引起。治疗上以补气升提、滋肾填精、清热泻火为大法。此外，还可根据病情适当地选用外治法，以减轻患者痛苦，提高疗效。

本病如能得到正确的治疗和护理，一般都能获得痊愈。

附方

(1) 补中益气汤(《内外伤辨惑论》)：黄芪　人参　白术　炙甘草　升麻　柴胡　陈皮　当归。

(2) 大补元煎(《景岳全书》)：人参　山药　炙甘草　熟地　山茱萸　杜仲　枸杞子　当归。

(3) 凉膈清肠散(《证治准绳》)：地黄　白芍　当归　川芎　黄芩　黄连　荆芥　防风　升麻　香附　甘草。

(4) 提肛汤(《中医药研究参考》)：党参　黄芪　白术　当归　白芍　川芎　升麻。

【现代研究】主要参考文献

[1] 李华山，李国栋. 消痔灵双层四步注射治疗成人完全性直肠脱垂117例[J]. 大肠肛门病外科杂志，2003，9(3)：183～184.

[2] 沈兰英，田社清. 直肠黏膜柱状切缝术配合消痔灵注射治疗直肠黏膜脱垂24例[J]. 中国中西医结合消化杂志，2006，14(3)：198.

[3] 陈沛，邢巨星. 补摄提肛汤治疗老年性直肠脱垂25例[J]. 江苏中医药，1996，17(7)：19.

[4] 滕友荣. 提肛汤治疗直肠脱垂30例[J]. 四川中医，1998，16(9)：36.

肠　痈

【定义】

肠痈是热毒内聚，瘀结肠中，而生痈脓的一种病证。临床以发热恶寒，少腹肿痞，疼痛拘急为特征。

【历史沿革】

“肠痈”一证首载于《内经》。《素问·厥论篇》首论及本病的病机，云：“少阳厥逆，机关不利；机关不利者，腰不可以行，项不可以顾，发肠痈。”《灵枢·上膈》更对本病的病机作了阐发，认为“喜怒不适，食饮不节，寒温不时”是肠痈的病因，“卫气不营，邪气居之……积聚以留，留则痈成”是肠痈的病机。并且指出痈虽然发于内，但可以从疼痛，特别是“痈上皮热”候之。同书“玉版”对痈脓的产生也有精辟的论述：“阴阳不通，两热相搏，乃化为脓”、“夫痈疽之生，脓血之成……积微之所生成。”意即瘀热蓄积，酿而为脓。此外，《内经》还记载了大肠痈的部位“天枢穴隐隐痛者大肠疽，其上肉微起者大肠痈”。汉代张仲景《金匮要略·疮痈肠痈浸淫病脉证治》对本病的病机、症状、治法论述甚详。如“肠痈之为病，其身甲错，腹皮急，按之濡，如肿状，腹无积聚，身无热，脉数，此为肠内有痈脓”、“肠痈者，少腹肿痞，按之即痛，如淋，小便自调，时时发热，自汗出，复恶寒，其脉迟紧者，脓未成，可下之，当有血。脉洪数者，脓已成，不可下也”。对肠痈的临床特征以及是否成脓，脓成及脓未成的治法都有更明晰的认识。书中对《灵枢·上膈》“痈上皮热”的认识有所发挥，明确指出：“诸痈肿，欲知有脓无脓，以手掩肿上，热者为有脓，不热者为无脓。”这是我国医学文献上最早记载的一种辨脓方法。并创制治疗肠痈的大黄牡丹皮汤、薏苡附子败酱散，至今仍为临床所引用。

隋代巢元方《诸病源候论》对肠痈的病因病机和临床表现更做了详细的记述：“肠痈者。由寒温不适，喜怒无度，邪气与营卫相干，在于肠内，遇热加之，血气蕴积，结聚成痈，热积不散，血肉腐坏，化而为脓。"

宋代《圣济总录》中有"肠痈由喜怒不节，忧思过甚，肠胃虚弱，寒温不调，邪热交攻，故营卫相干，血为败浊，流渗入肠，不能传导，蓄结成痈"的记载，除了引用前人的见解外，特别提出"肠胃虚弱"这一内因，对肠痈发病，提出了新的认识。

明代王肯堂的《证治准绳》、张景岳《景岳全书》、陈实功《外科正宗》等著作对肠痈的病因、病机、诊断和治疗，较之前人，又有更为详细的论述，如《外科正宗·肠痈论》中有肠痈看法、肠痈治法、肠痈治验、肠痈主治方、应用方等章节。论中指出："夫肠痈者，皆湿热瘀血流入小肠而成也。又由来有三：男子暴急奔走，以致肠胃传送不能舒利，败血浊气壅遏而成者一也；妇人产后，体虚多卧，未经起坐，又或坐草艰难，用力太过，育后失逐败瘀，以致败血停积，肠胃结滞而成者二也；饥饱劳伤，担负重物，致伤肠胃，又或醉饱，房劳过伤精力，或生冷并进以致气血乖违，湿动痰生，多致肠胃痞塞，运化不通，气血凝滞而成者三也。总之，初起外症发热恶寒，脉芤而数，皮毛错纵，腹急渐肿，按之急痛，大便坠痛，小便涩滞若淋甚者，脐突腹胀，转侧水声，此等并见则内痈已成也。"指出了瘀血凝滞、剧烈运动、产后败瘀、不慎起居均能引起肠痈，而该书介绍的肠痈主治方大黄汤、活血散瘀散、牡丹皮散、七贤散、失笑散、排脓散等，都是临床上应用有效方剂，所附肠痈医案五则，亦有启发意义。

清代陈士铎《石室秘录》指出："人腹中疼甚，手不可按，右足屈而不伸，谁知大肠生痈乎"、"腹痛足不能伸者，俱肠痈也。"这是诊断肠痈的一个重要体征，说明古代医家观察病情的精细。

近几十年来，医学工作者运用中医有关肠痈的理论方药，治疗急、慢性阑尾炎，阑尾脓肿以及腹腔脓疡、腹膜炎、盆腔炎、盆腔脓肿等病的部分证候，均有较好的效果，尤其对急性阑尾炎的治疗，取得了显著疗效，推动了中医治疗急腹症的开展。

【范围】

根据肠痈的临床表现，西医学急性阑尾炎、阑尾脓肿、克隆病、腹部脓肿、腹膜炎、盆腔炎、盆腔脓肿等疾病，均可参照本篇辨证论治。

【病因病机】

根据历代医家对肠痈的论述，肠痈的病因病机可概括为4个方面。

1. **饮食不节**　暴饮暴食，嗜食膏粱厚味等，均能致食滞中阻，损伤肠胃，导致肠道功能失司，肠胃为腑，本属泻而不藏，若因湿滞郁积，传化不行，即致气血凝滞。又因湿滞能郁而化热，腐蒸气血，则成痈肿。《冯氏锦囊》指出"肠痈是膏粱积热所致"，《外科正宗》也指出肠痈因"饥饱劳伤"、"又或醉饱"、"或生冷并进"、"多致肠胃痞塞运化不通，气血凝滞而成"。

2. **劳伤过度**　用力过度，急暴奔走，或跌仆损伤等均能导致肠络受伤，瘀血凝阻于肠中，而成肠痈。尤以饱食以后，奔走负重，最易致病。《外科医镜》说："登高蹲下，跳跃挫折，致瘀血凝阻肠中，而成肠痈。"

3. **外邪侵袭**　寒温不调，外邪乘虚侵袭，损伤肠胃，气机失调，经络受阻，气滞血瘀，瘀血阻滞而成肠痈。《灵枢·痈疽》篇指出："寒邪客于经络之中，则血泣，血泣则不通，不通则卫气归之，不得复反，故痈肿寒气化为热，热胜则腐肉，肉腐则为脓"。

4. **肝郁热瘀**　喜怒无度，忧思惊恐，郁怒伤肝，忧思伤脾，肝脾不和，气机不畅，影响肠胃正常运化功能，以致肠胃痞塞，运化失常，气血凝滞，食积痰凝，瘀结化热而成肠痈。《灵枢·上膈》、《灵枢·玉版》以及《诸病源候论》、《圣济总录》等著作均认为情志所伤是肠痈致病的一个重要因素。

上述原因均可至肠胃受损，并往往综合致病。例如胃肠虚弱，或本有湿滞蕴积者，则易受外邪侵袭；因劳伤而致肠胃损伤者，则更易因饮食不节而致病；情志所伤，影响肠胃运化功能，又更易罹患外邪。此外尚可与虫积、妇女经行、产后、瘀血阻滞等因素有关。总之，凡能导致肠道气滞血凝，产生瘀血停聚等因素，与肠痈发病均有密切的关系。

【诊断与鉴别诊断】

一、诊断

（一）发病特点

脏腑功能失调，饮食不节，寒温不适，情志不畅均是本病的发病的常见原因。该病以青壮年为多，男性多于女性，并以腹痛，按之加剧，腹皮紧急，脘腹胀闷为基本症状。同时据不同部位的肠痈，不同原因所致的肠痈，腹痛部位也有所不同。而且据痈脓是否已成，是否溃破，腹痛剧烈程度及伴随症状也有所不同。

（二）临床表现

主症为少腹痛，腹皮紧急，按之痛甚，伴见发热、恶寒、自汗，或腿缩难伸等。

(1) 脐左部位疼痛，左腿不能伸屈者为小肠痈；脐右部位疼痛，右腿不能屈伸者为大肠痈；绕脐生疮或脓从脐中出者，为盘肠痈。妇人产后及小产恶露不尽、经行瘀血内阻，小腹部疼痛，腹皮紧急，小便涩滞等为瘀血蕴积成痈。

(2) 患者常喜曲右腿，牵拉右腿可使腹痛加重。多有腹皮绷急，右少腹有明显按痛，除以腹痛为主要症状外，尚可出现恶寒，发热，头痛，恶心，呕吐，食欲减退，便秘，小便黄等症状。重症患者腹痛程度剧烈，患者不能忍受，辗转呻吟，并出现恶寒壮热、呕吐频繁、面红目赤、唇干舌燥等瘀热症状。脉象多为弦紧、弦数、滑数、洪数；舌质暗红或红，舌苔薄黄或黄腻、黄糙。

儿童为稚阳之体，大多起病较急，腹痛及发热等全身症状均较剧烈，而且变证较多；婴幼儿不能正确申述病情，更须注意密切观察。

老年患者，正气亏虚，起病症状多不明显，因而就诊时间均较晚，腹部可呈全腹部隐痛，而且局限于右少腹部之特征亦不明显，痈脓又常易溃散，应特别提高警惕。

有少数患者，起病急骤，病情凶险，腹痛未几，即迅速出现高热、神昏、汗出、脉微等热厥症状，遇有此类情况，应及时进行诊断和救治。

二、鉴别诊断

1. **胃痛**　胃痛部位多在胃脘部近心窝处，肠痈则多在腹部或少腹部，并多伴有发热、恶寒、头痛等全身症状；胃痛如无其他并发症，则只局限于胃脘部疼痛，伴有吐酸、嗳气、嘈杂等症状，局部无腹皮绷急等体征，据此不难加以鉴别。

2. **虫痛**　虫痛多见于儿童患者，疼痛的部位多在脐周，疼痛的性质为阵发性隐痛或绞痛；与肠痈的鉴别要点主要有三：① 虫痛一般不会出现全身性恶寒、发热等症状。② 虫痛的疼痛部位范围较大。③ 虫痛一般无腹皮绷急等体征。

3. **淋证**　淋证以小便频数短涩，滴沥刺痛，欲出未尽，少腹拘急，痛及脐中，尿道不利等为其主症，多由热结膀胱所致。少腹部亦可出现疼痛拒按等体征。因此需与肠痈相鉴别。肠痈患者一般不会出现小便频数短涩，滴沥刺痛，欲出未尽等小便变化症状。若进行小便常规化验，则更可帮助作出诊断。

4. **疝气**　疝气是指腹中攻筑作痛，按引上下；或少腹痛引睾丸，或睾丸肿痛等一类疾病，伴有睾丸肿痛的疝气。腹疝如发生在右侧者，则需与肠痈鉴别。鉴别的要点有二：① 腹疝一般不会出现恶寒、发热等全身症状。② 腹疝在局部多可扪及肿大的块物，为肠管及其内容物。肠痈初起未成脓肿时不会出现肿块。

【辨证论治】

一、辨证

（一）辨证要点

肠痈的辨证论治，首先应据其临床症状，判断痈脓成与否，或溃破与否等各种不同情况，而进行适当治疗。对不同证候的治疗，虽有一定的原则，但仍需根据每个患者的体质、证情表现的寒热虚实等，分别给予不同措施。现根据历代文献及近代研究情况，分为瘀滞证（痈未成脓）、蕴热证（痈脓已成）、毒热证（痈脓已溃）分别叙述。

（二）证候

[瘀滞证]（痈未成脓）

症状：腹痛阵作，按之加剧。腹皮微急，脘腹胀闷，嗳气纳呆，恶心欲吐，大便正常或秘结，稍有发热及恶寒。舌质正常或暗红，舌苔薄白或薄黄，脉弦紧。

病机分析：腹痛阵作，乃因湿热积滞，阻于肠胃，气血凝聚，肠络不通所致。痈脓属实证，按之则痛更甚，右少腹部为肠痈之好发部位，故疼痛以此处为最剧；胃肠积滞，传化失职，故见脘腹胀闷，嗳气纳呆，大便秘结；胃气失降，则恶心欲吐；发热恶寒，为气血瘀阻，营卫失调，邪正相争之象；舌质暗红，舌苔薄黄为肠胃瘀热；脉象弦紧亦属气血瘀阻，不通即痛之征。

[蕴热证]（痈脓已成）

症状：腹痛较瘀滞型剧烈，腹皮绷急，拒按，右少腹处或可扪及肿块，壮热，自汗，大便秘结，小便短赤，舌质红，舌苔黄糙，脉弦数。或见胸脘痞闷，腹胀，呕吐，便溏而不爽。舌苔黄腻，脉滑数。

病机分析：气血瘀滞，郁瘀化热，腐肉蒸脓，故疼痛更甚，并可在腹外触及成脓的痈肿；壮热，自汗，大便秘结，小便短赤，舌质红，舌苔黄糙，脉弦数等为阳明热盛之征；胸脘痞闷，腹胀，呕吐，便溏而不爽，舌苔黄腻，脉滑数，则为湿热内蕴之象。

[毒热证]（痈脓已溃）

症状：腹痛甚剧，弥漫至全腹部，腹皮绷急，心下满硬，腹胀，矢气不通，壮热，口干唇燥，面红目赤，呕吐不能进食，小便赤涩。舌质红绛，舌苔黄糙或黄腻，脉象洪数。

病机分析：腹痛剧烈，且弥漫至全腹部，腹皮绷急，为痈脓已溃之征；大便秘结，矢气不通，腹胀，呕恶不能进食，为阳明腑实证；壮热，口干唇燥，面红目赤，小便赤涩，舌质红，舌苔黄，均属热毒炽盛。若见舌质红绛，则需警惕病邪已入营血。

二、治疗

（一）治疗原则

治疗肠痈大法有三：① 通里攻下。② 清热解毒。③ 活血化瘀。“六腑以通为用”，肠痈为腑证，故通里攻下应作为主要治法。肠痈又多为实证，热证。积滞、瘀血、外邪均能致热，故清热解毒必不可少。肠痈又为痛证，腹痛为其最主要症状，不通即痛，除以通里攻下为主外，并应注重活血化瘀。至于在各证中具体应如何应用，要根据患者证情而定。尚有少数肠痈变证，由于患者素体感受之不同，表现为虚证、寒证，则可参照《金匮要略》薏苡附子败酱散温阳散结，破瘀排脓的治法。

（二）治法方药

[瘀滞证]（痈未成脓）

治法：以通里攻下为主，佐以泄热去瘀。

方药：以大黄牡丹皮汤为主方。方中大黄兼有通里攻下，泄热去瘀之功，为主药，可根据患者体质和病情，掌握用量，一般用量为 10 克，可用至 20 克。桃仁、冬瓜仁去瘀散结；芒硝攻下泄热；丹皮凉血解毒；并可合用张景岳肠痈秘方。阑尾化瘀汤、白花蛇舌草汤对本证患者均有疗效。

[蕴热证]（痈脓已成）

治法：通里攻下，清热解毒，佐以活血化瘀。

方药：以仙方活命饮合大黄牡丹皮汤加减为主方。大黄应重用。方中金银花、丹皮、生甘草等清热凉血解毒；当归、桃仁、冬瓜仁等活血化瘀。若已扪及肿块者，可加入皂角、穿山甲等破瘀散结。热重者可酌加蒲公英、紫花地丁；湿重者可加入藿香、佩兰、薏苡仁。阑尾清化汤亦可选用。

[毒热证]（痈脓已溃）

治法：首以通里攻下，继以清热解毒，活血化瘀。

方药：本证患者应根据病情可选用复方大承气汤加减。方中大黄逐里攻下；枳壳、厚朴、莱菔子行气散结；桃仁、赤芍活血化瘀；蒲公英清热解毒。若心下硬满手不可近者，可参用大陷胸汤，方中甘遂配大黄、芒硝，泻水逐饮，消肿散结，每日服中药2剂，共煎4次，每4～6小时服1次，一般服药1～2次，即可通下，以后再据患者病情随证施方。若见大热、大汗、大渴、脉洪大等阳明气分热者，可选用白虎汤；若见舌绛、心烦等营分症状，可选用清营汤或清瘟败毒饮，并均应加入金银花、紫花地丁等清热解毒药。待热毒症状减轻后，继以活血化瘀，可选用少腹化瘀汤、血府逐瘀汤、阑尾清解汤等。

（三）其他治法

1. 单方、验方

(1) 白花蛇舌草60克，每日2～3次，水煎服。

(2) 锦红新片(每14片内含红藤60克，蒲公英30克，生大黄1.5克)，每日3次，每次5片。

(3) 生大蒜30克，芒硝90克，大黄末15克，加醋适量，捣烂，作成直径4～5厘米，厚2～3厘米的药饼，敷于患处，敷1.5～2小时后，换敷大黄醋糊剂8～12小时，无效者可再敷1次。

2. 针灸

(1) 针刺双侧足三里穴、双侧上巨虚、双侧阑尾穴，强刺激，每次留针20分钟，每日3～4次，一般连用3日。

(2) 电针双侧足三里穴、双侧阑尾穴、阿是穴以及包块周围，每次留针10～20分钟，每日1～4次，一般用2～3日。

(3) 耳针取双侧阑尾、交感、神门、大肠，强刺激，每次留针20分钟，每日3～4次，一般连用3日。

3. 直肠给药 采用通里攻下、清热解毒等中草药煎剂，作保留灌肠，使药液到达下段肠腔，加速吸收，促进肠蠕动，清热排毒。

【转归及预后】

肠痈发病急骤，变化较多。绝大多数患者，起病之初，先出现瘀热证的临床症状，此时痈未成脓，应抓紧时机，进行治疗，可使病程终止。若延误诊治，病情进一步发展，则出现痈已成脓的一系列症状，若再失治，出现痈脓已溃的临床表现，病情恶化。有部分患者，由于病邪势猛，或正气本虚，起病伊始，迅即出现蕴热型或毒热型的临床症状，尤以儿童和老年患者多见。

肠痈预后，大多良好，在瘀滞证能得到及时而正确的治疗，一般可在三五日内康复，同时药物或其他疗法，应持续给予7～10日，使能巩固疗效。若用药时间不够，有少数患者，以后可能成为慢性肠痈，反复发作，缠绵难愈。蕴热证患者，预后亦大多良好，但康复和治疗时间更长；毒热证患者，病情凶险，需密切观察，积极治疗。

【预防与护理】

肠痈病的预防工作，根据肠痈病的病因，首应注意饮食卫生，要做到饮食有节制，避免过饱过饥，以免损伤肠胃功能。用力过度，急暴奔走，都可以损伤肠络，使瘀血凝阻于肠中而成肠痈。因此勿要在饱食后奔走负重。产后经期，应当注意调摄。

对各证肠痈患者的护理，可分别归纳如下。

一、瘀滞证

(1) 患者一般卧床休息，轻者可进行适当活动，以调精神，利气血，促进体力恢复。

(2) 一般不需禁食，可进流质饮食，但禁食乳、糖、辛燥之类食物。

(3) 住院前3日，可每4小时测体温1次，体温正常后改为每日1～2次。

(4) 疼痛剧烈时，可配合针刺治疗，取足三里、阑尾穴。用泻法；恶心呕吐配内关、中脘；高热可针曲池。

(5) 中药每日服两次，重症可每日2剂，服4次，每次200～300毫升，药温以43～45℃为宜。

(6) 可用低压灌肠，用清热解毒中药，每日1～2次。

二、蕴热证

(1) 患者以卧床休息为主，如有腹膜炎表现，可采用半卧位。

(2) 一般可进食流质食物，发热呕吐时可暂禁食。适当补液。

(3) 每4小时测体温1次，高热者如需用物理降温，以用肥皂水浴缓慢降温为佳。高热出汗多者要注意保暖，防止受凉。

(4) 注意观察腹痛情况，腹痛剧烈，可用针刺治疗取足三里、阑尾穴，用泻法。

(5) 中药每日服3～4次，每次200～300毫升。

三、毒热证

(1) 绝对卧床休息，半卧位。

(2) 禁食，补液。

(3) 密切观察体温、脉搏、血压及腹部体征，如有体温突然升高，血压下降，脉象微细，精神烦躁等，为休克早期，要积极处理。

(4) 中药每日两剂，每4～6小时服1次，每次200～300毫升。如因腹胀呕吐不能服用中药，可进行胃肠减压，并从胃管中注入中药。

(5) 专人护理，详细记录患者临床表现(体温、脉象、舌质、舌苔、腹痛、二便、神志等)。

【现代研究】

中医论述的“肠痈”可包括西医学的急性阑尾炎、阑尾脓肿、腹腔脓疡、腹膜炎等类疾患。本篇主要介绍对急性阑尾炎等研究情况。

随着中西医诊疗技术和水平的不断提高，通过大量临床观察，应用西医学的诊断方法参与中医的诊疗，同时运用非手术治疗的中药方法、针刺疗法，对急性阑尾炎均有确切的疗效。

（一）肠痈病因病机、辨证分型的进展

以往大多数医家对急性阑尾炎的病因病机多认为寒温不适，饮食不节，劳累过度，暴急奔走，情志内伤所致，认为其病机变化为：肠道不利，气滞血瘀(瘀滞期)⟶郁久化热(蕴热期)⟶热久腐脓(毒热期)，将肠痈分为瘀滞证、蕴热证及毒热证，并基于《金匮要略·疮痈肠痈浸淫病脉证治》的论述，根据脓成已否，是否已溃制定相应的治法。不过近代有些学者认为肠痈既然包括西医学的急性阑尾炎、阑尾脓肿、腹腔脓疡、腹膜炎等诸多疾患，那就有千变万化的实际病情，且肠痈具有发病急，变化快，病情重的特点，所以有学者认为肠痈辨治仅限于3型，则范围太小。赵氏[1]结合《金匮要略》其他篇章，同时参照腹痛特点，妇人、小儿病变不同将其分为10证：肠痈脓未成证、肠内有痈脓证、结热痞满证、痞满燥实证、热实结胸证、热入血室证、湿热发黄证、太阳蓄血证、热痞兼卫阳虚证、厥阴气郁证，并提出相应的辨证施治。老中医张秀明[2]认为除常用的3证外，还有阳虚阴盛，寒凝水结证，予真武汤加人参治疗。

（二）影像学的发展对于肠痈辨证论治的辅助意义

肠痈大多属于急腹症的范围，尽快诊断及明确病情对于治疗有着重要意义。随着现代影像学技术的发展，不少学者根据影像学对肠痈的诊断率较高，故常用B超筛选肠痈以确定肠痈性质，辅助肠痈分型治疗。陈氏等[3]研究42例肠痈患者，认为肠痈的不同证型具有不同的B超声像特点。① 气滞血瘀型（急性单纯型阑尾炎）早期超声检查不易被发现，当病情发展到一定程度，阑尾区可见中等或低回声索状结构，阑尾轻度增粗，轮廓较规则或不光滑，管腔轻度扩张，可有粪石回声呈强光点伴淡声影。② 湿热蕴滞型（急性早期化脓型阑尾炎），其阑尾肿块呈低回声长条状，边界清，内部回声较均匀。严重者壁间可见多个小囊肿样回声，此为壁间脓肿的声像图的特征。③ 热毒壅盛型（急性坏疽型阑尾炎），阑尾脓肿更明显，呈包块型，边界不清，内部回声极不均匀，可伴有脓肿液化形成的无回声区，也可伴有以坏死为主的强回声反射图像特征。韩氏等[4]用B超研究94例肠痈患者，3种证型的B超特征与陈氏相近，并指出小儿肠痈B超显示穿孔率较高，妊娠期间的肠痈则因症状、影像均不明显，诊断需更为慎重。还指出参考B超影像特征，气滞血瘀型可行中西医非手术治疗，湿热蕴滞型和热毒壅盛型考虑手术治疗，或在准备手术治疗的情况下，行非手术治疗。可见影像学为肠痈的分型治疗有着积极的意义。

（三）治疗肠痈的进展

早期全国各地一般广泛应用中医药和针刺方法治疗急性阑尾炎。治疗的对象主要是急性单纯性阑尾炎，采用的方药多半是应用《金匮要略》的大黄牡丹皮汤。针刺穴位多采用足三里、天枢等循经职穴。

随后天津南开医院[5]、贵州遵义医学院[6]、上海曙光医院[7]等有关单位，不断探索并扩大非手术疗法治疗急性阑尾炎的范围。从过去多半治疗急性单纯性阑尾炎、阑尾周围脓肿，逐步扩展到治疗急性蜂窝组织炎性阑尾炎、急性阑尾炎合并局限性腹膜炎、急性阑尾炎合并弥漫性腹膜炎。

在治疗上，总结出通里攻下、清热解毒、活血化瘀三大法则，根据辨证分别应用。现在一般应用中药复方，例如吴氏[8]用大黄牡丹汤，李氏[9]用小柴胡汤，陆氏[10]用血府逐瘀汤治疗肠痈外，还应用针刺、穴位注射、局部外敷中药等方法。马氏[11]报道取穴：大巨、天枢、外陵、阑尾穴加减治疗肠痈，取得不错的疗效。方氏[12]报道用肠痈膏外敷治疗阑尾脓肿配合中药内服，有效率98.7%，黄氏等[13]报道用自制肠痈汤注射入阑尾穴封闭治疗64例，有效率80%，发现可以使阑尾蠕动加强，进而增强中药活血化瘀消痈之效。同时应用中西医结合非手术治疗阑尾炎效果也明显，张氏[14]报道用肠痈内消汤Ⅱ号（大黄、蒲公英、败酱草等）配合抗生素治疗阑尾周围脓肿有效率97%。卢氏[15]报道用自制肠痈汤（大黄、牡丹皮、芒硝等）结合氨苄西林、阿米卡星静滴治疗急性阑尾炎，有效率92%。

在实验研究方面，南开医院[16]对大承气汤进行了动物实验，试图阐明中药治疗阑尾炎及其他急腹症的作用原理，观察到大承气汤（下法）有增加消化道推进性运动的作用，并降低毛细血管通透性。清热解毒药对大肠杆菌、金黄色葡萄球菌、变形杆菌有抑菌作用，并能解除家兔对内毒素形成的双峰热，使家兔死亡时间延长。李氏[17]通过实验研究显示：大黄牡丹汤具有抑菌、杀菌作用，有增强阑尾蠕动，改善阑尾壁血液循环，解除肠道障碍和镇痛、消炎的药理作用，能预防坏疽及弥漫性腹膜炎的发生，也能促进溃疡的吸收。

同时全国中西医结合治疗急性阑尾炎数次经验交流会[18~20]，总结了用中医药方法治疗的各种类型的阑尾炎，其中包括合并局限性腹膜炎、弥漫性腹膜炎、阑尾脓肿，总的非手术率在60%以上。在这基础上提出了正确的诊断，合理的选择适应证；积极有效的治疗措施是治疗成功的保证。并提出选择非手术与手术疗法的适应证，要结合患者的全身情况、病情轻重而选择，不能用一律手术或一律非手术的片面观点进行治疗。对于中转手术问题，要慎重对待，在中毒症状加重，出现非手术不能克服的肠梗阻等情况，可考虑中转手术。姚氏等[21]通过实践探索，有选择地采用非手术及中西医结合治疗。认为非手术治疗小儿急性阑尾脓肿具有缩短疗程，减少痛苦等优点。

1978年，当时的中国医学科学院黄家驷院长指出："目前70%～80%的急腹症患者可经非手术方法治疗，充分发挥了以中药为主的非手术疗法的作用，提高了临床疗效"、"中西医结合治疗阑尾炎性腹膜炎取得了较大的进展，50%～70%的患者可经非手术疗法治疗。"这是对当时中西医结合治疗急性阑尾炎的概括总结。

【小结】

肠痈是临床常见病之一。以热毒瘀结肠中为其主要病机。肠痈的辨证，一般分为瘀滞证、蕴热证、毒热证等三种类型，治疗以通里攻下、清热解毒、活血化瘀为大法。

肠痈须与胃痛、虫痛、腹疝等相鉴别，并须争取早做诊断，及时治疗，以免延误病情。肠痈的预防，主要在于节制饮食，饭后避免剧烈活动等。在护理方面须卧床休息，并严密观察病情。大多数患者均能治愈，少数患者治疗不及时或护理不当，往往恶化。

附方

(1) 薏苡附子败酱散(《金匮要略》): 附子　败酱草　薏苡仁。
(2) 大黄牡丹皮汤(《金匮要略》): 大黄　丹皮　桃仁　冬瓜子　芒硝。
(3) 肠痈秘方(《景岳全书》): 先用红藤30克左右,以好酒二碗,煎一碗,午前一服,醉卧之。午后用紫花地丁30克左右,亦如前煎服。
(4) 阑尾化瘀汤(《中西医结合治疗急腹症》): 川楝子　延胡索　丹皮　桃仁　木香　金银花　大黄。
(5) 白花蛇舌草汤(《广州中医学院附属医院内部资料》): 赤芍　白花蛇舌草。
(6) 仙方活命饮(《证治准绳》): 银花　陈皮　当归　白芷　甘草　贝母　天花粉　皂角　穿山甲　乳香　没药。
(7) 阑尾清化汤(《中西医结合治疗急腹症》): 金银花　蒲公英　大黄　丹皮　川楝子　赤芍　桃仁　生甘草。
(8) 复方大承气汤(《中西医结合治疗急腹症》): 大黄　枳壳　厚朴　桃仁　赤芍　蒲公英　炒莱菔子。
(9) 大陷胸汤(《伤寒论》): 大黄　芒硝　甘遂。
(10) 白虎汤(《伤寒论》): 石膏　知母　甘草　粳米。
(11) 清营汤(《温病条辨》): 犀角　生地　玄参　竹叶心　金银花　连翘　黄连　丹参　麦门冬。
(12) 清瘟败毒饮(《疫疹一得》): 生石膏　生地　乌犀角　黄连　栀子　桔梗　黄芩　知母　赤芍　玄参　连翘　甘草　丹皮　鲜竹叶。
(13) 少腹化瘀汤(《中西医结合治疗急腹症》): 红藤　牛膝　桃仁　红花　当归　赤芍　香附　川楝子　小茴香　柴胡　炮姜。
(14) 血府逐瘀汤(《医林改错》): 当归　生地　枳壳　赤芍　柴胡　甘草　桔梗　川芎　牛膝。
(15) 阑尾清解汤(《中西医结合治疗急腹症》): 金银花　大黄　冬瓜仁　丹皮　木香　川楝子　生甘草。

【现代研究】主要参考文献

[1] 赵业勤. 肠痈十证辨要[J]. 浙江中医杂志, 1999, (2): 85～87.
[2] 智国防. 张秀明学术经验拾萃[J]. 河南中医, 2004, 24(6): 17～18.
[3] 陈平, 王明月, 刘水易, 等. 肠痈分型的B超诊断及意义[J]. 实用中医药杂志, 1994, (2): 28.
[4] 韩梅, 胡红, 王明月, 等. 肠痈的超声影像学诊断及临床意义[J]. 中国中西医结合影像学杂志, 2004, 2(4) 278～280.
[5] 天津南开医院. 中西医结合治疗急腹症论文集[C]. 内部刊物, 1975.
[6] 遵义医学院附属医院. 急性(脓肿型)阑尾炎的中西医结合疗法[C]. 全国急性阑尾炎会议资料, 1978.
[7] 上海中医学院附属曙光医院外科. 中西医结合治疗急性阑尾炎[C]. 内部资料, 1978.
[8] 吴彦超. 大黄牡丹汤治疗肠痈40例[J]. 现代中医药, 2005, 25(6): 25.
[9] 李瑞雪. 小柴胡汤新用[J]. 辽宁中医学院院报, 2004, 6(4): 335.
[10] 陆玲菲. 血府逐瘀汤临床应用举隅[J]. 河南中医, 2003, 23(4): 55.
[11] 马玉莹. 针刺治疗肠痈经验撷要[J]. 河南中医, 1994, 14(1): 41～42.
[12] 方在旺, 安勤, 阎霞, 等. 肠痈膏外敷治疗阑尾周围脓肿临床研究[J]. 山东中医杂志, 1998, 17(3): 107～108.
[13] 黄善文, 何忠义. 肠痈汤配合阑尾穴封闭治疗慢性阑尾炎64例[J]. 中级医刊, 1996, 31(2): 54～55.
[14] 张建宇, 王维武. 肠痈内消汤Ⅱ号治疗阑尾周围脓肿72例[J]. 实用中医内科杂志, 2004, 18(2): 143～144.
[15] 卢兆聚. 中西医结合治疗急性阑尾炎39例疗效观察[J]. 现代中西医结合杂志, 2005, 14(6): 775.
[16] 天津市南开医院实验室细菌免疫组. 清热解毒法的实验研究[J]. 中西医结合治疗急腹症通讯, 1974, (3).
[17] 李培生. 实验经方集成[M]. 北京: 人民卫生出版社, 1996; 505～506.
[18] 全国中西医结合治疗急性阑尾炎第一次经验交流会纪要[C]. 1978.
[19] 天津医院外科中西医结合急腹症组. 无选择性中西医结合治疗急性阑尾炎穿孔并发弥漫性腹膜炎268例总结[C]. 全国急性阑尾炎会议资料, 1978.
[20] 天津南开医院. 天津市中西医结合治疗急腹症研究所中西医结合治疗阑尾炎合并腹膜炎的几个问题的探讨[C]. 全国急性阑尾炎会议资料, 1978.
[21] 姚敏华, 钱云忠. 中西医结合治疗小儿急性阑尾脓肿90例[J]. 新中医, 2006, (1): 23.

狐　惑　病

【定义】

狐惑病是因感受湿热毒气或虚火内扰而引起的以口腔、眼、外阴溃烂为主症,并见神情恍惚不安等表现的一种疾病。

【历史沿革】

狐惑病始载于汉代张仲景《金匮要略·百合狐惑阴阳毒病证治》中,其谓:"狐惑之为病,状如伤寒,默默欲眠,目不得闭,卧起不安,蚀于喉为惑,蚀于阴为狐,不欲饮食,恶闻食臭,其面目乍赤、乍黑、乍白,蚀于上部则声嗄,甘草泻心汤主之"、"蚀于下部则咽干,苦参汤洗之"蚀于肛者,雄黄熏之。"对狐惑病的临床表现,狐与惑的概念,以及治疗方剂等,均有记述。

隋代巢元方《诸病源候论·伤寒病诸候》明确地指出本病"皆湿毒气所为也"、"初得状如伤寒,或因伤寒而变成斯病",对其病因病机进行了初步的探讨。

元代赵以德在《金匮玉函经二注》中则认为,此病的发生,"非独伤寒变是证,凡热病者得生虫也",并指出:"虫生于湿热败气瘀血之中,其来渐矣,遏极乃发,非若伤寒一日而暴病也。"迨至清代,徐忠可、魏念庭、尤在泾等《金匮》注家均宗赵氏湿热生虫之说。

此外，魏念庭另提出“虚热”的病因，说：“狐惑者，阴虚血热之病也”、“治虫者，治其标也；治虚热者，治其本也”（《金匮要略方论本义》）。《医宗金鉴》认为狐惑即“牙疳”、“下疳”，“狐惑，牙疳、下疳等疮之古名也。近时惟以疳呼之。下疳即狐也，蚀烂肛阴；牙疳即惑也，蚀咽、腐龈、脱牙、穿腮、破唇”。至其病因，则谓：“每因伤寒病后余毒与湿虫之为害也；或生斑疹之后，或生癖疾下利之后，其为患亦同也。”

历代医家认为狐惑病的病因是湿热内蕴日久或阴虚内热。唯其因虫引起的见解，当属推测。在本病症状方面，强调咽喉及前后二阴之蚀烂为主症，也确实把握了本病的特点。在治疗上，以清热除湿解毒为主的治则以及外治法的应用，亦已为多数医家所肯定。

近几十年来，不少人结合临床实践，对狐惑病的病因病机进行了探究，提出了一些新的看法和新的治疗方案，较之前人又有所发展。

【范围】

狐惑病的临床表现较为复杂，但以其主症为口、眼、外阴蚀烂，并兼见精神情志症状，与西医学之白塞病（眼、口、生殖器三联综合征）类似，故当此病出现类似症状时，可参考本篇辨证论治。

【病因病机】

狐惑的病因，一般在早期多由感受湿热毒气，或湿邪内侵，郁久化热；或热病后余毒未尽，以致热毒内攻而引起，中、晚期多由汗、吐、下太过，或苦寒之剂，以致中阳受损，脾虚而聚湿酿热；或亡津伤阴，阴虚火炎，迫烁津液，变生湿热所致。兹分述如下。

1. **湿热内蕴，毒火熏蒸**　感受湿热毒气，或湿浊内蕴，日久化热，或热毒、毒痢、斑疹余毒未尽，与湿浊相合，而致热毒内蕴，结于脏腑。毒火熏蒸，扰及心神，则神情恍惚，坐卧不宁；壅于脾胃，则其纳化均受影响，而厌食恶心；湿热毒气循经络上攻于口眼，下注于外阴，遂发为溃疡。

2. **脾土虚寒，聚湿酿热**　脾土本虚，或汗、吐、下太过，或长期服用苦寒药，以致中阳受损，脾失健运，则水湿留聚；积久而为湿热毒邪，弥漫于中焦，则扰乱神识，流注于经络，则发为痈疡。

3. **亡津伤阴，虚火外浮**　汗、吐、下太过，或下利日久，或热病后养息不当，亡津伤阴，以致阴虚生内热；或阴虚之体，虚火易浮；虚火既扰乱神识，又迫灼津液，而生热生湿，湿热流注，而诸恙悉作。

总之，本病一般在早期多为实证，中晚期则多为本虚标实；其病位涉及肝、脾、心、肾诸脏；其病机不外热邪内扰，湿热毒气熏蒸，内则扰乱神明，外则发为痈疡。

【诊断与鉴别诊断】

一、诊断

（一）发病特点

本病以“复发性生殖器溃疡、色素膜炎、皮肤血管炎、滑膜炎、脑膜脑炎”为特点，病变可累及口、眼、皮肤、心脏、关节、肺、肾、脑及全身。

（二）临床表现

主症：① 反复发作的口腔溃疡。② 多发性生殖器溃疡。③ 眼损害：可有结合膜炎、虹膜睫状体炎、眼色素膜炎、视神经炎。④ 各种皮肤损害：可出现结节性红斑，或多型红斑，毛囊炎样和痤疮样皮疹及皮下血栓性静脉炎。包括针刺实验阳性。

次症：① 关节痛或关节炎，肌肉酸痛。② 低热、反复发热或间断发热。③ 消化道溃疡。④ 血管及心脏症状。⑤ 神经系统症状。

二、鉴别诊断

1. **反复性口疮性口炎**　可反复发作口腔溃疡，但本病无复发性生殖器溃疡及眼部病变，针刺反应阴性。

2. **赖特综合征**　可有口腔、生殖器溃疡及眼部、关节、皮肤病变，但本病多发生在男性，溃疡为无痛性，常伴有尿道炎，无胃肠道及中枢神经系统等内脏损害。

【辨证论治】

一、辨证

（一）辨证要点

1. **掌握特征，细察病位**　本病的多疑善感、默默欲眠、目不得闭、卧起不安、不欲饮食等表现，可见于多种疾病；只有口腔、外阴、眼等部位的破溃蚀烂，才是特征性病变表现，所以必须注意掌握。口腔溃疡一般易于察觉，外阴溃疡则多不易及时发现，必须留意询问和检查。

2. **分清虚实，注意变化**　本病口腔、外阴均有顽固难愈的溃疡。诸痛痒疮，皆属于火，但有虚火、实火之分。早期多属实火，由于湿热蕴久而致，其特点是发病迅速，溃破处颜色鲜红或深红，灼热，疼痛，糜烂腐臭，脉象洪或弦或滑数；中晚期多属虚火，其特点是发病徐缓，病程往往长至数月或数年，疡面久不愈合，或屡愈屡发，患处呈淡红或暗红色，多见平塌凹陷，脉象沉细或缓涩。又本病由于病程长，且常呈发作性，故临床上多见虚实夹杂之证，应注意观察证候的虚实寒热等不同变化，庶免迷乱多歧，不得要领。

3. **化脓与否，详加辨识**　本病由于湿热内蕴，不得宣泄，故口、眼、外阴等部位常因溃烂而化脓。辨识其化脓与否，对于治疗和判断预后均有一定意义。《金匮要略》所谓“三四日，目赤如鸠眼”，即说明湿热郁于血分，但尚未成脓；“若七、八日，目四眦黑”，即说明湿热久郁，瘀血内积，已经化脓。但本病眼的赤痛化脓，多见于疾病后期，仲景又以不欲饮食为未成脓，能食为已成脓，可能限于当时的条件，不便检视所致。临床上应留意观察患处，是否焮红肿痛，脉象是否洪大、滑数，如是，则系瘀热内聚，酿脓欲发之象，不必拘于能食不能食之说。

（二）证候

［肝脾湿热］

症状：初起时或病变过程中常有发热，默默欲眠或卧起不安，食欲不振，甚至厌食，漾漾欲呕，口腔、咽喉、外阴溃破灼痛，腐臭，尿黄，大便干结。舌质红，舌苔色黄黏腻，脉滑数。

病机分析：湿热之邪，久蕴不解，脾胃纳化功能受其影响，故厌食恶心；湿热化火，神明被扰，故时而默默欲眠，时而心烦，坐卧不宁；湿热之邪，循肝脾二经经脉上冲、下注，发为溃疡；尿黄便干，舌红苔黄腻，脉滑数，均湿热蕴结化火之象。

［脾虚夹湿］

症状：常有低热，倦怠乏力，头昏头重，情绪变化不定，饮食减少，口干不欲饮，腹胀，大便稀溏，或干溏不一，或先干后溏，小便清长，两足欠温，口、咽、外阴溃疡久不敛口，患处色淡而多呈平塌或凹陷状。舌质淡，有齿痕，舌苔薄白，脉沉细弦缓。

病机分析：病久脾虚气弱，或治疗过程中苦寒过剂，脾阳受损，以致清阳不升，水湿留聚，故见倦怠乏力，头昏头重，食少便溏等症；中土既虚，阴火上乘，湿热下注，故见身发低热，外见溃疡；脾阳亏虚，阴湿内盛，故呈舌淡胖，脉沉细缓，尿清足冷，疡面不敛诸症。

［阴虚内热］

症状：午后低热，手足心热，烦躁不安，头晕，失眠多梦，口干口苦，大便秘结，小便短赤，口、咽、外阴溃疡，患处暗红，溃烂灼痛。舌质红苔干黄，或光红无苔，脉弦细数，重按无力。

病机分析：病久阴虚，或长期服用苦寒之剂，化燥伤阴，阴虚生内热，热扰心神，故烦躁不安，五心灼热，头晕失寐；阴液不足，虚火内炽，则口干便结尿赤；舌红苔黄或光红无苔，脉细数，皆阴虚内热之征，与实火有异。

二、治疗

（一）治疗原则

初起以清热利湿解毒为主，其后据证情发展变化，按虚实标本的不同进行治疗，气虚者以健脾益气为主，阴虚者以滋阴清热为主，兼以祛邪解毒。

（二）治法方药

［肝脾湿热］

治法：清热，除湿，解毒。

方药：龙胆泻肝汤、泻黄散、狐惑汤加减。方中龙胆草、栀子、黄连、黄芩、石膏等苦寒、甘寒之品以清热解毒；柴胡、防风发散肝脾郁火；车前子、木通、泽泻导湿下行；甘草梢清火解毒；生地凉血养阴；藿香、佩兰芳香化湿以祛秽浊。

湿热化火，劫烁阴津，可酌加蒲公英、金银花、玄参、板蓝根、白花蛇舌草、大黄，或配用当归龙荟丸。湿盛加六一散、薏苡仁、赤小豆、土茯苓等。苦寒重剂，只可暂用，不宜久服，庶免损伤脾阳。一般在口、咽、外阴肿痛灼热消失之后，即当视其具体情况，改用健脾益气或滋阴清热为主的处方。

［脾虚夹湿］

治法：健脾益气，升阳除湿。

方药：补中益气汤加减。方中人参、黄芪、升麻、柴胡升阳举陷；白术、陈皮健脾运中；炙甘草、当归益气养血。可酌加薏苡仁、茯苓、山药、鸡内金、谷麦芽、砂仁、大枣、泽泻等药，以增强健脾利湿的功效。

湿盛多痰者，加半夏；疡面久不收敛，加马勃、木蝴蝶。脾虚而湿热内蕴，用甘草泻心汤，方中重用甘草，补脾泻火解毒；佐以人参、大枣补益脾胃；黄芩、黄连、干姜、半夏同用，辛开苦降，清热燥湿。

［阴虚内热］

治法：滋肾，养肝，清热。

方药：常用一贯煎、二至丸、六味地黄丸合方加减。方中生地、枸杞子、白芍、山茱萸、女贞子、旱莲草养肝肾之阴；沙参、麦门冬、山药润肺胃以滋化源；丹皮、川楝子、茯苓、泽泻疏利清肝化湿。热盛者酌加玄参、地骨皮等，以清其浮游之火，若不效，可用知母、黄柏泻火坚阴，或用大补阴丸。咽干、心烦，可合麦门冬汤或竹叶石膏汤。失眠多梦，加酸枣仁、夜交藤；小便短赤，加车前草、怀牛膝；患处溃烂红痛，酌加金银花、连翘、野菊花等，以泻火解毒。

病久阴损及阳，阴阳两虚者，可用二仙汤。其方以淫羊藿、仙茅、巴戟肉、当归温养肝肾；知母、黄柏泻火坚阴，共奏调治阴阳之功。情绪变化无常者，可合甘麦大枣汤。偏阴虚者，去仙茅，加生地、玄参、龟版、石斛等。偏阳虚者，可合附桂八味丸。

气阴两虚者，可用生脉散加生地、石斛、沙参、枸杞子、山药、黄芪、鸡内金、小麦、甘草为基本方，视其侧重，选择用药，并具体病情，灵活加减。

本病的眼部症状一般发生较晚。红肿羞明者，可用温清饮（即四物汤合黄连解毒汤），养血活血，清热解毒，并酌加菊花、密蒙花、红花、蒲公英等清肝明目之品，以增强疗效。红肿清退之后，即改用滋肾清肝为主。

（三）其他治法

本病除内服药外，还须配合使用外治法，以减轻症状，促进溃疡愈合，常用以下外用方药。

（1）陈艾叶 30 克、黄药子 20 克、白矾 3 克，煎水洗外阴，每日 2 次。

（2）苦参 30 克，煎水洗外阴，每日 2 次。

（3）竹茹，研极细末，经消毒处理后，撒于口腔破溃处，每日 2～3 次。

（4）锡类散（成药）适量，撒于患处，每日 3 次。

（5）珠黄散（成药），用法同锡类散。

（6）吴茱萸适量，研粉，调醋成糊状，置纱布上，贴两足心涌泉穴，每晚 1 次。

【转归及预后】

本病病情易于出现反复，呈慢性发作过程，故须坚持较长时间的治疗，以冀巩固。

本病多呈进行性发作，如治疗不及时或治疗不当，可致口咽部损害面积增大，声嘶；眼部可出现充血化脓、失明，危害尤大。

本病之局部蕴毒化脓与否对病情之演变具有较大影响，应及时处理。

【预防与护理】

本病常继发于外感之后，故凡遇外感，应及时治疗，避免反复迁延。饮食宜清淡，对于肥甘厚味、辛辣、烟、酒等蕴热生湿之品应节制。保持皮肤清洁，有感染破溃时每日皮肤换药。对已发生的脓疱疮，每日局部皮肤消毒，避免发生感染。合并眼部病变时，应配戴墨镜，避免光线刺激，利于眼炎康复。注意保暖，避免受凉、受潮湿。避免过劳，保持心情愉快与足够的睡眠，增加户外活动。

护理方面，应注意患者的情绪变化。本病病情时有反复，多数患者心理负担重，产生焦虑恐惧心理，对于治疗失去信心。护理人员应耐心疏导，鼓励患者树立战胜疾病信心，以使医护密切配合。对于注射治疗的患者，护理人员应注意更换注射部位，避免发生感染。如患者出现神经系统损害时，严密观察血压、神志等改变，出现病情变化，及时给予处理，避免并发症的出现。

【现代研究】

近十余年来，国内外学者对于狐惑病已引起了关注，有关论文和报道陆续增多，从中医及中西医结合角度对本病的诊断、病因、发病机制及治疗进行了探讨。

（一）从西医学角度研究狐惑病

狐惑病具有眼、咽喉、外阴溃烂、精神不安、神志恍惚的症状表现，与西医学之白塞病（眼、口、生殖器综合征）的临床表现近似，因此，有人认为，公元2世纪时，张仲景所描述之狐惑病即是眼、口、生殖器综合征，为一独立疾病，并且当时已有了治疗方案，建议将白塞病改为"张仲景氏狐惑病"。西医学认为白塞病主要病机特点是非特异性血管炎（包括大小不同的静脉、动脉和毛细血管）。常与病毒感染、微量元素失调、遗传、免疫异常及血清中纤溶酶等因素有关。现代研究[1]认为，活血化瘀法在改善微循环、血液流变学、调节免疫等方面具有明显优势，常用药物有当归、川芎、红花、赤芍、丹参、鸡血藤、泽兰等。此外，现代药理研究[2]证明蜈蚣、龟版中含动物胶、角蛋白等成分，能促进溃疡愈合。黄芪对体液和细胞免疫均有明显双向调节作用，具有抗炎、改善毛细血管通透性、改善微循环之作用。目前尚无特殊根治方法，中医药对本病的治疗有一定优势。

（二）对狐惑病病因病机的认识

古人认为狐惑病之病因与伤寒后之热邪未尽，湿热毒邪内蕴有关。王氏[3]通过临床观察指出：久卧湿地，饱经风霜，产后郁热，均可引起狐惑病的发生。而古人所谓湿热生虫，三虫上下求食，蚀人五脏之说则令人费解，临床上亦未或证实。他认为狐惑病皆与湿热有关，其证候表现皆湿毒热气所致，而咽干等症状则是由于肝肾两经蓄热在内，阴液不能上潮所致。王氏还通过化验检查，否定了曹颖甫等氏认为狐惑病属于梅毒或下疳的推测。高氏等[4]认为本病临床具有湿热为患的特征，其证候表现多种多样，病位甚广，可累及上下内外，为害多端。且湿热主要分为外源性与内源性两大类，外源性湿热只是诱因，通过内因才可致病，内源性湿热，乃是疾病的中间产物，不是病之根源。因为近年国内报道治疗本病（或白塞病）多以个案居多，对本病之病机阐述得较少，据其辨证有热毒蕴结、气血凝滞；中气虚亏、湿热蕴结；气阴亏损等不同。近年来蔡氏等通过30例分组对照观察，认为本病偏于阳虚寒证。侯氏[5]则认为本病急性期多属于肝脾湿热，慢性期多属于脾肾两虚、气血两虚、肝肾两虚。较之前人，又有所发展，唯目前尚未有全面系统的总结。据陈氏等节译及靳氏著《日本对白塞病辨证施治的研究近况之综述》所载，日本学者认为白塞病之病理基础是阴虚阳亢，阴不足则体液缺乏，抗炎功能下降，而相对的阳过剩，表现为功能亢进和发热，故出现对炎症的过敏状态。其中，松本克彦氏认为：白塞病表现为肝热炽盛者多，仅有少部分患者表现为典型的脾虚型，然而在很多情况下此二因素混合存在。脾虚肝热互结而成为湿热。并指出，如将肾阴不足另作别论，则肝热和脾湿即为本病病机的两大主要因素。陆氏认为本病临床表现虽多有湿热内蕴之象，究其病因当责之于虚。患者多有先天禀赋不足，肝肾虚损，复感外邪，心肝脾三经湿热内积，内外相煽而发病。以上认识，都可供进一步研究时参考。

（三）治疗方面的进展

对于本病的治疗，近年来有了明显的进展。一般多主张内服药与外治相结合，以提高疗效。王氏[6]自拟治惑丸，以槐实、苦参各二两，芦荟一两，干漆（炒令烟尽）六分，广木香、桃仁（炒微黄）各二两，青葙子、雄黄（水飞）、广犀黄各一两，共研极细末，水泛为丸，与甘草泻心汤同用，认为可以提高疗效。他还指出，甘草泻心汤的甘草用量宜大，一般为六钱至一两二钱（即18～36克），生、炙各半。陆氏[2]重益气养阴之法以扶正固本，尤重补益肺脾之气，滋养肝肾之阴。常以黄芪、党参、白术、茯苓等益气培本，枸杞子、女贞子、山茱萸、龟版、生地、沙参等以养阴培本。强调疾病后期应以益气养阴为主，在治疗时尤其重用黄芪、龟版、蜈蚣3味药。认为黄芪一可补气托毒，促使毒邪移深就浅，寓"扶正达邪"之意。二可大补元气，实卫固表，以提高机体抵抗力；三有化气回津之力，有"阳升阴长"之功。黄芪重用方可起效，常可用至60克以上。龟版为血肉有情之品，大补肾阴，以起痼疾，用量常为15克。蜈蚣辛温有毒，性善走窜，解毒活血，入络搜剔，以除久病络中瘀毒之邪。朱氏[7]认为本病多为虚中夹实，阴阳不济，湿热邪毒蕴结心肝脾经络，上熏下迫所致。自拟"土苓百合梅草汤"（土茯苓、百合、乌梅、生甘草、生石膏、生栀子、防风、藿香、金银花、黄连、淡竹叶、当归）治疗。对肝经湿热见证者予基本方"土苓百合梅草汤"合《局方》"龙胆泻肝汤"加减；对阴虚见证者，予基本方"土苓百合梅草汤"合魏玉璜"一贯煎"加减，对于口腔溃疡患者，朱氏予"土苓百合梅草汤"合"附子理中汤"配合"吴萸生栀散"外敷治疗，屡获效验。李氏[8]认为此病多由于饮食不节，脾不健运，湿邪郁久或热化或寒化，蕴结于肝经循行部位上所出现的相应病证。其治疗本病的基本方药如下。白花蛇舌草、龙胆草、白术、茯苓、黄芪、党参、乌梅、黄柏、猪苓、连翘、蒲公英、土茯苓、枸杞子、甘草。高氏自拟加味三才封髓丹（太子参、生地、天门冬、黄柏、砂仁、炙甘草、知母、桂枝、赤芍、红枣）以治湿为要，并根据病情变化，灵活加减化裁。于氏[4]报道，自拟解毒清热除湿汤（当归、甘草各12克、土茯苓30克，壁虎4～8条、赤小豆、板蓝根、鹿角各25克、蜂房、连翘、薏苡仁各15克、泽泻9克）随证加减，治疗34例，结果痊愈27例（其中5例复发），中断治疗和无效者7例。侯氏[9]报道对1971～1980年间确诊为白塞病的患者61例的证治作出了总结，其中痊愈16例，显效19例，有效

19例,无效7例。他治本病的常用方剂如下。肝肾阴虚:龟版、石斛、沙参、甘草、蛇舌草、板蓝根、黄连、石膏、知母;脾肾两虚:土茯苓、黄柏、山豆根、生地、麦门冬、山药、白术、女贞子、竹叶;肝脾湿热:蒲公英、金银花、鸭跖草、徐长卿、茵陈、泽泻、厚朴、白芍、当归;气血两虚:党参、黄芪、丹参、阿胶、枸杞子、玄参、金雀根、黄芩、忍冬藤、三妙丸。如其所论,除肝脾湿热一型外,其他各型均系本虚标实之证,本虚有气血、脾肾、肝肾之异,邪即湿热毒气。立方用药,颇有可取之处。此外,杂志上还有不少个案报道,如刘氏[10]报道用健运中焦发治愈狐惑病一例,方用六君子汤加黄芪、薏苡仁、山药、鸡内金,配合艾叶、黄药子、明矾煎汤外洗。王氏报道2例,均属实火湿热,先用导赤散、龙胆泻肝汤、泻黄散等苦寒之剂清利。松本报道治疗49例患者,其中服中药3个月以上者28例,结果症状改善者8例,病情趋于稳定者9例,轻度恶化者6例,恶化者4例,无变化者1例。又,柴田良治氏报道,根据本病临证表现,大柴胡汤、小柴胡汤、柴胡桂枝汤、柴芩汤、五积散、温清饮加连翘、防风通圣散、八味地黄丸等方,俱可随证而施。小仓重成氏则应用芍药甘草附子汤、芍药甘草汤、桂枝二越婢一汤加术附、桂枝二越婢一汤、芍药甘草汤、桂枝加附子汤、桂枝附子汤、四逆汤、四逆汤加大黄、四逆汤合芍药甘草汤、当归散加附子、八味地黄丸、桂苓丸、大黄甘草丸、桃核承气汤等方治疗白塞病,亦取得了一定的效果。

【小结】

狐惑病系感受湿热毒气或虚火外炎而致的以口、眼、外阴蚀烂为主症的疾病。始见于《金匮要略》,历代医家对于本病的病因病机及治疗均有发挥。本病与西医学的白塞病较为相近。

本病之发生,多由于感受湿热毒邪或热病后余毒未尽,脾虚湿热内聚,或阴虚生热酿湿而致。

本病之治疗,初起以清湿热、解毒邪为其大法,中、晚期则多属本虚标实,或正虚邪恋,需要以扶正为主或攻补兼施。

近年来,对本病的病因病机和治法方药诸方面的研究,均有新的进展,值得注意。

附方

(1)龙胆泻肝汤(《医方集解》):龙胆草 栀子 黄芩 柴胡 生地 泽泻 车前草 当归 木通 甘草梢。
(2)泻黄散(《小儿药证直诀》):石膏 栀子 藿香 防风 甘草。
(3)狐惑汤(《千金要方》):黄连 佩兰。
(4)当归龙荟丸(《丹溪心法》):当归 龙胆草 栀子 黄连 黄柏 黄芩 大黄 青黛 芦荟 木香 麝香。
(5)六一散(《宣明论方》):滑石 甘草。
(6)补中益气汤(《内外伤辨惑论》):人参 黄芪 白术 陈皮 升麻 柴胡 当归 甘草。
(7)甘草泻心汤(《金匮要略》):炙甘草 黄芩 黄连 干姜 半夏 人参 大枣。
(8)一贯煎(《柳州医话》):沙参 麦门冬 当归 生地 枸杞子 川楝子。
(9)二至丸(《医方集解》):女贞子 旱莲草。
(10)六味地黄丸(《小儿药证直诀》):地黄 山茱萸 山药 丹皮 茯苓 泽泻。
(11)麦门冬汤(《金匮要略》):人参 麦门冬 半夏 炙甘草 粳米 大枣。
(12)竹叶石膏汤(《伤寒论》):竹叶 石膏 人参 麦门冬 半夏 粳米 炙甘草。
(13)二仙汤(《中药方剂临床手册》):仙茅 淫羊藿 巴戟 黄柏 知母 当归。
(14)甘麦大枣汤(《金匮要略》):炙甘草 小麦 大枣。
(15)附桂八味丸(即《金匮》肾气丸,《金匮要略》):地黄 山药 山茱萸 丹皮 茯苓 泽泻 肉桂 附子。
(16)生脉散(《内外伤辨惑论》):人参 麦门冬 五味子。

【现代研究】主要参考文献

[1] 丁玉梅,马晓勇.白塞氏病的中医治疗进展[J].甘肃中医,1998,11(4):45~46.
[2] 何春梅,刘胜.陆德铭教授治疗白塞氏病的经验[J].新中医,2000,32(10):7~8.
[3] 王子和.狐惑病的治疗经验介绍[J].中医杂志,1963,(11):9.
[4] 于有山,王发渭.高辉远治疗白塞氏综合征的经验[J].吉林中医药,1994,(2):8~9.
[5] 蔡铁勇.白塞氏病辨证论治刍议[J].上海中医杂志,1981,(8):14.
[6] 王绍宣.中医治疗眼、口、生殖器综合征2例的体会[J].中级医刊,1982,(2):29.
[7] 邱志济,朱建平,马璇卿.朱良春治疗白塞氏综合征(狐惑病)用药经验和特色选析[J].辽宁中医杂志,2002,29(12):4.
[8] 韩培海.李富玉治疗白塞氏病验案[J].江西中医药,2001,(1):10.
[9] 侯镇文.Behce综合征(白塞氏病)61例证治小结和病机讨论[J].临床皮肤科杂志,1982,11(1):7.
[10] 刘炳凡.狐惑病治疗一例[J].湖南中医杂志,1980,(5):46.

口 疮

【定义】

口疮是指口舌疮疡或溃烂的一种病证。或生于舌,或生于唇内;或单个发,或数个同时发;患处出现淡黄色或灰白色小溃疡,局部灼热疼痛;常以反复发作为特征。本病多由心脾肝胃邪热熏蒸,或失于气血荣养,或阴虚火旺,或虚阳浮越而致。口疮又名口疡、口疳、口破。

【历史沿革】

口疮、口疡之名,首见于《内经》。如《素问·气交变大论》说："岁金不及，炎火乃行……民病口疮。"《素问·五常政大论篇》说："少阳司天，火气下临……咳嚏鼽衄鼻窒口疡，寒热胕肿。"认为口疮发病与气候失常有关，多责之"火"之为患。

隋代巢元方《诸病源候论·口舌疮候》说："手少阴，心之经也，心气通于舌；足太阴，脾之经也，脾气通于口。府脏热盛，热乘心脾，气冲于口与舌，故令口舌生疮也。"明确地指出口疮之病由心脾积热所致。

唐代孙思邈《备急千金要方·口病》说："凡患口疮及齿，禁油面酒酱酸酢咸腻干枣。差后仍慎之，若不久慎，寻手再发，发即难差，蔷薇根、角蒿为口疮之神药，人不知之"、"治口疮方：蔷薇根皮、黄柏、升麻、生地黄。"提出了3个方面的问题，一是强调饮食禁忌，或者可为发病原因，或者可以引起刺激痛；二是指出口疮有反复发作的临床特点；三是提供了调治方法，以方测证，可知其亦以内热立论。

唐代王焘《外台秘要·口疮方》载"心脾中热，常患口疮，乍发乍差，积年不差方"，用升麻、大青叶、枳实、甘草、苦参、黄连、干地黄蜜丸为治。

宋代《圣济总录·口舌生疮》说："口舌生疮者，心脾经蕴热所致也。"又指出："口疮者，由心脾有热，气冲上焦，熏发口舌，故作疮也。又有胃气弱，谷气少，虚阳上发而为口疮者，不可执一而论，当求其所受之本也。"认为口疮之病，有实有虚，对指导临床治疗很有价值。

宋代杨士瀛《仁斋直指方》说："唇舌焦燥，口破生疮，盖心脾受热所致也，水浸黄连重汤顿而饮之；大渴少饮，竹叶石膏汤。"

元代朱丹溪《丹溪心法·口齿门》"附录"载："口舌生疮皆上焦热壅所致，宜如圣汤（桔梗、甘草、防风、枳壳）或甘桔汤加黄芩一钱，仍用柳花散（延胡索、黄柏、黄连、密陀僧、青黛为末）掺之。"丹溪指出"口疮服凉药不愈者，因中焦土虚……用理中汤，人参白术甘草补土之虚，干姜散火之标，甚则加附子。或噙官桂，亦妙"、"生矾为末贴之极效"。指出了口疮实证、虚证的不同治法，对后世影响很深。

明代张景岳《景岳全书·口疮》详述了口疮的证治："口舌生疮，固多由上焦之热，治宜清火。然有酒色劳倦过度，脉虚而中气不足者，又非寒凉可治，故虽久用清凉，终不见效。此当察其所由，或补心脾，或滋肾水，或以理中汤，或以蜜附子之类，反而治之，方可全愈，此寒热之当辨也"、"口疮口苦，凡三焦内热等证，宜甘露饮、徙薪饮主之；火之甚者，宜凉膈散、元参散主之；胃火甚者，宜竹叶石膏汤、三黄丸之类主之；若心火肝火之属，宜泻心汤、龙胆泻肝汤之类主之。"对于口疮虚实证治的理法方药更为详明。

明代龚廷贤《寿世保元·口舌》说："口疮者，脾气凝滞，加之风热而然也，治当以清胃泻火汤主之，此正治之法也。如服凉药不已者，乃上焦虚热、中焦虚寒、下焦虚火，各经传变所致，当分别而治之。如发热作渴饮水口疮者，上焦虚热也，补中益气汤主之；如手足冷，肚腹作痛，大便不实，饮食少思口疮者，中焦虚寒也，附子理中汤主之；如晡热内热，不时而热，作渴痰唾，小便频数口疮者，下焦阴火也，六味地黄丸主之；如食少便滑，面黄肢冷，火衰土虚也，八味丸主之；若热来复去，昼见夜伏，夜见昼伏，不时而动，或无定处，若从脚起，乃无根之火，亦用八味丸及十全大补汤，加麦冬、五味，更以附子末，唾津调搽涌泉穴。若概用凉药，损伤生气，为害非轻。"其论点与景岳相似，而对于口疮虚证的辨证用药尤有发挥，分别列举了上焦虚热、中焦虚寒、下焦虚火的证候与治疗。

明代陈实功《外科正宗》将口疮称为口破，指出："口破者，有虚火实火之分，色淡色红之别。虚火者，色淡而白斑细点，甚者陷露龟纹，脉虚不渴，多醒少睡，虚火动而发之……实火者，色红而满口烂斑，甚者腮舌俱肿，脉实口干，此因膏粱厚味，醇酒炙煿，心火妄动发之。"陈氏站在外科医的角度，从口疮局部病变的望诊来分虚实，确有至理。

明代戴思恭《秘传证治要诀及类方·口舌》说："口舌生疮，皆有上焦热壅所致，宜如圣汤……下虚上盛，致口舌生疮，宜用镇坠之药，以降阳光，宜盐水下养正丹，或黑锡丹。仍于临卧，热汤洗足，炒拣净吴茱萸小撮拭足弓，便以炒热致足心"、"曾有舌上病疮，久蚀成穴，累服凉剂不效，后来有教服黑锡丹，遂得渐愈，此亦下虚上盛也。"这些都由临床经验积累而成。

清代张璐《张氏医通·七窍门》介绍了口疮外治的经验："舌疮口破疼痛，以巴豆半枚，生研，和米饮，一豆大，杵和，贴印堂对额间，约半刻许，觉红就去，不可疱起，小儿减半，随即全愈。"

清代罗国纲《罗氏会约医镜》介绍了用五倍子为末掺之；或用蚯蚓、吴萸研末，加面醋调涂足心的治疗方法。

清代陈士铎《石室秘录·口舌生疮》说："口舌生疮……乃心火郁热……用黄连三钱、菖蒲一钱，水煎服，一剂而愈，神方也，此方不奇在黄连，而奇在菖蒲，菖蒲引心经之药。"

《医学传心录》说："口疮者，脾火之游行。口者，脾之外候也；脾火上行则口内生疮，泻黄散治之，黄连、干姜为末敷之。有虚火上炎服凉药不愈者，理中汤从治之……唇燥裂生疮者，脾血不足也，宜归脾汤。"

综上所述，《内经》之后，尤其是明清的医学著作，相继阐明了口疮的病因病机及辨证治疗的法则，历代医家对口疮的认识不断发展。归纳起来，口疮有虚实两端：实证多心、脾、胃有热，虚证则有气血阴阳亏虚不足，治疗分别论处，十分重视外治方法对本病的运用，经验渐臻丰富。

【范围】

凡口腔颊腭黏膜、唇舌发生点状溃疡性病变，均属本篇讨论的范围。西医学所称之复发性阿弗他口腔黏膜溃疡、白塞病（又称"贝赫切特综合征"或"眼-口-生殖器综合征"），创伤性口腔黏膜溃疡、口腔黏膜结核性溃疡，许多感染性疾病伴发的口腔溃疡，以及B族维生素缺乏症、坏血病、白细胞减少症、白血病等疾患所并发的口腔溃疡，均可参照本篇辨证论治。

【病因病机】

口疮病变虽然在于口腔内，但与内脏有密切的联系。脾开窍于口；心开窍于舌；肾脉连咽系舌本；胃与大肠经络经过两颊及齿龈；任督等经脉亦均上络口腔唇舌。因此，口疮的诊疗应与脏腑机体整体的病变联系起来加以考量。根据古今对本病的认识以及临床实际，大致可将口疮的病因病机概括为虚实2个方面：实证有心脾肝胃积热；虚证有气血阴阳不足，分述如下。

1. **邪热熏蒸**　口腔为肺胃之门户，外感邪热入侵，肺胃邪热上蒸，可导致口舌生疮。如《寿世保元·口舌》说："口疮者，脾气凝滞，加之风热而然也。"《诸病源候论·伤寒口内生疮候》中亦指出伤寒患者可以口内生疮。叶天士《温热论》提到："舌绛而有碎点白黄者，当生疳也，大红点者，热毒乘心也，用黄连、金汁。"均指此类证候而言。除外感邪热以外，凡暴饮暴食，过食甘肥辛辣、煎炒炙煿、嗜酒等损伤脾胃，积湿内蕴化热；或思虑过度，郁怒伤肝化火，内生心脾肝胃积热均可引发口疮。舌为心之苗窍，诸痛疡疮皆属于心；脾开窍于口，脾脉挟舌本、散舌下；两颊及齿龈属胃与大肠，故口疮之为患，与心脾肝胃积热之关系最为密切。

2. **气血亏虚**　倦怠内伤，思虑过度，脾胃虚弱，则难以将水谷精微化生为气血，正气不足导致口疮反复发作，遇劳更甚。此《寿世保元·口舌》说："口疮者……上焦虚热也，补中益气汤主之。"张景岳所谓"然有酒色劳倦过度，脉虚而中气不足者……或以理中汤"，均乃指此而言。

3. **阴虚火旺**　素体阴虚或热病伤阴，或劳倦过度，耗亏真阴，均可致阴液不足，而生内热，热熏口腔发为口疮。临床常见消瘦之人易患口疮，并在失眠、过劳、思虑过度后复发与加重，肺痨患者，亦多有口疮，均属阴虚火旺之证。

4. **阳虚浮火**　身体虚弱而过食寒凉，或脾肾阳虚患者往往由于阳虚而致无根之火上浮。这类口疮微红微肿貌似火证热证，其实质则是阳虚寒证，故称阳虚浮火。

综上所述，口疮因病因病机不同，可分虚实两端，或为实火，或为虚火。实火多由心脾肝胃积热循经上蒸所致；虚火多由阴液不足、虚火阳亢所致，更有脾肾阳虚致无根之火向上浮越。阴阳亏损由气血不足渐致，临床上或有气血已虚、但尚未致阴阳虚火上炎的过程存在。口疮反复发作，病机可由实转虚，其间不乏虚实夹杂的复杂证候。

【诊断与鉴别诊断】

一、诊断

口疮的诊断靠局部望诊，凡口舌出现单个或多个黄白色的溃烂点者，即可诊为口疮。多发于唇内侧，其次是舌尖、舌缘、舌腹、两颊、舌底、上腭等部位，通常每次只出现一个或几个。初起为细小的红点，局部灼热，随后红点逐渐扩大并溃烂，形成黄豆大小的溃烂点，有凹、黄、红、痛4个特征。凹指溃烂点凹陷，浅者较轻，深者较重；黄指溃烂处覆盖黄色或黄白色或黄灰色的分泌物；红指口疮局部红肿及口疮周围有红晕微肿，其色越红，其热越盛，淡红或淡白属虚寒，越是淡白，越是虚寒；痛指口疮灼热疼痛，咀嚼进食时更为明显，甚至连说话亦痛。一般口疮10日左右逐渐愈合，不留疤痕，但如调治不当，可致延久不愈，或此伏彼起，反复发作。严重时，口疮数目增多，有几个至十几个，疼痛剧烈，甚至伴发热等全身症状。有日久不愈者，可逐渐扩大变深，如花生米大，如《秘传证治要诀及类方·口舌》所描述的："舌上病疮，久蠲成穴。"愈后亦可留下疤痕。口疮之诊断，除了局部望诊以外，尚需详察全身症状以判断证型，以便为确定治则治法提供依据。

二、鉴别诊断

1. **口糜**　口糜是指口腔肌膜糜烂成片状，上附白色腐物如糜粥样，口内常有臭味和甘味感，多见于久病或婴儿。小儿患此证，口内肌膜白屑满布，状似鹅口，故称鹅口疮或雪口。而口疮是指口舌出现点状溃烂；口疮再感外邪，亦可并发口糜。

2. **舌岩**　舌岩多发于舌的两侧或舌尖的下面。初期肿物如豆、坚硬，渐大如菌故又称舌菌，头大蒂小，色红紫，甚痛；溃烂后形成坚硬而高低不平的溃疡，向深部及四周蔓延，边缘隆起如鸡冠，触之易出血，有恶臭，局部有渗液，晚期常累及颈、颔部；难治，预后不佳。该病初起如豆粒状突起而坚硬、色紫红，与口疮的凹陷、柔软、色黄红自不相同。

3. **狐惑病**　狐惑病亦有口疮，其口内溃烂表现与一般单纯的口疮相似。但狐惑病兼有眼病、二阴疮疡：眼部症状有目赤，畏光，肿痛化脓，视力减退；阴部疮疡表现为阴茎、龟头、阴囊，或阴唇处溃疡，疼痛。尚有全身症状如默默欲眠，恍惚不安，发热状如伤寒，关节疼痛，皮肤红斑疖肿等。清代沈金鳌《杂病源流犀烛·口齿唇舌源流》说："伤寒狐惑，虫蚀其脏则上唇生疮，虫蚀其肛则下唇生疮，是脏腑之病，未尝不应之口。凡口疮者，皆病之标也，治病当求其本焉。"临床应予注意。

【辨证论治】

一、辨证

（一）辨证要点

1. **辨阴阳虚实**　实证起病急，病程短；局部外观大小不等，表面多黄白分泌物，基底红赤，疮周红肿显著；渗出物量多而色黄浊；剧烈灼痛；伴有全身实热证。虚证起病慢，病程反复发作，日久不愈；局部外观疮面较小，表面少量灰白色分泌物，基底淡红或淡白，疮周红肿不明显；渗出物量少而色浅淡；疼痛轻微；伴有脏腑虚损证候，或气血亏虚，或阴虚，或阳虚。尚有寒热虚实夹杂的证型存在，即不同程度兼有寒证与热证或虚证与实证的证候。

2. **辨局部病变**　①斑块：疮周见红色斑块多属热证；见浅红或淡白斑块多属虚寒；红而带紫为热盛；红斑压之不褪色，多为血热或血瘀。②水泡：疮周有水泡，多属风热夹湿。③肿：疮周红肿多属湿热；肿而不红为湿盛。④疮痂：黄色脓痂为热毒；色黄而黏腻为湿热；色黑血痂为血热。⑤鳞屑：疮周起鳞屑、急性发作者多为实证；口疮日久起鳞屑或见龟裂者多为血虚阴亏。⑥深浅：疮浅者病轻，疮深者病重，深陷如穴如坑者更重。

（二）证候

［脏腑积热］

症状：口疮个数、大小不等，表面多黄白色分泌物，周围鲜红微肿，疼痛，伴灼热感，口干烦渴，大便干结，小便黄短，舌红，脉数。其他症状根据邪热偏盛所在脏腑不同而有所不同。

以心经火热为主者，口舌糜烂，心胸烦热，咽干，失眠，小便赤涩刺痛，舌尖红；以脾经火热为主者，口疮多发于上下唇内侧，口甜，口燥唇干，甚或弄舌；以胃经火热为主者，口气热臭，颊腮肿痛，齿龈糜烂，牙宣出血，易饥，胸膈烦热；以肝脾湿热为主者，疮周红肿，或疮周有水泡，色黄而黏腻，口苦，食少恶心，胁痛，咽颐肿痛，阴汗，小便短赤淋浊，带下黄臭，苔黄而腻。

病机分析：脏腑积热，邪热循经上炎于口，故见口舌生疮，色红并有灼热痛感；热甚于内，所以口干，大便干，溲短黄；舌红，脉数亦乃实热之象。

心开窍于舌，心经有热上炎而见口疮多生于舌尖而色红，口糜赤烂；心火上扰心神则见心烦，失眠；少阴心经与太阳小肠经相表里，心经移热于小肠，故小便赤涩淋痛；脾开窍于口，其华在唇，脾脉挟舌本，脾经积热上熏于口唇而生疮；口唇干燥，口甜，弄舌均为脾热所致；口为胃之关口，齿龈为足阳明胃经所过之处；胃中积热熏于上则口内生疮，颊腮肿痛，齿龈糜烂；邪热迫血妄行则牙宣吐衄；胃火热内炽热故消食善饥，胸膈烦热；湿热交蒸肝脾二经，上冲发为口疮，热中夹湿，故疮周肿而有水泡，色黄而黏腻；湿热之邪影响脾胃功能则胸闷腹胀，食少恶心；口苦，胁痛，咽颐肿痛，阴汗，带下黄臭；苔黄腻，均为肝脾湿热之邪循经上炎或下注所致。

［气血亏虚］

症状：平素倦怠乏力，口疮反复发作，遇劳更易复发，日久不愈，口疮表面发白，周围色淡红。其他症状根据气血亏虚偏颇而有所不同。

以气虚为主者，面色少华，乏力气短，精神倦怠，自汗，便溏，脱肛，舌质淡胖，边有齿痕，脉濡细；以血虚为主者，面色㿠白，唇舌色淡，眩晕，失眠，心悸，手足发麻，妇人月经量少甚或经闭，舌质淡红，脉细；气血两虚者，兼见上述气虚与血虚的脉证。

病机分析：气血乃人体正气之物质基础。证之临床，口疮患者多体质较差，正气不足，平素易感冒，过度劳倦或忧思过度均易造成口疮反复发作，存在不同程度的气血亏虚。故表现面色少华，倦怠乏力，或眩晕，失眠，心悸；舌质淡红或淡胖，脉虚细，均为气血亏虚之候。

［阴虚火旺］

症状：口疮反复发作，灼热疼痛，疮周红肿稍窄，口疮日久起鳞屑或见龟裂。口燥咽干，头晕耳鸣，失眠多梦，心悸健忘，腰膝酸痛，手足心热。舌红少苔，脉细数。

病机分析：头晕耳鸣，失眠多梦，心悸健忘，腰膝酸软，为肾阴亏损之征；阴虚生内热，故口燥咽干，手足心热，舌红，脉细数；虚火上炎故口疮疼痛而疮周红肿稍窄，阴血不足故口疮起鳞屑或见龟裂。

［阳虚浮火］

症状：口疮反复发作，日久不愈，表面少量灰白色分泌物，基底淡白而不红肿，渗出物量少而色浅淡，疼痛不著，服凉药则加重。伴腹胀，纳少，便溏，头晕乏力，或腰膝酸软，面青肢凉，口淡无味。苔白质淡，脉沉弱或浮大无力。

病机分析：口疮不红，日久不愈，服凉药更甚，可知此口疮非热属寒；口淡肢凉、舌淡、脉沉弱示为阳虚之征。乏力纳少、腹胀便溏等症为脾阳虚；腰膝酸软、面青肢凉、头晕耳鸣为肾阳虚。无根虚阳上越，浮火上熏，发为口疮。

［寒热夹杂］

症状：口疮红肿疼痛，灼热，烦渴，大便干结或正常，倦怠乏力，平素怕冷肢凉。舌淡红，苔薄，脉细弦。

病机分析：口疮除脏腑实热、气血阴阳亏虚之外，每有虚实并见，寒热交错，尤多见上热下寒，上实下虚之证。口疮红肿疼痛，灼热烦渴为实为热；畏寒怕冷，乏力腰酸为虚为寒，临床表现复杂。

二、治疗

（一）治疗原则

1. **清火明辨脏腑虚实**　口疮多由脏腑积热所致，常用清热泻火的方法治疗。邪热偏盛所在脏腑不同，治疗方药亦有所不同。心经火热为主者，宜清心泻火；以脾经火热为主者，宜清脾泻火；以胃经火热为主者，宜清胃泻火；以肝脾湿热为主者，宜清肝脾湿热。以上实热证候同中有异，各需明辨。更有虚火作祟，阴虚火旺者，宜滋阴降火；阳虚浮火者，宜温阳敛火。虚实辨证失之毫厘，治疗差之千里，切不可虚虚实实。

2. **扶正祛邪标本兼顾**　素体气血阴阳亏虚者易外感邪热而发为口疮；另一方面，由于口疮有反复发作的特点，病机由实转虚，在其转化过程中常可遭遇虚实夹杂的复杂证候。对此应该祛邪不忘扶正，扶正不忘祛邪，以求标本兼顾。

3. **内治外治有机结合**　口疮之发病，与脏腑机体的状况有密切联系，所谓“有诸内必形诸外”。但口疮本身毕竟是一种局部病变，充分利用这一点，选用药物外治，使药物直达病所，常可收到满意疗效，有时甚至单用外治法也可见效。如能结合全身症状，内治与外治相结合，局部与整体并重视，则收效更佳。

（二）治法方药

［脏腑积热］

治法：清泻脏腑火热。或清心泻火，或清脾泻火，或清胃泻火，或清肝脾湿热。

方药：心经火热为主者，清心泻火。导赤散和清心莲子饮加减。方中木通入心与小肠，清心降火，利水通淋；生地、麦门冬凉血滋阴而清心热，黄芩、地骨皮清热泻火而凉血；竹叶、莲子清心除烦，引热下行；车前子、茯苓、甘草梢利尿通淋，导心热从小便而出。尚可在上述组方基础上再加用陈士铎黄连菖蒲汤，以黄连加强清心火的作用，石菖蒲助木通化湿利水，并领诸药归心。

以脾经火热为主者，清脾泻火。泻黄散加减。方中以栀子、石膏、甘草清脾热，藿香醒脾辟秽，防风升发伏火，合“火郁发之”之意。也可用泻黄饮，方中以升麻、白芷散脾经风热；防风疏散风热而散脾火；黄芩泻上中二焦之热；枳壳利上中二焦之气；石斛清热养胃；半夏、生姜调和胃气；甘草泻脾火，全方共成发散脾经郁火之剂。本方较上方增强了养阴利气的作用，适用于脾火而兼阴伤之证。

以胃经火热为主者，清胃泻火。清胃散或清胃泻火汤加减。清胃散以黄连清胃腑之火，升麻宣达胃中郁遏之伏火，有"火郁发之"之意。生地、丹皮、当归凉血活血，养阴清热。清胃泻火汤用黄芩、黄连、栀子、黄柏、连翘清热解毒；升麻、薄荷透达而清散郁火；生地、玄参、葛根生津养阴；桔梗、甘草利咽。本方较之清胃散清热泻火解毒之力更宏。若便秘或大便不畅，胸膈烦热，面赤烦渴，当用凉膈散泻火通便，泻下清上，方中连翘、黄芩、栀子清热泻火；薄荷、竹叶轻清疏散，发散火郁；本方中含调胃承气，荡涤肠腑燥结，中焦之实由下而去，则上焦之热得以清解。

以肝脾湿热为主者，清热化湿解毒。龙胆泻肝汤和甘露消毒丹为主。热偏胜用龙胆泻肝汤，方中龙胆草、黄芩、栀子泻火解毒，燥湿清热；车前草，泽泻、木通导湿热下行，使邪有出路；当归、生地补肝之体阴，而克肝之用阳；柴胡疏肝解热，引诸药归入肝胆之经。湿偏胜用甘露消毒丹，方中滑石、黄芩、连翘、茵陈、射干清热燥湿，泻火解毒；石菖蒲、藿香、白豆蔻、木通清利湿热，导湿热从小便而去；贝母、薄荷解毒利咽，散结消肿。诸药合参，使湿邪得去，热毒得消。

实证外治法：可选用清热解毒、消肿止痛、祛腐生肌之品外治。如用金银花、薄荷煎水漱口；或用珠黄散、锡黄散、锡类散、冰硼散外掺敷搽患处，每日 3～5 次；或用六神丸含服。

[气血亏虚]

治法：补益气血。

方药：十全大补汤加减。十全大补汤用人参、白术、茯苓、甘草四君子汤补气；用熟地、当归、白芍、川芎四物汤补血，更加黄芪、肉桂温补气血，其妙处在于肉桂可引虚火归源，有利于口疮的愈合。如气虚为主或兼有气虚下陷证候，投补中益气汤，重用黄芪补中益气；配伍人参、白术、甘草补气健脾，使气血生化有源；当归养血和营，陈皮理气和胃，升麻、柴胡引清气上行。

[阴虚火旺]

治法：滋阴降火。

方药：知柏地黄丸加减。知柏地黄丸由六味地黄丸加知母、黄柏组成。六味地黄丸滋阴补肾，是治疗肾阴虚证的基本方，加知母、黄柏使其具有滋阴降火之功。其他养阴清热之药如天门冬、麦门冬、沙参、石斛、白芍、玄参之类，亦可随症加入。如阴虚火旺兼湿热内盛，口疮红肿，分泌物呈黄浊垢腻、其量较多，热痛较著者，证型虚实夹杂，可合用龙胆泻肝汤或甘露消毒丹以清利湿热。

[阳虚浮火]

治法：温阳敛火。

方药：以脾阳虚为主者，温中散寒，健脾补气，附子理中汤加减。附子、干姜辛热温中散寒，扶阳抑阴；人参补气健脾，白术燥湿健脾，甘草益气健脾。以肾阳虚为主者，肾气丸加减。肾气丸由六味地黄丸加附子、桂枝组成，方中以六味地黄丸滋补肾阴，加附子、桂枝之辛热，助命门以温阳化气，取"少火生气"之意。全方补肾填精，温肾助阳，乃阴中求阳之治。亦可服用黑锡丹以镇摄肾气，收敛浮越之虚阳。诸方均可随宜加入牡蛎、五味子、山茱萸、白及之类以敛火生肌。

虚证外治法：可选用宜温通气血，敛火生肌之品外治。如用阳和汤含漱，或肉桂泡水含漱；柿霜、儿茶末搽患处；吴茱萸研末醋调热敷足心，或附子研末热敷足心，或细辛研末醋调敷脐。

[寒热夹杂]

治法：寒温并用，攻补兼施。

方药：黄连大黄附子肉桂汤加减。方中黄连清心泻火解毒，大黄通腑导滞泄热，附子、肉桂温阳补肾，引火归源。通常附子、肉桂各 3 克，黄连、大黄各 6 克。附子先煎 30 分钟，肉桂、黄连煎煮 15 分钟，大黄煎煮 5 分钟，次第纳入，滤药液 100 毫升，候温服下，每获良效。如素便溏者，可用半夏泻心汤，方中黄芩、黄连泻热清火，干姜温中散寒，人参、甘草补气扶虚，半夏、大枣调和脾胃，体现寒温并用、扶正祛邪的原则，适用于治疗寒热错杂、虚实并见之证。

（三）其他治法

1. 中成药

(1) 万应胶囊(胡黄连、黄连、儿茶、冰片、香墨、麝香、牛黄、熊胆汁等)，适用于热毒之口舌生疮。

(2) 一清胶囊(大黄、黄连、黄芩等)，适用于热毒之目赤口疮。

(3) 牛黄解毒片(牛黄、雄黄、大黄、黄芩、桔梗、冰片、甘草等)，适用于热毒之口舌生疮。

2. 单方验方

(1) 汤剂

1) 苍术 15 克，五倍子 9 克，甘草 3 克。水煎服，每日 1 剂，分两次服用。

2) 干车前草 30 克(鲜者加倍)，水煎 2 次，加白糖适量，分 2 次内服，每日 1 剂。

3) 核桃壳 10 个，煎汤代茶饮，连服 3～5 日。

4) 鲜板蓝根 60 克。水煎取汁，1/3 涂擦患处，每日 7～8 次；2/3 口服，每日 2 次。

5) 生蒲公英 30 克，水煎服。

6) 天门冬、麦门冬、玄参各 9 克，水煎服，或制为蜜丸，含化亦可。

(2) 漱剂

1) 黄芩 10 克，麦门冬 15 克，金银花 10 克，菊花 10 克，青果 10 克，煎水含漱。

2) 细辛 10 克，加水 100 毫升，煮 5～10 分钟，候冷含漱。

3) 蔷薇根(冬取根、夏取茎叶)煎浓汁含漱，吐出，每日 6～7 次。

4) 口疮破皮生明矾煎汤，冷定噙漱。或黄连 6～9 克，酒煎一二沸，候冷噙漱或咽下。

(3) 外用

1) 黄连 15 克，干姜 9 克，研末搽上。

2) 黄柏 20 克，大黄 15 克，地骨皮 15 克。将黄柏、大黄炒炭，地骨皮炒焦，共研细面，撒于患处，每日 2～3 次。

3) 用生蒲黄粉直接撒患处，以完全覆盖溃疡面及周围红肿处为度，每日上药 3～6 次。

4) 生黄柏 2.4 克，生黄连 1.5 克，儿茶 0.3 克，研末搽之。

5) 将白及粉和白糖按 2∶3 的比例混匀后取适量药粉涂于病损部位，用棉球压迫 15 分钟，暂禁食或漱口，每日涂 3 次。

6) 冰茶散：冰片 75 克，儿茶 100 克，枯矾 50 克，共研细末贮干净瓶备用。每次取药粉适量涂于口腔黏膜溃疡面，30 分钟内局部保持干燥，然后可漱口。每日涂药 2～3 次，一般患者 2～3 日可治愈。

7) 柳花散(《外科正宗》)：黄柏、青黛、肉桂、冰片。共研细末。

8) 石榴壳煅炭研来，每日 2 次搽口内，亦可加青黛少许用。

9) 赴宴散：五倍子 30 克、黄柏，滑石各 15 克，为末，每取 1.5 克掺口内。

10) 黄白散：黄柏、孩儿茶、枯白矾各等分，为末，先以冷米汤漱口，乃掺之。

11) 绿袍散：黄柏蜜炙 30 克，青黛 9 克，冰片 2 分，为末，掺患处，吐出涎。

3. 针灸疗法　足三里、曲池、合谷、廉泉、地仓，毫针刺，平补平泻。可在疮面用三棱针或火针点刺。

【转归及预后】

口疮属实火者易治，属虚火者难疗。口疮浅、小，愈合快；口疮深、大，愈合迟。口疮调治适当，一般数日可愈。调治不当则此伏彼起，反复发作，日久不愈。口疮再感外邪可以并发口糜，即由点状溃烂，演变成片状糜烂，或满口赤烂。口疮一般预后良好。

【预防和护理】

一、预防

1. 注意口腔卫生　① 勤漱口早晨起床后、餐后、睡前要漱口，以去除食物碎屑和口腔污物，保持口腔的清洁，可以减少口疮的发生。② 常叩齿，叩齿可以促进唾液分泌增加，辅助消化，可以减少脾胃运化失常所酿成的脾火。局部运动增多，促进气血流畅，亦可增进局部的抵抗力，减少口疮的生成。③ 细咀嚼进食时要充分咀嚼食物，使之变成碎粒，再吞咽下去，可以避免粗硬难化形成食滞，酿生脾胃湿热，导致口疮，并注意缓慢细嚼，避免咬伤唇舌，防止咬伤溃烂成疮。

2. 调节饮食　饮食有节，饥饱适宜，去除不良嗜好，勿暴饮暴食，避免烟酒及辛辣煎炒之品。

3. 加强锻炼　注意身心健康，锻炼身体，增强体质。避免过劳和精神刺激，可以防止心脾积热或阴虚内热等的形成。

4. 药物调摄　对于体质低下而有气血阴阳亏虚之象、口疮反复发作的患者，即使在口疮已愈或没有口疮的时期，本着"不治已病治未病"、"未病先防"的中医养生调摄原则，应在中医医生的指导下，根据体质，服用调补气血阴阳的药物，如螺旋藻胶囊、补中益气汤、归脾汤、四物汤、八珍汤、十全大补汤、六味地黄丸、知柏地黄丸、八味肾气丸等，以增强体质，抵御外邪。

二、护理

(1) 选用适当中药煎剂频漱口，可以排出疮面污物，并有治疗作用。

(2) 避免粗硬食品，宜半流或流质饮食。实火口疮，饮食宜清淡，戒吃辛辣燥热酒食。阴虚浮火口疮，戒食生冷瓜果寒凉食品。

(3) 避免过劳或熬夜而伤神动火。

【现代研究】

口疮病因尚未明确，西医学[1]多认为与免疫、遗传、感染、消化系统疾病、微量元素、内分泌、精神等因素有关。

过氏等[2]对 197 例复发性口疮进行流行病学调查发现，该病好发于青壮年和"内热亢盛"体质者；复发因素可分外感、内伤。外感以燥、火两邪为主，内伤与疲劳、情志、饮食不节密切相关。证型以心脾积热、阴虚火旺为主。

耿氏等[3]根据患者全身及口腔局部症状辨证分为胃火亢盛、阴虚火旺 2 型，分别用清胃散、知柏地黄汤加减治疗。桂氏[4]辨证分为阴虚型、脾虚型、肺胃实热型，分别辨证论治。有报道[5]将 196 例复发性口疮患者辨证分为心火上炎型用导赤散合大黄黄连泻心汤化裁、脾胃火炽型用清胃散加味、肾脾胃阴虚用六味地黄丸合玉女煎化裁治疗，总有效率为 90.2%。有些研究者[6]还注意结合病变局部特征以辅助辨证用药，认为复发性口疮与血、湿、热三者分不开，红斑充血多为血热，应以凉血清热、活血为治，如兼有感染、渗出水肿者则为湿热相兼，以清热利湿凉血为治。

用经方加减或自拟经验方等固定方治疗复发性口疮的报道最为多见。吴氏[7]报道本病反复发作导致阴虚火旺、虚火上炎，以知柏地黄丸加味治疗患者 98 例，治疗周期最短 3 日，最长 60 日，治愈 57 例，好转 40 例。颜氏[8]报道本病与血液凝滞有关，应用血府逐瘀汤治疗 44 例，共治愈 26 例，有效 18 例。于氏[9]报道从肝论治，用龙胆泻肝汤加味治疗 30 例，5 日治愈 10 例，10 日治愈 17 例，15 日治愈 2 例。周氏[10]报道用甘草泻心汤治疗 46 例，并与维生素 B_2 口服 46 例对照，结果中药组在显效率和 3 日痊愈率均优于对照组。阮氏等[11]报道本病由湿困脾胃，心火上炎所致，立清心解毒、燥湿敛疮、生肌止痛之法，用珍珠口疮冲剂(珍珠、苍术、甘草等)，与栀子金花丸(栀子、金银花、黄连、黄芩等)对照治疗 320 例，总有效率显著高于对照组。陈氏等[12]用辛开苦泻、养阴醒脾的修疡口服液(半夏、黄芩、麦门冬、糯稻根、女贞子、石菖蒲)治疗 120 例，并与左旋米唑 81 例对照，结果中药显效率显著高于对照组。陈氏等[13]以自拟清疮汤(山豆根、龙葵、冬凌草、当归、丹参、香附、大黄、甘草、芦根、石斛、黄精、蒲公英)与复合维生素 B 片、维生素 C 片对照治疗复发性口腔溃疡 60 例，总有效率 91.67%，显著高于对照组。并指出现代研究证明芦根、山豆根、龙葵、冬凌草、当归均具有调节免疫力，提高机体抗病能力的作用。

兰氏[14]报道：单味中药或中药散剂治疗复发性口疮也有较好疗效。如以决明子煎水含漱，每日 3～5 次，每次 3 分钟的方法治疗患者 20 例，结果 5～10 日溃疡面全部愈合。邹氏等[15]报道取新鲜芦荟果冻状部分放入口中嚼碎，含3～

5分钟后再缓慢咽下,每日2～3次,治疗34例患者,平均3～4日、最长1星期告愈。姜氏等[16]报道用土茯苓40克煎水代茶饮加冰硼散外敷,溃疡愈合时间(3.72±2.01)日,较单用冰硼散外敷治疗(6.36±2.72)日明显缩短。闵氏等[17]报道以茵陈蒿或泽漆煎汤代茶饮治疗者;杨氏等[18]报道以牛膝为主配伍诸药治疗者;刘氏[19]报道以吴茱萸末醋调敷于双足心引火下行治疗者。口疮散[20](煅石膏、青黛、龙胆草、黄柏、蒲黄、甘草、冰片等)局部擦敷或喷撒于溃疡面,总有效率高于西瓜霜喷剂对照组。五倍子[21]散(五倍子加冰片)治疗180例,总有效率94.4%,显著高于头孢氨苄胶囊、金维他片对照组的83.8%。

刘氏等[22]报道对20例复发性口疮患者采用中药治疗,并观察治疗前后的临床效果及T细胞亚群变化,结果显示治疗前复发性口疮患者CD3、CD4明显低于健康对照组,治疗后CD3、CD4有明显提高。提示复发性口疮患者T细胞存在功能缺陷,而中药治疗可以提高T细胞功能。戚氏等[23]还发现复发性口疮患者微循环血液流速、流量与正常人比较有显著差异,用补阳还五汤加味治疗后均得到了明显改善。

【小结】

口疮以口舌点状溃烂,具凹、黄、红、痛等症状为特征。其病多由饮食不节、酒食热毒、劳倦过度、七情刺激等致脏腑积热;亦可由素体虚弱,气血阴阳不足,导致虚火浮阳上熏于口而发病。

临床上口疮可分实证、虚证、虚实夹杂三大类。实证有心、脾、胃积热和肝脾湿热;虚证有气血亏虚、阴虚火旺、阳虚浮火;另有虚实寒热错杂的证候存在。诊断应以口疮局部望诊结合全身症状,四诊合参,辨清证候,以指导治疗。

口疮的治疗,实热证宜清热泻火。其中心经火热者,用导赤散和清心莲子饮清心泻火;脾经火热者,用泻黄散清脾泻火;胃经火热者,用清胃散或清胃泻火汤清胃泻火;肝脾湿热者,用龙胆泻肝汤或甘露消毒丹清热化湿解毒。虚证宜补益气血阴阳。其中气血亏虚者,用补中益气汤、十全大补汤补益气血;阴虚火旺者,用知柏地黄丸滋阴降火;阳虚浮火者,用肾气丸温阳敛火。寒热夹杂证者,用黄连大黄附子肉桂汤以寒温并用、攻补兼施。口服药物结合外治可以取得满意疗效,外治药物主要有珠黄散、锡类散外掺,六神丸含服,吴茱萸研末醋调热敷足心等。此外,还有大量简、便、廉、验的单验方可供选用。

口疮的预防,须注意口腔卫生,调节饮食,注意身心健康,避免辛辣燥热及七情刺激,注意锻炼身体,增强体质。得病之后,注意护理,要常漱口,饮食宜清淡流质,避免粗硬食物,避免过劳及熬夜,防止动火伤神。药物调摄,对于体质低下而有口疮反复发作的患者,本着“不治已病治未病”的养生原则,在口疮已愈或没有口疮的时期,可根据体质服用调补气血阴阳的药物,以增强体质,抵御外邪。

附方

(1)导赤散(《小儿药证直诀》):生地 木通 竹叶 甘草梢。
(2)清心莲子饮(《和剂局方》):黄芪 黄芩 石莲肉 茯苓 党参 麦门冬 甘草 地骨皮 车前子。
(3)黄连菖蒲汤(《石室秘录》):黄连 石菖蒲。
(4)泻黄散(《小儿药证直诀》):防风 藿香 栀子 石膏 甘草。
(5)泻黄饮(《证治准绳》):升麻 白芷 防风 黄芩 枳壳 石斛 半夏 生姜 甘草。
(6)清胃散(《兰室秘藏》):当归 生地 升麻 丹皮 黄连。
(7)清胃泻火汤(《寿世保元》):黄芩 黄连 栀子 黄柏 连翘 桔梗葛根 玄参 升麻 生地 薄荷 甘草。
(8)凉膈散(《和剂局方》):栀子 黄芩 连翘 甘草 薄荷 大黄 芒硝。
(9)龙胆泻肝汤(《医方集解》):龙胆草 栀子 黄芩 柴胡 生地 泽泻 车前草 甘草梢。
(10)甘露消毒丹(《温热经纬》):滑石 茵陈 黄芩 石菖蒲 川贝母 木通 藿香 射干 连翘 薄荷 白蔻仁。
(11)珠黄散(《和剂局方》):珍珠 牛黄 朱砂 琥珀 冰片。
(12)锡类散(《金匮翼方》):犀牛黄 人指甲 冰片 珍珠 象牙屑 青黛 壁钱。
(13)冰硼散(《外科正宗》):玄明粉 朱砂 硼砂 冰片。
(14)六神丸(验方):麝香 牛黄 冰片 珍珠 蟾蜍 雄黄。
(15)十全大补汤(《和剂局方》):人参 白术 茯苓 甘草 当归 白芍 川芎 熟地 黄芪 肉桂。
(16)补中益气汤(《脾胃论》):人参 黄芪 白术 甘草 当归 陈皮 升麻 柴胡。
(17)知柏地黄丸(《医宗金鉴》):知母 黄柏 熟地 山茱萸 山药 丹皮 泽泻 茯苓。
(18)附子理中丸(《和剂局方》):炮附子 人参 白术 炮姜 甘草。
(19)肾气丸(《金匮要略》):桂枝 附子 熟地 山茱萸 山药 泽泻 茯苓 丹皮。
(20)黑锡丹(《和剂局方》):黑锡 硫黄 补骨脂 茴香 肉豆蔻 金铃子 木香 肉桂 沉香 附子 胡芦巴。
(21)阳和汤(《外科全生集》):熟地 白芥子 炮姜炭 麻黄 甘草 肉桂 鹿角胶。
(22)黄连大黄附子肉桂汤(民间验方):黄连 大黄 附子 肉桂。
(23)半夏泻心汤(《金匮要略》):半夏 黄芩 干姜 人参 黄连 大枣 甘草。

【现代研究】主要参考文献

[1]李秉琦.口腔黏膜病学[M].北京:人民卫生出版社,2000:85.
[2]过伟峰,顾勤,汪红.197例复发性口疮患者临床资料分析[J].中医药导报.2000,6(5):7～9.
[3]耿发云,范红.中医治疗193例复发性口腔溃疡[J].中医药研究,1996,32(5):32.
[4]桂欣.中医辨证治疗复发性口疮57例[J].中华实用中西医杂志,2003,3(16):1167.
[5]魏宁,吕亚妮.中医辨证分型治疗复发性口疮196例[J].现代中医药,2002,(6):40～41.
[6]北京医学院附属口腔医院内科中草药小组.复发性口腔溃疡中医治疗的初步体会[J].新医药杂志,1973,12:450.
[7]吴治恒,张晓岚.知柏地黄丸加味治疗复发性口腔溃疡98例[J].云南中医中药杂志,2002,23(2):25.
[8]颜颀.血府逐瘀汤治疗顽固性口腔溃疡44例[J].辽宁中医杂志,2004,31(6):501.
[9]于振灵,田明运,李永学.龙胆泻肝汤加减治疗复发性口腔溃疡[J].现代中医药,2002,(4):30.

[10] 周文兰. 甘草泻心汤治疗复发性口腔溃疡的临床观察[J]. 西南国防医药,2004,14(6): 63～64.
[11] 阮时宝,吴符火,吴水生. 珍珠口疮冲剂治疗复发性口腔溃疡320例临床研究[J]. 中国中西医结合杂志,2004,24(3): 254～255.
[12] 陈建灵,杨华萃,许国雄. 辛开苦泄养阴醒脾法治疗复发性口疮疗效观察[J]. 辽宁中医杂志,2005,32(9): 922.
[13] 陈美南,宋敏,李富玉. 自拟清疮汤治疗复发性口腔溃疡临床观察[J]. 中医药学刊,2005,23(12): 2297.
[14] 兰桂琴. 决明子治疗口腔溃疡疗效观察[J]. 中医药信息,1997,(3): 47.
[15] 邹筱平,王建平. 芦荟治疗复发性口腔溃疡34例[J]. 中国民间疗法,2004,12(8): 19～20.
[16] 姜明煤,车桂彦. 土茯苓水煎剂防治复发性口疮50例[J]. 中国中医基础医学杂志,2003,9(4): 67.
[17] 闵庆霞,孔繁玲. 茵陈蒿治疗口腔溃疡[J]. 中国民间疗法,2006,14(3): 56.
[18] 杨家贵. 牛膝治疗复发性口疮[J]. 中国民间疗法,2004,12(4): 33.
[19] 刘批旭. 吴茱萸醋调敷足心治疗口腔溃疡[J]. 中国民间疗法,2005,13(7): 21～22.
[20] 洪钱江,何胜恬. 中医吹药治疗复发性口疮临床观察[J]. 中国中西医结合耳鼻咽喉杂志,2004,12(2): 97～98.
[21] 李新华,王玲. 五倍子散治疗复发性口腔溃疡疗效观察[J]. 中华综合医学杂志,2001,2(8): 744.
[22] 刘寿桃,孙国洪. 中药治疗复发性口疮的临床及免疫学研究[J]. 同济医科大学学报,2001,30(4): 377.
[23] 戚清权,高一明,周曾同. 补阳还五汤加味治疗阿弗它溃疡的临床观察[J]. 上海中医药杂志,2003,37(7): 30～31.

口　糜

【定义】

口糜是口腔溃烂或满口赤烂如糜粥状的一种病证。其糜烂表面覆盖白色凝脂状物者,又称"鹅口疮"或"雪口"。口糜多由外感火毒或内伤热灼所致。

【历史沿革】

《内经》首载口糜之名,并指出其发病原因。如《素问·气厥论篇》云:"膀胱移热于小肠,鬲肠不便,上为口糜。"而《素问·至真要大论篇》云:"少阳之复,大热将至……火气内发,上为口糜。"不论内因外因,总由火热上熏致病。

隋代巢元方《诸病源候论·鹅口候》云:"小儿初生,口里白屑起,乃至舌上生疮,如鹅口里,世谓之鹅口,此由在胎时受谷气盛,心脾热气熏发于口故也。"明确指出鹅口疮是由心脾积热所致。

刘河间《宣明论方·口糜》认为此证由于"心胃壅热"。明代吴崑《医方考·口病方论》认为"口糜本于湿热"。明代陈实功《外科正宗》指出:"鹅口疮皆心脾二经胎热上攻,或满口皆生白斑雪片,甚则咽间叠叠肿起,致难乳哺,多生啼叫。"《医宗金鉴·杂病心法要诀·口舌证治》指出:"口舌生疮糜烂,名曰口糜,乃心脾二经蕴热深也。"清代沈金鳌《杂病源流犀烛·口齿唇舌病源流》说:"脏腑积热则口糜。口糜者,口疮糜烂也。心热亦口糜,口疮多赤;肺热亦口糜,口疮多白;膀胱移热于小肠亦口糜;心脾有热亦口糜;三焦火盛亦口糜;中焦气不足,虚火上泛亦口糜;或服凉药不效,阴亏火旺亦口糜;内热亦口糜,并咽喉肿痛,或口疮臭腐多脓。"指出了多种口糜之证。大抵口糜多由脏腑积热,少数由于虚火上浮。其辨证之精细,很有临床指导价值。

口糜、口疮,每多并称,因此探讨古人对口糜的认识,应将二证互参。

《中医临证备要·口内糜腐》说:"口腔内局部糜腐,色白,形如苔藓,名曰口糜……多由阳旺阴虚和脾经湿热内郁,久则化为纯热,热气熏蒸胃口,《内经》所谓'鬲肠不便,上为口糜',严重的蔓延满口,连及咽喉,不能饮食,轻者用导赤散,重者用少阴甘桔汤。本证亦有胃热脾虚挟湿者,兼见口臭泄泻用加味连理汤。在温病后出现,多为阴虚火炎,如伴神昏、抽搐等,则更为危险。"又说:"初生婴儿口舌上生满白屑,状如凝固的牛乳块膜,称为鹅口疮,俗称雪口,系胎中伏热,蕴积心脾。严重的伴见身热,烦躁,啼哭不休;或因白屑延及咽喉,喉间痰鸣,面青唇紫,导致死亡,及早内服清热泻脾散,外用黄连、甘草煎汤拭口,再用冰硼散搽敷,三四日即可向愈。"可供临床参考。

【范围】

口糜以口腔黏膜糜烂如糜粥状为特征。可见于西医学的各种感染性口炎,如疱疹性口炎、球菌性口炎、坏死性口炎、口腔白念珠菌病等,亦可见于药物过敏性口炎、变态反应性口炎等。凡此皆可参考本篇进行辨证论治。

【病因病机】

口为肺胃之门户,且脾气通于口,心气适于舌,肾脉循咽连舌本,若脏腑功能失调,邪热熏灼,则可发为口糜。

1. **外邪侵袭,邪热上熏**　外邪侵袭,肺胃邪热上熏,可致口糜。其中尤以风热、湿热、火毒之邪而致病者为多见。

2. **嗜食辛甘,胃火上熏**　长期嗜酒,或嗜食辛辣肥甘,以致湿热滋生,胃热脾火上熏,发为口糜。

3. **情志抑郁,心火上炎**　情怀抑郁,久郁化火;或思虑过度,心火上炎,熏灼口舌发为口糜。

4. **劳倦内伤,阴阳失调**　素体阴虚,或房事过度,耗伤阴精,阴虚火旺,发为口糜。亦可由阳气虚弱,或过食寒凉生冷,导致虚阳浮越,熏灼口腔而成本证。

【诊断与鉴别诊断】

一、诊断

(一) 发病特点

该病以口腔黏膜溃烂或满口赤烂如糜粥状为主要发病

特点，其糜烂表面多覆盖有白色凝脂状物。

（二）临床表现

口糜初起，一般先在口腔黏膜上出现灼热的红斑，继而红斑处糜烂、灼热疼痛，多发于舌面和颊腭黏膜，唇内、舌背、口底等处亦可发生。

内伤口糜，起病较缓，病程较长，无寒热身痛等症，而与劳倦及情志因素等有关。

外感口糜，起病较急，病程较短，多有寒热不适。风热所致者多有粒状水泡，热毒炽盛者多为满口赤烂、上覆黄褐脓痂，局部剧痛，壮热口渴，若热毒之邪侵入血分，可致深层腐烂，流涎渗血，发出腐臭。舌红、脉洪数。

如为鹅口疮（雪口）则可由心脾积热或虚火上浮所致，多见于小儿及年老、体弱、久病之人。初起见口腔黏膜发红，继而散见点状白屑隆起在红斑之上，有如食物残渣，不久即相互融合成片状白膜，好似凝结的乳块，拭去白屑，则见底层深红糜烂或出血，局部灼痛，可有发热。

二、鉴别诊断

1. **口疮**　口糜呈片状表浅之糜烂，发病较急。而口疮呈点状较深之溃烂，发病较缓。

2. **咽白喉**　鹅口疮之白屑斑片为洁白色，多附着于口腔前部的黏膜，虽可向后蔓延至咽喉，但其白膜松浮较易剥离，发热及全身症状较轻。白喉之白膜为灰白色，多附着于咽喉部，虽可向前蔓延至舌根上腭，但其灰白之膜较为致密，紧附于黏膜，不易剥离，强力剥离易致出血，多有发热及全身虚弱症状，病情严重。

【辨证论治】

一、辨证

（一）辨证要点

1. **辨内外因**　外因致病者，发病较急，有外感病史，多有寒热、身痛、头痛等症。内因致病者，发病较缓，常与饮食劳倦或七情因素有关，多无寒热身痛之症。

2. **辨病变性质**　满口糜烂，颜色鲜红者，多为实火；口舌糜烂处颜色淡红者，多属虚火；口中糜烂，颜色淡白，兼有浮肿者，多为虚阳浮火；先有红斑水疱，继而糜烂成片者，多为风热外感所致；口糜上覆黄褐痂皮者为热毒盛；口糜上覆白屑斑片者多为湿热；口糜较深，腐烂奇臭，流涎渗血者，为热毒深入血分。

（二）证候

［风热夹湿］

症状：起病急骤，恶风发热，头痛身痛，口腔红斑之上，从集小粒状水泡，继而糜烂成片，红热灼痛。舌苔黄白，脉浮数。

病机分析：外感之病常起于急骤，风热袭于肌表，故恶风、发热、头痛、身痛、脉浮数；邪热壅于肺胃，上熏口腔，故其黏膜红赤灼痛；风热夹湿，故红斑之上，从集水疱；若热邪日甚，则水疱破裂，满口赤烂如糜，灼痛加剧。

［热毒炽盛］

症状：憎寒壮热，满口赤烂，上覆黄褐痂皮，灼热剧痛，便秘烦躁，口渴口臭。舌质红，苔黄厚，脉滑数或洪数。

病机分析：热毒上壅，损伤脉络，故满口赤烂；热毒炽盛故憎寒壮热，烦躁便秘，口渴口臭；口糜上覆黄褐痂皮，亦为热毒所结；舌质红，苔黄厚，脉滑数或洪数，为热盛之征。

［湿热口糜］

症状：身热体倦，满口白屑斑片，白屑之下鲜红糜烂。舌质红，苔白厚腻滑，脉滑数。

病机分析：湿热内侵，故身热体倦；舌苔白厚腻滑，为湿邪阻遏之征；白屑斑片，亦属于湿；舌质红，属热邪内伏；湿热相搏，熏灼于口，故为湿热口糜。

［心脾积热］

症状：起病缓慢，病程较长，口舌赤烂，灼热疼痛，口干口臭，便秘尿黄，口糜遇劳倦、郁怒、酒食不节而加重。舌质红，苔黄，脉滑数。

病机分析：心气通于舌，脾气通于口。口干口臭、便秘尿黄，为心脾积热之征；积热上熏，故口舌赤烂，灼热疼痛；舌质红、苔黄、脉滑数，为积热内蕴之象。

［阴虚火旺］

症状：口舌糜烂色红，口燥咽干，头晕耳鸣，失眠多梦，心悸健忘，腰膝酸软，手足心热。舌红少苔、脉细数。

病机分析：口燥咽干，腰膝酸软为真阴不足之征；阴虚火旺，故口舌糜烂色红；阴虚阳亢，故头晕耳鸣；水不济火，心神不宁，故失眠多梦；舌红少苔、脉细数，均为阴虚内热之象。

［虚阳上浮］

症状：口舌糜烂而色淡，多流涎唾，服凉药则糜烂疼痛更甚。舌淡苔白，脉沉细或浮大无力。

病机分析：口糜色淡，舌淡苔白，脉沉细，为阳虚之征，服凉药后病甚，更为明证。虚阳上浮，乃见糜烂疼痛。

以上证候，既可单独出现，亦可交错出现。如内伤之人，正气不足，易受邪侵，见证虚实夹杂，必须分清主次，始能击中要害。

二、治疗

（一）治疗原则

分清外感内伤，外感以祛邪为主，内伤以扶正为先。用药须内治与外治相结合，奏效始佳。

（二）治法方药

［风热夹湿］

治法：疏风清热，佐以化湿。

方药：可用银翘散加通草、滑石。方用荆芥、薄荷、淡豆豉、牛蒡子、竹叶疏风透邪；金银花、连翘等清热解毒；加通草、滑石以淡渗利湿。

如风邪较盛，身痛恶风，水泡较多，可加防风、蝉蜕；如湿邪较重，倦怠身重，头重如裹，水泡较大，舌苔白厚者，可选加佩兰、藿香、薏苡仁、车前子等；如热邪较盛，高热、口渴、舌红者，可酌加黄芩、石膏、天花粉，或板蓝根、大青叶、虎杖、野菊花等。

外治可用上清丸或六神丸含服，珠黄散外掺，亦可用金银花、薄荷煎水漱口，日数次。

［热毒炽盛］

治法：清热凉血解毒。

方药：可用黄连解毒汤合犀角地黄汤加减。以芩连栀柏清解气分热毒，以犀角地黄汤清血分热毒。犀角用水牛角、玄参代替。壮热口渴加石膏、天花粉；便秘加大黄、芒硝。此外，蒲公英、紫花地丁、野菊花、紫背天葵、穿心莲、四季青等均可随证加入，以增强解毒作用。

外治可用珠黄散或锡类散外掺，日数次。

[湿热口糜]

治法：清热化湿。

方药：可用甘露消毒丹加减。此方以黄芩、连翘清热；茵陈、木通、滑石以清热利湿；藿香、白蔻仁以芳香化湿；石菖蒲以辟湿邪秽浊；薄荷、贝母、射干、甘草以利咽散邪。此外，三仁汤、黄芩滑石汤、三石汤、清热泻脾散等均可随宜选用。

外治可用冰硼散外掺，黄连、甘草煎汤漱口，湿毒较重者，可用大蒜捣汁外搽患部。

[心脾积热]

治法：清泻心脾伏火。

方药：可用导赤散合泻黄散，亦可用清热泻脾散加减。导赤散善泻心火，方中生地、木通、竹叶能引心火随小便而出；泻黄散善泻脾胃伏火，方中栀子、石膏清脾火，藿香醒脾，防风升发伏火。热盛可加芩、连。

外治宜珠黄散或冰硼散外掺，日数次。

[阴虚火旺]

治法：滋阴降火。

方药：可用知柏地黄汤加减。方中六味地黄汤滋阴，知柏降火。玄参亦可加入。阴虚而夹湿热者可用甘露饮，或黄连阿胶汤、封髓丹等。

外治宜用养阴生肌散外掺。

[虚阳上浮]

治法：温阳敛火。

方药：偏脾阳虚用理中汤加附子以温脾阳；偏肾阳虚用桂附八味丸以温肾阳。气血虚弱者，可用八珍汤或十全大补汤等。以上诸方均可随宜加入五味子、牡蛎、白及之类以敛火生肌。

外治宜用吴茱萸炒热敷足心，附子研末炒热敷足心，肉桂泡水含漱或阳和汤含漱。

（三）其他治法

(1) 老刀豆壳，烧灰搽患处。

(2) 葫芦瓢，焙研成细末撒患处。

(3) 大黄、甘草各3克，共为细末吹口内，亦可煎汤作含漱剂或洗涤剂。

(4) 大黄煅炭，研末搽口烂处。

(5) 蒲黄、乌贼骨等分研极细末，用硼酸水洗净口腔，再将药末吹上。

(6) 蒲黄1克，青黛0.3克，同研搽口内。

(7) 金银花、夏枯草各10克，甘草五分，煎汤代茶饮。

(8) 栀子、胆草、大黄各3克，水煎服。

(9) 板蓝根、桑叶、灯心草、竹叶卷心，水煎服。

(10) 人中白(煅)9克，冰片0.6克，研细末吹患处，每日3次。（以上转引自中国中医研究院编《常见病验方研究参考资料》）

(11) 金锁匙晒干，研末搽患处。

(12) 青吹口散：石膏、人中白、青黛、薄荷、黄柏、硼砂、梅片，研为细末，撒患处，日五六次。

(13) 漱口方：防风、甘草、金银花、连翘、薄荷、荆芥，煎水漱口。（以上转引自广州中医学院主编《中医耳鼻喉科学》，上海科学技术出版社，1980）

(14) 金银花、连翘、野菊花、胆草、大青叶、黄芩、炒栀子、淡竹叶、桑叶、赤芍、鲜生地，煎水服。

(15) 鹅口疮，用石膏、生地、木通、淡竹叶、甘草、麦门冬、儿茶、板蓝根，煎服。（以上转引自四川医学院主编《口腔内科学》人民卫生出版社，1980）

(16) 柴胡地骨皮汤(河间)：治膀胱移热于小肠，上为口糜。柴胡、地骨皮各7.5克，水煎服。

(17) 五苓散：治口糜。

(18) 胡黄连散：胡黄连、藿香、细辛、黄连为末，掺口内，漱吐之。

(19) 必效散：白矾、大黄各等分为细末，临卧干贴，沥涎尽，温水漱之。

(20) 黄柏散：白僵蚕、黄柏，研末掺患处。（以上转引自《古今图书集成医部全录·唇口门》）

【转归及预后】

外感口糜，发病急骤，变化迅速，治疗及时，容易康复。若失治误治，则变证蜂起，可有喘证、昏迷、抽搐之变，不可不慎。

内伤口糜，发病较缓，好转亦较慢。体虚之人，易感外邪，见证虚实夹杂，须注意分清主次。

口糜如无并发症，一般预后良好。

【预防与护理】

在预防方面，多需起居有节，饮食有时，锻炼身体，增强体质，以防外邪侵袭。平时经常漱口，早上起床、睡前、餐后均须漱口，保持口腔清洁。戒除不良嗜好，避免烟酒及辛辣饮食。避免与外感口糜之患者用具接触，以防传染。曾与此类患者接触者须服用祛邪之品。

在护理方面，如得病后，需常用有关漱口方煎水漱口，以排毒法邪。避免粗硬食物，宜半流或流质饮食。饮食宜清淡，戒吃辛辣燥热酒食。虚火上浮口糜者，戒食生冷瓜果及寒凉之品。

【现代研究】

口糜之证，满口赤烂，或片状糜烂，相当于西医学所称的各种感染性口炎和变态反应性口炎等疾患。

感染性口炎，是因感染病毒、细菌、螺旋体、真菌等所引起的口腔黏膜炎症损害。包括疱疹性口炎、球菌性口炎、坏死性口炎、口腔白念珠菌病等。耿氏[1]治疗感染性口疮用吴茱萸、胡黄连、大黄、生南星，共研细末，1岁以下每次3克，1岁以上酌情增至每次7～12克。将药末与陈醋适量调成糊状，在患儿熟睡后涂敷于二足心，外以纱布包扎，次日晨去之。临床效果显著。认为口糜发生原因主要由于饮食、哺乳不当致心脾积热,心火(虚火)上炎引起。方中重用吴茱萸,主要是取其引火下行之功效,《本草纲目》中载有此药其性虽热却能引热下行;对咽喉舌生疮者,以茱萸末醋调贴两足心,移夜便愈为从治之义;配以胡黄连除疳热;大黄取其苦寒沉降之性使上炎之火得以下泄;生南星外敷具有散结消肿止痛作用。明《幼科类萃·论小儿耳目口鼻诸证》中就有天南星末醋调贴两脚足心治疗口糜的记载。诸药合用具有明显的消积退热、泻火止痛之功效。

陈氏等[2]认为急性感染性口炎的临床见证属于上焦火热之邪瘀积于口舌,治拟清热养阴,滋阴降火。方取生石膏、麦门冬、玄参各30克,沙参15克,山豆根、连翘、竹叶、生甘草、当归、金银花各10克,水煎服。配合10%硫酸锌涂抹患处,取得良好临床效果。马氏[3]认为急性感染性口炎可因内伤脏腑化火上蒸所致。中上焦火毒,毒热积聚,熏蒸于口而致病。治宜苦寒泻火,清热通便。而凉膈散有疏上泻下、泻火通便之功,用于急性感染性口炎取得良好效果。文氏等[4]通过临床观察发现,云南白药对于小儿急性感染性口炎有良好的临床效果。在治疗24小时内即可止痛,患儿可以开始进食。较抗生素治疗明显缩短疗效,减轻患儿病痛,并可避免抗生素引起的不良反应。

疱疹性口炎,是病毒感染所致。多属本篇所述之外感风热口糜,古籍所称的舌上白泡、舌上珠、舌下珠、燕口疮等,亦属此类口炎。凡外感口糜而有口舌成簇水泡者,多属病毒感染。各种抗病毒的中药,均有一定疗效,如金银花、连翘、山豆根、板蓝根、桑叶、菊花、蟛蜞菊、田基黄、虎杖等均可随宜选用。一般可按外感风热口糜辨证治疗。

余氏[5]认为疱疹性口炎是由于脾胃积热上攻口舌,心火上炎或复感外感之邪而致。予导赤白虎汤(生石膏、知母、生地、木通、淡竹叶、板蓝根、玄参、麦门冬、青蒿、儿茶、芦根、生甘草)清心胃积热,兼以利湿。结合西药退热及补液支持治疗,取得良好疗效。张氏等[6]运用复方瓜子金颗粒疏风散热,清热解毒。临床观察取得良好疗效,且药理研究证实本方抑菌、抗病毒、镇痛作用明显,且能增强机体免疫功能,因而具有攻邪而不伤正,攻补兼施,扶正祛邪的特点。郭氏[7]运用加味导赤散(生地、木通、竹叶、甘草、板蓝根、车前子)治疗疱疹性口炎,临床疗效满意。

祝氏等[8]运用加味青吹口散(人中白、石膏、板蓝根、三七、青黛、黄柏、蜂衣、薄荷、大黄、竹叶)治疗,清热泻火、解毒利咽、收敛生肌,治疗口糜之症。梁氏[9]自拟银桑龙汤(金银花、连翘、龙胆草、栀子、黄芩、桑叶、野菊花、大青叶、淡竹叶、赤芍、生地)疏风清热、泻火除湿、解毒凉血,疗效显著、可靠。李氏[10]认为本病是由外感风热之邪,与心脾积热上攻口舌,熏蒸口舌黏膜所致。用五味消毒饮加味疏风清热、泻火解毒,临床效果显著。

李氏[11]认为金银花性味甘寒,疏散风热,凉血入营,善于解毒消疮,祛风辟秽。配合甘草,缓急止痛,清热解毒,更加强金银花功效。现代研究认为,甘草中的甘草多糖有抗单纯疱疹病毒的活性。临床观察显示亦疗效显著。

颜氏[12]认为小儿口糜是心脾积热引起,其治疗原则是清热解毒,泻火通便。而大黄味苦,性寒,归脾、心包、胃经,有泻火凉血之功,药理研究证实,大黄对病毒、葡萄球菌、痢疾杆菌、真菌均有抑制作用。因而运用生大黄煎汤饮用,有良好临床效果。陈氏等[13]报道运用板蓝根治疗疱疹性口炎。临床效果良好,且试验观察证实板蓝根有明显降低淋巴细胞比率和白细胞总数的作用,具有抗病毒的作用。陆氏[14]报道用羚羊角粉清热解毒、平肝息风、安神解痉治疗小儿疱疹性口炎取得良好的临床效果。梁氏[15]运用药粥调养,用生地、木通、竹叶、甘草、莲子心各6克煎汤取汁,加入粳米50克,白糖适量,空腹食用,治疗小儿疱疹性口炎。

球菌性口炎,多表现为热毒炽盛证候,可按本篇热毒炽盛口糜处理。陈氏等[16]认为球菌性口炎属于中医学"口疮"范围,可分为实证和虚证。小儿发病以实证为多见,《圣济总录》中记载:"口舌生疮者,心脾经蕴热所致也"、"两脏俱蓄热毒,不得发热,攻冲上焦,故令口舌之间生疮肿痛。"治疗以清散心脾伏火,方用泻黄散(生石膏30克,焦栀子、露蜂房各10克,藿香、防风、淡竹叶、大黄各6克,生甘草5克,炒川连3克,黄芩、人中黄、人中白各12克,金银花15克),清散脾经实热,结合西药抗感染治疗,据报道与单纯使用西药治疗的对照组相比较,疗程明显缩短,取得良好疗效。

坏死性口炎,多为螺旋体、梭状杆菌引起,满口赤烂,上覆黄褐假膜,口糜向深处蔓延,散发腐败性口臭,流涎渗血,并有发热,颌下痰火核块,亦属热毒炽盛之口糜,一般多须大剂清热解毒,可用五味消毒饮合黄连解毒汤,口服穿心莲片,肌注鱼腥草注射液等。黄氏等[17]通过实验发现,茶叶普遍对病原菌有抑制作用,绿茶中的炒青效果尤佳。用炒青浸泡液与抗生素相对照,对溃疡坏死性口炎病原菌作抑菌试验,发现炒青浸泡液对溃疡坏死性口炎病原菌有抑菌作用。

口腔白念珠菌病,即称鹅口疮,多由外感湿热所致,可按外感湿热口糜处理。此外有报道用青梅散治疗鹅口疮,用生石膏3克,青黛、人中白、黄连、乳香、没药各9克,梅片3克,共研细末,先以0.9%氯化钠溶液或碱性药液擦洗患部,再撒布青梅散,每日5次,作者两年内共治疗82例,平均4～5日治愈。蔡氏报道用板蓝根煎汁反复涂擦患处,每日5～6次,亦可佐以内服之剂,平均1.5日可愈。桑氏报道,用黄连、黄芩、黄柏各10克研细粉,加开水300毫升浸泡2小时后加入红糖2两,备用。先用温水漱口后用上药10毫升含漱,每日3～5次,治疗鹅口疮多人,一般3～5日内痊愈。

变态反应性口炎,其治疗首要注意避免接触过敏物质,并可服过敏煎(柴胡、防风、五味子、乌梅、甘草各9克煎服),亦可根据临床表现进行辨证治疗。

《中西医结合治疗耳鼻喉口腔科疾病》指出口腔咽喉部疾患的治疗必须掌握清热解毒和滋阴生津这两个原则。认为清热解毒与滋阴生津药具有增强免疫的作用。对于急性感染性炎症,局部微红肿、微痛,兼见恶风发热,头痛脉浮数者,主张祛风解表、清热解毒。常用清咽利膈汤;如局部红肿较著,疼痛剧烈,高热口渴口臭,舌苔黄厚,为热毒壅盛,随宜选用五味消毒饮、凉膈散、黄连解毒汤、犀角地黄汤、清瘟败毒饮之类，均着重清热解毒。而对于慢性疾患，局部微红微痛，晨轻暮重，口咽干燥，颧赤唇红，舌红少津，主张滋阴生津，养血润燥，常用六味地黄汤或甘露饮之类。作者认为以上方法适用于大多数病例。但亦同时指出有少数病例属于虚寒证者，局部微痛，黏膜淡白，并有全身虚寒表现，认为应该用桂附八味丸、阳和汤之类治疗。

【小结】

口糜指口舌黏膜糜烂成片，或满口赤烂，相当于西医学所称的各种感染性口炎和变态反应性口炎等。其致病原因很多，以外感火毒、饮食不节、情志失调、劳倦内伤为多见。大致可分为风热夹湿、外感湿热、热毒炽盛、心脾积热、阴虚火旺、虚阳上浮等证候。

口糜的治疗，风热夹湿者，宜疏风清热化湿，用银翘散加减；湿热为患者，宜清化湿热，用甘露消毒丹加减；热毒炽盛者，宜清热凉血解毒，用黄连解毒汤合犀角地黄汤加减；心脾积热者，宜清泻心脾伏火，用导赤散合泻黄散加减；阴虚火旺者，宜滋阴降火，用知柏地黄丸或甘露饮加减；虚阳上浮者，宜温阳敛火，用桂附八味丸加减。

口糜之预防，应注意增强体质，避免劳倦内伤、七情刺激、饮食不节等因素。护理方面，应注意避免粗硬食物刺激，宜进清淡食品，阳虚者勿过食寒凉，并注意经常漱口，排毒去污，促进愈合。

附方

(1) 导赤散(《小儿药证直诀》)：生地　木通　竹叶　甘草梢。
(2) 少阴甘桔汤(《临证备要》)：桔梗　陈皮　玄参　柴胡　羌活　升麻。
(3) 连理汤(《张氏医通》)：白术　人参　茯苓　黄连　干姜　甘草。
(4) 清热泻脾散(《临证备要》)：栀子　石膏　黄芩　黄连　生地　茯苓　灯心。
(5) 冰硼散(验方)：冰片　硼砂　朱砂　芒硝。
(6) 银翘散(《温病条辨》)：金银花　连翘　荆芥　薄荷　牛蒡子　豆豉　桔梗　甘草　芦根　竹叶。
(7) 上清丸(验方)：菊花　薄荷　川芎　白芷　荆芥　防风　桔梗　连翘　栀子　黄芩　黄柏　大黄。
(8) 六神丸(验方)：麝香　牛黄　冰片　珍珠　蟾酥　雄黄。
(9) 珠黄散(《和剂局方》)：珍珠　牛黄　朱砂　琥珀　冰片。
(10) 犀角地黄汤(《千金要方》)：犀角　生地　丹皮　赤芍。
(11) 甘露消毒丹(《温热经纬》)：滑石　茵陈　黄芩　菖蒲　川贝母　木通　藿香　射干　连翘　薄荷　白蔻仁。
(12) 三仁汤(《温病条辨》)：杏仁　白蔻仁　薏苡仁　厚朴　半夏　通草　滑石　竹叶。
(13) 黄芩滑石汤(《温病条辨》)：黄芩　滑石　猪苓　茯苓　通草　大腹皮　白蔻仁。
(14) 三石汤(《温病条辨》)：滑石　石膏　寒水石　杏仁　竹茹　金银花　通草　金汁。
(15) 泻黄散(《小儿药证直诀》)：栀子　石膏　甘草　藿香　防风。
(16) 知柏地黄丸(《医宗金鉴》)：知母　黄柏　地黄　山药　山茱萸　丹皮　茯苓　泽泻。
(17) 甘露饮(《和剂局方》)：天门冬　麦门冬　生地　熟地　枇杷叶　黄芩　枳壳　石斛　茵陈　甘草。
(18) 黄连阿胶汤(《伤寒论》)：黄芩　黄连　白芍　阿胶　鸡子黄。
(19) 封髓丹(《医宗金鉴》)：砂仁　黄柏　炙甘草。
(20) 养阴生肌散(北京医学院《口腔病防治学》)：雄精　青黛　甘草冰片　牛黄　黄柏　龙胆草。
(21) 理中汤(《伤寒论》)：人参　白术　干姜　甘草。
(22) 桂附八味丸(《崔氏方》)：肉桂　附子　熟地　山药　山茱萸　丹皮　茯苓　泽泻。
(23) 八珍汤(《正体类要》)：人参　白术　茯苓　甘草　当归　白芍　川芎　熟地。
(24) 阳和汤(《外科全生集》)：熟地　白芥子　炮姜炭　麻黄　甘草　肉桂　鹿角胶。
(25) 十全大补汤(《和剂局方》)：人参　白术　茯苓　甘草　当归　白芍　川芎　熟地　黄芪　肉桂。
(26) 清咽利膈汤(验方)：防风　荆芥　薄荷　桔梗　连翘　栀子　玄参　牛蒡子　金银花　竹叶　甘草。
(27) 五味消毒饮(《医宗金鉴》)：金银花　野菊花　蒲公英　紫花地丁　紫背天葵。
(28) 凉膈散(《和剂局方》)：栀子　黄芩　连翘　甘草　薄荷　大黄　芒硝。
(29) 六味地黄丸(《小儿药证直诀》)：地黄　山药　山茱萸　丹皮　茯苓　泽泻。
(30) 三黄泻心汤(《金匮要略》)：大黄　黄芩　黄连。
(31) 清胃散(《兰室秘藏》)：当归　生地　升麻　丹皮　黄连。
(32) 泻白散(《小儿要证直诀》)：桑白皮　地骨皮　甘草　粳米。
(33) 益胃汤(《温病条辨》)：沙参　麦门冬　生地　玉竹　冰糖。
(34) 陈夏六君子汤(《和剂局方》)：陈皮　半夏　人参　白术　茯苓　甘草。
(35) 黄连解毒汤(《外台秘要》)：黄连　黄芩　黄柏　栀子。

【现代研究】主要参考文献

[1] 耿辉. 中西医结合治疗细菌感染性口炎 335 例疗效观察[J]. 时珍国医国药，2000，11(11)：1033.
[2] 陈洪瑞，翟茂源. 中西医结合治疗急性感染性口炎 17 例[J]. 中国乡村医药，1996，6(9)：6～7.
[3] 马铁民. 中西医结合治疗小儿急性感染性口炎[J]. 浙江中西医结合杂志，1995，5(4)：47.
[4] 文永杰，张萍，宋虹，等. 云南白药治疗小儿急性感染性口炎 88 例[J]. 中级医刊，1996，31(4)：58～59.
[5] 余育才. 中西医结合治疗疱疹性口炎的体会[J]. 时珍国医国药，2005，16(5)：413.
[6] 张南，李丹. 复方瓜子金治疗小儿疱疹性口炎 90 例[J]. 福建中医药，2003，6，34(3)：24～25.
[7] 郭志英. 中药加味导赤散治疗小儿疱疹性口炎的临床观察[J]. 广东牙病防治，2000，8：365.
[8] 祝军，杨瑞红，白荣，曹晓滨. 加味青吹口散治疗疱疹性口炎 60 例[J]. 新疆中医药，2001，19(3)：25～26.
[9] 宋锦浩. 银桑龙汤治疗疱疹性口炎 157 例[J]. 南通医学院学报，1998，18(2)：151.
[10] 李元聪. 五味消毒饮加味治疗小儿疱疹性口炎 150 例[J]. 中国中医药科技，1998，5(2)：118～119.
[11] 李屹. 金银花甘草煎剂治疗小儿疱疹性口炎 123 例分析[J]. 中国新医药，2004，3(9)：98.

[12] 颜学忠.生大黄治疗小儿疱疹性口炎35例[J].中华医学丛刊,2004,4(10):68.
[13] 陈铁楼,赵瑞芳,周以钧,等.板蓝根治疗疱疹性口炎的临床疗效观察[J].上海口腔医学,1997,6(1):42~43.
[14] 陆胜祥.羚羊角粉治疗小儿疱疹性口炎的临床体会[J].现代中西医结合杂志,2003,5,12(10):1061.
[15] 梁兆松.药粥调治小儿疱疹性口炎[J].食品科技,2000,2:61.
[16] 陈永芸,何杨伟.中西医结合治疗小儿球菌性口炎87例[J].浙江中西医结合杂志,1998,8(6):396~397.
[17] 黄秀琴,曹丽荣,美拉·哈力吾拉.炒青治疗溃疡坏死性口炎初探[J].华东师范大学学报,2003,6(2):102~103.

附:口 臭

【定义】

口臭指口内出气臭秽。是某些口腔疾病(如口糜、口疮、龋齿)、鼻咽喉疾病(如鼻渊、乳蛾)和其他疾病(如肺痈、胃火、食滞)所致的一个症状。

【历史沿革】

隋代巢元方《诸病源候论·口臭候》说:"口臭由五脏六腑不调,气上胸鬲……蕴积胸鬲之间而生于热,冲发于口,故令臭也。"早就指出口臭由脏腑积热所致。

元代危亦林《世医得效方·口齿兼咽喉科·总说》云:口之味,"热胜则苦,寒胜则咸……劳郁则口臭"。指出劳倦、气郁可致口臭。

明代李梴《医学入门·口病总论》说:"脾热则口甘或臭……口臭者,胃热也。"认为口臭由于脾热和胃热。

明代张景岳提出口臭多由胃火,但亦可由食滞、脾虚引起,治疗不可概用清热之法。如《景岳全书·口舌》说:"口臭虽由胃火,而亦有非火之异,盖胃火口臭,其气浊秽,亦必兼口热口干,及别有阳明火证者是也。若无火脉、火证,而臭如馊腐,或如酸,及胃口吞酸,饮食嗳滞等证,亦犹阴湿留垢之臭,自与热臭者不同,是必思虑不遂及脾弱不能化食者多有之。此则一为阳证,宜清胃火;一为阴证,宜补心脾。"

清代沈金鳌指出口臭有脾热、肺热、心劳、虚火、郁热之不同。如《杂病源流犀烛·口齿唇舌病源流》说:"脾热则口甘或臭,内经言脾瘅是也……宜泻黄散、三黄汤……虚火郁热蕴于胸胃之间,则口臭,宜加减甘露饮;或心劳味厚之人亦口臭,宜加减泻白散;或肺为火烁亦口臭,宜消风散。"

《医宗金鉴·杂病心法要诀·口舌证治》中指出口臭由于胃热所致。

清代王清任《医林改错·通窍活血汤所治证目·出气臭》中指出,口气臭是血瘀所致。提出早服血府逐瘀汤,晚服通窍活血汤,三五日必效。

综上所述,可见前人认识到口臭的病因有脾热、胃火、肺热、食滞、气郁、血瘀、脾虚等多种因素,并分别提出治疗方法,可供我们进一步地研究。

【病因病机】

口臭是口鼻局部疾病或全身性疾病中的一个症状,亦可能由进食特殊气味的食物所致。由病变引起的口臭,其病因病机大致如下。

1. **脾胃积热** 多由于饮食不节,酒食热毒蕴积化热,或劳倦思虑伤脾,郁怒伤肝,气郁化火等。或由于外感邪热内传阳明而成胃热,或内伤致胃气郁滞化火而成胃热。口疮、口糜、牙痛、胃痛、腹痛、泄泻等病证,其由脾胃积热所致者,多伴有口臭。

2. **肺热** 由外感邪热内伏于肺,或内伤诸火壅于肺,均可致肺热,肺热口臭者,除口臭之外,多兼有肺经病证,如鼻塞、鼻渊、乳蛾、喉痛、咳喘、肺痈、肺痿等。

3. **食滞** 暴饮暴食,过食伤脾,食积不化,腐臭之气上熏,故为口臭。或因劳心思虑过度,脾气虚弱,虽无过量进食,亦可因脾弱不运,而致食物停滞,化腐发臭。

此外,水肿患者脾肾虚败,尿少、呕逆,浊阴不降而上逆,发出尿臭之口气消渴患者阴损及阳,阴阳两虚,致阳气不能化水,而浊阴内停,逆而上干,发出烂苹果臭味;黄疸、鼓胀患者,肝脾肾虚损,湿浊不化,内停上逆,发出类似泥坑中的泥沼之气或肝臭气。这些口中尿臭、烂苹果臭、肝臭、泥沼臭气等气味,皆属原危重病的一种表现,往往还有癃闭、水肿、黄疸、鼓胀、消渴、昏迷等重要症状或病史,应进行综合分析,不可仅限于消除口臭这一症状。凡此,不属本篇讨论范围。

【辨证论治】

以口臭为主症,日久不愈者,可按下述方法辨证论治。

(一) 证候

[脾胃积热]

口内出气臭吵,或有口糜口疮,或有牙痛龈肿,或有胃痛、腹痛而口渴便秘,烦躁失眠。舌红苔黄厚,脉滑数。

[肺热口臭]

口内出气臭吵,或有鼻塞喉痛,或有鼻渊不闻香臭,或有咳喘、肺痈,口渴。舌红,苔黄白,寸脉滑大。

[食滞口臭]

口内出气酸腐,嗳气厌食,脘痞腹胀,大便秘结或秽臭不爽。舌苔厚腻或垢,脉滑实。

(二) 治法方药

[脾胃积热]

治宜清泻脾胃积热。可用三黄泻心汤,或清胃散,或泻黄散,加减治之。病久积热伤阴者,可合用甘露饮治之。

[肺热口臭]

治宜清肺泻火。可用泻白散加减,肺热盛加黄芩、黄连、金银花、连翘;咳甚加桔梗、杏仁;肺痈加鱼腥草、金荞麦、金银花、蒲公英之类；鼻渊加辛夷、苍耳子、白芷、薄荷之类。

［食滞口臭］

按食滞辨证治疗，可用保和丸、枳实导滞丸之类消食导滞。另可用丁香数粒含服或泡水服，对嗳腐有良效。

（三）其他治法

酒客之口臭，可用葛花、枳椇子之类煎服；进食韮蒜之口臭，可用清茶送服连翘末 6 克，或嚼黑枣数枚；进食其他食物之口臭，可通用藿香或佩兰，或香薷，或细辛，单味煎水含漱以辟秽，或用丁香含服。

附：口 甘

【定义】

口甘是指口内常觉甜味，饮白水也觉得甜，是脾热所致。

【历史沿革】

《内经》指出口甘之病，称为脾瘅，是属脾热之病，由饮食不节多食肥甘所致。如《素问・奇病论篇》说："此五气之溢也，名曰脾瘅。夫五味入口，藏于胃，脾为之行其精气。津液在脾，故令人口甘也，此肥美之所发也，此人必数食甘美而肥也。肥者令人内热，甘者令人中满，故其气上溢，转为消渴，治之以兰，除陈气也。"

历代医家多依据《内经》之说，以口甘为脾热，但亦有认为口甘属胃热的，如明代李梴《医学入门・口病总论》说："胃热则口甘。"

张璐认为口甘有脾热、脾虚、肾虚之异。如《张氏医通・七窍门・口》谓："脾热则口甘……口甘，经云有病口甘者，此五脏之溢也。名曰脾瘅，治之以兰……若脉弦滑，兼嘈杂，属痰火，滚痰丸，此指实火而言。平人口甘欲渴，或小便亦甜而浊，俱属土中湿热，脾津上乘，久之必发痈疽，须断厚味气恼，服三黄汤加兰叶、白芍、生地。燥渴甚者为肾虚，日服加减八味丸，可保无虞。中消，脾液上乘口甘者，兰香饮子。老人、虚人脾胃虚热不能收敛津液而口甘者，当滋补脾气，补中益气去升柴加兰香、煨葛根。"论述详明，可供参考。

【病因病机】

口甘之证，其病机有虚有实。实者为脾热胃热，由饮食热毒或外感邪热蕴积于脾胃所致。虚者为脾虚或脾肾两虚所致，由脾阴素虚或邪热灼伤津液演变而成，多因劳倦过度、思虑不遂、房事不节，或过食肥甘而发病。

【辨证论治】

（一）证候

［脾热口甘］

口中甜味，口渴口臭，便秘腹胀，舌红苔黄，脉滑数，如兼湿邪，则口甘而黏腻，舌苔多厚腻。

［脾虚口甘］

口甜口干，便秘腹胀，食少神疲，舌质嫩红少苔，唇红，脉细数无力。

（二）治法方药

［脾热口甘］

治疗宜清脾泻火，用泻黄散或清胃散加减。便秘加大黄、芒硝；湿热加木通、滑石以分利；湿热伤阴用甘露饮。

湿温病，湿热蕴阻于气分，亦有口甜的症状，每在口甜之后，胸发白，此湿热之邪透热转气，常用甘露消毒丹治疗。

［脾虚口甘］

治疗宜补脾养阴益气，可用益胃汤合四君子汤加减，若兼见肾阴虚证者，加六味地黄汤。

附：口 黏

【定义】

口黏指口中黏腻不爽的一种自觉症状。多由于脾蕴湿热所致，少数亦可由脾虚失运，或肾液外泄，口中唾液分泌过多所致。

【病因病机】

主要由虚实二端。

1. **实证口黏** 由于外感或内伤，湿浊不化，阻于口舌所致。外感湿热病、内伤脾胃蕴热等病证中常可见到口黏。

2. **虚证口黏** 由脾虚或肾虚所致。汗、泪、涎、涕、唾为五液，分属五脏，汗属心，泪属肝，涎属脾，涕属肺，唾属肾。其中涎唾二液皆由口出，涎稀唾稠。脾虚不摄涎，常致口中流涎，味淡口黏；又凡大惊大恐之人，伤其肾气，肾液外泄，必见唾液分泌陡增，致口中胶黏不适，可见口黏亦可为肾气亏损之征。

【辨证论治】

（一）证候

［实证口黏］

口中黏腻不爽，伴见胸闷，脘痞，腹胀，身热不扬，身重体倦。舌质红，苔黄厚腻，脉滑数或濡数。

［虚证口黏］

脾虚者，多见食少，便溏，腹胀，疲乏无力，舌淡，脉弱，口涎特多，口淡口黏，治宜健脾摄涎。肾损者，多见耳鸣眼花，腰酸膝软，身疲少气，或突受惊恐之后，耳热肢颤，不寒而栗，口中胶黏不适，频吐稠唾，脉多细数。

（二）治法方药

［实证口黏］

治宜清热除湿，可用甘露消毒丹加减，日久热盛伤阴者，可用甘露饮。

［虚证口黏］

脾虚者，治宜健脾补虚，可用六君子汤加益智仁等。肾损者，治宜滋肾益精，固摄肾气。可用六味地黄丸加龙骨、牡蛎、五味子、莲须、金樱子之类。

第六章
肝胆病证

黄　疸

【定义】

黄疸亦称黄瘅，盖疸与瘅通，是以目黄、身黄、小便黄为临床特征的病证。

【历史沿革】

黄疸的论述，始见于《内经》。《素问·平人气象论篇》云："溺黄赤，安卧者，黄疸……目黄者曰黄疸。"首先提出了病名，同时强调了目黄对黄疸诊断的重要意义。《灵枢·论疾诊尺》云："面色微黄，齿垢黄，爪甲上黄，黄疸也。安卧，小便黄赤，脉小而涩者，不嗜食。"详细描述了黄疸常见的临床表现。关于黄疸的病因病机，《素问·六元正纪大论篇》云："溽暑湿热相薄，争于左之上，民病黄瘅而为胕肿。"最先提出炎暑湿热之邪为黄疸的病因。《素问·玉机真脏论篇》云："病入舍于肺……弗治，肺即传而行之肝……弗治，肝传之脾，病名曰脾风，发瘅，腹中热，烦心，出黄。"阐述了外邪侵入人体不及时治疗，经过脏腑传变而发为黄疸的机制。《灵枢·经脉》指出脾、肾"所生病"可出现黄疸，"脾所生病者……溏瘕泄，水闭，黄疸"、"肾所生病者……黄疸，肠澼"。明确了黄疸的脏腑病位与肝脾肾有关。《素问·通评虚实论篇》还提出黄疸是"久逆之所生也"，强调了人体阴阳之气久逆不和是黄疸产生的病理基础。

汉代张仲景在《金匮要略·黄疸病脉证并治》云："黄家所得，从湿得之。"《伤寒论·辨阳明病脉证治》指出："阳明病……此为瘀热在里，身必发黄"、"伤寒发汗已，身目为黄，所以然者，以寒湿在里不解故也。"这是在《内经》基础上的发展，对黄疸病因，不仅强调湿邪内郁是发黄的关键，而且提出了有瘀热发黄、寒湿发黄者。同时还观察到，热病发黄，往往并非一开始就出现，"伤寒七八日，身黄如橘子色，小便不利，腹微满者……"指出是在发热几日以后，才出现黄疸。对于黄疸分类，《金匮要略·黄疸病脉证治》中，据其病因分为黄疸、谷疸、酒疸、女劳疸、黑疸。认为谷疸、酒疸的发病与湿热有关，受损害的脏腑主要在脾，故云"脾色必黄，瘀热以行"。女劳疸系由于纵欲过度，肾虚热浮。黑疸则系由酒疸、女劳疸久久不愈，发展而成。并指出了各种黄疸的辨证要点。在治疗上提出了"诸病黄家，但利其小便；假令脉浮，当以汗解之"、"热在里，当下之"、"在寒湿中求之"，以及攻逐瘀热，解表清里、和解枢机、健脾益肾等治疗大法，并创制了茵陈蒿汤、栀子柏皮汤、栀子大黄汤、大黄硝石汤、茵陈五苓散、麻黄连翘赤小豆汤、柴胡汤、小建中汤等方剂。至此，黄疸病的理法方药渐臻完整，至今仍有效地指导着临床。

晋代皇甫谧《针灸甲乙经》专篇讨论黄疸针灸配穴方法，为后世应用针灸治疗黄疸提供了丰富的经验。隋代巢元方《诸病源候论·黄疸诸候》在论述黄疸的病因时强调"凡诸疸病，皆由饮食过度，醉酒劳伤，脾胃有瘀热所致"。并对重症黄疸有了一定的认识，立有"急黄候"一篇，指出"卒然发黄，心满气喘，命在顷刻"的"急黄"，是"热毒所加"而致。唐代孙思邈《千金翼方·黄疸》提出"时行热病，多必内瘀著黄"。初步认识到某些黄疸病属于一种具有传染性的疾病。宋代韩祗和在《伤寒微旨论·阴黄证篇》提出阴黄、阳黄病名，并补充了阴黄方数首，使阴黄之治有法可循。

元代以后的学者，在总结前人经验的基础上，从临床实践出发，对黄疸的辨证论治主张执简驭繁，提出不同见解。朱丹溪《丹溪心法·疸》云："疸不用分其五，同是湿热，如盦曲相似，轻者小温中丸，重者大温中丸。热多加芩连，湿多者茵陈五苓散加食积药。"根据病情轻重、湿热多少辨证选方。罗天益在《卫生宝鉴·发黄》中，进一步论证黄疸的辨证规律，提出"阳证，身热不大便，而发黄者，用仲景茵陈蒿汤"，若是"阴证，皮肤凉又烦热，欲卧水中，喘呕，脉沉细迟无力而发黄者，治用茵陈四逆汤"。根据阳黄与阴黄的不同辨证选方。明代王肯堂在《证治准绳·黄疸通治》中云："治疸需分新久，新病初起，即当消导攻渗，如茵陈五苓散、胃苓饮、茯苓渗湿汤之类无不效者。久病又当变法也。脾胃受伤，日久则气血虚弱，必用补剂，如参术健脾汤、当归秦艽散，使正气盛则邪气退，庶可收功。"明确指出了根据黄疸病程新久、病情虚实采用不同治法。明代戴思恭《证治要诀·五疸证治》云："肺为酒毒熏蒸，故外发于皮而黄。"提出酒毒熏蒸肺脾可以导致黄疸发病，并补充了黄疸从肺论治的法则，从而进一步丰富了黄疸的辨证论治。

明代张景岳补前人之不足，在《景岳全书·黄疸》中把黄疸分为 4 种类型："曰阳黄，曰阴黄，曰表邪发黄，曰胆黄也。”并提出了胆黄的概念，在“胆黄证”一节中云：“盖胆伤则胆气败而胆液泄，故为此证。”明确指出了胆汁外泄不循常道是黄疸的发病机制。

清代沈金鳌在其所著《杂病源流犀烛·诸疸源流》中指出：“又有天行疫疠，以致发黄者，俗谓之瘟黄，杀人最急。”认识到这一类黄疸具有起病急，病情凶险，又有传染性等特征。黄元御《四圣心源·黄疸根源》认为黄疸“其病起于湿土，而成于风木”，是对黄疸病机的进一步发挥。钱镜湖的《辨证奇闻·肝疸》明确指出肝疸的病因是由于“肝气之郁”。叶天士《临证指南医案·疸》云：“阳黄之作，湿从火化，瘀热在里，胆热液泄”、“阴黄之作，湿从寒水，脾阳不能化热，胆液为湿所阻，渍于脾，浸淫于肌肉，溢于皮肤，色如熏黄。”明确指出了阳黄、阴黄的产生与体质从化的关系。另外，治湿热黄疸创立分消三焦法，“开上焦，佐中运，利肠间”，亦有独到之处。

【范围】

西医学的肝细胞性黄疸、阻塞性黄疸、溶血性黄疸、病毒性肝炎、肝硬化、胆石症、胆囊炎、钩端螺旋体病、某些消化系统肿瘤，以及出现黄疸的败血症等均可参照本篇辨证论治。

【病因病机】

黄疸的病因，外感源于疫毒侵袭，或饮食不节；内伤则以脾胃虚弱，或宿疾引发。主要病机是肝失疏泄，胆汁溢于血脉，外渗于肌肤，或血败不能华色。病位在肝胆脾胃。黄疸病理因素有湿邪、热邪、寒邪、疫毒、气滞、瘀血，主要以湿邪为主。

1. **疫毒侵袭**　疫毒从外入里，侵袭人体，熏蒸肝胆，肝胆失于疏泄，胆汁外溢，上注肝目，下注膀胱，故身目小便发黄。疫毒其性酷烈，易入营血，损及肝肾，陷入心包，蒙蔽神明，则发为急黄重症。

2. **湿热蕴结**　湿热之邪，从外侵袭，蕴阻中焦，或酒食所伤、饥饱无常，损伤脾胃，以致运化功能失常，湿浊内生，郁而化热，均可导致湿热交蒸于肝胆，肝失疏泄，胆汁外溢，浸渍于肌肤，下流于膀胱，使面目小便俱黄。

3. **肝胆郁热**　由于情志不舒，气机怫郁，或经受大惊大恐，均能伤及肝胆，致使肝失条达，胆失疏泄，郁而化热；胆气不疏，胆汁受热煎熬，日积月累形成结石，阻塞胆液，胆汁排泄不循常道，泛溢于肌肤而发为黄疸。

4. **脾胃虚寒**　素体虚寒，湿从寒化，或过服寒凉药，或劳伤太过，脾胃虚弱，不能运化水湿，湿从寒化，以致寒湿阻滞中焦，胆液排泄受阻，渍于肌肤而发黄疸。

5. **气血不足**　脾胃素虚，气血乏源，或病后气血亏虚，血败而不华色。脾虚血败，肝血、胆汁失其生化之源，胆腑失养，胆汁疏泄失常，胆汁失约，溢于肌肤而发生黄疸。

6. **瘀血内结**　湿热疫毒伏于血分，日积月累正气亏虚，气血失调，形成积聚，日久不消，瘀血阻滞胆道，胆汁外溢亦可产生黄疸。

总之，黄疸的发生，有外感和内伤两端，外感重在湿、毒，内伤以虚、瘀为主。基本病机是肝胆脾胃失常，胆汁不循常道，溢于血脉，渗于肌肤。湿从热化为阳黄，湿从寒化为阴黄。感受热毒、瘟毒则引起急黄重证。阳黄、阴黄、急黄在一定条件下可相互转化。病性有虚实不同。虚实之间可相互转化，实证日久可转化为虚证或虚实夹杂证。

【诊断与鉴别诊断】

一、诊断

（一）发病特点

(1) 初起有恶寒发热，纳呆厌油，恶心呕吐，神疲乏力等类似感冒的症状。

(2) 有饮食不节，肝炎接触或应用化学制品药物等病史。

(3) 黄疸病男女老少均可发生，但以青壮年患者较多。

（二）临床表现

(1) 目黄、肤黄、尿黄，以目黄为主。其中以目白睛发黄最有诊断价值，因目白睛发黄是最早出现而最晚消失的指征。

(2) 肝脏、脾脏或胆囊肿大，伴有压痛或触痛。

(3) 相关血液生化检测及影像学检查有助于诊断。

二、鉴别诊断

1. **黄胖病**　黄胖病是因钩虫匿伏肠中，日久耗伤气血而引起面部肿胖色黄，全身皮肤色黄带白的病证。但无目黄、小便黄，可作鉴别。《杂病源流犀烛·黄胖》对这两个病的鉴别诊断有明确的论述：“黄胖宿病也，与黄疸暴病不同。盖黄疸眼目皆黄，无肿状；黄胖多肿，色黄中带白，眼目如故，或洋洋少神。虽病根都发于脾，然黄疸则由脾经湿热郁蒸而成；黄胖则湿热未甚，多虫与食积所致，必吐黄水，毛发皆直，或好食生米茶叶土炭之类。”

2. **萎黄**　萎黄病多因大失血或大病之后，气血亏耗，致使身面皮肤呈萎黄色的病证，病机重在血虚。《证治要诀·五疸证治》有云：“诸失血后，多令面黄……亦有遍身黄者，但黄不及耳目。”与黄疸眼目全耳皆黄、小便黄短可作鉴别。

3. **湿病**　湿邪郁蒸也可出现面色黄的情况，但仅表现身黄如烟熏，且两目不黄，伴一身尽痛，黄疸必两目黄染，多无一身尽痛，可作鉴别。《医学纲要》指出：“色如烟熏黄，乃湿病也，一身尽痛；色如橘子黄，乃黄病也，一身不痛。”

【辨证论治】

一、辨证

（一）辨证要点

1. **辨阳黄、阴黄、急黄**　从发病时间及病程长短来辨别，阳黄起病速，病程短；阴黄起病缓，病程长；急黄起病急骤，变化迅速。从黄疸的色泽及临床的症状进行辨别，阳黄黄色鲜明，伴热证、实证；阴黄黄色晦暗或黧黑，伴虚证、寒证或血瘀证；急黄身黄如金，伴热毒炽盛，或神志异常，或动血，或正虚邪实，错综复杂等危重症。

2. **辨阳黄湿热轻重**　阳黄当首辨湿热轻重，热重则见发热口渴，苔黄腻，脉滑数；湿重则见身热不扬，口黏，苔白腻，脉滑偏缓。

3. **辨阴黄虚实不同** 阴黄寒湿阻遏、肝郁血瘀多为实证，或虚实夹杂；脾虚血亏为虚证。黄色晦暗，伴脘腹痞闷、畏寒神疲、苔白腻多属阴黄寒湿证；色黄晦暗，面色黧黑，舌质紫暗有瘀斑，多属阴黄血瘀证。目黄、身黄而色淡，伴心悸气短，纳呆便溏，舌淡苔薄等为阴黄虚证。

4. **辨黄疸病势轻重** 判断病势轻重顺逆，主要是以黄疸的色泽变化为标志。如黄疸逐渐加深，提示病势加重；黄疸逐渐变浅淡，表明病情好转。黄疸色泽鲜明，神清气爽，为顺证，病轻；颜色晦滞，烦躁不宁，为逆证，病重。

（二）证候

阳黄

［湿热兼表］

症状：黄疸初起，轻度目黄或不明显，畏寒发热，头重身疼，倦怠乏力，脘闷不饥，小便黄。苔薄腻，脉浮弦或浮数。

病机分析：湿热外袭，侵入肌表，气机不宣，阳气被郁，故畏寒发热；湿性重着，阻遏清阳则头重；阻滞经络则身痛，倦怠乏力；湿热内犯中焦，阻于脾胃则脘闷不饥；湿热下注膀胱，则小便色黄；因湿热初袭，肝胆受邪不重，胆液外溢不甚，则见眼目轻度黄染，或不很明显。苔薄腻，脉浮数或浮弦，均为湿热袭表之征。

［热重于湿］

症状：身目黄色鲜明，发热口渴，心烦欲呕，脘腹满胀，饮食减退，小便短赤，大便秘结。苔黄腻或黄糙，舌质红，脉弦数或滑数。

病机分析：热重于湿之证主要是湿热蕴蒸，肝胆失于疏泄，胆汁不循常道而泛溢于肌肤，发为黄疸。因热为阳邪，热重于湿，故身目色黄鲜明；热邪内盛，灼伤津液，故身热口渴；湿热蕴结中焦，运化失常，故饮食减退；胃失和降，浊气上犯，则心烦欲呕；胃腑热盛，腑气不通，故脘腹满胀，大便秘结；湿热下注，邪扰膀胱，气化失利，故小便短赤。舌质红，苔黄腻或黄糙，脉弦数或滑数均为热重于湿之征。

［湿重于热］

症状：身目色黄而不光亮，身热不扬，头重身困，胸脘痞满，食欲减退，口不渴不多饮，便稀不爽，小便短黄。苔厚腻或黄白相兼，脉濡缓或弦滑。

病机分析：湿重于热之证主要由于湿遏热伏，肝失疏泄，胆液不循常道，溢于肌肤而发黄疸。因湿为阴邪，湿重于热，故身目色黄而不鲜；湿甚于内，热被湿遏，不能外透，故身热不扬；湿为阴邪故不欲饮；湿困中宫，浊邪不化，脾胃运化功能减退，故胸脘痞满，食欲减退；湿热夹滞，阻于肠道并见大便稀而不爽等症。苔厚腻或黄白相兼，脉濡缓或弦滑均为湿重于热之征。

［胆腑瘀结］

症状：黄疸胁痛，高热烦躁，口苦口干，胃纳呆滞，恶心呕吐，腹部满胀，大便秘结，小便短赤。苔黄糙，脉弦滑数。

病机分析：热邪瘀结胆腑，胆失通降，不通则痛，故胁痛；胆汁因其瘀滞而不循常道，或日积月累形成结石，阻塞胆液，泛溢于肌肤，发为黄疸。胆热炽盛，故高热、烦躁、口苦、口干；胆胃不和，故恶心、呕吐、纳呆；腑气不通，故腹满、便秘。苔黄糙，脉弦滑数均为热邪瘀结胆腑之征。

阴黄

［寒湿阻遏］

症状：黄色晦暗，脘闷腹胀，食欲减退，大便溏薄，神疲畏寒。舌质淡胖苔白腻，脉沉细而迟。

病机分析：湿从寒化主要涉及太阴脾。脾虚不能运化水湿，湿从寒化或寒湿内阻，阳气不宣，土壅木郁，阻滞胆汁排泄，溢于肌肤而发为黄疸。寒湿均为阴邪，故身目黄色而晦暗；寒湿困脾，运化失调，故脘闷腹胀，食欲减退，大便溏薄；寒湿久留，阳气已虚，气血不足，故见神疲畏冷，四肢无力。苔白腻，舌淡体胖，为阳虚湿浊不化之象；脉沉细而迟，为寒湿留于阴分之征。《类证治裁·黄疸》云："阴黄系脾脏寒不运，与胆液浸淫，外渍肌肉，则发而为黄。"

［瘀血内结］

症状：身目发黄而晦暗，面色黧黑，胁下有癥块胀痛，皮肤可见赤纹丝缕。舌质紫或有瘀斑，脉弦涩或细涩。

病机分析：黄疸日久，瘀血留着，胆汁受阻，故身目发黄而晦暗。瘀血结于胁下，渐成癥块。瘀血滞塞络道，则见赤纹丝缕等症；舌脉均为瘀血之征。《张氏医通·杂门》所谓"有瘀血发黄，大便必黑，腹胁有块或胀……"说明癥瘕积聚，亦是产生黄疸的病因之一。本证多为其他黄疸病日久失治演变而来，且多虚实夹杂，有偏热者，亦有偏寒者，当根据脉症加以辨别。

［脾虚血亏］

症状：面目及肌肤发黄，黄色较淡，小便黄，肢软乏力，心悸气短，纳呆便溏。舌淡苔薄，脉濡细。

病机分析：脾胃虚弱，气血不足，血败而不华色，不能营养于内外，故面目肌肤发黄，肌肤不泽，肢软乏力；血虚心失所养则心悸，气不足则气短；脾胃虚弱，运化无权则纳呆便溏。舌淡苔薄，脉濡细，为脾虚血亏之明征。如《景岳全书·黄疸》云："阴黄证：则全非湿热，而总由血气之败，盖气不生血，所以血败；血不华色，所以色败，凡病黄疸而绝无阳证阳脉者，便是阴黄。"

急黄

［热毒炽盛］

症状：黄疸急起，迅即加深，高热烦渴，呕吐频作，脘腹满胀，疼痛拒按，大便秘结，小便短少，烦躁不安。苔黄糙，舌边尖红，扪之干，脉弦数或洪大。

病机分析：热毒入侵，毒性猛烈，熏灼肝胆，则胆汁泛溢，而发为黄疸，且迅速加深；热毒内炽，灼津耗液，则高热烦渴，小便短少；热毒结于阳明，腑气不通，则大便秘结；胃失和降，则呕吐频作；热毒炎上，扰乱神明，故烦躁不安。苔黄糙，舌边尖红，脉弦数或洪大为热毒炽盛之征。

［热毒内陷］

症状：起病急骤，变化迅速，身黄如金，高热尿闭，衄血便血，皮下斑疹，或躁动不安，甚则狂乱、抽搐，或神情恍惚，甚则神昏谵语。舌苔秽浊、质红绛，脉弦细而数。

病机分析：疫邪毒热，其势凶猛，传变迅速，故起病急骤；热毒鸱张，乘势内扰，逼胆汁外溢，故身黄如金；热毒耗灼阴津，热闭膀胱，气化无权，故高热尿闭；毒热侵入营血，迫血妄行，溢于肌肤则成斑疹，上逆则为吐衄，下行则为便血；热毒扰动肝风，轻则肢体颤动，重则狂乱或四肢抽搐；热毒内陷心包，扰乱神明，蒙蔽心窍，轻则神志恍惚、躁动不安，重则神昏谵语。苔秽浊为邪毒侵袭之象；舌红绛为热毒内陷营血之征；脉弦细而数，为热毒内炽，阴精亏损的表现。

二、治疗

（一）治疗原则

1. **祛湿为主**　治疗黄疸重在祛湿，通利二便是祛湿的重要途径。若二便通利，则湿能下行，热邪与寒邪也易得泄。阳黄应配以清热解毒；阴黄应配以健脾温化，益气养血，或疏肝活血。急黄则以清热解毒，凉血养阴为治。

2. **活血退黄**　黄疸病机过程均可伤及血分，故黄疸不同阶段，均应适当佐以活血化瘀。

（二）治法方药

阳黄

［湿热兼表］

治法：清热，化湿，解表。

方药：麻黄连翘赤小豆汤合甘露消毒丹化裁。方中麻黄、薄荷宣散外邪，用量宜轻，取其微汗之意；藿香、豆蔻仁、石菖蒲芳香化浊；连翘、黄芩清热解毒；滑石、木通、赤小豆淡渗利湿，通小便；茵陈清热利湿退黄；加姜、枣、甘草调和脾胃；合方共为清热利湿，宣散外邪之剂。

若表证解除，麻黄、薄荷即须撤去，不可再投。

［热重于湿］

治法：清热化湿，解毒散结。

方药：用茵陈蒿汤加味。方中茵陈为清热化湿、解毒退黄之要药，用量宜重；栀子、大黄清热散结，荡涤热毒。酌加车前草、猪苓、泽泻，渗利湿邪，使湿热分消，从二便而去。药后大便稍溏，排便次数增加1～2次为度。

如药后大便不溏，可加重大黄用量，有助于黄疸的消退。若热甚有化火之势，出现口苦、渴欲饮冷、苔黄糙者，可合龙胆泻肝汤，清热泻火，化湿退黄。

［湿重于热］

治法：利湿化浊，清热退黄。

方药：用茵陈四苓汤加味。方中茵陈清热解毒，利湿退黄；猪苓、茯苓、泽泻淡渗利湿，通利小便；白术甘温健脾以除湿。并酌加藿香、豆蔻仁芳香化浊，宣利气机，助化湿退黄之力。

若湿困脾胃，便溏尿少，口中甜，可用茵陈胃苓汤，健脾除湿，化气利水。

［胆腑瘀结］

治法：清肝利胆，化湿退黄。

方药：清胆汤化裁。方中金银花、连翘、蒲公英、黄芩清热解毒，配柴胡疏达肝胆之气机；大黄、芒硝、枳实泄下通便，以荡涤郁热，配丹参加强祛瘀之力。酌加茵陈、金钱草、海金沙清热利湿以退黄。

若胁痛加川楝子、延胡索疏肝行气，开郁通络。

阴黄

［寒湿阻遏］

治法：健脾和胃，温化寒湿。

方药：用茵陈术附汤加味。方中茵陈蒿除湿利胆退黄；由于阴黄属寒湿凝滞，故配以附子、干姜辛温之品，温中散寒，而化寒湿；佐以白术、甘草甘温健脾，酌加茯苓、泽泻淡渗利湿，以增强其除湿之功。

［瘀血内结］

治法：活血通瘀，疏肝退黄。

方药：用鳖甲煎丸加减。方中以鳖甲软坚散结通络为主药，用大黄、䗪虫、桃仁等破血攻瘀，疏通肝经络脉之瘀滞；用厚朴、柴胡、蜣螂等行气开郁，调达肝气之郁结；瞿麦、石韦等利水除湿；干姜、黄芩协调阴阳；人参、阿胶等益气养血。其余诸药，或入血分以通瘀，或入气分以解郁，或助正气之虚，或攻邪气之实，共成攻补兼施，寒温并用，调气理血，诸法兼备之方。因肝郁血瘀常为虚寒、寒热错杂之证，故本方较为适合。

如脘腹胀痛，纳呆神倦，食少便溏，脉细弱者，为肝郁脾虚证，当以理脾为主，而兼调肝，用六君子汤加当归、芍药。

［脾虚血亏］

治法：健脾温中，补养气血。

方药：小建中汤加味。方中桂枝配姜枣辛甘合而生阳；芍药配甘草酸甘化阴；饴糖缓中健脾。是方使阴阳既济，中气自主，脾胃健旺，气血滋生，黄即消退。

若偏于气虚者加黄芪、党参；偏于血虚者加当归、熟地；阳虚而寒者，桂枝改用肉桂。

急黄

［热毒炽盛］

治法：清热解毒，泻火退黄。

方药：茵陈蒿汤、黄连解毒汤合五味消毒饮化裁。方中用茵陈清热利湿退黄；取黄芩清上焦之火；黄连清中焦之火；黄柏清下焦之火；栀子清三焦之火；大黄荡涤肠胃之瘀热，以助退黄之力。配五味消毒饮以清热解毒。三方合用有直泄三焦燎原之火，荡涤血分蕴蓄之热毒。对热毒炽盛，正气未衰，确有顿挫之功。

若热深毒重，气血两燔，见大热烦躁，皮肤发斑，齿龈出血，可用清瘟败毒饮，清热解毒，凉血救阴。

［热毒内陷］

治法：清热解毒，凉血救阴。

方药：用犀角散加减。方中犀角（用水牛角代之）是清热解毒凉血之要药，配以黄连、栀子、升麻则清热解毒之力更大，取茵陈清热利湿退黄。加生地黄、玄参、石斛、丹皮清热解毒，养阴凉血。共成清营分鸱张之热毒，救心肝耗灼之阴血的功效。

若热毒动血，迫血妄行，而见吐衄发斑者，则用犀角地黄汤清热解毒，凉血化瘀治疗。

急黄发病急骤，传变迅速，病死率高，必须及时抢救治疗，故按病势发展过程，分为热毒炽盛及热毒内陷。

热毒炽盛，属于邪实而正气尚支，元气未脱，邪毒尚未深陷，清窍蒙而未闭，故应以祛邪解毒为主。用苦寒直折，泻火解毒的方药，必须中病即撤，不可多投。同时观其脉证，酌情取舍，需要时加用凉血养阴之品，以防耗血伤阴之弊。

热毒内陷，为病势继续发展，疫热火毒，内攻心肝，迅速耗伤气阴，而呈现神昏谵语，正虚邪实，错综复杂的证候。在临床上又有痰热互结与痰湿蕴滞之辨。前者予以安宫牛黄丸、紫雪丹之类，清热解毒，开窍镇惊；后者用至宝丹、猴枣散之类，芳香开窍，清心涤痰。

此外，还有黄疸迁延，久病转虚，气血不足，阴阳俱损，肝阴亏耗，时有虚风内动之势，复因伏于血分之湿毒热邪的鼓动，以致呈现意识昏蒙，抑郁烦躁，表情淡漠，视物不清，四肢发凉，蜷卧头伏，呕恶吐衄，为阳气衰微，阴血欲竭之证，急以至宝丹加人参，以扶正固脱开窍为要。

若因热毒煽动肝风，而见颤动、抽搐则加羚羊角、钩藤、珍珠母清热凉肝息风，兼有真阴耗伤者，则宜用三甲复脉汤。如热毒迫血妄行，见吐衄、便血、斑疹者，速投犀角地黄汤加侧柏叶、仙鹤草、地榆炭凉血止血。同时配合西药进行抢救。

（三）其他治法

1. 单方验方

（1）茵陈柴苓汤(《医学传灯》)：柴胡、黄芩、半夏、茵陈、甘草、猪苓、泽泻、赤茯苓、麦门冬、赤芍。治疗黄疸热多湿少者。

（2）茵陈分湿汤(《辨证录》)：白术、茵陈、肉桂、猪苓、半夏。治疗黄疸寒湿困脾者。

（3）瘴疸丸(《医学入门》)：茵陈、栀子、大黄、芒硝、杏仁、常山、鳖甲、巴豆，为末，蒸饼为丸梧子大，每3丸，米饮下，吐利为效，治疗急黄。

2. 针灸疗法

（1）体针：阳黄可选合谷、太冲、内庭、足三里、章门、胆俞、阳陵泉、内庭、太冲，针刺用泻法；阴黄可选至阳、脾俞、胆俞、中脘、足三里、三阴交，针刺用平补平泻法；虚证、寒证可加用灸法。每日1次，10日为一个疗程。

（2）耳针：可选肝、胆、脾、三焦等耳穴，配穴：胃，胰，内分泌，神门，交感。每隔3日换另一侧耳穴。

3. 外治法　急黄尿闭腹胀治疗，选用麝香1克，田螺、葱适量，捣烂外敷神阙穴，或用食盐1千克，炒热外熨腹部。

【转归及预后】

阳黄、阴黄虽属不同性质的证候，但在一定的条件下可以互相转化。如阳黄治疗不当，迁延日久，脾阳不振，可转为阴黄；阴黄不愈，重感时邪，复加热毒，可加重病情，虚中夹实，病变更为复杂。急黄抢救及时，治疗得当，虽然热毒渐解，但正气渐衰，可形成正虚邪恋之候。

一般阳黄治疗得当预后良好；急黄者邪入心营，耗血动血者预后多不良。阴黄若阳气渐复，黄疸消退，预后良好，久治不愈，化热伤阴动血，黄疸加深，日久转为鼓胀，预后多不良。《金匮要略・黄疸病脉证治》云："黄疸之病，当以十八日为期，治之十日以上瘥；反剧，为难治。"说明黄疸经过10日左右的治疗应逐渐消退，如不退而反剧者，则病属难治。

【预防和护理】

（1）预防隔离：早期发现，早期隔离，注意饮食卫生，餐具应煮沸消毒。

（2）饮食有节：黄疸发生后饮食应以清淡为主，禁食辛辣刺激食物，禁肥甘厚味，禁止饮酒，少食海产品，不能暴饮暴食。宜食用富有营养的软食或半流质，青菜，豆制品，水果，并可配以饮食疗法，适病情选择赤小豆、薏苡仁、山药、扁豆等。

（3）起居有常：黄疸患者应慎起居，适寒温，避外邪，劳逸结合。急性期患者应卧床休息；急性期后可适当参加体育锻炼，如太极拳、气功之类，以增强体质，有利疾病恢复。

（4）调摄精神：针对黄疸患者自卑、恐惧、对治疗缺乏信心，做好心理护理，疏导情绪，使黄疸患者保持心情舒畅，戒恼怒忧思，有利于病情好转。

（5）密切观察：对急黄患者密切观察脉证及皮肤变化，以防病情恶化。如出现脉微欲绝，神志恍惚，烦躁不安，为欲脱之征象。皮肤黄疸加深，或出现斑疹，为热毒深入营血，病情恶化之兆，应及时抢救。

【现代研究】

近年来，对黄疸病的研究取得了阶段性进展，积累了丰富的经验。多数学者认为，急性传染性黄疸型肝炎多属肝胆湿热引起的阳黄证，而慢性肝炎多属寒湿阻滞之阴黄证，急黄则为阳黄之重症。阳黄的病机为湿热相搏，困阻中焦，胆汁排泄失常，胆汁渗溢肌肤早已被公认，"无瘀不作黄"是黄疸病病机的研究热点之一。

王氏[1]认为木郁土壅，气血同病，胆汁溢于百脉，上注于目，下注膀胱，外溢肌肤，或疫毒充斥三焦，胆汁迅速外泄，而发为疫毒黄疸。强调肝胆脾胃同病是黄疸发病的基础，气血同病，胆溢百脉为其基本病机。提出活血化瘀应贯穿退黄的全过程。

对于阴黄病机的研究引起关注。虚寒是阴黄的重要病机之一，已为多数人共识。潘氏等[2]从西医学角度研究阴黄的形成机制，初步认为，阴黄是黄疸后期肝细胞功能异常、肝纤维化，机体代谢低下等多种因素造成的综合征，根据临床分析，将阴黄病机归纳为"肝体虚损，或被邪困，肝用失职，胆汁不循常道，溢而为黄"。病位在肝、胆、脾、肾，并以虚为主，常为虚实夹杂。

临床治法研究报道很多，治疗急性传染性黄疸型肝炎，疏肝清胆、利湿清热仍为常法，方用茵陈蒿汤、甘露消毒丹等，药如茵陈、大黄、栀子、苍术、泽泻、茯苓等，都能取得较满意的疗效。近年来临床研究特点是以清热利湿为主，辅以多种治法，常与清热解毒、健脾和胃之法或与通腑、化痰、治肺等法联用，都取得了较好的疗效。

活血化瘀法在黄疸病的治疗中受到广泛重视。谌氏等[3]报道采用温病卫气营血辨证、解毒化瘀、凉血化瘀三法治疗急性和慢性重型肝炎104例，三组总有效率分别为47.1%、76.5%、72.2%，解毒组、凉血组疗效均优于辨证组($P<0.05$)说明毒为致病之因，瘀为病变之本，治疗关键重在解毒，贵在化瘀。

王氏等[4]报道选120例重度黄疸型肝炎患者，以"凉血散瘀，解毒退黄"为法，给予退高黄汤(药物组成：赤芍、水牛角、丹皮、当归、三棱、桃仁、红花、黄芪、瓜蒌)每日 1 剂,水煎服。并设对照组给予茵栀黄注射液,进行疗效观察。结果显示:治疗组各种中医症状消失率及 ALT、TBiL、PT 改善,及总有效率明显优于对照组。治疗组住院日数较对照组少,且服用退高黄汤后无明显副作用。表明:退高黄汤对重度黄疸型肝炎有效,其作用机制与改善肝脏微循环、促进胆汁排泄、恢复肝细胞的正常代谢有关。

泻下通腑是中医历来公认的治疗阳黄、急黄的重要治法。曲氏等[5]报道使用大黄泽兰汤治疗重型病毒性肝炎高胆红素血症 66 例,随机分为两组,均给予相同的西医综合治疗,治疗组加服大黄泽兰汤,结果表明治疗组总有效率为 88.23%,较对照组 62.50%有显著意义 ($P < 0.05$)。胆红素开始消退时间治疗组为(9.57±3.43)日,对照组为(22.40±8.41)日,两组比较有显著差异 ($P < 0.05$)。

对单味药物治疗黄疸报道较多的是大黄,退黄效果确切。另外凉血活血药中赤芍效果突出。汪氏[6]报道重用赤芍治疗高胆红素血症 300 余例,退黄显效率达 94%,协作单位观察 370 例,退黄显效率 75%,用量视胆红素高低而异。大量资料表明:茵陈、板蓝根、虎杖、连翘、凤尾草、秦皮、龙胆草、田基黄、青叶胆、紫参、糯稻根、旱莲草、白薇等清热解毒药,单味使用,或配合使用,对降低转氨酶均有一定效果。

针刺治疗急性黄疸型传染性肝炎,是近年来国内较为广泛使用的一种治疗方法。临床研究表明针灸治疗黄疸有一定的疗效,其机制是通过毫针刺激特定的穴位,激发调节经络、脏腑气血功能,改善患者的临床症状。陈氏等[7]报道选 30 例急性黄疸型肝炎住院患者进行针刺治疗,另设体检正常者 30 例为对照组。取穴:足三里、阳陵泉、太冲、胆俞。呕吐、恶心配内关;便秘配天枢;腹胀配手三里;乏力配气海,观察其对血浆胃动素的影响。结果:治疗前血浆胃动素水平明显低于正常对照组 ($P < 0.001$),治疗后其水平升高,优于治疗前 ($P<0.05$),提示针刺可以改善急性黄疸型肝炎临床症状,有促进食欲及退黄的作用,与提高血浆胃动素的水平相关。

王氏[8]对慢性肝炎活动期患者丙氨酸氨基转移酶和天冬氨酸氨基转移酶高、胆红素升高者,治疗方药中皆首选大黄为主药的经验。孟氏[9]提出,急性肝炎丙氨酸氨基转移酶增高多表示湿热之毒加重,应加大清热解毒之剂。慢性肝炎应在扶正基础上加以清解,或以五味子粉冲服,配合降酶的观点,可供临床参考。

痰是黄疸病中的一个重要的病理产物引起重视,但在临床上痰的指征比较难把握,焦氏[10]提出白睛黄染浊腻为病久肝经湿热郁积酿生痰浊,沉着于白睛,可作为黄疸患者湿聚生痰的外在指征,为合理使用化痰药提供依据,可供临床借鉴。

近年来,中医治疗黄疸的临床研究取得了较显著的成绩。辨证与辨病结合的诊疗模式是中医治疗黄疸病的优势所在。进一步加强中医证型与黄疸生化、病理指标相关性的研究,筛选研制各期疗效确切的复方制剂可能仍是今后进一步研究的方向。

【小结】

黄疸是以面、目、身黄,小便黄赤为主要特征的疾病。黄疸之因,多与湿邪有关,湿从热化则为阳黄,湿从寒化则为阴黄,湿热夹毒则为急黄。其基本病机为肝胆脾胃失常,胆汁不循常道,溢于血脉,渗于肌肤。辨证要领在于辨清证候性质与邪正盛衰。治疗重在祛湿。阳黄当清热解毒,同时分清湿重或热重,配以除湿或通腑之治法;阴黄当温化,同时要辨明血瘀或血虚,配以活血或补血之治法;急黄为阳黄重证,当清热解毒、凉血滋阴,必要时根据证候适当配用清心开窍,透邪醒神等治法。黄疸虽有寒热虚实急缓之分,但在病机演变过程中都可伤及血分,适当佐以活血化瘀之品有利于退黄。在临证时还应注意病程的阶段性,以区别邪毒之浅深,湿与热之消长,阳黄、阴黄之间转化,而相应处理。

附方

(1) 麻黄连翘赤小豆汤(《伤寒论》):麻黄　连翘　赤小豆　梓白皮　杏仁　生姜　甘草　大枣。

(2) 甘露消毒丹(《温热经纬》):滑石　茵陈　黄芩　石菖蒲　木通　贝母　射干　连翘　薄荷　白蔻仁　藿香。

(3) 茵陈蒿汤(《伤寒论》):茵陈　栀子　大黄。

(4) 龙胆泻肝汤(《医方集解》):龙胆草　黄芩　栀子　泽泻　木通　车前子　当归　柴胡　甘草　生地。

(5) 茵陈四苓散(《医学传灯》):茵陈　白术　茯苓　泽泻　猪苓。

(6) 茵陈胃苓汤(经验方):茵陈　苍术　厚朴　陈皮　甘草　生姜　大枣　桂枝　白术　泽泻　茯苓　猪苓。

(7) 清胆汤(验方):柴胡　黄芩　金银花　连翘　蒲公英　姜半夏　丹参　枳实　大黄　芒硝。

(8) 茵陈术附汤(《医学心悟》):茵陈　白术　附子　干姜　甘草。

(9) 鳖甲煎丸(《金匮要略》):鳖甲　乌扇　黄芩　柴胡　鼠妇　干姜　大黄　芍药　桂枝　葶苈　石韦　厚朴　丹皮　瞿麦　紫葳　半夏　人参　䗪虫　阿胶　蜂窠　赤硝　蜣螂　桃仁。

(10) 六君子汤(《医学正传》):人参　甘草　茯苓　白术　半夏　陈皮　生姜　大枣。

(11) 小建中汤(《伤寒论》):桂枝　白芍　甘草　大枣　生姜　饴糖。

(12) 黄连解毒汤(《外台秘要》):黄连　黄芩　黄柏　栀子。

(13) 五味消毒饮(《医宗金鉴》):金银花　野菊花　蒲公英　紫花地丁　紫背天葵。

(14) 清瘟败毒饮(《疫疹一得》):石膏　生地　犀角　黄连　栀子　桔梗　黄芩　知母　玄参　连翘　甘草　丹皮　竹叶　赤芍。

(15) 犀角散(《备急千金要方》):犀角　黄连　升麻　栀子　茵陈。

(16) 犀角地黄汤(《备急千金要方》):犀角　生地　丹皮　赤芍。

(17) 三甲复脉汤(《温病条辨》):牡蛎　鳖甲　龟版　炙甘草　生地　生白芍　麦门冬　麻仁　阿胶。

【现代研究】主要参考文献

[1] 郭来,闰智勇. 王再漠教授治疗黄疸病经验[J]. 中医教育,1999,18(4):43~44.

[2] 潘雪飞,张长法,邱蔚蔚,等. 中医阴黄本质讨论[J]. 中西医结合肝病杂志,1997,7(3):146~148.

[3] 谌宁生,李晓良,孙克伟.中医药治疗重型肝炎3法比较[J].中医杂志,1998,39(3):165～167.
[4] 王陆军,朱勇根,李民,等."退高黄汤"治疗重度黄疸型肝炎120例临床研究[J].江苏中医药,2003,24(9):15～17.
[5] 曲宝慧,孔宪牛,安柏玲,等.大黄泽兰汤治疗重型病毒性肝炎高胆红素血症[J].山东中医杂志,1998,17(7):299～301.
[6] 汪承伯.高胆红素血症的中医治疗[J].辽宁医学杂志,1995,9(1):22～23.
[7] 陈雁南,胡银柱,涂冬洁.针刺对急性黄疸型肝炎患者血浆胃动素的影响[J].中国针灸,2000,10,626～627.
[8] 颜宜坚,高月求.王灵台运用大黄治疗慢性肝炎的经验[J].上海中医药杂志,2000,34(5):12～13.
[9] 孟庆云.中国中医药发展五十年[M].郑州:河南医科大学出版社,1999:212.
[10] 焦克德.观察白睛法确定黄疸病痰的存在[J].实用中医内科杂志,2002,16(1):46.

鼓　胀

【定义】

鼓胀因腹部胀大如鼓而命名,是以腹部胀大,皮色苍黄,甚则腹皮脉络暴露(四肢不肿或微肿)为主要临床特征的病证。鼓胀又称臌胀、单腹胀、膨脝、蜘蛛蛊。

【历史沿革】

鼓胀病名,首见于《内经》。《灵枢·水胀》云:"臌胀何如?岐伯曰:腹胀身皆大,大与肤胀等也。色苍黄,腹筋起,此其候也。"详细地描述了鼓胀的特征。《素问·腹中论篇》:"有病心腹满,旦食则不能暮食,此为何病?岐伯对曰,名为臌胀……治之以鸡矢醴,一剂知,二剂已……其时有复发者何也?此饮食不节,故时有病也。"这是对鼓胀的病因、临床表现及治疗方法的最早记载。

汉代张仲景的《金匮要略·水气病脉证治》中有心水、肝水、肺水、脾水、肾水的论述。肝水的症状是:"其腹大,不能自转侧,胁下腹痛,时时津液微生,小便续通。"脾水的症状是:"其腹大,四肢苦重,津液不生,但苦少气,小便难。"肾水的症状是:"其腹大、脐肿腰痛,不得溺,阴下湿如牛鼻上汗,其足逆冷,面反瘦。"这3种水病,都有腹部胀大的症状,与《内经》所述的鼓胀相当。在病机上,明确指出和肝脾肾三脏的功能障碍有密切关系。另外,《金匮要略·黄疸病脉证治》认识到:黄疸病日久,导致脾肾衰败,可出现"其腹胀如水状"转为鼓胀。

晋代葛洪《肘后备急方·治卒大腹水病方》云:"唯腹大,动摇水声,皮肤黑,名曰水蛊。"明确指出了水蛊的特征。还记载了放腹水治疗鼓胀的方法:"若唯腹大,下之不去,便针脐下二寸,入数分,令水出,孔合,须腹减乃止。"

隋代巢元方《诸病源候论·水癥候》云:"水癥者,由经络否涩,水气停聚,在于腹内,大小肠不利所为也。其病,腹内有结块韧强,在两胁间胀满,遍身肿,所以谓之水症。"指出了胁下痞块产生腹水的过程。同时还提出:"水毒气结聚于内,令腹渐大……名水蛊也。"认为鼓胀与感染水毒有关,《诸病源候论·腹胀候》云:"腹胀者由阳气外虚,阴气内积故也。"明确鼓胀的病机是:阳气虚,阴气内积所致。

宋代杨士瀛《仁斋直指方·胀满方论》将本病称为"胀证",并进行了分类,提出:伤于饮食者是为谷胀;七情郁结者是为气胀;水邪渍肠胃而溢于体肤,是为水胀;血瘀内积者是为血胀。提出饮食所伤,七情郁结,瘀血内积,水渍肠胃,均是导致鼓胀的病因。

金元时期刘完素《河间六书·病机论》云:"腹胀大而鼓之有声如鼓者,热气甚则然也……是以热气内郁,不散而聚,所以叩之如鼓也。"指出了鼓胀的病机与热气内郁的关系。李杲在《兰室秘藏·中满腹胀论》中认为:腹胀"皆由脾胃之气虚弱,不能运化精微而制水谷,聚而不散而成胀满"、"大抵寒胀多而热胀少"、"胃中寒则胀满,或藏寒生满病,以治寒胀,中满分消汤主之"。明确指出了鼓胀的病机与脾胃虚寒的关系、治疗方药。朱丹溪《丹溪心法·臌胀》认为鼓胀的病机是:"脾土之阴受伤,转运之官失职,胃虽受谷,不能运化……清浊相混,隧道壅塞,郁而为热,热留为湿,湿热相生,遂成胀满,经曰臌胀是也。"

明代李梴《医学入门·臌胀》云:"凡胀初起是气,久则成水……治胀必补中行湿,兼以消积,更断盐酱。"是对鼓胀的病机过程及治法的精辟认识。张景岳在《景岳全书·肿胀》篇云:"单腹胀者,名为膨胀,以外坚满而中空无物,其象如鼓,故名臌胀。又或以血气结聚,不可解散,其毒如蛊,亦名蛊胀,且肢体无恙,胀惟在腹,故又名为单腹胀。"对鼓胀的病名作了恰当的解释。在治疗方面强调:"治胀当辨虚实……热者寒之,结者散之,清浊混者分利之,或升降其气,或消导其邪,是皆治实之法。第凡病肿胀者,最多虚证,若在中年之后,及素多劳伤……则皆虚损之易见也。诸如此类,使非培补元气,速救根本,则轻者必重,重者必危矣。"这些治疗原则对临床有重要的指导意义。明代李中梓在《医宗必读·水肿胀满》对鼓胀和蛊胀作了一些区别,认为:"在病名有膨胀与蛊胀之殊,臌胀者,中空无物,腹绷急,多属于气也。蛊胀者,中实有物,腹形充大,非虫即血也。"喻嘉言在其所著《寓意草·议郭召尹将成血蛊之病》云:"人但面色萎黄,有蟹爪纹路,而得五虚脉应之,因窃疑而诘之曰:足下多怒乎?善忘乎?口燥乎?便秘乎?胸紧乎?胁胀乎?腹痛乎?渠曰种种皆然,此何病也?余曰:外症尚未显,然内形已具将来血蛊之候也。"为鼓胀的先兆提供了诊断的依据。另外在《医门法律·胀病论》云:"胀病亦不外水裹、气结、血瘀。"高度概括了鼓胀的主要病理因素。

清代陈士铎《辨证录·膨胀门》云:"初起之时,何以知其是虫臌与血臌也,吾辨之于面矣,凡面色淡黄之中,而有红点或红纹者是也。"指出了面部出现红点、红纹、蟹爪纹络等外部体征,和鼓胀之间有着密切的内在联系。沈金鳌

《杂病源流犀烛·肿胀源流》认为血胀可以出现"烦躁漱水、迷忘惊狂"的症状。《医宗金鉴·卷四十一》云:"腹胀身热,阳盛胀也。若吐、衄、泄血则亡阴矣。"指出了鼓胀病可出现神志异常及出血等严重的并发症。徐灵胎在《医学源流论·臌膈论》曰:"臌之为病,因肠胃衰弱不能运化,或痰或血,或气或食,凝结于中,以致膨脝胀满。治之当先下其结聚,然后补养其中气,则肠胃渐能克化矣。"不仅指出气血痰互结,虚实并见为鼓胀的病机,而且亦指出了治疗原则。

由上可知,早在《内经》中医对鼓胀就有所认识,随着时代发展,历代医家在临床实践的基础上,对鼓胀的病因病机、诊断、辨证及治疗等方面加以补充,为我们学习和研究鼓胀提供了丰富的资料。

【范围】

本病主要见于西医学的肝硬化腹水。另外,结核性腹膜炎、腹腔内肿瘤等疾病发生腹水而出现类似鼓胀的证候时,亦可参考本篇辨证论治。

【病因病机】

鼓胀的病因与酒食不节,情志所伤,劳欲过度,感染血吸虫等因素有关,但直接原因多责之于黄疸、积聚迁延日久,导致肝、脾、肾功能失调,气、血、水瘀结于腹内。病位在肝、脾、肾。病理因素主要是气滞、血瘀、水饮。

1. **情志所伤**　情志不舒,肝失疏泄,气机不利,血液运行不畅,气阻络痹而致胁痛;肝郁不疏,横逆犯胃。脾胃受克,运化失职,水液运化障碍,以致水湿停留,与血瘀蕴结,日久不化,痞塞中焦,形成鼓胀。《杂病源流犀烛·肿胀源流》云:"臌胀……或由怒气伤肝,渐蚀其脾,脾虚之极,故阴阳不交,清浊相混,隧道不通,郁而为热,热留为湿,湿热相生,故其腹胀大。"即是此意。

2. **酒食不节**　嗜酒过度,饮食不节,恣食肥甘,滋生湿热,损伤脾胃。伤之日久,体气渐衰,酒湿食积之浊气蕴滞不行,清阳不升,浊阴不降,清浊相混,壅塞中焦,土壅木郁,肝失疏泄,气血郁滞则不行,水湿滞留、气血交阻而成鼓胀。

3. **劳欲过度**　劳欲过度,伤及脾肾。脾伤则不能运化水谷,无以资生化源,气血不足,水湿内生。肾伤则气化不行,湿聚水生、气血凝滞而成鼓胀。《风劳臌膈四大证治》云:"劳倦所伤,脾胃不能运化而胀。"

4. **血吸虫感染**　在血吸虫流行区接触疫水,遭受血吸虫感染,未能及时进行治疗,迁延日久,内伤肝脾,肝脾气血失和,脉络瘀阻,脾伤内生痰浊,气滞、瘀血、痰饮搏结,日久而成鼓胀。正如《诸病源候论·水蛊候》云:"此由水毒气结聚于内,令腹渐大,动摇有声,常欲饮水,皮肤粗黑,如似肿状,名水蛊也。"

5. **黄疸、积聚迁延**　黄疸多由湿热蕴积所致,治疗不当,日久湿热伤脾,中气亏耗,斡旋无力,水湿停滞,肝气失于条达,气血凝滞,脉络瘀阻,而成鼓胀。积聚多因气郁与痰血之凝聚而成,不论积聚生长于腹部之任何部位,势必影响肝脾气血的运行及肾与膀胱的气化,气血瘀阻,水湿停聚而逐渐成为鼓胀。《医门法律·胀病论》云:"凡有癥瘕、积块、痞块,即是胀病之根,日积月累,腹大如箕,腹大如瓮,是名单腹胀。"

总之,鼓胀的病因多由黄疸、积聚迁延日久或感染血吸虫,以及酒食、情志、劳欲所伤。基本病机为肝、脾、肾的功能障碍,气滞、血瘀、水饮互结于腹中。病性为本虚标实,虚实夹杂。气滞、血瘀、水饮为邪实主要内容,正虚为气滞、血瘀、水停发展的必然趋势,虚实互为因果。

【诊断与鉴别诊断】

一、诊断

(一)发病特点

(1) 初期脘腹作胀,食后尤甚,叩之呈鼓音或移动性浊音。

(2) 多有黄疸、积聚病史,常与酒食不节、情志内伤,或虫毒感染有关。一般多见于成年男性患者。

(二)临床表现

(1) 本病以腹部胀大,皮色苍黄,甚则腹皮脉络暴露为临床典型表现。

(2) 腹部胀大,是鼓胀病的主要特征。望诊可见患者腹部突出,平卧时高出于胸部,坐位及走路时突出于身前,四肢不肿,反见消瘦。

(3) 鼓胀初起,以气胀为主,患者虽感腹胀,但按之尚柔软,叩之如鼓,仅在转侧时有振水声。鼓胀后期,则腹水显著增多,腹部胀大绷急,按之坚满,并可出现脐心突出,青筋暴露,脉络瘀阻等症状。

(4) 患者面色多显萎黄,巩膜或见黄疸,在面部或颈胸部皮肤出现红丝赤缕等,并常伴有乏力、纳呆、尿少、出血倾向等。

二、鉴别诊断

1. **水肿**　水肿是指体内水液潴留,泛滥肌肤,引起头面、眼睑、四肢、腹背甚至全身浮肿。严重的水肿患者,还可以出现胸水、腹水,因此需与鼓胀作出鉴别诊断。两者的鉴别要点是:鼓胀为单腹胀大,腹部有青筋暴露,或兼下肢肿胀,上肢及头面一般不肿;水肿则头面四肢皆肿,若有腹部胀大,则绝无青筋暴露等体征。《医学心悟·肿胀》篇云:"目窠与足先肿,后腹大,水也;先腹大,后四肢肿者,胀也。"从肿的起始部位鉴别水肿与鼓胀。

2. **肠覃**　肠覃属于妇女所患的疾病,病名首见于《灵枢·水胀》。由于寒邪留滞,客于冲任,肠脉之间,结而成块,开始由下腹部发生,逐渐向上增大,最后可大如怀胎足月之状,因此需与鼓胀进行鉴别。两者的鉴别要点是:鼓胀初起,腹部尚柔软,叩之如鼓;鼓胀晚期,腹部坚硬,不能推动。肠覃则始终均为按之坚硬,但推之可以移动。若再配合西医学妇科检查,则更易作出鉴别诊断。

3. **痞满**　痞满指腹中自觉有胀满之感,按之柔软,有胀满而无胀急之象。鼓胀可兼有腹满,且有胀急之象,病程长,腹内有积聚之象。

【辨证论治】

一、辨证

（一）辨证要点

1. **辨起病缓急**　鼓胀虽然大多为缓慢发病，但在缓慢发病当中又有缓急之分。若鼓胀在半月至一月之间不断进展，则属缓中之急，多为阳证、实证。若鼓胀迁延数月，则为缓中之缓，多属阴证、虚证。

2. **辨鼓胀虚实**　鼓胀的虚实，除从上述发病缓急来辨，还需从以下两方面来判断。一是从体质的强弱、年龄大小、神色方面来进行判断。形色红黄，气息粗长者多实；形容憔悴，声音短促者多虚；年轻少壮，气道壅滞者多实；中衰积劳，神疲气结者多虚。二是从临床的症状和体征方面来进行判断。实者腹中常痛，外坚内痛，按之不陷，大便秘结，脉滑数有力等；虚者时胀时减，气虚流滞，按之则濡，大便溏泄，脉弦浮微细等。

3. **辨气结、血瘀、水裹的主次**　鼓胀主要是由于气、血、水瘀积于腹内，但在疾病发展的各个阶段，气结、血瘀、水裹的主次又有所不同，应辨明主次，才能恰当用药。大凡鼓胀初起一般以气结为主，按压腹部，随按随起，如按气囊。若治疗不当，病情逐渐深入，病变则以水裹或血瘀为主。以水裹为主者，腹部坚满，摇动有水声，按之如囊裹水。若以血瘀为主，则见腹上青筋暴露，面、颈、胸部出现红缕赤痕。

（二）证候

实胀

［气滞湿阻］

症状：腹大胀满，胀而不坚，胁下痞胀或疼痛，纳食减少，食后胀甚，嗳气，小便短少，大便不爽，屎气夹杂。苔白腻，脉弦。

病机分析：本证属鼓胀初起，主要为气机阻滞，兼有少量水湿。肝胆不和，气滞湿阻，升降失司，浊气充塞，故腹大胀满，按之不坚；肝失条达，络气痹阻，则胁下痞胀疼痛；气滞于中，脾胃运化失职，故纳食减少；食后气滞加剧，故饭后胀甚；胃失和降，气机上逆，故嗳气；气壅湿阻，水道不利，故小便短少。气滞湿阻，枢机不利，传导失司，故大便不爽，屎气夹杂。苔白腻为湿阻之象；脉弦为肝失条达之征。

本证若治疗得当，病情较易控制。但若治疗不当，甚至失治误延，水湿不能及时清泄，蓄积于内，则可从寒化或热化，或因气滞日久，瘀血由生，都会使病情进一步加重。

［寒湿困脾］

症状：腹大胀满，按之如囊裹水，胸腹胀满，得热稍舒，身重头重，怯寒肢肿，小便短少，大便溏薄。苔白腻而滑，脉濡缓或弦迟。

病机分析：本证为水湿内蓄，从寒化所致。寒湿停聚，阻滞中阳，水蓄不行，故腹大胀满，按之如囊裹水；寒水相搏，中阳不运，故胸腹胀闷；因属寒湿，故得热稍舒；湿性重浊，寒湿上逆或困阻经络，故头重身重；寒湿内阻，阳气不布，故怯寒；寒湿伤脾，兼伤肾阳，气不下行，水湿不得外泄，故肢肿尿少便溏。苔白腻而滑，脉濡缓或弦迟均为水湿内停及有寒之象。

本证应用温阳散寒，化湿利水，可以取得疗效。若水湿较重，迁延日久，治疗不当，则可转为虚胀。

［湿热蕴结］

症状：腹大坚满，拒按，脘腹绷急，外坚内痛，烦热口苦，小便赤涩，大便秘结或溏垢不爽。舌边尖红，苔黄腻或兼灰黑，脉弦数，或见面目色黄。

病机分析：本证为水湿内蓄，从热化之证。湿热互结，水浊停聚，故腹大坚满，脘腹绷急，外坚内痛，拒按；湿热内蒸，迫胆气上逆，故烦热口苦；湿热壅滞肝胆，胆液外溢于肌肤，故见面目色黄；湿热下行，气机不利，故小便赤涩；湿热交结胃肠，故大便秘结或溏垢不爽。苔黄腻或兼灰黑，舌边尖红，脉弦数，乃湿热壅盛之征。

本证经用清热化湿利水之剂，可望获得好转。若因久治不愈，邪深伤络，可成肝脾血瘀之证。或治疗不当，或病势发展急骤，亦能伤阴损阳，累及肝肾而成虚胀。

［肝脾血瘀］

症状：腹大坚满，按之不陷而硬，青筋怒张，胁腹攻痛，面色暗黑，头颈胸部红点赤缕，唇色紫褐，大便色黑。舌紫暗或瘀斑，脉细涩或芤。

病机分析：本证为肝脾气血瘀阻，经隧络脉不通，水气内结所致。瘀血阻于肝脾脉络之中，隧道不通，致水气内聚而腹大坚满，按之不陷而硬，胁腹攻痛，青筋怒张；瘀血不行，病邪日深，则面色黑暗；瘀血阻滞孙络，则头面颈胸可见红点赤缕；阴络之血外溢，渗于肠道则大便色黑。失血则见脉芤，唇色紫褐，舌紫暗或瘀斑，脉细涩均为血瘀之征。

本证属实胀之重症，经用活血化瘀利水，可获缓解。若强求速效，过于攻伐，耗气伤阴，便成肝肾阴虚之证。

虚胀

［脾虚水困］

症状：腹部胀满，肠鸣便溏，面色萎黄，神疲乏力，四肢无力，少气懒言。舌苔薄腻，舌质淡胖有齿痕，脉沉弱。

病机分析：脾居中焦，为运化水湿之枢机，脾虚运化失职，转输失灵，水湿不能泄利，故腹部胀满；水湿内困，水走肠间故肠鸣；升降失常，清浊不分则便溏；脾虚气血不足，血不荣色则面色萎黄；阳气不足，形体失于充养，则少气懒言，神疲乏力，四肢无力。苔薄腻为水湿内停之象；舌质淡，体胖有齿印，脉沉弱为脾气虚弱之征。

本证多由实胀过用攻下逐水之剂，损伤脾胃所致，治以培补脾土，渗泄水湿，可使病情逐渐缓解。若治疗不当，病邪日深，正气续败，损及肾阳，便成脾肾阳虚之证。

［脾肾阳虚］

症状：腹部胀满，入暮较甚，脘闷纳呆，神疲怯寒，肢冷浮肿，小便短少，面色萎黄或㿠白。舌质淡、体胖嫩有齿痕，脉沉细或弦大重按无力。

病机分析：本证是脾肾阳虚，寒水内蓄之证。脾肾阳气亏虚、寒水停聚，故腹胀满，入夜尤甚；脾阳虚不能运化水谷，故脘闷纳呆；肾阳虚气化不及则小便短少，不能温运四末则怯寒肢冷；阳虚水湿下注，则下肢浮肿。舌质淡胖有齿痕，脉沉细，或弦大重按无力，均属脾肾阳虚之象。

本证治以温补脾肾,散寒利水之剂,部分患者可以获得缓解,带病延年。

［肝肾阴虚］

症状:腹大坚满,甚则青筋暴露,形体消瘦,面色黧黑,唇紫口燥,心烦失眠,五心烦热,齿鼻有时衄血,小便短赤。舌质红绛少津,脉弦细数。

病机分析:本证多为鼓胀晚期,病久不愈,肝脾两伤,进而伤肾,以致水气停留不化,瘀血不行,故腹大坚满,甚则青筋暴露;气血亏耗,不能荣养肌肤,故形体消瘦;气血不能上荣,反瘀阻不行,故面黑唇紫;阴津不能上承,故口燥;阴虚则内热,虚热扰心则心烦失眠:虚热循经外发,则五心烦热;阴虚火旺,血热妄行,故齿鼻出血;阴虚津少,故小便短赤。舌质红绛少津,脉弦细而数,为肝肾阴亏,热扰营血之象。

本证多由于攻下逐水太过,伤津耗液,以致肝肾阴亏。当治以滋肝肾,养阴血,少佐化瘀,力求好转或带病延年。倘若肝肾阴竭,瘀血日甚,突发他变,便成危候。

二、治疗

(一) 治疗原则

1. 攻补兼施为基本原则　鼓胀为本虚标实,虚实夹杂之证。所以,一定要根据患者全面情况,详细辨证,审时度势,或先攻后补,或先补后攻,或攻补兼施,或朝攻暮补。

2. 实证去邪为主,补虚为辅　去邪可根据病情,选用行气、利水、消瘀、化积等治法以消其胀。但用药遣方,勿求速效,千万不要攻伐过猛,遵照《素问·至真要大论篇》"衰其大半而止"的原则,攻邪适度。若有脏腑虚证出现,应适当扶正。

3. 虚证扶正为主,兼顾祛邪　鼓胀晚期,则多属虚证,可根据病情,选用温补脾肾或滋养肝肾等治法以培其本。但由于鼓胀病的病机就是气、水、血瘀结而成,此时虽属本虚,但仍有标实,使用这些治法,又容易助邪增胀,故在补虚的同时应兼顾祛邪。

(二) 治法方药

实胀

［气滞湿阻］

治法:疏肝理气,除湿消满。

方药:柴胡疏肝散合平胃散加减。方中柴胡、赤芍、川芎、香附疏肝解郁;苍术、厚朴、枳壳、陈皮理气和中,除湿消满;合方能疏畅肝经郁滞之气、宣通脾经困阻之湿。尿少者加车前子、泽泻以利小便;泛吐清水者加半夏、干姜和胃降逆散寒;腹胀甚者加木香、砂仁行气消胀。若单腹胀大,面色晦滞,尿黄而少,此气滞夹热,宜用排气饮加白茅根、车前草之类,以理气消胀、清热利水。

［寒湿困脾］

治法:温阳散寒,化湿利水。

方药:实脾饮加减。方中以附子、干姜、草果温阳散寒除湿;白术、甘草健脾运湿;大腹皮、茯苓渗湿利水;厚朴、木香宽中理气化湿;合方能使寒去阳复湿自化,气化水行肿自消。若单腹胀大,胸膈胀满,小便不利,此水湿壅滞三焦,可合用廓清散,以行气消胀利水。

［湿热蕴结］

治法:清热利湿,攻下逐水。

方药:中满分消丸加减。方中黄芩、黄连、知母清泄热邪;茯苓、泽泻泻湿利水;枳实、厚朴、陈皮、砂仁宽中行气导滞;白术运脾化湿。合方可起到热清邪退胀可消,气畅滞化水能泄的作用。若水湿困重,暂用舟车丸攻下逐水,得泄即止。若面目俱黄,可合茵陈蒿汤,清化湿热,导热下行。病势突变,骤然大量吐血、下血,为热迫血溢,证情危重,可用犀角地黄汤加减,凉血止血。又有湿热蒙闭心包,神昏谵语,亦属危候,可用至宝丹,以清热化湿开窍。

［肝脾血瘀］

治法:活血化瘀,行气利水。

方药:化瘀汤加减。方中丹参、当归,红花、桃仁养血活血;丹皮、赤芍凉血化瘀;穿山甲、牡蛎软坚破瘀;白术、青皮、泽泻健脾行气利水;合方起到活血化瘀以通络,行气消坚以利水之效。如胀满过甚,体质尚好,能胜任攻逐者,可暂用十枣汤等逐水剂,以导水下行。但须时时注意脾胃之气、不可攻伐太过。未尽之水邪,宜缓缓消之,或攻补兼施,不能强求速效。如病情恶化,由实转虚,可按虚胀论治。

虚胀

［脾虚水困］

治法:补脾益气,化湿利水。

方药:加味异功散加减。方中党参、白术补脾益气;白芍柔肝;橘红、木香、沉香调中行气;茯苓、薏苡仁淡渗利湿。若脾虚夹滞,胸膈满胀,胁肋隐痛,宜用调中健脾丸,以补脾调中,行气消胀。

［脾肾阳虚］

治法:健脾温肾,化气行水。

方药:附子理中汤合五苓散化裁。方中用党参,白术、干姜、甘草益气健脾,以温中阳;肉桂、附子补肾壮阳;茯苓、泽泻、猪苓以渗利水湿。合方起到补脾肾、温阳气、散寒邪、利水湿之效。如下肢浮肿,小便短少者,可加服济生肾气丸,以滋肾助阳,加强利水之功。

［肝肾阴虚］

治法:滋养肝肾,凉血化瘀。

方药:一贯煎合消瘀汤加减。一贯煎能滋肝肾,养阴血;而消瘀汤能化瘀血、消满胀。合方便能起到滋肾清肝、养阴活血、化瘀消胀之效。若内热口干、舌绛少津,可加玄参、麦门冬、石斛以养阴清热;午后潮热,加柴胡、地骨皮以退热除蒸;小便短赤,加猪苓、茅根、通草以养阴利水;若齿、鼻衄血,可加水牛角、茜草炭、丹皮、仙鹤草之类,凉血止血;若阴枯阳浮,可加龟版、生鳖甲、生龙牡之类育阴潜阳;若见神昏谵语,急用紫雪丹、安宫牛黄丸以清营解毒,凉血开窍;若气微血脱,汗出肢厥,脉细欲绝,急用独参汤以扶元救脱。

(三) 其他治法

1. 单方验方

(1) 大浮萍、糖各 60 克,清水 3 碗,煎成 1 碗,分 2 次服,忌盐。

(2) 水苋菜 80 克，石菖蒲 15 克，水煎服。

(3) 鲜白接骨根 15～30 克，水煎服。

以上 3 个单方，有一定的利水消胀作用。

2. **针灸疗法**

(1) 体针：阳陵泉、阴陵泉、大都、太冲、天枢、足三里、大肠俞施捻转泻法，留针 15～20 分钟，治疗湿热蕴结型鼓胀。

(2) 耳针：肝、脾、食道、贲门、角窝中、肾、内分泌、三焦、肝阳、大肠、小肠每次取 3～4 穴，针用中等强度，留针 10～20分钟，两侧交换，每日 1 次，10 次为一个疗程，用于各种类型的鼓胀辅助治疗。

【转归及预后】

鼓胀的病因病机比较复杂，虽分为实胀虚胀和各个证候，但在临床上，往往是实中夹虚，虚中夹实，虚实互见。实胀虚胀以及各个证候之间可以相互转化：实胀如攻伐不当，可以转为虚胀。虚胀如一味补益，也会使标实的症状更为明显。气滞湿阻若治疗得当，病情较易控制。但若治疗不当，甚至失治误延，水湿不能及时清泄，蓄积于内，则可从寒化或热化，或因气滞日久，瘀血由生。湿热蕴结与寒湿凝聚本属不同证候，但若过于使用清热或温中的药物，这二型也会互相转化。肝脾血瘀属实胀之重症，经用活血化瘀利水，可获缓解。若强求速效，过于攻伐，耗气伤阴，便成肝肾阴虚之证，倘若肝肾阴竭，瘀血日甚，突发他变，便成危候。

本病病程中会出现各种并发症：以各种血症如鼻衄、齿衄、吐血、便血等最为常见。疾病后期，肝肾衰竭、阴阳离绝，尚可出现无尿、神昏、抽搐、厥逆等危重症。

鼓胀预后，一般较为严重，得病后常不易痊愈。但若治疗得法，调摄有方，病情可以得到较长的缓解，带病延年。由于感染血吸虫引起的鼓胀，只要将体内之血吸虫杀灭，以后注意预防，不再重复感染，预后大多良好。但若治疗不当，调摄无方，则病情继续进展，预后不良。

【预防与护理】

预防鼓胀的发生，要避免饮酒过度，已患过黄疸的患者更应忌饮；避免情志所伤和劳欲过度；感染血吸虫也是鼓胀的一个主要病因，因此应注意避免与疫水接触；已患黄疸和积聚的患者，应及时治疗，休养生息，务使疾病好转、痊愈。

对鼓胀患者的护理，以卧床休息为主，如腹水较多，应取半卧位。在饮食方面，宜进低盐饮食。在尿量特别少的情况下，应给予无盐饮食。对有出血倾向的患者，忌食油炸、辛辣、坚硬的食物，以防助热伤络。一般饮食以半流和无渣饮食为宜，少量多餐，多吃蔬菜、豆腐、瘦肉、鸡蛋富于营养的食物，餐次分配为早上、中午多食，晚餐少，这样有助于脾胃的转输，并能避免夜间腹胀影响睡眠。同时要注意调摄精神。

患者若在医院住院，应每日记录小便次数、颜色、数量，借以了解水湿消退情况。每星期测量体重、腹围 1～2 次，帮助判断病情。患者如发生呕吐，对呕吐物颜色、数量需细致观察和记录。如需服用逐水药物，以在清晨空腹为宜。病情稳定者，可适当进行轻微体育活动，如气功、太极拳之类，以助脾胃健运，肝气条达，血脉流畅，有于疾病恢复。

【现代研究】

中医的鼓胀，相当于西医学的肝硬化合并腹水。50%的代偿性肝硬化患者在 10 年内出现腹水。肝硬化腹水患者的 5 年生存率为 50%，而顽固性腹水患者的 2 年生存率为 50%。所以鼓胀的防治是十分重要的，消除腹水是治疗鼓胀的重要环节。近年来中医对鼓胀的认识以及临床疗效有了较显著的提高。

王氏等[1]将鼓胀分为 8 种证型论治，分别为气滞湿阻型(治宜柴胡疏肝散合胃苓汤)；寒湿困脾型(用实脾饮)；湿热蕴结型(用中满分消丸合茵陈蒿汤)；肝脾血瘀型(用调营饮)；脾肾阳虚型(用附子理中丸合五苓散、济生肾气丸)；肝肾阴虚型(用六味地黄丸或一贯煎合膈下逐瘀汤)；鼓胀出血型(用泻心汤合十灰散)；鼓胀神昏型(用安宫牛黄丸、紫雪丹、至宝丹)，指导着临床的辨证治疗。

近年来，在以主方化裁为主的中医辨证用药上，不仅体现了各自的用药特点，而且在攻补兼施方面基本达成共识。健脾益气、活血化瘀利水的治法几乎贯穿于每一个组方之中。李氏等[2]报道对温阳行水法治疗肝硬化腹水 36 例进行临床观察，自拟温阳行水方剂，结合西药小剂量利尿剂和补充白蛋白。并与西药对照组对照观察。总疗效中显效率、有效率、病死率均有显著差异；腹水消退时间、并发症发生率、肝功能分级评价、血清生化各项指标及血清纤维化指标等各方面均有显著差异。温阳行水法治疗肝硬化腹水具有见效快、有效率高、并发症少、远期疗效好等优点。张氏等[3]报道将 65 例肝硬化腹水患者，按区间随机分为治疗组和对照组，治疗组运用健脾逐瘀利水法，以健脾消鼓胀汤(党参、猪苓、白术、黄芪、大腹皮、白茅根、泽兰、益母草、丹参、茵陈、甘遂、泽泻)每日 1 剂，必要时结合西医治疗，对照组织进行西医治疗，两组均治疗 1 个月，观察疗效，随访半年。结果表明，治疗组 35 例，临床控制 3 例，显效 12 例，好转 18 例，无效 2 例；对照组 30 例，临床控制 1 例，显效 5 例，好转 14 例，无效 10 例；经秩和检验，两组各级疗效差异有显著性，对治疗组半年后随访，总有效率为 85.6%，对照组总有效率为 35.6%。表明健脾逐瘀利水法治疗肝硬化腹水有较好的疗效。

陆氏等[4]报道针对肝硬化腹水后期本虚之中多有湿热蕴结，治用清热化湿，利水消肿之法，以大橘皮汤颗粒剂(基本方：陈皮、滑石、茯苓、木香、槟榔、猪苓、泽泻、白术、肉桂、甘草、生姜)治疗顽固性肝硬化腹水并进行了临床疗效及作用机制研究。结果表明：治疗组临床总有效率(90.91%)明显优于对照组(66.67%，$P<0.05$)；治疗组治疗后尿量、大便次数、体重、腹围变化与对照组治疗后比较均有显著性差异 ($P<0.05$或$P<0.01$)。表明大橘皮汤颗粒剂治疗顽固

性肝硬化腹水,可快速、持久消除或减少顽固性肝硬化腹水的作用,提高提高患者的生活质量。

杨氏等[5]报道观察反药甘遂甘草配伍治疗肝硬化腹水的临床疗效,及对主要生化指标、细胞因子、血浆内皮素(ET)、心钠素(ANP)等指标的影响。方法:将30例患者随机分为2组。2组均给予常规基础治疗和支持疗法,治疗组给予甘遂甘草胶囊,对照组给予甘遂胶囊。2组疗程均为2~4星期。结果:表明反药甘遂、甘草配伍治疗肝硬化腹水有明显的近期疗效,其对ET、BPC、PT等指标的影响与单用甘遂比较有统计学意义,能延缓肝硬化病情的进程,减少肝硬化患者并发出血的概率。

内病外治是中医治疗的一大特色。童氏等[6]报道观察麝黄膏治疗肝硬化难治性腹水的疗效。选择肝硬化难治性腹水住院患者,治疗组采用基础治疗加麝黄膏脐敷,对照组采用西医基础疗法。结果表明治疗组大部分患者症状及体征都有不同程度的改善,尤以腹胀、尿少、腹围增大、下肢水肿等改善明显。对腹水的消退,治疗组总有效率为84%,对照组总有效率为49.1%。治疗组NO含量、门脉血流量明显下降($P<0.05$),对照组无明显改善($P>0.05$)。表明麝黄膏脐敷对肝硬化难治性腹水有明显的治疗作用,比单纯基础治疗疗效高。此外,林氏[7]用中药灌肠治疗肝硬化腹水的方法也可供临床参考。

中医治疗鼓胀临床研究取得了阶段性进展,疗效逐渐提高。但目前中医治疗肝硬化腹水的研究仍然主要集中在总结辨证规律及对中药的疗效观察上,今后进一步深入开展临床研究,在辨证论治基础上发掘治疗肝硬化腹水的独特疗法和方药,进行作用机制和疗效评价的研究,尽快开发出安全有效的中药制剂,更好地提高临床疗效。

【小结】

鼓胀是指腹部胀大如鼓,皮色苍黄、甚则青筋暴露为特征的疾病。鼓胀之因多由黄疸、积聚迁延日久或感染血吸虫,以及酒食、情志、劳欲所伤,肝、脾、肾的功能障碍是关键。肝气郁滞、血脉瘀阻、水湿内停是形成鼓胀的3个重要的病机变化。鼓胀的辨证,应掌握起病的缓急,证候的虚实,气结、血瘀、水停的主次。实胀需辨寒热、气滞和血瘀。治以散寒、清热、行气、化瘀、消积。必要时配合攻下逐水。虚胀当明肝脾肾之阴阳盛衰,阳虚治宜健脾温肾、阴虚滋养肝肾,并重视调理脾胃。病情演变过程中,往往虚实夹杂、寒热错综,根据具体情况,灵活掌握,合理使用祛邪扶正的方法,祛邪不伤正,扶正不碍祛邪。要早期发现,及时治疗,精神调养、饮食有节、起居有常,劳逸适度,便能取得一定的效果。

附方

(1)柴胡疏肝散(《景岳全书》):柴胡 陈皮 川芎 赤芍 枳壳 香 甘草。
(2)平胃散(《和剂局方》):苍术 厚朴 陈皮 甘草。
(3)排气饮(《景岳全书》):陈皮 木香 藿香 香附 枳壳 泽泻 乌药 厚朴。
(4)实脾散(《济生方》):厚朴 白术 木瓜 草果 大腹皮 附子 茯苓 木香 干姜 甘草 生姜。
(5)廓清饮(《景岳全书》):枳壳 厚朴 大腹皮 白芥子 莱菔子 连皮 茯苓 泽泻 陈皮。
(6)中满分消丸(《兰室秘藏》):厚朴 枳实 黄芩 黄连 知母 半夏 人参 甘草 陈皮 茯苓 泽泻 砂仁 干姜 姜黄 白术。
(7)舟车丸(《丹溪心法》):甘遂 芫花 大戟 大黄 牛蒡子 木香 青皮 陈皮 轻粉 槟榔。
(8)茵陈蒿汤(《伤寒论》):茵陈 栀子 大黄。
(9)犀角地黄汤(《备急千金要方》):犀角 干地黄 白芍 丹皮。
(10)安宫牛黄丸(《温病条辨》):牛黄 郁金 犀角 黄芩 黄连 雄黄 栀子 朱砂 冰片 麝香 珍珠。
(11)至宝丹(《和剂局方》):生乌犀屑 生玳瑁屑 琥珀 朱砂 雄黄 金箔 银箔 龙脑 麝香 牛黄 安息香。
(12)化瘀汤(《验方》):当归 赤芍 丹皮 桃仁 红花 丹参 甲珠 白术 泽泻 青皮 牡蛎。
(13)十枣汤(《伤寒论》):大戟 芫花 甘遂 大枣。
(14)加味异功散(《顾松园医镜》):党参 白术 茯苓 薏苡仁 白芍 橘红 木香 沉香。
(15)调中健脾丸(《医级》):黄芪 党参 茯苓 苍术 陈皮 半夏 香附 山楂 薏苡仁 白芍 黄连 苏子 莱菔子 草蔻 泽泻 木香 沉香 干姜 白术 瓜蒌。
(16)附子理中汤(《和剂局方》):炮附子 炮姜 人参 炙甘草 白术。
(17)五苓散(《伤寒论》):白术 茯苓 猪苓 泽泻 桂枝。
(18)济生肾气丸(《济生方》):生地 山药 山茱萸 泽泻 茯苓 丹皮 桂枝 附子 牛膝 车前子。
(19)一贯煎(《柳州医话》):沙参 麦门冬 生地 枸杞子 当归 川楝子。
(20)消瘀汤(《验方》):鳖甲 牡蛎 人参 柴胡 青皮 枳壳 莪术 三棱 鸡内金 茯苓 赤芍。
(21)紫雪丹(《和剂局方》):石膏 寒水石 滑石 磁石 犀角 羚羊角 青木香 沉香 丁香 玄参 升麻 炙甘草 朴硝 硝石 朱砂 麝香。
(22)独参汤(《十药神书》):人参。

【现代研究】主要参考文献

[1] 王永炎,李明富,戴锡孟,等.中医内科学[M].上海:上海科学技术出版社,1997:225~233.
[2] 李林,王丽春,庄逢源,等.温阳行水法治疗肝硬化腹水36例临床观察[J].北京中医杂志,2002,21(3):131~133.
[3] 张学斌,张北平.以健脾逐瘀利水法为主治疗肝硬化腹水的临床观察[J].广州中医药大学学报,2002,19:272~274.
[4] 陆磊,管其健,黄文锋,等.大橘皮汤颗粒剂治疗顽固性肝硬化腹水69例临床研究[J].河北中医,2004,26(1):11~13.
[5] 杨小红,邱向红,希雅卡,等.反药甘遂甘草配伍治疗肝硬化腹水的临床研究[J].新中医,2005,37(11):42~43.
[6] 童光东,周大桥,贺劲松.麝黄膏脐敷治疗肝硬化难治性腹水临床研究[J].中国中西医结合消化杂志,2003,11(5):290~292.
[7] 林日武.中药灌肠治疗肝硬化难治性腹水[J].浙江中西医结合杂志,2002,12:97.

痉　病

【定义】

痉病是以颈项强直、筋脉拘急、四肢抽搐，甚至角弓反张为主要表现的疾病。通常起病急骤，病情危重，变化迅速。患者在发病前，可有烦躁不宁、两目凝视、口角颤动等先兆征象，继之项背筋脉肌肉坚硬僵直，肢体手足拘紧挛急。本病可伴发于高热、昏迷等病证过程中，部分危重者可遗留肢体瘫痪等后遗症。

【历史沿革】

痉病的记载，最早见于《内经》。《素问·至真要大论篇》："诸痉项强，皆属于湿"、"诸暴强直，皆属于风。"其中，"项强"、"强直"皆为痉的临床表现。《灵枢·经筋》："足太阳之筋……其病……脊反折，项筋急"、"足少阴之筋……病在此者，主痫瘈及痉。"说明痉病主要和足太阳膀胱经、足少阴肾经的关系较为密切。《素问·骨空论篇》："督脉为病，脊强反折。"指出督脉的病变，也可以引起痉病。

汉代张仲景《金匮要略·痉湿暍病脉证治》对痉病的认识有所深入。提出临床有"刚痉"、"柔痉"之别。阐述痉病的症状是："拘急"、"颈项强急"、"独头动摇，卒口噤、背反张"；"身体强，几几然"；"气上冲胸，口噤不得语"；"胸满口噤，卧不着席，脚挛急，必齘齿。"其论病因则有"大阳病，发热汗出，反恶寒"、"太阳病，发热汗出，而不恶寒"、"风家下之复发汗"、"疮家误汗"、"太阳病无汗而小便反少"等，说明除了外感寒邪而致痉外，强调了误汗、误下、耗伤津液也可致痉。并提出用栝蒌桂枝汤、葛根汤、大承气汤作为治疗痉证的主方。其中使用大承气汤一法，成为后世温病学派治疗"热盛致痉"的先导。

隋唐时代，对痉病的观察较为细致。《诸病源候论·风痉候》认为痉病"口噤不开，背强而直，如发痫状"，《备急千金要方》也有"口噤不开，背僵而直，如发痫之状"的描述。说明当时对痉病和痫病的鉴别诊断，已有大量的临床实践作为基础。《备急千金要方》进一步提出痉病的临床表现和主要病因，具有"摇头耳鸣，腰反折，须臾十发，气息如绝，汗出如雨，时有脱"等特征。而得之者多为"新产妇人及金疮血脉虚竭，小儿脐风，大人凉湿"。较此前认识又有所发展。

金元时期，朱丹溪强调，痉病并非由外来之风邪所引起，而是因气虚所致。认为乃是"气虚有火，兼痰"，切不可作风治，专用"风药"。《医学原理·痉门论》则认为本病根本原因为津血有亏："方书皆谓感受风湿而致，多用风药，予细详之，恐仍未备，当作气血内虚，外物干之所致"、"是以有气血不能引导，津液无以养筋脉而致者；有因痰火塞窒经隧以致津液不荣者；有因真元本虚，六淫之乘袭，致血不能荣养者，虽有数因不同，其于津血有亏，无以滋荣经脉则一。"

明代李梴认为痉病虽因感受外邪而致病，但并非单纯感受一种外邪。《医学入门》中明确指出："太阳病纯伤风、纯伤寒则不发病。"唯有"先伤风而后又感寒，或先伤风而后又感湿"才能致痉。张景岳则认为痉病主要由于阴虚精血亏损。《景岳全书·痉证》篇："凡属阴虚血少之辈，不能养营筋脉，以致抽挛僵仆者，皆是此证。如中风之有此者，必以年力衰残，阴之败也；产妇之有此者，必以去血过多，冲任竭也；疮家之有此者，必以血随脓出，营气涸也……凡此之类，总属阴虚之证，盖精血不亏，则虽有邪干，亦断无筋脉拘急之病。"

清代随着温病学说的发展，有关痉病的认识和理论，有了较大的充实和发展。叶天士在《临证指南医案》中，首先阐述了痉病和肝脏的关系，认为"肝为风木之脏，因有相火内寄，体阴用阳，其性刚，主动主升……倘精液有亏，肝阴不足，血燥生热，热则风阳上升，窍络阻塞，头目不清，眩晕跌仆，甚则瘈疭痉厥矣"。王孟英《温热经纬·湿热病篇》指出："湿热证，三四日即口噤，四肢牵引拘急，甚则角弓反张，此湿热侵入经络脉隧中。"显示中医对本病已具有较丰富的实践经验。吴鞠通则进一步将痉病概括为虚、实、寒、热四大纲，《温病条辨》："六淫致痉，实证也；产后亡血，病久致痉，风家误下，温病误汗，疮家发汗者，虚痉也；风寒、风湿致痉者，寒痉也；风温、风热、风暑、燥火致痉者，热痉也。"此为从《内经》、《金匮要略》以来，对痉病进行的综合概括。

王清任在前人"气虚致痉论"认识的基础上进一步提出致痉的关键是气虚血瘀。《医林改错·论抽风不是风》谓："因其病发作之时，项背反张，两目天吊，口噤不开，口流涎沫，咽喉痰声，昏沉不省人事，以为中风无疑。殊不知项背反张，四肢抽搐，手足握固，乃气虚不固肢体也；口流涎沫，乃气虚不固津液也；咽喉往来痰声，非痰也，乃气虚不归原也；元气既虚，必不能达于血管，血管无气，必停留而瘀，气虚血瘀之证。"

上述阐释，具有临床指导意义。

【范围】

痉病主要包括西医学各种原因引起的"脑膜刺激征"等中枢神经系统受损病变。如流行性脑脊髓膜炎、流行性乙型脑炎、脑血管疾患、脑肿瘤、脑脓肿、脑寄生虫病等病理过程中出现相应表现，以及各种热病所致之抽搐、惊厥等，可参考本篇进行辨证论治。

【病因病机】

痉病是以颈项强直、角弓反张、筋脉拘急为主要表现的疾病，常有窍闭、动风之变。故本病病位以脑为本，脏腑经络为标。《景岳全书·痉证》："痉之为病，强直反张病也，其病在筋脉，筋脉拘急，所以反张，其病在血脉，血液枯燥，所以拘挛。"其发病以"急"、"速"、"危"、"残"为病机特点。

1. **外邪侵袭**　风寒湿合邪侵袭，错杂致病，壅滞经脉，则气血运行不利，筋脉拘急而成痉病。

2. **热盛阴伤**　外感热邪，或里热炽盛，消灼津液，引动肝风，风火相煽；或热邪内结阳明，阴液被伤；或热邪深入营血，窜犯心包，逆乱神明，闭塞经脉，均致筋脉失于濡养，因而拘急发痉。更有感受疫毒之邪，毒损脑髓，是谓疫痉，可致窍闭、风动、外脱之危候。

3. **瘀血内阻**　久病不愈，气血耗伤，血行不畅，瘀血内阻，筋脉失养而发痉病。

4. **痰浊阻滞**　脾虚不能运化水湿，或肝火灼熬津液，或肺气不宣，蒸灼肺津，则痰浊内生。痰浊窒塞经隧，筋脉失养而成痉病。

5. **气血亏虚**　素体气血亏虚，或因亡血，或因汗下太过，以致气血两伤，难以濡养筋脉，因而成痉。

总之，痉病的发生，或因外邪、疫毒、痰浊、瘀血损伤脑髓筋脉，以致窍闭风动；或因气血亏虚，阴津不足，以致筋脉失养而拘急。一般病变起始多为邪实壅盛，病情迁延则多见虚实夹杂之证。

【诊断与鉴别诊断】

一、诊断

（一）发病特点

不论男女老幼皆可发病。部分类型与季节、环境条件相关。通常起病急骤，病情危重，变化迅速。

（二）临床表现

以颈项筋脉肌肉坚硬僵直，肢体手足拘紧挛急为痉病基本临床表现。病因不同，又各自具有相应的证类特征。部分危重患者可遗留肢体瘫痪等后遗症。

凡起于风寒湿邪而患病者，一般先有恶寒发热，头痛，颈项强直，肢体酸重等症状，随即头痛加剧，四肢抽搐，甚则角弓反张。

感受热邪或疫毒而发痉者，颈项强直、手足抽搐、角弓反张多与高热、神昏、谵语、烦躁、痰鸣并见。

由于气血亏虚而致病者，多体质素虚，可有头目昏眩，手足麻木等先兆症状，四肢抽搐幅度较小，或时而瘛疭，手足蠕动。

痉病起于瘀血痰浊阻于脑髓经脉，发病前多有持续性头痛，或伴有恶心呕吐。四肢抽搐，角弓反张同时可出现复视、失明、肢体瘫痪等症状。

风家误下、温病误汗、疮家发汗而致痉者，多有原病史可询。

凡出现持续发痉，面青唇紫，气促而难，脉数急不静，是为气道壅塞之危候，当采取急救措施。

二、鉴别诊断

1. **痫病**　痫病是一种发作性的神志异常疾病。其发作有轻重不同，一般见有筋脉拘急、瞤动、抽搐等表现。其特点为发作时多突然仆倒，昏不知人，四肢抽搐，两目上吊，口吐涎沫。发作后可自行苏醒，醒后一如常人。既往多有类似反复发作史。而痉病见于多种疾病过程中，其四肢抽搐，项背强急症状如不经治疗，不会自行恢复，既往无反复发作史。

2. **破伤风**　破伤风又称“金疮痉”，临床表现与痉病相似，但病因及治疗与痉病不同，故被视为特殊类型的痉病。破伤风有明显的创伤史，发作时大多始自头面部，筋肉拘挛，延及四肢或全身，有典型的苦笑面容。而痉病则多有原发疾病，无外伤史，临床以项背强急，四肢抽搐，角弓反张为特征，可资鉴别。

3. **厥证**　厥证是以突然昏倒、不省人事、四肢逆冷或僵直为主要表现的一种病证，多为气机逆乱所致。而痉病以项背强急、四肢抽搐、口噤、角弓反张为特征，多为风寒湿热，气血亏虚，痰阻血瘀，筋失濡养所致，两者有别。

【辨证论治】

一、辨证

（一）辨证要点

1. **确定病位**　痉病病位在脑髓筋脉，外感致痉在体表，多有表证；内伤发痉在脏腑，与心肝及阳明胃腑密切相关。若痉由心营则见神昏谵语、神明受扰；若痉由肝风则见躁动，脉弦大，筋脉拘急；若痉由阳明，则必见腹满便秘，胃肠实积。

2. **辨别虚实**　一般而言，颈项强直，角弓反张，四肢抽搐，频繁有力而幅度大者，多属实；手足蠕动，或时而瘛疭，神疲倦怠者，多属虚。痉病四肢抽搐从大而有力渐转为幅度变小，频率降低，或仅有手足瘛疭，神倦形消，则为邪毒内盛而正气大衰之危重证候。

3. **判断预后**　痉病一般起病急骤，传变迅速，险象环生。痉后神清者，一般预后良好，痉后神昏不醒者，预后较差。若痉时面青唇紫，鼻息微弱，大汗肢冷，又多为危候。

（二）证候

[外邪侵袭]

症状：头痛，项背强直，恶寒发热，无汗或汗出，肢体酸重，甚至口噤不能语，四肢抽搐。舌苔薄白或白腻，脉浮紧。

病机分析：风寒湿邪阻滞经络，故头痛，项背强直；外邪侵于肌表，营卫不和，则恶寒发热；湿邪阻滞经络肌肉，故肢体酸重；如寒邪较甚，则见无汗，口噤不得语，甚至四肢抽搐；如风邪偏盛，则见发热不恶寒，汗出。舌苔薄白或白腻，脉浮紧，均为风寒湿邪在表之征。

[肝经热盛]

症状：高热，口噤龂齿，手足躁动，甚则项背强急，四肢抽搐，角弓反张。舌绛少苔，脉弦细而数。

病机分析：由于邪热炽盛，故高热；热盛伤津，筋脉失养，则口噤龂齿，四肢抽搐，角弓反张，手足躁动。舌绛少苔，脉弦细而数，为风阳妄动之征。

[阳明热盛]

症状：壮热，口渴饮冷，腹满便结，项背强急，手足挛急，甚则角弓反张。舌质红、苔黄糙，脉弦数。

病机分析：邪热传入阳明，故壮热；胃热亢盛，故口渴饮冷；热邪内结，腑气不通，故腹满便结；热盛伤津，筋脉失养，故见项背强急，手足挛急，甚则角弓反张。舌质红，苔黄糙，脉弦数，均为阳明热盛之征。

[热入心营]

症状：高热，神昏，谵语，项背强急，四肢抽搐，甚则角弓反张。舌绛苔少,脉细数。

病机分析:热入心营,故见高热,神昏,谵语;热盛伤阴,筋脉失养,故见项背强急,四肢抽搐,甚则角弓反张。舌绛苔少,脉细数,均为热入心营之征。

[瘀血内阻]

症状:头痛如刺,痛有定处,形体消瘦,项背强急,四肢抽搐。舌质紫暗,边有瘀斑,脉象细涩。

病机分析:瘀血阻于头部,故头痛如刺,痛有定处;瘀血内留,血行不畅,筋脉失养,故形体消瘦,项背强急,四肢抽搐。舌质紫暗,或有瘀斑,脉象细涩,均为瘀血之征。

[痰浊阻滞]

症状:头痛昏蒙,胸脘满闷,呕恶痰涎,项背强急,四肢抽搐。舌苔白腻,脉滑或弦滑。

病机分析:痰浊中阻,上蒙清窍,经络阻塞,清阳不升,故头痛昏蒙;痰浊阻滞胸膈,故胸脘满闷,上逆则呕恶痰涎;痰浊阻滞经脉,筋脉失养,故项背强直,四肢抽搐。舌苔白腻,脉滑,均为痰浊的表现。

[气血亏虚]

症状:气血素虚,或因亡血,或误用汗下,继之项背强急,四肢抽搐,伴头目昏眩、自汗、神疲短气。舌质淡红,脉象弦细。

病机分析:气血两虚,不能营养筋脉,故项背强急,四肢抽搐;血虚不能上奉于脑,故头目昏眩;气血不足,故神疲短气而自汗。舌淡红,脉弦细,均为气血亏虚之象。

二、治疗

(一)治疗原则

1. **治标当急**　痉病属急危病证,临床宜以解决神昏窍闭、筋脉挛急为首务。或清肝潜阳,息风镇痉;或清泄胃热,存阴止痉;或清心凉血,开窍止痉;或豁痰化瘀,通窍止痉等等。

2. **治本当缓**　痉后宜积极治疗原发疾病,或标本兼顾,以杜病情反复。

(二)治法方药

[外邪侵袭]

治法:祛风散寒,燥湿解毒。

方药:羌活胜湿汤化裁。方中以羌活、独活、防风、藁本祛风胜湿。如寒邪较甚,治宜解肌发汗,以葛根汤为主方。方中葛根解肌养筋,舒其牵引;麻黄、桂枝解表散寒;芍药、甘草益阴和里;生姜、大枣调和营卫,如风邪偏胜,治宜和营养津,以瓜蒌桂枝汤为主方。桂枝汤调和营卫,解散表邪;瓜蒌根清热生津、柔和筋脉。若为疫毒浸淫肺卫,可用金银花、连翘、大青叶、板蓝根、薄荷以解毒缓痉。

[肝经热盛]

治法:清肝潜阳,息风镇痉。

方药:羚角钩藤汤加减。方中羚羊角、钩藤、桑叶、菊花凉肝息风以止痉;川贝母、竹茹清热化痰以通络;茯神宁神定志;白芍、生地、甘草酸甘化阴,养血以缓肝急。痉甚或移时又痉者,加全蝎、蜈蚣以助息风镇痉之力。若神昏肢厥者,可酌加紫雪丹。

[阳明热盛]

治法:清泄胃热,存阴止痉。

方药:白虎汤合增液承气汤化裁。方中生石膏、知母清肺胃之热;大黄、芒硝通便泄热以存阴;玄参、麦门冬、生地养阴清热以增液;可加羚羊角、钩藤、僵蚕、地龙等凉肝息风,以助止痉之力。若腹满者,加枳实、厚朴消满除胀;昏迷者,可鼻饲安宫牛黄丸清心开窍。

[热入心营]

治法:清心凉血,开窍止痉。

方药:清营汤加味。清营汤方中水牛角清心、凉血解毒;金银花、连翘、竹叶心、清心泄热;生地、玄参、麦门冬滋阴养津。可加羚羊角、钩藤等凉肝息风止痉。热入心营时宜根据病情加用安宫牛黄丸、紫雪丹、至宝丹等“凉开”要药。三者均有清热解毒、镇痉开窍之功。其中安宫牛黄丸长于清心解毒;紫雪丹息风镇痉之力较强;至宝丹化浊开窍之力较优。还可配合清开灵注射液等静脉滴注,以达到醒脑的作用。

[瘀血内阻]

治法:活血化瘀,通窍止痉。

方药:通窍活血汤化裁。方中桃仁、红花、川芎、赤芍活血化瘀;麝香、老葱活血通络利窍。可加郁金、地龙、当归尾、水蛭、鸡血藤以助化瘀止痉之效。

[痰浊阻滞]

治法:祛风豁痰,息风镇痉。

方药:祛风导痰汤加减。方中羌活、防风祛风;陈皮、半夏、胆南星、姜汁、竹沥豁痰化浊;枳实、茯苓、白术健脾化湿。若痰郁化热,可用清金化痰丸以清化痰热。若痰浊上壅,蒙闭清窍,突然昏厥抽搐,可急用竹沥加姜汁冲服。还可加天竺黄、石菖蒲、瓜蒌实、远志以助豁痰开窍之力。

[气血亏虚]

治法:益气养血,柔筋缓痉。

方药:八珍汤加味。药用人参、茯苓、白术、当归、白芍、熟地、川芎益气补血。配伍钩藤、天麻以息风定痉。烦躁失眠重者,可加炒栀子、夜交藤、百合以除烦安神;心悸不宁者,可加龙骨、牡蛎以潜镇宁心。

(三)其他治法

1. **复方**

(1) 复方板蓝根注射液(成方):由连翘、板蓝根、金银花、竹叶、柴胡、生地、大青叶、玄参等药制成,供肌内及静脉注射使用,适用于热盛致痉者。

(2) 清热镇痉散:由羚羊角30克、白僵蚕24克、蝎尾18克、蜈蚣12克、雄黄12克、琥珀12克、天竺黄12克、朱砂6克、牛黄6克、麝香2克,共研细末而成,每次服3克。适用于温热内闭,神昏谵语,颈项强直,牙关紧闭,手足抽搐情况。

2. **针灸**　痉病脊背反张,临床循经选穴多取督脉、膀胱经穴位。热盛致痉,可刺水沟、涌泉、十宣、大椎、合谷、阳陵泉等穴。取强刺激手法。

【转归及预后】

痉病的转归及预后,与证候类型及治疗是否得当密切相关。凡感受风寒湿邪或热邪炽盛而引起的痉证，属外感发痉，多属实证。此时正气未虚，只要治疗得当，可较快控制病情。若寒湿郁久化热，则转为瘀血、痰浊，属病情进一步发展。热盛伤阴致痉，或热毒内陷，每致痉厥互见，病情凶险，危及生命。因虚致痉，病势一般不似实证之迅捷，可缓调治本。但在气血亏虚的基础上，每易感受外邪，此时则又属虚中有实，本虚标实，需当明察。至于由瘀血内阻或痰浊阻滞而致的痉病，一般多在久病以后发生。瘀血、痰浊虽为实邪，但多属本虚标实。此外，从病机上看，内伤发痉可以感受外邪而变为外感发痉。外感发痉久治不愈，最后亦能导致内伤发痉。

内伤发痉预后一般较差，应细察病机，审慎调治。根据临床规律，痉病如见口张目瞪，昏昧无知，为肝脾精竭；若见戴眼反折，遗尿，为肝肾精液耗散；若见手足瘛疭，汗出如油如珠，为热毒内耗心营，心液外脱；若加之角弓反张，为肝之精血耗绝，筋脉失养，均属预后不良的征象。

【预防与护理】

痉病的预防在于积极治疗原发疾病。患者须住院治疗，专门护理。病室环境要保持安静，光线柔和，尽量减少搬动和惊扰患者。发痉时须防止口腔异物堵塞气道和意外损伤。及时吸氧、吸痰、翻身，细心地做好气管切开后的护理。神昏抽搐者须注意观察瞳孔变化，血压情况，以助判断病情。配合支持疗法，确保营养及水分的补充。注意皮肤护理，严防褥疮发生。

【现代研究】

流行性乙型脑炎，属于中医“疫痉”范畴。自20世纪50年代以来，鉴于预防措施的落实，我国没有大规模的疫痉出现。但几十年来，随着急救医学的发展，中医对于痉病的理论认识和治疗手段，得到了长足的进步。尤其对于疫痉的辨证论治，不仅在方法上取得了鲜活的经验，而且从理论上强调把握证候病机，提取证候要素，组方遣药，以求病证结合，方证相应，在一定的时空间，阻断病情逆转，提高了临床疗效，减少病残率，降低病死率，体现了中医学术的优势。

在中医机制研究方面，本病病位以脑为本，脏腑经络为标，毒损脑髓为病机总纲。王氏等[6]分析，疫痉是因疫毒侵入人体，集结于肌腠募原，繁衍蕴毒。待毒强邪盛之时，乘人体正虚于内，防御系统失调，疫毒得以由募原玄府透达络脉、经脉、脏腑。毒热内陷营血，上犯脑窍，脑髓受损，神机失用，统摄无能，进一步累及脏腑经络。感受温热毒邪，则发病急骤，一般按卫、气、营、血的规律迅速传变，易伤津耗气，且常有窍闭、动风之变。其病机变化，热盛生风，风盛动痰，痰郁热炽，体现于热、痰、风，三者相互转化，又互为因果。部分重症患者可因痰瘀互结闭郁清窍，以致后遗失语、瘫痪、痉挛、呆钝等症，终生难复。

在治疗方面[1,3,6]，泄热解毒通络为疫痉急性期的基本治则。本病临床以高热、神昏、热厥症状为主、为重、为急，暑湿热毒为主要致病因素，故清暑泄热解毒通络为治疗的主法。根据临床一般规律，病初邪在卫气者，治宜解表清气；暑热夹湿者，治宜清暑化湿。病至气营两燔者，当予清气凉营；热陷营血及正气外脱者，分别治以清营凉血、息风开窍、益气滋阴、温阳固脱；后期正虚邪恋者，治宜滋阴清热；痰瘀阻滞者，予以化痰祛瘀。特别强调，尽早控制高热是消除和防止昏迷抽搐，决定预后及有无后遗症的关键。乙脑若反复出现痉证，是病情严重的表现，将很快发展为呼吸衰竭，危及生命。因此，必须及时加以控制，根据全面辨证，适当选用全蝎、蜈蚣、僵蚕、蝉蜕、天麻、钩藤等镇痉息风药物，对乙脑整个病情亦至关重要。

相关报道[2,3,6]提出，疫痉治疗中注意解毒、祛湿，毒热内郁时注重下法，是提高疗效的关键环节。由于疫毒是本病之源，病急证险，病情变化迅速，脑髓受损为病之主，引发脏腑经络病变为病之标，因此，育阴柔肝、益气敛阴、凉血活络、解痉宣窍、扶阳救逆虽为治疗的常用之法，但早期及时予以清解毒热，控制“变证”，才能充分显示中医药的疗效优势，为下一步治疗提供条件。关于祛湿，辛温之品通常为温热病禁忌，但疫痉有别。临床经验证实，疫痉病因常为暑湿相兼，治疗时，早期宜随症加入藿香、佩兰、白豆蔻等辛温芳香化湿之药。本病的中期，宜配合石菖蒲、郁金、滑石、苍术等化湿开窍药，以取湿去闭开之效。在本病的后期，虽阴湿不盛，但湿滞筋脉，致使肢体关节功能障碍，亦必须以利湿通络之法与养阴清热同用，才能使肢体关节功能逐步走向康复。本病初起即见高热、烦渴等里热亢盛的气分症状或气血两燔和热陷营血的症状，往往由于“热、痰、风”三者相互交织，热盛生风，炼液生痰，痰盛生惊。其中热邪是产生风与痰的根本，故有“治风先治惊，治惊先治痰，治痰先治热”之说。因此在该病的治疗中消除温邪热毒为第一要务。消除热邪当以清、下两法为主，恰当地运用清热、通腑是治疗本病的关键环节。生石膏为清里热之要药，能达到里热清、痰浊除、惊风止的效果；而通腑泻下，首推生大黄、芒硝。特别是前者，泄热通腑，使热毒从肠道排出，釜底抽薪，速降热毒之势。

在辨证论治的基础上[4,5,7,9,10]，各地多采用具有醒脑、清热、凉血、抗病毒功效的协定处方，或运用清开灵注射液、醒脑静注射液、双黄连注射液等静脉给药途径。根据湖北中医学院附属医院[4]报道，以“复方板蓝根静脉注射液”治疗一组650例乙脑患者，治愈率为90%。杭州市传染病医院[5]报道治疗一组共1 053例流行性乙型脑炎，其中包括以中药“乙脑一方”治疗717例，中西医结合方法治疗336例，病死率仅为3.8%。显示了中医药治疗在明显减轻临床症状，缩短病程，提高治愈率方面的优势。

【小结】

痉病是以颈项强直、角弓反张、筋脉拘急为主要表现的急危疾病。其发生，或因外邪、疫毒、痰浊、瘀血，或因由气血亏虚，阴津不足，损伤脑髓、筋脉，以致窍闭风动，筋脉拘急。病位以脑为本，脏腑经络为标。临床宜以泄热通窍，清肝潜阳，息风镇痉，豁痰化瘀，或清泄胃热，益气补血，滋阴养筋等法，审因论治。

附 方

(1) 羌活胜湿汤(《和剂局方》): 羌活 独活 川芎 蔓荆子 防风 藁本。
(2) 葛根汤(《伤寒论》): 葛根 麻黄 桂枝 芍药 甘草 大枣 生姜。
(3) 瓜蒌桂枝汤(《金匮要略》): 瓜蒌根 桂枝 芍药 甘草 大枣 生姜。
(4) 羚角钩藤汤(《通俗伤寒论》): 羚羊角霜 桑叶 川贝母 鲜生地 钩藤 菊花 茯神 白芍 生甘草 竹茹。
(5) 白虎汤(《伤寒论》): 生石膏 知母 粳米 甘草。
(6) 增液承气汤(《温病条辨》): 玄参 麦门冬 生地 大黄 芒硝。
(7) 清营汤(《温病条辨》): 犀角 生地 玄参 竹叶心 麦门冬 丹参 黄连 金银花 连翘。
(8) 清金化痰丸(《统旨方》): 黄芩 栀子 桔梗 麦门冬 桑白皮 贝母 知母 瓜蒌仁 橘红 茯苓 甘草。
(9) 通窍活血汤(《医林改错》): 红花 桃仁 赤芍 川芎 麝香 生姜 大枣 葱。
(10) 祛风导痰汤(《中国医学大辞典》): 防风 羌活 茯苓 半夏 陈皮 甘草 胆南星 枳实 白术 姜汁 竹茹。
(11) 八珍汤(《正体类要》): 人参 白术 茯苓 当归 川芎 白芍 熟地 甘草 生姜 大枣。
(12) 安宫牛黄丸(《温病条辨》): 牛黄 郁金 犀角 黄芩 黄连 雄黄 栀子 朱砂 冰片 麝香 珍珠 金箔。
(13) 至宝丹(《和剂局方》): 生乌犀 生玳瑁 琥珀 朱砂 雄黄 龙脑 麝香 牛黄 安息香 金箔 银箔。
(14) 紫雪丹(原名紫雪)(《和剂局方》): 石膏 寒水石 磁石 滑石 犀角 羚羊角 木香 沉香 玄参 升麻 甘草 朴硝 硝石 麝香 朱砂 黄金 丁香。

【现代研究】主要参考文献

[1] 郭子化. 对中医治疗流行性乙型脑炎的介绍[C]. 1986 年在中华医学会第十届会员代表大会上的报告.
[2] 南京中医学院附属医院脑炎科研小组. 中医对流行性乙型脑炎病机及分型证治的探讨. 江苏中医药, 1960, (9): 2.
[3] 蒲辅周, 沈仲圭, 高辉远, 等. 流行性乙型脑炎中医辨证施治的一般规律[J]. 中医杂志, 1957, (9): 464～468.
[4] 湖北中医学院附属医院. 中西医结合防治流行性乙型脑炎及流行性脑脊髓膜炎[M]. 北京: 人民卫生出版社, 1972.
[5] 杭州市传染病院. 中西医结合治疗流行性乙型脑炎 1 053 例[J]. 新医学, 1977, (8): 410.
[6] 王永炎. 当代中医诊治疫病范例——疫痉[J]. 北京中医药大学学报, 2005, (5): 66～71.
[7] 邵祥稳. 清开灵注射液治疗流行性乙型脑炎疗效体会[J]. 黑龙江中医药, 2001, (2): 107.
[8] 程百学. 双黄连和利巴韦林联合治疗流行性乙型脑炎疗效观察[J]. 中国误诊学杂志, 2006, (9): 1691～1692.
[9] 常玉和. 中西医结合救治重症流行性乙型脑炎 182 例[J]. 辽宁中医杂志, 1996, (1): 33～34.
[10] 高雪琴. 清热通下法治疗流行性乙型脑炎 30 例[J]. 中医研究, 1998, (5): 28.

胁 痛

【定义】

胁痛是指一侧或两侧胁肋部疼痛为主要表现的病证。胁,指胁肋部,位于胸壁两侧由腋部以下至十二肋骨之间。古代又称为胠胁肋痛、季肋痛或胁下痛。

【历史沿革】

胁痛最早见于《内经》。《素问·脏气法时论篇》云:“肝病者,两胁下痛引少腹,令人善怒。”同时还指出引起胁痛的原因,《素问·举痛论篇》云:“寒气客于厥阴之脉,厥阴之脉者,络阴器,系于肝,寒气客于脉中,则血泛脉急,故胁肋与少腹相引痛矣。”《素问·刺热论篇》:“肝热病者,小便先黄……胁满痛。”《灵枢·邪气脏腑病形》:“若有所大怒,气上而不下,积于胁下,则伤肝。”《灵枢·五邪》:“邪在肝,则两胁中痛……恶血在内。”可见《内经》时代,已经认识到胁痛的病因有外感、内伤的不同,寒、热、气滞、瘀血都可导致胁痛。《素问·热论篇》还指出:“少阳主胆,其脉循胁络于耳,故胸胁痛而耳聋。”《素问·缪刺论篇》云:“邪客于足少阳之络,令人胁痛,不得息,咳而汗出。”《灵枢·经脉》及同书“胀论”等篇章也有“胆足少阳之脉……是动则病口苦,善太息,心胁痛,不能转侧……”“胆胀者,胁下痛胀,口中苦,善太息”等记载,指出了肝胆及其经络的病变都能引起胁痛。

汉代张仲景《金匮要略·痰饮咳嗽病脉证治》有“水在肝,胁下支满,嚏而痛”、“留饮者,胁下痛引缺盆,咳嗽则转甚”等记载,提出了水饮停留于肝或胁肋部引起胁痛的观点。《伤寒论·辨太阳病脉证治》云:“设胸满胁痛者,与小柴胡汤。”指出了胁痛的治法。

唐代孙思邈《备急千金要方·肝脏》将胁痛分为肝实热和肝虚寒:“左手关上脉阴实者,足厥阴经也,病苦心下坚满,常两胁痛,息忿忿如怒状,名曰肝实热也。”宋代朱肱《类证活人书·卷十》中记载:“大抵胁下痛者,此为有饮,须分表里。干呕微利,发热而咳为表有水,小青龙汤加芫花主之;身体凉,表证罢,干呕而胁下痛为里有水,十枣汤主之。”说明当时对胁痛的辨证论治有了进一步认识。

金元时期李东垣《脾胃论·脾胃胜衰论》:“肝木妄行,胸胁痛,口苦舌干……此所不胜乘之也。”朱丹溪《丹溪心法·胁痛》云:“胁痛,肝火盛,木气实,有死血,有痰流注。”指出了肝木疏泄太过、肝火、瘀痰均可导致胁痛。

明清时期对胁痛的认识更加深入。明代戴思恭《证治要诀·胁痛》指出了外伤颠仆闪挫可致胁痛。李梴《医学入门·胁痛》认为:“胁痛本是肝家病,宜分左右审实虚……实者,肝气实也……虚者,肝血虚也。”指出辨证要分虚实。同时提出了“左为怒火与死血,右食痰饮七情居”等论点,并据此拟定相应的治法方药。张景岳《景岳全书·胁痛》云:“胁痛之病,本属肝胆二经,以二经之脉,皆循胁肋故也”、“然而心、肺、脾、胃、肾与膀胱，亦皆有胁痛之病……”指出胁痛病位主要在肝胆，与心、肺、脾、胃、肾、膀胱有关，而且对胁痛的病因提出与情志、饮食、房劳等因素最为密切，认为不同的病因引起的胁痛病变脏腑不尽相同。清代李中梓在《证治汇补·胁痛》云：“湿热郁火，劳役房色而病者，间亦有之。”补充湿热郁火的病机。沈金鳌《杂病源流犀烛·肝病源流》：“由恶血停留于肝居于胁下，以致胁肋痛，按之则痛益甚。”可见瘀血与胁痛的关系极为密切。至此，对胁痛的病因有了较全面的认识。清代叶天士《临证指南医案·胁痛》对胁痛久痛入络者，善用辛香通络、甘缓理虚、辛泄宣瘀等法，立方选药，颇具巧思，对后世医家产生一定影响。林珮琴《类证治裁·胁痛》将胁痛分为肝郁、肝瘀、痰饮、食积、肝虚诸类，且对叶氏治法亦有发挥。

【范围】

胁痛是一个常见的病证，可见于西医学多种疾病，如急性肝炎、慢性肝炎、肝硬化、肝寄生虫病、肝脓肿、肝癌，以及急性胆囊炎、慢性胆囊炎、胆道蛔虫病、肋间神经痛等。凡以胁痛为主要症状表现者，均可参考本篇进行辨证论治。

【病因病机】

胁痛的病因为外邪侵袭、肝气郁结、外伤瘀血、失血伤阴。病机主要为湿热阻络、气滞、血瘀，或络脉失养，引发“不通则痛”、“不荣则痛”。病位主要责之于肝胆。

1. **外邪侵袭**　风寒外袭，表邪不解，邪传少阳，留滞经脉，气血凝滞，发为胁痛。正如《医学正传·胁痛》云：“外有伤寒发寒热而胁痛者，足少阳胆、足厥阴肝二经病也。”另外，外感湿邪，特别是湿热病邪，极易侵犯肝胆，肝胆失于条达，亦致胁痛。

2. **肝气郁结**　肝在胁下，胆附于肝下，其经脉分布于两胁，因此肝胆有病，往往反映到胁肋部位而发生胁痛。肝为将军之官，其性动而主疏泄，若因情志抑郁，或暴怒伤肝，皆能使肝失调达，疏泄不利，气阻络痹而致胁痛。

3. **瘀血停着**　气郁日久，血流不畅，逐渐积滞而成瘀血，阻塞胁络，而发生胁痛，或因受外伤，或强力负重，致使胁肋受伤，瘀血停留，阻塞胁络，而致胁痛。

4. **肝阴不足**　久病体虚，劳欲过度，或由于各种原因引起的失血，均能导致精血亏损。肝阴不足，血虚不能养肝，使络脉失养而发生胁痛。

总之，胁痛病位主要在肝胆，病因有外感、内伤不同，病性有虚实之别，实者以气滞、血瘀、湿热为主，虚者以肝阴不足为主，病机可相互转化，常见由气及血，气血同病；或由实致虚，由虚致实，虚实夹杂。

【诊断与鉴别诊断】

一、诊断

（一）发病特点

常有情志所伤、饮食不节、感受外邪或外伤病史，多有反复发作史。

（二）临床表现

(1) 凡以一侧或两侧胁肋疼痛为主要临床表现者，即可诊断为本病。有胀痛、刺痛、隐痛以及各种兼证的不同。

(2) 实验室检查血液生化检查、肝功能、胆囊造影、B超等有助于诊断。

二、鉴别诊断

1. **胃痛**　胁痛与胃痛皆可有肝郁的病机，但胃痛的病位在胃脘，兼有嗳气频作、吞酸嘈杂等胃失和降的症状。而胁痛的部位在胁肋，常伴有目眩、口苦等少阳病的症状。

2. **胸痛**　胸痛中的肝郁气滞证与胁痛中的肝气郁结证病机基本相同，但是胸痛以胸部胀痛为主，可涉及胁肋，伴有胸闷不舒、心悸少寐，而胁痛是指一侧或两侧胁肋部胀痛为主要表现的病证，常伴有目眩、口苦等，两者有别。

【辨证论治】

一、辨证

（一）辨证要点

1. **辨外感内伤**　外感胁痛，起病较急，大多为湿热病邪侵犯肝胆，临床多有表证，发热恶寒并见，同时伴有黄疸、恶心、呕吐等症状，脉象浮数或弦数，舌质红，舌苔黄腻或白腻。内伤胁痛，起病较缓，没有发热恶寒等表证出现，多由肝气郁结，瘀血阻络或肝阴不足等引起。

2. **辨胁痛性质**　疼痛以胀痛为主，走窜不定，时痛时止者，多属肝郁不疏，气阻络痹所致；以重着疼痛为主，痛有定处，触痛明显，疼痛多为持续性，间歇加剧，多为湿热结于肝胆，肝胆疏泄功能受累所致；以刺痛为主，痛有定处，触之坚硬，间歇发作，入夜更剧，多为气滞血瘀，瘀血阻滞经脉所致；以隐痛为主，疼痛轻微，但绵绵不绝，疲劳后可使疼痛加重，按之反较舒适，多属血不养肝，络脉失养所致。

3. **辨证候虚实**　根据胁痛的病因，疼痛的性质，以及脉象、舌诊等方面，对胁痛属虚属实，一般不难辨别。在这里要强调的是，在临床上，很多胁痛患者，往往是虚实互见，既有湿热，又有血虚，或是兼有瘀血停着，因此在治疗上就应该统筹兼顾，这样才能做到丝丝入扣，取得满意的效果。

（二）证候

[邪郁少阳]

症状：胸胁苦满疼痛，兼寒热往来，口苦咽干，头痛目眩，心烦喜呕，耳鸣耳聋。舌苔薄白或微黄，脉弦。

病机分析：外邪侵袭，风寒之邪不解，化热入里，邪郁少阳，少阳经气运行不畅，故胸胁苦满疼痛；邪在少阳，正邪交争，故寒热往来；邪蕴化热伤津，则口苦咽干；少阳邪热上攻，阻遏清阳，故头痛目眩；邪热入里扰心，胆热犯胃，胃失和降，则心烦喜呕；少阳经脉络耳，邪在少阳，阻遏经脉，则耳鸣耳聋。舌苔薄白或微黄，脉弦，乃邪郁少阳之征。

[肝胆湿热]

症状：发热恶寒，胁痛口苦，胸闷纳呆，恶心呕吐，目赤或目黄身黄，小便黄赤。舌质红，舌苔黄腻，脉浮数或弦数。

病机分析：外邪入侵，故见发热恶寒；湿热蕴结于肝胆，肝络失和，胆不疏泄，故胁痛而口苦；湿热中阻，以致胸闷纳呆，恶心呕吐；肝开窍于目，肝火上炎故目赤；湿热交蒸，胆液不循常道而外溢,故见目黄身黄;湿热下注膀胱则尿黄。舌苔黄腻,脉弦数,均是肝胆湿热之征。

[肝气郁结]

症状:胁痛,走窜不定,疼痛每因情志之变动而增减,饮食减少,嗳气频作。苔薄,脉弦。

病机分析:肝气失于条达,阻于胁络,故见胁络胀痛;气属无形,时聚时散,故疼痛走窜不定;情志变化与气之郁结关系最为密切,故疼痛每随情志之变化而有所增减;肝气横逆,常易侵犯脾胃,故见食少嗳气。脉弦为肝郁之象。《杂病源流犀烛・肝病源流》云:"气郁,由大怒气逆,或谋虑不决,皆令肝火动甚,以致胠胁肋痛。"

[瘀血停着]

症状:胁痛如刺,痛处不移,入夜更甚,或胁肋下有痞块。舌质紫暗,脉沉涩。

病机分析:气郁日久,气滞血瘀,或跌仆损伤,强力负重,致瘀血停着,痹阻脉络,故胁痛如刺,痛处固定不移,入夜疼痛更甚。瘀血停滞,积久不散,则渐成痞块。舌质紫暗,脉象沉涩,均属瘀血内停之征。《金匮翼・胁痛统论》云:"污血胁痛者,凡跌仆损伤,污血必归胁下故也。"

[肝阴不足]

症状:胁肋隐痛,其痛绵绵不休,口干咽燥,心中烦热,头晕目眩。舌红少苔,脉细弦而数。

病机分析:精血亏损,血少不能濡养肝络,故见胁肋隐痛,其痛绵绵不休。阴虚易生内热,故口干咽燥,时觉烦热;精血亏虚,不能上荣,故头昏目眩。舌红少苔,脉弦细而数,均为阴虚内热之征。《金匮翼・胁痛统论》云:"肝虚者,肝阴虚也,阴虚则脉绌急,肝之脉贯膈布胁肋,阴虚血燥则经脉失养而痛。"

二、治疗

(一) 治疗原则

1. **实证理气活血**　胁痛内伤实证多因气滞血瘀,应以理气疏肝,祛瘀通络为主。对于外感湿热导致胁痛的,应以祛邪为主,利湿清热解毒,并应辨明湿重热重,分别用药。

2. **虚证滋阴柔肝**　胁痛虚证多若因肝血不足所致,则应滋养肝肾,养血柔肝。在临床中,各个证型常常互相错杂,虚中有实,实中有虚,应详加辨证,审慎用药。

(二) 治法方药

[邪郁少阳]

治法:和解少阳。

方药:以小柴胡汤为主方。方中柴胡、黄芩和解少阳;半夏降逆止呕;生姜、大枣调和营卫;甘草调和诸药。减去人参,加郁金、枳壳、香附疏肝行气止痛;若心烦明显,加栀子、豆豉清热除烦;若口渴甚,加石斛、麦门冬生津止渴;若呕甚,加陈皮、竹茹降逆止呕。

[肝胆湿热]

治法:清热利湿。

方药:以龙胆泻肝汤为主方。方中龙胆草泻肝胆湿热;柴胡疏达肝气;黄芩、栀子清热泻火;木通、泽泻、车前子清利湿热。酌加川楝子、延胡索、木香以疏肝和胃,理气止痛。若发热、黄疸者,加茵陈、黄柏,以清热利湿除黄。若疼痛剧烈,呕吐蛔虫者,先以乌梅丸安蛔,继即驱蛔。若湿热煎熬,结成砂石,阻滞胆道,症见胁痛连及肩背者,可加金钱草、海金砂、郁金及硝石矾石散等以利胆排石。若兼胃肠燥热、大便不通、腹胀满者,加大黄、芒硝以泻热通便。

[肝气郁结]

治法:疏肝理气。

方药:以柴胡疏肝散为主方。方用柴胡疏肝,配香附、枳壳以理气;川芎活血;芍药、甘草缓急止痛。胁痛较重者,酌加青皮、白芥子以增强理气通络止痛的作用。若气郁化火,症见胁肋掣痛,烦热口干,二便不畅,舌红苔黄,脉弦数,可加金铃子散、左金丸、丹皮、栀子等以清肝调气。若肝气横逆,脾运失常,症见胁痛而肠鸣腹泻者,可加茯苓、白术以健脾止泻。若兼有胃失和降,症见胁痛而恶心呕吐者,可加旋覆花、半夏、生姜以和胃止呕。

[瘀血停着]

治法:祛瘀通络。

方药:以旋覆花汤加味为主方。方中新绛可用茜草代替,以活血通络;旋覆花理气止痛,葱管通阳行气。酌加归尾、丹参、桃仁、鸡血藤等。瘀血较重者,可用复元活血汤活血去瘀,疏肝通络。方中大黄、桃仁、红花、穿山甲破瘀行滞,当归养血行瘀,柴胡调气散结,气行血活,则胁痛自止。若胁肋下有痞块,而正气未衰者,可加三棱、莪术、地鳖虫等破血消坚之药,亦可用鳖甲煎丸。

[肝阴不足]

治法:养阴柔肝。

方药:以一贯煎为主方。方中生地、枸杞子滋养肝肾,沙参、麦门冬、当归养阴柔肝;川楝子疏肝理气止痛,并可酌加合欢花、玫瑰花、白蒺藜等以疏肝调气。心烦加酸枣仁、丹参以养血安神,头目昏晕者加桑椹子、女贞子以补益肝肾。

(三) 其他治法

1. 单方验方

(1) 当归龙荟丸(《医学入门》):当归、青皮、龙胆草、芦荟、青黛、栀子、黄柏、大黄、木香、麝香、黄连。用于湿热甚则两胁痛,诸胁痛皆效。

(2) 青皮(《古今医鉴》):凡胁痛用青皮,必须用醋炒过,煎服、末服并佳。

(3) 滑氏补肝散(滑伯仁方):山茱萸、当归、五味子、山药、黄芪、川芎、木瓜、熟地、白术、独活、酸枣仁。用于久病血虚,肝失所养,胁痛阵作。

2. 针灸疗法

(1) 体针:① 太冲、阳陵泉、丘墟、中渎、外关、期门、胆俞、肝俞、中脘,用于治疗肝气郁滞型。若瘀血停着,加日月、膈俞、大包、血海、肝俞、胆俞,各直刺1~1.5寸,留针1分钟,用泻法不留针。② 肋间神经痛:取患侧支沟,对侧内关。气郁型加双侧太冲,血瘀型取双侧膈俞。

(2) 耳针:取穴肝胆、神门、胸、交感,实证强刺激,虚证轻刺激。留针30分钟,或埋皮内针,或用王不留行按压,2~3日更换1次。

【转归及预后】

内伤胁痛各个证候之间可以互相转化。外感胁痛多属湿热蕴于肝胆致病,病久不去,则可见肝胆疏泄失职,气滞血瘀;又可因邪毒久羁而耗劫肝血肝阴,而为虚实错杂之证。肝郁胁痛如久延未治,或治疗不当,日久气滞血瘀,可以转化为瘀血胁痛。久病致虚,或久郁成劳,又可出现肝血不足,虚实互见。

无论外感或内伤的胁痛,只要治疗将养得法,一般预后良好。但也有部分患者迁延不愈,成为慢性,若治疗不得当,演变为癥瘕痞块或肝痈等证,则预后不佳。

【预防和护理】

内伤胁痛多与情志有关,因此精神愉快,情绪稳定,以及适当进行体育锻炼,增强体质,有一定的预防意义。

胁痛患者,要饮食有节,忌肥甘辛辣滋腻之品,注意调畅情志,劳逸结合,以利气血流畅,恢复健康。

【现代研究】

胁痛多见于西医学的急慢性肝炎、急慢性胆囊炎等病,而以慢性肝病最为多见。据初步统计,慢性肝炎患者约有80%以上具有胁痛这一症状。中医对慢性肝炎的病因病机有着深刻的认识,辨证治疗积累了丰富的经验,近年来中医的临床研究取得了长足的发展。

王氏[1]将慢性肝病的病因病机归纳为湿、热、毒侵袭,导致机体一系列生理病理的改变,认为临床表现湿热蕴结,肝郁脾虚,肾虚血瘀等证,基本上与西医学病毒复制,肝脏损伤及免疫异常等疾病特点一致。病变部位不仅在肝,而且还与胆、胃、三焦有关,是一种全身性疾病。提出慢性肝病治法,要辨病与辨证相结合,以辨病为基础,参照慢性肝炎的病因、病机、病位等特点施治。还要考虑“病”和“期”的变化。早期祛邪为主,晚期扶正为主,一法为主,多法联用。

陈氏等[2]报道观察清热祛湿益肾方治疗慢性乙肝湿热蕴脾证的疗效,选择 64 例慢性乙肝湿热蕴脾证患者,随机分成 2 组,分别在治疗前和治疗 1 个月后检测 ALT、AST、TBIL、IL26、TNF2α、IgG、IgM、病原学指标等,观察治疗前后中医证候疗效。结果表明清热祛湿益肾方能明显降低中医证候积分,降低 ALT、AST、TBIL 和 IL26、TNF2α、IgG 水平 ($P < 0.01$),且疗效优于单纯清热祛湿方。提示慢性乙肝湿热蕴脾证与脾肾阳虚、湿热蕴蒸有密切关系,清热祛湿益肾方能增强机体细胞免疫,减轻肝脏的炎症程度,临床治疗应重视清热祛湿与补益肾阳并举。

上海中医药大学附属曙光医院开发研制了肝舒贴,作为治疗慢性肝炎缓解胁痛的外治法,并进行了临床观察。王氏[3]报道针对慢性肝病胁痛整体为“虚”,局部为“实”,重在“瘀滞不通”的病机,提出了“益气、行气、活血化瘀”的外用治疗法则。确定黄芪和夏枯草等中药为主要药物,结合经络腧穴、透皮给药理论开发肝舒贴透皮剂。陈氏等[4]报道选择肝郁脾虚兼血瘀的慢性肝病胁痛患者 60 例,随机分为 2 组,每组 30 人。治疗组:选用肝舒贴,贴于肝区胁肋疼痛部位期门、日月、章门和肝俞、足三里处,2～3 日 1 次。对照组:口服逍遥丸,每次 6 克,每日 3 次。均 2 星期为一个疗程,进行疗效观察。结果:胁痛缓解起效时间、持续止痛时间方面治疗组明显优于对照组 ($P < 0.05$);治疗后治疗组无痛人数占 30.0%,对照组无痛人数占 16.7% ($P < 0.05$);对Ⅲ级疼痛缓解率治疗组为 80.0%,对照组为 33.3% ($P < 0.05$)。提示肝舒贴在治疗胁肋部疼痛方面有明显优势。毒副反应观察:治疗组 30 例患者,除 1 例皮肤出现少许红疹、发痒外,其余均未见其他毒副反应。

蒋氏等[5]报道为探讨慢性乙型肝炎中医证型与实验室指标的相互关系,将 256 例慢性乙肝患者按中医辨证分成肝胆湿热(A)、肝郁脾虚(B)、肝肾阴虚(C)、脾肾阳虚(D)和瘀血阻络(E)五个证型,观察各证型与实验室指标的相互关系。结果:A 型 ALT、AST、TBiL 及 IgG 显著高于其他证型 ($P < 0.05$),而脾肿大率低于其他证型 ($P < 0.05$);B 型仅次于 A 型,即 ALT、AST 显著高于除 A 型以外的其他证型 ($P < 0.05$),脾肿大率也相对较低;E 型的特点是脾肿大率高,IgG 值为最高 ($P < 0.05$)。HBeAg 阳性率有在实证中较低而在虚证中较高的倾向。在一定程度上提示肝脏不同的病理变化是慢性乙型肝炎的不同中医证型的内在基础。

引起胁痛的病因还有很多,除了肝炎外,还有肋间神经痛,胸胁扭挫伤,开胸术后引起的胁肋部麻木疼痛,胆囊炎,胸椎小关节紊乱引起右胁部疼痛等。中医在治疗上有其独特优势,值得借鉴。如刘氏等[6]用暖肝煎治疗肋间神经痛,王氏[7]用独活寄生汤加减治疗开胸术后胁肋部麻木疼痛 42 例,刘氏[8]用攒竹穴位治疗闪挫性胁背痛可供临床参考。

胁痛的临床研究取得了阶段性的进展。采用多法联用,内外合治的方法治疗胁痛是中医治疗优势。按严格的科研设计进行临床研究,探讨中医证型与实验室指标的相互关系,制定出统一疗效标准,可望进一步探明疾病的本质,提高疗效。

【小结】

胁痛是指一侧或两侧胁肋部发生疼痛。病因主要为外邪侵袭、肝气郁结、外伤瘀血、失血伤阴。病位主要责之于肝胆。病机关键为“不通则痛”和“不荣则痛”。辨证要领在于辨外感内伤,审气血虚实。治疗实证以理气、活血、清热、祛湿、通络为法,虚证以养血柔肝,理气和络为治。各证候间相互错杂,虚中有实,实中有虚,临证须详加辨证,审慎用药。同时注意调摄精神,节制饮食,劳逸适度。

附方

(1)小柴胡汤(《伤寒论》):柴胡　黄芩　半夏　人参　甘草　生姜　大枣。

(2)龙胆泻肝汤(《兰室秘藏》):龙胆草　泽泻　木通　车前子　当归　柴胡　甘草　生地。

(3)乌梅丸(《伤寒论》):乌梅　细辛　干姜　当归　附子　蜀椒　桂枝　黄柏　黄连　人参。

(4)硝石矾石散(《金匮要略》):硝石　矾石。

(5)柴胡疏肝散(《景岳全书》):陈皮　柴胡　枳壳　芍药　甘草　香附　川芎。

(6) 金铃子散(《素问病机气宜保命集》)：川楝子　延胡索。
(7) 左金丸(《丹溪心法》)：黄连　吴茱萸。
(8) 旋覆花汤加味(《金匮要略》)：旋覆花　新绛　葱。
(9) 复元活血汤(《医学发明》)：柴胡　瓜蒌根　当归　红花　甘草　山甲珠　大黄　桃仁。
(10) 鳖甲煎丸(《金匮要略》)：鳖甲　乌扇　黄芩　柴胡　鼠妇　干姜　大黄　芍药　桂枝　葶苈子　石韦　厚朴　丹皮　瞿麦　紫葳　半夏　人参　䗪虫　阿胶　蜂房　赤硝　蜣螂　桃仁。
(11) 一贯煎(《柳州医话》)：沙参　麦门冬　当归　生地　枸杞子　川楝子。

【现代研究】主要参考文献

[1] 高月求,孙学华. 王灵台教授治疗慢性肝病临床经验[J]. 中医药通报,2003,2(2)：86～88.
[2] 陈锦芳,赵军年,潘晨,等. 清热祛湿益肾方治疗慢性乙型肝炎湿热蕴脾证的临床研究[J]. 福建中医学院学报,2006,16(4)：10～11.
[3] 赵钢,陈建杰. 王灵台教授论中药透皮剂肝舒贴的研制思路[J]. 上海中医药大学学报,2003,17(1)：30～32.
[4] 陈静,王灵台,赵钢. 肝舒贴治疗慢性肝病胁痛的临床研究[J]. 上海中医药杂志,2004,38(10)：6～8.
[5] 蒋健,高月求,吴潇,等. 慢性乙型肝炎中医证型与实验室指标相互关系的研究[J]. 上海中医药杂志,2002,(6)：15～16.
[6] 刘洪义,刘长惠. 暖肝煎治疗肋间神经痛[J]. 山东中医杂志,2004,23(2)：83～84.
[7] 王伟. 独活寄生汤加减治疗开胸术后胁肋部麻木疼痛 42 例[J]. 河南中医学院学报,2005,5(20)：59～60.
[8] 刘淳. 攒竹治疗闪挫性胁背痛 26 例[J]. 中国针灸,2000,10：618～619.

疝　气

【定义】

疝气是指一侧或双侧睾丸、阴囊肿胀疼痛,或牵引少腹疼痛为主要临床表现的一类疾病。因类型不一又各具特征,或见阴囊肿硬发凉;或阴囊水肿状如水晶;或阴囊肿胀,一侧作痛时缓时急;或阴囊一侧肿大,时上时下;或阴囊肿硬、重坠,麻木不知痛痒。疝气可急骤起病,或渐进形成,或由急发而转为慢性过程。

【历史沿革】

疝之病名,首见于《内经》,并有"瘭疝"、"狐疝"、"癞疝"、"癃疝"、"疝瘕"、"厥疝"、"冲疝"等称谓,后世称之为"《内经》七疝"。如《素问·长刺节论篇》指出:"痛在少腹,腹痛不得大小便,病名曰疝。"《素问·骨空论篇》说:"任脉为病,男子内结七疝。"《素问·脉解篇》:"厥阴所谓疝"、"阴亦盛而脉(腹)胀不通,故曰癞癃疝也。"《灵枢·本脏》:"肾下则腰尻痛,不可俛仰为狐疝。"《素问·五脏生成篇》:"有积气在腹中,有厥气,名曰厥疝。"《素问·平人气象论篇》:"寸口脉沉而弱曰寒热,及疝瘕少腹痛。"《素问·骨空论篇》:"此生病,从少腹上冲心而痛,不得前后为冲疝。"等等。《内经》涉及的 7 种疝病,包括了睾丸之疝和腹中之疝,范围较广。其所述病因主要与"寒"、"气"有关,病位主要为肝经和任脉。这些论述为后世认识疝病打下了基础。

汉代张仲景阐述了"寒疝"病的临床症状和病因病机,提出了治疗方药。《金匮要略·腹满寒疝宿食病脉证治》指出:"腹痛,脉弦而紧,弦则卫气不行,即恶寒;紧则不欲食,邪正相搏,即为寒疝。寒疝绕脐痛,若发则自汗出,手足厥冷,其脉沉紧者,大乌头煎主之"、"寒疝腹中痛,及胁痛里急者,当归生姜羊肉汤主之"、"寒疝腹中痛,逆冷,手足不仁,若身疼痛,灸刺诸药不能治,抵当乌头桂枝汤主之。"《金匮要略·趺蹶手指臂肿转筋阴狐疝蛔虫病脉证治》云:"阴狐疝气者,偏有大小,时时上下,蜘蛛散主之。"

隋代巢元方《诸病源候论·诸疝候》中,对病机论述较详:"诸疝者,阴气积于内,复为寒邪所加,使营卫不调,气血虚弱,故风冷入其腹内而成疝也。疝者痛也,或少腹痛,不得大小便;或手足厥冷,绕脐痛,自汗出;或冷气上抢心腹,令心痛;或里急而腹痛,此诸疝非一,故云诸疝也。"

金元时期,对睾丸之疝进行了分类论述,张子和《儒门事亲·疝本肝经宜通勿塞》认为:"岂知诸疝,皆归肝经……故阳明与太阴厥阴之筋,皆会于阴器,唯厥阴主筋,故为疝者,必本之厥阴。"寒疝"其状囊冷,结硬如石,阴茎不举,或控睾丸而痛";水疝"其状肾囊肿痛,阴汗时出,或囊肿而状如水晶,或囊痒而燥出黄水";筋疝"其状阴茎肿胀,或溃或脓,或痛而里急筋缩";血疝"其状如黄瓜,在少腹两旁";气疝"其状上连肾区,下及阴囊";狐疝"其状如瓦,卧则如少腹,行立则出少腹入囊中";癞疝"其状因囊肿缒,如升如斗,不痒不痛者是也"。以上 7 疝,除了筋疝之外,都是在阴囊睾丸的部位发病,表现为肿胀疼痛,书中并有医案记载,说明张氏的分类,具有临床实践基础。

朱丹溪认为肝经湿热也是疝气的主要病因。《格致余论·疝气论》谓:"此证始于湿热在经,郁而至久,又得寒邪外束,湿热之邪,不得疏散,所以作痛。"并列举了肝经湿热所以产生的种种原因,提出治疗宜疏泄肝经之湿热,消导下焦之瘀血等方法。

明代张景岳分析了疝气的病因,提出了治病求本的原则,《景岳全书·杂证谟·疝气》指出:"疝气之病,有寒证亦有热证"、"必因先受寒湿或犯生冷,以邪聚阴分,此其肇端之始,则未有不因寒湿而致然者。及其病郁既久,则郁而成热则有之;或以阳脏之人,火因邪聚而湿热相资者亦有之。"在治疗上,"治疝必先治气","寒有寒气,热有热气,湿有湿气,逆有逆气,气在阳分则有气中之气,气在阴分则有血中之气,凡气实者必须破气,气虚者必须补气,故治疝者,必于诸证之中,俱当兼用气药。"此论点为治疗疝气病的主要法则，至今仍为临床所遵循。

清代尤在泾《金匮翼》中提出："至论疝病之因，有主寒者，有主湿热者，有火从寒化者，要之疝病不离寒、湿、热三者之邪，寒则急，热则纵，湿则肿，而尤必以寒气为主。"清代陈修园明确认为疝气就是睾丸的疾病，在其所著《医学实在易》中说："疝气者，睾丸肿大而痛也。"在《医学从众录》中又说："疝气，睾丸肿大牵引小腹而痛。"可见，他所指的疝气，已仅限于睾丸之疝。

综上所述，中医对疝气病的认识，经历了一个不断深化的发展过程。从《内经》、《金匮要略》、《诸病源候论》中所讨论的疝证，到本篇所讨论的疝气病，范围已逐渐缩小，辨证论治也更为明确。

【范围】

西医学中各种原因引起的急性、慢性附睾炎，睾丸炎、鞘膜积液、睾丸肿瘤、腹股沟斜疝、阴囊丝虫病等，出现睾丸、阴囊肿胀疼痛，或牵引少腹疼痛症状，均可参考本病进行辨证论治。

【病因病机】

疝气以睾丸、阴囊肿胀疼痛，或牵引少腹疼痛为临床特征，病位为足厥阴肝经、足少阴肾经、足太阴脾经，以及任脉的循行所过之处，故本病与以上诸经有密切关系。

1. **寒湿凝滞**　凡因感受寒湿之邪而致疝气病者，多为素体阳虚，或久居潮湿之地，病邪侵入之后，客于肝肾之经脉，以致寒湿凝滞，聚于阴分，因而成疝。《景岳全书·杂证谟·疝气》谓："必因先受寒湿或犯生冷，以邪聚阴分，此其肇端之始，未有不因寒湿而致然者。"

2. **湿热搏结**　湿热搏结而致疝者，或因寒湿之邪，久羁腑络阻痹，郁而化热；或因素有湿热在经，郁遏至久，复感外寒，湿热之邪不得外泄，随经下注于肝经任脉，搏结而成疝作痛。

3. **肝郁气滞**　情志抑郁，或忿怒号哭，或久立久坐，致肝失条达，不得疏泄，气机不畅，流窜走注于阴囊睾丸，肿痛而成疝。《医学入门·疝气》说："气疝上连肾腧，下及阴囊，得于号哭忿怒之郁而胀，或劳役坐马，致核肿胀。"

4. **痰结血瘀**　痰湿久积，流入下焦，郁结不化，注于肝经任脉而成疝气。或气滞日久，失治误治，或外力损伤，病邪深入血络，瘀血聚而成疝。

5. **气虚下陷**　先天禀赋不足，发育不全，气虚下陷，而成偏坠。或素体虚弱，阳气不足，复因操劳过度，或强力举重，以致中气下陷，少腹下坠，睾丸疼痛而成疝气。

总之，寒湿外感，湿热内侵，气虚体弱，痰结血瘀为疝气之主因；情志刺激，外力损伤，劳逸失度等等，又可诱发和加重本病。临床各种因素往往综合致病，如先天禀赋不足者，易因气虚下陷而成疝，若复感寒湿外邪，则寒湿凝滞与气虚下陷并见。情志抑郁，肝郁气滞致疝，若加之湿热内蕴，则气滞与湿热相合为病。任脉主一身之阴，一般见证多偏阴偏寒。本病初期多为寒湿证，郁久可化热；久病耗气，痰湿积聚，血瘀阻络，而成虚实错杂之证。

【诊断与鉴别诊断】

一、诊断

（一）发病特点

发病或急或缓。急性者突然发现睾丸阴囊肿胀疼痛，牵引少腹作痛。常伴有外邪侵袭，或强力负重等诱因。

多数患者起病即成慢性过程，或由急性过程逐渐转为慢性，初起患者自觉睾丸阴囊酸胀下坠，无明显红肿疼痛，渐进诸证加剧，病程迁延。

（二）临床表现

本病以睾丸阴囊肿胀，牵引少腹疼痛，或睾丸坚硬肿坠不知痛痒为主要临床表现。

疝气因类型不同，又各自具有相应的特征：

寒疝：阴囊肿硬发冷，睾丸痛引少腹，喜暖畏寒，舌苔白，脉象沉弦或沉迟。

水疝：阴囊水肿，状如水晶，或痛或痒，或囊湿出水，舌苔薄腻，脉弦。

气疝：阴囊肿胀偏痛，少腹有下坠感或疼痛，时缓时急，舌淡苔薄，脉弦。

狐疝：阴囊一侧肿大，时上时下，如有物状，卧则入腹，立则入囊，胀痛俱作。

㿗疝：阴囊肿硬重坠，如升如斗，麻木不知痛痒。

二、鉴别诊断

腹中之疝　本篇主要讨论睾丸之疝，应与腹中之疝鉴别。两种疝病虽都可有腹痛症状，但腹中之疝以腹痛为主要症状，无睾丸阴囊肿痛，而睾丸之疝在出现牵引少腹作痛的同时，必有阴囊睾丸肿胀疼痛。

【辨证论治】

一、辨证

（一）辨证要点

1. **注重查体**　通过患者主诉及局部检查，根据疝气病的不同特征，判断是属于何种疝气病。

2. **辨别病性**　寒滞肝脉者，以阴囊、睾丸疼痛，畏寒为特征。湿热下注者，阴囊、睾丸肿胀疼痛较著；属于虚者，多因劳累而加重；实证疝气，多为气滞血瘀，水湿下注，聚而不散，常见阴囊皮色青紫，触压则痛，阴囊肿胀如水晶。

3. **区别缓急**　疝气发病多缓，若突然有物坠入阴囊，疼痛难忍，甚则恶心呕吐，肢冷汗出，则应考虑发生嵌顿或绞窄，是为疝中急症，应积极合理治疗，不可贻误。

（二）证候

寒疝

［寒实证］

症状：阴囊肿硬而冷，甚则坚硬如石，控睾而痛，畏寒喜暖。舌苔白，脉沉弦。

病机分析：肝脉下络阴器，上抵少腹，阴寒内盛，聚于阴器，凝滞不通，故见阴囊冷痛；寒主收引，故肿而且硬，甚则坚硬如石；寒为阴邪，寒盛则阳气不布，故畏寒喜暖；苔白，脉沉弦，均为阴寒内盛之象。

[虚寒证]

症状：阴囊肿胀而冷，按之不坚，腹中切痛，痛引睾丸，形寒足冷，手足不仁。舌淡苔白，脉沉细而迟。

病机分析：素体肝肾不足，复感寒邪，入于厥阴之络，故阴囊肿胀而冷，按之不坚；阴寒内盛，故腹中切痛，痛引睾丸；形寒足冷，手足不仁，舌淡苔白，脉沉细而迟，均为内寒盛而兼血虚之征。

水疝

[寒湿证]

症状：阴囊肿胀，坠重而痛，如水晶状，囊湿汗出，或少腹按之作水声，小便短少。舌苔薄腻，脉弦。

病机分析：水湿内聚，又感寒邪，寒湿凝滞阴器，气不流畅，经脉不通，故阴囊肿胀，坠重而痛，水湿停聚，浸渍阴囊，故阴囊肿胀如水晶状；水湿外渗则囊湿汗出；水气相搏则少腹按之有声，水湿停聚，下焦气化失常，故小便短少；苔薄腻，脉弦，均为寒湿内阻肝经之征。

[湿热证]

症状：阴囊红肿而痛痒，皮肤破损而出黄水，小便短赤。舌苔黄腻，脉弦数。

病机分析：本证多在寒湿证的基础上发生，由于寒湿之邪久郁而化热，或复感外邪，故见阴囊红肿而痛痒，搔之则易损渗出黄水，甚则恶寒发热；湿热下注则小便短赤；舌苔黄腻，脉弦数，均为湿热内蕴之征。

气疝

[气滞证]

症状：阴囊肿胀偏痛，少腹结滞不舒，痛无定处，以胀为主，时因忿怒、号哭而引发。苔薄，脉弦。

病机分析：忿怒、号哭，导致肝气郁结，气机逆乱，流窜于下，则可使阴囊肿胀偏痛，少腹结滞不舒；气易流窜，故痛无定处，以胀为主；苔薄，脉弦均为肝气不疏之征。

[气虚证]

症状：阴囊肿胀偏痛，反复发作，遇劳则发，少腹胀痛有下坠感，小便短涩不畅。舌淡边有齿印，苔薄，脉弱无力。

病机分析：年老体衰，或劳累过度，劳则气耗，故气虚下陷而见阴囊肿胀偏痛，气虚不能统御，遇劳气虚更甚，故反复发作；少腹胀痛有下坠感，小便短涩不畅，均为气虚下陷之征；舌淡边有齿印、脉弱无力均为气虚之象。

狐疝

症状：阴囊偏有大小，时上时下，似有物状，卧则入腹，立则入囊，胀痛俱作。

病机分析：肝失疏泄，流注无定，聚散无常，故阴囊偏有大小，时上时下，似有物状；卧则气入腹中，入腹则痛止，立则气下入于囊中，而作肿痛。

㿗疝

[痰湿郁结]

症状：阴囊肿大粗厚，坚硬重坠，麻木不知痛痒，四肢重着。舌质紫暗，苔白腻，脉滑或沉弦。

病机分析：㿗疝之病，多得之于卑湿之地，湿性重着阴沉，厥阴之脉为水湿所阻，初期阴囊肿大，湿郁日久不化，渐至痰凝血滞，郁结于内，故见阴囊肿大粗厚，坚硬重坠；痰湿郁结，气血不畅，故麻木不知痛痒；四肢重着，为湿邪留滞。舌苔白腻，脉滑或沉弦为痰湿内阻之征。若见舌质紫暗，则病已深入血分。

[痰热蕴结]

症状：阴囊肿大粗厚，坚硬重坠，红肿痒痛。舌质红或紫暗，苔黄腻，脉滑数或弦数。

病机分析：痰湿郁久化热，或痰湿蕴结复感外邪，故除阴囊肿大粗厚，坚硬重坠外，尚有红肿痒痛。舌质红，苔黄腻，脉滑数或弦数均为痰热内蕴之象。

二、治疗

（一）治疗原则

1. **治气为主**　疝气病多在气分，故治疝应重视治气的原则。气壮血自行，气和肿自消。

2. **对因治疗**　根据寒热虚实具体病情，采用温化、泄热、补中、散结之法。

（二）治法方药

寒疝

[寒实证]

治法：温经散寒，疏肝理气。

方药：椒桂汤化裁。方中以桂枝、川椒、高良姜、吴茱萸、小茴香温经散寒，行气止痛；柴胡、陈皮、青皮疏肝理气；如气滞有寒，可用天台乌药散疏肝理气，加肉桂、吴茱萸以温经散寒。

[虚寒证]

治法：散寒行气，养血和肝。

方药：暖肝煎化裁。方中肉桂为温阳散寒之要药，小茴香、乌药、沉香行气止痛；当归、枸杞子养肝阴而和营血。

水疝

[寒湿证]

治法：化气利水。

方药：五苓散加味。方中猪苓、茯苓、泽泻行水利湿，桂枝通阳化气，白术健脾，可酌加橘核、木香等以助疏肝调气。若有水气聚结，宜加用禹功散以行气逐水。

[湿热证]

治法：泄热利水。

方药：大分清饮化裁。方中猪苓、茯苓、泽泻、车前子渗湿利水，枳壳行气，栀子清利三焦湿热，可加黄柏、龙胆草以助清热利湿之力。

气疝

[气滞证]

治法：疏肝理气。

方药：天台乌药散化裁。方中乌药、木香行气导滞；茴香、高良姜暖下散寒；青皮疏理肝气；槟榔导滞下行；川楝子治疝止痛。

[气虚证]

治法：益气举陷。

方药：补中益气汤加味。方中重用黄芪、党参补益中气；升麻、柴胡升清举陷，以助参芪升阳之功；白术健脾化湿，陈皮和胃理气。若虚中夹滞，可酌加橘核、小茴香、川楝子疏肝导滞止痛，兼肾气虚者加巴戟天、淫羊藿、肉桂等以温阳益肾纳气。

狐疝

治法：疏肝理气。

方药：导气汤化裁。方中川楝子、小茴香、木香疏肝调气，吴茱萸温经散寒，可加乌药、延胡索、青皮、橘核等以暖肝行气。若久病气虚，可加用人参、黄芪、柴胡、升麻之类以益气升阳；血分不足者，宜入当归、白芍以养血柔肝；阴寒内盛，可加肉桂、附片以温经散寒。

㿉疝

［痰湿郁结］

治法：行气利湿、软坚消肿。

方药：橘核丸化裁。方中橘核、木香、厚朴、枳实、川楝子行厥阴气分；桃仁、延胡索行厥阴血分；肉桂通阳；昆布、海藻软坚消肿。郁结甚者，可加三棱、莪术之类；痰湿重者，可加苍术、茯苓、半夏、贝母等。偏于气滞者，可用三层茴香丸。

［痰热蕴结］

治法：清热化湿、软坚消肿。

方药：龙胆泻肝汤合橘核丸加减。橘核丸各药功效见前；龙胆泻肝汤以龙胆草、黄芩、栀子苦寒清热，柴胡条达肝气，生地、当归养肝入血，车前子、泽泻清利下焦湿热。

（三）其他治法

1. **针灸治疗**　寒疝及水疝以灸为主，狐疝、气疝、㿉疝既可针又可灸，主要选用任脉及足厥阴肝经穴位，主穴：大敦、气海、关元、中极、神阙等。

2. **盐熨法**　以食盐500～1 000克炒热后用布包，熨少腹部，可使疼痛减轻或缓解。适用于疝气病的寒证。

3. **熏洗法**　用雄黄30克，矾石60克，生甘草20克煎水熏洗阴囊，有较好的止痛作用。

4. **外敷法**　以鲜地骨皮和糯米饭，捣烂后外敷睾丸处，局部感热痒即除。可治睾丸肿痛。

【转归及预后】

疝气起始多为寒疝或气滞；若迁延失治，寒湿久郁化热，或复感外邪，则热毒壅盛，阴囊睾丸可以溃烂成痈，病属实证。疝气病程迁延则可致气虚下陷，病情由实转虚。疝气多属气分病，日久亦能向血分转化，导致痰凝血瘀。尚有部分患者长期痰瘀积聚而成为癌瘤，病情则较凶险。疝气预后大多良好。狐疝患者，有时虽不易根治，但治疗后亦可使症状减轻。由于热毒壅盛而致阴囊溃烂成痈，应积极治疗，密切观察。痰瘀结聚而成癌瘤者，预后较差。

【预防和护理】

注意卫生，减少外邪侵袭，居处环境避免潮湿，避免情志过极。素体虚弱者，不宜强力举重或剧烈运动。

本病急性发作时应注意休息；若属慢性过程，亦应避免过分劳累。内裤要宽松柔软，以免磨损肿大的阴囊、睾丸。必要时可用布袋或弹性绷带托住肿胀的阴囊，以减轻坠胀和疼痛。阴囊要保持清洁，若已有破溃须避免污染。

【现代研究】

睾丸炎、腹股沟斜疝是影响男性生活质量及健康状况的常见病和多发病。根据文献报道，在中医理论指导下，各地多采用包括中药、针灸、熏洗、外敷药袋等中医药特色综合治疗方法，对缓解疼痛，改善症状取得较好效果。

在药物应用方面，福建省中医研究所等[1]报道运用地方草药蟞蜞菊、厚叶草、白毛藤、桂圆肉等为主方，治疗51例急慢性睾丸炎，其中痊愈41例，基本治愈10例。殷氏[2]报道以温经散寒活血通络为法，运用当归、川芎、白芷、防风、甘草、细辛、红花、连翘、乳香、没药等药物组成“神圣代针散”，治疗11例急慢性睾丸炎及副睾炎，服药后1～2日体温下降，睾丸红肿疼痛缓解，3～5日痊愈。姜氏[3]报道以清热除湿，软坚散结，行气止痛为法，以金银花、黄芩、赤芍、生地、橘核、萹蓄、野菊花、柴胡、连翘、木通、桃仁、红花、栀子、甘草等组成“银黄桃红汤”，治疗急性睾丸炎52例，痊愈46例。腮腺炎性睾丸炎为腮腺炎后常见并发症，可破坏生精细胞，导致男性不育症。郑氏[4]报道运用中药内服外敷治疗腮腺炎性睾丸炎30例，内服由金银花、蒲公英、菊花、紫花地丁、天葵子、荔核、橘核、贯众、蝉蜕组成的“消毒饮”，外用适量新鲜仙人掌，去皮捣烂平铺到塑料薄膜上，外敷患处阴囊。每日更换1次，治疗15日为一个疗程。临床治愈24例。

针灸治疗急性睾丸炎，疗程较短。如徐氏[5]报道用针灸治疗13例急性睾丸炎，12例有显著效果，一般经针剂治疗4～5日即可痊愈或显著好转，采用穴位为三角穴、关元、归来、三阴交。吴氏[6]报道针刺三阴交、关元、水道、太冲等穴位治疗睾丸炎，一般3日可以治愈。

运用中药疝气袋治疗腹股沟疝，为中医药特色疗法。刘氏等[7]报道运用中药疝气袋治疗腹股沟疝325例，其中痊愈215例。使用的疝气治疗袋由腰带、束带及中药袋3部分组成，中药袋由黄芪、升麻、沉香、小茴香、川楝子、吴茱萸、延胡索、冰片组成。治疗共分三个阶段，每个阶段1个月，每月所用药袋药物视病情酌定。

睾丸鞘膜积液与“水疝”类似，冯氏[8]报道运用中药治疗100余例患者，一般服药7～10剂即有效果，2～3星期可痊愈。常用方剂为当归四逆汤加减。廖氏[9]报道用补脾活血利水法治疗睾丸鞘膜积液30例，治愈19例。处方由党参、黄芪、白术、桃仁、泽兰、香附、青皮、吴茱萸、小茴香、橘核、荔枝核、泽漆、车前子、甘草组成，该方具有补脾益气，活血利水，疏肝散寒之功效，值得进一步观察。

【小结】

疝气是指睾丸、阴囊肿胀疼痛或牵引少腹疼痛的一类疾病，临床具有多种类型。病位与足厥阴肝经、任脉较为密切。温经散寒，疏肝理气，养血和肝，化气利水，清热利湿，益气举陷，软坚消积为基本治法。

附方

(1) 椒桂汤(《温病条辨》): 桂枝　川椒　高良姜　柴胡　小茴香　陈皮　吴茱萸　青皮。

(2) 天台乌药散(《医学发明》): 乌药　木香　小茴香　高良姜　槟榔　青皮　川楝子。

(3) 暖肝煎(《景岳全书》): 肉桂　小茴香　茯苓　乌药　枸杞子　当归　生姜　沉香。

(4) 五苓散(《伤寒论》): 白术　云苓　桂枝　泽泻　猪苓。

(5) 禹功散(《儒门事亲》): 牛蒡子　小茴香。

(6) 大分清饮(《景岳全书》): 栀子　猪苓　茯苓　泽泻　木通　枳壳　车前子。

(7) 补中益气汤(《脾胃论》): 人参　黄芪　白术　甘草　当归　陈皮　升麻　柴胡。

(8) 导气汤(《和剂局方》): 川楝　木香　小茴香　吴茱萸。

(9) 橘核丸(《济生方》): 橘核　海藻　昆布　川楝　厚朴　木通　枳实　延胡索　桂心　木香。

(10) 龙胆泻肝汤(《兰室秘藏》): 龙胆草　泽泻　木通　车前子　当归　柴胡　甘草　生地黄。

(11) 三层茴香丸(《证治准绳·类方》): 大茴香　川楝子　沙参　木香　荜茇　槟榔　茯苓　黑附子。

【现代研究】主要参考文献

[1] 福建省中医研究所. 中草药治疗疝气 51 例初步报告[J]. 福建中医药, 1959, (6): 244.

[2] 殷慕道. "神圣代针散"治疗急性副睾炎及睾丸炎 11 例报告[J]. 中医杂志, 1960, (1): 32～33.

[3] 姜杰. 自拟银黄桃红汤治疗急性睾丸炎 52 例临床观察[J]. 长春中医学院学报, 1998, (9): 21.

[4] 郑文通. 中药内服外敷治疗腮腺炎性睾丸炎 30 例[J]. 实用中医杂志, 2002, (10): 16.

[5] 徐少成. 针灸治疗急性睾丸炎 13 例疗效观察[J]. 中医杂志, 1959, (12): 57.

[6] 吴国森. 针刺治疗睾丸炎[J]. 江苏中医杂志, 1980, (5): 39.

[7] 刘学平. 中药疝气治疗袋治疗腹股沟疝 325 例疗效观察[J]. 武警医学, 1998, (11): 644.

[8] 冯祝祥. 当归四逆汤治疗睾丸鞘膜积液[J]. 成都中医学院学报, 1981, (1): 21.

[9] 廖志香. 补脾活血利水法治疗睾丸鞘膜积液 30 例[J]. 中国中医药信息杂志, 2002, (2): 53.

第七章
肾系病证

淋证

【定义】

淋证是以小便频急短涩、滴沥刺痛、小腹拘急，或痛引腰腹为主要临床表现的一类病证。因病变类型不一又各具特征，或见尿液红赤，甚至溺出纯血，或尿液浑浊如米泔脂膏样，或随尿液排出砂石。淋证可急骤起病，或渐进形成，反复发作。亦常并发于多种急、慢性疾病过程中。

【历史沿革】

淋证之名，首见于《内经》，有"淋"、"淋溲"、"淋满"等名称。汉代张仲景在《金匮要略·消渴小便(不)利淋病脉证治》中对本病的症状作了记述："淋之为病，小便如粟状，小腹弦急，痛引脐中。"并在《金匮要略·五脏风寒积聚病脉证治》中指出其病机为"热在下焦"。《中藏经》已认识到淋证是属于一种全身性的病证，诸如"五脏不通，六腑不和，三焦痞涩，营卫耗失"等皆可导致。且根据其临床表现不一，提出了淋有冷、热、气、劳、膏、砂、虚、实 8 种，为淋证临床分类的先河。其中关于热淋、气淋、膏淋、砂淋的临床特征颇能突出重点。对砂淋的成因、发病和预后也有一定认识，其描述说："砂淋者，腹脐中隐痛，小便难，其痛不可忍，须臾，从小便中下如砂石之类。"乃"虚伤真气，邪热渐强，结聚而成砂。又如以水煮盐，火大水少，盐渐成石之类"，"非一时而作也，盖远久乃发，成即五岁，败即三年，壮人五载，祸必至矣。宜乎急攻。八淋之中，唯此最危"。

《外台秘要·诸淋》记载，北周姚僧坦《集验方》已提出淋分 5 种："五淋者，石淋、气淋、膏淋、劳淋、热淋也。"五淋之名，后世多相沿袭用，但临床一般分为气、血、石、膏、劳五种。如《济生方·淋利论治》说："淋之为病，种凡有五，气、石、血、膏、劳是也。"上述 2 种"五淋"所指内容的差异在于血淋、热淋的有无。原因在于当时认为两者同属一类，仅程度轻重不同。如隋代巢元方《诸病源候论·诸淋病候》谓："血淋者，是热淋之甚者。"

隋唐以来对淋证的病机分析已较清晰，并在实践中积累了相关的治疗方剂和药物。

《诸病源候论·诸淋病候》中明确提出了淋证的病位在肾与膀胱，并论述了两者之间的关系，阐发了症状发生的机制："诸淋者，由肾虚而膀胱热故也。"肾与膀胱互为表里，俱主水，水入小肠而下于胞，行于阴而为溲便也。肾气通于阴。阴，津液下行之道也。膀胱，津液之府，热则津液内溢，水道不通，"肾虚则小便数，膀胱热则水下涩，数而且涩，则淋沥不宣。故谓之淋"。巢元方以肾虚为本，膀胱热为标的淋证病机分析，具有重大的理论及实践意义，为后世多数医家所宗，成为临床上诊治淋证的主要病机理论。巢氏在归纳淋证皆"肾虚而膀胱热"的病机共性的同时，还对诸淋各自不同的病机特性进行了探讨。如："气淋者，肾虚膀胱热气胀所为也"；"热淋者，三焦有热，气搏于肾，流入于胞而成淋也"；"石淋者，肾主水，水结则化为石，故肾客砂石，肾虚为热所乘"；"膏淋者……此肾虚不能制于肥液"；"劳淋者，谓劳伤肾气而生热成淋也。"这种既注意淋证共性，又强调不同淋证个性的病机分析方法，为临床治疗不同淋证提供了理论依据。此外，《诸病源候论》中还有"宿病淋，今得热而发者"的记述，已认识到淋证有复发情况存在。

唐代孙思邈《千金要方》载有治淋方剂 53 首，王焘《外台秘要》收录有 35 首，其中保存了若干唐代以前的方剂。后者还多按诸淋、五淋、石淋、气淋、膏淋、热淋等分门别类排列，并载有鳖甲、牛角等治疗石淋的单方。

自宋元至明清，淋证的病因病机理论得到了充实，形成了比较完整的认识。其中，突出了热邪、热毒、湿热在致病中的重要作用，提出了淋证的发生亦与心和小肠以及气血病变有关。同时，逐步确立了辨证论治和治病求本的原则，积累了许多行之有效的方药，丰富和发展了临床治疗手段。

金代刘完素本于《内经》气血贵乎流通的理论，认为淋证的病机与气血郁结有关，强调热邪在发病中的重要性。《素问玄机原病式·六气为病·热类》谓：盖因"热甚客于肾部，干于足厥阴之经庭孔，郁结极甚而气血不能宣通"。朱丹溪除承袭"肾虚而膀胱生热"之说外，还重视心与小肠病变与淋证发生的关系。《丹溪心法·淋》说："大凡小肠有气则小便胀，小肠有血则小便涩，小肠有热则小便痛。"进而提出治疗原则："执剂之法，并用流行滞气，疏利小便，清解邪热。其于调平心火，又三者之纲领焉。心清则小便利，心平则血不妄行。"并指出了淋证与转胞、癃闭、遗溺以及血淋与尿血的鉴别要点。这些都是临床经验的总结，具有较高的实用价值。

明代王肯堂提出了淋证应随病本不同而异其治的主张。《证治准绳·淋》阐述:“淋病必由热甚生湿,湿生则水液浑浊凝结而为淋。”而“五脏六腑,十二经脉,气皆相通移”,故“初起之热邪不一,其因皆得传于膀胱而成淋。若不先治其所起之本,止从末流胞中之热施治,未为善也”。张景岳则进一步提出淋证与“积蕴热毒”有关,并把病程的长短作为辨证的一项重要内容。《景岳全书·淋浊》谓:“淋之初病,则无不由乎热剧,无容辨矣。但有久服寒凉而不愈者,又有淋久不止及痛涩皆去,而膏液不已,淋如白浊者,此惟中气下陷及命门不固之证也。故必以脉以证,而察其为寒为热为虚,庶乎治不致误。”对淋证的治疗倡导“凡热者宜清,涩者宜利,下陷者宜升提,虚者宜补,阳气不固者宜温补命门”的随证施治原则。

清代尤在泾所著《金匮翼·诸淋》中提出了诸淋的区别并非绝对,往往与病程有关的观点:“初则热淋、血淋,久则煎熬水液,稠浊如膏如沙如石也。”在治疗方面强调“散热利小便,只能治热淋、血淋而已。其膏沙石淋,必须开郁行气,破血滋阴方可”。这些观点反映了当时医家已认识到各种淋证可以互相转化,或同时存在。特别是其提出石淋“开郁行气,破血滋阴”的治疗原则,对临床的指导意义,已被现代中西医综合治疗尿路结石症的研究结果所证实。

【范围】

淋证包括西医学各种原因所引起的泌尿系统感染和非感染炎症刺激,前者如膀胱、尿道、前列腺和阴道感染性炎症;后者如慢性间质性膀胱炎、非感染性阴道炎、理化因素刺激等。尿路结石、肿瘤、结核、异物、乳糜尿等病症所致的尿路刺激征,以及膀胱神经调节功能失调等,可参考本篇进行辨证施治。

【病因病机】

淋证以小便频急短涩,滴沥刺痛,小腹拘急为主要病机表现,反映其病位在肾与膀胱,并涉及肝脾心诸脏。多因湿热秽浊之邪蕴结,膀胱气化失常;或因情志失调,气血不畅,水道不利;或劳伤久病,脾肾亏虚,脏腑气化无权所致。淋证在病变发展过程中,可表现为不同的阶段性和不同的病机。

1. **膀胱湿热**　湿热多受自于外,亦可由内而生。感于外者,或因下阴不洁,秽浊之邪上犯膀胱;或由他脏邪热移入膀胱,如小肠邪热,或心经火热炽盛,传于其腑,移入膀胱;或下肢感受丹毒,壅遏脉络,波及膀胱。生于内者,多因过食肥甘酒热之品,脾胃运化失常,积湿生热,湿热下注膀胱,由于膀胱为州都之官,津液贮藏之所,气化水始能出,湿热邪气蕴结膀胱,气化失司,水道不利,遂发为淋证。若湿热毒邪客于膀胱,小便灼热刺痛,则为热淋;若膀胱热盛,热伤阴络,迫血妄行,血随尿出,则为血淋;若湿热久蕴,煎熬水液,尿液凝结,日久尿中杂质沉积化为砂石,则为石淋;若湿热稽留,注于下焦,阻滞络脉,脂液不循常道,渗于膀胱,与尿液相混,则为膏淋。总之,在热淋、血淋、石淋、膏淋的初期或急发阶段,膀胱湿热为其主因。

2. **肝郁气滞**　郁怒伤肝,肝失疏泄,气血不畅,脉络瘀阻,或气郁化火,气火郁于下焦,以致膀胱气化不利,而成为淋。少腹为足厥阴肝经循行之处,气滞不宣,下焦瘀滞,气化失司,故少腹作胀,小便艰涩疼痛,余沥不尽,发为气淋之实证。

3. **脾肾亏虚**　肾与膀胱互为表里,其间经脉连属,水道相通,关系至为密切。或因禀赋不足,先天畸形,年老久病,肾气虚弱;或因产后、劳伤、导尿、砂石积聚,损伤肾气,皆可使外邪易于侵袭膀胱,罹患淋证。久淋不愈,病情缠绵或失治误治,脾肾亏虚,正气耗伤,脏腑功能失调,从而形成各种虚证类型。若肾阴不足,阴虚火旺,虚火扰动,迫血妄行者,则为血淋;若中气不足,气虚下陷者,则为气淋;若下元不固,精微脂液失于摄纳,尿液滑腻如脂膏者,则为膏淋;病程缠绵,遇劳复发者,则为劳淋。

另外也有淋证日久,或过用通利,或热毒炽盛,损及心气心阴,虚火盛于上,肾阴亏于下,心肾不交,水火失济,肾失固涩,转为劳淋者,称为“上盛下虚”之证。若淋证过用苦寒,伤中败胃;或恣用辛香,耗气损脾;或淋久不愈,湿热害脾,以致脾气虚弱,中气下陷,而为劳淋及气淋。素体脾虚及思虑劳伤心脾者较易发生。

总之,淋证的基本病机为湿热蕴结下焦,肾与膀胱气化不利。病变部位主要在膀胱与肾,涉及心肝脾诸脏。其病变基本规律,初起湿热为患,多属实证。病程迁延反复则呈现虚实转化。其转归,淋证各型并非绝对彼此孤立,因病变发展规律所致,不同类型之间可存在一定的交叉和联系。在慢性化阶段,常表现为各证型之间参差互见,虚实错杂,多脏受损。

【诊断与鉴别诊断】

一、诊断

(一)发病特点

急性热淋、血淋,通常多见于女性。妊娠期或施行腹部手术后发生率较高。

各种淋证均可迁延反复。长期卧床或兼有消渴、中风、癃闭、肿瘤等其他疾病,特别是人体处于慢性衰弱状态时,患病率往往与年龄呈正相关。

(二)临床表现

小便频、急、短、涩、痛为诸淋之基本表现。尿频可日达十数次以上,尿意急迫,排尿涩滞,灼热疼痛,余沥不尽。

淋证病因不同,又各自具有相应的证类特征:

热淋:起病多急骤,或伴有发热,排尿灼热刺痛,小腹拘急。

血淋:排尿刺痛,尿血或夹血丝、血块。

气淋:小腹胀满较明显,小便艰涩疼痛,尿后余沥不尽。

膏淋:尿液浑浊如米泔水样或滑腻如膏脂,排尿涩滞不畅。

石淋:以尿中排出砂石为特征,发作时小便窘急不能卒出,或尿流中断,尿道刺痛,痛引少腹,或腰腹绞痛,尿出砂石而痛止。临床根据病史,结合影像学检查,有助于确立诊断。

劳淋：病程经久，迁延反复，遇劳诱发或加重，小便淋沥不已，涩痛不著，小腹重坠及尻。

二、鉴别诊断

1. **癃闭**　癃闭以排尿困难、小便量少，甚至点滴全无为特点。其小便量少，排尿困难与淋证相似，但淋证尿频而疼痛，虽每次小便量少，但每日排尿总量多为正常。癃闭则无尿痛，每日排出尿量低于正常，严重时小便闭塞，无尿排出。一般来讲，癃闭较淋证为重。预后较差。《景岳全书·癃闭》说："最危最急证也。水道不通，则上侵脾胃而为胀，外侵肌肉而为肿，泛及中焦则为呕，再及上焦则为喘。数日不通，则奔迫难堪，必致危殆。"

2. **尿血**　血淋和尿血都有小便出血，尿色红赤，甚至溺出纯血等症状，其鉴别要点是有无尿痛。《丹溪心法·淋》谓："痛者为血淋，不痛者为尿血。"血淋多属实证，尿血以虚证多见。

3. **尿浊**　尿浊是以小便浑浊不清、白如米泔为主症，但尿出自如，无疼痛滞涩感，与淋证不同。

此外，临床尚有淋浊、精浊之证，可伴见尿频、尿痛等类似淋证的症状。但这些病证都各有其临床特点，详见于相关章节。

【辨证论治】

一、辨证

（一）辨证要点

1. **明辨类别**　由于每种淋证都有不同的病机，各自的临床类型和相应的发展变化规律，因此，辨别其为何种淋证，就是抓住了辨证的纲领，有利于指导辨证，采取针对性治疗措施。以热淋为例，病因湿热毒邪蕴结膀胱所致，属于实证，治宜利尿通淋，清热解毒之法以祛邪。而血淋虽与热淋均属下焦有热，但病机为热伤血络，病性有虚实之别，治疗还须酌情参以清心、凉血、止血之品，故与热淋不同。

2. **审察虚实**　辨别淋证虚实的主要依据有三：一是病程。淋证初起多因膀胱湿热，其病在腑，属于实证；病久不愈，出现肾气不足、脾虚气陷、气阴两虚等脏气虚损病象，转为虚证或虚实错杂。二是淋证特有的水道不利症状，其中有无尿痛是鉴别虚实的重要指征。《慎斋遗书·淋》说：尿"痛者为实，不痛者为虚"。《证治要诀·淋》说："有小便艰涩如淋，不痛而痒者"属虚。从临床观察所见，尿痛的轻重程度往往与湿热邪气的盛衰成平行关系，尿痛甚者湿热邪气亦甚，随着湿热邪气被清除，尿痛也减轻或消失，这在热淋、血淋尤为明显。在伴有高热恶寒的情况下，有时尿痛反不明显，则属例外。三是小便色泽及全身阴阳失调情况。小便浑浊黄赤多为湿热邪气盛，溺液清白多为邪退或正虚。小便色泽对辨别血淋的虚实有着特别重要的意义。如《医宗必读·淋证》把血淋分为血热、血瘀、血虚和血冷4种。辨别方法是：血热者，尿时灼热刺痛，血色鲜红，脉有力；血瘀者，尿时茎中痛如刀割，血色紫暗有块，小腹硬满，脉沉弦或数；血虚者，尿时疼痛不剧，尿色淡红，脉虚数；血冷者，尿时血色晦暗，面色枯白，脉沉迟。故根据尿血色泽，结合尿痛程度的轻重和其他四诊所见，可作为临床审察虚实的重要参考。

3. **区分缓急**　淋证可由实转虚，因虚致实，或虚实参差，且各种类型也可相兼或转化。因而辨证时须区分标本缓急。一般而言，正气为本，邪气为标；病因为本，见证为标；旧病为本，新病为标。以劳淋转为热淋为例，劳淋最突出的问题是病情的反复发作与慢性化。从邪与正的关系看，劳淋的正虚是本，热淋的邪实是标。根据急则治标、缓则治本和治病必求其本的原则，当以治热淋为急务，从而确定利尿通淋、清热解毒的治法，选用相应药物，俟湿热已清，转以扶正为主。

（二）证候

[热淋]

症状：小便频数，急迫不爽，尿色黄赤，灼热刺痛，或痛引小腹拘急不适，或伴腰痛拒按；或有寒热，口苦，呕恶；或兼便秘。舌苔黄腻，脉濡数。

病机分析：湿热毒邪，客于膀胱，气化失司，水道不利。盖火性急迫，故溲频而急；湿热壅遏，气机失宣，故尿出艰涩，灼热刺痛；湿热蕴结，故尿黄赤；腰为肾之府，若湿热之邪侵犯于肾，则腰痛而拒按；上犯少阳，而现寒热起伏，口苦呕恶；热甚波及大肠，则大便秘结；苔黄腻，脉濡数，均系湿热为病之象。

[血淋]

症状：实证见尿色红赤，或夹紫暗血块，溲频短急，灼热痛剧，滞涩不利，甚则尿道满急疼痛，牵引脐腹，舌红、苔薄黄，脉数有力；虚证见尿色淡红，尿痛滞涩不著，腰酸膝软，五心烦热，舌红少苔，脉细数。

病机分析：湿热下注膀胱，热伤阴络，迫血妄行，以致小便涩痛而尿中带血。或心火炽盛，移于小肠，热迫膀胱，血热伤络，故血与溲俱下，血淋乃作。《证治准绳·淋》谓："心主血，气通小肠，热甚则搏于血脉，血得热则流行入胞中，与溲俱下。"若热甚煎熬，血结成瘀，则溲血成块，色紫而暗，壅塞膀胱，而现小腹急满硬痛。舌红苔黄，脉数有力，均为实热的表现。

若素体阴虚，或淋久湿热伤阴，或夙患痨瘵，乃至肾阴不足，虚火亢盛，损伤阴络，溢入膀胱，则为血淋之虚证。

[气淋]

症状：实证见小便艰涩疼痛，淋沥不畅，余沥难尽，少腹胀满，甚则胀痛难忍，苔薄白，脉沉弦；虚证见尿频溲清，滞涩不甚，余沥难尽，小腹坠胀，空痛喜按，不耐劳累，面色㿠白，舌质淡，脉虚细无力。

病机分析：肝主疏泄，其脉循少腹，络阴器，绕廷孔。肝郁气滞，郁久化火，气火郁于下焦，或兼湿热侵袭膀胱，壅遏不能宣通，故脐腹满闷，胀痛难受，小便滞涩淋沥。此为实证。

年高体衰，病久不愈，或过用苦寒、疏利之剂，耗气伤中，脾虚气陷，故小腹坠胀，空痛喜按；气虚不能摄纳，故溲频尿清而有余沥；小便滞涩不甚，是为气淋之属虚者。

[石淋]

症状：实证见小便滞涩不畅，尿中排出砂石，或尿不能卒出，窘迫难忍，痛引少腹，或排尿时尿流中断，或腰痛如绞，牵引少腹，连及外阴，尿中带血，苔薄白或黄，脉弦或数；虚实夹杂证见病程迁延，砂石滞留，伴见腰酸隐痛，或少腹空痛，脉细而弱。

病机分析：湿热下注，化火灼阴，煎熬尿液，结为砂石，瘀积水道，而为石淋。积于下则膀胱气化失司，尿出不利，甚则欲出不能，窘迫难受，痛引少腹。滞留于上，则影响肾脏司小便之职，郁结不得下泄，气血滞涩，不通则痛，由肾而波及膀胱、阴部。砂石伤络则为尿血。

砂石滞留，病久耗气伤阴，但终因有形之邪未去，而呈虚实夹杂之证。

［膏淋］

症状：实证见小便浑浊如米泔水，置之沉淀如絮状，上有浮油如脂，或夹凝块，或混有血液，尿道热涩疼痛，舌质红，苔黄腻；虚证见病久不已，或反复发作，淋出如脂，涩痛不著，形体日渐消瘦，腰酸膝软，头昏无力，舌淡苔腻，脉细数无力。

病机分析：下焦湿热，阻于络脉，脂液失其常道，流注膀胱，气化不利，不能分清泌浊，故尿液混浊如膏，便时不畅。属于实证。

病久肾气受损，下元不固，不能摄纳脂液，故淋出如脂。伴见形瘦乏力，腰膝酸软等虚象。

［劳淋］

症状：病程缠绵，时轻时重，遇劳加重或诱发。尿液赤涩不甚，溺痛不著，淋沥不已，腰酸膝软，神疲乏力。舌质淡，苔薄，脉虚弱。

劳淋细分还有心劳、脾劳、肾劳之不同：

心劳者，可因思虑劳心而加重。伴见小便滞涩，尿意不尽，小腹微胀，心悸短气，困倦乏力，口干舌燥，失眠多梦，舌尖红，苔薄白，脉细或数等气阴不足，虚热内生征象。

脾劳者，每遇劳倦则病情加重，小腹坠胀，迫注肛门，便意不尽，小便点滴而出，精神困惫，少气懒言，脉细，苔薄白。

肾劳者，多因劳伤日久，兼见腰痛绵绵，小便频数，尿有热感，五心烦热，舌红少苔，脉细或数，属肾阴不足。若兼腰膝酸软，尿频清长，颜面虚浮无华，脉细或沉，舌淡苔薄白者，为肾气虚。并见畏寒怯冷、四肢不温者，为肾阳虚。

病机分析：淋证日久，或病情反复，邪气伤正；或过用苦寒清利，损伤正气，转为劳淋。而思虑劳倦日久，损伤心脾肾诸脏，正气益虚，遂使病情加重。夫肾虚则小便失其所主，脾虚气陷则小便无以摄纳，心虚则水火失济，心肾不交，虚火下移，膀胱失约，劳淋诸证由之而作。

此外，尚有淋证之特殊者，名曰冷淋，亦名寒淋。除具淋证的一般症状外，伴有口鼻气冷，喜饮热汤，肢厥喜温，先寒栗而后溲便等虚寒征象。系因肾气虚弱，复感寒邪，膀胱虚冷，气化失司使然。《诸病源候论·诸淋病候》谓："寒淋者……由肾气虚弱，下焦受于冷气，入胞与正气交争，寒气胜则战寒而成淋。"

二、治疗

（一）治疗原则

1. **实则清利，除邪务尽** 淋证临床须区分病程时序，确立治疗原则。在病变初起或急性发作阶段，多属湿毒瘀热蓄于下焦。治疗重在清利解毒、泄化瘀热。其以膀胱湿热为主者，治宜清热利湿；以热灼血络为主者，治宜凉血止血；气滞血瘀者，理气化瘀；砂石结聚者，涤除砂石。用药应保证足够的剂量和适当的疗程，除邪务尽，以杜病邪上犯及病情迁延反复。

2. **虚则补益，兼顾余邪** 正虚不足者，当视其所损脏气而益之，或滋肾，或补中，或益气养阴。虚实夹杂者，多因病程经久，迁延反复，正气已伤，余邪留恋。由于正邪的彼此消长，以致时作时止，缠绵难愈。古人有"淋无虚证"、"淋无补法"之说，意在强调临床纯虚者少。治疗宜注重整体辨析，综合调节脏腑功能，补虚泻实兼顾，或攻补相间而施。此为淋证及其转归的特殊性。

（二）治法方药

［热淋］

治法：清热解毒，利湿通淋。

方药：八正散加减。方中萹蓄、瞿麦、车前子、滑石、灯心草通淋利湿；栀子、大黄泻热解毒通腑，使湿热从大小便分利而出。热象明显者，酌加金银花、连翘、白花蛇舌草、蚤休、败酱草、土贝母、土茯苓等清热解毒之品；腹胀便秘甚者，加用枳实，并加重大黄用量；小腹坠胀者，加川楝子、乌药以理气疏导。若膀胱湿热毒邪极甚，上犯少阳，伴见寒热、口苦、呕恶者，可合小柴胡汤以和解少阳，通利膀胱，清热解毒。若热毒入血，蔓延三焦，而属热淋急性重证阶段，当急则治其标，用黄连解毒汤合五味消毒饮，清热、泻火、解毒，其时中药可日服 2 剂，昼夜 4 次分服，以顿挫热势。

素体阴虚，舌上少苔，脉细数者，用猪苓汤育阴、利尿、通淋。血虚舌淡脉细，面色萎黄少华者，用五淋散养血通淋。此二方清热解毒之力均嫌不足，热毒较甚者，宜加金银花藤、车前草、紫花地丁等清热解毒之品。

［血淋］

治法：实证宜清热通淋，凉血止血；虚证宜滋补肾阴，清热止血。

方药：实证用小蓟饮子化裁。方中通草、滑石、淡竹叶、栀子、甘草梢清心泻热通淋；生地、炒蒲黄、藕节、小蓟凉血止血。组方体现了"心清则小便利，心平则血不妄行"的治疗原则。病势较重者，加黄芩、白茅根；便秘者加大黄；出血量多，色暗有块者，加三七、琥珀粉、川牛膝等化瘀止血。病情较轻者，用火府丹加白茅根、茜草根。若瘀血停滞，小腹硬，茎中痛欲死者，宜用牛膝膏。体虚者，宜四物汤加桃仁、牛膝、通草、红花、丹皮等。

虚证用知柏地黄汤加味。全方配伍滋补肾阴，清泻虚热。阴虚火旺，灼伤血络，加龟版、阿胶、旱莲草滋阴清热，凉血止血。阴虚湿热未尽，尿痛较著者，用阿胶散育阴止血，清利湿热。肝郁胁痛腹胀者，加白芍、柴胡。下元虚冷者，加肉桂、附子。

［气淋］

治法：实证宜理气和血，通淋利尿；虚证宜补中健脾，益气升陷。

方药：实证用沉香散。本方以沉香降气；石韦、冬葵子、滑石清利湿热；陈皮、王不留行理气活血；当归、白芍、甘草和血柔肝，缓急止痛，标本兼顾。小腹胀满难忍，气滞较剧者，加木香、青皮、乌药、小茴香开郁理气；夹有瘀血，刺痛明显者，加川牛膝、红花、赤芍活血化瘀。临床症状不重者，用假苏散理气通淋。

虚证用补中益气汤。方中黄芪、党参、白术、陈皮、甘草益气健脾；当归补血活血；升麻、柴胡升举清阳。兼血虚肾弱者，用八珍汤加淮牛膝、枸杞子、杜仲，益气养血，双补脾肾。若淋证过用清利，小便失禁者，用固脬汤，益气升阳，补肾固摄。

［石淋］

治法：实证宜清热利湿，通淋排石；虚证宜益肾消坚，攻补兼施。

方药：石韦散化裁。方中石韦、冬葵子、瞿麦、滑石、车前子利水通淋，同时宜加较大剂量的金钱草、海金沙等以增强其消坚涤石作用。腰腹绞痛者，加芍药、甘草以缓急止痛。伴有小便频急，少腹胀满，排尿滞涩作痛，舌苔黄腻，脉滑数或濡数等膀胱湿热征象者，宜八正散清热利湿，加金钱草、石韦、牛膝、枳实等理气活血，消石排石。尿中带血者，加小蓟、生地、藕节、茅根凉血止血。结石盘踞滞留日久，而无明显症状，舌有瘀象，脉弦紧或缓涩者，加乌药、川楝子、白芍，消坚行气化瘀，以助结石移动排除。

若砂石滞留，病程迁延，或过服苦寒清利攻伐，耗气伤阴，或肾气素虚，而呈虚实夹杂之证，宜攻补兼施。可在消坚涤石基础上酌情配伍黄芪、党参、菟丝子、旱莲草、补骨脂、生地等益气、补肾、滋阴药物。亦可参考陈士铎《石室秘录·治石淋方》的组方思路，选用熟地、山茱萸、泽泻、薏苡仁、车前子、芡实、茯苓、麦门冬、骨碎补、肉桂之类，强肾化水，以助推动结石降下。

凡砂石过大或滞留日久者，不宜盲目攻逐，可根据条件先适当采取机械碎石等疗法，再用中药通淋排石，可缩短疗程，并防止损伤正气。

［膏淋］

治法：实证宜清热除湿，分清泌浊，清心通络；虚证宜补肾固涩。

方药：实证用程氏萆薢分清饮。方中萆薢、石菖蒲清利湿浊；黄柏、车前子清热利湿；白术、茯苓健脾除湿；莲子心、丹参清心活血通络。使湿热去，清浊分，络脉通，脂液重归其道。小便黄热而痛甚者，加龙胆草、栀子；腹胀尿涩不畅者，加乌药、青皮；小便挟血者，加大蓟、小蓟、藕节、白茅根。

虚证用膏淋汤化裁。方中党参、山药健脾；生地、芡实滋肾；龙骨、牡蛎、白芍固涩脂液。可酌情配伍莲须、沙苑蒺藜，以固护下元，摄纳脂液。若脾肾两虚，中气下陷，肾失固摄者，可用补中益气汤合七味都气丸益气升陷，滋肾固涩。

［劳淋］

按肾劳、心劳、脾劳三证分治之：

肾劳

治法：益肾固摄，兼化湿浊。

方药：无比山药丸加减。方中熟地、山茱萸、菟丝子、巴戟天、杜仲、牛膝、肉苁蓉益肾；芡实、金樱子、煅牡蛎、五味子固摄；山药、茯苓、泽泻、薏苡仁化湿利水，使补而不滞。适用于劳淋正气不足，余邪不甚，病情稳定的调补阶段，重在强化脾肾功能。阴虚火旺、五心烦热者，加知母、黄柏；腰痛较著者，加续断、狗脊、桑寄生；湿热未尽，溲黄热痛者，加车前草、金银花藤。肾气虚者，用菟丝子汤。兼血虚脾弱，水湿内停，唇舌淡白，心悸纳差，面浮肢肿者，与当归芍药散合方。肾阳虚者，用金匮肾气丸。

心劳

治法：益气养阴，交通心肾，佐以清热除湿。

方药：清心莲子饮。方中人参、黄芪益气，麦门冬养阴，石莲子交通心肾，补中有清，清中有涩；黄芩、地骨皮清上焦郁热虚火，有参芪相佐清热不致太过；茯苓、车前子导湿热从小便而出。全方重在调整心肾二脏，清心火，止淋浊。适用于心火上炎，肾阴不足，淋浊遇劳即发者。小肠有热，舌尖红赤，尿痛者合导赤散。

脾劳

治法：扶正培本，补中升陷。

方药：补中益气汤。方中人参、黄芪、升麻、柴胡益气补中，升清举陷；白术、陈皮运脾燥湿。肺气亦虚，气化不及州都，小便色黄，加麦门冬、五味子。若脾肾俱虚者，加肉桂、鹿角片、覆盆子、益智仁或缩泉丸，脾肾兼顾。若心脾两亏，无湿热征象者，用归脾汤补益心脾。

总之，治疗劳淋在总体上要注意以下事项：其一，劳淋的基本病机是正气已伤，余邪留恋。由于正邪的彼此消长，导致病程缠绵，时作时止。故在多数情况下表现为虚实错杂。治疗重在扶正，兼清余邪。临床宜根据正邪的孰轻孰重，调整扶正培本与祛邪药物的比例。其二，凡慢性病程须注意适当守方。如果一俟症状稍缓，即行停药，由于未能保证足够的剂量和适当的疗程，治疗不彻底则病情迁延反复。其三，劳淋多发于中老年人，应注意患者的脾胃状态，避免过于苦寒或渗利而损伤脾胃。

此外，淋证之属冷淋者，治宜《金匮》肾气丸温化肾气。寒凝气滞较著者，用寒淋汤。

（三）其他治法

1. 单方验方

（1）海金沙草、地锦草、薏苡仁、车前草、萹蓄、白茅根、白花蛇舌草、榆白皮、栀子等，任选1～2种，每种30～60克，每日1剂，水煎服；或鲜马齿苋，或酢浆草1握，捣汁，每日3次。治热淋。

（2）黄芩30克，紫草30克，棕榈皮30克，葵花根15克，川牛膝30克，大豆叶1把，苎麻根10枚，任用1种；或芭蕉根、旱莲草各30克，或栀子、滑石各15克，水煎分3次服，每日1剂。或海金沙、茄叶、赤小豆，或白薇、赤芍各等量，或血余炭、蚕种烧灰，分别加麝香少许，任用一组，均为细末，每次3～5克，每日3次。或生地黄汁加鲜车前草汁，各适量，每日3次。治血淋。

（3）赤芍和槟榔各10克，鸡肠草和石韦各10克，淡豆豉15克，任用一组(种)，水煎服，每日3次；或冬葵子为末，每次5克，每日3次；或醋浸白芷，焙干研末，每次3克，每日

3次，通草、甘草适量，煎水送下。治气淋。

(4) 醋炙鳖甲、牛角烧灰、鱼脑石、鸡内金，任用1种，研末，每次3～5克，每日3次；或金钱草30克、车前草30克、葵花子30克、胡桃肉10枚，任选1种；或石韦、滑石各30克，或黑豆60克、六一散30克，水煎服，每日3次；或桃木胶10克烊化，或萱草根1握捣汁，每日3次。治石淋。

(5) 飞廉、荠菜花、糯稻根、芹菜根、水蜈蚣、向日葵茎(取中心梗子)、玉米须，任选1～2种，每日用30～60克，水煎服，每日3次；或鲜葎草1握捣汁，加醋适量，每日3次；或羊骨烧灰研细末，每次5克，榆白皮汤下，每日3次；或海金沙、六一散各30克，共研末，每次5克，麦冬煎汤下，每日3次。治膏淋。

(6) 菟丝子10克，水煎服，每日3次。治劳淋。

(7) 槲叶研末，每服10克，葱白煎汤送下，每日3次；或汉椒根适量，水煎冷服，每日3次。治冷淋。

2. **古方**

(1) 腹急痛方(《备急千金要方》)：通草、石韦、王不留行、甘草、滑石、瞿麦、白术、芍药、冬葵子。用于寒淋、热淋、劳淋，小便涩，胞中满，腹急痛者。

(2) 生附散(《三因极一病证方论》)：生附子、滑石、瞿麦、木通、半夏、生姜、灯心草、蜜。主治冷淋。

(3) 抽薪饮(《景岳全书》)：黄芩、石斛、木通、栀子、黄柏、枳壳、泽泻、甘草。治热蓄膀胱，火炽盛，而不宜补者。

3. **针灸疗法**　以针灸治疗肾结石、输尿管上中段结石，促进通淋排石，缓解疼痛。

主穴：肾俞、膀胱俞、京门、照海、天枢。

配穴：中极、三焦俞、阴陵泉、阳陵泉、交信、水道、足三里。

手法：中强刺激，留针15～30分钟，每日1～2次。

【转归及预后】

淋证的转归，取决于患者体质强弱，感邪轻重，治疗得当与否。临床首先表现在同一类型本身的虚实转化。一般而言，热淋、血淋、气淋实证，在急骤起病阶段，若及早予以清热利湿、凉血解毒、理气疏导等法，积极清除病理因素，阻断病邪深入，祛除诱因，病情多可迅速好转。若湿热未尽，或有形之邪滞留，正气已伤，处于实证向虚证的移行阶段，则为虚实夹杂证候，进而转化为劳淋。反之，劳淋若复感外邪，亦可出现标实为主的热淋、血淋、气淋。其次是淋证类型间的相互转化或同时并见。前者如热淋转为血淋；后者如石淋与热淋、血淋并见。劳淋各种证型之间，则可表现为彼此参差互见，损及多脏的现象。淋证的预后，与正邪盛衰有关。热淋、血淋者，若发生热毒入血，邪热弥漫三焦，可出现高热昏谵等营血重笃证候。若病久不愈，或反复发作，可致脾肾衰败，进而损及多脏，出现癃闭、喘息、心悸、神昏等危象。

【预防和护理】

消除各种外邪入侵和湿热内生的有关因素，如忍尿、过食肥甘、纵欲过劳、外阴不洁、湿热丹毒等，避免不必要的导尿及泌尿道器械操作，以及防止情志内伤，是控制淋证发病及病情迁延反复的重要方面。注意妊娠及产后卫生，对防止子淋、产后淋的发生有重要意义。积极治疗消渴、痨瘵、癃闭，减轻全身性疾病导致的肾损害，也可减少淋证的发生。

急性期患者应多饮水，饮食宜清谈，忌肥腻香燥、辛辣之品，禁房事。注意适当休息，保持心情舒畅，有利于早日恢复健康。无明显外感表证的高热患者，不宜采用发汗解表退热药物，应以物理降温为主。对石淋腰腹绞痛者，可给止痛剂。

【现代研究】

近20余年来，有关淋证的中医研究工作取得了进展，各地探索、总结了临床治疗规律，进行了中医药治疗机制研究，提高了属于中医淋证范畴的尿路感染、尿路结石等许多相关疾病的疗效，显示了中医临床治疗特色。

(一) 中医药治疗尿路感染的研究进展

尿路感染是临床多发病症，也是引起各种慢性肾脏病的常见诱因和导致肾功能损害的主要病因之一。多年来，各种针对性的抗生素类药物虽已普遍应用，但患者感染的发生率、复发率和再感染率并未显著降低。尤其是糖尿病、尿路梗阻、免疫病等一些特殊人群的感染，以及病原体分布改变和产生耐药菌株，更成为临床治疗的难点。尿路感染临床划分为尿道炎、膀胱炎、急性肾盂肾炎、慢性肾盂肾炎、导尿相关性尿路感染、复杂性尿路感染、无症状性菌尿、尿道综合征、再发性尿路感染等不同类型。为了有效地指导用药和估计预后，从中医角度制订符合临床证候演变规律的诊治方案，探索建立包括易感人群及疾病慢性化过程在内的综合防治策略的研究已渐趋深入。

1. **辨证研究**　首先强调区分病程时序，确立治疗原则。对于尿路感染的中医辨证，基本以脏腑病机为纲，具体分型虽异，但区分病程时序则同。一般起病初期和慢性感染急性发作阶段，以尿路刺激症状为主者，多属实证，治疗的重点是清除病理因素，阻断病邪深入。通常以利湿通淋、清热解毒为基本治则，按病邪轻重和波及的脏腑论治。对复杂性尿路感染及慢性迁延反复类型，则因人因证而异，寻求内在因素，注重整体辨析。治疗中把握的重点，是综合调节脏腑功能。因为起源于局部的病机损害往往累及整体，反过来全身的状况又制约着局部病变，影响着整体疗效。所以，虽表现为局部的感染，而中医辨证定位则需要与全身情况联系起来。采取的具体措施是对症治疗与对因治疗兼顾。力求达到既消除病源微生物，又增强机体防御能力，减少复发。例如，张氏等[1]根据劳淋的病机特点，临证分3期论治，即急发期、转化期和恢复期。急发期又再分为单纯膀胱湿热、兼少阳外感、兼肝郁气滞、兼肝胆郁热、兼阳明腑实等证型；膀胱湿热转化期再分为气阴两虚、肾阴不足、阴阳两虚、气滞血瘀等证型；恢复期再分肾阳不足、膀胱气化失司及脾虚气陷、膀胱失约等证型。各证型采用对应治疗方案。

2. **治则治法研究**　一般认为，病原微生物侵害是引起尿路感染的直接原因,中医临床“审证求因”分析的结论,通常涵盖了致病因素所产生的一切潜在的或明显的后果,因而治疗中强调从整体角度把握人体内环境的平衡。鉴此,针对感染除了着眼于清除病源微生物之外,促使内环境自稳调节也是治疗的核心。目前中医药已被普遍认为拥有良好的应用前景,相关研究多从抑制炎症反应和增强机体免疫力两方面进行。在祛邪治疗方面,清利湿热、清热解毒是研究较深入的方法。清利下焦湿热是中医治疗急性尿路感染的主法,但中药组方思路,必须分辨病邪的部位与性质,药物选择须建立在相应证候基础之上。一些重症尿路感染,临床表现发热等全身性反应,辨证属于湿热内郁,弥漫三焦者,治疗宜以疏导调畅三焦为基础,配合清利湿热。因为中药的疗效主要体现在科学配伍产生的协同作用上,并非某药治某菌简单“对号入座”。

在个体化治疗研究方面,注重整体辨析。如陈氏[2]通过分析难治性肾盂肾炎的各种内在因素,提出治疗对策为:全身情况虚弱,正不胜邪者,先予扶正,略佐祛邪。由于不能耐受对症的中西药物,以致不能保证足够的治疗剂量,或因抗菌药物刺激胃肠道,引起胃肠功能失调,造成营养不良,免疫功能不佳者,治当调理脾胃。若尿液菌检阴性,但病源微生物所致之体内免疫反应依然持续者,重在扶正,促进机体免疫功能恢复,宜用益气活血补肾法。同时强调注意纠正尿路梗阻因素,积极控制原发病,如尿路结石、肾下垂或前列腺增生、糖尿病等。

3. **药效学研究** 孙氏[3]探讨药效学的重点视角是:筛选具有良好抑菌及清除毒性物质作用的药物;观察中药的免疫调节作用,中药减轻组织病理损伤及肾保护作用等。目前,数以百计的中药被证实具有较广的抗菌谱,或有不同程度的抑菌作用。能增强白细胞吞噬能力,调节免疫功能,改善肾脏血液循环,控制继发感染。

相关药理研究显示,清利湿热药物能显著抑制尿道致病性大肠杆菌P菌毛的表达,使其在人尿道上皮细胞的粘附能力下降,容易通过尿流和尿道蠕动而排出体外,因而有利于患者临床症状消除和化验指标改善。中老年患者由于全身及局部免疫功能低下,存在多种易感因素,对感染及应激因素的反应能力降低,加之脏器、黏膜处于相对缺血状态,决定了感染防治的重点在于增强机体防御机制。已证实许多扶正培本中药对人体免疫功能具有调节作用,包括加强黏膜屏障作用,增强吞噬细胞功能,清除抗原,减少抗体沉积,抑制细胞因子产生等,从而能够减轻免疫病理损伤。而探讨相应的体征分型与现代免疫学指标之间的内在规律,是专业领域瞩目的课题。活血化瘀法由于能够改善微循环,抑制血小板聚集,改善毛细血管通透性,防止血栓形成,现已普遍应用于慢性肾脏病多环节的治疗。而处于慢性衰弱状态的中老年肾脏患者,尿路感染迁延反复和慢性化发生率很高。此时患者由于局部组织形态学改变及伴随的血流动力学改变,其病理过程已由急性期的充血、水肿、炎细胞浸润为主,发展为以纤维组织增生、肾血流灌注不足、肾功能障碍等一系列病理组织学改变为主。许多研究证实活血化瘀中药具有抗凝、抗炎、减轻肾间质纤维化,提高机体免疫力作用,因而辨证应用活血化瘀药,对消除症状,改善血运,缓解炎症反应导致的组织病理损害具有积极意义。

(二)中医药治疗尿路结石病的研究进展

根据近十年来国内期刊的相关报道,运用中医药治疗尿路结石的某些类型或阶段,在提高排石率,缩短疗程,降低手术率,避免各种并发症方面,取得肯定疗效。各地采取的中药治疗方法主要有:

1. **清利通淋法** 王氏[4]报道运用清利通淋排石法治疗本病的主要作用在于扩大适应证,提高排石率。对尿路结石中医病机分析,多以膀胱湿热为标,肾虚为本。用于排石的基础方剂多以八正散、石韦散、导赤散、猪苓汤、冬葵子散化裁。使用率较高的药物为金钱草、海金沙、郁金、鸡内金、石韦、瞿麦、王不留行、冬葵子、萆薢、乌药、牛膝、厚朴、枳壳、滑石、车前子、生薏苡仁等。

刘氏等[5]报道梗阻、积水、感染是影响泌尿系结石疗效的重要因素,加之近20年来,体外冲击波碎石术在我国开展很快,但有对肾输尿管组织和功能的损伤、肾内肾周围血肿、血尿、发热、感染、残留结石、输尿管石等并发症。清热利湿,化瘀理气等中医治法和方药显示其优势。研究表明,中药促进输尿管结石排石的机制,既可直接作用于输尿管引起蠕动功能的增强,又可通过利尿作用间接引起输尿管蠕动增强。同时,本类中药有助于控制感染,缓解梗阻、积水,从而在治疗中发挥了协同作用。

2. **化瘀软坚法** 刘氏等[6]报道本法用于解决结石体积较大、积聚滞留、合并肾积水的尿路结石,以及气血瘀阻作痛或瘢痕挛缩者。行气化瘀常用药物为延胡索、川楝子、三棱、莪术、牛膝、地龙、桃仁、红花、王不留行、乌药、琥珀、赤芍、丹参、三七、穿山甲、皂角刺、郁金、乳香、没药、枳壳、橘核、香附、青皮等。软坚散结常用药物为昆布、海藻、芒硝、生牡蛎等。行气化瘀配合软坚散结,旨在消积磨坚,发挥使结石裂解、下移、最终排出体外的效应。

较大结石在上尿路滞留日久,发生炎症粘连甚至输尿管全层炎症或周围炎,并有不同程度的梗阻积水,结石难以移动。肾积水加重则危害肾功能。中国中医科学院广安门医院泌尿外科[5]报道,对此类病例运用行气化瘀软坚之“化瘀尿石汤”,治疗0.8～1.0厘米的上尿路结石,排石率达67%,下降率18%,取得了提高排石率、减少手术率的效果。此外,在进行手术和内腔镜治疗前,应用中药促使肾盏结石移动到输尿管第2狭窄附近或膀胱内,可使手术操作难度及损伤变小。同时,有利于控制手术或内腔镜治疗结石、息肉、囊肿、乳头状瘤术后出血、感染、管腔狭窄、瘢痕挛缩等并发症,并可预防复发。

3. **益气补肾法** 刘氏等[6]报道泌尿系结石由于日久病深,结石滞留时间较长,甚则嵌顿、梗阻而出现粘连、肾盂积水,进而导致肾功能损害。此类患者大多表现为肾虚血瘀为主的证候,根据中医温肾化饮、益气利水的理论,在排石的过程中应用益气补肾温阳之剂,佐以理气活血,可增加肾盂内压力,促进组织细胞修复,提高排石效能。常用药物为肉桂、附子、沉香、淫羊藿、巴戟天、生黄芪、肉苁蓉、狗脊等。

此外,自20世纪70年代遵义医学院急腹症研究小组提出尿石病总攻疗法后，曾被国内很多医疗单位采用。治疗方案各地虽不尽相同，但其思路均是在一个较短的时间内，相对而有机地集中若干中西医治疗措施，使其同时发挥治疗作用，达到提高排石率的目的。合理地组织总攻治疗方案，首先要遵循机体生理功能和病理反应的客观规律，而不能超过客观许可的限度。其次是根据患者的具体情况、体质强弱，对于总攻措施的耐受力与反应情况，对方案进行适当调整。同时要积极消除病理障碍，改善肾功能，减轻肾积水，控制尿路感染，松解结石与管壁粘连等，方可提高总攻排石疗法的效果。

【小结】

淋证以小便频急短涩，滴沥刺痛，小腹拘急为临床特征，基本病机为湿热蕴结下焦，肾与膀胱气化不利。其病变基本规律，初起多属实证，久病则虚实参差，多脏受损。本病急性发作阶段，治疗重在清利解毒、泄化瘀热。病程迁延反复者，宜虚实兼顾。淋证若治疗得当，一般预后良好，部分患者最终可发展为关格病证。

附方

(1) 八正散(《和剂局方》)：木通 车前子 萹蓄 瞿麦 滑石 甘草 大黄 栀子 灯心草。
(2) 小柴胡汤(《伤寒论》)：柴胡 黄芩 人参 半夏 甘草 生姜 大枣。
(3) 黄连解毒汤(《外台秘要》引崔氏方)：黄连 黄芩 黄柏 栀子。
(4) 五味消毒饮(《医宗金鉴》)：金银花 野菊花 紫花地丁 紫背天葵 蒲公英。
(5) 猪苓汤(《伤寒论》)：猪苓 茯苓 泽泻 阿胶 滑石。
(6) 小蓟饮子(《济生方》)：小蓟 生地 淡竹叶 藕节 当归 栀子 甘草。
(7) 牛膝膏(《金匮要略》)：桃仁 当归尾 川芎 牛膝 赤芍 生地 麝香。
(8) 膏淋汤(《医学衷中参西录》)：山药 芡实 龙骨 牡蛎 生地黄 党参 白芍。
(9) 无比山药丸(《和剂局方》)：山药 肉苁蓉 干地黄 山茱萸 茯神 菟丝子 五味子 赤石脂 巴戟天 泽泻 杜仲。
(10) 阿胶散(《古今医鉴》引《秘方》)：阿胶 茯苓 泽泻 赤茯苓 滑石 车前子。
(11) 沉香散(《三因极一病证方论》)：沉香 石韦 滑石 当归 陈皮 白芍 冬葵子 甘草 王不留行。
(12) 假苏散(《医学心悟》)：荆芥 陈皮 香附 麦芽 瞿麦 木通 赤茯苓。
(13) 补中益气汤(《脾胃论》)：党参 黄芪 白术 甘草 当归 陈皮 升麻 柴胡。
(14) 石韦散(《证治汇补》)：石韦 冬葵子 瞿麦 滑石 车前子。
(15) 治石淋方(《石室秘录》)：熟地 山茱萸 泽泻 薏苡仁 车前子 芡实 茯苓 麦门冬 青盐 骨碎补 肉桂。
(16) 程氏萆薢分清饮(《医学心悟》)：萆薢 白术 车前子 茯苓 石菖蒲 黄柏 莲子心 丹参。
(17) 缩泉丸(《校注妇人良方》)：乌药 益智仁。
(18) 导赤散(《小儿药证直诀》)：生地 木通 甘草梢 竹叶。
(19) 当归芍药散《金匮要略》)：当归 芍药 川芎 茯苓 白术 泽泻。
(20) 清心莲子饮(《和剂局方》)：黄芪 黄芩 石莲肉 茯苓 党参 麦门冬 甘草 地骨皮 车前子。

【现代研究】主要参考文献

[1] 张佩青. 复杂性尿路感染的中医药治疗[G]. 全国中西医结合诊治肾脏病新理论新药物新技术应用专集，2002：13.
[2] 史宇广，单书健. 当代名医临证精华·淋科专集[M]. 北京：中医古籍出版社，1992：113～115.
[3] 孙建实. 慢性肾盂肾炎的免疫病理学机制的实验研究[G]. 第六届全国中西医结合肾脏病学术会议论文汇编，2000：22～25.
[4] 王学千. 肾结石中医药治疗概况. 中国民族民间医药杂志[J]，2006，81：205～208.
[5] 刘猷枋，张亚强. 泌尿外科中西医结合进展和展望. 浙江中西医结合杂志[J]，2000，10(4)：21～22.
[6] 刘惠琴. 泌尿系结石的中医治疗. 黑龙江医学[J]，2001，25(5)：354.

癃 闭

【定义】

癃闭是指小便量少，点滴而出，甚则闭塞不通为主症的一种疾患。以小便不利，点滴而短少，病势较缓者称为“癃”；小便闭塞，点滴不通，病势较急者称为“闭”。亦有始则涓滴而量少，继则闭而不通者。癃和闭虽有区别，但均指排尿困难，只是程度不同，故合称癃闭。

【历史沿革】

癃闭之名，首见于《内经》。该书对癃闭的病位、病因病机都作了比较详细的论述。如《素问·灵兰秘典论篇》：“膀胱者，州都之官，津液藏焉，气化则能出矣”、“三焦者，决渎之官，水道出焉”；《素问·宣明五气篇》：“膀胱不利为癃，不约为遗溺”；《素问·标本病传论篇》：“膀胱病，小便闭”；《灵枢·本输》：“三焦……实则闭，虚则遗溺。”阐明了本病的病位在膀胱，而与三焦气化息息相关。综观其论，是详于病因病机，而略于治法方药。

在汉代由于殇帝姓刘名隆，为了避讳起见，将癃改为淋，故张仲景的《伤寒论》和《金匮要略》，都没有癃闭的名称，只有淋病和小便不利的记载。这一避讳的影响所及，至宋元未已，从而混淆了癃闭与淋证的概念。但张仲景对小便不利的辨证施治，则可补《内经》之不足。如治小便不利因气化不行者，用五苓散；因水热互结者，用猪苓汤；因瘀血挟热者，用蒲灰散或滑石白鱼散；因脾肾两虚而夹湿者，用茯苓戎盐汤。因证立方，法度严谨，为癃闭的辨证施治奠定了基础。

隋唐时代,对癃闭病源论述及临床治疗均有所发展。如巢元方《诸病源候论·小便病诸候》中提出小便不通和小便难的病因都是由于肾与膀胱有热,“热气太盛”则令“小便不通”,“热势极微”,故“但小便难也”,说明由于热的程度不同,则有小便不通和小便难的区别,颇有辨证意义。特别值得提出的是,孙思邈《备急千金要方·卷二十·膀胱腑》记载了我国古代最早的导尿术:“胞囊者,肾膀胱候也,贮津液并尿,若脏中热病者,胞涩,小便不通……为胞屈僻,津液不通,以葱叶除尖头,内阴茎孔中深三寸,微用口吹之,胞胀,津液大通,便愈。”同时,《备急千金要方·秘涩第六》亦告诫了本病的严重性:“有人因时疾瘥后,得闭塞不通,遂致夭命,大不可轻之。”说明癃闭也可引起死亡。此外,《外台秘要·卷二十七·小便不通方》还记载用“盐二升大铛中熬,以布绵裹熨脐下挼之”,及“取盐填满脐中,大作艾炷,灸令热为度良”等法治疗小便不通。

宋元时期,《太平圣惠方》记载治小便难的方剂 8 首,治小便不通的方剂 18 首。朱丹溪对癃闭病因的认识,较之隋唐医家立论更有深度广度。指出引起小便不通有“气虚”、“血虚”、“痰”、“风闭”、“实热”等多种不同的原因。《丹溪心法·小便不通》还提出,在内服药的同时,可运用探吐法治疗小便不通的新观点:“呕吐可以上提其气,气升则水自降下,盖气承载其水也。”其将探吐一法,譬之滴水之器,闭其上窍,则下窍不通,开其上窍则下窍必利。可供临床参考。

明代始将淋、癃分开进行辨证施治。张景岳把癃闭的病因归纳为火邪结聚、败精槁血阻塞、气虚而闭、气实而闭 4 个方面。《景岳全书·癃闭》云:“有因火邪结聚小肠膀胱者,此以水泉干涸而气门热闭不通也;有因热居肝肾者,则或以败精,或以槁血,阻塞水道而不通也……凡病气虚而闭者必以真阳下竭,元海无根,水火不交,阴阳否隔……至若气实而闭者,肝强气逆,移碍膀胱。”又云:“若素禀阳脏内热,不堪温补,而小便闭绝者,此必真阴败绝,无阴则阳无以化,水亏证也。治宜补阴抑阳,以化阴煎之类主之,或偏于阳亢而水不制火者,如东垣之用滋肾丸亦可。”对气虚不化及阴虚不能化阳而引起的癃闭治法,提出了新的观点。

明代医籍还记载了许多外治通闭的方法。如《景岳全书·癃闭》有 3 种通闭的方法:① 用猪溲胞一个,穿一底窍,两头俱用鹅翎筒穿透,以线扎定,并缚住下口根下出气者,一头乃将溲胞吹满,缚住上窍,却将鹅翎尖插入马口,解去根下所缚,手捻其胞,使气从溲管透入膀胱,气透则塞开,塞开则小水自出。② 令患者仰卧,亦用鹅翎筒插入马口,乃以水银一二钱徐徐灌入,以手逐段轻轻导之,则诸塞皆通,路通而水自出,水通则水银亦从而喷出。③ 用皂角、葱头、王不留行各数两煎汤一盆,令病者浸其中,熏洗小腹下体,久之热气内达,壅滞自开,便即通矣。《证治要诀·闭癃》还提出:“仍令其以盐填脐,更滴之以水。”

清代已形成了从病因到证治理法比较全面的认识。如李用粹在《证治汇补·癃闭》中将本病的原因总结归纳为:“有热结下焦,壅塞胞内,而气道涩滞者;有肺中伏热,不能生水,而气化不施者;有久病多汗,津液枯耗者;有肝经忿怒,气闭不通者;有脾虚气弱,通调失宜者。”李氏还详细阐述了癃闭的治法:“一身之气关于肺,肺清则气行,肺浊则气壅,故小便不通,由肺气不能宣布者居多,宜清金降气为主,并参他症治之。若肺燥不能生水,当滋肾涤热。夫滋肾涤热,名为正治;清金润燥,名为隔二之治;燥脾健胃,名为隔三之治。又有水液只渗大肠,小肠因而燥竭者,分利而已;有气滞不通,水道因而闭塞者,顺气为急。实热者,非咸寒则阳无以化;虚寒者,非温补则阴无以生;痰闭者,吐提可法;瘀血者,疏导兼行;脾虚气陷者,升提中气;下焦阳虚者,温补命门。”理法精当,殊堪效法。

【范围】

癃闭包括西医学各种原因所引起的尿潴留及无尿症,如神经性尿闭、膀胱括约肌痉挛、尿路结石、尿路肿瘤、尿路损伤、尿道狭窄、前列腺增生、脊髓炎等所致的尿潴留;急慢性肾衰竭的少尿或无尿症,可参考本篇进行辨证施治。

【病因病机】

癃闭为排尿困难,甚则闭塞不通之证,故本病病位在膀胱,与三焦气化攸关。多因中气不足,或肾元亏虚,而致气化不行,关门开阖不利。或因肺失肃降,金令不及州都;脾失转输,升降失度;肝失疏泄,气郁不达,以致湿热、气结、瘀血阻碍气化,导致癃闭。

1. **湿热蕴结** 中焦湿热不解,下注膀胱;或湿热素胜,热结下焦,肾热移于膀胱,以致膀胱湿热阻滞,气化不利,小便不通,而成癃闭。《诸病源候论·小便病诸候》谓:“小便不通,由膀胱与肾俱有热故也。”饮食偏嗜辛辣酒热肥甘者多发。

2. **肺热气壅** 肺为水之上源,热壅于肺,肺气不能肃降,津液输布失常,水道通调不利,不能下输膀胱,则小便不通;若热气太盛,肺热下移膀胱,膀胱因肺失清肃而不利,以致上、下焦均为热气闭阻,小便全无,则其病势迫急,证情重笃,较之前者更甚。

3. **脾气不升** 劳倦伤脾,饮食不节,或久病体弱,或过用苦寒之剂,致脾虚而清气不升,浊阴难降,小便因之不利。《灵枢·口问》指出:“中气不足,溲便为之变。”

4. **肾元亏虚** 年老体弱或久病体虚,肾阳不足,命门火衰,所谓“无阳则阴无以生”,致膀胱气化无权,而溺不得出。或因下焦积热,日久不愈,津液耗损,导致肾阴不足,所谓“无阴则阳无以化”,也可产生癃闭。

5. **肝郁气滞** 七情内伤,肝气郁结,疏泄不及,致使三焦气化失常,水道通调受阻,形成癃闭。且从经脉分布来看,肝经绕阴器,抵少腹,如突受惊恐、剧痛,或因腹腔、妇产、肛肠手术创伤,皆可损伤肝经脉络,以致气血不畅,经气阻滞或经脉挛急,影响膀胱气化,产生癃闭。《灵枢·经脉》云:“肝足厥阴之脉……是主肝所生病者……遗溺闭癃。”

6. **尿路阻塞** 外力损伤,瘀血败精停蓄;或癥积、结石等有形之邪阻塞尿路，小便难以排出，因而形成癃闭。即张景岳谓："或以败精，或以槁血，阻塞水道而不通也。"

总之，癃闭的发生，与肺、脾、肝、肾、三焦脏腑功能失调密切相关。上焦之气不化，当责之于肺，肺失清肃，则不能通调水道下输膀胱。中焦之气不化，当责之于脾，脾失健运，则不能升清降浊。下焦之气不化，当责之于肾，肾阳亏虚，气不化水；肾阴不足，阴不化阳。加之肝郁气滞，三焦气化不利，以及尿路阻塞，均可导致膀胱气化失常。而湿、热、瘀、滞、虚，又为癃闭主要病理因素。一般说来，本病初期为癃，若病程经久，正气衰败或邪实壅盛，可由癃至闭。临床多见虚实夹杂之证。

【诊断与鉴别诊断】

一、诊断

（一）发病特点

癃闭原发于内伤疾病者，多见于中年以上男性。一般起病缓慢，病程绵长，病情渐进加重。

癃闭继发于外力创伤；或有形之邪停蓄，阻塞尿路；或因三焦为邪热闭阻者，则病势迫急。部分患者证情危殆。

（二）临床表现

本病以排尿困难，小便量少，点滴而出，甚则闭塞不通为典型表现。

(1) 临床有起病急缓、症状轻重之别。或小溲涓滴不利，欲解不畅，伴小腹及会阴部作胀，尿道多无痛感。症状逐渐形成，呈进行性加重。或突然起病，小便量少，甚至点滴全无，小腹急痛。病情严重时，还可见头晕、头痛、恶心、呕吐、胸满、喘促、水肿，甚至神昏等症。

(2) 癃闭病因不同，则分别具有相应的证类特征。若以湿热蕴结为因者，可兼见小便赤热不爽，口渴，舌红，脉数；若以肺热壅盛为因者，可兼见呼吸急促，咽干，口渴欲饮，舌红，苔薄黄，脉数；若以中气不足，脾气不升为因者，可兼见少腹重胀，肛门下坠，舌淡胖，脉数；若肾虚命门火衰为因者，可兼见排尿无力，腰膝冷而酸软，舌质淡，苔白，脉沉细尺弱；若以肝气郁滞为因者，可兼见多烦善怒，胁腹胀满，舌红，脉弦；若以尿路阻塞为因者，可兼见尿线变细，或断续排出。

(3) 因尿路阻塞而致小便不通者，诊察腹部可有膀胱充盈及肿块等阳性体征。

(4) 根据年龄、性别、病史，结合影像学及肾功能检查等，有助于进一步明确病因诊断。

二、鉴别诊断

1. **淋证**　淋证以小便频数短涩、滴沥刺痛、欲出未尽为特征，其每次小便量少，排尿困难与癃闭相似。但淋证为尿频而疼痛，且每日排尿的总量基本正常；癃闭则排尿时多无痛感，每日排尿总量低于正常，甚则无尿排出。《医学心悟·小便不通》谓："癃闭与淋症不同，淋则便数而茎痛，癃闭则小便点滴而难通。"

2. **关格**　关格是指小便不通与呕吐并见的病证，一般多有慢性病史，渐进起病；癃闭以排尿困难为特征性表现，起病或急或缓。癃闭病程经久可发展成为关格。

3. **水肿**　水肿是指体内水液潴留，泛溢肌肤，引起头面、眼睑、四肢、腹背甚至全身浮肿的病证。其小便不利，小便量少与癃闭相同，但癃闭多不伴浮肿，可资鉴别。

4. **鼓胀**　鼓胀是以腹胀如鼓，皮色苍黄、脉络显露为特征的病证，其每日排尿量明显减少，与癃闭相同。但鼓胀有腹部胀大、腹皮绷急、青筋显露、面色青黄等体征，则有别于癃闭。

5. **转胞**　转胞又名转脬、胞转，是指膀胱受到压迫，缭戾不顺而引起的排尿困难，而癃闭仅指小便不利或闭塞不通，两者有所不同。

此外，或因泄泻，水液偏渗大肠；或因多汗，水从汗泄；或因虚劳、失血、伤精，水随液去者，亦均可致小便量少。然这些病证又各有临床特征，只要详察病史，四诊合参，自不难与癃闭鉴别。

【辨证论治】

一、辨证

（一）辨证要点

1. **细审主症**　癃闭，如小便短赤灼热、苔黄、舌红、脉数者属热；如口渴欲饮、咽干、气促者，为热壅于肺；如口渴不欲饮，小腹胀满者，为热积膀胱；如尿线变细，或时而通畅，时而不通，为尿路阻塞；如老年排尿无力，点滴而下或有尿闭者，为肾虚命门火衰；如小便不利兼有小腹重胀、肛门下坠为中气不足。

2. **详辨虚实**　癃闭有虚实的不同。辨别虚实的主要依据：实证多发病急骤，诱因明显，或见小腹胀满隐痛；虚证多见于高龄及久病体虚之人，起病缓慢，病程绵长。凡因湿热蕴结、浊瘀阻塞、肝郁气滞、肺热气壅所致癃闭者，多属实证；凡因中气不足，清气不升，浊阴不降或因肾精亏耗，命门火衰，气化不及州都导致癃闭者，多属虚证。

各种不同原因引起的癃闭，常互相关联，或互相转化，或彼此兼夹。湿、热、瘀、滞蕴结日久，耗伤正气，而成虚实错杂之证。如湿热久恋膀胱，可导致肾阴亏耗；肝郁气滞，既可化火伤阴，又可导致血瘀阻塞；肾阳虚衰可兼有气滞血瘀；肾阴亏耗，又可兼有下焦积热。因此，对各种证型的癃闭，必须动态观察处理。

3. **权衡轻重**　初起病"癃"，此后转"闭"者，为病势由轻转重；初起病"闭"，后转成"癃"者，为病势由重转轻。癃闭如见有小腹胀满疼痛、胸闷、气喘、呕吐等症，则病情较重；如见神昏烦躁、抽搐等症，提示病情危笃。

（二）证候

[膀胱湿热]

症状：小便点滴不畅，或短赤灼热，小腹胀满，口苦口黏，或口干不欲饮，或大便不畅。舌质红，苔根黄腻，脉数。

病机分析：湿热壅积于膀胱，故小便不利而热赤；湿热互结，膀胱气化不利，故小腹胀满；湿热内盛，故口苦口黏，津液不布，故但口渴而不欲饮；苔根黄腻，舌质红，脉数或大便不畅，均因下焦湿热所致。

[肺热气壅]

症状：小便涓滴不通，或点滴不爽，咽干，烦渴欲饮，呼吸短促，或有咳嗽。舌苔薄黄，脉数。

病机分析：肺热壅盛，失于肃降，不能通调水道，下输膀胱，上下闭阻，故小便涓滴不通；肺热上壅，气逆不降，故呼吸短促或咳嗽；咽干、烦渴、苔黄、脉数，都是里热内郁之征。

[肝郁气滞]

症状：突发小便不通或通而不畅，胁腹胀满，情志抑郁，或多烦善怒。舌红，苔薄或薄黄，脉弦。

病机分析：七情内伤，气机郁滞，肝气失于疏泄，水液排出受阻，故小便不通或通而不畅；胁腹胀满，为肝气不疏之故；脉弦，多烦善怒，是肝旺之征；苔薄黄，舌红，是肝郁有化火之势。

[尿路阻塞]

症状：小便点滴而下，或尿如细线，甚则阻塞不通，小腹胀满疼痛。舌质紫暗，或有瘀点，脉涩。

病机分析：瘀血败精阻塞于内，或瘀结成块，阻塞于膀胱尿道之间，故小便点滴而下，或尿如细线，甚则阻塞不通；小腹胀满疼痛，舌紫暗或有瘀点，脉涩，均为瘀阻气滞之象。

[中气下陷]

症状：小腹坠胀，时欲小便而不得出，或量少而不畅，精神疲乏，食欲不振，气短而语声低细。舌质淡，苔薄，脉象细弱。

病机分析：清气不升则浊阴不降，故小便不利；中气不足，故气短语低；中气下陷，升提无力，故小腹坠胀；脾气虚弱，运化无力，故精神疲乏，食欲不振；舌质淡，脉细弱，均为气虚之征。

[肾阳衰惫]

症状：小便不通或点滴不爽，排出无力，面色㿠白，神气怯弱，畏寒，腰膝冷而酸软无力。舌质淡，苔白，脉沉细而尺弱。

病机分析：命门火衰，气化不及州都，故小便不通或点滴不爽，排出无力；面色㿠白，神气怯弱，是元气衰惫之征；畏寒，腰膝软无力，脉沉细尺弱，舌质淡，苔白等，都是肾阳不足之征。

[肾阴亏耗]

症状：时欲小便而不得尿，咽干心烦，手足心热，腰膝酸软。舌质光红，脉细数。

病机分析：由于肾阴亏虚，无阴则阳无以化，故时欲小便而不得尿；阴虚生内热，故咽干心烦，手足心热；舌质光红，脉细数，均为阴虚之征。

二、治疗

（一）治疗原则

1. **以通为用**　疏导调节，通利水道是癃闭治疗的基本原则。但通之之法，又因证候的虚实而各异，不可滥用。实证治宜清湿热，散瘀结，利气机而通水道；虚证治宜补脾肾，助气化，而达到气化得行，则小便自通的目的。

2. **审因论治**　根据引起癃闭的原发病变在肺、在脾、在肾的不同，分析继发病因和诱发因素，实施脏腑兼治。

3. **应急处理**　若小腹胀急，小便点滴不下，内服药物缓不济急，应配合导尿或针灸等多种疗法，以急通小便。

（二）治法方药

[膀胱湿热]

治法：清热利湿，通利小便。

方药：八正散加减。方中萹蓄、瞿麦、白木通、车前子通闭利小便；栀子清化三焦之湿热；滑石、甘草清利下焦之湿热；大黄通便泻火。若舌苔黄厚腻者，可加苍术、黄柏，以加强其清化湿热的作用。若兼心烦，口舌生疮糜烂者，可合导赤散，以清心火、利湿热。老年患者应用八正散宜酌情反佐少量温通之品(如肉桂每次 1.5～3 克)，以助气化，通常较单纯清利湿热为佳。若湿热久恋下焦，肾阴耗伤而出现口干咽燥、潮热盗汗、手足心热、舌光红，可改用滋肾通关丸加生地、车前子、牛膝等，以滋肾阴，清湿热而助气化。若湿热壅结三焦，气化不利，小便量极少或无尿，面色晦滞，胸闷烦躁，恶心呕吐，口中尿臭，甚则神昏谵语，宜用黄连温胆汤加石菖蒲、大黄等和胃降逆泄浊。必要时可参考关格的处理措施。

[肺热气壅]

治法：清泄肺热，通利水道。

方药：清肺饮加减。方中黄芩、桑白皮、麦冬清泄肺热，滋养肺阴；配伍车前子、茯苓、栀子等清热通利，使上清下利，则小便自通。如心火旺而见心烦、舌尖红者，可加黄连、竹叶以清心火；若因肺热伤阴，舌红少津，宜加沙参、鲜茅根等甘寒之品，以滋养肺阴；大便不通者，加大黄、杏仁以宣肺通便。肺失宣降而突发小便不利，可用宣开升降法，即在原方的基础上，加入开宣肺气的药物，如桔梗、荆芥之类，此即“下病治上”、“提壶揭盖”之法；还可加入升提中气的药物，如升麻、柴胡之类，使清气上升则浊气下降，此为欲降先升之义。

[肝郁气滞]

治法：疏调气机，通利小便。

方药：沉香散加减。方中沉香、陈皮疏达肝气；配合当归、王不留行可行下焦之气血；石韦、冬葵子、滑石通利水道；白芍、甘草缓解挛急。若气郁化火，可加柴胡、龙胆草、栀子以清郁火。胁腹胀满较甚者，可合六磨汤化裁。本证候组方应注意配伍通利下焦之品，如冬葵子、王不留行等，前者偏于气分，后者偏于血分，可助引药下达。

[尿路阻塞]

治法：行瘀散结，通利水道。

方药：代抵当丸化裁。方中归尾、桃仁、大黄、芒硝等通瘀化结，可加红花、牛膝以增强活血化瘀作用。解决尿路阻塞应根据引起癃闭的原发病变，在审因论治的基础上，配合活血化瘀或软坚散结。若小便一时性不通，胀闷难忍者，可加麝香少许吞服；若尿路有结石，可加金钱草、海金沙、冬葵子、瞿麦、萹蓄通淋排石；若兼见尿血，可吞服参三七、琥珀粉以化瘀止血。

[中气下陷]

治法：升清降浊，化气行水。

方药：补中益气汤合春泽汤加减。补中益气汤中之人参、黄芪、升麻、柴胡益气补中，升清举陷；白术、陈皮运脾燥湿；春泽汤化气利水，合而则脾气升运，浊阴易降。小便不利者，加肉桂、通草、车前子；老年人排尿无力或失控者，加覆盆子、益智仁或缩泉丸，脾肾兼顾。

［肾阳衰惫］

治法：温阳益气，补肾利尿。

方药：济生肾气丸化裁。方中肉桂、附子温补肾阳，鼓舞肾气；地黄、山药、山茱萸补肾滋阴；配合茯苓、泽泻、牛膝、车前子可助化气行水，通利小便。若形神委顿，腰膝冷痛者，酌情配伍鹿角、仙茅、淫羊藿、狗脊、补骨脂。久病、高龄，精血俱亏，病及督脉者，治宜香茸丸补养精血，助阳通窍。若因肾阳衰惫，命火式微，致三焦气化无权，小便量少，甚至无尿、呕吐、烦躁、神昏者，治宜《千金》温脾汤合吴茱萸汤温补脾肾，和胃降逆。

［肾阴亏耗］

治法：滋补肾阴，化气通关。

方药：六味地黄丸合猪苓汤加减。方中熟地、阿胶、山药、山茱萸滋补肾阴；茯苓、猪苓、泽泻、滑石、丹皮寓泻于补，以促使小便通利。如下焦有热，可加知母、黄柏以清热坚阴。如阴虚而阳不化气，可用滋肾通关丸滋阴化气，以利小便。因久病体衰，或过用苦寒分利，伤及气阴，治宜气阴兼顾，可予西洋参 10 克，每日另煎频服，或兑入汤药中。

（三）其他治法

1. 针灸

(1) 通治法：以通调膀胱气化为主，选足太阳、足少阴、足太阴和任脉等经穴为主，如肾俞、膀胱俞、三焦俞、中极、气海、阴陵泉、三阴交、阴谷或委阳等，每次 3～5 穴，用毫针刺，酌情补泻。肾气不足者，配合灸法治疗。

(2) 膀胱湿热证：可选俞募、足太阳和足太阴等经穴为主，如中极、膀胱俞、委阳、阴陵泉、三阴交等，用毫针刺，行泻法。

(3) 肾阳衰惫证：选足少阴、足太阳、任脉和督脉等经穴为主，如命门、三焦俞、肾俞、气海、关元、委阳和阴谷等，用毫针刺，行补法，可配合灸法。

2. 推拿

(1) 通治法：以示指、中指、环指三指并拢，按压中极穴；或用揉法、摩法，按顺时针方向在患者下腹部操作，由轻而重，用力均匀，待膀胱成球状时，用右手托住膀胱底，向前下方挤压膀胱，再用左手放在右手背上加压促使排尿。

(2) 膀胱湿热证：加按揉三阴交、阴陵泉、膀胱俞、中极；横擦骶部八髎穴，以微有热感为度。

(3) 肺热气壅证：加横擦前胸上部及大椎、两肩部，以透热为度；横擦骶部八髎穴，以微热为度；按揉中府、云门、合谷、太渊。

(4) 肝郁气滞证：加按揉章门、期门，以酸胀为度；斜擦两胁，手法轻柔，以微有热感为度。

(5) 肾阳衰惫证：加一指禅推或揉按肾俞、命门，以微感酸胀为度；横擦肾俞、命门，以透热为度；直擦督脉，以透热为度。

3. 古方 倒换散（《普济方》）：生大黄 12 克，荆芥穗 12 克，晒干后（不宜火焙，否则效力减弱）共研末，分两次服，每隔 4 小时用温开水调服 1 次，每日 2 次。《本草纲目 · 卷十四 · 草部》载有："癃闭不通，小便急痛，无论新久，荆芥、大黄等分为末，每温水调服 10 克。小便不通，大黄减半；大便不通，荆芥减半；名倒换散。"较适用于神经性尿闭。

4. 热敷法 用热毛巾或热水袋温敷小腹或会阴部，也可采取热水坐浴，以松弛膀胱括约肌和尿道各部位的痉挛，适用于前列腺增生、部分手术后引起的排尿不畅或急性尿潴留。

5. 导尿法 若经过服药、针灸等方法治疗无效，而小腹胀满特甚，触之小腹部膀胱区充盈，当用导尿法，以缓其急。

以上诸法，可用于尿潴留，不适宜治疗肾功能衰竭所致的少尿或无尿。

【转归及预后】

癃闭在临床上，病势有急缓，病性有虚实，病情转归及预后，与证候类型及治疗是否得当密切相关。

肺热气壅者，经过正确的治疗可控制和减少由癃至闭。少数患者因邪热上下闭阻，小便数日不通而发展为关格重症，故急性热病早期即应注意病情变化，警惕危候发生。

膀胱湿热者，多数起病缓慢，病程缠绵，若能坚持治疗，注意生活调摄，一般预后良好。若以酒为浆，以妄为常，恣饮口腹，则病情迁延难愈。

肝郁气滞者，祛除诱因，病情可迅速好转。因创伤、手术而致者，其转归与经脉受损程度有关。

尿路阻塞者，预后与阻塞尿路的病邪性质有关。较小的砂石阻塞，经通淋排石治疗后，可使尿路迅速畅通；较大肿块压迫而致者，证情多属危重。

中气下陷，非急性尿闭者，治疗不易速效。宜注意守方，缓缓图之。

肾阳衰惫及肾阴亏耗者，多发生于各种原发疾病的晚期，后者易演变成肝肾阴竭、肝风内动证。

癃闭患者若出现眩晕、目昏、胸闷、喘促、恶心、呕吐、水肿，甚则昏迷、抽搐，是由癃闭转为关格重症，病情危殆。

【预防和护理】

癃闭患者情绪易紧张烦躁，宜在积极治疗的同时，加强心理护理，缓解其不良情绪。急性尿潴留者，可鼓励患者自行徐徐用力，后缩腹肌，增大腹内压试行排尿。平时注意消除各种诱因，积极治疗原发疾病，对防治癃闭均有重要意义。

【现代研究】

各地运用中医关于癃闭的理法，对西医学某些泌尿系统的疾病进行了临床观察研究，本篇就近年中医药治疗前列腺增生症及中西医结合治疗急性肾衰竭的进展，择要概括如下。

（一）中医药治疗良性前列腺增生症

良性前列腺增生症，亦称良性前列腺肥大，是影响老年男性生活质量及健康状况的常见病和多发病。随着人的寿命延长，发病率呈逐年上升趋势。据报道[1] 50 岁以上男性前列腺增生发病率超过 50%，病理性前列腺增生发病率几乎达 100%。鉴于西药和手术治疗的局限性，发挥中医药的特色，开展中医药治疗前列腺增生症研究，是时代发展和疾病变化的客观需求。

在病机研究方面，最近10年的文献[2~5]报道，突出肾虚血瘀对前列腺增生症的重要致病作用。指出由于发病率与年龄呈正相关，故肾阳不足、脾失健运，可致体内津液气血输布失常聚而为瘀；肾阴不足、相火妄动、煎熬津血，亦致瘀浊结于下焦，而成此病。此外，由于前列腺增生在排尿梗阻的基础上，常继发泌尿系感染，感染又会加重排尿困难；加之老年患者多中气不足，故在不同的病机阶段，湿热阻滞下焦、脾胃虚弱，也是重要的病理因素。在临床研究[5~7]中，多围绕生活质量评估、尿流动力学、内分泌激素、前列腺特异抗原(PSA)等方面展开。

在治法方药研究[1,8,9]方面，温补肾阳、活血化瘀法在临床治疗中具有很强的代表性，健脾益气与利湿通淋药通常作为加减配伍。方剂的选择，大多数文献采用自拟方剂进行临床验证，其药物归经筛选，集中于肾经和肝经，其次归入脾经和膀胱经。治疗时在补肾活血的基础上，常常加入车前草、瞿麦、萹蓄等利湿通淋的药物。

文献[1,6]对有关其他综合疗法的报道，针灸疗法多采用电针、艾灸、温针灸、耳针以及电磁针、电耳针等，穴位多选用关元、中极等任脉穴位及膀胱俞、肾俞等膀胱经穴位；推拿疗法采用手法结合足底自动按摩仪治疗；中药灌肠、外敷、熏洗等疗法的应用也很普遍。

针对相关研究的分析与总结，部分学者[7,10]提出，由于良性前列腺增生症是西医学病名，且习惯上与中医的“癃闭”对应，而临床对本病的辨证分型尚未统一，影响了治法、方药的疗效评定。因此需要建立统一的纳入标准及疗效评定标准，以使所得结果更具有说服力。其次，动物实验研究虽然是说明中医药作用机制的一种方法和途径，但由于中药是复方制剂，其作用点往往不局限于机体某个靶器官，或某个指标，其作用机制常不能简单地从几个指标、或几个角度说明。而本病相关研究报道，通过中医辨证论治所表现出的优势，在于缩小前列腺的同时，还能较好地提高患者的生存质量，因此，机制研究的着眼点不应局限于前列腺局部，还应注意运用系统论的研究思路和方法，对相关生殖轴和内分泌系统，以及中枢神经系统的调节功能等展开研究。

(二) 中西医结合治疗急性肾功能衰竭

急性肾衰竭是以迅速的(逐日或逐星期)肾小球滤过率下降和血肌酐及尿素氮上升为特点的一个临床综合征。其发病率，目前尚缺乏全国性调查，仅据近年统计[11]，急性肾衰约占住院患者的5%，重症监护室患者的30%。因此粗略估计，我国每年急性肾衰竭的发病数为20～50/万。

急性肾衰竭是临床各科常见危重急症。朱氏[12]报道近40年来，虽已有肾脏替代等治疗手段，但病死率仍在50%左右。由于急性肾衰竭是人类重要器官衰竭中，少数可以完全治愈的疾病，因此，及时应用综合性防治措施，对缩短病程、减少病死率、改善预后具有重要意义。

王氏[11]认为由于急性肾衰竭的发病率呈上升趋势，发病原因也不断出现新的改变，因此，中医药治疗急性肾衰竭的基本观点，首先是早期明确病因诊断。急性肾衰竭综合征是一组病因复杂、治疗各异的疾病，故决定急性肾衰竭疗效的关键，是诊断及时、准确。本综合征的疾病构成，自20世纪80年代以来发生了根本的变化，与内科有关的急性肾衰竭占了主要的发病比例，特别是各种药物所致的肾毒性、过敏性以及肾内血液灌注下降，已成为急性肾衰的主要原因。另一方面，老年急性肾衰竭患者的比例明显增加，患者的老龄化导致了发病原因的进一步复杂化，使多脏器衰竭的发生率日趋增加。而由于急性肾衰竭病因不同，其预后则有较大差异。故只有认真进行病因诊断，才能选择正确的有针对性的治疗。目前国际上已将急性肾衰从起病到确诊的日数作为衡量肾脏疾病治疗水平的重要标志之一。

急性肾衰竭中医证候辨证，少尿期以邪实为主，六淫疫毒、湿毒内蕴、瘀热阻滞为重要病理因素。热邪日久，耗气伤津，则可见津亏气脱。多尿期、恢复期以虚为主，此时余邪渐清，津气亏耗，或肾气不足，固摄无权，而见尿多不禁。

急性肾衰竭中医证候诊断标准，目前一般参照《中药新药治疗急性肾功能衰竭的临床研究指导原则》(中华人民共和国卫生部1993年颁布)相关内容。

少尿期主要证候类型有：

热毒炽盛证：尿量急骤减少，甚至闭塞不通，发热不退，口干欲饮，头痛身痛，烦躁不安，舌质绛红，苔黄干，脉数。

火毒瘀滞证：尿点滴难出，或尿血、尿闭，高热谵语，吐血，衄血，斑疹紫黑或鲜红，舌质绛紫，苔黄焦或芒刺遍起，脉细数。

湿热蕴结证：尿少尿闭，恶心呕吐，口中尿臭，发热口干而不欲饮，头痛烦躁，严重者可神昏抽搐，舌苔黄腻，脉滑数。

气脱津伤证：尿少或无尿，汗出黏冷，气微欲绝，或喘咳息促，唇黑甲青，脉细数或沉伏。多见于吐泻失水或失血之后。

多尿期主要证候类型有：

气阴两虚证：全身疲乏，咽干思饮，尿多清长，舌红少津，脉细。

肾阴亏损证：腰酸疲乏，尿多不禁，口干欲饮，舌红，苔少，脉细。

赵氏等[13~15]认为中医临床处理本病的基本原则为分期治疗。急性肾衰竭早期，无严重水、电解质失衡者，重在辨治病因，和胃泄浊，分利二便。多尿期重在补益肾元、甘润滋液、通涩并用。此阶段为充分发挥中医药优势的关键时期，有利于改善患者全身情况。恢复期重在辨治本病、补益肾元、和络渗利。恢复期虽然患者尿量与实验室指标逐渐恢复或接近正常，但肾功能完全恢复尚需时日。中医药治疗有利于加快患者肾功能恢复。

有关中医药治疗急性肾衰竭作用机制探讨，以冬虫夏草对缺血性急性肾衰竭及氨基苷类药物肾毒性损害的防治作用方面的研究较为深入。如黎磊石等[16]研究了冬虫夏草对氨基糖苷肾毒性损伤的防治作用。结果表明，在庆大霉素急性肾损伤模型中，接受冬虫夏草治疗的大鼠尿N-乙酰-β-D氨基葡萄糖苷(NAG)酶、血肌酐水平低于对照组，肾小球滤过和保钠功能优于对照组。离体肾灌注(IPK)研究证明，冬虫夏草可提高 IPK 代谢率，增加肾小球滤过率，保护肾小管功能。此外冬虫夏草还可减轻体外培养的肾小管细胞对庆大霉素损伤的易患性。冬虫夏草的作用机制可能在于拮抗氨基糖苷所致肾脏损害，提高肾小管 Na^{+}，K^{+}-ATP 酶活力；减轻氨基糖苷溶酶体损伤和脂质过氧化；降低组织钙含量；通过诱导肾小管细胞 *c-myc* 基因表达，以及对损伤状态下肾组织表皮生长因子调节的保护，促进肾小管的再生修复。

【小结】

癃闭的发生，与肺、脾、肝、肾、三焦脏腑功能失调密切相关，湿、热、瘀、滞、虚为癃闭主要病理因素。各种原因引起的癃闭，常互相转化，或彼此兼夹。其病势有急缓，病性有虚实，临床宜审因论治，动态观察，警惕危候发生。

附方

(1) 八正散(《和剂局方》)：木通　车前子　萹蓄　瞿麦　滑石　甘草　大黄　栀子　灯心草。
(2) 滋肾通关丸(《兰室秘藏》)：知母　黄柏　肉桂。
(3) 黄连温胆汤(《六因条辨》)：黄连　半夏　陈皮　茯苓　甘草　竹茹　枳实　大枣　生姜。
(4) 清肺饮(《证治汇补》)：茯苓　黄芩　桑白皮　麦门冬　车前子　栀子　木通　泽泻。
(5) 沉香散(《三因极一病证方论》)：沉香　石韦　滑石　当归　陈皮　白芍　冬葵子　甘草　王不留行。
(6) 六磨汤(《证治准绳》)：沉香　木香　槟榔　乌药　枳实　大黄。
(7) 代抵当丸(《证治准绳》)：大黄　当归尾　生地　穿山甲　芒硝　桃仁　肉桂。
(8) 补中益气汤(《脾胃论》)：党参　黄芪　白术　甘草　当归　陈皮　升麻　柴胡。
(9) 春泽汤(《医方集解》)：白术　桂枝　猪苓　泽泻　茯苓　人参。
(10) 缩泉丸(《校注妇人良方》)：乌药　益智仁。
(11) 济生肾气丸(《济生方》)：熟地　山药　山茱萸　泽泻　茯苓　丹皮　官桂　炮附子　川牛膝　车前子。
(12) 温脾汤(《备急千金要方》)：大黄　附子　干姜　人参　甘草(一方有桂心无甘草，一方加当归、芒硝)。
(13) 吴茱萸汤(《金匮要略》)：吴茱萸　人参　生姜　大枣。
(14) 六味地黄丸(《小儿药证直诀》)：熟地　山药　山茱萸　泽泻　茯苓　丹皮。
(15) 猪苓汤(《伤寒论》)：猪苓　茯苓　泽泻　阿胶　滑石。

【现代研究】主要参考文献

[1] 洪文，莫飞智，李建强，等. 近十年中医药治疗良性前列腺增生症回顾分析[J]. 江苏中医药，2005，26(2)：56～58.
[2] 赵建业，高展翔. 化瘀五法治疗前列腺增生症[J]. 福建中医学院学报，2004，14(3)：12～13.
[3] 董襄国，吴明清. 良性前列腺增生辨证论治[J]. 中国医药学报，2004，19(6)：358～359.
[4] 崔学教，王玺坤，丘振文. 良性前列腺增生症的辨证论治[J]. 新中医，2002，34(4)：3～4.
[5] 周安方，曹继刚. 肾虚肝实是前列腺增生的基本病机探析[J]. 中医药学刊，2004，22(8)：1372～1373.
[6] 王文. 中药治疗前列腺增生症临床研究进展[J]. 中医研究，2003，16(3)：56～57.
[7] 张春和，李曰庆. 中医药治疗良性前列腺增生的实验研究进展[J]. 中华男科学杂志，2004，10(12)：949～951.
[8] 赵书晓. 良性前列腺增生症的中医药治疗概况[J]. 中医研究，2006，19(3)：60～62.
[9] 代睿欣，陈志强，王树声. 前列腺增生症的中医药治疗[J]. 现代中西医结合杂志，2004，13(7)：957～959.
[10] 曾政光，邵继春，于军桥，等. 中医药治疗前列腺增生作用机理的研究概况[J]. 中国中西医结合外科杂志，2002，8(2)：129～130.
[11] 王海燕. 急性肾功能衰竭诊断治疗最新进展[J]. 中国实用内科杂志，2000，20(1)：22～24.
[12] 朱辟疆. 急性肾衰竭发病机理及治疗的研究进展[J]. 中国中西医结合肾病杂志，2000，1(4)：195.
[13] 赵延红，刘秉仁. 急性肾功能不全的中医治疗[J]. 现代中医药，2004，(2)：30～31.
[14] 周瑾. 急性肾功能衰竭少尿期的中医治法研究[J]. 深圳中西医结合杂志，2002，12(3)：183～184.
[15] 王钢，陈以平，邹燕勤. 现代中医肾脏病学[M]. 北京：人民卫生出版社，2003：835～836.
[16] 黎磊石，郑丰，田劲，等. 冬虫夏草防治肾毒性急性肾功能衰竭的实验研究[J]. 解放军医学杂志，1991，16(5)：323～327.

关　格

【定义】

关格是以小便不通、呕吐不止为主要临床表现的病证。小便不通名曰关，呕吐不止名曰格，两者并见名曰关格。关格一般起病较缓，此前多有水肿、淋证、癃闭、消渴等慢性病史，渐进出现倦怠乏力，尿量减少，纳呆呕吐，口中气味臭秽及多种复杂兼症。晚期可见神昏、抽搐、出血、尿闭、厥脱等危候。

另有所述以大便不通兼有呕吐而亦称为关格者，不属本篇讨论范围。

【历史沿革】

关格之名，始见于《内经》。其所论述的关格，一是指脉象，二是指病机。前者如《灵枢·终始》，其曰："人迎四盛，且大且数，名曰溢阳，溢阳为外格。"又曰："脉口四盛，且大且数者，名曰溢阴，溢阴为内关，内关不通死不治。人迎与太阴脉口俱盛四倍以上，命曰关格，关格者与之短期。"认为人迎与寸口脉均极盛，系阴阳决离的危象。后者如《灵枢·脉度》，其曰："阴气太盛，则阳气不能荣也，故曰关；阳气太盛，则阴气弗能荣也，故曰格；阴阳俱盛，不得相荣，故曰关格。关格者，不得尽期而死也。”旨在说明阴阳均偏盛，不能相互营运的严重病理状态。

汉代张仲景发展了《内经》的认识，《伤寒论·平脉法》谓：“关则不得小便，格则吐逆。”明确提出关格的主要表现是小便不通和呕吐。并指出此证为邪气关闭三焦，而正气虚弱，不能通畅，既可见于急性疾病，也可见于慢性疾病，属于危重证候。

隋代巢元方《诸病源候论·大便病诸候》认为：“大便不通谓之内关，小便不通谓之外格，二便俱不通，为关格。”所指有别于《伤寒论》，而其对病机阐述则遵从《内经》。此说一经提出，其影响沿至北宋。

唐代孙思邈《备急千金要方》把以上两说并列。王焘《外台秘要·卷二十七》补充了腹部痞块亦属于关格病的一个常见症状。

南宋张锐编著的《鸡峰普济方·关格》把上述概念合而为一，提出关格病为上有吐逆，下有大小便不通。并举例应用大承气汤有效，是对关格病较早的医案记载。

金元以后诸医家，对关格概念，以宗仲景说者为多。针对关格一证的多种涵义，明代张景岳《景岳全书·关格·论证》有专门阐释：“关格一证，在《内经》本言脉体，以明阴阳离绝之危证也，如“六节藏象论”、“终始篇”、“禁服篇”及“脉度”、“经脉”等篇，言之再四，其重可知。自秦越人三难曰：‘上鱼为溢，为外关内格；入尺为覆，为内关外格。’此以尺寸言关格，已失本经之意矣。又仲景曰：‘在尺为关，在寸为格；关则不得小便，格则吐逆。’故后世自叔和、东垣以来，无不以此相传。”同时，明清以来，对关格的病因认识、临床证治及预后判断方面则有所发展。如王肯堂《证治准绳·关格》提出了临床应掌握“治主当缓，治客当急”的治疗原则。李用粹《证治汇补》指出：“既关且格，必小便不通，旦夕之间，陡增呕恶，此因浊邪壅塞三焦，正气不得升降，所以关应下而小便闭，格应上而呕吐，阴阳闭绝，一日即死，最为危候。”何廉臣则进一步提出“溺毒入血”理论，《重订广温热论》描述：“溺毒入血，血毒上脑之候，头痛而晕，视力蒙眬，耳鸣耳聋，恶心呕吐，呼吸带有溺臭，间或猝发癫痫状，甚或神昏痉厥，不省人事，循衣摸床撮空，舌苔起腐，间有黑点。”不仅指出本病亦可见于急性热病，同时阐述了关格晚期或重症的证候学特征，均对临床有重要的指导意义。

【范围】

关格主要包括西医学所指各种原发性、继发性肾脏疾病引起的慢性肾衰竭。其他如休克、创伤以及流行性出血热、败血症等疾病的晚期引起急性肾衰竭者，可参考本篇内容进行辨证论治。

【病因病机】

关格是小便不通、呕吐和各种虚衰症状并见的病证，此由多种疾病发展到脾肾衰惫，浊邪壅塞所致。临证表现为本虚标实，寒热错杂，三焦不行，进而累及其他脏腑，终致五脏俱伤，气血阴阳俱虚。

1. **脾肾阳虚**　水肿病程迁延，水湿浸渍，或饮食不调，脾失健运，湿浊内困，以致脾阳受损，生化无源；或因劳倦过度，久病伤正，年老体虚，以致肾元亏虚，命门火衰，肾关因阳微而不能开。脾肾俱虚，脏腑失养，故见神疲乏力，面色无华，纳呆泛恶，腰膝酸软，尿少或小便不通。脾肾阳气衰微，气不化水，阳不化浊，则湿浊益甚。末期精气耗竭，阳损及阴，而呈阴阳离决之势。《景岳全书·杂证谟·关格》谓：“此则真阳败竭，元海无根，是诚亢龙有悔之象，最危之候也。”

2. **湿浊壅滞**　脾肾虚损，饮食不能化为精微，而为湿浊之邪。湿浊壅塞，三焦不利，气机升降失调，故上而吐逆，下而尿闭。若属中阳亏虚，阳不化湿，湿浊困阻脾胃，则肢重乏力，纳呆呕恶，腹胀便溏，舌苔厚腻。若湿浊久聚，从阳热化，湿热蕴结中焦，胃失和降，脾失健运，则脘腹痞满，纳呆呕恶，口中黏腻，或见便秘。浊毒潴留上熏，则口中秽臭，或有尿味。湿浊毒邪外溢肌肤，症见皮肤瘙痒，或有霜样析出。湿浊上渍于肺，肺失宣降，肾不纳气，则咳逆倚息，短气不得卧。

3. **阴精亏耗**　禀赋不足，素体阴虚，或劳倦久病，精气耗竭，阳损及阴，以致肾水衰少，水不涵木；水不济火，心肾不交；心脾两虚，水谷精微不化气血，则面色萎黄，唇甲色淡，心悸失眠；肝血肾精耗伤，失于滋养，则头晕耳鸣，腰膝酸软；阴虚火旺，虚火扰动，则五心烦热，咽干口燥。肾病日久累及他脏，乃至关格末期阴精亏耗，浊毒泛溢，五脏同病。肾病及肝，肝肾阴虚，虚风内动，则手足搐搦，甚则抽搐；肾病及心，邪陷心包，心窍阻闭，则胸闷心悸，或心胸疼痛，甚则神志昏迷。

4. **痰瘀蒙窍**　脏腑衰惫，久病入络，因虚致瘀，或气机不畅，血涩不行，阻塞经脉，加之湿邪浊毒内蕴，三焦壅塞，气机逆乱，以致痰浊瘀血上蒙，清窍闭阻，神机失用，则神昏谵语，烦躁狂乱或意识蒙昽。

5. **浊毒入血**　痰瘀痹阻，脉络失养，络破血溢；或湿浊蕴结，酿生毒热，热入营血，血热妄行，以致吐衄便血。此乃脾败肝竭，关格病进入危笃阶段。

6. **毒损肾络**　失治误治，未能及时纠偏，酿生浊毒；或久服含毒药物，以致药毒蓄积，侵及下焦，耗损气血，危害肾络，进而波及五脏。

总之，关格多由各种疾病反复发作，或迁延日久所致。脾肾阴阳衰惫为其本，浊邪内聚成毒为其标，在病机上表现为本虚标实，“上吐下闭”。病变发展则正虚不复，由虚至损，多脏同病，最终精气耗竭，内闭外脱，气血离守，脏腑功能全面衰败。

【诊断与鉴别诊断】

一、诊断

（一）发病特点

患者多有水肿、淋证、癃闭、消渴等基础病史，渐进出现关格见症。部分患者亦可由于急性热病、创伤、中毒等因素而突然致病。

关格一般为慢性进程，但遇外感、咳喘、泄泻、疮疡、手术等诱因引发，可致病情迅速进展或恶化。

（二）临床表现

关格临床表现为小便不通、呕吐和各种虚衰症状并见，兼症极为复杂。一般而言，关格前期阶段以脾肾症状为主，后期阶段则渐进累及多脏，出现危候。

早期阶段：在原发疾病迁延不愈的基础上，出现面色晦滞，神疲乏力。白天尿量减少，夜间尿量增多。食欲不振，恶心欲呕，晨起较为明显，多痰涎，或有呕吐。部分患者可有眩晕、头痛、少寐。舌质淡而胖，边有齿印，舌苔薄白或薄腻，脉沉细，或细弱。

中末期阶段：早期阶段诸般症状加重乃至恶化，恶心呕吐频作，饮食难进，口中气味臭秽，甚至有尿味。尿量减少，甚至少尿或无尿。或见腹泻，一日数次至十数次不等，或有便秘。皮肤干燥或有霜样析出，瘙痒不堪，或肌肤甲错，甚则皱瘪凹陷。或有心悸怔忡，心胸疼痛，夜间加重，甚至不可平卧。或胸闷气短，动则气促，咳逆倚息，面青唇紫，痰声漉漉。或有肢体抖动抽搐，甚至瘛疭。或有牙宣、鼻衄、咯血、呕血、便血、皮肤瘀斑、月经不调。或烦躁不宁，狂乱谵语，意识蒙眬。或突发气急，四肢厥逆，冷汗淋漓，神识昏糊，脉微欲绝等等。本证阶段患者脉象以沉细、细数、结或代为主。

二、鉴别诊断

1. **走哺**　走哺以呕吐伴有大小便不通利为主症，相似于关格。但走哺一般先有大便不通，继之出现呕吐，呕吐物多为胃中饮食痰涎，或带有胆汁和粪便，常伴有腹痛，最后出现小便不通。故属实热证，其病位在肠，与关格有本质的区别。《医阶辨证·关格》说："走哺，由下大便不通，浊气上冲，而饮食不得入；关格，由上下阴阳之气倒置，上不得入，下不得出。"两者相比，关格属危重疾病，预后较差。

2. **转胞**　转胞以小便不通利为临床主要表现，或有呕吐等症。但转胞为尿液潴留于膀胱，气迫于胞则伴有小腹急痛，其呕吐是因水气上逆所致，一般预后良好。

【辨证论治】

一、辨证

（一）辨证要点

1. **判断临床分期**　关格病的早期表现以虚证为主，脾肾气虚、脾肾阳虚或气阴两虚表现较为突出，由于原发病变不同及个体差异，部分患者可见阴虚证。此时兼有浊邪，但并不严重。把握前期阶段对疾病预后至关重要，须有效控制病情，延缓终末期进程。否则阳损及阴，浊邪弥漫，正气衰败。关格后期阶段虚实兼夹，病变脏腑已由脾肾而波及心、肺、肝诸脏，浊邪潴留，壅滞三焦，病趋恶化，以致出现厥脱等阴精耗竭、孤阳离别之危象。

2. **详审原发病证**　根据临床普遍规律，脏腑虚损程度与原发疾病密切相关。原发病为本，继发病为标，不同病因对脏腑阴阳气血构成不同程度的损伤，寒化伤阳，热化伤阴，至病变晚期由于机体内在基础不一，从而呈现不同的证候趋向。如：水肿反复发作而致关格者，多以脾肾阳虚为主，很少单纯属于阴虚；淋证迁延而致关格者，由于病起于下焦湿热，湿可化热，热可伤阴，故常有阴虚见症。关格由癃闭发展而致者，转归差异很大。癃闭病因复杂，或外因感受六淫疫毒，或内因伤于饮食情志劳倦，以及砂石肿物阻塞尿路，湿热、气结、瘀血阻碍为病，涉及三焦。一般而言，渐进起病的虚性癃闭而致关格者，多以气虚、阳虚见证为先，其余者往往阴阳俱虚、寒热错杂。消渴的病机基础是肺燥、胃热、肾虚交互为病，病程经久，耗气伤阴，致关格阶段多属气阴两伤，阴阳俱虚。

3. **区别在气在血**　关格早期阶段病在气分，后期阶段病入血分。分辨在气在血须脉症互参，其中最重要的有两点：一是兼夹风寒、风热、寒湿、湿热等各种诱发因素，病在上焦肺卫和中焦脾胃者，多在气分。可伴有发热，恶寒，或咽喉干痛，咳嗽痰黄，或尿痛淋漓，或泄泻腹胀等等。若病及心肝，则多属血分。二是不论有否外邪，凡见各种出血症状，表明病在血分，可使气血更虚，脾肾耗竭。

4. **明辨三焦病位**　关格病情危重，证候复杂，辨察三焦病位是论治的关键问题。本病后期由于浊邪侵犯上中下三焦脏腑各有侧重，预后不同。浊邪侵犯中焦为关格必见之证，症状又有浊邪犯胃、浊邪困脾之别。病在上焦心肺，临床表现为气急，倚息不能平卧，呼吸低微，心悸胸痛，甚则神昏谵语。浊邪侵犯下焦肝肾，临床以形寒肢冷，四肢厥逆，烦躁不安，抽搐瘛疭为特点。

在关格的后期阶段，根据三焦病位可预察转归。偏于阳损者，多属命门火衰，不能温运脾土，故先见脾败，后见肝竭；偏于阴损者，多属肾阴枯竭，肝风内动，故先见肝竭，而后见脾败。至于心绝和肺绝等多数见于脾败或肝竭之后。浊邪侵犯上焦下焦，则关格病进入危重阶段，时时均可产生阴阳离决之象。

（二）证候

[脾阳亏虚]

症状：纳呆恶心，干呕或呕吐清水，少气乏力，面色无华，唇甲苍白，晨起颜面虚浮，午后下肢水肿，尿量减少，形寒腹胀，大便溏薄，便次增多。舌质胖淡，苔薄白，脉濡细或沉细。

病机分析：脾阳不振，气血生化无源，气不足则少气乏力；血不足则面色无华，唇甲苍白；中运失健，湿浊内生，则尿少水肿，腹胀便溏；浊邪上逆，则恶心呕吐；脉濡细，苔薄舌质淡为脾阳虚的征象。

[肾阳虚衰]

症状：腰酸膝软，面色晦滞，神疲肢冷，下肢或全身水肿，少尿或无尿，纳呆泛恶或呕吐清冷。舌质淡如玉石，苔薄白，脉沉细。

病机分析：下元亏损，命门火衰，脏腑失于温煦濡养，则腰酸膝软，面色晦滞，神疲肢冷，舌淡，脉沉而细；肾阳衰微，气不化水，阳不化浊，则湿浊潴留，壅塞水道，泛滥肌肤而为水肿；肾关因阳微而不能开，则少尿或无尿。

[湿热内蕴]

症状：恶心厌食，呕吐黏涎，口苦黏腻，口中气味臭秽，脘腹痞满，便结不通。舌苔厚腻，脉沉细或濡细。

病机分析：脾胃受损，纳化失常，湿浊内生，壅滞中焦。

湿浊困脾，则脘腹痞满，纳呆厌食，舌苔厚腻，脉沉细或濡细；浊邪犯胃，胃失和降，故恶心呕吐；湿浊化热，则口苦黏腻，口中气味臭秽，便结不通。

［肝肾阴虚］

症状：眩晕目涩，腰酸膝软，呕吐口干，五心烦热，纳差少寐，尿少色黄，大便干结。舌淡红少苔，脉弦细或沉细。

病机分析：阴精亏耗，肾水衰少，水不涵木，肝肾失于滋养，则眩晕目涩，腰酸膝软，纳差少寐，舌淡红少苔，脉弦细或沉细；阴虚火旺，虚火扰动，则五心烦热，咽干口燥，尿少色黄，大便干结。

［肝风内动］

症状：头痛眩晕，手足搐搦或肢体抽搐，纳差泛恶，尿量减少，皮肤瘙痒，烦躁不安，甚则神昏痉厥癫痫，尿闭，舌抖或卷缩，舌干光红，或黄燥无津，脉细弦数。

病机分析：关格末期，肾病及肝，肝肾阴虚，肝阳上亢，则头痛眩晕，舌干光红，或黄燥无津，脉细弦数；浊毒阻闭心窍，则舌抖卷缩；浊毒泛溢，虚风内动，则肢体搐搦，皮肤瘙痒；阴分耗竭，阴不敛阳，阳越于外，故见烦躁不安，甚则神昏痉厥。

［痰瘀蒙窍］

症状：小便短少，甚则无尿，胸闷心悸，面白唇暗，恶心呕吐，痰涎壅盛或喉中痰鸣，甚则神识昏蒙，气息深缓。舌淡苔腻，脉沉缓。

病机分析：脏腑衰惫，浊毒壅塞，气机逆乱，瘀血阻滞经脉，以致痰浊瘀血上蒙，清窍闭阻，神机失用，则诸症蜂起。

［浊毒入血］

症状：烦躁或神昏谵语，尿少或尿闭，呕吐臭秽，或见牙宣、鼻衄、咯血、呕血、便血、皮肤瘀斑，或有发热，大便秘结。舌干少津，脉细弦数。

病机分析：关格病进入危笃阶段，肾病及心，邪陷心包，或脾败肝竭，浊毒入营动血，络破血溢，以致吐衄便血，烦躁神昏。

［阳微阴竭］

症状：周身湿冷，面色惨白，胸闷心悸，气急倚息不能平卧，或呼吸浅短难续，神昏尿闭。舌淡如玉，苔黑或灰，脉细数，或结或代，或脉微细欲绝或沉伏。

病机分析：肾者元气之根，水火之宅，五脏之阴非此不能滋，五脏之阳气非此不能发。肾阳衰微，阳损及阴，阴耗血竭，阴不敛阳，虚阳浮越，终至阳微阴竭，气脱阳亡，阴阳离决。

二、治疗

（一）治疗原则

1. 治主当缓，治客当急　本病脾肾衰惫为其本，浊毒内聚为其标。前者为主，后者为客。脏腑虚损为渐进过程，不宜峻补，而需长期调理，用药刚柔相兼，缓缓图之。湿浊毒邪内蕴，宜及时祛除继发诱因，尽力降浊排毒，以防发生浊毒上蒙清窍，阻塞经脉，入营动血或邪陷心包之变。

2. 虚实兼顾，把握中焦　关格是补泻两难的疾病。根据病程演变规律，早期宜侧重补虚，兼以化浊；后期阶段，浊邪弥漫，正气衰败，治疗宜虚实兼顾，用药贵在灵活。本病临床累及三焦脏腑虽有侧重，但浊毒壅滞中焦则贯彻病程始终，故把握中焦为治疗要务。上下交损，当治其中。其时患者尽管正气虚衰，若强用补益亦难以受纳，且更易助长邪实，加重病情。故调理脾胃，化浊降逆，缓解呕恶，增进饮食，才能为下一步治疗提供条件。

（二）治法方药

［脾阳亏虚］

治法：温中健脾，化湿降浊。

方药：温脾汤合吴茱萸汤。方中附子、干姜温运中阳，人参、甘草、大枣益气健脾，大黄降浊，吴茱萸温胃散寒，下气降逆，生姜和胃止呕。本方为补泻同用之法，适用于脾胃虚寒，浊邪侵犯中焦，以致上吐下闭者。大黄攻下降浊是权宜之计，以便润为度，防止久用反伤正气。此外，人参的选用应注意原发病的内在基础，如关格由水肿发展而来，以红参为宜；若关格的本病为淋证、癃闭、血尿、肾痨，为阴损及阳，兼有湿热者，选用白参较为适当。阳虚水泛而为水肿者，治宜健脾益气，温阳利水，化裁黄芪补中汤或防己黄芪汤，以人参、黄芪益气补中，白术、苍术、防己健脾燥湿，猪苓、茯苓、泽泻、陈皮利水消肿，甘草和中。其中，生黄芪益气利水而无壅滞中满之弊，治疗水肿较为适宜。脾虚湿困而泛恶者，可用理中丸加姜半夏、茯苓利湿和胃。若湿抑中阳较著，可加用桂枝，师《金匮要略》防己茯苓汤法。

［肾阳虚衰］

治法：温补肾阳，健脾化浊。

方药：《济生》肾气丸化裁。方中肉桂、附子温补肾阳，地黄、山药、山茱萸滋养脾肾，茯苓、丹皮、泽泻、车前子、牛膝化湿和络，引药下行。肾阳亏损而水肿较重者，选用真武汤。兼有中焦虚寒者，配伍干姜、肉豆蔻、吴茱萸温运中阳。呕吐明显者，加用生姜、半夏。肾阳虚衰者，往往肾阴亦亏，在应用温肾药时，应了解关格病的原发疾病以及肾阴、肾阳虚损的情况。若原发疾病有湿热伤阴基础乃至阴损及阳，温肾药物宜选用淫羊藿、仙茅、巴戟天等温柔之品，或选用右归饮，寓温肾于滋肾之中。若肾脏畸形，命火衰微，水湿潴留于肾，以致肾脏肿大，腹部癥积者，治宜温补肾阳，同时配伍三棱、莪术、生牡蛎、象贝母等活血祛瘀软坚之品。

［湿热内蕴］

治法：清化湿热，降逆止呕。

方药：黄连温胆汤化裁。方用陈皮、半夏、竹茹、枳实、茯苓、黄连清化湿热，配用生姜降逆止呕。浊邪犯胃，和胃降逆化浊法的常用方剂尚有小半夏汤、旋覆代赭汤等，后者降逆止呕的作用较强。亦可加大黄通导腑气，使浊邪从大便而出。

［肝肾阴虚］

治法：滋养肝肾，益阴涵阳。

方药：杞菊地黄丸化裁。方用地黄、山茱萸滋养肝肾，山药补脾固精，茯苓、泽泻渗湿，丹皮凉肝泄热，枸杞子、菊花滋补肝肾，平肝明目。肝肾阴虚，肝阳偏亢，易引动肝风，可配伍钩藤、夏枯草、牛膝、石决明平肝潜阳，降泻虚火，以防虚风内动。本病兼夹湿热浊毒，用药不宜滋腻，以免滞邪碍胃。

［肝风内动］

治法：平肝潜阳，息风降逆。

方药：镇肝息风汤化裁。方用龙骨、牡蛎、代赭石镇肝降逆；龟版、芍药、玄参、天门冬柔肝潜阳息风；牛膝引气血下行以助潜降；合茵陈、麦芽清肝舒郁。若出现舌干光红，抽搐不止者，宜用大定风珠，方用地黄、麦门冬、阿胶、生白芍、麻仁甘润存阴；龟版、鳖甲、牡蛎育阴潜阳；五味子配甘草，酸甘化阴，滋阴息风。

［痰瘀蒙窍］

治法：豁痰化瘀，开窍醒神。

方药：涤痰汤化裁。本方适用于痰瘀蒙窍而偏于痰湿者，方中半夏、陈皮、茯苓健脾燥湿化痰；胆南星、竹茹、石菖蒲化痰开窍。若属痰瘀蒙窍而偏于痰热者，用羚羊角汤。该方以羚羊角、珍珠母、竹茹、天竺黄清化痰热；石菖蒲、远志化痰开窍；夏枯草、丹皮清肝凉血。以上二方化瘀力稍嫌不足，宜酌情配伍丹参、赤芍、蒲黄、桃仁、三七等化瘀之品。痰瘀浊毒内盛，上蒙清窍而致神昏者，治宜利气开窍醒神。可用醒脑静或清开灵静脉滴注，或鼻饲苏合香丸。关格进入神昏危笃阶段，小便不通，治以开窍急救时，尤应注意禁用含毒药物，以免药毒蓄积，危害肾脏。

［浊毒入血］

治法：解毒化浊，宁络止血。

方药：犀角地黄汤、清宫汤化裁。适用于痰浊化热，热入血分而致鼻衄、咯血等出血证。组方宜以水牛角、生地黄、赤芍等解毒清热、凉血止血为主药，或酌情配合应用至宝丹或紫雪丹。治疗血证，要掌握“治火、治气、治血”基本原则，酌情选用收敛止血、凉血止血、活血止血药物。严密观察病情变化。

［阳微阴竭］

治法：温扶元阳，补益真阴。

方药：地黄饮子化裁。方用附子、肉桂、巴戟肉、肉苁蓉、地黄、山茱萸温养真元，摄纳浮阳；麦门冬、石斛、五味子滋阴济阳；石菖蒲、远志、茯苓开窍化浊。若出现呼吸缓慢而深，肢冷形寒，汗出不止，命门耗竭者，急宜温命门之阳，参附注射液静脉滴注。若正不胜邪，心阳欲脱，急用参麦注射液静脉滴注敛阳固脱。

凡浊邪侵犯上焦心肺，或下焦肝肾，为关格进入末期危重阶段，口服药物无法受纳者，应采用中西医结合的方法进行抢救。

（三）其他治法

1. 单方验方

(1) 冬虫夏草：临床一般用量 3～5 克，水煎单独服用或另煎兑入汤剂中，亦可研粉装胶囊服用。20 日为一个疗程，连服 3～4 个疗程。

(2) 地肤子汤：地肤子 30 克，大枣 4 枚，加水煎服，每日 1 剂，分 2 次服完。具有清热利湿止痒功效，适用于关格皮肤瘙痒者。

2. 针灸治疗　主要选穴为中脘、气海、足三里、三阴交、阴陵泉、肾俞、三焦俞、关元、中极、内关。每次选主穴 2～3 个，配穴 2～3 个。可根据病情需要选择或增加穴位。虚证用补法，实证用泻法，留针 20～30 分钟，中间行针 1 次，每日针刺 1 次，10 次为一个疗程。

3. 灌肠疗法　降浊灌肠方：生大黄、生牡蛎、六月雪各 30 克，浓煎 200～300 毫升，高位保留灌肠。2～3 小时后药液可随粪便排出。每日 1 次，连续灌肠 10 日为一个疗程。休息 5 日后，可再继续一个疗程。适用于关格早中期。

4. 药浴疗法　药浴方：由麻黄、桂枝、细辛、附子、红花、地肤子、羌活、独活等组成。将药物打成粗末，纱布包裹煎浓液，加入温水中，患者浸泡其中，使之微微汗出，每次浸泡 40 分钟，每日 1 次，10～15 日为一个疗程。

【转归及预后】

本病为多种疾病渐进而来，病程发展趋势为由轻渐重，由脾肾受损而致五脏俱伤，正虚则邪实，邪盛则正衰，形成恶性循环。

关格的转归和预后，取决于脾肾亏损程度和浊邪壅滞部位。若病限脾胃，邪在中焦，而治疗调摄得当，且避免复感外邪，尚可带病延年；若病变累及他脏，浊毒凌心射肺，入营动血，引动肝风，甚则犯脑蒙窍，最终正不胜邪，则预后较差。

【预防和护理】

积极治疗水肿、淋证、癃闭、消渴、眩晕、肾痨等原发疾病。注意消除外感、寒湿、劳顿等各种诱因。注意饮食调摄，不宜膏粱厚味。

【现代研究】

王氏[1]报道慢性肾衰竭(CRF)是各种病因引起肾脏损害和进行性恶化的结果。因其发病率呈持续上升趋势，对人类健康构成严重威胁，目前已经成为全球性的公共卫生事件。谌氏[2]认为在我国，近 20 年来慢性肾衰竭病因谱也已逐渐发生变化。因此，积极探讨慢性肾衰竭综合防治策略，加强对慢性肾衰机制的研究，提高对 CRF 危险因素的认识，认真关注慢性肾衰竭全身多系统病变，提高患者的生存质量，推迟终末期肾衰竭的进程，是临床面临的重要问题。慢性肾衰竭的形成涉及人体多方面复杂变化，多年来中医领域从基础研究到临床观察进行了大量的探索和实践。治疗手段也从传统的单一中药汤剂发展为多种口服制剂、中药灌肠、静脉给药、中药外敷及针灸等多途径进行，这些措施对清除毒素、改善症状、延缓肾衰进程的疗效令人瞩目。

（一）中医诊治慢性肾衰的主导思路

肖氏[3]认为慢性肾衰竭是临床疑难危重疾病，由于患者的原发疾病、证候类型、病变程度不同，临床诊断必须采取多层次、多因素协同分析的方法，否则难以概括证候的全部内涵。中医防治慢性肾衰竭的主导思路，是根据整体观念、脏腑相关学说、治未病理论，注意发掘整体代偿潜能。针对肾衰竭病理进程的不可逆性，把保护残存肾单位，提高患者生存质量作为临床治疗的基本目标。为了提高诊治水平，多年来专业领域[4~6]开展了中医辨证普遍规律及方法学研究。在宏观研究方面，形成了以本虚为主设立基本证型，以邪实为辅设立兼夹证型,重视标本虚实主次关系,反映病变基本临床特点的辨证方法。在微观研究方面,运用现代科技手段,选择特异性较强、敏感度较高的客观指标,用以辅助临床辨证和评价疗效。从而基本形成了慢性肾衰竭中医临床诊治技术规程。

王氏等[7,8]报道中医临床治疗强调积极控制基础病,去除诱因。慢性肾衰竭由于原始病因复杂,临床表现多样,病程持续较长,且在早期无特定发病规律,故积极控制基础病,及早发现肾衰竭的存在,去除诱因,纠正可逆因素和并发症,防止病情恶化,是中医治疗的基本观点。例如患者既往水肿、癃闭、淋证、消渴等原发病恶化,或存在呼吸道、泌尿道、消化道感染,尿路梗阻等情况,均可加重肾损害,加速肾衰进程。针对这些原发疾病或加重因素,根据病情的不同阶段,采取综合治疗措施,则有利于推迟肾衰的出现,延缓肾衰竭发展,改善预后。

(二)临床治疗的基本方法是突出整体调节

慢性肾衰往往涉及多脏器、多系统损伤,单一治法难以奏效。故临床治疗突出辨证论治,整体微调。中医药治疗慢性肾衰的基本方法可以概括为以下三个方面。

1. 保护残存肾单位,提高生存质量　导致肾衰的根本原因是脾肾正气虚衰,故调摄肾元,补益扶正是保护残存肾单位,提高生存质量的治本方法。综合各地报道[5],根据慢性肾衰竭分期辨证,临床以气阴两虚者居多。扶正治疗多以补益脾肾为主法。强调补益脾肾以平补为要,滋阴养血不可过于滋腻,温阳益气不可过于温燥。黄芪、冬虫夏草为补益脾肾要药;滋养肾阴宜用枸杞子、山茱萸、女贞子、旱莲草、阿胶等;温补肾阳宜选菟丝子、巴戟天、肉苁蓉、仙茅、淫羊藿、补骨脂等。慎用桂附等刚燥之品。治疗肾性贫血、低蛋白血症时注重调补精血,在补益脾肾的基础上选择当归、黄精、阿胶等。调理脾胃,化浊降逆,多采用辛开苦降,寒热并调。慢性肾衰患者机体免疫功能低下,卫表不固,易感染各种病原体,加速肾功能的恶化。适时采用玉屏风散等益气固表之剂是加强患者机体防御功能的重要方法。

2. 减少毒邪来源,促进毒素排泄　湿浊邪毒瘀血是慢性肾衰的主要病理因素,通腑降浊、活血化瘀是中医药治疗慢性肾衰的常用方法。

以通腑降浊法[3~5,8]治疗肾衰浊邪潴留,近年国内应用甚广。即通过适当使用清肠泻浊的中药,以保持大便通畅,减少毒素在肠道的吸收。众多文献报道了以大黄控制氮质血症效果较佳,其作用主要在于促进浊毒排泄。同时又具有清热解毒、活血化瘀、安和五脏的功效。肾脏既病不能助膀胱气化以泌别清浊,难以使血中浊物排出,欲清除血中秽浊之物,益肾利尿排浊已难取效,故采取通降阳明之腑泄其浊毒,从而改善因虚致实的病理状态。

活血化瘀法[9,10]应用亦为普遍。久病入络、湿阻血瘀、因虚致瘀,故肾络瘀滞是慢性肾衰的主要病机之一。瘀血既是肾衰的病理产物,又是肾衰的致病因素,已成为共识。脾肾亏虚以致气血生化乏源,气行则血行,气虚则血瘀;全身或局部水肿壅阻经脉,气血不畅,滞留成瘀;水湿内停及湿浊内蕴亦可致瘀。故临床重视病因基础,强调血瘀病机往往可能贯穿疾病过程的始终。活血化瘀法的应用不是简单的药物堆砌,而是以相应的客观体征,并结合现代常用血瘀证实验室指标为依据。并需要在中医理论及组方原则指导下配伍选择,方为科学合理。

3. 开展特色疗法,拓展治疗途径[7,11]　慢性肾衰竭时湿浊壅滞中焦,升降失调,单纯口服药往往难以实施。因此,目前临床普遍采用口服、静滴、灌肠、药浴、穴位外敷等多部位、多途径的中医药综合治疗措施,以期提高疗效。

中药保留灌肠:又称中药结肠透析。通过停留肠道药液的渗透弥散,以及泻下解毒,从而带出体内尿毒成分,促进毒素排泄,减少毒素在肠道的吸收,起到透析作用。已有大量临床与实验研究证实,中药灌肠治疗肾衰竭的机制,首先在于药物直接作用于肠道,避免肝脏的首过效应,加之保留时间较长,有利于药物充分吸收,从而保证有效的血药浓度,使中药发挥更好的全身治疗作用。其次,通过肠道给药,既可刺激肠道黏膜,增加毛细血管通透性,使体内氮质等毒物随肠道分泌排泄,又可抑制肠道有害菌群,减少肠腔内蛋白分解,使肠源性氮质减少。甚至还可抑制肾脏系膜细胞增生及肾小管上皮细胞增殖,减轻肾小球损伤后的代偿性增大及纠正肾衰阶段脂质代谢紊乱,保护肾功能。本法适用于早期或中期慢性肾衰竭,邪实明显而正虚较轻者[11]。

中药药浴疗法:以透表发汗等药物,煮开加入浴缸浸浴,使毒素及部分水分随汗而出。属于中医"开鬼门"治法。适用于肾衰竭皮肤瘙痒或轻度水肿者。研究报道,药浴的价值在于:疏通气血,宣泄腠理,改善皮肤瘙痒症状;加强了废物的上下分消,促进体内清除毒素。

静脉注射剂型:注射剂型的特点是药效迅速;适用于因消化道障碍不能口服给药者;可使某些药物发挥定时、定位、定向的药效。

总之,中医药对慢性肾衰竭临床与机制研究成果,显示了综合治疗可以明显延长肾衰患者的生存时间,是临床疑难重症治疗中,最大限度保护机体,使人体与疾病共生存的新理念的贯彻和体现。同时将有利于促进中医辨证及个体化诊疗体系的构建。

【小结】

关格是由多种疾病反复发作,或迁延日久所致。脾肾阴阳衰惫为其本,浊邪内聚成毒为其标,病性为本虚标实。病变发展趋势则为正虚不复,由虚至损,多脏同病。治疗宜扶正降浊,虚实兼顾,加强起居调摄,警惕危候,努力延缓脏腑气血全面衰败的进程。

附方

(1)温脾汤(《备急千金要方》):大黄　附子　干姜　人参　甘草（一方有桂心无甘草,一方加当归、芒硝)。
(2)吴茱萸汤(《金匮要略》):吴茱萸　人参　生姜　大枣。
(3)黄芪补中汤(《东垣十书》):黄芪　人参　甘草　白术　苍术　陈皮　泽泻　猪苓　茯苓。
(4)防己黄芪汤(《金匮要略》):防己　甘草　白术　黄芪　生姜

大枣。

(5) 防己茯苓汤(《金匮要略》)：防己　黄芪　桂枝　茯苓　甘草。

(6)《济生》肾气丸(《济生方》)：生地　山药　山茱萸　泽泻　茯苓　丹皮　桂枝　附子　车前子　牛膝。

(7) 黄连温胆汤(《六因条辨》)：黄连　半夏　陈皮　茯苓　甘草　竹茹　枳实　大枣　生姜。

(8) 小半夏汤(《金匮要略》)：半夏　生姜。

(9) 旋覆代赭汤(《伤寒论》)：旋覆花　人参　生姜　大枣　半夏　甘草　代赭石。

(10) 杞菊地黄丸(《医级》)：枸杞子　菊花　熟地　山药　山茱萸　泽泻　茯苓　丹皮。

(11) 镇肝息风汤(《医学衷中参西录》)：怀牛膝　生赭石　生龙骨　生牡蛎　生龟版　生杭芍　玄参　天门冬　川楝子　生麦芽　茵陈　甘草。

(12) 大定风珠(《温病条辨》)：生白芍　阿胶　生龟版　生地　麻子仁　五味子　生牡蛎　麦门冬　炙甘草　鸡子黄　鳖甲。

(13) 涤痰汤(《济生方》)：半夏　胆南星　橘红　枳实　茯苓　人参　石菖蒲　竹茹　甘草　大枣　生姜。

(14) 羚羊角汤(《医醇賸义》)：羚羊角　菊花　龟版　石决明　生地　白芍　柴胡　薄荷　蝉蜕　夏枯草　丹皮　大枣。

(15) 犀角地黄汤(《备急千金要方》)：犀角(水牛角代)　生地　芍药　丹皮。

(16) 清宫汤(《温病条辨》)：犀角　生地　玄参　竹叶心　金银花　连翘　黄连　丹参　麦门冬。

(17) 地黄饮子(《宣明论方》)：生地　巴戟天　山茱萸　石斛　肉苁蓉　五味子　官桂　白茯苓　麦门冬　附子　石菖蒲　远志。

(18) 理中丸(《伤寒论》)：人参　干姜　甘草　白术。

(19) 右归饮(《景岳全书》)：熟地　山药　枸杞子　山茱萸　甘草　肉桂　杜仲　制附子。

(20) 真武汤(《伤寒论》)：茯苓　芍药　白术　生姜　附子。

【现代研究】主要参考文献

[1] 王海燕. 提高对于慢性肾脏病的认识、临床工作和研究水平[G]. 北京血液净化学术论坛讲座汇编，2005：2～3.

[2] 谌贻璞. 迎接"世界肾脏病日"，重视慢性肾脏病的早期监测与防治[G]. 2006年北京血液净化学术论坛讲座汇编，2006：1～2.

[3] 肖相如. 治疗慢性肾衰竭时应注意的问题[J]. 中国中西医结合肾病杂志，2003，4(10)：620.

[4] 沈庆法. 慢性肾功能衰竭的中医认识和临床研究. 上海中医药杂志，2000，34(3)：42～44.

[5] 曹式丽，焦剑，赵炳宪. 慢性肾功能衰竭中医临床诊治技术规程探讨[J]. 天津中医药，2005，22(5)：405～407.

[6] 李志更，王天芳，赵燕，等. 慢性肾功能衰竭辨证中常见中医症状、证候要素的现代文献分析及其相关性初步探讨[J]. 北京中医药大学学报，2006，29(1)：60～62.

[7] 王钢，陈以平，邹燕勤. 现代中医肾脏病学[M]. 北京：人民卫生出版社，2003：857～859.

[8] 孙升云，叶任高，魏连波. 老年慢性肾衰竭的中西医结合一体化治疗[J]. 中国中西医结合肾病杂志，2004，5(2)：118～120.

[9] 傅晓骏. 谈"瘀浊蕴毒"与慢性肾衰竭[J]. 中国中西医结合肾病杂志，2002，3(5)：293.

[10] 陈钢，郭颜聪，李平. 中药治疗慢性肾衰竭的研究近况[J]. 中国中西医结合肾病杂志，2003，4(8)：494～496.

[11] 张楠. 中药灌肠治疗慢性肾功能衰竭的现状[J]. 吉林中医药，2006，26(2)：58～59.

腰痛、腰酸

【定义】

腰痛是指腰部一侧或两侧疼痛为主要表现的病证。腰酸是指腰部酸楚感为主要表现的病症。在临床上腰痛常伴有腰酸，腰酸则不一定有腰痛，两者均与肾有密切的关系。

【历史沿革】

腰痛一证，最早见于《内经》。《素问·刺腰痛篇》认为腰痛属于足六经之病，详细介绍了足三阳经、足少阴经、足厥阴经等经络发生病变时，引起腰痛的各种表现和使用针刺的治疗方法。《内经》将腰痛的病因主要归纳为虚、寒、湿三因。

在《内经》中，还详细论述了腰痛的性质、部位和放射范围。腰痛的性质可分为：① 腰痛如折的"折腰"，见《素问·脉要精微论篇》、《素问·至真要大论篇》等篇。② 腰痛如筋肉牵掣强急的"腰脊强"，见《素问·热论篇》、《灵枢·百病始生》等。腰痛的部位和放射范围可分为：① 腰背痛，指腰痛引及背部。见《灵枢·五癃津液别论》。② 腰脊痛，指腰痛引及脊柱。见《素问·标本病传论篇》。③ 腰椎痛，指腰痛引及臀部。《素问·六元正纪大论篇》说："感于寒，则患者关节禁固，腰椎痛。""五常政大论篇"认为腰椎痛是由于"湿气下临，肾气上从"。④ 腰尻痛，指腰痛引及脊骨之末端，即引及骶尾部疼痛。见《灵枢·本脏》。⑤ 腰股痛，指腰痛引及股部。《素问·气交变大论篇》："民病腹满，身重濡泄，寒疡流水，腰股痛发。"⑥ 腰腹痛，腰痛引少腹。⑦ 腰胁痛，腰痛引季肋部。《素问·刺腰痛篇》篇说："腰痛引少腹控眇。"

汉代张仲景《金匮要略·血痹虚劳病脉证治》篇中有"虚劳腰痛"，用肾气丸治疗。"五脏风寒积聚病脉证治"提出"肾著"的病名，病属下焦，由寒湿之邪所致，表现为"腰以下冷痛，腹重如带五千钱"，治以甘姜苓术汤。

隋代巢元方《诸病源候论·腰背病诸候》认为："凡腰痛有五：一曰少阴……二曰风痹……三曰肾虚……四曰臂腰，坠堕伤腰，是以痛。五曰寝卧湿地，是以痛。"这是对腰痛病因病机比较系统的归纳。虽有多种原因，但总的认为是以肾虚为本。在证候分类上，首先提出以急慢性分类。凡突然发作者，称卒腰痛；凡反复发作，经久不愈者，称久腰痛。

唐代孙思邈《备急千金要方·卷十九》宗《诸病源候论》

腰痛的分类，补充了膀胱虚寒、肾虚伤寒、肾虚伤湿等，增加了多种治疗方法。其中提出了腰臂痛导引法等治疗腰痛的正骨手法，方药方面则提出著名的独活寄生汤等方。《外台秘要·卷十七》认为治疗腰痛，还需要"补养宣导"，注重护理。

宋《太平圣惠方·卷四十四》，对腰痛的治疗更为充实，有130多则处方。其中杜仲、肉桂、附子、鹿角、续断、狗脊、桑寄生、菟丝子以及萆薢，五加皮、虎骨、秦艽、牛膝等为常用药。宋代陈无择《三因极一病证方论·腰痛叙论》倡三因分治，说："夫腰痛虽属肾虚，亦涉三因所致；在外则脏腑经络受邪，在内则忧思恐怒，以至房劳坠堕，皆能致之。"在治疗方面，增加了中药剂型酒剂，如牛膝酒、杜仲酒、橘子酒。《三因极一病证方论》中青娥丸至今还是治疗腰痛的常用方剂。

元《丹溪心法·腰痛》把发病原因归纳为"湿热、肾虚、瘀血、挫闪、痰积"五类。而其中肾虚为最重要。在《丹溪心法·腰痛附录》中说："肾气一虚，凡冲寒、受湿、伤冷，蓄热、血涩、气滞、水积、堕伤，与失志、作劳，种种腰疼，叠见而层出矣。"在治疗上提出："凡诸痛（指各种腰痛）皆属火，寒凉药不可峻用，必用温散之药；诸痛不可用参，补气则痛愈甚。"明代张景岳《景岳全书·腰痛辨治》则认为："此言皆未当也，盖凡劳伤虚损而阳不足者，多有气虚之证，何为参不可用？又如火聚下焦，痛极而不可忍者，速宜清火，何为寒凉不可用？但虚中挟实不宜用参者有之，虽有火而热不甚，不宜过用寒凉者亦有之。"

清代《张氏医通》、《杂病源流犀烛》等书，把历代对腰痛的论述，归纳为风腰痛、寒腰痛、湿腰痛、痰腰痛、肾虚腰痛、气滞腰痛、瘀血腰痛等，使腰痛在辨证及治疗上更为系统化。

综观各家论述，大体以内因肾虚为本，感邪、闪挫等其他诸因为标，肾虚是腰痛腰酸发病的关键。治疗上内伤多从肾入手，外感多审因论治，分经治疗。

【范围】

西医学的内、外、骨、妇各科疾病，均可以出现腰痛、腰酸。一般可以分为四大类：第1类为脊柱疾患，如类风湿脊柱炎、肥大性脊柱炎、结核性或化脓性脊柱炎等；第2类为脊柱旁软组织疾病，如腰肌劳损、纤维组织炎等；第3类为脊神经根受刺激所致的腰背痛，如脊髓压迫症、急性脊髓炎等；第4类为内脏疾病，如肾脏病（肾盂肾炎、肾炎、肾结石、肾结核、肾下垂、肾积水、肾积脓等），以及急性胰腺炎、穿透性溃疡、胆囊炎、胆石症、子宫后倾后屈、慢性附件炎、慢性前列腺炎等。以上疾病若以腰痛为主要症状表现时，均可参考本篇进行辨证施治。

【病因病机】

腰痛的病因有风、湿、寒、热、挫闪外伤及劳累、久病、年老肾衰等，病位主要在肾，病理因素主要是瘀血、气滞、痰积等。

1. 感受外邪 风、寒、湿、热等外邪均可引起腰痛，其中以寒湿和湿热最为常见。由于坐卧冷湿之地，或涉水冒雨，身劳汗出，衣着冷湿，感受寒湿之邪，致经络受阻，气血运行不畅，因而发生腰痛。或因湿热交蒸之季，感受其邪，阻遏经脉，亦能发生腰痛。寒湿蕴积日久，郁而化热，亦可转化为湿热腰痛。外感风邪，或感受风寒、风热，均可使经脉运行不畅，而发生腰痛。

2. 劳累外伤 过度劳累，跌仆挫伤，损伤腰肌、脊柱、经脉，均可使气血运行不畅，气滞血瘀，络脉阻塞不通，发生腰痛。《景岳全书·腰痛论治》说："跌仆伤而腰痛者，此伤在筋骨而血脉凝滞也。"《金匮翼·腰痛》指出劳累外伤引起腰痛的病机是："盖腰者一身之要，屈伸俯仰，无不由之，若一有损伤，则血脉凝涩，经络壅滞。"

3. 肾精亏损 素体禀赋不足，或久病体虚，或年老精血亏衰，或房劳过度等，致肾脏精血亏损，无以濡养经脉而发生腰痛。《素问·脉要精微论篇》说："腰者，肾之府，转摇不能，肾将惫矣。"

肾气亏损，与肝脾又有密切关系。《仁斋直指方·腰痛方论》说："审如是则痛在少阴，必究其受病之原，而处之为得。虽然，宗筋聚于阴器，肝者肾之同系也。五脏皆取气于谷，脾者肾之仓廪也。郁怒伤肝，则诸筋纵弛，忧思伤脾，则胃气不行。二者又能为腰痛之寇，故并及之。"

肾气亏损又容易感受外邪而发病。《仁斋直指方·腰痛方论》指出："腰者肾之外候，一身所恃以转移阖闢者也。盖诸经皆贯于肾而络于腰脊，肾气一虚，凡冲风受湿，伤冷蓄热，血沥气滞，水积堕伤，与夫失志作劳，种种腰痛，迭见而层出矣……沮锉失志者肾之蠹，疲精劳力者肾之戕。举是数证，肾家之感受如此。腰安得而不为痛乎。"

综上可知，腰痛、腰酸的发生，有外因之感风、寒、湿、热以及外伤；有内因之肝脾肾亏损。而在病因和发病机制中，肾虚是本，外邪、外伤、劳累、七情均是标。两者又可以互为因果。如感受寒湿之邪，可以损伤肾阳，感受湿热之邪，可以损伤肾阴，而肾阳、肾阴不足，又可使疾病进一步加重。

【诊断与鉴别诊断】

一、诊断

（一）发病特点

腰痛、腰酸是一个自觉症状，临床上大体可分为两类，一类是急性起病，腰痛较重，往往有外伤、感邪等因素存在。另一类则是缓慢起病，常发隐痛、酸痛、钝痛等，多与肾虚有关。

（二）临床表现

根据患者主诉，诊断比较容易，但由于腰痛的种类较多，同时又有较多的兼夹证，因此，必须根据腰痛的性质、放射症状的部位、病程的新久，以及其他症状等等，综合分析，才能作出正确的诊断。

有些患者，呈急性起病，腰痛较重，累及一侧或两侧腰部，轻微活动即可引起剧烈疼痛，脊柱两旁的膀胱经穴有明显的按压痛。若治疗不当，一部分患者可转为慢性，经常出现腰部隐痛、酸痛或钝痛。另一类患者，起病缓慢，腰痛不太严重，呈隐痛或酸痛。但每因体位不当，劳累过度，天气变化等因素而加重。另有部分患者，腰痛往往发生于较长时间的不活动或休息时，如久坐起立时，或在清晨睡醒时腰部疼痛，这些特征对腰痛的诊断都有帮助。最常见的放射症状有腰腿痛，起病可缓可急，常有劳累过度病史。腰痛循足太阳膀胱经向腿部放射，可沿着一条腿或两条腿向下放射；腰腿痛明显时，可因咳嗽、喷嚏，腹部加压时加重，卧床时疼痛缓解；患病的下肢不能抬高，皮肤麻木；患病长久时可出现步履不稳，甚则肌肉萎缩无力。腰腹痛亦属常见，往往急性发作，过度劳累亦是常见的诱因；疼痛可循着足厥阴肝经向少腹部，或向阴部，或向大腿内侧放射；腰痛剧烈时可出冷汗，亦可伴有血尿。

腰痛的全身症状可分为外感症状和内伤症状。腰酸痛常伴有的外感症状有发热、恶寒、骨节酸楚，或有关节酸痛，有汗或无汗，口渴或不渴，亦可见到寒热往来、汗出较多、胸胁苦满等症；亦可伴有小便淋漓刺痛、滴涩不尽等下焦湿热症状。内伤症状主要是脾肾两脏的症状，如全身乏力、神疲、腿软、面色白、纳食不馨、头晕、眼花、耳鸣等症，或有水肿，或有血尿，或有尿浊，或有癃闭等。女性还可见到白带增多、月经失调或痛经等症。

二、鉴别诊断

1. **腰软**　腰软是指腰部软弱无力的症状，一般无腰部酸痛感觉，多属于虚证。在病机上与腰酸有相似的地方，主要责之于肾虚，亦可以因肝肾阴亏而内热较重者，如《古今医鉴・腰痛》说："腰软者，肾肝伏热。"从临床看腰酸与腰软是两个疾病。腰酸多见于成年人；腰软多见于婴幼儿，在体征上还可表现为头软、手软、足软，甚则囟门迟闭、鸡胸等。若成人而见腰软者，可有五迟、五软、解颅等病史。

2. **腰重**　腰重是指腰部有沉重感的症状。《辨证录・腰痛门》说："人有两腰重如带三千文不能俯仰者，与腰痛不同。"并进一步指出腰重的病因是由于房劳力役，又感风湿而成，属于伤肾之症。腰重的临床表现主要有形瘦腹大、脐肿、溺痛、阴湿等，如《中藏经・论肾脏虚实寒热生死逆顺脉证之法》说："肾有水，则腹大，脐肿，腰重痛，不得溺，阴下湿如牛鼻，头汗出，是为逆寒；大便难，其面反瘦也。"

【辨证论治】

一、辨证

（一）辨证要点

1. **首辨外感内伤**　腰痛、腰酸的病因主要可分为外感和内伤2大类。辨证时首先应辨明腰痛的属性。若外感病，主要表现为起病较急，腰痛明显，伴有外邪袭表的表现。如腰重痛，卧时不能转身，行时重痛无力者，湿也；腰冷痛，得热则舒，四肢怠，足寒逆冷，洒淅拘急者，寒也；腰热痛，身热汗出，关节肿痛，小便热涩，湿热也。若内伤，主要表现为起病较缓，腰酸为主，伴有脏腑虚损症状，如《医林绳墨・腰痛》说："痛之不已，乏力而腰酸者，肾虚也。"又说："劳役奔驰，内伤元气，动摇不能转侧，脊若脱节者，气虚也；房劳太过，精竭髓伤，身动不能转移，酸痛而连脊重者，血虚也。瘀、痰而致腰酸腰痛者，亦属内伤腰痛，日轻夜重，不能动摇者，瘀血也；有形作痛，皮肉青白者，痰也；举身不能俛仰，动摇不能转辙者，闪朒也。"

2. **须审脏腑虚实**　肾与膀胱相表里，病在膀胱，以实证为主，腰背拘急疼痛而兼有恶寒发热、小便淋沥涩痛、尿意窘迫等症状。病虽属腑，亦常见肾虚之证。需明辨标本缓急，才能进行正确的治疗。病在脏则以肾虚为主。《景岳全书・腰痛论治》说："腰痛之虚证十居八九，但察其既无表邪，又无湿热，而或以年衰，或以劳苦，或以酒色斫丧，或七情忧郁所致者，则悉属真阴虚证。"

腰虽属于肾，而肝肾同源。肝主疏泄，若郁怒而痛者，肝郁气滞也；若腰痛引及少腹，或腰酸痛而伴有阴茎疼痛，睾丸胀痛，会阴不舒者，肝经气滞也；气停血滞，亦可发展为瘀血腰痛，皆属实证。若劳动即痛，悠悠戚戚，屡发不已者，肝肾之衰惫也。

肾为先天之本，脾为后天之本。肾不足则脾不健，肾阳亏损，则脾失健运。腰酸痛属肾虚为主，常兼有脾虚之证，如腰酸乏力，神疲纳呆，面色㿠白，或有水肿，或有泄泻，或有肢冷脘寒，是脾肾亏损的表现。

3. **应查经络部位**　诸经均可以直接或间接地循行到腰部，经脉病变则可引起腰痛。在辨别具体经络病变时，须注意腰酸痛的部位及其疼痛的性质。足三阳从头走足，足三阴从足入腹。太阳经腰痛，痛引项脊及尻骨，腰重而酸，骨节疼烦，《素问・六元正纪大论篇》说："太阳所至为腰痛。"《灵枢・经脉》说："膀胱足太阳之脉……其直者从巅入络脑……挟脊抵腰中，是动则病……脊痛腰似折。"《素问・刺腰痛篇》说："足太阳脉，令人腰痛，引项脊尻背如重状。"故太阳经腰痛为最常见。此外，阳明经腰痛，使人不能回视，回视则痛，因足阳明之脉循喉咙，入缺盆，经脉强急于前，使腰痛不能转动。少阳经腰痛，如针刺腰部皮肤，逐渐地出现不可以俯仰，也不可以左右回顾，因足少阳之脉，从目锐眥，循经至肩。太阴经腰痛，腰痛引少腹或季肋，不可以仰，因足太阴之络，从髀合阳明，上贯尻骨中，与厥阴、少阳结于下焦而循尻，内入腹。少阴经腰痛，痛引脊内廉，因足少阴之脉，上股入廉，贯脊属肾。厥阴经腰痛，腰中强急如张弓弩弦状，常有胁痛，因足厥阴之脉，抵少腹，布胁肋。除以上各经腰痛的主要症状外，若某经受邪或有病变，则伴某经所过之处的疼痛。《景岳全书・腰痛论治》曰："腰者肾之府……而又为冲任督带之要会。"故冲任督带诸经病变与腰痛亦有密切关系。冲脉腰痛，腰下如有横木居茎中，烦热，或有遗溲，因冲脉起于胞中，下出会阴，与足少阴肾经相并，有一支上行于脊，为经络之海，十二经脉之原。任脉腰痛，腰痛漯漯然汗出，因任脉起于至阴，与督脉交会，分而上行，任脉统任一身之汗，汗乃阴液，故汗出。督脉腰痛，腰痛不能左右俯仰，因督脉总督一身之阳，贯脊直上，其源起于肾下胞中，循阴器，绕臀至少阴，与太阳中络者合。带脉腰痛，不可以俯仰而有瘀血，因带脉横行于腰间，足之三阳循腰而下，足之三阴及奇经之脉，皆循腰而上，病则上下不通，阴阳间阻。

4. **宜诊脉候变化**　腰痛的脉候在《脉经》中已有详细的论述。诊脉的重要部位在于尺部。如尺脉牢而长，是气滞，腰痛引及少腹；尺脉沉实，是血瘀，腰背痛，不可俯仰；尺脉沉，肾气虚，腰痛隐隐；尺脉粗，为热中，腰胯疼，小便赤热；尺寸俱浮直下，为督脉腰强痛。《严氏济生方・腰痛论治》亦提出："大抵腰痛之脉，脉皆沉弦。沉弦而紧者，寒腰痛；

沉弦而浮者，风腰痛；沉弦而濡细者，湿腰痛；堕坠闪肭以致气凝血滞而痛者，脉多沉弦而实也。"诊察脉候的变化参合症、舌而综合分析，然后施治，可获得较好疗效。故《严氏济生方》又指出："当推其所因，合其脉以治，无不效者矣。"

（二）证候

外感腰痛

［寒湿腰痛］

症状：腰部冷痛重着，转侧不利，虽静卧亦不稍减或反而加重，遇阴雨天疼痛加剧。舌苔白腻，脉沉而迟缓。

病机分析：寒湿之邪，侵袭腰部，寒性凝滞，阻塞经络，气血不畅，加之寒性收引，湿性重着，故腰部冷痛重着，转侧不利；湿为阴邪，其性黏滞，静卧则湿邪易于停滞，故静卧疼痛不减或加重；阴雨寒冷则寒湿更甚，故疼痛加剧；热能散寒胜湿，故见热则减；苔白腻，脉沉而迟缓，均为寒湿停聚之象。

［湿热腰痛］

症状：腰髋疼痛，痛处伴有热感，梅雨季节或暑天腰痛加重，或见肢节红肿，烦热口渴，小便短赤。舌苔黄腻，脉濡数。

病机分析：湿热相搏，侵及腰部，聚于太阳，故腰部疼痛；太阳主背属阳，故腰痛上引项背，下及髋尻；梅雨季节为湿热郁蒸之时，长夏为暑湿之季，故腰痛加重；亦有因多食膏粱厚味而酿成湿热者，往往内外湿热相合，亦可成湿热腰痛。湿热之邪极易流走关节，故肢节红肿、烦热口渴、小便短赤；舌苔黄腻，脉濡数，均是湿热内盛之征。

寒湿腰痛日久，可郁而化热，而转为湿热腰痛。湿热腰痛若治疗不当，可成痿证，亦可转为痹证。寒湿腰痛而兼有风邪者，即为风痹腰痛。湿热腰痛而兼有关节红肿者，多转为热痹。

［湿痰腰痛］

症状：腰部冷痛沉重，牵引背胁，阴雨为甚，或见便泄。苔白腻，脉滑。

病机分析：痰湿素盛之体，复感外湿，两湿相合，流注肾经，故腰部冷痛沉重，痛引背胁；湿属阴邪，阴雨天则腰痛加重；脾为生痰之源，脾气素亏，或因痰湿素盛，湿盛抑阻脾阳，内外之湿渗注脾经，故可见便泄而溏；苔白腻，脉滑，是湿痰停着之象。

寒湿腰痛若寒去湿留，而又属痰湿之体，可逐渐转化为湿痰腰痛。湿痰腰痛，郁而化热，可转为湿热腰痛。

［风寒腰痛］

症状：腰痛拘急，或连脊背，或引脚膝，或见寒热，腰间觉冷，得温痛减。苔薄白，脉浮紧。

病机分析：风寒袭经，首犯太阳，太阳经挟脊抵腰中，下至足膝，故腰痛或连脊背，或引脚膝；寒性收引，风性流走，故腰痛拘急，或痛无定处，或左或右；寒得温则散，风得热则疏，故腰间虽觉冷，得温痛减；脉浮紧，苔薄，为风寒袭踞之征。

风寒腰痛以暴痛为主，而风邪易解，寒邪难去，可转为慢性腰痛；若兼湿邪，则转为寒湿腰痛。

［风热腰痛］

症状：腰痛而热，小便热赤，或身热微汗，口干而渴，咽喉红肿。舌边有红刺，苔薄，脉浮数。

病机分析：风热袭表，侵犯太阳，热为阳邪，故腰痛而热；小便热赤，身热微汗，口干而渴，咽喉红肿，均是风热上犯之证；脉浮数，苔薄，舌边有红刺，是风热在表之征。

风热腰痛临床比较少见，故有"腰痛寒湿多而风热少"之说。但临床风热腰痛极易变为湿热腰痛而见尿痛淋沥、滴涩窘迫等症。

［风湿腰痛］

症状：腰背拘急，酸重疼痛，活动不利，或见发热恶风，或见颜面及四肢浮肿。苔薄腻，脉浮涩。

病机分析：冲风冒雨，或经常在水湿中工作，风湿袭人肌表，风湿之气着于腰间，故令腰痛，并见发热恶风；风湿阻于肾经，故见腰背拘急，酸重疼痛，活动不利，甚则颜面及四肢浮肿；脉浮涩，苔薄腻，皆属风湿之征。

风湿腰痛易兼寒邪，而转为寒湿腰痛；风湿腰痛亦可转为风水之证。

内伤腰痛

［肾虚腰痛］

症状：腰痛以酸软为主，喜按喜揉，腿膝无力，遇劳更甚，卧则减轻，常反复发作；偏阳虚者，则少腹拘急，面色㿠白，手足不温，舌淡，脉沉细；偏阴虚者，则心烦失眠，口燥咽干，面色潮红，手足心热，舌红，脉弦细数。

病机分析：腰为肾府，肾主骨髓，肾精亏虚，骨髓不充，故腰酸软而腿膝无力；病属虚证，故喜按喜揉；劳则气耗，故遇劳更甚，卧则减轻；阳虚不能营筋，则少腹拘急；阳虚不能温养四肢，故手足不温；面色㿠白，舌淡，脉沉细，皆为阳虚有寒之征。阴虚则津液不足，虚火上炎，心烦失眠，口燥咽干，手足心热；舌质红，脉弦细数，为阴虚有热之征。

［脾湿腰痛］

症状：腰痛重滞，面色㿠白，纳食不馨，或见大便溏薄。苔白腻，脉滑或濡。

病机分析：脾虚而痰湿内生，痰注腰部则见重滞；脾虚不能运化，则纳食不馨；中焦化源不足，则面色㿠白；脾虚生湿则大便溏薄；苔白腻，脉滑或濡，为脾虚湿盛之象。

［肝郁腰痛］

症状：腰痛连胁腹胀满，似有气走注，忽聚忽散，不能久立行走。舌质偏红，苔薄，脉弦细或沉弦。

病机分析：肝气不疏，气滞腰胁，故腰痛引胁胀满；少腹属肝，肝经郁滞，则痛引少腹；郁怒伤肝，诸筋纵弛，故不能久立运行；气痛流走，故忽聚忽散；舌质偏红，脉弦细或沉弦，均是肝阴不足、肝气不疏之征。

［瘀血腰痛］

症状：腰痛如刺，痛有定处，轻则俯仰不便，重则因痛剧而不能转侧，痛处拒按，日轻夜重。舌质紫暗，或有瘀斑，脉涩。

病机分析：瘀血阻滞经脉，以致气血不能畅通，故腰痛如刺，痛有定处，按之则痛甚；血脉凝滞，损伤筋脉，故轻则俯仰不便，重则痛剧不能转侧；白天阳气较盛，血运较快，夜里阴气较盛，血运较慢，故腰痛日轻夜重；舌质紫暗，或有瘀斑，脉涩，均为瘀血内停的征象。

二、治疗

（一）治疗原则

1. **治疗原发病**　腰痛、腰酸多继发于其他疾病后，因此治疗原发病，则腰痛、腰酸自可减轻或痊愈。

2. **补肾为重点**　如前所述，因腰为肾之府腰痛、腰酸多以肾虚为本，故治疗上应注意补肾，不论外感内伤均可在补肾法则的基础上进行加减。若外感者加用祛风药，或加散寒药，或加利湿药，或加清热药，或兼而用之；若内伤者或加用健脾药，或加养肝药，或加理气药，或加活血药，或兼而用之。《杂病源流犀烛・腰脐病源流》说："腰痛肾精气虚而邪客病也。"并指出："肾虚其本也；风、寒、湿、热、痰饮、气滞、血瘀、闪挫其标也；或从标，或从本，贵无失其宜而已。"因此，治疗腰痛虽以补肾为主，但在外感偏盛时，则应急则治其标，先祛邪，后治本。《古今医统・腰痛门》："凡攻补之剂常要相因，标痛甚者，攻击之后须是补养，以固其本，庶无复作之患也。"

（二）治法方药

外感腰痛

［寒湿腰痛］

治法：祛寒行湿，温经通络。

方药：常用甘姜苓术汤、渗湿汤等。寒湿重者，亦可加用肉桂、麻黄、白芷等，或选用五积散。《丹溪心法・腰痛附录》说："寒湿腰痛……宜五积散加吴茱萸半钱、杜仲一钱。"在临床上慢性寒湿腰痛患者，常伴有肾虚，故可加用杜仲、桑寄生、续断等补肾壮腰药。《症因脉治》对寒湿腰痛的治疗，分为太阳寒湿应用羌活败毒散加苍术，少阴寒湿应用独活苍术汤，少阳寒湿应用柴胡苍术汤，厥阴寒湿应用四逆汤加柴胡、独活，阳明寒湿应用苍术白芷汤，太阴寒湿应用《济生》术附汤、渗湿汤。未效，加用五苓散分利小便。可供临床参考。

［湿热腰痛］

治法：清热利湿，舒筋止痛。

方药：常用加味二妙丸。以黄柏、苍术化湿清热为主，防己、萆薢利湿为辅，当归、牛膝活血，龟版滋阴。湿热腰痛兼有外邪者，可加用柴胡、防风、独活、川芎等。湿热腰痛伴有膀胱湿热者，可合用《景岳全书》之大分清饮，药用茯苓、泽泻、木通、猪苓、栀子、车前子等清利下焦湿热。湿热腰痛伴有关节红肿热痛，可选用当归拈痛汤和苍术丸。湿热腰痛而留恋不去，兼有肾亏者，可选用既清热利湿，又补肾健腰的七味苍柏散。

［湿痰腰痛］

治法：祛湿化痰。

方药：常用龟樗丸。方用龟版补肾填精，樗白皮、苍术、滑石燥湿利湿，白芍、香附调理气血。有外湿，加防己、海风藤、桑枝、络石藤等；兼有脾湿，可加用醒脾化湿之药，如白术、茯苓、豆蔻仁、砂仁等，或加用温脾燥湿之味，如苍术、干姜、党参等。日久不愈，可加用肉桂以温通之。

［风寒腰痛］

治法：发散风寒。

方药：可予人参败毒散。方用人参益气扶正，助羌活、独活、前胡、柴胡达邪外出；桔梗、枳壳一升一降，调畅气机；川芎行血中气滞，兼以镇痛；茯苓渗湿；甘草和中。俾风寒外散，气血调畅，腰痛自解。

［风热腰痛］

治法：疏散风热。

方药：可予小柴胡汤去半夏加羌活，续断、黑豆。此为张璐《张氏医通》法，属标本兼顾之剂。以柴胡、羌活与黄芩并用，发散内蓄之风热；续断补肾壮腰；黑豆益肾解毒；若大便闭者，可先用大柴胡汤微下之。

［风湿腰痛］

治法：祛风利湿。

方药：可选用独活寄生汤。本方为标本兼顾、扶正祛邪之方。以杜仲、牛膝、桑寄生补肾强腰，当归、生地、芍药、川芎、人参、茯苓调补气血，秦艽、防风、独活、细辛、桂枝祛风湿。若兼有肝肾不足者，可加用川断、狗脊等药物。若寒邪重，腰痛不可俯仰，可选用乌头汤；寒邪日久，郁而化热，可选用桂枝芍药知母汤。

内伤腰痛

［肾虚腰痛］

治法：以补肾为主，肾阳虚者以温肾补肾为主；肾阴虚者以滋肾益阴为主。

方药：温肾补肾常用青娥丸。若命门火衰者，可加用肉桂、附子、鹿角胶、菟丝子等，亦有用右归丸者；命门火衰者常有肾阴不足，可加用熟地、山药、枸杞子、山茱萸等药。

滋肾益阴常用当归地黄丸。药用熟地、山茱萸、山药补肾阴，杜仲、牛膝健腰膝，配当归补血行血，以输通肾气，景岳补肾诸方中常加用当归。肾阴不足明显者，当合用左归丸法，如枸杞子、龟版胶等均可加入。但肾阴不足者，常伴有肾阳不足，左归丸中的菟丝子、鹿角胶亦很适当。肾阴不足，常有相火偏亢，轻者可选用知柏地黄丸，重者可选用大补阴丸。

若虚劳腰痛，阴阳俱损，病情复杂，一般可选用杜仲丸治疗，既有温肾之杜仲、补骨脂，温而不燥；又有滋肾之枸杞、龟版，润而不腻；亦有补肝肾之五味子、芍药，补气血之黄芪、当归，清相火之知母、黄柏，面面俱到，是治虚劳腰痛之佳方。

房劳过度而致肾虚腰痛者，可用血肉有情之品调理之，如河车大造丸、参鹿补膏、补髓丹等。

［脾湿腰痛］

治法：健脾利湿。

方药：轻者可用平胃散；水湿较重者可用防己黄芪汤；脾湿明显者，可用实脾饮。药用附子、干姜、白术、甘草、生姜、大枣温阳实脾，厚朴、木香、槟榔、草果理气化湿。

［肝郁腰痛］

治法：调肝行气。

方药：用沉香降气汤、天台乌药散等。可在理气方药中，酌加枸杞子、女贞子、旱莲草、桑椹子等肝肾同补之品。

［瘀血腰痛］

治法：活血化瘀，理气止痛。

方药：用活络效灵丹加味。方中当归、丹参养血活血，乳香、没药行气祛瘀止痛。亦可合用舒筋散。若瘀血明显，疼痛严重者，可选用乳香趁痛散。

（三）其他治法

1. **熨法** 用肉桂 80 克，吴茱萸 90 克，生姜 120 克，葱头 30 克，花椒 60 克，上共炒热，以绢帕包裹，熨痛处，冷则再炒热。治肾虚腰痛。

2. **灸法** 腰局部冷痛者，采用隔饼灸法 3～5 次，或艾条熏灸 10～20 分钟，每日或隔日 1 次。

3. **针法** 慢性腰痛以近取法为主，一般可参照压痛点取穴。常用穴有肾俞、气海俞、大肠俞、委中、腰阳关、次髎、阳陵泉、太溪等；备用穴有夹脊、居窌、腰眼、志室、命门、水沟、风府等。

4. **推拿法** 应用㨰、推、按、揉、擦、扳等手法。取穴压痛点、肾俞、大肠俞及居髎等。先在腰部疼痛处及其周围应用㨰法或推法，配合按肾俞、大肠俞、居髎及压痛点，根据辨证，加用有关穴位或适当配合相应的被动运动。然后再选用按、揉、擦等法。

【转归及预后】

腰痛、腰酸可见于各种疾病过程之中，一般说，原发病得愈，腰痛、腰酸亦可随之好转或消失。某些腰痛，如日久不愈，可转化为慢性，迁延经年，甚至为痿为瘫，或转为他病，则预后多不佳。

【预防和护理】

本病以肾虚为本，预防腰痛应注意摄生，节制房事，避免过度劳累，避免坐卧湿地，勿衣着湿冷，若涉水冒雨或身劳汗出后即应换衣擦身，或服用生姜红糖茶，以便发散风寒或寒湿。饮食宜清淡，勿过食肥甘厚味，膏粱酒醪。若发生急性腰痛，即应及时治疗，适当休息。慢性腰痛除药物治疗外，应使腰部不受损伤，保暖，或加用腰托。积极治疗引起腰痛的原发疾病，如淋证、癃闭、水肿、关格等，可参见有关章节。

腰痛的护理，可做自我按摩，活动腰部，打太极拳，勤洗澡，热敷或用热水洗擦。腰痛伴有水肿者，应限制盐和水分。

此外，在《养生方》中提出腰痛的护理方法有：① 进食之后不能立刻平卧，需做散步。因为胃的腐熟，需要肾的温煦，适当活动，可使肾气通畅，不令腰痛。② 保持大便通畅，每日定时解便，即使大便干燥，也不应该用力过度，否则可引起腰痛。

【现代研究】

腰痛病因复杂，各家报道颇多。综合近 10 年有关报道，辨证可分为 22 个证型，治疗方法也颇为繁杂，如林氏[1]对腰痛寒湿型，方用甘姜苓术汤加减；湿热型方用四妙丸加减；风湿型方用肾着汤合独活寄生汤加减；虚寒型方用黄芪桂枝五物汤加减；肾虚型方以右归丸加减（若偏于肾阴虚者，治宜滋补肾阴，方用左归丸加减；若兼脾气亏虚者，治宜补肾健脾益气，升举清阳，方用金匮肾气丸加减）；气滞血瘀型方用活络效灵丹加减。李氏[2]对腰痛痰结型用涤痰汤加减；风寒型用五积散加减；气虚型用益气壮腰汤加减。朱氏等[3]对腰椎间盘突出症腰痛属寒湿痹阻型者采用渗湿通络法，薏苡仁汤加减，林氏[4]对风湿腰痛治法是疏风胜湿止痛，方用独活寄生汤化裁。姚氏[5]对老年腰痛的论治，从气血两亏入手，方用八珍汤加减。尚氏[6]探讨从湿毒流注论治腰痛，用通阳化湿，托毒透脓（药物组成：熟地 12 克、肉苁蓉 12 克、干姜 6 克、肉桂 10 克、陈皮 12 克、生甲片 9 克、甘草 6 克）。除了用中药辨证治疗外，针灸对腰痛也有较好的治疗作用，如王氏[7]将腰痛分为 3 型，外感型以风池、委中、肾俞、命门、太溪为主穴，以阿是穴及临床加穴为辅穴；内伤型以命门、太溪、足三里、委中为主穴，以阿是穴及临床加穴为辅穴；内挫型以肾俞、腰俞、委中、环跳为主穴，以阿是穴及临症加穴为辅穴均取得满意疗效。曾氏等[8]以针灸配合电针辨证分型治疗腰痛取得满意疗效。

中医治疗腰痛临床研究取得了一些进展，疗效有所提高。但由于腰痛涉及病种较多，情况各异，对腰痛患者宜分清外感还是内伤，分辨表里虚实寒热。今后应进一步深入开展临床研究，在辨证论治基础上发掘中药外治与针灸的独特疗法，进行作用机制和疗效评价的研究，尽快开发出安全有效的中医综合疗法，更好地提高临床疗效。

【小结】

腰为肾之府。腰酸、腰痛均与肾有密切关系。腰痛、腰酸的发生，有虚有实，有因感受寒湿或湿热，有因劳累和外伤，有因肝脾肾亏损。发病机制中，肾虚是本，外邪、外伤、劳累、七情均是标。腰痛、腰酸的病变部位在肾和经络。

腰痛、腰酸的辨证，首先应辨明外感内伤，再审察脏腑虚实，并应注意经络部位和脉候变化。腰痛、腰酸临床可分为外感腰痛，包括寒湿腰痛、湿热腰痛、湿痰腰痛、风寒腰痛、风热腰痛、风湿腰痛；内伤腰痛，包括肾虚腰痛、脾湿腰痛、肝郁腰痛、瘀血腰痛。

腰痛、腰酸的治疗，应以补肾为主。若外邪偏盛时应先祛邪，后补肾。此外，尚可配合针灸、推拿治疗。

附 方

（1）甘姜苓术汤（《金匮要略》）：甘草 干姜 茯苓 白术。

（2）渗湿汤（《和剂局方》）：苍术 茯苓 白术 干姜 甘草 橘红 丁香。

（3）五积散（《仙授理伤续断秘方》）：白芷 陈皮 厚朴 桔梗 枳壳 川芎 甘草 茯苓 苍术 当归 麻黄 芍药 干姜 半夏 肉桂。

（4）羌活败毒散（《症因脉治》）：羌活 川芎 独活 柴胡 防风 前胡 荆芥 甘草。

（5）独活苍术汤（《症因脉治》）：独活 川芎 苍术 甘草 防风 细辛。

（6）柴胡苍术汤（《症因脉治》）：柴胡 苍术 川芎 防风 广陈皮 甘草 独活。

（7）四逆汤（《伤寒论》）：干姜 附子 炙甘草。

（8）苍术白芷汤（《症因脉治》）：苍术 升麻 白芷 干姜 防风

甘草 独活 葛根。
(9)济生术附汤(《医方大成》):白术 熟附子 杜仲 干姜。
(10)五苓散(《伤寒论》):白茯苓 猪苓 泽泻 白术 肉桂。
(11)加味二妙丸(《医学集成》):苍术 黄柏 牛膝 归尾 防己 薏苡仁 萆薢 龟版。
(12)大分清饮(《景岳全书》):茯苓 泽泻 木通 猪苓 栀子 枳壳 车前子。
(13)当归拈痛汤(《医学启源》):羌活 人参 苦参 升麻 葛根 苍术 炙甘草 黄芩 茵陈 防风 当归 知母 泽泻 猪苓 白术。
(14)苍术丸(《妇人良方》):苍术 乳香 没药 牛膝 乌头 全蝎 木瓜 熟艾 青盐。
(15)七味苍柏散(《医学入门》):苍术 黄柏 杜仲 当归 川芎 补骨脂 白术。
(16)乌头汤(《金匮要略》):麻黄 白芍 黄芪 炙甘草 制川乌 蜂蜜。
(17)桂枝芍药知母汤(《金匮要略》):桂枝 芍药 甘草 麻黄 白术 知母 防风 附子 生姜。
(18)独活寄生汤(《备急千金要方》):独活 桑寄生 秦艽 防风 细辛 当归 芍药 川芎 地黄 杜仲 牛膝 人参 茯苓 甘草 桂心。
(19)青娥丸(《和剂局方》):补骨脂 胡桃肉 杜仲 大蒜。
(20)右归丸(《景岳全书》):熟地 山药 山茱萸 枸杞子 杜仲 菟丝子 制附子 肉桂 当归 鹿角胶。
(21)河车丸(《症因脉治》):紫河车 山药 茯苓。
(22)当归地黄丸(《万病回春》):当归 熟地 山药 牛膝 山茱萸 泽泻 牡丹皮 茯苓 鹿茸。
(23)左归丸(《景岳全书》):熟地 山药 山茱萸 菟丝子 枸杞子 川牛膝 鹿角胶 龟版胶。
(24)杜仲丸(《医学入门》):杜仲 补骨脂 枸杞子 龟版 黄柏 知母 五味子 芍药 当归 黄芪。
(25)补髓丹(《百一选方》):鹿茸 补骨脂 杜仲 没药 核桃肉。
(26)沉香降气汤(《和剂局方》):香附 沉香 砂仁 炙甘草。
(27)天台乌药散(《医学发明》):乌药 木香 小茴香 青皮 良姜 槟榔 川楝子 巴豆。
(28)舒筋散(《校注妇人良方》):延胡索 杜仲 官桂 羌活 芍药。
(29)乳香趁痛散(《和剂局方》):龟版 赤芍 没药 当归 防风 血竭 桂心 白芷 牛膝 天麻 羌活 槟榔 虎骨 自然铜 白附子 苍耳子 补骨脂 五加皮。

【现代研究】主要参考文献

[1] 张元澧.林宝成老师治疗腰痛经验小结[J].甘肃中医,2005,18(9):15.
[2] 李文孝.腰痛辨证分型与综合治疗[J].甘肃中医学院学报,2000,17(4):14.
[3] 朱立国,于杰,高景华,等.腰椎间盘突出症的临床观察[J].北京中医,2006,25(7):389.
[4] 林东.腰痛论治[J].新中医,1995,(11):52.
[5] 王海鸥.姚共和教授对老年腰痛的认识及论治[J].中医药导报,2006,12(8):26.
[6] 尚卓芳.中医药治疗腰腿痛探讨[J].包头医学,2000,24(2):29.
[7] 王瑞堂.辨证分型针治腰痛68例[J].中国中医基础医学杂志,1998,4(8)增刊(上):186.
[8] 曾庆荣,黄普全.腰痛的分型治疗[J].针灸临床杂志,2002,18(8):59.

遗尿、小便不禁

【定义】

遗尿,是指在睡眠中小便自遗,醒后方知的疾病,也称尿床。小便不禁,是指在清醒状态下不能控制排尿,而尿液自行流出的病症。在临床上,遗尿多见于素禀不足之儿童,小便不禁多见于老人、妇女及病后,但总因脏气虚衰、气化不固或湿热瘀血内阻,引起膀胱失约而发病。

【历史沿革】

《内经》已有关于"遗溺"的记载。如《素问·宣明五气论篇》说:"膀胱不利为癃,不约为遗溺。"又《素问·咳论篇》说:"膀胱咳状,咳而遗溺。"《灵枢·本输》说:"虚则遗溺,遗溺则补之。"不仅认识到遗溺的病位在膀胱,病性多属虚,还指出补法为一般治疗原则。

遗溺与遗尿同。有广义与狭义之别。遗尿一词最早见于《伤寒论》,如"辨阳明病脉证治":"三阳合病,腹满身重,难以转侧,口不仁面垢,谵语遗尿。发汗则谵语,下之则额上生汗,手足逆冷。""辨太阳病脉证治上"说:"太阳病,发热而渴,不恶寒者,为温病……若被下者,小便不利,直视失溲。"这种与高热昏迷联系在一起的"遗尿"、"失溲",主要是指外感热病危重阶段出现的尿失禁,属于广义的遗尿。

狭义的遗尿即俗称之尿床。尿床一词最早见于《诸病源候论·尿床候》,并有疾病的明确概念,认为:"夫人有于睡眠不觉尿出者,是其禀质阴气偏盛,阳气偏虚者,则膀胱肾气俱冷,不能温制于水则小便多,或不禁而遗尿。"又《诸病源候论·小便病诸候》说:"遗尿者,此由膀胱虚冷,不能约于水故也。"进一步认识到遗尿与禀赋素质有关,且病机多属阳虚阴盛,膀胱虚冷。《诸病源候论》专立"小便不禁候",云:"小便不禁者,肾气虚,下焦受冷也,肾主水,其气下通于阴,肾虚下焦冷,不能温制其水液,故小便不禁也。"说明遗尿与小便不禁虽然都是下焦虚寒,但强调了小便不禁与肾气虚的密切关系。

唐代孙思邈《备急千金要方》在列诸治法时,把遗尿、遗溺、小便失禁、尿床并列为名,应用了方药、针灸、外治等,大大丰富了治疗方法。宋《太平圣惠方·治遗尿诸方》明确提出"治遗尿恒涩"的原则,在《内经》温补的基础上,又增加了收涩一法。唐宋医家注重温补与收涩的治法,主要是从下焦虚冷立论。值得一提的是,宋代杨士瀛《仁斋直指附遗方论》指出下焦蓄血、心肾不交亦可引起小便不禁，并提出遗尿和尿床的不同概念。认为："出而不禁为之遗尿；睡里自出，谓之尿床。"这里所说遗尿实际就是小便不禁。

金元诸家多循《内经》与《诸病源候论》之说，唯朱丹溪认为，小便失禁有"属热属虚"和"虚热虚寒"之分(《丹溪心法·小便不禁》)，对其病机的认识有所发挥。明代王纶《明医杂著·卷三·小便不禁》总结前人经验，归纳遗尿、小便不禁的病因病机有虚寒、火邪、血少、气虚等，并论述说："小便不禁或频数，古方多以为寒，而用温涩之药。殊不知有属热者，盖膀胱火邪妄动，水不得宁，故不能禁而频数来也。"明代孙一奎《赤水玄珠》提出湿热致病之说。明代王肯堂《证治准绳》指出其病位涉及肺、肾、肝、膀胱。到了清代，林珮琴在《类证治裁·闭癃遗溺》中阐发《内经》关于督脉生病为遗尿，肝所生病为遗尿之旨，说："小便不禁，虽膀胱见症，实肝与督脉三焦主病也。"尤其强调"治水必先治气，治肾必先治肺"的论点，颇有见地。清代程钟龄《医学心悟·小便不禁》将遗尿病因病机概括为肝热、气虚、肾败。至此，遗尿、小便不禁的病因病机和治疗方法，渐趋完备。

【范围】

本病范围包括小儿或成人遗尿，以及西医学的神经功能紊乱和泌尿系统病变所致之小便不禁。凡以神志昏迷为主症而伴随之尿失禁，不属本证范围。有些充溢性尿失禁，如前列腺肥大所致之尿潴留，由于膀胱积蓄大量尿液压力超过尿道阻力时，尿液不禁流出，当按癃闭治疗，不属小便不禁。

【病因病机】

遗尿病因主要是先天不足、房劳伤肾、年老体弱等，亦可由湿热太盛或下焦蓄血而致。病位在肾与膀胱，然与其他四脏亦有密切关系。

1. **下元虚损** 先天不足，禀赋素弱，或房劳伤肾，或年老体弱，皆可导致肾气虚衰，下元虚损。若肾阳不足，下元虚冷，则闭藏失职，不能约水，可发生遗尿、小便失禁。如《外台秘要·遗尿》曰："病源遗尿者，此由膀胱虚冷，不能约于水故也。"若肾阴不足，相火妄动，虚热扰动膀胱，以致水不得宁，亦可出现小便失禁或遗尿。如《明医杂著·小便不禁》所谓："故年老人多频数者，是膀胱血少，阳火偏旺也。"

2. **肺脾气虚** 劳伤过度，或病后元气未复，或久咳伤气，均可导致肺气亏虚，治节无权，不能约束水液，发生小便失禁或遗尿。正如《医宗必读·小便不禁》所谓："肺者主气以下降，生水以下输；膀胱者，津液藏焉，气化则能出。水者不止者，膀胱不藏焉。此两经者，实为总司。肺虚者为上虚……膀胱虚者为下虚。"若饮食不节，或忧思过度，或寒湿侵袭，可致脾气虚弱，甚至中气下陷，膀胱气虚，不能约束水液而发生遗尿或小便失禁。《类证治裁·遗尿》曰："遗尿一症，有睡中自遗者，有气不摄而频数不禁者。"

3. **心肾不足** 当心气亏损或心肾不交之时，亦可发生遗尿或不禁。如《奇效良方·遗溺失禁》说："盖心属火，与小肠为表里，二气所以受盛，是为传送；又肾属水，合膀胱为表里，膀胱为之府，水注于膀胱，而泄于小肠，实相交通也。若心肾气弱，阳道衰冷，传送失度，必遗尿失禁。"

4. **肝督失调** 足厥阴肝经及督脉循阴器，系廷孔(即尿道口)，若督脉虚衰，失于固摄，不能约束膀胱和尿道；肝气不调，疏泄失司，均可出现尿自遗。

5. **湿热下注** 湿热蕴结，下注膀胱，膀胱失约，亦可致尿自遗。如《医学六要·遗尿》说："亦有下部湿热太盛，迫水妄行者，其人必嗜酒。"

6. **下焦蓄血** 各种原因产生之瘀血，积于膀胱，阻于尿道，而致脬气不固，故尿自遗。正如《仁斋直指方脉论》说："下焦蓄血，其与虚劳内损，则便溺自遗而不知。"因产后损伤而致小便不禁者，亦属膀胱瘀血范畴。如《类证治裁·闭癃遗溺》说："产育不顺，致伤膀胱，或收生不慎，损破尿脬，皆能致小水失禁也。"

综上所述，遗尿、小便不禁的主要病因病机，在内伤方面有肺虚不能化气，则膀胱不约；脾虚中气下陷则尿自遗；肾虚不能温化水液而尿出不知；心气不足，小肠传送失度而致尿自出；肝经疏泄失司，不能调节尿道之开合而遗尿。五脏虚损均可产生遗尿、小便不禁，而其中肾与膀胱虚寒为最主要。外感方面有湿热太盛，迫水妄行。此外，下焦蓄血亦可产生遗尿、小便不禁。

【诊断与鉴别诊断】

一、诊断

1. **遗尿** 凡3岁以上儿童，或成年人，在睡眠中小便自遗，或有梦自遗，醒后方知，均可诊断为遗尿。

2. **小便不禁** 凡在清醒状态，小便不随意地流出，即可诊断为小便不禁。包括咳嗽、喷嚏、行走、直立、心急、大笑、高声、惊吓时尿自出，以及老年体虚、产后小便不能自禁等，均属小便不禁。

二、鉴别诊断

1. **胞痹** 胞痹是属于内脏痹证之一。因胞痹亦有小便不禁的症状，故应加以鉴别。胞痹是因风寒湿邪久客膀胱，气化失常所致。主要症状有少腹胀满，小便淋漓不尽，或有失禁，伴有关节酸痛，肢体重着，腰酸痛而活动不利等症。正如《张氏医通·小便不禁》说："淫气遗溺，痹聚在肾，此系热证，其证发热作渴，或时闭涩，或时自遗，或阴挺不能约制。"

2. **膀胱咳** 膀胱咳属于咳嗽的一种，以咳嗽为主，在剧烈咳嗽时小便自遗，咳嗽痊愈后，尿自遗即消失。

【辨证论治】

一、辨证

(一) 辨证要点

遗尿和小便不禁以肾与膀胱虚寒证候为多见。睡中遗尿，多见于儿童，常随年龄增长，发育日趋健全而自愈，而其至成年尚不愈者，多与禀赋素弱或肺脾肾不足有关，成年遗尿以女性较多见。小便不禁，多见于老人、病后体虚、产后损伤和虚劳病患者，多发生在白昼，且多见于女性。

1. **辨虚实衍变** 遗尿与小便不禁，虚证者多，实证者少，应注意辨别虚实衍变。一般而论，幼年患病，阳气未充，病轻，可随其发育生长而自愈；少年患病，脾气不足，候其气壮即固，病亦轻；成年患病，脾肺气虚，必须调理后可愈；壮年患病，阳气渐衰，病较重；老年患病，元气亏衰，阳气虚极，病则更重。

2. **辨轻重**　以症状而论，有梦而遗尿者，病较轻，无梦而遗尿者，病较重；夜有遗尿而昼有不禁者，则病重。不禁与遗尿相比，不禁为重，遗尿为轻。咳嗽或谈笑而不禁者较轻，无故不禁者较重。

3. **辨寒热**　遗尿与小便不禁，虽是寒证居多，但热证亦有之。其辨别之要，着重从全身症状和舌脉分析。寒证多畏寒神怯，背脊冷凉，平日小便清长，舌质淡，苔白，脉沉缓。热证常夹阴虚，多手足心热、面颊潮红、口干咽燥、平日小便短黄、舌质红、苔少、脉细数，如兼湿热，则舌苔黄腻。

（二）证候

[下焦虚冷]

症状：神疲怯寒，腰膝酸软，两足无力，小便清长，畏寒背冷，尿自遗或不禁。舌质淡，苔薄，脉沉细无力，或脉沉缓。

病机分析：肾主水，肾气下通于阴，小便者水液之余，膀胱者津液之府，如肾阳不足，府气虚冷，既不能温化水液，又不能约制水液之余，故尿自遗或不禁，并呈现一派虚寒脉症，故见神疲怯寒，腰膝酸软，两足无力，小便清长，畏寒背冷。下焦虚冷之小便不禁，多是虚劳病过程中的一个症状，常表明其虚损程度已波及肾与命门，是病情增剧的标志。

[肾阴不足]

症状：遗尿或小便频数不能自禁，或余沥不尽，尿少色深而热，口燥咽干，潮热盗汗，虚烦不眠，颧红唇赤，大便燥结。舌红苔少，脉细数，两尺尤甚。

病机分析：情志妄动，伤精耗液，或热病后耗伤肾阴，虚热内生，相火妄动，火邪扰动膀胱，开合失灵，故小便频数不能自禁，或尿后余沥不尽，甚至遗尿；肾阴不足，虚热内生，故潮热盗汗，颧红唇赤，尿少色深而热；肾阴不足，水不济火，故虚烦不眠；津不上承，则口燥咽干；大肠液亏，故大便燥结；舌红苔少，脉细数，均为阴虚火旺之征象。

[肺脾气虚]

症状：尿意频急，时有溺自遗或不禁，面皖气短，甚则咳嗽，谈笑均可出现尿不禁，小腹时有坠胀。舌质淡红，脉虚软无力。

病机分析：劳伤忧思过度，损伤脾肺，两脏气虚，不能约束水液，故尿不禁或遗尿。《金匮翼・小便不禁》说："脾肺气虚，不能约束水道而病为不禁者，《金匮》所谓上虚不能制下者也。"脾气虚下陷，故小腹时时坠胀；肺气虚而治节失司，不能通调水道，故尿意频数，滴沥不禁。咳嗽、谈笑均能伤气，脾肺气虚者，复加伤气，则气无约束之力而尿不禁。

肺脾气虚所致之小便不禁，可进一步发展为下焦虚冷，而使病情加重。

[心肾亏损]

症状：睡中遗尿而无梦或尿不禁，精神不振，形体消瘦，夜寐不佳，五心烦热，面部潮红，盗汗，溲频淋沥。舌尖有红刺，苔薄，脉细沉而数。

病机分析：心与小肠、肾与膀胱均互为表里，水注于膀胱而泄于小肠，心气不足则小肠分清泌浊功能失调，膀胱失于约束，而致睡中遗尿或不禁，且夜寐不佳；如偏于心阴不足而心火偏亢者，则心烦、溲频淋沥不禁；如偏于肾阴不足而相火偏亢者，则五心烦热，面部潮红，盗汗，有梦而遗尿，或心急发怒则尿自遗。

[肾督不足]

症状：溺自遗，头晕目花，腰膝酸痛，脊背酸楚，或阳痿遗精。舌质淡，苔白，脉弦细无力。

病机分析：督脉根于肾，督脉不足，不能约束水道，则尿自遗，脊柱不用；脊髓不充，则脊背酸楚，或有阳痿遗精；头昏目花，腰膝酸痛，均为肾督亏虚所致。

[湿热下注]

症状：小便频数，尿热，时有尿自遗，溲赤而臭，或有腰酸低热，或尿滴涩淋沥。舌质偏红，苔薄腻，脉细滑而数。

病机分析：湿热下注膀胱，失治或治疗不当，使湿热留恋下焦而不解，久则发生尿自遗。湿热下注，久则伤阴，多兼有肾阴虚膀胱热的脉症。

[下焦蓄血]

症状：小便滴沥不畅，小腹胀满隐痛，可触及块物，时有尿自遗。舌质黯或有紫斑，苔薄，脉涩或细数。

病机分析：瘀血阻于膀胱，膀胱气化失司，不能制约而致尿自遗。如瘀血日久化热，可呈现瘀热征象。

此外，尚有肺气不宣，以致下焦气化不固而遗尿者，亦当注意辨析。

二、治疗

（一）治疗原则

本病病势较缓，恒多虚寒，故以温补为治本之大法，佐以固涩治其标，此为治遗尿、不禁之常法。但如病夹实邪，有湿热、瘀血者，则大忌补涩之品，必待湿热已清，瘀血已去，方可用之。否则，易留邪为患，反生变证。

（二）治法方药

[下焦虚冷]

治法：温肾固涩。

方药：《济生》菟丝子丸加减。方中菟丝子、肉苁蓉、附子、鹿茸温补肾阳；牡蛎、五味子、桑螵蛸、益智仁、山药固涩缩尿。本方为温补肾阳、固涩下元的处方。若下焦虚冷好转，应减少温补肾阳之品，可在缩泉丸的基础上加用菟丝子、补骨脂、肉苁蓉等。若老人虚寒太盛，可选用大菟丝子丸。

[肾阴不足]

治法：滋阴降火，兼以固涩。

方药：知柏地黄丸加味。方中知母、黄柏、熟地、山药、山茱萸、茯苓、丹皮、泽泻滋补肾阴，清降相火，对肾阴虚、相火旺之证尤宜。可加龙骨、牡蛎、桑螵蛸等以涩尿止遗。

[肺脾气虚]

治法：补肺健脾。

方药：补中益气汤加牡蛎、五味子。以升举下陷之气，恢复升降转输之机，使膀胱之气化与约束力恢复正常，是标本同治之法。若肺脾肾三脏气虚者，可用黄芪束气汤加山药、白术之类。

[心肾亏损]

治法：调补心肾。

方药：寇氏桑螵蛸散。药用人参、茯神、远志、石菖蒲补心开窍；龟版、桑螵蛸、龙骨补肾固涩。若心阴不足而心火偏亢者，可配合应用导赤散。若心肾不交而夜寐不安者，可配合应用交泰丸。若肾阴不足而相火偏亢者，宜用滋水清肝饮，加补脬固涩之品，如益智仁、山药、五味子等。

[肾督不足]

治法：补益肾督。

方药：沈氏菟丝子丸加女贞子、旱莲草、续断、狗脊等；亦可加入固涩之品，如牡蛎、龙骨、桑螵蛸等。若兼有阴虚者，可配合服用杞菊地黄丸。

[湿热下注]

治法：清利湿热。

方药：八正散。方用瞿麦、萹蓄、车前子、大黄、栀子、木通、滑石、甘草梢、灯心草等品，清热泻火，利水化湿。湿热下注多属肾虚脬热，故在清利湿热时，可适当加用补肾之品，如山药、山茱萸、菟丝子等；或清利湿热后改用补肾之品以调理之。

[下焦蓄血]

治法：活血化瘀。

方药：代抵当丸或少腹逐瘀汤。挟瘀热者，加栀子、黄连之类。下焦蓄血的治疗一般忌用涩法，宜通因通用。如因难产致伤膀胱而下焦蓄血者，可用补中益气汤加入桃仁、红花之类。

此外，如因肺中痰热，以致肺气不宣而遗尿者，可用麻黄杏仁石膏甘草汤治疗。

（三）其他治法

1. 单方验方

(1) 家韭子丸：遗尿、不禁者可长期服用，男女老少均宜，主要适用于下焦虚冷者。炒家韭子 180 克，炙酥鹿茸 20 克，酒浸肉苁蓉 60 克，酒浸牛膝 60 克，熟地 60 克，当归身 60 克，菟丝子 120 克，巴戟肉 45 克，盐炒杜仲 120 克，石斛 30 克，桂心 15 克，干姜 15 克。以上为末，酒糊丸，如梧桐子大。每服 5 克，每日 2～3 服。空心服，盐汤或温酒送下。

(2) 参芪阿胶汤：本方补气血药与宣肺气药同用，治遗尿、不禁有良好效果。由人参、黄芪、白术、茯苓、生地、当归、阿胶、白芍、甘草、姜、枣、麻黄、桂枝、羌活、防风、远志组成。

(3) 蜂房焙干研末，每服 3～5 克，加白糖少许，开水冲服，每日 2 次，用于肾阳不足的遗尿。

2. 针灸

(1) 体针：取穴中极、关元、三阴交、阴陵泉、肾俞、膀胱俞、次髎、足三里、百会、神门、气海、太渊。每次取 1～5 穴，每 1～2 日治疗 1 次。常用配穴有：三阴交配中极，阴陵泉配关元，肾俞配足三里等。

(2) 耳针：可选择膀胱、肾、脑点、尿道、三焦等耳穴，毫针刺，每日 1 次，每次 2～3 穴(双耳取穴)，每次 30 分钟。或者用王不留行贴压，每 3～5 日更换 1 次。

【转归及预后】

一般来说，遗尿预后良好。小便失禁，则是虚劳等疾病过程中的一个症状，其失禁的程度通常意味着病情的轻重，其转归及预后当以原发病而定。

遗尿、小便不禁，有原发疾病者，其预防详见有关各篇。在治疗淋证等疾病时，过服利尿通淋药，有的会引起小便不禁，《医学六要・遗尿》说："因先病淋，服利药太多，致溺不禁者，参芪大补为主，少佐熟附子。"可供临床参考。

【预防和护理】

对遗尿患者，除给予积极的治疗外，要注意培养良好的生活习惯。临睡前 2 小时最好不要饮水，晚饭后少吃或不吃流质一类食品。夜间入睡后，家属应定时叫其起床排尿，养成自觉起床排尿的习惯。适当增加营养，并注意休息。做好家属和患者的思想工作，消除紧张情绪和思想负担，排除心理因素影响，树立战胜疾病的信心。注意阴部护理，勤洗澡，或用热水洗擦，避免尿液长时间浸泡。

【现代研究】

长期以来，对遗尿、小便不禁主要侧重于临床研究。在辨证论治方面，多数学者认为，其发病机制主要责之于肺脾肾三脏的虚损，在治疗上多采用益气、补肾、固涩三者结合应用。江苏省邳县中医院[1]治遗尿方：黄芪 15 克，桑螵蛸 15 克，肉桂 3 克，龙骨 15 克，就体现了上述认识。也有部分学者主张，治成人遗尿当以固涩为第一要法，而养阴、健脾、益气、补肾、温阳等，则是调理和巩固疗效的治法。江苏省宝应张楼卫生所[2]治疗遗尿用乌矾散：乌贼骨 150 克、枯矾 60 克(研细和匀，分 30 包，成人每晚睡前空腹一包)，就是单纯固涩取效。王氏[3]认为肝气郁结是遗尿的重要病变机制，肝气条达，可协助肺、脾、肾等脏器的水液输布、代谢和排泄。采取疏肝解郁法，以柴胡疏肝散加减治疗。王氏等[4]认为遗尿症总体来说是三焦和膀胱气化功能失调所致，所以采用四神丸加味治疗，对老年人由于阳虚所致的尿频、尿失禁有一定疗效。除了从肺、脾、肾、肝等脏腑入手治疗小儿遗尿外，有人认为醒脑也是遗尿的重要治疗原则，如王氏等[5]以醒脑疏肝法治疗小儿遗尿症，对原发性遗尿疗效满意。在组方方面，许多学者采用古方加减治疗，取得较好效果。杨氏等[6]立足于肾，以补肾开窍法为治则，采用口服桑螵蛸散合巩堤丸治疗，取得明显疗效。傅氏[7]认为治疗遗尿应重视肺、脾、肾，既要重视调补肾脏，亦不能忽视治脾肺的重要性，根据这一原则而采用补中益气汤加减，效果明显。王氏[8]从心脾肾论治，采用补益心脾、温肾固涩之法，以归脾汤合固脬汤治疗。除了应用古方加减治疗外，还有医家自拟方治疗亦取得满意疗效。如程氏等[9]自拟止遗尿方(麻黄 6 克、柴胡 9 克、枳壳 10 克、补骨脂 8 克、薏苡仁 6 克、桑螵蛸 10 克)；沈氏[10]自拟遗尿方(黄芪 15 克、炙麻黄 4～6 克、桑螵蛸 9 克、益智仁 6 克、五味子 6 克、石菖蒲 6 克、补骨脂 9 克、菟丝子 9 克，肺脾气虚者加淮山药 9 克、升麻 6 克、白术 6 克，脾肾阳虚者加枸杞子 6 克、巴戟天 6 克、桑椹子6克，心肾不交者加远志6克、酸枣仁6克、生龙牡各20克）；李氏[11]自拟遗尿方（桑螵蛸、覆盆子、菟丝子各15克，石菖蒲、远志各6克，茯苓15克，白果12克）均取得比较满意的效果。

目前针灸疗法临床应用较广，且疗效肯定，如王氏等[12]用针刺治疗遗尿，主穴取神门、委中并配合分型取穴，温补下元配中极、肾俞、膀胱俞、太溪，补中益气配气海、太渊、足三里、三阴交，清利湿热配太冲、行间、阳陵泉；杨氏等[13]取百会、四神聪、关元、中极（左右）；黄氏等[14]采用通督针法治疗遗尿，取肾俞、膀胱俞、命门、百会。一般认为在服用汤药的基础上，加用耳针或针灸治疗，效果更好。此外，尚有许多外治法，如推拿、捏脊、敷脐、食疗法等。

西医学关于遗尿、小便不禁的发病机制还不很清楚，中医药治疗本病有一定的优势。中医学认为本病责之肺脾肾三脏之虚及湿热瘀血等下注膀胱，有虚实之分，应注意鉴别诊断，必要时配合针灸和外治法，常可获良效。

【小结】

遗尿、小便不禁都是指小便不能控制而自行排出的一种病证。其病因病机主要为肺、脾、肾、肝及督脉虚损，也可因湿热、瘀血引起。一般以下焦虚冷最为常见。治疗上除湿热、瘀血当清热利湿、活血化瘀外，总以温补、固涩为大法。适当配合针灸、敷贴则效果更好。

遗尿、小便不禁，必须与伤寒、温病、暑病、中风、癃、淋、痹、痿证过程中，以昏迷为主症的尿失禁区别开来，前者预后较好，而后者常是病情危重的征象。

附方

（1）《济生》菟丝子丸（《济生方》）：菟丝子　肉苁蓉　牡蛎　附子　五味子　鹿茸　鸡内金　桑螵蛸。

（2）缩泉丸（《医方类聚》）：乌药　山药　益智仁。

（3）大菟丝子丸（《和剂局方》）：菟丝子　泽泻　鹿茸　石龙芮　肉桂　附子　金石斛　熟地　茯苓　牛膝　山茱萸　川断　肉苁蓉　杜仲　防风　补骨脂　荜澄茄　沉香　巴戟天　小茴香　川芎　五味子　桑螵蛸　覆盆子。

（4）补中益气汤（《脾胃论》）：黄芪　甘草　人参　当归　陈皮　升麻　柴胡　白术。

（5）黄芪束气汤（《儿科方要》）：黄芪　白芍　人参　补骨脂　升麻　益智仁　北五味子　肉桂。

（6）寇氏桑螵蛸散（《本草衍义》）：桑螵蛸　龟甲　龙骨　人参　茯神　石菖蒲　远志　当归。

（7）沈氏菟丝子丸（《沈氏尊生方》）：菟丝子　茯苓　山药　莲肉　枸杞子。

（8）知柏地黄丸（《医宗金鉴》）：知母　黄柏　熟地　山药　山茱萸　茯苓　丹皮　泽泻。

（9）杞菊地黄丸（《医级》）：熟地　山茱萸　山药　泽泻　茯苓　丹皮　枸杞子　菊花。

（10）八正散（《和剂局方》）：车前草　木通　瞿麦　扁蓄　滑石　甘草　栀子　大黄。

（11）代抵当丸（《证治准绳》）：大黄　当归尾　生地　穿山甲　芒硝　桃仁　肉桂。

（12）少腹逐瘀汤（《医林改错》）：小茴香　干姜　延胡索　没药　当归　川芎　官桂　赤芍　蒲黄　五灵脂。

（13）麻黄杏仁甘草石膏汤（《伤寒论》）：麻黄　杏仁　石膏　甘草。

【现代研究】主要参考文献

[1] 江苏省邳县中医院. 治遗尿方[J]. 辽宁中医杂志，1981，(6)：24.

[2] 江苏宝应张楼卫生所. 治疗遗尿经验方[J]. 浙江中医杂志，1965，(9)：22.

[3] 王跃. 疏肝解郁治遗尿[J]. 浙江中医杂志，2003，(6)：263.

[4] 王六银，郜雪. 四神丸加味治疗儿童遗尿症10例[J]. 新中医，2000，32(5)：47.

[5] 王根民，陈分乔. 醒脑疏肝法治疗小儿遗尿症126例[J]. 山东中医杂志，2004，23(12)：722.

[6] 杨敏，潘嘉珍，王骏彧. 补肾开窍法治疗小儿遗尿70例[J]. 上海中医药杂志，2000，(8)：34.

[7] 傅陆. 补中益气汤加减治疗遗尿35例[J]. 新中医，2000，(4)：48.

[8] 王勇. 归脾汤合固脬汤治疗小儿遗尿症体会[J]. 中医中药，2006，3(14)：275.

[9] 程怀孟，张贵印. 自拟止遗尿方治疗小儿遗尿30例[J]. 广西中医药，2000，23(2)：40.

[10] 沈湘妹. 自拟遗尿方治疗小儿遗尿症38例疗效观察[J]. 中医药临床杂志，2005，17(1)：37.

[11] 李治中. 自拟遗尿方治疗小儿功能性遗尿症疗效观察[J]. 中国实用乡村医生杂志，2006，13(3)：38.

[12] 王玉平，李润芳，华葵. 针刺治疗小儿遗尿56例[J]. 陕西中医，2005，26(5)：447.

[13] 杨敏，任彬. 头针为主治疗小儿遗尿症126例[J]. 针灸临床杂志，2006，22(4)：32.

[14] 黄广阔，陈功鹏. 通督针法治疗小儿遗尿症35例[J]. 吉林中医药，2004，24(7)：46.

遗　精

【定义】

遗精是指不因性交而精液自行泄出，甚至频繁遗泄的病证。有梦而遗者，名为梦遗；无梦而遗，甚至清醒时精自滑出者，名为滑精，是遗精的两种轻重不同的证候。此外中医又有失精、精时自下、漏精、溢精、精漏、梦泄精、梦失精、梦泄、精滑等名称。

【历史沿革】

遗精之病早在《内经》中就有记载。如《灵枢·本神》有“恐惧而不解则伤精，精伤则骨酸痿厥，精时自下”之语，可见当时已认识到，惊恐等情志因素可致精液滑泄。汉代张仲景《金匮要略·血痹虚劳病脉证治》曰："夫失精家，少腹弦急，阴头寒，目眩发落，脉极虚芤迟，为清谷、亡血、失精。脉得诸芤动微紧，男子失精……桂枝龙骨牡蛎汤主之。"文中指出了遗精得之于阴阳失调的证候及治疗方药，较《内经》更为全面。

隋代巢元方《诸病源候论·虚劳病诸候》明确提出遗精是由于肾气亏虚所致。如"虚劳失精候"说："肾气虚损，不能藏精，故精漏失。""虚劳梦泄精候"又说："肾虚，为邪所乘，邪客于阴则梦交接。肾藏精，今肾虚不能制精，因梦感动而泄也。"巢氏治疗多以补肾固精为主，为后世遗精多属肾虚的理论奠定了基础。

唐宋时期治疗遗精的方药已比较丰富。《备急千金要方·卷十九》载有治遗精方 14 首；《外台秘要·中卷十六》收录治虚劳失精方 5 首，虚劳梦泄精方 10 首；《普济本事方·卷三·膀胱疝气小肠精漏》载有治遗精方 4 首，该书正式提出遗精和梦遗的名称，其论述病因较为详细。如说："梦遗有数种，下元虚惫，精不禁者，宜服茴香丸；年壮气盛，久节淫欲，经络壅滞者，宜服清心丸；有情欲动中，经所谓所愿不得，名曰白淫，宜良方茯苓散。正如瓶中煎汤，气盛盈溢者，如瓶中汤沸而溢；欲动心邪者，如瓶之倾侧而出；虚惫不禁者，如瓶中有罅而漏，不可一概用药也。"此实为遗精辨证论治的雏形。

金元时期对遗精病因病机有了更进一步的认识。如朱丹溪对遗精的病因，除承袭前人主虚之说外，进一步认识到也有实证，为湿热遗精提供了理论根据，他在《丹溪心法·遗精》强调："精滑专主湿热，黄柏、知母降火，牡蛎粉、蛤粉燥湿。"对湿热所致遗精提出了具体治疗方法。

明代对遗精的认识，渐臻完善。戴思恭在《证治要诀·遗精》一书中将遗精的病因归纳为："有用心过度，心不摄肾，以致失精者；有因思欲不遂，精色失位，输泻而出者；有欲太过，滑泄不禁者；有年壮气盛，久无色欲，精气满泄者。"并且提出："失精梦泄，亦有经络热而得者，若心虚冷用热剂，则精愈失。"楼英在《医学纲目·卷二十九·梦遗白浊》总结先贤治疗遗精的方法有五："用辰砂、磁石、龙骨之类，镇坠神之浮游，是其一也；其二，思想结成痰饮，迷于心窍而遗者，许学士用猪苓丸之类，导利其痰是也；其三，思想伤阴者，洁古珍珠粉丸，用蛤粉、黄柏降火补阴是也；其四，思想伤阳者，谦甫鹿茸、苁蓉、菟丝子等补阳是也；其五，阴阳俱虚者，丹溪治一形瘦人，便浊梦遗，作心虚治，用珍珠粉丸、定志丸服之，定志丸者，远志、菖蒲、茯苓、人参是也。"张景岳对遗精的证治归纳，更为全面。《景岳全书·遗精》说："遗精之证有九：凡有所注恋而遗者，此精为神动也，其因在心；有欲事不遂而梦者，此精失其位也，其因在肾；有值劳倦即遗者，此筋力不胜，肝脾之气弱也；有因心思索过度辄遗者，此中气有不足，心脾之虚陷也；有因湿热下流，或相火妄动而遗者，此脾肾之火不清也；有无故滑而不禁者，此下元亏虚，肺、肾之不固也；有禀赋不足，而精易滑者，此先天元气之单薄也；有久服冷利等剂，以致元阳失守而滑泄者，此误药之所致也；有壮年气盛，久节房欲而遗者，此满而溢者也。凡此之类，是皆遗精之病。然心主神，肺主气，脾主湿，肝主疏泄，肾主闭藏，则凡此诸病五藏皆有所主，故治此者，亦当各求所因也。"又说："凡心火盛者，当治心降火；相火盛者，当壮水滋阴；气陷者当升举；滑泄者当固涩；湿热相乘者，当分利；虚寒冷利者，当温补下元；元阳不足，精气两虚者，当专培根本。"这些论述和治疗法则至今仍有积极的临床意义。另外，明代王纶在《明医杂著·梦遗滑精》中指出："梦遗滑精，世人多作肾虚治，而为补肾涩精之剂不效，殊不知此证多由脾虚，饮食厚味、痰火湿热之人多有之。"提出了遗精由脾胃湿热所致的新观点。

清代医家在继承明代医家理论基础上有了进一步发挥。提出有梦为心病，无梦为肾病的观点。《医学心悟·遗精》说："梦而遗者，谓之梦遗；不梦而遗者，谓之精滑。大抵有梦者，由于相火之强，不梦者由于心肾之虚。然令人体薄火旺者，十中之一；虚弱者，十中之九。予因此二丸分主之，一曰清心丸，泻火止遗之法也，一曰十补丸，大补气血，俾气旺则能摄精也。"《临证指南医案·遗精》："以有梦为心病，无梦为肾病，湿热为小肠膀胱病。夫精之藏制虽在肾，而精之主宰则在心。"这种以有梦无梦定脏腑之法，虽有一定道理，但从临床来看，不能以此作为判定脏腑部位的唯一标准，否则将形成治疗上的僵化。《张氏医通》在本病的辨证论治上有较大发挥。尤为可贵的是提倡根据年龄、体质等详辨寒热虚实，颇为切合临床实际。如："壮年火盛，多有流溢者，若以虚冷用热剂，则精愈失，滋肾丸加生地、茯神、枣仁、菖蒲；梦遗而为肝热胆寒，以肝火淫于外，魂不内守，故多淫梦失精，或时心悸，肥人多此，宜清肝不必补肾，温胆汤加人参、茯神、枣仁、莲肉；遗精腰痛，六味地黄丸加杜仲、五味、菟丝、苁蓉；中年以后，还少丹；精气不足，呼吸短气，滑泄不禁，兼心脾气虚，饮食少进者，金锁玉关丸加参芪；脾肾俱虚，败精失道，精滑不固者，九龙丹去当归加萆薢、五味；然不若萃仙丸尤妙。"

综上所述，早在《内经》、《伤寒杂病论》中对遗精就有了一定认识，历代医家对其病因病机不断完善和补充，至明清时期，在辨证论治方面更加具体，其治则和方药至今仍有临床意义。

【范围】

病理性遗精可见于西医学的性神经症、前列腺炎、阴茎包皮炎、精囊炎、精阜炎及某些慢性疾病，可以认为遗精只是某些疾病的临床症状，其临床表现与本证的特点相符者，均可参照本篇辨证论治。

【病因病机】

本病病因较多，病机复杂，但其基本病机可概括为 2 点。一是火热或湿热之邪循经下扰精室，开合失度，以致精液因邪扰而外泄，病变与心肝脾关系最为密切；二是因脾肾本身亏虚，失于封藏固摄之职，以致精关失守，精不能闭藏，因虚而精液滑脱不固，病变主要涉及脾肾。

1. **肾虚不藏** 恣情纵欲：青年早婚，房室过度，或少年频犯手淫，导致肾精亏耗。肾阴虚者，多因阴虚火旺，相火偏盛，扰动精室，使封藏失职；肾气虚者，多因肾气不能固摄，精关失约而出现自遗。《医贯·梦遗并滑精》说："肾之阴虚则精不藏，肝之阳强则火不秘，以不秘之火，加临不藏之精，除不梦，梦即泄矣。"《证治要诀·遗精》说："有色欲太过，而滑泄不禁者。"前者是属于阴虚阳亢，后者是属于阴阳两虚，下元虚惫。

禀赋不足：先天不足，禀赋素亏，下元虚惫，精关不固，易于滑泄。如《景岳全书·遗精》说："有素禀不足，而精易滑者。此先天元气单薄也。"

2. **君相火旺**　劳心过度：劳神太过，心阴暗耗，心阳独亢，心火不能下交于肾，肾水不能上济于心，心肾不交，水亏火旺，扰动精室而遗。如《证治要诀·遗精》说："有用心过度，心不摄肾，以致失精者。"《折肱漫录·遗精》也说："梦遗之证，其因不同……非必尽因色欲过度，以致滑泄，大半起于心肾不交。凡人用心太过则火亢而上，火亢则水不升，而心肾不交，士子读书过劳，功名心急者每有此病。"

妄想不遂：心有妄想，所欲不遂，心神不宁，君火偏亢，相火妄动，亦能促使精液自遗。正如《金匮翼·梦遗滑精》所说："动于心者，神摇于上，则相遗于下也。"

3. **气不摄精**　思虑过度，损伤心脾，或饮食不节，脾虚气陷，失于固摄，精关不固，精液遗泄。正如《景岳全书·遗精》说："有因用心思虑过度辄遗者，此中气不足，心脾之虚陷也。"

4. **湿热痰火下注**　饮食不节，醇酒厚味，损伤脾胃，酿湿生热，或蕴痰化火，湿热痰火，流注于下，扰动精室，亦可发生精液自遗。正如《杂病源流犀烛·遗泄源流》："有因饮酒厚味太过，痰火为殃者……有因脾胃湿热，气不化清，而分注膀胱者，亦混浊稠厚，阴火一动，精随而出。"

综上所述，遗精的发病机制，主要责之于心、肝、脾、肾四脏。且多由于房室不节，先天不足，用心过度，思欲不遂，饮食不节等原因引起。

【诊断与鉴别诊断】

一、诊断

每星期2次以上，或一日数次，在睡梦中发生遗泄，或在清醒时精自滑出，并有头昏、耳鸣、精神委靡、腰酸腿软等症状，即可诊断为遗精。

二、鉴别诊断

1. **生理性溢精**　一般未婚成年男子或婚后长期分居者，平均每月遗精1～2次或虽偶有次数稍增多，但不伴有其他症状者，均为生理性溢精。正如《景岳全书·遗精》说："有壮年气盛，久节房欲而遗者，此满而溢者也。"又说："若满而溢者，则去者自去，生者自生，势出自然，无足为意也。"此时无需进行治疗，应多了解性知识，消除不必要的紧张恐惧心理。病理性遗精则为每星期2次以上，甚则每晚遗精数次。

2. **早泄**　早泄是男子在性交时阴茎刚插入阴道或尚未进入阴道即泄精，以致不能完成正常性交过程。其诊断要点在于性交时过早射精。而遗精则是在非人为情况下频繁出现精液遗泄，当进行性交时，却可能是完全正常的。其诊断要点在于非人为情况下精液遗泄，但以睡眠梦中多见。有时临床上两者可同时并存。

3. **小便尿精**　小便尿精是精液随尿排出，或排尿结束后又流出精液，尿色正常而不混浊，古人将本症归于"便浊"、"白浊"、"白淫"、"淋浊"等疾病门中。其诊断要点是精液和尿同时排出或尿后流出精液。多因酒色无度、阴虚阳亢、湿热扰动精室、脾肾气虚等引起。

4. **尿道球腺分泌物**　当性兴奋时尿道外口排出少量黏稠无色的分泌物。其镜下虽偶见有精子，但并非精液，故要与遗精相鉴别。

5. **前列腺溢液**　某些中青年，因纵欲、酗酒、禁欲、手淫等，致使前列腺充血，腺泡分泌增加，腺管松弛扩张，在搬重物、惊吓、大便用力时，腹压增加，会阴肌肉松弛，会有数量不等的白色分泌物流出，称为前列腺溢液，亦称前列腺漏。

【辨证论治】

一、辨证

（一）辨证要点

1. **审察病位**　一般认为用心过度，或杂念妄想，君相火旺，引起遗精的多为心病；精关不固，无梦遗泄的多为肾病。故前人有"有梦为心病，无梦为肾病"之说。但还须结合发病的新久，以及脉证的表现等，才能正确地辨别病位。

2. **分清虚实**　初起以实证为多，日久则以虚证为多。实证以君相火旺及湿热痰火下注，扰动精室者为主；虚证则属肾虚不固，脾虚气不摄精，封藏失职。若虚而有热象者，多为阴虚火旺。

3. **辨别阴阳**　遗精属于肾虚不藏者，又当辨别偏于阴虚，还是偏于阳虚。偏于阴虚者，多见头昏目眩，腰酸耳鸣，舌质红，脉细数；偏于阳虚者，多见面白少华，畏寒肢冷，舌质淡，脉沉细。

4. **洞察转归**　遗精的发生发展与体质、病程、治疗恰当与否有密切关系。病变初期及青壮年患者多为火盛或湿热所致，此时若及时清泻则可邪退病愈；遗精日久必耗伤肾阴，甚则阴损及阳，阴阳俱虚，此时可导致阳痿、早泄、男子不育等。故对遗精日久不愈、有明显虚象或年老体衰者，治疗又当以补血为主。若治疗后遗精次数减少，体质渐强，全身症状减轻，则为病势好转，病将痊愈之象。

（二）证候

［心肾不交］

症状：每多梦中遗精，次日头昏且晕，心悸，精神不振，体倦无力，小便短黄而有热感。舌质红，脉细数。

病机分析：君火亢盛、心阴暗耗，心火不能下交于肾、肾水不能上济于心，水亏火旺，扰动精室，致精液走泄；心火偏亢，火热耗伤心营，营虚不能养心则心惊；外不能充养肌体，则体倦无力，精神不振；上不能奉养于脑，则头昏且晕；小便短黄而有热感，乃属心火下移小肠，热入膀胱之征；舌质红，脉细数，均为心营被耗，阴血不足之象。

［肾阴亏虚］

症状：遗精，头昏目眩，耳鸣腰酸，神疲乏力，形体瘦弱。

舌红少津，脉弦细带数。

病机分析：恣情纵欲，耗伤肾阴，肾阴虚则相火妄动，干扰精室，致使封藏失职，精液泄出；肾虚于下，真阴暗耗，则精气营血俱不足，不能上承，故见头昏、目眩；不能充养肌肉，则形体瘦弱，神疲乏力；腰为肾之府，肾虚则腰酸；肾开窍于耳，肾亏则耳鸣；舌红少津，脉弦细带数，均为阴虚内热之象。

[肾气不固]

症状：滑精频作，面白少华，精神委靡，畏寒肢冷。舌质淡，苔白，脉沉细而弱。

病机分析：病久不愈，阴精内涸，阴伤及阳，以致下元虚惫，气失所摄，相关因而不固，故滑精频作；其真阴亏耗，元阳虚衰，五脏之精华不能上荣于面，则面白少华，精神委靡，畏寒肢冷；舌淡、苔白，脉沉细而弱，均为元阳已虚，气血不足之征。

[脾虚不摄]

症状：遗精频作，劳则加重，甚则滑精，精液清稀，伴食少便溏，少气懒言，面色少华，身倦乏力。舌淡，苔薄白，脉虚无力。

病机分析：脾气亏虑，精失固摄，而见遗精频作；劳则更伤中气，气虚不摄，精关不固，则见滑精；频繁遗滑，故精液清稀；脾气亏虚，不能化成气血，心脉失养故心悸，气短，面色无华；脾虚气陷，无力升举故食少便溏，少气懒言；舌淡苔薄白，脉虚无力，均为脾气亏虚之象。

[肝火偏盛]

症状：多为梦中遗泄，阳物易举，烦躁易怒，胸胁不舒，面红目赤，口苦咽干，小便短赤。舌红，苔黄，脉弦数。

病机分析：肝胆经绕阴器，肾脉上贯肝，两脏经络相连，如情志不遂，肝失条达，气郁化火，扰动精舍，则引起遗精；肝火亢盛，则阳物易举，烦躁易怒，胸胁不舒；肝火上逆则面红目赤，口苦咽干；小便短赤，舌红苔黄，脉来弦数，均为肝火偏盛之征。

[湿热下注]

症状：遗精频作，或尿时有精液外流，口苦或渴，小便热赤。苔黄腻，脉濡数。

病机分析：湿热下注，扰动精室，则遗精频作，甚则尿时流精；湿热上蒸，则口苦而渴；湿热下注膀胱，则小便热赤；苔黄腻，脉濡数，均为内有湿热之象。

[痰火内蕴]

症状：遗精频作，胸闷脘胀，口苦痰多，小便热赤不爽，少腹及阴部作胀。苔黄腻，脉滑数。

病机分析：痰火扰动精舍，故见遗精频作；痰火郁结中焦，故见胸闷脘胀，口苦痰多；痰火互结下焦，故见小便热赤不爽，少腹及阴部作胀；苔黄腻，脉滑数，均为痰火内蕴之征。

二、治疗

（一）治疗原则

遗精的基本病机包括2个方面，一是火邪或湿热之邪，扰及精室；二是正气亏虚，精关不固。治疗遗精切忌只用固肾涩精一法，而应该分清虚实，实证以清泄为主；虚证方可补肾固精。同时还应区分阴虚阳虚的不同情况，而分别采用滋养肾阴及温补肾阳的治法。至于虚而有热者，又当予以养阴清火，审证施治。

（二）治法方药

[心肾不交]

治法：清心滋肾，交通心肾。

方药：三才封髓丹加黄连、灯心草之类。方中天门冬补肺，地黄滋肾，金水相生也；黄柏泻相火，黄连、灯心草清心泻火，俾水升火降，心肾交泰，则遗泄自止。若所欲不遂，心神不安，君火偏亢，相火妄动，干扰精室，而精液泄出者，宜养心安神，以安神定志丸治之。

[肾阴亏虚]

治法：壮水制火，佐以固涩。

方药：知柏地黄丸合水陆二仙丹化裁。方中知母、黄柏泻火，丹皮清热，地黄、山药、山茱萸、芡实、金樱子填精止遗。若遗精频作，日久不愈者，用金锁固精丸以固肾摄精。

[肾气不固]

治法：补肾固精。

方药：偏于阴虚者，用六味地黄丸，以滋养肾阴；偏于阳虚者，用《济生》秘精丸和斑龙丸主之。前方偏于温涩，后者温补之力尤胜。

[脾虚不摄]

治法：益气健脾，摄精止遗。

方药：妙香散合水陆二仙丹或补中益气汤加减。方中人参、黄芪益气健脾生精；山药、茯苓健脾补中，兼以安神，远志、辰砂清心调神；木香调气；桔梗升清；芡实、金樱子摄精止遗。若以中气下陷为主可用补中益气汤加减。

[肝火偏盛]

治法：清肝泻火。

方药：龙胆泻肝汤为主。方中龙胆草直折肝火，栀子、黄芩清肝，柴胡疏肝，当归、生地滋养肝血，泽泻、车前子、木通导湿热下行，肝火平则精宫自宁。久病肝肾阴虚者，可去木通、泽泻、车前子、柴胡等，酌加何首乌、女贞子、白芍等滋养肝肾之品。

[湿热下注]

治法：清热化湿。

方药：猪肚丸。猪肚益胃，白术健脾，苦参、牡蛎清热固涩，尚可酌加车前子、泽泻、猪苓、黄柏、萆薢等，以增强清热化湿之力。

[痰火内蕴]

治法：化痰清火。

方药：猪苓丸加味。方中半夏化痰，猪苓利湿。还可加黄柏、黄连、蛤粉等泻火豁痰之品。如患者尿时不爽，少腹及阴部作胀，为病久夹有瘀热之征，可加败酱草、赤芍以化瘀清热。

【转归及预后】

遗精初起，尤其是青壮年、体质强壮者，多为实证，此时一经清泻，往往邪退遗精自止。若不及时治疗或用补益固涩则邪热更盛，反致遗精频作。遗精日久不愈，肾精亏耗，可逐渐转变为虚证。在病机演变过程中还可见虚实夹杂，或阴虚兼火旺，或脾肾虚兼湿热痰火等。日久阴损及阳，造成阴阳俱损，可进一步导致阳痿、早泄等性功能障碍。遗精若能及时用药物及精神调治，多可治愈，预后一般良好。

【预防和护理】

(1) 注意精神调养，排除杂念，清心寡欲，是治疗本病的关键。

(2) 避免过度的脑力紧张，丰富文体活动，适当参加体力劳动。

(3) 注意生活起居，节制性欲，戒除手淫，夜晚进食不宜过饱，睡前用温水洗脚，养成仰卧的习惯，被褥不宜过厚，脚部不宜盖得太暖，衬裤不宜过紧。

(4) 少食辛辣刺激性食品如烟、酒、咖啡等。

(5) 正确对待遗精。出现遗精后，应首先分清是生理现象还是病理性遗精。生理性遗精可不必治疗；病理性遗精，则应及时就诊，弄清疾病的原因，针对其病因进行调理，一般效果均较理想。

【现代研究】

中医所论遗精，多指病理性遗精，论治极为丰富。精之所藏在肾，医家多从肾虚不藏或相火妄动论治，王氏[1]于长期临床中细心体察，发现青少年致遗原因较多，如精神紧张、过食温热食物、包皮过长(包皮炎)、前列腺炎等皆可诱发，治当有别。① 紧张性遗精：大、中学生多见，尤见于考试紧张期间频发。此种遗精，既非相火妄动亦非肾虚不固，而是由于精神紧张，致心神浮越、心肾不交。治疗以安神定志为主，辅以滋养心肾。三才封髓丹加减主之。"清"、"镇"、"固"，是治疗紧张性遗精的三个原则。镇静、清热可宁心安神，复予固涩以加强疗效。② 食物性遗精：过食羊肉、牛肉、火锅等辛热之品致遗精，临床屡能遇到。治宜清泄胃热，食宜远辛辣厚味。明代王纶在《明医杂著·梦遗滑精》中指出："梦遗滑精，世人多作肾虚治，而为补肾涩精之剂不效，殊不知此证多由脾虚，饮酒厚味，痰火湿热之人多有之。"亦说明胃火可下扰精室。玉女煎加减主之。③ 包皮过长遗精：包皮过长是遗精的一个诱因，若平时不注意卫生，常可致龟头炎而诱发阴茎勃起，出现遗精。对于这类遗精，以手术切除过长包皮为主。中药治疗可用清热解毒中药外洗，以消除局部炎症。④ 前列腺炎遗精：遗精是慢性前列腺炎的一个常见症状，前列腺炎可致遗精，但遗精并非皆为炎症所致，因此临床上需结合前列腺液检查微观辨证，辨证属热毒内蕴，瘀浊阻滞。治以清热解毒，祛瘀排浊。方用当归贝母苦参丸加味，药证相符，当获效机。

辨证治疗遗精病是中医传统方法之一。近年来对遗精病的辨证分型和治疗方法逐渐增多，专病专方也使疗效得到提高。杨氏等[2]根据证候特点分为4型进行辨证论治。肝肾火旺型用知母、黄柏、金樱子、生地、玄参、丹皮、山茱萸各15克，芡实、淮山药、龟版各30克。湿热下注型用车前子、石菖蒲、木通、萹蓄、栀子各10克，茯苓、黄柏、泽泻、白术各15克，生牡蛎、丹参各30克。心肾不交型用天门冬、麦门冬、当归、远志、五味子各10克，玄参、熟地、酸枣仁各15克，太子参、莲子肉各30克。肾气不固型用熟附子、柏子仁、补骨脂、巴戟天、菟丝子各10克，熟地黄、煅龙骨、肉苁蓉、沙参、茯神各15克，煅牡蛎、桑螵蛸各30克。以上各方随症加减，疗程15～30日。结果治愈39例，占63.9%；显效9例，占14.8%；有效7例，占11.5%；无效6例，占9.8%。肝肾火旺型21例，治愈13例，显效3例，有效3例，无效2例；湿热下注型17例，治愈11例，显效3例，有效1例，无效2例；心肾不交型13例，治愈9例，显效2例，有效1例，无效1例；肾气不固型10例，治愈6例，显效1例，有效2例，无效1例。常氏[3]治疗心肾不交型遗精150例，自拟固精灵丸，药用鹿角胶12克、龟版胶12克、枸杞子15克、山茱萸9克、生地15克、西洋参15克、远志15克、酸枣仁15克、茯神15克、五味子15克、金樱子12克、芡实12克、甘草6克，粉碎炼蜜为丸，每次2丸，每日2次，淡盐水送服，1月为一个疗程。结果：150例患者中治愈129例，占86%；显效9例，占3%；有效6例，占4%；无效6例，占4%；有效率96%。张氏[4]运用自拟固肾健中汤(人参、熟地、锁阳、芡实、桑螵蛸、金樱子、生龙骨、茯神、远志)煎服，每日1剂。30日为一个疗程，治疗1～2个疗程。结果：近期治愈16例，显效12例，有效3例，无效3例。

近年来人们注意到，遗精与其他性功能障碍疾病一样，受心理和精神因素影响较大。所以除药物治疗外，心理疏导也非常重要。有人[5]主张，对患者可采用转移注意式的心理治疗，分散患者对性的注意力，同时改变患者抑郁消沉紧张的心理状态，从而明显提高临床疗效。

【小结】

遗精是指不因性交而精液自行泄出的病证。遗精有梦遗和滑精的不同，病理性遗精须与生理性溢精鉴别。遗精尚须与早泄、小便尿精、前列腺溢液等病证相鉴别。遗精多因恣情纵欲，劳心过度，妄想不遂和饮食不节等所引起。遗精初起以实证为主，日久则多见虚证。实证又有君相火旺、湿热下注及痰火内蕴的不同；虚证则属肾虚不固，脾虚气不摄精，封藏失职，其中肾虚又有偏于肾阳虚和偏于肾阴虚之别。遗精的治疗，实证以清泄为主，虚证治宜补肾固精，若虚而有热者，当予养阴清火。

附方

(1) 三才封髓丹(《卫生宝鉴》)：天门冬　地黄　人参　黄柏　砂仁　甘草。

(2) 安神定志丸(《医学心悟》)：茯苓　茯神　远志　人参　石菖蒲　龙齿。

(3) 知柏地黄丸(《医宗金鉴》)：知母　黄柏　地黄　山药　茯苓　山茱萸　丹皮　泽泻。

(4) 水陆二仙丹(《洪氏集验方》)：芡实　金樱子。

(5) 金锁固精丸(《医方集解》)：芡实　莲须　潼蒺藜　龙骨　牡蛎　莲子。

(6) 六味地黄丸(《小儿药证直诀》)：熟地　山药　茯苓　山茱萸　丹皮　泽泻。

(7) 秘精丸(《济生方》)：菟丝子　家韭子　牡蛎　龙骨　五味子　桑螵蛸　白石脂　茯苓。
(8) 斑龙丸(《医统方》)：熟地　菟丝子　补骨脂　柏子仁　茯神　鹿角胶。
(9) 龙胆泻肝丸(《医宗金鉴》)：龙胆草　栀子　黄芩　柴胡　当归　生地　泽泻　木通　甘草　车前子。
(10) 猪肚丸(《卫生宝鉴》)：白术　苦参　牡蛎　猪肚。
(11) 猪苓丸(《普济本事方》)：猪苓　半夏。
(12) 妙香散(《太平惠民和剂局方》)：麝香　煨木香　山药　茯苓　茯神　黄芪　远志　人参　桔梗　炙甘草。

【现代研究】主要参考文献

[1] 骆斌，吴少刚. 王琦治疗遗精的思路与经验[J]. 北京中医药大学学报，1998，21(4)：42～43.
[2] 杨伟文，杨清源. 辨证治疗病理性遗精症61例疗效观察[J]. 上海中医药杂志，1999，(1)：28～29.
[3] 常松山. 固精灵丸治疗心肾不交型遗精150例[J]. 河南中医学院学报，2004，19(2)：60.
[4] 张剑. 固肾健中汤治疗遗精34例[J]. 四川中医，2005，23(1)：61.
[5] 梁日长，黄福立，吴林胜. 浅析遗精从心论治[J]. 江西中医药，2006，37(3)：15.

附：早　泄

【定义】

早泄是指性交时间极短，甚至在阴茎尚未插入阴道前即已射精，且不能自我控制，以致不能继续进行性交的病证。早泄为中医、西医通用之病名。此外西医学又称为射精过早症，中医又称为鸡精。早泄见于《辨证录·种嗣门》。早泄常与遗精、阳痿等病证并见，故治疗方法每多类同。

【历史沿革】

《辨证录·种嗣门》中有"男子有滑精之极，一到妇女之门，即便泄精，欲勉强图欢不得，且泄精甚薄，人以为天分之弱也，谁知心肾两虚乎"的记载，强调了遗精日久是造成早泄的病因，心肾两虚是其病机所在。《秘本种子金丹》中说："男子玉茎包皮柔嫩，少一挨，痒不可当，故每次交合阳精已泄，阴精未流，名曰鸡精。"指出早泄与男子阴茎包皮有关，并提出了鸡精之名。

【范围】

相当于西医学的射精过早症，其临床表现与本证的特点相符者，均可参照本篇辨证论治。

【病因病机】

肾主藏精，肝主疏泄，两脏均司精关开合，故与精液的闭藏和施泄密切相关。无论是阴虚火旺，还是湿热下注，或肾气亏虚，均可影响肝之疏泄，肾之封藏，以致疏泄不利，封藏失职，精关约束无权，精关易开，精液外泄，而见交则早泄。本病与肝肾关系最为密切，其基本病机是精关约束无权，精液封藏失职。

1. **阴虚火旺**　房事不节，恣情纵欲，耗伤阴精，阴虚火旺，相火妄动，精室受灼，精关易开，而成早泄。

2. **肝经湿热**　情志失调，肝气郁结，郁而化火，或外感湿热，或过食肥甘厚味，湿热内生，湿热之邪循肝经下注阴器，扰及精关，以致精关约束无权，精液失控，故初交则精泄。

3. **肾气不固**　素体亏虚，年老体衰，或久病房劳，肾气亏虚，封藏失职，固摄无权，精关易开，故致早泄。

【诊断与鉴别诊断】

一、诊断

性交时阴茎未接触或刚接触女方外阴，或插入阴道抽动时间短暂，尚未达到性欲高潮即排精，随后阴茎疲软。可伴精神抑郁、焦虑或头晕、神疲、记忆力减退等症状。

器质性因素引起的早泄，有原发疾病的症状与体征。

二、鉴别诊断

临床上早泄应与阳痿、遗精相鉴别。

1. **阳痿**　阳痿是指阴茎不能勃起，或勃起不坚，而不能进行性交；早泄则是性交时阴茎能勃起，但因过早射精，以致影响正常性交。但两者也有一定关系，早泄进一步发展，可出现阳痿。临床上不少阳痿患者，在发病初期多有早泄现象。早泄是由于性兴奋增高以致各中枢负担过重，其最终导致衰竭，而进入抑制状态，这时即可出现阳痿，可以认为阳痿、早泄因精神因素引起者，是同一类障碍的2个过程和2种形式。早泄主要为功能性的，而阳痿除功能性外，也有一部分为器质性的。早泄经药物和心理治疗后预后较好，阳痿属功能性的预后较好，而器质性阳痿药物和心理治疗效果较差，甚则无效。

2. **遗精**　遗精是在无性交状态下，频繁出现精液遗泄，当进行性交时，可以是完全正常的。早泄则是在进行性交时，阴茎刚插入阴道或尚未插入阴道即射精，以致不能正常进行性交。临床上两者也多兼见。

【辨证论治】

一、辨证

（一）辨证要点

1. **掌握特征**　早泄是以多次性交中出现阴茎尚未插入阴道，或刚插入阴道时间极短即射精，且不能控制，以致不能继续进行正常性交为主要特征。

2. **分清虚实**　早泄之病由于体质及致病因素不同，也有虚实之分，实证早泄多为湿热所致，多见于体健年少者，伴性欲亢进、心烦易怒、口苦咽干、小便黄赤；虚证早泄多为肾阴、肾阳亏虚所致，多见于久病体衰者，伴性欲减退、腰膝酸软、小便清长。另外尚有阴虚兼火旺的虚中夹实证，多伴阳事易举、五心烦热、潮热盗汗。临证时当详细辨别，分清虚实。

3. **详查病情**　由于早泄与精神心理因素以及男女双方性生活协调与否有密切关系，所以应详细了解患者的心理状况和性生活情况，必要时还要向女方详细了解，以便针对具体情况采取相应的治疗方法。

4. **洞察转归**　早泄之病在发生发展和治疗过程中，可向轻重两方面转化。早泄经治疗后，如性交时间逐渐延长，伴随症状逐渐减轻，能自我控制射精时间，则为病情转轻。若能正常与女方性交，保持足够的性交时间则为痊愈。若早泄日久不愈，性交时间进一步缩短，以致性交时阴茎不能勃起，出现阳痿，则为病情加重。

(二) 证候

[肝经湿热]

症状：性欲亢进，交则早泄，伴头晕目眩，口苦咽干，心烦易怒，阴囊湿痒，小便黄赤。舌质红，苔黄腻，脉弦滑或弦数。

病机分析：该证主要为情志不调，肝郁化火，或外感湿热，或内生湿热，以致湿热之邪循肝经下扰而成。由于肝火偏旺，故性欲亢进，交则早泄；肝火上扰，故头晕目眩，口苦心烦；肝经湿热循经下注，故小便黄赤，阴囊湿痒；舌脉均为肝经湿热之象。

[阴虚火旺]

症状：早泄，阳事易举，伴五心烦热，潮热，盗汗，腰膝酸软。舌红少苔，脉细数。

病机分析：恣情纵欲，耗伤阴精，阴虚火旺，精室受灼，故精关易开，而见早泄；相火妄动，故阳事易举；腰为肾府，肾阴亏虚，故腰膝酸软；虚火内扰，迫津外出，故五心烦热，潮热盗汗。舌脉均为阴虚火旺之象。其病变部位主要在下焦肝肾，以阴虚相火妄动为主。

[肾气不固]

症状：性欲减退，早泄，伴遗精，甚则阳痿，腰膝酸软，小便清长或不利，面色㿠白。舌淡苔白，脉沉弱。

病机分析：房劳或久病体衰，肾气不固，封藏失职而早泄；肾气亏虚，命门火衰，故性欲减退，甚则遗精阳痿；腰为肾之府，肾虚故腰膝酸软；肾阳虚衰，失于温养，膀胱气化不利，则面色㿠白，小便清长或不利；舌淡、脉沉弱均为肾气亏虚之象。该型的病变部位主要在肾，以正虚为主。

二、治疗

(一) 治疗原则

对早泄的治疗，当根据不同病机，采取虚则补之、实则泻之的治疗原则。属于湿热者，重在清利，慎用补涩，中病即止，不可过剂，以防伤正。阴虚火旺者，既要滋阴，又要清虚火。阴阳两虚者，应阴阳双补。总以调理精关，使精关开合有度，精泄得控。另外由于早泄多与精神心理因素有关，临床上应注意心理疏导，给予性生活指导，在药物治疗的同时，打消患者的思想顾虑。

(二) 治法方药

[肝经湿热]

治法：清泻肝经湿热。

方药：龙胆泻肝汤加减。方中龙胆草、栀子、黄芩清肝胆实火，泻肝经湿热；泽泻、木通、车前子清利下焦湿热，使湿热从小便而出；当归、生地养血益阴以和肝，并防止苦燥伤阴；柴胡疏肝利胆，以调郁火；甘草调和诸药。

[阴虚火旺]

治法：滋阴降火。

方药：知柏地黄丸、大补阴丸或三才封髓丹加减。方中生地、山茱萸、山药滋阴补肾；知母、黄柏、泽泻、丹皮清降虚火。加金樱子、沙苑蒺藜益肾固精；加龙骨、牡蛎滋阴潜阳，兼以涩精。诸药合用，则阴精得充，虚火得清，早泄自愈。

[肾气不固]

治法：补肾固精，滋阴温阳。

方药：《金匮》肾气丸、济火延嗣丹、补天育麟丹等加减。《金匮》肾气丸方中六味地黄滋阴补肾之阴阳。另外可酌加金樱子、桑螵蛸，以益肾涩精。

【转归及预后】

早泄多由精神因素造成。若能及时正确使用药物和心理治疗，往往可使性交时间逐渐延长，性生活逐渐协调，直至早泄现象完全消失，预后较好。但若不能及时治疗，甚则进一步精神紧张恐惧，则可加重病情，甚至引起阳痿，预后则较差。

【预防和护理】

(1) 对于偶尔出现的早泄，男方不必过分紧张焦虑，女方不应责备与讥讽，注意夫妻之间的相互体贴与配合。

(2) 消除性交前的紧张、恐惧心理，延长性交前的爱抚过程，避免仓促行事和剧烈的性冲动。

(3) 注意有规律的性生活，清心寡欲，节制房事，讲究房事卫生。

(4) 加强体育锻炼，增强体质。

【现代研究】

王氏[1]认为，随着社会的发展和人们生活方式的转变，现代人面临的压力越来越大，竞争使人们精神心理失衡，故早泄由精神心理因素引起者越来越多，治疗当以安志固肾为第一法，应针对其主要病因病机进行专病专方治疗，临证多用加味三才封髓丹。

王氏等[2]认为其证缠绵难愈，病情复杂，病因繁多，尤以心、肝、脾、肾、精室病变为主，临证应当执简驭繁，分属脏腑辨证论治。① 降心火，滋肾水，交通心肾。方选黄连清心饮、导赤散合黄连阿胶汤化裁。② 滋肝肾，引相火，秘固精室。方选大补元煎、知柏地黄丸合三才封髓丹加减。③ 益肾气，填精血，温肾固涩。方选菟丝子丸、桑螵蛸散合金锁固精丸化裁。④ 补心脾，化气血，充养阳道。方选归脾汤、酸枣仁汤合麦味地黄丸加减。⑤ 疏肝郁，悦情欲，濡肝宁神。方选柴胡疏肝散、达郁汤合宣志汤化裁。⑥ 养阴血，舒经络，畅达筋道。方选生脉饮、温胆汤合补阳还五汤加减。⑦ 化湿浊，去热毒，洁净精室。方选萆薢分清饮、苍白二陈汤合四妙丸化裁。

蒋氏等[3]采用辨证施治加中药外洗方及性行为治疗与心理疏导治疗本病75例。结果：近期治愈18例，显效15例，有效20例，无效22例，总有效率70.66%。用药后整个阴茎皮肤黏膜未见损伤，女方也无明显不适感觉。贺氏[4]采用针刺配合药物治疗男性性功能障碍早泄51例，并与单纯药物治疗的51例作疗效对比，前者总有效率88.2%，后者47.1%，经χ^2检验，差异有显著性意义。

【小结】

中医认为早泄主要为湿热或相火扰动，或肾气亏虚，精关失固，精液封藏失职而成。疾病初期及青壮年发病者，以实证热证为多，久病及体虚年老者，多为虚证寒证。对该病的治疗，应根据不同病机分别采用清利湿热、清泻相火、补肾固精等法。临床上早泄亦与阳痿、遗精等有关，治疗上也可同时兼顾。

附方

(1) 知柏地黄丸(《医宗金鉴》)：知母　黄柏　地黄　山药　茯苓　山茱萸　丹皮　泽泻。
(2) 大补阴丸(《丹溪心法》)：知母　黄柏　大黄　龟版。
(3) 三才封髓丹(《卫生宝鉴》)：天门冬　地黄　人参　黄柏　砂仁　甘草。
(4) 肾气丸(《金匮要略》)：附子　桂枝　熟地　山药　茯苓　山茱萸　丹皮　泽泻。
(5) 济火延嗣丹(《辨证录》)：人参　黄芪　巴戟天　五味子　肉桂　当归　白术　龙骨　山茱萸　山药　柏子仁　远志　牡蛎　金樱子　芡实　鹿茸　黄连。
(6) 补天育麟丹(《辨证录》)：鹿茸　人参　山茱萸　熟地　肉苁蓉　巴戟天　炒白术　炙黄芪　淫羊藿　山药　芡实　当归　蛇床子　菟丝子　柏子仁　肉桂　麦门冬　北五味　锁阳　人胞　海狗肾　黄连　砂仁。

【现代研究】主要参考文献

[1] 王停，王臻，姚建平. 王琦教授治疗早泄的经验[J]. 山西中医，2001，17(4)：4.
[2] 王劲松，曾庆琪，徐福松. 早泄辨治七法[J]. 四川中医，2005，23(1)：11～12.
[3] 蒋毅，万开成，王久源. 中医综合治疗早泄75例[J]. 四川中医，2000，18(9)：25～26.
[4] 贺心云. 针药结合治疗早泄51例疗效观察[J]. 中国针灸，1999，(11)：669～670.

阳　痿

【定义】

阳痿是指性交时阴茎不能勃起，或勃起不能维持，以致不能完成性交全过程的一种病证。多由于虚损、惊恐或湿热等原因致使宗筋失养而弛纵，引起阴茎萎弱不起，临房举而不坚。古代又称"阴痿"、"筋痿"、"阴器不用"、"不起"等。明代《慎斋遗书》始见阳痿病名，此后该病名逐渐被后世医家所沿用。勃起障碍亦是阳痿的同义词。

【历史沿革】

现存最早的中医文献《马王堆医书》，已对阳痿有了初步的认识。竹简《十问》认为生殖器官"与身俱生而先身死"的原因为"其使甚多，而无宽礼"。竹简《天下至道谈》指出性功能早衰的原因是"卒而暴用，不待其壮，不忍两热，是故亟伤"。这是对阳痿最早的病因学认识。帛书《养生方》和竹简《天下至道谈》认为勃起"不大"、"不坚"、"不热"的病机为肌(肤)、筋、气三者不至，而正常须"三至乃入"。这是对阳痿病机的最早论述。

阳痿一病，《内经》称为"阴痿"(《灵枢·邪气脏腑病形》)、"阴器不用"(《灵枢·经筋》)，或"宗筋弛纵"(《素问·痿论篇》)。《内经》把阳痿的成因，归之于"气大衰而不起不用"(《素问·五常政大论篇》)、"热则筋弛纵不收，阴痿不用"(《灵枢·经筋》)，认识到虚衰和邪热均可引起本病。《内经》认识到阳痿的发病与肝关系密切，为后世医家从肝论治阳痿提供了理论依据。其肾气理论，对补肾法治疗阳痿理论的形成有一定影响。

隋唐诸家多从劳伤、肾虚立论。如《诸病源候论·虚劳阴痿候》说："劳伤于肾，肾虚不能荣于阴器，故萎弱也。"孙思邈特别注重男子的阳气，认为阳气在男子性功能活动中，起着至关重要的作用，指出："男子者，众阳所归，常居于燥，阳气游动，强力施泄，则成虚损损伤之病。"其治阳痿，多从温肾壮阳入手，并注重固护阴精，在其所列的约30首治阳痿方中，如五补丸、肾气丸、天雄丸、石硫黄散等，均以补肾壮阳药为主。《外台秘要·虚劳阴痿候》说："病源肾开窍于阴，若劳伤于肾，肾虚不能荣于阴气，故痿弱也"；"五劳七伤阴痿，十年阳不起，皆繇少小房多损阳。"认识到阳痿是虚劳的一种病机反应，起于房劳伤肾，肾中精气亏损，阳气不足所致。故《外台秘要》在治疗上多选用菟丝子、蛇床子、肉苁蓉、续断、巴戟天等温肾壮阳、填精补髓之品。

宋明诸家对阳痿的理法方药大有发挥。《济生方·虚损》说："五劳七伤，真阳衰惫……阳事不举。"进一步确认阳痿是虚劳所致。张景岳认为"肾者主水，受五脏六腑之精而藏之"，倡"阳非有余，真阴不足"论，提出"壮水之主，以制阳光；益火之源，以消阴翳"，在"六味"、"八味"启发下，创"阴中求阳"、"阳中求阴"之左归、右归，以峻补肾阴肾阳治疗阳痿，提出"凡男子阳痿不起，多由命门火衰，精气清冷……但火衰者，十居七八，而火盛者，仅有之耳"的著名论断。然而，亦有医家从肾虚论治阳痿之外另立法门，王纶在《明医杂著》中指出："男子阳痿不起，古方多云命门火衰，精气虚冷，固有之矣。然亦有郁火甚而致痿者。"并主张肝经湿热和肝经燥热分别用龙胆泻肝汤和六味地黄丸治疗。

清代医家对阳痿的研究各有补充。《杂病源流犀烛·前阴后阴源流》指出:"又有精出非法,或就忍房事,有伤宗筋……又有失志之人抑郁伤肝,肝木不能疏达,亦致阴痿不起。"《类证治裁·阳痿》提出"先天精弱者"也可引起阳痿的观点。这些论述表明对阳痿成因的认识,越来越深入。《辨证录》主张阳痿应治心,创制"心包火大动"之莲心清火汤,治"君火先衰,不能自主"之起阴汤,治"心火抑郁而不开"之宣志汤、启阳娱心丹,治"心包火衰"之救阳汤,善用莲子、远志、柏子仁、石菖蒲、酸枣仁、茯神等治疗阳痿。《临证指南医案》将阳痿分为6种证候,并分列治法,少壮及中年患此,色欲伤及肝肾,用峻补真元、兼血肉温润之品缓调之;恐惧伤肾,治宜固肾,稍佐升阳;思虑烦劳而成者,心脾肾兼治;郁损生阳者,必从胆治;湿热为患者,治用苦味坚阴,淡渗去湿,湿去热清而病退;阳明虚宗筋纵者,通补阳明。韩善徵《阳痿论》重视辨证,以虚实论阳痿,反对滥用燥烈温补,指出:"独怪世之医家,一遇阳痿,不问虚实内外,概与温补燥热。若系阳虚,幸而偶中,遂自以为切病;凡遇阴虚及他因者,皆施此法,每用阴茎反见强硬,流精不止,而为强中者;且有坐受温热之酷烈,而精枯液涸以死者。"说明古代医家已经认识到不问病机,但求温肾壮阳之危害。至此,阳痿的理法方药已具有相当丰富的内容。

【范围】

西医学的功能性勃起功能障碍,血管、神经、内分泌等因素引起的器质性勃起功能障碍和某些慢性疾病表现有阳痿症状者,可参考本篇内容进行辨证施治。

【病因病机】

阳痿乃宗筋失养而弛纵。有由于恣情纵欲,耗伤真元,命门火衰,宗筋失于温煦而致;有因先天禀弱或后天食少,禀赋不足而引起;有由于忧思气结,伤及肝脾,精微失布,宗筋失养而引起;有因湿热侵袭,或内蕴湿热,循肝经下注宗筋,宗筋弛纵而引起;还有因瘀血阻塞阳道而致者。上述种种原因均可导致阳痿,其病机各有特点。

1. **命门火衰**　多由房劳过度,或少年误犯手淫,以致精气虚损,命门火衰引起阳事不举。《诸病源候论·虚劳阴痿候》说:"劳伤于肾,肾虚不能荣于阴器,故萎弱也。"

2. **抑郁伤肝**　情志不遂,所愿不得,或悲伤过度,郁郁寡欢,致肝气郁结;暴怒气逆,肝疏泄太过,均可致肝失条达,气血不畅,宗筋失充,致阳痿不举。《素问·痿论篇》曰:"思想无穷,所愿不得,意淫于外,入房太甚,宗筋弛纵,发为筋痿,乃为白淫。"《杂病源流犀烛·前阴后阴源流》曰:"又有失志之人,抑郁伤肝,肝木不能舒达,亦致阴痿不起。"

3. **湿热下注**　水道失畅,水湿留滞经络,郁久变生湿热;过食肥甘,嗜酒过度,亦可变生湿热,浸淫肝经,下注宗筋,而致阳痿。《灵枢·经筋》曰:"伤于热则筋弛纵不收,阴痿不用。"《临证指南医案·阳痿》曰:"更有湿热为患者,宗筋弛纵而不坚。"《类证治裁》曰:"亦有湿热下注,宗筋弛纵而致阳痿者。"郭诚勋《证治针经》曰:"湿热为患,宗筋必弛纵而不坚举。"

4. **阳明受损**　思虑忧郁,损伤心脾,则病及阳明、冲脉。且脾胃为水谷之海,生化之源,脾胃虚必致气血不足,宗筋失养,而导致阳痿。《素问·痿论篇》曰:"阳明者,五脏六腑之海,主润宗筋。"《景岳全书·阳痿》曰:"凡思虑焦劳忧郁太过者,多致阳痿,盖阳明总宗筋之会……若以忧思太过,抑损心脾则病及阳明冲脉,宗筋为精血之孔道,阳明实宗筋之化源,阳明衰则宗筋不振……气血亏而阳道斯不振矣。"

5. **血脉瘀滞**　无论何种病因形成的瘀血,均可导致阳痿,因瘀血阻于络脉,宗筋失养,难以充盈,致阴器不用。《证治概要》曰:"阴茎以筋为体,宗筋亦赖气煦血濡,而后自强劲有力。"清代韩善徵《阳痿论》曰:"盖跌仆则血妄行,每有瘀滞精窍,真阳之气难达阴茎,势遂不举。"

【诊断与鉴别诊断】

一、诊断

凡男子阴茎痿弱不起,临房不举,或举而不坚,不能完成性事者,均可诊断为阳痿。

二、鉴别诊断

1. **老年生理性阳痿**　此为正常的生理现象,应与病理性阳痿相鉴别。

2. **勃起不坚**　通常是指在性交时,射精之前阴茎勃起不坚硬,但可完成性交过程。往往因性交勃起不坚硬求诊,与阳痿患者之阴茎不能纳入阴道或性交过程中因勃起不坚硬、勃起难以维持以致不能完成性交过程不同。

【辨证论治】

一、辨证

(一) 辨证要点

1. **辨别有火无火**　阳痿而兼见面色㿠白、畏寒肢冷、舌淡苔白、脉沉细者,是为无火;阳痿而兼见烦躁易怒、小便黄赤、苔黄腻、脉濡数或弦数者,是为有火。其中辨证的依据,以脉象、舌苔为主。

2. **分清虚实**　由于恣情纵欲、思虑、抑郁、惊恐所伤者,多为脾肾亏虚,命门火衰,属于虚证;由于肝郁化火,湿热下注,瘀血阻络致宗筋弛纵者,属于实证。青壮年多实证,老年人多虚证。

3. **明辨病位**　因病因涉及的部位不同,阳痿的病位亦不同。因郁、怒等情志所伤者,病位在肝;湿热外袭者,病位多在肝经;内蕴湿热者,往往先犯脾,后侮肝;房室劳伤、命门火衰者,则病在肾。临床上有时单一脏腑发病,亦可累及多个脏腑经络。

此外,阳痿尚有虚寒和虚热证者。阳痿虚寒证,多表现为命门火衰,临床可兼见腰膝酸冷、肢体畏寒、夜尿频作、小便清长、舌质淡、脉沉细迟。阳痿虚热证,多表现为肾阴亏虚、阴虚火旺,临床可兼见五心烦热、潮热盗汗、舌质红、舌苔薄黄或剥脱、脉象细数。

(二) 证候

[命门火衰]

症状：阳事不举，精薄清冷，头晕耳鸣，面色㿠白，精神委靡，腰膝酸软，畏寒肢冷。舌淡苔白，脉沉细。

病机分析：恣情纵欲，斫丧太过，精气亏虚，命门火衰，故见阳事不举，精薄清冷；肾精亏耗，髓海空虚，故见头晕耳鸣，五脏之精气不能上荣于面，故见面色㿠白；腰为肾之府，精气亏乏，故见腰膝酸软；精神委靡、畏寒肢冷、舌淡苔白、脉沉细，均为命门火衰之象。

[抑郁伤肝]

症状：阳痿伴见胸胁胀满，或窜痛，善太息，情志抑郁，咽部如物梗阻。舌淡少苔，脉弦。

病机分析：肝主宗筋，肝气抑郁可致阳痿；肝主疏泄，疏泄不及则为肝气郁结，情志抑郁不畅；肝为刚脏，其性躁烈，肝气郁结，气机紊乱则胸胁窜痛或胀满；气机不畅，阻于咽部则为梅核气；脉弦为肝气郁结的表现。阳痿之肝气郁结证患者，往往平素多疑善虑，性情懦弱，难以抵制外界之情志刺激。

[湿热下注]

症状：阴茎痿软，阴囊潮湿、臊臭，下肢酸困，小便黄赤。苔黄腻，脉濡数。

病机分析：湿热下注，宗筋弛纵，故见阴茎痿软；湿阻下焦，故见阴囊潮湿、下肢酸困；热蕴于内，故见小便黄赤、阴囊臊臭；苔黄腻、脉濡数，均为湿热内阻之征。

[阳明受损]

症状：阳事不举，面色欠华，纳少腹胀，少气懒言。舌淡苔白，脉缓弱。

病机分析：阳明主胃，胃为水谷之海，主化营卫而润宗筋，饮食劳倦或思虑过度伤及脾胃，气血生化受损，宗筋失润，故"阳道外衰"；脾主运化，运化失职则纳少、腹胀，饭后尤甚；脾虚精微无以敷布，则面色萎黄或㿠白；舌淡苔白、脉缓弱，均为脾胃气虚之征象。

[血脉瘀滞]

症状：阳痿不举，面色黧黑，阴茎色泽紫暗发凉或睾丸刺痛。舌紫暗或有瘀斑，舌下静脉怒张，脉涩。

病机分析：跌打损伤，或强力入房，久病伤络，气血运行不畅，瘀血阻滞阴茎脉络，不能充盈宗筋，宗筋失其润养而难振；经络不通，瘀血阻于睾丸，则阳痿伴见睾丸刺痛；舌质紫暗或有瘀斑、瘀点、脉涩是瘀血阻络典型的征象。

二、治疗

(一) 治疗原则

阳痿属虚者宜补，属实者宜泻，有火者宜清，无火者宜温。命门火衰者，阳气既虚，真阴多损，且肾恶燥，故温补之法，忌纯用刚热燥涩之剂，宜血肉温润之品。肝气郁结者，应以疏达肝气为主。湿热下注者，治用苦味坚阴，淡渗祛湿，即《内经》所谓"肾欲坚，急食苦以坚之"的原则。瘀血阻络者，以活血通络为治。

阳痿单纯由命门火衰所致者，临床上并不多见。若阳痿他证误用温肾壮火治疗，则可导致复杂的变证。如肝气郁结误用壮阳，则可肝郁化火，抑或徒伤肝肾之阴；肝经湿热误用壮阳，犹如火上加炭，使肝木焦萎；瘀血阻络误用壮阳，则伤津耗血，血液黏稠，血行更加不畅，反加重阳痿，临床尤应注意。

(二) 治法方药

[命门火衰]

治法：温补下元。

方药：可选用右归丸、赞育丹、扶命生火丹、壮火丹等。诸方中既有温肾壮阳的药物，如鹿角胶、菟丝子、淫羊藿、肉苁蓉、韭子、蛇床子、杜仲、附子、肉桂、仙茅、巴戟天、鹿茸、补骨脂等，又配伍养血滋阴的药物，如熟地、当归、枸杞子、山茱萸、五味子等，以达到阴阳相济的目的，所谓"阳得阴助而生化无穷"。若火不甚衰，只因气血薄弱者，治宜左归丸、全鹿丸、火土既济丹等。

[抑郁伤肝]

治法：疏肝解郁。

方药：逍遥散合四逆散加白蒺藜、紫梢花、川楝子、醋延胡索。方中柴胡、枳实、薄荷疏肝解郁；当归、白芍柔肝养阴；炙甘草缓肝之急；白蒺藜入肝经，通阳气；紫梢花入肝经，专治阳痿；川楝子、醋延胡索一入气分，一入血分，可疏肝解郁止痛。诸药合用，共奏疏肝理气治疗阳痿之功。

[湿热下注]

治法：清化湿热。

方药：龙胆泻肝汤。方中龙胆草、黄芩、栀子清肝泻火，柴胡疏肝达郁，木通、车前、泽泻清利湿热；当归、生地养阴、活血、凉血，与清热泻火药物配伍，泻中有补，使泻火之药不致苦燥伤阴。若症见梦中举阳，举则遗精，寐则盗汗，五心烦热，腰酸膝软，舌红少津，脉弦细数，为肝肾阴伤，虚火妄动，治宜滋阴降火，方用知柏地黄丸合大补阴丸加减。若症见阴囊潮湿，阳事不举，腰膝沉重，或腰冷而重，尿清便溏，舌苔白腻，脉濡缓，为阴湿伤阳，治用九仙灵应散外洗。

[阳明受损]

治法：补气、健脾、和胃。

方药：九香长春饮。方中九香虫为君药，健脾益胃，善治阳痿；露蜂房、人参健脾益气起痿；黄芪、白术、茯苓、泽泻运脾治湿，为臣药；山药、白芍药补脾益阴，防诸药之过，为佐药；桂枝醒脾通络，引药直达病所，炙甘草健脾和胃，调和诸药，为使药。诸药配伍，共奏治疗中焦气虚之阳痿的功效。

[血脉瘀滞]

治法：活血化瘀通络。

方药：蜈蚣达络汤。方中蜈蚣为君药，通瘀达络，走窜之力最强；川芎、丹参、赤芍、水蛭、九香虫、白僵蚕为臣药，助蜈蚣达络之力；柴胡理气、黄芪补气、紫梢花理气壮阳，共为佐药；牛膝引药下行为使药。诸药配伍，共奏理气活血、通瘀达络以治阳痿之效。亦可用血府逐瘀汤加水蛭、地龙、路路通。方中水蛭、地龙、路路通活血入络脉；当归、牛膝、红花、桃仁、赤芍、川芎养血活血化瘀；生地滋阴，柴胡疏肝理气；枳壳、桔梗、甘草宣利肺气，通利血脉。统观全方，共奏益气、和血、通络之功效。

（三）其他治法

1. **单方验方** 亢痿灵〔中医杂志，1981，(4)：36〕：蜈蚣18克，当归、白芍、甘草各60克，共研细末，分成40包，每服半包至1包，早晚各1次，空腹白酒或黄酒送服。15日为一个疗程。

2. **针灸** 针灸对本病有较好的疗效，可以同时配合应用。常用的穴位有关元、中极、命门、三阴交等。

【转归及预后】

阳痿属功能性病变者，经过适宜的治疗后，大多数可以治愈或改善，预后良好。

器质性阳痿的预后差异较大。内分泌性阳痿，一旦确认系某种疾病所致(除先天性因素外)，经相应治疗，其原发病改善后，阳痿也会得到纠正。血管性阳痿采用保守治疗，原发病得到妥善治疗后，预后会更好一些。药物性阳痿，在找出某种药物所致之后，根据病情程度，停药或换药后，性能力通常也会迅速恢复起来。

【预防和护理】

(1) 舒情怀：青壮年阳痿多与精神情志有密切关系，因此，立志向，舒情怀，防郁怒，是预防阳痿的重要一环。情绪要开朗，清心寡欲，注意生活调摄，加强锻炼，以增强体质，提高抗病能力。

(2) 调饮食：要饮食有节，起居有常，不可以酒为浆，过食肥甘。以免湿热内生，酿成此患。

(3) 节房劳：性生活是人类生活的一部分，不可无，亦不可过。切勿恣情纵欲，或手淫过度。在感到情绪不快、身体不适或性能力下降时，应暂时避免性的刺激，停止性生活一段时间，以保证性中枢和性器官得以调节和休息。

(4) 积极治疗原发疾病：积极治疗可能引致阳痿的各种疾病。避免服用可能引起阳痿的药物。与此同时，配合妻子良好的精神护理，女方要体贴、谅解男方，帮助男方树立战胜疾病的勇气。

【现代研究】

近年来，运用中医药治疗男性勃起功能障碍的研究广泛而深入，理论和临床研究相结合，总体水平不断提高。

辨治思路：中医传统上对阳痿的论治多从命门火衰、心脾受损、恐惧伤肾、湿热下注、气血亏虚、瘀阻脉络等不同病机论治。其中，补肾壮阳的治法较为多见。王氏[1]根据宗筋为肝所主、阳痿多为情志所伤而提出阳痿从肝论治的思想，突破了补肾壮阳的定式，据此研制出国家新药疏肝益阳胶囊。并进一步指出肝病致痿的病机有肝气郁结、肝经湿热、肝郁血虚、寒滞肝脉等，并论述了暖肝、补肝、养肝、疏肝及清泻肝经湿热的常用治则，为阳痿治疗提供了新的思路。

临床研究：对肾虚型阳痿患者性激素水平研究发现，肾阴虚和肾阳虚患者血浆睾丸酮均降低，雌二醇均升高，不同的是降低或升高的程度不一，肾阳虚者睾丸酮明显下降，肾阴虚者雌二醇明显升高。有人[2]将117例阳痿、早泄患者分成两组，分别用活血化瘀和温补肾阳治疗，总有效率为67.8%和68.9%。对性激素(E_2、T、HCG)、血液流变学、甲皱微循环等作了检查，患者甲皱微循环的异常率高达77.27%。对92例患者作了治疗前后甲皱微循环观察比较，差异非常明显，并发现症状的改善和微循环的改善大致平行。魏氏[3]以安神健脑为主的"玉力健脑抗衰胶囊"治疗阳痿100例，治愈46例，有效42例，总有效率88%。杨氏[4]在对75例阳痿患者的治疗中以浓缩海蜈胶囊(海龙、蜈蚣按3∶1剂量配制)给药，治愈61例，好转8例，无效6例。戴氏[5]自拟驻春汤(熟地、菟丝子、枸杞子、淫羊藿、小茴香、蜈蚣)治疗功能性阳痿52例，治愈15例，显效18例，有效16例，无效3例，总有效率94.23%。张氏[6]以自拟振阳起痿汤随证治疗30例功能性阳痿，药用淫羊藿、巴戟天、阳起石、韭菜子、枸杞子、冬虫夏草、白芍、肉苁蓉、怀牛膝，配以心理疏导治疗，结果：治愈14例，好转12例，总有效率87%。这些临床研究结果，对于寻求有效的治疗方法、筛选有效中药具有较大的借鉴价值。

【小结】

阳痿多由于恣情纵欲，频繁手淫，导致精气虚损，命门火衰，或由于情志不畅，肝气郁结而成。少数可因湿热下注，宗筋弛纵所致。其辨证当分清虚实，有火无火，脏腑病位所在。虚证当补，实证当泻，有火宜清，无火宜温。命门火衰者，治宜温补下元；抑郁伤肝者，治宜疏肝解郁；湿热下注者，治宜清化湿热；阳明受损者，治宜健脾和胃；血脉瘀滞者，治宜活血化瘀通络。

附方

(1) 右归丸(《景岳全书》)：熟地 山药 山茱萸 鹿角胶 枸杞子 菟丝子 当归 杜仲 附子 肉桂。

(2) 赞育丹(《景岳全书》)：熟地 白术 当归 枸杞子 炒杜仲 仙茅 淫羊藿 巴戟天 肉苁蓉 炒韭子 蛇床子 肉桂。

(3) 扶命生火丹(《辨证录》)：人参 巴戟天 山茱萸 熟地 附子 肉桂 黄芪 鹿茸 龙骨 酸枣仁 白术 北五味 肉苁蓉 杜仲。

(4) 壮火丹(《辨证录》)：人参 巴戟天 白术 熟地 山茱萸 肉苁蓉 枸杞子 附子 肉桂 补骨脂 茯苓 北五味 炒酸枣仁 柏子仁 山药 芡实 龙骨。

(5) 左归丸(《景岳全书》)：熟地 山药 山茱萸 菟丝子 枸杞子 怀牛膝 鹿角胶 龟版胶。

(6) 全鹿丸(《景岳全书》)：鹿茸 人参 白术 茯苓 炙甘草 当归 川芎 生地 熟地 黄芪 天门冬 麦门冬 枸杞子 杜仲 牛膝 山药 芡实 菟丝子 五味子 锁阳 肉苁蓉 补骨脂 巴戟天 葫芦巴 续断 覆盆子 楮实子 秋石 陈皮 川椒 小茴香 沉香 青盐。

(7) 水火既济丹(《辨证录》)：人参 白术 山茱萸 菟丝子 山药 巴戟天 肉桂。

(8) 逍遥散(《和剂局方》)：柴胡 白术 白芍 当归 茯苓 炙甘草 薄荷 煨姜。

(9) 四逆散(《伤寒论》)：炙甘草 枳实 柴胡 芍药。

(10) 九香长春饮(《中医男科学》)：九香虫　露蜂房　人参　白术　茯苓　黄芪　桂枝　泽泻　山药　白芍　炙甘草。

(11) 龙胆泻肝汤(《医宗金鉴》)：龙胆草　黄芩　栀子　泽泻　木通　车前子　当归　柴胡　甘草　生地。

(12) 知柏地黄丸(《医宗金鉴》)：知母　黄柏　地黄　山药　茯苓　山茱萸　丹皮　泽泻。

(13) 大补阴丸(《丹溪心法》)：黄柏　知母　熟地　龟版　猪脊髓。

(14) 九仙灵应散(《杂病源流犀烛》)：炮附子　蛇床子　紫霄花　石菖蒲　远志　海螵蛸　丁香　木鳖子　小茴香。

(15) 蜈蚣达络汤(《中医男科学》)：蜈蚣　牛膝　柴胡　黄芪　紫霄花　当归　川芎　丹参　赤芍　水蛭　九香虫　白僵蚕。

【现代研究】主要参考文献

[1] 王琦. 论阳痿从肝治[J]. 天津中医,1985,(5)：15.

[2] 王琦. 肾虚型阳痿患者性激素变化的临床研究和实验研究[J]. 江苏中医药,1988,(7)：43.

[3] 魏中海. 玉力健脑抗衰胶囊治疗性功能障碍 100 例临床观察[J]. 中医药研究,1999,15(2)：8～9.

[4] 杨德林. 海蜈胶囊治疗阳痿 75 例[J]. 浙江中医杂志,1996,31(2)：69.

[5] 戴双明. 驻春丸治疗阳痿 52 例[J]. 陕西中医,2000,21(3)：112.

[6] 张相臣. 振阳起痿汤治疗阳痿 30 例[J]. 山东中医杂志,1996,15(6)：254.

附：阳　强

【定义】

阳强是指阴茎易举,甚则久举不衰的病证。常与遗精、早泄、消渴等并见。也称作强中。古代亦有称作"阳强不倒"、"阳举不倒"、"茎强不痿"、"玉茎长硬不痿"、"阳茎挺长"、"阴纵"、"阴纵不收"、"阳物挺长不收"、"阴挺"、"肾漏"者。

性功能正常的健康男性,在有性刺激或性欲要求时,阴茎勃起可达数分钟至 1 小时以上,一般不会有不适的感觉。但若在无性欲和性刺激情况下,阴茎持续勃起数小时以上,并伴有阴茎疼痛,则为阴茎异常勃起。本病可发生于任何年龄,常与某些特定病因有关系。

【历史沿革】

阳强,古代医籍多有类似论述。《内经》最先指出其病机为肝之经筋伤于热邪所致,如《灵枢·经筋》曰:"足厥阴之筋……伤于寒则阴缩入,伤于热则纵挺不收。"认为本病的成因是肝经实热所致。阳强、强中,历代文献皆归入消渴门中,《诸病源候论·消渴病候》描述了强中的病状:"强中病者,茎长兴盛不衰,精液自出。"说明本病发病时,在阴茎持续勃起的同时,常有精液流出。《证治要诀·三消》说:"肾消为病,比诸为重,古方谓之强中,又谓之内消,多因恣意色欲,或饵金石,肾气既衰,石气独在,精水无所养,故常发虚阳,不交精出,小便无度,唇口干焦。"《备急千金要方》认为本病皆由"肾中石热"所致,并创猪肾荠苨汤和白鸭通丸治疗本病。《本草经疏》认为本病属"命门火实,孤阳无阴"所致,治法上主张"忌补气、温热,宜苦寒、甘寒、咸寒",为本病提供了治疗大法。《东医宝鉴》认识到本病为痛性持续勃起,"刮日久连茎溃烂痛楚日甚",预后不佳。《石室秘录》及《辨证录》等书,把阳强又专门列为"强阳不倒门",把该证与房事密切联系,成为专门病证。《辨证录》认为,本病多因日劳其心,心火亢于上;夜劳于肾,肾水枯于下,心肾不交所致。并认识到本病为"至危之疾",必须迅速清解心肾二火,则阳能倒。《石室秘录》则认为本病因金不生水,肾水亏虚,虚火上炎所致,用玄参、肉桂、麦门冬肺肾同治,滋阴降火,引火归元,有独到之处。《类证治裁》发挥《内经》关于本病的病机,认为其病机为"肝之筋伤热"、"肝火太强",治宜"泻火解毒",用知母、石膏、生地、大豆等治之,可资借鉴。《杂病源流犀烛》详细阐述本病的症状、病机、预后,认识到本病可因持续勃起导致阳痿,最后影响全身,致"两胁气逆上,手足倦弱",主张内服柴胡清肝汤配合药物外敷(丝瓜汁调五倍子末敷之)治疗本病。

【范围】

相当于西医学的阴茎异常勃起。

【病因病机】

阳强的各种致病因素中,皆有热毒之存在。如肝气郁结,郁久可化热,暴怒伤肝,起亟可致热;酒浆汤醴、肥甘厚味,可酿生热毒;三鞭参茸、房术五石,可致肾中积热;恣情纵欲,肝肾阴伤,可致相火亢奋;跌打损伤之瘀久生热等等。而各种因素均可致阴茎脉络瘀阻,所以热毒瘀血阻于宗筋是阴茎异常勃起的病理基础。

在正常生理情况下,男子性交时气血循络脉充盈于宗筋,阴茎怒、大、坚、热,交合事毕则气血归于经脉,阴茎弛软。若因情志、饮食、药石、房劳及跌仆等因素所伤,或败精瘀血阻于宗筋,则致阴茎久挺不收。其坚挺不衰,则更可致瘀血加重。所以,茎络瘀阻是阴茎异常勃起病变过程中必然出现的病理转归。

1. **肝经火盛**　情志不遂,抑郁伤肝,肝失疏泄,或大急暴怒,气逆伤肝,肝疏泄过度,气机紊乱,导致肝经实火,循经下扰,宗筋热盛,则可发生阳强不倒,此即《类证治裁》所谓"阴纵不收,肝之筋伤热"是也。

2. **湿热下注**　终日善饮啖肥,膏脂厚味,以酒助兴,嗜酒成癖,以致酿生湿热,蕴结于肝经,循经下注,热毒内伏,炽于宗筋,热毒妄动难抑,则玉茎坚举不收。

3. **阴虚阳亢**　新婚性欲亢奋,妄施兴举,交合无度,或持续手淫,阴精耗损,不能抑制相火,发为强中,挺而不收。或为提高性欲,嗜温补壮阳,终致相火过旺,或用丹石房术取快一时,热积于肾中,致热毒伤及宗筋,阳举不倒。正如

《诸病源候论》所说："夫强中病者……由少腹五石，石热住于肾中，下焦虚热。"

4. **茎络瘀阻**　不慎跌仆，腰骶或阴部外伤，瘀血阻滞于玉茎络脉，或阳强经久不愈，瘀血停聚，茎络被阻，亦可引发或加重阴茎异常勃起。

【诊断与鉴别诊断】

一、诊断

在没有性冲动和性刺激时，阴茎持续性痛性勃起，超过24小时以上；或性交完毕后，阴茎仍持续勃起，明显肿胀疼痛，难以耐受。

二、鉴别诊断

1. **阴茎易举**　阴茎易举是指在性刺激或无明显性刺激情况下，阴茎经常勃起，在射精后或注意力转移后可自行消退，中医学又称"阳物易举"（清代胡增彬《类证治裁》）。其与阴茎异常勃起的不同点在于无阴茎持续性痛性勃起，可自行消退。阴茎易举多为生理性勃起，亦可见于某些疾病，如垂体黄体生成素分泌瘤、睾丸间质细胞瘤等，可同时有性欲亢进。

2. **不射精症**　不射精症，中医学又称"精不射出"，指同房时无精液排出。西医学则指性兴奋正常，阴茎勃起功能良好，性交活动亦正常，但不能达到性欲高潮，即无射精快感，终至不能在性交结束时射精的病症。不射精症与阴茎异常勃起的区别是：不射精症是久交不泄，阴茎勃起较久，但移时即软缩；阳强是能泄精，但阴茎长时间勃起坚挺，有的达数日或数十日以上。

【辨证论治】

一、辨证

（一）辨证要点

1. **分清虚实**　本病有虚实两端，虚者多因房劳过度，肝肾阴亏，相火偏亢，或妄服温肾壮阳之品，消灼肾阴，阴虚阳亢而致；实者多因肝经火盛，湿热蕴蒸，或跌打损伤，瘀血停滞而致。

2. **明辨病位**　本病发病多与肝有关系，但切勿一概认为病位在肝。病因病机不同，病位亦异。情志所伤，肝经实火，病位在肝；膏粱厚味，嗜酒过度，酿生湿热，循肝经下注宗筋，病位在肝；跌打损伤，瘀血阻滞肝筋，病位亦在肝。参茸、五石所伤，肾中积热，病位在肾；恣情纵欲，相火亢奋，病位在肝肾。

（二）证候

［肝经火盛］

症状：阴茎持续勃起疼痛，纵挺不收，伴烦躁易怒，面红目赤，口苦咽干，目眩耳鸣。舌质红绛，舌苔干黄，脉弦而有力。

病机分析：肝之经脉循股阴，入毛中，过阴器，肝之经筋结聚于前阴，肝主宗筋，肝经火盛，烧灼宗筋则阴茎胀硬不休，持续勃起，疼痛不止；肝经火旺，疏泄失职，则烦躁易怒；火邪循肝经支脉上灼，则面红目赤，耗灼津液则口干；肝与胆相表里，肝经实火燔灼，胆汁上逆则口苦，肝火上炽则目眩；胆经循行于耳，肝胆火盛则耳鸣。舌红绛、苔干黄、脉弦而有力均为肝经火盛之征象。

［肝经湿热］

症状：阴茎长硬不衰，颜色晦暗，肿胀疼痛，伴阴囊湿热，口干不欲饮，肢体困倦，汗出黏腻，排尿困难，小便黄赤。舌红绛，舌体胖大，边有齿痕，舌苔黄腻，脉滑数或弦数。

病机分析：肝脉绕阴器，肝经湿热，循经下注，熏炽于宗筋，则阴茎长硬不衰，肿胀疼痛，病久则颜色晦暗；湿热下注，则阴囊潮湿而热；湿热之邪阻于下焦，水道不通，则排尿困难、小便黄赤；湿热熏蒸于里，则汗出黏腻；津不上承则口干不欲饮：湿热之邪黏腻留滞于四肢，则肢体困倦。舌质红绛、舌体胖大、边有齿痕、苔黄腻、脉滑数或弦数均为肝经湿热之征象。

［阴虚阳亢］

症状：阴茎坚挺不倒，硬胀疼痛，或交接后仍坚挺不收，可伴见流精不止，睾丸发胀疼痛，潮热盗汗，心烦少寐，腰膝酸软，颧红口干，小便短少。舌红苔少，脉细数。

病机分析：多缘房事不节、淫欲过度，肝肾阴亏，无以制火，相火偏亢，热扰宗筋，则阴茎坚挺不收，硬胀疼痛；相火扰动精室则流精不止；虚火灼液，血液黏滞不行则睾丸发胀疼痛，内热迫蒸则潮热盗汗；肾水不能上济于心，致心火亢盛，故心烦少寐，虚火上浮则颧红，虚热伤津则口燥咽干；阴虚津少，无以排泄，故小便困难短少；腰为肾之府，肾阴不足，肾府空虚则腰膝酸软。舌红苔少、脉细数均为阴虚阳亢之征象。

［茎络瘀阻］

症状：阳物强硬，久而不倒，茎肿而包皮紫暗，刺痛难耐，可兼见少腹拘急涩痛，烦躁不安。舌质紫暗或有瘀斑瘀点，脉沉涩。

病机分析：本证候可由跌仆损伤、茎伤血瘀而致，亦可由其他证候发展而来，瘀血阻于阴茎络脉，血滞而不归经，则见阳物强硬，久而不倒，瘀久则茎肿而皮色紫暗；络脉不通，则刺痛难耐；茎络阻滞，经脉失和，则少腹拘急；败血阻窍，气化不利，则尿涩滞不爽疼痛；瘀久热扰则烦躁不安。舌质紫暗或有瘀斑瘀点、脉沉涩均为瘀血内阻之征象。

二、治疗

（一）治疗原则

阳强的治疗，首先应根据本病发病的病机特点制定治则。热毒阻于宗筋是阴茎异常勃起的病理基础，茎络瘀阻是本病病变过程中必然出现的病理转归。在治疗上应热则寒之，瘀则通之，以清热解毒、活血通络为本病治疗大法。

其次，应根据患病个体的不同病因确立治法。肝郁化火者，宜疏肝解郁、清泄肝火为主；湿热下注者，宜清热利湿为主；阴虚火旺者，宜滋阴降火为主；茎伤血瘀者，则宜活血化瘀通络。

（二）治法方药

［肝经火盛］

治法：清肝泻火，化瘀软坚。

方药：当归龙荟丸加味。方用全当归、龙胆草、芦荟入肝经,清泻肝经火邪;辅以黄连、黄芩清心肺之火,黄柏泻下焦相火;栀子清泻上、中、下三焦火邪,并引火邪从二便而出;佐以炒酒浸大黄凉血活血;木香、麝香行气开窍,灵通化瘀。诸药合用,共奏清肝泻火,化瘀软坚之功。酌加赤芍、虎杖、延胡索、川楝子、水蛭等活血化瘀疗效更佳。

[肝经湿热]

治法:清热利湿,散瘀软坚。

方药:龙胆泻肝汤加味。方用龙胆草清泻肝火;柴胡疏肝达郁,助龙胆草之清泄;山栀子清泻三焦火邪,车前子、泽泻、木通清热利湿,使湿热之邪从小便而去;黄芩清热燥湿,泻火解毒,使上焦通宣则下焦通利而不郁;因方中药味多苦寒直折,易伤肝气,佐以当归、生地补血养肝,且可凉血活血。诸药合用,共奏清泻肝经湿热之功。可酌加赤白芍、桃仁、红花、炙甘草、黑豆等,以活血散瘀通络、缓急止痛解毒。

[阴虚阳亢]

治法:滋肾养肝,泻火软坚。

方药:知柏地黄汤合大补阴丸加味。方中熟地、山药、山茱萸、龟版、猪脊髓滋补肝肾之阴;丹皮、泽泻、茯苓清热利水,防滋腻太过;知母、黄柏泻偏亢之相火。若酌加龙胆草、柴胡、木通苦寒直折相火,加王不留行、地龙、水蛭行枯滞之血则更佳。若因持续劳心而虚阳亢盛所致阳强,宜滋阴清火,养心安神,方用引火两安汤、加减济心丹。

[茎络瘀阻]

治法:化瘀通络,活血软坚,消肿止痛。

方药:虎杖散合红花散瘀汤加减。虎杖微苦入肝经,活血通络止痛;麝香通下窍以活血;当归尾、红花、苏木、乳香、大黄活血化瘀、通络止痛;僵蚕、连翘、贝母散结解毒;穿山甲、皂刺通经活络止痛。可酌加王不留行、川牛膝、水蛭、地龙以活血,加黑豆、柴胡、木通、车前子以增强清热、消肿、解毒之力。

(三)其他治法

外治 用皮硝置于手心,硝化茎举即衰。

【转归及预后】

阳强是一种男科急症,发病急,由于动脉血流量过多引起者,发病时间即使达数日,甚至数月,仍有可能治愈,且后遗症少,预后较好;由于静脉回流受阻引起者,必须尽快处理,否则容易引起阴茎海绵体纤维化,最终导致永久性阳痿。

【预防和护理】

(1) 注意精神调节,不可郁怒伤肝;注意劳逸结合,不宜长期曲运心脾。

(2) 节制房事,戒除手淫,以免损伤肾精;避免各种强烈的性刺激。

(3) 不宜过服五石(白石英、赤石脂、紫石英、硫黄、钟乳石)等壮肾温热药,以免肾中积热发生阳强。

(4) 少食肥甘厚味,不宜嗜酒成癖,免生湿热。

(5) 行房不能排精时,应及时检查治疗,以排除其他疾病引起阳强的可能。

(6) 一旦患病,不要精神紧张,应及早就医治疗。

【现代研究】

曾氏[1]认为本病发病机制繁杂,不可究因一端,肝胆火旺,湿热下注,熏蒸充盈脉道,血脉瘀血可致阴茎纵长;肝气郁结情志不畅,肝之疏泄功能异常,人体血液不得正常调节,或郁而化火,下扰宗筋,或热盛阴伤,筋脉拘挛,也阳强不倒;房室不节,交合无制,阴精亏损,则相火易动,或好酒、恣食辛辣厚味,痰火内灼,暗耗真阴,充斥肝经不解,亦致阳坚不萎;纵欲无度,或过食刚燥壮阳烈物,肝肾阴液亏损,阳亢而相火易动,或外伤或久病不愈,血瘀脉络,死血难去,阴茎脉络受损,血流失畅,皆可引起阴茎坚挺肿胀疼痛不倒。其常见证型繁多,除湿热下注、气滞血瘀、肝经实火、痰火充斥、君相火旺、肺肾阴亏、相火上扰等证型之外,其虚实夹杂、寒热错乱如阴虚火旺夹杂湿浊痰瘀,素体阳虚,湿热郁火内动者屡见不鲜,治疗注重整体与局部辨证相结合,勿要囿于火、热。如此则利于阴精来复,俾阴平阳秘,使其"挺"、"软"如常,方无后顾之忧。王氏[2]根据大量资料分析和多年临床经验,认为宗筋瘀滞是阳强的主要病机。其内在发病的主要脏腑责之于肝,其次在肾。临床多采用疏肝通络、活血化瘀的治疗方法,以使宗筋气血通畅而阳强自然消退。

关于本病的中医治疗多为个案报道,多数医家认为该病须从阴虚火旺立论,治以滋阴降火,方选知柏地黄丸。苗氏[3]治疗阳强重症一例,认为该病根据西医学机制及中医辨证,是由于阴茎平滑肌纤维持续收缩,使静脉回流受阻而致瘀血阻络,久而化火,充斥肝经,故阳事不衰,出现阴茎坚硬如杖,肤色暗晦。所以采用解痉止痛、活血通络之法来治疗,方选止痉散加味取效。

【小结】

阳强是一种急症,发病后一般不会自行缓解。中医学认为,足厥阴肝经循行于阴器,肝之经筋结于阴器、络诸筋,故肝主宗筋。若肝经热盛,络脉被阻,则宗筋纵挺不收。所以,阳强的病位多在肝,病性多为实证、热证,肝经脉络瘀阻是本病的病机持点。化瘀通络软坚、清泻肝经实火是治疗本病的关键。

附方

(1) 当归龙荟丸(《丹溪心法》):全当归 龙胆草 栀子 黄连 黄柏 黄芩 大黄 芦荟 木香 麝香。

(2) 龙胆泻肝汤(《医宗金鉴》):龙胆草 黄芩 栀子 泽泻 木通 车前子 当归 柴胡 甘草 生地。

(3) 知柏地黄丸(《医宗金鉴》):知母 黄柏 地黄 山药 山茱萸 茯苓 丹皮 泽泻。

(4) 大补阴丸(《丹溪心法》):黄柏 知母 熟地 龟版 猪脊髓。

(5) 引火两安汤(《辨证录》):玄参 麦门冬 丹皮 沙参 黄连 肉桂。

(6) 加减济心丹(《辨证录》):人参 炒酸枣仁 熟地 玄参 麦门冬 丹皮 莲子心 茯苓。

(7) 虎杖散(《证治准绳》):虎杖 麝香。

(8) 红花散瘀汤(《外科正宗》):当归尾 皂角刺 红花 苏木

僵蚕　连翘　石决明　穿山甲　乳香　贝母　大黄　牵牛子　酒。

【现代研究】主要参考文献

[1] 曾庆琪. 阳强不可责因一端. 南京中医药大学学报,1997,13(4):236～237.

[2] 王琦. 王琦临床医学丛书. 下册. 北京:人民卫生出版社,2003:1104.

[3] 苗修长. 滋阴降火治阳强1则. 实用中医内科杂志,1998,12(1):4.

尿　浊

【定义】

尿浊又称"溺白"、"漩浊"、"便浊"、"溺浊",是指小便混浊,白如泔浆,而溲时无尿道疼痛为特征的疾患。临床上常根据小便混浊的颜色区别为2类:色白者,为白浊;色赤者,为赤浊。亦有把白浊和赤浊合在一起统称为赤白浊的。

【历史沿革】

早在《内经》时代,对本病已有所认识。《素问·至真要大论篇》说:"水液浑浊,皆属于热。"指出"热"是尿浊病因之一。及至隋唐,《诸病源候论·虚劳小便白浊候》说:"胞冷肾损,故小便白而浊也。"认识到脏气亏虚也可导致尿浊。在《备急千金要方》一书中已有治浊的方药记载。

宋以后对本病研究颇多,宋代《太平圣惠方》中搜集治浊方剂有16首。元代《世医得效方·漩浊》有心浊、脾浊、肾浊的记载。《丹溪心法·赤白浊》则明确指出:"浊主湿热,有痰有虚。"并说:"人之五脏六腑,俱各有精,然肾为藏精之府,而听命于心,贵乎水火升降,精气内持。若调摄失宜,思虑不节,嗜欲过度,水火不交,精元失守,由是而为亦白浊之患。赤浊是心虚有热,因思虑得之。白浊肾虚有寒,过于淫欲而得之。其状漩白如油,光彩不定,漩脚澄下,凝如膏糊。治法:赤者,当清心调气;白者,当温补下元。又须清上,使水火既济,阴阳协和,精气自固矣!"对本病的病因病机、症状、治疗,认识都较汉唐有所发展。

明清时代,对本病的认识更加深入。《证治要诀·白浊》说:"精者血之所化,有浊去太多,精化不及,赤未变白,故成赤浊,此虚之甚也。"又说:"若溺不赤,无他热证,纵虽赤浊,不可以赤为热,只宜以治白浊施之。"说明赤浊不一定都属热,较《丹溪心法》更为全面。《医学正传·便浊遗精》说:"夫便浊之证,因脾胃之湿热下流,渗入膀胱,故使便溲或白或赤而浑浊不清也。"进一步补充了湿热形成之由及其流注的部位。孙一奎《赤水玄珠·白浊门》指出治浊初起"不可先用补剂及止涩之药,盖此症始未有不因于湿热下流者,补涩太早,反闭其邪,浊愈甚矣"!又说:"久浊不愈者,多阴虚,而渗利在所当忌。"均系经验有得之言。程国彭《医学心悟·赤白浊》总结历代治浊经验,确定了立法遣方的原则,说:"浊之因有二种:一由肾虚败精流注,一由湿热渗入膀胱。肾气虚,补肾之中,必兼利水,盖肾经有二窍,溺窍开则精窍闭也。湿热者,导湿之中,必兼理脾,盖土旺则能胜湿,且土坚凝则水自澄清也。补肾,菟丝子丸主之;导湿,萆薢分清饮主之。"即补益剂之中,可佐以渗利;渗利之剂中,亦可兼以补益,程氏的治疗理论,似乎与孙氏之说,有些矛盾,但关键在于渗利而不伤阴,补益而不涩滞,因此,程氏对尿浊的治疗,在某种意义上,较孙氏更进一筹。多年以来,各地中医运用尿浊证治的理论和经验,治疗许多乳糜尿患者,均取得了较好的疗效。

【范围】

西医学的乳糜尿、磷酸盐尿,以及泌尿系统的炎症、结核、肿瘤等,表现以小便混浊,白如泔浆为主者,均可参考本篇内容进行辨证论治。

【病因病机】

尿浊的病因为饮食不节,过食肥甘或劳倦太过,年老体弱,脏气不足。病机主要为湿热内蕴,下输膀胱,清浊不分;或因脾虚中气下陷,谷气下流;或因肾虚摄纳无权,脂液下流,而成尿浊。病位主要责之于脾肾与膀胱。

1. **湿热内蕴**　过食肥甘,中焦酿湿生热,下渗膀胱,或病后湿热未清,蕴结下焦,清浊不分,而成尿浊。若火热灼络,络损血溢,则尿浊夹血。

2. **脾虚气陷**　饮食不节,或劳倦思虑太过,损伤脾气,脾虚中气下陷,谷气下流,亦可成尿浊。如脾不统血,也可形成尿浊夹血。

3. **肾元亏虚**　劳欲过度,或年老、久病体弱,可导致肾元亏虚,肾虚固摄无权,脂液下流,而成尿浊。若肾阴亏损,虚火灼络,也可形成尿浊夹血。

总之,尿浊病位主要在脾肾,病因有饮食、劳欲不同,病性有虚实之别,实者以湿热为主,虚者以脾肾不足为主,病机可相互转化,常见由实致虚,由虚致实,虚实夹杂。

【诊断与鉴别诊断】

一、诊断

(一) 发病特点

常有饮食不节、劳欲过度病史,多有反复发作史。

(二) 临床表现

(1) 凡小便混浊如泔浆,或夹血呈红白相兼色,且无尿道涩痛者,即可诊断为尿浊。

(2) 尿液静置检查、尿蛋白检查、乙醚试验、膀胱镜检查与肾盂造影、淋巴管造影等有助于诊断。

二、鉴别诊断

1. **精浊**　精浊是指尿道口时时流出糊状浊物，但小便并不混浊。《医碥·赤白浊》说："精浊出自精窍，与便浊之出于溺窍者大异。"

2. **膏淋**　膏淋小便亦混浊如米泔，或有滑腻之物，但溲时尿道热涩疼痛，与尿浊不同。

3. **白淫**　白淫是指精浊日久不愈，渐至火衰寒胜，情欲触动则流精清稀而不痛，所以与尿浊亦不相同。

【辨证论治】

一、辨证

(一) 辨证要点

1. **审病性**　重点区分赤浊、白浊，白浊以小便混浊，色白如泔浆为主症；赤浊以小便混浊夹血为主症。《丹溪心法·赤白浊》谓："赤者湿热伤血分，白者湿热伤气分。"此言尿浊之属于实者。《医学正传·便浊遗精》谓："血虚而热甚者，则为赤浊……气虚而热微者，则为白浊。"此言尿浊之属于虚者。

2. **察病程**　尿浊的证候有虚实的不同，一般说来，初起多属实证，实证以湿热内蕴为主；久病不愈，多为虚证，虚证与脾肾的关系至为密切。审察虚实的主要依据：实证多见胸闷口渴，苔黄腻，脉数；虚证多见神情委顿，舌淡，脉虚软沉细。

(二) 证候

[湿热内蕴]

症状：小便混浊，或白或赤，胸闷口渴。舌苔黄腻，脉濡数。

病机分析：多食肥甘，酿湿生热，蕴阻中焦，故见胸闷口渴；湿热下渗膀胱，故见小便混浊，或白或赤；苔黄腻，脉濡数，均为湿热内蕴之征。

[脾虚气陷]

症状：尿浊时作时止，发则尿色混浊，白如泔浆，小腹下坠，尿意不畅，面色不华，神疲乏力，劳倦或食油腻厚味后更易发作。舌淡，脉虚软。

病机分析：脾虚气陷，精微下注，故见尿浊白如泔浆，小腹下坠，尿意不畅；脾虚不能化生精微，气血来源不足，故见神疲乏力，白色少华；劳倦及过食油腻厚味，均可损伤脾气，故易发作；舌淡，脉虚软，均为脾气虚弱之征。

[肾阴亏损]

症状：小便混浊而赤，烦热口干。舌质光红，脉细带数。

病机分析：肾阴亏损，虚火内亢，灼伤脉络，故见小便混浊而赤；阴虚则内热，故见烦热口干，舌质光红，脉细带数。

[肾阳虚衰]

症状：尿浊日久不愈，形寒肢冷，精神委顿。舌质淡，脉沉细。

病机分析：肾阳虚衰，固摄无权，脂液下流，故见尿浊日久不愈；阳虚则外寒，故见形寒肢冷；精神委顿，舌淡，脉沉细，均为肾元不足之征象。

二、治疗

(一) 治疗原则

尿浊初起以湿热为多，治宜清热利湿。病久则脾肾虚弱，治宜补益脾胃，固摄下元。但补益之剂中，亦可佐以清利，清利之剂中，又可兼以补益，必须做到清利而不伤阴，补益而不涩滞。

(二) 治法方药

[湿热内蕴]

治法：清热化湿。

方药：常用程氏萆薢分清饮。方中用萆薢、石菖蒲清利湿浊；黄柏、茯苓、车前子清热化湿；莲子心、丹参清心除烦；白术健脾化湿。若热重于湿，宜加木通、栀子、滑石；若湿重于热，宜加苍术、厚朴、半夏、陈皮。

[脾虚气陷]

治法：健脾益气，升清固涩。

方药：苍术难名丹合补中益气汤加减。方中黄芪、党参、甘草补中益气；白术、茯苓健脾化湿；苍术燥湿；陈皮理气；升麻、柴胡升清；川乌、补骨脂、小茴香温肾化气；龙骨固涩。若兼有湿热者，可加黄柏、萆薢以清利下焦。

[肾阴亏损]

治法：滋阴清热，凉血止血。

方药：常用知柏地黄丸、大补阴丸、二至丸为主。方中地黄、女贞子、山茱萸滋补肾阴，龟版滋阴潜阳；知母、黄柏苦寒坚阴；丹皮、旱莲草凉血止血。诸药合用，既培其本，又清其源。

[肾阳虚衰]

治法：温肾固涩。

方药：常用鹿茸补涩丸为主。方中人参、黄芪、莲肉、山药、茯苓健脾益气；附子、肉桂、鹿茸、补骨脂、菟丝子温补肾阳；龙骨、五味子、桑螵蛸补肾固涩。若尿浊夹血者，可加炮姜炭、侧柏叶。

(三) 其他治法

1. **单方验方**　治疗尿浊的中草药较多，常用的有荠菜花、芹菜根、糯稻根、向日葵茎(取中心梗子)、玉米须、白鸡冠花、飞廉、水蜈蚣等，可以任选1～2种，每种用60～80克，水煎服，每日1剂。或在辨证施治的基础上，加用上述药物。

2. **中成药**　肾阴虚者可选用六味地黄丸，每服6～9克，每日3次。

3. **针灸**

(1) 体针：取穴足三里、中极、阴陵泉、膻中、三阴交、关元、秩边、命门、肾俞、膀胱俞，各直刺1～1.5寸。

(2) 耳针：取穴肾、神门、脾、交感、膀胱、内分泌、枕、肾上腺，实证强刺激，虚证轻刺激。留针30分钟，或用王不留行贴压，2～3日更换1次。

【转归及预后】

尿浊初起，多属实证，实证治以清利之法，易于见效。若迁延失治，日久不愈，多转变为虚证或虚中夹实之证。虚证的恢复较缓慢。若中年以上患有赤浊,屡治不效者,应作进一步检查,以排除恶性病变。只要治疗将养得法,本病一般预后良好。但也有部分患者迁延不愈,成为慢性,若治疗不得当,演变为癥瘕等证,则预后不佳。

【预防和护理】

罹患本病后,应注意避免劳欲过度,多饮水,勤排尿。饮食上忌肥甘辛辣之品,宜清淡有营养之品及新鲜蔬菜水果。平时加强锻炼,增强体质,改善机体的防御功能,消除各种诱发因素,是预防本病的重要措施。

【现代研究】

乳糜尿为丝虫病的常见症状之一,大多呈间隙发作,少数严重者呈持续发作,发作时小便呈乳白色,混有血液时可呈粉红色,放置后可分层沉淀。乳糜尿在膀胱内长期停留易凝结成块,而产生阻塞性排尿困难,溲时疼痛。

根据上述临床表现,排尿时尿道涩痛,属于中医学膏淋的范畴;排尿不痛,则属于中医学尿浊的范畴。全国各地运用中医关于尿浊的理法治疗乳糜尿,取得了较好的效果。如李氏等[1]报告按中医辨证分型治疗乳糜尿。早期多为湿热下注、清浊不分,用清化湿热、分清利浊法治疗;湿热伤营、络血失守,用清营凉血法治疗。中晚期多为脾气虚陷、精浊下趋,用健脾益气升阳布精利浊法治疗;脾肾两虚、固摄无权,用补益脾肾、固精治浊法治疗。在辨证治疗中,以邪去则正复为指导思想,侧重使用通利药,即使虚证也补中寓通。通利药多选石韦、滑石、桃仁、炮穿山甲、贯众等。其中以湿热下注型疗效最好,而脾肾两虚型疗效最差,说明乳糜尿属实证者易愈,属虚证者难治。

各地还开展了许多针对本病的专方治疗,如参芪升射汤[2](升麻、党参、射干、黄芪)、飞廉分清汤[3](飞廉草、萹蓄、菟丝子、石韦、茯苓)、强肾泄浊汤[4](柴胡、生牡蛎、续断、狗脊、桑寄生、鹿衔草、香附、乌药、土茯苓、忍冬藤、连翘、白薇、苍术、厚朴)、自拟乳糜清汤[5](金钱草、薏苡仁根、生地、山药、白茯苓、天门冬、菟丝子、泽泻)、黄芪荷叶分清汤[6](黄芪、荷叶、太子参、白术、山药、升麻、金樱子、土茯苓、蒲黄、黄柏、大小蓟根、萆薢)等,在临床上取得较好效果。

在经方与传统方剂的化裁应用方面,也有很多经验,如使用萆薢分清饮和五子衍宗丸加减[7]、加味猪苓汤[8]、补中益气丸等。此外,各地报道单独应用草药单方治疗乳糜尿的资料亦很多,如徐氏[9]用向日葵梗心、陆氏等[10]用荠菜、何氏等[11]用青芹菜根、肖氏等[12]用土茯苓等,都取得了较好的疗效。尚有报道以草药治疗为主,再结合中医辨证施治,如顾氏[13]报道以飞廉为主,再按照辨证施治的精神,配合其他中草药,共配成5个方剂,分别用于症状较轻者,病程较短者,病程较长者,乳糜血尿及伴有形寒肢冷、腰酸,属肾阳不足者。

综上所述,不论是辨证施治、专病专方还是运用草药单方,或者联合应用对乳糜尿进行治疗,都具有较好的效果,其疗效的机制,值得我们进一步探索。

【小结】

尿浊是以小便混浊,白如泔浆,而溲时尿道并无疼痛为特征的疾患。尿浊需要与精浊、膏淋、白淫等病进行鉴别。尿浊的病因有湿热内蕴、脾虚气陷、肾元亏虚。病证初起多以湿热内蕴为主,久病不愈多为脾肾虚弱。对尿浊的辨证,首先要鉴别是尿浊还是精浊,其次是分清白浊还是赤浊,进一步还须审察虚实,一般说来,初起多属实证,病久多属虚证或虚中夹实。尿浊的治疗,实证宜清利,虚证宜补益,尚须注意清中寓补,补中寓通,做到清利不伤阴,补益不呆滞。

附方

(1)程氏萆薢分清饮(《医学心悟》):萆薢　黄柏　石菖蒲　茯苓　白术　莲子心　丹参　车前子。

(2)苍术难名丹(《世医得效方》):苍术　小茴香　川楝子　川乌　补骨脂　白茯苓　龙骨。

(3)补中益气汤(《脾胃论》):党参　黄芪　当归　甘草　陈皮　升麻　柴胡　白术。

(4)知柏地黄丸(《医宗金鉴》):知母　黄柏　地黄　山茱萸　怀山药　丹皮　泽泻　茯苓。

(5)大补阴丸(《丹溪心法》):知母　黄柏　熟地　龟版。

(6)二至丸(《医方集解》):女贞子　旱莲草。

(7)鹿茸补涩丸(《沈氏尊生书》):人参　黄芪　菟丝子　桑螵蛸　莲子肉　茯苓　肉桂　山药　附子　鹿茸　桑白皮　龙骨　补骨脂　五味子。

【现代研究】主要参考文献

[1] 李兰舫,李政. 中医辨证治疗乳糜尿90例疗效观察[J]. 辽宁中医杂志,1981,(7): 12.
[2] 朱秋琴. 参芪升射汤治疗乳糜尿52例[J]. 山东中医杂志,1994,(2): 64.
[3] 顾文海. 飞廉分清汤治疗乳糜尿985例临床观察[J]. 新中医,1991,(10): 38.
[4] 杨大用. 强肾泄浊汤治疗乳糜尿12例[J]. 中国中西医结合杂志,1996,16: 497.
[5] 陈贤干. 自拟乳糜清汤治疗乳糜尿32例[J]. 新中医,1995,(10): 30.
[6] 殷俊. 黄芪荷叶分清汤治疗乳糜尿[J]. 湖北中医杂志,2003,(11): 40.
[7] 张仕益,胥攸云,赵孝珍. 萆薢分清饮和五子衍宗丸加减治疗乳糜尿31例[J]. 云南中医中药杂志,2001,(5): 19.
[8] 袁晓萍. 加味猪苓汤治疗乳糜尿26例[J]. 中医药学刊,2006,(3): 529.
[9] 徐焙. 向日葵梗心治疗乳糜尿[J]. 中医杂志,1962,(8): 27.
[10] 陆鸿钟. 荠菜治疗乳糜尿的初步报告[J]. 上海中医药杂志,1957,(3): 17.
[11] 何尚志,吴生一,裘月波. 青芹菜根治疗丝虫病乳糜尿的效果[J]. 上海中医药杂志,1959,(5): 38.
[12] 肖志,房晓明. 土茯苓治尿浊效佳[J]. 中医杂志,2002,43(1): 13.
[13] 顾文海. 飞廉治疗乳糜尿[J]. 医学研究通讯,1973,(11): 41.

附：精 浊

精浊是指患者尿道口经常流出糊状浊物，但尿色并不混浊。《证治要诀·白浊》已经指出白浊有"精浊窒塞窍道而结者"。《证治汇补·便浊》则明确地将精浊与便浊加以区别："精浊者，因败精流于溺窍，滞而难出，故注中如刀割火灼而溺自清，惟窍端时有秽物，如疮脓目眵，淋漓不断，与便溺绝不相混。"精浊相当于西医学的前列腺炎、精囊炎等症。

精浊多因酒色无度，败精瘀阻，或肾精亏损，相火妄动，败精夹火而出；或由于湿热流注精室而成。但久病不愈者，往往又可形成虚证。

精浊证见尿道口时时流溢出米泔样或糊状浊物，滴沥不断，或茎中作痒作痛，痛甚如刀割火灼，小便并不混浊。通常以浊不挟血者为白浊，又称白淫，挟血者为赤浊。虚证病程较长，茎中并无灼痛。精浊的治疗，若兼见茎中灼痛明显者，多属火盛，宜治火为主，可选用抽薪饮、大分清饮等方；若兼见小便频数者，多属湿热流注精室，治宜渗利为主，方用五苓散合益元散；若病情迁延日久，涩痛全无者，多属心肾不足，治以宁心固肾为主，方用秘元煎；如见有肾气虚寒者，可选用右归丸、肾气丸等方。

附方

（1）抽薪饮(《景岳全书》)：黄芩 石斛 木通 栀子 黄柏 枳壳 泽泻 甘草。

（2）大分清饮(《景岳全书》)：茯苓 泽泻 木通 猪苓 栀子 枳壳 车前子。

（3）五苓散(《伤寒论》)：桂枝 白术 茯苓 泽泻 猪苓。

（4）益元散(《宣明论》)：滑石 甘草 辰砂。

（5）秘元煎(《景岳全书》)：远志 山药 芡实 枣仁 白术 茯苓 炙甘草 人参 五味子 金樱子。

（6）右归丸(《景岳全书》)：熟地 山药 山茱萸 枸杞 杜仲 菟丝子 制附子 肉桂 当归 鹿角胶。

（7）肾气丸(《金匮要略》)：桂枝 附子 熟地 山茱萸 山药 丹皮 泽泻 茯苓。

耳鸣、耳聋

【定义】

耳鸣是指患者自觉耳内鸣响，如闻蝉声，或如潮声。耳聋是指不同程度的听觉减退，甚至丧失听力。耳鸣可伴有耳聋，耳聋亦可由耳鸣发展而来。两者临床表现和伴发症状虽有不同，但在病因病机上却有许多相似之处，均与肾有密切的关系，故合并为一篇论述。

【历史沿革】

耳鸣、耳聋之证在《素问·六元正纪大论篇》、《素问·至真要大论篇》以及《灵枢·经脉》等篇均有论述。明确指出主要原因有：① 气不足。如《灵枢·口问》说："故上气不足，脑为之不满，耳为之苦鸣，头为之苦倾，目为之眩。"② 肾精脱。如《灵枢·决气》说："精脱者耳聋。"③ 髓海虚。如《灵枢·海论》说："髓海不足，则脑转耳鸣。"④ 客邪胜。如《素问·至真要大论篇》指出："厥阴司天，客胜则耳鸣掉眩"，"少阴司天，客胜则……耳聋。"由于外邪而致聋者，多属于暴聋，《素问·气交变大论篇》之"炎暑流行，金肺受邪，民病……耳聋"，"燥气流行，肝木受邪，民病……耳无所闻"即是此意。⑤ 经气厥。亦可引起耳聋，如"少阳之厥，则暴聋"(《素问·厥论》)等。从以上论述中，可见在《内经》年代，耳鸣、耳聋在病因上已可区别为外感、内伤，在辨证上也有虚实的不同，为后世认识本病奠定了基础。

汉代张仲景《伤寒论·辨少阳病脉证治》中有"少阳中风，两耳无所闻"之说，按照《内经》分类，应属感受外邪所致的暴聋。隋唐时期对耳鸣、耳聋的病机阐述得较为详细，《诸病源候论·耳病诸候》发展了《内经》的学说，认为耳鸣、耳聋虽有内伤、外感之别，但无不与肾虚有关，指出："肾气通于耳，足少阴，肾之经，宗脉之所聚，劳动经血，而血气不足，宗脉则虚，风邪乘虚随脉入耳，与气相击，故为耳鸣。"又说："肾为足少阴之经，而藏精，气通于耳，耳，宗脉之所聚也，若精气调和，则肾脏强盛，耳闻五音；若劳伤血气，兼受风邪，损于肾藏而精脱，精脱者，则耳聋。"并进一步指出五脏六腑十二经脉病变均可发生耳鸣、耳聋，因脏腑经脉均有络于耳者。《外台秘要》宗巢氏之说，将肾虚风邪入络者称为风聋。《备急千金要方·耳聋》对耳聋分类较为详细，有劳聋、风聋、虚聋、毒聋、久聋等等。《济生方·耳论治》认为疲劳过度，精气内虚，风寒湿邪乘虚而入，以及喜怒忧思七情郁结而致的内伤，均可产生耳鸣、耳聋。

金元时期，论述耳鸣、耳聋的发病学说较有代表性的是朱丹溪。他在《丹溪心法·耳聋》中指出："耳聋皆属于热。"并认为少阳、厥阴病而耳聋，当属热多；还有阴虚火动耳聋、因邪化火耳聋等，在治疗上主张即使大病后耳聋亦应降火。明代《明医杂著·卷三》说："耳鸣证，或鸣甚如蝉，或左或右，或时闭塞，世人多作肾虚，治不效。殊不知此是痰火上升，郁于耳中而为鸣，郁甚则壅闭矣。若遇此症，但审其平昔饮酒厚味，上焦素有痰火，只作清痰降火治之。"此说宗于丹溪，而于痰火为病颇多发挥。

《古今医统》发展了《内经》"气不足"之说，重点论述了气虚而致的耳聋、耳鸣。《景岳全书》则以"闭"字立论，把耳聋分为火闭、气闭、邪闭、窍闭、虚闭五种，并指出应辨虚实。

清代对耳聋、耳鸣的论述，均源于《内经》，由于各家的临床经验不同,选方用药有所偏重,如《寓意草》从痰治、《医林改错》从瘀治等等,都从不同的方面丰富了耳鸣、耳聋辨证论治的内容。

【范围】

耳鸣、耳聋包括西医学很多疾病。耳鼻咽喉科方面有外耳病变(如外耳道炎等)、鼓膜病变(如鼓膜穿孔、破裂等)、中耳病变(如中耳炎、中耳硬化症等)、耳蜗听觉感受器病变(如感音神经性耳聋等)。内科方面有感染性疾病(如流行性感冒、猩红热、脑膜炎等)、中枢性病变、全身系统性疾病(如高血压、糖尿病、肾衰竭、甲状腺功能低下、白血病等),以及中毒性、先天性、老年性、创伤性、自身免疫性疾病等。上述病症临床表现与本证的特点相符者,均可参照本篇辨证论治。

【病因病机】

耳鸣、耳聋的病因主要是风热、肝火、痰火、血瘀,以及脾肾亏虚、气血不足,病位以肝肾为主,与心脾有关。病理因素主要是虚、风、火、痰、瘀五方面。

1. **体虚肾亏**　素体不足,或病后精血衰少,或恣情纵欲,肾精耗伤,均可引起本病。因耳为肾之外窍,为十二经宗脉所灌注,内通于脑;肾藏精而主骨髓,脑为髓海,肾精充沛,髓海得濡,则听觉正常;若肾精耗损,则髓海空虚,发为耳鸣、耳聋。

体虚而致耳鸣、耳聋,亦可由于劳累过度或病后脾胃虚弱,气血生化之源不足,经脉空虚,不能上奉于耳,或脾虚阳气不振,清气不升,导致耳鸣、耳聋。如《医学入门·耳病》说:"劳聋昏昏瞶瞶,瘦瘁乏力。"又如《古今医统大全·耳证门》中强调:"凡人大病之后而耳聋者,多是气虚。若老人耳听渐重,亦是气虚。"

2. **外邪侵袭**　若感受风邪或风热,壅闭清窍可致耳鸣、耳聋;或因耵聍塞耳,复感风热亦可发病。《诸病源候论·耳耵聍候》说:"耳耵聍者,耳里津液结聚所成。人耳皆有之,轻者不能为患,若加以风热乘之,则结鞕成丸核塞耳,亦令耳暴聋。"

外邪侵袭常因肾虚之故,因肾与膀胱互为表里,外邪侵袭太阳经后,里传于肾,表现在肾之窍,则为耳鸣、耳聋。《杂病源流犀烛·耳病源流》说:"有肾气虚,风邪传经络,因入于耳,邪与正相搏而卒无闻者,谓之卒聋,亦曰暴聋。"亦有因正气不足,气血亏损,感邪后不能驱邪外出,邪停滞于耳,而致耳鸣、耳聋。《圣济总录·耳门》说:"久聋者,肾藏虚,血气不足,风邪停滞故也。"

3. **肝火上扰**　情志抑郁,肝气失于疏泄,郁而化火,清窍被蒙,往往引起耳鸣、耳聋。因足少阳经脉上入于耳,下络于肝而属于胆,肝胆之火循经上壅于耳,因而发生耳鸣或耳聋。《医学六要·耳门》说:"左脉弦急而数,属肝火,其人必多怒,耳鸣或聋。"《杂病源流犀烛·耳病源流》亦说:"有肝胆火盛,耳内蝉鸣,渐至于聋者。"肝火上扰亦常因肾虚所致,因肾水不足,而致水不涵木,肝火偏亢,循肝胆之经而上扰;亦因肾水不足,可使相火偏亢,妄动于上而致耳鸣、耳聋。

4. **痰浊阻耳**　形体素胖,多食厚味,痰浊内盛,上阻清窍而致耳鸣、耳聋。或因素有湿热,蕴聚成痰,郁久化火,痰火上升,壅塞清窍。

痰火为患常有 2 种情况,一是素有痰浊而又复为恼怒所伤;一是痰火兼有胃热,痰火因膏粱胃热上升。

5. **瘀阻耳窍**　耳是宗脉之所聚,经脉瘀阻,经气不通于耳,致使耳失于经气的滋养,而失润、失聪,产生耳鸣、耳聋;或因血瘀阻于耳道,亦可致耳鸣、耳聋。

耳鸣、耳聋有虚、风、火、痰、瘀之别,有外感内伤之分,有虚实之异,实者多见风热、肝火、痰火、血瘀,虚者多责之于肾亏、脾虚、气血不足,但耳为肾窍,其病机变化与肾息息相关。肾虚是本,风火痰瘀为标。

【诊断与鉴别诊断】

一、诊断

(一) 发病特点

耳鸣、耳聋的诊断主要根据患者的主诉和病史。兼有外感症状、病程短者,多属暴鸣、暴聋;兼有全身虚弱症状、病程长者,多属久鸣、久聋;有的耳聋、耳鸣则与长期受噪声影响或使用某些药物或长期嗜烟酒有关;50 岁以后出现原因不明的高频耳聋、耳鸣则多为老年性耳聋、耳鸣。

(二) 临床表现

(1) 耳部症状:耳鸣的表现是经常或间歇性地自觉耳内鸣响,或如蝉声,或如潮声,或如雷鸣,难以忍受。耳聋的表现为听力减退,甚至完全消失,不闻声音。

除此以外,尚可出现耳道阻塞感、疼痛、奇痒、流脓等症状。检查耳部,可有局部压痛,红肿,外耳道有脓血等体征。但亦有耳部无任何改变,一如常人者。

(2) 外感症状:突然发生的耳鸣、耳聋,可伴有发热、畏寒,甚则寒战、头痛、咽痛;或有项背强急不舒,甚则角弓反张;或有全身红斑,脱皮脱屑;或有腮颌肿大,连及耳根等。

(3) 全身症状:和耳鸣、耳聋同时出现的全身症状有面色萎黄,唇甲苍白;或有两颧潮红,头晕目眩而痛;甚则泛恶呕吐;或有腰酸腰痛,阳痿早泄,四肢无力;或有头痛,偏瘫,步履不稳等。

(4) 其他:了解有无经受爆震或噪声刺激,有无服用奎宁、水杨酸钠,注射链霉素、卡那霉素、庆大霉素,以及长期嗜烟或饮酒史,对诊断有一定的帮助。

二、鉴别诊断

1. **聋哑**　耳鸣、耳聋多发生于成年人,耳虽聋而无口哑。聋哑多发生于幼儿,因热病后遗,亦有先天所致者;一般先耳聋而后口哑,口哑必有耳聋。

2. **耳菌、耳痔、耳挺**　耳鸣、耳聋可兼有耳道疼痛或流脓,而无肿块阻塞耳道或突出耳外。耳菌、耳痔、耳挺均属于肿块阻塞耳道而致耳鸣、耳聋,因肿块的形态不同而有不同的病名。形如蘑菇者,名耳菌;形如樱桃、羊乳者,名耳痔;形如枣核者,名耳挺。

【辨证论治】

一、辨证

（一）辨证要点

1. **区分暴聋久聋**　暴聋是突然出现耳聋，亦称卒聋或称卒耳聋，多属外感或痰热。久聋是指逐渐地出现听觉减退，或由耳鸣转化而来，多属肾虚。《医学入门·耳病》说："耳鸣、耳聋，须分新久"、"新聋多热，少阳阳明火多故也"、"旧聋多虚，肾常不足故也。"

2. **审察病变虚实**　耳鸣、耳聋有虚实之分，一般暴起者多实，渐起者多虚。实证宜分风、火、痰、瘀。头痛发热，耳内作痒者为风；心烦易怒而耳鸣、耳聋加重者属火；形体肥胖，耳鸣重浊如塞，苔腻者属痰；面色黧黑，耳聋闭塞，舌黯者属瘀。虚证宜分气、血、肝、肾。无力倦怠、面色㿠白耳鸣者属气虚；皮肤甲错、唇白耳鸣者属血虚；耳聋、耳鸣伴有胁痛者属肝；耳鸣、耳聋伴有腰酸者属肾。《医钞类编·耳病门》曰："耳聋、耳鸣，有痰，有火，有气虚，有阴虚，有肝火；少壮多属痰火，中年必是阴虚。"《医述·耳》亦说："虚聋由渐而成，必有兼证可辨：如面颊黧黑，精脱；少气嗌干者，肺虚；目𥆨善恐者，肝虚；心神恍惚、惊悸烦躁者，心虚；四肢懒倦、眩晕少食者，脾虚。"俱当分辨之。

3. **注意标本缓急**　耳鸣、耳聋虽以肾为本，风火痰瘀为标，但在临床上往往标本互见，如肝肾不足，可使肝火偏亢，既表现为面部升火，心烦易怒，又表现为腰膝酸软等症。辨证时既要分辨标症，是否兼夹肝火、痰火，同时又要分辨本症，区分肝虚、肾虚或肝肾同虚。一般而论，耳鸣、耳聋暴起以标症为主，耳鸣、耳聋长久不愈以本虚为主。久聋、久鸣而又突然加重，则多属本虚标实。

（二）证候

实证

［风邪外袭］

症状：卒然耳鸣、耳聋，头痛恶风或有发热，骨节酸痛，或耳内作痒，苔薄白，脉浮数，或耳聋并见耳根及牙龈肿痛，或有寒热，咳嗽，口干，耳中疼痛、出血、流脓等症。

病机分析：风邪所乘，搏于经络，随血脉上入于耳，正气与邪气相搏，故卒然耳鸣、耳聋；风邪束于肌表，故有头痛、恶风，或有发热、骨节酸痛；脉浮数、苔薄白为外感风邪之征。或因风热上袭，阳明少阳两经受病，而致耳聋，并见耳根及牙龈肿痛；或耳中忽然大痛，如有虫在内爬行，或出血，或流脓，均属风热为患。

［肝胆火盛］

症状：郁怒之后卒然耳鸣、耳聋，头痛面赤，口苦咽干，心烦易怒，或夜寐不安，或有胁痛，大便秘结。舌质红，苔黄，脉弦数。

病机分析：暴怒伤肝，肝胆火逆，上壅于耳，清窍失灵，故卒然耳鸣、耳聋；头痛面赤，口苦咽干，心烦易怒，皆肝胆之火上逆之症；怒则火升，耳鸣、耳聋因而加重；肝火亢盛，扰动心神，故心烦而夜寐不安；壅遏肝经，故胁痛；大便秘结，舌质红，苔黄，均为肝胆之火灼伤阴津之征。

若因经气闭滞，肝胆气逆，忧郁气结而致耳聋，即《千金翼方》所称之气聋。若气郁化火，亦可进一步发展成为本证。

［痰火郁结］

症状：两耳蝉鸣，有时闭塞如聋，头昏沉重，胸闷，痰多。舌苔薄黄而腻，脉象滑数。

病机分析：痰火上升，郁于耳中，壅阻清窍，故耳闻蝉鸣，头昏沉重，甚则气闭而失聪；痰火郁结，故见胸闷、痰多、口苦、二便不爽等症；苔黄腻，脉滑数，皆为痰火郁结之征。

肝胆火盛和痰火郁结既可以互相转化，亦可以互相兼夹，如肝气郁滞，而素有痰火之体，当肝气上升，可以挟痰火而上阻肾窍，则为耳鸣、耳聋；又如肝胆火旺，可熬煎津液而为痰，肝火上亢，挟痰上逆，亦可致聋。

［瘀阻耳窍］

症状：多因头部外伤或强烈爆破声震伤所致，多突发耳鸣、耳聋如塞，日久面色黧黑，耳流陈血；或见耵聍与陈血胶结。舌质紫暗或有瘀斑，苔薄，脉涩。

病机分析：十二经脉均上络于耳，耳为宗脉之所系，伤及宗脉，经脉瘀阻，或与耵聍胶结，阻塞耳道，则耳聋如塞；瘀阻络脉，则见面色黧黑；舌质紫暗或有瘀斑，脉涩，皆属瘀血之征。

瘀阻耳窍而致的耳鸣、耳聋，亦可由于肝气郁滞，日久化瘀，瘀随气逆，阻于耳络所致。痰瘀互结者，亦为临床所常见。

虚证

［中气不足］

症状：耳鸣，或如蝉噪，或如钟鼓，或如水激，久则耳聋，劳而更甚，耳内有空虚感，面色黄白，倦怠乏力，神疲纳少，大便易溏。舌质淡，有齿痕，苔薄，脉细弱或大而无力。

病机分析：素有脾胃虚弱，中气不足，气血生化乏源，经脉空虚，不能上奉于耳；或脾虚阳气不振，清气不升，导致耳鸣。神疲纳少，大便易溏，均为脾气虚弱，中气不升的表现。

［气血亏损］

症状：耳鸣音调低而细，甚则耳聋，面色苍白无华，头晕心悸，气短乏力。舌质淡，苔薄，脉细无力。

病机分析：气血素亏，耳失濡养或劳伤气血，宗脉空虚，不能滋养耳窍，而致耳鸣音调低而细，听觉失聪。面色无华，头晕心悸，气短乏力，舌质淡，脉细无力，均为气血亏损之征。

［肾精亏虚］

症状：耳鸣、耳聋日渐加重，兼有头晕目眩，腰酸遗精，舌质偏红，脉细数或弱；或兼有肢软腰冷，阳痿早泄，舌质偏淡，苔薄，脉沉细。

病机分析：肾精不足，精血衰少，或因恣情纵欲，耗伤肾精，不能上充于清窍，以致耳鸣或耳聋；肝血不足，不能上荣于目，则目眩；肾阴亏虚，相火妄动，干扰精室，则腰酸遗精；若肾阳不足，则肢软腰冷，阳痿早泄。

二、治疗

（一）治疗原则

根据耳鸣、耳聋的基本病机变化，肾虚是本，风火痰瘀是标。因此，耳鸣、耳聋的治疗原则，急则治标，缓则治本；若肾虚而兼风火痰瘀，则标本同治；正虚治本，治本以治肾为主。

（二）治法方药

［风邪外袭］

治法：祛风解表。

方药：清神散。方中防风、荆芥、羌活、菊花疏风解表；石菖蒲、木通通窍开闭。若风热上袭，可选用防风通圣散加减；若耳中疼痛，流脓或出血水，可加用黄芩、天花粉、大青叶、板蓝根、浙贝母等，或用蛇蜕烧存性，吹入耳内；若有发热、咽痛者，加用金银花、连翘、大青叶、板蓝根等；若项背强急不舒，宜加葛根等解肌药。

［肝胆火盛］

治法：清肝泄热。

方药：龙胆泻肝汤或当归龙荟丸。方中龙胆草、栀子、黄连、大黄、芦荟等苦寒泻火；柴胡、黄芩平肝胆之邪热；川木通、车前子、泽泻导热下行，以平肝胆之火。

［痰火郁结］

治法：化痰清火，和胃降浊。

方药：常用礞石滚痰丸，或用二陈汤加黄芩、黄连、柴胡、枳壳、石菖蒲、竹沥、姜汁等。礞石滚痰丸中大黄、黄芩、沉香清火下气，礞石重坠下痰，适用于体壮邪实者；二陈汤化痰，加黄芩、竹沥、黄连、枳壳、石菖蒲等泻火行气，化痰开闭，用于痰火证。

［瘀阻耳窍］

治法：通窍活血。

方药：通窍活血汤。方用赤芍、桃仁、红花或加当归、丹参、川芎、泽兰等活血祛瘀；老葱、麝香通窍。在临床上往往瘀痰互结，因此，在活血化瘀通窍方中应加入象贝母、海藻、昆布等化痰软坚之品。

［中气不足］

治法：益气健脾，升提中气。

方药：益气聪明汤或补中益气汤。方用黄芪、人参、升麻益气升提；葛根、蔓荆子引药而至耳部。若兼有肾气不足者，可加用熟地、山药、菟丝子、杜仲等品；若兼有心气不足者，可加用五味子、远志、酸枣仁、柏子仁等；若兼有肝胆之火者，当加栀子、丹皮、车前子等。

［气血亏损］

治法：补益气血。

方药：八珍汤或人参养营汤。方用人参、黄芪、白术、甘草健脾益气，当归、熟地、芍药、川芎养血补血；或加血肉有情之品，如鹿角、龟版等补阳益阴、滋生血液。若心血不足者，当加龙眼肉、益智仁、酸枣仁、麦门冬等；若肝血不足者，当加木瓜、女贞子、旱莲草；血虚有热者，加用柴胡、栀子等品。

［肾精亏虚］

治法：补益肾精。

方药：耳聋左慈丸或补肾丸。左慈丸中六味丸补肾，柴胡、磁石疏肝、镇肝以治耳鸣、耳聋；若肝阴亏损明显者，可加枸杞子、女贞子、墨旱莲等。补肾丸用肉苁蓉、菟丝子、巴戟肉、羊肾，以补肾；归、芍补血；参、芪益气；生地、石斛益阴；附子、肉桂补阳。临床应用时，应视具体情况予以加减变化，兼邪实者，可在此基础上加用防风、细辛以祛风；黄连、黄柏以泻火；半夏、陈皮以化痰；桃仁、红花以化瘀；菖蒲、木通以通窍。标本同治。

（三）其他治法

1. 单方验方

(1) 吹耳方：可用麝香末，以葱管吹入耳内，后将葱管塞耳，治经气厥逆之耳聋。或用小蛇皮（头尾全者，煅灰成性）、冰片、麝香各 0.9 克，共研细，鹅管吹入耳内，治暴聋。

(2) 黄芪丸：黄芪 30 克，白蒺藜 15 克，羌活 15 克，附子 10 克，羯羊肾 1 对。研为末，蜜丸，如梧子大，每服 8 克，食前服，煨葱盐汤送，治肾虚耳鸣。

(3) 通耳再聆汤：石菖蒲 6 克，路路通 6 克，皂角刺 6 克，龟版 10 克，龙齿 10 克，远志 5 克，水煎服。适用于听力下降不久的耳聋。

2. 针灸　风邪外袭，可针刺风池、翳风、太阳、迎香、曲池、外关、听宫、听会、耳门等；肝胆火盛，可针刺风池、耳门、听宫、翳风、中渚、听会、侠溪、太冲、丘墟等；痰火郁结可针刺风池、耳门、听宫、翳风、中渚、听会、颊车、合谷、外关、曲池、足三里、丰隆等；瘀阻耳窍可针刺耳门、听宫、翳风、中渚、听会、合谷、三阴交、太冲等。根据不同的疾病加用治疗该病的穴位，或加用灸法，并可单灸悬钟。因药物中毒以及急性传染病引起的耳聋、老年性耳聋、职业性耳聋，可取耳区的穴位，以及配合膏肓、足三里、曲池、悬钟、神门、三阴交、中渚、外关、风市等穴。

【转归及预后】

突发性耳鸣、耳聋发病 1 星期内开始治疗，大多可取得较好疗效，超过 2 个月则对疗效有明显影响。耳鸣可发展为耳聋。风热耳聋耳内流脓，亦可发展为痉病，则预后较差。老年出现耳聋，是属生理性衰退之表现。

【预防和护理】

耳鸣、耳聋的预防，应根据病因采用不同的措施。如产生暴聋的主要原因有外邪侵袭、厥气上逆，因此，注意寒温，增强体质，预防风热、风毒之侵袭，以及怡神养心，少怒气和，避免过度紧张、过度兴奋，经气和平，不致上逆，均可预防暴聋。若痰火素盛者，宜常服化痰清火之品。若肝胆之火偏盛者，宜平时服用清肝明目之药。产生久聋的重要原因是肾虚、气血不足，因此，避免劳倦，节制房事，对预防本病均有重要意义。

避免噪声刺激，避免滥用耳毒性药物，饮食清淡，避免过度饮酒对预防本病有积极的意义。

耳鸣、耳聋的护理，主要是禁止挖耳，保持耳道清洁。不宜过度进食辛辣燥热之品。

【现代研究】

目前对耳鸣、耳聋辨证分型方法的认识尚不统一，综合各家之说，涉及证型 20 余种，大体可概括为按虚实辨证分型、脏腑辨证分型、病因病机辨证分型、病程分型 4 大类。如有人[1]从心分型辨治耳鸣、耳聋，分为心血不足、心血瘀阻、心气不足、心火上炎、心肾不交、心神失聪、血虚生风化燥等型。亦有人从肺论治耳聋，分别辨为"卒聋"和"风聋"，"卒聋"即为风寒袭肺所致，"风聋" 即由风寒外袭，痰阻肺络所致[2]。有的医家[3,4]认为耳虽为肾窍，但临床辨证治疗耳鸣不能仅仅责之于肾，应从肺心肝脾论治，辨证才臻完善。辨证分型为：肺经风热、经络痞塞，心火亢盛、心肾不交，肝胆郁热、气滞血瘀，脾失健运、清阳不升。

专方专药治疗本病也是研究的重点，活血化瘀法是常用方法之一。干氏[5]认为耳鸣、耳聋之症，常与"瘀滞"有关，治疗以通窍活血汤一类方剂为代表，并自拟验方化瘀聪听丸(肉桂、䗪虫、当归尾、乳香、红花、鳖甲、落得打、川芎、干地龙、三七、甘草)治疗本病，疗效显著。夏氏用消鸣聪耳汤加减治疗耳鸣、耳聋[6]，吴氏[7]用益聪汤治疗药毒性耳聋(黄芪、当归、骨碎补、肉苁蓉、响铃草、鸡血藤、路路通、川芎、丹参、石菖蒲、葛根、炙甘草、三七粉、牙皂。小儿可酌情减量)。有人[8]用山莨菪碱加血府逐瘀汤治疗不明原因耳鸣、耳聋，取得满意的疗效。用山莨菪碱后迅速解除微循环痉挛症状，恢复血流同时加用血府逐瘀汤活血化瘀，行气养血，若病久体虚加用菟丝子等补益肝肾，木通、泽泻利水除湿，对加强耳部微循环流通起到一定的辅助作用。刘氏[9]用滋肾与升清并举的方法治疗老年性耳鸣、耳聋(大熟地、山茱萸、山药、茯苓、丹皮、骨碎补、葛根)，吴氏[10]采用补肾益气活血通窍法治疗虚证耳鸣、耳聋，取得了较好疗效。

临床常用一些经典方剂加减治疗耳鸣、耳聋。如徐氏[11]用龙胆泻肝汤加减治疗耳鸣、耳聋，黎氏[12]用六味地黄汤加减治疗老年人耳鸣、耳聋，耳鸣甚者加磁石、石菖蒲，伴有头晕者可加枸杞子、天麻，伴有心悸、失眠者则加熟酸枣仁、柏子仁、夜交藤。吕氏[13]以升降散加味治疗神经性耳聋。

石菖蒲、葛根是治疗耳鸣、耳聋的常用药物。石菖蒲气味芳香，辛温行散之力较强，为宣气通窍之佳品，强调一个"开"字；葛根轻扬升发，既能发表散邪，解肌退热，又能疏通经气，改善血液循环治疗耳鸣、头痛、头晕等症。二药相合，一开一升，并走于上，启闭开窍甚妙。陈氏[14]以石菖蒲、葛根为对药治疗耳鸣、耳聋等症，尤其是高血压、脑动脉硬化所致之耳鸣、耳聋，无论是痰蒙清窍、清阳不升还是脾胃虚弱、肾精亏虚所致之耳鸣、耳聋，均可在辨证施治的基础上加用石菖蒲、葛根。王氏[15]认为耳鸣、耳聋起病有新久、病机有虚实，其在辨证的基础上，重用葛根，再加石菖蒲，每获良效，特别是治疗突发性耳鸣、耳聋，效果更为满意。

【小结】

耳鸣、耳聋均是指听觉异常，若自觉耳内鸣响，如闻蝉声，或如潮声者，称耳鸣；若听觉减退，甚至消失者，称耳聋。耳聋可由耳鸣发展而来。耳鸣、耳聋的病因病机，肾虚是本，风、火、痰、瘀是标。病本虽在肾，而与肝脾又有密切关系。耳鸣、耳聋的治疗，若风邪侵袭者，宜疏风解表；肝火旺者，宜清肝泄热；痰火郁结者，宜化痰清火；瘀阻耳窍者，宜活血化瘀；气血亏损者，宜补益气血；肾精亏虚者，宜补益肝肾。耳鸣、耳聋的预后视病因而异，暴聋、暴鸣的患者若治疗及时得当，预后较佳。久聋、久鸣患者则多不易治愈。

附方

(1) 清神散(《朱氏集验方》)：干菊花 羌活 僵蚕 木通 川芎 防风 荆芥 木香 甘草 石菖蒲。

(2) 防风通圣散(《宣明论方》)：防风 荆芥 连翘 麻黄 薄荷 川芎 当归 芍药 白术 栀子 大黄 芒硝 石膏 黄芩 桔梗 甘草 滑石。

(3) 龙胆泻肝汤(《医方集解》)：龙胆草 栀子 黄芩 木通 车前子 当归 生地 柴胡 甘草 泽泻。

(4) 当归龙荟丸(《丹溪心法》)：当归 龙胆草 栀子 黄连 黄芩 黄柏 大黄 青黛 芦荟 木香 麝香。

(5) 礞石滚痰丸(《痘疹金镜录》)：青礞石 沉香 大黄 黄芩。

(6) 通窍活血汤(《医林改错》)：赤芍 川芎 桃仁 红花 老葱 大枣 生姜 麝香 黄酒。

(7) 益气聪明汤(《东垣试效方》)：黄芪 人参 升麻 葛根 蔓荆子 芍药 黄柏 炙甘草。

(8) 耳聋左慈丸(《饲鹤亭集方》)：熟地 山药 茯苓 丹皮 泽泻 山茱萸 石菖蒲 磁石 五味子。

(9) 补肾丸(《备急千金要方》)：山茱萸 芍药 泽泻 菟丝子 肉桂 黄芪 干地黄 附子 肉苁蓉 人参 防风 茯苓 羊肾 羌活。

【现代研究】主要参考文献

[1] 丰庆华，纪泽. 从心论治耳鸣耳聋[J]. 云南中医中药杂志，2002，23(6)：41～42.
[2] 张青云，张文元. 耳聋治肺二则[J]. 湖南中医杂志，1999，15(3)：20.
[3] 刘健民. 从脾胃论述耳鸣耳聋[J]. 辽宁中医杂志，2001，28(9)：525～526.
[4] 戈言平. 耳鸣不独治肾论[J]. 浙江中医杂志，2003，38(9)：392～393.
[5] 李云英，廖月红. 干祖望教授运用化瘀法治疗耳鼻喉科疾病的经验[J]. 广州中医药大学学报，2002，19(1)：69～70.
[6] 夏仁慧. 消鸣聪耳汤治疗神经性耳鸣耳聋 30 例[J]. 中国中西医结合杂志，2000，20(8)：633.
[7] 吴莉佳. 益聪汤治疗药毒性耳聋举隅[J]. 实用中医药杂志，1999，15(2)：43～44.
[8] 全选甫. 血府逐瘀胶囊在耳鼻喉科临床运用中的体会[J]. 北京中医，2005，24(3)：191.
[9] 刘福芝，叶继斌. 滋肾升清法治疗老年性耳鸣耳聋[J]. 实用中医内科杂志，1999，13(2)：39.
[10] 吴秦川. 补肾益气活血通窍法治疗虚证耳鸣耳聋 36 例[J]. 陕西中医，1999，20(11)：484.
[11] 徐云生. 龙胆泻肝汤新用[J]. 新中医，1997，(6)：54.
[12] 黎经兰. 六味地黄汤加减治疗老年人耳鸣耳聋 35 例[J]. 中医研究，2003，16(2)：30～31.
[13] 吕文. 升降散新用[J]. 浙江中医杂志，2001，36(8)：359.
[14] 刘宗莲，徐淑文. 陈鼎祺运用对药经验选介[J]. 北京中医，1999，18(3)：8.
[15] 王瑞凤. 重用葛根加菖蒲治疗耳鸣耳聋[J]. 河南中医，2000，20(6)：53～54.

男性不育

【定义】

婚后同居2年以上，未采取避孕措施，女方生育功能正常，而未生育者，称之为男性不育。在中医文献中又称为“不男”、“无嗣”、“男子艰嗣”等。据统计，不孕夫妇中，因男方不育者占30%～50%。

【历史沿革】

中医对男性不育的认识有两千多年的历史。《周易》中有“不育”之病名，《山海经·中山经》中已有许多治疗男性不育和增强男性生育能力的药物。如“鸲食之宜子孙”；“鹿蜀佩之宜子孙”；“园叶而白附，赤华而黑理，其实如枳，食之宜子孙”等。《内经》中对男性的生殖生理有比较系统的论述，并且首次提出了以“肾”为轴心的男科学理论。认为肾精的盛衰，天癸的有无，脏腑功能的协调与否，直接决定着男性的生殖能力，同时论述许多可致男性不育的病证，如“精少”、“精时自下”、“阴痿”、“白淫”、“阴挺纵不收”等。

汉代张仲景将男性不育归于虚劳范畴，认为男子精气交亏而精冷不温是致不育的主要病因病机。《金匮要略·血痹虚劳病脉证并治》就有“男子脉浮弱而涩，为无子，精气清冷”的记载。

秦汉时期，《神农本草经》称不育为“无子”、“绝育”，记载了许多增强男性性功能和生育能力的药物。如五味子“强阴，益男子精”。南齐褚澄在《褚氏遗书》中设“求嗣”一节，专论孕育之道，认识到早婚伤精为男性不育的原因之一，《褚氏遗书·精血篇》有云：“男子精未通而遇女以通其精，则五体有不满之处，异日有难状之疾。阴已痿而思色以降其精，则精不出。”提出晚婚保精则易育，“合男女必当其年，男虽十六而精通，必三十而娶”。隋代巢元方《诸病源候论·虚劳无子候》则从病因学、症状学的角度，论述男性不育的病因和临床表现。认为凡失精、不能射精均可致无子。将不育列入虚劳病类，认为“泄精、精不射出，但聚于阴头，亦无子”。

唐代孙思邈认为男子无子之病因为“五劳七伤，虚劳百病所致”，制定专治男性不育的方剂“七子散”和“庆云散”，继《神农本草经》之后，最早以种子类药物治疗男性不育。宋代陈自明《妇人大全良方》的求嗣篇亦加以引用；至明清，出现了许多生育专著，对不育症理法方药记载内容日趋丰富，其中著名的有万全的《广嗣纪要》、王肯堂的《女科准绳·求子篇》、叶天士的《秘本种子金丹》、岳甫嘉的《妙一斋正印种子篇》等。《广嗣纪要》将有子之道归纳为：“一曰修德，以积其庆；二曰寡欲，以全其真；三曰择配，以昌其后；四曰调元，以却其疾；五曰协期，以会其神。”而无子之因“多起于父子之不足”。这些认识包含了极为丰富的内容，即父亲品德的修养，适当的性生活，选择健康的女性配偶，调节元气，预防和治疗宿疾，在女性排卵期行房受孕。书中还有一些治疗男性不育的专方，如螽斯丸、壮阳丹、养精种子方、滋阴大补丸、乌发种子方、补阴丸等。王肯堂在《女科准绳·求子》中不仅论述了男性不育的脉诊，同时提出了饮食、嗜好品与男性不育有关，宜“戒酒”、“慎味”。西医学直至20世纪80年代，才开始认识到一些饮食、嗜好品影响男性的生精功能、性功能，出现生育能力的异常变化。

托名叶天士的《秘本种子金丹》一书，比较详尽地论述了男性不育的病因：“疾病之关于胎孕者，男子则在精，女子则在血，无非不足而然。男子之不足，则有精滑、精清、精冷，或临事不坚或流而不射，或梦遗频频，或小便淋涩，或好女色以致阴虚，阴虚腰肾痛惫，或好男风以致阳极，阳极则亢而亡阴，或过于强固，强固则胜败不洽，或素患阴疝，阴疝则脾肾乖离。此外，或以阳衰，阳衰则多寒，或以阴虚，阴虚则多热，皆男子之病，不得尽诿之妇人也。尚得其源而医之，则事无不济也。”这些病因包括了精液异常、性功能障碍、全身性病症，认识到不孕不育不能归咎于女方，只要找出导致男性不育的病因，对症下药，是有希望治愈的。

总之，明清时期，中医对男性不育的病因、病机的认识，诊断和治疗方法已经达到了较高的水平。这一时期还有许多专论男性不育的专著，至今仍有参考价值。如徐春甫的《螽斯广育》、胡孝的《种子类纂》、俞桥的《广嗣要语》等。

当代中医对男子不育的认识全面化，充分借鉴西医学有关男性不育病因病理的研究成果，丰富和发展了中医男科学关于不育的内容，对男性不育的治疗亦有较大的发展。许多过去认为是不治之症的男性不育症，如死精症、无精子症、免疫性不育等，通过中医中药的方法，已有许多治愈的报道。在理论上，提出了许多发前人所未发的新观点，如从肾虚夹湿热瘀毒虫论述男性不育的病因病机、从肝论治男性不育、从脾胃论治男性不育等。

【范围】

西医学中的无精子症、少精子症、畸形精子症、弱精子症、精液不液化、免疫性不育症等均可参考本篇辨证论治。

【病因病机】

中医学认为男性的生育功能是脏腑、气血、经络功能协调的综合表现，因此，脏腑特别是肾、气血及经络的任何一个环节出现异常，都有可能影响男性生育功能导致男性不育。

1. 肾精亏虚

先天因素：先天禀赋较弱，肾精不足，生殖之精难以化生，故难有子。先天生殖系畸形，因不能正常交合，也难生育。

房劳：房事频繁而无节制，恣情纵欲，或手淫频频，均可引起精气内耗，生精及性功能减退而致不育。

久病：久病不愈，或劳倦太过，均可伤及于肾，肾气耗伤，可致不育。

2. 瘀血阻滞

过劳：过劳可以损伤筋脉，致筋脉不和，气血不畅，肾精瘀阻，可致不育。

外伤：男子阴器外伤，脉络受损，瘀血内阻，亦可致不育。

3. 湿热下注

饮食：偏嗜辛辣厚味之品，则易生痰湿和积热，湿热下注，或阻闭精窍，或损伤宗筋之络脉，可致男性不育。

虫毒：外阴不洁或不洁性交，秽浊内积，淫毒侵染，或感受风热、疫毒、风寒之邪，邪毒下注，可致梅毒、淋浊、血精、脓精、疳疮等症，这些病症均可导致男性不育。

【诊断与鉴别诊断】

一、诊断

婚后同居 2 年以上，未采取避孕措施，女方生育功能正常，而未生育者，可以诊断为男性不育。尚需根据精液常规检查进一步明确诊断。① 少精子症：精子密度＜20×10^6/毫升。② 弱精子症：精子密度＞20×10^6/毫升，A 级活动精子＜25%。③ 畸形精子症：精子密度及活力正常而精子头部正常形态＜30%。④ 无精子症：有精浆而无精子。⑤ 无精液症：无精液排出。⑥ 精液不液化症：凡精液排出体外后 60 分钟以上不能液化者，临证还可见精液稠厚或黏稠如胶冻状，甚至呈块状。

二、鉴别诊断

1. 少精子症　受各种客观因素的影响，精子计数并非恒定不变，同一个体在不同时间和不同环境下，精子计数会出现不同的结果。这些影响因素包括检验误差、患者禁欲时间、身体状况、精神因素等。因此必须连续检查 3 次以上方可作出结论。同时，在判断患者生育能力时，应该将精子成活率、精子活动力、精子畸形率等各项指标综合加以考虑，以免误诊。

2. 弱精子症应与精子存活率减少及死精症相鉴别　精子存活率减少是表示死精子数的增加，它和死精症一样，侧重于精子的存活与否，而弱精子症则是侧重精子的运动和运动的能力的下降，两者不能相混淆。

3. 精液不液化症与生理性精液黏稠度增加鉴别　生理性精液黏度增加者多见于长期禁欲，贮精不泄者。生理性者液化时间虽然相对延长，但不超过 1 小时，仍在正常范围之内；精液黏度相对增高，但挑起时没有细丝，或略有细丝，但挑起即断，黏度仍在正常值的范围之内。

【辨证论治】

一、辨证

（一）辨证要点

1. 辨虚实　精子减少症以虚证多见，肾精亏虚，肾阳虚衰均属虚证。实证可见于湿热下注，经脉瘀阻，亦有虚实夹杂，或因虚致实，或因实致虚者，临证时必须辨别清楚，以免误诊误治。

2. 辨先天后天　肾精不足有因于先天不足，也有后天失养，或先天后天性均有者。湿热下注、瘀血阻滞者则为后天因素所致。

3. 辨病位　该病病位主要在肾，但也涉及到心、肝、脾等脏。如瘀血阻滞者，多责之肝和肾，而湿热下注证，则涉及到脾、胃、肝、胆和肾。

（二）证候

[肾精亏虚]

症状：婚后多年不育，精液量少，精子密度低，活力弱，畸形率增高，伴腰膝酸软，头晕耳鸣，精神疲惫，记忆减退。舌淡，苔白，脉沉细弱。

病机分析：肾精亏损，故婚后多年不育，精液量少，精子密度低，活力弱，畸形率增高；肾精不足，髓海空虚，故头晕耳鸣，精神疲惫，记忆减退；腰为肾之府，肾精亏虚，故腰膝酸软；舌淡苔白，脉沉细弱，皆为肾精亏虚之征。

[瘀血阻滞]

症状：不育，精子数目少，精液量少，精子密度低，活力弱，畸形率增高，伴精索静脉曲张，面色紫暗，皮肤粗糙，少腹不适，阴囊睾丸刺痛。舌暗红或有瘀斑，脉弦涩。

病机分析：瘀血阻滞，精道不通利，瘀不去新不生，故精子数少、精液量少而不育；瘀血内阻，肌肤失于濡养，故面色紫暗，皮肤粗糙；气滞血瘀，经脉阻滞，不通则痛，故少腹不适，阴囊睾丸刺痛；舌暗红或有瘀斑，脉弦涩，均为瘀血内阻之征。

[湿热下注]

症状：婚后不育，精子数目少，密度低，精液黏稠而不液化，精液中可见较多的脓细胞或白细胞，口苦咽干，胸胁胀满，阴囊潮湿或痒，小便滴白，少腹或会阴部不适，尿黄短赤。舌红，苔黄腻，脉濡数或滑数。

病机分析：湿热下注，热灼阴精，致精少而黏稠，婚后不育；湿热之邪内阻，津不上承，故口苦咽干；湿热之邪阻滞气机，故胸胁胀满，阴囊潮湿或痒，小便滴白，少腹或会阴部不适或疼痛；舌红苔黄腻，脉濡数或滑数，均为湿热内蕴之征。

二、治疗

（一）治疗原则

对不育之病因明确者，如精索静脉曲张、内分泌障碍、生殖器官异常、性功能障碍、生殖系统感染、免疫性不育等，治疗原则以对因治疗为主，通过消除引起不育的病因而达到治疗目的。对其中病因难以确定的，如精液质量差者，治疗原则以对症治疗为主。通过不同的治疗手段来达到恢复生育能力的目的。

中医治疗男性不育的原则是：注重调整肾之阴阳，补充肾之精气，疏通精道。虚证以补肾为主，兼顾肝脾，实证则以疏导为主，虚实夹杂者当攻补兼施，灵活变通。

（二）治法方药

[肾精亏虚]

治法：补肾填精。

方药：五子衍宗丸合七宝美髯丹加减。方中以枸杞子、菟丝子、覆盆子补肾益精；五味子、何首乌、补骨脂、怀牛膝、当归补肝肾，益精血，强腰膝；车前子通利精窍而利小便；茯苓健脾利湿。诸药合用，补肾益精，强壮腰膝。可酌加鱼鳔、紫河车以加强补肾生精之力；若偏于肾阴虚，伴精液不液化、死精子多者，可加丹皮、地骨皮、生地、白芍、玄参滋阴清热凉血。

［瘀血阻滞］

治法：行气活血，化瘀生精。

方药：血府逐瘀汤加减。方中以桃仁、红花、赤芍、川芎、当归活血化瘀；柴胡疏肝理气；路路通、穿山甲活血通利精窍。诸药合用，活血化瘀，促睾生精。

［湿热下注］

治法：清热利湿，兼补阴精。

方药：以龙胆泻肝汤合六味地黄汤加减。方中用龙胆草清泻肝胆湿热；黄柏、栀子清热利湿；金银花、连翘清热解毒，透热外达；车前子、泽泻清利湿热，使从小便而解；熟地、山茱萸、山药、丹皮滋阴益肾生精。诸药合用共奏清利湿热、滋阴生精之功。

【转归及预后】

中医治疗男性不育，可使部分患者恢复生育能力。关键是要诊断正确，治疗及时和彻底，疗效与病程时间长短有关，患病时间越长者，治疗越棘手，而且疗程也延长。坚持按疗程服药者疗效一般都比较理想。相反，不坚持治疗用药、时断时续者，疗效一般较差。

【预防和护理】

(1) 避免精神过度紧张，消除焦虑悲观情绪。

(2) 讲究卫生，饮食宜清淡，选用营养丰富的食物，忌烟酒、辛辣刺激食物。

(3) 避免过度疲劳及热水坐浴，不穿紧身衣裤。

(4) 生活有规律，避免禁欲或纵欲。

(5) 积极治疗原发疾病。

【现代研究】

(一) 病因病机研究

对于男性不育的成因，中医传统认识多责之于“肾虚”、“命门火衰”，王氏[1]根据现代临床所见，提出“肾虚夹湿热瘀毒”是男性不育的主要发病机制。这里的“肾虚”，包括了生精功能低下、性事过频等；“湿热”则包括前列腺炎症及其他生殖系统炎症等；“瘀”则包括精索静脉曲张、精液不化等；“毒”则包括酗酒、吸烟过量、性传播疾病、各种污染源导致的有害因子侵袭等。这一理论对男性不育研究具有普遍指导意义，据此研制出国家新药黄精赞育胶囊。对男性不育症病因，亦有学者[2]从不同侧面作了探索，有从肾-下丘脑-垂体-性腺轴的理论出发，认为肾阳虚患者的下丘脑-垂体-性腺轴存在着以下丘脑功能减退为主的多环节功能损害，由此认为肾虚精亏为不育症之因。有人[3]从全息理论的观点出发，选择了血液流变学的5个指标对精液24小时不液化的不育症患者进行随机检测，结果发现全血黏度、血浆比黏度、红细胞压积比值变化均有显著的统计学意义，从中医理论来分析当属血瘀范畴。以上所论皆有助于丰富中医对男性不育症病因病机的认识，对临床论治有所裨益。不少学者在继承古人病因病机认识的基础上，吸取西医学检测、检查、诊断方面的成果，融入了传统中医学中从未论述过的许多不育病因病机，如解脲支原体感染、免疫异常、染色体异常、纤毛不动综合征等，利用多种手段协助分析致病原因和发病机制。

(二) 辨证论治研究

不仅辨证论治，还注重宏观与微观、辨病与辨证相结合，并在辨证论治的客观化、标准化方面作了一定的努力。丁氏[4]分3型治疗男性不育症36例，气滞血瘀型治以疏肝理气、化瘀通络之法，湿热蕴脾型治以清热利湿健脾之法，痰湿内蕴型治以祛痰通窍、健脾化湿之法。结果：显效23例，好转7例，无效6例，总有效率为83.3%。王氏[5]将42例慢性前列腺炎所致不育症患者分为2个证型，湿热蕴结证用清热通淋汤加减，肾阴虚证用知柏地黄汤加减。结果：临床治愈17例，显效10例，有效8例，无效7例，总有效率为83.33%。林氏[6]对312例男性不育患者根据其临床表现分为4型：阴虚火旺型(常见症兼精液量少，精子数少，液化时间短，畸形较多)183例；湿热内蕴型(常见症兼精液液化时间长，多呈淡黄色或灰白色，精量多，有时可见到白细胞)36例；命火不足型(常见症兼精液稀薄清冷，活动力差，或阳痿不举)45例；气滞血瘀型(常见症兼精子畸形多或无精虫或死精，或数目极少，或经用其他方法无效者)48例。张氏[7]以精液检查为主，结合全身脉证，分型论治：阴虚瘀热型治以滋阴化瘀清热，自拟液化汤为主；阳虚精亏型治以补肾益精，用五子衍宗丸加味，同时可配合西药治疗。共治疗278例，结果痊愈148例，有效54例，好转56例，无效20例，总有效率92.8%。这种分类法将辨证与有关化验指标进行参照，不失为一种新的探索。

【小结】

男性不育多由先天禀赋不足，房事不节，久病不愈，或劳倦太过，导致肾精亏虚；过劳损伤筋脉，男子阴器外伤，脉络受损，肾精瘀阻；偏嗜辛辣厚味之品，感染虫毒，湿热下注，阻闭精窍引起。其辨证当辨清虚实，肾精亏虚，肾阳虚衰均属虚证，实证可见湿热下注，精脉瘀阻，亦有虚实夹杂者。肾精亏虚者，治宜补肾填精；瘀血阻滞者，治宜行气活血，化瘀生精；湿热下注者，治宜清热利湿，兼补阴精。

附方

(1) 五子衍宗丸(《摄生众妙方》)：枸杞子　菟丝子　五味子　车前子　覆盆子。

(2) 七宝美髯丹(《医方集解》)：何首乌　白茯苓　怀牛膝　当归　枸杞　菟丝子　补骨脂　蜜。

(3) 血府逐瘀汤(《医林改错》)：柴胡　枳壳　当归　桃仁　红花　赤芍　牛膝　炙甘草　川芎　生地　桔梗。

(4) 龙胆泻肝汤(《医宗金鉴》)：龙胆草　黄芩　栀子　泽泻　木通　车前子　当归　柴胡　甘草　生地。

(5) 六味地黄丸(《小儿药证直诀》)：地黄　山药　茯苓　山茱萸　丹皮　泽泻。

【现代研究】主要参考文献

[1] 王琦. 王琦临床医学丛书[M]. 下册. 北京：人民卫生出版社，2003：986～988.
[2] 戚广崇. 强精煎治疗男子不育症 253 例疗效观察[C]. 全国首届中医男性病学术交流会议资料，1987.
[3] 李莱田. 血液流变在男性不育检测中的应用[C]. 第二届全国中医男性病学术交流会议论文集，1988.
[4] 丁立春. 辨证分型治疗男性不育 36 例[J]. 湖南中医杂志，2002，18(4)：31.
[5] 王耿. 辨证治疗慢性前列腺炎所致不育症 42 例[J]. 陕西中医，2002，23(6)：517.
[6] 林宏益. 312 例男性不育治疗总结[J]. 陕西中医，1987，8(3)：18.
[7] 张荣坤. 精液化验为主结合辨证治疗男性不育 278 例[J]. 浙江中医杂志，2001，36(1)：2.

第八章
脑系病证

眩晕

【定义】

眩晕是以目眩与头晕为主要表现的病证。目眩即眼花或眼前发黑，视物模糊；头晕即感觉自身或外界景物摇晃、旋转，站立不稳。两者常同时并见，故统称为"眩晕"。

【历史沿革】

眩晕最早见于《内经》，称为"眩冒"、"眩"。《内经》对本病病因病机的论述主要包括：外邪致病，如《灵枢·大惑论》说："故邪中于项，因逢其身之虚……入于脑则脑转。脑转则引目系急，目系急则目眩以转矣。"因虚致病，如《灵枢·海论》说："髓海不足，则脑转耳鸣，胫酸眩冒。"《灵枢·卫气》说"上虚则眩"。与肝有关，如《素问·至真要大论篇》云："诸风掉眩，皆属于肝。"与运气有关，如《素问·六元正纪大论篇》云："木郁之发……甚则耳鸣眩转。"

汉代张仲景对眩晕一病未有专论，仅有"眩"、"目眩"、"头眩"、"身为振振摇"、"振振欲擗地"等描述，散见于《伤寒论》和《金匮要略》中。其病因，或邪袭太阳，阳气郁而不得伸展；或邪郁少阳，上干空窍；或肠中有燥屎，浊气攻冲于上；或胃阳虚，清阳不升；或阳虚水泛，上犯清阳；或阴液已竭，阳亡于上；或痰饮停积胃中(心下)，清阳不升等多个方面，并拟订出相应的治法方药。例如，小柴胡汤治少阳眩晕；刺大椎、肺俞、肝俞治太少并病之眩晕；大承气汤治阳明腑实之眩晕；真武汤治少阴阳虚水泛之眩晕；苓桂术甘汤、小半夏加茯苓汤、泽泻汤等治痰饮眩晕，等等，为后世论治眩晕奠定了基础。

隋、唐、宋代医家对眩晕的认识，基本上继承了《内经》的观点。如隋代巢元方《诸病源候论·风头眩候》说："风头眩者，由血气虚，风邪入脑，而引目系故也……逢身之虚则为风邪所伤，入脑则脑转而目系急，目系急故成眩也。"唐代王焘《外台秘要》及宋代《圣济总录》亦从风邪立论。唐代孙思邈的《备急千金要方》则提出风、热、痰致眩的论点。在治疗方面，诸家方书在仲景方药的基础上，又有发展，如《外台秘要》载有治风头眩方 9 首，治头风旋方 7 首；《圣济总录》载有治风头眩方 24 首。

金元时期，对眩晕从概念、病因病机到治法方药等各个方面都有所发展。金代成无己在《伤寒明理论》中提出了眩晕的概念，还指出了眩晕与昏迷的鉴别："伤寒头眩，何以明之？眊非毛而见其毛，眩非元(玄)而见其元(玄，黑色)。眊为眼花，眩为眼黑。眩也、运也、冒也，三者形俱相近。有谓之眩者，有谓之眩冒者；运为运转之运，世谓之头旋者是也矣；冒为蒙冒之冒，世谓之昏迷者是矣。"金代刘完素在《素问玄机原病式·五运主病》中给眩晕下的定义是："掉，摇也；眩，昏乱旋运也。"并主张眩晕的病因病机应从"火"立论："所谓风气甚而头目眩运者，由风木旺，必是金衰，不能制木，而木复生火，风火皆属阳，多为兼化；阳主乎动，两动相搏，则为之旋转。"张子和则从"痰"立论，提出吐法为主的治疗方法，他在《儒门事亲》中说："夫头风眩运……在上为之停饮，可用独圣散吐之，吐讫后，服清下辛凉之药。凡眩运多年不已，胸膈痰涎壅塞，气血颇实，吐之甚效。"李杲《兰室秘藏·头痛》所论恶心呕吐，不食，痰唾稠黏，眼黑头旋，目不能开，如在风云中，即是脾胃气虚、浊痰上逆之眩晕，主以半夏白术天麻汤。认为："足太阴痰厥头痛，非半夏不能疗；眼黑头眩，风虚内作，非天麻不能除。"元代朱丹溪更力倡"无痰不作眩"之说，如《丹溪心法·头眩》说："头眩，痰挟气虚并火，治痰为主，挟补气药及降火药。无痰则不作眩，痰因火动，又有湿痰者。"

明、清两代对眩晕的论述日臻完善。对眩晕病因病机的分析颇为详尽。如明代徐春甫的《古今医统大全·眩运门》以虚实分论，提出虚有气虚、血虚、阳虚之分；实有风、寒、暑、湿之别。并着重指出"四气乘虚"、"七情郁而生痰动火"、"淫欲过度，肾家不能纳气归元"、"吐血或崩漏，肝家不能收摄营气"是眩晕发病之常见原因。刘宗厚《玉机微义》、李梴《医学入门》等书，对《内经》"上盛下虚"而致眩晕之论，作了进一步的阐述，认为"下虚者乃气血也，上盛者乃痰涎风火也"。张景岳则特别强调因虚致眩，认为："无虚不能作眩"、"眩运一证，虚者居其八九，而兼火兼痰者，不过十中一二耳"(《景岳全书·眩运》)。陈修园则在风、痰、虚之外，再加上火，从而把眩晕的病因病机概括为"风"、"火"、"痰"、"虚"四字。此外，明代虞抟提出"血瘀致眩"的论点，值得重视。虞氏在《医学正传·眩运》中说："外有因呕血而眩冒者，胸中有死血迷闭心窍而然。"对跌仆外伤致眩晕已有所认识。

关于眩晕的治疗，此期许多著作，集前人经验之大成，颇为详尽。如《医学六要·头眩》即分湿痰、痰火、风痰、阴虚、阳虚、气虚、血虚、亡血、风热、风寒、死血等证候立方。《证治汇补》亦分湿痰、肝火、肾虚、血虚、脾虚、气郁、停饮、阴虚、阳虚。程国彭除总结了肝火、湿痰、气虚、肾水不足、命门火衰等眩晕的治疗大法外，并着重介绍了以重剂参、附、芪治疗虚证眩晕的经验。叶天士《临证指南医案·眩晕》华岫云按，认为眩晕乃"肝胆之风阳上冒"，其证有夹痰、夹火、中虚、下虚之别，治法亦有治胃、治肝之分。"火盛者先生用羚羊、山栀、连翘、天花粉、玄参、鲜生地、丹皮、桑叶以清泄上焦窍络之热，此先从胆治也；痰多者必理阳明，消痰如竹沥、姜汁、菖蒲、橘红、二陈汤之类；中虚则兼用人参，外台茯苓饮是也；下虚者必从肝治，补肾滋肝，育阴潜阳，镇摄之治是也"。

此外，元、明、清部分医家还认识到某些眩晕与头痛、头风、肝风、中风诸证之间有一定的内在联系，如朱丹溪云："眩运乃中风之渐。"张景岳亦谓："头眩有大小之异，总头眩也……至于中年之外，多见眩仆卒倒等证，亦人所常有之事。但忽运忽止者，人皆谓之头运眼花；卒倒而不醒者，人必谓之中风中痰。"华岫云在《临证指南医案·眩晕门》按语中更明确地指出："此证之原，本之肝风；当与肝风、中风、头风门合而参之。"这些论述也是值得注意的。

总之，继《内经》之后，经过历代医家的不断总结，使眩晕的证治内容更加丰富、充实。近代学者对前人的经验与理论进行了全面的整理，并在实践的基础上加以提高，在本病的辨证论治、理法方药等方面都有进一步的发展。

【范围】

眩晕作为临床常见症状之一，可见于西医学的多种病症。如椎-基底动脉供血不足、颈椎病、梅尼埃病、高血压、低血压、阵发性心动过速、房室传导阻滞、贫血、前庭神经元炎、脑外伤后综合征等。临床以眩晕为主要表现的疾病，或某些疾病过程中出现眩晕症状者，均可参考本篇有关内容辨证论治。

【病因病机】

眩晕，以内伤为主，尤以肝阳上亢、气血虚损，以及痰浊中阻为常见。眩晕多系本虚标实，实为风、火、痰、瘀，虚则为气血阴阳之虚。其病变脏腑以肝、脾、肾为重点，三者之中，又以肝为主。

1. **肝阳上亢**　肝为风木之脏，体阴而用阳，其性刚劲，主动主升，如《内经》所说："诸风掉眩，皆属于肝。"阳盛体质之人，阴阳平衡失其常度，阴亏于下，阳亢于上，则见眩晕；或忧郁、恼怒太过，肝失条达，肝气郁结，气郁化火，肝阴耗伤，风阳易动，上扰头目，发为眩晕；或肾阴素亏不能养肝，阴不维阳，肝阳上亢，肝风内动，发为眩晕。正如《临证指南医案·眩晕门》华岫云按："经云诸风掉眩，皆属于肝，头为六阳之首，耳目口鼻皆系清空之窍，所患眩晕者，非外来之邪，乃肝胆之风阳上冒耳。"

2. **肾精不足**　脑为髓之海，髓海有余则轻劲多力，髓海不足则脑转耳鸣，胫酸眩冒。而肾为先天之本，主藏精生髓。若年老肾精亏虚；或因房事不节，阴精亏耗过甚；或先天不足；或劳役过度，伤骨损髓；或阴虚火旺，扰动精室，遗精频仍；或肾气亏虚，精关不固，滑泄无度，均使肾精不足而致眩晕。

3. **气血亏虚**　脾胃为后天之本，气血生化之源，如忧思劳倦或饮食失节，损伤脾胃，或先天禀赋不足，或年老阳气虚衰，而致脾胃虚弱，不能运化水谷，生化气血；或久病不愈，耗伤气血；或失血之后，气随血耗。气虚则清阳不振，清气不升；血虚则肝失所养，虚风内动；皆能发生眩晕。如《景岳全书·眩晕》所说："原病之由有气虚者，乃清气不能上升，或汗多亡阳而致，当升阳补气；有血虚者，乃因亡血过多，阳无所附而然，当益阴补血，此皆不足之证也。"

4. **痰浊中阻**　饮食不节、肥甘厚味太过损伤脾胃，或忧思、劳倦伤脾，以致脾阳不振，健运失职，水湿内停，积聚成痰；或肺气不足，宣降失司，水津不得通调输布，留聚而生痰；或肾虚不能化气行水，水泛而为痰；或肝气郁结，气郁湿滞而生痰。痰阻经络，清阳不升，清空之窍失其所养，则头目眩晕。若痰浊中阻更兼内生之风火作祟，则痰夹风火，眩晕更甚；若痰湿中阻，更兼内寒，则有眩晕昏仆之虑。

5. **瘀血内阻**　跌仆坠损，头脑外伤，瘀血停留，阻滞经脉，而致气血不能荣于头目；或瘀停胸中，迷闭心窍，心神飘摇不定；或妇人产时感寒，恶露不下，血瘀气逆，并走于上，迫乱心神，干扰清空，皆可发为眩晕。如《医学正传·眩运》说："外有因坠损而眩运者，胸中有死血迷闭心窍而然。"

总之，眩晕反复发作，病程较长，多为本虚标实，并常见虚实之间相互转化。如发病初期，病程较短时多表现为实证，即痰浊中阻、瘀血内阻，或阴阳失调之肝阳上亢，若日久不愈，可转化为气血亏虚、肾精不足之虚证；也有气血亏虚、肾精不足所致眩晕者，反复发作，气血津液运行不畅，痰浊、瘀血内生，而转化为虚实夹杂证。痰浊中阻者，由于痰郁化火，煽动肝阳，则可转化为肝阳上亢或风挟痰浊上扰；由于痰浊内蕴，阻遏气血运行，日久可致痰瘀互结。

【诊断与鉴别诊断】

一、诊断

（一）发病特点

眩晕可见于任何年龄，但多见于40岁以上的中老年人。起病较急，常反复发作，或渐进加重。可以是某些病证的主要临床表现或起始症状。

（二）临床表现

本证以目眩、头晕为主要临床表现，患者眼花或眼前发黑，视外界景物旋转动摇不定，或自觉头身动摇，如坐舟车，同时或兼见恶心、呕吐、汗出、耳鸣、耳聋、怠懈、肢体震颤等症状。

二、鉴别诊断

1. **厥证**　厥证以突然昏倒，不省人事，或伴有四肢逆冷，一般常在短时内苏醒，醒后无偏瘫、失语、口舌歪斜等后遗症。眩晕发作严重者，有欲仆或晕旋仆倒的现象与厥证相似，但神志清醒。

2. **中风**　中风以猝然昏仆，不省人事，伴有口舌歪斜，半身不遂，言语謇涩为主症，或不经昏仆而仅以㖞僻不遂为特征。而眩晕仅以头晕、目眩为主要症状，不伴有神昏和半身不遂等症。但有部分中风患者以眩晕为起始症状或主要症状，需密切观察病情变化，结合病史及其他症状与单纯的眩晕进行鉴别。

3. **痫病**　痫病以突然仆倒，昏不知人，口吐涎沫，两目上视，四肢抽搐，或口中如作猪羊叫声，移时苏醒，醒后一如常人为特点。而眩晕无昏不知人，四肢抽搐等症状。痫病昏仆与眩晕之甚者似，且其发作前常有眩晕、乏力、胸闷等先兆，痫病发作日久之人，常有神疲乏力，眩晕时作等症状出现，故亦应与眩晕进行鉴别。

【辨证论治】

一、辨证

（一）辨证要点

1. **辨虚实**　眩晕辨虚实，首先要注意舌象和脉象，再结合病史和伴随症状。如气血虚者多见舌质淡嫩，脉细弱；肾精不足偏阴虚者，多见舌嫩红少苔，脉弦细数；偏阳虚者，多见舌质胖嫩淡暗，脉沉细、尺弱；痰湿重者，多见舌苔厚滑或浊腻，脉滑；内有瘀血者，可见舌质紫黯或舌有瘀斑瘀点，唇黯，脉涩。起病突然，病程短者多属实证；反复发作，缠绵不愈，或劳则诱发者多属虚证，或虚实夹杂证。

2. **辨标本缓急**　眩晕多属本虚标实之证，肝肾阴亏，气血不足，为病之本；痰、瘀、风、火为病之标。痰、瘀、风、火，其临床特征不同。如风性主动，火性上炎，痰性黏滞，瘀性留著等等，都需加以辨识。其中尤以肝风、肝火为病最急，风升火动，两阳相搏，上干清空，症见眩晕，面赤，烦躁，口苦，脉弦数有力，舌红，苔黄等，亟应注意，以免缓不济急，酿成严重后果。

（二）证候

［肝阳上亢］

症状：眩晕，耳鸣，头胀痛，易怒，失眠多梦，脉弦。或兼面红，目赤，口苦，便秘尿赤，舌红苔黄，脉弦数或兼腰膝酸软，健忘，遗精，舌红少苔，脉弦细数；或眩晕欲仆，泛泛欲呕，头痛如掣，肢麻震颤，语言不利，步履不正。

病机分析：肝阳上亢，上冒巅顶，故眩晕、耳鸣、头痛且胀，脉见弦象；肝阳升发太过，故易怒；阳扰心神，故失眠多梦；若肝火偏盛、循经上炎，则兼见面红，目赤，口苦，脉弦且数；火热灼津，故便秘尿赤，舌红苔黄；若属肝肾阴亏，水不涵木，肝阳上亢者，则兼见腰膝酸软，健忘遗精，舌红少苔，脉弦细数。若肝阳亢极化风，则可出现眩晕欲仆，泛泛欲呕，头痛如掣，肢麻震颤，语言不利，步履不正等风动之象。此乃中风之先兆，宜加防范。

［气血亏虚］

症状：眩晕，动则加剧，劳累即发，神疲懒言，气短声低，面白少华，或萎黄，或面有垢色，心悸失眠，纳减体倦，舌色淡，质胖嫩，边有齿印，苔薄白，脉细或虚大；或兼食后腹胀，大便溏薄，或兼畏寒肢冷，唇甲淡白；或兼诸失血证。

病机分析：气血不足，脑失所养，故头晕目眩，活动劳累后眩晕加剧，或劳累即发；气血不足，故神疲懒言，面白少华或萎黄；脾肺气虚，故气短声低；营血不足，心神失养，故心悸失眠；气虚脾失健运，故纳减体倦。舌色淡，质胖嫩，边有齿印，苔薄白，脉细或虚大，均是气虚血少之象。若偏于脾虚气陷，则兼见食后腹胀，大便稀溏。若脾阳虚衰，气血生化不足，则兼见畏寒肢冷，唇甲淡白。

［肾精不足］

症状：眩晕，精神委靡，腰膝酸软，或遗精，滑泄，耳鸣，发落，齿摇，舌瘦嫩或嫩红，少苔或无苔，脉弦细或弱或细数。或兼见头痛颧红，咽干，形瘦，五心烦热，舌嫩红，苔少或光剥，脉细数；或兼见面色㿠白或黧黑，形寒肢冷，舌淡嫩，苔白或根部有浊苔，脉弱尺甚。

病机分析：肾精不足，无以生髓，脑髓失充，故眩晕，精神委靡；肾主骨，腰为肾之府，齿为骨之余，精虚骨骼失养，故腰膝酸软，牙齿动摇；肾虚封藏固摄失职，故遗精滑泄；肾开窍于耳，肾精虚少，故时时耳鸣；肾其华在发，肾精亏虚故发易脱落。肾精不足，阴不维阳，虚热内生，故颧红，咽干，形瘦，五心烦热，舌嫩红、苔少或光剥，脉细数。精虚无以化气，肾气不足，日久真阳亦衰，故面色㿠白或黧黑，形寒肢冷，舌淡嫩，苔白或根部有浊苔，脉弱尺甚。

［痰浊内蕴］

症状：眩晕，倦怠或头重如蒙，胸闷或时吐痰涎，少食多寐，舌胖，苔浊腻或白厚而润，脉滑或弦滑，或兼结代。或兼见心下逆满，心悸怔忡，或兼头目胀痛，心烦而悸，口苦尿赤，舌苔黄腻，脉弦滑而数，或兼头痛耳鸣，面赤易怒，胁痛，脉弦滑。

病机分析：痰浊中阻，上蒙清窍，故眩晕；痰为湿聚，湿性重浊，阻遏清阳，故倦怠，头重如蒙；痰浊中阻，气机不利，故胸闷；胃气上逆，故时吐痰涎；脾阳为痰浊阻遏而不振，故少食多寐；舌胖、苔浊腻或白厚而润，脉滑、或弦滑、或兼结代，均为痰浊内蕴之征。若为阳虚不化水，寒饮内停，上逆凌心，则兼见心下逆满，心悸怔忡。若痰浊久郁化火，痰火上扰则头目胀痛，口苦；痰火扰心，故心烦而悸；痰火劫津，故尿赤；苔黄腻，脉弦滑而数，均为痰火内蕴之象。若痰浊夹肝阳上扰，则兼头痛耳鸣，面赤易怒，胁痛，脉弦滑。

［瘀血阻络］

症状：眩晕，头痛，或兼见健忘，失眠，心悸，精神不振，面或唇色紫黯。舌有紫斑或瘀点，脉弦涩或细涩。

病机分析：瘀血阻络，气血不得正常流布，脑失所养，故眩晕时作；头痛，面唇紫黯，舌有紫斑瘀点，脉弦涩或细涩均为瘀血内阻之征。瘀血不去，新血不生，心神失养，故可兼见健忘、失眠、心悸、精神不振。

二、治疗

（一）治疗原则

1. **标本兼顾**　眩晕多属本虚标实之证，一般在眩晕发作时以治标为主，眩晕减轻或缓解后，常须标本兼顾，如日久不愈，则当针对本虚辨治。

2. **治病求本**　眩晕的治疗应注意治疗原发病，如因跌仆外伤，鼻衄，妇女血崩、漏下等失血而致的眩晕，应重点治疗失血;脾胃不健,中气虚弱者,应重在治疗脾胃。一般原发病得愈,眩晕亦随之而愈。辨证论治中应注意审证求因,治病求本。

(二)治法方药

[肝阳上亢]

治法:平肝潜阳,清火息风。

方药:天麻钩藤饮加减。本方以天麻、钩藤平肝风治风晕为主药,配以石决明潜阳,牛膝、益母草下行,使偏亢之阳气复为平衡;加黄芩、栀子以清肝火;再加杜仲、桑寄生养肝肾;夜交藤、茯神以养心神、固根本。若肝火偏盛,可加龙胆草、丹皮以清肝泄热;或改用龙胆泻肝汤加石决明、钩藤等以清泻肝火。若兼腑热便秘者,可加大黄、芒硝以通腑泄热。若肝阳亢极化风,宜加羚羊角(或羚羊角骨)、牡蛎、代赭石之属以镇肝息风,或用羚羊角汤加减(羚羊角、钩藤、石决明、龟版、夏枯草、生地、黄芩、牛膝、白芍、丹皮)以防中风变证的出现。若肝阳亢而偏阴虚者,加滋养肝肾之药,如牡蛎、龟版、鳖甲、何首乌、生地、淡菜之属。若肝肾阴亏严重者,应参考肾精不足证结合上述化裁治之。

[气血亏虚]

治法:补益气血,健运脾胃。

方药:八珍汤、十全大补汤、人参养营汤等加减。若偏于脾虚气陷者,用补中益气汤;若为脾阳虚衰,可用理中汤加何首乌、当归、川芎、肉桂等以温运中阳。若以心悸、失眠、健忘为主要表现者,则以归脾汤为首选。血虚甚者,用当归补血汤,本方以黄芪五倍于当归,在补气的基础上补血,亦可加入枸杞子、山药之属,兼顾脾肾。

若眩晕由失血引起者,应针对失血原因而治之。如属气不摄血者,可用四君子汤加黄芪、阿胶、白及、三七之属;若暴失血而突然晕倒者,可急用针灸法促其复苏,内服方可用六味回阳饮,重用人参,以取益气回阳固脱之意。

[肾精不足]

治法:补益肾精,充养脑髓。

方药:河车大造丸加减。本方以党参、茯苓、熟地、天门冬、麦门冬大补气血而益真元,紫河车、龟版、杜仲、牛膝以补肾益精血;黄柏以清妄动之相火。可选加菟丝子、山茱萸、鹿角胶、女贞子、莲子等以增强填精补髓之力。若眩晕较甚者,可选加龙骨、牡蛎、鳖甲、磁石、珍珠母之类以潜浮阳。若遗精频频者,可选加莲须、芡实、桑螵蛸、沙苑子、覆盆子等以固肾涩精。

偏于阴虚者,宜补肾滋阴清热,可用左归丸加知母、黄柏、丹参。方中熟地、山茱萸、菟丝子、牛膝、龟版补益肾阴;鹿角胶填精补髓;加丹参、知母、黄柏以清内生之虚热。偏于阳虚者,宜补肾助阳,可用右归丸。方中熟地、山茱萸、菟丝子、杜仲为补肾主药;山药、枸杞子、当归补肝脾以助肾;附子、肉桂、鹿角胶益火助阳。可酌加巴戟天、淫羊藿、仙茅、肉苁蓉等以增强温补肾阳之力。在症状改善后,可辨证选用六味地黄丸或《金匮》肾气丸,较长时间服用,以固其根本。

[痰浊内蕴]

治法:燥湿祛痰,健脾和胃。

方药:半夏白术天麻汤加减。方中半夏燥湿化痰,白术健脾去湿,天麻息风止头眩为主药;茯苓、甘草、生姜、大枣俱是健脾和胃之药,再加橘红以理气化痰,使脾胃健运,痰湿不留,眩晕乃止。若眩晕较甚,呕吐频作者,可加代赭石、旋覆花、胆南星之类以除痰降逆,或改用旋覆代赭汤;若舌苔厚腻水湿盛重者,可合五苓散;若脘闷不食,加白蔻仁、砂仁化湿醒胃;若兼耳鸣重听,加青葱、石菖蒲通阳开窍;若脾虚生痰者可用六君子汤加黄芪、竹茹、胆南星、白芥子之属;若为寒饮内停者,可用苓桂术甘汤加干姜、附子、白芥子之属以温阳化寒饮,或用黑锡丹。若为痰郁化火,宜用温胆汤加黄连、黄芩、天竺黄等以化痰泄热或合滚痰丸以降火逐痰。若动怒郁勃,痰、火、风交炽者,用二陈汤下当归龙荟丸,并可随症酌加天麻、钩藤、石决明等息风之药。若兼肝阳上扰者,可参用上述肝阳上亢之法治之。

[瘀血阻络]

治法:祛瘀生新,活血通络。

方药:血府逐瘀汤加减。方中当归、生地、桃仁、红花、赤芍、川芎等为活血消瘀主药;枳壳、柴胡、桔梗、牛膝以行气通络,疏理气机。若兼气虚,身倦乏力,少气自汗,宜加黄芪,且应重用(30～60克以上),以补气行血。若兼寒凝,畏寒肢冷,可加附子、桂枝以温经活血。若兼骨蒸劳热,肌肤甲错,可加丹皮、黄柏、知母,重用生地,去柴胡、枳壳、桔梗,以清热养阴,祛瘀生新。若为产后血瘀血晕,可用清魂散,加当归、延胡索、血竭、没药、童便,本方以人参、甘草益气活血;泽兰、川芎活血祛瘀;荆芥理血祛风,合当归、延胡索、血竭、没药、童便等活血去瘀药,全方具有益气活血,祛瘀止晕的作用。

(三)其他治法

1. 单方验方

(1) 五月艾生用45克,黑豆30克,煲鸡蛋服食;或川芎10克,鸡蛋1只,煲水服食;或桑椹子15克,黑豆12克水煎服。治血虚眩晕。

(2) 羊头1个(包括羊脑),黄芪15克,水煮服食,或胡桃肉3个,鲜荷蒂1枚捣烂,水煎服;或桑寄生120克水煎服。治肾精不足眩晕。

(3) 生地30克,钩藤30克,益母草60克,小蓟30克,白茅根30克,夏枯草60克,山楂30克,红花9克,地龙30克,决明子30克,浓煎成160毫升,每次服40毫升,每日服2次。治瘀血眩晕。

(4) 生明矾、绿豆粉各等分研末,用饭和丸如梧桐子大,每日早晚各服5丸,常服;或明矾7粒(如米粒大),晨起空腹开水送下。治痰饮眩晕。

(5) 假辣椒根(罗芙木根)30～90克,或生芭蕉根60～120克,或臭梧桐叶30克,或棕树嫩叶15克,或向日葵叶30克(鲜60克),或地骨皮30克,或丹皮45克,或芥菜花30～60克,或杉树枝30克,或鲜车前草90克,或鲜小蓟根30克,或鲜马兜铃30克,任选一种,水煎服,每日1剂。治肝阳眩晕。

(6) 芹菜根10株,红枣10枚,水煎服,每日1剂,连服2星期;或新鲜柳树叶每日250克,浓煎成100毫升,分2次服，6日为一个疗程；紫金龙粉每次服1克，开水冲服；或草决明30克，海带50克，水煎服；或野菊花15克，钩藤6克，益母草15克，桑枝15克，苍耳草15克，水煎服；或猪笼草60克，糯稻根15克，土牛膝15克，钩藤15克，水煎服；或茺蔚子30克，玉兰花12克，榕树寄生15克，山楂子、叶各15克，水煎服；或夏枯草、万年青根各15克，水煎服；或小蓟草30克，车前草30克，豨莶草15克，水煎服；或香瓜藤、黄藤藤、西瓜藤各15克，水煎服；或桑寄生、苦丁茶、钩藤、荷叶、菊花各6克，开水泡代茶。上述均每日1剂，治肝阳眩晕。

2. **针灸** 艾灸百会穴，可治各种虚证眩晕急性发作；针刺太冲穴，泻法，可治肝阳眩晕急性发作。气血亏虚眩晕，可选脾俞、肾俞、关元、足三里等穴，取补法或灸之；肝阳上亢者，可选风池、行间、侠溪等穴，取泻法；兼肝肾阴亏者，加刺肝俞、肾俞用补法，痰浊中阻者，可选内关、丰隆、解溪等穴，用泻法。

【转归及预后】

眩晕的转归，既包括病证虚实之间的变化，又涉及变证的出现。眩晕反复发作，日久不愈，常出现虚实转化。如气血亏虚者，日久可致气血津液运行不畅，痰瘀内生，而成虚实夹杂证；肝阳上亢者，木克脾土，脾失健运，痰湿内生，而转化为痰浊中阻证。

眩晕的预后，一般来说，与病情轻重和病程长短有关。若病情较轻，治疗护理得当，则预后多属良好。反之，若病久不愈，发作频繁，发作时间长，症状重笃，则难于获得根治。尤其是肝阳上亢者，阳愈亢而阴愈亏，阴亏则更不能涵木潜阳，阳化风动，血随气逆，夹痰夹火，横窜经隧，蒙蔽清窍，即成中风危证，预后不良。如突发眩晕，伴有呕吐或视一为二、站立不稳者，当及时治疗，防止中风的发生。少数内伤眩晕患者，还可因肝血、肾精耗竭，耳目失其荣养，而发为耳聋或失明之病证。

【预防与护理】

增强人体正气，避免和消除能导致眩晕发病的各种内、外致病因素。例如，坚持适当的体育锻炼，其中太极拳、八段锦及其他医疗气功等对预防和治疗眩晕均有良好的作用；保持心情舒畅、乐观，防止七情内伤；注意劳逸结合，避免体力和脑力的过度劳累；节制房事，切忌纵欲过度；饮食尽可能定时定量，忌暴饮暴食及过食肥甘厚味，或过咸伤肾之品；尽可能戒除烟酒。这些都是预防眩晕发病及发作的重要措施。注意产后的护理与卫生，对防止产后血晕的发生有重要意义。避免突然、剧烈的主动或被动的头部运动，可减少某些眩晕证的发生。

眩晕发病后要及时治疗，注意适当休息，症状严重者一定要卧床休息及有人陪伴或住院治疗，以免发生意外，并应特别注意生活及饮食上的调理。这些措施对患者早日康复是极为必要的。

【现代研究】

眩晕是临床中的常见症状，其病因复杂，与多种疾病有关，既是一些疾病的主要临床表现，也是某些疾病的首发或前驱症状之一。因此，眩晕的病因诊断比较困难，常需要一些辅助检查以明确病因。中医辨证论治对于减轻眩晕发作程度，控制眩晕发作次数具有一定疗效，但不同病因引发的眩晕，其中医药治疗效果存在较大差异，临床中往往需要从病证结合的层面对疗效进行评价。

近些年，在中医、中西医结合治疗眩晕方面的研究报道不断增加，其研究内容主要围绕眩晕的中医辨证论治规律探讨、中药复方的临床疗效观察以及从病证结合角度对中西医结合疗法进行疗效评价等。主要涉及椎-基底动脉供血不足、颈椎病、高血压、梅尼埃病、前庭神经元炎等所致的眩晕。

（一）椎-基底动脉供血不足性眩晕

椎-基底动脉供血不足（vertebral-basilar insufficiency，VBI）是中、老年人的常见病。这一病名已广泛用于临床诊断，但它的发病机制和诊断存在不少尚待解决的问题，目前尚缺乏统一的诊断标准。本病以发作性眩晕、恶心呕吐、共济失调等为主要临床表现。如反复发作，可导致脑卒中的发生。因此，积极治疗本类眩晕对于脑卒中的防治十分重要。

近些年，关于中医药治疗椎-基底动脉供血不足性眩晕的报道逐渐增多，主要从肝风、痰浊、瘀血以及气虚进行临床辨治，常用的治疗方法有平肝潜阳、息风化痰、活血化瘀、益气活血、健脾补肾等。其临床研究类型多是针对中药复方的随机对照研究，或以中药复方治疗，或在西药治疗的基础上迭加中药治疗。如：李氏等[1]报道观察养血清脑颗粒治疗椎-基底动脉供血不足性眩晕的疗效。将符合诊断的66例患者随机分为治疗组和对照组，治疗组应用养血清脑颗粒，对照组用盐酸氟桂利嗪口服治疗。结果：治疗组有效率优于对照组，差异具有统计学意义（$P<0.01$）。两组治疗前后TCD各项指标比较均有显著性差异（$P<0.01$），治疗组优于对照组，认为养血清脑颗粒可以有效改善椎-基底动脉供血不足性眩晕。尤氏[2]报道采用葛根素注射液治疗椎-基底动脉供血不足性眩晕36例，并与川芎嗪注射液治疗的22例进行随机对照观察，发现在改善患者眩晕症状方面葛根素疗效较明显。杨氏[3]报道对西比灵和葛根素联合应用与单用氟桂利嗪治疗椎-基底动脉供血不足性眩晕进行临床随机对照研究，治疗组34例，对照组30例，两组疗程均为2星期，结果表明联合应用较单用氟桂利嗪效果更好（$P<0.01$）。

椎-基底动脉供血不足的发生原因和临床表现均比较复杂，可产生多种多样的症状和体征，很容易和椎-基底动脉系统短暂性脑缺血发作（TIA）混淆。单纯的眩晕或头晕症状难以做出椎-基底动脉供血不足的诊断，需要排除其他病因，并结合相应的神经系统症状体征。近年关于中医药治疗椎-基底动脉供血不足性眩晕的文献报道，多缺乏严格的临床诊断与纳入标准和严格的随机对照设计，因而影响对其治疗效果的评价。

（二）颈源性眩晕

颈源性眩晕是指椎动脉颅外段受颈部病变的影响导致

血流障碍引起的以眩晕为主的临床综合征。其临床特点是眩晕多发生在颈部转动时。中医药治疗颈性眩晕的临床研究报道,涉及辨证论治口服中药、针灸、推拿等多种治疗手段。对颈性眩晕的病机认识,则是肝肾亏虚,脾失健运为本,风、寒、痰、瘀为标,治疗采用补肾生髓,化痰逐瘀,药物结合其他疗法的综合治疗常获得较好的疗效。胡氏等[4]根据临床经验将其分为精髓不足型、肝肾阴虚型、痰湿中阻型、气虚血滞型及寒凝督脉型。认为虚者,精髓不足、肝肾阴虚、心脾气虚为病之本;实者,风、寒、痰、湿为病之标。倪氏[5]根据眩晕的中医辨证特点,将本病分为清气不升型、痰浊壅盛型、肝阳上亢型。刘氏[6]则分为痰浊中阻型、肝阳上亢型、气血两虚型、肾精亏虚型。临床上本虚标实为多,中医治疗以不同的辨证概念加以分析归纳,采取不同的治疗方法,使机体重新恢复到平衡状态。胡氏等[4]针对精髓不足型,用河车大造丸加减;肝肾阴虚型,用天麻钩藤饮化裁;痰湿中阻型,用半夏白术天麻汤化裁;气虚血滞型,用通窍活血汤化裁;寒凝督脉型,用桂枝汤加减。而倪氏[5]认为本病以清气不升和痰浊壅盛型占多数,而此二型的产生皆与中焦气虚、运化无力有关,故治疗颈性眩晕应多注意调理中焦以使中气足、运化畅,痰湿除、清宫得养而眩晕可除。刘氏[6]报道采用辨证治疗,取得较好疗效。曾氏[7]报道用补肾化痰逐瘀法治疗本病,用丹参注射液 20 毫升加入 5%葡萄糖注射液或 0.9%氯化钠注射液 250 毫升中静滴,每日 1 次。同时服用滋补肝肾,化痰逐瘀中药,用首乌地黄汤合二陈汤合桃红四物汤加减,每日 1 剂,水煎分两次口服,连服 15 日为一个疗程。用 1~2 个疗程临床治疗 46 例,结果治愈 24 例,显效 14 例,有效 4 例,无效 3 例。武氏[8]采用益气活血法治疗颈性眩晕,内服中药及外敷中药同时进行。更以酒渣通行经脉,引活血药直达病所。张氏等[9]用温针灸大杼治疗本病,大杼穴是骨之会穴,手足太阳经交会穴。温针灸大杼,即能温通头部诸阳之经脉,使紧张强直的颈项部肌肉放松,温针灸大杼还有壮骨生髓健脑的作用,治疗眩晕要比单用针刺效果好。针刺与药物并用也是治疗颈性眩晕的常用方法。吕氏[10]报道选用了加味泽泻汤合并针灸治疗本病。内服中药则根据《金匮要略》泽泻汤演变而成。结果总有效率达 92.8%。林氏[11]报道以复方丹参注射液 20 毫升加入 5%葡萄糖生理盐水 250 毫升中稀释后静滴。针刺风池、颈部夹脊、悬钟、后溪、大椎,均行平补平泻手法,留针 30 分钟。治疗均每日 1 次,7 日为一个疗程,为治疗组;对照组静脉滴注同治疗组,同时服谷维素、21 金维他(复合维生素含矿物质)、复方天麻片。结果治疗组治愈率为 85.7%,对照组为 67.7%,两组对比差异有非常显著性意义。葛根素是目前用于治疗颈性眩晕的常用静脉制剂,冯氏[12]对葛根素治疗不同中医证候的颈性眩晕进行疗效评价,发现葛根素对肝火上炎和风痰挟瘀证组的疗效明显优于气血亏瘀证组($P<0.05$),为临床辨证使用葛根素治疗颈性眩晕提供了参考。

从目前文献报道看,颈源性眩晕采用中药、针灸、推拿等综合治疗的方法疗效较好,可改善症状,减少发作。但缺乏统一的诊断标准和疗效评价标准,因此,难以得到具有符合循证医学要求的研究证据。同时,因对复杂干预的疗效评价方法的不完善,导致临床确有疗效的方案难以被认可,这均是需要进一步深入研究的课题。

(三)其他病症所致的眩晕

黄氏[13]报道采用剔络散治疗脑动脉硬化性眩晕 90 例,取得了较好的疗效。剔络散组成:全蝎、白僵蚕、蜈蚣各 1 袋(全蝎 1 袋相当于生药 3 克,白僵蚕 1 袋相当于生药 10 克,蜈蚣 1 袋相当于生药 1 克)。功效:活血化瘀、搜风剔络。用法:早晚吞服,连续服用 3 个月为一个疗程,1~2 个疗程结束后评定疗效。治疗组全部采用自拟中医剔络散治疗。对照组选用银杏叶胶囊,每次服 2 粒,每日 3 次,疗程观察同治疗组。观察期间停用镇静剂、血管活性药物及脑细胞营养药物。治疗组 60 例,显效 39 例(65.0%),有效 18 例(30.0%),无效 3 例(5.0%);对照组 30 例,显效 10 例(33.3%),有效 17 例(56.7%),无效 3 例(10.0%)。经统计学分析,两组显效率比较有非常显著性差异($P<0.01$),治疗组优于对照组。涂氏等[14]报道采用加味半夏白术天麻汤治疗梅尼埃病,并与西药组进行临床对照观察,治疗组 34 例,对照组 28 例,治疗组疗效优于对照组。董氏等[15]报道观察中药配合针灸治疗梅尼埃病的疗效。采用自拟眩晕汤(吴茱萸、党参、陈皮、泽泻、竹茹、法半夏、川芎、生姜、大枣)配合头针治疗梅尼埃病 180 例,取得了一定的疗效。董氏等[16]报道天麻素注射液对前庭神经元炎的疗效。将患者随机分为两组,治疗组患者(52 例)静脉注射天麻素注射液,对照组患者(50 例)口服眩晕停进行治疗,结果两组患者症状改善时间、症状与体征消失时间等的差异均有统计学意义($P<0.05$)。表明天麻素注射液作用快,疗效好。

目前,虽然关于中医药治疗眩晕的临床观察报告屡见报道,但由于导致眩晕的病症较多,影响预后的因素比较复杂,同时,缺乏统一的中西医诊断标准和严格的临床试验设计以及质量控制措施,因而导致各文献报道的研究结果存在着不同程度的偏倚。如何体现中医药治疗眩晕的优势,以及进一步明确中医药在各种病症所致眩晕的最佳干预环节或适应证候,仍需要进行更加严格的临床研究设计,并建立能够客观准确地评价中医药疗效的临床评价标准。

【小结】

眩晕是临床常见病证之一,临床需仔细询问病史,观察有无其他症状出现,以助判断病情轻重,选择治疗方法。一般眩晕发作时,宜及时采取治疗措施以控制病情,多从肝风、痰浊、瘀血论治;眩晕缓解后,则以扶正固本为主,予以益气升阳、滋补肝肾等。眩晕反复发作,或逐渐加重,或发作时伴有视一为二、站立不稳、肢体麻木等症状时,需密切观察病情变化,及时救治,防止发生中风。

附方

(1)天麻钩藤饮(《杂病证治新义》):天麻 钩藤 石决明 栀子 黄芩 川牛膝 杜仲 益母草 桑寄生 夜交藤 朱茯神。

(2) 龙胆泻肝汤(《医宗金鉴》)：龙胆草　栀子　黄芩　柴胡　当归　生地　泽泻　甘草　木通　车前子。
(3) 羚羊角汤(《医醇賸义》)：羚羊角　龟版　生地　丹皮　白芍　柴胡　蝉蜕　菊花　夏枯草　石决明。
(4) 八珍汤(《正体类要》)：当归　川芎　白芍　熟地　人参　白术　茯苓　甘草。
(5) 十全大补汤(《医学发明》)：当归　川芍　白芍　熟地　人参　白术　茯苓　甘草　黄芪　肉桂。
(6) 人参养营汤(《和剂局方》)：当归　白芍　熟地　人参　白术　茯苓　甘草　黄芪　肉桂　五味子　远志　陈皮　生姜　大枣。
(7) 补中益气汤(《脾胃论》)：黄芪　甘草　人参　当归　陈皮　升麻　柴胡　白术。
(8) 理中汤(《伤寒论》)：人参　干姜　炙甘草　白术。
(9) 归脾汤(《济生方》)：白术　茯神　黄芪　龙眼肉　酸枣仁　人参　木香　甘草　当归　远志　生姜　大枣。
(10) 当归补血汤(《内外伤辨惑论》)：黄芪　当归。
(11) 四君子汤(《和剂局方》)：人参　白术　茯苓　炙甘草。
(12) 六味回阳饮(《成方切用》)：人参　附子　炮姜　炙甘草　熟地　当归身。
(13) 河车大造丸(《医方集解》)：紫河车　党参　熟地　杜仲　天门冬　龟版　黄柏　麦门冬　茯苓　牛膝。
(14) 左归丸(《景岳全书》)：熟地　山药　山茱萸　枸杞子　菟丝子　鹿角胶　龟版胶　牛膝。
(15) 右归丸(《景岳全书》)：熟地　山药　山茱萸　杜仲　枸杞子　肉桂　附子　菟丝子　鹿角胶　当归。
(16) 半夏白术天麻汤(《医学心悟》)：半夏　白术　天麻　陈皮　茯苓　甘草　生姜　大枣。
(17) 旋覆代赭汤(《伤寒论》)：旋覆花　半夏　人参　生姜　代赭石　炙甘草　大枣。
(18) 五苓散(《伤寒论》)：猪苓　泽泻　白术　茯苓　桂枝。
(19) 六君子汤(《医学正传》)：人参　白术　茯苓　炙甘草　半夏　陈皮　生姜　大枣。
(20) 苓桂术甘汤(《伤寒论》)：茯苓　桂枝　白术　甘草。
(21) 黑锡丹(《和剂局方》)：川楝子　胡芦巴　木香　附子　肉豆蔻　补骨脂　沉香　小茴香　阳起石　肉桂　黑锡　硫黄。
(22) 温胆汤(《备急千金要方》)：竹茹　枳实　半夏　橘红　茯苓　甘草。
(23) 滚痰丸(《丹溪心法附余》)：大黄　黄芩　青礞石　沉香。
(24) 当归龙荟丸(《宣明论》)：当归　栀子　龙胆草　黄连　黄芩　黄柏　大黄　青黛　芦荟　木香　麝香。
(25) 血府逐瘀汤(《医林改错》)：当归　生地　桃仁　红花　枳壳　赤芍　柴胡　甘草　桔梗　川芎　牛膝。
(26) 清魂散(《女科准绳》)：人参　荆芥　泽兰叶　川芎　甘草。

【现代研究】主要参考文献

[1] 李社芳，马云枝. 养血清脑颗粒治疗椎-基底动脉供血不足性眩晕临床观察[J]. 河南中医学院学报，2004，9(6)：43～45.
[2] 尤峰. 葛根素注射液治疗椎-基底动脉供血不足性眩晕的临床观察[J]. 福建中医药，2006，37(2)：12～14.
[3] 杨彬. 葛根素治疗椎基底动脉供血不足性眩晕临床观察[J]. 现代中西医结合杂志，2004，13(5)：614～615.
[4] 胡军. 颈性眩晕的辨证与辨病[J]. 河北中医杂志，2001，23(8)：600.
[5] 倪进军. 颈性眩晕 220 例临床分析[J]. 中医研究杂志，2001，14(3)：31.
[6] 刘玲霞. 中医辨证治疗颈性眩晕[J]. 湖北中医杂志，2000，22(8)：28.
[7] 曾绮文. 补肾化痰逐瘀法治疗颈性眩晕 46 例[J]. 实用中医药杂志，2002，18(1)：23.
[8] 武晓春. 益气活血法治疗颈性眩晕 36 例[J]. 山西中医杂志，2000，16(2)：17.
[9] 张挺，庞国军. 温针灸大杼治疗颈性眩晕 120 例[J]. 南京中医药大学学报，2002，18(3)：143.
[10] 吕英. 针药并治颈性眩晕 28 例[J]. 天津中医杂志，2000，17(2)：29.
[11] 林秋芳. 针药结合治疗颈性眩晕 56 例[J]. 中国针灸杂志，2001，21(2)：93.
[12] 冯玲. 葛根素治疗不同中医证型颈性眩晕的疗效评价[J]. 中华急诊医学杂志，2005，14(9)：784～786.
[13] 黄国毅. 剔络散治疗脑动脉硬化性眩晕[J]. 上海文献杂志，2003，(3)：35.
[14] 涂三进，陈晓谦. 加味半夏白术天麻汤治疗美尼尔氏病临床观察[J]. 湖北中医杂志，2006，28(6)：37.
[15] 董军杰，祁海霞，栗艳敏. 眩晕汤配合头针治疗美尼尔氏综合征 180 例[J]. 陕西中医，2001，22(8)：470～471.
[16] 董玉娟，刘俊艳，任士卿等. 天麻素注射液治疗前庭神经元炎 52 例临床分析[J]. 中国全科医学，2005，8(12)：1008.

中　风

【定义】

中风又名“卒中”，是在气血内虚的基础上，因劳倦内伤、忧思恼怒、嗜食厚味及烟酒等诱因，引起脏腑阴阳失调，气血逆乱，直冲犯脑，导致脑脉痹阻或血溢脑脉之外，临床以卒然昏仆、半身不遂、口舌歪斜、言语謇涩或不语、偏身麻木为主症，并具有起病急、变化快的特点，好发于中老年人的一种常见病。因本病起病急剧，变化迅速，与自然界善行而数变之风邪特性相似，故古人以此类比，名为中风。但与《伤寒论》所称“中风”名同实异。临床还可见以突发眩晕，或视一为二，或不识事物及亲人，或步履维艰，或偏身疼痛，或肢体抖动不止等为主要表现，而不以半身不遂等症状为主者，仍属中风病范畴。

【历史沿革】

有关中风的记述，始见于《内经》。该书有关篇章对中风发病的不同表现和阶段早有记载。对于卒中神昏有“仆击”、“大厥”、“薄厥”之称；对于半身不遂有“偏枯”、“偏风”、“身偏不用”等称。《灵枢·九宫八风》篇谓：“其有三虚而偏于邪风，则为击仆偏枯矣。”所指“击仆偏枯”即属本病。至汉代张仲景《金匮要略·中风历节病脉证治》篇中，对于本病的病因、脉证论述较详，自此，始有中风专论。

关于中风的病因学说，唐宋以前多以“内虚邪中”立论。《灵枢·刺节真邪论》说：“虚风之贼伤人也，其中人也深，不能自去”，“虚邪偏客于身半，其入深，内居营卫，营卫稍衰，则真气去，邪气独留，发为偏枯。”《金匮要略》认为“脉络空虚”，风邪乘虚侵入人体，导致中风。隋代巢元方《诸病源候论·中风候》有“风偏枯者，由血气偏虚，则腠理开，受于风湿”的记载。宋代严用和《济生方·中风论治》对其病因论述更为具体，他说：“荣卫失度，腠理空疏，邪气乘虚而入，及其感也，为半身不遂……”总之，这一历史时期的医家认为中风是外风。当人体气血亏损，脉络空虚，外卫不固时，招致风邪入中脉络，突然出现口眼歪斜，半身不遂，偏身麻木诸症。至金元时代，许多医家对外风入侵的理论提出了不同的看法。例如刘完素提出“心火暴盛”的观点，李东垣认为“正气自虚”，朱丹溪则以为“湿痰生热”所致。三家虽立论不同，但都偏重于内在因素，这是中风病因学说的一个重大转折。与此同时，王履又提出“真中风”与“类中风”的论点，《医经溯洄集·中风辨》说：“因于风者，真中风也；因于火、因于气、因于湿者，类中风而非中风也。”明确指出，外风入中所致的病证是“真中风”；而河间、东垣、丹溪以内风立论的中风应是“类中风”。王氏还强调：“中风者，非外来风邪，乃本气病也，凡人年逾四旬气衰之际，或因忧喜忿怒伤其气者，多有此疾，壮岁之时无有也，若肥盛则间有之。”进一步说明中风是由于人体自身的病变所引起，患者年龄多在40岁以上，情绪激动常为发病诱因，这对中风病因学说无疑是一大贡献。明代张景岳在《景岳全书·非风》中也提出了“中风非风”的论点，认为本病的发生“皆内伤积损颓败而然，原非外感风寒所致”、“凡此病者，多以素不能慎，或七情内伤，或酒色过度，先伤五脏之真阴”。其病机是“阴亏于前，而阳损于后；阴陷于下，而阳泛于上。以致阴阳相失，精气不交，所以忽而昏愦，卒然仆倒……”王肯堂十分重视饮食习惯和营养成分与中风发病的关系，指出“久食膏粱厚味，肥甘之品，损伤心脾”。清代沈金鳌《杂病源流犀烛·中风源流》则从体质类型与发病关系作了阐发，他说：“肥人多中风。河间曰：人肥则腠理致密而多郁滞，气血难以通利，故多卒中也。”叶天士综合诸家学说，结合自己的临床体验，进一步阐明“精血衰耗，水不涵木，木少滋荣，故肝阳偏亢”，导致“内风旋动”的发病机制。王清任《医林改错》指出“中风半身不遂，偏身麻木是由‘气虚血瘀’而成”。近人张山雷《中风斠诠》亦十分强调：“肥甘太过，酿痰蕴湿，积热生风，致为暴仆偏枯，猝然而发，如有物击之使仆者，故曰仆击而特著其病源，名以膏粱之疾。”使中风病因学说日臻全面。上述各家对火、气、痰、湿、瘀血阻络等致病因素都分别作了探讨，对于完善中风的中医病因学、发病学理论具有重要意义。

有关中风的证候，历代文献记载较多。例如《素问·通评虚实论篇》“仆击偏枯”，即是突然晕倒而半身不遂。《素问·生气通天论篇》：“阳气者，大怒则形气绝，而血菀于上，使人薄厥。”《素问·调经论篇》：“血之与气并走于上，则为大厥”，等等，皆属此类论述，后世许多医家都认为本病属昏瞀猝仆之病。《金匮要略·中风历节病脉证治》除指出“夫风之为病，当半身不遂”的主症外，还首先提出中络、中经、中腑、中脏的证候分类方法。隋代巢元方《诸病源候论》对于中风证候做了较详细的描述，有中风候、风癔候、风口㖞候、风痱候、风偏枯候等，对中风的症、脉、病机、预后也一一作了叙述。唐代孙思邈《备急千金要方·论杂风状》中指出：“中风大法有四：一曰偏估，二曰风痱，三曰风懿，四曰风痹。”偏枯者，半身不遂；风痱者，身无痛，四肢不收；风懿者，奄忽不知人；风痹者，诸痹类风状。这是中风另一种证候分类的方法。孙氏所述的中风是从广义角度去认识的风病。明代戴思恭《证治要诀·中风》对中风的临床症状做了比较细致的描述：“中风之证，卒然晕倒，昏不知人，或痰涎壅盛，咽喉作声，或口眼㖞斜，手足瘫痪，或半身不遂，或舌强不语。”说明卒然昏倒是起病时的主要症状。清代程钟龄《医学心悟·中风不语辨》则按心、脾、肾三经进行分证：“若心经不语，必昏冒全不知人，或兼直视摇头等证。盖心不受邪，受邪则殆，此败症也。若胞络受邪，则时昏时醒，或时自喜笑；若脾经不语，则人事明白，或唇缓，口角流涎，语言謇涩；若肾经不语，则腰足痿痹，或耳聋遗尿，以此为辨。”由此可见，中风中脏多以神志障碍为主症。沈金鳌《杂病源流犀烛·中风源流》更明确指出：“盖中脏者病在里，多滞九窍……中腑者病在表，多著四肢，其症半身不遂，手足不随，痰涎壅盛，气喘如雷，然目犹能视，口犹能言，二便不秘，邪之中犹浅。”沈氏根据病变部位的浅深和病情的轻重探讨中风证候分类的方法，对病情的了解和预后判断均有帮助。预后方面，《中藏经·风中有五生死论》谓：“中风之病，口噤筋急，脉迟者生，脉急而数者死。”刘完素谓：“暴病暴死，火性疾速。”均可供参考。总之，历来医家多认为本病是难治病证之一。喻嘉言《医门法律·中风论》谓：“中风一证，动关生死安危，病之大而且重，莫有过于此者。”

对中风的治疗，历代医家积累了许多宝贵经验，对其治则的学术争鸣更加突出。如张山雷在《中风斠铨·中风总论》中说：“古之中风皆是外因，治必温散解表者，所以祛外来之邪风也。今之中风多是内因，治必潜降镇摄者，所以靖内动之风阳也。诚能判别此外内二因之来源去委，则于古今中风证治，思过半矣。”可见中风治则的争议是以病因学说的分歧为依据的。因此，所谓古今治疗原则的不同，仍应以金元时代为分水岭。金元以前医家，因持外风入中之说，故治则以祛风为主。而金元以后，对中风治疗已有较大发展，清代尤在泾《金匮翼·中风统论》立有中风八法：一曰开关，二曰固脱，三曰泄大邪，四曰转大气，五曰逐瘫痪，六曰除热气，七曰通窍燧，八曰灸俞穴。强调按病期，分阶段进行辨证论治。例如开窍法，适用于闭证：“卒然口噤目张，两手握固，痰壅气塞，无门下药，此为闭证。闭则宜开，不开则死。”固脱法回阳救逆，适用于脱证“猝然之候，但见目合、口开、遗尿自汗者，无论有邪无邪，总属脱证。脱则宜固，急在无气也”。除开窍与固脱外，后世医家多综合前人之说，依临床辨证而灵活运用滋阴潜阳、平肝息风、通腑化痰、活血通络、清热除痰、健脾利湿、益气养血等治则。而活血化瘀治则，为清代王清任以后的许多医家所共同推崇，近代运用这一治则治疗本病取得了很好的疗效。

【范围】

本病与西医学所称的脑卒中大体相同。包括缺血性脑卒中和出血性脑卒中。缺血性脑卒中主要包括短暂性脑缺血发作、血栓形成性脑梗死、血栓栓塞性脑梗死；出血性脑卒中主要包括高血压性脑出血。上述疾病均可参考本篇辨证论治。

【病因病机】

本病在脏腑功能失调，气血亏虚的基础上，多由于忧思恼怒，或饮食不节，或房室所伤，或劳累过度，或气候骤变等诱因，以致阴亏于下，肝阳暴张，内风旋动，夹痰夹火，横窜经脉，气血逆乱，直冲犯脑，导致脑脉痹阻或血溢脑脉之外，蒙蔽心窍而发生卒然昏仆、半身不遂诸症。兹将其病因病机分述于下。

1. **内风动越**　内风因脏腑阴阳失调而生，《中风斠铨》说："五脏之性肝为暴，肝木横逆则风自生，五志之极皆生火，火焰升腾则风亦动，推之而阴虚于下，阳浮于上，则风以虚而暗煽，津伤液耗，营血不充则风以燥而猖狂。"即火极可以生风，血虚液燥可以动风。内风旋转，必气火俱浮，迫血上涌，致成中风危候。

2. **五志化火**　《素问玄机原病式・六气为病》说："所以中风瘫痪者，非谓肝木之风实甚而卒中之也，亦非外中于风雨，由乎将息失宜而心火暴甚，肾水虚衰，不能制之，则阴虚阳实，而热气怫郁，心神昏冒，筋骨不用，而卒倒无所知也，多因喜怒思悲恐之五志有所过极而卒中者，由五志过极，皆为热甚故也。"提出"心火暴甚"、"五志过极"可以发生卒中。

3. **痰阻脉络**　痰分风痰、热痰、湿痰。风痰系内风旋动，夹痰横窜脉络，蒙塞心窍而发病；热痰乃痰湿内郁使然，《丹溪心法・中风》谓"由今言之，西北二方，亦有其为风所中，但极少尔。东南之人，多是湿土生痰，痰生热，热生风也"；湿痰则常由气虚而生，多在中风恢复期或后遗症期，因气虚湿痰阻络而见半身不遂，言语不利诸症。

4. **气机失调**　对中风发病，李杲有"正气自虚"之说。盖气虚既可生痰，又可因气虚运行无力使血行阻滞；而气郁则化火，火盛阴伤可致风动；气逆则影响血行，若血随气逆上壅清窍则使肝风动越。故凡气虚、气郁、气滞、气逆与痰浊、瘀血莫不相关，而为发病之主要病机。

5. **血液瘀滞**　血瘀之成，或因暴怒血菀于上，或因气滞血不畅行，或因气虚运血无力，或因感寒收引凝滞，或因热灼阴伤，液耗血滞等，本病之病机以暴怒血菀或气虚血滞最为常见。

总之，本病的病位在脑髓血脉，涉及心、肝、脾、肾等多个脏腑。常由于脑络受损，神机失用，而导致多脏腑功能紊乱。其病性属本虚标实，急性期以风、火、痰、瘀等标实证候为主，恢复期及后遗症期则表现为虚实夹杂或本虚之证，以气虚血瘀、肝肾阴虚为多，亦可见气血不足、阳气虚衰之象，而痰瘀互阻是中风病各阶段的基本病机。

【诊断与鉴别诊断】

一、诊断

（一）发病特点

1. **起病急剧，病情复杂**　古代医家称中风之病，如矢石之中人，骤然而至。临床上既有暴怒之后内风旋动、顷刻昏仆、骤然起病者，也有卒然眩晕、麻木，数小时后迅速发生半身不遂，伴见口舌歪斜，病情逐步加重者，此虽起病急但有渐进的发展过程。还有卒发半身不遂、偏身麻木等症，历时短暂而一日三五次复发者，此种起病速而好转亦速，但不及时治疗，终将中而不复。

2. **本病多发生在中年以上，老年尤多**　如元代王履指出："凡人年逾四旬气衰之际……多有此疾。"但近些年中风的发病年龄有提早的趋向，30～40 岁发病的也不少，甚至有更年轻者，但仍以 50～70 岁年龄组发病率最高。

3. **本病未发之前，多有先兆症状**　《中风斠铨》说："其人中虚已久，则必有先机，为之睽兆。"眩晕和肢体一侧麻木，为常见之发病先兆。临床可见眩晕、头痛、耳鸣，突然出现一过性言语不利或肢体麻木、视物昏花，甚则晕厥，一日内发作数次，或几日内多次复发。

（二）临床表现

中风病临床表现复杂，多以神识昏蒙，半身不遂，口舌歪斜，言语謇涩或不语，偏身麻木为主要症状。

(1) 神识昏蒙：轻者神思恍惚，迷蒙，嗜睡，或昏睡，重者昏愦不知。可伴有谵妄，躁扰不宁，喉中痰鸣等症。或起病即神昏，或起病虽神清，但 3～5 日后渐致神昏。

(2) 半身不遂：轻者一侧肢体力弱或活动不利，重者肢体完全瘫痪。也有仅一侧上肢或下肢出现力弱或瘫痪者。瘫痪肢体可见强痉拘急或松懈瘫软。

(3) 口舌歪斜：伸舌时多歪向瘫痪侧肢体，可见病侧口角下垂，常伴流涎。

(4) 言语謇涩或不语：患者自觉舌体发僵，言语迟缓不利，吐字不清，重者不语。

(5) 偏身麻木：一侧肢体感觉减退，甚或麻木不仁，或伴有病侧肢体发凉等。

中风急性期还可出现呕血、便血、壮热、喘促、顽固性呃逆、瞳神异常、抽搐等变证，多是病情危重之象。

部分中风患者不以上述五大症状为主要表现者，可称之为类中风，仍属中风病范围。如：风眩是以卒发眩晕为主要症状，可伴恶心呕吐、视物模糊或视一为二，坐立不稳，如坐舟车，还可兼有肢体麻木、力弱等症，病情较重者可直中脏腑而出现神识昏蒙；风懿是以突发舌强言謇或言语不能，不识事物与亲人为主要特征；风痱是以突然出现坐立行走不稳、双手笨拙为特征；风痹则以突发一侧肢体疼痛为特征等。此类中风临床表现复杂，病情变化较快，应注意及时识别与救治。

二、鉴别诊断

1. **痫病**　痫病与中风都有卒然昏仆的见症，但痫病为发作性病证，卒发仆地时常口中作声，如猪羊啼叫，四肢频抽而口吐白沫，醒如常人，但可再发。中风则仆地无声，一般无四肢抽搐及口吐涎沫的症状，并多有口舌歪斜、半身不遂等症。神昏尚浅者，口舌歪斜、半身不遂可以通过检查发现；神昏重者，待醒后则有半身不遂诸症。中风急性期可出现痫病发作，后遗症期可继发此病证。

2. **痿证** 中风后，半身不遂日久不能恢复者，则肌肉瘦削，筋脉弛缓，应注意与痿证区别。痿证一般起病缓慢，多表现为双下肢痿躄不用，或四肢肌肉萎缩，痿软无力，与中风半身不遂不同。

3. **口僻** 中风病是以突然昏仆，半身不遂，言语謇涩，口舌歪斜，偏身麻木为主症；口僻以突发口眼歪斜为主要症状，多表现为病侧额纹消失，闭目不能，鼻唇沟变浅，口角下垂，发病前可有同侧耳后疼痛，但不伴有半身不遂诸症。

4. **瘤卒中** 与中风相比起病相对缓慢，也可表现为半身不遂，言语謇涩，口舌歪斜等症，或见突然出现上述症状者。可有肿瘤病史，可借助影像学检查鉴别。

【辨证论治】

一、辨证

中风之发生，总不外乎在本为阴阳偏盛，气血逆乱；在标为风火交煽、痰浊壅塞、瘀血内阻，形成本虚标实，上盛下虚的证候。但病位有浅深，病情有轻重，证候有寒热虚实，病势有顺逆的不同，因此要全面掌握辨证的要领。

（一）辨证要点

1. **辨病位浅深和病情轻重** 中风急性期分中经络与中脏腑。《金匮要略·中风历节病脉证治》说："邪在于络，肌肤不仁；邪在于经，即重不胜；邪入于腑，即不识人；邪入于脏，舌即难言，口吐涎。"中络是以肌肤麻木、口舌歪斜为主症，其麻木多偏于一侧手足，此邪中浅，病情轻。中经是以半身不遂，口舌歪斜，偏身麻木，言语謇涩为主症，无昏仆，比中络为重。两者可统称中经络。中腑是以半身不遂、口舌歪斜、偏身麻木、言语謇涩而神志不清为主症，但其神志障碍较轻，一般属意识蒙眬，思睡或嗜睡；中脏是以卒然昏仆而半身不遂为主，其神志障碍重，甚至完全昏愦不知；或以九窍闭塞为主要表现，如目瞀，视一为二，视长为短，目不能眴，言语謇涩，吞咽困难，尿闭便秘等，虽起病时可不伴神志障碍，但病位深、病情重，若神机失用可迅速出现神识昏蒙，故也属中脏腑。一般中风发病2星期以内属急性期，2星期至6个月为恢复期，6个月以后为后遗症期。起病中脏腑者，经治疗神志转清，而转化为中经络；起病中经络者，可渐进加重，出现神志障碍，发展为中脏腑。

2. **辨闭证与脱证** 中脏腑以神识昏蒙为主要表现，但有闭证和脱证的区别。闭证是邪闭于内，症见牙关紧闭，口噤不开，两手握固，大小便闭，肢体强痉，多属实证；脱证是阳脱于外，症见目合口张，鼻鼾息微，手撒遗尿，肢体松懈瘫软，呈五脏之气衰弱欲绝的表现，多属虚证。在闭证中，又有阳闭与阴闭之分。阳闭是闭证兼有热象，为痰热闭郁清窍，症见面赤身热，气粗口臭，躁扰不宁，舌苔黄腻，脉象弦滑而数；阴闭是闭证兼有寒象，为湿痰闭阻清窍，症见面白唇黯，静卧不烦，四肢不温，痰涎壅盛，舌苔白腻，脉象沉滑或缓。阳闭与阴闭的辨别，以舌诊、脉诊为主要依据。阳闭苔黄腻，舌质偏红；阴闭苔白腻，舌质偏淡。阳闭脉数而弦滑，且偏瘫侧脉大有力；阴闭脉缓而沉滑。阳闭和阴闭可相互转化，可依据舌象、脉象结合症状的变化来判定。

3. **辨病势的顺逆** 先中脏腑，如神志渐渐转清，半身不遂未再加重或有恢复者，病由中脏腑向中经络转化，病势为顺，预后多好。如见呃逆频频，或突然神昏，四肢抽搐不已，或背腹骤然灼热而四肢发凉及至手足厥逆，或见戴阳证及呕血证，均属病势逆转。呃逆频频，是痰热郁闭，渐耗元气，胃气衰败的表现。突然神昏、四肢抽搐不已，是由内风鸱张，气血逆乱而成。背腹骤然灼热而四肢发凉，手足厥逆，或见戴阳之证，皆由阴阳离绝所致，病入险境。至于合并呕血、便血者，是邪热猖獗，迫伤血络而成，亡血之后气随血脱，多难挽救。

4. **辨证候特征** 内风、火热、痰浊、血瘀、气虚、阴虚阳亢是中风病的基本证候，临床所见证候往往是这些基本证候的组合，而且随着病程的发展，其组合与演变规律具有动态时空性，明辨其特征有助于临床准确辨证。如：内风证特征为起病急骤，病情数变，肢体抽动，颈项强急，目偏不瞬，头晕目眩等；火热证特征为心烦易怒，躁扰不宁，面红身热，气促口臭，口苦咽干，渴喜冷饮，大便秘结，舌红或红绛，舌苔黄而干等；痰证特征为口多黏涎或咯痰，鼻鼾痰鸣，表情淡漠，反应迟钝，头昏沉，舌体胖大，舌苔腻，脉滑等；血瘀证特征为头痛，肢痛，口唇紫暗，面色晦暗，舌背脉络瘀张青紫，舌质紫暗或有瘀点、瘀斑等；气虚证特征为神疲乏力，少气懒言，心悸自汗，手足肿胀，肢体瘫软，二便自遗，脉沉细无力等；阴虚阳亢证特征为心烦不寐，手足心热，盗汗，耳鸣，咽干口燥，两目干涩，舌红少苔或无苔等。

（二）证候

中经络

［络脉空虚，风邪入中］

症状：手足麻木，肌肤不仁，或突然口舌歪斜，言语不利，口角流涎，甚则半身不遂。舌苔薄白，脉象浮弦或弦细。

病机分析：因卫外不固，络脉空虚，风邪乘虚入中于络，气血痹阻，运行不畅，筋脉失于濡养，则见麻木不仁，口㖞，语謇，偏瘫等症。苔薄白，脉浮弦为表邪入中之征；若气血不足，则脉见弦细。

［肝肾阴虚，风阳上扰］

症状：平素头晕头痛，耳鸣目眩，少眠多梦，腰酸腿软，突然一侧手足沉重麻木，口舌歪斜，半身不遂，舌强语謇。舌质红，苔白或薄黄，脉弦滑或弦细而数。

病机分析：由于肝肾阴虚，肝阳偏亢，血菀气逆，形成上盛下虚，故见头晕头痛，耳鸣目眩，少眠多梦，腰酸腿软等症，还可出现面部烘热，心烦易怒，走路脚步不稳，似有头重脚轻之感等阴虚阳亢的症状；肝属厥阴风木之脏，体阴用阳，肝阴亏损，肝阳亢进而动肝风，风为阳邪，若肝风夹痰上扰，风痰流窜经络，故突然发生舌强语謇、口舌歪斜、半身不遂等症。脉象弦滑主肝风挟痰，弦细而数者为肝肾阴虚而生内热，热动肝风之象；舌质红为阴不足，苔薄黄是化热之征。

［风痰瘀血，痹阻脉络］

症状：半身不遂，口舌歪斜，言语謇涩或不语，偏身麻木，头晕目眩，痰多而黏。舌质暗淡，舌苔薄白或白腻，脉弦滑。

病机分析：肝风挟痰上扰清窍，流窜经络，留滞脑脉，导致脑脉瘀阻，神机不用，故出现突然半身不遂，口舌歪斜，言语謇涩或不语；风痰扰动清阳，则出现头晕目眩；痰浊内蕴，可见咯痰而黏。舌质暗淡，舌苔薄白或白腻，脉弦滑为肝风挟痰瘀之象。

［痰热腑实，风痰上扰］

症状：突然半身不遂，偏身麻木，口舌歪斜，便干或便秘，或头晕，或痰多，舌强言謇。舌苔黄或黄腻，脉弦滑，偏瘫侧脉多弦滑而大。

病机分析：由于肝阳暴盛，加之平素饮食不节，嗜酒过度，致聚湿生痰，痰郁化热，内风夹痰上扰经络常可引起半身不遂，偏身麻木，口舌歪斜；若痰热夹滞阻于中焦，传导功能失司，升清降浊受阻，下则腑气不通而便秘，上则清阳不升而头晕，亦可见咯痰等症；风痰阻于舌本，则脉络不畅，言语謇涩。舌苔黄或黄腻，脉弦滑是属痰热；脉大为病进，偏瘫侧脉弦滑而大，由痰浊阻络，病有发展趋势。

中脏腑

［闭证］

阳闭

症状：突然昏倒，不省人事，牙关紧闭，口噤不开，两手握固，大小便闭，肢体强痉，还可兼有面赤身热，气粗口臭，躁扰不宁。舌苔黄腻，脉弦滑而数等症。

病机分析：肝阳暴亢，阳升风动，血随气逆而上涌，上蒙清窍则突然昏倒，不省人事；风火相煽，痰热内闭，则见面赤身热，气粗口臭，口噤，便闭等症。苔黄腻，脉弦滑，皆由邪热使然。

阴闭

症状：突然昏倒，不省人事，牙关紧闭，口噤不开，两手握固，大小便闭，肢体强痉，还可兼有面白唇黯，静卧不烦，四肢不温，痰涎壅盛。舌苔白腻，脉象沉滑或缓。

病机分析：素体阳虚湿痰偏盛，风夹湿痰之邪上壅清窍而成内闭之证。痰气内阻则神昏、口噤，痰涎壅盛；阳虚于内则面白唇黯，四肢不温，静卧不烦。舌苔白腻是湿痰盛；脉沉主里、主阳虚，脉滑主湿痰重。

［脱证］

症状：突然昏倒，不省人事，目合口张，鼻鼾息微，手撒肢冷，汗多，大小便自遗，肢体瘫软，舌痿。脉微欲绝。

病机分析："脱"，指正气虚脱，五脏之气衰弱欲绝，故见目合口张，鼻鼾息微，手撒遗尿等症。除上述见症外，还可见汗多不止，四肢冰冷等阴阳离决之象。

后遗症

中风后，半身不遂，偏身麻木，言语不利，口舌歪斜等症，或渐而痴呆，或神志失常，或抽搐发作，此属中风后遗症。神志失常，痴呆及抽搐发作，可参考本书癫狂、痴呆及痫病等篇进行辨证论治。现就半身不遂和言语不利的辨证分述于后。

［半身不遂］

症状：以一侧肢体不能自主活动为主要表现。或兼有偏身麻木，重则感觉完全丧失；或肢体强痉而屈伸不利；或肢体松懈瘫软。舌质正常或紫黯，或有瘀斑，舌苔薄白或较腻，脉多弦滑，或滑缓无力。

病机分析：风痰流窜经络，血脉痹阻，经隧不通，气不能行，血不能濡，故肢体废而不用成半身不遂。凡患侧肢体强痉屈伸不利者，多为阴血亏虚，筋失柔养，风阳内动；瘫软无力，多为血不养筋，中气不足；偏身麻木系气血涩滞；舌质黯或有瘀斑是血瘀阻络之象；苔腻为痰湿较重的表现，脉象弦滑是风痰阻滞之征，而多见于患侧肢体强痉者；脉象滑缓无力是气血虚弱或内蕴痰湿所致，多见于患侧瘫软无力者。

［言语不利］

症状：舌欠灵活，言语不清，或舌瘖不语，伸舌多歪偏，舌苔或薄或腻，脉象多滑。本证或单独出现，或与半身不遂同见，或兼有神志失常。

病机分析：本证又名中风不语。言语不清、舌瘖不语是风痰、血瘀阻滞舌本脉络。如兼有神志失常，时昏时清，喜忘喜笑者，为风痰蒙心之证；如神志清楚，唯有唇缓流涎，舌强笨拙，言语謇涩，舌苔腻，舌体胖，脉滑缓者，为湿痰、风邪伤脾之征。

二、治疗

（一）治疗原则

中风为本虚标实、上盛下虚之证。急性期虽有本虚之证，但以风阳、痰热、腑实、血瘀等"标实"之候为主；又因风夹浊邪蒙蔽心窍，壅塞清阳之府，故"上盛"症状也较明显。按急则治其标的原则，治用平肝息风、化痰通腑、活血通络、清热涤痰诸法。此时邪气盛，证偏实，故治无缓法，速去其病即安，但泻热通腑勿使通泻过度，以防伤正。恢复期以后，多属本虚标实而侧重在"本虚"，其虚可见气虚与阴虚，但以气虚为多见。按缓则治其本的原则，应以扶正为主。然半身不遂、偏身麻木之症俱在，乃瘀血、湿痰阻络而成，故治宜标本兼顾，益气活血、育阴通络、滋阴潜阳、健脾化痰均是常用之法。

（二）治法方药

中经络

［络脉空虚，风邪入中］

治法：祛风通络。

方药：大秦艽汤加减。本方以大队风药合养血、活血、清热之品组成。秦艽祛风而通行经络；羌活、防风散太阳之风；白芷散阳明之风；细辛、独活搜少阴之风；风药多燥，配白芍敛阴养血；复用白术、茯苓、甘草建脾益气；而黄芩、生石膏、生地凉血清热，是为风夹热邪而设。若治后，偏身麻木诸症月余未复，多有血瘀痰湿阻滞脉络，酌加白芥子、猪牙皂祛除经络之痰湿；丹参、鸡血藤、穿山甲以逐瘀活络，即所谓"治风先治血，血行风自灭"之意。

［肝肾阴虚，风阳上扰］

治法：滋养肝肾，平息内风。

方药：镇肝息风汤加减。药用生龙骨、生牡蛎、代赭石镇肝潜阳，并配钩藤、菊花以息风清热，用白芍、玄参、龟版滋养肝肾之阴，又重用牛膝，辅以川楝子引气血下行，合茵陈、麦芽以清肝舒郁。痰盛者可去龟版加胆南星、竹沥；心中烦热者可加黄芩、生石膏；头痛重者可加生石决明、夏枯草。另外还可酌情加入通窍活络的药物，如石菖蒲、远志、地龙、红花、鸡血藤等。若舌苔白厚腻者，滋阴药应酌情减少。若舌苔黄腻，大便秘结可加全瓜蒌、枳实、生大黄。此方适用于因肝肾阴虚、风痰上扰而致半身不遂、偏身麻木者。若偏身麻木，一侧手足不遂，因肝经郁热复受风邪者，以清肝散风饮加减，药用夏枯草、黄芩、薄荷、防风、菊花、钩藤、地龙、乌梢蛇、赤芍、红花、鸡血藤。方中夏枯草、黄芩可清肝热，薄荷、防风、菊花、钩藤四味皆入肝，对外风可散、内风可息；赤芍、红花、鸡血藤为活血达络之品，地龙、乌梢蛇配用既可辅助驱风，又能活血通络。若肝热得清，风邪得散，使阴阳平复，气血循行正常，则麻木不遂之症自除。

[风痰瘀血，痹阻脉络]

治法：息风化痰，活血通络。

方药：化痰通络方加减。方中半夏、白术健脾化痰；胆南星清化痰热；天麻平肝息风；丹参活血化瘀；香附疏肝理气，调畅气机，以助化痰、活血；少佐大黄通腑泻热，以防腑实形成。

瘀血重，舌质紫暗或有瘀斑，加桃仁、红花、赤芍；舌苔黄，兼有热象者，加黄芩、栀子以清热泻火；舌苔黄腻，加天竺黄清化痰热；头晕、头痛，加钩藤、菊花、夏枯草平肝清热。一般发病初期，病情波动或渐进加重，风象突出，可以加重平肝息风之力，如选用钩藤、生石决明、羚羊角粉等。病情平稳后，以痰瘀阻络为主，重在活血通络，可选鸡血藤、伸筋草、地龙等。若进入恢复期，渐显气虚之象时，注意及早使用甘平益气之品，如：太子参、茯苓、山药等。

[痰热腑实，风痰上扰]

治法：化痰通腑。

方药：星蒌承气汤加减。药用胆南星、全瓜蒌、生大黄、芒硝四味。方中胆南星、全瓜蒌清化痰热；生大黄、芒硝通腑导滞。如药后大便通畅，则腑气通、痰热减，神志障碍及偏瘫均可有一定程度的好转。本方使用硝黄剂量应视病情及体质而定，一般控制在10～15克，以大便通泻，涤除痰热积滞为度，不可过量，以免伤正。腑气通后应予清化痰热、活血通络，药用胆南星、全瓜蒌、丹参、赤芍、鸡血藤。若头晕重者，可加钩藤、菊花、珍珠母。若舌质红而烦躁不安，彻夜不眠者，属痰热内蕴而兼阴虚，可适当选加鲜生地、沙参、麦门冬、玄参、茯苓、夜交藤等育阴安神之品。但不宜过多，恐有碍于涤除痰热。少数患者服用星蒌承气汤后，仍腑气不通，可改投大柴胡汤治疗。

中脏腑

[闭证]

阳闭

治法：辛凉开窍，清肝息风。

方药：至宝丹一粒灌服或鼻饲以开窍；并用《医醇賸义》羚羊角汤加减，以清肝息风，滋阴潜阳。方中羚羊角粉可以冲服，配以石决明、代赭石、菊花、黄芩、夏枯草、钩藤清肝息风；龟版、白芍育阴；代赭石潜镇；丹皮凉血清热；天竺黄清化痰热；痰盛者可加竹沥、胆南星，或用竹沥水鼻饲，每次30～50毫升，间隔4～6小时1次。若阳闭证兼有抽搐者可加全蝎、蜈蚣；兼呕血者酌加水牛角、丹皮、竹茹、鲜生地、白茅根等品。临床还可选用清开灵注射液20～40毫升加入0.9%氯化钠注射液或5%葡萄糖注射液250～500毫升中静脉滴注。

阴闭

治法：辛温开窍，除痰息风。

方药：苏合香丸1粒灌服或鼻饲以开窍，并用《济生方》涤痰汤加减。药用制南星、半夏、陈皮、茯苓、枳实、地龙、钩藤、石菖蒲、郁金。方中制南星、半夏、陈皮、茯苓除痰理气；地龙、钩藤息风活络；石菖蒲、郁金开窍豁痰；以枳实降气和中，气降则痰消。若见戴阳证，乃属病情恶化，宜急进参附汤、白通加猪胆汁汤(鼻饲)，以扶元气，敛浮阳。临床还可选用醒脑静注射液20毫升加入0.9%氯化钠注射液或5%葡萄糖注射液250～500毫升中静脉滴注。

[脱证]

治法：回阳固脱。

方药：可选用《世医得效方》参附汤加减。药用人参10～15克，或党参30～60克，附子10～15克，急煎灌服或鼻饲，也可用参附注射液40毫升加入0.9%氯化钠注射液或5%葡萄糖注射液250～500毫升中静脉滴注。方中人参大补元气，附子回阳救逆，汗出不止者可加黄芪、龙骨、牡蛎、山茱萸、五味子以敛汗固脱。阳气回复后，如患者又见面赤足冷，虚烦不安，脉极弱或突然脉大无根，是由于真阴亏损，阳无所附而出现虚阳上浮欲脱之证，可用《宣明论方》地黄饮子加减，滋养真阴，温补肾阳以固脱。

后遗症

[半身不遂]

治法：益气活血。

方药：补阳还五汤加减。方中重用黄芪以益气，配当归养血，合赤芍、川芎、红花、地龙以活血化瘀通络。若有肢体拘挛疼痛可加穿山甲、水蛭、桑枝等药加重活血通络，祛瘀生新。兼有言语不利者加石菖蒲、远志化痰开窍；兼有心悸而心阳不足者加桂枝、炙甘草。若以患侧下肢瘫软无力突出者，可选加补肾之品，如桑寄生、川断、牛膝、地黄、山茱萸、肉苁蓉等药。

[言语不利]

治法：祛风除痰开窍。

方药：解语丹加减。方中以天麻、全蝎、白附子平肝息风除痰；制南星、天竺黄豁痰宁心；石菖蒲、郁金芳香开窍；远志交通心肾；茯苓健脾化湿。按《医学心悟》将中风不语分属于心、脾、肾三经。如病邪偏在脾者可加苍术、半夏、陈皮；如偏在心者可加珍珠母、琥珀；如偏在肾者可用地黄饮子加减。

（三）其他治法

1. 针灸

(1) 半身不遂：调和经脉、疏通气血。以大肠、胃经俞穴为主；辅以膀胱、胆经穴位。初病时，仅刺患侧，病程日久后,可先刺健侧,后再刺灸患侧。取穴:上肢:肩髃、曲池、外关、合谷,可轮换取肩髎、肩贞、臂臑、阳池等穴。下肢取环跳、阳陵泉、足三里、昆仑,可轮换取风市、绝骨、腰阳关等穴。

对于初病半身不遂,属中风中经者,可用手足十二针,即取双侧曲池、内关、合谷、阳陵泉、足三里、三阴交共12穴。对于中风后遗症的半身不遂,其腕踝难伸,肘膝挛急者,可用手足十二透穴。此法取手足12穴,用2～3寸长针透穴强刺。这12个穴是:肩髃透臂臑,腋缝透胛缝,曲池透少海,外关透内关,阳池透大陵,合谷透劳宫,环跳透风市,阳关透曲泉,阳陵泉透阴陵泉,绝骨透三阴交,昆仑透太溪,太冲透涌泉。手足十二针和手足十二透穴,临床疗效较好,可供参考。

(2) 中风不语:祛风豁痰,宣通窍络。取穴:金津、玉液放血,针内关、通里、廉泉、三阴交等。

(3) 中风闭证:开关通窍,泄热祛痰。用毫针强刺或三棱针刺出血。可先用三棱针点刺手十二井穴出血,再刺人中、太冲、丰隆。若手足拘挛或抽搐可酌加曲池、阳陵泉穴。

(4) 中风脱证:益气固脱、回阳救逆。多以大柱艾灸,如汗出、肢温,脉起者,再用毫针,但刺激要轻。取穴:灸关元、神阙,刺气海、关元、足三里。如见内闭外脱之证,可先取人中强刺,再针足三里、气海以调其气。

头皮针、耳针治疗中风:头皮针取穴可按《素问・刺热论篇》五十九刺的头部穴位,中行有上星、额会、前顶、百会、后顶;次两旁有五处、承光、通天、络却、玉枕;又次两旁有临泣、目窗、正营、承灵、脑空。每次取7～9个穴位,交替使用,宜浅刺留针,留针15～30分钟即可。此法治中风阳闭及中经络偏于邪实之证,有较好疗效。治疗中风先兆症状,可针刺或艾灸风市、足三里等穴。

2. **推拿**　推拿适用于以半身不遂为主要症状的中风患者,尤其是半身不遂的重证。其手法:推、㨰、按、捻、搓、拿、擦。取穴有风池、肩井、天宗、肩髃、曲池、手三里、合谷、环跳、阳陵泉、委中、承山。推拿治疗促进气血运行,有利于患肢功能的恢复。

3. **中药熏洗**　中药熏洗、药浴具有温经活血、通络逐瘀的作用,直接作用在局部,可以明显减轻中风后的肩关节疼痛、手部发胀等直接影响患者运动功能恢复的症状。药物选用红花、川草乌、当归、川芎、桑枝等,以上药物煎汤取1 000～2 000毫升,煎煮后趁热以其蒸气熏蒸病侧手部,待药水略温后,洗、敷胀大的手部及病侧的肢体,可明显减轻手肿胀等症状。此外,还可选用透骨草、急性子、片姜黄、三棱、莪术、汉防己、穿山甲、威灵仙等药,水煎外洗,亦可取得良好的疗效。

4. **康复训练**　中风后强调早期康复,在患者神志清楚,没有严重精神、行为异常,生命体征平稳,没有严重的并发症、合并症时即可开始康复方法的介入,但需注意康复方法的正确选择,要持之以恒,循序渐进。中风急性期患者,以良肢位保持及定时体位变换为主。对于意识不清或不能进行主动运动者,为预防关节挛缩和促进运动功能改善,应进行被动关节活动度维持训练。对于意识清醒并可以配合的患者可在康复治疗师的指导下逐步进行体位变化的适应性训练、平衡反应诱发训练及抑制肢体痉挛的训练等。对言语不利、吞咽困难的患者应进行言语、吞咽功能的训练。

从中医理论出发,在康复中应贯彻"松"和"静"的原则和方法。"松"是精神的放松和偏瘫侧肢体,包括健侧肢体局部的放松。"静"是心静气宁,克服焦躁、压抑的情绪,而且要避免误动、盲动,在"动"中强调动作的质量,而不强求动作的次数。结合现代康复学理论进行针灸治疗可以缓解肢体痉挛,针灸治疗时应注意避免对上肢屈肌和下肢伸肌进行强刺激。对于肢体松懈瘫软者,可以灸法为主。中药煎汤熏洗,对缓解痉挛同样有很好的效果。

【转归及预后】

中风起病以半身不遂、口舌歪斜、言语謇涩为主症而无神识昏蒙者,属中经络,病位较浅,经治疗可逐渐恢复,但大约3/4的中风患者遗留言语不利、半身不遂、偏身麻木、饮水呛咳等后遗症。部分患者虽起病时神清,但三五日内病情渐进加重,出现神识昏蒙,由中经络发展为中脏腑,多预后不良。起病即见神昏者多为邪实窍闭,直中脏腑,病位深,病情重,经治疗神志转清者,则预后较好,但多数遗留较明显的后遗症。若昏愦不知,瞳神异常,甚至出现呕血,抽搐,高热,呃逆等,则病情危重,如正气渐衰,多难救治。以突发眩晕,饮水呛咳,言语不能,视一为二等九窍不利症状为主要表现者,也可迅速出现神昏,危及生命。

中风急性期病机转化迅速,如发病时表现为痰热腑实,可因腑气不通,而清阳不升,浊气不降,导致痰浊蒙闭清窍,出现神志障碍;发病时即见神昏者,或为风火上扰、痰热内闭清窍的阳闭证,或为痰湿蒙塞心神的阴闭证,若救治及时得当,一般1星期内神志转清,以痰瘀阻络为主,若治疗不当或邪气亢盛,可迅速耗伤正气,转化为内闭外脱、阴阳离绝而危及生命。如急性期表现为风、火、痰为主者,数日后风邪渐息,火热渐减,而成痰、瘀为患,这时往往病情趋于稳定。一般在发病2～3星期时患者渐显正气不足之象,或以气虚为主,或以阴虚为著,亦有气血亏虚或肝肾精亏,阳气虚衰者。

恢复期和后遗症期,可因痰浊内阻、气机郁滞而出现情绪低落,寡言少语而成郁证,则影响肢体、言语功能的康复;如毒损脑络,神机失用则可渐致反应迟钝,神情淡漠而发展为痴呆;或出现发作性抽搐,肢体痉挛,疼痛,手足肿胀,吞咽困难,小便失禁等症;若调摄不当,致阴血亏虚,阴不敛阳,可再发中风。

【预防和护理】

一、预防

鉴于中风的发病率、病死率较高,积极加强对本病的预防十分重要。

1. **加强先兆症状的观察**　古代医家对此积累了一定的经验,如朱丹溪说:"眩晕者,中风之渐也。"元代罗天益说:"凡大指、次指麻木或不用者,三年中有中风之患。"明代张三锡强调:“中风症,必有先兆。中年人但觉大拇指作麻木或不仁,或手足少力,或肌肉微掣,三年内必有暴病。”王清任《医林改错》记录了34种中风前驱症状:有偶尔一阵头晕者,有耳内无故一阵风响者,有无故一阵眼前发直者,有睡卧口流涎沫者,有平素聪明忽然无记性者,有两手长战者,有胳膊无故发麻者,有肌肉无故跳动者,有腿无故抽筋者……王氏还强调说:“因不痛痒,无寒无热,无碍饮食起居,人最易于疏忽。”清代李用粹《证治汇补》说:“平人手指麻木,不时眩晕,乃中风先兆,须预防之,宜慎起居,节饮食,远房帏,调情志。”实践证明,中风的预防,确应从慎起居、调情志、节饮食三方面着手。所谓慎起居,不仅生活要有规律,注意劳逸适度,更重要的是中、老年人要重视体育锻炼,使气机和调,血脉流畅,关节疏利,防止本病的发生。所谓调情志,是指经常保持心情舒畅,情绪稳定,避免七情所伤。节饮食是指避免过食肥甘厚味,切忌酗酒等。

2. **加强对先兆症状的早期治疗** 若见眩晕,目瞀,肉瞤,抽搐等症,为肝阳偏亢、肝风欲动之象,予平肝息风之钩藤、菊花、白蒺藜、牡蛎、白芍等药。若见肢体麻木、沉滞者,为脉络气血痹阻,予活血通络之丹参、赤芍、鸡血藤等药。

3. **关于复发问题** 明代秦景明《症因脉治·内伤中风证》提到:“中风之证……一年半载,又复举发,三四发作,其病渐重。”沈金鳌《杂病源流犀烛·中风源流》说:“若风病即愈,而根株未能悬拔,隔一二年或数年必再发,发则必加重或至丧命,故平时宜预防之,第一防劳暴怒郁结,调气血,养精神,又常服药以维持之。庶乎可安。”由此可见中风容易复发,且复发时病情必然加重,故应强调以预防为主。

二、护理

中风急性期,重症患者多有五不会,即翻身、咳痰、说话、进食、大小便均不能自主。要严密观察、精心护理,积极抢救,以促进病情向愈,减少后遗症。

1. **认真观察病情的变化是判断病情顺逆的重要环节** 如患者神志的清醒与昏迷,由昏迷转清醒者为顺,反之为逆;手足转温与逆冷,由逆冷转温者为顺,反之为逆。如伴抽搐,应对其发作次数、表现形式以及持续时间等进行详细观察;对戴阳、呕血、便血等症状表现,都应该仔细观察、记录。脉证的相应与否,对辨别顺逆很重要。如《景岳全书·脉神章》说:“凡暴病脉来浮洪数实者为顺,久病脉来微缓软弱者为顺。若新病而沉微细弱,久病而浮洪数实者,皆为逆也。凡脉证贵乎相合。”本病如阳闭之证,脉来沉迟或见到代脉,是有暴亡之可能。后遗症的半身不遂,本属气虚脉缓者,骤然脉弦劲而数,多有复中之可能,所以在护理上均应细察。中风急性期应注意保持呼吸道通畅,定时翻身拍背,鼓励患者咳嗽,咳嗽困难而多痰者,可鼻饲竹沥水清化痰热。对中风后情绪低落或情绪波动的患者注意及时发现和治疗。

2. **饮食宜忌** 中风患者的饮食以清淡为宜。对阳闭者,除鼻饲混合乳外,应每日给菜汤200毫升,可用白菜、菠菜、芹菜等。或饮绿豆汤、鲜果汁亦可,皆有清热作用。对阴闭者除鼻饲混合乳之外,每日可用薏苡仁、赤小豆、生山药煮汤,鼻饲200毫升左右,具有健脾化湿作用。中经络以半身不遂为主的患者,在急性期可按清淡饮食Ⅰ号配膳,至恢复期以后则可参考清淡饮食Ⅱ号配膳。其膳食原则及内容如下。

清淡饮食Ⅰ号:

膳食原则:清内热,化痰湿,散瘀血。避免油腻厚味、肥甘助湿助火之品。

膳食内容:绿豆汤、大米山楂汤、小豆山楂汤、莲子汤、豆浆、米粥、藕粉、藕汁、果子汁等。果汁可根据季节用西瓜汁、甘蔗汁、梨汁、荸荠汁等调配。蔬菜以白菜、菠菜、芹菜、冬瓜、黄瓜甘寒为主的菜,进行调配。

清淡饮食Ⅱ号:

膳食原则:清热育阴,健脾和胃。

膳食内容:稀饭和米粥、绿豆米粥、赤豆苡仁米粥、莲子粥、荷叶粥等;面片、面汤,素馅饺子、包子或馄饨亦可。蔬菜同Ⅰ号,可酌加猪、鸭类的瘦嫩肉和鸡蛋。但少食鸡、牛、羊等肉类。此外,凡中风患者必须戒酒。

3. **预防褥疮** 中风急性期最易发生褥疮。为防止褥疮的发生,必须做到勤翻身,对神昏者要检查皮肤、衣服、被单是否干燥和平整,当受压皮肤发红时,应用手掌揉擦,或外搽红花酊,以改善局部血液的循环。

4. **功能锻炼** 鼓励和辅导患者进行功能锻炼,是中风恢复期和后遗症期护理工作的重点。在瘫痪肢体不能自主运动时,应帮助患者被动运动,进行肢体按摩,同时作大小关节屈伸、旋转、内收、外展等活动,以促进气血的运行。当肢体瘫痪恢复到可以抬举时,应加强自主运动,有条件者应接受系统规范的康复训练。

【现代研究】

中风病因其发病率、病死率、致残率及复发率高,而严重影响着中老年人的身体健康和生活质量,同时也给社会和家庭带来沉重的经济负担。近20余年来,中医药在中风病防治研究方面取得了很大进展,涉及预防、治疗、康复等多个层面,显示出中医药在治疗中风病方面的优势。其临床研究成果主要体现在中风病证候规范的研究、辨证论治规律的探讨、综合治疗方案的研究评价等。

(一) 证候规范的研究

经过对中风病多年的系统研究,中医学术界在中风病病因病机认识上基本达成共识。大量临床研究资料表明,中风病急性期以风、火、痰、瘀为主,恢复期和后遗症期以本虚或虚实夹杂为主,多表现为气虚或阴虚之证,而痰瘀阻络为中风的基本病机。20世纪80年代初期,从事本领域研究的中西医专家对中风病证候诊断的量化问题进行了临床探索,1988年拟定了中风病辨证量表,并进行了初步临床验证。1989年在国家中医药管理局全国中医脑病急症科研协作组工作会议上,全国中医脑病研究领域的专家学者对中风病辨证量表进行讨论修改,确定了《中风病专家经验辨证量表》。1991年相关的研究工作被列入国家“八五”科技攻关项目中,按照临床流行病学的研究方法,开展了前瞻性、多中心、大样本的中风病证候调研,在《中风病专家经验辨证量表》的基础上，研究制定了用于证候量化评定的《中风病辨证诊断标准》[1]。建立了风、火、痰、瘀、气虚、阴虚阳亢六个中风病证候因素；每个证候因素包含若干项具有辨证特异性的症状体征，并根据权重赋予不同的分值；每个证候因素的各项最高分值之和为 30 分。《中风病专家经验辨证量表》与《中风病辨证诊断标准》的临床对照研究[2]，总体符合情况达到87.79%，证候可辨率为 98.8%。

该标准可以较好地表达出不同患者之间的证候差异，既提高了临床辨证的一致性，又可以显示患者的个体特征，对于探讨证候的动态演变规律及其与疾病转归的关系具有重要的临床实用价值。如运用《中风病辨证诊断标准》对中风病始发态(72 小时以内)的证候发生组合规律及急性期证候演变规律进行研究，结果[2]表明证候发生概率依次从实到虚，即风、痰、火、气虚、血瘀、阴虚阳亢；证候组合十分复杂，有 54 种组合形式，其中二或三证组合最多，达到62.84%，如风＋痰，火＋痰，火＋痰＋瘀等。说明风、火、痰、瘀是中风病急性期的主要病机。

在中风病证候研究的基础上，王氏等[3,4]进一步提出证候具有“内实外虚、动态时空、多维界面”的特征，以及以“证候要素，应证组合”为核心完善中医辨证方法体系的创新思路。即借鉴“降维”、“升阶”的方法将复杂多变的证候进行梳理，从而提高了中医临床辨证的可操作性。在中风病证候诊断标准研究的基础上，近年来开展了更加科学规范的中风病证候诊断与疗效评价标准的研究[5]，探索中风病证候要素的提取方法，提出了建立病证结合的中风病诊断与疗效评价体系的新思路，力争经过几年的深化研究，建立被认可、立得住、可推广的中风病临床评价标准。

(二) 辨证论治方法的研究

针对中风病不同阶段的证候特点，不断探讨新治法新方药，丰富了中风病的临床治疗手段和中医证治理论，提高了中风病的临床疗效。如活血化瘀、清热解毒、化痰通腑等治法已较广泛地应用于中风病的治疗中。

1. 活血化瘀法　多年的临床实践和科学研究表明活血化瘀法是治疗缺血性中风的有效治疗方法，已被中西医学术界和临床医生广泛接受，并成为目前治疗缺血性中风的主要治疗方法。以活血化瘀为主要功效的中成药品种较多，近年研制了多种具有活血化瘀作用的中药注射液，并广泛应用于缺血性中风的治疗，如：丹参注射液、川芎嗪注射液、灯盏细辛注射液、三七皂苷注射液、丹红注射液、苦碟子注射液等，临床研究结果都显示了较好的疗效。

中医学认为离经之血便是血瘀。关于出血性中风早期使用活血化瘀药是否安全，也有不同的观点。有人认为运用活血化瘀法治疗脑出血符合中医辨证论治思想，活血化瘀不会引起再出血。但也有学者认为，对脑出血超早期用活血化瘀药治疗应持慎重态度。国家“八五”科技攻关课题组[6,7]，对具有破血逐瘀通络功效的中风脑得平冲剂治疗出血性中风的作用机制进行了研究，该复方由豨莶草、大黄、桃仁、蒲黄等药物组成。实验研究结果表明：中风脑得平冲剂对自发性高血压大鼠出血性中风神经元有保护作用，可能与降低兴奋性氨基酸的含量有关。并有保护血脑屏障功能，对脑水肿也有明显的防治作用。课题组研制的醒脑健神胶囊[8]，主要由牛黄、郁金、石菖蒲、胆南星、虻虫、川芎组方，具有破血行瘀、化痰、醒脑健神之功效，经过大量的临床观察，对出血性中风具有良好的疗效。实验研究结果提示醒脑健神胶囊可能是通过降低兴奋性氨基酸的含量起到保护神经细胞作用。孙氏等[9]在“七五”、“八五”攻关研究的基础上，优选方药，研制适合于出血性中风的静脉注射剂救脑宁注射液。主要成分是三七、牛黄等的提取物，具有活血化瘀、清热解毒、化痰开窍之功。实验研究表明，救脑宁注射液中活血化瘀药与解毒化痰开窍药协同作用，优于单纯的活血化瘀药。陈氏等[10]观察以破血逐瘀为主要功效的中风醒脑口服液治疗急性脑出血的疗效。将患者 247 例随机分为治疗组 125 例与对照组 122 例，两组均予西医常规处理，治疗组另予中风醒脑口服液(主药为人参、水蛭、天南星、大黄等)。结果：治疗组总有效率 82.40%，病死率14.40%；对照组总有效率 46.73%，病死率 40.16%($P<0.01$)。结果还表明治疗组在降低颅内压、减轻脑水肿、促进血肿吸收等方面均有明显的效果，可明显降低患者的致残率。由于活血化瘀治疗出血性中风急性期的安全性问题尚缺乏循证医学的研究证据，因此，临床医生在治疗出血性中风急性期时仍慎用活血化瘀药物，一般多在恢复期和后遗症期采用活血通络的方药以促进半身不遂等症的恢复。

2. 清热解毒法　自 20 世纪 80 年代以来将清开灵注射液用于中风急性期的治疗，取得了较好的疗效，从而确立了清热解毒法治疗中风急症的新治法。国家“七五”攻关研究成果“清开灵注射液治疗中风病痰热证的临床与实验研究”获得 1991 年国家科技进步三等奖。王氏[11,12]根据中风病研究成果进而提出“毒损脑络”的病机学说，指出中风病不同的病程阶段，其证候表现不同，具体到治疗必须重视“毒邪”的作用。认为“毒”主要是因邪气亢盛，败坏形体，即转化为毒。中风后，可产生瘀毒、热毒、痰毒等，毒邪可损伤脑络，包括浮络、孙络与缠络。强调提高脑血管疾病疗效的突破口就中医学而言，是应重视病因病理学说的发展，“毒邪”和“络病”可以作为深入研究的切入点，也即中西医共同研究的结合点。在此基础上又进一步提出了络脉、病络、络病的概念，认为络病是以络脉阻滞为特征的一类疾病，邪入络脉标志着疾病的发展和深化，其基本的病机变化是虚滞、瘀阻、毒损络脉。病络概念的外延是络脉某种具体的非正常的状态，而内涵是以证候表达为核心的联系病因病机的多维界面的动态时空因素，直接提供干预的依据。

近些年，李氏等[13,14]在清开灵研究基础上，根据对中风病“毒损脑络”病机的认识，结合药性理论又创立了由栀子、丹参、黄芩、天麻等药组成的“解毒通络方”，该复方具有泄热解毒、养血和络、调和营卫的作用。实验研究结果显示：解毒通络方具有促进突触再建和增强、完善再建突触效能的作用，在抗脂质过氧化损伤的能力方面解毒通络方与尼莫地平有相当的功效。上述研究对于进一步阐释“毒损脑络”病机学说的科学内涵和清热解毒法治疗中风的作用机制具有重要意义。

3. **化痰通腑法** 王永炎牵头的研究小组在20世纪80年代初开展了化痰通腑法治疗中风病痰热腑实证的临床研究，并总结出应用化痰通腑法的临床指征是便干便秘，舌质红，苔黄腻，脉弦滑有力。目前，该治法已成为中风病急性期的主要治疗方法，近些年很多学者从不同层面对其进行了深入探讨。王氏[15]报道将240例急性缺血性中风患者随机分为治疗组和对照组各120例，治疗组服用中风星蒌通腑胶囊，对照组采用西药常规治疗，结果：治疗组总有效率91.9%，治愈显效率73.3%；对照组总有效率69.1%，治愈显效率38.3%，两组疗效比较，差异有统计学意义（$P<0.01$）。两组患者神经功能缺损程度评分和血液流变学各项指标治疗后比较，治疗组较对照组改善明显（$P<0.01$或$P<0.05$）。

4. **醒脑开窍法** 醒脑开窍法是治疗中风闭证的传统治疗方法，在安宫牛黄丸、苏合香丸等药物应用的同时，醒脑静注射液是用于治疗中风神昏的中药制剂。蔡氏等[16]报道采用随机对照方法观察256例急性缺血性中风患者，治疗组采用醒脑静注射液治疗，对照组采用右旋糖酐40静脉滴注，西药基础治疗两组相同。治疗14日后，治疗组治愈10人，显效41人，有效67人，无效26人，总有效率80.6%，对照组治愈5人，显效25人，有效47人，无效49人，总有效率61.2%，两组有效率比较差异有统计学意义（$P<0.05$）；治疗组能有效改善患者的神经功能缺损，与对照组比较差异有统计学意义（$P<0.05$）。傅氏等[17]观察醒脑静注射液对脑缺血再灌注诱导的神经细胞凋亡的防治作用，探讨其神经保护作用的机制，结果显示：醒脑静治疗组较脑缺血再灌注模型组脑组织水肿减轻、梗死面积减小，神经细胞凋亡数目减少，病理损害明显减轻。说明醒脑静注射液可显著抑制由缺血再灌注诱导的脑神经细胞凋亡，从而起到一定程度的神经保护作用。

5. **扶正护脑法** 张氏、孙氏等[18]提出扶正护脑法则治疗中风病，突出了正虚（气虚、阴虚）在中风病机转化中的主导作用，进而指出中风急性期治疗的关键在于扶正，通过扶助正气，不仅可以挽救气阴，而且可抑制内生毒邪的产生，达到扶正以祛邪的目的。扶正护脑法则应当贯穿中风急性期治疗的始终，且越早应用越好。张氏等[19]以参麦注射液为观察药，以尼莫地平注射液作为对照药进行临床随机对照研究，结果显示，参麦注射液治疗缺血性中风急性期，神经功能改善及总有效率明显高于尼莫地平注射液。何氏等[20]的实验研究报告为扶正护脑法则的确立及应用也提供了一定的科学依据。临床实践表明，具有扶正作用的中药在中风病急性期应用对于稳定病情，促进康复起着重要的作用，但其应用的具体时机和适应证有待通过进一步深入的研究加以明确，以便更好地指导临床用药，提高中风病的疗效。

（三）综合治疗方案的研究

张氏[21]主持，由北京中医药大学、天津中医药大学等全国11家单位共同完成的国家“十五”攻关课题“中风病急性期综合治疗方案研究”，在国家“七五”、“八五”、“九五”攻关研究成果的基础上，制订了具有辨证论治特点的中风病急性期综合治疗方案。首先开展了通治、辨治、针灸方案与西医治疗方案的多中心、单盲、随机对照研究，通治方案采用一种中药注射液（脑出血用清开灵注射液，脑梗死用苦碟子注射液），辨治方案采用辨证论治口服中药汤剂，针灸方案以针灸治疗为主。根据临床随机对照研究结果，集各治疗方案优势，建立了以辨证论治为特点的综合治疗方案，并进行了多中心的临床验证和评价。共观察522例中风病急性期患者，在发病3日、7日、14日、28日和3个月随访时，从神经功能、中医证候、日常生活活动能力、认知功能、生存质量等方面进行全面评价。随机对照研究结果表明，综合治疗方案疗效优于西医治疗方案，从而优化出疗效可靠、符合临床实际的具有辨证论治特点的中风病急性期综合治疗方案。该方案强调根据中风病证候演变规律，据证立法，依法选方，方证相应，符合中风病证候的动态时空性特征，并突出了复杂干预的效果。该项研究将临床流行病学的方法与中医辨证论治的评价相结合，建立了符合中医学特点的临床研究模式。

黄氏[22]主持的广东省中医院等全国12家单位共同完成的国家“十五”攻关课题，观察了中西医结合综合方案治疗急性脑出血的疗效。采用多中心、单盲随机对照试验的设计方法，404例患者分别用中西医结合综合（结合组199例）和西医加中药安慰剂（对照组205例）治疗，并观察相关指标。结果与对照组比较，结合组患者治疗后28日和90日时神经功能缺损评分均改善（$P<0.05$）；90日严重致残加病死率（BI<75）降低（$P<0.05$）；90日完全康复和轻微残疾率（BI≥95）提高（$P<0.05$）；90日社会功能活动（FAQ）改善（$P<0.01$）。不良反应为非感染性腹泻（发生率为5.53%）。该中西医综合治疗方案包括外科手术、内科一般治疗和辨证论治使用中药。将出血性中风患者辨证分为阳类证和阴类证进行治疗。对于阳类证立清热、平肝、破瘀、涤痰、通腑、醒神法，选用安宫牛黄丸、安脑丸、通腑醒神胶囊（由番泻叶、虎杖、人工牛黄粉、天竺黄、瓜蒌仁等组成）、清开灵注射液、协定1号处方治疗；对于阴类证立温阳、益气、破瘀、涤痰、通腑、醒神法，选用苏合香丸、华佗再造丸、通腑醒神胶囊、复方丹参注射液、协定2号处方治疗。该项研究成果对于提高出血性中风的临床疗效，提高患者的生活质量，降低病残程度具有重要意义。

近20余年来，中风病的临床研究逐步深化，从对一方一药的临床观察到辨证论治为核心的综合治疗方案的研究，经过了多年的研究积累和众多学者的不懈努力，并积极吸收相关学科的理论和方法，如：循证医学、临床流行病学、数理统计、医学量表学、生物信息学等。探索了既符合循证医学的要求又能够反映中医药自身特点的临床研究模式与评价方法，为中医药治疗重大疾病的研究提供了可借鉴的模式。中风病综合治疗方案的进一步推广验证，将有力地提高中风病的临床疗效和防治水平。近些年，以中药注射液为代表的一系列中成药在综合医院中已广泛应用于中风病的治疗，但由于缺乏对一些中成药临床疗效的科学评价，难以为临床医生提供最佳的研究证据，在一定程度上导致了医药卫生资源的浪费。因此，应进一步加强对现有临床治疗方法和中成药的临床再评价。同时，应重视中医药对个体化的具体治疗效果的评价，而这种评价难以用多中心、大样本、随机对照的方法完全解决，需研究和建立能够准确反映中医药疗效特点的临床评价方法。多学科的交叉渗透，中西医学的相互促进，将有力地推动中风病的临床研究，中医药在中风病的防治中必将发挥着越来越重要的作用。

【小结】

中风病是一种严重危害人类健康的疾病。根据中医“治未病”的思想，加强中风病防治的研究，是减少发病率、病死率，降低病残率的关键。本病常于急性期病情迅速恶化，进而威胁生命。因此，及时采取救治措施，精心护理，严密地观察病情，把握病势的顺逆，关系到抢救的成败。中风，论其病因病机，多从风、火、痰、气、血立论；论其病位在脑髓血脉，而与肝心脾肾密切相关；论其证候属本虚标实，而急性期侧重在标实，常以风火、痰热、腑实、瘀血证候突出；至恢复期以后侧重本虚，又常以气虚为多见，属气虚血瘀证者较多。治疗方面，应重视辨证分析，据证立法，依法遣方，方证相应。恢复期应尽早进行康复训练，同时还宜采取综合治疗措施，配合针灸、按摩、药浴等，以促进肢体功能的恢复。总之，中医药治疗中风病具有显著的临床疗效，充分利用已取得的临床研究成果，在病证结合基础上，不断探讨疾病与证候的发生演变以及转归预后的规律，总结临床经验，深化临床研究，优化治疗方案，将会进一步提高中风病的临床疗效，降低病死率和致残率，提高患者的生活质量。

附方

(1) 牵正散(《杨氏家藏方》)：白附子　白僵蚕　全蝎。
(2) 大秦艽汤(《保命集》)：秦艽　石膏　甘草　川芎　当归　芍药　羌活　独活　防风　黄芩　白芷　生地　熟地　白术　茯苓　细辛。
(3) 清肝散风饮(验方)：夏枯草　黄芩　薄荷　防风　菊花　钩藤　地龙　乌梢蛇　赤芍　红花　鸡血藤。
(4) 镇肝熄风汤(《医学衷中参西录》)：怀牛膝　生赭石　生龙骨　生牡蛎　生龟版　白芍　玄参　天门冬　川楝子　生麦芽　茵陈　甘草。
(5) 星蒌承气汤(验方)：胆南星　全瓜蒌　生大黄　芒硝。
(6) 至宝丹(《和剂局方》)：犀角　牛黄　玳瑁　龙脑　麝香　朱砂　琥珀　雄黄　安息香　金银箔。
(7) 安宫牛黄丸(《温病条辨》)：牛黄　犀角　朱砂　麝香　栀子　黄芩　郁金　黄连　梅片　珍珠　雄黄　金箔为衣。
(8) 羚羊角汤(《医醇賸义》)：羚羊角　龟版　生地　丹皮　白芍　柴胡　薄荷　蝉蜕　菊花　夏枯草　石决明。
(9) 苏合香丸(《和剂局方》)：丁香　安息香　青木香　白檀香　荜茇　诃黎勒　犀角　朱砂　薰陆香　龙脑　麝香　苏合香　白术　香附子　沉香。
(10) 涤痰汤(《济生方》)：半夏　胆南星　橘红　枳实　茯苓　人参　石菖蒲　竹茹　甘草　生姜　大枣。
(11) 白通加猪胆汁汤(《伤寒论》)：葱白　干姜　生附子　猪胆汁。
(12) 地黄饮子(《宣明论》)：熟地　麦门冬　五味子　山茱萸　肉桂　附子　巴戟天　肉苁蓉　石菖蒲　远志　茯苓　石斛。
(13) 补阳还五汤(《医林改错》)：黄芪　当归尾　川芎　桃仁　地龙　赤芍　红花。
(14) 解语丹(《医学心悟》)：白附子　石菖蒲　远志　天麻　全蝎　羌活　胆南星　木香　甘草。

【现代研究】主要参考文献

[1] 国家中医药管理局脑病急症科研组. 中风病辨证诊断标准(试行)[S]. 北京中医药大学学报，1994，17(93)：64～65.
[2] 任占利，郭蓉娟. 中风病证候诊断标准的研究[J]. 北京中医药大学学报，1996，19(4)：49～50.
[3] 郭蕾，王永炎，张志斌. 关于证候概念的诠释[J]. 北京中医药大学学报，2003，26(2)：5～7.
[4] 张志斌，王永炎. 辨证方法新体系的建立[J]. 北京中医药大学学报，2005，28(1)：1～3.
[5] 高颖. 关于构建中医临床评价体系若干问题的思考[J]. 中国中医基础医学杂志，2006，12(4)：256～258.
[6] 李克玲，黄启福，朱陵群，等. 中风脑得平冲剂对实验性急性脑血肿的作用[J]. 北京中医药大学学报，1996，19(4)：22～24.
[7] 李克玲，黄启福，严京. 中风脑得平冲剂对大鼠实验性脑血肿诱发脑水肿的影响[J]. 北京中医药大学学报，1997，21(3)：35～36.
[8] 朱陵群，蒋玉凤，黄启福，等. 醒脑健神胶囊对SHRsp出血性中风海马EAA和神经元的影响[J]. 临床神经病学杂志，1998，11(3)：131～134.
[9] 黄世敬，黄启福，孙塑伦，等. 救脑宁注射液对实验性脑出血大鼠脑水肿及脂质过氧化的影响[J]. 北京中医药大学学报，1998，21(2)：38～40.
[10] 陈绍宏，张晓云. 中风醒脑口服液治疗急性脑出血临床研究[J]. 中国中医急症，2004，13(12)：793～794.
[11] 王永炎. 关于提高脑血管疾病疗效难点的思考[J]. 中国中西医结合杂志，1997，17(4)：195～196.
[12] 王永炎，杨宝琴，黄启福. 络脉络病与病络[J]. 北京中医药大学学报，2003，26(4)：1～2.
[13] 李澎涛，冀宏，黄启福，等. 解毒通络方促进脑缺血损伤后神经元突起再生的研究[J]. 神经解剖学杂志，2002，18(4)：337～341.
[14] 李澎涛，潘彦舒，黄启福，等. 解毒通络方对脑缺血损伤海马区突触可塑性的影响[J]. 解剖科学进展，2002，8(2)：106～110.
[15] 王新志，李燕梅. 中风星蒌通腑胶囊治疗急性缺血性中风120例[J]. 中医药学刊，2002，20(2)：153～154.
[16] 蔡定芳，赵剑华，等. 醒脑静注射液治疗急性缺血性中风的临床与实验研究[J]. 中国中医急症，2000，9(2)：45～48.
[17] 傅强，崔华雷，孙中吉，等. 醒脑静注射液对脑缺血再灌注诱导的脑神经细胞凋亡防治作用的实验研究[J]. 中国中西医结合急救杂志，2000，7(3)：144～146.
[18] 张根明，孙塑伦，高颖. 扶正护脑法在缺血性中风急性期治疗中的应用[J]. 中国中医基础医学杂志，2004，10(6)：8～10.
[19] 张根明，高颖，邹忆怀，等. 参麦注射液治疗急性缺血性中风120例临床观察[J]. 中华实用中西医杂志，2004，4(17)：953～955.
[20] 何丽云，孙塑伦，范吉平，等. 参麦注射液对神经细胞凋亡及胞浆钙变化的影响[J]. 中国中西医结合杂志，2001，21(8)：605～607.
[21] 张伯礼，王玉来，高颖，等. 中风病急性期综合治疗方案研究与

评价——附 522 例临床研究报告[J]. 中国危重病急救医学，2005，(5)：12.

[22] 黄培新，黄燕，卢明，等. 急性脑出血中西医结合综合治疗方案研究[J]. 中国中西医结合杂志，2006，26(7)：590～593.

附：口　僻

口僻俗称吊线风，其主要症状表现为口眼歪斜，历代医家多将其归入风门中。明代楼英《医学纲目·口眼㖞斜》中提到"凡半身不遂者，必口眼㖞斜，亦有无半身不遂而㖞斜者"。可见他所观察到的有单纯口眼歪斜而不伴偏瘫者，此即口僻症。口僻相当于西医学所称的面神经麻痹，是属面瘫，其表现为一侧鼻唇沟变浅，口角歪向另一侧，口歪重的则口角流涎，咀嚼时食物滞留在患侧齿颊之间。又因面瘫口歪，说话则吐字不清。

【病因病机】

本证是由正气不足，络脉空虚，卫外不固，风邪乘虚入中脉络，气血痹阻而发生。《诸病源候论·偏风口㖞候》说："偏风口㖞是体虚受风，风入于夹口之筋也。足阳明之筋，上夹于口，其筋偏虚，而风因乘之，使其经筋急而不调，故令口㖞僻也。"可见古人认为本证是由络脉空虚受风而得。但有感受风寒、风热的不同，风痰瘀血阻滞脉络亦能导致口僻。

【辨证论治】

1. **症状**　突然口眼歪斜，可伴有恶风寒，发热，汗出或无汗，肢体拘紧，肌肉关节酸痛，耳下有压痛等兼症。舌苔薄白，或薄黄，脉浮数、浮缓或浮紧，也有见细弦脉者。

若兼有恶风寒发热，肢体拘紧，肌肉关节酸痛，脉浮者，是风邪侵入，正邪相争所出现的表证，其中应当仔细分辨有无汗出，如气虚卫表不固则自汗出，多兼恶风发热，舌苔薄白而脉象浮缓；如因内热蒸表汗出者，舌苔可见薄黄，脉象浮数或细弦；如表实无汗当兼恶寒发热，肢体拘紧、酸痛，脉浮紧。无论表虚表实诸症都可兼有耳下压痛，此属脉络阻痹，气血循行不畅所致。

2. **转归**　本证主要表现为口眼歪斜，是风中脉络，病邪尚浅。如治疗及时确当，一般 2～3 个星期可开始恢复，1～2 个月可完全恢复正常。若逾期未恢复者，多为病久气滞，痰浊瘀血壅塞脉络，恢复较慢；若经治 6 个月以上，仍效果不佳者，往往恢复比较困难。

3. **治法**　祛风通络，养血和营。

4. **方药**　选用宋代杨倓《杨氏家藏方》牵正散为主方。"牵正"其意是将已歪斜的口眼部肌肉恢复如初，本方用全蝎、僵蚕、白附子三药以祛风化痰。急性期可用汤剂，并可在原方基础上加羌活、防风、当归、赤芍、香附等。用羌活、防风加强散风祛邪之力；当归、赤芍养血活络，乃"治风先治血，血行风自灭"之意；香附为气中血药，既可理气，又能和血。本方对表实属风寒入中较宜。如因表虚自汗者，可去羌活，加入桂枝、黄芪；如内热蒸表汗出，舌苔薄黄者去羌活，加入夏枯草、黄芩、菊花。若经治 2 个月以上未能恢复者，多有痰浊瘀血阻滞脉络，可去防风、羌活，加入水蛭、鬼箭羽、穿山甲以逐瘀血，再加白芥子、猪牙皂、制南星以涤除经络顽痰。有病久口眼歪斜而面肌瞤动者，可去羌活、防风、白附子加入天麻、钩藤、生石决明、白芍、木瓜以平肝息风，和血舒筋。

本证尚可采用贴膏药或针灸治疗的方法。中药面瘫膏治疗面神经麻痹，其处方为：天南星 50 克，马钱子 100 克，松香 450 克，蜂蜡 135 克，花生油 150 毫升制成膏药。用时先稍加热烘软，剪成两片，一片贴患侧耳后翳风穴，一片贴患侧耳前方下关穴至颊车穴区域，每隔 3～5 日更换 1 次。针灸治疗本病具有较好的疗效，临床中可针药并用。其治疗主穴取地仓、颊车、攒竹、丝竹空、人中、承浆、曲池、合谷、内庭。配穴取迎香、睛明、瞳子髎、颧髎、阳白、翳风、风池、下关、听会。应用时按病情需要，以患侧主穴为主，酌加配穴，每次轮流选用 6～8 个穴位。手法：面部穴位以轻刺激或中度刺激为宜，待有针感后留针 15 分钟，每日或隔日针 1 次。

附方

(1) 牵正散(《杨氏家藏方》)：白附子　白僵蚕　全蝎。

(2) 大秦艽汤(《素问气机宜保命集》)：秦艽　石膏　甘草　川芎　当归　芍药　羌活　独活　防风　黄芩　白芷　生地　熟地　白术　茯苓　细辛。

(3) 清肝散风饮(《验方》)：夏枯草　黄芩　薄荷　防风　菊花　钩藤　地龙　乌梢蛇　赤芍　红花　鸡血藤。

(4) 镇肝息风汤(《医学衷中参西录》)：怀牛膝　生赭石　生龙骨　生牡蛎　生龟版　生杭芍　玄参　天门冬　川楝子　生麦芽　茵陈　甘草。

(5) 星蒌承气汤(《验方》)：胆南星　全瓜蒌　生大黄　芒硝。

(6) 至宝丹(《和剂局方》)：犀角　牛黄　玳瑁　龙脑　麝香　朱砂　琥珀　雄黄　安息香　金银箔。

(7) 安宫牛黄丸(《温病条辨》)：牛黄　犀角　朱砂　麝香　山栀　黄芩　郁金　黄连　梅片　珍珠　雄黄　金箔为衣。

(8) 羚羊角汤(《医醇賸义》)：羚羊角　龟版　生地　丹皮　白芍　柴胡　薄荷　蝉蜕　菊花　夏枯草　石决明。

(9) 苏合香丸(《和剂局方》)：丁香　安息香　青木香　白檀香　荜茇　诃黎勒　犀角　朱砂　熏陆香　龙脑　麝香　苏合香　白术　香附子　沉香。

(10) 涤痰汤(《济生方》)：半夏　胆星　橘红　枳实　茯苓　人参　石菖蒲　竹茹　甘草　生姜　大枣。

(11) 白通加猪胆汁汤(《伤寒论》)：葱白　干姜　生附子　猪胆汁。

(12) 地黄饮子(《宣明论方》)：熟地　麦门冬　五味子　山茱萸　官桂　附子　巴戟天　肉苁蓉　石菖蒲　远志　茯苓　石斛。

(13) 补阳还五汤(《医林改错》)：黄芪　当归尾　川芎　桃仁　地龙　赤芍　红花。

(14) 鲜(解)语丹(《医学心悟》)：白附子　石菖蒲　远志　天麻　全蝎　羌活　天南星　木香　甘草。

癫　狂

【定义】

癫病以精神抑郁，表情淡漠，沉默痴呆，语无伦次，静而少动为特征；狂病以精神亢奋，狂躁刚暴，喧扰不宁，毁物打骂，动而多怒为特征。癫病与狂病都是精神失常的疾病，两者在临床上可以互相转化，故常并称。

【历史沿革】

癫之病名最早见于马王堆汉墓出土的《足臂十一脉灸经》"数瘨疾"。癫狂病名出自《内经》。该书对于本病的症状、病因病机及治疗均有较详细的记载。在症状描述方面，如《灵枢·癫狂》篇说："癫疾始生，先不乐，头重痛，视举，目赤，甚作极，已而烦心"、"狂始发，少卧，不饥，自高贤也，自辨智也，自尊贵也，善骂詈，日夜不休。"在病因病机方面，《素问·至真要大论篇》说："诸躁狂越，皆属于火。"《素问·脉要精微论篇》说："衣被不敛，言语善恶，不避亲疏者，此神明之乱也。"《素问·脉解篇》又说："阳尽在上，而阴气从下，下虚上实，故狂癫疾也。"指出了火邪扰心和阴阳失调可以发病。《灵枢·癫狂》篇又有"得之忧饥"、"得之大恐"、"得之有所大喜"等记载。明确指出情志因素亦可以导致癫狂的发生。《素问·奇病论篇》说："人生而有病癫疾者，此得之在母腹中时。"指出本病具有遗传性。在治疗方面，《素问·病能论篇》说："帝曰：有病怒狂者，其病安生？岐伯曰：生于阳也。帝曰：治之奈何？岐伯曰：夺其实即已，夫食入于阴，长气于阳，故夺其食则已，使之服以生铁落为饮，夫生铁落者，下气疾也。"至《难经》则明确提出癫与狂的鉴别要点，如《二十难》记有"重阳者狂，重阴者癫"，而《五十九难》对癫狂二证则从症状表现上加以区别，其曰："狂癫之病何以别之？然：狂疾之始发，少卧而不饥，自高贤也，自辩智也，自倨贵也，妄笑好歌乐，妄行不休是也。癫疾始发，意不乐，僵仆直视，其脉三部阴阳俱盛是也。"对两者的鉴别可谓要言不繁。

汉代张仲景《金匮要略·五脏风寒积聚病脉证治》说："邪哭(作"入"解)使魂魄不安者，血气少也，血气少者属于心，心气虚者，其人则畏；合目欲眠，梦远行而精神离散，魂魄妄行。阴气衰者为癫，阳气衰者为狂。"(本节"阴气衰"与"阳气衰"之"衰"字，应作"病"字解，或谓系"蓑"字之误。——编者注)对本病的病因作进一步的探讨，提出因心虚而血气少，邪乘于阴则为癫，邪乘于阳则为狂。

唐宋以后，对癫狂的证候描述更加确切，唐代孙思邈《备急千金要方·风癫》曰："示表癫邪之端，而见其病，或有默默而不声，或复多言而漫说，或歌或哭，或吟或笑，或眠坐沟渠，瞰于粪秽，或裸形露体，或昼夜游走，或嗔骂无度，或是蜚蛊精灵，手乱目急。"对癫狂采用针药并用的治疗方式。

金元时代对癫狂的病因学说有了较大的发展。如金代刘完素《素问玄机原病式·五运主病》说："经注曰多喜为癫，多怒为狂，然喜为心志，故心热甚则多喜而为狂，况五志所发，皆为热，故狂者五志间发。"元代朱丹溪《丹溪心法·癫狂篇》云："癫属阴，狂属阳……大率多因痰结于心胸间。"提出了癫狂的发病与"痰"有关的理论，并提出"痰迷心窍"之说，对于指导临床实践具有重要意义，也为后世许多医家所遵循。此时不仅对病因病机的认识更臻完善，而且从实践中也积累了一些治疗本病的经验。如治癫用养心血、镇心神、开痰结，治狂用大吐下之法。此外，《丹溪心法》还记有精神治疗的方法。

及至明清两代，不少医家对本病证治理法的研究多有心得体会。如明代楼英《医学纲目》卷二十五记有："狂之为病少卧，少卧则卫独行，阳不行阴，故阳盛阴虚，令昏其神。得睡则卫得入于阴，而阴得卫镇，不虚，阳无卫助，不盛，故阴阳均平而愈矣。"对《内经》狂病，由阴阳失调而成的理论有所发挥。再如李梴、张景岳等对癫狂二证的区别，分辨甚详。明代李梴《医学入门·癫狂》说："癫者异常也，平日能言，癫则沉默；平日不言，癫则呻吟，甚则僵卧直视，心常不乐"、"狂者凶狂也，轻则自高自是，好歌好舞，甚则弃衣而走，逾垣上屋，又甚则披头大叫，不避水火，且好杀人。"明代张介宾《景岳全书·癫狂痴呆》说："狂病常醒，多怒而暴；癫病常昏，多倦而静。由此观之，则其阴阳寒热，自有冰炭之异。"明代王肯堂《证治准绳》中云："癫者，俗谓之失心风。多因抑郁不遂……精神恍惚，言语错乱，喜怒不常。"这一时期的医家肯定了癫狂痰迷心窍的病机，治疗多主张治癫宜解郁化痰、宁心安神为主；治狂则先夺其食，或降其火，或下其痰，药用重剂，不可畏首畏尾。明代戴思恭《证治要诀·癫狂》提出："癫狂由七情所郁，遂生痰涎，迷塞心窍。"明代虞抟《医学正传》以牛黄清心丸治癫狂，取其豁痰清心之意。至王清任又提出了血瘀可病癫狂的论点，并认识到本病与脑有着密切的关系。如王清任《医林改错》癫狂梦醒汤谓："癫狂一证……乃气血凝滞脑气，与脏腑气不接，如同做梦一样。"清代何梦瑶《医碥·狂癫痫》剖析狂病病机为火气乘心，劫伤心血，神不守舍，痰涎入踞。清代张璐《张氏医通·神志门》集狂病治法之大成："上焦实者，从高抑之，生铁落饮；阳明实则脉伏，大承气汤去厚朴加当归、铁落饮，以大利为度；在上者，因而越之，来苏膏，或戴人三圣散涌吐，其病立安，后用洗心散、凉膈散调之；形证脉气俱实，当涌吐兼利，胜金丹一服神效……《经》云：喜乐无极则伤魂，魄伤则狂，狂者意不存，当以恐胜之，以凉药补魄之阴，清神汤。"

综上所述，历代医家则对癫狂的病因、病机、临床症状及治疗进行了较多的论述，对后世有较大的影响。

【范围】

癫病与狂病都是精神失常的疾患，其表现类似于西医学的某些精神病，精神分裂症的精神抑郁型，心境障碍中躁狂抑郁症的抑郁型、抑郁发作大致相当于癫病。精神分裂症的紧张性兴奋型及青春型、心境障碍中躁狂抑郁症的躁狂型、躁狂发作、急性反应性精神病的反应兴奋状态大致相当于狂病。凡此诸病出现症状、舌苔、脉象等临床表现与本篇所述相同者，均可参考本篇进行辨证论治。

【病因病机】

癫狂发生的原因，总与七情内伤密切相关，或以思虑不遂，或以悲喜交加，或以恼怒惊恐，皆能损伤心、脾、肝、胆，导致脏腑功能失调和阴阳失于平秘，进而产生气滞、痰结、火郁、血瘀等，蒙蔽心窍而引起神志失常。狂病属阳，癫病属阴，病因病机有所不同。如清代叶天士《临证指南医案》龚商年按："狂由大惊大恐，病在肝胆胃经，三阳并而上升，故火炽则痰涌，心窍为之闭塞。癫由积忧积郁，病在心脾包络，三阴蔽而不宣，故气郁则痰迷，神志为之混淆。"

癫狂发生的存在原发病因、继发病因和诱发因素。原发病因有禀赋不足，情志内伤和饮食不节；继发病因有气滞、痰结、火郁、血瘀等；诱发因素有情志失节，人事怫意，突遭变乱及剧烈的情志刺激。癫病起病多缓慢，渐进发展，癫病病位在肝、脾、心、脑，病之初起多表现为实证，后转换为虚实夹杂，病程日久，损伤心、脾、脑、肾，转为虚证。狂病急性发病，狂病病位在肝、胆、胃、心、脑，病之初起为阳证、热证、实证，渐向虚实夹杂转化，终至邪去正伤，渐向癫病过渡。

兹从气、痰、火、瘀四个方面对本病的病因病机列述如下。

1. 气机阻滞 《素问·举痛论篇》有"百病皆生于气"之说，平素易怒者，由于郁怒伤肝，肝失疏泄，则气机失调，气郁日久，则进一步形成气滞血瘀，或痰气互结，或气郁化火，阻闭心窍而发为癫狂。正如《证治要诀·癫狂》所说"癫狂由七情所郁，遂生痰涎，迷塞心窍"。

2. 痰浊蕴结 自从金元时代朱丹溪提出癫狂与"痰"有关的论点以后，不少医家均宗其说。如明代张景岳《景岳全书·癫狂痴呆》说："癫病多由痰气，凡气有所逆，痰有所滞，皆能壅闭经络，格塞心窍。"近代张锡纯《医学衷中参西录·医方》明确指出"癫狂之证，乃痰火上泛，瘀塞其心与脑相连窍络，以致心脑不通，神明皆乱"。由于长期的忧思郁怒造成气机不畅，肝郁犯脾，脾失健运，痰涎内生，以致气血痰结。或因脾气虚弱，升降失常，清浊不分，浊阴蕴结成痰，则为气虚痰结。无论气郁痰结或气虚痰结，总由"痰迷心窍"而病癫病。若因五志之火不得宣泄，炼液成痰，或肝火乘胃，津液被熬，结为痰火；或痰结日久，郁而化火，以致痰火上扰，心窍被蒙，神志遂乱，也可发为狂病。

3. 火郁扰神 《内经》早就指出狂病与火有关。如《素问·至真要大论篇》指出："诸躁狂越，皆属于火。"《素问·阳明脉解篇》又说："帝曰：病甚则弃衣而走，登高而歌，或至不食数日，逾垣上屋，所上之处，皆非其素所能也，病反能者何也？岐伯曰：四肢者，诸阳之本也，阳盛则四肢实，实则能登高也"、"帝曰：其妄言骂詈不避亲疏而歌者何也？岐伯曰：阳盛则使人妄言骂詈，不避亲疏而不欲食，不欲食故妄走也。"因阳明热盛，上扰心窍，以致心神昏乱而发为狂病。《景岳全书·癫狂痴呆》亦说："凡狂病多因于火，此或以谋为失志，或以思虑郁结，屈无所伸，怒无所泄，以致肝胆气逆，木火合邪，是诚东方实证也，此其邪盛于心，则为神魂不守，邪乘于胃，则为暴横刚强。"综上所述，胃、肝、胆三经实火上升扰动心神，皆可发为狂病。

4. 瘀血内阻 由于血瘀使脑气与脏腑之气不相连接而发狂。如清代王清任《医林改错》说："癫狂一证，哭笑不休，詈骂歌唱，不避亲疏，许多恶态，乃气血凝滞，脑气与脏腑气不接，如同做梦一样。"并自创癫狂梦醒汤治疗本病。另外，王清任还创立脑髓说，其曰："灵机记性在脑者，因饮食生气血，长肌肉，精汁之清者，化而为髓"、"小儿无记性者，脑髓未满，高年无记性者，脑髓渐空。"联系本病的发生，如头脑发生血瘀气滞，使脏腑化生的气血不能正常的充养元神之府，或因血瘀阻滞脉络，气血不能上荣脑髓，则可造成灵机混乱，神志失常发为癫狂。

综上所述，气、痰、火、瘀均可造成阴阳的偏盛偏衰，而历代医家多以阴阳失调作为本病的主要病机。如《素问·生气通天论篇》说："阴不胜其阳，则脉流薄疾，并乃狂。"又《素问·宣明五气论篇》说："邪入于阳则狂，邪入于阴则痹，搏阳则为癫疾。"《难经·二十难》说："重阳者狂，重阴者癫。"所谓重阴重阳者，医家论述颇不一致。有说阳邪并于阳者为重阳，阴邪并于阴者为重阴；有说三部阴阳脉皆洪盛而牢为重阳，三部阴阳脉皆沉伏而细为重阴；还有认为气并于阳而阳盛气实者为重阳，血并于阴而阴盛血实者为重阴。概言之，两种属阳的因素重叠相加称为重阳，如平素好动、性情暴躁，又受痰火阳邪，此为重阳而病狂；两种属阴的因素重叠相加，称为重阴，如平素好静，情志抑郁，又受痰郁阴邪，此为重阴而病癫。此后在《诸病源候论》、《普济方》以及明清许多医家的著述中，也都说明机体阴阳失调，不能互相维系，以致阴虚于下，阳亢于上，心神被扰，神明逆乱而发癫狂。

此外，张仲景《伤寒论》尚有蓄血发狂的记载，应属血瘀一类；由于思虑太过，劳伤心脾，气血两虚，心失所养亦可致病。《医学正传·癫狂痫证》说："癫为心血不足。"癫狂病的发生还与先天禀赋有关，若禀赋充足，体质强壮，阴平阳秘，虽受七情刺激也只是短暂的情志失畅；反之禀赋素虚，肾气不足，复因惊骇悲恐，意志不遂等七情内伤，则每可引起阴阳失调而发病。禀赋不足而发病者往往具有家族遗传性，其家族可有类似的病史。

【诊断与鉴别诊断】

一、诊断

（一）发病特点

本病发生与内伤七情密切相关，性格暴躁、抑郁、孤僻、易于发怒、胆怯疑虑等，是发病的常见因素；头颅外伤、中毒病史对确定诊断也有帮助。但其主要诊断依据是灵机、情志、行为三方面的失常。所谓灵机即记性、思考，谋虑、决断等方面的功能表现。

（二）临床表现

本病的临床症状大致可分为4类，兹分述于后。

(1) 躁狂症状：如弃衣而走，登高而歌，数日不食而能逾垣上屋，所上之处，皆非其力所能，妄言骂詈，不避亲疏，妄想丛生，毁物伤人，甚至自杀等，其证属实热，为阳气有余的症状。

(2) 抑郁症状：如精神恍惚，表情淡漠，沉默痴呆，喃喃自语或语无伦次，秽洁不知，颠倒错乱，或歌或笑，悲喜无常，其证多偏于虚。为阴气有余的症状，或为痰气交阻。

(3) 幻觉症状：幻觉是患者对客观上不存在的事物，却感到和真实的一样，可有幻视、幻听、幻嗅、幻触等症。如早在《灵枢・癫狂》就对幻觉症状有明确的记载："目妄见，耳妄闻……善见鬼神。"再如明代李梴《医学入门・癫狂》记有："视听言动俱妄者，谓之邪祟，甚则能言平生未见闻事及五色神鬼。"此处所谓邪祟，即为幻觉症状。

(4) 妄想症状：妄想是与客观实际不符合的病态信念，其判断推理缺乏令人信服的根据，但患者坚信其正确而不能被说服。正如《灵枢・癫狂》所说："自高贤也，自辨智也，自尊贵也。"《中藏经・癫狂》也说："有自委曲者，有自高贤者。"此外，还可有疑病、自罪、被害、嫉妒等妄想症状。

这些临床症状不是中毒、热病所致，头颅CT及其他辅助检查没有阳性发现。

总之，癫病多见抑郁症状，呆滞好静，其脉多沉伏细弦；狂病多见躁狂症状，多怒好动，其脉多洪盛滑数，这是两者的区别。至于幻觉症状和妄想症状则既可见于癫病，也可见于狂病。

二、鉴别诊断

1. **痫病**　痫病是以突然仆倒，昏不知人，四肢抽搐为特征的发作性疾患，与本病不难区分。但自秦汉至金元时期，往往癫、狂、痫同时并称，常常混而不清，尤其是癫病与痫病始终未能明确分清，及至明代王肯堂才明确提出癫狂与痫病的不同。如《证治准绳・癫狂痫总论》说："癫者或狂或愚，或歌或笑，或悲或泣，如醉如痴，言语有头无尾，秽洁不知，积年累月不愈"；"狂者病之发时猖狂刚暴，如伤寒阳明大实发狂，骂詈不避亲疏，甚则登高而歌，弃衣而走，逾垣上屋，非力所能，或与人语所未尝见之事"；"痫病发则昏不知人，眩仆倒地，不省高下，甚而瘛疭抽掣，目上视，或口眼歪斜，或口作六畜之声。"至此已将癫狂与痫病截然分开，为后世辨证治疗指出了正确方向。

2. **谵语、郑声**　谵语是因阳明实热或温邪入于营血，热邪扰乱神明，而出现神志不清、胡言乱语的重症。郑声是指疾病晚期心气内损，精神散乱而出现神识不清，不能自主，语言重复，语声低怯，断续重复而语不成句的垂危征象。狂病与谵语、郑声在症状表现上是不同的，如《东垣十书・此事难知集・狂言谵语郑声辨》记有"狂言声大开自与人语，语所未尝见事，即为狂言也。谵语者，合目自语，言所日用常见常行之事，即为谵语也。郑声者，声战无力，不相接续，造字出于喉中，即郑声也"。

3. **脏躁**　脏躁好发于妇人，其症为悲伤欲哭，数欠伸，像如神灵所作，但可自制，一般不会自伤及伤害他人，与癫狂完全丧失自知力的神志失常不同。

【辨证论治】

一、辨证

（一）辨证要点

1. **癫病审查轻重**　精神抑郁，表情淡漠，寡言呆滞是癫病的一般症状，初发病时常兼喜怒无常，喃喃自语，语无伦次，舌苔白腻，此为痰结不深，证情尚轻。若病程迁延日久，则见呆若木鸡，目瞪如愚，灵机混乱，舌苔渐变为白厚而腻，乃痰结日深，病情转重。久则正气日耗，脉由弦滑变为滑缓，终至沉细无力。倘使病情演变为气血两虚，而症见神思恍惚，思维贫乏，意志减退者，则病深难复。

2. **狂病明辨虚实**　狂病应区分痰火、阴虚的主次先后，狂病初起是以狂暴无知，情感高涨为主要表现，概由痰火实邪扰乱神明而成。病久则火灼阴液，渐变为阴虚火旺之证，可见情绪焦躁，多言不眠，形瘦面赤舌红等症状。这一时期，分辨其主次先后，对于确定治法处方是很重要的。一般说，亢奋症状突出，舌苔黄腻，脉弦滑数者，是痰火为主，而焦虑、烦躁、失眠、精神疲惫，舌质红少苔或无苔，脉细数者，是阴虚为主。至于痰火、阴虚证候出现的先后，则需对上述证候，舌苔、脉象的变化作动态的观察。

（二）证候

癫病

[痰气郁结]

症状：精神抑郁，表情淡漠，寡言呆滞，或多疑虑，语无伦次，或喃喃自语，喜怒无常，甚则忿不欲生，不思饮食。舌苔白腻，脉弦滑。

病机分析：因思虑太过，所愿不遂，使肝气被郁，脾失健运而生痰浊。痰浊阻蔽神明，故出现抑郁、呆滞、语无伦次等症；痰扰心神，故见喜怒无常，忿不欲生，又因痰浊中阻，故不思饮食。苔腻、脉滑皆为气郁痰结之征。

[气虚痰结]

症状：情感淡漠，不动不语，甚则呆若木鸡，目瞪如愚，傻笑自语，生活被动，灵机混乱，甚至目妄见，耳妄闻，自责自罪，面色萎黄，便溏溲清。舌质淡，舌体胖，苔白腻，脉滑或脉弱。

病机分析：癫久正气亏虚，脾运力薄而痰浊益甚。痰结日深，心窍被蒙，故情感淡漠而呆若木鸡，甚至灵机混乱，出现幻觉症状；脾气日衰故见面色萎黄，便溏、溲清诸症。舌淡胖，苔白腻，脉滑或弱皆为气虚痰结之象。

[气血两虚]

病程漫长，病势较缓，面色苍白，多有疲惫不堪之象，神思恍惚，心悸易惊，善悲欲哭，思维贫乏，意志减退，言语无序，魂梦颠倒。舌质淡，舌体胖大有齿痕，舌苔薄白，脉细弱无力。

病机分析：癫病日久，中气渐衰，气血生化乏源，故面色苍白，肢体困乏，疲惫不堪；因心血内亏，心失所养，可见神思恍惚，心悸易惊，意志减退诸症。舌胖，脉细是气血俱衰之征。

狂病

[痰火扰心]

症状：起病急，常先有性情急躁，头痛失眠，两目怒视，面红目赤，突然狂暴无知，情感高涨，言语杂乱，逾垣上屋，气力逾常，骂詈叫号，不避亲疏，或毁物伤人，或哭笑无常，登高而歌，弃衣而走，渴喜冷饮，便秘溲赤，不食不眠。舌质红绛，苔多黄腻，脉弦滑数。

病机分析：五志化火，鼓动阳明痰热，上扰清窍，故见性情急躁，头痛失眠；阳气独盛，扰乱心神，神明昏乱，症见狂暴无知，言语杂乱，骂詈不避亲疏；四肢为诸阳之本，阳盛则四肢实，实则登高、逾垣、上屋，而气力超乎寻常。舌绛苔黄腻，脉弦而滑数，皆属痰火壅盛，且有伤阴之势。以火属阳，阳主动，故起病急骤而狂暴不休。

[阴虚火旺]

症状：狂病日久，病势较缓，精神疲惫，时而躁狂，情绪焦虑、紧张，多言善惊，恐惧而不稳，烦躁不眠，形瘦面红，五心烦热。舌质红，少苔或无苔，脉细数。

病机分析：狂乱躁动日久，必致气阴两伤，如气不足则精神疲惫，仅有时躁狂而不能持久。由于阴伤而虚火旺盛，扰乱心神，故症见情绪焦虑，多言善惊，烦躁不眠，形瘦面红等。舌质红，脉细数，也为阴虚内热之象。

[气血凝滞]

症状：情绪躁扰不安，恼怒多言，甚则登高而歌，弃衣而走，或目妄见，耳妄闻，或呆滞少语，妄思离奇多端，常兼面色暗滞，胸胁满闷，头痛心悸，或妇人经期腹痛，经血紫暗有块。舌质紫暗有瘀斑，舌苔或薄白或薄黄，脉细弦，或弦数，或沉弦而迟。

病机分析：本证由血气凝滞使脑气与脏腑气不相接续而成，若瘀兼实热，苔黄，脉弦致，多表现为狂病；若瘀兼虚寒，苔白，脉沉弦而迟，多表现为癫病。但是无论属狂属癫，均以血瘀气滞为主因。

二、治疗

(一) 治疗原则

1. **解郁化痰，宁心安神** 癫病多虚，为重阴之病，主于气与痰，治疗宜解郁化痰，宁心安神，补养气血为主要治则。

2. **泻火逐痰，活血滋阴** 狂病多实，为重阳之病，主于痰火、瘀血，治疗宜降其火，或下其痰，或化其瘀血，后期应予滋养心肝阴液，兼清虚火。

概言之，癫病与狂病总因七情内伤，使阴阳失调，或气并于阳，或血并于阴而发病，故治疗总则以调整阴阳，以平为期，如《素问·生气通天论篇》所说："阴平阳秘，精神乃治。"

(二) 治法方药

癫病

[痰气郁结]

治法：疏肝解郁，化痰开窍。

方药：逍遥散合涤痰汤加减。药用柴胡配白芍疏肝柔肝，可加香附、郁金以增理气解郁之力，其中茯苓、白术可以健脾化浊。涤痰汤为二陈汤增入胆南星、枳实、人参、石菖蒲、竹茹而成，胆南星、竹茹辅助二陈汤化痰，石菖蒲合郁金可以开窍，枳实配香附可以理气，人参可暂去之。单用上方恐其效力不达，须配用十香返生丹，每服1丸，日服两次，是借芳香开窍之力，以奏涤痰散结之功；若癫病因痰结气郁而化热者，症见失眠易惊，烦躁不安而神志昏乱，舌苔转为黄腻，舌质渐红，治当清化痰热，清心开窍，可用温胆汤送服至宝丹。

[气虚痰结]

治法：益气健脾，涤痰宣窍。

方药：四君子汤合涤痰汤加减。药用人参、茯苓、白术、甘草四君益气健脾以扶正培本。再予半夏、胆南星、橘红、枳实、石菖蒲、竹茹涤除痰涎，可加远志、郁金，既可理气化痰，又能辅助石菖蒲宣开心窍。若神思迷惘，表情呆钝，症情较重，是痰迷心窍较深，治宜温开，可用苏合香丸，每服1丸，日服两次，以豁痰宣窍。

[气血两虚]

治法：益气健脾，养血安神。

方药：养心汤加减。方中人参、黄芪、甘草补脾益气；当归、川芎养心血；茯苓、远志、柏子仁、酸枣仁、五味子宁心神；更有肉桂引药入心，以奏养心安神之功。若兼见畏寒蜷缩，卧姿如弓，小便清长，下利清谷者，属肾阳不足，应加入温补肾阳之品，如补骨脂、巴戟天、肉苁蓉等。

狂病

[痰火扰心]

治法：泻火逐痰，镇心安神。

方药：泻心汤合礞石滚痰丸加减。方中大黄、黄连、黄芩苦寒直折心肝胃三经之火，知母滋阴降火而能维护阴液，佐以生铁落镇心安神。礞石滚痰丸方用青礞石、沉香、大黄，黄芩、朴硝，逐痰降火，待痰火渐退，礞石滚痰丸可改为包煎。胸膈痰浊壅盛，而形体壮实，脉滑大有力者，可采用涌吐痰涎法，三圣散治之，方中瓜蒂、防风、藜芦三味，劫夺痰浊，吐后如形神俱乏，当以饮食调养。阳明热结，躁狂谵语，神志昏乱，面赤腹满，大便燥结，舌苔焦黄起刺或焦黑燥裂，舌质红绛，脉滑实而大者，宜先服大承气汤急下存阴，再投凉膈散加减清以泻实火；病情好转而痰火未尽，心烦失眠，哭笑无常者，可用温胆汤送服朱砂安神丸。

[阴虚火旺]

治则：滋阴降火，安神定志。

方药：选用二阴煎加减，送服定志丸。方中生地、麦门冬、玄参养阴清热；黄连、木通、竹叶、灯心草泻热清心安神；可加用白薇、地骨皮清虚热；茯神、炒酸枣仁、甘草养心安神。定志丸方用人参、茯神、石菖蒲、甘草，其方健脾养心，安神定志，可用汤药送服，也可布包入煎。若阴虚火旺兼有痰热未清者，仍可用二阴煎适当加入全瓜蒌、胆南星、天竺黄等。

[气血凝滞]

治则：活血化瘀，理气解郁。

方药：选用癫狂梦醒汤加减，送服大黄䗪虫丸。方中重用桃仁合赤芍活血化瘀，还可加用丹参、红花、水蛭以助活血之力；柴胡、香附理气解郁；青陈皮、大腹皮、桑白皮、苏子行气降气；半夏和胃，甘草调中。如蕴热者可用木通加黄芩以清之；兼寒者加干姜、附子助阳温经。大黄䗪虫丸方用大黄、黄芩、甘草、桃仁、杏仁、芍药、干生地、干漆、虻虫、水蛭、蛴螬、䗪虫。可祛瘀生新，攻逐蓄血，但需要服用较长时期。

（三）其他治法

1. 单方验方

（1）黄芫花：取花蕾及叶，晒干研粉，成人每日服 1.5～6 克，饭前一次服下，10～20 日为一个疗程，主治狂病属痰火扰心者。一般服后有恶心、呕吐、腹泻等反应，故孕妇、体弱、素有胃肠病者忌用。

（2）巴豆霜：1～3 克，分 2 次间隔半小时服完，10 次为一个疗程，一般服用 2 个疗程，第 1 个疗程隔日 1 次，第 2 个疗程隔两日 1 次。主治狂病，以痰火扰心为主者。

2. **针灸**　取穴以任督二脉、心及心包经为主，其配穴总以清心醒脑，豁痰宣窍为原则，其手法多采用三人或五人同时进针法，狂病多用泻法，大幅度捻转，进行强刺激，癫病可用平补平泻的手法。

（1）癫病主方：① 中脘、神门、三阴交。② 心俞、肝俞、脾俞、丰隆。两组可以交替使用。

（2）狂病主方：① 人中、少商、隐白、大陵、丰隆。② 风府、大椎、身柱。③ 鸠尾、上脘、中脘、丰隆。④ 人中、风府、劳宫、大陵。每次取穴一组，4 组穴位可以轮换使用。狂病发作时，可独取两侧环跳穴，用四寸粗针，行强刺激，可起安神定志作用。

3. **灌肠疗法**　痰浊蒙窍的癫病：以生铁落、牡蛎、石菖蒲、郁金、胆南星、法半夏、礞石、黄连、竹叶、灯心草、赤芍、桃仁、红花组方，先煎生铁落、礞石 30 分钟，去渣加其他药物煎 30 分钟，取汁灌肠。

4. **饮食疗法**　心脾不足者：黄芪莲子粥，取黄芪，文火煎 10 分钟，去渣，入莲子、粳米，煮粥。心肾不交者：百合地黄粥。生地切丝，煮 1～2 分钟，去渣，入百合，粳米煮成粥，加蜂蜜适量。

【转归及预后】

癫病属痰气郁结而病程较短者，及时祛除壅塞胸膈之痰浊，复以理气解郁之法，较易治愈；若病久失治，则痰浊日盛而正气日虚，乃成气虚痰结之证；或痰郁化热，痰火渐盛，转变为狂病。气虚痰结证如积极调治，使痰浊渐化，正气渐复，则可以向愈，但较痰气郁结证易于复发。若迁延失治或调养不当，正气愈虚而痰愈盛，痰愈盛则症愈重，终因灵机混乱，日久不复成废人。气血两虚治以扶正固本，补养心脾之法，使气血渐复，尚可向愈，但即使病情好转，也多情感淡漠，灵机迟滞，工作效率不高，且复发机会较多。

狂病骤起先见痰火扰心之证，急投泻火逐痰之法，病情多可迅速缓解；若经治以后，火势渐衰而痰浊留恋，深思迷惘，其状如癫，乃已转变为癫病。如治不得法或不及时，致使真阴耗伤，则心神昏乱日重，其证转化为阴虚火旺，若此时给予正确的治疗，使内热渐清而阴液渐复，则病情可向愈发展。如治疗失当，则火愈旺而阴愈伤，阴愈亏则火愈亢，以致躁狂之症时隐时发，时轻时重。另外，火邪耗气伤阴，导致气阴两衰，则迁延难愈。狂病日久出现气血凝滞，治疗得法，血瘀征象不断改善，则癫狂症状也可逐渐好转。若病久迁延不愈，可形成气血阴阳俱衰，灵机混乱，预后多不良。

【预防与护理】

癫狂之病多由内伤七情而引起，故应注意精神调摄。在护理方面，首先应正确对待患者的各种病态表现，不应讥笑、讽刺，要关心患者。对于尚有一些适应环境能力的轻证患者，应注意调节情志活动，如以喜胜忧，以忧胜怒等。对其不合理的要求应耐心解释，对其合理的要求应尽量满足。对重证患者的打人、骂人、自伤、毁物等症状，要采取防护措施，注意安全，防止意外。对于拒食患者应找出原因，根据其特点进行劝导、督促、喂食或鼻饲，以保证营养。对有自杀、杀人企图或行为的患者，必须严密注意，专人照顾，并将危险品如刀、剪、绳、药品等严加收藏，注意投河、跳楼、触电等意外行为。

【现代研究】

王氏等[1]认为癫病与狂病都是精神失常的疾患，其表现类似于西医学的某些精神病，癫狂病中以精神分裂症、抑郁症最为常见。精神分裂症以基本个性改变，思维、情感、行为的分裂，精神活动与环境不相协调为主要临床特征。抑郁症以情绪低落、思维迟缓并伴有兴趣减低、主动性下降等精神运动性迟滞症状为主要表现。

20 世纪 70 年代我国精神分裂症的时点患病率在 0.156%～0.46%之间。1982 年对国内 12 个地区的精神疾病进行流行病学协作调查[2]显示，精神分裂症的城市时点患病率和总患病率均明显高于农村，前者为 0.711%和 0.606%，后者为 0.426%和 0.342%，差别有显著性。1993 年对其中的 7 个地区进行调查发现患病率呈上升趋势，城乡差别正在缩小。1982 年对国内 12 个地区情感性精神障碍的患病率为0.076%，时点患病率为 0.037%。华西医科大学 1994 年对近 15 万农村人口的流行学调查发现情感性精神障碍的患病率为 0.17%。1994 年 WHO 调查表明，抑郁症的现患病率为11.4%，终生患病率 20%～30%，自杀率达 10%～17%，复发率为 75%～85%。目前国内外尚无大样本的单项躁狂发作的统计，小样本显示其患病率和发病率远低于精神分裂症。

（一）病因学的研究

20 世纪 50 年代后，对癫狂的病因学研究，多主张癫狂为内伤疾病，其发病主要与遗传因素、心理性格、精神刺激和出生季节相关。

癫狂的发生与人的心理和性格相关，张良栋等人以《内经》中阴阳为纲，按人的心理和体格特征划分为火、金、土、水、木 5 种素质分型，对 100 例正常人和 100 例精神分裂症患者进行了对照研究，发现中医素质分型的分布在正常人中以火型为最多(45%)，水型最少(9%)，而患者中则以水型为最多(38%)，土型较少(13%)。实验显示的患者中水型素质者较多，符合西医学中内向素质的人易于发生精神分裂症的观点。性格内向是精神分裂症发病的心理诱因之一，人际关系差是显著的诱发因素。癫狂的发生与精神刺激相关，癫狂发作前多存在睡眠障碍、抑郁、孤僻、焦虑、生活懒散、敏感多疑和头痛等症状，突出地表现为性格改变[3]。

癫狂发生受遗传影响，丁氏[4]指出先天禀赋对痰有易感性、易生性者，具有癫狂病易发性；具有心、肝之气易虚易实的先天禀赋，自降生起，无论外感或内伤，均能使脏腑功能失调，积湿瘀浊而生痰；痰浊内阻，瘀血内生，痰瘀相搏，凝结垢敛，心脑窍隧，滞扰与惑乱神明，发为癫狂。青春型患者多具先天禀赋阳强性体质，发病多属痰热内扰；偏执型患者多属先天禀赋阴性体质及柔性气质，发病多属痰瘀内阻；单纯型、紧张型患者多属先天禀赋阴弱性体质，气多偏虚，发病多属痰浊阻滞。

季节对癫狂的发病有影响，在春夏季，癫狂的发作较其他季节多，出生于寒季的患者发病率高于出生于暖季的，有家族史的发生率高于无家族史的，癫狂的发病与遗传相关，证实了癫狂"得之于母腹中"的论点。

（二）病机学的研究

近年来对癫狂的病机也有了深入的认识。在病位上，强调了脑与癫狂发生的关系，同时对脑、肝、肾、心、脾与癫狂的发生发展进行了全面地论述，概括出癫狂不同时期的病机，对癫狂各期的病机转化有了进一步的认识，对痰、火、瘀、郁、虚在癫狂的发生发展所起到的作用有了更深刻的认识。

近代名医张锡纯《医学衷中参西录・治癫狂方》指出："癫狂之证，亦西人所谓脑气筋病也，而其脑气筋之所以病者，因心与脑相通之道路为痰火所充塞也。"近代医家对癫狂的发生与脑相关多有论述。王氏[5]分期总结癫病病机均与脑相关：初期病位在脑、心、肝、脾，久病病位在脑、心、脾、肾，认为癫狂的主要病位都与脑、心相关，实为邪扰脑心之神，虚为脑心之神失养。他将癫病病机转化归纳为："始发于肝，并发于心，失调于脏，上扰于脑，癫病乃作。"即在癫病的初期病机为肝气郁结，气机不畅；发展期见肝郁日久，气滞血瘀，心脑受扰；郁久化火，肝火爆发；病势进一步发展，肝火引动心火，风火相煽，扰动脑神；火热灼津，炼液成痰，肝气横逆，克伐脾土，脾运失司，痰浊内阻，阻滞气机，瘀血内生，痰瘀互阻；后期脾虚日渐，精血乏源，阴精亏虚，心肾不足。而狂病的病机转化规律是"始于肝郁，并发心火，阻滞脾胃，痰火内炽，久伤肾水，狂势易见"。狂病早期有肝经郁热，扰动心脑；发展期肝经郁火，内生炽热，扰动心脑，火邪入阳明经；后期狂病日久，火邪伤阴，阴虚火旺，虚火上扰。

多数学者认为在癫狂的初期和发展期以邪实为主，存有气滞、血瘀、痰浊、火邪；久病则转化为气虚、阴虚、阳虚。癫狂的证型随病程长短发生变化，癫狂者新病多实，久病多虚：病程较短的患者多见于痰湿内阻型、痰火内扰型、气滞血瘀型；病程较长的患者多见气滞血瘀，肝郁脾虚，心脾两虚型、阴虚火旺型、阳虚亏损型，而痰湿内阻型在疾病各期均多见到。

对痰、火、瘀、郁、虚在癫狂的发生发展所起到的作用中，凌氏[6]认为癫狂的发生因之于气，痰必内生；因之于痰，气必受阻；痰气交结，火热自生；而癫狂的急性发作均具有火的特征，但火之来源及脏腑归属各不相同，有心经痰火、肝经之火、阳明燥火、阴虚燥火。丁氏[7]认为痰火扰心是狂病发生的根本，多由痰内蕴日久，痰浊壅甚而骤阻气道，致气不往来，阻郁之气迅速化火，灼扰于心，心神淆乱而成。乔氏[8]认为血瘀的产生与狂病反复发作有关。李氏[9]认为论痰、瘀为精神病的病理基础。陈氏[10]认为气（肺）血（心）逆乱是精神分裂症的基本病机。

癫狂的病机可以总结为起病初期多以邪实为主，扰动心脑；发展期，急性起病多有心肝的郁热实邪，扰动脑神；慢性期、康复期多痰气、瘀血，兼见心脾、肝肾、脾肾虚损。病位多责之脑、心、脾、肝。

（三）有关辨证论治规律的探讨

近年来对癫狂的症状进行了细致的观察，结合病因病机、精神症状、躯体症状、舌象及脉象，对癫狂各期的证型、虚实有了深刻的认识。中医病症诊断疗效标准将癫病分为痰气郁结、气虚痰结、心脾两虚、阴虚火旺 4 型；将狂病分为痰火扰神、火盛伤阴、气血瘀滞 3 型[11]。中西医结合学会精神疾病专业委员会于 1987 年将癫病[12]分为痰火内扰、痰湿内阻、气滞血瘀、阴虚火旺、阳虚亏损和其他型 6 个证型，分别治以清热涤痰（礞石滚痰汤）、化痰开窍（温胆汤）、活血化瘀（癫狂梦醒汤）、滋阴降火（玉女煎、清营汤）、温补脾肾（八味肾气丸、龟鹿二仙汤）为主方加减。王氏[13]将癫病分为痰火内结、上扰脑神；肝火内炽、灼及脑神；肝郁痰结、上及脑神；肝郁脾虚、上不及脑；肝肾两虚、上不益脑；脾肾两虚、上不育脑；心脾两虚、上不荣脑；气虚血瘀、脑神失调等 8 个证型；狂病分为肝郁痰火、上扰脑神；心肝炽盛、上及脑神；阳明热盛、上攻脑神；阴虚阳亢、心肾不交 4 个证型。对癫病分别治疗以豁痰泻火、清脑安神；镇肝泻火、清脑宁神；解郁化痰、育脑安神；疏肝健脾、养脑安神；补益肝肾、荣脑安神；培土固肾、养脑安神；益心健脾、育养脑神；益气活血、化瘀醒神；对狂病治疗以清热豁痰、醒脑安神；清心镇肝、醒神安神；荡涤阳明、清脑安神；滋阴潜阳、交通心肾法治疗。胡氏等[14]对 1 977 例情感性障碍抑郁发作患者，进行了中医辨证，发现最常见中医证型为肝郁气滞、肝郁脾虚、肝郁痰阻、心脾两虚证 4 类。李氏等[15]发现精神分裂患者痰湿内阻型、痰火内扰型及心脾两虚型较多见；其次为阴虚火旺型、阳虚亏损型及肝郁脾虚型；气滞血瘀型最少见。杜氏等[16]研究阳性精神症状组 70 例实热类舌象占 42.9%，实热与虚实夹杂类共占 78.6%。阴性精神症状组以虚实夹杂类舌象为主，占 42.2%。一般病程短，发病急，病情变化快，患者表现为阳性精神症状，以幻觉、妄想为主，易出现冲动，伤人毁物，多为邪气盛、正气未衰，故临床以实热类舌象多见；一般病程长，发病缓慢，病情变化不明显，表现为阴性精神症状，如情感淡漠，思维贫乏，意志减退为主，多为正气不足，邪气尚存。

近年来从整体观念出发，对癫狂的症状治疗、分期治疗进行了归纳和总结。杜氏等对表现为阳性精神症状者，以祛邪治疗为主，主要治法有：① 清热化痰法，温胆汤加减。② 活血化瘀法，血府逐瘀汤加减。③ 疏肝解郁法，逍遥散加减；对表现为阴性精神症状者，以扶正祛邪治疗为主：① 健脾化痰法，参苓白术散和二陈汤加减。② 养阴清热法，青蒿鳖甲汤加减。③ 益气活血法，补阳还五汤加减。针对癫狂的特定症状,贾氏等[17]观察到健脾补肾法可以改善精神分裂症认知损害。杨氏[18]总结癫狂的治法方药主要有:① 疏肝解郁法,见表情淡漠,食少神疲,情志抑郁,苔白脉弦者,方用逍遥散加减。② 化痰法:又分为理气化痰、清热化痰、化痰开窍,方用顺气导痰汤、温胆汤、苏合香丸以开窍。③ 清热泻火法,适应于内火亢旺,躁扰不眠,舌红苔少,脉数,方用泻心汤加减。④ 泻下法,临床症状具有阳明热盛,燥屎内结,舌苔黄粗而干,脉实有力者,里实壅盛最为合适。可用承气汤加减。⑤ 活血化瘀法,适用于久治不愈或反复发作者,气滞痰结,久而必致瘀血阻络,引起虚实夹杂证,方用癫狂梦醒汤加减。⑥ 补益法,脾肾两虚者,予补脾益肾法,真武汤加减。心脾两虚者予补益心脾,归脾汤加减。阴虚内热者,予养阴清热法,青蒿鳖甲汤加减;气血亏虚者,予补益气血法,八珍汤加减。⑦ 重镇法,对狂病,宜重镇安神,方用生铁落饮加减。⑧ 涌吐法,用于癫狂患者吐痰涎,苔腻,脉弦而滑之象,方用瓜蒂散加减。⑨ 夺食法,用于癫狂初起,口臭、食多、便结、坐卧不安等足阳明胃热证。对于虚实夹杂的证型采用补泄结合的方法。

(四)单方、验方的临床应用

国内近年来对癫狂的临床报道较多,均报道有较好的疗效,丰富了治疗癫狂的内容。

化痰类方药有半夏厚朴汤[19]治疗精神分裂辨证为痰湿偏盛,气机郁滞;有柴胡加龙骨牡蛎汤[20]治疗躁狂抑郁症,证系情志郁久化热生痰,上扰神明,治以疏肝泻热,化痰开窍,重镇安神,方用柴胡加龙骨牡蛎汤加减,共服药50余剂后精神正常;有用顺气导痰汤[21]治疗精神分裂症属癫病初为气郁痰结、痰迷心窍,可有效改善焦虑抑郁、精神运动迟滞、控制敌对猜疑、消除幻觉、妄想、改善思维;有温胆汤为主治疗辨证为肝郁气滞、痰热扰心的精神分裂症;还有用礞石涤痰汤治疗精神分裂症有联想障碍,情感淡漠,情感不协调,意志活动减退、幻觉妄想等症取得一定疗效;尚有用清开灵注射液治疗精神分裂症,清心抗狂汤、涌痰汤、有甘遂散治疗癫狂取得一定疗效。

活血化瘀类中药方剂有大黄三棱胶囊合并抗精神药物治疗精神分裂症残留型有一定疗效,治疗8星期后对情感平淡迟钝退缩、社交缺乏、兴趣减少及注意障碍都有一定改善。桃仁承气汤、血府逐瘀汤治疗癫狂都取得一定的疗效。

通腑药的运用如大承气汤可有效缓解证属肝火炽盛,热盛肠燥的狂病发作;亦有用防风通圣散、龙胆泻肝汤、附子泻心汤治疗癫狂取得一定疗效。

在癫狂的治疗中安神剂亦有较好的疗效,报道朱砂安神汤可有效缓解精神分裂症幻听症状,逍遥散可改善精神分裂症妄想症状。运用补益剂参芪五味子汤、二仙益智胶囊对精神分裂阴性症状有较好的疗效;甘麦大枣汤合百合地黄汤可治疗心肝阴虚,虚火上扰的癫病,症见自言自语,自笑,失眠,心烦,坐立不安,舌淡红有裂纹,苔薄白,脉弦软无力。四逆汤可改善病癫狂患者的精神呆滞,表情淡漠,目瞪不瞬,语言极少,喜闷睡,孤独被动,情感反应迟钝,饮食少思,面色苍白,四肢不温,舌体胖大有齿痕,舌质淡嫩,苔白,脉沉迟微细症状。防已地黄汤通过补肺健脾温肾亦可治疗以癫病为主要特征,兼见狂病表现的患者。

【小结】

癫狂的病因以内伤七情为主。其病位主要在心、脾、肝、胆、脑,而气、火、痰、瘀引起脏腑功能失调,阴阳失于平衡,则是本病的主要病机。癫病属阴,多见抑郁症状,狂病属阳,多见躁狂症状。临床上癫病一般分为痰气郁结、气虚痰结、气血两虚3证,治疗多以顺气化痰,宁心安神为主,久病致虚者兼以补气养血。狂病一般分为痰火扰心、阴虚火旺、血气凝滞3证,治疗方面,痰火壅盛,神明逆乱者,急予泻火涤痰之法;后期阴伤者则当以滋阴养血,兼清虚火。至于血瘀气滞者,当以活血化瘀为主。癫狂患者除药物治疗外,预防和护理也很重要,不可忽视。

附方

(1)逍遥散(《和剂局方》):柴胡　白术　白芍　当归　茯苓　炙甘草　薄荷　煨姜。
(2)涤痰汤(《济生方》):半夏　胆南星　橘红　枳实　茯苓　人参　石菖蒲　竹茹　甘草　姜　枣。
(3)三圣散(《儒门事亲》):瓜蒂　防风　藜芦。
(4)控涎丹(《三因极一病证方论》):甘遂　大戟　白芥子。
(5)温胆汤(《备急千金要方》):半夏　茯苓　橘红　炙甘草　竹茹　枳实　生姜。
(6)至宝丹(《和剂局方》):朱砂　麝香　安息香　金银箔　犀角　冰片　牛黄　琥珀　雄黄　玳瑁。
(7)四君子汤(《和剂局方》):党参　茯苓　白术　炙甘草。
(8)苏合香丸(《和剂局方》):白术　青木香　犀角　香附　朱砂　诃子　檀香　安息香　沉香　麝香　丁香　荜茇　苏合香油　熏陆香　冰片。
(9)养心汤(《证治准绳》):黄芪　茯苓　茯神　当归　川芎　炙甘草　半夏曲　柏子仁　酸枣仁　远志　五味子　人参　肉桂。
(10)泻心汤(《金匮要略》):大黄　黄连　黄芩。
(11)生铁落饮(《医学心悟》):天门冬　麦门冬　胆南星　贝母　橘红　远志　石菖蒲　连翘　茯苓　茯神　玄参　钩藤　丹参　辰砂　生铁落。
(12)礞石滚痰丸(《养生主论》):青礞石　沉香　大黄　黄芩　朴硝。
(13)大承气汤(《伤寒论》):大黄　芒硝　厚朴　枳实。
(14)凉膈散(《和剂局方》):大黄　芒硝　甘草　栀子　薄荷　黄芩　连翘。
(15)龙虎丸(验方):牛黄　巴豆霜　辰砂　砒石。
(16)朱砂安神丸(《医学发明》):黄连　朱砂　生地　当归　炙甘草。
(17)二阴煎(《景岳全书》):生地　麦门冬　酸枣仁　甘草　玄参　茯苓　黄连　木通　灯心草　竹叶。
(18)定志丸(《备急千金要方》):人参　茯神　石菖蒲　远志　甘草。
(19)癫狂梦醒汤(《医林改错》):桃仁　柴胡　香附　木通　赤芍　半夏　陈皮　大腹皮　青皮　桑皮　苏子　甘草。
(20)大黄䗪虫丸(《金匮要略》):䗪虫　干漆　生地　甘草　水蛭　白芍　杏仁　黄芩　桃仁　虻虫　蛴螬虫　大黄。
(21)甘遂散(《证治准绳》):甘遂　辰砂　代赭石　连血猪心。
(22)二仙益智胶囊(验方):仙茅　淫羊藿　肉桂　阳起石　黄芪

石菖蒲　远志　酸枣仁　丹参　茯苓　莱菔子。

(23) 甘麦大枣汤(《金匮要略》)：甘草　小麦　大枣。

(24) 顺气导痰汤(验方)：半夏　陈皮　茯苓　胆南星　枳实　甘草　生姜　木香　香附。

(25) 防风通圣散(《宣明论方》)：防风　荆芥　连翘　麻黄　薄荷　大黄　白芍　川芎　当归　白术　黄芩　桔梗　栀子　芒硝　石膏　滑石　甘草。

(26) 四逆汤(《伤寒论》)：附子　干姜　炙甘草。

(27) 三仁汤(《温病条辨》)：杏仁　滑石　通草　白蔻仁　竹叶　厚朴　薏苡仁　半夏。

【现代研究】主要参考文献

[1] 王永炎,张天,李迪臣,等.临床中医内科学[M].北京：北京出版社,1998：693～706.

[2] 沈渔屯.精神病学[M].长春：长春出版社,2000：175～199.

[3] 杨明杰,哈保卫.精神分裂症前驱期症状特征及影响因素分析[J].山东精神医学,1999,12(4)：18～21.

[4] 丁德正.论先天禀赋性体质与精神分裂症[J].河南中医,1999,19(6)：10～12.

[5] 王永炎,沈绍功.今日中医内科[M].北京：人民卫生出版社,2000：208～289.

[6] 凌可与.辨证分型治疗慢性精神分裂症35例总结[J].湖南中医杂志,2005,21(3)：11～12.

[7] 丁德正.精神疾病痰火证探析[J].光明中医,2000,15(88)：4～6.

[8] 乔振纲.治狂五要诀清疏活通涤临证分三期初期宜峻泻——乔保钧老中医治疗狂证经验[J].光明中医,1994,9(2)：10～11.

[9] 李从甫.论痰、瘀为精神病的病理基础[J].安徽中医学院学报,1999,17(5)：1～2.

[10] 陈国权,郭刚恒.柔狂合剂治疗精神分裂症47例的临床观察[J].中国医药学报,1999,14(4)：27～29.

[11] 中医内科病证诊断疗效标准[S].湖北中医杂志,2003,25(6)：F003.

[12] 中国中西医结合研究会精神病专业委员会第二届学术会修订.精神分裂症的中西医结合辨证分型标准[S].中西医结合杂志,1988,(2)：127.

[13] 王彦恒.实用中医精神病学[M].北京：人民卫生出版社,2002：36～70.

[14] 胡随瑜,张宏耕,郑林,等.1977例抑郁症患者中医不同证候构成比分析[J].中国医师杂志,2003,5(10)：1312～1314.

[15] 李炜东,樊彩联,刘飞,等.109例精神分裂症中医辨证分型临床调查分析[J].陕西中医,2003,24(2)：140～142.

[16] 杜万君,耿小英,王彦恒.100例精神分裂症舌象与其症状病程及疗效关系分析[J].北京中医,1995,18(5)：23.

[17] 贾宏晓,唐永怡,江镇康,等.健脾补肾法治疗精神分裂症认知损害的临床观察[J].北京中医药大学学报,2004,27(5)：8～10.

[18] 杨印明.论治癫狂10法[J].河北中医,2003,25(12)：917～918.

[19] 谢纪源.半夏厚朴汤治疗精神失常2例[J].江西中医药,1997,28(1)：34～35.

[20] 李素明.柴胡加龙骨牡蛎汤治疗精神神经疾病[J].河南中医药学刊,2001,16(1)：34～35.

[21] 朱学平,孙运亮,朱孔关,等.顺气导痰汤与抗精神病药治疗精神分裂症的对照研究[J].2005,17(12)：743～745.

痫　病

【定义】

痫病,又称癫痫,是以发作性的神情恍惚,甚则突然仆倒,昏不知人,口吐涎沫,两目上视,肢体抽搐,或口中怪叫,移时苏醒为主要临床表现的一种疾病。

【历史沿革】

痫病有关记录始见于《内经》,称为"巅疾",对其病因及临床表现均有载。在病因方面强调先天因素,《素问·奇病论篇》云:"人生而有病巅疾者,病名曰何,安所得之？岐伯曰：病名为胎病,此得之在母腹中时,其母有所大惊,气上而不下,精气并居,故令子发为巅疾也。"这里不仅提出了癫疾的病名,还指出癫疾又称胎病,发病与先天因素有关。《灵枢·癫狂》云"癫疾始作,先反僵,因而脊痛"及"癫疾始作,而引口啼呼,喘悸者",为关于本病最早的论述。

隋代巢元方《诸病源候论》对本病的临床特点做了细致的描述,对不同类型的癫痫发作情况做了记载,其"癫狂候"云:"癫者,卒发仆也,吐涎沫、口歪、目急、手足缭戾,无所觉知,良久乃苏。"已认识到本病是一种发作性神志失常的疾患。并提出痫病病名,"痫候"云:"痫者,小儿病也,十岁以上为癫,十岁以下为痫。其发病之状,或口眼相引而目睛上摇,或手足掣纵,或背强直,或颈项反折。""五癫病候"云:"发作时时,反目口噤,手足相引,身体皆然"、"若僵惊,起如狂。"并根据病因的不同将其分为风痫、惊痫、食痫、痰痫等。

唐代孙思邈《备急千金要方》首次提出了癫痫的病名。"候痫法"将癫痫证候归纳为20条,如"目瞳子卒大,黑如常是痫候";"鼻口青,时小惊是痫候";"闭目青,时小惊是痫候";"卧惕惕而惊,手足振摇是痫候";"弄舌摇头是痫候"等。并强调重视癫痫发作之前的精神状态表现的观察,"夫痫,小儿之恶病也,或有不及求医而致者;然气发于内,必先有候,常宜审察其精神而采其候也"。

宋代严用和对痫病按五脏分类,《济生方·癫痫论治》:"夫癫痫病者……一曰马痫,作马嘶鸣,应乎心;二曰羊痫,作羊叫声,应乎脾;三曰鸡痫,作鸡叫声,应乎肝;四曰猪痫,作猪叫声,应乎肾;五曰牛痫,作牛吼声,应乎肺。此五痫应乎五畜,五畜应乎五脏者也。"

金代张子和对癫痫病机及治疗均有一定认识,所著《儒门事亲》卷四云:"大凡风痫病发,项强直视,不省人事,此乃肝经有热也。"认为癫痫发病为肝经热盛所致,治疗则提出"夫痫病不至于目瞪如愚者,用三圣散投之。更用大盆一个，于暖室中令汗下吐三法俱行，次服通圣散，百余日则愈矣”。元代朱丹溪《丹溪心法·痫》指出：“痫证有五……无非痰涎壅塞，迷闷孔窍。”从痰浊与痫病的发病关系作了探讨，并提出治疗应“大率行痰为主，用黄连、南星、瓜蒌、半夏，寻火寻痰，分多分少治之，无不愈者”。

明清医家较前者的不同在于将癫、狂、痫三证分而论之，对痫病临床表现进行了较详细的说明。明代王肯堂论述了痫病的主要症状、发病过程和起病突然、具有反复性等特点。《证治准绳·癫狂痫总论》中曰：“痫病发则昏不知人，眩仆倒地，不省高下，甚而瘈疭抽掣，目上视或口眼歪斜，或口作六畜之声。”“痫”篇又载“痫病仆时，口中作声，将醒时吐涎沫，醒后又复发，有连日发者，有一日三五发者。”清代程国彭《医学心悟·癫狂痫》对癫狂痫三病进行了鉴别，并对五痫之说持反对态度，认为“《经》云重阴为癫，重阳为狂，而痫症，则痰涎聚于经络也”、“痫者忽然发作，眩仆倒地，不省高下，甚则瘈疭抽掣，目斜口歪，痰涎直流，叫喊作畜声，医家听其五声，分为五脏……虽有五脏之殊，而为痰涎则一，定痫丸主之；既愈之后，则用河车丸以断其根”。清代李用粹在《证治汇补·痫病》提出阳痫、阴痫的分证方法及相应治则：“痫分阴阳：先身热掣疭，惊啼叫喊而后发，脉浮洪者为阳痫，病属六腑，易治。先身冷无惊掣啼叫而病发，脉沉者为阴痫，病在五脏，难治。阳痫痰热客于心胃，闻惊而作，若痰热甚者，虽不闻惊亦作也，宜用寒凉。阴痫亦本乎痰热，因用寒凉太过，损伤脾胃变而成阴，法当燥湿温补祛痰。”清代王清任则认为本病与元气虚致“不能上转入脑髓”及脑髓瘀血有关，创龙马自来丹、黄芪赤风汤治疗。

关于痫病的治疗方法，历代医家多认识到其有发作性的特点，主张发作时先行针刺。若频繁发作则于醒后急予汤药调治，着重治标；神志转清，抽搐停止，处于发作间期可配制丸药常服，调和气血，息风除痰，以防痫病再发。

综上所述，《内经》奠定了痫病的理论基础，而后世医家则对其病因、病机、临床症状及治疗进行了较多的补充和发展，虽然有些认识和理论与现代认识有所分歧，但其为现代中医学治疗本病提供了丰富的基础资料。

【范围】

本病与西医学所称的癫痫基本相同，无论原发性癫痫或某些继发性癫痫，均可参照本篇进行辨证论治。

【病因病机】

本病《内经》称为“巅疾”，可理解为病变部位在巅顶，属于脑病。以卒暴昏仆和四肢抽搐为主症，应属内风证。其病因病机多与先天因素、情志失调、饮食及劳逸失节，跌打外伤或患他病后，导致脏腑功能失调，风、火、痰、瘀肆虐于内而发病。

1. **积痰内生**　痰与痫病的发生密切相关，积痰内伏是痫病发病的原因之一。故有“无痰不作痫”之论。初病实证，多由痰热迷塞心窍所成；久病虚证，多由痰湿扰乱神明而致。痰有热痰及湿痰之分。热痰之生，可由五志过极或房劳过度成郁火，如郁怒忧思可生肝火；房劳伤肾，肾阴不足，因肾水不济，心火过盛，火邪炼熬津液，酿成热痰；或过食醇酒肥甘，损伤脾胃而生痰热，痰热迷塞心窍可成痫；另外，火邪可触动内伏痰浊，痰随火升，阻蔽心包，可使痫发，即“无火不动痰”之谓。湿痰则可由脾失健运，聚湿而生。

2. **先天因素**　《慎斋遗书·羊癫风》云：“羊癫风，系先天之元阴不足，以致肝邪克土伤心故也。”这里明确提出发病与先天因素有关，由于肝肾阴血不足，心肝之气易于受损，致使肝气逆乱，神不守舍，则发昏仆、抽搐之症。此多见于儿童发病者。

3. **惊恐而致**　《证治汇补·痫病》云：“或因卒然闻惊而得，惊则神出舍空，痰涎乘间而归之。”可见惊对癫痫的发作至关重要。因惊则心神失守，如突然感受大惊大恐，包括其他强烈的精神刺激都可导致发痫，此即《诸病源候论》所称惊怖之后，气脉不足，因惊而作痫者。

4. **脑部外伤**　多由跌扑挫伤，或出生难产，致脑窍受伤，神志逆乱，昏不知人，瘀血阻滞，络脉不和，可致痫病发生。

由于痫病多时发时止，反复发作，日久必然影响到五脏的功能，导致五脏气血阴阳俱虚，即所谓“痫久必归五脏”，故多见虚实夹杂、正虚邪实。

综上所述，本病病位在脑，以头颅神机受损为本，心、肝、脾、肾脏腑功能失调为标，病因病机总不离风、痰、火、瘀，而其中尤以积痰为主要。内风触动痰、火、瘀之邪，气血逆乱，清窍蒙蔽则发病。正如《临证指南医案·癫痫门》按语所云：“痫证或由惊恐，或由饮食不节，或由母腹中受惊，以致脏气不平，经久失调，一触积痰，厥气内风，卒焉暴逆，莫能禁止，待其气反然后已。”

【诊断与鉴别诊断】

一、诊断

（一）发病特点

具有突然、短暂、反复 3 个特点。发病突然，指起病急，若有发作前的前驱症状，也为时极短，旋即昏仆、抽搐发作。短暂，指发作时间短，一般发作至神志转清 5～15 分钟。但病情有轻重的不同，发作时间也有长短的区别。有的突然神志丧失仅几秒钟，有的神昏抽搐持续半小时以上而不能自止。反复，指反复发作，发无定时，但其间歇长短亦因病情轻重而不同，严重者有一日数十次以上发作的，也有数日一发者，比较轻的患者有逾月或半年以上一发者。

（二）临床表现

1. **发作前可有眩晕、胸闷、叹息等先兆**　发作时一般具有神志失常和(或)肢体抽搐等特定的临床症状。因证候轻重之异，发作表现各有不同。小发作者，表现为突然神志丧失而无抽搐，如患者突然中断活动，手中物件掉落，或短暂时间两目凝视、呆木不动、呼之不应，经几秒钟即迅速恢复，事后对发作情况完全不知。大发作者症见来势急骤，卒倒叫号，昏不知人，频频抽掣，口吐涎沫，经数分钟，甚至数十分钟，神志渐清，苏醒后对发作情况一无所知，常觉全身倦怠，头昏头痛，精神委靡。一般来说，发作时间短、间歇时间长者病情轻，反之，则病情重。

2. **多有先天因素或家族史**　尤其发于幼年者，发作前多有诱因，如惊恐、劳累、情志过极、饮食不洁或不节，或头部外伤、劳累过度等。

3. **临床检查有阳性表现**　脑电图检查可有阳性表现，颅脑CT及MRI检查有助于诊断。

二、鉴别诊断

1. **中风**　痫病重症应与中风鉴别。清代李用粹《证治汇补·痫与卒中痉病辨》云："三症相因，但痫病仆时口作六畜声，将醒时吐涎沫，醒后复发，有连日发者，有一日三五发者。若中风……则仆地无声，醒时无涎沫，亦不复发。唯痉病虽时发时止，然身体强直，反张如弓，不似痫病身软作声也。"痫病与中风虽可同有昏仆，然痫病多仆地有声，神昏片刻即醒，醒后如常，且多伴有肢体抽搐、口吐白沫、四肢僵直、两手握固、双目上视、小便失禁等，多无半身不遂、口眼歪斜等，并有多次发作病史可寻；中风则仆地无声，神昏者多较重，持续时间长，需经救治或可逐渐清醒，多遗有半身不遂、偏身麻木诸症存在。但应注意少数中风先兆者表现与癫痫相似，对年龄40岁以上首次发作者需注意鉴别。临床上中风有继发癫痫者。

2. **痉病**　痫病与痉病均有时发时止、四肢抽搐拘急症状，但痫病发时可有口吐涎沫及口中可有异常叫声，发作后四肢软倦，短时内神志转清，不伴发热；痉病发时多身强直而兼角弓反张，不易清醒，常伴发热，多有原发病存在。

3. **厥证**　厥证除见突然仆倒，昏不知人外，还可见面色苍白、四肢厥冷，而无痫病之口吐涎沫，两目上视，四肢抽搐和口中怪叫等症状，临床上可资鉴别。

【辨证论治】

一、辨证

（一）辨证要点

1. **辨病情轻重**　判断本病之轻重决定于2个方面，一是病发持续时间之长短，一般持续时间长则病重，短则病轻；二是发作间隔时间久暂，间隔时间久则病轻，短暂则病重，临床表现的轻重与痰结之深浅和正气的盛衰相关。

2. **辨证候虚实**　痫病发作期多见痰火扰神或风痰闭窍，以实为主或实中挟虚，休止期多见心脾、亏虚，多属虚证或虚中挟实。阳痫发作多实，阴痫发作多虚。

（二）证候

发作期分阳痫、阴痫2类，休止期分脾虚痰盛、肝火痰热、肝肾阴虚3种证候。

发作期

［阳痫证］

症状：发作前常有头晕头痛，胸闷，善欠伸等先兆症状，或可无明显症状，旋即昏倒仆地，不省人事，面色先潮红、紫红，继之青紫或苍白，口唇青暗，两目上视，牙关紧闭，颈项侧扭，项背强直，四肢抽掣，或喉中痰鸣，或口吐涎沫，或发时有口中怪叫，甚则二便自遗，移时苏醒，除感疲乏无力外，一如常人。舌质红或暗红，苔多白腻或黄腻，脉弦数或弦滑。

病机分析：头晕头痛，胸闷欠伸为风痰上逆；内风挟痰横窜，气血逆乱于胸中，心神失守，故昏仆、不省人事；面色先见潮红系由风阳上涌而成，继之面色紫红、青紫或苍白、口唇青暗皆由风痰、痰热蔽塞心胸，阳气受遏，或血行瘀阻，使清气不得入，而浊气不得出所致；重者发痫时手足冰冷，两目上视，牙关紧闭，颈项侧扭，四肢抽掣皆由内风窜扰筋脉所成。喉中痰鸣、口吐涎沫、并发怪叫等，按《张氏医通·痫》所论："惟有肝风故作搐搦，搐搦则通身之脂液逼迫而上，随逆气而吐出于口也。"舌红属热，苔腻主湿盛，黄腻苔为内蕴痰热；其脉弦滑，属风痰内盛之征。唯风痰聚散无常，故反复发作而醒后一如常人。

本证若调治不当，或经常遇有惊恐、劳累、饮食不节等诱因触动，导致频繁发作，进而正气渐衰，湿痰内盛，可转变为阴痫。

［阴痫证］

症状：发作时面色黯晦萎黄，手足清冷，双眼半开半合而神志昏愦，偃卧拘急，或颤动、抽搐时发，口吐涎沫，一般口不啼叫，或声音微小。也有仅表现为呆木无知，不闻不见，不动不语；或动作中断，手中持物落地；或头突然向前倾下，又迅速抬起；或仅二目上吊数秒至数分钟即可恢复，而病发后对上述症状全然不知，多一日数次频作。醒后全身疲惫，数日后逐渐恢复，或醒后如常人。舌质淡，苔白腻，脉多沉细或沉迟。

病机分析：本证在儿科常由慢惊之后痰迷心窍而成。成人则因阳痫病久，频繁发作使正气日衰，痰结不化，逐渐演变而来。阴痫病主在脾肾先后天受损，一则气血生化乏源，再则命火不足，气化力薄，水寒上泛，故发病时面色黯晦萎黄，手足清冷；湿痰上壅，蒙蔽神明，故双眼半开半阖，神志昏愦；如血不养筋，筋膜燥涩，虚风暗煽，则偃卧拘急或颤动抽搐时发；口吐涎沫乃内伏痰湿壅盛，随气逆而涌出；口不啼叫或叫声微小，是虽有积痰阻窍所致；呆木无知，二目上吊是神明失灵之象；痫病频发，耗伤正气，而见全身疲倦，数日方可恢复。舌腻脉沉，均属阳虚湿痰内盛之征。

休止期

［脾虚痰盛］

症状：神疲乏力，身体瘦弱，食欲不佳，大便溏薄，咯痰或痰多，或恶心泛呕，或胸宇痞闷。舌质淡，苔白腻，脉濡滑或细弦滑。

病机分析：脾虚生化乏源，气血不足，故神疲乏力，身体瘦弱；因积痰内伏日久则伤脾，脾虚则痰浊日增，壅塞中州，升降失调，致食欲不佳、恶心泛呕、咯痰胸闷、大便溏薄。

［肝火痰热］

症状：平素情绪急躁，每因焦急郁怒诱发痫病发生，痫止后，仍然烦躁不安，失眠，口苦而干，便秘，或咯痰胶稠。舌质偏红，苔黄，脉弦数。

病机分析：肝火亢盛则情绪急躁，口苦而干；痫止后急躁加重者，因风阳耗竭肝阴，虚火内扰而致；肝火扰乱心神，故心烦失眠；肝火煎熬津液，结而为痰，故痰胶稠咳吐不爽。

［肝肾阴虚］

症状：痫病频发，神思恍惚，面色晦暗，头晕目眩，两目干涩，耳轮焦枯不泽，健忘失眠，腰酸腿软，大便干燥。舌质红，脉细数。

病机分析：痫病频发则气血先虚，肝肾俱亏，肾精不足，髓海失养，可见神思恍惚，面色晦暗，健忘诸症；肝血不足，两目干涩，血虚肝旺故头晕目眩；肾开窍于耳，主腰膝，故肾精虚亏则耳轮焦枯不泽，腰酸腿软；阴亏大肠失润则便秘。舌质红，脉细数，为精血不足之征。

以上 3 种证候，临床上可互相转化。因痫病总属神志疾患，故五志之火常是主要的诱发因素，心肝之火可以动痰，火与痰合则痰热内生，痰热耗气日久，必致中气虚乏，痰浊愈盛即成脾虚痰盛之证；痰热灼阴也可出现肝肾阴虚之证。另一方面，以痫久必归五脏，若病程长、发作频者，由肝肾阴精不足，虚火炼液生痰，可在阴虚的基础上出现肝火痰热之证；脾虚痰盛者，如遇情志之火所激，也可使痰浊化热而见肝火痰热的证候。

二、治疗

（一）治疗原则

1. **治分新久**　大抵痫病初发，多为阳痫，治以息风涤痰泻火为主。痫病日久，多属阴痫，以补益气血，调理阴阳为大法。肝虚者养其血，肾虚者补其精，脾气虚者助其运，心气不足者，安其神，总以补虚为本。

2. **病分急缓**　病发为急，以开窍醒神定痫以治标；平时为缓，以去邪补虚以治其本。

3. **重视行痰**　治痫当重行痰，而行痰又当顺气。顽痰胶固，需辛温开导，痰热胶着须清化降火。要言之，本病治疗主要在风、痰、火、虚 4 个字。

（二）治法方药

发作期

［阳痫证］

治法：急以开窍醒神，继以泻热涤痰，息风定痫。

方药：急救时针刺人中、十宣、合谷等穴以醒神开窍，或可静脉用清开灵注射液，或灌服清热镇惊汤。方中生石决明平肝息风，紫石英镇心定惊，龙胆草泻肝经之实火，与山栀、木通同用有通达三焦利湿之效。用生大黄泻热，反佐干姜辛开苦降和胃降逆，又助天竺黄、胆南星清热豁痰；远志、石菖蒲逐痰开窍；天麻、钩藤息风止痉；柴胡为引经药，又能疏气解郁，配用朱砂、麦门冬可防龙胆草等苦燥伤阴，兼可安神。

此外，尚可用汤药送服定痫丸，方中天麻、全蝎、僵蚕平肝息风而止抽搐；川贝母、胆南星、半夏、竹沥、石菖蒲化痰开窍，而降逆气；琥珀、茯神、远志、辰砂镇心安神而定惊；茯苓、陈皮健脾理气；丹参、麦门冬理血育阴；姜汁、甘草可温胃和中。服药后如大量咯痰，或大便排出黏痰样物者，均属顽痰泄化现象，为病情好转的表现。

［阴痫证］

治法：急以开窍醒神，继以温阳除痰，顺气定痫。

方药：急针刺人中、十宣穴以开窍醒神，或可静脉用参附注射液，或灌服以五生饮合二陈汤。五生饮中以生南星、生半夏，生白附子辛温除痰，半夏兼以降逆散结，南星兼祛风解痉，白附子祛风痰、逐寒湿；川乌大辛大热，散沉寒积滞，黑豆补肾利湿。合二陈汤顺气化痰，共奏温阳、除痰、定痫之功效。

休止期

［脾虚痰盛］

治法：健脾化痰。

方药：六君子汤加减。若痰多加制南星、瓜蒌，呕恶者加竹茹、旋覆花；便溏者加薏苡仁、白扁豆。若痰黄量多，舌苔黄腻者，可改用温胆汤。

［肝火痰热］

治法：清肝泻火，化痰开窍。

方药：用龙胆泻肝汤合涤痰汤加减。方以龙胆草、山栀、黄芩、木通等泻肝经实火；半夏、橘红、胆南星、石菖蒲化痰开窍。若项强直视，手足抽搐者，可兼用化风锭 1～2 丸。

［肝肾阴虚］

治法：滋养肝肾。

方药：大补元煎加减。方中熟地、山药、山茱萸、杜仲、枸杞子均滋养肝肾之品；还可酌情加用鹿角胶、龟版胶、阿胶等以补髓养阴，或牡蛎、鳖甲以滋阴潜阳。若心中烦热者可加竹叶、灯心草以清热除烦；大便干燥者，加肉苁蓉、当归、火麻仁以滋液润肠。也可用定振丸，滋补肝肾，而息风止痫。在休止期投以滋养肝肾之品，既能息风，又能柔筋，对防止痫病的频发具有一定的作用。

有外伤病史而常发痫者，或痫病日久频繁发作者，常可见瘀血之证，如头痛头晕，胸中痞闷刺痛，气短，舌质暗或舌边有瘀点、瘀斑，脉沉弦。治疗应重视活血化瘀，并酌加顺气化痰，疏肝清火等品，如通窍活血汤加减。另外上述各证方中，均可加入适量全蝎、蜈蚣等虫类药，以息风解毒、活络解痉而镇痫，可提高疗效。一般多研粉，每服 1～1.5 克，每日 2 次为宜，小儿酌减。

（三）其他治法

1. **单方验方**

(1) 三圣散(《儒门事亲》)：防风、瓜蒂、藜芦。用于痰涎壅盛的阳痫，但体虚者慎用。

(2) 七福饮(《景岳全书》)：人参、熟地、当归、炒白术、炙甘草、酸枣仁、远志。用治痫病气血俱虚而心脾为甚者。

(3) 平补镇心丹(《和剂局方》)：龙齿、远志、人参、茯神、酸枣仁、柏子仁、当归身、石菖蒲、生地、肉桂、山药、五味子、麦门冬、朱砂。治痫病止时惕惕不安，因惊怖所触而发者。

2. **针灸**　多用于发作期，法拟豁痰开窍，平肝息风。取穴以督脉、心及心包经穴为主，痫发时刺用泻法。

(1) 主方：分两组，可交替使用。① 百会、印堂、人中、内关、神门、三阴交。② 鸠尾、中脘、内关、间使、太冲。

(2) 加减法：① 阳痫而抽掣搐搦重者，酌加风池、风府、合谷、太冲、阳陵泉。② 阴痫而湿痰盛者，酌加天突、丰隆，灸百会、气海、足三里。③ 癫痫反复颁发者，针印堂、人中，灸中脘，也可针会阴、长强穴。

【转归及预后】

痫病转归及预后取决于患者的体质强弱及正气盛衰、邪气轻重。本病发病有反复发作的特点,病程一般较长,少则一两年,甚则终身不愈。体质强,正气足者,治疗恰当,痫发后调理适当,可控制发作次数,但多难以根治;体质弱,正气不足,痰浊沉固者,多迁延日久,缠绵难愈,预后较差。故如病为阳痫者,治疗确当,痫止后再予丸药调理数月,可以控制发作;阴痫及久病正虚而邪实者,则疗效较差。阳痫初发或病程在半年以内者,尤应重视休止期的治疗和精神、饮食的调理,如能防止痫病的频繁发作,一般预后较好。如虽病阳痫,但因调治不当,或经常遇有情志不遂、饮食不节等诱因的触动,可致频繁发作,进而正虚邪盛转变为阴痫。另外,若频繁反复发作者,少数年幼患者智力发育受到影响,可出现智力减退,甚至成为痴呆,或因昏仆跌伤而致后遗症,也可因发病时痰涎壅盛,痰阻气道,而成窒息危候,若不能及时抢救,致阴阳离决而亡。

【预防和护理】

痫病预防有二:一是对已知的致病因素和诱发因素的预防,以及采取增强体质的有关措施。最重要的是保持精神愉快,情绪乐观,避免精神刺激,怡养性情。生活宜规律,起居有节。适当参加文娱活动和体育锻炼,不可过劳,保证充足的睡眠。对病程长、体质差的患者,适当加强营养也很重要。二是加强休止期的治疗,防止痫病频繁发作,延长发作的间歇时间,也是预防的重要方面。痫病患者不宜参加驾驶及高空作业等,不宜骑自行车,以免发生意外。孕妇应加强保健,避免胎元受损。

本病的护理工作非常重要。对病情观察要认真仔细,重视神志的变化、持续的时间和证候表现以及舌象、脉象、饮食、睡眠和二便的情况,为辨证论治提供可靠的资料。对频繁发作者,要加用床挡等保护装置,以免发作时从床上跌下。有义齿者应取下。痫病发作时,应用裹纱布的压舌板放于上下磨牙间,以免咬伤舌头。神志失常者,应加强护理,以免发生意外。对痫病日久又频繁发作的重症患者,于发作时特别应注意保持呼吸道的通畅,以免发生窒息死亡。饮食宜清淡,多吃青菜,或选用山药、薏苡仁、赤豆、绿豆、小米煮粥,可收健脾化湿的功效。忌过冷过热食物刺激,少食肥甘之品,减少痰湿滋生。

【现代研究】

痫病,即西医学癫痫,患病率在国内外调查约为0.5%,一般人群的年发病率为50~70/10万,是神经科疾病中仅次于中风的第2大常见疾病,我国约有600万以上的癫痫患者,且每年新发患者在65万~75万人。加强中医药对其防治研究十分必要。

对于本病的病名,20世纪90年代前一直沿用"癫痫"病名,与西医学病名相同,至90年代后逐渐统一为"痫证",现多痫证与痫病同用。

对于本病的证候学研究,1991年11月由北京中医学院东直门医院草拟方案,于1992年7月由国家中医药管理局全国脑病急症协作组讨论制定了《痫病诊断与疗效评定标准》[1],对痫病的病名诊断、病类诊断、证类诊断标准及分期标准、疗效评定标准,将痫病分为风火上炎、风动痰阻、瘀血内停、心脾两虚、肾元不足5个证型;目前现行的《中医病证诊断疗效标准》[2]则将痫病分为痰火扰神、血虚风动、风痰闭窍、瘀阻脑络、心脾两虚及肝肾阴虚6个证型,目前中医药对痫病的临床研究多以以上2个辨证诊断标准相互参照此为指导,对痫病的规范化研究起到了一定的作用。但近十年来对于痫病的中医药研究目前尚无突破性的研究成果报道,文献以临床治验总结为多,有些文献结合了对药物治疗的机制研究,为进一步明确癫痫的中医药治疗机制进行了探索。

(一) 脏腑辨证

1. 从肝论治 癫痫以抽动为特点,动者属风,责之于肝,故多从肝论治。黄氏等[3]通过对108例癫痫患者在西药治疗基础上运用柴胡疏肝汤(柴胡、桂枝、生龙骨、生牡蛎、川芎、当地、白芍、半夏、黄芩、党参、钩藤、生姜、大枣、甘草)治疗后提出:癫痫的治疗以小柴胡汤疏肝为主,可起到多靶点治疗的目的,利用癫痫动物模型对其药物作用机制进行研究,证实其对脑的电生理及神经递质均有影响。

2. 从脾论治 以温中健脾治疗腹型癫痫。腹型癫痫,中医古名"内钓"。根据文献记载,其以中阳不足,脏腑虚寒为发病关键,刘氏[4]认为腹型癫痫的病因与寒湿关系密切,寒滞中焦,脾失健运,痰自内生,阻遏气机,不通则痛,病乃作。其提出的由湿致痫之论值得深入探讨。建中汤能温中补虚,和里缓急而止腹痛,周氏等[5]以建中汤为基础配合生铁落饮益气温里,治疗儿童腹型癫痫,通过对发作次数观察结果显示,有效率为84.2%,脑电图改善与临床疗效基本一致。

(二) 从风痰论治

中医学认为其发病主要是"风"、"痰"为患。风主动摇故抽搐,痰蒙清窍、瘀阻脑络而神昏。因此,定痫息风、豁痰开窍、活血化瘀法是治疗痫病的常法。目前,运用传统成方的有:五痫神应丸、白金丸、定痫丸、温胆汤、风引汤、磁朱丸、紫金锭等,但疗效不等。也有在传统方基础上化裁应用者,如以白金丸化裁组方定痫散[6](白矾、郁金、石菖蒲、僵蚕、朱砂等)治疗。

(三) 从瘀论治

董氏[7]认为,痫病主要病机为瘀血生风,应从瘀治癫痫。张氏等[8]提出痫病大脑"致痫灶"微循环和代谢障碍病理与中医局部微观"血瘀"证有相同之处。痫病顽疾反复发作,病程缠绵迁延不愈,与久病多瘀、久病入络及久病多虚致气血亏虚,运血无力,血行不畅则瘀滞脑部,脑部脉络,气血不能上荣脑髓,元神失养,神机失用则发痫病。瘀血不行为痫病发病的主要病机过程,采用化瘀之法可堵邪生之源,治其之本。陈氏[9]选用桃红四物汤加味治疗痫病即承此意。

(四) 单味中药及提取物

利用现代药理研究手段,从中药中提取有效成分治疗癫痫,是探索治疗本病的有效途径。北京医学院附属人民医院[10]在发掘民间采用胡椒加萝卜治癫痫的方法基础上,1974 年成功地合成了胡椒碱的衍生物——抗癫灵(Methylene dioxycinnamoyl piperidide)。药理实验结果表明:抗癫灵对电惊厥有明显的对抗作用,其作用机制与苯妥英钠相似。该药对多种病因类型的癫痫均有对抗作用。其中以原发性癫痫大发作型的疗效最好。解放军总医院、中国科学院心理研究所、中国科学院云南植物研究所植化室[11]从青阳参中分离出有效成分青阳参苷,动物实验提示其抗惊厥作用虽不如苯巴比妥,但药效持续时间较长。临床观察到曾经多种抗惊厥药物长期治疗而未获满意疗效者,在加用青阳参 2～9 个月后,癫痫发作的次数减少 80%以上者达 65.63%(21/32),脑电图变化不论是局灶性异常或弥散性异常,均随病情好转而改善。黄氏等[12]对柴胡皂苷对癫痫大鼠脑电的影响研究显示,柴胡皂苷对癫痫大鼠脑电图及痫性发作有改善作用。

(五)中西医结合

黄氏等[13]报道以拉莫三嗪合定痫丸(天麻、川贝母、姜半夏、茯苓、茯神、丹参、麦门冬、石菖蒲、胆南星、全蝎、僵蚕、琥珀、远志、陈皮、朱砂、甘草)治疗 118 例,总有效率 71.19%。裴氏等[14]报道采用丙戊酸钠或卡马西平合用调督抗痫胶囊(全蝎、白花蛇、紫河车、桑寄生、桂枝、制南星、荷叶、冰片、川芎)治疗癫痫,疗效优于单纯西药治疗。

(六)分型治疗

以往中医药治疗癫痫对部分性发作及癫痫持续状态报道较少,20 世纪 90 年代后逐渐增加。

1. **癫痫持续状态**　广东郑氏等[15]报道在癫痫持续状态时先予针刺及中成药促醒,控制抽搐,后以中药煎剂治疗,辨证以阴阳为纲。阳衰者以苏合香丸水化灌服,参附注射液静推或静点。阴竭者以安宫牛黄丸水化灌服,静推参附注射液或清开灵注射液。抽搐重者可予紫雪丹水化灌服;并强调息风涤痰应贯彻癫痫治疗始终。体现中医急症处理的特点。

2. **头痛型癫痫**　陈氏[16]报道采用天麻钩藤饮(天麻、钩藤、石决明、黄芩、茯苓、石菖蒲、白芍、菊花、女贞子、胆南星)治疗小儿头痛癫痫 15 例,总有效率 93.5%。

3. **精神运动型癫痫**　李氏[17]报道采用顺气豁痰法治疗小儿精神运动型癫痫,基本方:石菖蒲、青果、半夏、青礞石、胆南星、陈皮、枳壳、川芎、沉香、六曲。根据辨证分型加减,痰浊迷窍型用基本方;痰火壅盛型原方加黄芩、栀子、代赭石;痰浊动风型酌加僵蚕、钩藤、生铁落;正气偏虚型加太子参、茯苓。治 38 例,总有效率 76.3%。

4. **腹型癫痫**　腹型癫痫发作的主要症状就是反复发作的无其他原因的腹痛,杨氏[18]提出其主要病机是积痰内伏,阻滞经络,气机壅塞,血瘀阻络,治疗以五磨饮子合手拈散、芍药甘草汤为主,根据证型再加减。

(七)其他疗法

针灸疗法在痫病的治疗中也运用较广。谷氏等[19]报道采用以大椎为主穴,辅穴辨证配穴:头晕神疲及脑外伤者配百会、神庭、本神、三阴交、太冲;纳差痰盛胸脘痞闷者配丰隆、中脘、内关、膻中;儿童及久病体弱者配脾俞、肝俞、丰隆、足三里诸穴;正值大发作即时强刺激人中、涌泉、内关、百会,缓解后起针,总有效率为 81.5%。

另外穴位埋线在痫病治疗中报道较多,穴位埋线是经络理论和现代医学结合的产物,除了利用腧穴的功能外,还可通过羊肠线在穴位产生比针刺更为长久的刺激作用。李氏等[20]报道以头穴为主埋植药线治疗癫痫,治疗组 112 例,取百会、率谷为主穴,风痫型配风门、肝俞,食痫型配胃俞、足三里,痰痫型配脾俞、丰隆,血瘀型配膈俞、血海,先天型配肾俞、心俞;对照组 63 例,以鸠尾、癫痫(经外奇穴,大椎穴与尾骨端的中点处)。结果治疗组总有效率 93.7%,对照组总有效率 84.1%,经统计学处理,治疗组疗效优于对照组。

另外还有采用头针、化脓灸、割治、挑刺等方法治疗者。

总结以上,近年来中医药在癫痫的预防发作、提高疗效、减少抗癫痫药物的毒副作用等方面取得了一定的进展,但中医药对本病的辨证分型和疗效评定标准尚不统一,治疗结果及对照标准缺乏公正客观,辨证施治的辨证标准存在差异,难以客观、科学地评价。今后应在中医理论指导下,规范痫病的辨证分型及评定标准。在发挥中医整体辨证论治优势的同时,结合现代医学研究方法深入探讨,推动癫痫临床研究的进步和提高,力求更有效地攻克这一顽疾。

【小结】

痫病是一种短暂性发作性脑病,中医对本病历代论述较多:其病机后世医家多强调积痰内伏,每由情志不遂或劳累等因诱发,以致气逆、风阳挟痰上扰,阻塞心窍而发病。痫病初发多为阳证、实证,当以息风涤痰定痫为主;痫病既久,多为阴证、虚证,当以益气、育阴、养血为主。本病发作期,总以定痫治标为先,而休止期以调补气血,强健脾胃,滋养肝肾为主。

附方

(1) 清热镇惊汤(《医宗金鉴》):柴胡　薄荷　麦门冬　栀子　黄连　龙胆草　茯神　钩藤　甘草　木通　灯心　竹叶　朱砂。

(2) 定痫丸(《医学心悟》):天麻　川贝母　胆南星　半夏　陈皮　茯苓　茯神　丹参　麦门冬　葛蒲　远志　全蝎　僵蚕　琥珀　辰砂　用竹沥　姜汁　甘草。

(3) 龙胆泻肝汤(《医宗金鉴》):龙胆草　黄芩　栀子　泽泻　木通　车前子　当归　柴胡　甘草　生地。

(4) 涤痰汤(《济生方》):半夏　胆南星　橘红　枳实　茯苓　人参　石菖蒲　竹茹　甘草　生姜　大枣。

(5) 化风锭(《证治准绳》):活蝎子　僵蚕　蝉蜕　半夏　大黄　黄连　甘草　桔梗　防风　羌活　麻黄　牛黄　朱砂　麝香　冰片。

(6) 五生丸(验方):生南星　生半夏　生川乌　白附子　黑豆　姜汁。

(7) 二陈汤(《和剂局方》):半夏　橘红　茯苓　炙甘草。

(8) 六君子汤(《医学正传》):人参　茯苓　白术　炙甘草　陈皮　制半夏。

(9) 温胆汤(《备急千金要方》): 半夏 陈皮 甘草 枳实 竹茹 生姜。
(10) 大补元煎(《景岳全书》): 人参 炒山药 熟地 杜仲 枸杞子 当归 山茱萸 炙甘草。
(11) 定振丸(《证治准绳》): 天麻 秦艽 全蝎 细辛 熟地 生地 当归 川芎 芍药 防风 荆芥 白术 黄芪 威灵仙。
(12) 通窍活血汤(《医林改错》): 赤芍 川芎 桃仁 红花 老葱 鲜姜 红枣 麝香。

【现代研究】主要参考文献

[1] 国家中医药管理局全脑病急症协作组. 痫证诊断与疗效评定标准[S]. 北京中医学院学报, 1993, 16(4): 36.
[2] 国家中医药管理局. 中华人民共和国中医药行业标准——中医病证诊断疗效标准[S]. 南京: 南京大学出版社, 1994: 22.
[3] 黄运生, 陈宝田. 癫痫从肝论治. 柴胡疏肝汤治疗癫痫 108 例疗效分析[J]. 实用中医内科杂志, 2005, 19(1): 4～5.
[4] 刘东义. 温中定痫汤治疗腹型癫痫 30 例[J]. 山西中医, 1998, (4): 171.
[5] 周丽华, 刘传珍. 建中汤加生铁落饮治疗儿童腹型癫痫的临床研究[J]. 实用中医内科杂志, 2004, 18(3): 224.
[6] 陈丕烈. 定痫证散治疗痫证 44 例[J]. 陕西中医, 2003, 24(4): 326.
[7] 董树生. 从瘀论治癫痫 42 例临床观察[J]. 天津中医学院学报, 2001, 20(1): 161.
[8] 张晓霞, 王净净. 从中西医结合"血瘀"角度认识癫痫治疗[J]. 中国医师杂志, 2005 增刊, 469～471.
[9] 陈圆桃. 桃红四物汤加味治疗癫痫 174 例[J]. 江苏中医, 2003, 24(12): 25.
[10] 北京医学院药理教研室. 抗癫灵的药理研究[J]. 中华医学杂志, 1978, (4): 216.
[11] 匡培根. 青阳参治疗癫痫大发作[J]. 中医杂志, 1980, (8): 22.
[12] 黄运生, 谢炜, 陈宝田. 柴胡皂甙对癫痫大鼠脑电的影响[J]. 第一军医大学学报, 2004, 24(12): 1379～1381.
[13] 黄勇坚, 李园园. 中西医结合治疗难治性癫痫 118 例临床观察[J]. 江西中医药, 2003, 34(3): 20.
[14] 裴林, 李海滨, 余明. 中西医结合治疗癫痫 78 例临床观察[J]. 中华实用中西医杂志, 2003, 3(16): 917～918.
[15] 郑国庆, 黄培新. 癫痫持续状态的中西医结合救治[J]. 中国中医急症, 2003, 12(2): 143～144.
[16] 陈绮娜. 天麻钩藤饮治疗小儿头痛型癫痫[J]. 天津中医, 1995, 12(6): 25.
[17] 李新民, 李向农, 李少川. 顺气豁痰法治疗小儿精神运动性癫痫[J]. 中医杂志, 1991, (4): 26.
[18] 杨杏林, 胡晓航. 特殊类型癫痫的辨证与辨病治疗[J]. 中医文献杂志, 2002, (2): 53～54.
[19] 谷世喆, 夏勇, 张洪林. 针刺治疗癫痫 27 例[J]. 北京中医药大学学报, 1998, 21(4): 66～67.
[20] 李红, 张家维. 头穴为主埋植药线治疗癫痫 112 例疗效观察[J]. 针灸临床杂志, 2004, 20(6): 46～48.

痴 呆

【定义】

痴呆又称呆病，是以呆傻愚笨为主要临床表现的一种神志疾病。早期以记忆减退为主，病情轻者可见近事遗忘，反应迟钝，寡言少语，日常生活活动部分自理等症；病情重者常表现为远事亦忘，时空混淆，计算不能，不识亲人，言辞颠倒，或重复语言，或终日不语，或忽哭忽笑，神情淡漠或烦躁，不欲饮食，或饮食不洁，或数日不知饥饱，日常生活活动完全需他人帮助，甚至不能抵御危险伤害。

【历史沿革】

明代以前无痴呆专论，有关痴呆的论述散见于“言善误”、“健忘”、“善忘”等篇章中。如《灵枢·天年》曰：“八十岁，肺气衰，魄离，故言善误。”《素问·五常政大论篇》、《素问·大惑论篇》、《素问·四时刺逆从论篇》、《素问·调经论篇》，以及汉代张仲景《伤寒论》则分别从气血逆乱、上气不足、刺时不当和下焦蓄血等方面论述了痴呆的核心症状“善忘”或“喜忘”的病机。

明代以后始见有关痴呆的明确记载。明代张景岳《景岳全书·杂病谟》首先提出了痴呆的病名、临床表现、病机、预后和治法，云：“痴呆证，凡平素无痰而或以郁结，或以善愁，或以不遂，或以思虑，或以疑惑，或以惊恐，而渐致痴呆，言辞颠倒，举动不经，或多汗，或善愁，其证则千奇百怪，无所不至。”并指出其病机为“逆气在心，或肝胆二经，气有不清而然。”认为“此证有可愈者，有不可愈者，亦在乎胃气元气之强弱，待时而变，非可急也。凡此诸证，若以大惊猝恐，一时偶伤心胆而致失神昏乱者，此当以速扶正气为主，宜七福饮或大补元煎主之。”

清代陈士铎《辨证录》有“呆病门”专篇，对其症状描述甚详，并分析其成因是“大约其始也，起于肝气之郁；其终也，由于胃气之衰。肝郁则木克土而痰不能化，胃衰则土制水而痰不能消，于是痰积于胸中，盘踞于心外，使神明不清，而成呆病矣”。提出本病的主要治法是“开郁逐痰，健胃通气”，立有洗心汤、转呆丹、还神至圣汤等，临床颇资参考。

【范围】

阿尔茨海默病(即老年性痴呆)、血管性痴呆、额颞叶痴呆、路易体痴呆，以及帕金森病、亨廷顿病、正常压力脑积水、脑淀粉样血管病、脑外伤、脑炎后遗症，以及癫痫和其他精神性疾病等出现记忆减退、呆傻愚笨、性情改变者，均可参考本篇辨证论治。至于先天性大脑发育不全引起的痴呆，则不在本篇论述之列。

【病因病机】

痴呆是一种神志病。脑为元神之府，又为髓海，故本病的病位在脑，与心肝脾肾功能失调密切相关。病因以内因为主，先天不足，或年迈体虚，肝肾亏虚，精亏髓减，或久病迁延，心脾受损，气虚血少，导致髓海空虚，神志失养，渐成痴呆；或痰瘀浊毒内生，损伤脑络，使脑气与脏气不相连接，神机失用而成痴呆。

1. **髓海不足**　与先天禀赋不足有关的痴呆患者，往往有明显的家族史；或无家族史而因禀赋不足，元气匮乏，至年老而肾气日衰，髓海失充，神志失养，渐成痴呆之病。正如清代王清任《医林改错·脑髓说》所云："小儿无记性者，脑髓未满。高年无记性者，脑髓渐空。"又说："脑气虚，脑缩小……脑髓中一时无气，不但无灵机，必死一时。"

2. **脾肾亏损**　《内经》云："血气者，人之神。"强调人的智能、情感和意识与血气的密切关系。年老或久病，致脾肾亏损，气血生化不足，神志失养，而成痴呆。本病起病缓慢，以虚为多见，也有部分病例属本虚标实证。其虚在肝肾者，以脑髓不足为主；其虚在脾胃者，以气血不足为主。

3. **痰瘀痹阻**　七情所伤，肝郁气滞，气机不畅，则血涩不行，气滞血瘀，脑脉不通，脑气不得与脏气相连接，或肝气郁结，克伐脾土，或起居适宜、饮食失节，使脾胃受伤，或年老多病之体，脾肾渐衰，以致痰湿壅阻，蒙蔽清窍而发痴呆。又或产伤、外伤、卒中之后瘀血留滞而成痴呆者，乃久病入络，瘀浊阻窍，神机失用所致。

4. **心肝火旺**　七情所伤，肝郁日久生热化火，心神被扰，则性情烦乱，忽哭忽笑，变化无常。人至老年，肾水衰少，水不涵木，致阴虚而阳亢，或复因烦恼过度，情志相激，肝郁化火，肝火上炎；或水不济火，心肾不交，心火独亢，扰乱神明，发为痴呆。

5. **毒损脑络**　"毒"是由脏腑功能和气血运行失常，使机体内生理或病理产物不能及时排出，蕴积体内过多而成，属内生之毒，其核心在于诸邪壅积，酿生浊毒，邪气亢盛，败坏形体。内生之毒包括瘀毒、热毒、痰毒等。毒邪可破坏形体，损伤脑络，使神机失用，故发痴呆而病情波动加重。

总之，本病的发生不外乎痰、瘀、火、毒、虚，且互为影响。虚指脾肾亏虚，气血不足，髓海不充，导致神志失养；实指痰浊蒙窍，神机失用；或瘀血阻络，脑气不通；或痰火互虐，上扰心神；或痰瘀互阻，脑络不通；或毒损脑络，神机殆废。故本病以虚为本，以实为标，临床上多见虚实夹杂之证。

【诊断与鉴别诊断】

一、诊断

（一）发病特点

本病多发于65岁以上的老年人，患病率随年龄而增高，且与受教育程度有关。本病起病缓慢，病情渐进加重，病程一般较长。也有少数病例起病较急，病情波动，呈阶梯样加重，常见于中风患者。

（二）临床表现

本病的临床表现虽然纷繁多样，不外记忆和认知损害、生活能力下降、精神行为障碍3类。

(1) 记忆减退：包括近事易忘，放错物品，忘记约会，丢三落四，说完就忘，甚则远事也忘，不能回忆本人的经历或一些常识。

(2) 认知呆傻：即认知损害，如失语，失用，失算，或找词困难，词不达意，不能说出熟悉物品或人的名字，经常错语，言语不利，构音不清；或不能听懂别人的话，也不能完成别人的指令，不能做过去熟悉的工作，常答非所问，行动不经；或定向力减退，如找不到回家的路，混淆时间或地点。

(3) 性情改变：即精神行为改变，常见性情孤僻，表情淡漠，语言含糊，自言自语，啰嗦重复，自私狭隘，偏执固执，或无故悲伤、恐惧，心烦易怒，焦躁不安，失眠，或睡眠颠倒，或夜间谵妄，幻觉幻视，妄想，行动不洁，攻击倾向等；或不欲饮食，甚至饮食不洁，数日不知饥饱，或食欲异常亢进。

(4) 动作迟笨：如步态不稳，步距缩短，动作笨拙，日常生活不能自理，时常发生穿错衣服、系错纽扣等现象，但仅有轻度的无力和强直。严重者，可以出现运动减少、肢体强直和手足颤抖，最后失去站立和行走的能力，卧床不起，呈现强直性或屈曲性四肢瘫痪。

上述记忆或认知损害明显影响了工作和日常生活，或与个人以往相比有明显减退，且不能用其他的精神及情感性疾病（如抑郁症、精神分裂症等）来解释。另外神经心理学评估和颅脑CT、MRI或PET检查等有助于本病诊断。

二、鉴别诊断

1. **郁证**　郁证是以心境不佳、情绪抑郁、表情淡漠、胸胁苦满、委屈悲伤等为主要表现的一种病证，包括抑郁症。抑郁症患者也常出现与痴呆相似的各种记忆和认知功能障碍，但以抑郁症状为主，如表情淡漠，对外界反应迟钝，少言寡语，思维迟缓，注意力不集中等，临床上称为假性痴呆。此种假性痴呆可以随情绪而加重，也可随抑郁症的治愈而好转，患者常表现出夸大了的痛苦感，用抗抑郁药物治疗有效。痴呆一般起病缓慢，进行性发展，或突然起病，阶梯样加重，临床表现以记忆和认知功能障碍为主症，抑郁情绪可有可无。神经影像学检查可资进一步鉴别。

2. **健忘**　健忘是指主诉记忆减退、遇事善忘的一种病证。某些正常人特别是老年人常有增龄性记忆减退，神经心理学检查提示即刻记忆正常，记住新知识能力正常或稍减退，时好时坏，波动性大；无视空间和人格障碍；自知力和社会活动正常等。这种症状通常称为良性健忘，与痴呆患者的记忆减退呈渐进加重，并经神经心理学检查证实，同时伴认知功能损害，影像学可见器质性脑改变等特点不同。但健忘可以是痴呆的早期表现。明确鉴别的唯一途径是进行神经心理学和神经影像学检查的追踪随访。

3. **癫病**　癫病是以沉闷寡言、情感淡漠、语无伦次，或喃喃自语、静而少动等精神失常为主要表现的一种病证。痴呆则是以记忆减退、时空混淆、计算不能、不能做过去熟悉的工作等智能活动障碍为主要表现。癫病日久也有继发痴呆者，但癫病在前，而痴呆在后，病史和神经影像学检查可资鉴别。

【辨证论治】

一、辨证

（一）辨证要点

1. **首重虚实**　虚以脾肾两虚、髓海空虚、气虚血亏的临床表现为特征，实以痰浊、瘀血、火热、毒盛为表象。除记忆、认知、情感等表现外，抓住舌脉和全身表现是辨别虚实的关键。如苔少、脉细无力、腰膝酸软、少气无力、汗出心悸、面色不华等为虚；苔厚、脉弦滑、头晕目眩、心烦易怒、目干口苦、大便秘结等属实。

2. **知晓缓急**　痴呆大多起病缓慢，渐进加重，病程较长，多与年老脾肾亏虚、气血不足，髓海渐空有关。若突然起病，阶梯样加重，病程较短，多与脑卒中、外伤、情志之变，引起风痰相扰、瘀阻脑络有关。新病多数可以逐渐恢复，久病多属痼疾难治。

3. **明察演变**　痴呆的时空演变一般分为3个阶段，即平台期、波动期和下滑期，且常交替出现。因此，辨证时还需明察痴呆的演变。从证候角度来看，平台期多见虚证，一般病情平稳，少见波动之象。波动期常见虚实夹杂，心肝火旺，痰瘀互阻，致使病情时轻时重。下滑期多因外感六淫、情志相激、或再发卒中等因素而使认知损害加重，情绪波动和行为异常也同时加重，此为证候由虚转实，病情由波动而转为恶化之象。恶化之象以表情呆滞、双目无神、不识事物，或兼面色晦暗、秽浊如蒙污垢，或兼面红微赤，口气臭秽、口中黏涎秽浊、溲赤便干或二便失禁，或见肢体麻木、手足颤动、舌强语謇，烦躁不安甚则狂躁，举动不经，言辞颠倒，苔厚腻、积腐、秽浊为共同特点，乃痰毒、热毒、瘀毒壅盛，腐化秽浊，损伤脑络所致。

（二）证候

［髓海不足］

症状：记忆减退，定向不能，判断力差，或失算，重者失认，失用，懒惰思卧，齿枯发焦，腰酸骨软，步行艰难。舌瘦色淡，舌苔薄白，脉沉细弱。

病机分析：肾为先天之本，主骨生髓，禀赋不足，则脑髓不充，神志失养，故记忆减退、认知损害，而成愚笨呆痴之症。肾藏精主骨，肝藏血主筋，赖肾水以涵养。肾虚精少不能壮骨，则骨软质疏，腰酸腿痛，齿枯发焦；肾虚精少，水不涵木，则筋膜失养，步行艰难，行动迟缓，懒惰思卧。

［脾肾两虚］

症状：记忆减退，表情呆板，沉默寡言，行动迟缓，甚或终日寡言不动，失认失算，口齿含糊，词不达意，饮食起居皆需照料，腰膝酸软，肌肉萎缩，食少纳呆，气短懒言，口涎外溢或四肢不温，腹痛喜按，五更泄泻。舌质淡白，舌体胖大，舌苔白，或舌红苔少或无苔，脉沉细弱、两尺尤甚。

病机分析：本证多由年老久病而致脾肾亏虚。因自然衰老是先天肾气已虚，如逢久病及肾，致精血、命火更虚。再者久病气血不调，后天脾胃功能减退，生化乏源，致使气血不足，髓海空虚，神机失养，可见记忆减退、失认失算、词不达意等痴呆诸症。脾肾两虚，气虚阳亏，水谷不化，四末不温，故腰膝酸软，肌肉萎缩，食少纳呆，气短懒言，口涎外溢或四肢不温，腹痛喜按，鸡鸣泄泻。舌质淡白，舌体胖大，舌苔白为脾肾两虚之像，舌红苔少或无苔，脉沉细弱、两尺尤甚者，为脾肾两虚，气虚血少之征。

［痰浊蒙窍］

症状：记忆减退，表情淡漠，头晕身重，晨起痰多，少动不语，不饮不食，忽笑忽歌，忽愁忽哭，与之美馔则不受，与之污秽则无辞，与之衣饰则不着，与之草木则反喜；重症则不能自理生活，其面色㿠白或苍白不泽，气短乏力。舌体胖，舌质淡，苔白腻，脉细滑。

病机分析：本证可由癫痫日久而成者，起于肝气之郁，肝气郁则木克土，脾胃弱则痰不化，痰浊积于胸中，蒙蔽清灵之窍，使神明不清，故痴呆诸症丛生。也可见于素有脾虚痰疾者常兼见面色㿠白或苍白不泽，气短乏力。舌胖脉细滑，亦系气虚痰盛之征。

［血瘀气滞］

症状：多有产伤及外伤病史，或心肌梗死史、脑卒中史，或素有血瘀之疾。善忘，善恐，神情淡漠，反应迟钝，寡言少语，或妄思离奇，或头痛难愈。舌质暗紫，有瘀点瘀斑，舌苔薄白，脉细弦、沉迟，或见涩脉。

病机分析：产伤、外伤之后有反复发痫，以痫久而成痴呆者；也有虽不发痫，至中年以后渐渐痴愚呆傻者，多因素有血瘀之疾，复因外感、卒中等诱发。瘀血阻于脑络，脑气不能与脏气相连接，神机失用，则善忘，善恐，神情淡漠，反应迟钝，寡言少语；血瘀气滞，气血不能正常充养于脑，或因血瘀阻滞脉络，气血不能上充脑髓，也可发为善忘等症。舌紫脉迟涩等，皆为血瘀之征。

［心肝火旺］

症状：头晕头痛，健忘颠倒，认知损害，自我中心，心烦易怒，口苦目干，筋惕肉瞤，舌质暗红，舌苔黄或黄腻，脉弦滑或弦细而数。或可见口眼歪斜，肢体麻木或半身不遂，或尿赤，大便秘结等。

病机分析：本证常因情志所激，肝阳暴亢；或气郁日久，化火灼阴，致心肝火旺，肝阳上亢，故头晕头痛，心烦易怒，口苦目干等。中风后痴呆者，常见此证。风阳亢盛，阳热瘀血久扰脑窍，脑气不能与脏气顺接，神机失用，则健忘颠倒，认知损害，自我中心等。

［毒损脑络］

症状：表情呆滞、双目无神、不识事物、面色晦暗、秽浊如蒙污垢，或兼面红微赤，口气臭秽，口中黏涎秽浊，溲赤便干或二便失禁，肢麻，颤动，舌强语謇，烦躁不安甚则狂躁，举动不经，言辞颠倒，苔厚腻、积腐、秽浊结，舌暗或有瘀斑等。

病机分析：本证常因痰毒、热毒、瘀毒壅盛，腐化秽浊，损伤脑络所致。毒邪内盛，清窍被蒙，神志失用，故表情呆滞、双目无神、不识事物。痰毒壅盛，则面色晦暗、秽浊如蒙污垢。热毒壅盛，则面红微赤，口气臭秽、口中黏涎秽浊、溲赤便干或二便失禁。瘀毒壅盛，则肢麻颤动、舌强语謇，舌暗或有瘀斑。烦躁不安，甚则狂躁，举动不经，言辞颠倒，苔厚腻、积腐、秽浊，舌暗或有瘀斑等，均为痰毒、热毒、瘀毒内盛，腐化秽浊，损伤脑络所致之象。因此认为，"毒损脑络"是痴呆病情恶化的关键环节。

二、治疗

（一）治疗原则

1. **调补脾肾精气**　凡禀赋不足，或见脾肾两虚之证，治宜补肾填精，健脾益气，重在培补先天、后天，以冀脑髓得充，化源得滋，有助治疗。

2. **开郁化痰祛瘀**　气得则开，而痰滞当消。或开郁逐痰，或健脾化痰，或清心涤痰，或泻火祛痰，或痰瘀同治。

（二）治法方药

[髓海不足]

治法：滋补肝肾，填髓养脑。

方药：七福饮加减。方中重用熟地以滋阴补肾，合当归养血补肝，人参、白术、炙甘草益气健脾，用以强壮后天之本，远志、杏仁宣窍化痰。本方填补脑髓之力尚嫌不足，应选加鹿角胶、龟版胶、阿胶等血肉有情之品。因痴呆属慢性病，疗程较长，故多用本方制蜜丸或膏滋以图缓治。也可用参茸地黄丸，每服 1 丸，日服 2～3 次，长期服用。

若兼言行不经、心烦溲赤、舌红少苔，脉细而弦数，是于肾精不足之后，水不制火而心火妄亢，可用六味地黄汤加丹参、莲子心、菖蒲等清心宣窍。也有舌质红而舌苔黄腻者，是内蕴痰热，干扰心窍，可改用清心滚痰丸，每服 1 丸，日服 2 次，待痰热化净，再投滋补之剂。

[脾肾两虚]

治法：补肾健脾，培元生髓。

方药：还少丹加减。方中熟地、枸杞子、山茱萸滋阴补肾；肉苁蓉、巴戟天、小茴香助命门补肾气；杜仲、怀牛膝等补益肝肾。更用茯苓、山药、大枣、人参益气健脾而补后天；石菖蒲、远志、五味子交通心肾而安神。

若舌苔黄腻不思饮食，中焦蕴有痰热者，宜温胆汤加味，待痰热去除，再用补法。

[痰浊蒙窍]

治法：化痰开窍，益气健脾。

方药：洗心汤加减。方中半夏、陈皮健脾化痰；石菖蒲辅半夏、陈皮以开窍祛痰；人参、甘草培补中气；附子协参草以助阳化气，正气健旺则痰浊可除；更以茯神、酸枣仁宁心安神；神曲和胃。本方补正与攻痰并重，补正是益脾胃之气以生心气，攻痰是扫荡干扰心宫之浊邪，再加养心安神之品，以治痴呆。

若肝郁化火，灼伤肝血心液，则心烦躁动，言语颠三倒四，歌笑不休，甚至反喜污秽，或喜食炭，宜用转呆汤加味。其方在洗心汤的基础上，加用当归、白芍柔肝养血；丹参、麦门冬、天花粉滋养心胃阴液；用柴胡合白芍疏肝解郁；用柏子仁合茯神、酸枣仁加强养心安神之力。

[血瘀气滞]

治法：活血行气，宣窍健脑。

方药：通窍活血汤加减。方中桃仁、红花、赤芍、川芎活血化瘀为主药，葱白、生姜合石菖蒲、郁金可以通阳宣窍。若配丸药当用麝香，以加强活血通窍之力。若病久气血不足，加当归、生地、党参、黄芪补血益气。如久病血瘀化热，常致肝胃火逆，症见头痛、呕恶等，应加钩藤、菊花、夏枯草、竹茹一类清肝和胃之品。

[心肝火旺]

治法：清心平肝，醒神开窍。

方药：天麻钩藤饮加清心之品。药用天麻、钩藤、石决明、龟版、夜交藤、珍珠粉、川牛膝平肝潜阳，黄芩、黄连、栀子、茯神清心解毒，芦荟、玄参通腑泄热。口齿不清者，去玄参加石菖蒲、郁金；便秘者，酌加生大黄或加用玄参、生何首乌、芒硝；急躁易怒、眠差多梦者，去黄芩、栀子，加龙胆草、莲子心、丹参、酸枣仁、合欢皮；伴口眼歪斜者，可合用牵正散；肢体麻木或半身不遂者，去龟版、夜交藤，加地龙、羌活、独活、桑枝等。

[毒损脑络]

治法：解毒化浊，通络达邪

方药：黄连解毒汤加清热、化痰、祛瘀药物。药用黄连、黄芩、黄柏、栀子、连翘清热解毒，石菖蒲、远志、芦荟化痰降浊，当归、全蝎、地龙活血通络。痰热盛者，加天竺黄、郁金、胆南星清热化痰；热结便秘者，加酒大黄、全瓜蒌、枳实、厚朴通腑泻热，或口服牛黄清心丸；热毒较盛，病情波动者，龙胆草、夏枯草、蒲公英清热解毒，或口服安宫牛黄丸；久病血瘀，加桃仁、红花、赤芍、川芎、穿山甲等活血化瘀。

（三）其他治法

1. **单方验方**

(1) 还神至圣汤(《辨证录》)：人参、白术、茯神、生酸枣仁、木香、天南星、荆芥、甘草、良姜、附子、枳壳、石菖蒲。治呆病因木郁土衰，痰积于中不化者。

(2) 苏心汤(《辨证录》)：白芍、当归、人参、茯苓、半夏、炒栀子、柴胡、附子、生酸枣仁、吴茱萸、黄连。用于呆病气血两虚而兼痰郁者。

(3) 启心救胃汤(《辨证录》)：人参、茯苓、白芥子、石菖蒲、神曲、半夏、天南星、黄连、甘草、枳壳。治呆病胃伤，痰迷心窍者。

2. **针灸**

(1) 体针：可选择百会、四神聪、三阴交、太溪穴，每日 1 次，强刺激，10 日为一个疗程。休息 3～4 日后重复治疗。也可加足阳明胃经、手厥阴心包经与神志相关的穴位。

(2) 耳针：可选择神门、皮质下、肾、脑点、枕等耳穴，每日 1 次，每次 2～3 穴(双耳取穴)，20 次为一个疗程。

【转归及预后】

本病的转归主要表现在虚实之间。痴呆的病程多较长，虚证日久，气血亏乏，脏腑功能受累，气血运行失司，或积湿为痰，或留滞为瘀，加重病情，出现虚中夹实证。实证的痰浊、瘀血日久可损及心脾，或伤及肝肾，则气血阴精不足，脑髓失养，转化为虚证。痰热瘀积日久，酿生浊毒，邪毒壅盛，可致病情恶化而成毒盛正衰之证。

本病的预后依疾病原因和病情轻重而定。痴呆的早期病情较轻者，经及时治疗，部分症状尚可有改善。病情较重者，生活部分不能自理，往往继续发展，直至生活能力完全丧失，终日卧病在床，多因继发感染或多脏衰竭而致预后不良。痴呆兼有精神行为症状者，治疗难度和照料负担都会增加。

血管性痴呆，如能早期有效治疗，一般可以治愈，或将病情稳定在平台期。波动期是病情转化的关键时期，若治疗不及时，病情往往迅速发展，出现下滑现象，其存活期一般在 5 年左右。阿尔茨海默病的病情进展被认为是不可逆的渐进过程，其进展速度与多种因素有关且目前尚无法预测，其存活期一般在 2～20 年，平均 7 年。

【预防和护理】

预防痴呆的关键是早期诊断、早期治疗和干预危险因素。轻度认知损害被认为是痴呆的早期阶段表现，有人称之为前驱期痴呆，是痴呆预防的新靶点。所谓轻度认知损害是指介于正常衰老与痴呆之间的临床状态，即患者记忆降低的程度大于其预期发生的年龄，但不符合临床上痴呆的诊断标准。其表现以轻微的认知功能减退为特征，属于中医学“健忘”范畴。早期诊断轻度认知损害，并积极有效治疗，对延缓痴呆的发生有重要意义。此外，痴呆是一个多因素复杂性疾病，平素有痰、瘀、毒、虚者，宜采取相应干预措施。若有家族遗传史、头部外伤、血管性危险因素等，更应接受医生随访，以争取早期诊断。并积极治疗高血压、高血脂、糖尿病和脑卒中等血管性危险因素，延缓或预防痴呆的发生。

护理痴呆患者是一项繁重的劳动，护理内容包括精神调理、智能训练、饮食调节等，这些也是治疗必不可少的辅助方法。帮助患者维持或恢复有规律的生活习惯，饮食宜清淡。同时，要帮助患者正确认识和对待疾病，解除情志因素刺激。对轻症患者，应进行耐心细致的智能训练，使之逐渐恢复或掌握一定的生活和工作技能；对重症患者，应进行生活照料，防止因大小便自遗及长期卧床引发褥疮、感染等；要防止患者自伤或他伤，防止跌倒而发生骨折，或外出走失等。

【现代研究】

早在 1624 年我国明代医学家张景岳就在《景岳全书·杂病谟》中提出了“痴呆证”名称并描述了临床表现、病因病机和治法、预后。1906 年德国阿诺斯·阿尔茨海默博士报道了世界上第 1 例阿尔茨海默病至今，也已有百年历史。世界卫生组织(WHO)的调查结果[1]显示，全球痴呆患病率为 6.3%，其中阿尔茨海默病占 46%～64%，血管性痴呆占 7.1%～15.4%，其他痴呆则为 27.6%～38.1%。据北京协和医院专家的报道，我国北方地区 65 岁以上老年人中痴呆患病率为 7.8%，高于南方城市 3%，且随增龄而增高。2000 年，我国 65 岁及以上老年人数已达 1.3 亿，估计痴呆患者 1 000多万，防治任务十分繁重。

20 世纪 90 年代以前，未曾有中医药防治痴呆研究的报道。90 年代后，中医药防治痴呆的研究被列入我国“八五”“九五”攻关计划，中医药防治痴呆的成果逐渐引起社会各界关注。1990 年，由王氏等[2]牵头，中华中医学会内科学会和老年医学会共同制定了我国最早的《老年呆病的诊断、辨证分型及疗效评定标准》。该标准首次将痴呆分虚实辨证，虚为肾虚髓减、气血不足，实以痰浊、瘀血为主，对临床发挥了重要指导作用。2000 年，王永炎指导中华中医药学会内科分会的一个专门小组制定了《血管性痴呆诊断、辨证及疗效评定标准》[3]，提出了肾精亏虚、肝阳上亢、痰浊蒙窍、瘀血阻络、热毒内盛、腑滞浊留、气血不足等证候分类与疗效评定标准，后为国家新药临床试验和高校教材采用。

在痴呆的病因病机研究方面，1997 年王氏[4,5]提出了中风后痴呆的“毒损脑络”病机假说，从而引发了我国中医和中西医结合界深入研究血管性痴呆病理机制和治疗策略的新热点。他认为“毒”是由脏腑功能和气血运行失常使体内的生理或病理产物不能及时排出，蕴积体内过多而生成，属内生之毒。卒中后，可产生瘀毒、热毒、痰毒等。其核心在于邪毒亢盛，败坏形体，损伤脑络。在血管性痴呆病情恶化时，各种证候演变加重的临床表现虽各不相同，但以痰毒、热毒、瘀毒壅盛，腐化秽浊，损伤脑络共同病机特点。因此认为，“毒损脑络”是血管性痴呆病情阶梯样加重的关键环节，对临床具有重要的指导意义。此外，王氏[6]还指导了血管性痴呆与中医证候关系的流行病学研究，发现血管性痴呆患者的即刻回忆、延迟回忆、图像识辨等分别与肾精亏虚、痰浊蒙窍、血瘀阻络和腑滞浊留有显著的相关性，尤其肾精亏虚或痰浊蒙窍与情景记忆总积分等核心症状具有独立的相关关系。

在痴呆的治疗方法研究方面，王氏等[7]共同主持的益肾化浊法治疗老年期血管性痴呆的研究，曾获 2002 年度国家科技进步奖二等奖。该成果从髓海不足、肝肾亏虚、脾肾两虚、心肝火旺、痰浊阻窍、气滞血瘀角度进行论治，研制了 2 个国家级中药新药聪智颗粒(制何首乌、炙黄芪、川芎、女贞子、石菖蒲、胆南星等)和聪圣颗粒(制何首乌、荷叶、地龙、肉苁蓉、漏芦等)。多中心临床试验结果显示，治疗血管性痴呆轻中度患者 60 日后，简易精神状态检查(MMSE)积分比治疗前显著提高 ($P < 0.01$)，Blessed 行为量表(BBS)积分比疗前显著降低 ($P < 0.01$)；总有效率为 57.3%，显著优于双氢麦角碱组(48.2%)。林氏等[8]根据“缓则治其本”及“治病必求于本”的原则，从心、肾入手，调心以治气，补肾以治精，积精全神，调气养神，将调心、补肾法作为治疗老年性痴呆的重要法则，研制了调心方和补肾方，对老年性痴呆患者认知功能和日常生活能力有显著改善作用。赖氏等[9]针对老年性痴呆的主要病理机制——肾虚髓亏，脑脉失养，结合临床经验和现代药理学研究成果，研制出了补肾益智方，实验证明可显著改善老年性痴呆模型大鼠的学习记忆能力。杜氏等[10]以天麻促智冲剂治疗血管性痴呆肝阳上亢证Ⅱ期、Ⅲ期随机双盲对照临床试验结果显示，对卒中后痴呆患者的 MMSE 成绩呈显著性增高；中医临床症状、神经功能缺损和生活能力显著改善，脑地形图也有显著的改善。田氏等[11]发表的金思维提取物治疗轻度认知损害的一年随访研究，被首届国际老年痴呆预防大会推荐为给老年性痴呆带来希望的 5 种创新疗法之一而成为国际媒体新闻。此外，针刺疗法治疗痴呆也有一定疗效，对血管性痴呆具有潜在应用价值，但多数报道缺乏多中心盲法对照设计，其疗效有待进一步评价。

世界卫生组织已将痴呆列入全球攻关招标病种。我国自 20 世纪 90 年代以来有了标志性成果，这些成果绝大多数来源于中医药对痴呆的治疗研究。痴呆，尤其阿尔茨海默病型痴呆的发病率居其他痴呆之首，是最常见的痴呆原因。中医药防治痴呆虽然初见成效，但其疗法特色和疗效优势还有待进一步研究。

【小结】

痴呆已经成为老年人的常见病、多发病。本病病位在脑，病机不外脾肾两虚，气血不足，髓海失充，神志失养，或痰瘀火毒内阻、脑气与脏气不相连接，神机失用。病性以虚为本，以实为标，临床上多虚实夹杂证。因而，治疗首当分虚实。虚证者，治宜填精补髓、健脾补肾、益气养血；实证者，治宜化痰开窍、清心平肝、活血通络、解毒化浊。或以扶正为主，兼以祛邪；或祛邪为主，兼顾正气。终以开窍、醒神、益智、健脑为目的。在治疗同时，又当重视精神调理和智能训练，以及生活护理。

附方

(1) 七福饮(《景岳全书》)：人参　熟地　当归　白术　炙甘草　酸枣仁　远志。
(2) 参茸地黄丸(成方)：人参　鹿茸　熟地　山药　茯苓　丹皮　泽泻　山茱萸。
(3) 六味地黄丸(《小儿药证直诀》)：熟地　山药　茯苓　丹皮　泽泻　山茱萸。
(4) 洗心汤(《辨证录》)：人参　甘草　半夏　陈皮　石菖蒲　附子　茯神　酸枣仁　神曲。
(5) 还少丹(《医方集解》)：熟地　枸杞子　山茱萸　肉苁蓉　远志　巴戟天　小茴香　杜仲　怀牛膝　茯苓　山药　大枣　五味子　石菖蒲。
(6) 通窍活血汤(《医林改错》)：赤芍　川芎　桃仁　红花　麝香　老葱　鲜姜　大枣　酒。
(7) 天麻钩藤饮(《杂病证治新义》)：天麻　钩藤　生石决明　栀子　黄芩　川牛膝　杜仲　益母草　桑寄生　夜交藤　朱茯神。
(8) 黄连解毒汤(《外台秘要》引崔氏方)：黄连　黄芩　黄柏　栀子。

【现代研究】主要参考文献

[1] Zhang ZX, Zahner GEP, Román GC, et al. Dementia Subtypes in China. *Arch Neurol*. 2005, 62: 447～453.
[2] 傅仁杰，王永炎，葛茂振，等. 老年期痴呆证治座谈[J]. 中医杂志，1991, 39(1): 39.
[3] 田金洲，韩明向，王永炎，等. 血管性痴呆诊断、辨证与疗效判定标准(研究用)[J]. 中国老年学杂志，2002, 5: 16～24.
[4] 王永炎，刘金民，谢颖帧，等. 中风病智能障碍的中医康复[M]. 见北京中医药大学校庆40周年论文汇编. 北京：学苑出版社，1996: 561.
[5] 王永炎. 关于提高脑血管病疗效难点的思考[J]. 中国中西医结合杂志，1997, 17: 195～196.
[6] 田金洲，王永炎，时晶，等. 血管性痴呆[M]. 北京：人民卫生出版社，2003: 598～606.
[7] 王永炎，张伯礼，张允岭，等. 血管性痴呆现代中医临床与研究[M]. 北京：人民卫生出版社，2003: 156～166.
[8] 林水淼，周如倩，王健. 调心方、补肾方对Alzheimer病患者认知功能和日常生活能力作用的比较研究[J]. 中国老年学杂志，2002, 11(22): 434～435.
[9] 赖世隆，饶燕，高洁. 补肾益智方改善Alzheimer病模型大鼠的学习记忆能力[J]. 中药新药与临床药理，2000, 1(6): 337～339.
[10] 杜贵友，赵建军，王建，等. 天麻促智冲剂治疗老年血管性痴呆临床研究[J]. 中国中药杂志 2003, 28(1): 73～77.
[11] Tian J, Zhu AH, Zhong J, et al. The effectiveness of GETO in the treatment of mild cognitive impairment in community elderly [J]. *Alzheimer's and Dementia*, 2005, 1(2): S65～66.

颤　证

【定义】

颤证亦称颤振、颤震、振掉，是指以头部或肢体摇动、颤抖为主要表现的病证。轻者仅有头摇，或限于手足、肢体的轻微颤动，尚能坚持工作和自理生活；重者头部震摇大动，甚至扭转痉挛，全身颤动不已，或筋肉僵硬，颈项强直，四肢拘急，卧床不起。

【历史沿革】

颤证在《内经》称为“振掉”。《素问·至真要大论篇》谓：“诸风掉眩，皆属于肝。”《素问·脉要精微论篇》谓：“骨者，髓之府，不能久立，行则振掉。”即指颤振。指出颤证多属内风，病在肝肾。此论一直为后世所宗。

明代以来，对颤证的病因病机及临床发病规律阐释更趋深入，明代王肯堂《证治准绳·杂病》分析：“颤，摇也；振，动也。筋脉约束不住而莫能任持，风之象也。”同时指出颤证“壮年鲜有，中年以后乃有之，老年尤多。夫老年阴血不足，少水不能治壮火，极为难治，前哲略不治之”。明代楼英《医学纲目·颤振》亦说：“颤，摇。振，动也。风火相乘，动摇之象。”而颤振的病因“多由风热相合”、“亦有风挟湿痰者”。明代孙一奎《赤水玄珠·颤振》认为颤证的基本病机是“木火上盛，肾阴不充，下虚上实，实为痰火，虚为肾亏”，属本虚标实，虚实夹杂之候。提出治疗本证应“清上补下”，以扶正祛邪，标本同治为原则。

清代张璐《张氏医通·卷六》指出，本病主要是风、火、痰为患，更阐述了颤证与瘛疭的区别：“颤证与瘛疭相类，瘛疭则手足牵引而或伸或屈；颤振则震动而不屈也，也有头摇手不动者。盖木盛则生风生火，上冲于头，故头为颤振；若散于四末，则手足动而头不动也。”并按脾胃虚弱、心气虚热、心虚挟痰、肾虚、实热积滞等13个证候提出论治方药，并通过脉象判断预后，从而使颤证的理法方药，趋于充实。清代高鼓峰《医宗己任编》强调气血亏虚是颤振的重要原因：“大抵气血俱虚，不能荣养筋脉，故为之振摇，而不能主持也。”治疗“须大补气血，人参养荣汤或加味人参养荣汤；若身摇不得眠者，十味温胆汤倍加人参，或加味温胆汤”。高氏等以大补气血治疗本病虚证，至今仍为临床治疗颤证的重要方法。

【范围】

西医学所称的某些椎体外系疾病所致的不随意运动，如帕金森病、舞蹈病、手足徐动症等，均可参照本篇辨证论治。

【病因病机】

颤证以头部或肢体摇动、颤抖为主要表现，其病位在脑髓、筋脉。病因以内因为主，或由年老体衰，髓海不足，或由情志不遂，引动内风，或由劳欲过度，损及脾肾，或饮食不节，助湿生痰。

1. **肝肾阴亏** 颤证多见于年迈体弱及久病之人，肾精亏虚，肝血渐耗，髓海不足，以致神机失养。水不涵木，虚风内动，脑髓筋脉失养，则头项肢体颤动振掉。

2. **气虚血少** 劳倦过度，思虑内伤，则心脾两虚。心血虚神机失养，脾气虚生化乏源，以致气血不足，不能荣于四末，则筋脉肌肉瞤动，渐成颤振之疾。

3. **肝阳化风** 肝性刚强，喜柔恶燥，肝阴不足，肝阳化风，或五志过极，木火太盛，或肝气郁结，气逆于上，以致经脉不利，则肢体筋脉震颤。

4. **痰瘀交阻** 素体肥胖或过食肥甘，或嗜酒无度，致使痰浊内生。痰浊随气升降，内而脏腑，外而筋骨，且与风火瘀相兼，可致风痰阻络，痰火扰神，痰瘀互结，阻遏气血通达，则脑络、筋脉失荣，而见头摇、身动、肢颤。而瘀血阻络，又为贯穿于疾病全过程的重要因素。

总之，本病的基本病机为肝肾不足，脾运失健，致使脑髓筋脉失养，虚风内动。而瘀、痰、风、火为主要病理因素。病性以虚为本，以实为标，临床又以虚实夹杂为多见。

【诊断与鉴别诊断】

一、诊断

（一）发病特点

颤证多发于中老年人，男性多于女性。起病隐袭，渐进发展加重，不能自行缓解。

（二）临床表现

本病以头及四肢颤动、震摇为特征性临床表现。轻者头摇肢颤可以自制；重者头部、肢体震摇大动，持续不已，不能自制，继之肌强直，肢体不灵，行动迟缓，行走呈“慌张步态”，表情淡漠，呆滞，而呈“面具脸”。

二、鉴别诊断

1. **瘛疭** 瘛疭多为急性热病或某些慢性病的急性发作，其症见手足屈伸牵引，常伴发热、神昏、两目窜视，头、手颤动。《张氏医通》谓：“瘛着，筋脉拘急也；疭者，筋脉驰纵也，俗谓之抽。”《证治准绳》谓：“颤，摇也；振，动也。筋脉约束不住，而莫能任持风之象也。”颤证以头部、肢体摇动、颤抖为特征，一般无发热、神昏、手足抽搐牵引及其他特殊神志改变表现，多为慢性渐进病程。

2. **中风** 中风以突然昏倒、不省人事，或不经昏仆而以半身不遂、口舌歪斜为主要表现。颤证以头及四肢颤动、震摇为主，而无半身不遂、口舌歪斜等见症。《医学纲目》谓：“战摇振动，轻利而不痿弱，必止中风身亸曳，牵动重迟者，微有不同。”

【辨证论治】

一、辨证

（一）辨证要点

1. **辨轻重** 颤震幅度较小，可以自制，脉小弱缓慢者为轻症；颤震幅度较大，生活不能自理，脉虚大急疾者为重症。

2. **审标本** 以病象而言，头摇肢颤为标，脑髓及肝脾肾虚损为本；以病因病机而言，气血亏虚，髓海不足为病之本，瘀痰风火为病之标。

3. **察虚实** 颤证为本虚标实，虚实夹杂的病证。机体脏器虚损的见症属虚，瘀痰风火的见证属实。

（二）证候

［肝肾不足］

症状：四肢、头部及口唇、舌体等全身性颤动不止，伴见头晕耳鸣，少寐多梦，腰膝酸软，肢体麻木，形体消瘦，急躁易怒，日久举止迟钝，呆傻健忘，生活不能自理。舌体瘦小，舌质暗红苔少，脉细弦，或沉细弦。

病机分析：本型多见于中老年人，也可见于先天禀赋不足而幼年发病者。肝肾精血不足，筋脉失养则颤动不止，肢体麻木；阴虚阳亢，肝阳化风则头晕耳鸣；虚阳上扰，神不安舍则少寐多梦；举止迟钝，呆傻健忘为肾虚髓海不充所致。舌体瘦小，舌质暗红少苔，脉细弦均为肝肾阴精不足之象。

［气血两虚］

症状：肢体及头部颤震日久，程度较重，或见口唇、舌体颤动，行走呈“慌张步态”，表情淡漠而呆滞，伴面色无华，心悸气短，头晕眼花，倦怠懒言，自汗乏力。舌体胖嫩，边有齿痕，舌色暗淡，脉细弱。

病机分析：气血两虚，筋脉失于濡养，血虚风动故头部及手足颤动，行走慌张；气虚则倦怠懒言，自汗乏力，表情淡漠；血虚则面色无华，心悸头晕。舌胖嫩，脉细弱为气血不足之象。

［痰热动风］

症状：颤震或轻或重，尚可自制。常胸脘痞闷，头晕口干，咯痰色黄。舌苔黄腻，脉弦滑数。

病机分析：痰热内蕴，阳盛动风，而筋脉失于约束，以致颤震发作。胸脘痞闷，头晕口干，咯痰色黄，苔黄腻，脉滑数，皆为痰热动风表现。

［痰瘀交阻］

症状：素体肥胖，肢体颤抖不止，或手指呈“搓丸状”颤动，致使生活不便，不能工作，伴有胸闷，头晕，肢麻，口唇色暗。舌紫苔厚腻，脉沉伏涩滞。

病机分析：肥胖痰浊内蕴，病久入络，气滞血瘀，致使筋脉因痰瘀阻滞而失养，故见肢体颤抖麻木；痰瘀内阻，气滞不行，清阳不升，故头晕胸闷。痰瘀阻络，则口唇色暗，舌紫苔腻，脉沉伏涩滞。

二、治疗

（一）治疗原则

1. **补益扶正填髓** 肝肾不足，脾虚精亏，髓海空虚而颤者，治宜滋养肝肾，健脾益气养血，以冀脏腑脑髓得充，筋脉血络得滋而内风得宁。

2. **祛除风火痰瘀**　风动痰滞，瘀血阻络为病之标，息风，清热，涤痰，化瘀，清除病理因素，则脑络、筋脉气血通达。

（二）治法方药

［肝肾不足］

治法：滋补肝肾，育阴息风。

方药：大补阴丸合滋生青阳汤化裁。药用龟版、生熟地、何首乌、山茱萸、玄参、白芍、枸杞子、菟丝子、黄精，滋补肝肾，石决明、灵磁石潜纳浮阳；丹皮、知母、黄柏滋阴降火；天麻、菊花、桑叶清肝；可配合钩藤、白蒺藜、生牡蛎、全蝎、蜈蚣等以加强平肝息风之力。年迈体弱，病程较长者可选用大定风珠。

［气血两亏］

治法：益气养血，息风活络。

方药：八珍汤和天麻钩藤饮加减。药用人参、茯苓、白术补气；当归、白芍、熟地、何首乌养血；天麻、钩藤、生石决明、全蝎、蜈蚣平肝息风；杜仲、桑寄生、川断益肾；益母草、川牛膝、桃仁、丹参活血通络。心血虚少，心悸怔忡者，配伍龙齿、川芎、琥珀，重镇安神。

［痰热动风］

治法：豁痰清热，息风解痉。

方药：羚羊角汤合导痰汤化裁。方以羚羊角、珍珠母、竹茹、天竺黄清化痰热；夏枯草、丹皮凉肝清热；半夏、橘红、茯苓、胆南星、枳实、石菖蒲、远志豁痰行气开窍；可配伍天麻、钩藤、生石决明、川牛膝以加强平肝息风，潜阳降逆之力。

［痰瘀交阻］

治法：涤痰化瘀，通络息风。

方药：以血府逐瘀汤合涤痰汤加减。方中以当归、川芎、赤芍、桃仁、红花活血；柴胡、桔梗、枳壳行气；牛膝引血下行；半夏、陈皮、茯苓健脾燥湿化痰；胆南星、竹茹、石菖蒲化痰开窍。若痰湿较重，胸闷昏眩，呕吐痰涎，肢麻震颤，手不持物，甚则四肢不知痛痒，舌苔厚腻，脉沉滑或沉濡者，酌加僵蚕、地龙、皂角刺，以燥湿豁痰，开郁通窍。

（三）其他治法

1. **单方验方**

(1) 定振丸（《临证备要》）：生地，熟地，当归，白芍，川芎，黄芪，防风，细辛，天麻，秦艽，全蝎，荆芥，白术，威灵仙。适用于老年体虚，阴血不足，脉络瘀滞之颤证。

(2) 化痰透脑丸：制胆星 25 克，天竺黄 100 克，煨皂角 5 克，麝香 4 克，琥珀 50 克，郁金 50 克，半夏 50 克，蛇胆陈皮 50 克，远志 100 克，珍珠 10 克，沉香 50 克，石花菜 100 克，海胆 50 克，共为细末，蜜为丸（重约 6 克），每服 1 丸，日三服，白开水送下。

2. **针灸**　主穴：百会，曲池，合谷，足三里，阳陵泉，三阴交。隔日针刺 1 次，健侧与患侧交替进行，以调和气血，祛风通络。

【转归及预后】

颤证多为中老年原发之疾，亦可继发于温热病、痹证、中毒、颅脑外伤及脑瘤等病变。其预后与原始病因和病情轻重密切相关。原发性病因所致颤证，病程绵长，早期病情较轻者若运用综合治疗方法，加之生活调摄得当，一般能改善症状，延缓病情发展，提高生活质量。颤证若继发于某些疾病基础之上，其预后多取决于该病本身的治疗状况。本病多呈进行性加重，患者可由部分起居不能自理，直至生活能力完全丧失。若病变最终累及多脏，则预后不良。

【预防与护理】

颤证的预防，主要在于早期明确诊断，积极治疗，干预危险因素。同时应注意进行病因预防。

颤证的护理包括精神和生活调摄。保持情绪稳定，防止情志过极。饮食宜清淡，起居要有规律，生活环境应保持安静舒适。

颤振较重，不能自制者，要注意肢体保护，以防自伤；生活不能自理者，应由专人护理，晚期卧床者要预防褥疮发生。

【现代研究】

近年来，各地运用颤证的辨证论治方法治疗老年震颤麻痹综合征（帕金森病）显示出一定疗效，具有延缓病情发展，提高生活质量的相对优势。

关于病因病机，帕金森病的病机较为复杂，相关研究[1,2]认为，肝肾不足，脑髓、筋脉失养是本病发病的基本病机，肝肾亏虚，内风暗动，痰瘀交阻是病情发展变化的重要环节。任氏等[3]认为本病的形成，虽与脑有关，但以肾为本，以脾为根，以肝为标。邹氏等[4]报道本病多由年老体弱，肾精渐亏，或因外伤、外感毒邪等因素，直接伤及肝、肾、脑髓所致。因此，颤证的病性属本虚标实。本虚为气血亏虚，肝肾不足；标实为内风、瘀血、痰热。病位在肝，病久涉及脾肾，瘀血阻络常贯穿于疾病的全过程。

关于治疗，北京中医学院东直门医院内科[5]报道，运用中医药治疗一组震颤麻痹综合征，多为以往不同程度地接受过苯海索、金刚烷胺等治疗效果不满意，或服用左旋多巴及脱羧酶抑制剂等虽有效果，但终因副作用大而被迫停药者，予以辨证治疗，一般不用西药。治疗结果：有效率为 86.6%，基本痊愈加显著好转者占 38.2%。常用药物益气为黄芪、党参、黄精；健脾为茯苓、薏苡仁、山药；养血为当归、白芍、木瓜；育阴为生熟地、玄参、何首乌；息风为钩藤、白蒺藜、天麻、羚羊粉、珍珠母、生石决、紫石英、全蝎、僵蚕；活血为丹参、赤芍、鸡血藤；清化痰热为全瓜蒌、胆南星、竹沥；另外，可酌加温阳药肉桂、淫羊藿。另有王氏[6]报道用滋阴息风汤治疗原发性震颤麻痹，其结果 32 例中明显进步 5 例，进步 17 例，稍有进步 10 例。方由生熟地、山茱萸、何首乌、当归、赤芍、蜈蚣、珍珠母、生牡蛎、钩藤、僵蚕、党参组成。任氏[7]报道自拟息风汤治疗帕金森氏综合征 58 例，其结果痊愈 47 例，有效 9 例，无效 2 例，总有效率为96.5%。息风汤由天麻、全蝎、钩藤、洋金花、蜈蚣组成。阴虚加龟版、生地、山茱萸，气血不足加党参、白术、当归、熟地黄，痰热加胆南星、枳实、竹茹等。

关于针刺治疗,任氏等[8]报道针刺治疗震颤麻痹,取穴顶颞前斜线,消颤穴(经验穴,于心经少海穴下1.5寸)、外关、合谷、阳陵泉、太冲,气血不足型加足三里,肝肾阴虚型加三阴交、复溜,痰热动风型加阴陵泉、丰隆,共治疗 41 例,总有效率为 80.49%,优于西药对照组 55.56% ($P<0.05$);同时动物实验表明,针刺可使震颤麻痹大鼠中脑黑质和肾上腺髓质内 TH 活性增加。王氏等[9]报道以头部电针透穴疗法治疗帕金森病,取前神聪透悬厘、前顶透悬颅、脑户透风府、玉枕透天柱、脑空透风池,头部电针透穴治疗,疗效达 75%,优于美多巴对照组66.25% ($P<0.05$)。

【小结】

颤证以四肢或头部动摇,颤抖为主要临床表现,多发于老年男性。本病的病机,肝肾亏损、气血不足为其本;风、火、痰、瘀为其标。临床诊断须辨轻重,审标本,察虚实。滋养肝肾,补益气血,清化痰热,活血化瘀,息风通络为治疗本病的基本方法。

附方

(1)大补阴丸(《丹溪心法》):黄柏 知母 熟地 龟版。
(2)滋生青阳汤(《医醇賸义》):生地 白芍 丹皮 麦门冬 石斛 天麻 甘菊 石决明 柴胡 桑叶 薄荷 磁石。
(3)大定风珠(《温病条辨》):白芍 阿胶 龟版 生地 麻子仁 五味子 生牡蛎 麦门冬 炙甘草。
(4)八珍汤(《正体类要》):人参 白术 茯苓 当归 川芎 白芍 熟地 甘草 生姜 大枣。
(5)天麻钩藤饮(《杂病证治新义》):天麻 钩藤 生石决明 栀子 黄芩 川牛膝 杜仲 益母草 桑寄生 夜交藤 茯神。
(6)羚羊角汤(《医醇賸义》):羚羊角 龟版 生地 白芍 丹皮 柴胡 薄荷 菊花 蝉蜕 夏枯草 生石决明 大枣。
(7)导痰汤(《校注妇人良方》):半夏 陈皮 茯苓 枳实 制南星 甘草 生姜。
(8)血府逐瘀汤(《医林改错》):赤芍 川芎 桃仁 红花 当归 生地 柴胡 枳壳 桔梗 甘草 牛膝。
(9)涤痰汤(《济生方》):半夏 胆南星 橘红 枳实 茯苓 人参 石菖蒲 竹茹 甘草 大枣 生姜。

【现代研究】主要参考文献

[1] 朱红梅.震颤麻痹的病理探析[J].厦门大学学报(自然科学版),2000,39(4):556~559.
[2] 周英豪,胡建华.治疗震颤麻痹经验拾萃[J].上海中医药大学学报,2000,14(2):20~22.
[3] 任继学,范国梁.震颤辨治[J].江苏中医杂志,1982,(4):11~12.
[4] 邹亿林,王永炎.治疗颤震病(帕金森病)经验探讨[J].北京中医药大学学报,1996,19(4):15~16.
[5] 北京中医学院东直门医院内科.中医药治疗震颤麻痹综合征16例的疗效观察[J].北京中医学院学报,1980,25(2):30~32.
[6] 王珏.滋阴息风汤治疗原发性震颤麻痹 32 例[J].浙江中医学院学报,1999,23(2):34~35.
[7] 任兴星.息风汤治疗帕金森氏综合征 58 例[J].山东中医杂志,1989,8(3):23.
[8] 任小群,王友荣.针刺治疗震颤麻痹临床和实验研究[J].中国针灸,2003,23(3):129.
[9] 王顺,周振坤.头部电针透穴疗法治疗帕金森病的临床研究[J].中国针灸,2003,23(3):129.

风 痱

【定义】

风痱是一种慢性虚损性疾病,以两手笨拙,动作失灵,取物不准,站立不稳,步履不正,行走摇摆,手足颤振,躯体晃动,动则加剧等运动失调症状为主要临床表现,也可伴有构音不清,发音难辨,思维迟钝,记忆力减退,计算力降低等言语障碍和神志障碍。同时具有运动障碍和言语障碍者,又称作瘖痱。本病主要为肾精亏虚所致。

【历史沿革】

风痱的最早论述见于《内经》。该书提出瘖痱与中风之"痱"2 种疾病。《灵枢·热病》篇所说的属于中风之"痱",其曰:"偏枯,身偏不用而痛,言不变,志不乱,病在分腠之间。巨针取之,益其不足,损其有余,乃可复也。痱之为病也,身无痛者,四肢不收,智乱不甚,其言微知,可治,甚则不能言,不可治也",该篇把偏枯与风痱放在一起提出,并加以比较论述,是认为两者属于中风病的 2 个类型。正如明人楼英所说,此是说"论中风之深浅也"。《素问·脉解篇》首次提出瘖痱,其曰:"所谓入中而瘖者,阳气已衰,故为瘖也。内夺而厥,则为瘖痱。此肾虚也,少阴不至者厥也。"该篇概要地提出了瘖痱的临床症状是运动障碍和言语障碍,并提出瘖痱的主要病因是肾虚。《内经》的上述论述,不但在证候学和病因学两方面为后世医家观察和认识本病奠定了基础,而且为后世医家进行风痱病和中风风痱的鉴别奠定了基础。

隋代巢元方《诸病源候论》根据《内经》的论述,结合临床实际,认为风痱病没有神志障碍,言语障碍在风痱病程的某一阶段也可没有,首次提出风痱的病名。其曰:"风痱之状,身体无痛,四肢不收,神智不乱,一臂不随者,风痱也。时能言者可治,不能言者不可治。"从此,风痱的病名便见于历代医书中。巢氏对风痱的贡献,主要是疾病的命名和症状的鉴别两个方面。

唐代孙思邈《备急千金要方》中第 1 次明确提出中风风痱属于中风的一个类型,其曰:"中风大法有四。一曰偏枯,二曰风痱,三曰风懿,四曰风痹。夫诸疾卒病,多是风。"中风风痱的观点对后世影响很大。

金代刘完素《宣明论方》以"脉解篇"为依据,强调肾虚的病因,创立了温养补肾的治法和名方地黄饮子治瘖痱、肾虚厥逆、语气不出、足废不用,使风痱的治法和方药得到进一步完善。刘氏对风痱病的贡献主要是治疗学方面的突破。

明代方贤《奇效良方》说："风痱者，身无疼痛，四肢不收，智乱不甚，言微有知可治，甚则不能言者不可治。《内经·脉解篇》论曰：'内夺而厥，则为瘖痱'。此为肾虚所致。瘖痱之状，舌头不能言，足废不能用。"他还根据肾脉循行的部位，进一步阐述了瘖痱的病变机制，其曰："盖肾脉挟舌本，故不能言为瘖。肾脉循阴股内廉入腘中，循胻骨内廉及内踝，后入足下，肾气不顺，故废而为痱。"

清代医家在继承古人有关风痱的学术思想的基础上，各有发挥，但在理论和临床方面无重大突破。

【范围】

西医学中的遗传性共济失调，尤其是遗传性小脑性共济失调，以及多系统萎缩、脊髓痨等病，类似于本病，可参考本病辨治。急性脑血管病引起共济失调，中医称作类中风痱，属于中风病的一个类型，其起病急骤，变化多端，在诊断、治疗、预后、转归等方面均与本病有较大差异，不在本病讨论范围。

【病因病机】

风痱是一种运动协调障碍疾病。其病位在脑，病性属虚，以肾精不足、元气亏虚为主。可兼及脾气不足、肝阴血亏虚。先天禀赋不足，生来肾元虚弱；年老肾气渐衰，久病劳损，以及兼有中气虚弱，使原来不足之肾元更虚，导致或加重风痱疾患。

本病历代医家都强调肾虚为发病基础。现将其病因病机分述如下。

1. **肾元不足**　《素问·灵兰秘典论篇》云："肾者作强之官，伎巧出焉。"只有肾脏作强功能正常，人体方能动作协调，精巧自如。肾元不足、精气亏虚，作强不能，技巧不出，不能维持人体精细动作，故而足不履用，行走摇摆，四肢不收，运动失调发为风痱。肾脉之络上循喉咙挟舌本，肾与言语活动有关。肾虚络脉失养，致舌本不利，加之肾虚不能主水，水浊上犯，则阻止舌窍，故而言语不清、发音难辨，则致瘖痱。肾又"受五脏六腑之精而藏之"，且生髓，可上注于脑，使髓海充养，脑为髓海，是精神活动和智力活动的所在，肾元不足、髓海不充，则兼见脑失所养、智力低下。

2. **肾阳虚损**　肾阳虚损，肾主水津气化功能失司，则水湿痰浊上阻舌窍，故而言语不清、发音难辨；肾阳虚、藏精主生殖气化功能失司，则见二便异常，阳痿遗精，月经量少或经闭，元阳不足则不能温煦肢体而振奋全身阳气筋骨，可见肢体发凉，精神委靡，面色苍白，大便泄泻等阳虚内寒的临床表现。

3. **肾阴亏损**　肾阴亏虚，一方面肾虚精血不足，不能制约亢阳，阴亏于下，阳浮于上，虚风内动，可引起肢体颤振，躯体摇晃；另一方面，肾中阴虚偏重，则虚火内生，故还可见到手足心热，咽干口燥，失眠多梦，两颧嫩红等阴虚内热的表现。

4. **肾元不足，封藏失职**　肾元不足，肾气不固，可导致封藏失职，可见小便频数，余沥不尽，遗尿失禁，夜尿频多，遗精早泄等下元不固诸症。反之，封藏失职，精气漏泄，又可加重肾元不足，两者互相影响，形成恶性循环。

5. **肾元不足，脾气虚弱**　先天肾元不足，元气亏损，可引起后天脾气虚弱，可见到少气懒言，神疲乏力，自汗，纳呆食少等中气不足的表现。反之，脾气虚弱，化源不足，也可加重先天肾元不足或元气亏损。

【诊断与鉴别诊断】

一、诊断

(1) 隐袭而缓慢的起病形式。

(2) 逐渐加重的病史过程。

(3) 运动失调的临床表现，如双手笨拙、动作失灵、取物不准、站立不稳、步履不正、行走摇摆、躯体晃动、手足颤振等。

(4) 构音困难的临床表现，如发音难辨，或高或低，或急或缓，甚则构音不能。

(5) 智力低下的临床表现，如思维迟钝、记忆力减退、计算力降低等。

(6) 风痱的家族遗传史。

以上6项，凡具备(1)、(2)、(3)项者，即可诊断为风痱病。凡具备(1)、(2)、(3)、(4)项者，可诊断为瘖痱，瘖痱是风痱病的一个典型的临床类型。

二、鉴别诊断

1. **中风风痱**　风痱与中风风痱均可具有运动失调，构音困难，智力低下的临床表现，两者容易混淆，其鉴别要点有以下4个方面。① 起病形式：中风风痱起病急速，而风痱病起病隐袭缓慢，需几个月乃至更长时间，出现明显症状。② 病史过程：中风风痱起病前可有先兆症状，如头晕、肢体麻木等，但多短暂，其突然起病可由多种因素诱发，如过度劳累，用力过猛，暴怒生气，饮酒过量，气候骤变等，起病后相当一部分患者约经半个月或1个月时间，病情趋于稳定，乃至有不同程度的缓解，病程相对较短；而风痱病起病前无明显特异表现，也无特殊诱因，患病后症状进行性加重，也可暂时稳定在某一水平上，但极少有症状明显缓解者，病程相对较长。③ 病势转归：中风风痱病势迅急，既可短时间内趋于稳定，甚至有较大缓解，也可迅速恶化，产生严重后果，病情缓解后，还可有再次发作的倾向；而风痱病病势迟缓，病情逐渐加重，最终生活不能自理，临床未见病愈如初者。④ 病因病机：中风风痱多由风火痰浊、瘀血、气虚、阴亏等综合因素所导致，而风痱病是慢性虚损，尤其是肾元亏乏所致。

2. **中风不语**　两者均有言语障碍，但风痱的言语障碍是发音、构音运动协调困难导致，表现为语音或急或缓，或高或低，发音难辨，同时具有肢体运动失调的症状；而中风之不语是说话难出，或言语不清，多数患者同时具有偏瘫、偏身麻木等中风病的症状。

3. **痿证**　两者均有运动障碍。风痱以四肢不收为主症，四肢不收主要是协调运动障碍，精巧活动不能。表现为运动失调，动作失准，站立不稳等而肌力尚可。风痱四肢不收而无力弱，多不伴肌肉萎缩；痿证则主要是肌力降低，有力弱并多伴肌肉萎缩。风痱因协调障碍,痿证因肌肉无力、萎缩导致运动障碍,两者显著不同。

4. **痴呆** 两者均有智力低下,但风痱的智力低下多在病程晚期阶段出现,并且先具有运动失调等临床表现;而痴呆以智力低下为主,可伴有相应疾病的表现。

【辨证论治】

一、辨证

(一) 辨证要点

应明辨病因,区分阴阳、气血虚损的主次;本证基础证候是肾元不足,又有肾阳虚损和肾阴亏损的不同侧重,其他证候均为在此基础上的叠加证候。在风痱病缓慢的病程中,肾阴虚损和肾阳虚损不同侧重的证候之间,也可互相转化。迭加证候不单独出现,多在病情的发展变化过程中逐渐与某一基础证候复合出现。

(二) 证候

[肾元不足,脑髓亏损]

症状: 腰膝酸软或疼痛,站立不稳,步履不正,行走摇摆,两手笨拙,发音难辨,耳鸣耳聋,男子阳痿遗精,女子经少经闭,二便异常。舌淡,两尺脉弱。

病机分析: 本证候是风痱病的最基本的证候,其肾阴肾阳的偏盛偏衰不突出,而突出地表现为肾中精气不足。肾元虚损,不能完成作强功能,站立不稳,步履不正,行走摇摆,两手笨拙;肾开窍于耳,腰为肾之府,肾主生殖,肾司二便,肾中精气不足则肾窍、肾府失养,封藏、固摄、气化失职,故上则耳鸣、耳聋,下则二便异常,男子阳痿遗精,女子月经量少或经闭,腰膝酸软或疼痛。

[肾阳虚损]

症状: 腰膝酸软,肢体发凉,阳痿,大便泄泻,面色苍白,精神委靡,站立不稳,行走摇摆,两手笨拙,发音不清。舌质淡,苔白水滑,脉沉迟。

病机分析: 肾中元阳不足,则不能温煦肢体,振奋全身阳气,则肢体发凉、精神委靡、面色苍白;肾阳虚,温煦气化、藏精主生殖功能失司则见大便泄泻、阳痿等阳虚内寒的临床表现。

[肾阴亏损]

症状: 腰膝酸软,手足心热,咽干口燥,发音不利,失眠多梦,站立不稳,行走摇摆,女子经少经闭,男子遗精,遗尿。舌红少苔,脉细数。

病机分析: 本证候是在肾元不足的基础上偏重于阴亏,肾中阴阳亏损,则虚火内生,故而除具有肾元不足的特点外,还可见到手足心热、咽干口燥、失眠多梦、两颧嫩红等阴虚内热的表现。

[肾元不足,封藏失职]

症状: 腰膝酸软,站立不稳,行走摇摆,发音不利,小便频数,余沥不尽,遗尿失禁,夜尿频多,遗精早泄。脉虚无力,舌淡。

病机分析: 本证候是在肾元不足的基础上合并肾气不固、封藏失职。而精气漏泄,又可加重肾元不足,两者互相影响,形成恶性循环。肾元不足,失于固摄,可导致小便频数、余沥不尽、遗尿失禁、夜尿频多、遗精早泄等下元不固的表现。

[肾元不足,脾气虚弱]

症状: 腰膝酸软,站立不稳,行走摇摆,双手笨拙,少气懒言,神疲乏力,纳呆食少,智力低下,发音难辨。脉弱,舌淡。

病机分析: 先天肾元不足,元气亏损(命门火衰),火不生土,可引起后天脾气虚弱,脾失健运,故见少气懒言,神疲乏力,自汗,纳呆食少等中气不足,受纳运化功能减弱的表现。

二、治疗

(一) 治疗原则

以扶正为主,祛邪为辅。扶正以培补脾肾两脏,尤其是填精补髓为核心;祛邪包括祛除本病过程中产生的痰浊、瘀血和浊毒等。

在补肾填精法治疗中应注意以下 2 个方面。

1. **注意添滋、温养、固摄、健脾诸法的协同和主次** 添滋主要是滋补肾之阴精;温养主要是温补肾之阳气;固摄主要是固摄下元,使肾之精气不致漏泄;健脾乃因先天肾元不足,必赖后天脾胃化源的充养。

2. **坚持疗程** 由肾元亏虚所致的慢性虚损性疾患,治疗忌疗程过短,忌频繁更法调方。

(二) 治法方药

[肾元不足、脑髓亏损]

治法: 培补肾元,益养脑髓。

方药: 地黄饮子化裁。刘完素首创地黄饮子,开补肾治疗风痱病的先河,其中地黄、山茱萸滋补肾阴;石斛、麦门冬添补阴液;巴戟天、肉苁蓉温补肾阳;附子、肉桂振奋阳气;五味子下固肾元;姜、枣和中;茯苓健脾利水化痰,而助气化;石菖蒲、远志宣窍化痰;薄荷利咽膈。全方融添滋、温养、固摄、助气化于一炉,兼顾肾元亏虚的诸多方面,可谓阴阳两补、滋壮并重、补摄同施、标本兼顾,为补肾治疗风痱病的代表方剂。

无言语障碍者,可去石菖蒲、远志;阳虚明显者,可重用附子、肉桂、巴戟天、肉苁蓉等药;阴虚内热明显者,可去附子、肉苁蓉等药,加用丹皮、知母、黄柏等药;遗精、滑泄、遗尿、尿频者,加用金樱子、沙苑子、菟丝子等药;少气乏力者,可加用党参、黄芪、山药等药。

[肾阳虚损]

治法: 温阳补肾。

方药: 右归丸化裁。方中以熟地、山茱萸、菟丝子、杜仲补肾益精,强腰固肾;山药、枸杞子、当归补肝脾阴血、精气以助肾强阴,附子、肉桂、鹿角胶益火助阳、振奋阳气以温煦气化。言语障碍明显者,加用远志、石菖蒲等药;小便不利、舌苔水滑、浮肿者,加用茯苓、泽泻等药;大便溏泄者,去当归;腹中冷痛而泄泻者,去当归,加党参、肉豆蔻等药。

[肾阴亏损]

治法: 滋阴补肾。

方药: 左归丸化裁。方中熟地、山药、山茱萸、枸杞子补养肾阴;菟丝子、鹿角胶温补肾阳;龟版胶大补阴精、滋阴潜阳兼清虚热;牛膝强壮腰膝。手足心热、烦躁失眠者,加丹皮、知母、黄柏等药；纳呆、乏力者，加甘草、茯苓、党参等药；盗汗不止者，加五味子、糯稻根等药；口渴咽干甚者，加沙参、天花粉等药。

［肾元不足，封藏失职］

治法：培补肾元，固摄肾气。

方药：《金匮》肾气丸合金锁固精丸化裁。方中以六味地黄丸补肾益精；附子、肉桂温阳补肾，阴中求阳以益肾元；沙苑子、芡实、莲须补肾固精；煅龙骨、煅牡蛎收敛固摄，以固摄肾气。阴虚明显者，可去附子、肉桂，加知母、黄柏；阴虚明显者，可重用桂、附，并加巴戟天、肉苁蓉等；腰膝酸痛明显者，可加杜仲、续断等；便干者，加肉苁蓉、当归等；溏泄者，加补骨脂、五味子。

［肾元不足，脾气虚弱］

治法：培补肾元，健脾益气。

方药：《金匮》肾气丸合补中益气丸化裁。方中以《金匮》肾气丸温阳补肾，培补肾元；以党参、黄芪、白术、甘草益气健脾。阳虚明显者，可重用附子、肉桂，可加巴戟天、肉苁蓉等药；阴虚内热明显者，可去附子、肉桂，加知母、黄柏等药；纳呆、腹胀者，加焦三仙等药；腰酸疼甚者，加杜仲、续断等药；脱肛、久泄者，加升麻、枳壳等药。

（三）其他疗法

1. 针刺

(1) 体针：选用命门、肾俞、腰阳关、太溪、照海、申脉、三阴交、百会、四神聪等穴。以补为主。

(2) 头针：刺激平衡区。

2. 食疗方

(1) 肾阳虚损，见喉中痰多者，可服用竹沥水或蛇胆陈皮末；浮肿者，可食用鲤鱼羹：赤小豆 100 克，陈皮 10 克，花椒 5 克，草果 10 克，洗净塞入鱼腹内，另加适量调料，灌入鸡汤，上蒸笼蒸一个半小时，出笼后再加葱丝，用汤略烫，浸入汤中。肾阴亏乏便秘者，可食用桑椹膏：鲜桑椹 1 000 克，洗净，加水熬煮，30 分钟取熬液 1 次，共取熬液两次，再合并煎液，以文火煎至稠黏时，加蜂蜜 300 克，至沸，停火，待凉后装瓶。每次服 1 汤匙，每日 2 次；盗汗者，可食用黑豆圆肉大枣汤：黑豆 50 克，桂圆肉 15 克，大枣 50 克，清水 3 碗，煮至两碗，早晚两次服用；失眠者，可食用归参山药猪腰：猪腰 500 克，切开，洗净，加入当归、党参、山药各 10 克，水适量，清炖至猪腰熟透，捞出猪腰，切成薄片，浇调料即可。

(2) 肾元不足、封藏失职者，用吴茱萸面贴涌泉穴，还可食用羊脊粥：羊脊骨 1 具，洗净，剁碎，肉苁蓉 30 克，菟丝子 30 克，纱布包扎，加水适量，煮 4 小时，取汤与大米各适量，再煮成粥。

(3) 肾元不足、脾气虚弱者，避免过度劳累与思虑；纳呆食少者，可食用猪肚粥：猪肚 500 克，洗净，加水适量，煮七成熟，捞出，切成细丝，再以大米 100 克，猪肚丝 100 克，猪肚汤适量，煮成粥；自汗者，可食用甘草小麦大枣粥：甘草 10 克，小麦 30 克，大枣 5 枚，清水两碗，煮至 1 碗，去渣，饮汤。

【转归及预后】

本病各证之间可随病情发生转化。肾元不足可向肾阳虚损或肾阴亏乏的证候转化。先天不足累及后天时，可向脾肾两亏、脑髓空虚的证候转化。

本病被古今医家视为顽疾，《内经》便有“不可治”之训，治疗极为困难。早期症状轻微者，疗效尚可；后期症状严重者，疗效不佳。其起病隐袭，病情逐渐加重，表现为一种缓慢的发展过程，多数患者早期仅有运动失调的表现，而且症状轻微，继而运动障碍不断加重，乃至不能行走，并可伴有构音困难和智力低下，最终丧失工作能力和生活自理能力。

【预防与护理】

注意生活调摄，宜劳逸适度，节制房事，调畅情志，注意保暖，适时增加衣被及合理饮食。注意饮食既要营养适度，又应避免肥甘厚腻，合理选择培补脾肾的食物。

对本病尚无可行的预防方法，但针对病因采取相应的措施，仍具有一定的意义。凡有本病家族史者，应考虑避免生育。

护理方面，肾元不足者睡前推摩涌泉穴 200 次，肾俞穴 200 次。腰痛者可食用杜仲腰花：猪肾洗净切片，杜仲熬水合炒。耳鸣者可食用猪肾核桃粥：猪肾 1 对，去膜切片，再用人参、防风各 1.5 克，葱白两根，核桃两枚，加粳米同煮为粥。

【现代研究】

风痱涉及了西医学遗传性共济失调，尤其是遗传性小脑性共济失调，以及多系统萎缩等病。遗传性共济失调是一组以共济失调为临床主症，病理上以脊髓、小脑变性为特征的神经系统遗传病。该病散在的病例报告较多，而较完整的家系报道较少见。遗传性共济失调一般以 Friedreich 共济失调、遗传性痉挛性共济失调及痉挛性截瘫较常见。其发病机制尚不清楚，诊断及分类仍主要根据临床表现。近年来，分子生物学研究表明该病遗传特征符合动态突变的遗传特点。Ristow 等发现，Friendreich 共济失调与 X25 编码的线粒体蛋白 Frataxin 所致的葡萄糖代谢障碍有关。Illaroshkin 等发现，该病与长 X 臂上 XpⅡ21－q24 的邻近部分的突变有关。1997 年，Abe 等研究发现，脊髓小脑共济失调与基因突变有关。有的学者[1]认为遗传性共济失调与不稳定的、扩展的三核苷酸重复(主要为核苷酸 CAG 序列)有关，病情的严重程度与三核苷酸的拷贝数呈正相关。遗传性共济失调的影像学也没有特异性。可表现为小脑及脑干萎缩及颈髓后柱变性。目前，遗传性共济失调尚无有效的治疗方法。

中医对风痱的辨证以肾虚为核心。治疗以补肾添精和温阳益气为大法。银氏等[2]报道用院内制剂救脑益智胶囊治疗 281 例遗传性共济失调患者。临床诊断根据有关中西医疾病诊断及疗效标准，结合影像学及临床特点，排除其他类型的如感觉性、前庭性、额叶性共济失调，以及小脑、脑干梗死，出血、肿瘤、中毒等非遗传性的小脑性共济失调。采用具有益气养血、滋补肝肾、化痰祛瘀健脑益智功效的救脑益智胶囊口服治疗。主要成分：黄芪、党参、白术、肉苁蓉、鹿角、龟版、桃仁、冰片等，每粒装 0.35 克。12～15 岁，每次服 4 粒，每日 3 次；15 岁以上每次服 5 粒，每日 3 次，3 个月为一个疗程，连续治疗 2 个疗程。治疗 6 个月，肢体活动改善显效 101 例，以 12～50 岁年龄段疗效较好。陈氏等[3]报道以补肾填精调补奇经法，自拟中药方治疗脊髓型遗传性共济失调 25 例，基本方：熟地 15 克，山茱萸 12 克，鹿角胶 10 克(烊化)，龟甲胶 10 克(烊化)，紫河车 3 克(冲服)，肉苁蓉 15 克，菟丝子 20 克，杜仲 12 克，牛膝 10 克。兼有耳聋、视力减退者加灵磁石 20 克，枸杞子 15 克，菊花 10 克；有心悸、气短、心电图有异常者合生脉散，加酸枣仁 18 克；兼语言不清者加石菖蒲 15 克，郁金 12 克。每剂两煎，每煎 250 毫升，早晚分服。2 个月为一个疗程。结果：显效 12 例(42.86%)；有效 13 例(46.43%)，症状改善后中药煎剂据症加减，隔 2 日服 1 剂。同时把服用方药制成丸剂，每服 9 克，每日 2 次。治疗观察 3～5 个疗程，随访 2～3 年。王氏等[4]报道用中西医结合治疗 Marie 共济失调有一定疗效。对确诊为 Marie 共济失调的 5 例患者，运用滋阴补肾方剂和头皮针结合复方氨基酸等治疗，并分级记分进行治疗前后的评分对比。自拟滋阴补肾方，主要药物组成：生地 30 克，熟地 15 克，白芍 20 克，当归 10 克，黄芪 30 克，山茱萸 10 克，牛膝 30 克，山药 20 克，炙甘草 10 克，党参 30 克，玄参 10 克，白芷 20 克等。日久阴虚及阳加巴戟天、淫羊藿。每日 1 剂，水煎服，每日服 6 次，每次 50 毫升，1 个月为一个疗程。连用 2～3 个疗程。5 例中 4 例不同程度改善，评分积分均有减少。

卢氏[5]等报道用大剂量黄芪注射液治疗橄榄-脑桥-小脑萎缩(OPCA)。入院中医诊断：骨摇(气血亏虚，髓海失养)；西医诊断：橄榄-桥脑-小脑萎缩。治疗：黄芪注射液 60 毫升(含生药 120 克)加入 5%葡萄糖注射液 250 毫升静滴，每日 1 次。连用 2 星期，停用 2 日，续用 2 星期。住院用药 1 个月后，患者肢体颤动等症均有明显缓解，能自行穿戴、进食、如厕等，病情好转，欢悦出院。出院后在家仍按如前用药 2 个月，症状进一步改善，生活能自理，还能买菜做家务及继续原工作。头颅 MR 复查报告同前。随访至今，无加重复发现象。

张氏等[6]采用滋补肝肾，益气升阳法治疗多系统萎缩，据证先后以知柏地黄丸、河间地黄饮子合补中益气汤治疗，控制行动欠稳及起则头眩甚则晕厥，增加患者坐立时间，改善二便失禁，取得较好的近期疗效。

此外，还有针刺结合生物信息学等方法治疗的报道。如运用“干氏针刺”[7]治疗不同类型的共济失调症门诊患者 30 例，并设对照组进行疗效比较，按照“干氏针刺”的人体三段分类取穴法，在患者头颅信息区和四肢信息区中选取与病症相关的特定穴位(信息点)，采用古代“毛刺”针法，30 日为一个疗程。3 个疗程后统计疗效。根据有关疗效标准判定治疗组 30 例，显效 8 例，有效 21 例，无效 1 例；对照组 20 例，有效 2 例，无效 18 例。两组疗效比较有显著性差异($P<0.001$)，提示治疗组疗效明显优于对照组。

由于发病率和患病率相对较低，慢性渐进性病程，目前未见有关证候学系统研究的报道。

【小结】

风痱是一种以肾精亏虚所致的慢性虚损性疾病。病因包括先天禀赋不足和后天体衰积损两类因素。病性属虚，以肾精不足、元气亏虚为主，治疗以刘河间地黄饮子为主方，部分患者早期治疗可有效改善生活质量。临床可根据肾阴阳亏虚的偏重和兼夹证化裁治疗。本病被古今医家视为顽疾，早期治疗者有望控制和延缓病情进展。

附方

(1) 地黄饮子(《宣明论方》)：生地　巴戟天　山茱萸　石斛　肉苁蓉　附子　五味子　肉桂　茯苓　麦门冬　石菖蒲　远志。

(2) 右归丸(《景岳全书》)：熟地　山茱萸　山药　枸杞子　菟丝子　当归　肉桂　熟附子　鹿角胶。

(3) 左归丸(《景岳全书》)：熟地　山药　枸杞子　山茱萸　牛膝　菟丝子　鹿角胶　龟版胶。

(4) 肾气丸(《金匮要略》)：生地　山药　山茱萸　茯苓　泽泻　丹皮　肉桂　制附子。

(5) 金锁固精丸(《本草衍义》)：沙苑子　芡实　莲须　煅龙骨　煅牡蛎　莲子。

(6) 补中益气汤(《脾胃论》)：黄芪　甘草　人参　当归　橘皮　升麻　柴胡　白术。

【现代研究】主要参考文献

[1] 陈康宁，史树贵，张帆. 遗传性共济失调一家系报道[J]. 第三军医大学学报，2001，23(5)：595.

[2] 银占魁，曹子青. 救脑益智胶囊治疗 281 例遗传性共济失调临床总结[J]. 北京中医，2001，(1)：62～63.

[3] 陈金亮. 补肾填精调补奇经法治疗脊髓型遗传性共济失调 25 例[J]. 四川中医，2005，23(6)：45～46.

[4] 王九东，蔡定芳. 中西医结合治疗 Marie 共济失调[J]. 浙江中西医结合杂志，2001，11(8)：482～483，504.

[5] 卢明，张文清. 大剂量黄芪注射液治疗橄榄-桥脑-小脑萎缩(OPCA)[J]. 湖北中医杂志，2000，22(2)：16.

[6] 张华，高颖. 滋补肝肾益气升阳法治疗多系统萎缩[J]. 辽宁中医杂志，2006，33(5)：539～540.

[7] 干学培. 干氏针刺治疗共济失调症 30 例临床观察[J]. 上海中医药杂志，2001，(10)：39.

第九章

气血津液病证

郁　　证

【定义】

郁证多由情志不舒、气机郁滞而致病，以心情抑郁、情绪不宁、胸部满闷、胁肋胀痛，或易怒欲哭，或咽中如有异物梗阻等症为主要症状。“郁”字有停滞、蕴结等含义，本篇着重阐述由精神因素所引起、以气机郁滞为基本病变的一类病证。

【历史沿革】

《内经》无郁证病名，但有关于五气之郁的论述。如《素问・六元正纪大论篇》说：“郁之甚者治之奈何？……木郁达之，火郁发之，土郁夺之，金郁泄之，水郁折之。”在《内经》里，还有较多的关于情志致郁的病机方面的论述。如《素问・举痛论篇》说：“思则心有所存，神有所归，正气留而不行，故气结矣。”《灵枢・本神》说：“愁忧者，气闭塞而不行。”《素问・本病论篇》说：“人忧愁思虑即伤心”、“人或恚怒，气逆上而不下，即伤肝也。”

汉代张仲景《金匮要略・妇人杂病脉证治》中，有属于郁证的脏躁及梅核气 2 种证候，谓：“妇人脏躁，喜悲伤欲哭，象如神灵所作，数欠伸，甘麦大枣汤主之”、“妇人咽中如有炙脔，半夏厚朴汤主之。”正确地观察到这两种病证多发于女性，所提出的治疗方药沿用至今。

隋代巢元方《诸病源候论・气病诸候・结气候》说：“结气病者，忧思所生也。心有所存，神有所止，气留而不行，故结于内。”指出忧思会导致气机郁结。

金元时代，开始比较明确地把郁证作为一种独立的病证来论述。如元代朱丹溪《丹溪心法・六郁》已将郁证列为一个专篇：“气血冲和，万病不生，一有怫郁，诸病生焉。故人身诸病，多生于郁。”强调了气、血的郁滞是导致许多疾病的重要病机变化。朱丹溪并提出了气、血、火、食、湿、痰六郁之说，创立了六郁汤、越鞠丸等相应的治疗方剂，丰富了中医学对郁证认识和治疗内容。明代王履《医经溯洄集》列有“五郁论”的专篇，认为“凡病之起，多由乎郁。郁者，滞而不通之义。或因所乘而为郁，或不因所乘而本气自郁，皆郁也。岂惟五运之变能使然哉？郁既非五运之变可拘，则达之、发之、夺之、泄之、折之之法，固可扩焉而充之矣。可扩而充，其应变不穷之理也欤”。明确指出：感受外邪及情志郁结都可以致郁，非独五运之变才会引起郁证，因此治疗方法上也应做相应的扩充。

明代虞抟《医学正传》首先采用“郁证”作为病证名称。以《素问・六元正纪大论篇》及《丹溪心法・六郁》为主要依据，所论郁证是包括情志、外邪、饮食等因素所致的广义的郁。该书谓：“或七情之抑遏，或寒热之交侵，故为九气怫郁之候。或雨湿之侵凌，或酒浆之积聚，故为留饮湿郁之疾。”

自明代以后，所论的郁证虽然仍包括外感致郁及情志致郁在内，但已经逐渐地把情志所引起的郁作为郁证的主要内容。如明代徐春甫《古今医统・郁证门》说：“郁为七情不舒，遂成郁结，既郁之久，变病多端。”明确指出郁证的病因是七情不舒，并深刻认识到郁久可以出现多种多样的临床症状。孙一奎《赤水玄珠・郁门・郁》说：“有素虚之人，一旦事不如意，头目眩晕，精神短少，筋痿气急，有似虚证，先当开郁顺气，其病自愈。”指出了体质素虚是郁证发病的内在因素。张景岳对郁证做了比较详细的论述，《景岳全书・郁证》说：“凡五气之郁则诸病皆有，此因病而郁也。至若情志之郁，则总由乎心，此因郁而病也。”将五气之郁称为因病而郁，将情志所致的郁称为因郁而病。现代所称的郁证即是指因郁而病的情志之郁。在情志之郁中，张景岳着重论述了怒郁、思郁、忧郁三种郁证的证治。张氏认为，情志活动中的恼怒、思虑、悲忧等精神因素，在郁证的发病中起着更为重要的作用，并对治疗郁证的方药进行了比较详细的归纳、补充。

清代叶天士《临证指南医案・郁》所载的病例，属情志之郁，治则涉及疏肝理气、苦辛通降、平肝息风、清心泻火、健脾和胃、活血通络、化痰涤饮、益气养阴。用药清新灵活，颇多启发。对六郁间的关系也有所论述，谓：“郁则气滞，气滞久必化热，热郁则津液耗而不流，升降之机失度。初伤气分，久延血分。”并且充分注意到精神调治对郁证具有十分重要的意义，认为“郁症全在病者能移情易性”；“情志之郁，病难霍然”。清代王清任总结其临床经验，对郁证中血行郁滞的病机做了阐述，在《医林改错・血府逐瘀汤所治之症目》项下强调说：“瞀闷，即小事不能开展，即是血瘀”；“急躁，平素和平，有病急躁，是血瘀”；“俗言肝气病，无故爱生气，是血府血瘀。”对于应用活血化瘀法治疗郁证作出了贡献。

由上述可知，《内经》有情志致病病机的较多论述，《金匮要略》最早论述了属于郁证范围的脏躁、梅核气两种病证的辨证施治。对郁证做专篇论述始于《丹溪心法》。而把郁证作为病证名称则首见于《医学正传》。

中医学所说的郁，有广义的和狭义的两种。广义的郁，包括外邪、情志等因素所致的郁在内，金元以前所论的郁大多属此。狭义的郁，是指以情志不舒为病因，以气机郁滞为基本病变的郁，即情志之郁，明代以后所论的郁即以情志之郁为主要内容。

【范围】

郁证在临床上的涉及面甚广，可见于西医学的癔症、焦虑性神经症、情感性精神障碍的抑郁状态，以及更年期综合征、神经症等疾病。当这些疾病出现类似郁证的临床表现时，可参考本篇进行辨证施治。

【病因病机】

情志因素是郁证的致病原因。但情志因素是否造成郁证，除与精神刺激的强度及持续时间的长短有关以外，也与机体本身的状况有极为密切的关系。正如《杂病源流犀烛·诸郁源流》说：“诸郁，脏气病也，其原本于思虑过深，更兼脏气弱，故六郁之病生焉。六郁者，气、血、湿、热、食、痰也。”说明了机体的“脏气弱”，是郁证发病的内在因素。兹将郁证的病因病机分述如下。

1. 忧思郁怒，肝气郁结 肝主疏泄，性喜条达，忧思郁虑、愤懑恼怒等精神刺激，均可使肝失条达，气机不畅，以致肝气郁结而成气郁，这是郁证主要的病机。因气为血帅，气行则血行，气滞则血瘀，气郁日久，影响及血，使血液的运行不畅，甚至发生瘀血阻滞，则形成血郁。若气郁日久化火，则会发生肝火上炎的病变，而形成火郁。津液运行不畅，停聚于脏腑、经络，凝聚成痰，则形成痰郁。郁久耗伤阴血，则可导致肝阴不足。

2. 忧愁思虑，脾失健运 由于忧愁思虑，精神紧张，或长期伏案思索，使脾气郁结；或肝气郁结之后横逆侮脾，均可导致脾失健运，使脾的消磨水谷及运化水湿的作用受到影响。若脾不能消磨水谷，必致食积不消，而形成食郁；若脾不能运化水湿，水湿内停，则形成湿郁；水湿内聚，凝为痰浊，则形成痰郁。久郁伤脾，饮食减少，气血生化乏源，则可导致心脾两虚。

3. 情志过极，心失所养 由于所愿不遂，精神紧张，家庭不睦，遭遇不幸，忧愁悲哀等精神因素，损伤心神，心失所养而发生一系列病变。若损伤心气，以致心气不足，则心悸、短气、自汗；耗伤营血以致心血亏虚，则心悸、失眠、健忘；耗伤心阴以致心阴亏虚，心火亢盛，则心烦、低热、面色潮红、脉细数；心神失守，以致精神惑乱，则见悲伤哭泣、哭笑无常等多种症状。心的病变还会进一步影响到其他脏腑。正如《灵枢·口问》说：“悲哀愁忧则心动，心动则五脏六腑皆摇。”

综上可知，郁证的病因是情志内伤。病机变化与心、肝、脾有密切关系。郁证初病体实，病变以气滞为主，常兼血瘀、化火、痰结、食滞等，多属实证。经久不愈，则由实转虚，随其影响的脏腑及损耗气血阴阳的不同而形成心、脾、肝、肾亏虚的不同病变。如《类证治裁·郁证》说：“七情内起之郁，始而伤气，继必及血，终乃成劳。”临床上，虚实夹杂以及初起即因耗伤脏腑的气血阴阳而表现为虚证者，亦较多见。

【诊断与鉴别诊断】

一、诊断

耐心细致地询问病史，深入了解和观察患者的病状，对正确诊断郁证具有重要意义。郁证的诊断主要可依据以下2个方面。

（一）发病特点

郁证多发生于青中年女性。患者大多数有忧愁、焦虑、悲哀、恐惧等情志内伤的病史。并且郁证病情的反复常与情志因素密切相关。

（二）临床表现

气机郁滞所引起的气郁症状如精神抑郁、情绪不宁、胸胁胀满疼痛等为各种郁证所共有，是诊断郁证的重要依据。在此基础上，继发其他的郁滞，则会出现一些相应的症状，如血郁：兼见胸胁胀痛，或呈刺痛，部位固定，舌质有瘀点、瘀斑或舌质紫暗；火郁：兼见性情急躁易怒，胸闷胁痛，嘈杂吞酸，口干而苦，便秘，舌质红，苔黄，脉弦数；食郁：兼见胃脘胀满，嗳气酸腐，不思饮食；湿郁：兼见身重，脘腹胀满，嗳气，口腻，便溏腹泻；痰郁：兼见脘腹胀满，咽中如物梗塞，苔腻；虚证则兼有相应的虚证症状。而脏躁发作时出现的精神恍惚、悲哀哭泣、哭笑无常，以及梅核气所表现的咽中如有炙脔、吞之不下、咯之不出的具有特异性的症状，对诊断郁证中的这2种证候具有重要意义。

各系统检查及实验室检查正常，可除外器质性疾病。

二、鉴别诊断

1. 阴虚喉痹 郁证中痰气郁结形成的梅核气一证，以咽中如物梗塞、咯之不出、咽之不下为主要临床表现，应注意和阴虚喉痹相鉴别。梅核气多见于青中年女性，因情志抑郁而起病，自觉咽中有物梗塞，但无咽痛及吞咽困难。咽中梗塞的感觉与情绪波动密切相关，在心情愉快、工作繁忙时，症状可减轻或消失；而当心情抑郁或注意力集中于咽部时，则梗塞感觉加重。阴虚喉痹则以青中年男性发病较多，多因感冒、长期烟酒及嗜食辛辣食物等而引起发病；咽部除有异物感外，尚觉咽干、灼热、咽痒，常咯出藕粉样痰块；咽部症状与情绪波动无关，但过度辛劳或感受外邪易于加剧。

2. 噎膈 梅核气尚应与噎膈相鉴别。梅核气的诊断要点如上所述。噎膈则多发于老年男性居多，梗塞的感觉主要在胸骨后的部位，吞咽困难逐渐加重，正如《症因脉治·噎膈论》说：“内伤噎膈之症，饮食之间渐觉难下，或下咽稍急，即噎胸前，如此旬月，日甚一日，渐至每食必噎，只食稀粥，不食干粮。”日久则因疾病的影响及饮食少进而形体消瘦。进行食管的相关检查，有助于明确诊断。

3. **癫狂**　郁证中心神惑乱所致的脏躁一证，有精神恍惚、大笑大哭、哭笑无常等表现，需与癫狂相鉴别。《张氏医通·神志门·悲》说："凡肺燥悲愁欲哭，宜润肺气、降心火为主……若作癫疾用金石药则误矣。"脏躁多发于中年妇女，在精神因素的刺激下呈间歇发作，在不发作时可如常人。而癫狂多发于青壮年，男女发病率无显著差别，病程迁延，心神失常的症状极少自行缓解。正如《证治准绳·癫狂痫总论》："癫者或狂或愚，或歌或笑，或悲或泣，如醉如痴，言语有头无尾，秽洁不知，积年累月不愈。"

此外，郁证中的虚证，则需与血证、热病之后或其他病证所致的心脾两虚、肝肾阴虚等相鉴别。鉴别的要点，一是郁证的起病与精神因素有密切关系，病情的反复及波动也明显地受到精神因素的影响。而血证、热病或他病致虚者，则有其相关的病史及相应的临床表现；二是郁证的各种证候，都在不同程度上伴有心情抑郁、情绪不宁、焦虑紧张等气机郁滞的症状。而血证、热病及其他病证所致的虚证，则不表现此类症状。

【辨证论治】

一、辨证

（一）辨证要点

1. **辨明受病的脏腑及六郁的不同**　郁证的发生主要为肝失疏泄，脾失健运，心失所养。虽然与三脏都有关系，但在治疗时应辨清是否兼有血、火、食、湿、痰诸郁，即要分辨清楚六郁。气郁、血郁、火郁主要关系于肝；食、湿、痰郁主要关系于脾。虚证则与心的关系最为密切，如心神失养、心血不足、心阴亏虚等均为心的病变，其次是肝、脾、肾的亏虚。

2. **辨别证候虚实**　郁证中的虚实同样是指邪气实和正气虚 2 个方面。气郁、血瘀、化火、食积、湿滞、痰结等属实。而心失所养，脾失健运，肝阴不足等属虚。也有一些属于正虚邪实、虚实夹杂的证候，例如既有肝气郁滞又有脾虚不运的症状。

（二）证候

历代医家对郁证的分类不尽一致，自朱丹溪之后，按郁证引起的主要病变而以六郁分类者为多。但亦有按病因中以何种情志所伤为主，结合临床症状而分者。如《景岳全书·郁证》分为怒郁、思郁、忧郁 3 种；《证治汇补·郁症》又有五脏之郁之分；《类证治裁·郁症》有思郁、忧郁、悲郁、怒郁、恐郁等，并结合损伤脏腑而分为多种郁证。

为了便于临床应用，本篇将常见的郁证证候，结合损及脏腑与主要病变，分为肝气郁结、气郁化火、血行郁滞、痰气郁结、心阴亏虚、心脾两虚、肝阴亏虚及心神惑乱等 8 种证候。前 4 种证候属实证，气、血、火、湿、食、痰等六郁概括在 4 种证候中；后四种证候则属虚证。

[肝气郁结]

症状：精神抑郁，情绪不宁，胸部满闷，胁肋胀痛，痛无定处，脘闷嗳气，不思饮食，大便不调。苔薄腻，脉弦。

病机分析：肝主疏泄，性喜条达，其经脉布胁肋，贯膈。肝气郁结，疏泄功能失常，经脉气机不畅，故见精神抑郁、情绪不宁、胸部满闷、胁肋胀痛、痛无定处等症；肝气郁结，乘脾犯胃，则见脘闷嗳气、不思饮食、大便失调等症。

[气郁化火]

症状：性情急躁易怒，胸胁胀满，口苦而干，或头痛、目赤、耳鸣，或嘈杂吞酸，大便秘结。舌红，苔黄，脉弦数。

病机分析：肝气郁结以致胸胁胀满疼痛，肝郁日久化火，故性情急躁易怒，口苦而干，舌红、苔黄，脉弦数；肝火上炎以致头痛、目赤、耳鸣；肝火犯胃，则嘈杂吞酸。

[血行郁滞]

症状：精神抑郁，性情急躁，头痛，失眠，健忘。或胸胁疼痛，或身体某部有发冷或发热感。舌质紫暗，或有瘀点、瘀斑，脉弦或涩。

病机分析：情志不舒，气机郁滞不畅，故见精神抑郁、性情急躁；气病及血，血行郁滞，瘀阻不通而致头痛或胸胁疼痛；血行郁滞，心神失于濡养故失眠、健忘；瘀血阻滞于身体某部，使局部组织失于温煦濡养则发冷，而瘀血阻滞化热则又会自觉局部发热。舌质暗或有瘀点、瘀斑，脉弦或涩，均为血行郁滞之象。

[痰气郁结]

症状：精神抑郁，胸部闷塞，胁肋胀痛，咽中如有物梗阻，吞之不下，咯之不出。苔白腻，脉弦滑。

病机分析：由于肝郁脾虚，聚湿生痰，或气滞津停，凝聚成痰，气滞痰郁交阻于胸膈之上，故产生胸中窒闷、胁肋胀痛及咽中如物梗阻、吞之不下、咯之不出等症。本证亦即《金匮要略·妇人杂病脉证治》篇有"妇人咽中如有炙脔，半夏厚朴汤主之"之证。《医宗金鉴·诸气治法》将本证称为"梅核气"。

[心阴亏虚]

症状：心悸，健忘，失眠，多梦，五心烦热，盗汗，口咽干燥。舌红少津，脉细数。

病机分析：情志过极以及思虑太过，均使心阴耗伤，心失所养，故心悸、健忘；神不守舍则失眠、多梦；心阴不足，虚火内生，故五心烦热、潮热、盗汗、口咽干燥。舌红少津、脉细数为阴虚有热之象。

[心脾两虚]

症状：多思善疑，头晕神疲，心悸胆怯，失眠，健忘，纳差，面色不华。舌质淡，苔薄白，脉细。

病机分析：忧愁思虑，久则损伤心脾，并使气血的生化不足，心失所养，则致心悸、胆怯、失眠、健忘；脾失健运以及气血不充，故见纳差、头晕、神疲、面色不华、舌淡脉细等症。

[肝阴亏虚]

症状：眩晕，耳鸣，目干畏光，视物昏花，或头痛且胀，面红目赤，急躁易怒，或肢体麻木，筋惕肉瞤。舌干红，脉弦细或数。

病机分析：肝阴不足，阴精不能上承于目，目失濡养，故目干畏光，视物昏花；肝主筋，筋脉失于濡养则肢体麻木、筋惕肉瞤；肝阴不足以致肝阳偏亢，肝火上炎，上扰清空，则引起眩晕、耳鸣、头胀痛、面红目赤、急躁易怒等症。舌干红、脉弦细数，为阴虚肝旺之象。

[心神惑乱]

症状：精神恍惚，心神不宁，多疑易惊，悲忧善哭，喜怒无常，或时时欠伸，或手舞足蹈，骂詈叫号等多种症状。舌质淡，脉弦。

病机分析：忧思郁虑，情志过极，使肝气郁结，心气耗伤，营血不足，以致心神失养，故见精神恍惚、心神不宁、多疑易惊；心神惑乱则见悲忧善哭、喜怒无常、手舞足蹈或骂詈叫号。此种证候多见于女性，常因精神刺激而诱发。临床表现多种多样，但同一患者每次发作多为同样几种症状表现的重复。《金匮要略·妇人杂病脉证治》篇将此种症候称为脏躁。

郁证的各种证候之间存在着一定的联系，主要表现在虚实证候间的转化。属于实证的肝气郁结、血行郁滞、痰气郁结等证候，病久之后，若主要损伤心脾，气血不足，则可转化为心脾两虚或心阴亏虚；若主要耗伤肝肾，阴精亏虚，则转化为肝肾阴虚的证候。实证中的气郁化火一证，由于火热伤阴而多转化为阴虚火旺。郁证中的虚证，可以由实证转化而来，也可以由于忧思郁怒、情志过极等精神因素耗伤脏腑的气血阴阳，而在发病初起即出现比较明显的虚证。虚证中的心神惑乱一证，有其特殊的临床表现，不一定经由实证而来，可由忧郁不解，心气耗伤，营血不足，以致心失所养，进而引起心神惑乱。病程较久的患者，亦有虚实互见的情况，一方面正气不足，或主要表现为气血不足，或主要表现为阴精亏虚，同时又伴有气滞、血瘀、痰结、火郁等病变，而成为虚实夹杂之证。

二、治疗

（一）治疗原则

理气开郁是治疗郁证的基本原则。正如《医方论·越鞠丸》说："凡郁证必先气病，气得疏通，郁于何有？"对于实证除理气开郁外，应当根据是否兼有血瘀、化火、痰结、湿滞、食积等而分别采用活血、降火、化痰、祛湿、消食等法。故《证治汇补·郁症》说："郁证虽多，皆因气不周流，法当顺气为先，开提为次。至于降火、化痰、消积，犹当分多少治之。"虚证则应根据损及的脏腑及气血阴阳亏虚的不同情况而补之。或养心安神，或补益心脾，或滋养肝肾。对于虚实夹杂者，则又当视虚实的偏重而虚实兼顾。

郁证一般病程较长，用药不宜峻猛。在实证的治疗中，应注意理气而不耗气，活血而不破血，清热而不败胃，祛痰而不伤正；在虚证的治疗中，应注意补益心脾而不过燥，滋养肝肾而不过腻。正如《临证指南医案·郁》指出，治疗郁证"不重在攻补，而在乎用苦泄热而不损胃，用辛理气而不破气，用滑润濡燥涩而不滋腻气机，用宣通而不揠苗助长"。

除药物治疗外，精神治疗对郁证有极为重要的作用。解除致病原因，使患者正确认识和对待自己的疾病，增强治愈疾病的信心，可以促进郁证的好转乃至痊愈，正如《临证指南医案·郁证》说："郁证全在病者能移情易性。"

（二）治法方药

[肝气郁结]

治法：疏肝解郁，理气畅中。

方药：柴胡疏肝汤。本方由四逆散加川芎、香附、陈皮而成。方中的柴胡、香附、枳壳、陈皮疏肝解郁，理气畅中。川芎、芍药、甘草活血定痛、柔肝缓急。胁肋胀满疼痛较甚者，可加郁金、青皮、佛手疏肝理气；肝气犯胃，胃失和降，而见嗳气频作，胸脘不舒者，可加旋覆花、代赭石、苏梗、法半夏和胃降逆；兼有食滞腹胀者，可加神曲、麦芽、山楂、鸡内金消食化滞；肝气乘脾而见腹胀、腹痛、腹泻者，可加苍术、茯苓、乌药、白蔻仁健脾除湿，温经止痛；兼有血瘀而见胸胁刺痛，舌质有瘀点、瘀斑，可加当归、丹参、红花活血化瘀。

越鞠丸亦为治疗本病的常用处方。本方针对郁证的主要病机变化，选用香附理气，川芎活血，苍术燥湿，栀子清火，神曲消食，并从而可以减少痰的生成而治痰郁，故用五种药而治六种郁。本方具有疏肝解郁、行气活血的功效，可采用成药内服，或根据病情加减作煎剂服用。

若情志抑郁主要导致肝气郁滞，脾胃失和，引起脘腹胀满不适，纳差、嗳气、苔腻等症，可采用六郁汤。方中以香附、川芎疏肝理气活血；苍术、陈皮、半夏、茯苓、砂仁、甘草温运脾胃，和中燥湿；栀子清化郁热。此外，解肝煎可酌用，方中以芍药柔肝止痛，厚朴、陈皮、砂仁、紫苏健脾除湿、理气畅中。适用于肝郁兼见脾胃气机郁滞者。

[气郁化火]

治法：疏肝解郁，清肝泻火。

方药：丹栀逍遥散。该方以逍遥散疏肝调脾，加入丹皮、栀子清肝泻火。热势较甚、口苦、便秘者，加龙胆草、大黄泻热通腑；肝火犯胃而见胁肋疼痛、口苦、嘈杂吞酸、嗳气呕吐者，可加黄连、吴茱萸(即左金丸)清肝泻火，降逆止呕；肝火上炎而见头痛、目赤者，加菊花、钩藤、刺蒺藜清热平肝；热盛伤阴，而见舌红少苔、脉细数者，可去当归、白术、生姜之温燥，酌加生地、麦门冬、山药滋阴健脾。气郁化火，横逆犯胃，以致烦热胁痛、胃脘灼痛、泛酸嘈杂、口干口苦者，亦可采用化肝煎。方中以白芍柔肝缓急止痛；青皮、陈皮疏肝理气；丹皮、栀子清泻肝火；泽泻、贝母泻热散结。

[血行郁滞]

治法：活血化瘀，理气解郁。

方药：血府逐瘀汤。本方由四逆散合桃红四物汤加味而成。四逆散疏肝解郁，桃红四物汤活血化瘀，配伍桔梗、牛膝理气活血、调和升降。若血行郁滞而略显寒象者，可用通瘀煎。方中当归尾、红花、山楂活血通络；香附、青皮、乌药、木香疏肝理气。若血瘀证象明显，胸胁刺痛，且胃纳较差，脉象弦涩者，可用血郁汤。方中以桃仁、红花、降香、苏木、穿山甲、韭汁活血化瘀、通络止痛；丹皮凉血活血；香附疏肝理气；山楂、红曲、麦芽活血化瘀、消食健胃。

[痰气郁结]

治法：行气开郁，化痰散结。

方药：半夏厚朴汤。本方用厚朴、紫苏理气宽胸、开郁畅中；半夏、茯苓、生姜化痰散结、和胃降逆；合用有辛香散结，行气开郁，降逆化痰的作用。湿郁气滞而兼胸脘痞闷、嗳气、苔腻者，加香附、佛手片、苍术理气除湿；痰郁化热而见烦躁、舌红、苔黄者，加竹茹、瓜蒌、黄芩、黄连清化痰热；病久入络而有瘀血征象，胸胁刺痛，舌质紫暗或有瘀点、瘀斑，脉涩者，加郁金、丹参、降香、姜黄活血化瘀。

［心阴亏虚］

治法：滋阴养血，补心安神。

方药：天王补心丹。方中以地黄、天门冬、麦门冬、玄参滋补心阴；人参、茯苓、五味子、当归益气养血；柏子仁、酸枣仁、远志、丹参养心安神。本方益气养阴、养血安神之力较强，适用于阴虚较甚者。若心阴亏虚、心火偏旺，在心悸、健忘、失眠、多梦的同时，表现为五心烦热、口咽干燥、舌红少津、脉细数者，可改用二阴煎。本方以生地、玄参、麦门冬滋养阴液；黄连、木通、甘草清热泻火；酸枣仁、茯苓养心安神。必要时可兼服朱砂安神丸，以加强镇心安神、养阴清热的作用。但因方中朱砂有一定的毒性，故不宜多服或久服。心火亢盛、肾水不济、心肾不交而见心烦失眠、心悸怔忡、多梦、遗精、腰酸膝软者，可用二阴煎合交泰丸养心安神、交通心肾。遗精较频者，可加芡实、莲须、金樱子补肾固涩。

［心脾两虚］

治法：健脾养心，益气补血。

方药：归脾汤。本方用党参、茯苓、白术、甘草、黄芪、当归、龙眼肉等益气健脾、补气生血；酸枣仁、远志，茯苓养心安神；木香理气醒脾，使整个处方补而不滞。心胸郁闷，精神不舒者，加郁金、佛手片理气开郁；头痛加川芎、白芷活血祛风止痛。本证亦可选用七福饮，方中用人参、白术、甘草益气健脾；熟地、当归滋补阴血，酸枣仁、远志养心安神；达到益气生血、补益心脾的作用。以气血两虚为主要表现，而见少气懒言、自汗、心悸、失眠、面色萎黄者，可选用八珍汤或人参养荣汤。脾气亏虚，失于健运而见纳呆食少、食后脘腹胀满、少气懒言者，可用香砂六君子汤益气健脾。病久气损及阳，兼见手足不温、形寒怯冷者，可用拯阳理劳汤益气温阳。

［肝阴亏虚］

治法：滋养阴精，补益肝肾。

方药：杞菊地黄丸。肝阴不足，肝阳偏亢，肝风上扰，以致头痛、眩晕、面时潮热、或筋惕肉瞤者，加刺蒺藜、草决明、钩藤、石决明平肝潜阳，柔润息风。若肝阴不足而又有肝郁化火之象，兼见性情急躁易怒、口苦口干、舌红、苔黄等症者，可用滋水清肝饮。本方由六味地黄丸合丹栀逍遥散去白术而成，以地黄丸补益肝肾之阴，而以丹栀逍遥散疏肝解郁、清热泻火。虚火较甚，表现低热、手足心热者，可加银柴胡、白薇、麦门冬以清虚热；月经不调者加香附、泽兰、益母草理气开郁、活血调经。

［心神惑乱］

治法：甘润缓急，养心安神。

方药：甘麦大枣汤。方中甘草甘润缓急，小麦味甘微寒，补益心气，大枣益脾养血。血虚生风而见手足蠕动或抽搐者，加当归、生地、珍珠母、钩藤养血息风；躁扰、失眠者，加酸枣仁、柏子仁、茯神、制首乌等养心安神；喘促气逆者，可合五磨饮子开郁散结、理气降逆。

心神惑乱可出现多种多样的临床表现。在发作时，最好根据具体病情选用适当的穴位进行针刺治疗，并结合语言的暗示、诱导，对控制发作、解除症状，常能收到良好效果。一般病例可针内关、神门、后溪、三阴交等穴位。伴上肢抽动者，配曲池、合谷；伴下肢抽动者，配阳陵泉、昆仑；伴喘促气逆者，配膻中。

（三）其他治法

1. 食疗

(1) 玫瑰菊花粥：干玫瑰花 10 克，白菊花 10 克，糯米 50 克，粳米 100 克。洗净后同放入锅中，大火烧沸后，改小火煮至粥成。有理气解郁、疏肝健脾作用。可用于思虑过度、胸闷烦躁、食欲下降、容易疲劳之属于肝郁脾虚者。

(2) 百合枣仁粥：百合 50 克，酸枣仁 25 克，粳米 100 克。煎汤取汁，加入适量粳米熬粥。有滋阴养血安神的作用，可用于头晕神疲、心悸失眠、健忘、面色不华之属于阴血不足者。

(3) 快气饼子：炒莱菔子 60 克，紫苏子 30 克，橘红 30 克，白豆蔻 30 克，白茯苓 30 克。共研细末，炼蜜和姜汁为饼，每次 10～20 克，嚼服。有理气豁痰畅中的作用，可用于气机或饮食郁滞而见胸膈腹胁满闷不适者。

2. **针灸** 以调神理气、疏肝解郁为治疗原则。主穴可选用水沟、内关、神门、太冲。肝气郁结者，加曲泉、膻中、期门；气郁化火者，加行间、侠溪、外关；痰气郁结者，加丰隆、阴陵泉、天突；心神惑乱者，加通里、心俞、三阴交、太溪；心脾两虚者，加心俞、脾俞、足三里、三阴交；肝肾亏虚者，加太溪、三阴交、肝俞、肾俞。

耳针选神门、心、交感、肝、脾。揿针埋藏，或王不留行籽贴压。

3. **其他** 适当配合医疗气功、太极拳等辅助治疗，往往可收到较好效果。

【转归及预后】

郁证的预后一般均良好。针对具体情况，解除情志致病的原因，对本病的预后有重要的作用。而在受到精神刺激后，病情常有反复或波动，易使病程延长。一般病程较短，情志致病的原因得以解除者，通常都可以治愈；病程较长，情志致病的原因未能解除者，则往往需要较长时间的治疗，才能获得比较满意的疗效。

【预防与护理】

适当参加体力劳动及体育活动，增强体质；正确对待各种事物，避免忧思郁虑，防止情志内伤，是预防郁证的重要措施。

医务人员深入了解病史，详细进行检查，用诚恳、同情、关怀、耐心的态度对待患者，以取得患者的充分信任，在郁证的治疗及护理中具有重要的作用。对郁证患者，应做好精神治疗的工作。使患者能正确认识和对待疾病，增强治愈疾病的信心。并帮助解除情志致病的原因，以促进郁证的完全治愈。正如《类证治裁 · 郁症》说："然以情病者，当以理谴以命安，若不能怡情放怀，至积郁成劳，草木无能为挽矣。"

【现代研究】

从郁证的病因及临床表现来看，主要与西医学神经症的神经衰弱、癔症以及更年期综合征相似。但神经症及更年期综合征不尽表现为郁证，它们还与虚损、心悸、不寐、遗精诸证有关。而癔症的临床表现尤为多样复杂，除本篇谈到的梅核气和脏躁外，还可以出现类似厥证、奔豚气、暴瘖等病的症状，可参阅本书有关章节。

（一）病因学研究

西医学对精神因素的致病作用愈来愈重视。尤其是在神经症这类疾病中，精神因素更是起着重要的作用。神经症的发病与心理社会因素密切相关。在沉重的心理负担或长期的精神紧张之后，出现神经功能活动的削弱，伴有明显的焦虑反应以及各种躯体不适感，就成为神经症。据一些研究证实，精神因素致病以植物神经功能失调及内分泌的变化作为其生理基础。精神因素的致病作用，一方面取决于精神因素的性质和强度，另一方面则取决于这类因素对个体引起的情感体验。同一因素在不同个体引起的情感体验有很大的差别。这种差别与个体素质、既往经历以及患者的世界观、方法论有关。对神经症的调查结果[1]表明，不论城乡，女性患病率均高于男性；初发年龄以20～29岁为最高，而40～49岁年龄段患病率最高；文化程度低者患病率较高；经济情况差、家庭气氛不和睦者患病率较高。

（二）临床研究

神经症是一类很常见的疾病。王氏等[1]抽查四川某县医院各科门诊患者，其中神经症患者占9.5%(1982年)。抽查南京市某区医院内科门诊患者，其中神经症患者占11.5%(1980年)。抽查中南大学医学院附二医院精神科门诊患者，在361例连续就诊的病例中，神经症患者约占50%(1982年)。应用中医药治疗这些疾病，在改善症状，减轻患者痛苦，促进疾病痊愈方面，起到良好的作用。

徐氏[2]用栝蒌薤白半夏汤合丹参饮加味治疗郁证68例，药物组成：瓜蒌皮、薤白、制半夏、丹参、白檀香、砂仁、郁金、青皮、陈皮、降香、甘松、制香附、越鞠丸包煎，辨证加减。心理矫治建议患者多参加力所能及的体力劳动；多与旁人语言沟通；多观赏野外风光；少单身独处蒙头睡觉。经辨证服用上药10日及心理诱导后，临床症状均有不同程度改善。刘氏[3]使用安神温胆汤(半夏、陈皮、茯苓、竹茹、枳实、炒酸枣仁、香附、郁金、柴胡、茯神、远志、石菖蒲、甘草)治疗郁证30例，可随证加减，一般需服3～6个疗程，收到良好效果。郑氏[4]治疗郁证46例，随机分为2组。治疗组30例，服用方药：柴胡、枯黄芩、党参、法半夏、川楝子、延胡索、厚朴、青陈皮、佛手、大腹皮、枳壳、五味子、麦门冬、天花粉、郁金。随证加减，每日1剂，每星期连服3日，停4日，为一个疗程，共服3个疗程。对照组16例，服西药百忧解或舒必利每日1次，加谷维素每日3次。连续服用3星期。结果：治疗组总有效率90%；对照组总有效率75%。何氏[5]使用加减开郁老蔻丸(柴胡、青皮、木香、厚朴、豆蔻、肉桂、槟榔、白术、当归、三棱、莪术、山楂、莱菔子、神曲、甘草)治疗郁证21例，随证加减，2星期为一个疗程，治疗2～6个疗程。总有效率为94.1%。安氏[6]使用加减解郁散(香附、枳实、郁金、川芎、厚朴、白芍、甘草、白术、竹叶、灯心草)加减，治疗郁证50例，每日1剂，15日为一个疗程，连用1～2个疗程。用药期间停用其他西药及中成药。结果：50例中痊愈36例，好转10例。庄氏[7]使用越鞠丸加味治疗肝郁脾虚型功能性消化不良合并肠易激综合征34例，治疗方法以越鞠丸为基础方，加太子参、茯苓，辨证加减，煎服，每日1剂，疗程4星期。结果：治愈及显效率54.25%，总有效率87.5%。王氏等[8]治疗抑郁症98例，方以自拟调肝汤(柴胡、炒白芍、当归、夜交藤、炒川楝子、白术、薄荷、黄芩)随症加减。如属于并发性抑郁症，则在治疗原发病基础上辨证用药。每日1剂，水煎服，2个月为一个疗程，服用1～3个疗程，症状消失后，原方加减制成丸药，服用半年巩固疗效。心理调护：家人、同事的关心、理解、信任、帮助，及时的宽怀解释，对该病的痊愈极为重要。结果：治愈13例，显效32例，有效29例，无效24例，总有效率为75.51%。柏氏[9]使用血府逐瘀丸为主治疗郁证36例，疗效满意。姜氏等[10]使用针药并用的方法治疗心脾两虚型郁证200例，疗效满意。治疗方法针刺取穴：主穴，三阴交、神门、心俞、中脘；配穴，四神聪、内关、太冲。手法用平补平泻，每日1次，留针30分钟，10次为一个疗程，间隔2～3日。中药治疗：以归脾汤加减，心胸郁闷精神不舒者加郁金、佛手，病程长者症状重加用琥珀、磁石。疗程2个星期，总有效率为95%。杜氏等[11]观察调神疏肝针刺法治疗郁证的临床疗效。按心境障碍(情感性精神障碍)中抑郁发作的诊断标准，选择110例郁证患者，随机分为3组：① 调神疏肝针法组50例，取穴：百会、风府、水沟、印堂、四神聪、太冲、肝俞。② 传统针刺对照组30例，取穴：期门、太冲、阳陵泉、支沟、内关、足三里。③ 西药氟西汀对照组30例。采用HAMD量表、抑郁自评表(SDS)、心理卫生自评表(SCL-90)量表积分法，对各组患者的临床疗效进行观察比较。结果：调神疏肝针刺法组治愈34例，显效10例，有效4例，无效1例。其痊愈率69.4%及总有效率98.0%明显优于传统针刺组(痊愈率48.3%，总有效率89.7%)，而与西药氟西汀组疗效(痊愈率64.0%，总有效率96.0%)比较，差异无显著性意义。殷氏等[12]使用针刺治疗66例郁证，收到满意疗效。取穴：以百会、上星、印堂、水沟、内关穴(双侧)为主，随症循经取穴。心情抑郁、善悲欲哭、咽中有异物感者，加廉泉、膻中、丰隆(双侧)；烦躁易怒、咽干口苦、目赤者加风池、太冲、行间(均双侧)；神疲、健忘、失眠、心神不宁者加神门、三阴交(均双侧)、四神聪。隔日1次，10次为一个疗程，2个疗程后统计疗效。治疗结果：66例经2个疗程治疗后，痊愈38例，有效24例，无效4例。

（三）实验研究

钟氏等[13]通过运用组织蛋白质组学技术和方法，寻找肝郁证动物模型肝组织差异表达蛋白。方法：以束缚制动法制备肝郁证大鼠模型，采用组织溶解方法分步抽提大鼠肝脏组织蛋白质，对获得的蛋白质进行二维凝胶电泳(2-DE)分离、胶体染色，分析模型组和对照组蛋白质分子的差异表达，并以基质辅助激光解吸电离飞行时间质谱(MALDI-TOF-MS)检测肽质量指纹，在数据库中检索出相应的蛋白质。结果：在大鼠肝组织胶体考染的2-DE图谱上，约能辨识出300余个清晰的蛋白质斑点，共找出3个与肝郁证辨证相关的肝组织差异表达蛋白，质谱出峰率达100%，检索结果分别为芳基硫基转移酶、烯酰辅酶A水合酶和转甲状腺素蛋白。结论：肝主疏泄功能的正常可能和实体肝组织中的特异表达蛋白质——芳基硫基转移酶、烯酰辅酶A水合酶和转甲状腺素蛋白的不同表达密切相关。张氏等[14]利用中医证候模型，研究柴胡对单胺类神经递质的作用。结果肝郁证模型组大鼠脑内去甲肾上腺素(NE)与多巴胺(DA)水平与对照组比较下降明显($P<0.05$)，肝郁证模型加逍遥散组大鼠脑内NE与DA水平与对照组比较差异无统计学意义($P>0.05$)，肝郁证模型加柴胡组大鼠脑内NE与DA水平与对照组比较差异无统计学意义($P>0.05$)。结论：肝郁证大鼠脑内NE与DA水平明显降低；柴胡疏肝解郁，有增加肝郁证大鼠脑内NE、DA神经递质的作用。

【小结】

郁证的病因是情志内伤，其病机变化与心、肝、脾有密切关系。初病多实，以六郁见证为主，其中以气郁为病变的基础。病久则由实转虚，引起心、脾、肝气血阴精的亏损，成为虚证类型。临床上虚实互见者亦较为多见。其主要临床表现为心情抑郁，情绪不宁，焦虑紧张，寐少梦多，胸闷心悸，胁腹胀满，或咽中如有异物梗阻，或时作悲伤哭泣等。应当和郁证鉴别的病证有：阴虚喉痹、噎膈、癫狂，以及血证、热病或其他病后所致的心脾两虚、肝肾阴虚等证。

郁证分为实证和虚证两类。实证以气机郁滞为基本病变，治疗以疏肝理气解郁为主要治则。气郁化火者，理气解郁配合清肝泻火。气郁挟痰、痰气交阻者，理气解郁配合化痰散结。气病及血，气郁血瘀者，理气解郁配合活血化瘀。兼有湿滞者，配伍健脾燥湿或芳香化湿。挟食积者配伍消食和胃。虚证宜补，针对病情分别采用养心安神、补益心脾、补气健脾、滋养心阴、补益肝肾等法。虚实互见者，则当虚实兼治。

郁证的预后一般良好。郁证的各种证候之间有一定的内在联系，可以互相转化或同时并见。认识证候间的关系，对临床有重要的指导意义。

近年来应用中医治疗郁证的理法方药对西医学的神经症、更年期综合征等疾病临床表现类属郁证的患者进行治疗，取得较好疗效。

附方

(1) 柴胡疏肝散(《景岳全书》)：柴胡　枳壳　白芍　甘草　川芎　香附　陈皮。
(2) 越鞠丸(《丹溪心法》)：川芎　苍术　香附　神曲　栀子。
(3) 六郁汤(《医学正传》)：陈皮　半夏　苍术　川芎　茯苓　栀子　香附　砂仁　甘草。
(4) 解肝煎(《景岳全书》)：陈皮　半夏　厚朴　茯苓　苏叶　芍药　砂仁。
(5) 丹栀逍遥散(《薛氏医案》)：柴胡　白芍　白术　茯苓　当归　薄荷　甘草　生姜　丹皮　栀子。
(6) 化肝煎(《景岳全书》)：青皮　陈皮　芍药　丹皮　栀子　泽泻　贝母。
(7) 血府逐瘀汤(《医林改错》)：桃仁　红花　当归　生地　川芎　赤芍　牛膝　桔梗　柴胡　枳壳　甘草。
(8) 通瘀煎(《景岳全书》)：当归尾　山楂　香附　红花　乌药　青皮　木香　泽泻。
(9) 四物化郁汤(《类证治裁》)：生地　芍药　当归　川芎　桃仁　红花　香附　青黛。
(10) 血郁汤(《杂病源流犀烛》)：丹皮　红曲　通草　香附　降香　苏木　山楂　麦芽　桃仁　红花　韭汁　穿山甲。
(11) 半夏厚朴汤(《金匮要略》)：半夏　厚朴　茯苓　紫苏　生姜。
(12) 天王补心丹(《摄生秘剖》)：生地　五味子　当归　天门冬　麦门冬　柏子仁　酸枣仁　人参　玄参　丹参　茯苓　远志　桔梗。
(13) 二阴煎(《景岳全书》)：生地　玄参　麦门冬　酸枣仁　茯苓　黄连　木通　甘草。
(14) 朱砂安神丸(《医学发明》)：朱砂　黄连　炙甘草　生地　当归。
(15) 交泰丸(《张氏医通》)：黄连　肉桂。
(16) 归脾汤(《济生方》)：白术　茯苓　党参　甘草　黄芪　龙眼肉　酸枣仁　木香　当归　远志。
(17) 七福饮(《景岳全书》)：人参　熟地　当归　白术　甘草　酸枣仁　远志。
(18) 八珍汤(《正体类要》)：人参　白术　茯苓　当归　川芎　白芍　熟地　甘草　生姜　大枣。
(19) 人参养荣汤(《和剂局方》)：白芍　当归　陈皮　黄芪　肉桂　人参　白术　炙甘草　熟地　五味子　茯苓　远志　生姜　大枣。
(20) 香砂六君子汤(《时方歌括》)：人参　茯苓　白术　甘草　半夏　陈皮　木香　砂仁。
(21) 拯阳理劳汤(《医宗必读》)：党参　黄芪　白术　五味子　当归　肉桂　陈皮　甘草。
(22) 杞菊地黄丸(《医级》)：熟地　山茱萸　山药　泽泻　丹皮　茯苓　枸杞子　菊花。
(23) 滋水清肝饮(《医宗己任篇》)：地黄　山茱萸　山药　茯苓　泽泻　丹皮　栀子　柴胡　白芍　当归。
(24) 甘麦大枣汤(《金匮要略》)：甘草　小麦　大枣。
(25) 五磨饮子(《医便》)：乌药　沉香　槟榔　枳壳　木香。

【现代研究】主要参考文献

[1] 王祖承. 精神病学[M]. 北京：人民卫生出版社，2002：149～155.
[2] 徐晓晏. 栝蒌薤白半夏汤合丹参饮加味治疗郁证的临床应用[J]. 现代中西医结合杂志，2006，15(9)：1170.
[3] 刘欣. 安神温胆汤治疗郁证30例疗效观察[J]. 邯郸医学高等专科学校学报，2005，18(4)：330.
[4] 郑孟灵. 小柴胡汤治疗郁证46例[J]. 中国中医药科技，2004，11(6)：343.
[5] 何冬梅. 加减开郁老蔻丸治疗郁证21例[J]. 中国中医药科技，2005，12(3)：159.
[6] 安莲善. 加减解郁散治疗郁证50例[J]. 吉林中医药，2005，25(12)：19.
[7] 庄肃. 越鞠丸加味治疗肝郁脾虚型功能性消化不良合并肠易激综合征[J]. 四川中医，2004，22(7)：50～51.
[8] 王美珍，马荣英. 调肝汤加减治疗抑郁症98例疗效观察[J]. 光明中医，2006，21(2)：61～62.
[9] 柏树祥. 血府逐瘀丸为主治疗郁证36例[J]. 中国民间疗法，

2003,11(8): 48.
[10] 姜秀国,陈香英. 针药并用治疗心脾两虚型郁证 200 例分析[J]. 实用中医内科杂志,2005,19(6): 584.
[11] 杜元灏,李桂平,颜红,等. 调神疏肝针法治疗郁证的临床研究[J]. 中国针灸,2005,25(3): 151～154.
[12] 殷明伟,刘敏. 针刺治疗郁证 66 例[J]. 山东中医杂志,2006,25(3): 179～180.
[13] 钟小兰,吕志平,钱令嘉,等. 束缚所致肝郁证动物模型肝组织蛋白质组的差异表达研究[J]. 中医杂志,2006,47(5): 371～373.
[14] 张虹,高萧枫. 柴胡对肝郁证大鼠脑内单胺类神经递质的影响[J]. 中国神经免疫学与神经病学杂志,2006,13(3): 180～182.

附: 脏 躁

【定义】

脏躁亦称脏燥。是由情志内伤所致,以忧郁伤神、心神惑乱为主要病机,以精神忧郁、烦躁不宁、悲忧善哭、喜怒无常为主要临床表现的一种疾病。多发于青中年女性。

【历史沿革】

本病在汉代张仲景《金匮要略》中首先记载。《金匮要略・妇人杂病脉证治》说:"妇人脏躁,喜悲伤欲哭,象如神灵所作,数欠伸,甘麦大枣汤主之。"正确地指出本病多发于女性,以"喜悲伤欲哭"为特征性的症状。并观察到本病的临床表现非常复杂,变幻多端,张仲景用"象如神灵所作"做了恰当的概括。后世论述脏躁,一般都以《金匮要略》的该条条文为蓝本,主要是在病因病机、症状解释及治疗方药等方面做了一些阐述或补充。如清代尤在泾《金匮要略心典》说:"血虚脏躁,则内火扰而神不宁,悲伤欲哭如有神灵而实为虚病。"清代吴谦《医宗金鉴》认为脏躁的脏主要应指心脏,这个解释比较合理,谓:"脏、心脏也。心静则神藏。若为七情所伤,则心不得静,而神躁扰不宁也。故喜悲伤欲哭,是神不能主情也;象如神灵所凭,是心不能神明也。"

【范围】

脏躁与西医学癔症的情感暴发(即癔症性激情发作)颇为类似。

【病因病机】

和郁证的病因病机相类似,诸如忧愁、思虑、惊恐、悲伤、委屈、窘困等精神因素是脏躁的发病原因。但导致脏躁的发病因素,除与精神刺激的强度及持续时间的长短有关以外,也与机体本身的状况有密切关系。即脏躁患者本身还有"脏气弱"的内在发病因素。在"脏气弱"的情况下,由于忧愁思虑,情志过极,使肝气郁结,心气耗伤,心失所养,心神惑乱而发为脏躁。

【临床表现】

脏躁患者平时可如常人,但在疾病发作时,则出现多种复杂的临床症状。常见的症状是精神忧郁、神志恍惚、烦躁不宁、悲忧善哭、喜怒无常。不同的患者每有不同的表现。或手舞足蹈,骂詈号叫;或伴有面部及肢体的痉挛、抽搐;或素无心肺疾患而忽然喘促阵作;或忽然失音,不能说话等等。但同一患者常只出现少数几种症状,且每次发作多为同样表现的重复。病情的发作与精神因素有密切关系。其症状可因暗示而产生,也可因暗示而改变或消失。

鉴别诊断可参阅前述鉴别诊断中的癫狂一项;辨证论治参阅郁证的心神惑乱一证;转归及预后、预后与护理等项内容,均与前述的郁证相同,在此从略。

瘀 证

【定义】

瘀证是由于血液运行不畅、瘀积凝滞,或离经之血停积体内所致的多种病证的总称。所谓瘀血,一是指血液运行不畅,有所停积;二是指由于血液成分或性质的异常变化引起运行不畅之血液,通常谓之"污血";三是指由于脉络的病变而造成的血行瘀滞不畅,即所谓"久病入络";四是指已离经脉而未排出体外的血液。瘀血既是病理产物,又是致病因素。其为病所涉甚广,本篇拟作较详细的讨论。

【历史沿革】

《内经》虽无瘀血一词,但有恶血、留血、衃血等名称,认为当气血的运行发生障碍时,就会导致疾病的产生。故《素问・调经论篇》说:"血气不和,百病乃变化而生。"在瘀证引起的病证方面,《内经》着重谈到下述几种。① 疼痛: 如《素问・脉要精微论篇》说:"脉者,血之府也……涩则心痛。"《素问・举痛论篇》说:"经脉流行不止,环周不休,寒气入经而稽迟,泣而不行,客于脉外则血少,客于脉中则气不通,故卒然而痛。"该篇并谈到血瘀和血虚之间有着辩证的联系,血脉瘀阻可以引起病变部位血虚,以致发生疼痛。如:"寒气客于背俞之脉则脉泣,脉泣则血虚,血虚则痛。"② 痹证:《素问・痹论篇》所涉甚广,而血脉瘀阻是痹证的一个重要病机变化。《素问・平人气象论篇》说:"脉涩曰痹。"《素问・痹论篇》说:"心痹者,脉不通。"痹"在于脉则血凝而不流。"《素问・五脏生成论篇》说:"血凝于肤者为痹。"③ 癥积: 如《素问・举痛论篇》说:"寒气客于小肠膜原之间,络血之中，血泣不得注于大经，血气稽留不得行，故宿昔而成积矣。”④ 痈肿：《灵枢·痈疽》说：“营气稽留于经脉之中，则血泣而不行，不行则卫气从之而不通，壅遏不得行，故热。大热不止，热胜则肉腐，肉腐则为脓。”在治疗方面，《内经》基于重视气血正常运行的观点，提出了调畅血行、祛除恶血的治疗思想。《素问·至真要大论篇》指出：“疏其血气，令其调达，而致和平。”《素问·阴阳应象大论篇》说：“血实宜决之。”《素问·针解篇》明确指出：“菀陈则除之者，出恶血也。”此外，《素问·至真要大论篇》关于“必伏其所主，而先其所因”、“坚者削之”、“结者散之，留者攻之”等治则，均包含活血化瘀之意在内。

甘肃武威汉墓出土的《治百病方》，早于《神农本草经》记载了许多具有活血化瘀作用的药物。并有由当归、川芎、漏芦、桂、蜀椒、贝母等药组成的用于治疗瘀证的方剂。《神农本草经》总结汉以前的用药经验，收载具有活血化瘀作用的药物约 30 余种，奠定了治疗瘀证的药物学基础。

汉代张仲景《金匮要略·惊悸吐衄下血胸满瘀血病脉证治》，首先提出瘀血病名，述及瘀血证有胸满、唇痿舌青、但欲漱水不欲咽等临床表现。在《伤寒论》的太阳和阳明病篇中，对蓄血证做了比较详细的阐述。蓄血证主要有发热、身黄、少腹硬满、小便自利、喜忘、如狂等症。仲景关于瘀血、蓄血的论述，开拓了杂病、伤寒及妇科瘀血论治的新领域。他所制定的桂枝茯苓丸、下瘀血汤、桃核承气汤、抵当汤、抵当丸、鳖甲煎丸、大黄牡丹汤、温经汤、红兰花酒等方剂，为后世应用活血化瘀法树立了典范。《金匮要略》及《伤寒论》奠定了瘀血证治的临床学基础。

隋唐时代的《诸病源候论》、《备急千金要方》、《外台秘要》等书，扩充了许多活血化瘀的药物及方剂，在理论上也有所发展。如《备急千金要方》有凉血活血的犀角地黄汤，治产后烦闷的蒲黄散，治产后腹痛的桃仁芍药汤、生牛膝酒、泽兰汤；《外台秘要》治疗损伤瘀血的蒲黄散方等，都主要由活血化瘀药物组成。在隋唐时期，由于中外交通的发达及药物的交流，从国外传入了红花、血竭、苏木、延胡索、乳香、没药、琥珀、降香等作用良好的活血化瘀药。

宋代，对瘀血又有进一步的认识，如《直指方·血滞》说：“人之一身不离乎气血，凡病经多日疗治不痊，须当为之调血。血之外证：痰呕、燥渴、昏愦迷忘、常喜汤水漱口，不问男女老少，血之一字，请加意焉，用药川芎、蓬术、桃仁、灵脂、生地黄、北大黄为要，呕甚者多加生姜。以此先利其宿瘀。”此外，宋代的许多方书介绍了众多的活血化瘀方剂。如《和剂局方》的失笑散、四神丸(当归、川芎、赤芍、干姜)、导滞散(当归、大黄)，《圣济总录》的虎杖散(虎杖、赤芍)、牛膝散，《三因极一病证方论》的小三棱煎、乌金散、当归汤等方。《宋人医方三种》中的史载之方，最多应用三棱、莪术、川芎。

金元时代，滑伯仁提出对蓄血证初以桃仁、大黄行血破滞之剂折其锐气，而后分别治之的法则。朱丹溪重视解郁散结，创立气、血、湿、痰、食、热六郁之说，其中以气血之郁尤为重要。朱氏认为：“气血冲和，万病不生，一有怫郁，诸病生焉”(《丹溪心法·六郁》)。强调疏通气血郁滞的重要性。另外，朱氏还在积聚、痛证、肺胀等病证的治疗中，注重应用活血化瘀的治则。

明代，朱橚等编的《普济方》很重视瘀血的证治，该书《诸血门》除对瘀血进行理论探讨外，并收载了延胡索散、荆三棱散等多个活血化瘀的方剂。王肯堂《证治准绳》里专门列了蓄血一节。他说：“夫人饮食起居一失其宜，皆能使血瘀滞不行，故百病由污血者多。而医书分门类症，有上气而无蓄血，予故增著之。”张景岳对瘀血证治很有体会，《景岳全书·血证》说：“血有蓄而结者，宜破之逐之。以桃仁、红花、苏木、延胡索、三棱、蓬术、五灵脂、大黄、芒硝之属”；“血有涩者宜利之，以牛膝、车前、泽泻、木通、瞿麦、益母草、滑石之属”；“血有虚而滞者，宜补之活之，以当归、牛膝、川芎、熟地、醇酒之属”；“补血行血无如当归”；“行血散血无如川芎。”张氏并谈到瘀血的形成与气有密切关系，《景岳全书·妇人规·血癥》说：“或恚怒伤肝气逆而血留，或忧思伤脾气虚而血滞，或积劳积弱气弱而不行。”所以在治疗上也应注意到气血的关系，“血必由气，气行则血行，故凡欲治血，则或攻或补，皆当以调气为先”。议论精辟，可法可师。

清代对瘀证的认识有较大的发展。叶天士倡导“通络”之说，《临证指南医案》对痹证、痛证、郁证、积聚癥瘕、疟母、噎膈、便秘及月经胎产等多种病证，广泛应用了活血化瘀通络的药物，对瘀滞严重及有干血内蕴者，还常使用蜣螂虫、䗪虫、水蛭等虫类逐瘀药。清代王清任对瘀证的贡献尤大，在《医林改错》中，他创制的 31 首新方中，具有活血化瘀作用的就有 22 首。其中直接以逐瘀或活血为名的方剂有 8 个，仅通窍活血汤、血府逐瘀汤、膈下逐瘀汤 3 个方剂所治的病证就有 38 种之多，这些方剂的疗效不断为临床研究所证实。王清任充分认识到气血的重要性，指出“治病之要诀，在明白气血”，发展了瘀血学说及活血化瘀治则。

嗣后，唐容川对瘀证也有较大贡献。他所著的《血证论》详述各种出血的证治，同时阐明了瘀血和出血之间的关系，把消瘀作为治血四法之一，并认为祛瘀与生新有着辩证关系。该书还对瘀血所致的多种病证做了归纳，并加以理论上的探讨。

周学海很重视祛瘀疗法的应用，在《读医随笔》里，推崇善用活血化瘀治法的医家(如史载之、滑伯仁、叶天士、王清任等)；同时批评了有的医家盲目畏惧活血化瘀药的态度。他认为血痹、疟母、黄疸、中风、痉厥、癫等病均与瘀血有关，都需要配合行血化瘀药治疗。对瘀血导致的虚损或其他病后的调理，也多兼以活血，以除致虚之根。

近代医家张锡纯对瘀证也颇有研究，对活血化瘀药的作用有许多新的发挥。《医学衷中参西录·三棱莪术解》说：三棱、莪术“为化瘀血之要药”，“若治陡然腹胁疼痛，由于气血凝滞者，可但用三棱、莪术，不必以补药佐之”。“乳香没药解”说：乳香、没药“二药并用，为宣通脏腑流通经络之要药，故凡心胃胁腹肢体关节诸疼痛，皆能治之”。他还拟订了活络效灵丹、理冲汤、理冲丸等活血化瘀的方剂，其中尤以治疗气血凝滞身体各处所致痛、证、癥积的活络效灵丹应用广泛。

综上可知，对瘀证的认识肇始于《内经》，奠基于仲景，经历代之演进至清代而有较大的发展。瘀血学说逐渐形成一门独立的学说,成为中医学里具有重要理论及实践意义的一个组成部分。

近年来,瘀血学说有了空前的发展,对瘀证的认识不断深化,活血化瘀治则的应用范围不断扩大,取得了许多可喜的成绩。继续深入研究瘀证及活血化瘀治则,已成为继承、发扬中医药学的一个重要课题。

【范围】

由于瘀血既是其他病因导致的病变结果,又是进一步引起瘀证的致病原因,所以瘀证涉及的范围相当广泛。临床多种疾病的全过程或某些阶段,均有出现瘀证的可能。但在各病种中,瘀证的严重程度及表现各有不同。在内科范围里,诸如西医学的冠心病心肌梗死、闭塞性脑血管疾患、慢性支气管炎及肺心病、肝脾肿大、慢性肝炎、肝硬化、过敏性结肠炎、慢性肾炎、风湿性及类风湿关节炎、肿瘤、糖尿病、阿狄森病、硬皮病、精神分裂症等多个系统的多种疾病,在其病程中出现瘀证的表现时,均可参照本篇进行辨证论治。

【病因病机】

血在脉中周流不息,担负着灌溉营养全身的作用,以维持机体各种正常功能并濡养各脏腑和经脉肌肤。血液的正常循行,与心、肝、脾等脏腑有密切关系,与正气及阴津亦有关。当各种原因损伤及脏腑、血脉、气、津时,就会影响血液的正常运行,使血行不畅,甚至瘀塞而发生瘀证。兹将瘀证的病因病机概述如下。

1. **外伤** 各种外伤是形成瘀证的一个重要而常见的原因。在《内经》里就有"人有所堕坠,恶血留内"的记载。《圣济总录·伤折门》在谈到外伤导致瘀血的原理时说:"脉者,血之府,血行脉中贯于肉理,环周一身。若因伤折内动经络,血行之道不得宣通,瘀积不散则为肿为痛,治宜除去恶瘀。"突然用力过度或闪挫扭拐也会形成瘀血。《杂病源流犀烛·跌扑闪挫源流》说:"忽然闪挫,必气为之震,因所壅而凝聚一处。气运乎血,血本随气以周流,气凝则血亦凝矣。夫至气滞血瘀,则作肿作痛,诸变百出。"各种外伤之后,无论有无出血现象可见,凡有肿痛之症,均应考虑内有瘀血、形成瘀证的可能。

2. **各种出血** 出血证中形成瘀血的因素主要有2个方面:一是出血之后,已离经脉而未排出体外之血即是瘀血,如《血证论·吐血》说:"血止之后,其离经而未吐出者,是为瘀血,既与好血不相合,反与好血不相能。"二是治疗出血证时不究根源,专事止涩,过用寒凉,使已离经之血凝而不能排出体外,未离经之血郁滞不畅,因而形成瘀血。明代缪希雍在《先醒斋医学广笔记·吐血》中谈到止血不当的结果是:"止之则血凝,血凝则发热、恶食,病日痼矣。"妇女经血排出不畅或闭阻,以及产后恶露未尽,停瘀于少腹,亦可形成瘀证。如《圣济总录·妇人血积气痛》说:"若月水不通,产后恶露未尽,或因他病使血不行,皆致气血凝滞。"

3. **情志内伤** 情志过极,先令气病。由于气血之间存在着密切的关系,所以在情志内伤导致气滞或气虚的基础上,会进一步形成气滞血瘀或气虚血瘀。如怒则气逆,影响气血的周流畅行而形成瘀血。又郁则气滞,初病在气分,久则延及血分,形成气滞血瘀,脉络瘀阻,故叶天士治延久郁伤多用"宣通脉络法"。明代李梴《医学入门·腹痛》认为"瘀血痛有常处,或忧思逆郁"而得。清代怀远《医彻·畜血》亦说:"其人或劳倦,或跌扑,或闪挫,或郁怒,皆足以阻其血而停蓄成瘀。"

4. **感受寒邪** 寒为阴邪,具有凝聚收引的性质。血遇寒则凝,感受寒邪之后,易引起或加重血脉瘀阻的病变。如《灵枢·痈疽》说:"寒邪客于经脉之中,则血泣不通。"宋代《圣济总录·冻烂肿疮》说:"经络气血,得热则淖泽,得寒则凝涩。"

5. **感受热邪** 温热病邪引起瘀证的情况亦较多。由于温热病邪易于灼伤津血,血受熏灼则易凝结瘀塞;津液亏耗则不能载血运行,均可导致瘀证。如《圣济总录·伤寒统论》说:"毒热内瘀,则变为瘀血。"《医林改错·论痉非胎毒》说:"受瘟疫至重,瘟毒在内烧炼其血,血受烧炼,其血必凝,血凝色必紫,血死色必黑。"清代何廉臣《重订广温热论·清凉法》说:"因伏火郁蒸血液,血被煎熬而成瘀。"

6. **津液亏耗** 血的正常运行除赖气的推动外,尚需津液的运载,清代周学海在《读医随笔》中比喻道:血犹舟也,津液水也,水津充沛,舟才能行。《读医随笔·自啮狂走是气血热极而非祟也》说:"夫人身之血,如胭脂然,有色有质,可粉可淖。人血亦可粉可淖者也。其淖者,津液为之合和也,津液为火灼竭,则血行愈滞。"由于温热病、杂病或其他原因使阴津亏耗,津亏不足以载血运行,导致血行不畅,甚至瘀塞而发生瘀证。

7. **久病正虚** 各种疾病病久之后,正气亏虚,不能推动血液的运行而发生血瘀。如《灵枢·经脉》说:"手少阴气绝,则脉不通……脉不通则血不流。"《景岳全书·胁痛》说:"凡人之气血犹源泉也,盛则流畅,少则壅滞。故气血不虚不滞,虚则无有不滞者。"叶天士倡导的久病入络之说,即包含有气虚血瘀的病机在内。正如《读医随笔·承制生化论》明确指出:"气虚不足以推血,则血必有瘀。"

瘀血既是其他病因所导致的一个病变结果,又是进一步引起更多病证的一个致病原因。

【诊断与鉴别诊断】

一、诊断

(一)发病特点

起病前常有与瘀证密切相关的外伤、出血、月经胎产等疾病的历史,因此类疾患常易导致瘀证的形成。

瘀证的发病有急有缓,而以缓慢起病为多。除单独的瘀证外,大多相伴其他病证而存在。

(二)临床表现

瘀血可以发生在人体的各个脏腑、各个部位,所以瘀证的临床症状甚多。例如血行郁滞、脉络瘀阻时,就会因不通而引起疼痛;由于瘀积部位、病程及耗伤气血阴阳的不同情况,可以引起全身或局部,自觉或他觉的多种类型的发热;瘀血阻滞气道,妨碍气机出入,即会壅而为咳为喘;瘀阻心脉,使心脉运行不畅,心失所养则发生心悸、怔忡;瘀血阻滞,血脉不畅,使心神失养而发生健忘;瘀血阻滞,心神被扰,神志失常,可以发生癫狂;瘀阻经络,经络失于濡养,则致肢体麻木、瘫痪等等。在瘀证的临床症状中,以疼痛为最常见,其特点是:部位比较固定;久痛不愈或反复发作;疼痛性质多为刺痛或绞痛;痛而拒按或兼肿胀。

瘀血体征、舌象及脉象对瘀证的诊断具有比较重要的意义。体征有因血脉瘀滞而出现的青紫肿痛,红斑结节,赤丝血缕,蟹爪纹络;瘀积既久,精血不能濡养肌肤而致的皮肤粗糙,甚至肌肤甲错;气血瘀滞而内结成癥积包块等。瘀证的舌象表现为舌质色紫,或有紫红色的瘀点、瘀斑,甚者可致舌质紫黯或唇萎舌青。瘀证常见的脉象为弦、涩、沉、结。其中以弦脉最为多见,而以涩脉为瘀证的典型脉象。瘀证病久,影响及心,使心气不匀,脉律失常,则表现为沉、结脉。

有时虽然瘀证的征象不明显,但有屡服他药,经过多种治法而未效的治疗史,可以从"久病入络"的角度加以考虑。

二、鉴别诊断

痰证　痰浊和瘀血有类似之处,两者既是病理产物,又是致病因素。痰浊也可以引起复杂多样的临床表现,正如明代秦景明《症因脉治·痰症论》概括说:"痰之为病,变化百出。"随痰浊阻滞部位及影响脏腑的不同痰证会出现头痛、胸胁胀满疼痛、咳喘、心悸、健忘、神昏、癫狂、瘫痪、肢体麻木或肿胀、皮下肿块等易与瘀证相混淆的症状。但痰证所致的疼痛常为闷痛或胀痛,常伴有胸闷、脘痞,泛吐痰涎或清水;舌苔白滑或厚腻,脉弦或滑等临床特点。另外,体质肥胖,久病不愈而形体不衰,可作为诊断痰证的参考。瘀证则有疼痛部位固定不移,性质多为刺痛,舌质青紫或有瘀点、瘀斑,肤色青紫或有赤丝缕纹,面色晦暗,肌肤甲错,脉弦、涩、结等临床特点,可与痰证相鉴别。另外,若有外伤、出血、月经胎产疾病等容易引起瘀血的现病史以及屡服他药、变更治法而未效的治疗史等情况,亦可作为鉴别的参考。

【辨证论治】

一、辨证

(一)辨证要点

1. 辨瘀滞病位　血的运行无处不到,故人身各处,举凡脏腑经络、头面胸腹、四肢百骸均有血行瘀滞的可能。形成瘀证后会出现相应的临床表现,可借此以辨证,确定病位。如血瘀上焦则症见发脱不生、喜忘、胸背肩膊刺痛、目视不明、烦躁;血瘀中焦则症见脘腹刺痛、腹中胀满、胸胁疼痛;血瘀下焦则症见少腹硬满刺痛,谵语如狂,或大便色黑;血瘀于四肢肌腠则症见四肢肿胀、刺痛、颜色青紫,或有红斑结节,或时有寒热;瘀阻心脉则出现反复发作的心前区刺痛甚至剧烈绞痛;瘀闭肺脉则出现咳嗽、咯痰、喘促、唇舌青紫;瘀阻经络则证见肢体麻木、疼痛、活动不利,甚至瘫痪等。

2. 辨病性寒热　瘀证的寒热,与导致血瘀的原因及原发疾病有密切关系。热证血瘀主要由热邪、温毒等病因所导致,常见于外感热病及内外痈证。除瘀证的表现外,主要有发热、口渴、面红目赤、尿黄便结、舌红苔黄、脉数等热证的症候同时存在。寒证血瘀主要因感受寒邪而引起,多见于血脉及肢体经络的瘀证。除瘀证的见证外,兼有畏寒喜暖、得热症减、口淡不渴、小便清长、舌淡苔白、脉缓等寒证的表现。

3. 辨虚实偏盛　单独的瘀证,一般属于实证的范畴。由寒邪壅滞或热邪熏蒸所致的瘀证,均表现为实证。瘀证的虚证是指由于气虚不行、津亏不运及阳气衰微所导致的病证;以及瘀证日久,伤耗正气,兼见气、血、阴、阳亏虚的情况。所以严格说来,瘀证的虚证属于虚实夹杂的病证,虚指气、血、阴、阳的亏虚,实即指瘀血阻滞。

(二)证候

以前对瘀证的证候无统一的分类,《医林改错》主要采用方证结合的方法将常见瘀证进行归类;《血证论》则按血瘀的部位而分证;在更多的书籍里,瘀证的内容散见于多种病证中。为了便于辨证及选择恰当的治法、方药,本篇采用病性与病位相结合的方法,将常见的瘀证分为寒、热、虚、实四大类,其下再按部位分列证候。

寒证血瘀

[瘀阻心脉]

症状:心胸痹闷、时而刺痛,疼痛部位固定不移,有时痛引肩背,得温疼痛减轻。舌质紫暗或有瘀点、瘀斑,苔薄白,脉涩。

病机分析:心脉瘀阻,血行不畅,因不通而引起心胸部刺痛。本证常因感寒诱发或加重。正如《素问·举痛论篇》:"寒气客于背俞之脉,则脉泣,脉泣则血虚,血虚则痛。其俞注于心,故相引而痛。"刺痛、部位固定、舌质紫暗或有瘀点、瘀斑,脉涩,均属血瘀的征象。因受寒而发或加剧及得温痛减为属寒证的表现。

[瘀痹经络]

症状:肌肉、筋骨、关节等处疼痛、麻木、重着,关节屈伸不利,或固定于某些关节,或在多个关节游走发作。苔白薄,脉弦涩。

病机分析:由于感受风、寒、湿等外邪阻滞经络,使气血运行不畅,而发生肌肉、筋骨、关节等部位的疼痛、麻木、重着、屈伸不利等证,正如《景岳全书·风痹》说:"痹者闭也,以血气为邪所闭,不得通行而病也。"在气血运行不畅这个共同病变的基础上,因感邪偏胜的不同,症状的表现也略有不同。因寒邪凝滞收引,寒胜者以疼痛为主;湿性黏腻重浊,湿胜者以麻木重着为主;风性善行数变,风胜者表现多个关节游走疼痛。

[瘀闭血脉]

症状:患肢疼痛、麻木、乏力,活动后疼痛加剧;局部皮肤苍白,触之发凉,喜暖怕寒,遇冷加剧;瘀闭下肢的血脉时,还会出现间歇性跛行。舌质紫暗或有瘀点瘀斑,苔白薄,脉沉细。

病机分析:正虚感寒,瘀血阻闭肢体血脉为基本病机。血瘀不通而出现疼痛。血行不畅,肌肤筋脉失于濡养,故肢体麻木、乏力、活动后疼痛加剧,以及间歇性跛行。而皮肤苍白、发凉、喜暖畏寒等证,均属寒凝血瘀之象。

热证血瘀

[热盛血瘀]

症状:壮热,口渴,头痛,烦躁不宁,或有神昏谵语,肌肤发斑，甚或衄血、吐血、便血。舌绛或紫暗，苔黄，脉滑数。

病机分析：热邪亢盛，气营两燔，血热血瘀是本证的主要病机。气分热炽故见壮热、口渴、头痛、苔黄。营血热盛，血行瘀滞，故见烦躁、神昏谵语、肌肤发斑及多处出血，舌绛或紫暗。本证病情重笃。

［瘀热互结］

症状：身热，少腹坚满胀痛，小便自利，大便色黑、神乱如狂，舌有瘀斑，脉沉实有力。

病机分析：邪入血分，瘀热互结，蓄于下焦为基本病机。瘀热互结下焦，故见身热、少腹坚满胀痛。瘀热上扰心神，故神志如狂。瘀血内蓄，故致大便色黑，舌有瘀斑。

［血瘀成痈］

症状：发热，烦渴，病变部位肿胀、灼热、疼痛，活动障碍，甚至局部化脓。舌红，苔黄，脉数。

病机分析：本证见于内、外痈证。火热毒邪壅滞经脉，以致血瘀肉腐为主要病机。热毒壅盛，故见发热，烦渴、舌红、苔黄、脉数。血瘀肉腐，则致病变局部肿胀、灼热、疼痛、活动障碍，甚至化脓。正如清代邹澍《本经疏证》引曹青岩说："痈疽虽寒热邪气所为，实因气血壅瘀而致。故内无壅则邪气侵袭，仅生疾病；内有瘀则邪气依附，遂发痈疽。"

实证血瘀

［头面血瘀］

症状：头痛，目痛，白睛紫赤，或头发脱落，或健忘、眩晕，或少寐多梦，或作癫狂，或发痫病。舌有瘀点、瘀斑，脉弦涩。

病机分析：血瘀于头面，使血行不畅，清窍不荣或脑海失养为主要病机。气血凝滞、心神被扰，则导致癫狂或痫病的发生。除内伤杂病可出现上述病证外，在头部外伤后，也常因血瘀而致头痛、健忘、眩晕或痫病。

［胸胁血瘀］

症状：心胸或胁肋刺痛，憋闷不舒，舌质紫暗或有瘀点、瘀斑，脉弦涩或结。

病机分析：血瘀气滞，痹阻脉络，以致心胸或胁肋刺痛，憋闷不舒。其中尤以瘀阻心脉，以致心胸刺痛者临床较为多见。舌有瘀点、瘀斑，脉弦、涩或结等均为瘀证表现。

［血瘀成积］

症状：腹中或胁下积块，固定不移，疼痛拒按；皮肤有赤丝缕纹，甚则腹壁青筋显露；或有腹泻甚至久泻，或大便色黑。舌质紫暗，脉沉涩。

病机分析：肝脾失和，气滞血瘀，久而瘀结成积。因病及脏腑的不同，其癥积或在腹中，或在胁下。积块日久，脉络瘀阻加剧，则致皮肤有赤丝缕纹，甚至腹壁青筋显露。脾胃运化失常，则致腹泻甚至久泻。

［少腹血瘀］

症状：少腹胀满疼痛，或有积块，或有淋浊、小便短少，甚至癃闭，或尿血颜色紫暗夹块。舌紫暗或有瘀点、瘀斑，脉弦或涩。

病机分析：气血郁滞，结于少腹，以致少腹胀满、疼痛或有积块。当血瘀阻滞而使膀胱气化不利时，则出现淋浊、小便不利甚至癃闭。瘀阻脉络，血液外溢，则致尿血紫暗夹块。

［瘀阻经络］

症状：肢体疼痛、麻木；或肢体活动障碍，发生偏靡、截瘫或单瘫；手足不温，肤色青紫或苍白。舌质紫暗，脉细涩。

病机分析：经络为气血运行的通道，血瘀经络，气血不能外达，四肢肌肤、筋骨失其濡养，故肢体疼痛、麻木、活动障碍。血脉瘀滞不通，不能温运四末，故致手足不温，肤色青紫或苍白。

虚证血瘀

［气虚血瘀］

症状：神倦乏力，心悸气短，动则益甚，纳差食少，颜面微浮；或心胸刺痛，或头痛健忘，或半身不遂，或腹中积块疼痛。舌色淡、黯，脉缓而弱。

病机分析：气为血帅，气虚则运血无力，以致血行瘀滞而形成气虚血瘀。本证为瘀证中常见的一种证候。除神疲乏力、心悸气短、纳差食少等气虚的共同见证外，由于血瘀的病位不同，而分别出现心胸刺痛、头痛健忘、半身不遂或腹中积块疼痛等不同的证候。

［血虚血瘀］

症状：头晕眼花、心悸、失眠、面色萎黄，或身体某部刺痛不移，或有血瘀积块。舌质淡、有瘀点或瘀斑，脉细涩。

病机分析：本证多见于出血之后而有瘀血留着者。也见于因瘀血阻滞，妨碍新血生长，或本有血虚，又由其他原因引起血瘀者。除头晕眼花、心悸、失眠、面色萎黄等血虚的证候外，随血瘀病位的不同，而有病变部位疼痛如刺，固定不移，或有血瘀积块等体征。

［阴虚血瘀］

症状：低热，手足心热，形体消瘦，头晕，两目干涩，心胸、胁肋或胃脘部刺痛。舌质红、有瘀点或瘀斑，苔少，脉弦细数。

病机分析：由于阴液亏损，血脉不充，以致血液运行不畅而瘀滞。又因瘀血阻滞，妨碍阴精的化生，亦可导致阴虚血瘀。除手足心热、消瘦、目干涩、舌红少苔、脉细数等阴虚的证候外，随血瘀病位的不同而出现心胸、胁肋或胃脘等处疼痛甚至刺痛，舌有瘀点、瘀斑等瘀证的证候。

［阳虚血瘀］

症状：倦怠乏力，喜暖畏寒，面色苍黄而黯；或有心胸刺痛，或四肢水肿。舌质淡紫或舌淡而有瘀点、瘀斑，脉沉细涩或结或迟。

病机分析：阳虚常由气虚发展而成。阳气亏虚，阴寒内盛，运血无力以致脉络瘀滞为主要病机。阳气亏虚，无以温煦，故见倦怠乏力、喜暖畏寒、面色苍黄、四肢水肿、舌淡、脉沉细或迟等证。脉络瘀滞，故见心胸刺痛，面黯，舌紫或有瘀点、瘀斑、脉结等证。这些阳虚血瘀的证候在不同的瘀证患者可分别交错出现。

二、治疗

（一）治疗原则

活血化瘀是治疗瘀证的基本原则。活血化瘀治法具有调畅血行、活血通络、祛除瘀滞的作用。单独以血瘀为病机的瘀证，治以活血化瘀即可。除血瘀外，兼有其他致病原因或病机变化者，则需将活血化瘀治法按具体情况配合其他治法，才能更有效地治疗各种类型的瘀证。经常配合应用的方法有以下几种。

1. **温经活血法**　对于因寒邪入侵，阴寒内盛而引起的瘀证，可配以此法，以达到温运通达的目的。常用药物如桂枝、细辛、麻黄、白芷、吴茱萸、高良姜、乌药等。代表方剂如温经汤、没药除痛散。

2. **解毒活血法**　应用于温热病及内外痈肿等引起的热证瘀证。常用的清热解毒药如金银花、连翘、黄连、黄芩、黄柏、栀子、蒲公英、紫花地丁、野菊花、红藤、败酱草等。代表方剂如仙方活命饮、解毒活血汤。

3. **凉血化瘀法**　应用于感受温热病邪，病情严重，热入营血，血因热瘀所致的瘀证。常用的清营凉血药如犀角、生地、玄参、连翘、丹参、丹皮、赤芍、郁金等。代表方剂如犀角地黄汤、犀地清络饮。

4. **行气活血法**　适用于既有气滞又有血瘀的瘀证。延胡索、川芎、郁金、姜黄等为血中之气药，可优先配合选用。气滞较重者，尚需配以枳实、枳壳、木香、乌药、小茴香、厚朴、佛手、薤白等理气行气药。代表方剂如血府逐瘀汤、复元活血汤。

5. **攻下逐瘀法**　适用于中、下焦血瘀实证，以及瘀证而见腹部胀满拒按，脉实有力者。常配以大黄、芒硝等。代表方剂如玉烛散、桃仁承气汤。

6. **益气活血法**　适用于气虚不足以运血而发生的瘀证，以及瘀证日久而有气虚表现者。常配以黄芪、党参、白术、黄精、五味子。代表方剂如补阳还五汤、二味参苏饮。

7. **养血活血法**　适应于兼有血虚表现的瘀证。当归、丹参、鸡血藤、三七等，可以作为首选药物。血虚较甚者，还可配以熟地、阿胶、枸杞子、制何首乌等。代表方剂如桃红四物汤、圣愈汤。

8. **滋阴活血法**　适用于温热病及杂病中阴津亏虚、血行瘀滞的多种阴虚血瘀的瘀证。常用药物如生地、麦冬、天冬、玉竹、石斛、女贞子、旱莲草、黄精等。代表方剂如玉女煎、通幽汤。还可根据病情配合增液汤、天王补心丹、沙参麦冬汤、一贯煎、六味地黄丸等方。

9. **温阳活血法**　适用于阳气虚衰、运血无力的阳虚瘀证。因肾阳为人身之元阳，故主要配以温补肾阳的药物，如附片、肉桂、鹿茸、淫羊藿、补骨脂、肉苁蓉、巴戟天、菟丝子等。代表方剂如急救回阳汤。

(二) 治法方药

寒证血瘀

[瘀阻心脉]

治法：以活血化瘀为主，配伍温经散寒。

方药：用冠心Ⅱ号方加味。本方以丹参、赤芍、红花活血化瘀通络；川芎、降香活血化瘀定痛，并兼有辛温散寒的作用。全方配伍活血而不破血，理气而不耗气，为活血化瘀的常用基础方之一。可酌加桂枝、细辛温经散寒。

兼见心胸痞闷、食少腹胀、苔白腻、脉弦滑等，为兼夹痰浊阻闭，可合枳实薤白桂枝汤宣痹通阳，豁痰理气。若寒邪较甚，心脉瘀阻严重以致心痛彻背，背痛彻心，四肢厥冷者，可合乌头赤石脂丸，振奋阳气，峻逐阴邪。方中乌头、附子片宜从较小剂量开始，且需久煎，以防中毒。对寒滞心脉较甚，心痛剧烈者，亦可合用冠心苏合丸或宽胸丸芳香温通、温散寒邪。

[瘀痹经络]

治法：活血化瘀，通络定痛。

方药：身痛逐瘀汤。方中以桃仁、红花、当归、川芎、五灵脂、没药活血通络止痛；牛膝、地龙通利经络；秦艽、羌活祛风除湿散寒。痹痛以肩肘等上肢关节为主者，可酌加威灵仙、姜黄、白芷祛风通络止痛；痹痛以膝、踝等下肢关节为主者，可加独活、防己、萆薢等祛湿宣痹；痹痛以腰背为主者，多兼肾气不足，可加杜仲、桑寄生、续断、淫羊藿等温补肾气；痹痛日久，或兼气血不足者，可加党参、黄芪、白术、鸡血藤等补益气血。寒滞经络较甚，关节疼痛剧烈者，可合用乌附麻辛桂姜汤。本方为辛温助阳、温经散寒之峻剂，使用恰当，药对证候，常能收到较好效果，但应注意乌头、附子片的用量及用法，避免中毒。

[瘀闭血脉]

治法：活血化瘀，温经散寒。

方药：桃红四物汤合阳和汤。其中桃红四物汤重在活血化瘀；阳和汤中熟地、鹿角胶温补营血；肉桂、麻黄、姜炭温经通脉；白芥子、甘草豁痰消肿，合用起到温阳补血、宣通血脉、散寒祛痰的作用。

阴寒较甚者可加附子片。血瘀较甚者，可加乳香、没药、莪术。体质较弱或病程较久，而见消瘦乏力、舌质淡嫩、脉细无力者，可加黄芪、党参、白术、鸡血藤、丹参等益气养血。

热证血瘀

[热盛血瘀]

治法：清热解毒，清气凉营，活血化瘀。

方药：清瘟败毒饮加丹参、郁金、紫草、桃仁、红花等。本证病情危重，正如清代王孟英《温热经纬·余师愚疫病篇》论温热病的斑疹说："其色青紫，宛如浮萍之背，多见于胸背，此胃热将烂之候。即宜大清胃热兼凉其血，以清瘟败毒饮加紫草、红花、桃仁、归尾。务使松活色淡，方可挽回，稍存疑虑，即不能救。"清瘟败毒饮乃综合白虎汤、黄连解毒汤、犀角地黄汤加减而成，具有清热解毒、气营两清的良好功效。正如《温热经纬·方论》说："此十二经泻火之药也。凡一切火热，表里俱盛，狂躁烦心，口干咽痛，大热干呕，错语不眠，吐血衄血，热甚发斑，不论始终，以此方为主。"加入丹参、郁金、紫草、桃仁、红花等，配合原方中的丹皮、赤芍以增强凉血散血、活血化瘀的作用。对衄血、吐血等出血症象较重者，宜去桔梗，加白茅根、大蓟、小蓟等清热凉血止血，以及三七粉、云南白药活血止血；大便秘结，腹中胀满，舌生芒刺，脉实有力者，为腑热较甚，加大黄、芒硝泄热通腑；头痛剧烈，四肢抽搐者，加菊花、钩藤、僵蚕、地龙清肝泻火，镇痉息风；热闭心包、瘀塞心窍而见神昏谵语者，加紫雪丹或安宫牛黄丸以清心开窍。

若无气分热炽的证候，仅见身热躁扰，甚至神昏谵语，斑疹紫黯，出现吐血、衄血、便血、舌绛、脉细数等营血热盛、血行瘀滞的证候者,可用犀角地黄汤为主,酌加连翘、金银花、黄连及丹参、郁金、紫草、红花等,分别加强原方清热解毒及凉血散血的功效。另如犀地清络饮、清火解毒汤等方,均体现了清热解毒、活血化瘀的治疗方法,亦可酌情采用。

[瘀热互结]

治法:泻热通腑,活血化瘀。

方药:吴氏桃仁承气汤。方中以桃仁、丹皮、赤芍、当归活血化瘀;大黄、芒硝通腑泄热,攻下瘀结。对于热与血结之较重者,则可用俞根初的桃仁承气汤。本方在仲景桃核承气汤的基础上,去桂枝之辛温,而合用清热解毒、凉血散瘀的犀角地黄汤及失笑散而成。和上方相较,清热解毒及活血化瘀的力量均有所增强。

[血瘀成痈]

治法:清热解毒,活血化瘀。

方药:五味消毒饮或黄连解毒汤合活血化瘀方。五味消毒饮由金银花、野菊花、蒲公英、紫花地丁、紫背天葵等药组成,黄连解毒汤由黄连、黄芩、黄柏、栀子组成,二方均具有良好的清热泻火解毒的功效,以解除导致血瘀肉腐而成痈的病因。对于热毒炽盛者,还可将两方并用,以增强泻火解毒的功效。活血化瘀方由丹皮、赤芍、延胡索、当归、桃仁、红花等药组成,能活血化瘀,促进痈肿的消散。除应用活血化瘀方外,或可在方剂中选择配伍丹皮、赤芍、乳香、没药、桃仁、穿山甲、皂角刺、王不留行等活血消痈的药物。

另外,尚可根据热毒壅滞、血瘀成痈的病位不同,而选用适当的方药。如肺痈可合用《千金》苇茎汤;肠痈可用复方红藤煎、大黄牡丹皮汤或复方大黄牡丹皮汤;肌肤痈肿可用仙方活命饮等。这些方剂的组成,均包含清热解毒及活血化瘀两个方面,可根据具体病情加减化裁。一般痈肿早期以清热解毒为主,辅以活血化瘀;后期热象不著时,则以活血化瘀为主,配合清热解毒,促进痈消肿散,防止复发。

实证血瘀

[头面血瘀]

治法:活血通络,化瘀通窍。

方药:通窍活血汤。方中桃仁、红花、川芎、赤芍活血化瘀;麝香、葱白活血通窍;生姜、大枣健脾和中,作为辅药。其中麝香,因药源紧张,价格昂贵,一般可用白芷或人工麝香代替。除通窍活血汤外,亦可采用血府逐瘀汤为基础方。

对于主要表现为癫狂者,可选用癫狂梦醒汤。正如《医林改错·癫狂梦醒汤》说:"癫狂一症,哭笑不休,詈骂歌唱,不避亲疏,许多恶态,乃气血凝滞,脑气与脏腑气不接,如同作梦一样。"瘀血阻滞而主要表现为痫病发作者,需于活血化瘀通窍方中,酌加竹沥、石菖蒲、胆南星、全蝎、僵蚕、茯神、远志、郁金等豁痰息风、镇痉安神的药物。

[胸胁血瘀]

治法:活血化瘀,理气止痛。

方药:血府逐瘀汤。本方用桃仁、红花、当归、川芎、生地、赤芍、牛膝等养血活血、化瘀通络;柴胡、枳壳、桔梗、甘草理气解郁;方中柴胡、桔梗和牛膝、枳壳是两对升降药,气机升降调和,有利于血瘀之解除。本方是治疗胸胁血瘀的常用方剂,并可作为理气活血的代表方剂,广泛用于多种辨证属于气滞血瘀的瘀证。

气滞不甚而以血瘀为主者,可改用冠心Ⅱ号方,或酌情选用失笑散、活络效灵丹、复方丹参片、三七粉等活血化瘀的方药。主要表现胁肋刺痛者,除血府逐瘀汤外,可采用复元活血汤活血祛瘀、疏肝通络。

[血瘀成积]

治法:活血行气,软坚消积。

方药:荆蓬煎丸或三棱汤。前方以三棱、莪术活血软坚消积,木香、青皮、小茴香、枳壳、槟榔理气散结,适用于血瘀成积之气滞较甚者。后方仍以三棱、莪术活血软坚消积为主,配合木香、槟榔理气散结,白术、当归健脾养血,适用于血瘀成积之兼有气血不足者。瘀积较甚,则宜用膈下逐瘀汤活血祛瘀、理气止痛。可加入丹参、莪术、三棱、鳖甲等加强活血消积的作用。或兼服鳖甲煎丸、化癥回生丹以消癥散积。

腹泻甚或久泻者,加茯苓、白术、薏苡仁、补骨脂、肉豆蔻温补脾肾。久病正虚应攻补兼施,扶正祛邪,在活血化瘀消积的同时,根据病情配伍益气养血或滋阴温阳的药物。

[少腹血瘀]

治法:理气活血。

方药:少腹逐瘀汤。本方以当归、赤芍、川芎、五灵脂、蒲黄、延胡索、没药活血祛瘀、理气止痛;小茴香、干姜、肉桂温经散寒,适用于少腹血瘀之属于寒证者。若见发热、口渴、脉数、舌红、苔黄等热证表现者,宜去小茴香、干姜、肉桂,加金银花、连翘、蒲公英等清热解毒。血瘀少腹而小便不利,甚至癃闭者,轻症可用加味五苓散,血瘀较甚的用少腹逐瘀汤去干姜、肉桂加琥珀、马鞭草、白茅根。血瘀而小便淋浊者,用当归汤活血利水通淋。尿血者去干姜、肉桂之辛温,加大蓟、小蓟、藕节、茅根凉血止血。

[瘀阻经络]

治法:活血通络。

方药:活络效灵丹。本方用丹参、当归养血活血;乳香、没药活血止痛;合用有养血活血、通络止痛之效。可酌加鸡血藤、秦艽、威灵仙、地龙、牛膝、姜黄等养血活血、宣痹通络的药物以增强其疗效。以肢体疼痛、麻木为主要表现者,亦可用调荣活络饮去大黄。本方以当归、赤芍、桃仁、红花、牛膝活血通络;秦艽、独活、桂枝散寒除湿、通络止痛。以肢体活动不利,表现为单瘫、偏瘫或截瘫者,可用活络效灵丹酌加黄芪、党参、鸡血藤、补骨脂、牛膝、山茱萸、杜仲等益气养血、补养肝肾的药物。

虚证血瘀

[气虚血瘀]

治法:益气活血。

方药:补阳还五汤。方中重用黄芪益气扶正以助血行,桃仁、红花、当归、川芎、赤芍、地龙活血化瘀通络。气虚明显者,酌加党参、白术、黄精、五味子等补益正气。气虚而见面浮足肿者,加白术、茯苓、薏苡仁健脾渗湿。心胸刺痛甚者,加郁金、三七、苏木活血定痛。腹中积块疼痛者,加丹参、三棱、莪术、牡蛎、鳖甲软坚散结。偏瘫者,加桑寄生、鸡血藤、秦艽、威灵仙等养血活血、舒经通络。

[血虚血瘀]

治法：养血活血。

方药：圣愈汤或桃红四物汤。两方均有养血活血的作用，圣愈汤由四物汤加参、芪而成，益气养血的作用为佳，适于血虚血瘀之血虚偏甚者；桃红四物汤由四物汤加桃、红而成，活血化瘀的作用较强，适用于血虚血瘀之血瘀偏甚者。

血虚较甚者，尚可加制何首乌、鸡血藤、枸杞子、阿胶等补血养血。血瘀刺痛者，加姜黄、郁金、延胡索活血定痛。血瘀而结成积块者，加三棱、莪术、丹参以活血消积。

[阴虚血瘀]

治法：滋阴活血。

方药：通幽汤加味。方中生地、熟地滋阴养血，当归、桃仁、红花养血活血，甘草益气和中。可根据病情酌加枸杞子、玄参、麦门冬、女贞子、旱莲草等加强养阴的作用；丹参、赤芍、郁金、延胡索等加强活血化瘀、通络止痛的作用。阴虚血瘀亦可采用秦艽散。本方以秦艽、麦门冬、生地、地骨皮养阴清热；当归、郁金、苏木活血化瘀。与上方相比，更适宜于阴虚血瘀而有低热、手足心热或午后潮热等表现者。

对于阴虚血瘀的患者，尚可根据受病脏腑的不同而适当选用方药。如心阴亏虚、心血瘀阻而见心悸、心痛，或失眠、健忘，舌质红或有瘀点，苔少，脉细数者，可用天王补心丹养心安神，合冠心Ⅱ号方活血化瘀。肝肾阴虚、肝经络瘀而见脘胁疼痛、口苦、吞酸、手足心热、舌红少津、有瘀点、脉弦细、甚或皮肤有蟹爪纹络者，可用一贯煎滋养肝肾、疏肝理气，加丹参、郁金、赤芍、制香附等活血化瘀。肺胃阴虚、血脉瘀阻而见口渴多饮、消谷善饥、小便增多、或胃脘灼热刺痛、舌质黯红或有瘀点瘀斑、脉细数者，可用沙参麦冬汤滋养肺胃，酌加丹参、川芎、红花、丹皮、赤芍、郁金等活血化瘀。

[阳虚血瘀]

治法：温阳益气，活血化瘀。

方药：急救回阳汤。本方以党参、白术、干姜、甘草益气健脾，温中散寒；附片温肾助阳，桃仁、红花活血化瘀；合用而成为温阳活血之剂。心胸刺痛者可加川芎、丹参、延胡索等增强活血化瘀、通络定痛的作用。面黯乏力及脉迟者，可加淫羊藿、补骨脂、巴戟天、菟丝子等温补肾气。四肢水肿者，可合五苓散或五皮饮健脾利水。

（三）其他治法

中医学对瘀证的治疗积累了较为丰富的经验，使用的方药甚多，除上面列举的部分常用方药外，以下分类选录部分方剂，以备临床参考。

1. **活血化瘀、通络定痛方** 如丹参散（丹参。《景岳全书》）、佛手散（川芎、当归。《奇效良方》）、血竭散（血竭、没药。《证治准绳》）、手拈散（延胡索、香附、五灵脂、没药。《医学心悟》）等方，可用于一般瘀阻脉络而引起疼痛的瘀证。而万灵散（当归、生地、肉桂、莪术、木香。《罗氏会约医镜》）适用于瘀阻脉络之偏寒者。

2. **理气活血方** 如香壳散（香附、枳壳、青皮、陈皮、乌药、赤芍、莪术、归尾、红花、甘草。《张氏医通》）、和血汤（桃仁、红花、归尾、赤芍、生地、青皮、香附。《杂病源流犀烛》）及通气散（柴胡、香附、川芎。《医林改错》）等方，适用于气滞血瘀的瘀证。

3. **清热凉血、活血化瘀方** 如虎杖散（虎杖、赤芍。《圣济总录》）、加减犀角地黄汤（犀角、生地、赤芍、丹皮、黄连、苦参、红花、当归、枳壳、桔梗、甘草。《寿世保元》）、红花散（荷叶、丹皮、当归、红花、蒲黄。《证治准绳》）、凉血四物汤（当归、川芎、地黄、芍药、黄芩、赤茯苓、红花、五灵脂、陈皮、甘草。《医宗金鉴》）、山甲白薇泽兰饮（穿山甲、白薇、泽兰。《医学实在易》）以及加减小柴胡汤（柴胡、黄芩、丹皮、生地、益元散、鳖甲、桃仁、归尾、红花。《重订通俗伤寒论》）等方，可酌情分别用于属于热证范畴的瘀证。

4. **温经活血方** 如当归散（当归、川芎、泽兰、附子、桂心、蜀椒、甘草。《博济方》）、神应丸（当归、威灵仙、肉桂。《卫生宝鉴》）、瑞金散（姜黄、归尾、赤芍、川芎、丹皮、莪术、延胡索、红花、肉桂。《济阴纲目》）、六合汤（当归、川芎、生地、赤芍、肉桂、莪术。《奇效良方》）、醋煎散（三棱、莪术、赤芍、香附、乌药、肉桂、甘草。《张氏医通》）以及乌药散（乌药、肉桂、当归、莪术、桃仁、青皮、木香。《杂病源流犀烛》）等方，可酌情用于属于寒证的瘀证。

5. **活血利水（除湿）方** 如当归芍药散（当归、芍药、川芎、茯苓、白术、泽泻。《金匮要略》）及二仙丹（蒲黄、瞿麦《罗氏会约医镜》）具有活血利水的功效，可用于血瘀水停的瘀证。去恶平胃散（当归、川芎、桃仁、降香、苏木、茅术、厚朴、陈皮、砂仁、焦山楂、炮姜、木香。《医醇賸义》）具有活血化瘀、健脾除湿的功效，可用于血瘀湿滞的瘀证。

6. **活血祛痰方** 如四圣散（乳香、没药、瓜蒌、甘草。《症因脉治》）、双合汤（当归、川芎、生地、赤芍、桃仁、红花、白芥子、茯苓、半夏、陈皮、竹沥、甘草。《杂病源流犀烛》）可用于痰浊与瘀血共同为患的瘀证。

【转归及预后】

瘀证的各种证候之间存在着一定的关系。在转归上，主要是寒热、阴阳及虚实之间的转化。由于寒为阴邪，易伤人之阳气，故寒证血瘀若经久不愈，常导致阳气虚衰，而成为阳虚血瘀。阳虚血瘀，因阳气不足，卫外不固，也易感受寒邪而使瘀证发作或加剧。体现在治疗上就是散寒与助阳两法往往需配合使用。热为阳邪，易伤人的阴津，热证血瘀在病程中常伴有阴津亏虚的表现，因此，热证血瘀的后期则常转化为阴虚血瘀。

从比较广泛的意义上说，没有虚证表现的寒证血瘀及热证血瘀均属于实证的范围。但本篇里的实证血瘀主要指气滞血瘀的瘀证。实证血瘀病久之后，因瘀血阻滞，妨碍人体气血阴阳的化生，可逐步转化成为虚证血瘀。一般认为血瘀属于"邪实"的范畴，所以虚证血瘀实际上是属于虚实夹杂的一类疾病，但其虚证的表现有气虚、血虚、阴虚、阳虚的不同。有的瘀证患者，气血阴阳的亏虚可以相兼出现，如气阴两虚、气血两虚、气损及阳等。

由于瘀证可以见于多种疾病之中，血瘀常常是在其他病因基础上形成的，所以瘀证病情的轻重及预后与原有疾病密切相关。若瘀证病情重笃，则预后较差；若瘀证病情较轻,则预后较好。而大多数的瘀证都有一个较长的病程,因此需要较长时间的治疗,以使其脉络畅通,血行改善,而趋于好转或治愈。如表现为神昏谵语、肌肤发斑、耗血动血的热盛血瘀,以及表现为面黯唇紫、倦怠乏力、四肢逆冷、心胸剧烈刺痛、脉结或迟的阳虚血瘀,均属病情危重的证候。而表现为肌肉、筋骨、关节疼痛、麻木的经络血瘀,则不属危重证候,但很难在短期内治愈。又如瘀阻心脉、血瘀成积等证型,均需要较长时间的治疗。

【预防与护理】

由于瘀证是由瘀血所引起的病证,而瘀血是其他病因所导致的病理结果,当瘀血形成后,它又成为导致瘀证的原因,所以对瘀证的预防,主要在于预防瘀血的形成或产生。其主要措施是增强人体正气防止情志内伤及外邪侵袭,及时正确地治疗各种疾病,以免久病入络,导致血瘀。

平时应注意精神愉快、注意冷暖、调节寒温、少食肥甘滋腻之品。病情轻者,可做适当活动,以有利于气血的运行;病情重者则需要适当休息,或卧床治疗。

【现代研究】

20世纪60年代以来,许多单位及学者对活血化瘀治则进行了广泛深入的研究。从中医理论及临床的总结、整理,中西医学结合,临床与实验研究结合等方面着手,做了大量工作,在临床、药物、基础理论等方面都取得了可喜的成绩,深化了对瘀血的认识,丰富了中医瘀证证治的内容。现将近年来的部分研究情况概述于下。

(一)临床研究

1. **脑血管疾病** 杨氏等[1]通过测定46例脑梗死患者入院时和实施不同治疗1个月后血清中丙二醛(MDA)、超氧化物歧化酶(SOD)和一氧化氮(NO)的水平,了解不同的治疗措施对其影响,同时进行神经功能缺损的评定,探讨MDA、SOD和NO的水平变化与神经功能恢复的关系,探讨活血化瘀中药(桃红四物汤并结合辨证随症加减)对脑梗死患者血清中MDA、NO含量和SOD活性的影响以及与神经功能缺损程度间的关系。结果:中西医结合组MDA、NO的含量有明显的下降,SOD的活性明显增高,与常规组比较有显著差异。神经功能缺损评定积分明显低于常规治疗组。结论:早期应用中西医结合治疗对于患者脑缺血后神经功能的恢复有积极的作用。

李氏等[2]在脑震荡病例中,随机选择治疗组和对照组各80例,所有病例采用共同的常规治疗,治疗组则加用自拟的活血化瘀方。治疗3个月后,治疗组的颅脑损伤后综合征发生率为7.5%,明显低于对照组的18.8%。认为活血化瘀法能有效预防颅脑损伤后综合征的形成。

2. **心血管疾病** 邓氏[3]将2000~2004年间,采用活血化瘀法,包括多个方剂、多种剂型(汤剂、胶囊、丸剂、口服液、片剂、针剂)治疗冠心病心绞痛的研究概况进行综述,结果活血化瘀治疗冠心病心绞痛均取得了较好的疗效。

季氏等[4]认为,瘀阻心脉是心绞痛发病的关键,并综述了近年来活血化瘀治疗不稳定型心绞痛的研究概况:根据辨证,采用益气活血法、通阳活血法、化痰活血法、通络化瘀法等活血化瘀的方法治疗不稳定型心绞痛取得了很大的进展,在消除症状、控制心绞痛发作、改善心电图及预防心肌梗死等方面都取得了一定的疗效。现代机制研究表明:活血化瘀药物能使动脉粥样硬化斑块病变减轻和趋向静止;改善血管内皮功能,促进血管内皮修复;抑制血小板聚集从而抑制血栓形成,并促进纤溶而溶解血管内新形成的血栓,同时拮抗冠状动脉痉挛而使狭窄的冠状动脉管腔有所改善。

3. **肺脏疾病** 王氏[5]以活血化瘀宣肺法结合中医辨证分型治疗慢性阻塞性肺病50例,总有效率为92%,说明以活血化瘀宣肺法(基本方:丹参、当归、桃仁、红花、赤芍、川芎、杏仁、桔梗)结合辨证论治,不失为治疗慢性阻塞性肺病的一个重要方法。通过对慢性阻塞性肺病患者的证型观察及血液流变学检查发现:所有证型的患者全血黏度、全血还原黏度、红细胞压积均有不同程度增高,说明在这类患者中,血液黏稠度升高,血流缓慢,存在着血瘀情况,无论在急性发作期或慢性迁延期或缓解期,都存在着程度不同的瘀血见证。瘀血阻肺是本病的主要病理因素之一,故活血化瘀宣肺应为治疗本病的一个主要治则,可结合辨证分型配伍清肺化痰或温肺化饮或补益肺肾之法。

4. **肾脏疾病** 李氏等[6]在中医辨证治疗的基础上,加用活血化瘀药治疗慢性肾小球肾炎31例,临床治愈15例(48%),好转13例(42%)。治愈组血纤维蛋白原和尿FDP两项指标明显改善,好转组纤维蛋白原变化有统计学意义,而FDP无明显变化。结论:活血化瘀法辨证治疗慢性肾小球肾炎有显著的疗效。

吕氏等[7]用丹参片干预治疗,观察慢性肾衰竭(CRF)血瘀证患者的血清一氧化氮(NO)、内皮素(ET)、白介素-6(IL-6)的水平变化与肾功能和中医证候变化的相关联系。将60例非透析治疗的慢性肾衰竭血瘀证患者随机分为治疗组和对照组,在两组基础治疗用药无差别的基础上,治疗组加用丹参片,疗后再次测定上述指标,并做对比。结果显示:丹参片能改善肾功能和血瘀证候,并能降低血清ET和IL-6水平,升高血清NO含量。

肾病综合征的高凝状态是该病的基本病理表现。故及时纠正高凝状态,降低血脂和纤维蛋白含量,对于减少并发症、加快症状改善有一定临床意义。王氏等[8]认为:瘀血是肾病综合征的基本病机,血瘀存在于肾病综合征的整个病程之中。活血化瘀为肾病综合征基本治法。基本方:桃仁、丹参、制大黄、红花、赤芍、川牛膝、川芎。根据阴亏血瘀型及阳亏血瘀型的不同,在基本方基础上分别合用补益肾阴药或补益肾阳药。中药活血化瘀基本方,可使全血黏度、红细胞压积、红细胞聚集指数均显著降低,根据患者兼证,随症加味,全方达到改善肾病综合征的高凝状态、祛除病邪、恢复肾脏功能作用,从而促使患者康复。

5. **糖尿病** 赵氏[9]对治疗组及对照组均按照糖尿病的常规处理,并根据血糖水平,予西药降糖药,治疗组在对照组治疗的基础上加用丹参、鸡血藤、当归、葛根、川芎、红花、水蛭,气阴两虚加黄芪生脉散,阴虚燥热加知柏地黄汤,肝肾阴虚加六味地黄汤，治疗前及疗程结束时分别观察临床症状、血糖、尿糖及血液流变学指标的变化。结果：治疗组38例，总有效率94.7%；对照组38例，总有效率73.7%；且治疗组血糖、血液黏度明显降低，而对照组变化不明显。

6. **头痛、失眠**　胡氏[10]使用加味血府通瘀汤治疗顽固性头痛62例，结果：显效38例，有效19例，无效5例，以普通型和典型的偏头痛疗效为好。

田氏等[11]用活血化瘀通络方（基本方为桃仁、红花、当归、川芎、赤芍、地龙、丹参、全蝎、柴胡、甘草）随症加减，治疗偏头痛48例，经治7～21日后，46例患者头痛及伴随症状均有不同程度的减轻，有效率为95.8%。

范氏等[12]使用血府逐瘀汤加减治疗顽固性失眠症56例，经治4星期后，痊愈34例，显效10例，有效8例，无效4例，总有效率为92.9%。

7. **胃肠病症**　连氏等[13]将124例溃疡性结肠炎患者随机分为2组，分别给予活血化瘀、清热燥湿类中药——结肠安胶囊（蒲公英、黄连、三七、白及、黄柏、木香、当归、秦皮、枳实、败酱草、黄芪、白头翁、白芍等组成）及柳氮磺胺吡啶（SASP）口服，疗程均为2个月，观察治疗前后症状、肠镜、病理组织学疗效。结果显示：治疗组临床总有效率、肠镜下肠黏膜疗效结果总有效率、病理组织学疗效结果总有效率均明显高于对照组。提示：结肠安胶囊对溃疡性结肠炎有显著的治疗作用。

（二）实验研究

1. **脑血管疾病**　宗氏等[14]利用线栓法制备急性脑梗死大鼠模型，给予活血化瘀中药，在不同时点取大鼠脑组织，用RT-PCR法检测，观察活血化瘀中药对实验性急性脑梗死大鼠脑组织VEGF、bFGFmRNA表达的影响。结果显示，活血化瘀中药能够上调VEGF、bFGFmRNA表达，从而认为活血化瘀中药能够改善急性脑梗死大鼠脑组织的缺血情况。

何氏等[15]综述活血化瘀药对实验动物脑出血后脑水肿的疗效机制认为：活血化瘀药可以改善脑组织能量代谢，提高脑细胞对缺氧的耐受性，减轻脑水肿；有钙离子拮抗剂样作用，防止细胞内钙离子超载，阻止细胞死亡；有抗兴奋性氨基酸（EAA）毒性作用，保护神经元，加快脑组织修复及改善脑神经功能。

2. **心血管疾病**　临床上冠心病多表现为本虚标实、虚实夹杂，而血瘀常贯穿本病始终，因此活血化瘀也成为治疗胸痹心痛的根本大法。随着对活血化瘀药药理与临床研究的逐步深入，人们发现活血化瘀药对冠心病的干预是多方面、多途径综合调控：有效地调节脂质代谢；抑制血小板凝聚功能，防止血栓形成；抑制冠脉局部炎症反应；保护内皮功能，抑制血管平滑肌细胞增殖；提高过氧化物酶的活性，抑制脂质过氧化；影响NO释放，减轻NO所致的损伤，清除自由基，减少脂质过氧化物的生成；影响外周血循环内皮素的释放，舒张冠状动脉；促进血管新生。总结[16]：活血化瘀药对冠心病的干预机制已从整体组织器官水平深入到细胞、基因表达与调控水平，并已有不少研究从分子生物学角度揭示了活血化瘀药对冠心病的作用机制。面临基因组时代的到来，面临中医药现代化，将进一步从分子生物学、基因角度深入揭示活血化瘀药对冠心病的作用机制，从而使中医中药在治疗心脑血管病方面前景更广阔。

杜氏等[17]采用左冠状动脉起始部结扎方法建立大鼠急性心肌梗死模型，研究益气活血化瘀汤对大鼠急性心肌梗死后心室重构的影响。结论：益气活血化瘀汤能逆转大鼠急性心肌梗死后心室重构的进展。

3. **肺脏疾病**　杨氏等[18]采用130只SD雌性大鼠随机分为单纯照射组（60只）、中药治疗组（60只）和空白对照组（10只），以直线加速器对单纯照射组和中药治疗组大鼠右肺进行照射，观察活血化瘀药物对小剂量重复照射下不同时相大鼠肺组织病理学改变和肿瘤坏死因子2A（TNF2A）、转化生长因子2B（TGF2B）表达，探讨其防治放射性肺损伤的作用机制。结果单纯照射组大鼠肺组织于照射第5星期急性放射性肺炎最重，第26星期肺纤维化明显，不同时相TNF2A和TGF2B表达明显增强；中药治疗组大鼠肺组织急性放射性肺炎反应轻微，后期纤维化不明显，TNF2A、TGF2B的表达较单纯照射组明显降低。结论：在小剂量重复照射过程中，活血化瘀药物可抑制致炎因子和致纤维化因子的表达，减轻早期放射性肺炎的炎症反应，延缓放射性肺纤维化的进展，对放射性肺损伤具有防治作用。

【小结】

瘀证是由瘀血导致的多种病证的总称。其临床表现多样复杂，而以疼痛部位固定不移，性质多为刺痛，舌质青紫或有瘀点、瘀斑，肤色青紫或见赤丝缕纹，面色晦暗，肌肤甲错，或有癥积包块，脉弦、涩、结等为瘀证的重要症状及体征。临床应和痰证相鉴别。

瘀证一般可以分为寒、热、虚、实四大类。寒证血瘀治宜活血化瘀配伍温经散寒；热证血瘀治宜活血化瘀配伍清热解毒、清营凉血或泻热通腑；实证血瘀治宜活血化瘀配伍理气行气；虚证血瘀则宜配伍益气、养血、滋阴或温阳等治法。

各种瘀证既密切相关，又可互为转化。寒证血瘀若经久不愈，常导致阳气虚衰而成为阳虚血瘀。热证血瘀则常兼见或转化为阴虚血瘀。由于瘀血属于“邪实”的范畴，所以除虚证血瘀属于正虚邪实、虚实夹杂的病证外，寒证、热证、实证血瘀主要均属于实证。实证血瘀病久之后，因瘀血阻滞，妨碍人体气血阴阳的化生，而逐步转化为虚证血瘀。

20世纪60年代以来，广大医务工作者对瘀证及活血化瘀治则进行了比较广泛深入的临床及实验研究，使瘀证成为中医基础理论及治法研究中成绩较大、进展较快的一个项目。这些研究成果的取得，丰富和深化了瘀证的理论，充实和发展了活血化瘀治法。

附方

（1）温经汤（《金匮要略》）：吴茱萸　当归　川芎　芍药　人参　桂枝　阿胶　生姜　丹皮　甘草　半夏　麦门冬。

（2）没药除痛散（《证治准绳》）：没药　莪术　当归　延胡索　五灵脂　蒲黄　肉桂　高良姜　甘草。

(3) 仙方活命饮(《妇人良方》)：穿山甲　皂角刺　乳香　没药　当归尾　赤芍　金银花　贝母　防风　白芷　天花粉　陈皮　甘草。
(4) 解毒活血汤(《医林改错》)：连翘　葛根　柴胡　枳壳　桃仁　红花　当归　生地　赤芍　甘草。
(5) 犀角地黄汤(《备急千金要方》)：犀角　生地　赤芍　丹皮。
(6) 犀地清络饮(《通俗伤寒论》)：犀角　生地　丹皮　赤芍　桃仁　白茅根　连翘　菖蒲　竹沥　灯心草。
(7) 血府逐瘀汤(《医林改错》)：桃仁　红花　当归　生地　川芎　赤芍　牛膝　桔梗　柴胡　枳壳　甘草。
(8) 复元活血汤(《医学发明》)：柴胡　天花粉　当归　红花　穿山甲　桃仁　大黄　甘草。
(9) 玉烛散(《丹溪心法》)：当归　川芎　赤芍　生地　大黄　芒硝　甘草。
(10) 桃核承气汤(《伤寒论》)：桃仁　桂枝　甘草　芒硝　大黄。
(11) 补阳还五汤(《医林改错》)：黄芪　当归尾　赤芍　地龙　川芎　桃仁　红花。
(12) 二味参苏饮(《正体类要》)：人参　苏木。
(13) 桃红四物汤(《济阴纲目》)：桃仁　红花　当归　川芎　芍药　地黄。
(14) 圣愈汤(《兰室秘藏》)：党参　黄芪　当归　川芎　芍药　地黄。
(15) 玉女煎(《景岳全书》)：石膏　地黄　麦门冬　知母　牛膝。
(16) 通幽汤(《兰室秘藏》)：生地　熟地　桃仁　红花　当归　升麻　甘草。
(17) 急救回阳汤(《医林改错》)：党参　附子　干姜　白术　桃仁　红花　甘草。
(18) 冠心Ⅱ号方(中医研究院方)：丹参　川芎　赤芍　红花　降香。
(19) 枳实薤白桂枝汤(《金匮要略》)：瓜蒌　薤白　枳实　厚朴　桂枝。
(20) 乌头赤石脂丸(《金匮要略》)：乌头　赤石脂　干姜　附子　蜀椒。
(21) 冠心苏合丸(验方)：苏合香　檀香　青木香　冰片　乳香。
(22) 宽胸丸(验方)：高良姜　延胡索　檀香　荜茇　细辛　冰片
(23) 身痛逐瘀汤(《医林改错》)：秦艽　川芎　桃仁　红花　没药　五灵脂　香附　牛膝　地龙　当归　羌活　甘草。
(24) 乌附麻辛桂姜汤(成都中医学院戴云波方)：川乌　附子　麻黄　细辛　桂枝　干姜　甘草　蜂蜜。
(25) 阳和汤(《外科证治全生集》)：熟地　肉桂　麻黄　鹿角胶　白芥子　姜炭　甘草。
(26) 清瘟败毒饮(《疫疹一得》)：石膏　生地　犀角　黄连　栀子　桔梗　黄芩　知母　赤芍　丹皮　连翘　玄参　竹叶　甘草。
(27) 清火解毒汤(《重订广温热论》)：犀角　丹皮　赤芍　紫草　红花　石膏　天花粉　连翘　木通　青皮　大黄　山楂。
(28) 桃仁承气汤(《温疫论补注》)：桃仁　丹皮　赤芍　当归　大黄　芒硝。
(29) 桃仁承气汤(《重订通俗伤寒论》)：桃仁　蒲黄　五灵脂　犀角　赤芍　丹皮　地黄　大黄　芒硝　甘草。
(30) 五味消毒饮(《医宗金鉴》)：金银花　野菊花　蒲公英　紫花地丁　紫背天葵。
(31) 黄连解毒汤(《外台秘要》引崔氏方)：黄连　黄芩　黄柏　栀子。
(32) 活血化瘀方(天津南开医院方)：丹皮　赤芍　延胡索　当归　桃仁　红花。
(33) 苇茎汤(《千金要方》)：苇茎　薏苡仁　冬瓜仁　桃仁。
(34) 复方红藤煎(验方)：红藤　金银花　紫花地丁　连翘　大黄　丹皮　乳香　没药　延胡　甘草。
(35) 大黄牡丹皮汤(《金匮要略》)：大黄　丹皮　桃仁　冬瓜子　芒硝。
(36) 复方大黄牡丹皮汤(验方)：大黄　丹皮　桃仁　冬瓜子　芒硝　薏苡仁　黄芩　连翘　金银花　紫花地丁　当归　青皮。
(37) 通窍活血汤(《医林改错》)：赤芍　川芎　桃仁　红花　老葱　生姜　红枣　麝香　白酒。
(38) 癫狂梦醒汤(《医林改错》)：桃仁　香附　赤芍　柴胡　木通　半夏　大腹皮　青皮　陈皮　桑白皮　苏子　甘草。
(39) 失笑散(《和剂局方》)：五灵脂　蒲黄。
(40) 活络效灵丹(《医学衷中参西录》)：当归　丹参　乳香　没药。
(41) 复方丹参片(验方)：丹参　降香。
(42) 荆蓬煎丸(《卫生宝鉴》)：三棱　莪术　木香　青皮　小茴香　枳壳　槟榔。
(43) 三棱汤(《慎斋遗书》)：三棱　莪术　当归　白术　木香　槟榔。
(44) 膈下逐瘀汤(《医林改错》)：五灵脂　当归　川芎　桃仁　丹皮　赤芍　延胡索　红花　香附　乌药　枳壳　甘草。
(45) 少腹逐瘀汤(《医林改错》)：当归　川芎　赤芍　蒲黄　五灵脂　没药　延胡索　肉桂　小茴香　干姜。
(46) 加味五苓散(《罗氏会约医镜》)：白术　茯苓　猪苓　泽泻　肉桂　桃仁　红花。
(47) 当归汤(《济阴纲目》)：当归　牛膝　滑石　冬葵子　瞿麦。
(48) 调营活络饮(《症因脉治》)：当归　赤芍　桃仁　红花　独活　秦艽　牛膝　桂枝　大黄。
(49) 秦艽散(《济阴纲目》)：秦艽　麦门冬　生地　地骨皮　当归　郁金　苏木。
(50) 天王补心丹(《摄生秘剖》)：人参　丹参　玄参　五味子　当归　天门冬　麦门冬　柏子仁　酸枣仁　茯苓　远志　桔梗。
(51) 一贯煎(《柳州医话》)：沙参　麦门冬　当归　生地　枸杞子　川楝子。
(52) 沙参麦冬汤(《温病条辨》)：沙参　麦门冬　玉竹　天花粉　桑叶　扁豆　甘草。
(53) 五苓散(《伤寒论》)：猪苓　茯苓　泽泻　白术　桂枝。
(54) 五皮饮(《华氏中藏经》)：大腹皮　茯苓皮　陈皮　桑白皮　生姜皮。

【现代研究】主要参考文献

[1] 杨文清，王琦，王俊卿. 活血化瘀对脑梗死患者血清中 MDA、SOD 水平影响及与功能恢复的相关性研究[J]. 医学临床研究，2006，23(4)：471～472.
[2] 李军，叶琦，董勇. 活血化瘀法预防脑震荡所致颅脑损伤后综合征形成 80 例[J]. 浙江中医杂志，2006，41(5)：299.
[3] 邓广业. 活血化瘀法治疗冠心病心绞痛近况[J]. 中医药学报，2005，33(6)：59～60.
[4] 季海刚，司亮，司晓晨，等. 活血化瘀治疗不稳定型心绞痛研究进展[J]. 山西中医学院学报，2006，7(1)：59～61.
[5] 王权. 活血化瘀宣肺法治疗慢性阻塞性肺病 50 例临床观察

[J]. 贵阳中医学院学报,2006,28(4): 10～11.
[6] 李保军,杨梅云,杨庆福. 活血化瘀法辨证治疗慢性肾小球肾炎[J]. 现代中西医结合杂志,2006,15(9): 1167～1168.
[7] 吕勇,王亿萍,李文娟,等. 慢性肾衰竭血瘀证患者血清 NO、ET、IL-6 的水平变化及雷氏丹参片干预作用的临床研究[J]. 中成药,2006,28(1): 63.
[8] 王永德,潘海燕. 活血化瘀法治疗肾病综合征的体会[J]. 河北中医,2006,28(1): 41～42.
[9] 赵克勤. 从瘀论治 2 型糖尿病 38 例临床观察[J]. 浙江中西医结合杂志,2006,16(6): 357～358.
[10] 胡金梅. 加味血府逐瘀汤治疗顽固性头痛 62 例[J]. 中西医结合心脑血管病杂志,2006,4(1): 93.
[11] 田朝霞,赵淑萍. 活血化瘀通络方治疗偏头痛 48 例[J]. 中医药临床杂志,2006,18(4): 337.
[12] 范文东,章浩军,张碧莲,等. 血府逐瘀汤加减治疗顽固性失眠症 56 例[J]. 国医论坛,2006,21(1): 19～20.
[13] 连建学,刘宏平,刘卫华. 活血化瘀中药治疗溃疡性结肠炎 62 例[J]. 陕西中医,2006,27(1): 47～49.
[14] 宗慧梅,王禹. 活血化瘀中药对实验性急性脑梗死大鼠脑组织 VEGF、bFGF mRNA 表达的影响[J]. 中国中医急症,2006,15(7): 766～767.
[15] 何武,王恰如. 活血化瘀药治疗脑出血后脑水肿的实验研究进展[J]. 血栓与止血学,2006,12(4): 183～185.
[16] 黄衍寿,莫鸿辉. 活血化瘀药治疗冠心病研究进展[J]. 中国处方药,2005,12(45): 41～42.
[17] 杜立建,孙士然,吴俊喜. 益气活血化瘀汤对大鼠急性心肌梗死后心室重构的影响[J]. 现代中西医结合杂志,2006,15(16): 2172～2174.
[18] 杨明会,窦永起,刘哲峰. 活血化瘀药物防治放射性肺损伤的实验研究[J]. 中国中西医结合杂志,2005,25(12): 1097～1099.

厥　证

【定义】

厥证是由阴阳失调、气机逆乱所引起的,以突然昏倒、不省人事,或伴有四肢逆冷为主要表现的一种病证。发病后一般在短时内苏醒,醒后无偏瘫、失语和口眼㖞斜等后遗症,但特别严重的,则昏厥时间较长,甚至一厥不复而导致死亡。本证因内伤所致者,多由下元亏损、阴阳偏颇而致。在热病过程中,阴盛阳虚或阳郁入里亦可发生。此外,气郁不达,或食滞痰浊、瘀血阻滞等,均可导致阴阳之气不相顺接而发生厥证。

【历史沿革】

厥证,古有"寒厥"、"热厥"、"阴厥"、"阳厥"、"煎厥"、"薄厥"、"暴厥"(大厥、尸厥)、"风厥"、"太阳厥"(踝厥)、"阳明厥"(肝厥)、"少阳厥"、"太阴厥"(臂厥)、"少阴厥"(臂厥、首厥)、"厥阴厥"、"厥"、"痿厥"、"气厥"、"血厥"、"痰厥"、"食厥"、"色厥"、"蛔厥"之分。这些名称,历代医家有以厥证统之者,有以中恶统之者,有以类中风统之者。

厥证之名,首见于《内经》。除《素问》有厥论专篇外,还散见于其他 30 多个篇章之内,厥之不同名称有 30 多种,其临床表现也相当复杂,大体可分为 3 类: 一是指暴不知人,卒然昏倒。如《素问・厥论篇》说:"厥或令人腹满,或令人暴不知人";"巨阳之厥,则肿首头重,足不能行,发为眴仆。"《素问・大奇论篇》说:"脉至如喘,名曰暴厥,暴厥者不知与人言。"二是指手足逆冷。如《灵枢・五乱》指出,人体气机"乱于臂胫,则为四厥",发为四肢逆冷。三是指六经形证。如《素问・厥论篇》叙述的太阳、阳明、少阳、太阴、少阴、厥阴之厥等。这 3 类厥证,前两类一直沿用至今,其中第 3 类厥证,与近代厥证含义大有区别,如《素问・厥论篇》曰:"阳明之厥,则癫疾欲走呼,腹满不得卧,面赤而热,妄见而妄言。"所谓阳明之厥,实指神志病证而言,今已罕用这个概念。

《内经》对厥证的病机论述比较深刻,认为厥证为气机逆乱、气血运行悖逆所致。如《素问・生气通天论篇》曰:"大怒则形气绝而血菀于上,使人薄厥。"《灵枢・五乱》以清浊之气逆乱阐述诸多厥证的病机,云:"清气在阴,浊气在阳,营气顺脉,卫气逆行,清浊相干,乱于胸中,是为大悗。故气乱于心,则烦心密嘿,俯首静伏;乱于肺,则俯仰喘喝,接手以呼;乱于肠胃,则为霍乱;乱于臂胫,则为四厥;乱于头,则为厥逆,头重眩仆。"

张仲景在《伤寒论》少阴篇和厥阴篇中,重点阐发了《内经》关于寒厥和热厥的理论和治法。认为寒厥、热厥的病机为阴阳气失去相对的平衡,不能相互贯通的结果,主要表现为四肢逆冷。即《伤寒论・辨厥阴病脉证治》曰:"凡厥者,阴阳气不相顺接,便为厥。厥者,手足逆冷是也。"关于寒厥证的论述,《伤寒论》与《内经》相同,两者论述热厥证的临床表现则有所差异。《素问・热论篇》所论热厥为手足热,而《伤寒论》所论之热厥为手足冷,认为热厥的病机为"热深厥亦深,热微厥亦微",故手足逆冷为热邪深入,阻遏于里,不能外达于四肢之故。自仲景以后,历代对于热厥的论述,有宗《内经》者,也有宗仲景者,各有所本。更重要的是,仲景补充了寒厥和热厥的治法,论述精辟,提出寒厥用四逆汤、当归四逆汤、通脉四逆加猪胆汁汤等,热厥用白虎汤等,还提出了热厥可应用下法治疗。

隋代巢元方《诸病源候论・中恶病诸候》以中恶统括诸多厥证之候,对其病因病机论述相当翔实,认为某些厥证与精神因素密切相关,如谓"中恶者,是人精神衰弱,为鬼神之气,卒中之也。夫人阴阳顺理,荣卫调平,神守则强,邪不干正。若将摄失宜,精神衰弱,便中鬼毒之气"。指出了机体的精神衰弱是发病的基础,外中邪毒之气为诱发因素,这种内外相关的病因病机学说有较大实践意义。

金代张子和《儒门事亲・指风痹痿厥近世差玄说》不仅泛论了寒厥、热厥、尸厥、风厥、气厥、骨厥、臂厥、阳明厥等厥证,而且补充了痰厥、酒厥之证,丰富了厥证的内容。

明代医家对厥证有较大的补充发展，使厥证的理论体系和辨证治疗方法日趋完善起来。如张景岳《景岳全书·厥逆》说："言厥者，以其内夺，谓夺其五内之精气也，瘖声不能出也，非肢体偏废也……诸论则非风之义可知矣。"对厥证的寒热虚实，以及暑厥和酒厥也大有发挥。后世论厥多宗其说。

清代吴谦《医宗金鉴·杂病心法要诀·类中风总括》谓厥证为类中风，分别论述了尸厥、虚中、气中、食中、寒中、暑中、中恶等证。明确地把有无口眼歪斜和偏废作为中风和厥证的鉴别要点。林珮琴则将厥证责之于肝，其《类证治裁·厥证》云："《内经》论十二经阴阳之厥详矣，而仲景以厥隶厥阴，《活人》亦谓手足逆冷，皆属厥阴，以肝脏风火，为厥逆之主，故厥证种种，类由肝风痰火，冲激闭塞，以致昏痉为多。"此说本于经旨，参以前贤，甚有见地。

【范围】

厥证是一个证候，可见于多种疾病之中。西医学的血管迷走性晕厥、低血糖昏迷、中暑、休克以及精神性疾病等出现厥证表现者，均可参照本篇内容进行辨证治疗。

【病因病机】

引起厥证的病因较多，常在素体亏虚或素体气盛有余的基础上，因外邪侵袭、七情内伤、饮食劳倦、亡血失津、剧烈疼痛、痰饮内伏、瘀血阻滞等，导致气机突然逆乱，升降乖戾，气血运行失常而发为厥证。如《证治汇补·厥》说："人身气血，灌注经脉，刻刻流行，绵绵不绝，凡一昼夜，当五十营于身，或外因六淫，内因七情，气血痰食，皆能阻遏运行之机，致阴阳二气不相接续，而厥作焉。"其病位在心、肝，与脾、肾关系密切。

一、病因

1. **外邪侵袭**　感受六淫或秽恶之邪，使气机逆乱阴阳之气不相顺接，即可发为昏厥。此即《素问·缪刺论篇》曰："邪客于手足少阴、太阴、足阳明之络……五络俱竭，令人身脉皆动，而形无知也，其状如尸，或曰尸厥。"六淫致厥，其中以中寒、中暑比较多见。中寒之厥，多发于严寒之时或高寒地区；中暑之厥，多发于酷暑季节；秽恶之厥，多发于入庙登冢，或深入矿井之内等。

2. **七情内伤**　七情内伤，气逆为病，以因怒而厥者为多。若所愿不遂，肝气郁结，郁久化火，肝气上逆，或因大怒而气血并走于上等，以致阴阳不相顺接而发为厥证。此外，若其人平素精神衰弱，加上突如其来的外界影响，如见死尸，或闻巨响，或见鲜血喷涌等，亦可发为昏厥。

3. **饮食劳倦**　元气素虚者，如因过度饥饿，以致中气不足，脑海失养；或因暴饮暴食，饮食停于胸膈，上下不通，阴阳升降受阻，均可引起昏厥。过度疲劳，或睡眠不足，阴阳气血暗耗，也是发厥原因之一。

4. **亡血失津**　如因大汗吐下，气随液耗，或因创伤出血，产后大量失血等，以致气随血脱，阳随阴消，神明无主，均可出现厥证。

5. **剧烈疼痛**　疼痛伤气，并可导致气机逆乱而卒然昏仆。如《素问·举痛论篇》说："寒气客于五脏，厥逆上泄，阴气竭，阳气未入，故卒然痛死不知人，气复反则生矣。"临床上除寒邪疼痛致厥外，创伤、气滞、瘀血疼痛等，也可引起气机逆乱而发生昏厥。

6. **痰饮内伏**　多见于形盛气弱之人，嗜食酒酪肥甘，脾胃受伤，运化失常，以致聚湿生痰，痰阻中焦，气机不利，日积月累，痰愈多则气愈阻，气愈滞则痰更甚，如痰浊一时上壅，清阳被阻则可发为昏厥。《儒门事亲·指风痹痿厥近世差玄说》说："有涎如拽锯声在咽喉中为痰厥。"《丹溪心法·厥》指出："痰厥者，乃寒痰迷闷。"陈士铎《辨证录·厥证门》也指出："肝气之逆，得痰而厥。"均指此类证候而言。

7. **瘀血阻滞**　血总统于心，化生于脾，藏受于肝，宣布于肺，施泄于肾，在肺气的推动下循经脉而运行周身。五脏功能障碍，气机运行失常，都能导致瘀血内生。瘀血形成之后，往往闭阻经络，瘀塞心窍，使营卫不通，阴阳气血不能顺接而形成厥证，《医学入门·厥》所谓："气逆而不下行，则血积于心胸，《内经》谓之薄厥，言阴阳相薄气血奔并而成。"即是阐述瘀血致厥的机制。

二、病机

厥证的基本病机为气机突然逆乱，升降乖戾，气血运行失常，正如《景岳全书·厥逆》所说："厥者尽也，逆者乱也，即气血败乱之谓也。"所谓气机逆乱是指气上逆而不顺；升降乖戾是指气机紊乱的病机变化；气血运行失常则是气机病机变化的结果。

由于体质和病机转化的不同，则病机性质有虚实之别。大凡气盛有余，气逆上冲，血随气逆，或夹痰浊、瘀血壅滞于上，以致清窍闭塞，不知人事，为厥之实证；气虚不足，清阳不升，气陷于下，或大量出血，气随血脱，血不上达，气血一时不相顺接，以致神明失养，不知人事，为厥之虚证。

病变所属脏腑主要在心、肝而涉及脾、肾。心为精神活动之主，肝主疏泄条达，心病则神明失用，肝病则气郁气逆，乃致昏厥。但脾为气机升降之枢，肾为元气之根，脾病清阳不升，肾虚精气不能上注，亦可与心肝同病而致厥。周学海《读医随笔·平肝者疏肝也非伐肝也》曰："凡脏腑十二经之气化，皆必借肝胆之气化以鼓舞之，始能调畅而不病。凡病之气结血凝痰饮、跗肿鼓胀、痉厥……皆肝之不能舒畅所致也。"可见肝气郁则全身之气皆郁，肝气逆则全身之气皆逆也，气血并走于上则昏不知人，阳郁不达则四肢逆冷。厥之虚证，与肺脾的关系最为密切。盖肺脾气虚，清阳不升，气陷于下，血不上达，以致神明失主，而发为厥证。

主要病机分述如下。

1. **肝郁不疏，气机上逆**　情志变动，最易影响气机运行，轻则气郁，重则气逆，逆而不顺则气厥。气盛有余之人，骤遇恼怒惊骇，气机上冲逆乱，清窍壅塞而发为气厥实证。

2. **元气素虚，清阳不升**　素来元气虚弱之人，加之悲恐、疲劳过度、睡眠不足，或饥饿、受寒等因素诱发，由于一时气机不相顺接，中气下陷，清阳不升，神明失养，而发为气厥虚证。

3. **怒而气上，血随气逆**　素有肝阳偏亢，遇暴怒伤肝，肝阳上亢，肝气上逆，血随气升，气血逆乱于上，发为血厥实证。

4. **出血过多,气随血脱**　本证多发生于鼻衄、咳血、吐血、便血、妇女暴崩、外伤等大量出血之后;也可发生于大汗、吐下之后,血脱则气无以附,气血不能上达清窍,神明失养,昏不知人,则发为血厥虚证。

5. **肝郁肺痹,痰随气升**　由于情志过极、饮食不节以致气机升降失调运行逆乱,或痰随气升,阻滞神明,则发为痰厥。

6. **胃气不降,气逆于上**　由于暴饮多食,食滞中脘,胃气不降,气逆于上,清窍闭塞,而发为食厥。

7. **暑邪犯心,蒙蔽清窍**　夏季炎热或高温环境,感受暑邪,暑邪犯心,蒙蔽清窍,发为暑厥。

【诊断与鉴别诊断】

一、诊断

(一) 发病特点

多见于素体亏虚者、老年人、女性,在饥饿、劳累、空气不流通、长时间站立等诱因诱发下发生。

(二) 临床表现

凡卒然昏倒,不省人事,醒后无口眼歪斜、无肢体偏废等后遗症者,或以四肢逆冷为主症者,均可诊断为厥证。

二、鉴别诊断

痫病、中风、神昏均有卒然昏仆之候,应当与厥证相鉴别。

1. **痫病**　痫病是一种发作性神志异常的疾病,其特征为发作性精神恍惚,甚则突然昏仆,昏不知人,口吐涎沫,两目上视,四肢抽搐,或口中如作猪羊叫声,移时苏醒。病有宿根,反复发作,每次发作,病状相似。可见厥证与痫病虽然皆有卒然昏仆,但病作之后喉中发出异常叫声和反复发作等特点,为痫病所独有,这与厥证大不相同。周学海《读医随笔·风厥痉痫》说:"厥有一愈不发,癫痫必屡发难愈者。"实为经验之谈。

2. **中风**　中风以口眼歪斜,语言謇涩,半身不遂,甚至突然昏仆、不省人事为特征。厥证与中风均可出现卒然昏仆,但厥证没有口眼歪斜、偏废不用等后遗症。周学海《读医随笔·风厥痉痫》说:"风之为病,其伤在筋,故有口眼歪斜、肢节痿缓之象。厥之为病,其伤在气……故气复即醒,醒即如常而无迁延之患。"

3. **神昏**　神昏患者在发作之前,多患有较重疾病,昏迷之后,病情明显加重,昏迷时间较长,在短时内不易苏醒,醒后常有较重的原发病存在。这与厥证在发作之前一如常人有所区别。

【辨证论治】

一、辨证

(一) 辨证要点

1. **辨病因**　厥证的发生,常有明显的病因可寻。如气厥虚证,多平素体质虚弱,厥前有过度疲劳,睡眠不足,饥饿受寒等诱因;血厥虚证,则与失血有关,常继发于大出血之证;气厥、血厥实证,多形体壮实,而发作多与精神刺激密切相关;痰厥好发于恣食肥甘、体丰湿盛之人;食厥多发于暴食之后;酒厥发生于暴饮之后;暑厥多在夏季久暴烈日或高温作业之时出现;色厥发生于纵欲无节之时。故了解病史、察明病因,有助于辨清证候。

2. **辨虚实**　"虚其虚"、"实其实"是治疗厥证之大忌,往往关乎生命安危,故须辨别清楚。一般实证表现为昏厥而气壅息粗,喉间痰鸣,牙关紧闭,脉多沉实或沉伏;虚证表现为昏厥而气息微弱,张口自汗,肤冷肢凉,脉沉细微。

(二) 证候

厥证的种类很多,历代对其证候的分类不一,本篇根据气血运行障碍的病机,结合病因,将厥证分为气、血、痰、食、暑、酒、色厥和中恶八类。

气厥

[实证]

症状:形体壮实,多由精神刺激诱发,突然昏倒,不省人事,口噤拳握,呼吸气粗,或四肢厥冷。舌苔薄白,脉沉或沉弦。

病机分析:肝气郁结,气机上逆,气壅心胸,阻塞清窍,故见突然昏倒,不省人事,口噤拳握;肝气上逆,气机闭塞,肺气不宣,则呼吸气粗;阳气被郁,不能外达,则四肢厥冷;气闭于内,则见脉沉,肝气郁而未畅,则脉见沉弦。

[虚证]

症状:眩晕昏仆,面色苍白,呼吸微弱,汗出肢冷。舌质淡,脉沉微。

病机分析:中气下陷,清阳不升,脑海失养,故见眩晕昏仆,面色苍白,气息低微;气不摄汗,则汗出肢冷;舌质淡,脉沉微,均为气虚之象。

血厥

[实证]

症状:突然昏倒,不省人事,牙关紧闭,面赤唇紫。舌红,脉多沉弦。

病机分析:由于暴怒使肝气上逆,血随气升,上蔽神明,清窍闭塞,因而突然昏厥,不省人事,牙关紧闭;面赤唇紫,舌红,脉象沉弦,皆气逆血菀于上之象。

气厥实证和血厥实证,病因基本相同,临床表现也颇相似,但血厥面赤唇紫、手足温和,与气厥面色苍白、手足逆冷有所区别。由于气血关系密切,病变时常相互累及,故这两种证型多演变成气血同病之证。临证时既要注意两者的联系,又要分清主次。

[虚证]

症状:突然昏厥,面色苍白,口唇无华,四肢震颤,目陷口张,自汗肤冷,呼吸微弱。舌质淡,脉芤或细数无力。

病机分析:亡血失津,血虚脑海失养,故突然晕厥;血不荣于面,故面色苍白,口唇无华;气血不能达于四末,筋失所养,则四肢震颤;营阴内衰,正气不固,故目陷口张、自汗肤冷、气息低微。舌淡,脉细数无力,是血失过多而阴伤之征。

气厥虚证和血厥虚证,均有明显的呼吸气短、乏力倦怠、脉弱无力等气虚证候,但气厥虚证,多发生于平素气虚之体,而血厥虚证则多发于大量失血之后,所以两者在病因上是不难鉴别的。气血互根,失血之证,若气随血脱,则可演变成气血两亏之证。

痰厥

症状：突然昏厥，喉有痰声，或呕吐涎沫，呼吸气粗。舌苔白腻，脉沉滑。

病机分析：痰阻气道，痰气相击，故喉中痰鸣，或呕吐涎沫；痰浊阻滞，气机不利，则胸闷气粗。舌苔白腻，脉象沉滑，为痰浊内阻之征。

食厥

症状：暴饮过食，突然昏厥，气息窒塞，脘腹胀满。舌苔厚腻，脉滑实。

病机分析：暴饮多食，食滞中脘，胃气不降，气逆于上，清窍闭塞，故突然昏厥；胃府浊气，壅于胸中，肺气不利，故气息窒塞；食滞内停，气与食并，则脘腹胀满。苔厚腻、脉滑实为食滞不消、浊气不降之候。

暑厥

症状：头晕头痛，胸闷身热，面色潮红，继而卒仆，不省人事，或有谵妄。舌红而干，脉象洪数，或虚弦而数。

病机分析：《诸病源候论·中恶病诸候》云："夏月炎热，人冒涉途路，热毒入内，与五脏相并，客邪炽盛，或郁瘀不宣，致阴气卒绝，阳气暴壅，经络不通，故奄然闷绝。"感受暑邪，气热郁逆，上犯头部，故见眩晕、头痛；气热蒸迫，邪热内闭，则见胸闷身热，面色潮红；暑邪犯心，蒙蔽清窍，则卒然昏仆，甚至谵妄。舌红而干，脉象洪数或虚弦而数，乃暑热伤津之象。

中恶

症状：步入某种秽浊或特殊环境，忽然手足厥冷，肌肤粟起，头面青黑，精神不守，或错言妄语，牙口俱紧，昏晕不知。

病机分析：此证多系正虚之体，冒犯不正之气所致。如进冢入庙，吊死问丧，或深入地窖、矿井之内，由于环境的恶劣影响，精神紧张，或因毒气的侵袭，气虚失于温煦，故见手足厥冷，肌肤粟起；气虚于下，清阳不升，故见头面青黑，精神不守，或错言妄语，牙口俱紧，昏晕不知。本证与前述气厥的临床表现颇相似，但其病因不同。

酒厥

症状：纵饮不节，饮后昏倒，轻者犹能知人，重者神志昏迷，或烦躁，或痰涎如涌，或气喘发热。脉滑数。

病机分析：酒性慓悍滑疾，其气上冲于头，清窍闭塞，故见昏倒；酒性燥烈，扰动心神，故烦躁；引动宿痰则见痰涎如涌，气喘发热，脉滑数。

色厥

症状：男女同房，发生昏厥。

病机分析：本证多发生于中年之后。其病机为纵欲竭精，精竭于下，气脱于上。《景岳全书·厥逆》曰："色厥之证有二，一曰暴脱，一曰动血也。凡色厥之暴脱者，必以其人本虚，偶因奇遇，而悉力勉为者有之，或因相慕日久，而纵竭情欲者亦有之，故于事后则气随精去而暴脱不返"；"又色厥之动血者，以其血气并走于上，亦血厥之属也。但与大怒血逆者不同，而治法亦有所异。盖此因欲火上炎，故血随气上……其证则忽尔暴吐或鼻衄不能禁止，或厥逆，或汗出，或气喘，或咳嗽，此皆以阴火上冲而然。"本证古有记载，供作参考。

二、治疗

（一）治疗原则

厥证总因气机逆乱，升降失常，阴阳之气不相顺接使然。证因阴阳偏衰者，以调阴阳、扶元气为主；气实而厥者，理气降逆；气虚而厥者，益气扶正；血瘀而厥者，祛瘀降逆；血脱而厥者，先收其散亡之气；因痰、食、暑、酒、中恶等致厥者，分别予以豁痰开闭、消食和中、祛暑清心、解酒化滞、辟秽开窍之法。

（二）治法方药

气厥

[实证]

治法：调气降逆。

方药：温开水灌服苏合香丸或玉枢丹。患者苏醒后，再服五磨饮子以理气降逆。方中枳壳、乌药、木香理气；槟榔、沉香降逆。若肝阳偏亢，症见头晕、头痛、面赤升火者，加钩藤、石决明、磁石平肝潜阳；痰多气壅者，加胆南星、贝母、竹沥、橘红等导涤痰浊；若醒后时时啼哭，哭笑无常者，加远志、茯神、丹参、酸枣仁等安神定志，或合用甘麦大枣汤养心润燥。

[虚证]

治法：益气固本。

方药：灌服参附汤或芪附汤，同时可灌服糖开水或热茶。患者苏醒后，服四味回阳饮。若表虚自汗者，加黄芪、白术益气固表；汗出不止者，加龙骨、牡蛎固涩敛汗；心悸不宁者，加熟地、远志、当归、酸枣仁养血安神。

血厥

[实证]

治法：祛瘀降逆。

方药：急用醋或童便火焠，取烟熏鼻；亦可灌服童便(取男性儿童中段尿)。患者苏醒后，可服通瘀煎。方中用当归尾、红花、山楂活血散瘀；乌药、青皮、香附、木香理气开郁，气行则血行；用泽泻利水。若急躁易怒、少寐多梦者，加夜交藤、石决明平肝安神；风阳内盛而头痛眩晕者，加钩藤、菊花、刺蒺藜、枸杞子、生地等柔肝息风。

[虚证]

治法：益气固脱。

方药：急服独参汤以收散亡之气，或可选用当归补血汤。同时灌服糖开水。患者苏醒后，可酌用全真益气汤去牛膝加黄芪调治，以增强益气固脱之力。若仍出血者，加阿胶、仙鹤草、藕节、茜草根等止血；心悸少寐者，加酸枣仁、龙眼肉、茯神养心安神；舌质红绛，口干少津者，去附子、白术，加沙参、黄精、石斛等养胃生津。治疗本证，若不重视益气，但用补血或寒凉之剂，则效果不佳。《景岳全书·厥逆》说："但用血分等药，则几微之气，忽尔散失，阴无所主，无生机矣；其或有用寒凉以止血者，必致败绝阳气，适足以速其死耳。"

痰厥

治法：豁痰开闭。

方药：痰在膈上者，急用盐汤探吐，并用黑白丑、甘遂研细末，拌和面粉作饼，贴足心。如口角流涎、脉沉滑者，多属寒痰，用巴矾丸研细调水灌服。如喉间痰鸣、面赤唇红、脉滑数者，多属热痰，用白金丸研细调莱菔汁灌服。患者苏醒后，可服导痰汤加减，并重视澄本清源。《景岳全书·厥逆》说："如因火生痰者，宜清之降之；因风寒生痰者，宜散之温之；因湿生痰者，宜燥之利之；因脾虚生痰者，自宜补脾；因肾虚生痰者，自宜补肾。"以防痰浊滋生。

由于厥多夹痰，所以祛痰法不仅用于痰厥证，亦参用于其他各类厥证之夹痰者。陈士铎《石室秘录·死治》说："一时卒到，不省人事是也。此等病是邪气中之，痰迷心窍也。"在治法上，陈氏强调攻痰和开心窍。他在《石室秘录·厥症》说："治法自宜攻痰为要，然徒攻痰而不开心窍，亦是徒然。方用启迷丹。"方中半夏、人参同用，攻补兼施，则痰易消，气可复；用菟丝子则正气生，邪气散；皂荚、石菖蒲、茯神开心窍，使气回而厥定；生姜、甘草和胃调中。立法遣药，颇有巧思。

食厥

治法：消食和中。

方药：昏厥若在食后未久，应用盐汤探吐以去实邪，再用神术散合保和丸加减治之。方中以山楂、神曲、莱菔子消食；以藿香、苍术、厚朴、砂仁等理气化浊；以半夏、陈皮、茯苓和胃化湿。若腹胀而大便不通者，可用小承气汤导滞通腑。

暑厥

治法：解暑清心。

方药：本证多因烈日暴晒，或高温环境所引发，故昏厥发生后，应立即将患者移至阴凉通风之处，再用牛黄清心丸或紫雪丹等，以凉开水调服。继则可因证选用白虎加人参汤或清暑益气汤，以祛暑清热，益气生津。若暴受暑邪，邪热蒸迫于内，津液外泄，症见头晕心悸、四肢无力、面色苍白、多汗肢冷、卒然昏厥、脉象濡数者，治宜益气固脱，急灸百会、关元、气海，同时与服参附龙牡汤。方中用人参补气；附子回阳；龙骨、牡蛎敛汗摄阴。切忌芳香开窍之品，以防耗伤正气。若暑邪伤阴，肝风内动，症见四肢抽搐，汗多口渴，眩晕恶心，小便量少，脉弦数者，治宜平肝息风、养阴清暑。方用羚角钩藤汤加减。方中以羚羊角、钩藤、桑叶、菊花清热平肝，息风解痉；生地、白芍、甘草凉血养肝、缓解挛急；可加西瓜皮、鲜荷叶、卷心竹叶以清心解暑。

另外，《医学心悟·类中风》对于暑厥的治法亦可参考："凡人务农于赤日，行旅于长途，暑气逼迫，卒然昏倒，自汗面垢，昏不知人，急用千金消暑丸灌之，其人立苏。此药有回生之功，一切暑药，皆不及此，村落中各宜预备。灌醒后，以益元散清之，或以四味香薷饮（香薷饮加甘草）去厚朴，加丹参、茯苓、黄连治之。"

中恶

治法：辟秽开窍。

方药：急用姜汁调服苏合香丸或玉枢丹或用醋炭熏法，苏醒后酌用藿香正气散调之。

有的暑厥患者，因暑湿秽浊之气郁闭，清窍不利，其证类似中恶表现，可参照本证治疗。

酒厥

治法：解酒化滞。

方药：急用盐汤探吐，然后用梨汁、绿豆汁、浓茶交替灌之。继用分消酒湿、和中健脾之剂，方如葛花解酲汤。方中葛花解酒，使邪从肌表而出；茯苓、猪苓、泽泻淡渗，使邪从小便而去；更以砂仁、肉蔻仁、青皮、陈皮、木香、干生姜调气温中；人参、白术、神曲补脾健胃，适用于酒积伤脾之证。但须注意，酒厥之证，每随人的体质不同而有寒化、热化之分，本方适用于治脾胃虚寒、中阳不振、湿从寒化之证。假如湿从热化，湿热内盛而见面赤烦热、口渴饮冷等证，又当减去辛温之品，酌加黄芩、黄连等清热之药。或选用抽薪饮，方中黄芩、栀子、黄柏、木通、泽泻清热利湿，使邪从小便分利；枳壳行气化湿；石斛、甘草生津止渴。

此外，枳椇子善解酒毒，可配入主方中应用，或单独使用。

色厥

治法：益气固脱。

方药：属暴脱者，治宜益气固脱。用独参汤频频灌之。若阴火上冲，鼻衄不止，可用加减一阴煎。方用生地、麦冬、知母、白芍、地骨皮滋阴清热；熟地、炙甘草滋补精血。若阴竭于下，火不归原，别无烦躁脉证，吐血、衄血而昏厥不醒，病势垂危者，可用镇阴煎。方中熟地、炙甘草滋补精血；牛膝引血下行；肉桂、附子引火归元。

（三）其他治法

1. 单方验方　凡属气厥、痰厥、暑厥、中恶之实证者，均可用生半夏末或皂荚末，取少许吹入鼻中，使之喷嚏不已；或以石菖蒲末吹鼻中，肉桂末纳舌下，并以石菖蒲根汁灌服之，这些方法有通窍醒神之效。

2. 针灸　在厥证的抢救中，针灸比内服药发挥作用快，简便有效，是一个重要的急救措施。其中，灸法有回阳救逆、温阳散寒的作用，常用于脱证和寒邪阻闭之证。针刺能开闭通阳，多用于闭证。

灸法常用穴位：百会、神阙、关元、气海、足三里。运用灸法时，还可加一些药物作熨敷，以增强疗效。如用吴茱萸和食盐炒烫，布包熨脐下；或以盐填脐中，盖蒜艾灸；或以胡椒粉纳脐中，以膏药封上，热熨。对于灸法的功效，《幼幼集成·回生艾火》做了高度的评价："凡男妇一切中风中痰气厥阴证，虚寒竭脱、凶危之候，咸宜用之，有起死回生之功，幸毋轻视。"

针刺常用穴位：人中、内关、百会、素髎、十宣、十井等。邪实闭盛者，可十宣少量放血。

耳针：皮质下、肾上腺、内分泌、交感、心、肺、升压点、呼吸点。

【转归及预后】

厥证之转归主要有三：一是阴阳气血相失，进而阴阳离绝，发展为一厥不复的死证，故《素问·举痛论篇》有气"不复返则死"的论断。二是阴阳气血失常，或为气血上逆，或为中气下陷,或气血痰瘀等邪气内闭,气机逆乱,但尚未阴阳离绝。这类厥证,或生或死,取决于正气来复与否和治疗措施是否得当。若正气来复或治疗得当,则气复返而生;反之,则气机逆乱加重,气不复返而死。三是表现为各种证候之间的转化,如气厥和血厥之实证,常转化为气滞血瘀之证;失血致厥,常转化为气随血脱之证;气血痰瘀等邪气郁闭之极,可以致厥,但亦可转化为内闭外脱之证。

关于厥证的预后,发病之后,若呼吸比较平和,脉象有根,选用生半夏、细辛、皂角、石菖蒲末吹鼻取嚏,若喷嚏频作者,表现预后良好。反之,若厥证发生后,呼吸微弱,久久一息,甚则鼻中无气,说明肺气已绝;或见怪脉,或如屋之漏,或若虾游鱼翔,或人迎、寸口、趺阳之脉全无,说明心气已绝;或手冷过肘,足冷过膝,唇口指甲青黑者,说明阴阳之气严重不相顺接。这些均表示病情危重,预后不佳。

【预防与护理】

对于思想狭隘、感情容易激动者,平时要注意提高个人修养,遇事不要急躁,更不要稍不如意便盛怒不已,以防气血并走于上致厥。对于气血虚弱者,要注意劳逸结合,保持充足的睡眠时间,不要过度饥饿。对于精神亏虚、感情脆弱者,不要参加吊丧祭奠、入庙登冢类活动,避免恶劣环境影响而发生昏厥。在盛暑季节,或进行高温作业,要采取有效措施,预防中暑。要饮食有节,饮酒适度,合理控制房事,凡有酒厥病史者,最好终生戒之。

一旦厥证发生,家属或周围群众,不要惊惶失措,频频呼叫。如发生在烈日之下或高温环境,应及时把患者移至阴凉通风之处。如发生在严寒的野外,应及时把患者移至暖室之内,注意保温。若有喉间痰鸣者,要及时吸痰,保持呼吸道通畅,防止窒息死亡。

【现代研究】

中医厥证包括西医学中多种原因所致的晕厥,如血管迷走性晕厥、低血糖昏迷、中暑、休克等,其中关于"中暑"、"休克"的研究进展内容,分别参见本书"中暑"、"厥脱",此处主要讨论中医关于"血管迷走性晕厥"、"急性酒精中毒引起的昏迷状态"的研究进展。

(一) 中药治疗

1. 血管迷走性晕厥　血管迷走性晕厥又称单纯性晕厥,是临床中最常见的晕厥类型。多数医家认为,本证多由于素体虚弱,忧思劳倦,中气不足,运血无力,脑窍失其滋养所致。常以益气回阳固脱为基本治则。潘氏等[1]报道以四逆汤加味治疗单纯性晕厥96例,经相关检查排除心源性晕厥及其他病。四逆汤加味组成:炮干姜、制附子、炒枳实、炙甘草、炒白芍、党参、当归、川芎、生地,并随症加味。每日1剂,一般治疗1个月,总有效率95.8%。蒋氏等[2]报道以加味补中益气汤治疗血管迷走性晕厥44例,经相关检查排除心源性及其他明确原因的晕厥,直立倾斜试验(TTT)阳性而确诊为血管迷走性晕厥。随机分为治疗组24例,对照组20例。治疗方法:两组病例均口服美托洛尔25毫克,每日2次。治疗组合加味补中益气汤(基本方:炙黄芪,红参须,炒白术,炙甘草,陈皮,当归,丹参,川芎,升麻,柴胡,葛根。并随症加味),每日1剂,每2星期随访心率、血压,疗程3个月。结果:治疗组总有效率91.17%,对照组总有效率70.10%。黄氏[3]报道,以参麦注射液治疗血管迷走性晕厥(VS)20例,男8例,女12例。患者停服一切影响血压、心率的药物,先口服安慰剂一个疗程(14日)后复查TTT,1星期后静脉点滴参麦注射液静滴一个疗程(14日)后再次复查TTT。安慰剂组19例患者诱发VS;参麦注射液治疗后,无1例诱发VS。表明该方对VS有较好的近期疗效。徐氏[4]报道以参麦注射液治疗单纯性晕厥56例,男10例,女46例;年龄19～25岁;病程10分钟至2星期。先用参麦注射液20毫升加入50%葡萄糖注射液50毫升静脉注射,然后用参麦注射液30～40毫升加入5%或10%葡萄糖注射液500毫升中静脉滴注。晕厥醒转后,再用参麦注射液20～30毫升加入5%或10%葡萄糖注射液250～500毫升中静脉滴注,每日1次,巩固治疗3～5日。总有效率96.4%。

2. 急性酒精中毒引起的昏迷状态　急性酒精中毒引起的昏迷状态即为中医所称的"酒厥"。施氏[5]报道以清开灵注射液治疗酒厥62例,均为急性患者,就诊时处于酒精中毒昏睡期。饮酒量最少250毫升,最大750毫升,饮酒后来院就诊时间均在3小时以内。随机分为治疗组32例,对照组30例,两组病例一般资料具有可比性。两组均给予温水洗胃、输液支持、利尿剂及保护胃黏膜治疗,观察生命体征,必要时吸氧。治疗组:清开灵注射液60毫升加入5%葡萄糖注射液300毫升中静脉滴注。对照组:胰岛素20单位,维生素B_6 0.1克加入25%葡萄糖注射液300毫升中静脉滴注;维生素B_1 0.1克肌内注射。治疗组患者均在1～3小时内苏醒,平均(1.91±0.43)小时,对照组均在1.5～4.5小时内苏醒,平均(2.82±0.57)小时,两组比较有显著性差异($P<0.05$)。唐氏等[6]报道以醒脑静注射液治疗酒厥66例,男性57例,女性9例,年龄最小17岁,最大61岁,平均31.6岁。饮酒至就诊时间为1～6小时,平均3.9小时。按随机原则分为治疗组36例,对照组30例。两组患者在性别、年龄、就诊时间、病情程度等方面分布相似,具有可比性。治疗组:首剂用醒脑静注射液10毫升加入10%葡萄糖注射液20毫升中静脉注射,后以40毫升加入10%葡萄糖注射液500毫升中静脉滴注。对照组:首剂用纳络酮注射液1.2毫克加入5%葡萄糖注射液40毫升中静脉注射,以后每隔30分钟用药1次,每次0.8毫克,直至患者完全清醒,血压、呼吸恢复正常。两组均予吸氧、补充能量、维生素,防治水电解质紊乱等基础治疗。治疗组清醒时间最短为0.5小时,最长为12小时,平均5.5小时;对照组;清醒时间最短为0.45小时,最长为13.3小时,平均5.37小时。经统计学处理,两组清醒时间、疗效均无显著性差异($P>0.05$)。

(二) 针灸疗法

吴氏[7]总结针灸治疗昏厥的临床体会,归纳针灸治法主要包括:① 开闭行气泻邪法:以合谷、太冲为主穴,可配十二井穴,点刺出血。② 开关通窍、泻热祛邪法:速取十二井穴放血，并泻合谷、太冲。③ 温阳通窍、化痰醒神法：取十二井穴点刺出血，配水沟、内关，针后轻灸，并配丰隆。血压低时可灸百会。④ 益气回阳固脱法：取神阙、关元，大艾柱隔盐灸。血压低时，可取水沟与素髎。虚汗不尽加阴郄。⑤ 回阳救逆、补气益血法：取气海、关元，重灸。配合足三里、三阴交。十二井穴点刺不出血。并可重灸隐白。⑥ 清泄暑热、醒脑苏厥法：取百会、人中、曲池、十宣，并取曲泽、委中点刺出血。配水沟、承浆，重刺出血。风池、风府、百会点刺出血，鸠尾点刺出血。⑦ 清热息风、开闭镇惊法：取合谷、太冲、大椎、阳陵泉，刺十二井穴出血。

【小结】

厥证常在素体亏虚或素体气盛有余的基础上，因外邪侵袭、七情内伤、饮食劳倦、亡血失津、剧烈疼痛、痰饮内伏、瘀血阻滞等，导致气机突然逆乱，升降乖戾，气血运行失常所致，以突然昏倒、不省人事或以四肢逆冷为特征的一种病证。临床表现与中风、痫病、神昏等有相似之处，应注意加以鉴别。

关于厥证的种类古籍记载颇多，本篇讨论了气、血、痰、食、暑、酒、中恶及色厥等证候的辨证论治，另外，讨论了热厥和寒厥的证治。在预防上，着重在病因的预防。正气是否来复，治疗是否及时得当，是决定本证转归及预后的重要因素。

附方

(1) 苏合香丸(《和剂局方》)：白术　青木香　乌犀角　香附子　朱砂　诃黎勒　白檀香　安息香　沉香　麝香　丁香　荜茇　龙脑　苏合香油　熏陆香。
(2) 玉枢丹(《霍乱论》)：山慈菇　五倍子　千金子霜　红芽大戟　麝香。
(3) 五磨饮子(《济生方》)：槟榔　沉香　乌药　木香　枳壳。
(4) 甘麦大枣汤(《金匮要略》)：甘草　小麦　大枣。
(5) 参附汤(《正体类要》)：人参　附子。
(6) 芪附汤(《魏氏家藏方》)：黄芪　附子。
(7) 四味回阳饮(《景岳全书》)：人参　附子　干姜　炙甘草。
(8) 通瘀煎(《景岳全书》)：当归尾　红花　山楂　老葱　麝香　红枣　鲜姜　黄酒。
(9) 独参汤(《景岳全书》)：人参。
(10) 当归补血汤(《内外伤辨惑论》)：黄芪　当归。
(11) 全真益气汤(《冯氏锦囊》)：人参　麦门冬　五味子　熟地　白术　牛膝　附子。
(12) 巴矾丸(《医宗金鉴》)：巴豆　白矾。
(13) 白金丸(《本事方》)：白矾　郁金。
(14) 导痰汤(《济生方》)：橘红　茯苓　半夏　甘草　枳实　竹茹　大枣。
(15) 启迷丹(《石室秘录》)：人参　半夏　菟丝子　皂荚　石菖蒲　茯神　生姜　甘草。
(16) 神术散(《医学心悟》)：苍术　陈皮　厚朴　甘草　藿香　砂仁。
(17) 保和丸(《丹溪心法》)：山楂　神曲　半夏　茯苓　陈皮　连翘　莱菔子。
(18) 小承气汤(《伤寒论》)：大黄　厚朴　枳实。
(19) 牛黄清心丸(《痘疹世医心法》)：牛黄　朱砂　生黄连　黄芩　栀子　郁金。
(20) 紫雪丹(《和剂局方》)：黄金　寒水石　磁石　滑石　石膏　犀角屑　羚羊角屑　青木香　沉香　玄参　升麻　甘草　丁香　朴硝　硝石　麝香　朱砂。
(21) 白虎加人参汤(《伤寒论》)：石膏　知母　甘草　粳米　人参。
(22) 清暑益气汤(《温热经纬》)：西洋参　石斛　麦门冬　黄连　竹叶　荷梗　甘草　知母　粳米　西瓜翠衣。
(23) 参附龙牡汤(验方)：人参　附片　龙骨　牡蛎。
(24) 羚角钩藤汤(《通俗伤寒论》)：羚羊角　桑叶　川贝母　生地　钩藤　菊花　白芍　甘草　鲜竹茹　茯神。
(25) 香薷饮(《和剂局方》)：香薷　扁豆　厚朴。
(26) 益元散(《宣明论方》)：滑石　甘草。
(27) 千金消暑丸(《医学心悟》)：半夏　茯苓　甘草。
(28) 藿香正气散(《和剂局方》)：藿香　紫苏　白芷　大腹皮　茯苓　白术　陈皮　半夏　厚朴　桔梗　甘草。
(29) 葛花解酲汤(《兰室秘藏》)：木香　人参　猪苓　白茯苓　陈皮　白术　干生姜　神曲　泽泻　青皮　砂仁　白蔻仁　葛花。
(30) 抽薪饮(《景岳全书》)：黄芩　石斛　木通　栀子　黄柏　枳壳　泽泻　甘草。
(31) 加减一阴煎(《景岳全书》)：生地　芍药　麦门冬　熟地　炙甘草　知母　地骨皮。
(32) 镇阴煎(《景岳全书》)：熟地　牛膝　炙甘草　泽泻　肉桂　附子。
(33) 四逆汤(《伤寒论》)：附子　干姜　甘草。
(34) 通脉四逆汤(《伤寒论》)：炙甘草　附子　干姜　葱。
(35) 附子理中汤(《和剂局方》)：人参　干姜　甘草　白术　附子。
(36) 当归四逆汤(《伤寒论》)：当归　桂枝　芍药　细辛　甘草　通草　大枣。
(37) 四逆散(《伤寒论》)：柴胡　白芍　枳实　炙甘草。
(38) 白虎汤(《伤寒汤》)：知母　石膏　甘草　粳米。
(39) 大承气汤(《伤寒汤》)：大黄　厚朴　枳实　芒硝。
(40) 双解散(《宣明论方》)：滑石　甘草　防风　川芎　当归　白芍　大黄　薄荷　麻黄　连翘　芒硝　石膏　黄芩　桔梗　荆芥　白术　栀子　葱白　豆豉　生姜。
(41) 凉膈散(《和剂局方》)：川大黄　朴硝　甘草　栀子　薄荷　黄芩　连翘。

【现代研究】主要参考文献

[1] 潘小锋，王文成，张敏. 四逆汤加味治疗单纯性晕厥 96 例[J]. 浙江中西医结合杂志，2000，10(8)：475.
[2] 蒋晓霞，严桐. 加味补中益气汤治疗血管迷走性晕厥的疗效观察[J]. 江苏大学学报：医学版，2005，15(6)：523～524.
[3] 黄斌. 参麦注射液治疗血管迷走性晕厥 20 例[J]. 陕西中医，2004，25(9)：829～830.
[4] 徐新平. 参麦注射液治疗单纯性晕厥 56 例[J]. 河北中医，2003，25(8)：633.
[5] 施海婷. 清开灵注射液治疗酒厥 62 例[J]. 河北中医，2004，26(4)：301.
[6] 唐原，邓建华. 醒脑静注射液治疗酒厥的临床观察[J]. 华夏医学，2000，13(3)：375～376.
[7] 吴雪梅，刘建新. 针灸治疗昏厥临床体会[J]. 光明中医，2004(2)：31.

附：寒厥热厥

广义的厥证，包括寒厥和热厥在内，但寒厥热厥以手足逆冷为主症，与前述卒然昏倒、不省人事之厥证，则各有特点。

寒厥之名，出自《素问·厥论篇》。综合历代医家对寒厥的论述，系指阳虚阴盛所引起的厥证而言。可发生在外感热病过程中，表现为手足厥冷，恶寒蜷卧，下利清谷，口不渴；或见身冷蜷卧，腹痛面青，指甲青暗，甚则昏厥，舌多质淡苔润，脉多微细，或微细欲绝，治宜温阳益气为主。血虚寒凝者，则宜养血和营。可分别选用四逆汤、参附汤、通脉四逆汤、附子理中汤、当归四逆汤等。

关于热厥证，所指有二：一是指邪热过盛，阴分不足所致，主证表现为手足热（见《素问·厥论篇》）；二是指因邪热过盛，阳郁于里，不能外达所致，主症表现为手足逆冷。本篇所论之热厥，以《伤寒论》为立论依据。临床表现为手足冷，脉沉伏，按之滑，或畏热，或渴欲饮水，或扬手掷足，烦躁不得眠，胸腹灼热，便闭尿赤等。治宜宣通郁热，轻则用四逆散，重则用白虎汤、大承气汤、双解散、凉膈散等。

手足逆冷为寒厥、热厥的共同临床表现，但两者病性有本质的区别，如辨证差误，以热治热，以寒治寒，乱投方药，则后果严重。何以别之？热厥虽手足逆冷，但胸中灼热，渴欲饮水，舌红干燥，甚则舌干黑而有芒刺，小便黄赤，甚则黄赤而涩痛，大便闭结。而寒厥则无里热之证，故临证时，只要四诊合参，详加辨识，两者是不难区别的。

水　肿

【定义】

水肿是因感受外邪、饮食失调或劳倦内伤，导致脏腑功能失调，使气化不利，津液输布失常，出现体内水液潴留，泛溢于肌肤，引起以头面、眼睑、四肢、腹背等局部甚至全身浮肿为临床表现的一类病证。

【历史沿革】

早在《内经》已有“水”、“风水”、“水胀”、“石水”等名称，并对水肿的病因病机、临床表现和治则等，做了简要的论述。如《素问·水热穴论篇》论水肿的成因，曾说：“勇而劳甚则肾汗出，肾汗出逢于风，内不得入于脏腑，外不得越于皮肤，客于玄府，行于皮里，传为胕肿，本之于肾，名曰风水。”《素问·水热穴论篇》对水肿的病机，做了明确的论述，云：“肾者，胃之关也，关门不利，故聚水而从其类也。”《灵枢·水胀》则对水肿的临床表现，做了具体的描述，说：“水始起也，目窠上微肿，如新卧起之状，其颈脉动，时咳，阴股间寒，足胫肿，腹乃大，其水已成矣。以手按其腹，随手而起，如裹水之状，此其候也。”关于水肿的治疗，《素问·汤液醪醴论篇》提出了“去菀陈莝……开鬼门，洁净府”的基本治则。《内经》对于水肿的论述，一直为后世学者所宗。

自《内经》以后，对水肿的理论和治疗，历代都有补充和发展。

汉代张仲景在《金匮要略·水气病脉证治》中，比较详细地论述了“风水”、“皮水”、“正水”、“石水”、“里水”、“黄汗”、“心水”、“肝水”、“肺水”、“脾水”、“肾水”等11类水肿的临床表现；论述了发汗、利尿的证治要点：“诸有水者，腰以下肿，当利小便；腰以上肿，当发汗乃愈。”并拟定了越婢汤、越婢加术汤、防己黄芪汤、防已茯苓汤、甘草麻黄汤等治疗水肿的有效方剂。

隋代巢元方《诸病源候论·水肿病诸候》对水肿证候论述相当详细，有“十水候”、“二十四水候”之称。其中“十水候”是根据脏腑分类的，与《金匮要略》的五脏分类相较，则别具一格：“十水者，青水、赤水、黄水、白水、黑水、悬水、风水、石水、暴水、气水也。”并在此基础上，对水肿病机和临床表现做了扼要的概括，认为水肿“皆由营卫痞涩，三焦不调，腑脏虚弱所生，虽名证不同，并令身体虚肿，喘息上气，小便黄涩也”。

唐代孙思邈在《备急千金要方》、《备急千金翼方》中对于水肿的病因病机有所发挥，更可贵的是补充了大量的治疗方剂，如在《备急千金要方》里就记载了治疗水肿方49首，其中不少方剂疗效良好，至今仍为临床所采用。孙氏还首先提出了水肿必须忌盐的正确主张，这条经验，为后世医家所肯定。

元代朱丹溪《丹溪心法·水肿》针对古代水肿分类繁多，不便学习掌握的情况，别开生面地提出了阴水、阳水分类方法：“若遍身肿，烦渴，小便赤涩，大便闭，此属阳水……若遍身肿，不烦渴，大便溏，小便少、不涩赤，此属阴水。”朱氏这种简单的分类方法，一直为后世医家所宗。

明代李梴《医学入门》对水肿的病因归纳总结比较全面，认为水肿由冒雨涉水，或兼风寒暑气，或饥饱劳役，或因久病，或因产后，或饮毒水，或疮毒等因素所致。其中对疮毒致病的病因，李氏观察相当细致。

明代张景岳发展了《内经》治疗水肿的大法，强调补益脾肾的重要性，称补益为治水肿的“正法”。张氏在《景岳全书·肿胀》说：“水肿证以精血皆化为水，多属虚败，治宜温脾补肾，此正法也。”张氏之论，对于虚证水肿的治疗，具有重要指导意义。

清代李用粹《证治汇补·水肿》归纳总结了前贤关于水肿的治法，认为调中健脾，脾气自能升降运行，则水湿自除，故为水肿治疗大法。此外，又列举了分治六法：治分阴阳、治分汗渗、湿热宜清、寒湿宜温、阴虚宜补、邪实宜攻。并指出治湿利小便虽为常法，但渗利太过，往往耗伤正气。李氏对于水肿治法的总结，可谓经验之谈。

从上述简要的历史回顾说明：水肿的名称和基本理论源于《内经》，证候类型及临床表现，补充发展于《金匮要略》和《诸病源候论》，具体的治法方药，补充发展于《金匮要略》和唐代《备急千金要方》。唐宋以后，历代名家，对于水肿的理论和治法，从各个不同的侧面做了补充和发展。历代关于水肿的理论知识和经验总结，是我们研究水肿的重要文献资料。

【范围】

本篇所论之水肿，与西医学的肾小球肾炎、肾病综合征的肾源性水肿、多种心脏病引起的心源性水肿、内分泌失调以及营养障碍等疾病所出现的水肿较为相近，故可参照本篇辨证论治。

【病因病机】

人体水液的运行，有赖于脏腑气化，诸如肺气的通调、脾气的转输、肾气的蒸腾等等。由于外邪的侵袭，或脏腑功能失调，或脏气亏虚，使三焦决渎失职，膀胱气化不利，即可发生水肿。

一、病因

1. **风邪外袭** 肺为水之上源，主一身之表，外合皮毛，最易遭受外邪侵袭，一旦为风邪所伤，内则肺气失宣，不能通调水道，下输膀胱，以致风遏水阻，风水相搏，流溢于肌肤，发为水肿。

2. **风湿相搏** 风湿伤人，可以导致痹证，若痹证不已，反复感受外邪，与脏气相搏，脏气受损，不能化气行水，亦可发生水肿。如《素问・痹论篇》说："脉痹不已，复感于邪，内舍于心"；《诸病源候论・脚气病诸候》说："风湿毒气，从脚上入于内，与脏气相搏，结聚不散，故心腹胀急也。"可见风湿相搏之为肿，即可发为痹，痹证不差，复感外邪发为水肿；也可因风湿搏结不散，胀急为肿。

3. **疮毒内犯** 诸痛痒疮皆属心火，疮毒内攻，致津液气化失常，也是形成水肿的常见病因。如《济生方・水肿》曰："又有年少，血热生疮，变为肿满。"明代李梴《医学入门》亦指出："阳水多兼食积，或饮毒水，或疮毒所致也。"

4. **气滞血瘀** 气的升降出入失常，不能温煦和推动血的运行，致血液不能正常运行，瘀血内停，瘀滞于身体某一部位，导致局部肿胀，形成水肿。

5. **饥馑劳倦** 由于兵戎战祸，或因严重天灾，生活饥馑，饮食不足，或因脾虚失运，摄取精微物质的功能障碍，加之劳倦伤脾，也是水肿发病的常见原因。

二、病机

关于水肿的病机，历代医家多从肺、脾、肾三脏加以阐述分析，其中以《景岳全书・肿胀》论述扼要。如云："凡水肿等证，乃肺脾肾三脏相干之病。盖水为至阴，故其本在肾；水化于气，故其标在肺；水惟畏土，故其制在脾。今肺虚则气不化精而化水，脾虚则土不制水而反克，肾虚则水无所主而妄行。"说明肺肾之间，若肾水上泛，传入肺，而使肺气不降，失去通调水道的功能，可以促使肾气更虚，水邪更盛；相反，肺受邪而传入肾时，亦能引起同样结果。同时，肺脾之间，若脾虚不能制水，水湿壅甚，必损其阳，故脾虚的进一步发展，必然导致肾阳亦衰；如果肾阳衰微，不能温养脾土，则可使水肿更加严重。因此，肺、脾、肾三脏与水肿之发病，以肾为本，以肺为标，而以脾为制水之脏，实为水肿病机的关键所在。此外，水肿的病机与心、肝两脏也密切相关。如《奇效良方》说："水之始起也，未尝不自心肾而作。"肝主疏泄和藏血，肝气郁结可导致血瘀水停，发展为水肿。

【诊断与鉴别诊断】

一、诊断

（一）发病特点

水肿一般先从眼睑开始，继则延及头面、四肢以及全身。亦有先从下肢开始，然后及于全身者。

（二）临床表现

凡具有头面、四肢、腹背，甚至全身水肿临床表现者，即可诊断为水肿。若水肿病情严重者，可见胸闷腹胀、气喘不能平卧等症状。

本篇采用五脏分列水肿诸证进行辨证论治，故诊断不同脏腑之水肿，可参阅下面专节的内容。

二、鉴别诊断

鼓胀 鼓胀是因腹部膨胀如鼓而命名。以腹胀大、皮色苍黄、脉络暴露为特征。其肿肢体无恙，胀唯在腹；水肿则不同，其肿主要表现为面、足，甚者肿及全身。

【辨证论治】

一、辨证

（一）辨证要点

1. **辨外感内伤** 水肿有外感和内伤之分，外感常有恶寒，发热，头痛，身痛，脉浮等表证；内伤多由内脏亏虚，正气不足，或反复外感，损伤正气所致。故外感多实，内伤多虚。不过外感日久不愈，其病亦可由实转虚；内伤正气不足，抗病能力下降，也容易招致外感。

2. **辨病性** 辨水肿应分清寒热，察明虚实。阳水属热属实，阴水属寒属虚，临床上除单纯的热证和寒证外，往往是寒热兼夹，较难辨识。一般而言，青少年初病，或新感外邪，发为水肿，多属实证；年老或久病之后，正气虚衰，水液潴留，发为水肿者，多以正虚为本，邪实为标。

3. **辨病位** 水肿有在心、肝、脾、肺、肾之分。心水多并见心悸、怔忡；肝水多并见胸胁胀满；脾水多并见脘腹满闷食少；肺水多并见咳逆；肾水多并见腰膝酸软，或见肢冷，或见烦热。同时结合其他各脏脉证特点，综合分析，以辨明其病位。

4. **辨兼夹证** 水肿常与痰饮、心悸、哮喘、鼓胀、癃闭等病证先后或同时出现，且部分患者往往还可见到多种兼证。临床时则应分清孰主孰从，以便在论治时正确处理好其标本缓急。

5. **辨病势** 就是辨别疾病的发展趋势。如病始何脏，累及何脏；是脾病及肾，还是肾病及脾；是气病及水，还是水停导致气滞；是正复邪退，还是正衰邪盛等。这些对治疗和预后都有重要意义。

（二）证候

肺水

［风邪遏肺］

症状：先见眼睑及颜面浮肿，然后延及全身。兼见恶风、发热，咳嗽或咽部红肿疼痛，小便不利。舌苔薄白，脉浮。

病机分析：风邪犯肺，阻遏卫气，故恶寒发热、咽痛微咳；风邪外袭，肺失宣发，风水相搏，水郁气结，不能通调水道，下输膀胱，故小便不利；先见头面浮肿，逐渐导致全身水肿。

［痰热壅肺］

症状：头面四肢或全身水肿，咳嗽，痰色黄稠，胸闷气促，身热口渴，小便黄。舌苔黄，脉滑数。

病机分析：本证多为外邪入里化热而成。痰热壅肺，津液气化失常，不能下输膀胱，漫溢肌肤，发为水肿；痰热郁肺，窒塞胸中，故咳嗽胸闷气促；肺热内盛，故痰色黄稠；身热、口渴、小便黄、舌苔黄腻、脉滑数，为痰热之征象。

［肺气虚寒］

症状：头面或四肢浮肿，气短乏力，面色苍白，形寒畏冷，咳声无力，痰质清稀。舌淡苔白，脉虚细。

病机分析：肺为水之上源，肺气虚寒，不能通调水道，水液潴留，故头面四肢浮肿；肺气虚寒，上不能敷布津液于百脉，下不能煦运于四肢，故气短乏力，形寒畏冷；肺气失于宣化，留而为饮，故咳吐清稀之痰；舌淡苔白，脉细弱，为虚寒之象。

脾水

［脾胃气虚］

症状：头面或四肢水肿，时肿时消，食欲欠佳，倦怠乏力，少气懒言，面白不华，或大便稀溏。舌淡苔少，脉缓弱。

病机分析：脾胃气虚，运化失常，水湿浸溢肌肤，故见头面四肢水肿；脾胃为后天之本，脾虚食少，化源不足，故倦怠乏力，少气懒言，面色不华，舌质淡白，脉微弱，脾虚失运，水湿下注，故大便稀溏。

［脾阳不足］

症状：眼睑或全身浮肿，脘腹胀闷，腰以下肿甚，食少便溏，小便短少，面色萎黄，神倦肢冷。舌淡，苔白滑，脉沉缓。

病机分析：本证多由脾胃气虚发展而成。眼胞属脾，脾虚水湿运化迟缓，故眼胞先肿；脾阳虚弱，水湿停滞，故脘腹胀闷、小便短少不利；脾虚不能消磨水谷，输布精微，营养全身，故面色萎黄、神倦肢冷、食少便溏；舌淡苔白、脉沉缓，为阳气虚弱、阴邪内盛所致。

心水

［心气虚弱］

症状：下肢或全身水肿，心悸怔忡，心掣气短，胸中憋闷。舌质淡，苔薄白，脉细弱或结代。

病机分析：心居膈上，心气贯于宗脉，若心气不足，运行无力，水邪伏留而为水肿。心气虚则心脉运行不畅，故见心悸怔忡，心掣气短，胸中憋闷；舌质淡，苔薄白，脉细弱或结代等均为心气虚衰的表现。

［心阳不振］

症状：心阳不振除有心气虚弱的证候外，还可见形寒肢冷、咳喘上逆、全身肿满等证。心阳虚衰严重时，则可见大汗淋漓，四肢逆冷，脉微欲绝。

病机分析：心阳鼓动血脉，运行全身，故亦有化气行水之功。心阳不足，心脉运行受阻，水不化气，上逆则咳喘，外溢而为水肿。心阳衰微不能温煦四肢百骸，故形寒肢冷；心阳外脱，则大汗淋漓；阴阳之气不相顺接，则脉微欲绝。

［心血瘀阻］

症状：下肢或全身水肿，气短而咳逆，脘腹胀闷疼痛，胁下有痞块。舌质瘀暗，口唇发绀，脉结代。

病机分析：心血瘀阻，多由心气虚或心阳不振演变而来，或相互兼见，同时心血瘀阻，亦可加重心气、心阳之虚衰，两者可互为因果。故心血运行瘀阻，气化行水之功失权，上逆而喘咳，水肿加重，脘腹胀闷疼痛等症出现。胁下痞块、舌紫唇青，则属一般瘀血所具有的临床征象。

肾水

［膀胱停水］

症状：全身或头面水肿，烦渴饮水，水入即吐，脐下悸动，小便不利，或外有表证，头痛发热。苔白脉数。

病机分析：肾合膀胱，故本证属于肾水的一种证型。膀胱气化失常，水蓄于内，津液不能上承，故口渴饮水，因内有停水，故水入即吐；膀胱为太阳之府，太阳表证与膀胱停水最易同时而作，形成外有表证、内有膀胱停水之证。

［下焦湿热］

症状：头面与双足浮肿，甚至全身浮肿，纳呆，五心烦热，身热不扬，小便赤涩，尿色黄浊。舌苔白黄，脉数。

病机分析：肾合膀胱，同属下焦，下焦感受湿热，湿遏热郁，肾与膀胱失开阖、气化之职，水液泛溢，则出现头面、双足甚至全身浮肿。纳呆、五心烦热、身热不扬、尿黄、舌黄、脉数为湿热阻滞之象。

［肾阳不足］

症状：周身浮肿，腰痛膝软，畏寒肢冷，小便不利或夜尿特多，舌质淡白，两尺脉弱。若阳复肿消，则可呈现面目微肿，头昏耳鸣，少寐健忘，遗精盗汗等阴虚之候。

病机分析：人体水液的气化、输布，主要由肾阳的蒸腾、推动来完成，若肾阳虚衰，则水液的气化失常，出现周身浮肿、腰痛膝软、小便不利或夜尿特多等症；畏寒肢冷、舌质淡白、脉虚弱均为阳虚之候。

［浊邪上逆］

症状：肿满不减，或肿消之后，出现神情淡漠，嗜睡不食，甚则神志昏迷，恶心欲吐，或呕吐清涎，头晕头痛，胸闷肢冷，神疲面白，少尿或无尿。舌淡苔腻，脉细弱。

病机分析：浊阴内盛，上扰神明，轻则嗜睡不食，甚则神昏谵语；浊阴不降，清阳不升，胃气上逆，则恶心呕吐，头晕头痛，苔腻；阴寒内盛，阳气不能外达，则四肢逆冷。本证候多为水肿经久不愈，或肿虽消，浊毒未清，肾气衰败，演变而成的危急重症。

肝水

［气滞水停］

症状：胁肋满痛，脘腹痞满，肢体或全身水肿，纳食减少，嗳气不舒，面色、爪甲淡白无华，小便短少。舌淡，脉弦。

病机分析：肝失疏达，则气滞水停，胁肋胀满；肝木侮土，运化呆滞，故食少嗳气；脾病则气血的化源不足，故面色爪甲皖白；舌质淡、脉弦为肝郁气滞之征。

二、治疗

（一）治疗原则

水肿的治疗，《内经》提出的“开鬼门”、“洁净府”、“去菀陈莝”3条基本原则，对后世影响深远，一直沿用至今。其具体治法，历代医家都有补充发展，现将常用的治法分述如下。

1. **利尿法**　是治疗水肿病最基本、最常用的方法。常与发汗、益气、温化等法合并运用。

2. **发汗法**　适用于面部水肿初起而又有肺气不宣表现的患者，或水肿而兼有表证的患者。本法的使用要适可而止，同时要注意与其他治法配合应用。

3. **健脾益气法**　本法并非专用于脾脏水肿，实则五脏水肿均可使用。临床上常与利尿法同用。

4. **温化法**　适用于阳虚水肿，常与利尿法同用。

5. **育阴利水法**　适用于口燥咽干，舌红少苔，小便黄少，脉细数，或阴虚阳亢，头目眩晕的阴虚水肿患者。

6. **燥湿理气法**　适用于脾虚不运，腹胀苔腻的患者，也常与利尿法同用。气行则水行，气降则水降，畅通三焦，有助于利尿。

7. **清热解毒法**　适用于发热，口渴，咽喉肿痛，或身上生疮的水肿患者，常与利尿法同用。

8. **活血化瘀法**　适用于有瘀血的水肿患者。

9. **泻下逐水法**　适用于全身严重水肿，体实病急，诸法无效，二便不通，可用本法，治标缓急。

10. **扶正固本法**　适用于水肿消退，机体正气未复的患者。本法的应用，要注意处理好扶正与祛邪的关系。一般说来，水肿的消退，不等于余邪已尽，病根已除，因此不宜立即放弃祛邪这一治疗环节，而转入纯补之法。如过早补阳则助长热邪，过早补气补阴则助长湿邪，均可引起水肿复发。在水肿消退后的余邪未尽阶段，宜用祛邪而不伤正、扶正而不碍邪的和法治疗，待余邪已尽，再根据气、血、阴、阳的偏损情况，合理进行调补善后。

（二）治法方药

肺水

［风邪遏肺］

治法：疏风解表，宣肺行水。

方药：越婢加术汤加减。方用麻黄、生姜宣肺解表以行水；白术健脾制水；石膏清肺胃之郁热；大枣、甘草补益肺脾，使中焦健旺，营卫调和，结散阳通，微微汗出，风水随汗而解，小便自利，肿自消失。若口不渴，为肺胃之郁热不甚，去石膏，加茯苓皮、冬瓜皮以利小便；恶寒无汗脉浮紧，为风寒外束皮毛，去石膏加羌活、防风、苏叶发汗祛风；咳嗽喘促不得卧，为风水阻闭肺气，加杏仁、陈皮、苏子、葶苈子以利气行水；咽喉肿痛，为风邪郁结咽喉所致，去生姜，加牛蒡子、射干、黄芩、板蓝根清肺经郁热。

［痰热壅肺］

治法：清金化痰，利尿消肿。

方药：清金化痰汤合《千金》苇茎汤。方中黄芩、知母、苇茎、桑白皮清热宣肺；陈皮、桔梗、瓜蒌仁理气化痰；麦门冬、贝母、甘草润肺止咳；茯苓、薏苡仁、冬瓜仁健脾渗湿消肿；桃仁逐瘀行滞，可增强桔梗、瓜蒌仁等之宣肺效果。故两方合用有清热宣肺、豁痰止咳、渗湿消肿之效。肺热壅盛，咳而喘满，咳痰黏稠不爽，去陈皮，加石膏、杏仁、鱼腥草等泻肺清热。

［肺气虚寒］

治法：温阳散寒，宣肺行水。

方药：苓甘五味加姜辛半夏杏仁汤。方中干姜、细辛、半夏温化肺中寒痰；杏仁、茯苓宣肺利水；五味子收敛肺气；甘草调中益气。

脾水

［脾胃气虚］

治法：补益脾胃，渗湿消肿。

方药：参苓白术散。方以人参、山药、莲子、扁豆健脾益气；茯苓、白术、薏苡仁健脾渗湿消肿；砂仁运脾化湿；甘草调中和胃；桔梗宣肺升提。

若水肿而大便稀溏，食少短气，时有肛坠，感冒时作，舌淡苔少，脉虚弱，为中气下陷之征，当补中益气，升阳举陷，用补中益气汤。

［脾阳不足］

治法：温脾行水。

方药：实脾饮。方用附子片、干姜、白术、厚朴、草果、茯苓温运脾阳；槟榔、木瓜、木香理气行水；生姜、甘草、大枣补中温胃。脾胃阳气健旺，气化水行，则肿胀自消。腹胀大，小便短少，为水湿内盛，原方去大枣、甘草，加桂枝、猪苓、泽泻通阳化气以行水；气短便溏，为中气大虚，加党参、黄芪以益气；咳喘不思食，为脾阳困惫，水气上泛，去大枣、甘草，加砂仁、陈皮、紫苏叶运脾利气。

心水

［心气虚弱］

治法：补益心气。

方药：归脾汤。本方既可治疗心脾两虚，亦可用于心气虚弱之水肿。方中人参、黄芪、白术、炙甘草补益心气；当归、龙眼肉、茯神、酸枣仁、远志等养心血、安心神；少佐木香行气，使补而不滞。水肿较甚，加猪苓、泽泻、车前子利尿消肿；心悸失眠，加合欢花、柏子仁养心安神。

［心阳不振］

治法：温通心阳，化气行水。

方药：真武汤。方中附子辛温大热，强心、温阳、散寒；茯苓、白术健脾利水，导水下行；生姜温散水气；芍药敛阴和阳。水肿甚者，加猪苓、泽泻、葶苈子；心气虚，胸闷气短甚者，加人参、黄芪；汗多者，加龙骨、牡蛎、浮小麦。心阳外脱，汤剂不能及时起效，应改用参附注射液静脉注射。

［心血瘀阻］

治法：活血化瘀。

方药：桃红四物汤合四苓散。方中桃红四物汤养心血、化瘀血；四苓散健脾利水消肿。兼心气虚者，加附子、桂枝等。

此外，发于心脏的水肿，若阴阳气血均有亏损，主症表现为水肿、心动悸、脉结代，可用炙甘草汤治之。

肾水

［膀胱停水］

治法：化气行水。

方药：五苓散。方中桂枝化气行水；白术健脾燥湿；泽泻、茯苓、猪苓甘淡渗湿，畅利水道。

［下焦湿热］

治法：清热除湿，利水消肿。

方药：通苓散。方以车前子、木通、茵陈、瞿麦清热除湿；以四苓散利尿消肿。腰痛甚，小便混浊，为浊湿阻滞尿道，去白术，加黄柏、苍术、土茯苓、萆薢解毒除湿；小便带血，为热伤阴络，加茅根、生地、小蓟清热止血；面热、头眩、失眠、腰酸、脉弦数，为湿热日久伤及肾阴，肝阳偏旺，加菊花、钩藤、石决明镇肝潜阳。

［肾阳不足］

治法：温肾行水。

方药：《济生》肾气丸。本方为《金匮》肾气丸加牛膝、车前子而成，有温补肾阳、化气行水之力。本证水肿，除济生肾气丸之外，《金匮》肾气丸和真武汤亦属常用方药，当因证选用。

［浊邪上逆］

治法：化浊降逆。

方药：温脾汤加减。方中附子片、党参温阳益气化湿；陈皮、茯苓、厚朴、生大黄化湿导浊下行。若阴阳俱虚，出现恶心呕吐、神志不清、面色不华、呼吸微弱、汗出肢冷、二便自遗、舌淡苔腻、脉微欲绝，应回阳救脱、益气敛阴，方用生脉散合《济生》肾气丸。

若内热较甚，身热呕吐，神昏谵语，鼻衄或牙龈出血，舌质红，苔黄燥，脉数有力，治宜清热凉血，降逆和胃止呕，方用黄连温胆汤合犀角地黄汤加大黄。

关于浊邪上逆之证，由于呕吐严重，一般存在汤药难进、药入即吐的实际困难，因此现在多将上述汤药做成灌肠液做直肠保留灌肠，如用生大黄6～9克、黑大豆30克、生甘草3克，或用生大黄7～12克、白花蛇舌草30克、六月雪30克、丹参15克煎成150毫升，灌肠，每日1～2次，以每日排便2～3次为宜。

肝水

［气滞水停］

治法：疏肝理气，除湿散满。

方药：柴胡疏肝散合胃苓汤。前方疏肝解郁，理气止痛；胃苓汤燥湿散满，利水消肿。若胁腹胀满较甚，可佐入木香、香附、青皮、谷芽、麦芽等健脾理气之品；气病及血而见胁肋刺痛、舌有瘀点、脉细涩者，可加桃仁、红花、䗪虫、丹参、郁金等活血散瘀；倦怠乏力，少气懒言，气虚较甚者，加党参、黄芪、黄精以益气；畏寒、肢冷、便溏阳虚者，加附子片、干姜、补骨脂等以温阳；口苦，小便黄，为气郁化热，加茵陈、虎杖、黄连等清热利湿。

（三）其他治法

(1) 木香散：木香、大戟、牵牛子各等份，研为细末，每次用糖开水冲服3～6克。此方多用于体实病实之证，一般以一泄为宜。

(2) 大枣150克，锅内入水，以上没四指为度；用大蓟并根苗30克，煮熟为度。去大蓟吃枣，分4～6次服，每日2～3次。

以上两方，均用于消肿，使用时要注意攻补兼施，中病即止。

(3) 卢氏消肿方：牵牛子130克，红糖125克，老姜500克，大枣62克。共研细末，泛丸，分3日服完，每日3次，食前服。本方能促使水邪从肠道排出，对于肾病水肿，消肿效果较好。

(4) 益母草，晒干，125克，加水800毫升，煎至300毫升，去渣分4次服，隔3小时服1次。小儿酌情减量。本方用于肾病水肿，小便不通，尿血等。

(5) 福寿草(又名冰凉花)碾成粉剂，每次服25毫克，每日1～3次。用于心水肿满有效。但使用时要严格掌握剂量，过量可出现恶心呕吐，多汗，腹痛，头昏眩晕，视物不清，心慌等中毒症状。

(6) 商陆15克，绿豆30～50克，煮熟去商陆，常服。本方适用于有热象的水肿患者，但应注意毒副反应的发生，一般不宜长用。

(7) 加味鲤鱼汤，鲤鱼1条(约500克)，生姜31克，葱62克，燉汤不放盐，喝汤吃鱼。本方适用于气血虚弱患者，对邪浊上逆之肾水慎用。

(8) 鳝鱼500克，鲜薤白120克，燉汤不放盐，喝汤吃鱼。本方适用于气血虚弱患者，对邪浊上逆之肾水慎用。

(9) 黄芪30～60克，煎服每日1剂。有利尿消肿，消除蛋白尿作用。

(10) 益肾汤：当归、川芎、赤芍、红花各10～15克，丹参15克，桃仁9克，益母草、金银花、白茅根、板蓝根、紫花地丁(或蒲公英)各30克，水煎服。适用于肾炎水肿，有出血倾向等符合有瘀血表现者。本方在消除蛋白和恢复肾功能方面有一定疗效。

(11) 清热解毒方：金银花、连翘、射干、赤芍、玄参、地肤子、白茅根、白鲜皮、玄参、蚤休、蒲公英。适用于水湿内蕴，郁久化热；或外感风热毒邪；或服温燥药与激素后，出现湿热表现，如咽喉干痛，唇舌干红，苔黄腻，面部或皮肤出现红色皮疹者等有一定疗效。

【转归及预后】

随着水肿病情的进退，证候可以发生相应的转化。一般以由实转虚，或由实转化为虚实兼夹者为多见。

水肿的预后，一般来说，新病患者，正气未亏，只要治疗及时合理，适当地休息与护理，可以获得痊愈。反之，治不及时，或治疗失当，或治不彻底，可反复发作，治疗较难，其中部分病情严重者，可危及生命。

治疗后，若水肿渐消，食欲日增，精神好转，脉象和缓，是病情好转的表现,治疗上不要急于求成,轻易改法易方,应谨守病机稳步前进。若经多方治疗,而水肿日益加重,出现口唇爪甲青紫,呼吸喘促,不能平卧,缺盆、背心、足心等处平满、纹理消失,肚脐肿满反突,阴囊肿烂,皮肤流水,眼球肿胀,有失神表现,舌质晦暗等,表示病情严重。《诸病源候论·水肿病诸候》指出:“水病有五不可治,第一唇黑伤肝,第二缺盆平伤心,第三脐出伤脾,第四足下平满伤肾,第五背平伤肺。凡此五伤,必不可治。脉沉者水也,脉洪大者可治,微细者死。”《千金翼方》指出:“一面肿苍黑是肝败不治;二掌肿无纹理是心败不治;三腹肿无纹理是肺败不治;四阴肿不起是肾败不治;五脐满肿反者是脾败不治。”这些记载,证诸临床,有很大参考价值。

如果水肿发展为水邪上犯,浊邪蒙蔽心包,出现神昏谵语;或水邪阻闭三焦,出现关格不痛,呕逆不止;或水邪阻滞,伤及血络,出现吐下暗红血水;甚至出现高热神昏,大汗淋漓,或手足青紫逆冷,脉微欲绝,下利清谷等亡阴、亡阳之证,均属危急重证,应及时抢救。

【预防与护理】

(1) 注意忌盐:中医强调水肿忌盐,由来已久,唐代孙思邈在《备急千金要方·水肿》中用赤小豆、桑白皮、鲤鱼、白术治水肿,明确指出:“鱼勿用盐”、“始终一切断盐”、“慎盐酱五辛。”元代危亦林《世医得效方》也指出:“凡水肿惟忌盐,虽毫米许不得入口,若无以为味,即水病去后,宜以酢少许,调和饮食……果欲去病,切须忌盐。”此后,历代诸家,都相当重视忌盐。

(2) 加强护理:避免褥疮;严重水肿,如喉间有痰,要注意吸痰,避免痰涎阻塞气道,引起窒息死亡;此外尤须注意寒温变化,防止再感外邪;对患者无论做治疗或擦身时,要避免损伤皮肤,否则容易引起感染,发生变证。

(3) 注意精神调养:医护人员要注意帮助患者树立战胜疾病的信心,以有利于治疗。

(4) 加强营养,防止伤食:水肿患者,一般都有胃肠功能障碍,脾胃运化功能衰弱,一旦饮食不慎,损伤脾胃,则可使病情反复。可根据病情不同,宜选用既有营养又不碍脾胃运化,既有利治疗又容易消化吸收的食物调养,尤在病有好转之后,切忌暴饮暴食、过食肥甘之品。

【现代研究】

水肿的现代研究主要集中在肾源性水肿和心源性水肿两个方面。

(一) 肾源性水肿

慢性肾小球肾炎是一组原发于肾小球病理损害的临床综合征,表现为蛋白尿、血尿、水肿、高血压等肾小球肾炎症状迁延不愈。其发病机制各不相同,属于中医学“肾风”、“肾水”、“水肿”等病证范畴。

1. 病因病机与证候学研究 中医临床研究认为慢性肾炎发病不外内因、外因、诱因3类。内因以肾、脾、肝等脏腑功能虚损为主。吕氏[1]认为本病病本在肾虚,涉及肝脾等脏,外因则为风、寒、湿、热等邪气的侵入。赵氏[2,3]提出了慢性肾病可遗传论和并非均为肾虚论,认为风湿热邪深入营血,络脉瘀阻,属实而非虚,且多热、多瘀为本病之病机特征。欧阳氏[4]等对慢性肾炎中医证型与红细胞免疫相关性研究的结果显示:本病患者均存在红细胞免疫功能障碍。肺脾气虚较其他证型为轻;肺肾气虚、脾肾阳虚证的红细胞免疫及体液免疫强于肝肾阴虚和阴阳两虚($P<0.01$)其证候改变有肾气虚-肾阳虚-肾阴虚渐重的趋势。认为肺肾气虚是慢性肾炎早期阶段,抓紧治疗,疗效尚好。脾肾阳虚、肝肾阴虚为进一步发展的中间证型,治疗得当,可延缓进展。气阴两虚、阴阳两虚为本病终末阶段。

2. 治疗概况

(1) 常用中药:统计方剂146方,共涉及中药200余味,以使用的频度(146方中出现的次数)排序,出现频率最高的12味药是:黄芪87/146,茯苓80/146,益母草73/146,白术56/146,丹参49/146,泽泻42/146,生地黄42/146,党参38/146,甘草38/146,白茅根37/146,山药31/146,车前子27/146,足见使用的药物相对集中。本病常用成药为六味地黄丸、肾炎温阳片、肾炎消肿片、肾康宁片、肾炎四味片、知柏地黄丸、《济生》肾气丸、活血丸、壮腰健肾丸、肾炎康复片、肾炎舒片[5,6]。

(2) 辨证治疗:贺氏[7]以济生肾气汤为主并随证化裁分4型治疗慢性肾炎:① 肾虚型,可分为肾阴虚、肾阳虚两型。肾阴虚型,治当滋阴益肾、补气化水,用《济生》肾气汤加女贞子、杜仲炭、炙龟版;肾阳虚型,治以温补肾阳、化气行水,用济生肾气汤加芦巴子、巴戟天、枸杞子。② 脾肾阳虚型,治以健脾温肾、补精化气,用济生肾气汤加党参(虚甚者用人参)、麦门冬、焦白术、陈皮、白果。③ 脾肺两虚型,治当培土生金、升阳利水,用济生肾气汤加党参(虚甚者用人参)、麦门冬、焦白术、陈皮、炙甘草,可重用肉桂、附子。④ 肺肾两虚型,宜阴阳兼治、补肾行水,用《济生》肾气汤加人参、麦门冬、五味子、生地、地骨皮。共治疗慢性肾炎172例,结果治愈97例,好转60例,有效12例,无效3例,总有效率为98%。韩氏等[8]治疗难治性肾病综合征,对外感风邪、表里同病,用升降散加味:僵蚕、蝉蜕、姜黄、菊花、大黄、薄荷。少阳枢机不利,用温胆汤加味:陈皮、半夏、枳实、茯苓、竹茹、郁金、白花蛇舌草、半边莲。肝郁日久、阴虚火旺用滋水清肝饮加减:生地、丹皮、山茱萸、白芍、山药、茯苓、泽泻、当归、栀子、柴胡。总有效率88.6%。

(3) 单味中药治疗:谢氏等[9]使用雷公藤多苷片治疗成人原发性肾病综合征32例,结果显示有效率达75%,说明雷公藤治疗本病有很好疗效。

(4) 专方治疗:曹氏等[10]用肾康颗粒(黄芪、薏苡仁、白花蛇舌草、白茅根、益母草等)治疗117例慢性肾炎患者,结果治疗组的免疫功能、血脂、氧自由基指标均明显改善,与单纯西药对照组有显著性差异。唐氏等[11]用益气活血系列方(即清热膜肾冲剂和补肾膜肾冲剂)由黄芪、党参、白术、山药、丹参、益母草、淫羊藿、巴戟天、肉苁蓉等组成,治疗31例膜性肾炎患者,总有效率为74.2%,清热膜肾冲剂组的疗效尤佳,达80.9%,中药组的疗效比激素组明显提高($P<0.05$),且从实验室指标可见中药组蛋白尿、血浆白蛋白、血

脂均较治疗前明显改善。

（二）心源性水肿

充血性心力衰竭是由于心脏舒缩功能障碍，心排血量不足以维持组织代谢需要而引起的以循环功能障碍为主的临床综合征。它是临床上极为常见的危重症，该病属于中医学心悸、喘证、水肿、积聚、痰饮等病证范畴。

1. 病因病机与证候学研究　有关该病的病因病机，多认为本病外因多为风、寒、湿、热等，饮食失宜、七情内伤、脏腑内伤为其内因；病性多属本虚标实，涉及心、脾、肾、肺诸脏，气、血、水湿、痰瘀相互为病。曹氏等[12]认为充血性心力衰竭正虚基础上兼有标实为多，气虚血瘀是最常见的证候，其他证候可由此演变而成。气虚血瘀进一步发展可致气阳两虚、阳气虚脱、水湿内停、痰浊内停等一系列虚实夹杂的证候群。郭氏[13]认为充血性心力衰竭本虚以气虚、阳虚、阴虚为主，标实以外邪、血瘀、痰饮、水湿居多，心气虚是充血性心力衰竭最基本的病机，病久可损及阳或阴，发病多在感受外邪、劳倦太过、情感刺激、饮食不节等诱因作用下，心之阴阳气血俱损，影响到五脏六腑产生瘀血、痰饮、水湿等病理产物，此类病理产物又可作为新的致病因素，形成恶性循环。

2. 治疗概况

（1）辨证分型：充血性心力衰竭的中医辨证分型，少者两型，多者达10个证型，多数报道分3～6个证型。如赵氏等[14]将39例充血性心力衰竭患者分为气阴两虚型、心脾两虚型和心肾阳虚型，并用超声心动图进行了治疗前后心功能测定，结果显示气阴两虚型多属于轻度心衰，其他两型多属于中、重度心衰，心肾阳虚型心功能最差。焦氏[15]认为充血性心力衰竭乃水湿为病，强调利水湿是重要环节，提出温阳化气、调气血、调畅三焦、宣气等清利水湿4法，分别治疗肾虚不主气化、水液不行，阳虚水泛、水气凌心，肝郁气滞、水瘀交阻，湿浊弥漫三焦、湿邪阻遏气机、表里皆有湿停或内有湿浊、兼有表气不通之证。周氏等[16]将左室舒张功能不全性心衰分为瘀血阻络证、瘀血夹风证、瘀血夹痰证、瘀血夹水证4型，此4型均为实证而无虚证，观其用药也以活血为主且疗效满意。是否舒张功能障碍性心衰其中医病机与收缩功能障碍型心衰不同有待进一步深入研究。

（2）治疗方药：陈氏等[17]以强心合剂（主要由鹿角、补骨脂、淫羊藿等组成）治疗慢性充血性心力衰竭30例，临床总有效率为87%，能显著改善NYHA心功能分级和Lee心衰评分，提高左室射血分数（EF）和心输出量（CO）（$P<0.05$），与地高辛对照组30例相比无显著差异。此外，强心合剂还能显著改善肾虚症状积分，降低血浆内皮素（ET）、血管紧张素（AngⅡ）和心钠素（ANP）水平，与治疗前及地高辛对照组比较$P<0.01$；同时还能下调室间隔厚度（IVST）、左室后壁厚度（PWT）和左室重量指数（LVMI）（$P<0.01$）、与地高辛对照组相比$P<0.05$。强心合剂可能通过短期的加强心脏收缩功能、改善血流动力学及纠正长期的修复性指标延缓心力衰竭的发生、发展。何氏等[18]将150例轻、中度充血性心力衰竭患者随机分为3组，A组单用中药（黄芪、人参、丹参、制附子、麦门冬、檀香、五味子、当归尾、泽兰），B组单用卡托普利加美托洛尔，C组中西药联合应用。结果心功能改善总有效率A组为72%，B组为86%，C组为94%；超声心动图左室舒张末期内径C组较A、B两组明显缩小（$P<0.05$），射血分数C组比A、B两组明显提高（$P<0.05$），24小时动态心电图C组室性早搏数比A、B组明显减少（$P<0.05$）。

（3）中药注射剂的应用：①黄芪注射液：周氏等[19]以黄芪注射液静脉滴注治疗充血性心力衰竭42例，对照组用硝酸甘油治疗41例，黄芪注射液治疗后1个月、6个月临床心功能改善显效率及总有效率分别为26.2%、78.6%，34.2%、81.6%，明显优于对照组（$P<0.05$，$P<0.01$）。两组治疗后的左室射血分数（LVEF）、左室短轴缩短率（FS）、二尖瓣快速充血期和心房收缩期血流速度（E/A）、每搏出量（SV）、心输出量（CO）及心脏指数（CI）均较治疗前有明显改善（$P<0.05$，$P<0.01$），但治疗组更优于对照组（$P<0.05$）。随访1～6个月治疗组心脏性事件发生率少于对照组（$P<0.05$）。②参附注射液：田氏[20]以参附注射液静脉输注治疗属于NYHA心功能分级为2～4级的住院充血性心力衰竭患者73例，随机分为参附注射液治疗组和常规治疗对照组，对照组给予常规抗心衰治疗（吸氧，休息，低盐饮食，强心，利尿，血管扩张剂等），治疗组在常规治疗基础上加用参附注射液，均治疗2星期，治疗组疗效与对照组比较，临床近期治愈率及总有效率分别为43.24%、91.89%和25.00%、80.56%（$P<0.05$）；治疗组治疗后血液流变学指标均明显改善（$P<0.05$），对照组治疗前后血液流变学指标改善不明显（$P>0.05$）；两组治疗后的LVEF、FS、E/A、SV、CO及CI均较治疗前有明显改善（$P<0.05$），但治疗组更优于对照组（$P<0.05$）。

【小结】

水肿的形成，系由外感六淫，或饮食失调，劳倦内伤，正气亏虚，脏腑功能失调，引起水液气化失常所致。

水肿的辨证，应注意辨明是外感、内伤，病之所在的脏腑，以及寒、热、虚、实等，认真分析病情发展动态和预后转归。

对于水肿的治疗，常用的治法有利尿、发汗、健脾、温化、燥湿理气、清热解毒、活血化瘀、泻下逐水、扶正固本等。

近年来对属于水肿范畴的肾小球疾病、充血性心力衰竭等病证，在病因病机、辨证分型及治法方药方面，总结了不少新经验，取得了一些新进展，丰富了本篇辨证论治的内容。

附方

（1）越婢加术汤（《金匮要略》）：麻黄　石膏　甘草　生姜　大枣　白术。

（2）清金化痰汤（《统旨方》）：黄芩　栀子　麦门冬　知母　桔梗　桑白皮　贝母　瓜蒌仁　橘红　茯苓　甘草。

（3）苇茎汤（《备急千金要方》）：苇茎　薏苡仁　冬瓜子　桃仁。

（4）苓甘五味加姜辛半夏杏仁汤（《金匮要略》）：干姜　细辛　半夏　杏仁　茯苓　五味子　甘草。

(5) 参苓白术散(《和剂局方》)：白扁豆 人参 白术 白茯苓 甘草 山药 莲子肉 桔梗 薏苡仁 砂仁。
(6) 补中益气汤(《脾胃论》)：黄芪 炙甘草 人参 当归 陈皮 升麻 柴胡 白术。
(7) 实脾饮(《济生方》)：厚朴 白术 木瓜 木香 草果仁 槟榔 附子 干姜 甘草 白茯苓。
(8) 归脾汤(《济生方》)：白术 茯神 黄芪 龙眼肉 酸枣仁 人参 木香 当归 甘草 远志。
(9) 真武汤(《伤寒论》)：茯苓 芍药 白术 生姜 附子。
(10) 桃红四物汤(《医宗金鉴》)：当归 赤芍 生地 川芎 桃仁 红花。
(11) 四苓散(《奇效良方》)：猪苓 泽泻 白术 茯苓。
(12) 炙甘草汤(《伤寒论》)：炙甘草 生姜 人参 生地 桂枝 阿胶 麦门冬 麻仁 大枣。
(13) 五苓散(《伤寒论》)：猪苓 泽泻 白术 茯苓 桂枝。
(14) 通苓散(《世医得效方》)：猪苓 泽泻 白术 茯苓 车前子 木通 茵陈 瞿麦。
(15) 济生肾气丸(《济生方》)：生地 山药 山茱萸 泽泻 茯苓 丹皮 桂枝 附子 牛膝 车前子。
(16) 温脾汤(《备急千金要方》)：大黄 人参 甘草 干姜 附子。
(17) 柴胡疏肝散(《景岳全书》)：柴胡 陈皮 炙甘草 白芍 枳壳 川芎 香附。

【现代研究】主要参考文献

[1] 吕仁和. 慢性肾炎分期辨治[J]. 河南中医药学刊，1994，9(2)：11.
[2] 彭建中. 赵绍琴教授辨治慢性肾病的学术思想[J]. 北京中医药大学学报，1994，17(5)：39.
[3] 赵绍琴. 慢性肾病新论[J]. 中医教育，1992，11(6)：39.
[4] 欧阳永红. 慢性肾炎辨证与红细胞免疫相关性研究[J]. 实用中西医结合杂志，1995，8(8)：568.
[5] 蒋保祥，沈艳艳. 治肾小球疾病中草药临床应用研究[J]. 山东中医杂志，2000，19(1)：43～45.
[6] 李焕宇，邓虹珠，王彩云. 慢性肾小球肾炎的中医药治疗研究进展[J]. 国际医药卫生导报，2004，10(14)：175～177.
[7] 贺清珍. 济生肾气汤加减治疗慢性肾炎 172 例[J]. 现代中医药，2003，(5)：31.
[8] 韩履祺，王琴. 难治性肾病综合征从肝论治[J]. 浙江中医杂志，2000，35(2)：75.
[9] 谢俊霞，孙瑞涛. 雷公藤多甙片治疗肾病综合征 32 例临床观察[J]. 哈尔滨医药，2002，22，(3)：52.
[10] 曹恩泽，戴小华，方琦，等. 肾康颗粒治疗慢性肾炎的临床研究[J]. 安徽中医临床杂志，1999，11(2)：73.
[11] 唐利群，陈以平. 益气活血系列方治疗膜性肾炎的临床观察和实验研究[J]. 上海中医药杂志，1998，32(10)：4～7.
[12] 曹雪滨，浦斌红，胡元会. 充血性心力衰竭的中医辨证分型特点[J]. 甘肃中医学院学报，1999，16(3)：13.
[13] 郭毅. 试论心衰及其治疗体会[J]. 四川中医，1996，14(8)：6.
[14] 赵青春. 辨证分型论治充血性心衰 42 例[J]. 中西医结合杂志，1991，11(11)：319.
[15] 焦增绵. 从水湿论治心力衰竭[J]. 中国中医基础医学杂志，1998，8(2)：53.
[16] 周慎，杨维华，卜献春，等. 辨证治疗左室舒张功能不全性心力衰竭 43 例对比观察[J]. 中医杂志，1996，37(11)：667.
[17] 陈兆善，董耀荣，胡婉英. 强心合剂治疗慢性充血性心力衰竭的临床疗效观察[J]. 中西医结合学报，2003，1(1)：25～29.
[18] 何焕友，赵惟呈，徐玉花，等. 中西医结合治疗充血性心力衰竭的临床研究[J]. 中国中西医结合杂志，2000，20(5)：344～346.
[19] 周智林，俞娉，林玎，等. 黄芪注射液治疗充血性心力衰竭的疗效研究[J]. 中国中西医结合杂志，2001，21(10)：747～749.
[20] 田俊. 参附注射液对充血性心力衰竭病人血液流变学的影响及疗效观察[J]. 中西医结合心脑血管病杂志，2003，1(6)：324～326.

汗 证

【定义】

汗证是指人体阴阳失调、营卫失和、腠理不固而引起汗液外泄的病证。根据汗出的表现，一般可分为自汗、盗汗、绝汗(又名脱汗)、战汗、黄汗等。时时汗出，动则益甚者为自汗；睡中汗出，醒来即止者为盗汗；大汗淋漓或汗出如油，肢冷息微者为脱汗；急性外感热病中突然恶寒战栗而后汗出者为战汗；汗色黄而染衣者为黄汗。

【历史沿革】

《内经》对"汗"早有认识，《素问·宣明五气篇》说："五脏化液，心为汗。"指出汗与心的关系最为密切。关于出汗的原因，《内经》认为是由于人体的阳气蒸发阴液所致。正如《素问·阴阳别论篇》所说："阳加于阴，谓之汗。"并认为出汗有生理性和病理性 2 种。生理性的出汗如《灵枢·五癃津液别》说："天暑衣厚则腠理开，故汗出。"《素问·热论篇》说："暑当与汗皆出，勿止。"病理性的出汗如《素问·经脉别论篇》说："故饮食饱甚，汗出于胃；惊而夺精，汗出于心；持重远行，汗出于肾；疾走恐惧，汗出于肝；摇体劳苦，汗出于脾。"又如《素问·举痛论篇》说："炅则腠理开，荣卫通，汗大泄，故气泄矣。"《灵枢·经脉》说："六阳气俱绝，则阴与阳相离，离则腠理发泄，绝汗乃出。"《灵枢·热病》说："热病已得汗而脉尚躁盛，此阴脉之极也，死；其得汗而脉静者，生。"由此可见，汗液的异常是脏腑功能失调的表现，在临床上可以通过观察汗液的变化来判断病情。这些论述为后世认识和治疗汗证，奠定了理论基础。

汉代张仲景将外感病汗出的见症分为辇辇汗出、自汗出、大汗出、手足濈然汗出、额汗、头汗出、汗出而喘，盗汗、黄汗等等。并根据出汗的性质、程度、部位来推断疾病的病机。如外感病的汗证可有在表、在里、为寒、为热、属实、属虚等不同,大大丰富了汗证的辨证内容。他所拟定的许多名方,例如调和营卫的桂枝汤,清热生津的白虎汤,通下泻火的承气汤,利湿退黄的茵陈蒿汤,回阳固脱的四逆汤等,对证应用,都有针对病源治疗汗证的作用。《金匮要略·水气病脉证治》一篇,详细论述了黄汗的证因脉治,对后世认识和治疗汗证也很有启发意义。

隋代巢元方《诸病源候论》有"虚劳汗候"、"虚劳盗汗候"、"风虚汗出候"等记载。认为汗证多属阳虚、卫阳不固所致。唐代孙思邈《备急千金要方·卷十》载有治伤寒病后汗不止十一方,称其中的牡蛎散谓"正汗之验无出于此方"。此外,又有麻黄根、牡蛎、甘草、雷丸、干姜作粉扑身止汗的外治方,堪称汗证专方之始。

宋代朱肱《类证活人书》对外感病自汗的病因病机做了进一步的分析,他说:"伤寒……自汗者九证,卫不和、伤风、风温、中湿、中暑、阳明病、亡阳、柔痉、霍乱皆自汗。"金代成无己在《伤寒明理论》中将自汗、盗汗的病机归纳为"自汗之证,又有表里之别,虚寒之异焉"、"伤寒盗汗者,非若杂病之虚,是由邪气在半表半里使然也"。金元时代医家论述汗证多从杂病着眼。《丹溪心法·自汗·四十九》中指出:"自汗属气虚、血虚、湿、阳虚、痰。"治疗方面则引述李东垣方药,治自汗用"人参、黄芪,少佐桂枝;阳虚附子亦可少用,须小便煮;火气上蒸胃中之湿,亦能汗,凉膈散主之。"又强调:"自汗大忌生姜,以其开腠理故也。"对于盗汗则认为"盗汗属血虚、气虚"。在治疗上,朱氏认为东垣之当归六黄汤"甚效","但药性寒,人虚者,只用黄芪六一汤。盗汗发热,因阴虚,用四物加黄柏。兼气虚,加人参、黄芪、白术"。这些均为经验之谈,可供临床参考。

明清时代,治疗汗证的方法不断丰富,不仅用复方,而且有很多单方、验方;不仅使用内服药,而且使用外用药。其中以明代戴思恭《证治要诀》一书记述较详。明代李中梓《医宗必读》将汗证按杂病与伤寒分别论述,眉目清晰,很有参考价值。明代张景岳《景岳全书·汗证》总结前人经验,提出:"自汗、盗汗亦各有阴阳之证,不得谓自汗必属阳虚,盗汗必属阴虚也。"将伤寒、杂病、自汗、盗汗等汗证统一起来,进行辨证论治,很有特色。

有关战汗的论述,汉代张仲景《伤寒论·辨太阳病脉证治》云:"太阳病未解,脉阴阳俱停,必先振栗汗出而解。"其临床表现、病因病机均和战汗相仿。明代张景岳《景岳全书》对此做了补充,指出"凡伤寒欲解,将汗之时,若其正气内实,邪不能与之争,汗出自不作战,所谓不战,应知体不虚也。若其人本虚,邪与正争,微者为振,甚者为战,正胜邪则战而汗解也。"战汗在临床上常作为观察病情变化和预后的一个重要的症状,至明清温病学派更有所发挥。明代吴又可《温疫论》、清代叶天士《外感温热篇》均有较详细的阐述,叶氏并且进一步通过药物来达到"战汗透邪"的目的,他说:"若其邪始终在气分流连者,可冀其战汗透邪,法宜益胃,令邪与汗并,热达腠开,邪从汗出。"至今临床仍有一定参考价值。

【范围】

汗证可见于西医学多种疾病(包括传染病)中,且可成为主要症状。如甲状腺功能亢进、自主神经功能紊乱、风湿热、低血糖、虚脱、休克及结核病等的发热期和恢复期,如表现出汗过多的症状,可参考本篇进行辨证论治。

【病因病机】

出汗为人体的生理现象。在天气炎热、穿衣过厚、饮用热汤、情绪激动、劳动奔走等情况下,出汗量增加,属于正常现象。本篇论述属于疾病状态的常见出汗证候。

1. **营卫不和** 卫气有固护津液,不使妄泄的作用。肺主气属卫,肺气不足之人,肌表疏松,腠理不固而汗自出。明代王肯堂《证治准绳·自汗》说:"或肺气微弱,不能宣行荣卫而津脱者。"此外,风邪侵袭表虚之体,或湿邪留于肌肤,也可使营卫不和,卫外失司而见汗出。如《伤寒论·辨太阳病脉证治》所述"太阳病,头痛,发热,汗出恶风者,桂枝汤主之"等。

2. **里热炽盛** 风寒入里化热或感受风温、暑热,邪客于肺,肺热内炽,蒸发津液则大汗出。亦即《素问·举痛论篇》所谓:"炅则腠理开,荣卫通,汗大泄……"若里热久蕴,肺胃热盛,津伤肠燥,亦可迫津外泄而作汗。亦有因饮食不节,过食辛辣、炙煿之人,胃肠积热,每易汗出。

3. **湿热熏蒸** 饮食不节或外感湿邪,损伤脾胃,脾胃失运,湿浊中阻,蕴久化热,湿热熏蒸肌表,则可为自汗;上蒸于头,则头汗出;旁达四末则为手足汗出;湿热蕴于肝胆,胆汁随汗液外渍肌肤则见汗出色黄,而为黄汗。湿热久蕴,阴血已伤,则可为盗汗。

4. **阴虚火旺** 心主血,肾藏精,精神过用,起居不慎,亡血失精,致血虚精亏,虚火内生,阴津被扰,不能自藏而外泄作汗。明代王肯堂《证治准绳·盗汗》说:"虚劳之病,或得于大病后阴气未复,遗热尚留;或得之劳役、七情、色欲之火,衰耗阴精;或得之饮食药味,积成内热,皆有以伤损阴血,衰惫形气。阴气既虚,不能配阳,于是阳气内蒸,外为盗汗。"若久患失眠之人,心血暗耗,心神被扰,以致阴不济阳,每遇情绪激动之时而汗自出。

5. **阳气式微** 《素问·生气通天论篇》说:"阳者,卫外而为固也。"久病重病,正气耗伤,化源不充则阳气衰弱,不能敛阴,汗液妄泄,甚者可发生亡阳之变而绝汗出。气虚乃阳虚之渐,故肺气虚、心气虚、心阳虚、脾气虚、脾阳虚、肾阳虚均因津液失于固护而汗出。若高热、暴泄而阴竭者,阴阳离绝也可导致亡阳汗脱之变。

6. **正邪交争** 在急性热病中,由于失治、误治,或正气素虚,致病邪在气分稽留不去,正邪相争,常先战栗而后汗出,称为战汗。

【诊断与鉴别诊断】

一、诊断

(一) 发病特点

汗证有数种证型,可单独出现或伴见于其他疾病过程中。各型的病情轻重程度有较大的区别。

(二) 临床表现

自汗、盗汗在临床上较为常见,男女老幼,任何年龄,均可罹患此病。自汗表现为时时汗出，动则益甚。盗汗表现为睡中汗出，醒来即止。战汗在临床上较为少见，主要发生在发热患者，具有全身战栗而汗出的特征。脱汗主要见于急重患者，全身大汗淋漓，并伴有亡阴、亡阳等危重见症。黄汗则主要见于黄疸患者，汗如黄柏，染衣着色。

二、鉴别诊断

自汗、盗汗、绝汗、战汗、黄汗五者虽同为汗证，但各具特点，临床表现各不相同，治疗、转归亦不一致，应加以鉴别，现分述如下。

1. **自汗**　不问朝夕、动或不动，醒时汗出，名曰自汗。《景岳全书·汗证》："自汗，濈濈然无时，而动作则益甚。"鉴别要点是醒时汗出，这一点有别于盗汗。

2. **盗汗**　睡时出汗，醒后则止，名曰盗汗。《丹溪心法·自汗》："盗汗者，谓睡而汗出也，不睡则不能汗出。方其熟睡也，凑凑然出焉，觉则止而不复出矣，非若自汗而自出也。"鉴别要点是，熟睡之时汗出，醒后汗则收敛。

3. **绝汗**　发生于病情危笃之时，患者可见全身大汗淋漓，或汗出如油，伴有肢冷，脉微，呼吸低弱，甚至神识不清等，是为绝汗(亦称为脱汗)。

4. **战汗**　主要见于发热患者，是机体正气与病邪斗争，驱邪外出的一种防御措施，其特点是全身战栗，随之汗出。

5. **黄汗**　黄汗是汗色发黄，染衣着色，因此和其他汗证较易鉴别。多见于患黄疸病的患者，但偶也可见于无明显黄疸的患者。

【辨证论治】

一、辨证

(一) 辨证要点

1. **辨汗证之不同**　汗证辨证，主要辨别自汗、盗汗、战汗、绝汗、黄汗。

2. **辨虚实寒热**　汗证有虚、实、寒、热之分，应细致辨证，四诊合参，作出正确的诊断。

3. **辨不同证候之偏重**　盗汗以虚热为多见，但气虚、阳虚、湿热亦间或有之，应细审辨察。绝汗(脱汗)见于阳亡阴竭；战汗则多见于虚人外感；黄汗多属湿热。对这些病证俱当辨识。

(二) 证候

自汗

[营卫不和]

症状：汗出恶风，周身酸痛或微发热，头痛。脉浮缓，苔薄白。

病机分析：营卫失和，腠理不固，故汗出恶风，周身酸痛。如风邪在表者，则兼见脉浮、头痛、发热等症状。

[肺脾气虚]

症状：久病咳喘，体弱纳少，汗出恶风，动则益甚，面色萎黄无华。脉弱，舌苔薄白。

病机分析：肺主皮毛，脾主肌肉，咳喘日久，伤及肺气，久病体弱纳少，则脾气不充，肌表不实，皮毛不固，腠理疏松，故畏寒恶风。又兼动则气耗，气不摄津，故汗出益甚。脾运不健，则饮食少思，面色萎黄。脉细弱，苔薄白为气虚之征。

[里热蒸迫]

症状：蒸蒸汗出，或但头汗出，或手足多汗，面赤，发热，气粗，口渴，喜冷饮，胸腹胀闷，烦躁不安，大便干结不行。脉洪大或滑数、或沉实，舌质红、苔黄腻或黄糙。

病机分析：阳旺之躯，里热素盛，或好饮多食，积滞酿热，热邪在里，蒸迫津液外泄，故见蒸蒸汗出，面赤气粗；津液被劫，故口渴饮冷，大便干结。脉洪大为气分热炽，滑数多为宿食停积化热，沉实则属腑实燥结。黄腻苔多见于宿食，黄燥则属里热化火、津液被劫之象。

盗汗

[阴虚火旺]

症状：久咳虚喘，虚烦少眠，寐则汗出，形体消瘦，骨蒸潮热，五心烦热，女子月经不调，男子梦遗。脉细数，舌红少苔。

病机分析：肺痨久咳，或亡血失精，阴血亏耗，虚火内炽，迫液外泄，故见入夜盗汗，形体消瘦，骨蒸潮热，五心烦热；热扰神明，则虚烦少寐；阴虚火旺，相火妄动，引起女子月经不调，男子梦遗。脉象细数，舌红少苔，亦为阴虚火旺之象。

[心血不足]

症状：心悸少眠，睡则汗出，气短神疲，面色不华。脉细，舌淡苔薄。

病机分析：劳心过度，心血耗伤，或久病血虚，血不养心，心神不宁，故心悸少眠，神气浮越则睡中盗汗；气血不充故面色不华，气短神疲。脉细舌淡，均为血虚之征。

绝汗

症状：急性病或各种危重病证，突然大汗淋漓，或汗出如油，精神疲惫，四肢厥冷，声短息微。脉微欲绝，或脉大无力，舌卷无津。

病机分析：急病或重病耗伤正气，阴液骤竭，阳气暴脱，阴阳离绝，故见突然大汗淋漓或汗出如油，精神疲惫，四肢厥冷，声短息微。脉微欲绝或散大无力，舌卷无津为阴阳将脱之象。

战汗

症状：急性热病中症见发热口渴，躁扰不宁，突然全身战栗，而后汗出。脉微数，苔薄黄。

病机分析：外邪客于气分，故见发热口渴，躁扰不宁。正气抗邪外出，邪正交争，常可发生战栗，正气胜邪则汗出病退，脉静身凉，烦渴自除。脉象浮数，苔薄黄，为热在气分之象。

黄汗

症状：发热汗出，色正黄如柏汁，染衣着色，口干不欲饮，或身体浮肿，状如风水。脉沉滑，苔黄腻。

病机分析：湿热素盛，再感外湿之邪，交阻于肌表，故身体浮肿；湿热熏蒸肝胆，胆汁随汗液外溃皮肤，故汗出而色黄，染衣着色；湿热中阻，故口渴不欲饮。脉沉滑，苔黄腻，为湿热之征。

二、治疗

(一) 治疗原则

汗证的治疗，当以汗证之不同病机，而有所区别。

自汗多因营卫不和、肺脾气虚、热淫于内等引起，在治疗上应分别给以调和营卫、益气固表、清里泄热。盗汗多由于阴虚火旺、心血不足所致，在治疗上则应给予滋阴降火、补血养心。绝汗主要为阴阳离决之危象，应从速投以益气固脱、回阳敛阴之剂。战汗一般不需治疗，但要注意密切观察。黄汗多因湿热内蕴，治予清热利湿为主。

（二）治法方药

自汗

［营卫不和］

治法：调和营卫。

方药：桂枝汤。方中桂枝、白芍同用以调和营卫，佐以生姜、大枣、甘草和中。若兼感外邪，可视病情酌以加减。

另外，临床上常见久患失眠之人，每遇情绪波动之时常易自汗出，为心之阴阳失调所致。《难经·十四难》云："损其心者，调其营卫。"治宜桂枝加龙骨牡蛎汤。

［肺脾气虚］

治法：益气固表。

方药：玉屏风散。方中黄芪宜生用，益气固表止汗；白术健脾化湿；少佐防风走表而助黄芪固表之功。汗多者加麻黄根、浮小麦、糯稻根、煅龙骨、煅牡蛎以止汗敛阴。气虚甚者加党参、黄精、炙甘草以健脾益气。

［里热蒸迫］

治法：清泄里热。

方药：无燥屎内结者用竹叶石膏汤，方以石膏、竹叶清泄气分之热，人参（可改用沙参）、麦门冬滋养阴液，里热得清，则汗出自止。宿食在胃者，一般可用消导和胃佐以泄热，用保和丸加黄连。方中山楂、神曲、莱菔子消导化滞，黄连、连翘清热泻火。如大便秘结，潮热汗出，脉沉实者，可用调胃承气汤，若不应则改用大承气汤攻下结热。

盗汗

［阴虚火旺］

治法：滋阴降火。

方药：当归六黄汤。方中当归、熟地、生地滋阴养血，熟地、生地需重用；黄连、黄芩以清心肺之火，虚火甚时此二味用量宜小；黄柏泻相火而坚阴；黄芪益气固表。若属久病肺肾阴亏者，可用麦味地黄丸加龙骨、牡蛎、糯稻根以敛汗。骨蒸潮热者加知母、地骨皮、青蒿、龟版、鳖甲以滋阴除蒸。

［心血不足］

治法：补血养心。

方药：柏子仁汤。方中人参、白术、大枣、半夏健脾益气，以资化源；牡蛎、五味子、麻黄根敛阴止汗。

若盗汗兼有肢冷身寒、脉细而沉、倦怠懒言等症，则属气虚、阳虚，治宜益气固表，可用黄芪建中汤加人参。

绝汗

治法：益气固脱，回阳敛阴。

方药：生脉散加附子，急煎频服。方中人参大补元气，五味子敛阴止汗，麦门冬养阴清热，附子温肾回阳。四药合用，药少力专，共奏回阳敛阴、固脱止汗的功效。汗多时还可加生龙骨、生牡蛎、麻黄根等止汗之品，亦可外用止汗粉外扑。

战汗

一般不需特殊处理，主要根据原发病情，进行辨证论治。故其治疗从略。

黄汗

治法：清热利湿。

方药：茵陈五苓散。方中茵陈清利湿热以退黄；四苓散化湿利水，使湿从小便排出；桂枝通阳以助化湿之力，若口干引饮、热重于湿者可去之。湿热清则黄汗自除。

（三）其他治法

(1) 轻粉方：川芎、白芷、藁本各 30 克，米粉 60 克；上药为末，用绵包裹，扑于身上。

(2) 红粉方：麻黄根、牡蛎火煅各 30 克，赤石脂、龙骨各 15 克；上药为末，以绢袋盛贮，如扑粉用之。用于自汗、脱汗。

(3) 五倍子为末，以温水或唾液调，填脐中，外用纱布固定之。用于盗汗。

(4) 仙鹤草 30 克，红枣 15 克；煎服。用于盗汗。

(5) 白矾 20 克，葛根 20 克；煎水洗手足，每日数次。治手足汗多。

【转归及预后】

自汗若由于营卫不和所致者，予以调和营卫则汗自止。由于肺脾气虚所致者，因正气虚弱，不能一时得效，需慢慢调补，始能使正气渐复，汗出自止。盗汗若由于阴虚火旺引起者，重在滋阴，阴津得复，虚火自息，盗汗即能收敛。

绝汗乃重危之症，是生命垂危、阴阳离决的一种表现，应采取紧急措施。治不及时，往往可危及生命。

汗证除绝汗外，只要治疗得当，一般预后均较良好。

【预防与护理】

锻炼身体，增强体质，使表卫腠理固密，是预防汗证的重要方面。其他尚需注意劳逸适度，饮食有节，生活有常。

在护理方面，汗出过多，藩篱不固，容易感受外邪，要注意揩干汗水，更换衣服，居处环境要注意避风。由于热邪而引起的汗证，应按发热患者观察和护理，绝汗患者更应专人守护，及时注意病情变化。

【现代研究】

（一）自汗盗汗

史氏等[1]用三合止汗汤（生黄芪、党参、麦门冬、五味子、炒白术、防风、煅龙骨、煅牡蛎、浮小麦、麻黄根、五倍子、酸枣仁、山茱萸、怀牛膝、甘草）治疗自汗盗汗 30 例，每日 1 剂，气虚明显者，适当加大黄芪、人参、白术的用量；阳虚明显者，加制附片；阴虚火旺者，选加知母、生地、丹皮、地骨皮。结果：服 3 剂后症状消失者 6 例，服 6 剂后症状消失者 13 例，服 9 剂后症状消失者 11 例，无效 1 例。严氏[2]用自拟止汗方加减治疗汗证 78 例，取得较为满意的疗效。止汗方药物组成：黄芪、百合、浮小麦、大枣、桔梗、煅牡蛎、麻黄根、白术、五味子、防风、地骨皮。表虚不固、自汗为主者重用黄芪、白术，去地骨皮；气阴不足、盗汗为主者重用百合、五味子、地骨皮，去白术、防风。冯氏[3]使用玉屏风散合桂枝汤(黄芪、白术、防风、桂枝、白芍、甘草、五味子、龙骨、牡蛎、浮小麦)加味治疗汗证50例。每日1剂，水煎分2次服，7日为一个疗程。病程长，症状严重可连续服用2～3个疗程。结果：痊愈24例，有效18例，无效8例，总有效率达84%。戚氏等[4]采用补脾理血汤(生黄芪、当归、白术、党参、茯苓、生地、丹参、赤芍、白芍、防风、小麦、酸枣仁、煅牡蛎、炙甘草、大枣)加味治疗38例但头汗出，每日1剂，5日为一个疗程，一般需2～4个疗程。治疗结果：38例中，治愈28例；有效9例；无效1例。

（二）更年期汗证

李氏[5]使用玉屏风散加减治疗更年期汗证32例，效果满意。针对更年期汗证，以益气固表止汗为主，佐以温补肾阳。药用防风、黄芪、白术、麻黄根、浮小麦、仙茅、淫羊藿、桂枝，水煎服，每日1剂。治疗32例患者，治疗1星期治愈19例，2星期治愈13例。李氏[6]采用桂枝汤加减治疗女性更年期综合征37例，以桂枝汤为基本方，偏肾阳虚加附子、杜仲；偏血虚加当归；偏表虚者合玉屏风散。水煎服，每日1剂。4星期为一个疗程，一个疗程后观察疗效。结果：治愈11例，显效18例，有效5例，无效3例。

（三）其他病证伴发的汗出过多

刘氏等[7]应用生脉注射液治疗慢性肺部疾病自汗症40例，并与西药治疗40例进行对照观察，两组病例均常规应用抗感染、止咳化痰、解痉平喘药。治疗组生脉注射液30毫升加入5%葡萄糖注射液250毫升中静脉滴注，每日1次。对照组谷维素、维生素B，均每日3次口服。疗程：两组均10日为一个疗程。结果：治疗组40例，痊愈19例，好转18例，无效3例，总有效率为92.5%。对照组40例，痊愈9例，好转11例，无效20例，总有效率为50.0%，两组比较有显著差异。骆氏[8]采用桂枝加龙骨牡蛎汤治疗心衰之汗证52例，全部病例均在治疗原发病的基础上，予桂枝加龙骨牡蛎汤(煅龙骨、桂枝、白芍、生姜、大枣、炙甘草)加减，每日1剂，水煎服。结果：治愈30例，显效18例，好转3例，无效1例。蒋氏[9]用四君子汤加减治疗产后汗证169例，基本方：太子参、白术、茯苓、甘草、酸枣仁、炙黄芪、小麦、地骨皮、绿萼梅、丹参。水煎服，每日1剂。结果：显效151例(89.35%)，有效15例(8.88%)，无效3例(1.77%)。张氏[10]用参芪颗粒治疗儿童白血病化疗后致体虚多汗症48例，治疗方法：48例患儿均给予参芪颗粒，每次1袋，每日3次，水冲服。结果：服药2日后多汗症状消失者43例，5例服药3日后多汗症状消失。多汗症状消失后继续服药2日，以巩固疗效。停药1星期后随访，有1例复发(为重度骨髓抑制期)。李氏[11]采用中西医结合治疗小儿呼吸道感染热退后汗证60例，对照组采用口服谷维素片、维生素B_1，治疗组在对照组相同治疗基础上加用自拟止汗汤，方选生脉散合牡蛎散益胃汤加减。两组均治疗7日后判断疗效。疗效观察：治疗组60例，50例治愈，10例好转，未愈0例；对照组50例，33例治愈，9例好转，8例未愈。

（四）针灸疗法研究

宋氏等[12]采用黄芪穴位注射治疗汗证35例，均取双侧足三里、三阴交穴，每穴注射黄芪注射液2毫升，每次2穴，两组穴位交替。隔日1次，10次为一个疗程，均治1～2个疗程，取得较好疗效。霍氏[13]观察运用针药结合治疗女性更年期多汗证临床疗效，将患者分为四组：①针罐组：取肺俞、脾俞、肾俞3穴针刺，每穴行补法1分钟，共6分钟，再留针5分钟，起针后以中型火罐于背部膀胱经从大杼至秩边穴行走罐法3分钟。每星期治疗2次，5次为一个疗程。②体针组：取合谷、复溜穴，每穴行针1分钟，留针20分钟。每星期治疗2次，5次为一个疗程。③耳穴组：第1组取交感、皮质下、卵巢、心、肺，第2组取内分泌、三焦、神门、丘脑、肝、肾，采用压丸法，两组穴位交替使用。每星期2次，5次为一个疗程。④针药组：针刺拔罐方法与①组相同，配合自拟中药汤剂(玄参、麦冬、生地、熟地、黄柏、知母、五味子、枸杞子、龟版、菟丝子、黄芪、川楝子、丹皮、白术)。每日1剂，15剂为一个疗程。治疗3个疗程后总结疗效。结果：针刺加罐组和耳穴组疗效优于体针组，针刺加罐法配合中药后能显著提高痊愈率。结论：针刺配合滋阴中药有协同作用，疗效更好。

（五）外治法

章氏等[14]使用止汗贴治疗汗证96例，疗效满意，具体方法如下。采用随机双盲法，将患者按就诊3∶1顺序分为治疗组和对照组。治疗组给予止汗贴(由五倍子、郁金组成，按1∶5配伍)治疗，不论辨证何型，均用该药治疗，使用前擦洗干净双侧乳中穴及乳晕部，取止汗贴2块分别贴于乳中穴，每日1次，24小时揭去，3日为一个疗程。对照组口服阿托品，成人每次0.3～0.6毫克，每日3次，用药疗程同治疗组。结果：治疗组96例，治愈70例，好转21例，未愈5例，总有效率为94.79%。对照组32例，治愈8例，好转11例，未愈13例，总有效率为59.38%。治疗组明显优于对照组。熊氏等[15]采用中药五倍子、五味子加黄芪等制成五五散外敷神阙穴治疗汗证，取得了较好的疗效。本组43例，其中男19例，女24例。其中自汗者28例，盗汗者11例，自汗兼盗汗5例。将五五散10克用适量食醋调成糊状涂于神阙穴，外用纱布敷料覆盖，胶布固定，局部可用稀释1倍的醋加湿，2日换药1次，5次为一个疗程，有效率93.2%。

【小结】

汗证是指人体阴阳失调、营卫不和、腠理开阖不利而引起汗液外泄的病证。根据汗出的表现，可分为自汗、盗汗、绝汗、战汗、黄汗等，是临床上较为常见的病证。

汗证的诊断一般不难，其治疗主要根据各种汗证的不同病机，分别予以调和营卫、益气固表、清里泄热、滋阴降火、补血养心、回阳敛阴、清热利湿等不同治法。

汗证各有不同的转归，一般因热证而引起之汗证，只要治疗得当，收效较快；由于虚证、杂病引起者，收效较慢。预后一般较好，绝汗则属危重表现，需及时抢救，积极治疗。

附方

(1)桂枝汤(《伤寒论》)：桂枝　芍药　生姜　炙甘草　大枣。

(2) 桂枝加龙骨牡蛎汤(《金匮要略》)：桂枝 芍药 生姜 炙甘草 大枣 龙骨 牡蛎。
(3) 玉屏风散(《世医得效方》)：黄芪 白术 防风。
(4) 黄芪建中汤(《金匮要略》)：黄芪 白芍 桂枝 炙甘草 生姜 大枣 饴糖。
(5) 小承气汤(《伤寒论》)：大黄 厚朴 枳实。
(6) 大承气汤(《伤寒论》)：大黄 芒硝 枳实 厚朴。
(7) 竹叶石膏汤(《伤寒论》)：人参 麦门冬 石膏 竹叶 甘草 半夏 粳米。
(8) 保和丸(《丹溪心法》)：神曲 山楂 茯苓 半夏 陈皮 连翘 莱菔子。
(9) 当归六黄汤(《兰室秘藏》)：当归 生地 熟地 黄连 黄芩 黄柏 黄芪。
(10) 麦味地黄丸(《医级》)：熟地 山茱萸 山药 泽泻 丹皮 白茯苓 麦门冬 五味子。
(11) 柏子仁汤(《类证治裁》)：人参 白术 大枣 半夏 牡蛎 五味子 麻黄根。
(12) 小柴胡汤(《伤寒论》)：柴胡 黄芩 半夏 人参 甘草 生姜 大枣。
(13) 生脉散(《内外伤辨惑论》)：人参 麦门冬 五味子。
(14) 茵陈五苓散(《金匮要略》)：茵陈 桂枝 茯苓 白术 泽泻 猪苓。

【现代研究】主要文献参考

[1] 史有礼,王旭荣．三合止汗汤治疗自汗盗汗 30 例小结[J]. 甘肃中医,1999,12(4)：19.
[2] 严龙．自拟止汗方治疗汗证 78 例[J]. 国医论坛,2001,16(6)：29～30.
[3] 冯力伟．玉屏风散合桂枝汤加味治疗汗证 50 例[J]. 福建中医药,2003,34(4)：42.
[4] 戚肖肖,徐海虹．补脾理血汤治疗但头汗出 38 例[J]. 湖南中医杂志,2001,17(5)：41.
[5] 李高照．玉屏风散加减治疗更年期汗证 32 例[J]. 江西中医学院学报,2000,12(3)：41.
[6] 李云慧．桂枝汤治疗女性更年期综合征 37 例[J]. 河北中医,2000,22(3)：192.
[7] 刘秀萍,李宗宪,张晓,等．生脉注射液治疗慢性肺部疾病自汗症疗效观察[J]. 河北中医,2005,27(3)：230.
[8] 骆新生．桂枝加龙骨牡蛎汤治疗心衰之汗证 52 例小结[J]. 甘肃中医,2001,14(6)：21.
[9] 蒋惠芳．四君子汤加减治疗产后汗证 169 例[J]. 中国中医急症,2002,3：199.
[10] 张大闯．参芪颗粒治疗儿童白血病化疗后致体虚多汗症 48 例[J]. 河南中医,2005,25(8)：68.
[11] 李小兰．中西医结合治疗小儿呼吸道感染热退后汗证 60 例[J]. 云南中医中药杂志,2002,23(2)：19.
[12] 宋文革,刘萌,高翔,等．黄芪穴位注射治疗汗证 35 例[J]. 上海针灸杂志,2003,22(10)：28.
[13] 霍则军．针药结合治疗女性更年期汗证临床观察[J]. 中国针灸,2004,24(5)：319.
[14] 章进,许金宏．止汗贴治疗汗证 96 例[J]. 中医外治杂志,2000,9(4)：9.
[15] 熊慧萍,施斌．五五散外贴神阙穴治疗汗证的观察[J]. 中华医学丛刊,2003,3(10)：56.

痰 饮

【定义】

痰饮是指水液在体内运化输布失常,停积于人体某些部位的一类病证。由外感寒湿、饮食不节、阳气虚弱等原因,导致肺脾肾功能失常所引起,其中尤以脾阳不运为发病之关键。痰饮之为病,随处留积,走于肠间,则沥沥有声;留于胁下,则咳唾引痛;溢于四肢,则身体疼重;上迫于肺,则咳逆倚息,短气不得卧。痰饮涉及的范围很广,广义的痰饮是指《金匮要略·痰饮咳嗽病脉证治》所划分的四饮:痰饮、悬饮、溢饮、支饮。狭义的是指四饮之一的痰饮。至于留饮、伏饮,则因饮邪留而不去、伏而不出而命名,包括在四饮之内。本篇所讨论的是广义的痰饮。自隋唐至金元,在痰饮病的基础上,又逐渐发展了痰证的学说,盖饮积即可生痰,痰饮与痰,以质之清稀、稠浊为辨,故两者既有区别,亦相关联。鉴于痰之为病,病状多端,有关篇章已有论及,故本篇不予讨论。

【历史沿革】

《内经》无痰饮之名,有“饮积”之说。《素问·至真要大论篇》云:“岁太阴在泉……民病饮积心痛”、“太阴之胜……饮发于中。”责之湿淫土郁为患。诚以“饮入于胃,游溢精气,上输于脾。脾气散精,上归于肺,通调水道,下输膀胱,水精四布,五经并行”(《素问·经脉别论篇》),始能维持正常的水液代谢,若脾病既不能助肾以制水,又不能散精以归肺,中州失运,则升降失常,清浊相混,湿聚为饮,饮发于中,随处留积,而成痰饮。《内经》的这些论述,对后人启迪很大。

古时“痰”字本作“淡”,在晋唐时,如《脉经》、《千金翼方》中均作“淡饮”。唐代玄应《一切经音义》云:“淡饮,谓膈上液也。”淡与澹通,是水液摇动的名谓。《说文》云:“澹,水摇也。”故丹波元坚《杂病广要·痰涎》谓:“痰本作淡,淡,澹动,澹,水动也,故水走肠间,名为淡饮。今之痰者,古之云涕、云唾、云涎、云沫是也。”突出了水液积聚、摇荡和流动性的病机特点。

对痰饮病的证候、论治等作系统论述的当首推汉代张仲景,其在《金匮要略·痰饮咳嗽病脉证治》首先描述了四饮:“其人素盛今瘦,水走肠间,沥沥有声,谓之痰饮;饮后水流在胁下,咳唾引痛,谓之悬饮;饮水流行,归于四肢,当汗出而不汗出,身体疼重,谓之溢饮;咳逆倚息,短气不得卧,其形如肿,谓之支饮。”其痰饮有广义和狭义之分,广义痰饮包括痰饮、悬饮、溢饮、支饮四类,是诸饮的总称。其中狭义的痰饮则是四饮之一,系指饮停胃肠之证。至于治法,则根据上下内外之别，虚实之异以及证情之兼夹，或用大、小青龙汤以发汗，或用五苓散、泽泻汤以通利，或用十枣汤、甘遂半夏汤以攻逐，或用苓桂术甘汤、肾气丸之扶脾固肾，或用木防己汤之扶正化饮、兼清郁热，法度严谨，足堪师法。仲景提出的“病痰饮者，当以温药和之”的大法，后世奉为准绳。

隋代巢元方论痰饮本于仲景，《诸病源候论·痰饮病诸候》还列有流饮、癖饮等证候：“流饮者，由饮水多，水流走于肠胃之间，漉漉有声，谓之流饮”，“此由饮水多，水气停聚两胁之间，逼寒气相搏，则结聚而成块，谓之癖饮。”二证分别相类于痰饮、悬饮。在此篇中，巢氏还分别列有热痰、冷痰，痰结实、膈痰、诸痰等证候，为痰证的分论而开其端。

唐代孙思邈《备急千金要方·痰饮》有五饮之说：“一曰留饮，停水在心下；二曰澼饮，水澼在两胁下；三曰淡饮，水在胃中；四曰溢饮，水溢在膈上、五脏间；五曰流饮，水在肠胃，动摇有声。”并指出：“夫五饮者，由饮酒后及伤寒饮冷水过多所致。”观其立论悉本仲景，而治法方药则颇有发明，如治胸中痰癖，用吐法以祛其邪；治“澼饮停结，满闷目暗”，用中军候黑丸(芫花、巴豆、杏仁、桂心、桔梗)以温下；“治胸中痰饮，肠中水鸣，食不消，呕吐水”，用槟榔、生姜、杏仁、白术、半夏、茯苓、橘皮以下气行水等等。同时，《备急千金要方》提及“澼囊”一证，对后世颇有影响。唐代王焘《外台秘要·卷八》论痰饮，援引《金匮要略》、《诸病源候论》、《备急千金要方》之说，还收载了不少良方效药，如延年茯苓饮(后世称《外台》茯苓饮)，即为治疗胃气亏虚、停痰宿水内留之良方。

宋代严用和《济生方·痰饮论治》认为：“人之气道贵乎顺，顺则津液流通，决无痰饮之患，调摄失宜，气道闭塞，水饮停膈而结成痰。”从气与水的关系来论述本病的病机，甚是精辟。宋代杨仁斋《直指方》，将饮与痰的概念做了明确的区分：饮清稀而痰稠浊。故丹波元坚《杂病广要·水饮》云：“古方详于饮而略于痰，后世详于痰而略于饮，诸家唯杨仁斋书析为二门，其他则淄渑无别。”杨氏之论，为后世许多医家所宗，故影响深远。

金元时期，刘完素主“六气皆能化火”之说，其《宣明论方·水湿门》云：“湿病本不自生，因于火热怫郁，水液不能宣通，即停滞而生水湿也。”对水湿的成因提出了新的见解。金代张子和《儒门事亲·饮当去水温补转剧论》认为本病的成因：“其本有五：有愤郁而得之者，有困乏而得之者，有思虑而得之者，有痛饮而得之者，有热时伤冷而得之者，饮证虽多，无出于此。”又云：“夫治病有先后，不可乱投，邪未去时，慎不可补也，大邪新去，恐反增其气，转甚于未治之时也。”反对治疗饮证妄用温补。

明代张景岳《景岳全书·痰饮》将痰证与饮证做了鉴别：“痰之与饮，虽曰同类，而实有不同也。盖饮为水液之属，凡呕吐清水及胸腹膨满，吞酸嗳腐，渥渥有声等证，此皆水谷之余停积不行，是所谓饮也。若痰有不同于饮者，饮清沏而痰稠浊，饮惟停积肠胃，而痰则无处不到。水谷不化而停为饮者，其病全由脾胃；无处不到而化为痰者，凡五脏之伤皆能致之。故治此者，当知所辨而不可不察其本也。”甚为明晰。

迨至清代，喻嘉言本于《内经》、《金匮要略》之旨，对“饮发于中”之说，颇多发挥。其《医门法律·痰饮门》云：“《金匮要略》即从水精不四布，五经不并行之处以言其患，随证分别浅深，诲人因名以求其义。浅者于躯壳之内、脏腑之外，其饮有四：一由胃而下流于肠，一由胃而旁流于胁，一由胃而外出于四肢，一由胃而上入于胸膈。始先不觉，日积月累，水之精华，转为混浊，于是遂成痰饮。必先团聚于呼吸大气难到之处，故由肠而胁，而四肢，至渐渍于胸膈，其势愈逆矣，痰饮之患，未有不从胃起者矣。”喻氏还总结了痰饮病的治法禁忌，提出吐禁十二条，如：体虚、积劳、素惯失血者均不可用吐法。药禁十条，如：阴虚枯燥，妄用二陈；阳虚多汗，妄用青龙；心虚神怯，妄用辛散；本非坚积，妄用峻攻。以上对临床正确地处方用药很有参考价值。清代张璐《张氏医通·痰饮》指出：“大凡痰饮变生诸证，不当为诸证牵掣作名，且以治饮为先，饮消诸证自愈。”示人治病当审证求因。叶天士总结前人治疗痰饮病的经验，提出了“外饮治脾，内饮治肾”的大法，甚为精当。观其处方用药，“如脾肾阳虚，膀胱气化不通者，取仲景之苓桂术甘汤、茯苓饮、肾气、真武等法，以理阳通阳，及固下益肾，转旋运脾为主；如外寒引动宿饮上逆，及膀胱气化不通，饮逆肺气不降者，以小青龙合越婢等法，开太阳膀胱为主；如饮邪伏于经络，及中虚湿热成痰者，则有川乌、蜀漆之温经通络，《外台》茯苓饮去甘草(查原方无甘草)，少佐苦辛清渗理湿之法；其饮邪上冲膻中，及悬饮流入胃中而为病者，又有姜、附、南星、菖蒲、旋覆、川椒等，驱饮开浊，辛通阳气等法，丝丝入筘，一以贯之”(《临证指南医案·痰饮·邹滋九按》)，殊堪效法。

总之，《内经》对饮证的论述奠定了痰饮病的理论基础，张仲景对本病分类详明，理法精当，后世奉为准绳。后世医家各有发挥，使本病的理论和治法不断丰富和发展，值得我们加以继承和发扬。

【范围】

本篇论述以《金匮要略》痰饮病为主，留饮、伏饮包括在内，但自隋唐开始逐渐发展形成的痰证则不属本篇讨论范畴。

西医学所称之慢性支气管炎、支气管哮喘、慢性阻塞性肺气肿、胸腔积液、慢性胃炎及不完全性幽门梗阻、肠梗阻、梅尼埃病等，在疾病的某些阶段出现痰饮病的临床证候时，可参照本篇进行辨证论治。

【病因病机】

痰饮的成因，不外外因和内因两个方面，所以前人有外饮、内饮之说。外因主要有感受湿邪、饮水过量等，内因主要有劳倦过度、房劳伤肾等。这些因素往往互为影响，致使肺之通调涩滞，脾之转输无权，肾之蒸化失职，三焦不利，气道闭塞，水谷精微不归正化，反成水湿，停聚于身体某些部位即成为痰饮。其病因病机概述如下。

1. **外感寒湿**　寒湿之邪，易于伤人阳气，阳气受损，则湿邪易于停聚。凡气候之寒冷潮湿，或冒雨涉水，或坐卧湿地,寒湿浸渍等等,皆可使中阳受困,运化无力,水湿停聚而成痰饮。

2. **饮食不节**　胃为水谷之海,脾司健运之职,恣食生冷,或暴饮过量之水;脾胃素虚,食少饮多,水停而不消,均可阻遏阳气,使中州失运,湿聚为饮。诚如《金匮要略·痰饮咳嗽病脉证治》所云:"夫病人饮水多,必暴喘满";"食少饮多,水停心下。"

3. **阳气虚弱**　饮为阴邪,其为病多见于阳气虚弱之躯。思虑劳倦伤脾,使中阳失运,水停为饮者,其本在脾;房劳伤肾,或高年下焦阳虚,不能化水,以致水泛心下者,其本在肾。

水饮属阴,既能伤阳,又赖阳气以转输蒸化,阳虚易致饮停,饮停又易伤阳气,常互为因果,故本病病机性质为阳虚阴盛,本虚标实。初起多是脾阳虚弱,病久及肾,而致脾肾阳虚,也有脾病及肺、肺病及肾者;寒热虚实之间也可相互转化;又饮积可以生痰,致痰瘀互结。

【诊断与鉴别诊断】

一、诊断

（一）发病特点

本病多为慢性病,多发生于冬季,多发生于老年人。患者发病前多有素体阳虚或素有胸、肺、胃、肠病变,有天冷受寒、过食生冷、恣食冷饮等病史。

（二）临床表现

痰饮病的诊断,应以下述临床特征为依据:其人昔肥今瘦,肠间辘辘有声,脘腹胀满,或呕吐清水痰涎,口渴不欲饮水,水入即吐,或利后心下续坚满;背部寒冷如掌大,头晕目眩,心悸短气;咳逆倚息,短气不得卧,其形如肿;胸胁胀满,咳唾转侧引痛;当汗不汗,身体疼痛而沉重,甚则肢体微肿;膈满,喘咳,呕吐,发则寒热,腰背痛,目泪出,其人振振身瞤剧。

二、鉴别诊断

1. **痰证**　痰饮与痰皆津液所化,但饮质清稀而痰质稠浊。饮发于中,留积人体某处,或走胃肠之间,或留胁下,或归四肢,或上犯胸肺。痰之为病,诚如清代林珮琴《类证治裁·痰饮》所云:"随气升降,遍身皆到,在肺为咳,在胃为呕,在心则悸,在头则眩,在背则冷,在胸则痞,在胁则胀,在肠则泻,在经络则肿,在四肢为痹,变幻百端,昔人所谓怪证多属痰。"如风阳夹痰上逆而作眩晕;痰阻经络而为肌肤不仁,手足麻木或疼痛;风痰横窜,而成口舌歪斜,半身不遂;痰蒙心窍,而作神昏或癫狂等等。见证各异,可资鉴别。

2. **水肿**　痰饮与水肿同属津液病变,但前者饮邪停积于身体某些局部,后者水液泛滥于全身,不难辨别。

【辨证论治】

一、辨证

（一）辨证要点

1. **辨饮停部位**　辨明饮邪停聚的部位,即可区分不同的证候:留于肠胃者为痰饮,流于胁下者为悬饮,溢于肢体者为溢饮,聚于胸肺者为支饮。

2. **明虚实主次**　明辨虚实主次,始能确立或补为主或攻为主的治则。一般而论,痰饮为有形之物,正气亏虚之处,即为饮邪积聚之所,因此,痰饮颇多虚实并见之候。辨证时应从起病之新久、饮邪之盛衰、禀赋之强弱,权衡虚实之偏胜,如新病饮盛为实,久病正虚饮微为虚,等等。

3. **分病邪兼夹**　痰饮虽为阴邪,寒证居多,但郁久亦有夹热者;初起若有寒热见证,为夹表邪;饮积不化,气机升降受阻,常夹气滞。若兼其他疾病,应注意辨明有无因果关系。

（二）证候

实证

[饮留胃肠]

症状:脘腹胀满而痛,胃中时有振水声,或肠间漉漉有声,脉沉弦有力。或伴有下利而利后脘腹仍然坚满,舌苔白腻或微黄。或伴有便闭而无矢气,口干舌燥,舌苔黄腻。

病机分析:本证属《金匮要略》"痰饮"的范畴。饮入于胃,脾不散精,饮邪留积于胃肠,故脘腹胀满,胃中有振水声,或肠间有水声漉漉,甚则饮邪结聚坚满而痛;脉沉弦为饮邪伏积之候。若兼下利而利后腹仍坚满者,是饮邪壅盛,故虽有下利而邪仍不衰。如有便闭而无矢气,口干舌燥,舌苔黄厚,则系饮从热化,与秽浊相搏,形成阳明壅实之证。

[饮停胸胁]

症状:胸胁胀满疼痛,以胁下部位为主,呼吸、咳唾、转侧时疼痛加重,气短息促。舌苔白,脉沉弦。

病机分析:本证属《金匮要略》"悬饮"的范畴。胸胁为气机升降之道,饮停胸胁,脉络受阻,气机不利,故胸胁胀痛;咳唾、转侧、呼吸时均牵引胸胁经脉,故可使疼痛加重;若水饮上犯于肺,肺气下行受阻,则气短息促;苔白,脉沉弦,为水饮内停于里之候。

[饮犯胸肺]

症状:咳喘胸满,不能平卧,呼吸困难,痰如白沫量多,久咳则面目浮肿,舌苔白腻,脉弦紧。若遇寒即发,初起可兼恶寒、身痛等表证。

病机分析:本证属《金匮要略》"支饮"的范畴。饮邪阻于胸膈,肺气上逆,故咳喘胸满,不能平卧,呼吸困难;痰如白沫量多,为饮邪内伏之征;久咳饮邪随气上逆,故面目浮肿;舌苔白腻,脉弦紧,为饮停之象。寒邪外袭,卫表失宣,故可兼见恶寒、身痛等表证。

[饮溢四肢]

症状:四肢沉重或关节疼痛,甚则肢体微肿,无汗恶寒,口不渴,或兼见咳喘,痰多白沫。苔白,脉弦紧。

病机分析:本证《金匮要略》称为"溢饮"。水饮留溢于四肢,复因风寒外束,不能由汗排出,故四肢沉重,关节疼痛,甚则肢体微肿,并兼见风寒表证;若饮迫于肺,则咳喘痰多白沫;口不渴,苔白,脉弦紧,为饮邪内伏之象。

虚证

[脾胃阳虚]

症状:胸胁支满,头晕目眩,不欲饮水,或热饮不多,或饮入易吐,泛吐清水痰涎,或背部寒冷如掌大。苔白滑,脉弦细而滑。

病机分析:脾胃阳虚,饮停中焦,故胸胁支撑胀满;饮阻于中，清阳不升，故头晕目眩；阴凝饮聚，故不欲饮水，或热饮不多；饮阻气逆，故饮入易吐，泛吐清水痰涎；饮阻而阳郁不伸，故背部寒冷如掌大。舌苔白滑，脉弦细而滑，为阳虚饮阻之象。

[肾阳虚弱]

症状：怯寒肢冷，少腹拘急不仁，小便不利，脐下动悸，心悸气短。舌体胖大，苔白腻，脉细弱。

病机分析：饮证日久，脾虚及肾，或素体肾阳虚弱，形体失于温煦，故怯寒肢冷；下焦失于温养，故少腹拘急不仁；肾阳不足，气化不行，故小便不利；饮邪内蓄，故脐下动悸；饮邪上逆凌心，故心悸气短；舌体胖大，苔白腻，脉细弱，为阳虚夹饮之象。

二、治疗

（一）治疗原则

饮为阴邪，故其治疗以"温药和之"为原则，借以振奋阳气，开发腠理，通行水道。若饮邪壅盛，其证属实，可根据其停积之部位，分别采用发汗、攻逐、分利等法，至于阳虚而饮邪不盛之微饮，则以健脾温肾为主。清代李用粹《证治汇补·饮症》提出了本病的治疗次第：初宜分消，次宜调养，虚宜补中，久宜暖肾。颇有参考价值。

（二）治法方药

实证

[饮留胃肠]

治法：攻下逐饮。

方药：甘遂半夏汤加减。方用甘遂、半夏开结降逆逐饮，并以甘遂、甘草相反之性来增强逐饮之力；又佐以白芍、白蜜甘酸缓中，以防伤正。饮热互结，腹满，口干舌燥者，可用己椒苈黄丸泻热逐饮。方用葶苈子、大黄攻坚决壅，逐水从大便而出；防己、椒目利尿，使饮邪从小便而出，俾饮热从前后分消。

[饮停胸胁]

治法：攻逐痰饮。

方药：十枣汤或葶苈大枣泻肺汤加减。十枣汤用甘遂、芫花、大戟研末为主药，均为峻泻逐水之品，故以大枣煎汤吞服。服法由小量开始，逐渐递增，得利后即减量或停服。若体质偏弱，不任峻下，可改服葶苈大枣泻肺汤。此外，控涎丹无十枣汤之峻，亦可酌用。此丹是以十枣汤去芫花、大枣，加白芥子而成。白芥子善祛皮里膜外之痰涎，甘遂、大戟与白芥子同用，对痰饮伏于胸膈上下，胁肋疼痛，形气俱实者，甚为合拍。

若饮邪支结入络，胸胁疼痛，可用香附旋覆花汤化裁，方中香附、旋覆花善通肝络而逐胁下之饮；苏子、杏仁降肺气以化饮；陈皮、半夏、茯苓、薏苡仁理气化饮渗湿；随证用之，收效颇佳。

[饮犯胸肺]

治法：宣肺化饮。

方药：小青龙汤加减。方中麻黄、桂枝发汗解表，宣肺平喘；芍药配桂枝以调和营卫；干姜、细辛温肺化饮；五味子温敛肺气以止咳，以防肺气之耗散；半夏蠲饮降浊；甘草调和诸药。本方适用于外寒引动宿饮证。若表证已解，或素体阳虚，需慎用麻黄，恐其发越阳气，宜苓甘五味姜辛汤。

若证见咳逆倚息，短气不得卧，形肿胸满，喉中如水鸡声，则当用射干麻黄汤发表下气，涤饮平喘。

若咳喘胸满，痰涎壅盛，宜用葶苈大枣泻肺汤泻肺行水、下气平喘，以治其标，俟喘平后再调治其本。

若虚实并见，饮邪夹热，证见喘满、心下痞坚、面色黧黑、脉沉紧者，宜木防己汤加减，扶正祛邪，行水散结。

[饮溢四肢]

治法：解表化饮。

方药：小青龙汤加减。如表寒外束，饮邪滞而化热，伴有发热、烦躁，苔白而兼黄，则宜大青龙汤发表清里，以麻黄、桂枝合石膏为主药。

虚证

[脾胃阳虚]

治法：温脾化饮。

方药：苓桂术甘汤加味。方中桂枝通阳化饮；白术、茯苓运脾行水；甘草和中。呕吐者，合小半夏加茯苓汤以和胃降逆。若水停心下，而致冒眩者，则合泽泻汤。

若中气虚弱，停痰宿水内留，用延年茯苓饮。方用人参益气补中；白术、茯苓运脾行水；枳实、陈皮理气消痞；生姜散寒化饮。若嗜酒无度，胃中痰水不消，证见"满逆呕吐，目视䀮䀮，耳聋，腹中水声"者，可用深师消饮丸。

[肾阳虚弱]

治法：温肾化饮。

方药：《金匮》肾气丸加减。此方在地黄、山茱萸、山药补肾益精的基础上，以肉桂、附子温阳暖肾，鼓舞肾气，茯苓、泽泻、丹皮泄邪，故为温肾化饮之要方。若肾阳衰微，水气内停，证见小便不利，四肢沉重疼痛，恶寒腹痛，或水饮凌心，而见心下悸动不安，用真武汤温散以行水气。

（三）其他治法

1. 单方验方

(1) 将甘遂研为细末，每次 1.5～2 克，口服，连续服用 7～20 日。治疗胸腔积液。

(2) 取吴茱萸 100 克，研为细末，备用。每次取 1.5 克，装入胶囊吞服，生姜汤送下，每日 3 次。治疗虚寒多唾，症见自觉口中唾液较多，频频不自觉吐出口水唾沫者。

(3) 白芥子 15 克、白术 30 克为末，和捣为丸梧子大，每白汤服 50 丸。治疗胸膈痰饮。

(4) 瓜蒌实(去壳，焙)30 克，神曲炒 15 克为末，每服 6 克，葱白汤下。治疗饮酒痰澼，症见两胁胀满、时复呕吐、腹中如水声者。

(5) 吴茱萸(焙干)、白茯苓等分为末，炼蜜丸梧桐子大，每服 30 丸，开水下。治疗痰饮上气，症见不思饮食、小便不利、头目昏眩者。

(6) 香附、皂荚浸半夏 30 克，白矾末 15 克，姜汁面糊丸梧子大，每服三四十丸，姜汤随时下。治疗停痰宿饮，风气上攻，胸膈不利。

2. 针灸

(1) 悬饮：大椎：灸三壮；陶道：灸 5 壮；至阳：灸 7 壮；灵台：灸 7 壮；肝俞：针入三分，留捻 2 分钟，再灸 7 壮。治疗悬饮，症见咳唾白沫、胁下引痛、脉弦不紧、舌白而润者。

(2) 支饮：水分：灸5～7壮；关元：灸5～7壮；神阙：灸3壮；肺俞：灸5～7壮；命门：灸5壮；中脘：灸5壮；足三里：灸5壮。治疗支饮，症见头眩、呕吐、胀满、咳逆、气短不得卧、脉弦细、舌淡润者。

(3) 伏饮：膻中：灸3壮；中脘：灸5壮；关元：灸3壮；肾俞：灸5壮；脾俞：灸5壮；膏肓：灸30壮。治疗伏饮，症见腰背痛、心下痞、振振恶寒身瞤剧、脉伏而滑者。

(4) 饮留胃肠：脾俞、章门艾炷灸；阴陵泉、足三里直刺1～2寸，用提插泻法，令针感扩散；上巨虚直刺1.5寸，施捻转提插之泻法。治疗饮留胃肠证。

(5) 痰饮壅肺：针刺可选定喘、风门、肺俞、合谷、中脘、丰隆等穴。耳针可取肺、肾、肾上腺、交感、定喘等穴。

(6) 痰饮凌心：选内关、间使、少府、中脘、足三里以培补心脾。

(7) 痰湿中阻：取中脘、内关、足三里、丰隆、隐白、三阴交、脾俞、胃俞等以健脾化痰。

【转归及预后】

痰饮为病，主要为肺脾肾三脏气化功能失常所致，若施治得法，一般预后较佳。本病的转归，可概括为脏腑之间和寒热虚实之间的转化。在脏腑方面，常为脾病及肺，脾病及肾，肺病及肾，等等。若肾气亏虚，不能化气行水，津液变成痰饮，则可出现凌心射肺犯脾之证。在寒热虚实转化方面，外感新病多实，内伤久病多虚。反复外感容易导致内伤，内伤久病容易招致外感，故常见虚实兼见之证。本病以正虚为本，邪实为标，阴凝饮聚为病之常，日久化热蕴痰为病之变。若痰夹瘀血，可成窠囊，往往病情缠绵，多年不愈，不可不慎。

【预防与护理】

针对本病的发病原因，对本病的预防，要注意增强体质锻炼，提高抗病能力；居住地要保持干燥，避免湿邪之侵袭，避风寒，慎起居，怡情志，不恣食生冷，不暴饮暴食，保持脾胃功能的正常。

患病后，应及时治疗，以臻早日康复。痰饮患者忌硬食，少食多餐，以温热饮食为宜；支饮、悬饮患者注意保暖，适当保持室内通风，咳喘痰饮多者宜半卧位，帮助其排痰，保持呼吸通畅；悬饮患者尚应多卧床休息，在治疗后期注意让患者多变换体位，轮换采取健侧卧、仰卧、伏卧，每日1～2次，每次20分钟，有助于流通气血，减轻疼痛。溢饮患者宜进低盐饮食。

【现代研究】

关于痰饮病的研究文献不多，尚未见到大宗病例及系统研究的报道，但从所见文献来看，在理论研究上、在应用温阳化饮类方剂治疗肺胃肠类疾病及以痰饮学说理论为指导治疗多种内科疾病方面都取得了新的成绩。

（一）理论研究

学习研究仲景的痰饮学说仍是目前痰饮病理论研究的重点之一，舒氏等[1]将《金匮要略》治疗痰饮病的治法做了归纳，在“病痰饮者，当以温药和之”大法的基础上，提出《金匮要略》治疗痰饮病的治法若细化之则有宣散化饮、破积逐饮、行饮散结、温阳利水、降逆化饮、攻下逐饮、理气化痰、通阳化浊等八法。张氏等[2]通过对《金匮要略》肺痿、肺痈、咳嗽上气、肺胀等肺病治疗的研究，认为仲景治肺病必治痰饮，肺病从痰饮论治有14法之多，单从饮证论治肺病就有温肺化饮法、健脾化饮法、温肾化饮法、宣肺化饮法、清化解表法、泻肺逐饮法、攻逐水饮法等7种方法。除了学习研究《金匮要略》“四饮”外，目前尚有人从《伤寒论》中寻求有关痰饮的论治内容，如赵氏[3]在对《伤寒论》的有关条文做了归纳分析后，认为《伤寒论》以下条文也都属于饮病的范畴。135条：“结胸者，项亦强，如柔痉状，下之则和，宜大陷胸丸。”139条：“伤寒六七日，结胸热实，脉沉而紧，心下痛，按之石硬者，大陷胸汤主之。”140条：“但结胸，无大热者，此为水结在胸胁也，但头微汗出者，大陷胸汤主之。”146条：“寒实结胸，无热证者，与三物小陷胸汤，白散亦可服。”152条：“伤寒五六日，已发汗而复下之，胸胁满微结，小便不利，渴而不呕，但头汗出，往来寒热，心烦者，此为未解也，柴胡桂枝干姜汤主之。”大结胸证的病机为水热互结。大陷胸丸证属水热互结在胸的高位，故以大陷胸丸泄热逐水破结，用丸者，变峻药为缓攻。从临床看，大结胸证包括了西医学的渗出性胸膜炎和肠梗阻。三物小陷胸汤证是痰饮结聚在胸胁，与上诸汤证比较只是邪结属寒，故用之攻逐寒痰水饮以开胸。柴胡桂枝干姜汤证则属伤寒误治邪传少阳兼水饮内结，故以柴胡桂枝干姜汤和解少阳、逐饮开结。此证和十枣汤证同类，也属饮邪停蓄胸胁的病变。

（二）临床研究

1. 胃肠病　从痰饮论治胃肠病疗效较好。林氏[4]认为患者以腹中如雷鸣为主症即是肠中有水气，采用已椒苈黄丸（防已、葶苈子、厚朴、花椒、大黄、枳壳、茯苓、甘草）加减，治疗痰饮型胃肠神经症82例，治疗1星期后，显效69例，有效10例，无效3例。徐氏[5]应用《金匮要略》小半夏汤和茯苓泽泻汤（茯苓、泽泻、白术、桂枝、甘草、生姜）治疗溃疡病合并幽门不完全梗阻而呕吐者，颇有效果。其中茯苓和泽泻各用20～30克，酌加通草增强通利之功，一般服药5～7剂后呕吐止而小便增多，诸证也随之改善。

2. 胸肺病　从痰饮论治胸肺病也是报道较多的一个方面。郭氏等[6]对小青龙加石膏汤化裁方治疗肺心病急性发作期做了临床研究。将符合肺心病合并感染诊断标准的80例住院患者，随机分为观察组40例、对照组40例。对照组抗感染用氨苄青霉素或头孢唑啉静滴，并采用对症支持疗法，观察组则在对照组用药的基础上，根据中医辨证，加服小青龙加石膏汤化裁方（炙麻黄、生石膏、半夏、细辛、赤芍、白芍、五味子、瓜蒌、炙枇杷叶、竹茹、杏仁、鱼腥草、连翘、甘草等）。合并肺性脑病而见神志障碍者加石菖蒲、郁金，合并心衰、水肿较明显者加葶苈子、大腹皮、茯苓、泽泻等。每次200毫升，每日服2次。治疗14日后做统计学处理。结果：① 主要症状体征：观察组在改善咳、喘、痰、心悸、口唇紫绀及湿啰音方面明显优于对照组。② 两组综合疗效比较：观察组显效25例，好转11例，无效2例，死亡2例，病死率5.0%，总有效率90.0%；对照组显效17例，好转12例，无效3例，死亡8例，病死率20.0%，总有效率72.5%。黄氏等[7]观察了葶苈大枣泻肺汤加味配合胸腔内化疗治疗肺癌胸水的临床疗效。方法是将56例肺癌胸水患者按数字随机法分为两组，31例应用葶苈大枣泻肺汤加味（葶苈子、大枣、丹参、郁金、茯苓、泽泻、杏仁、枳壳，随证加减）配合胸腔内化疗为治疗组，与25例单纯胸腔内化疗为对照组进行比较。结果：两组近期总有效率依次为71%、48%（$P<0.01$）。生活质量变化比较：上升9例（29%）、稳定18例（58.1%）、下降4例（12.9%）、改善率87.1%；对照组为上升3例（12%）、稳定11例（44%），下降11例（44%），改善率56%（$P<0.01$）。包裹性胸膜炎属中医"悬饮"范畴，多由结核菌所伤，久延则成痨瘵，水停胸胁，气运受阻，血滞成瘀而致，刘氏等[8]应用具有活血通络、泻肺化饮、杀痨抗瘵功效的活络泻肺饮（丹参、当归、炙乳香、炙没药、炮穿山甲、葶苈子、大枣、百部、功劳叶，随证加减）治疗该病25例，所有病例均经肺部X线确诊。结果：25例临床症状全部消失，肺部经X线片复查无异常发现。治愈时间最短21日，最长45日，平均31.5日。曹氏等[9]应用苓桂术甘汤治疗胸背寒冷21例。认为患者多见舌苔白滑，脉弦滑，与《金匮要略·痰饮咳嗽病脉证治》中"夫心下有留饮，其人背寒冷如掌大"痰饮证相符，病机系中焦阳虚，脾失建运，湿聚成饮，饮留近背，寒饮灌注心俞，阻遏阳气不能展布，影响督脉温煦功能所致，故运用苓桂术甘汤（茯苓40克，桂枝、白术各15克，甘草9克）治疗，每日1剂，分2次服用。本组21例，最少服药7剂，最多服药25剂。经治疗痊愈5例，显效12例，有效3例，无效1例。

3. **眩晕**　梅尼埃病，原称美尼尔氏病或内耳眩晕病，因其以突然发生眩晕，自觉天旋地转或自身旋转为主要症状，应属中医学"眩晕"范畴。西医学认为此病多是由于内耳膜迷路积水所致，这与中医的痰饮理论颇相一致。受此启发，近年中医从痰饮论治梅尼埃病取得了良好疗效。如陈氏[10]选择108例诊断均符合国家中医药管理局的《中医病证诊断疗效标准》而诊断为梅尼埃病的患者，随机将其分为治疗组78例，对照组30例。认为本病是痰饮内停，浊阴上逆，清阳为之蒙蔽，引动肝风所致，故治疗组采用《金匮》泽泻汤加味（泽泻、白术、丹参、茯苓、半夏、钩藤、天麻、陈皮、生姜、竹茹等）治疗；对照组采用静脉推注50%葡萄糖注射液、内服山莨菪碱、谷维素等治疗。结果，治疗组显效65例、有效13例，对照组显效10例、有效16例、无效4例，治疗组疗效优于对照组。贺氏[11]运用加味泽泻汤治疗梅尼埃病40例。80例均为住院患者，采用简单随机方法分为两组，治疗组40例，对照组40例。治疗组服用加味泽泻汤（泽泻、白术、茯苓、制半夏、陈皮、钩藤、菊花、天麻、代赭石），水煎，每日1剂。对照组用10%葡萄糖注射液500毫升加维脑路通注射液0.4克，静脉滴注，每日1次；5%碳酸氢钠注射液40毫升，静脉注射，每日1次；山莨菪碱注射液10毫克，肌内注射，每日1次。治疗14日后统计疗效。结果：治疗组40例中，痊愈14例，显效10例，有效12例，无效4例，总有效率为90.0%；对照组40例中，痊愈9例，显效8例，有效11例，无效12例，总有效率为70.0%。程氏[12]采用加味泽泻汤（泽泻60克，白术30克，茯苓15克，天麻15克，菊花12克，法半夏20克，甘草5克）治疗梅尼埃病30例，每日1剂，30日为一个疗程。本组病例均经神经内科及耳鼻咽喉科检查确诊。一个疗程后，治愈16例，好转11例，无效3例，有效率达90.0%。其中多数患者在治疗4日后眩晕消失，5日后耳鸣消退，7日后恢复正常生活。张氏[13]经验，凡五脏之伤皆能致眩晕，致病证缠绵复发，而其病机关键是痰饮作祟，而用升清降浊方（半夏15克，白术、葛根各30～60克，茯苓、泽泻各60～90克，生姜15克，荷叶9克）治疗眩晕，疗效甚佳。文中提出，如水饮所致的眩晕证，均宜加入葛根、白术、茯苓、泽泻，而且要大剂量应用，方获良效，葛根每剂可用60克，泽泻80克，茯苓90克，否则就不易见功。

此外，根据痰饮的定义，脏腑组织的囊肿也应属痰饮病。李氏[14]从痰饮论治先天性肝囊肿2例，治标用控涎丹，每次4～5粒，每日3次，治本用六君子汤加味，取得了囊肿明显缩小的疗效。

【小结】

痰饮是由感受寒湿、饮食不节、阳气虚弱等原因，导致肺脾肾功能失常，津液停积，而形成的病证。饮发于中，留积某部，走于肠间为痰饮，留于胁下为悬饮，上迫于肺为支饮，溢于四肢为溢饮。

一般而论，痰饮为阳虚阴盛、本虚标实之候，治疗以"温药和之"为大法，若痰饮壅盛，其证属实，可相机采用攻下逐饮、理气分消等法以祛其邪，继则扶脾固肾以治其本，至于脾肾阳虚之微饮，则以扶正为首务，略参化饮之品。

痰饮停积，影响气机升降，久郁又可化热，故本病有夹气滞、夹热的不同，饮邪内蓄，复染外邪，恒易诱发而使证情加剧，故治疗本病，应注意辨明有无兼夹，施治方可中的。

痰饮的转归，主要表现为脾病及肺、脾病及肾、肺病及肾。若肾虚开阖不利，痰饮也可凌心、射肺、犯脾。另一方面，痰饮多为慢性病，病程日久，常有寒热虚实之间的相互转化。而且饮积可以生痰，痰瘀互结，证情更为缠绵，故应注意对本病的早期治疗。

附方

（1）甘遂半夏汤（《金匮要略》）：甘遂　半夏　芍药　甘草。
（2）已椒苈黄丸（《金匮要略》）：防己　椒目　葶苈　大黄。
（3）十枣汤（《伤寒论》）：大枣　甘遂　大戟　芫花。
（4）葶苈大枣泻肺汤（《金匮要略》）：葶苈子　大枣。
（5）控涎丹（《三因极一病证方论》）：甘遂　大戟　白芥子。
（6）香附旋覆花汤（《温病条辨》）：香附　旋覆花　苏子　杏仁　陈皮　半夏　茯苓　薏苡仁。
（7）小青龙汤（《伤寒论》）：麻黄　芍药　细辛　干姜　甘草　桂枝　半夏　五味子。
（8）苓甘五味姜辛汤（《金匮要略》）：茯苓　甘草　干姜　细辛　五味子。
（9）射干麻黄汤（《金匮要略》）：射干　麻黄　半夏　款冬花　紫菀　五味子　细辛　生姜　大枣。

(10) 木防己汤(《金匮要略》)：木防己　石膏　桂枝　人参。
(11) 大青龙汤(《伤寒论》)：麻黄　桂枝　炙甘草　杏仁　石膏　生姜　大枣。
(12) 苓桂术甘汤(《伤寒论》)：茯苓　桂枝　白术　甘草。
(13) 小半夏加茯苓汤(《金匮要略》)：半夏　生姜　茯苓。
(14) 泽泻汤(《金匮要略》)：泽泻　白术。
(15) 延年茯苓饮(《外台秘要》)：人参　白术　茯苓　生姜　枳实　橘皮。
(16) 深师消饮丸(《外台秘要》)：干姜　茯苓　白术　枳实。
(17) 肾气丸(《金匮要略》)：生地　山药　山茱萸　泽泻　茯苓　丹皮　桂枝　附子。
(18) 真武汤(《伤寒论》)：附子　白术　茯苓　芍药　生姜。

【现代研究】主要参考文献

[1] 舒子贵,苏子成. 略述《金匮要略》治痰饮八法[J]. 河北职工医学院学报,1999,16(1)：52～54.
[2] 张建荣,邓荣. 谈《金匮要略》肺病从痰饮论治十四法[J]. 陕西中医函授,1994,(2)：7～10.
[3] 赵文鼎. 浅述《伤寒论》对痰饮病的论治[J]. 甘肃中医,2004,17(11)：1～3.
[4] 林懿才. 已椒苈黄丸加减治疗痰饮型胃肠神经官能症 82 例[J]. 新中医,2000,32(6)：27.
[5] 刘沈林. 徐景藩治疗胃病痰饮中阻引起呕吐的经验[J]. 江苏中医药,1994,15(7)：5～6.
[6] 郭志红,王英,王小平,等. 小青龙加石膏汤化裁治疗肺心病急性发作期的临床研究[J]. 北京中医药大学学报,1998,21(6)：52～53.
[7] 黄智芬,韦劲松,黄能,等. 葶苈大枣泻肺汤加味配合 DF 方案治疗肺癌胸水疗效观察[J]. 广西医科大学学报,2001,18(1)：62～63.
[8] 刘寿康,韩凤. 活络泻肺饮治愈包裹性胸膜炎 25 例[J]. 中医杂志,1998,39(9)：527.
[9] 曹向阳,陈利国. 苓桂术甘汤治疗胸背寒冷 21 例[J]. 陕西中医,2005,26(10)：1086～1087.
[10] 陈兴泉. 金匮泽泻汤加味治疗美尼尔氏病 78 例[J]. 四川中医,2001,19(1)：29.
[11] 贺自平. 加味泽泻汤治疗梅尼埃综合征 40 例[J]. 湖南中医杂志,2005,21(3)：65.
[12] 程玉峰. 加味泽泻汤治疗梅尼埃病 30 例[J]. 安徽中医临床杂志,2001,13(5)：346.
[13] 郑国庆. 升清降浊从痰饮论治眩晕——张志远学术经验系列(三)[J]. 中医药学刊,2006,24(3)：401～403.
[14] 李涤尘. 从痰饮论治先天性肝囊肿 2 例[J]. 中西医结合肝病杂志,2002,12(1)：55.

消　渴

【定义】

消渴是指因禀赋不足、饮食失节、情志失调及劳欲过度等导致肺、胃(脾)、肾功能失调,出现阴虚燥热,久则气阴、阴阳两虚或兼血瘀所引起的以多饮、多食、多尿、形体消瘦,或尿有甜味为特征的病证。

【历史沿革】

本病在《内经》称"消瘅",根据发病机制和临床表现的不同,而有"消渴"、"膈消"、"肺消"、"消中"等不同名称。《内经》对消渴的记载,散见于约 14 篇之中,对其病因病机、临床表现、治则及预后等都分别做了论述。在病因方面,认为过食肥甘、情志失调、五脏柔弱等因素,与消渴病发生有密切关系。如《素问·奇病论篇》谓:"此人必数食甘美而多肥也,肥者令人内热,甘者令人中满,故其气上溢,转为消渴。"《灵枢·五变》谓:"怒则气上逆,胸中蓄积,血气逆留,髋皮充肌,血脉不行,转而为热,热则消肌肤,故为消瘅。"又谓:"五脏皆柔弱者,善病消瘅。"在病机方面,指出胃肠热结、耗伤津液是消渴发病主要机制。如《素问·阴阳别论篇》谓:"二阳结谓之消。"书中对消渴的主要症状如多饮、多食、多尿、形瘦等已有明确记载。《素问·气厥论篇》谓:"肺消者饮一溲二";"大肠移热于胃,善食而瘦人。"《灵枢·师传》谓:"胃中热则消谷,令人悬心善饥。"在治疗方面,强调指出消渴患者要禁食膏粱厚味和芳草、石药等燥热伤津之品。如《素问·腹中论篇》谓:"数言热中、消中,不可服高粱、芳草、石药。"并指出可用性味甘寒能生津止渴的兰草治疗。《素问·奇病论篇》谓:"治之以兰,除陈气也。"在预后方面,已有根据脉象判断病情的记载。如《素问·通评虚实论篇》谓:"消瘅……脉实大,病久可治;脉悬小坚,病久不可治。"《内经》对消渴的认识,是后世消渴理论发展的渊源,至今对消渴的研究仍具有一定的指导意义。

西汉淳于意的《诊籍》中,有"肺消瘅"一案记载,是消渴病最早的医案。案中不仅记载了发病因素、临床表现及治疗经过,而且更以"形弊"、"尸夺"(《史记·扁鹊仓公列传》)形象地描述了消渴重症患者形体消瘦的典型症状。

汉代张仲景在《金匮要略》中,以消渴作为篇名,篇中对本病的阐述,有论有治。认为胃热肾虚是导致消渴的主要机制,并提出治法,首创白虎加人参汤、肾气丸等治疗方剂,至今仍为治疗消渴的有效方药,为临床医家所推崇。该书其他篇章对消渴并发肺痿等证也有记载,如《金匮要略·肺痿肺痈咳嗽上气病脉证治》谓:"肺痿之病,从何得之……或从消渴,小便利数……重亡津液,故得之。"

后世在《内经》和《金匮要略》的基础上,对本病的病因病机、临床表现、并发症,特别是治疗,都有所补充和发展。

隋代巢元方根据消渴证候表现、兼证、预后的不同,在《诸病源候论·消渴病诸候》中,将消渴归纳为消渴候、渴病候、大渴后虚乏候、渴利候、渴利后损候、渴利后发疮候、强中候等 8 种证候类型。对本病的病因病机亦有补充,认为消渴发病原因主要是服五石散,使下焦虚热、肾燥阴亏所致。巢氏还明确认识到消渴病易发痈疽和水肿等并发症。

并提出导引和散步是治疗消渴病的“良药”，主张饭前“先行一百二十步，多者千步，然后食之”，已初步认识到体育疗法的重要意义。

唐代对消渴病的认识和治疗等有较大的发展，孙思邈于《备急千金要方·消渴》中，认为消渴乃嗜酒之人，“三觞之后，制不由己，饮瞰无度……积年长夜……遂使三焦猛热，五脏干燥”所致，对后世消渴病机燥热说有一定的影响。孙氏认为消渴病“小便多于所饮”的机制是内热消谷、“食物消作小便”所致，这一认识，为消渴病的饮食控制疗法提供了理论依据。对消渴证候的表现多有补充，除“三多”症状外，还记述了“呼吸少气，不得多语，心烦热，两脚酸，食乃皆倍于常，故不为气力”，或“精神恍惚”等症状。并认识到本病治愈较难，常易复发，“服枸杞汤即效，但不能常愈”。尤其可贵者，孙氏不仅明确提出饮食控制疗法，而且把饮食控制疗法放在治疗的首位，他说：“能慎此者，虽不服药而自可无他，不知此者，纵有金丹，亦不可救，深思慎之。”在药物治疗方面，收载治疗消渴方剂达 52 首，其中以天花粉、麦门冬、地黄、黄连等清热生津之品为多。王焘在《外台秘要·消渴消中门》中，最先记载了消渴病尿甜的发现，引《古今录验方》说：“渴而饮水多，小便数，无脂似麸片甜者，皆消渴病也。”又引祠部李郎中说：“消渴者……每发即小便至甜。”并有服药后“便小便咸若如常”的记载。说明当时已将小便有无甜味，作为判断本病是否好转的标准。同时对尿甜发生的机制进行朴实而科学的论述，谓：“消渴者，原其发动此则肾虚所致，每发即小便至甜。医者多不知其疾……今略陈其要。按《洪范》稼穑作甘，以物理推之，淋饧醋酒作脯法，须臾即皆能甜也。足明人食之后，滋味皆甜，流在膀胱，若腰肾气盛，则上蒸精气，气则下入骨髓，其次以为脂膏，其次为血肉也。其余别为小便，故小便色黄，血之余也。骚气者，五脏之气，咸润者，则下味也。腰肾既虚冷，则不能蒸于上，谷气则尽下为小便者也，故甘味不变。”这是古人在缺乏实验手段的条件下，经过实践的观察，应用推理论证建立起来的假说，与现代科学的认识已相接近，确实难能可贵。对饮食控制疗法的实施，提出了具体要求，主张“先候腹实，积饥乃食”，反对患者无限制地过多饮食，“食欲得少而数，不欲顿而多”，即少食多餐。并宜食后“即须行步”，不宜“饮食便卧，终日久坐”，还主张患者进行适当的体力劳动，“人欲小劳，但莫劳疲极也”。在药物治疗方面载方 47 首，药味约有 98 味之多。

宋代《太平圣惠方》，其中有“三痟论”一卷，明确提出了“三痟”一词。谓：“夫三痟者，一名痟渴，二名痟中，三名痟肾”；“一则饮水多而小便少者，痟渴也；二则吃食多而饮水少，小便少而赤黄者，痟中也；三则饮水小便下，小便味甘而白浊，腰腿消瘦者痟肾也。”至此之后，多数医家根据消渴“三多”症状的偏重不同而分上、中、下三消。王氏根据其证候表现、并发症和预后的不同，将消渴病分为 14 种证候类型进行论治，载方 177 首，常用药物有：人参、天花粉、黄连、甘草、麦门冬、知母、地黄等。

金元时期的刘完素、张子和等发展了三消理论，提倡三消燥热学说，主张治三消当以清热泻火、养阴生津为要。刘完素《三消论》是阐述三消燥热学说的专著。他认为三消的病因病机系由“饮食服饵失宜，肠胃干涸，而气液不得宣平，或耗乱精神，过违其度，或因大病阴气损而血液衰虚，阳气悍而燥热郁甚”所致。对三消本证和兼证的关系论述精辟，说：“消渴者，多变聋盲疮癣痤痱之类”，或“虚热蒸汗，肺痿劳嗽。”并将本证与兼证的种种表现，皆归咎于“热燥太甚”，从而得出“三消者，燥热一也”的结论。提出三消的治则是：“补肾水阴寒之虚，而泻心火阳热之实，除肠胃燥热之甚，济人身津液之衰，使道路散而不结，津液生而不枯，气血利而不涩，则病日已。”推崇白虎、承气诸方，所创宣明黄芪汤，立意在于补肺气以布津液。刘氏论治，多偏于寒凉，补充发展了用寒凉药治疗本病的经验。刘氏的独到之见，受到张子和与李杲的推崇和赞成。朱丹溪更是发展了刘完素的三消燥热学说，在《丹溪心法·消渴》中说治消渴应当“养肺、降火、生血为主”。该篇《附录》中说：“肺为津液之脏，自上而下，三焦脏腑皆囿乎天一真水之中，《素问》以水之本在肾，未在肺者此也，真水不竭，安有所谓渴哉?”三消学说经丹溪学派的不断充实之后，形成了一套以养阴为主的消渴治疗体系。

明代医家重在对消渴治法的探讨。戴思恭注重益气，在《证治要诀·消渴》中云：“三消得之气之实，血之虚，久久不治，气尽虚，则无能为力矣。”并学习一僧人专用黄芪饮(即黄芪六一汤：黄芪、甘草)加减治疗三消的经验，把益气放在治疗的首位，对后世医家用药颇有影响。戴氏经临床观察，对三消预后及并发症有新的发现，“三消久而小便不臭反作甜，气在溺桶中滚涌，其病为重”；“三消久之，精血既亏，或目无见，或手足偏废如风疾，非风也”。特别是将“小便不臭反作甜，气在溺桶中滚涌”的现象，作为消渴病情加重的一个简易诊断指标，比较符合临床实际。李梴主张治消渴重补脾益肾，于《医学入门·消渴》中谓：“治渴初宜养肺降心，久则滋肾养脾。盖本在肾，标在肺，肾暖则气上升而肺润，肾冷则气不升而肺焦，故肾气丸为消渴良方也。然心肾皆通乎脾，养脾则津液自生，参苓白术散是也。”赵献可力主三消肾虚学说，提倡治三消当以治肾为本。在《医贯·消渴论》中说：“人之水火得其平，气血得其养，何消之有?其间摄养失宜，水火偏胜，津液枯槁，以致龙雷之火上炎，熬煎既久，肠胃合消，五脏干燥……故治消之法，无分上中下，先治肾为急，唯六味、八味及加减八味丸随证而服，降其心火，滋其肾水，则渴自止矣。”推崇治肾为本的还有张景岳、喻嘉言等。周慎斋治消渴强调以调养脾胃为主，特别重视养脾阴，如《慎斋遗书·渴》中云：“盖多食不饱，饮多不止渴，脾阴之不足……用参苓白术散。”

清代医家对消渴的认识和治疗，既吸取前人精华，亦有所创获。如对消渴发病的机制，黄坤载、郑钦安认为消渴之病责之于肝，成为本病从肝论治的理论依据。黄氏在《四圣心源·消渴》中说：“消渴者，足厥阴之病也，厥阴风木与少阳相火为表里……凡木之性专欲疏泄……疏泄不遂……则相火失其蛰藏。”又在《素灵微蕴·消渴解》中说：“消渴之病，则独责肝木，而不责肺金。”郑氏在《医学真传·三消症起于何因》中说：“消症生于厥阴风木主气，盖以厥阴下水而上火，风火相煽，故生消渴诸证。”对消渴的治疗，费伯雄补充发展了化痰利湿的治法，在《医醇賸义·三消》中认为：“上消者……当于大队清润中，佐以渗湿化痰之品，盖火盛则痰燥，其消烁之力，皆痰为之助虐也，逢原饮主之；中消者……痰入胃中与火相乘，为力更猛，食入即腐，易于消烁……清阳明之热，润燥化痰，除烦养胃汤主之；下消者，肾病也……急宜培养真阴，少参以清利，乌龙汤主之。”陈修园根据脾喜燥恶湿的生理特点，在《医学实在易·三消症》中强调“以燥脾之药治之”，主张用理中汤倍白术加天花粉治疗。

综上所述，中医对本病的认识历史悠久，源远流长。消渴理论渊源于《内经》，辨证论治出自于《金匮要略》，证候分类起始于《诸病源候论》，体系形成于唐宋。唐宋以后医家，均从不同的侧面对消渴理论和治法等做了补充和发展，内容丰富，为我们今天研究消渴病提供了宝贵的文献资料。

【范围】

本篇之消渴病与西医学的糖尿病基本一致，而西医学的尿崩症，亦具有本病的一些特点，可参照本篇进行辨证施治。

【病因病机】

饮食不节、情志失调、房劳伤肾、先天禀赋不足或过服温燥药物等，是消渴病发生的重要因素。阴津亏损、燥热内生是消渴病发生的基本病机。

一、病因

1. **饮食不节，积热伤津**　长期过食肥甘、醇酒厚味、辛燥刺激食物，损伤脾胃，脾胃运化失司，积于胃中酿成内热，消谷耗液，津液不足，脏腑经络皆失濡养发为消渴。如《丹溪心法·消渴》谓：“酒面无节，酷嗜炙煿……于是炎火上熏，腑脏生热，燥热炽盛，津液干焦，渴饮水浆，而不能自禁。”说明饮食不节与本病的发生有密切关系。

2. **情志失调，郁火伤阴**　长期过度的精神刺激，如郁怒伤肝，肝气郁结，郁久化火，火热炽盛，不仅上灼胃津，下耗肾液，而且肝之疏泄太过，肾之闭藏失司，则火炎于上，津液泄于下，三多之症随之而起，发为消渴。另外，心气郁结，郁而化火，心火亢盛，致心脾精血暗耗，肾阴亏损，水火不济，亦可发为消渴。《医宗已任篇·消症》谓：“消之为病，一原于心火炽炎……然其病之始，皆由不节嗜欲，不慎喜怒。”《慎斋遗书·渴》有“心思过度……此火乘脾，胃燥而肾无救”发为消渴的认识。这些论述，说明情志失调、五志过极是发生消渴的重要因素。正如刘完素《三消论》说：“消渴者……耗乱精神，过违其度，而燥热郁盛之所成也。”

3. **禀赋不足，五脏虚弱**　先天禀赋不足，五脏虚弱，尤其是肾脏素虚，与本病的发生有一定的关系。因五脏主藏精，精为人生之本，肾又受五脏六腑之精而藏之，若五脏虚羸，则精气不足，气血虚弱，肾亦无精可藏，复因调摄失宜，终至精亏液竭而发为消渴。《灵枢·本藏》谓：“心脆则善病消瘅热中”、“肺脆则善病消瘅易伤”、“肝脆善病消瘅易伤”、“脾脆则善病消瘅易伤”、“肾脆善病消瘅易伤。”《医贯·消渴论》谓：“人之水火得其平，气血得其养，何消之有?”说明体质强弱与消渴的发病有一定的关系。

4. **房劳过度，肾精亏损**　房室不节，劳伤过度，肾精亏损，虚火内生，则“火因水竭而益烈，水因火烈而益干”，终至肾虚肺燥胃热俱现，发为消渴。《备急千金要方·消渴》云：消渴由于“盛壮之时，不自慎惜，快情纵欲，极意房中，稍至年长，肾气虚竭……此皆由房室不节之所致也。”说明房室过度、肾精耗损与本病的发生有一定关系。

5. **过用温燥，耗伤阴津**　前人认为嗜服壮阳之石类药物，致燥热伤阴可发生消渴病。今服石药之风不复存在，但亦有意欲长寿，或快情纵欲，长时服用温燥壮阳之剂，或久病误服温燥之品，致使燥热内生，阴津亏损，发为消渴者。

二、病机

消渴的病机，主要在于阴津亏损，燥热偏胜，而以阴虚为本，燥热为标，两者互为因果，阴愈虚燥热愈盛，燥热愈盛阴愈虚。消渴的进一步发展，可耗伤脾肾之气，而致气阴两虚，日久亦可损伤脾肾之阳，而见阴阳两虚。在消渴的发生发展过程中，瘀血亦为常见的病理因素。消渴日久，可累及五脏，变生百病。消渴病变的部位虽与五脏均有关，但主要在肺、脾(胃)、肾三脏，尤以肾为重。

肺主气为水之上源，敷布津液，肺受燥热所伤，则不能敷布津液而直趋下行，随小便排出体外，故小便频数量多；肺不布津则口渴多饮。《医学纲目·消瘅门》说：“肺主气，肺无病则气能管摄津液之精微，守养筋骨血脉，余者为溲。肺病则津液无气管摄，而精微者亦随溲下，故饮一溲二。”说明肺与消渴的发病有关。

胃为水谷之海，主腐熟水谷，脾为后天之本，主运化，为胃行其津液，脾胃受燥热所伤，胃火炽盛，脾阴不足，则口渴多饮、多食善饥；脾气虚不能转输水谷精微，则水谷精微下流而为小便，故小便味甘；水谷精微不能濡养肌肉，故形体日渐消瘦。《类证治裁·三消论治》云：“小水不臭反甜者，此脾气下脱症最重。”说明脾胃与消渴病的发病关系密切。

肾为先天之本，主藏精而寓元阴元阳。肾阴亏损则虚火内生，上燔心肺则烦渴多饮，中灼脾胃则胃热消谷，阴虚阳盛，肾之开阖失司固摄失权，则水谷精微直趋下泄为小便而排出体外，故尿多味甜，或混浊如脂膏。《丹台玉案·三消》说：“惟肾水一虚，则无以制余火，火旺不能扑灭，煎熬脏腑，火因水竭而益烈，水因火烈而益干，阳盛阴衰构成此证，而三消之患始剧矣。”若肾阳虚则无以化气上升，津液不布，则口渴多饮，下焦不摄，多尿随之而起。如《景岳全书·三消干渴》说：“有阳不化气，则水精不布，水不得火，则有降无升，所以直入膀胱，而饮一溲二，以致泉源不滋，天壤枯涸者，是皆真阳不足，火亏于下之消症也。”说明肾与消渴的发病甚为密切。

消渴病虽有在肺、脾(胃)、肾的不同，但常常互相影响，如肺燥津伤，津液失于敷布，则脾胃不得濡养，肾精不得滋助；脾胃燥热偏盛，上可灼伤肺津，下可耗损肾阴；肾阴不足则阴虚火旺，亦可上灼肺胃，终至肺燥、胃热、脾虚、肾亏常可同时存在，而“三多”之证常可相互并见。但肺脾(胃)、肾三脏中，尤以肾最为重要，即使症状表现在肺或脾(胃)，亦与肾密切相关。如《石室秘录·卷六·内伤门》说：“消渴之证,虽分上中下,而以肾虚致渴,则无不同也。"由此可见消渴病以肾为本。

消渴之病,若迁延日久不愈,常可累及五脏,致精血枯竭,阴阳俱衰,燥热内蕴而并发多种兼症。

【诊断与鉴别诊断】

一、诊断

(一)发病特点

本病多发于中年以后,以及嗜食膏粱厚味、醇酒炙煿之人。若青少年罹患本病者,一般病情较重。

临床上多先见本病,随病情的发展而后出现并发症。但亦有与此相反者,如元代僧人继洪在《澹寮集验方》就有消渴病"先疮而后渴",或"二症俱发"情况的记载。证之临床,现在亦可偶见"先疮而后渴",或因眼疾而发现本病者。

(二)临床表现

无论男女老幼,凡以多饮、多食善饥、多尿、消瘦或尿有甜味为临床特征者,即为消渴。由于患者的体质,病程长短的不同,故其临床表现又有差异。或为多饮,或为多食,或为多尿,而大多表现为多饮、多食、多尿,或多饮、多尿并见,同时还可伴见神疲乏力、自汗、心烦、失眠、皮肤干燥、大便干结、小便混浊,或如脂膏,或小便清白等症。舌质多红而少津,苔多薄白或黄燥。脉象多见弦数或细数无力等。

消渴病日久不愈,常可并发多种兼症,表现为疮疡痈疽,或生于背,或生于下肢不等,皮肤瘙痒,口舌生疮;或肺痿劳嗽;或内障、雀目,耳聋;或中风手足偏废,或四肢骨节疼痛;或肢体麻木、心悸胸痛;或水肿、泄泻;或头痛、呕吐、不思食、腹痛、呼吸深长,有烂苹果样臭味等;在女子可有月经不调,在男子见阳痿。严重者,可出现阴绝阳亡而卒。

二、鉴别诊断

1. **口渴症**　口渴症系指口渴饮水的一个临床症状,尤为外感热病所常见,与消渴病的口渴引饮相类似,在古代文献中亦有将外感热病过程中出现的口渴饮水症状称为"消渴"者,如五苓散证即是。但这类口渴无多饮、多食、多尿并见的特点,故不同于消渴病。

2. **瘿病**　西医学之甲状腺功能亢进症,属中医瘿病范围。本病以情绪激动、多食善饥、形体日渐消瘦、心悸、眼突、颈部一侧或两侧肿大为特征。其中多食善饥、消瘦极似消渴病的中消。但眼突出、颈前生长肿物则与消渴有显著差别。其病机也与消渴不同,瘿病为痰气郁结、日久化火、心肝火旺、心胃阴虚所致,病变脏腑主要在肝。

【辨证论治】

一、辨证

(一)辨证要点

1. **辨年龄**　本病一般多发于中年之后,但也有青少年罹患本病者。随发病年龄的不同,本病的发生发展、轻重程度及预后转归也各有差异。年龄越小者,一般发病急,发展快,病情重,症状多具有典型性,预后较差,这与幼年儿童为"稚阴稚阳"之体,机体易虚易实的生理特点有关。中年之后发病者,一般起病较缓,病程较长,部分患者之临床表现不具典型性,其临床表现有类于虚劳,常有痈疽、肺痨、心、脑、肾、眼等并发症。掌握这些年龄特点,对于辨证治疗和了解预后转归,颇有参考意义。

2. **辨标本**　本病以阴虚为本、燥热为标,两者互为因果,常因病程长短和病情轻重的不同而阴虚和燥热之表现则各有偏重。大体初病多以燥热为主,病程较长者则阴虚与燥热互见,日久则以阴虚为主,可致气阴两虚,进而由阴损阳,导致阴阳俱虚之证。

3. **辨证辨病相结合**　中医对疾病的认识,无论哪一类病证,只要有证可辨,并辨明寒热虚实、何脏何腑以及在气在血之后,即可立法处方用药。但对于确有其病,而又无证辨者,这就需要辨病论治了。如消渴患者,在其早期,或在治疗后,可以没有明显的临床表现,在这种情况下,治疗应以辨病为主。抓住阴虚燥热这一本质,并结合患者体质进行论治。

4. **辨本证与并发症**　多饮、多食、多尿和消瘦为本病的基本临床表现,而诸多并发症则是本病的另一特点。本证和并发症的关系,一般以本证为主,并发症为次;多数患者先见本证,随病情的发展而出现并发症,但也有与此相反者,如有些中年或老年患者,"三多"和消瘦的本证不明显,有时竟被患者忽略,常因痈疽、眼疾、心血管疾病而发现本病。根据治病必求其本的原则,一旦辨明本证与并发症的关系,在治疗上不可忽略对本病的治疗。

(二)证候

消渴证候,古今许多医家采用三消分证。对于三消之间的关系,认为上轻、中重、下危,上中不甚则不传于下,故下消为上中消的传变结果。由于三消症状互见为多,且有密切的内在联系,故实难截然划分。本病常因多尿而耗伤津液,津液耗伤则多饮、多食,所谓的上消、中消之证则随之而起。由于水谷精微下泄,不能濡养机体,虽多食、多饮,而机体却日益消瘦,五脏焦枯。由此可见,三消的临床表现虽有差异,但其基本病机则一,故无须截然以三消分证。本篇拟用本证和并发症加以分类,即将燥热和燥热伤阴所致的肺胃燥热、肠燥津枯、肝肾阴虚等病变,列为本证一类;而将消渴日久不愈,由于病情的发展加重所出现的痈疽、眼疾、泄泻、水肿、肢麻等病变,归为并发症一类。

本证

[肺胃燥热]

症状:烦渴引饮,消谷善饥,小便频数量多,尿色浑黄,身体渐瘦。舌红苔少,脉滑数。

病机分析:饮食不节,积热于胃,胃热熏灼于肺,肺热伤津,津液耗伤,欲饮水自救,故烦渴引饮;饮水虽多,但不能管摄水液以敷布人身,津液自趋下泄,加之肾失固摄,水谷精微从小便而出,故尿多而浑黄;水谷精微大量外失,人身之营养物质匮乏,故人体日渐消瘦。对于这一病机现象,前人早有形象比喻,认为消渴之候,譬如乳母,谷气上泄,皆为乳汁,消渴疾者,谷气下泄,尽为小便也。舌红苔少,为津液耗损、燥热内盛征象。

［肠燥津伤］

症状：多食易饥，口渴引饮，大便燥结，或便闭不通，舌红少津、苔黄燥，脉实有力。

病机分析：阳明燥热内盛，伤津劫液，致使肠燥津枯，故大便燥结，或便闭不通。舌红少津、苔黄燥，脉实有力，为肠燥津伤之象。

肠燥津伤与肺胃燥热的病机和临床表现大体相同，唯大便燥结与否乃是不同之点。

［肝肾阴虚］

症状：尿频量多，混浊如脂膏，或尿甜，腰膝酸软无力，头昏耳鸣，多梦遗精，皮肤干燥，全身瘙痒。舌红少苔，脉细数。

病机分析：肝肾阴虚，肝之疏泄过度，肾之固摄失常，津液直趋膀胱，故尿频尿多；大量水谷精微下泄则尿液混浊脂膏，或尿甜味；腰为肾之府，为肾所主，膝为筋之府，为肝所主，筋骨失养，故腰膝酸软乏力；肝肾精血不能濡润清窍，故头昏耳鸣；水谷精微不能营贯于肌肤，故皮肤干燥而瘙痒。舌红少苔，脉细数，为阴虚内热之象。

本证多为前 2 种证候发展而成，与前两者相比，则阴液、精血伤耗的程度更重。

［阴阳两亏］

症状：小便频数，混浊如膏，甚则饮一溲一，手足心热，咽干舌燥，面容憔悴，耳轮干枯，面色黧黑，腰膝酸软乏力，四肢欠温，畏寒怕冷，甚则阳痿。舌淡苔白而干，脉沉细无力。

病机分析：人之阴阳互根，燥热伤阴虽然为本病的基本病机，但病程日久，阴损及阳，或因治疗失当，过用苦寒伤阳，终致形成阴阳两亏之证，即本证既有手足心热、咽干舌燥、面容憔悴、耳轮干枯等阴亏之证，又有四肢欠温、畏寒怕冷、甚则阳痿等阳虚之证。

本证候多由肺胃燥热、肠燥津伤、肝肾阴虚之证演变而来，治疗上应阻止这种演变发展。

［脾胃气虚］

症状：口渴引饮，能食与便溏并见，或饮食减少，精神不振，四肢乏力。舌淡、苔白而干，脉细弱无力。

病机分析：消渴本以“三多”消瘦为特点，但若治疗失当，过用大苦大寒之品，消渴未止，而脾胃反伤，脾失健运，谷气下泄从大便而出，则能食便溏；而脾虚不运，湿浊中阻，则腹胀食少。因此消渴表现为脾虚者，究竟能食与否，则因人而异，应当具体分析。

消渴以“三多”便结为多，而便溏、食少多为病情发展转化或治疗失当所致，故属变证。这种证型虽然较少，但医者不可不知。

［湿热中阻］

症状：渴而多饮，多食善饥，口苦口腻或仅有饥饿感，脘腹痞闷。舌苔黄腻，脉濡缓。

病机分析：消渴日久，脾虚生湿化热，或新感湿热之邪；湿热蕴结脾胃，故见湿热中阻之证。本证虽不属于消渴的常见或必见证，但在病情的转化中和有兼夹因素时，这种证型并不鲜见。古人对疾病的认识，强调“疾病有见证，有变证，有转证，必灼见其始终转变，胸有成竹，而施之以方”。

并发症

［瘀血证］

症状：消渴兼见舌质瘀暗，舌上有瘀点或瘀斑，舌下静脉粗大而长，或胸中刺痛，或半身不遂，头昏耳鸣，心悸健忘多梦。脉涩或结代。

病机分析：消渴病久入络，瘀血阻滞，故见瘀血阻络之证。由于阻滞的部位不同，则有不同见证，阻于胸中则胸中刺痛；阻滞经络则半身不遂；阻于清窍则头昏耳鸣、健忘多梦。舌瘀暗、脉涩或结代为瘀血之征。

［痈疽］

症状：消渴并发痈疽，或牙龈脓肿，久久不愈，甚则高热神昏。舌红苔黄，脉数。

病机分析：消渴并发痈疽，为燥热内盛所致。而小便过多，津液枯涸，则是并发痈疽的另一因素。《诸病源候论·消渴病诸候》指出：“小便利，则津液竭，津液竭则经络涩；经络涩，则营卫不行；营卫不行，则由热气留滞，故成痈疽。”疮毒内陷，邪热攻心，扰乱神明，则神昏谵语，古代死于这种并发症者不少。

［白内障，或雀目、耳聋］

症状：初起视物微糊，眼前常见黑花扰乱，或如蝇飞蚊舞，或如隔轻烟薄雾。检查瞳神，呈隐隐淡白，或如油点浮在水面，视物昏朦日甚，日久瞳色为纯白，甚至完全失明。有的患者表现为雀目，入暮即视物不见，至天明视觉恢复。有的患者表现为耳鸣耳聋。

病机分析：消渴日久，伤精耗血，导致肝肾两亏，肝开窍于目，肾开窍于耳，精血不能上承于头以濡养耳目，耳目失养，故成白内障、雀目、耳聋等证。

本证的表现虽然有在目、在耳之异，但其病机则一，均为肝肾精血亏虚所致。

［劳咳］

症状：先病消渴，继而干咳少痰，痰中带血，五心烦热，潮热盗汗。舌红少苔，脉细数。

病机分析：消渴患者多为燥热素盛，熏灼于肺，耗伤肺津，常出现阴虚肺热咳嗽。咳嗽日久不愈，加之患者有虚劳表现，故称劳咳。消渴并发劳咳，刘完素《三消论》明确指出：“消渴者，多变聋盲”、“或蒸热虚汗，肺痿劳咳。”证诸临床，本病并发肺痨者不少。

［泄泻］

症状：食欲减退，精神不振，四肢欠温，大便溏泻或完谷不化。舌淡苔白，脉细无力。

病机分析：消渴日久，脾肾俱伤，肾阳虚衰不能温养脾胃，而呈一派脾肾阳虚之征。

此型虽然消渴本证不重，然而却属于严重并发症之一。

［水肿］

症状：腹部胀满，四肢水肿，甚则全身浮肿，小便不利。舌淡苔白，脉沉迟。

病机分析：“五脏之伤，穷必及肾”，消渴日久，肾气虚衰，不能蒸化水液，水液潴留，故演变成水肿。根据历代医家的记载和临床所见，这类水肿多由阴阳两虚或阳虚水泛所致。

［肢体麻木］

症状：肌肉瘦削，肢体酸软乏力，麻木不仁，刺痛，行走如脚履棉花之上。

病机分析：消渴日久，伤精耗血，气血亏虚，不能濡养肢体肌肉筋骨，故肢体酸软乏力、麻木不仁。

［虚脱］

症状：主症表现为烦躁不安，甚则神志昏迷，有的患者表现骤然昏厥，四肢逆冷，脉微欲绝。这类虚脱之证，在辨证上有亡阴、亡阳之分：亡阴表现为高热，口渴引饮，呼吸气粗，汗出如珠，神昏谵语，舌红苔黄而干，脉象虚数；亡阳表现为食欲不振，恶心呕吐，呕吐痰涎，出冷汗，精神困倦，甚则神昏，四肢厥冷。舌淡苔白，脉微欲绝。

病机分析：人体之阴阳，“阴平阳秘，精神乃治，阴阳离决，精气乃绝”。本证乃是病情重笃，濒于阴阳离决的危象，应辨清究竟是亡阴还是亡阳，同时辨清寒热二端。

二、治疗

（一）治疗原则

本病的基本病机是阴虚为本、燥热为标，故清热生津、益气养阴为基本治则。本病的发病过程，常以阴虚燥热开始，随着病情的发展，则逐渐损及元气精血，久则由阴损阳，发展为阴阳两虚或以阳虚为主之证，最后多死于阴竭阳亡或严重之痈疽、劳咳、泄泻等并发症。因此在治疗上除了运用清热生津、益气养阴的基本治则外，还应针对具体病情，及时合理地选用清热泻火、健脾益气、滋补肾气、补肾涩精、活血化瘀等治法，调整机体之阴阳气血，以期病情好转。

（二）治法方药

本证

［肺胃燥热］

治法：清热生津止渴。

方药：白虎加人参汤。方中石膏辛甘大寒，清泻肺胃而除烦热，为主药；知母苦寒清泄肺胃之热，质润以滋其燥，作为辅药，石膏配知母清热除烦之力尤强；人参、甘草、粳米益胃护津，使大寒之剂而无损脾胃之虑。诸药合用，共奏清热生津之功。根据近年来的研究，证明本方治消渴有明显疗效，其中石膏起主要作用。

此外，本证还可选用玉泉丸、玉液汤、滋膵饮等。玉泉丸治疗消渴，现已销售于国内外，对于部分患者有一定疗效。至于玉液汤、滋膵饮，张锡纯在《医学衷中参西录》中推崇备至，强调玉液汤以黄芪为主，得葛根能升元气，佐以山药、知母、天花粉大滋肾阴，用五味子封固肾关，使水液不急于下趋，诸药合用，能使阳升阴应，自有云行雨施之妙。滋膵饮的作用与玉液汤大致相同，张锡纯用之以治消渴，自谓屡次见效。

［肠燥津伤］

治法：滋阴养液，润肠通腑。

方药：增液承气汤。本方用增液汤，生津止渴，润肠通便，配合芒硝、大黄软坚化燥，为“增水行舟”之法。本证候的治疗，刘完素在《素问病机气宜保命集·消渴论》中指出，治消中，热在胃而能食，小便赤黄，微利之为妙，不可多利，服厚朴、大黄、枳实，渐渐利之，不欲多食则愈。从刘氏的论述可知，下法治消渴，主症为胃热能食，不必定有便闭见证。如何掌握用下法治消渴？张锡纯在《医学衷中参西录·治消渴方》中有具体分析：“中消承气汤，此须细为斟酌，若其右部之脉滑而且实，用之尤可，若其人饮食甚勤，一时不食，即心中怔忡，且脉象微弱者，系胸中大气下陷，中气亦随之下陷，宜用补中益气之药，而佐以收涩之品与健补脾胃之品，拙拟升陷汤后有治验之案可参观。若误用承气下之，则危不旋踵。”张氏之论可供临床参考。

古人有用下法治疗消渴的经验，今人亦有用此治消渴而取效者。但对下法的应用，要适可而止，过用则变证从生。李用粹《证治汇补·消渴》曰：“过用苦寒，久成中满之证，所谓上热未除，中寒复起也。”《张氏医通·消瘅》曰：“渴家误作火治，凉药乱投，促人生命。”

［肝肾阴虚］

治法：滋养肝肾，益精补血，润燥止渴。

方药：六味地黄丸。方中熟地滋肾填精为主，辅以山茱萸养肝肾而益精，山药补脾阴而摄精微，三药合用，以达到三阴并补之功，这是补的一面。又配茯苓淡渗脾湿，以助山药之益脾；泽泻清泄肾火，并防熟地之滋腻；丹皮清泄肝火，又制山萸肉之温，共为佐使，这是泻的一面。各药合用，使滋补而不留邪，降泄而不伤正，适合消渴患者长期服用。临床实践证明，本方对消渴病确有治疗和巩固疗效的作用。若阴虚火旺，骨蒸潮热，盗汗梦遗，则本方加知母、黄柏，即知柏地黄丸以滋阴降火。

本证治疗，在服六味地黄丸的同时，常并服生地黄饮子以加强疗效。方中天门冬、麦门冬、生地、熟地、石斛养阴补血；人参、黄芪益气生津止渴；佐以枇杷叶、枳壳宣肺散津止渴；用泽泻利水泄热，使心火下行，则小便清利。诸药合用，有生精补血、润燥止渴之效，沈金鳌在《杂病源流犀烛·三消源流》中，推崇本方“造化精深，妙无伦比”。

［阴阳两亏］

治法：温阳滋阴补肾。

方药：《金匮》肾气丸。本方以六味地黄丸滋阴补肾，并用附子、桂枝(肉桂)温阳暖肾，意在微微生火，以鼓舞肾气，取“少火生气”之义。方中补阳药与补阴药并用，即《景岳全书·新方八阵略》曰：“善补阳者，必于阴中求阳，则阳得阴助而生化无穷；善补阴者，必于阳中求阴，则阴得阳升而泉源不竭。”用肾气丸治疗消渴，首创于张仲景，后世的赵献可、张景岳等加以发挥与推崇。关于治疗消渴，何以要用附子、肉桂(或桂枝)等热药问题，赵献可在《医贯·消渴论》中有详细的阐述：“盖因命门火衰，不能蒸腐水谷，水谷之气，不能熏蒸，上润于肺，如釜底无薪，锅盖干燥，故渴。至于肺亦无所禀，不能四布水津，并行五经，其所饮之水，未经火化，直入膀胱，正谓饮一升溲一升，饮一斗溲一斗。试尝其味，甘而不咸可知矣。故用附子、肉桂之辛热，壮其少火，灶底加薪，枯笼蒸溽，稿禾得雨，生意维新。”李用粹在《证治汇补·消渴》中亦说：“久病宜滋肾养脾，盖五脏之津液皆本乎肾，故肾暖则气上升而肺润，肾冷则气不升而肺枯，故肾气丸为消渴良方也。”

肾气丸固然是治消渴之良方，但应用于阴阳两虚或以阳虚为主者为宜，不宜泛用于一切消渴之证。《杂病源流犀烛·三消源流》曰："确然审是命门火衰，然后可用桂附，若由热结所致，下咽立毙矣。"

[脾胃气虚]

治法：健脾益气，生津止渴。

方药：七味白术散。方中四君子健脾益气；木香、藿香醒脾行气散津；葛根升清以生津止渴，故本方为治消渴常用之方。本方对消渴脾虚之证，能食者，或不能食者，均可应用。赵献可在其论中曰："盖不能食者，脾之病，脾主浇灌四旁，与胃行其津液者也。脾胃既虚，则不能敷布其津液，故渴。其间纵有能食者，亦是胃虚引谷自救，若概以寒凉泻火之药，如白虎承气之类，则内热未除，中寒复生，能不末传鼓胀耶？惟七味白术散，人参生脉散之类，恣意多饮，复以八味地黄丸，滋其化源，才是治法。"《张氏医通·消瘅》对本方的适应证指出："食已如饥，胃热消谷，阳明脉盛，心火上行，面黄肌瘦，胸满胁胀，小便赤涩，七味白术散。"此外，《医宗金鉴》等也把本方列为消渴的常用方。

本证还可用参苓白术散、升阳益胃汤治疗。参苓白术散作用与七味白术散大致相同。升阳益胃汤用人参、黄芪、茯苓、白术、甘草、大枣健脾益气；半夏、陈皮、生姜、泽泻运脾化湿；白芍敛阴生津，黄连清热；柴胡、独活、防风升津以止渴；故本方有健脾益气生津、化湿升清、使津液上承的作用。本方所用之独活、防风等风药，有鼓动脾胃的作用，对健脾益气药有升动作用，为健脾方中常用之良药。

本证的治疗，常以健脾益气方与六味地黄丸、《金匮》肾气丸同用，以增强疗效。

[湿热中阻]

治法：清热化湿。

方药：黄芩滑石汤。本方主治中焦湿热，消渴兼见中焦湿热者，用本方治疗之后，随着湿热邪气的消退，而消渴自然改善。湿热郁阻中焦作渴者，除用本方之外，张锡纯认为可酌用二妙散、越鞠丸。

湿热中阻属消渴变证，在治疗变证时，应注意消渴本证，可标本同治。

并发症

[瘀血证]

治法：活血化瘀。

方药：降糖活血方。方中用丹参、川芎、益母草活血化瘀，当归、赤白芍养血活血；木香行气导滞，可增强活血药的化瘀效果；葛根生津止渴。若兼见气阴两虚者，本方可与生脉散配合使用。若兼见阴虚阳亢者，可加麦门冬、天门冬、牡蛎、石决明等以滋阴平肝潜阳。

关于瘀血与消渴关系，古今认识有所演变。古人多认为因瘀致渴，如《血证论·瘀血》有因瘀致渴的记载。本篇则是从消渴病容易因渴致瘀的特点，把瘀血列为消渴的并发症之一。

[痈疽]

治法：清热解毒。

方药：五味消毒饮。方中金银花清热解毒、消散痈肿为主药；紫花地丁、紫背天葵、蒲公英、野菊花均为清热解毒治疗痈疮之要药，为辅佐。诸药合用，清热解毒的功效甚强。痈疮而有热结肠中、大便闭结者，可用栀子金花丸治之。本方用黄连解毒汤加知母、大黄、天花粉而成，清热解毒之力甚强，并能通腑泻热，对于大便闭结、脉实有力的痈疮患者尤为适宜。治疗痈疽者，现在很少一法独进，常与治疗消渴本病之法合施，《金匮翼·消渴统论》强调兼服消渴方。在痈疽的恢复阶段，治疗上应重视托脓生肌。

[白内障，或雀目、耳聋]

治法：滋补肝肾，益精补血。

方药：明目地黄丸。方中之六味地黄丸滋补肝肾之阴；生地、熟地同用，意在增强滋补精血之力；当归、五味子补血敛精；佐以柴胡升提清气，引诸药上达耳目之病所。此外还可选用杞菊地黄丸、磁朱丸、石斛夜光丸等方。磁朱丸药物仅有3味，但却为本证常用之方。方中磁石入肾，能益阴潜阳；朱砂入心，能清心安神；二药合用，能交融水火，使心肾相交，则耳聪目明。更用六曲健脾以助消化，使金石之药不碍胃气，利于药力运行，临床上本方常与明目地黄丸、杞菊地黄丸同用，有相得益彰之效。石斛夜光丸为平肝息风、滋阴明目的名方，常用于视物昏花及白内障等证。本方药物虽多，但从其组成来分析，对于消渴本病和并发耳目之疾，均有一定的治疗作用，为临床常用方之一。

[劳咳]

治法：养阴清热，润肺止咳。

方药：百合固金汤。方中百合、生地、熟地滋养肺肾，为主药；麦门冬助百合以润肺止咳，玄参助生地、熟地以滋阴清热；当归、芍药养血和阴；贝母、桔梗清肺化痰止咳，为佐药；甘草调和诸药为使。

百合固金汤既能治疗劳咳，同时亦能治疗消渴本病，有标本同治之效。为了增强疗效，根据病情需要，还可选加前述治疗本病的有关方药。劳咳的详细辨证论治，可参考肺痨专篇。

[泄泻]

治法：温补脾肾。

方药：侧重于中焦虚寒者，用理中汤。方中党参甘温扶脾，补中益气，强壮脾胃，为主；由虚致寒，寒者热之，干姜辛热，温中而扶阳气，为辅；白术苦温燥湿健脾；用甘草为使，补中扶正。诸药合用，共成温中祛寒、健脾止泻之剂。根据有些医家的经验，本方不仅可以治疗并发症之虚寒泄泻，而且还是治疗消渴的良方之一。如陈修园在《医学实在易·三消》中，主张用黄芪六一汤、七味白术散、理中汤治之。认为理中汤之人参、白术、炙甘草，能固中州；干姜守中，必假之焰釜薪而腾阳气，是以谷入于阴，长气于阳，上输华盖，下摄州都，五脏六腑，皆以受气矣。此理中之旨也。陈氏之论，别具一格，可作变法看待，在应用一般常规治疗无效，或有中焦虚寒见证者，可供试用。泄泻表现侧重于脾肾阳虚者，常用理中汤合四神丸。

此外，还可选用附子理中汤、赤石脂禹余粮丸、一甲煎等。

[水肿]

治法：温肾化气行水。

方药：济生肾气丸合真武汤。对于水肿的详细论治，可参考《水肿》篇。

[肢体麻木]

治法：补益气血。

方药：黄芪六一汤合四物汤。方中黄芪六一汤补气以益血；四物汤补血调血。

[虚脱]

治法：亡阴者，宜益气养阴固脱；亡阳者，宜回阳固脱。

方药：亡阴者，可用生脉散加酸枣仁、龙骨、牡蛎、浮小麦等，或用三甲复脉汤之类，或用生脉针剂静脉注射；亡阳者，可用参附汤、四逆汤或参附注射液肌内注射。近年来，对于亡阴、亡阳的救治，不分阴阳寒热，通用大剂量生脉针剂静脉注射，取得较好疗效。这种用法，是辨证与辨病相结合所取得的进展。

关于消渴并发虚脱之证，病势危急，有的在顷刻之间即可危及生命，应予及时抢救。

（三）其他治法

1. 单方验方

(1) 黄连 3 克、天花粉 15 克、生地 24 克、藕汁 90 毫升、牛乳 120 毫升，先煎黄连、天花粉、生地，煎后去渣，将牛乳煮沸和藕汁一并冲入频服。

(2) 猪胰 7 具，切碎煮熟，加蜂蜜 500 克，熬如膏，每次服 15 克。

(3) 生地 12 克、黄芪 24 克、山茱萸 18 克、猪胰 1 具水煮，分 3～4 次服。

(4) 天花粉、黄连各 9 克为末蜜丸，麦冬汤下，日二服。

(5) 生萝卜捣汁服，或以汁煮粥食之。

(6) 去皮冬瓜，每食后吃 60～90 克。

(7) 熟地 30 克、山药 30 克、党参 15 克，覆盆子 15 克、五味子 5 克、五倍子 3 克，水煎服，每日 1 剂。

2. 导引　导引是以肢体运动、呼吸运动和自我按摩相结合为特点的一种保健却病的方法。《庄子·刻意》说："吹呴呼吸，吐故纳新，熊经鸟伸，为寿而已矣。"具体如《保生秘要》曰："口干导引法，左右足心，每搓三十六回，按时吐纳津回"；"运功以舌托上腭，凝悬壅穴。贯一窟凉水，渐提至口噗咽。"

【转归及预后】

典型的消渴病，就其自然发病过程而言，常以阴虚燥热开始，病程日久，可致气阴两虚，进一步发展，可导致阴损及阳，而形成阴阳两虚，或以阳虚为主之重症，并常有各种严重并发症，最后多死于阴竭阳亡。在治疗上，应通过清热、益气、生津、滋补精血、调整阴阳等法以阻止病情的恶性循环，控制病情的发展。

对于本病的预后，历代医家积累了丰富的经验，现归纳于后：

"三多"和消瘦的程度，是判断病情轻重的标志，若"三多"严重，并大骨枯槁、大肉陷下，多属危候；反之，则病情较轻；气尿是本病转重的征兆。戴思恭在《证治要诀·三消》中指出："三消久而小便不臭反作甜，气在溺桶中滚涌，其病为重。"从《外台秘要》开始，历代许多医家把消渴并发神志恍惚、嗜睡、烦躁、痈疽、水肿、泄泻等列为恶候。

多食为消渴特点之一，若病见反不能食者，则多传变为恶候。《医宗金鉴·消渴》曰："若能食大便鞕，脉大强实者为实热，下之尚可医也；若不能食，湿多舌白滑者，病久则传变水肿泄泻，热多舌紫干者，病久则发痈疽而死也。"

【预防与护理】

(1) 节制饮食和情欲：过食肥甘和醇酒炙煿，以及情欲恚怒，是本病的重要发病因素，因此注意节制饮食和避免七情内伤，对本病具有一定的预防意义。既病之后，更应节制饮食肥甘厚味和面食，节制房事，若患者不倍加爱惜，则可导致"纵有金丹，亦不可救"的后果。

(2) 注意生活安排：协助患者建立有规律生活制度，劳逸结合，慎生活起居，适应气候的寒温变化，预防外邪的侵袭。

(3) 适当体力活动：注意参加文娱活动、体育运动和体力劳动，不宜食后则卧，终日久坐。坚持太极拳锻炼，也有利于病情康复。

(4) 预防褥疮：特别是对于消渴所致的昏迷患者，要勤翻身、轻擦洗，防止褥疮发生。

(5) 巩固治疗：本病多有宿根，病难速已，经过治疗，即使"三多"症状消除，体重恢复正常，也不能立即中断治疗，否则病情会再度复发，宜长期服用七味白术散和六味地黄丸之类，或以黄芪代茶饮，做到调养与治疗相结合，就能起到巩固疗效，预防复发的作用。

【现代研究】

（一）糖尿病

1. 病因病机及辨证分型研究

(1) 病因病机的研究：目前，诸多医家对糖尿病的病因的看法较为一致，认为主要有过食肥甘、五志过极、房室不节、热病火燥及先天禀赋不足等几个方面。王氏等[1]还认为对部分幼年发病者来说，邪气侵袭也是一个重要因素。对病机的认识，主要有以下几种：① 阴虚燥热学说：其本在阴虚，燥热为标。② 气虚学说：关键在于肺脾气虚，重点在于脾气虚。③ 气阴两虚学说：目前最具广泛的代表性，认为本病发病机制为燥热伤阴，阴损气耗，致气阴两虚。④ 瘀血学说：此说经祝氏[2]提出，引起了广泛注意。如石氏等[3]发现糖尿病血瘀证的病理生理机制与血小板、内皮细胞、凝血、纤溶等改变皆有关系，而临床观察发现 2 型糖尿病患者在无明显并发症时，其舌象、舌下静脉、血液流变学及微循环已显瘀血证，因此瘀血为贯穿糖尿病发病始终的重要病机。⑤ 肝郁肝火学说。近年来对消渴病的病机又有了新的认识，逐渐发展了脾虚论、肾虚论、肝郁论、湿热论、痰湿毒病机论等，以上几种学说，在糖尿病发病中均可存在，分之各有局限，合则较为完善。

(2) 辨证分型研究：有根据气血阴阳进行辨证分型者，有根据寒热虚实进行分型者，也有根据脏腑及三焦进行辨证分型者。对糖尿病的辨证分型虽然种类较多，但目前采用最多的是国家药品监督管理局发布的《中药新药治疗消渴病(糖尿病)的临床研究指导原则》中所制定的分型标准，即分为阴虚热盛证、气阴两虚证、阴阳两虚证、血瘀气滞证、中焦湿热证5型。

2. 临床研究

(1) 辨证治疗：祝氏[2]通过上千例患者的观察，将糖尿病总结为7型进行治疗：① 阴虚型：滋阴生津兼活血，用沙参、麦门冬、栀子、当归、生地、熟地、丹参等。② 阴虚火旺型：滋阴降火兼活血，上方酌加知母、黄柏、黄芩等。③ 气阴两虚型：益气养阴活血，用黄芪、玄参、丹参、山药、党参、麦门冬、生地、熟地、五味子、茯苓等。④ 气阴两虚火旺型：益气养阴降火，兼以活血，上方酌加知母、黄柏、黄芩、龙胆草等。⑤ 阴阳两虚型：温阳育阴，兼以活血，用桂枝、山药、山茱萸、丹皮、泽泻、生地、熟地、制附片、茯苓、葛根等。⑥ 阴阳两虚火旺型：温阳育阴降火，兼以活血，用上方加知母、黄柏。⑦ 瘀血型：活血行气为主，兼以治本，用木香、当归、川芎、益母草、丹参、赤芍、葛根、生地、熟地等。冯氏等[4]认为对糖尿病不可拘泥于“三消”论治，并依据辨证分肝气郁滞型(58例)、气滞血瘀型(62例)、肝肾亏虚型(60例)、气阴两虚型(32例)、气虚型(32例)、湿热型(56例)治疗2型糖尿病300例，结果显效100例，有效170例，无效30例，总有效率为90%；治疗后空腹血糖及餐后2小时血糖较治疗前均有不同程度降低($P<0.05$)。黄氏等[5]采用健脾益肾法(药用生黄芪、珠儿参、生地、熟地、山药、山茱萸、天花粉、葛根、黄连、知母、茯苓、丹皮、鸡内金)治疗2型糖尿病110例，可显著改善糖尿病临床症状，有效降低空腹血糖及餐后2小时血糖，能改善糖代谢，减轻胰岛素抵抗，疗效优于格列甲嗪，总有效率94.5%。焦氏[6]认为从气血津液来辨证论治糖尿病更能执简驭繁，并按气机失调型、气郁津滞型、气虚液亏型、气衰血瘀型对糖尿病进行辨证施治。治疗1个月后，与按脏腑“三消”论治的对照组比较，治疗组86例中显效35例，有效39例，无效12例，总有效率86.05%；对照组78例中显效24例，有效32例，无效22例，总有效率71.79%。两组总有效率、治疗后血糖控制情况比较治疗组均明显优于对照组($P<0.05$)。

(2) 专方治疗：刘氏等[7]以基础治疗加用消渴方治疗糖尿病患者200例，总有效率92%。南氏等[8]以消渴安胶囊治疗2型糖尿病，治疗组800例，显效308例，占38.50%；有效402例，占50.25%；总有效率可达88.75%。对照组(玉泉丸组)120例，显效15例，占12.50%；有效64例，占53.33%；无效41例，占34.17%；总有效率65.88%，治疗组优于对照组($P<0.01$)。马氏[9]用消渴乐胶囊(西洋参、紫丹参、石膏、番石榴、玉米须、地骨皮、黄连、荔枝核、女贞子、绞股蓝、桑根皮、黄精、山茱萸、山药、熟地、葛根、泽泻、天花粉、鬼箭羽等)治疗2型糖尿病256例，总有效率为93%。龚氏等[10]以胰体康胶囊(人参、黄连、苦瓜、大黄、桃仁、地骨皮、五味子、麦门冬、水蛭、全蝎、天麻等)治疗2型糖尿病125例，显示具有改善临床症状，降糖、降脂及改善血流变学的作用。杨氏等[11]在常规降糖治疗基础上加用中药降糖胶囊(柴胡、当归、山药、山萸肉、生地、黄连、黄芪、地骨皮、五味子、枸杞子、葛根、黄精、扁豆、丹参、荔枝核、麦门冬等)治疗2型糖尿病患者120例，总有效率为94.2%，显效率为44.2%；对照组80例常规降糖治疗，总有效率为75%，显效率为32.5%。治疗组疗效明显优于对照组($P<0.01$)。谢氏[12]以滋膵饮合抵当汤为基本方加味所研制的糖复康制剂，治疗数百例2型糖尿病及2型糖尿病脂代谢紊乱患者，总有效率达89.7%，并具有良好的防治心血管并发症的作用。另外，应用古方六味地黄丸、八味地黄丸、八仙长寿丸、玉液汤等方，以及一些研究者[13,14]新拟订的降糖方进行观察，亦有较好的效果。

(3) 单味药治疗：国外文献报道苦瓜能提高糖耐量，降低血糖。楚氏等[15]研究表明苦瓜醇提物可降低STZ糖尿病大鼠的高血糖及TC、TG的含量，同时使HDL-C水平升高，表明苦瓜醇提物具有较强的调整血脂代谢的作用。黄氏等[16]统计了《中国医学文摘——中医》1994～2000年所载的有关中医药治疗2型糖尿病的文摘275篇，以及2000年医学期刊上发表的有关治疗2型糖尿病及其并发症的论文54篇，主要选取治疗2型糖尿病及其并发症的专方(基本方)和专药等资料，按时间将其分为3部分(1994～1996年为第1部分，1997～1999年为第2部分，2000年为第3部分以突出最新的研究成果)，发现近7年有关中医药治疗糖尿病及其并发症的论文数在逐年上升，临床上专方专药应用较多，并对文献中所用药物分别进行统计，发现临床医师治疗糖尿病及其并发症越来越重视活血化瘀药的应用。三部分文献中用的最多的20种药物有11种相同，即黄芪、丹参、生地、山药、天花粉、苍术、葛根、玄参、茯苓、当归、川芎，这11种药都是治疗糖尿病的基本用药。而同其他的药物来比较，则可知临床治疗糖尿病用药的发展趋势。先比较第1、第2部分文献的前20种用药，其中有4种药不同：太子参、黄精、五味子、山茱萸与赤芍、水蛭、桃仁、牛膝。第2部分主要是以活血化瘀的药物替代了第1部分的益气滋阴药物。后两部分文献比较，有5种药不同：麦门冬、枸杞、黄连、知母、泽泻与红花、益母草、白术、甘草、山楂。第2部分文献不同于第3部分文献的5种药物，恰与第1部分文献用药相同。由此可以看出，第3部分文献也主要是以活血健脾的药物替代了第2部分的滋阴清热药物。第1部分文献用得最多的20种药物中，有活血药4种，其余多为滋阴补气药；第2部分文献用得最多的20种药物中，有活血药9种，在滋阴补气的同时，注重活血化瘀；第3部分文献用得最多的20种药物中，有活血药11种；可见对活血化瘀药物的应用愈发重视。

(二) 尿崩症

尿崩症亦属中医消渴范围，近年来应用中医中药治疗取得一定效果。叶氏[17]从肾入手，以补肾固精为法，自拟的“固精缩泉方”(熟地、山茱萸、山药、桑螵蛸、龟版、枸杞子、当归、丹皮、乌药、五味子、煅牡蛎等)治愈6例尿崩症，治例中有一患者，每昼夜饮水约10 000毫升，24小时尿量约11 000毫升，曾在香港某医院确诊为“继发性尿崩症”，治疗约半年，诸症若失。闫氏[18]从尿崩症中医证治思路出发，遵循整体观念和辨证施治的理论原则治疗尿崩症，提出3点：止渴不如贮尿；补肾不忘育肺；治肝不忘柔肝。临床应用，疗效较明显。杨氏[19]认为肾性尿崩症虽与肺肾均有关，但以肾为关键，因此采用养阴滋肾固涩法治疗本病。同时认为人身之阴阳、脏腑、气血之斡旋升降，全赖脾胃之滋养运化，所以在滋阴降火同时，注意顾护脾胃，并以"清养"为主，使滋阴不碍脾运，甘寒不伤胃气。主张补阴精必补胃气，脾胃得以清养，方能收养阴之功。故认为尿崩症治疗应以补肾阴为本，同时亦当强调脾肾同治、阴阳平衡。而且补脾宜甘平而不宜甘温，补肾当阴重于阳。齐氏等[20]采用中药地黄汤加减（山茱萸、生地、芦根、天花粉、泽泻、丹皮、栀子），每日1剂，治疗尿崩症19例，全部治愈，疗程最长19日，最短8日，平均12日；随访一年无复发。

【小结】

消渴是以多饮、多食、多尿、消瘦、或尿有甜味为特征的一种病证。主要由于素体阴虚，复因饮食不节、情志失调、劳欲过度所致。其病机变化，以阴虚燥热为主，但燥热仅属标象，阴虚乃其本质，并且互为因果。

本病的病变，与五脏有关，但以肺、胃（脾）、肾为主，三者每多相互影响，而主要责之于肾。

在辨证上分为本证和并发症2大类，并应注意辨年龄特点，对于掌握本病的发展趋势和预后转归，有重要指导意义；应注意辨明本证与并发症的关系，才能分清标本缓急，正确应用治病求本的治则；应注意辨证与辨病相结合，这样既可充分发挥辨证论治这一基本理论的指导作用，同时又可避免忽视对无明显症状患者的积极治疗。

在治疗上，针对阴虚燥热的基本病机，以清热保津、益气养阴为其基本治则。本病的具体治法甚多，但就其辨证论治的基本规律来讲，以清热泻火、养阴生津、健脾益气、滋阴补肾、补肾涩精、活血化瘀等为常用六法。具体应用，这六法有一法独进者，但多是数法合施。

本病的发病过程，常以燥热伤阴开始，病程日久，可气阴两虚阴损及阳，导致阴阳两伤，最后死于阴竭阳亡或严重并发症。因此早期诊断和治疗，采取有力措施，切断病情的恶性循环，控制病情的发展，非常重要。消渴与西医学的糖尿病基本一致。现代应用中医消渴理论研究糖尿病，取得了一定的成绩和进展；通过药理研究和临床观察总结，肯定和发现了许多治疗本病的有效方药。

附方

（1）白虎加人参汤（《伤寒论》）：知母　石膏　粳米　甘草　人参。
（2）参苓白术散（《和剂局方》）：人参　白术　茯苓　山药　白扁豆　莲子肉　薏苡仁　砂仁　桔梗。
（3）六味地黄丸（《小儿药证直诀》）：熟地　山茱萸　山药　泽泻　茯苓　丹皮。
（4）金匮肾气丸（《金匮要略》）：生地　山药　山茱萸　泽泻　茯苓　丹皮　桂枝　附子。
（5）增液承气汤（《温病条辨》）：玄参　麦门冬　生地　大黄　芒硝。
（6）知柏地黄丸（《医宗金鉴》）：知母　黄柏　熟地　山茱萸　山药　泽泻　丹皮　白茯苓。
（7）二妙散（《丹溪心法》）：苍术　黄柏。
（8）越鞠丸（《丹溪心法》）：苍术　香附　川芎　神曲　栀子。
（9）生脉散（《内外伤辨惑论》）：人参　麦门冬　五味子。
（10）五味消毒饮（《医宗金鉴》）：金银花　野菊花　蒲公英　紫花地丁　紫背天葵。
（11）杞菊地黄丸（《医级》）：枸杞子　菊花　熟地　山茱萸　干山药　泽泻　丹皮　白茯苓。
（12）磁朱丸（《备急千金要方》）：磁石　朱砂　神曲。
（13）石斛夜光丸（《原机启微》）：天门冬　人参　茯苓　麦门冬　熟地　生地　菟丝子　菊花　草决明　杏仁　山药　枸杞子　牛膝　五味子　蒺藜　石斛　肉苁蓉　川芎　炙甘草　枳壳　青葙子　防风　乌犀角　羚羊角　黄连。
（14）百合固金汤（录自《医方集解》）：生地　熟地　麦门冬　百合　芍药　当归　贝母　生甘草　玄参　桔梗。
（15）理中汤（《伤寒论》）：人参　干姜　甘草　白术。
（16）四神丸（《证治准绳》）：肉豆蔻　补骨脂　五味子　吴茱萸。
（17）附子理中汤（《和剂局方》）：附子　人参　干姜　甘草　白术。
（18）赤石脂禹余粮丸（《伤寒论》）：赤石脂　禹余粮。
（19）济生肾气丸（《济生方》）：附子　茯苓　泽泻　山茱萸　山药　车前子　丹皮　官桂　川牛膝　熟地。
（20）真武汤（《伤寒论》）：茯苓　芍药　生姜　白术　附子。
（21）四物汤（《和剂局方》）：当归　川芎　白芍　熟地。
（22）三甲复脉汤（《温病条辨》）：炙甘草　生地　生白芍　麦门冬　阿胶　麻仁　生牡蛎　生龟甲　生鳖甲。
（23）参附汤（《校注妇人良方》）：人参　附子。
（24）四逆汤（《伤寒论》）：甘草　干姜　附子。
（25）栀子金花丸（《宣明论方》）：栀子　黄芩　大黄　黄柏　天花粉　黄连　知母。
（26）玉泉丸（《杂病源流犀烛》）：天花粉　葛根　麦门冬　人参　茯苓　甘草　乌梅　生黄芪　蜜炙黄芪。
（27）生地黄饮子（《杂病源流犀烛》）：人参　黄芪　生地　熟地　金石斛　天门冬　麦门冬　枳壳　枇杷叶　泽泻　甘草。
（28）玉液汤（《医学衷中参西录》）：生山药　生黄芪　知母　生鸡内金　葛根　五味子　天花粉。
（29）滋膵饮（《医学衷中参西录》）：生黄芪　大生地　山药　山茱萸　生猪胰子。
（30）七味白术散（《小儿药证直诀》）：人参　白术　茯苓　甘草　藿香　木香　葛根。
（31）升阳益胃汤（《脾胃论》）：黄芪　半夏　人参　炙甘草　独活　防风　白芍　羌活　陈皮　茯苓　泽泻　柴胡　白术　黄连。
（32）明目地黄丸（《审视瑶函》）：熟地　生地　山药　泽泻　山茱萸　丹皮　柴胡　茯神　当归　五味子。
（33）黄芪六一汤（《和剂局方》）：黄芪　甘草。
（34）一甲煎（《温病条辨》）：生牡蛎。
（35）消渴方（《金匮翼》）：麦门冬　茯苓　黄芩　石膏　玉竹　人参　龙胆草　升麻　枳实　生姜　天花粉　枸杞根。
（36）降糖活血方（《祝谌予经验方》）：木香　当归　赤芍　川芎　益母草　丹参　葛根。

【现代研究】主要参考文献

[1] 王元松，田凤盛. 外感致消渴病[J]. 中国中医基础医学杂志，2003，9(10)：68.

[2] 祝谌予. 用活血化瘀法为主治疗糖尿病病例报告[J]. 新医药学杂志,1978,(5): 8.
[3] 石志芸,施赛珠,陈剑秋,等. 中医血瘀证与血栓相关分子标志物的研究[J]. 中医研究,2003,16(6): 21～23.
[4] 冯文才,黄晓峰,陈楚华. 辨证治疗2型糖尿病300例临床观察[J]. 河北中医,2002,24(5): 336～337.
[5] 黄云,张建新,王燕. 健脾益肾法治疗Ⅱ型糖尿病110例临床观察[J]. 江苏中医药,2003,24(2): 16～17.
[6] 焦晓明. 从气血津液辨证论治糖尿病86例疗效观察[J]. 新中医,2002,34(10): 33～34.
[7] 刘浩,魏开科,李建鹏,等. 消渴方治疗糖尿病200例[J]. 陕西中医,2005,26(12): 1322～1323.
[8] 南征,南红梅,何泽,等. 消渴安胶囊治疗2型糖尿病920例临床与实验研究[J]. 长春中医学院学报,2005,25(1): 13～15.
[9] 马法宪. 消渴乐胶囊治疗2型糖尿病256例分析[J]. 实用中医内科杂志,2004,18(3): 254.
[10] 龚振岭,靳国春,康胜群,等. 胰体康胶囊治疗2型糖尿病125例临床研究[J]. 河北中医,2002,24(2): 83～86.
[11] 杨华,沈雯兰,张媛华,等. 降糖胶囊治疗2型糖尿病120例临床研究[J]. 云南中医中药杂志,2006,27(5): 31～32.
[12] 谢春光. 糖复康治疗2型糖尿病的临床疗效观察[J]. 中医研究,1997,10(2): 23～27.
[13] 姜森. 三黄安消胶囊治2型糖尿病及改善胰岛素抵抗作用的临床研究[J]. 新中医,2006,38(1): 28～30.
[14] 負熙章. 加味玉液汤治疗2型一期糖尿病200例[J]. 陕西中医,2003,24(3): 200.
[15] 楚生辉,刘敏. 苦瓜醇提物对糖尿病大鼠血糖、血脂的影响[J]. 中成药,2006,28(6): 889～890.
[16] 黄幼民. 中医药治疗糖尿病文献分析[J]. 中国中医药信息杂志,2001,8(7): 85～86.
[17] 杜义斌. 叶氏固精缩泉方治愈尿崩症[J]. 中国中西医结合肾病杂志,2003,4(1): 58.
[18] 张晶. 闫昭君治疗尿崩症经验[J]. 四川中医,2002,20(7): 4～5.
[19] 李航,杨少山. 杨少山运用养阴法临床治愈后天获得性肾性尿崩症2例体会[J]. 中国中西医结合肾病杂志,2005,6(7): 422.
[20] 齐秀玲,王洪玉,闫瑞萍. 中药治疗尿崩症临床分析——附: 19例报道[J]. 光明中医,2004,19(5): 62.

积　聚

【定义】

积聚以腹内结块,或胀或痛为主要临床特征的一类病证。多因正气亏虚、脏腑失和、气滞、血瘀、痰浊蕴结腹内所致。中医文献中的癥瘕、癖,以及伏梁、肥气、息贲等病证,皆属积聚范畴。

【历史沿革】

积聚之名,首见于《灵枢·五变》:"人之善病肠中积聚者……皮肤薄而不泽,肉不坚而淖泽。如此,则肠胃恶,恶则邪气留止,积聚乃作。"论其病因病机,《内经》着重谈到寒邪外侵及内伤忧怒,以致"血气稽留"、"津液涩渗",着而不去,渐结成积。在《内经》中,诸如"伏梁"、"息贲"、"肥气"、"奔豚"等病名,亦皆属积聚范畴。在治疗方面,《素问·至真要大论篇》提出的"坚者削之"、"结者散之,留者攻之"等原则,具有一般的指导作用。

《难经·五十五难》对积、聚做了明确的区别,谓:"积者,五脏所生;聚者,六腑所成也。积者阴气也,其始发有常处,其痛不离其部,上下有所终始,左右有所穷处。聚者阳气也,其始发无根本,上下无所留止,其痛无常处。"是论成为后世区别积聚的主要依据。在《内经》的基础上,《难经·五十六难》明确地将肥气、伏梁、痞气、息贲、奔豚作为五脏之积的名称,并对其主要症状做了具体描述:"肝之积名曰肥气,在左胁下,如覆杯,有头足。久不愈,令人发咳逆、痎疟,连岁不已";"心之积名曰伏梁,起脐上,大如臂,上至心下";"脾之积名曰痞气,在胃脘,覆大如盘。久不愈,令人四肢不收,发黄疸,饮食不为肌肤";"肺之积名曰息贲,在右胁下,覆大如杯。久不已,令人洒淅寒热,喘咳,发肺痈";"肾之积名曰奔豚,发于少腹,上至心下,若豚状,或上或下无时。"除奔豚属于聚的病证外,均指腹部不同部位的癥积包块。汉代张仲景《金匮要略·五脏风寒积聚病脉证治》,本《难经》之义,认为:"积者,脏病也,终不移;聚者,腑病也,发作有时,展转痛移。"另在《金匮要略·疟病脉证治》里,提出了癥瘕的名称及治疗方药。谓疟久不解,"结为癥瘕,名曰疟母,急治之,宜鳖甲煎丸"。

《中藏经》指出积聚癥瘕是由"真气失而邪气并"所致,"积聚癥瘕杂虫者,皆五脏六腑,真气失而邪气并,遂乃生焉"。

隋代巢元方《诸病源候论·积聚病诸候》对积聚的病因病机有进一步的论述,既认为积聚主要由于正虚感邪所致,又指出积聚之成,一般都有一个渐积成病的过程:"积聚者,由阴阳不和,腑脏虚弱,受于风邪,搏于腑脏之气所为也……诸脏受邪,初未能为积聚,留滞不去,乃成积聚。"又在"癥瘕病诸候"所论癥瘕的症状特点:"块瘕盘牢不移动者,是癥也。言其形状,可征验也";"结块瘕痛,随气移动是也。言其虚假不牢,故谓之瘕也";"瘕者假也,谓虚假可动也。"可知癥即是积,瘕即是聚。

治疗积聚的方药,晋代葛洪《肘后方》收载了"治卒心腹癥坚方",内服、外用共16方;唐代孙思邈《备急千金要方》收载治疗积聚的方多达44方,王焘《外台秘要》治积聚方计38方,其中既有大剂复方,也有不少单方。

宋代严用和《济生方·积聚论治》强调积聚发病与七情有关,其香棱丸、大七气汤等方,一直沿用至今。

金元时期《活法机要》一书强调了人体正气亏虚是积聚发病的重要原因,因此扶正是治疗积聚的一个重要原则。

罗天益《卫生宝鉴·腹中积聚》搜集治疗积聚的方剂17首，理气导滞、活血消积的药物在处方中所占的比重比唐代的方剂明显增加，而且把三棱、莪术作为治疗积聚的重要药物。

明代王肯堂在《证治准绳·积聚》里提出了“治疗是病必分初、中、末三法”的主张，谓初者“治其始感之邪与留结之客者，除之、散之、行之，虚者补之”；中者“当祛湿热之邪，其块之坚者削之，咸以软之，此时因病邪久踞，正气尤虚，必以补泻迭相为用”；末则“补益其气，兼导达经脉，使荣卫流通，则块自消矣”。

张景岳对攻法和补法在积聚治疗中的运用，做了较好的概括，《景岳全书·积聚》说：“治积之要，在知攻补之宜，而攻补之宜，当于孰缓孰急中辨之。凡积聚未久而元气未损者，治不宜缓，盖缓之则养成其势，反以难制，此所急在积，速攻可也。若积聚渐久，元气日虚，此而攻之，则积气本远，攻不易及，胃气切近，先受其伤，愈攻愈虚。”

李中梓《医宗必读》认为：“积之成也，正气不足而后邪气踞之。”他在治疗上把攻、补两大治法与积聚病程中的初、中、末三期有机地结合起来，谓：“初者病邪初起，正气尚强，邪气尚浅，则任受攻；中者受病渐久，邪气较深，正气较弱，任受且攻且补；末者病魔经久，邪气侵凌，正气消残，则任受补。”并总结临床经验指出：治积不能急于求成，可以“屡攻屡补，以平为期”。

清代潘楫《医灯续焰》谈到不能将古代医家积属脏病、聚属腑病的说法绝对化，提出：“治之者，当于留止聚散上相机，不当于脏腑二字上作功夫也。”这个提法是符合临床实际的。

王清任在《医林改错》中特别强调积聚之成无不与瘀血有关，他说：“无论何处，皆有气血，气无形不能结块，结块者必有形之血也。血受寒则凝结成块，血受热则煎熬成块。”所以他无论对左胁、右胁、脐上、脐下、脐左、脐右的积块，均用膈下逐瘀汤。

综上所述，在唐代以前，对积聚的病因病机、临床表现及其分类已有较明确的认识。晋唐时代，搜集方药渐多，治疗经验也日益丰富。宋元以至明清，进一步明确正虚、邪结是积聚发病的两个基本方面，重视气血积滞是形成积聚的重要病机变化。治疗方面，确立了扶正祛邪、攻补兼施的原则，并在前人经验的基础上提出了比较完整的治疗方案。

近年来对腹部肿瘤、肝脾肿大及胃肠功能紊乱等疾病进行了大量临床研究，丰富和发展了积聚证治的内容。同时也表明中医有关积聚的理论与治法对上述疾病的辨证治疗有具体的指导意义。有关积聚的理、法、方、药，值得继续整理发掘，并深入地加以研究。

【范围】

积聚以腹内结块，或胀或痛为临床表现，主要包括西医学的腹部肿瘤、肝脾肿大以及增生型肠结核、胃肠功能紊乱、不完全性肠梗阻等疾病，当这些疾病出现类似积聚的证候时，可参阅本篇辨证论治。

【病因病机】

情志抑郁、饮食损伤及感受邪毒是引起积聚的主要原因；而正气亏虚则是积聚发病的内在因素。正如《活法机要》说：“壮人无积，虚人则有之。”《景岳全书·积聚》亦谓：“凡脾肾不足及虚弱失调之人，多有积聚之病。”

一、病因

1. **情志抑郁，气滞血瘀**　正如《济生方·积聚论治》所说：“忧、思、喜、怒之气……过则伤乎五脏……留结而为五积。”情志为病，首先病及气分，使肝气不疏，脾气郁结，导致肝脾气机阻滞。继则由气及血，使血行不畅，经隧不利，脉络瘀阻。若偏重于影响气机的运行，则为聚；气血瘀滞，日积月累，凝结成块则为积。

2. **酒食内伤，滋生痰浊**　由于饮酒过度，或嗜食肥甘厚味、煎煿辛辣之品；或饮食不节，损伤脾胃，使脾失健运；以致湿浊内停，凝结成痰。痰浊阻滞之后又会进一步影响气血的正常运行，形成气机郁滞、血脉瘀阻，气、血、痰互相搏结，而引起积聚。

3. **邪毒侵袭，留着不去**　寒邪、湿热等多种外邪及邪毒如果长时间作用于人体，或侵袭人体之后留着不去，均可以导致受病脏腑失和，气血运行不畅，痰浊内生，日久而形成积聚。

二、病机

积聚是在正虚感邪、正邪斗争而正不胜邪的情况下，邪气踞之，逐渐发展而成。七情、饮食、邪毒等致病因素，常交错夹杂，混合致病。正如《金匮翼·积聚统论》说：“积聚之病，非独痰、食、气、血，即风寒外感，亦能成之。然痰、食、气、血非得风寒，未必成积；风寒之邪，不遇痰、食、气、血，亦未必成积。”说明积聚之成，往往与多种致病因素有关。

在多种病因反复长期的影响下，正虚邪实，气滞、血瘀、痰结而逐渐形成积聚，而其发生主要关系到肝、脾、胃、肠等脏腑。

【诊断与鉴别诊断】

一、诊断

1. **积证**　以腹部可扪及大小不同质地较硬的包块，并有胀痛或刺痛为临床特征。积证大多有一个逐渐形成过程。积块出现之前，相应部位常有疼痛，或兼恶心、呕吐、腹胀，以及倦怠乏力、胃纳减退、逐渐消瘦等正气亏虚的症状；虚损症状尤以疾病后期更为突出。

2. **聚证**　以腹中气聚、攻窜胀痛、时作时止为临床特征。其发作时，可见病变部位有气聚胀满的现象，但一般扪不到包块，缓解时则气聚胀满的现象消失。聚证发作之时，以实证的表现为主，反复发作，常出现倦怠乏力、纳差、便溏等脾胃虚弱的证候。

二、鉴别诊断

1. **痞满**　痞满以患者自觉脘腹痞塞不通、满闷不舒为主要症状，但在检查时，腹部无气聚胀急之形可见，更不能扪及坚积包块，临床上以此而和积聚相区别。

2. **石瘕** 下腹部的积聚，应注意和石瘕相鉴别。虽然石瘕亦属于积聚、癥瘕的范围，且都有腹部积块的共同表现，但本篇所论下腹部积聚属于内科疾病，而石瘕则为妇科疾病，常伴有月经过多、经期紊乱、痛经、白带增多等妇科病的表现。正如《灵枢·水胀》说："石瘕生于胞宫中，寒气客于子门，子门闭塞，气不得通，恶血当泻不泻，衃以留止，日以益大，状如怀子，月事不以时下，皆生于女子。"

3. **鼓胀** 鼓胀以肚腹胀大，鼓之如鼓为临床特征。其与积聚相同的是腹内都有积块，所不同的是鼓胀除腹内积块外，更有水液停聚，肚腹胀大。腹内有无水液停聚，是积聚与鼓胀的鉴别要点。

【辨证论治】

一、辨证

（一）辨证要点

1. **辨积与聚的不同** 积与聚合称为一个病证，两者既有联系，又有区别。积证具有积块明显，固定不移，痛有定处，病程较长，多属血分，病情较重，治疗较难等特点；聚证则无明显积块，腹中胀气时聚时散，发有休止，痛无定处，病程较短，多属气分，病情一般较轻，治疗亦相对较易。至于古代文献以积为脏病、聚为腑病，不可拘泥，实际上不少积块就发生在胃、肠。

2. **辨积块的部位** 积块的部位不同，标志着所病的脏腑不同，临床症状、治疗方药也不尽相同，故有必要加以辨别：一般心下属胃，两胁及少腹属肝，大腹属脾。从大量临床观察来看，在内科范围的脘腹部积块主要见于胃和肝的病变。右胁腹积块伴见胁肋刺痛、黄疸、纳呆、腹胀等症状者，病在肝；胃脘部积块伴见反胃、呕吐、呕血、便血等症状者，病在胃；左胁腹积块伴见患处胀痛、疲乏无力、出血者，多为病在肝脾；右腹积块伴见腹泻或便秘、消瘦乏力者，或左腹结块伴见大便次数增多、脓血便者，其病多在肠。辨别积块的部位，可以及早发现病变，并加强治疗上的针对性。

3. **辨初、中、末期虚实不同** 积聚一证，大体上可以分为初、中、末3期。不同时期虚实不同，须加辨识。一般初期正气未至大虚，邪气虽实而不甚。表现为积块较小，质地较软，虽有胀痛不适，而一般情况尚较好。中期正气渐衰而邪气渐甚，表现为积块增大，质地较硬，持续疼痛，舌质紫暗或有瘀点、瘀斑，并有饮食日少，倦怠乏力，面色渐黯，形体逐渐消瘦等。末期正气大虚，而邪气实甚，表现为积块较大，质地坚硬，疼痛剧烈，舌质青紫或淡紫，有瘀点、瘀斑，并有饮食大减，神疲乏力，面色萎黄或黧黑，明显消瘦等衰弱表现。

4. **辨标本缓急** 在积聚的病程中，由于病变发展，常可出现一些危重急症。如因血热妄行、气不摄血或瘀血内积而吐血、便血；因胃失和降、胃气上逆而剧烈呕吐；因肝胆郁滞、胆汁外溢而出现黄疸等。这些证候对积聚本病而言，属于标证，应按照急则治其标或标本兼顾的原则及时处理。

（二）证候

本篇在古代文献按积块所在部位分证的基础上，结合临床实际，以积证有形可征，按其部位分为脘腹之积、右上腹之积、左上腹之积、右下腹之积及左下腹之积等5种。聚证聚散无形，按其性质分为肝郁气滞及食滞痰阻2类。

积证

［脘腹之积］

症状：胃脘胀满、疼痛，脘腹部有积块，纳差，乏力，消瘦，或咽下困难，或呕吐反胃，或便血色黑。舌质黯或有瘀点、瘀斑，脉弦。

病机分析：多由久病胃脘痛，渐致脾胃亏虚，气滞血瘀，结于胃脘而成。气血瘀结日久，故使胃脘胀满疼痛，且有积块形成。脾胃运化日差，气血生化不足，故纳差、消瘦乏力。若积块位于胃之上口，则因贲门不纳而表现为咽下困难；若积块在胃之下口，则因幽门受阻，浊气上逆，以致呕吐、反胃，朝食暮吐、暮食朝吐或食入经久仍复吐出。胃络损伤，血随粪便而出，形成便血；血量较多时，可使大便呈黑色。

［右胁腹之积］

症状：右侧胁肋部疼痛，右胁腹有积块，由软渐硬，纳差，腹胀，倦怠乏力，日渐消瘦，或兼见发热、鼻衄齿衄、黄疸等。舌质黯或有瘀点、瘀斑，脉弦、或沉弦。

病机分析：正气不足，邪毒留着，肝经气机郁滞，脉络瘀阻，故胁肋疼痛，日久则形成积块，瘀结甚者则积块较大，由软渐硬。肝气郁结，木不疏土，脾胃运化失常，故见纳差、腹胀；日久气血生化乏源，则倦怠乏力，逐渐消瘦；气血蕴结，郁久化热，则见发热；火热灼伤脉络，血液外溢，常致鼻衄；气血郁结，湿热内蕴，使肝胆疏泄功能失常，以致胆液不循常道，外溢肌肤则形成黄疸。脉弦，舌质紫黯或有瘀点、瘀斑，为肝郁血瘀之象。

［左胁腹之积］

症状：左胁肋部胀满疼痛，左胁腹部有积块，或有面色少华，倦怠乏力，低热，衄血等。舌质淡或色暗，脉弦。

病机分析：肝脾乖和，气滞血瘀，络脉不通，故左胁胀满疼痛，左上腹积块。邪踞日久，气血两伤，故见面色少华，倦怠乏力；耗伤阴精，阴虚内热，则见低热；郁火灼伤脉络，或病久气虚不能摄血，均会引起鼻衄、齿衄、肌衄等。

［右腹之积］

症状：右腹部胀满疼痛，常于活动时加重，并可见到逐渐增大之积块，大便稀溏，次数增加，或便秘与腹泻交替而作，倦怠乏力，面色少华，日渐消瘦。舌质色淡或黯，脉弦或弦细。

病机分析：气、血、痰、毒凝聚肠道，气血运行不畅，故右下腹胀满疼痛，积块亦随气、血、痰、毒的瘀结程度而逐渐增大。脾胃运化失职，肠道传化失常，则引起腹泻或便秘，或二者交替而作。日久水谷精微不充，气血生化乏源，则见倦怠乏力、面色少华、日渐消瘦。

［左腹之积］

症状：左腹部疼痛，有积块，大便次数增多，便中常伴有黏冻或血液，倦怠乏力，面色萎黄，形体渐羸。舌质紫暗或有瘀点、瘀斑，脉弦。

病机分析：气、血、痰、毒凝聚肠道，日久变生湿热；湿热之邪，损伤肠道脉络，故大便见黏液脓血。倦怠乏力，面色萎黄，舌有瘀斑，脉弦，皆正虚邪实之象。

聚证

［肝郁气滞］

症状：腹中气聚，攻窜胀痛，时聚时散，脘胁之间时或不适。苔薄白，脉弦。

病机分析：七情失和，肝气不疏，气机阻滞，则腹中气聚，攻窜胀痛；肝木克脾，故见脘胁不适、脉弦。

［食浊阻滞］

症状：腹胀或痛，纳呆，便秘或便溏秽臭，甚或时有如条状物聚起在腹部，按之胀痛更甚。苔腻，脉弦滑。

病机分析：六腑以通为用，食浊阻滞肠道，腑气不通，清气不升，浊气不降，以致腹部胀满疼痛，纳呆，便秘；食浊阻滞，传化失常，则可见便溏秽臭；浊气聚而不行，则有条状物聚起腹部。若腑气通畅，食浊下行，则气聚可散。

二、治疗

（一）治疗原则

1. **区分不同阶段，掌握攻补分寸**　积证可根据病程、临床表现，分作初期、中期、末期3个阶段。初期积块不大，软而不坚，正气尚未大虚，治宜行气活血、软坚消积为主；中期积块渐大，质渐坚硬，正气渐伤，邪盛正虚，治宜攻补兼施；末期积块坚硬，形瘦神疲，正气伤残，治宜扶正培本为主，酌加理气、化瘀、消积之品，切忌攻伐太过。

2. **聚证重调气，积证重活血**　聚证病在气分，以疏肝理气、行气消聚为基本治则，重在调气；积证病在血分，以活血化瘀、软坚散结为基本治则，重在活血。

（二）治法方药

积证

［脘腹之积］

治法：活血理气，软坚散结。

方药：可用宣明三棱汤。方以三棱、莪术活血软坚消积；槟榔、木香理气行气；白术健脾益气；当归养血活血。结合临床研究，可酌加藤梨根、白花蛇舌草、肿节风、半枝莲等以加强解毒消癥的作用；脘腹疼痛较剧者，可加失笑散或金铃子散，活血理气止痛；咽下困难者，加丹参、郁金、砂仁开郁利气；朝食暮吐、暮食朝吐，或食入经久仍复吐出者，可合丁萸理中汤或砂半理中汤合小半夏加茯苓汤，以健脾温中化饮和胃降逆；便血色黑者，可酌加三七、地榆、槐花、仙鹤草等止血药。

如病久胃阴损伤，症见胃脘灼热、口干欲饮、食后痛剧、五心烦热、大便干结、脉细数、舌红少苔者，可合用沙参麦冬汤养胃生津。气血亏虚而见心悸气短、头晕目眩、面黄无华、脉细无力、唇舌色淡者，可合用十全大补汤或人参养荣汤补益气血。

［右胁腹之积］

治法：疏肝理气，活血消积。

方药：可用膈下逐瘀汤。本方以香附、乌药、枳壳疏肝理气宽胀；当归、川芎、芍药、桃仁、红花、丹皮、五灵脂、延胡索等活血祛瘀止痛。可酌情选加丹参、三棱、莪术、鳖甲以增强活血软坚消积的作用。结合临床研究，积块高低不平者，尚可适当加用肿节风、半枝莲、半边莲、龙葵、白石英、蛇莓、白花蛇舌草、虎杖等解毒消癥。

兼脾虚不运，以致饮食减少、上腹胀满、大便稀溏、体倦乏力者，宜健脾理气，可合用香砂六君子汤，酌加建曲、麦芽、山楂、鸡内金等消食健胃之品。肝阴亏虚而见胁痛不休、口干、心烦、时觉烦热、手掌发红、舌红少苔、脉弦细者，可用一贯煎养阴柔肝。兼有阴虚内热以致发热者，可用清骨散养阴清热。火热灼伤脉络而见鼻衄、齿衄者，可加大蓟、小蓟、茜草、仙鹤草、三七粉或十灰散清热凉血、散瘀止血。肝胆湿热，而症见黄疸、口苦、胁痛腹胀、舌红、苔黄腻、脉弦滑者，可加茵陈、金钱草、栀子、龙胆草、郁金以清利湿热、利胆退黄；大便秘结者可再加大黄泻热通腑。

［左胁腹之积］

治法：活血化瘀，软坚消积。

方药：可用鳖甲煎丸或化癥回生丹。二方均为活血化瘀、软坚消积的成药，除用于左上腹之积外，亦用于其他部位的癥积包块。兼见阴虚内热而见低热、手足心烦热、舌红少苔、脉细数者，可合用青蒿鳖甲汤养阴清热。兼见鼻衄、齿衄、肌衄等出血症状，属郁火灼伤脉络而见心烦、口渴、舌质红、脉细数者，可合用茜根散、二至丸滋阴降火、宁络止血。属气虚不能摄血而见面色萎黄、神疲乏力、舌质淡、脉细弱者，可合用归脾汤益气摄血，酌加仙鹤草、大蓟、小蓟、藕节、三七粉等止血药。气血亏虚而见面色少华、倦怠乏力、头目眩晕、舌质淡、脉细弱者，可合用人参养荣汤益气养血。左上腹之积块甚大，边缘不齐，伴有发热、出血者，可用当归龙荟丸，或单用青黛粉泻肝经实火。

［右腹之积］

治法：理气活血，软坚散结。

方药：可用荆蓬煎丸。本方以木香、青皮、茴香、枳壳、槟榔理气散结；三棱、莪术活血消积。腹痛较甚者，可合金铃子散以加强活血理气止痛的作用；并加白花蛇舌草、肿节风、藤梨根、半枝莲、半边莲解毒消癥；脾胃运化失职，而见便溏、腹泻、饮食减少、短气乏力、舌质淡、脉弱者，可去槟榔加党参、白术、茯苓、薏苡仁、山药，或合用参苓白术散以健运脾胃、渗湿止泻。腹痛欲泻，泻后痛减，苔白，脉弦缓者，可用痛泻要方疏肝健脾、调理气机。五更泄泻，泻后稍安，舌淡苔白者，则用四神丸温补脾肾、涩肠止泻。病久气血亏虚而见倦怠乏力、面色萎黄、日渐消瘦、舌质淡、脉微者，用人参养荣汤补益气血。

［左腹之积］

治法：理气活血，软坚散结。

方药：可用荆蓬煎丸加白花蛇舌草、肿节风、藤梨根。湿热蕴结肠道，以致大便下血或有黏冻，甚至里急后重者，酌加马齿苋、白头翁、秦皮、黄柏、败酱草及地榆、槐花等以清化湿热、凉血止血。

上述治疗积证的方药，归结起来，祛邪扶正两大法，虽皆积证治疗所需，而各有所宜，应视患者具体情况，在不同阶段里，或以攻为主，以补为辅；或以补为主，以攻为辅；或先攻后补，或先补后攻；或二攻一补，或二补一攻；或寓攻于补，或寓补于攻；等等。当攻而畏惧不前，病无由去，则留而为患；但也不能攻其一点，不计其余，否则病未去而人已不支。《内经》所谓"大积大聚，其可犯也，衰其大半而止，过者死"（《素问·六正纪大论篇》），确系经验之谈。

此外，各期的积证，都可以在局部外敷阿魏膏、水红花膏之类，加强消积散瘀、软坚化结的作用，以减轻患者痛苦，提高疗效。

聚证

［肝郁气滞］

治法：疏肝解郁，行气消聚。

方药：木香顺气散。方用香附、青皮、乌药疏肝理气；木香、砂仁、苍术、厚朴、枳壳、陈皮、生姜、甘草等健脾燥湿、行气消聚。对于情志不舒，肝气郁结，以及感受外邪、寒湿中阻而致气机郁滞者均可采用。腹痛肢冷、得温痛减、苔白不渴者，可加高良姜、肉桂温中止痛；兼有热象而见口干苦、舌尖红者，去乌药、砂仁，加左金丸泄肝清热；脾气亏虚，兼见神疲乏力、食少、便溏者，加党参、山药健脾益气；肝气郁结，心神失养，而见神志恍惚、悲伤欲哭者，可合用甘麦大枣汤养心宁神。

［食浊阻滞］

治法：理气化浊，导滞通腑。

方药：六磨汤。方中以木香、沉香、乌药理气宽中；大黄、槟榔、枳实通腑导滞。酌加鸡内金、山楂、建曲、莱菔子等以增强健胃消食的作用。

聚证虽属气病，但病久失治，亦可延及血络，此时徒进辛散温通，往往不效，证见舌质暗红，或瘀斑、瘀点，脉沉涩者，宜辛润通络，常用桃仁、红花、当归尾、川芎、丹参、郁金、旋覆花、桂心之类。

若脾胃失于健运，而气郁食阻者，不可滥用攻伐，重伤脾胃之气，宜以健脾养胃为主，俾正气足而积滞自疏。常用枳术丸、六君子汤。

聚证发作之时以实证的表现为主，但若反复发作，常导致脾胃虚弱，运化无力，这样更易发生气聚腹痛，对这部分患者，平时可用香砂六君子汤健运脾胃、调理气机。

（三）其他治法

1. 单方验方

（1）肿节风片，每次5片，每日3次；或肿节风15克，水煎服。可用于脘腹部、右上腹及下腹部的多种肿瘤。

（2）藤梨根、生薏苡仁、连苗荸荠各30克，每日1剂，水煎服；或龙葵、黄毛耳草各15克，白花蛇舌草、蜀羊泉各30克，每日1剂，水煎分3次服；或浙江三根汤：藤梨根、水杨梅根、虎杖根各30克，水煎服。用于脘腹积块（胃癌）。

（3）三棱、莪术各15克，水煎服；或三白草、大蓟、地骨皮各30克，水煎服；或双半煎：半边莲、半枝莲、薏苡仁、天胡荽各20克，水煎服。可用于右上腹积块（肝癌）。

（4）苦参、生熟薏苡仁、煅牡蛎、土茯苓、紫参、生地、地榆，各30克，水煎服；或白花蛇舌草、菝葜、垂盆草、土茯苓各30克，水煎服；或蒲公英、半枝莲各24克，白花蛇舌草、金银花藤、野葡萄根各30克，露蜂房9克，蜈蚣2条，水煎服。另用牛黄醒消丸，每次服1.5克，每日2次。可用于下腹之积块（肠癌）。

2. 复方

此外，古代文献中有许多配伍精当的治积聚方，录之以供临床组方用药参考。

（1）积证：《太平惠民和剂局方》治"诸般血癥气块"的红圆子（三棱、莪术、青皮、陈皮、干姜、胡椒）；《济生方》"治五积、破痰癖、消脏块"的香棱丸（木香、丁香、三棱、莪术、枳壳、青皮、川楝子、小茴香）；《寿世保元》治"一切积块，或中或左或右或上或下，久不愈者用之"的消积保中丸（陈皮、半夏、茯苓、白术、香附、青皮、木香、槟榔、莱菔子、白芥子、砂仁、建曲、麦芽、黄连、栀子、三棱、莪术、川芎、当归、桃仁、红花、干漆、阿魏）；《景岳全书》"治血瘴血癥、食积痰滞"的三棱丸（三棱、莪术、青皮、麦芽、半夏）；《博济方》"治妇人血气走作，疼痛不可忍"的延胡索散（延胡索、三棱、莪术、当归）；《类证治裁》"通治五积、成形坚久"的化积丸（三棱、莪术、阿魏、海浮石、香附、雄黄、槟榔、苏木、瓦楞子、五灵脂）。

（2）聚证：《济生方》"治六聚，状如癥瘕，随气上下，发作有时，心腹疼痛"的大七气汤（三棱、莪术、青皮、陈皮、藿香、桔梗、肉桂、益智仁、香附、甘草）；《景岳全书》"治气逆食滞胀痛等证"的排气饮（陈皮、木香、藿香、香附、枳壳、乌药、厚朴、泽泻），《罗氏会约医镜》谓该方"治无形气聚，胀满刺痛，散之自愈"；《杂病源流犀烛》治疗气郁而致"腹满肋痛，气逆上冲"的木香调气散（乌药、香附、枳壳、青皮、陈皮、厚朴、川芎、苍术、木香、砂仁、肉桂、甘草、生姜）；《类证治裁》"通治六聚、随气上下"的散聚汤（茯苓、陈皮、半夏、甘草、当归、杏仁、桂心、槟榔）等。

【转归及预后】

在各种积证中，以脘腹之积及右上腹之积最为多见。右上腹的积证，当积块较大时，不仅在右上腹，而且在脘腹部也可摸到积块。左上腹的积证，除单独发病者外，有相当部分伴见于右上腹积证。部分脘腹部及下腹部的积证，病情严重之时会引起右侧胁肋疼痛及右上腹出现积块。

聚证的预后一般较好，而积证的预后一般较差。正如《景岳全书·积聚》说："无形之聚其散易，有形之积其破难。"一般的聚证若治疗得当，解除了病因，可望治愈；但亦有部分反复发作，或先因气聚，日久则血瘀成积者。积证在腹部扪到积块之前，一般都已经过了一段病程，所以当发展成为积证时，治疗大多比较困难。早在唐代《外台秘要》里就谈到："凡癥坚之起，多以渐生，而有觉便牢大者，自难疗也。"现在由于治疗的进展，积证的预后已有了一些好转，可以使患者症状有所减轻，生存时间延长。部分患者，甚至可望获得治愈。积证后期，因肝胆疏泄失常，胆汁外溢而出现黄疸；水液内聚而成为鼓胀；火热灼伤脉络，或气虚不能摄血，或瘀血内积而致吐血、便血、衄血等，均为病情重笃、预后不良之象。

【预防与护理】

积聚之病，起于情志失和者居多，故正确对待各种事物，解除忧虑、紧张，避免情志内伤，至关重要。饮食上应少食肥甘厚味及辛辣刺激之品，多吃新鲜蔬菜；平时应注意锻炼身体。如见胃痛、胁痛、泄泻、便血等病证，应早期检查，及时治疗。

在护理上，首先要做好患者的思想工作，使患者保持愉快的精神状态，积极配合治疗。积聚患者脾胃运化较差，食物宜新鲜、清淡可口而又富于营养。注意休息，切勿过劳，病情重者需卧床治疗。

【现代研究】

在对积聚病证的现代研究中，以对脂肪肝及慢性肝炎和肝硬化取得的成绩较为突出，尤其是对脂肪肝研究的文献甚为丰富，以下分别择要介绍。

（一）脂肪肝

张氏等[1,2]认为脂肪肝是由于各种原因引起的肝脏脂肪代谢发生障碍，脂类物质的动态平衡失调，致使肝细胞内脂肪蓄积（特别是甘油三酯）过多的一种病理状态，是现代疾病中常见的一种，根据其症状和体征，可归属于中医的“积证”、“癥瘕”、“胁痛”、“痞满”等范畴。根据本病发病特点及大量的中医临床实证观察，大多数学者认为，脂肪肝起因多为过食肥甘厚味，过度肥胖，或饮酒过度，或感受湿热疫毒，或情志失调，或久病体虚以及食积、气滞、疫气等都可引发本病。其病变部位主要涉及肝、脾二脏，以肝为主，与胆、胃、肾等脏腑密切相关。大多数学者认为该病发生机制以气滞血瘀为本，以肝胆湿热为标；以饮食不节、情志不调、肝失疏泄为诱因；以气滞于内、肝络阻塞，脾失健运、湿浊内生，气血痰瘀互结于胁下为基本病机。

我国部分地区调查结果表明，脂肪肝的发病率在5.2%～11.4%，男性高于女性，重度肥胖性脂肪肝中约1/4的患者并存肝纤维化，1.5%～8%的患者将会发生肝硬化[1]。大量研究表明，中医药对脂肪肝的防治，具有明显的优势和独特的疗效，其具有作用广泛、效果稳定、使用安全、副作用小、适宜长期服用，深受患者欢迎，具有广阔的应用和开发前景[3]。

杨氏等[3]查阅了1994～2004年国内公开发表的中医药防治脂肪肝取得较好疗效的临床和实验研究论文313篇，对其进行用药规律的初步归纳和分析。313篇中医药治疗脂肪肝的文献报道中，共用中药178味，使用次数在70次以上者共有12味（山楂、泽泻、丹参、柴胡、决明子、何首乌、郁金、茯苓、白术、大黄、半夏、茵陈），为最常用的脂肪肝治疗用药。使用次数在30次以上者共有12味（陈皮、黄芪、白芍、赤芍、虎杖、当归、枳壳、苍术、姜黄、葛根、三七、香附），是较常用的脂肪肝治疗用药。

1. 辨证分型或基本方加减治疗　裴氏等[4]运用辨证论治方法治疗脂肪肝168例，按临床表现分为3型：肝郁脾虚型、血瘀痰阻型、肝肾阴虚型。口服中药每日1剂，连续治疗3个月。辅以低脂饮食，适度体育锻炼。肝郁脾虚型治以疏肝理气、健脾和运，以柴芍六君子汤加减：柴胡、白芍、枳壳、党参、白术、木香、泽泻、白及、决明子、炙甘草、茯苓、陈皮。血瘀痰阻型治以活血理气、化痰散结，以膈下逐瘀汤合四逆散加减：延胡索、川芎、五灵脂、赤芍、姜半夏、柴胡、甘草、白芍、陈皮、白及、决明子、当归、没药。肝肾阴虚型治以补益肝肾、活血和络，以一贯煎合六味地黄汤加减：南沙参、枸杞子、当归、熟地、川楝子、麦门冬、山茱萸、丹参、陈皮、白及、决明子、泽泻、山药。结果：有效率为92.86%，未发现明显的毒副作用。其中肝郁脾虚型有效率93.98%，血瘀痰阻型有效率为92.16%，肝肾阴虚型有效率91.18%。经统计学处理，三型之间无显著性差异。胡氏[5]自拟降脂护肝汤（柴胡、茵陈、何首乌、生山楂、丹参、郁金、白术、法半夏、泽泻、陈皮、甘草）随证加减，治疗脂肪肝67例，并以口服脂必妥片、甘利欣胶囊、维生素C片和复合维生素B片46例作为对照。结果治疗组有效率为95.5%，对照组为78.3%，两组比较有显著性差异，$P<0.05$。金氏[6]分为5型治疗脂肪肝76例：肝气郁结型，用柴胡疏肝散加减；痰湿困阻型，用平胃散加味；湿热内蕴型，用加味柴胡汤；瘀血阻络型，用复元活血汤加减；阴虚肝郁型，用滋水清肝饮加减，取得较好疗效。袁氏等[7]以泽泻、海藻、丹参、郁金、荷叶、三七等为基本方，分型辨证治疗脂肪肝158例，取得较好疗效。

2. 专方治疗　汪氏[8]以降脂汤（绞股蓝、白术、丹参、山楂、葛根、郁金、枳壳、泽泻、枸杞子）治疗脂肪肝120例，用药前B超检查均为弥漫性脂肪肝，用药后B超检查脂肪肝消失46例，占38.33%；好转57例，占47.5%，总有效率为85.83%。唐氏[9]用脂肝乐口服液（柴胡、郁金、丹参、荔枝核、木香、香附、焦山楂、砂仁、决明子、磁石等）治疗100例，疗程1个月，总有效率97%。冀氏等[10]以降脂益肝丸（葛根、丹参、茯苓、泽泻、决明子、半夏、香附、山楂、石菖蒲、陈皮、三棱、水蛭）治疗62例，并以中成药东宝肝泰片治疗58例作对照1组，西药熊去氧胆酸片治疗55例作对照2组，结果治疗组有效率为88.7%，对照1组为72.4%，对照2组为45.5%，治疗组与之比较均有显著性差异，分别为$P<0.01$、$P<0.05$。黄氏[11]以降脂清肝饮（茵陈、山栀、生大黄、虎杖、郁金、生山楂、生何首乌、泽泻、石见穿、丹参、柴胡、绞股蓝）治疗102例，并以多烯酸乙酯丸合肌苷片口服64例作对照组，结果治疗组有效率为83.37%，对照组为34.38%，两组比较有显著性差异，$P<0.05$。朱氏等[12]治疗脂肪肝患者60例，治疗组40例，对照组20例，治疗组用化痰祛瘀、调肝健脾中药方（制半夏、陈皮、枳实、桃仁、柴胡、决明子、茯苓、赤芍、制何首乌、当归、生山楂、泽泻、丹参、毛冬青），对照组用非诺贝特。治疗8星期后，治疗组临床总有效率为80%，对照组为65%。两组在改善临床症状方面有显著性差异。两组主要相关性指标均有改善，在降低三酰甘油和胆固醇方面两组均有显著效果。张氏[13]采用益气化浊汤（生黄芪、泽泻、茯苓、赤芍、山楂、何首乌、荷叶）治疗非酒精性脂肪肝82例，总有效率91.4%。另设对照组88例，服用脂必妥胶囊治疗，总有效率69.8%。两组临床疗效及治疗前后B超变化情况均有显著差异。

（二）慢性肝炎肝硬化

邵氏[14]总结徐景藩诊治肝硬化的经验认为，早期肝硬化属中医“癥瘕”、“积聚”、“黄疸”等范畴。在治疗上多采用以下方法。① 总以养正消积为法。因肝为刚脏，治以柔养；本病病机为瘀血郁肝、脾胃怯弱，故柔肝健脾、活血消癥为基本大法，以归芍六君子汤为主方，基本用药：当归、丹参、三棱、莪术、鳖甲、杭白芍、山药、炒党参或太子参、茯苓。② 配用活络药物。胁痛长期不瘥，称之为久痛入络，故用活络之品使其通利,常用通草、丝瓜络、路路通、橘络、木瓜、广郁金、延胡索等,常用方剂有:手拈散、复元活血汤和旋覆花汤等。③ 退黄。肝硬化常兼有黄疸,可酌加茵陈、茯苓等利湿退黄,如茵陈四苓汤、茵陈玉露饮等。周氏[15]以中医辨证方法为主治疗156例肝硬化患者,根据患者的主要症状表现和舌苔、脉象等分成5个证型。① 肝脾不和:方选逍遥散加减。② 脾胃虚弱:方选六君汤加减。③ 肝肾阴虚:方选一贯煎或六味地黄丸加减,长期午后低热加青蒿鳖甲汤。④ 湿热内蕴:一般湿重于热选茵陈平胃汤或三仁汤加减,湿热并重用甘露消毒丹加减,热重者用茵陈蒿汤或龙胆泻肝汤加减。⑤ 热毒内炽:方选黄连解毒汤或合玉女煎,或增液承气加减;高热神昏谵语狂躁者选用清瘟败毒饮或神犀丹。治疗期间,每1个月复查1次B超和肝功能。结果:经过6个月至2年的治疗,临床治愈94例,显效32例,好转24例,无效6例。王氏等[16]以鳖甲煎丸加减(黄芪、白术、柴胡、黄芩、鳖甲、黑大黄、赤白芍、桃仁、䗪虫、丹参、厚朴等为基本方)治疗慢性活动性肝炎、肝硬化226例,服药2个月为一个疗程,最长者为4个疗程,最短者为一个疗程,平均为1.9个疗程。结果:肝硬化组显效22例,显效率28.2%;有效44例,有效率56.4%。慢活肝组显效105例,显效率70%;有效45例,有效率为30%。王氏等[17]以活血解毒降脂汤加减治疗慢性病毒性肝炎合并脂肪肝57例,其基本方为:姜黄、泽泻、决明子、生山楂、何首乌、苦参、鸡骨草、赤芍、蒲黄、生甘草。对照组41例,予血脂康、益肝灵及维生素C治疗,疗程均为8星期。结果:治疗组57例,显效29例,有效29例,无效4例,总有效率92.98%;对照组41例,显效10例,有效19例,无效12例,总有效率70.73%。两组总有效率比较,治疗组优于对照组。王氏等[18]将68例肝炎肝硬化患者随机分为治疗组和对照组。两组患者均用常规治疗方法,仅治疗组加服柔肝合剂(柴胡、郁金、白术、枸杞子、丹参、海藻、鳖甲、虎杖、蚤休、灵芝各15克,黄芪20克等药物组成),3个月为一个疗程,连用2个疗程。观察患者治疗前后肝功能、门静脉宽度及脾厚的变化情况。结果:治疗后治疗组血清总胆红素、丙氨酸氨基转移酶、球蛋白明显下降,白蛋白明显升高,与对照组相比差异有显著意义($P<0.05$或$P<0.01$);治疗组门静脉内径变窄及脾厚恢复正常亦较对照组明显($P<0.05$)。结论:柔肝合剂对肝炎肝硬化患者在改善肝功能、降低门静脉压力、缩小脾脏等方面有较好的疗效。

【小结】

腹内结块,或胀或痛,是积聚具有特征性的临床症状。引起积聚的原因,主要与情志抑郁、酒食内伤及邪毒侵袭有关。积聚的发生主要关系到肝、脾及胃、肠等脏腑;气滞、血瘀、痰结、毒蕴是形成积聚的主要病机。积证初期以邪实为主,后期则多为正虚邪实。积证应与痞满、石瘕、鼓胀等病证相鉴别。

积证可按积块部位的不同而分为脘腹之积、右胁腹之积、左胁腹之积、右腹之积和左腹之积五类。可根据邪正虚实、标本缓急的不同,采用扶正与祛邪适当结合的方法进行治疗。聚证主要分肝郁气滞及食浊阻滞两类,分别以疏肝解郁、行气消聚及理气化浊、导滞通腑为主要治法。

在转归上,一是表现在虚实的转化上。积证初期,正气尚可,邪实不甚,病久则向正气更虚、邪实壅甚的方面发展。二是有的积证可以同时兼见,或由一个部位的积进而引起另一部位发生积块。部分反复发作的聚证,也会因血瘀成块而发展成为积。

现代应用积聚的理论和治疗方药对脂肪肝、慢性肝炎、早期肝硬化等疾病进行临床研究,取得了较好成绩,中西医结合的研究成果丰富和发展了积聚的理论和证治内容。

附方

(1) 三棱汤(《宣明论方》):三棱 莪术 当归 白术 木香 槟榔。
(2) 失笑散(《和剂局方》):五灵脂 蒲黄。
(3) 金铃子散(《圣惠方》):金铃子 延胡索。
(4) 丁萸理中汤(《和剂局方》):丁香 吴茱萸 党参 白术 干姜 甘草。
(5) 砂半理中汤(验方):砂仁 半夏 党参 白术 干姜 甘草。
(6) 小半夏加茯苓汤(《金匮要略》):半夏 生姜 茯苓。
(7) 沙参麦冬汤(《温病条辨》):沙参 玉竹 麦门冬 甘草 桑叶 天花粉 生扁豆。
(8) 十全大补汤(《和剂局方》):人参 白术 茯苓 当归 川芎 白芍 熟地 甘草 生姜 大枣 黄芪 肉桂。
(9) 人参养荣汤(《和剂局方》):白芍 当归 橘皮 黄芪 肉桂 人参 白术 炙甘草 熟地 五味子 茯苓 远志 生姜 大枣。
(10) 膈下逐瘀汤(《医林改错》):五灵脂 当归 川芎 桃仁 丹皮 赤芍 乌药 延胡索 甘草 香附 红花 枳壳。
(11) 香砂六君子汤(《和剂局方》):人参 白术 茯苓 木香 砂仁 半夏 陈皮 甘草 生姜 大枣。
(12) 一贯煎(《柳州医话》):沙参 麦门冬 当归 生地 枸杞子 川楝子。
(13) 十灰散(《十药神书》):大蓟 小蓟 荷叶 侧柏叶 白茅根 茜草根 栀子 大黄 丹皮 棕榈皮。
(14) 鳖甲煎丸(《金匮要略》):鳖甲 乌扇 黄芩 柴胡 鼠妇 干姜 大黄 芍药 桂枝 葶苈子 石韦 厚朴 丹皮 瞿麦 紫葳 半夏 人参 䗪虫 阿胶 蜂巢 赤硝 蜣螂 桃仁。
(15) 化癥回生丹(《温病条辨》):人参 肉桂 两头尖 麝香 姜黄 蜀椒炭 虻虫 三棱 红花 苏子 五灵脂 降香 干漆 没药 香附 吴茱萸 延胡索 水蛭 阿胶 川芎 乳香 高良姜 艾叶炭 丁香 苏木 桃仁 杏仁 茴香炭 蒲黄炭 鳖甲胶 熟地 白芍 当归 益母草 大黄。
(16) 青蒿鳖甲汤(《温病条辨》):青蒿 鳖甲 生地 知母 丹皮。
(17) 茜根散(《景岳全书》):茜草根 黄芩 阿胶 侧柏叶。
(18) 二至丸(《证治准绳》):旱莲草 女贞子。
(19) 归脾汤(《济生方》):白术 茯苓 黄芪 龙眼肉 酸枣仁 人参 木香 甘草 当归 远志。
(20) 当归龙荟丸(《宣明论方》):当归 龙胆草 栀子 黄连 黄柏 黄芩 大黄 芦荟 青黛 木香 麝香。
(21) 荆蓬煎丸(《卫生宝鉴》):三棱 莪术 木香 青皮 小茴香 枳壳 槟榔。

(22) 参苓白术散(《和剂局方》)：人参　白术　茯苓　甘草　山药　扁豆　莲子肉　砂仁　桔梗。
(23) 痛泻要方(《景岳全书》引刘草窗方)：白术　白芍　陈皮　防风。
(24) 四神丸(《证治准绳》)：肉豆蔻　补骨脂　五味子　吴茱萸。
(25) 木香顺气散(验方)：木香　青皮　橘皮　甘草　生姜。
(26) 左金丸(《丹溪心法》)：黄连　吴茱萸。
(27) 甘麦大枣汤(《金匮要略》)：甘草　小麦　大枣。
(28) 六磨汤(《证治准绳》)：沉香　木香　槟榔　乌药　枳实　大黄。

【现代研究】主要参考文献

[1] 张亚辉.中医药治疗脂肪肝的现状[J].中医药临床杂志,2006,18(4)：419～420.
[2] 常惟智.中医药治疗脂肪肝研究进展概况[J].中医药学报,2005,33(3)：64～66.
[3] 杨钦河,凌家生,吴伟康.中医药治疗脂肪肝的用药规律分析[J].中华中医药杂志,2005,20(9)：525～527.
[4] 裴道灵,周玉琴,张先.辨证论治脂肪肝168例[J].河南中医,2001,21(5)：39.
[5] 胡旭忠.降脂护肝汤治疗脂肪肝67例[J].湖南中医杂志,2004,20(4)：52～53.
[6] 金群.中医分型辨证治疗脂肪肝76例[J].江苏中医,1997,18(8)：10～12.
[7] 袁晴,花根才,张云鹏.分型辨治脂肪肝158例[J].辽宁中医杂志,1999,26(7)：308.
[8] 汪慰寒.降脂疏肝汤治疗脂肪肝120例临床分析[J].河北中医,1997,19(1)：9.
[9] 唐树林.脂肝乐治疗脂肪肝100例[J].辽宁中医,1997,24(4)：170.
[10] 翼慧鹏,裴宏彬.降脂益肝丸治疗脂肪肝62例临床观察[J].山西中医,2004,20(3)：13～14.
[11] 黄晓鸣.降脂清肝饮治疗脂肪肝102例[J].中国中医药科技,2004,11(1)：56～57.
[12] 朱红英,王新莉,李和平.化痰祛瘀调肝健脾法治疗脂肪肝60例临床观察[J].新疆中医药,2006,24(4)：33.
[13] 张永艳.益气化浊法治疗非酒精性脂肪肝82例[J].中医研究,2006,19(7)：28～30.
[14] 邵铭.徐景藩教授诊治肝硬化的经验[J].湖北中医杂志,2003,25(12)：16.
[15] 周后全.中医辨证治疗156例肝硬化临床疗效观察[J].中国中西医结合脾胃杂志,2000,8(5)：289.
[16] 王芦群,宋学健.鳖甲煎丸加减治疗慢性活动性肝炎、肝硬化226例[J].河南医药信息,2000,8(7)：57.
[17] 王奕,张玮,邢练军.活血解毒降脂汤治疗慢性病毒性肝炎合并脂肪肝57例[J].吉林中医药,2003,23(8)：17.
[18] 王迎新,梁国英,刘朝霞.柔肝合剂为主治疗肝硬化的临床观察[J].中医药学报,2004,32(2)：26～27.

瘿　病

【定义】

瘿病是以颈前结块肿大为基本临床特征的一类病证。主要由于水土因素及情志内伤而致病,气郁、痰结、血瘀壅于颈前为其主要病机。瘿病主要包括"瘿囊"、"瘿瘤"、"瘿气"3种病证。瘿囊,是以颈部肿块、块形较大、弥漫对称、其状如瓮、下坠至胸、皮宽不急、触之光滑柔软等为特征的地方病;瘿瘤,是以颈前肿块偏于一侧或一侧较大、状如核桃、触之质硬有根、可随吞咽而上下等为特征的颈前肿瘤;瘿气,是以颈前轻度或中度肿大、其块触之柔软光滑、无结无根、可随吞咽动作而活动,并见急躁易怒、眼球外突、消瘦易饥等为特征的病证。

【历史沿革】

我国早在战国时期已有关于瘿病的记载,如《庄子·德充符》即有"瓮瓮大瘿"之说,而《吕氏春秋·尽数篇》则说"轻水所,多秃与瘿人"。不仅记载了瘿病的存在,而且观察到瘿的发病与地理环境有密切关系。在《三国志·魏书》里,引《魏略》记载了曹操劝告患有瘿病的贾逵不要去开刀割除瘿瘤的故事:"吾闻'十人割瘿九人死'。"这个历史故事,佐证了当时对瘿病已经有了手术治疗的办法。

隋代巢元方《诸病源候论·瘿瘤等病诸候·瘿候》指出瘿病的病因主要与情志内伤及水土因素有关。谓:"瘿者,由忧恚气结所生。亦由饮沙水,沙随气入于脉,搏颈下而成之。"该书所引《养生方》云:"诸山水黑土中出泉流者,不可久居。常食令人作瘿病,动气增患。"瘿病之名即首见于此。并指出瘿病表现为颈下肿大,"皮宽不急,垂搥搥然是也",有的可以摸到结节,"有核瘰瘰"。在分类上,巢氏最早提出血瘿、息肉瘿、气瘿三种。均为极其珍贵的文献史料。

唐代,《备急千金要方》提出了石瘿、气瘿、劳瘿、土瘿、忧瘿等五瘿的分类名称,记载了10首治疗方剂,《备急千金翼方》记载9首治瘿方剂。两书的方剂中,都着重应用到海藻、昆布、羊靥、鹿靥等药。《外台秘要》收载了治疗瘿病的方药35首,其中用海藻或昆布的处方27个,用羊靥、鹿靥的处方6个,用海藻、昆布或羊靥、鹿靥的处方合计31个,并确切谈到长安、襄阳一带的妇人易患瘿病,而且常有结节形成("有核瘰瘰")。充分表明在晋、隋、唐时期,对含碘药物及用甲状腺进行脏器疗法已有相当的认识。

宋代《太平圣惠方·瘿气咽喉肿塞》谈到瘿病压迫气管、食道的病变:"夫瘿气咽喉肿塞者,由人忧恚之气在于胸膈,不能消散,搏于肺脾故也。咽门者,胃气之道路;喉咙者,肺气之往来。今二经俱为邪之所乘,则经络痞塞,气不宣通,故令结聚成瘿,致咽喉肿塞也。"《圣济总录·瘿瘤门》强调指出瘿病以山区发病较多,"山居多瘿颈,处险而瘿也"。并从病因的角度对瘿病进行了归类和论述:"石瘿、泥瘿、劳瘿、忧瘿、气瘿,是为五瘿。石与泥则因山水饮食而得之;忧、劳、气则本于七情,情之所至,气则随之,或上而不下,或结而不散是也。"宋代陈无择《三因极一病证方论·瘿瘤证治》主要根据瘿瘤局部症候的不同，提出了瘿病的另外一种分类法："坚硬不可移者，名曰石瘿；度色不变，即名肉瘿；筋脉露结者，名筋瘿；赤脉交络者，名血瘿；随忧愁消长者，名气瘿。"并说："五瘿皆不可妄决破，决破则脓血崩溃，多致夭枉。"首先指出绝不要轻易对瘿病的肿块施用刀针，以免引起严重后果。

由上可知，至宋代止，对瘿病的病因病机、临床表现、分类和治疗等方面，已积累了比较丰富的经验。

金代张从正在《儒门事亲・瘿》里提出用海带、海藻、昆布防治瘿病，"海带、海藻、昆布三味，皆海中之物，但得二味，投之于水瓮中，常食亦可消矣"。

明代李梴《医学入门・脑颈门・瘿瘤》又将瘿病称为瘿气或瘿囊。在病因发病方面，强调了情志因素："原因忧恚所致，故又曰瘿气，今之所谓瘿囊者是也。"《本草纲目》里，李时珍明确指出黄药子有"凉血降火，消瘿解毒"的功效，载有用黄药子酒治瘿病的方法。一些外科书籍亦对瘿病有所论述，如《证治准绳・疡医・瘿瘤》用藻药散（海藻、黄药子）治气瘿，陈实功在《外科正宗・瘿瘤论》里提出瘿瘤的主要病机是由气、痰、瘀壅结而成："夫人生瘿瘤之症，非阴阳正气结肿，乃五脏瘀血、浊气、痰滞而成。"其主要治法是："初起自无表里之症相兼，但结成形者，宜行散气血。已成无痛无痒，或软或硬色白者，痰聚也，行痰顺气。已成色红坚硬，渐大微痒微疼者，补肾气、活血消坚。"并按此治则拟订了海藻玉壶汤、活血消瘿汤、十全流气饮等效方，至今仍为临床所习用。

清代沈金鳌又把瘿病称为影袋。《杂病源流犀烛・瘿瘤》说："瘿瘤者，气血凝滞，年数深远，渐长渐大之症。何谓瘿，其皮宽，有似樱桃，故名瘿。亦名瘿气，又名影袋。"

金元至明清，在瘿病的病机上，突出了气滞、血瘀、痰浊在发病中的重要作用，治疗上除继承前人消瘿散结的治法外，在理气、活血、化痰的具体应用上有新的进展，并增加了许多行之有效的治疗方药。

中华人民共和国成立后，对甲状腺肿大的一类疾病进行广泛的防治及研究工作，丰富和发展了瘿病证治的内容。

【范围】

西医学的单纯性甲状腺肿大、甲状腺功能亢进症、甲状腺肿瘤以及慢性甲状腺炎等疾病，与瘿病的临床表现相似，故此类疾病可参考本篇辨证论治。

【病因病机】

一、病因

1. **水土因素**　中医早就认识到瘿病的发生与水土因素有着极为密切的关系。在瘿病的分类名称中即有泥瘿、土瘿之名。如前《吕氏春秋》所说的"轻水所"，《诸病源候论》所说的"饮沙水"、"诸山水黑土中"等都是发生瘿病的水土因素。《杂病源流犀烛・瘿瘤》也谈到："西北方依山聚涧之民，食溪谷之水，受冷毒之气，其间妇女，往往生结囊如瘿。"瘿病多发生在离海较远的高原山区。据现代研究，缺碘是引起单纯性甲状腺肿大的主要因素，尤其在海拔 1 000 米以上的高山地区，空气、水、食物、土壤中碘质缺乏，更易引起瘿病。

2. **情志内伤**　忧思郁虑、恼怒太过等情志损伤，是引起瘿病的另一重要因素。所以《诸病源候论・瘿候》说："瘿者，由忧恚气结所生。"《济生方・瘿瘤论治》说："夫瘿瘤者，多由喜怒不节，忧思过度，而成斯疾焉。大抵人之气血，循环一身，常欲无滞留之患，调摄失宜，气凝血滞，为瘿为瘤。"

二、病机

由于水土因素及情志内伤，首先使机体气机不畅而形成气滞。气机郁滞，不能输布津液，凝聚成痰，痰气郁结，壅于颈前即形成瘿病。气滞日久，使血行亦受到障碍而发生血瘀，以致使瘿肿较硬或有结节。可知，气、痰、瘀三者壅结颈前是瘿病的基本病机。

部分瘿病，由于痰气郁结化火，火热耗伤阴精，而导致阴虚火旺的病机变化，其中尤以心、肝、胃三个脏腑阴虚火旺的病变较为突出。

瘿病主要由气、痰、瘀壅结颈前，故属实证者居多，但病久常由实转虚，尤以气虚、阴虚的病变为多见，以致成为虚实夹杂之证。

综上引起瘿病的病因主要是水土因素及情志内伤，病位在颈部，而与气、血、津液的运行失常密切相关。一般主要表现为局部邪实的证候，部分患者则有比较明显的阴虚火旺的证候。

【诊断与鉴别诊断】

一、诊断

（一）发病特点

本病多见于女性；以离海较远的山区发病较多。瘿病以颈前结块肿大为最基本的临床特征，这也是诊断瘿病的主要依据。望诊和切诊在本病的诊断中有重要作用，瘿病颈前之肿块，开始可如樱桃或指头大小，一般增长缓慢，大小程度不一，大者可如囊如袋，触之多柔软、光滑，病程久则质地较硬或可扪及结节。

（二）临床表现

除颈前肿块外，一般可无明显的全身症状。瘿块发展较大时，可因压迫气管而引起胸闷发憋、咳嗽。瘿病中的瘿气，瘿块虽不很大，但常有比较明显的阴虚火旺的全身症状，如出现低热、汗多、心悸、多食易饥、眼突、手颤、面赤、脉数等症，诊断时应予注意。

二、鉴别诊断

1. **瘰疬**　瘿病与瘰疬两者都在颈部有肿块出现，需要加以鉴别。鉴别的要点：一是患病的具体部位；二是肿块的性状。瘿病的肿块在颈部正前方，肿块一般较大；而瘰疬的患病部位是在颈项的两侧，或在耳前后，连及颐颔，且其肿块一般较小，每个约胡豆大，个数多少不等，甚至累累如贯珠。

2. **消渴**　瘿病中的瘿气，常表现多食易饥的症状，应注意和消渴病相鉴别。消渴病以多饮、多食、多尿为主要临床表现，三消的症状常同时并见，尿中常有甜味，而颈部无瘿肿。瘿气虽有多食易饥，类似中消，但较少同时合并多饮、多尿，而以颈部有瘿肿为主要特征，且伴有比较明显的烦热、心悸、急躁易怒、眼突、脉数等症状。

【辨证论治】

一、辨证

（一）辨证要点

1. 辨明瘿病类型　关于瘿病的类型，历代有2种主要的分类方法，一是根据病因的不同分为石瘿、泥瘿（即土瘿）、忧瘿、气瘿、劳瘿（如《备急千金要方》、《圣济总录》等书）；一是根据局部表现的不同分为石瘿、肉瘿、筋瘿、血瘿、气瘿（如《三因极一病证方论》等书）。但这2种分类方法，有的难以作出严格的区分。为便于辨证施治，本篇以临床表现特点为主，适当结合病因的不同，将瘿病分为瘿囊（瘿袋）、瘿瘤、瘿气3类。瘿囊主要由水土因素致病，表现为颈前肿块较大，肿块比较对称、光滑、柔软；瘿瘤由情志内伤和水土因素等多种原因致病，表现为颈前肿块偏于一侧，或一侧较大，或两侧均大，大小如核桃，质常较硬，病情严重者肿块迅速增大、质坚硬、结节高低不平；瘿气主要由情志内伤致病，表现为颈前轻度或中度肿大，肿块对称、光滑、柔软，一般有比较显著的阴虚火旺的证候。根据以上的临床表现，一般即可将瘿囊、瘿瘤、瘿气三者加以区别，进行辨证。

2. 辨证候的虚实及兼证的不同　瘿病以气、痰、瘀壅结颈前为基本病机，所以一般都属于实证，郁而化火的证候也属于邪实的表现。但病程久后，常兼见正虚的病机变化及相应的症状，而成为虚实夹杂之证，应注意辨认。瘿气常导致心、肝、胃、肾阴精亏虚的病机变化和临床表现。另有少数病例，由于病情的发展，会出现倦怠乏力、纳差食少、甚至畏寒等脾胃气虚乃至脾肾阳虚的症状。

（二）证候

［瘿囊］

症状：颈前结块肿大，弥漫对称，边缘不清，肿块一般光滑、柔软。病程久者，可扪及结节。肿块大小程度不一，大者可如囊如袋，由颈部而下垂胸前。部分瘿肿较甚者，可出现胸闷、发憋、咳嗽、或吞咽困难的症状。

病机分析：瘿囊主要由于水土因素使气机不畅，津聚成痰，痰气壅结颈前所致。病程久者，由气及血，血行瘀滞，以致气、痰、瘀三者互结，瘿肿出现结节。壅结甚者，瘿肿巨大，表现在外则可下垂胸前，表现在内则因气管或食管受到压迫而出现胸闷、发憋、咳嗽或吞咽困难等症状；有的患者因血行不畅，瘿囊之皮肤表面出现程度不同的青筋显露。

［瘿瘤］

症状：颈前肿块偏于一侧，或一侧较大，或两侧均大，大小多如核桃，质常较硬，肿块可随吞咽动作上下。病情严重者，肿块迅速增大，质坚硬，表面高低不平，并且活动性减小。苔腻，脉弦或弦细。

病机分析：因气、痰、瘀壅结颈前为瘿瘤的主要病机，故一般质地较硬。壅结不甚者，与瘿囊相似，无根可以活动，类属古代所称的“肉瘤”；病情严重者，则正气不足而气、痰、瘀壅结较甚，以致肿块迅速增大，质坚硬，高低不平，有根而不易活动，与古代所称之“石瘿”相类似。

［瘿气］

症状：颈前轻度或中度肿大、柔软、光滑、无结节、无根，可随吞咽动作而活动。烦热、心悸、失眠、自汗、急躁易怒、眼球突出、手指颤抖、多食易饥，甚至消瘦、乏力、月经量少、闭经，或阳痿。舌质红，脉弦数或细数。

病机分析：忧恚郁怒，情志内伤，痰气壅结，郁久化火，火旺阴伤是瘿气的主要病机。心火亢盛、心阴亏虚则致烦热、心悸、失眠、多汗、舌质红；肝火偏旺、风阳内盛则致急躁易怒、眼球突出、手指颤抖；胃热消谷则多食多饥；火热耗伤精血，日久精血亏虚，故见消瘦、乏力、月经量少、闭经或阳痿。脉弦数为气郁火旺，细数则为阴虚火旺。

二、治疗

（一）治疗原则

本病治疗以理气化痰、消瘿散结为基本治则。瘿肿质地较硬及有结节者，应适当配合活血化瘀；火郁阴伤而表现阴虚火旺者，当以滋阴降火为主；出现脾胃气虚、脾肾阳虚或其他正虚表现者，当根据具体情况虚实兼顾，攻补兼施。

（二）治法方药

［瘿囊］

治法：理气化痰，消瘿散结。

方药：昆布丸或四海舒郁丸加减。昆布丸中用昆布、海藻、羊靥化痰软坚、消瘿散结，通草、海蛤壳通气化痰。方中的羊靥亦可用猪靥代替。将猪靥焙干、研粉，每日可用0.1～0.2克。该药对于青春期及孕妇患瘿囊者，更为适宜。四海舒郁丸的组成方义与昆布丸相似，但理气的作用稍强。方中以昆布、海带、海藻、海螵蛸、海蛤壳等化痰软坚、消瘿散结；青木香、陈皮疏肝理气。两方任选一方即可。情志郁结而兼见胸闷、胁痛者，可酌加郁金、香附、柴胡、枳壳理气解郁。痰瘀互结，触有结块者，加莪术、三棱、丹参活血化瘀。兼有胸闷、发憋，可加郁金、石菖蒲、厚朴、瓜蒌开郁理气散结。声音嘶哑者，可加牛蒡子、射干、马勃利咽消肿。

［瘿瘤］

治法：理气化痰，活血化瘀，消瘿散结。

方药：海藻玉壶汤加减。本方以海藻、海带、昆布化痰软坚、消瘿散结，青皮、陈皮、半夏、贝母、连翘、甘草理气化痰散结，当归、川芎养血活血，共奏理气活血、化痰消瘿之功。胸闷不舒可加郁金、香附、枳壳理气开郁；化火而见烦热、舌红、苔黄、脉数者，酌加夏枯草、玄参、丹皮以泻火散结；胸闷发憋加郁金、石菖蒲、瓜蒌开郁散结；声音嘶哑加牛蒡子、射干、马勃利咽消肿；结块坚硬可加黄药子、三棱、莪术、丹参等，以增强活血软坚、消瘿散结的作用；肿块坚硬且移动性减少，甚至不可移动者，除用黄药子、莪术、丹参等外，酌加露蜂房、山慈菇、蛇莓、天葵子、半枝莲、肿节风等，或配伍六军丸、犀黄丸散瘀通络、解毒消肿；正气不足见纳差、乏力、面色少华、脉弱者，加党参、黄芪、白术、茯苓、山药健脾益气。

［瘿气］

治法：养阴清火，化痰散结。

方药：二冬汤合消瘰丸加味。二冬汤中，用天门冬、麦门冬、沙参、天花粉养阴生津清热，黄芩、知母、荷叶、甘草清热泻火。消瘰丸中，玄参滋阴降火，牡蛎软坚散结，贝母化痰散结。二方合用，共同起到养阴清火、化痰散结的作用。可加黄药子增强消瘿散结的作用。心悸、失眠较甚者，加丹参、生地、酸枣仁、夜交藤养心安神；肝火偏亢、急躁易怒加龙胆草、夏枯草、丹皮、白蒺藜清肝泻火；肝风内动，手指颤抖者，加生石决明、钩藤、白蒺藜、白芍等平肝息风；胃热亢盛、多食易饥者加石膏清泻胃热；脾胃运化失调而致大便稀溏、便次增加者，加白术、茯苓、薏苡仁、麦芽健运脾胃；病久正气伤耗、精血不足而见消瘦乏力、月经量少、经闭或阳痿者，可酌加黄芪、党参、当归、熟地、枸杞子、制首乌等补益正气、滋养精血。

瘿病以颈前有肿块为共同临床表现，主要应通过内服药物取效，而决不能轻易在局部施用刀针，正如《外科正宗·瘿瘤论》说："切不可轻用针刀，掘破出血不止，多致立危；久则脓血崩溃，渗漏不已，终致伤人。"但对于瘿肿巨大，压迫气管、食管的症状明显且经药物治疗效果不理想者，可考虑结合外科手术治疗。

（三）其他治法

1. 单方验方

(1) 海带、昆布、海藻，任选一二种，每种30～60克，每日1剂，水煎服。

(2) 猪靥、羊靥或牛靥，焙干、研粉，每日服0.1～0.2克。

(3) 黄药子，每日9～12克，水煎服或泡酒服。治瘿瘤及瘿气。

2. 复方

(1)《备急千金要方》的"治石瘿、气瘿、劳瘿、土瘿、忧瘿等方"(海藻、龙胆草、海蛤、通草、昆布、白矾、松萝、麦曲、半夏。《三因极一病证方论》、《济生方》等书将本方称为破结散)；《太平圣惠方》的"治瘿气经久不消、神效方"(海带、海藻、昆布)；《儒门事亲》的化瘿丹(海带、海藻、海蛤、昆布、泽泻、连翘、猪靥)；《卫生宝鉴》"治瘿气久不消"的海带丸(海带、贝母、青皮、陈皮)，及"治瘿气大盛、久不消散"的海藻溃坚丸(海藻、海带、昆布、莪术、青盐)；《证治准绳》"治瘿瘤结硬"的守瘿丸(海藻、昆布、通草、杏仁、射干、牛蒡子、诃子)；《外科正宗》"治瘿瘤已成，日久渐大，无痛无痒，气血虚弱"的活血散瘿汤(白芍、当归、红花、丹皮、川芎、熟地、人参、茯苓、半夏、青皮、陈皮、木香、肉桂、昆布、甘草)及"治忧郁伤肝、思虑伤脾、致脾气不行、逆于肉理乃生气瘿、肉瘤，皮色不变，日久渐大"的十全流气饮(陈皮、茯苓、乌药、川芎、当归、白芍、香附、青皮、木香、甘草)等方剂，对属于瘿囊、瘿瘤的瘿病患者，可酌情选择应用。

(2) 夏枯草30克，昆布、牡蛎各24克，玄参、白术各12克，天葵子、橘皮叶各9克，每日1剂，水煎服；夏枯草24克，黄药子、黄芪、茯苓各12克，姜半夏9克，蜈蚣2条，甘草6克，每日1剂，水煎服；夏枯草30克，蛇莓15克，黄药子、海藻、昆布、玄参、地龙各12克，象贝母10克，每日1剂，水煎服。治瘿瘤。

3. 中成药

(1) 消瘿气瘰丸(夏枯草、海藻、昆布、海螵蛸、黄芩、枳壳)，治瘿囊及瘿瘤。

(2) 消瘿顺气散(海藻、昆布、海蛤粉、海浮石)，治瘿囊及瘿瘤。

【转归及预后】

瘿病的转归和预后，与瘿病的类型、病情轻重及治疗是否及时有密切关系。瘿囊如能及时治疗，一般预后良好；但瘿肿较大者，不容易完全消散，转化为瘿瘤及兼见瘿气之证候者，则预后稍差。瘿瘤之中，以肿块质较软而可活动者预后较好；肿块坚硬而不可移动，生长迅速者则预后严重。瘿气的轻、中症患者，及时治疗，预后较好；若未能很好地控制，则阴虚火旺的各种症状会随病程的延长而加重和增多，甚至出现烦躁不安、高热、疾脉等严重症状。病久则常导致正气不足、精血亏虚。

【预防与护理】

针对水土因素进行预防，是预防瘿病的一项主要措施。我国是碘缺乏病较严重的国家之一，从1979年起，国家立法在碘缺乏病区推行食盐加碘，使地方性甲状腺肿得到有效控制。2001年我国国标规定的食盐加碘浓度为每千克(35±15)毫克。食盐加碘量应根据地区的自然碘环境有区别地推行。在容易发生瘿病的地区，尚可经常食用海带或煎服海带、海藻、昆布等药物。还应注意保持精神愉快，防止情志内伤。

瘿病患者应吃富于营养的食物及新鲜蔬菜，避免肥腻、香燥、辛辣之品。治疗期中应观察瘿肿形状及颈围的变化，并定期检查肿块硬度及活动度的变化，及早察觉转化为癌瘤的征象。有发热、心悸、纳差、乏力等症状的患者，应适当休息。

【现代研究】

各地应用瘿病的理论及方法对有甲状腺肿大表现的一类疾病进行治疗，取得较好效果，现选部分资料分述于下。

（一）甲状腺肿大及甲状腺囊肿

邵氏等[1]以阿是穴、合谷、足三里为主，胸闷、气短、泛恶者配内关，吞咽不适配天突，胸胁胀满配太冲，随症加减。治疗单纯性甲状腺肿大31例，其中治愈21例，显效6例，有效3例，无效1例。肿大越小，疗效越好，提示本病以早期治疗为宜。付氏等[2]采用中药治疗甲状腺囊肿138例，基本方为：黄柏、丹参、猫爪草、鱼腥草、夏枯草、莪术、三棱、浙贝母、牡蛎、甘草。对大便稀、舌淡、脉细或弱者，加黄芪、党参、白术；口苦、大便秘结、舌红、脉弦或滑者加蒲公英、黄芩。每日1剂，30日为一个疗程。单纯中药治疗1～3个疗程后，经触诊检查证实肿块完全消失者112例(占81.2%)，与治疗前相比较囊肿有不同程度缩小者23例(占16.7%)，仅3例无效，总体疗效满意。经3年随访观察，仅有1例复发，经再服中药后消失。莫氏等[3]采用穿刺抽液配合散瘿汤内服治疗甲状腺囊肿40例，内服散瘿汤基本方：柴胡、苍术、香附、浙贝母、山慈菇、丹参、茯苓、海藻、生牡蛎、甘草、夏枯草。气虚加太子参、黄芪；血虚加当归、何首乌；痰湿重加半夏、白芥子；气郁甚加郁金、青皮。病史久、肿块质硬难消加三棱、莪术、瓦楞子。每日1剂，30日为一个疗程。服药期间，不加用其他药物。治疗结果：治愈17例，有效20例，无效3例。治疗前后甲状腺激素及血常规未发现异常变化，无并发症。随访半年，治愈者无一例复发。

（二）甲状腺瘤

陈氏[4]采用消瘿化核汤治疗甲状腺腺瘤42例，药物组成：海藻、夏枯草、白芥子、煅牡蛎、三棱、莪术、土茯苓、陈皮、半夏、香附、甘草、海螵蛸、白僵蚕。加减：若气机郁滞者，加郁金、枳壳；气虚者，加党参、黄芪；阴虚者，加玄参、天门冬、麦门冬；血虚者，加熟地、当归；血瘀块实者，加炙穿山甲；心悸失眠者，加酸枣仁、夜交藤、瓜蒌。每日1剂，1个月为一个疗程，连续治疗3个疗程。结果：痊愈9例，显效9例，有效13例，无效6例。陈氏等[5]自拟黄药海昆汤，从1977～1998年治疗甲状腺腺瘤104例，取得了较好疗效。本组病例均单纯服用黄药海昆汤治疗。基本方：黄药子、昆布、海藻、夏枯草、姜夏、白芥子、青皮、陈皮、生牡蛎、七叶一枝花、土贝母、三棱、莪术、王不留行。胸闷气憋者加柴胡、瓜蒌皮、檀香；能食善饥加生石膏、知母；消瘦乏力、便溏加白术、山药、扁豆；肝肾阴虚加生地、女贞子、旱莲草；闭经者去昆布，加黄芪、山茱萸、枸杞子、制何首乌；舌震颤加钩藤、珍珠母、白芍；性情急躁易怒加山栀、郁金。每日1剂，连续30日为一个疗程。治疗结果：104例中治愈63例(其中一个疗程治愈13例，2个疗程治愈26例，3个疗程治愈22例)，好转29例，无效22例，总有效率为88.46%。蔡氏[6]从1988～1995年用海藻消瘿方(海藻、昆布、黄药子、海马、生牡蛎、夏枯草、川芎、莪术、半夏、制香附)治疗甲状腺腺瘤45例，每日1剂，水煎服。2个月为一个疗程。根据病情服1～2个疗程。45例经1个疗程治愈20例，经2个疗程治愈15例，共35例，总治愈率为77.77%；显效3例，有效2例，无效5例，总有效率为88.89%。杨氏等[7]自1992年6月至1995年8月，用瘿得消治疗甲状腺腺瘤患者59例，疗效满意。服中药期间，停服西药。瘿得消方基本组成：柴胡、香附、玄参、象贝母、夏枯草、青皮、陈皮、海藻、昆布、海浮石、制半夏、赤芍。每日1剂。随证加减。气虚乏力，易汗者，加白术、黄芪；阴虚烦躁，心悸失眠，手颤动者，加生地、炒酸枣仁、制远志、小麦、甘草、珍珠母；日久质硬，活动度差，有恶变趋势者，加半枝莲、山慈菇、白花蛇舌草或三棱、莪术；伴甲亢者，去海藻、昆布，加生地、山药、牡蛎。治疗结果：所治59例中，治愈37例，好转19例，未愈3例。未愈3例均系术后复发者。本组患者在治疗及随访中，均未发现恶性变者。

（三）甲状腺炎

聂氏等[8]采用小柴胡汤加味治疗桥本甲状腺炎50例，以小柴胡汤为基础方加减治疗，上呼吸道感染加蒲公英、连翘、赤芍，紧张、劳累诱发加黄芪、白术，生气着急诱发加木香、厚朴、枳壳。水煎服。3个月为一个疗程，观察2疗程，共治愈16例。其中服药1个月治愈2例，服药2个月治愈4例，服药3个月治愈7例，服药4个月治愈1例，服药5个月治愈2例。共治愈16例，占32%；显效17例，占34%；好转8例，占16%；无效9例，占18%；总有效率为84%。李氏[9]使用穿琥宁合藻药散加减治疗亚急性甲状腺炎38例，治疗方法对照组采用西药非甾体抗炎镇痛药常规治疗，给予布洛芬口服，至症状缓解后逐渐停药，观察3个月。治疗组予穿琥宁静脉点滴，每日1次；合藻药散加减(海藻、黄药子、柴胡、芍药、板蓝根、牛蒡子)，每日1剂。2星期后停用静点穿琥宁针，继续应用藻药散加减治疗，至症状消失后停药。观察3个月。结果：治疗组38例，治愈34例，有效3例，无效1例，总有效率97.37%，治疗服药时间30～60日，症状复发例数1例；对照组38例，治愈27例，有效7例，无效4例，总有效率89.47%，治疗服药时间60～90日，症状复发例数4例。李氏[10]1995年6月至2000年5月在门诊应用黄药子治疗亚急性甲状腺炎86例，获得较好效果。本组140例均符合《最新国内外疾病诊疗标准》中亚急性甲状腺炎诊断标准，随机分为治疗组和对照组。治疗组86例，对照组54例。临床表现：70%的患者有上呼吸道感染史，对照组使用基本方：夏枯草、海带、玄参、生牡蛎、当归、陈皮、浙贝母、板蓝根、山豆根、每日1剂，水煎分2次口服。治疗组在基本方上加用黄药子，疗程为15日，可应用2～3个疗程。观察项目：用药前后患者临床症状、体征改变及程度，实验室检查血T_3、T_4。结果：治疗组86例中治愈55例，有效24例，无效7例，总有效率为91.85%；对照组54例中治愈26例，有效20例，无效8例，总有效率为85.18%，两组治愈率比较有显著性差异。

（四）甲状腺功能亢进

叶氏等[11]观察中西医结合治疗甲亢(Graves病)临床疗效，西药对照组：他巴唑5～10毫克，每日3次，症状控制后减至维持量，每次5～10毫克，每日1次。心率大于每分钟90次，加用普萘洛尔。中西结合组：原已用抗甲状腺西药者，酌情逐渐减至维持量，同时加用中药泻火消瘿颗粒(夏枯草、黄连、玄参、生地、制香附、白芥子等)。2组以4星期为一个疗程，共观察3个疗程。结果：中西结合组在改善患者临床症状、体征及异常的甲状腺功能等方面优于西药治疗组。并且可减少因药物所致副作用的产生机率。艾氏[12]用当归六黄汤加减治疗甲状腺功能亢进症，药物组成：当归、黄芩、黄柏、生地、熟地、黄连、黄芪。加减：口干咽燥者加天花粉；手抖者加钩藤、木瓜；失眠者加酸枣仁、柏子仁；汗多者加浮小麦；易饥者加生石膏；瘿瘤肿大明显者加海藻、山慈菇、黄药子、莪术、三棱。每日1剂。治疗结果：临床治愈10例；显效5例；好转5例。一般服药半个月症状减轻，服药半年症状消失，瘿肿消退。赵氏[13]观察中西医结合治疗甲亢疗效，对照组：根据病情轻重选用他巴唑15～30毫克，每日分3次口服，8星期为一个疗程；治疗组：在对照组用药基础上加用中药口服，并根据病情随症加减，疗程同对照组。药用：女贞子、墨旱莲各15克，夏枯草20克，白芍24克，黄芪30克，黄芩10克，生牡蛎30克，山茱萸24克，红花12克，香附10克，玄参12克，五味子10克。治疗组15例，痊愈8例，好转7例；对照组15例，痊愈5例，好转9例，无效1例。贾氏[14]采用丹栀逍遥散加味配合西药治疗Graves病41例，方法：对照组口服丙硫氧嘧啶、普萘洛尔。治疗过程中,根据甲状腺功能复查结果及症状、体征等调整药物剂量。治疗组在对照组治疗的基础上,加用丹栀逍遥散加味:丹皮、栀子、当归、白芍、柴胡、茯苓、白术、甘草、生姜、薄荷、青皮、川芎、浙贝母、玄参、生牡蛎。风阳内盛,手指及舌体颤抖者,加钩藤、白蒺藜;胃热多食易饥加生石膏、知母;心悸不宁加柏子仁、酸枣仁。结果:治疗组41例,痊愈35例,好转6例,无效0例;对照组41例,痊愈20例,好转18例,无效3例。

【小结】

瘿病的病因以水土因素及情志内伤为主,其病机主要是气滞、痰凝、血瘀壅结颈前,以致结成瘿块。颈前结块肿大是瘿病基本的临床特征;部分瘿病除局部坠胀不适外,可无明显的全身症状。但瘿肿较大时,因压迫周围器官而出现一些相应症状。部分瘿病则伴有明显的阴虚火旺的证候。

瘿病可分为瘿囊、瘿瘤、瘿气3类。辨证时应着重辨明瘿病的类型、证候的虚实及兼见症状的不同。一般说,瘿囊宜理气化痰、消瘿散结;瘿瘤治宜理气化痰、活血化瘀、消瘿散结;瘿气则治宜养阴清火、化痰散结。

瘿病的转归关系,一是表现在由实转虚,或由实转化为虚实夹杂的证候;二是表现为某一瘿病转化为另一种瘿病,这种关系对辨证治疗和及早防治瘿病的严重病症有实际意义。

现代应用瘿病的理法方药,对西医学的单纯性甲状腺肿大、甲状腺肿瘤、甲状腺功能亢进症等进行治疗及研究,取得较好疗效,有了一定的进展。

附方

(1)昆布丸(《外台秘要》):昆布 海藻 羊靥 通草 海蛤壳。
(2)四海舒郁丸(《疡医大全》):海蛤粉 海带 海藻 海螵蛸 昆布 陈皮 青木香。
(3)海藻玉壶汤(《外科正宗》):海藻 海带 昆布 陈皮 青皮 半夏 贝母 当归 川芎 连翘 独活 甘草。
(4)六军丸(《外科正宗》):蜈蚣 蝉蜕 全蝎 僵蚕 夜明砂 穿山甲。
(5)犀黄丸(《外科证治全生集》):牛黄 麝香 乳香 没药。
(6)二冬汤(《医学心悟》):天门冬 麦门冬 沙参 天花粉 黄芩 知母 荷叶 甘草。
(7)消瘰丸(《医学心悟》):玄参 牡蛎 贝母。

【现代研究】主要参考文献

[1] 邵素菊,邵素霞.针刺治疗单纯性甲状腺肿大31例[J].针灸临床杂志,2004,20(12):24~25.
[2] 付孝永,李全芳.中药治疗甲状腺囊肿138例[J].中国民间疗法,2005,13(8):39.
[3] 莫小勤,李廷冠.采用穿刺抽液配合散瘿汤内服治疗甲状腺囊肿40例[J].广西中医药,2005,28(5):24.
[4] 陈剑.消瘿化核汤治疗甲状腺腺瘤42例[J].中医研究,2005,18(7):47.
[5] 陈康德,羊梅兰.黄药海昆汤治疗甲状腺腺瘤104例疗效观察[J].中国中医药信息杂志,1999,6(12):69.
[6] 蔡慎初.海藻消瘿方治疗甲状腺腺瘤的疗效观察[J].中国中药杂志,1997,22(2):120~123.
[7] 杨悦娅,陈熠.瘿得消治疗甲状腺腺瘤59例疗效分析[J].吉林中医药,1996,(4):11.
[8] 聂有智,王春勇.小柴胡汤加味治疗桥本甲状腺炎50例[J].山东中医药大学学报,2005,29(6):451.
[9] 李凤红.穿琥宁合藻药散加减治疗亚急性甲状腺炎38例临床观察[J].四川中医,2005,23(4):54.
[10] 李国进.黄药子在治疗亚急性甲状腺炎中的作用[J].天津中医药,2003,20(2):9.
[11] 叶丽芳,王旭.中西医结合治疗甲亢(Graves病)临床观察[J].中华实用中西医杂志,2005,18(15):556.
[12] 艾都凤.当归六黄汤加减治疗甲状腺机能亢进症[J].湖北中医杂志,2006,28(2):43.
[13] 赵立新.中西医结合治疗甲亢疗效观察[J].辽宁中医杂志,2006,33(2):201.
[14] 贾遇文.丹栀逍遥散加味配合西药治疗Graves病41例[J].实用乡村医生杂志,2003,10(6):32.

虚 劳

【定义】

虚劳是以脏腑元气亏损、精血不足为主要病机过程的一类慢性虚衰性病证的总称。常因禀赋不足,后天失调,体质薄弱,或诸病失治、病久失养,或积劳内伤、形神过耗,渐至元气亏损,精血虚少,脏腑功能衰退,气血生化不足所致。本病临床表现复杂,可因虚损之病位、性质及其轻重程度不同,而有迥然不同的证候表现和传变过程,但总以病势缠绵、诸虚不足为特点。

【历史沿革】

关于虚劳的成因及证治,早在《内经》时代就形成比较完整的认识,随后,历代医家论述颇多,内容十分丰富。

《素问·通评虚实论篇》给“虚”下了一个很概括的定义:“精气夺则虚。”《素问·玉机真脏论篇》对精气被夺导致所谓“五虚死”的临证表现进行了描述:“脉细,皮寒,气少,泄利前后,饮食不入,此谓五虚。”《素问·宣明五气篇》提到劳倦内伤为虚劳的重要起因之一:“五劳所伤,久视伤血,久卧伤气,久坐伤肉,久立伤骨,久行伤筋。”《内经》又用大量文字阐述外感六淫,内伤七情,不顺时宜,不知调养,积虚成损,皆为耗伤精气的缘由。《素问·上古天真论篇》谆谆告诫人们注意摄养,要“饮食有节,起居有常,不妄作劳”,掌握“虚邪贼风,避之有时,恬惔虚无,真气从之,精神内守,病安从来”的防虚杜损的养生方法。在治疗上,《素问·三部九候论篇》提出"虚则补之",《素问·至真要大论篇》提出"劳者温之"、"损者温之"等总则。可见《内经》不仅有了虚、劳、损的概念,而且对本病的病因、证候、预防和治法也有所阐述。《难经·十四难》创"五损"之说,阐述本病内虚亏损的轻重程度和证候演变:"一损损于皮毛,皮聚而毛落;二损损于血脉,血脉虚少,不能荣于五脏六腑;三损损于肌肉,肌肉消瘦,饮食不能为肌肤;四损损于筋,筋缓不能自收持;五损损于骨,骨痿不能起于床。反此者,至脉之病也。从上下者,骨痿不能起于床者死;从下上者,皮聚而毛落者死。"这实际上指出虚劳的病势演变,自上而下为:肺、心、脾、肝、肾,自下而上则与此相反;后世许多医家论虚劳分上损、中损、下损,辨自上而下或自下而上的虚损之异,皆渊源于此。《难经·十四难》在《内经》理论的基础上,进一步提出五脏虚损的治法,"损其肺者,益其气;损其心者,调其荣卫;损其脾者,调其饮食,适其寒温;损其肝者,缓其中;损其肾者,益其精。"确立了虚劳的治疗大法。

汉代张仲景《金匮要略》密切联系具体脉证,列举食伤、忧伤、饮伤、房劳伤、饥伤、劳伤、内有干血、亡血失精、风气百病引起"诸不足"等,是导致"五劳虚极"的基本原因;同时,他不仅阐述了阳虚、阴阳两虚等各种虚劳证候的辨别、治法和用方,而且还提出干血致虚和化瘀生新的治法,对后世启迪很大。

隋代巢元方《诸病源候论》专列"虚劳病诸候",用五劳、六极、七伤来概括虚劳的病因。五劳,即志劳、思劳、心劳、忧劳和疲劳;六极,即气极、血极、筋极、骨极、肌极、精极;七伤,即脾伤、肝伤、肾伤、肺伤、心伤、形伤、志伤,对各种劳伤证候记叙甚详。尤其强调大病之后,气血减耗,脏腑未和,复感外邪,常可引起虚劳病候。

唐宋时期,关于虚劳的证治有很大发展。唐代孙思邈《备急千金要方》将虚劳分述于脏腑证治之中,治疗上重视安谷精生。唐代王焘《外台秘要》则立"五脏劳"专论,这两位医家大量吸取当时散在民间的经验,大大地丰富了治疗虚劳的方药内容。至宋代许叔微在《本事方》及《本事方续集》中对虚损之证强调治从脾肾;而严用和《济生方·五脏门》中有五脏六腑虚实论治,对五脏六腑虚证论治颇为丰富,并提出了"补脾不如补肾"的治疗原则;此外在《诸虚门》中则明确认识到:"五劳六极之证,非骨蒸传尸之比,多由不能摄生,始于过用"所致,不能与"传变不一,积年染疰,甚至灭门"、"若究其根,惟心肺受虫啮"的痨瘵相混淆。自此之后,才将虚劳和痨瘵区分开来,这是一个很大的贡献。

金元诸家对劳倦内伤的认识更趋成熟,各有创见。李杲著《脾胃论》善用甘温补中法调理脾胃虚损。他从脾胃为元气之本立论,提出内伤热中证这一病机概念,他认为,脾胃内伤,则元气亏虚,以致阴火上冲,遂表现为气虚发热之证;而阴火内炽则消烁元气,故又谓阴火为"元气之贼"。由此,他强调升发脾胃阳气,以使阴火下降而热自退。他从脾胃论治,创补中益气汤等方,治疗气虚发热证,后世称为"甘温除热法",卓有成效,开辟了虚劳治法的一个新途径。朱丹溪著《格致余论》,倡"阳有余阴不足"论,重视摄养精血,他擅用滋阴降火及泻火保阴之法,善从肝肾论治,创大补阴丸、三补丸等方,治疗阴虚火旺的虚劳证,有其独到之处。

明代,温补学派崛起,薛己、孙一奎、赵献可、张景岳、李士材等,是其代表医家,他们对虚劳的论治都各有特点,其中尤以张景岳为突出。他强调肾与命门的真阴真阳、水火、精气在维持和延续人体生命上的重要作用,提出"阳常不足,阴本无余"的精辟见解。在临床上,他善调阴阳,《景岳全书·新方八略·补略》谓:"凡气虚者宜补其上,人参、黄芪之属是也;精虚者宜补其下,熟地、枸杞之属是也;阳虚者宜补而兼暖,桂、附、干姜之属是也;阴虚者宜补而兼清,门冬、芍药、生地之属是也;此固阴阳之治辨也。其有气因精而虚者,自当补精以化气;精因气而虚者,自当补气以生精。又有阳失阴而离者,不补阴何以收散亡之气?水失火而败者,不补火何以苏垂寂之阴?此又阴阳相济之妙用也。故善补阳者,必于阴中求阳,则阳得阴助而生化无穷;善补阴者,必于阳中求阴,则阴得阳升而泉源不竭。"这些公允而全面的阐述,对虚劳论治的发展起着重要作用。同时,他还创制了左、右归丸,左、右归饮等方剂,调治阴阳精气,使治疗肾脏虚损的效果提高到新的阶段。对于虚损的病因,《景岳全书·虚损》中虽有"凡虚损之由……无非酒色劳倦,七情饮食所致。故或先伤其气,气伤必及于精;或先伤其精,精伤必及于气"之说,但他强调心与虚损的关系,颇有新见:"凡劳伤虚损,五脏各有所主,而惟心脏最多。"因"喜伤心"、"思本乎心"、"怒生于心"、"惊气本于心",至于淫欲邪思,损虽在肾,实乃"君火动于上,则相火应于下"的缘故,所以认为"五脏之伤,惟心为本"。指出心在七情内伤的虚损中所居的重要地位,颇有实践意义。薛立斋临证遣方十分巧妙,往往一日之内,早服理脾胃之剂,以培补后天;晚服补肾命之品,以滋养化源,为后世医家所效法。这对虚损累及多个脏腑,一方难以求全的复杂证候,提供了新的治疗手段。他如赵献可"资化源"的方法及李士材的脾肾先后天根本论等,都对虚劳论治有所贡献。再如,绮石的《理虚元鉴·治虚有三本》倡言"理虚有三本,肺、脾、肾是也"。他鉴于治疗虚劳,用东垣燥剂补土,有碍肺金之清肃;用丹溪滋阴降火,不利于中州之运化;用立斋辛热助火,有伤于天一之真阴;而且"但主脾主肾,先贤颇有发明,而清金保肺一着,尚未有透达其精微者……"主张"清金保肺,无犯中州之土"、"培土调中,不损至高之气"、"金行清化,水自长流,乃合金水于一致",平正通达,为后世医家所公认。尤其是他论治肺脏虚劳的创见,补充了前人之未备。

迨至清代,随着实践经验的不断积累,对虚劳的认识更加深入。李用粹《证治汇补·虚损》提到"虚者,血气之空虚也;损者,脏腑之损坏也",已认识到虚劳由气机之紊乱,可进一步导致形质之损伤。沈金鳌提出虚劳当以气血阴阳为辨证纲要。他在《杂病源流犀烛·虚损痨瘵源流》中说:"其所以致损者有四,曰气虚,曰血虚,曰阳虚,曰阴虚。阳气阴血,精又为血本,不离气血,不外水火,水火得其正则为精为气,水火失其和则为寒为热,此虚损之大概。"又说:"气虚者,肺脾二经虚也……血虚者,心肝二经虚也……而阳虚阴虚,则又皆属肾。"吴谦等《医宗金鉴·杂病心法要诀》亦持是说,谓"后天之治本气血,先天之治法阴阳"。这对临证分型、辨证论治颇具价值。同时还对本病的病名含义做了阐述:“虚者,阴阳、气血、营卫、精神、骨髓、津液不足是也;损者,外而皮、脉、肉、筋、骨,内而肺、心、脾、肝、肾消损是也。成劳者,谓虚损日久,留连不愈,而成五劳、七伤、六极也。”说明虚、损、劳、极是本病的四个慢性发展阶段,而与急性病证过程中出现的一时性急性亡阴、亡阳、亡津、气虚、神散、血脱等虚证是不同的,前者来势缓、恢复慢;后者来势急骤、恢复也快,应予区分,不可混同。至晚清,王旭高一变“肝无虚证”的成说,在《西溪书屋夜话录》中提出补肝阴、补肝阳、补肝血、补肝气之法,使肝脏虚损论治渐臻完善。

近年来,随着中医医疗实践的深入开展,特别注意到认真总结老中医的临证经验,使虚劳病的理法方药均有一定发展。例如,在围绕阴、阳、气、血和肾、肝、脾、心、肺虚的脉证指标、病机本质、传变转归,及其治法方药等问题上,做了大量的观察与探讨,甚至还对建立中医病机动物模型进行尝试,积累了丰富的资料,有不少发现。这些观察与研究,对于发展虚劳的理论与实践意义深远。

【范围】

虚劳的范围甚广,几乎涉及西医学的各个系统的疾病,包括自身免疫功能低下或免疫功能稳定失调,内分泌腺体功能紊乱,造血功能障碍,代谢紊乱,营养缺乏,神经功能低落或过分抑制(非保护性)引起的疾病,以及其他多个器官系统功能衰退性疾病,凡以慢性功能减退或虚性亢奋为主要临床表现的病症,均可参照虚劳辨证论治。

【病因病机】

引起虚劳的病因多而复杂,有先天之因、后天之因、饮食劳倦、情志内伤、他病影响等。而其病机性质归纳起来是导致不同脏腑的气虚、血虚、阴虚、阳虚。兹将虚劳的病因病机分述如下。

一、病因

劳必因于虚,虚极必成劳。而致虚之因非常复杂,但究其最突出的因素而言,《景岳全书·杂证谟·虚损》认为有:“色欲过度者多成劳损”、“劳倦不顾者多成劳损”、“少年纵酒者多成劳损”、“疾病误治及失于调理者,病后多成虚损”等四端。清代绮石《理虚元鉴》则概括为六因:先天之因,后天之因,痘疹病后之因,外感之因,境遇之因,医药之因。其实,概言之,主要有以下3方面的原因。

1. **体质因素**　体质就是人体具有的素质特性。体质决定着人体对致病因素的易感性和病机、证候的倾向性。人之形有坚缓,气有盛衰,脏腑有强弱,有偏阳虚偏阴虚……这些复杂多样的体质特性,往往决定罹患虚劳的病变属性。素体怯弱,形气不充,脏腑不荣,生机不旺之人,易患虚劳;而罹病之后,素体阳虚易致阳虚劳损;素体阴虚易患阴虚劳损;某脏某腑素禀不足,则该脏该腑易成偏虚。多种虚劳证候的形成,都与素体特性有关,而对形成人的素体特性起决定作用的则是先天禀赋。如父母体虚、胎气不足、或胎中失养、临产受损等,使脏腑不健,气血不足,生机不旺,造成形气薄弱的体质,易于罹患诸病而终至虚损。清代徐灵胎在《元气存亡论》中强调禀赋在病变过程中的决定作用时说:“当其受生之时,已有定分焉。”明代龚居中《红炉点雪》也指出“禀赋素弱,复劳心肾”易患虚损,均系经验有得之言。

另外,人的体质衰弱,又有自衰、早衰和过衰的不同,也是易患虚劳的体质因素。人体不因疾病等客观因素的影响而自然衰老的过程,称为自衰。《素问·阴阳应象大论篇》云:“年四十,而阴气自半也,起居衰矣。年五十,体重,耳目不聪明矣。年六十,阴痿,气大衰,九窍不利,下虚上实,涕泣俱出矣。”指出脏腑阴阳随着年龄的增长而逐渐自然衰退,这是人体生命过程的自然现象。由于自衰的出现,人体脏腑生机减退,正气内虚,卫外不周,则易遭客邪入侵。人体在40岁以前出现衰老过程,称为早衰;在40岁以后其衰老程度较甚,称为过衰。“早衰”首见于《素问·阴阳应象大论篇》:“能知七损八益,则二者可调;不知用此,则早衰之节也。”早衰、过衰同自衰一样,是形成虚劳的体质因素,而虚劳的发生更能加速衰老的过程。

2. **生活因素**　包括饮食、起居、情志、劳倦、嗜欲等,指不适当的生活方式而言,这是罹患虚劳的重要原因。其中最主要的有下列因素。

(1) 房室不节,耗损真阴:古代医家认为房劳过度是引起虚劳的重要原因。元代朱丹溪《格致余论》指出:“心动则相火亦动,动则精自走,相火翕然而起,虽不交会亦暗流疏泄矣。”恣情纵欲,耗损真阴,积微成损,积损成衰,形成虚劳,乃为临床所常见。

(2) 劳倦过度,情志内伤:《素问·宣明五气篇》提出的“五劳所伤”,即久视、久卧、久坐、久立、久行,劳逸不均,而损伤形体之谓。《诊家四要》指出:“曲运神机则劳心,尽心谋虑则劳肝,意外过思则劳脾,遇事而忧则劳肺,色欲过度则劳肾。”《素问·阴阳应象大论篇》所谓“怒伤肝”、“喜伤心”、“思伤脾”、“忧伤肺”、“恐伤肾”,均可造成脏腑亏损、神气过耗而致虚劳。

(3) 饮食不节,起居失常:饮食不节,包括暴饮暴食、长期饥饿以及不良的嗜欲偏食等。暴饮暴食,损伤脾胃,久则脾胃功能日益衰弱,脏腑气血失于濡养,日久由虚而损,遂成虚劳。人体脏腑靠水谷之精微以滋养,气血靠水谷之精微以化生,如长期饥饿,生化无源,势必导致身体亏损,而形成虚劳。至于嗜欲偏食,《素问·五脏生成论篇》在讨论“五味之所伤”时说:“是故多食咸,则脉凝泣而变色;多食苦,则皮槁而毛拔;多食辛,则筋急而爪枯;多食酸,则肉胝皱而唇揭;多食甘,则骨痛而发落。”说明偏食是会损伤形脏而可能引起虚劳的。至若饮酒无度损伤真元,大量吸烟耗伤肺气,都属于致虚之因。

在起居方面,没有合理的作息,常易导致形气的损伤。如长期深夜工作,易耗损体阴,或久卧嗜睡亦能损伤神气,引起脏腑不荣,气血亏虚,卫外不固,外邪入侵,渐而成虚损。

3. **疾病因素**　有因大病暴疾,邪气太盛,脏气过伤,病后正气虚羸,不易骤复,加之失于调治,每易酿成虚劳。或因客邪久留;或反复受邪;或停饮、停痰、气结、血瘀留滞不去,正气日耗,积虚成损。或因临产亡血过多,气随血耗,导致脏腑损伤，也有产后调护不当、过于劳累形成劳损等。

此外，还有治疗不当，如久用寒凉伤阳、过用辛燥伤阴、攻破克伐伤气、反复泄下伤脾、通利无度伤肾以及误治失治等，都是致虚之因。

上述三因，在虚劳的病机过程中不是孤立的，既可一种病因致病，又可几种病因同时致病，相互影响。然而各种病因致成虚劳都通过一定的病机变化，而一种病机变化往往又是产生另一种病机变化的原因，因此，在整个虚劳过程中深究脏腑虚损的病机状况，对辨证论治至关重要。

二、病机

不同的病因作用于不同的体质而形成虚损，其病机性质和传变趋向虽然异常复杂、多样，但总括起来其病机变化不外阴虚、阳虚、气虚、血虚四端。

1. **阴虚**　阴为形质之基，故一切形质不足统称阴虚。后天水谷之精微津液均属于阴，若津液亏虚，脏腑失于濡养必生脏燥，肺燥则干咳，肠燥则秘结，胃中干燥则消渴，筋脉失濡则挛急……如水谷之精微不足，不能化生气血，奉养形体，则气血日衰而致形体瘦削。先天之肾精亦属于阴，精以化血，精以化气，若阴精亏损，也必然影响到气血的滋生。阴阳互根，互为消长，阴虚则阳亢而失去正常的平衡关系，结果是阴不敛阳，则生内热，表现为潮热、盗汗、不寐、虚烦等症状，即所谓阴虚生内热，水亏则火浮的机制。而阳为阴之主，阴为阳之基，阴虚日久，必损及阳，日久乃成阴阳两虚。

2. **阳虚**　生理之阳，即人体奉生养长之"少火"，故阳虚即是火虚。阳虚则脏腑经脉失于温煦，且人体之津液全赖阳气之温蒸化行，以行濡润、滋养之职，若阳虚失于温化，则津液聚而成痰，停而成饮，蓄而成水，而为痰饮、浮肿、心悸、眩晕等证候。人体脏腑、血脉、四肢、百骸，全赖阳气以温煦，才能进行其功能活动。若阳虚则脏腑之功能不足，表现为肠鸣、腹痛、便溏等症状；形体失于温养，则表现出畏寒、肢冷、筋脉挛急等症状；若阳虚阴寒之邪影响血气运行，则又可产生血脉凝涩而生瘀阻；凡此种种皆为阳虚失于温煦所致。

3. **气虚**　人体血液之运行及汗液、尿液、糟粕等之排泄有常，全赖气之固摄、约制之功能。若气虚则固摄无权，引起气不摄血和气虚血脱的病变，表现为血溢、血崩等症状。若气虚不能卫外，则可出现自汗、盗汗，易感外邪。如气虚不能固摄于下，则出现遗尿、遗矢、遗精等症状。气为血帅，气行则血行，推而广之，人体津液的运行无不与气的推动有密切关系。故气行则水行，气降则痰降，气运则能排泄糟粕。若气虚则推动无力，血行涩滞，甚至瘀滞不行；气虚不运，则浊水不去，糟粕停滞；气虚不降，则痰涎壅塞；气虚不升，则下陷为患，如"胃缓"、泄泻、脱肛为气虚下陷之证。少气，短气，话不接续，郑声息短，为气虚不续之候；虚喘不止，呼吸窘迫，是气不归元或大气下陷之征；而卒倒晕厥，则常为气脱之危象。此外，若气虚下陷，阴火上冲，尚可引起气虚发热的证候。

4. **血虚**　血本阴液，具有滋润、荣养的功用。人体脏腑器官或局部肢体缺乏血的荣养，必生疼痛，《素问·举痛论篇》称为"血虚则痛"。血不上荣，可见头晕、头痛、眼花；血不养肝，则眼干、视力减退、或夜盲；血不养筋，血虚生风则抽掣、麻木；血不养心，则神不守舍，常见惊惕、善恐、不寐；妇女血虚常可导致停经、经少。以上均属血虚失于滋荣引起的病变。如血虚生燥，可引起便秘、口渴；大量出血后的烦热，则称为血脱发燥，都是血虚失于濡润的病变。血虚还可化热生风，常表现为眩晕、目睛瞤动、皮肤瘙痒等症状。血为气之母，故血虚常兼气虚，而见气血两虚之证。

上述阴阳气血之虚，为虚劳过程中的基本病机变化。但是，由于阴阳互根，气血同源，故又多相互影响，以致阴阳两虚、气血并亏，对此，必须加以注意。另外，本病性质虽不外阴阳气血四类，而阳气、阴血总为脏腑功能活动的产物，所以阴阳气血的亏耗，又常由五脏损伤所致。《中藏经》云："劳起于一，一起为二，二传于三，三通于四，四干于五，五复犯一，一至于五，邪乃深藏，真气自失。"说明虚劳虽可起于一脏，但由于脏腑间存在着生克制化的密切关系，互相影响，故往往同时伴随有数个脏腑、阴阳、气血的亏虚，这是本病病机演变的特点所在。脾胃为后天之本，水谷之海，能运化水谷之精微以化生气血、滋养脏腑；肾为先天之本，精血之海，藏真阴而寓元阳，为脏腑阴阳之根。所以，脾肾的功能是维持生命活动的根本因素；在虚劳的病机过程中，脾肾的虚损是病机演变的主导环节。故阴虚多见心肾阴虚、肝肾阴虚、肺肾阴虚，阳虚多见脾肾阳虚、心肾阳虚，气虚多见肺脾气虚、肺肾气虚，血虚多见肝脾血虚、心脾血虚等。

【诊断与鉴别诊断】

一、诊断

（一）发病特点

虚劳的临床表现十分复杂，从其病因病机来分析，一般肺卫素虚之人，常表现为对气候寒暑变化的适应能力很差，易罹外邪为患，由损而至劳；肝肾素虚之人，妇女常以月经不调或停闭，男子常以遗精滑泄、阳痿、性情急躁为最初症状；心脏素虚之人，常表现为动则心悸、气短，体力减退，逐渐加重而成劳；脾胃素虚之人，常以长期食欲不佳、消化不良、大便不实、倦怠无力为常见症状。病史中多有生活失节、调摄不当等因素，或大病久病、产后术后失血过多等病史。

（二）临床表现

单个或多个脏腑气、血、阴、阳虚损的症状，并呈慢性演变过程。

二、鉴别诊断

肺痨　虚劳应与肺痨鉴别，列表8如下。

表8　虚劳与肺痨的鉴别

鉴别点	虚　劳	肺　痨
病　因	多种原因	痨虫
病　位	多个脏腑受累	肺(后期可及脾肾)
性　质	多种病症后期的转归证候原发性虚劳少见	是一个独立的病种
传染性	非传染	具传染性

（续表）

鉴别点	虚 劳	肺 痨
基本病机	阳虚、阴虚、气虚、血虚	阴虚肺燥为主
临床特征	缺乏固定的脉证特征	以潮热、盗汗、胸痛、咳嗽、咳血、消瘦六大主症为特征
治 疗	虚则补之，重在脾肾	杀虫补虚，着重治肺

【辨证论治】

由于五脏相关，气血同源，阴阳互根，故病机上每互相影响，辗转传变，其临床表现则彼此交错，或气血同病，或阴阳两虚，或五脏交亏，总宜分清主次、辨明顺逆、审证求因、立法遣方，才能针对性地进行治疗。

一、辨证

（一）辨证要点

1. 辨顺逆，知病势 虚劳的顺证表现为：形气未脱，元气未败，饮食尚佳，无大热，或虽有热，治之能解，无喘息不续，能受补益。虚劳的逆证表现为：肉脱骨痿，元气衰败；食欲不振，泄泻不止；发热不休，发热难解；气喘不续，声哑息微；失血，或鼻衄不止；精神委顿，心烦不宁，神思恍惚；或内有实邪，不任攻伐，诸虚并集，虚不受补；心烦急躁或悲观沮丧，神情淡漠；舌质淡胖无华或光红如镜，或有裂纹；脉来急促细弦或浮大无根。大抵虚劳顺证病情较轻，元气未衰，尤其是脾肾功能尚无严重损害，只要诊治得法、调护得当，不难扭转病势而治愈；虚劳逆证病情严重，元气衰败，脾肾衰惫，只有谨守病机、积极调治，冀其生机渐复或可救治。

2. 明标本，察主次 虚劳的病机复杂多变，又多兼夹病证。故当明其所因，审其标本缓急，先其所主而调治之，才能收到事半功倍之效。一般说，如虚损不甚而又兼有积聚痰瘀等宿病者，则宿病为本，虚损为标。虚甚者则宜先补其虚，后图宿病，病缓者则先治宿病，后图虚损，或标本同治；虚劳复有新感外邪者，则新感为标，虚损为本，当急则先治标而后图本；虚损及于脾肾者，则脾肾之损为本，他脏之损为标，治疗重在脾肾；阴损及阳者，则阴虚为本，阳虚为标，当补阴为主，补阳为辅；阳损及阴者，阳虚为本，阴虚为标，当补阳为主，补阴为辅；气虚及血者，气病为本，血病为标，抑或血虚及气者，血病为本，气病为标，治宜先本而后标，或气血同治。总之，要辨明标本主次，分先后顺序进行治疗，才能针对病机的主导环节，逐步扭转其虚损病势。

（二）证候

阴阳气血之虚损，总与脏腑虚衰有着密切联系，所以，在辨证的时候，必须辨清病位，才能有的放矢。而且，气为阳，血为阴，脏腑的气虚和阳虚、血虚和阴虚，往往是不同程度的虚损表现。为便于比较和应用，兹按五脏分证加以叙述。

心脏虚损

［心气虚与心阳虚］

症状：心气虚与心阳虚的共同症状是：心悸，气短，自汗，舌淡苔白。心气虚兼有面色晄白，倦怠乏力，动则气短、心悸尤为明显，常太息，脉虚弱或虚大无力，或见结代。心阳虚兼有形寒肢冷，心胸紧迫或满闷，或心痛悠悠戚戚，或心痛较剧，脉结代、或涩、或细弱。

病机分析：心主血脉，血液之循行不息，全赖心气之推动。心气内虚，无力推动血液运行，故可发生心悸、短气、太息、脉结代等症状，且动则加剧。此种气虚心悸的特点是：心中呈空虚感，惕惕而动，与水饮痰瘀之心悸常伴有胸满闷、疼痛等症状不同。由于心气虚弱，行血无力，以致血液不能上荣于面，滋养全身，故有面白、乏力等症。心气久虚，血行迟缓而瘀滞，则可形成气虚血瘀证。汗为心之液，心气虚不能固护心液，故常自汗出。

心阳虚可由心气虚发展而成，故心阳虚每兼心气虚。且心阳根于肾阳，故心肾阳虚也易同见。阳不温于外，故形寒肢冷。阳不温于里，阴寒内生，血脉凝滞，而为阳虚血瘀证，常表现为心前紧迫、闷满、疼痛、脉结代或细涩等症状。

心阳虚甚，每易发展成心阳虚脱的危象，可见：大汗淋漓，四肢厥逆，唇甲青紫，呼吸微弱，心慌气怯，甚至晕厥、昏迷，脉微欲绝。若不及时抢救，将迅速以气绝阳亡而危殆。

［心血虚与心阴虚］

症状：心血虚与心阴虚的共同症状是：心悸，心烦，易惊，健忘，少寐，多梦。心血虚常兼有头晕眼花，面色苍白，唇甲色淡，舌质淡嫩，脉细弱等症；心阴虚每兼有手足心热，面色潮红，盗汗，咽燥唇干，或口舌生疮，舌质偏红，苔薄白，或舌光剥无苔，脉细数等症。

病机分析：心血虚与心阴虚的心悸特点是：心烦而悸，惊惕不安。清代李用粹《证治汇补·惊悸怔忡》说："人之所主者心，心之所主者血。"心血虚则神失所依，故见悸、烦、惊、忘、少寐、多梦等神志症状。心阴不足，心失滋养，则心火易亢，因舌为心之苗，故见舌红碎痛，甚或口中生疮；心火扰乱神明，故见烦躁失眠，手足心热，面见潮红，脉细数，或有低热，皆阴虚内热之象；盗汗者，乃阴虚火动、逼心液外泄之故。但若阴虚之象不明显，而症见烦躁、舌面生疮刺灼疼痛；或小便淋沥涩痛、口渴、舌红苔黄、脉数有力等症，为心火上炎之实证，应与心阴不足、心火偏亢之证相区别。

若病久阴损及阳或阳损及阴，都可最终引起心脏阴阳两虚的重证，甚则累及肾脏，临床表现为心动悸、脉细微而结代，虚羸喘息以及水肿等。

肝脏虚损

肝脏体阴用阳，性喜条达，故肝阴、肝血易虚，肝阳、肝气易亢。但阴阳互根、气血相依，阴阳气血之虚损常互相影响，验之临床也确有所见。下面就肝血虚、肝阴虚、肝气虚及肝阳虚这几方面进行论述。

［肝血虚］

症状：眩晕，目昏眼花，失眠，多梦，筋肉疼痛，四肢关节活动不便，爪甲不荣，肌肤甲错，妇女月经量少或经闭。舌淡苔白，脉虚弱。

病机分析：肝开窍于目，肝血虚不能上荣，故眩晕、眼目昏花；肝血不足，不能荣养经脉，故筋肉酸痛，关节不利、爪甲干枯；肝不藏血，则魂不归舍，故失眠多梦；肝血虚少，冲任二脉不充，故经少或经闭。亦有瘀血内结、新血不生而呈经闭、肌肤甲错者。肝血由脾土滋生，故肝血虚多因脾虚引起，可兼见食少、倦怠、便溏等症状，乃土不荣木，即所谓肝脾血虚证。

［肝阴虚］

症状：眩晕，头痛，耳鸣，急躁易怒，心烦，失眠，头面烘热，口燥咽干，视物不明，雀目，眼干，或目赤，月经失调。舌质红，苔少，脉细弦数。

病机分析：肝为风木之脏，内寄相火。肝阴虚则肝阳无所制，亢而上浮，故头面烘热、心烦、失眠、眼干、咽燥等。若阳亢无制，引动肝风，可见严重眩晕、头痛剧烈、颈项强直、肢体麻木颤动或抽搐等症状，称为肝风内动证。

肝阴全赖肾水以滋养，故肾阴不足常为肝阴虚损之由，即所谓肝肾阴虚证；当引起肝阳上亢时，则为水不涵木证，皆为肝肾同源之故。

肝血虚与肝阴虚的不同之处，在于前者无肝阳上亢的表现，后者则有明显的肝阳上亢见症，可资鉴别。

［肝气虚与肝阳虚］

症状：胁肋隐痛或胀痛绵绵，遇劳则作，精神疲惫，悒悒不乐，乏力，腹胀纳呆，大便不实，面色灰滞萎黄或㿠白无华，甚或畏寒肢冷。舌多淡红而胖，苔白或腻、或淡白，脉虚细弦或沉细无力。

病机分析：肝气肝阳不足，无以温煦经络，则脉络虚寒，胁肋隐痛，甚或胀满不舒，遇劳则作。阳气亏虚，阴寒内生，故见神疲乏力、畏寒肢冷、面色萎黄或㿠白；若寒凝血气，可见面色灰滞。肝气虚衰，疏泄无权，影响脾土运化，则见乏力、腹部虚胀不适、纳食不馨、大便溏泄等。舌淡红胖、苔白，或舌淡白，脉虚细弦或沉细无力，皆气血亏虚之候。若出现黄疸，其色晦黯者，乃阳虚且郁，寒湿不化所致之阴黄，不属本篇讨论范围。

脾脏虚损

［脾气虚］

症状：面色萎黄，形体消瘦，倦怠乏力，食欲不振，大便溏薄，或排便无力，食后脘腹胀满，舌淡嫩或有齿印，苔薄白，脉软弱。若脾气虚甚者，可兼见发热或低热缠绵、虚烦等气虚发热证，或出现便血、崩漏、衄血等脾不统血的证候。

病机分析：脾气虚的主要病机是气虚不摄，运化失司。脾居中焦，职司健运，如果中气不足，则运化无权，故食欲不振、食后脘腹胀满、水谷不化、大便溏薄、甚至排便无力。脾主肌肉，脾虚则肌肉失于荣养，故形体消瘦而乏力。脾胃为水谷之海，虚则气血生化乏源，气虚血亏，故面色萎黄而神疲倦怠。脾虚统血无权，故可见各种出血之证。舌淡嫩或有齿痕，苔薄白、脉软弱，皆为脾气虚弱之候。至于脾虚而见发热者，如《素问·调经论篇》云："有所劳倦，形气衰少，谷气不盛，上焦不行，下脘不通，胃气热，热气熏胸中，故内热。"《脾胃论·饮食劳倦所伤始为热中论》又谓之"阴火上冲"。《素问》之"内热"、《脾胃论》之"阴火"，皆脾胃元气不升，阴津不能上达，以致火亢于上，故见发热缠绵、虚烦之证，临床上称为气虚发热。此证与阴虚生内热有着本质的不同，阴虚生内热是阴虚阳亢引起之发热，症见面色潮红、舌红少津、脉细数等；气虚发热证是气虚所致，临床上以面色萎黄、低热或发热高、舌象始终淡白胖嫩、苔白多津、脉虚缓为特点，不过，脾气虚也可兼见脾阴虚而引起气阴两虚发热证，不可不知。

［脾阳虚］

症状：饮食纳少，倦怠无力，怯寒肢冷，面色萎黄，肠鸣腹痛，喜按喜温，或自觉腹中冷凉、泄泻清谷，或浮肿，妇女白带多而清稀。舌淡嫩苔白，脉沉细或沉弱。有的可见身热，心烦，或齿痛、咽痛，或齿衄、鼻衄。

病机分析：气虚为阳虚之渐，阳虚为气虚之甚。单纯性气虚者多无寒象，而阳虚者必生寒，阳虚生外寒，则见怯寒肢冷等症状；阴寒偏胜，寒凝气滞，则见肠鸣、腹痛喜温、下利清谷、白带清稀等症状。若兼饮留肠胃者，则腹痛肠鸣可较明显。凡单纯性脾胃阳虚、寒从中生的病变，临床上谓之中焦虚寒证。

脾为至阴之脏，全靠肾中之元阳以温养，故脾阳虚多由肾阳不足而引起。其结果是阳虚既不能运化水谷，亦不能蒸化津液以及促进膀胱的气化作用，表现为泄泻、浮肿等症状，临床上称为脾肾阳虚证。若阳虚阴盛，阳无所附，残火浮越于上，引起发热、心烦、口干、咽燥，或齿痛、咽痛、齿衄等，临床上称为阳虚发热证。正如《景岳全书·火证》云："阳虚者亦能发热，此以元阳败竭，火不归元也。"阳虚发热证有长期低热者，也有高热者，有自觉发热而按之不热者，表现多样。若只见口干咽燥，或咽痛、齿痛、齿衄，或口舌生疮而不焮红，没有发热症状者，临床上称为虚火上浮证。阳虚发热证与虚火上浮证，都以舌质淡白胖嫩而润为特点，脉可见沉细弱或浮大无力。

［脾阴虚］

症状：不思饮食，或食后腹胀，消瘦，口干唇燥，或口干不欲饮，倦怠，手足烦热，大便燥结。舌淡红少津，苔薄白，甚则干呕呃逆，脉濡或细数。

病机分析：《蒲辅周医疗经验》中对脾阴虚的临床表现进行了明确地描述："脾阴虚，手足烦热，口干不欲饮，烦满，不思食。"脾阴与胃阴密切相关，但各有特点。脾藏精气而不泻，胃传化物而不藏；脾阴即水谷所化之精微，具有滋养脏腑气血肌肉筋脉的作用；胃阴即胃中腐熟水谷之津液；脾阴虚多由内伤虚损所致，胃阴虚多是外感热病伤津引起；在治疗上，脾阴虚着重养阴和营，胃阴虚则偏于清热生津。由于脾阴虚失于运化，故不思食，食后胀满；失于濡润，故口干、咽燥、便结；化源不足，失于滋生，故消瘦、乏力；营阴不足，虚热内生，故手足烦热。

脾阴虚常与脾血虚紧密联系在一起。偏脾血虚，常表现唇淡睑白、面色无华等症状；如兼见失眠、多梦、心悸、气短等症状，临床称为心脾血虚证。

肺脏虚损

［肺气虚］

症状：面色㿠白，身倦懒言，动则短气，甚则呼吸喘息，咳痰无力，声音低弱，时时自汗，舌质淡白，苔薄白，脉虚弱，或细弱无力。或兼形寒怯冷，易伤风感冒，或兼胸中隐痛，舌边有瘀点。

病机分析：肺为气之主，肾为气之根。肺气虚的主要病机是：肺气不足，失于宣肃，故表现为呼吸气短、声低、咳嗽无力等症状；肺朝百脉，肺气虚无以帅血运行故面白；肺合皮毛，肺气虚卫阳不足，不能卫外，则形寒怯冷、时时自汗、且易感冒，为肺卫阳虚证。若肺虚及脾，出现食少、纳呆、腹胀、便溏、浮肿等脾气虚症状，为肺脾气虚证。若肺气虚甚，病久及肾，以致肾虚不纳，表现为形体羸瘦、动则喘甚、呼多吸少、痰壅气促、咳则汗出、小便不禁、脉急促虚弱，临床称为肾不纳气证。

［肺阴虚］

症状：口干唇燥，咳嗽无痰，或痰少而黏，有时痰中带血，大便燥结，潮热，盗汗，手足心热。舌红少津，少苔，脉细虚数。

病机分析：肺阴亏虚，失于濡润，故口干唇燥、便秘等。肺阴不足，清肃之令不行，故见干咳少痰。阴虚则内热，损伤络脉，故又可表现为颧红、盗汗、手足心热、咯血等症。若兼喘促、短气、自汗者，则是肺之气阴两虚证。肺阴虚久，穷必及肾，引起肾阴亏损，可出现骨蒸潮热、盗汗、腰脊酸软、消瘦、遗精滑精等症状，称为肺肾阴虚证。

肾脏虚损

［肾气虚与肾阳虚］

症状：畏寒肢冷，面色㿠白或苍白，怠惰乏力，精神不振，头晕耳鸣，腰脊冷痛，五更泄泻，下利清谷，遗精阳痿，或遗尿，或周身浮肿、按之没指、小便不利，或呼吸喘促、心悸不宁。舌质淡白或胖嫩，苔多白滑，脉沉迟或沉缓无力。

病机分析：肾主固藏、司气化，肾中之阳，即元阳，为人身生机之原。肾为胃之关，肾脏阳气亏虚，火不生土，关门不固，则见五更泄泻、下利清谷、遗尿不禁或多尿；精关不固，不能秘藏，则为遗精滑泄；阳不能温煦振奋，故恶寒肢冷、面色㿠白、阳事不举、怠惰乏力、精神不振；腰为肾之府，肾阳不足，无以温煦督脉，故为腰脊冷痛；阳虚不能蒸腾津液，气化无权，遂见水肿尿少，即阳虚水肿证。若肾不纳气，水气上凌，可见心悸、喘息、面青唇紫等水气凌心证，其舌嫩胖而苔白滑。头晕耳鸣皆阳气不能上煦之故；舌淡白，脉沉迟，为阳虚有寒之象。

［肾阴虚与肾精亏］

症状：形体虚弱，头晕目昏，耳鸣耳聋，两足痿弱，腰脊酸软，梦遗，口干咽燥，或骨蒸潮热，盗汗虚烦，颧红唇赤，便秘溲黄。或妇女经闭不孕，或男子精少，或月经先期、过多等。舌质红苔少，脉细或细数。

病机分析：肾之精血虽归属于肾阴范畴，但两者亏虚其临床表现有所不同，肾精不足多现虚羸痿弱之证，而肾阴虚亏，则易致阴不恋阳，相火偏亢，可见阴虚内热的临床见证。故两者虽有联系，又有区别。阴精亏损，精脱髓虚，故形体虚弱、耳聋目昏；肾督失养则腰脊软弱，骨枯足痿；真阴不足，脑髓空虚，水不济火，相火妄动，则头晕、耳鸣；元精亏乏，则不孕、停经；肾阴不足，阴不配阳，虚热内生，引起潮热、颧红、盗汗；如为妇女，虚热扰于血分，则经血先期或过多，甚至崩漏。肾阴亏虚，相火妄动，扰动精关，则见梦遗。如更兼见怔忡、虚烦、失眠、多梦、健忘等心神症状，是精伤于下，神摇于上，心火不能下交于肾，肾水不能上济于心，称为心肾不交证。

二、治疗

（一）治疗原则

《素问·三部九候论篇》云："虚则补之"；《素问·至真要大论篇》云："劳者温之"、"损者温之"；《素问·阴阳应象大论篇》云："形不足者，温之以气；精不足者，补之以味。"指出了治疗虚劳的基本原则。在具体应用时，当根据阴阳气血，脏腑病机生克制化及病势缓急，而施以不同的补虚方法。

一般说，阴虚补阴，阳虚补阳，气虚补气，血虚补血，这适用于虚损病机之比较单纯者。另外，利用脏腑间的生克制化关系，补其不足，益其虚损，即所谓"滋化源"之法，适用于多个脏腑虚亏、阴阳气血不足等病机比较复杂者。但补剂有大小，方药有峻缓，病重药轻则药不中病，病轻药重则药过病所，所以当酌情而制方。峻补法适应于阴阳气血耗损迅速、病势重险的证候，常选大剂功专效宏的方药，以期在短期内发挥补益作用；缓补法适应于病势迁延、进展缓慢或虚不受补的证候，目的在于纠正偏虚，缓图根治；平补法适应于一般虚损证候，因其偏虚不甚，常选药性平和之品，旨在避免补益中又造成偏盛的副作用。

在补法的配合应用上，由于阴阳互根、精气血同源，且在虚劳病中常见阳损及阴、阴损及阳和气伤及精、精伤及气的病机变化，故临床遣药组方应将养阴、补阳及补元气、养精血等法配合运用，即张景岳所说的阳中求阴、阴中求阳、精中生气、气中生精之法。此外，本病又常见虚而有邪、虚实夹杂、寒热并见等情况，治疗也当权衡标本轻重缓急，选用补中寓攻、攻中寓补、攻补兼施、寒温同用等法。总之，虚劳病情复杂多变，临床治疗也应灵活掌握。至于虚不受补者，为上下之损过于中的重证，治疗总应先取中州，扶养脾胃之气，遣药组方尤贵轻灵不滞、醒脾健运，使水谷精微不断化生，则阴阳气血逐渐恢复。

（二）治法方药

心脏虚损

［心气虚与心阳虚］

治法：心气虚应以补益心气为主，辅以养血安神；心阳虚应以温助心阳为主，佐以益气养阴。

方药：心气虚用养心汤。方中人参、黄芪、甘草、五味子，补益心气；用肉桂温阳，助"少火生气"；用当归、川芎补血以养心；气虚不运多夹痰湿，故用半夏、茯苓以祛痰除湿；心气虚则神不宁，故用酸枣仁、柏子仁、茯神、远志以安神定悸。若兼有胸痛、舌上瘀点者，为气虚血瘀证，酌加三七、丹参、红花、桃仁之类。若兼脾气虚者，有食少、便溏或浮肿等见症，方中去柏子仁、酸枣仁、五味子，加白术、陈皮以健脾气、助运化。

心阳虚用桂枝人参汤。方中桂枝、干姜温通心阳；人参、白术、炙甘草益气以助阳，且人参、甘草又具生津之功，药虽五味，面面俱到。若形寒肢冷较甚，可加附子，增强助阳之力；若胸闷较甚，脘痞纳呆，舌苔白腻，是夹痰浊阻闭，加瓜蒌、薤白、半夏、陈皮，唯薤白等不宜久用，以免耗气；若阳虚生寒，血脉凝滞，引起阳虚血瘀证，酌加当归、川芎、三七、红花、郁金、细辛、附子、高良姜之类；若心痛频频发作，用苏合香丸芳香温通、缓解疼痛。

心阳虚脱证，是心之阳气暴脱的危象，用参附汤合生脉散，急煎顿服，如用注射剂则效果更佳。方以人参、附子益气回阳以救脱；人参伍麦门冬、五味子益气滋阴使阳有所附。暴脱危证者人参应当重用。

[心血虚与心阴虚]

治法：心血虚，当补血养心安神；心阴虚，当滋阴清热、养心安神。

方药：心血虚用归脾汤加阿胶、鸡血藤、地黄。方以当归、龙眼肉、阿胶、鸡血藤、地黄补血；以黄芪、党参、白术、炙甘草、大枣益气以生血；心血不足，神失所养，故用茯神、远志、酸枣仁养心安神；呆补碍脾，故用木香、生姜走而不守，以利气快脾。若兼见食少、便溏、腹胀、乏力等症状，则属于心脾两虚证，酌加山药、薏苡仁、扁豆、陈皮、糯米草等。

心阴虚用天王补心丹。方中天门冬、麦门冬、五味子、人参、茯苓益气滋阴；丹参、当归补养阴血；玄参、生地滋阴清热；远志、柏子仁、酸枣仁、辰砂养心安神；桔梗载药上行为之使。若心神症状严重者，酌加琥珀、龙齿、夜交藤之类安神定志；血虚症状严重者，酌加何首乌、白芍之类养血生血。

气阴两虚证，当益气滋阴、补血复脉，用炙甘草汤加黄芪、五味子，以酸枣仁易麻仁治疗。方中人参、黄芪、炙甘草、大枣甘温益气；阿胶、地黄、麦门冬、五味子滋阴养血；桂枝、生姜辛温通阳；酸枣仁养心安神；使气血充，阴阳调，脉自复。

肝脏虚损

[肝血虚]

治法：补血养肝。兼血瘀者，佐以逐瘀；兼脾虚者，佐以健脾。

方药：四物汤加何首乌、阿胶、鸡血藤。方中熟地、芍药养血生血；当归、川芎养血行血，相互配合，补而不滞；加何首乌、阿胶、鸡血藤养血滋阴，增强其补血之功。若肝血虚甚，魂不归舍，失眠多梦者，加合欢花、夜交藤、龙齿之类；若肝血虚久，筋脉失于濡养，兼见筋肉酸痛或抽痛、肢体麻木颤抖者，加木瓜、伸筋草、天麻、珍珠母、全蝎、僵蚕之类；若兼气虚，有心悸、短气症状者，加人参、黄芪；若兼脾虚运化不良，见肝脾血虚证者，加白术、陈皮、山药、扁豆、鸡内金等，健脾强胃而助运化。内有瘀血者，应于补养气血的同时，加大黄䗪虫丸祛瘀生新。

[肝阴虚]

治法：滋阴养肝。

方药：补肝汤。阴虚血弱，故方中用四物汤以滋养阴血；用酸枣仁、木瓜、麦门冬、甘草酸甘以化阴。若肝阴虚甚者，酌加枸杞子、桑椹、女贞子、玉竹、沙苑子之类。若肝阴虚于下、虚阳亢于上，出现头面烘热、眼膜干燥者，用杞菊地黄丸。若虚阳过亢，热动风生，表现严重眩晕、头痛、肢体麻木震颤、烦热上冲，形成肝风内动证者，用镇肝息风汤以滋阴潜阳、柔肝息风。

肝肾阴虚证，以河车大造丸为主方。如兼相火偏亢，遗精、滑精者，加牡蛎、鳖甲滋阴潜阳；如水不涵木，兼肝阳上亢，加菊花、天麻、石决明、钩藤之类。

[肝气虚与肝阳虚]

治法：温肝养血，益气祛寒。

方药：暖肝煎加细辛、黄芪、人参。方中肉桂、细辛温补肝阳，去肝络之寒；阳虚生寒，寒凝则气血阻滞，故用小茴香、沉香、乌药行气顺气；当归、枸杞子滋养肝体；人参、黄芪、茯苓健脾助运而益肝气。肝阳虚甚，每易及肾，可更加附子、巴戟天、淫羊藿、山茱萸等，兼顾肝肾而增强补阳之功。若兼有呕吐、食欲不振、泄泻完谷不化者，为肝脾阳虚之证，当温养肝脾，可用吴茱萸汤加干姜、白术、附子。

脾脏虚损

[脾气虚]

治法：益气健脾，和胃渗湿。

方药：参苓白术散。方中四君子汤配山药、扁豆、莲子肉以补脾益气；配砂仁、薏苡仁以芳香理气、化湿醒胃；桔梗则载药上行。若见饮食不消、胸脘不宽者，可酌加山楂、厚朴、麦芽、神曲之类，以行其滞。

脾不统血者，用归脾汤益气摄血。如大便隐血者，加乌贼骨、阿胶、白及；血崩者，加阿胶、生地、地榆；来势甚猛者，当先以独参汤益气摄血，待病势缓解，再以本方缓图治本；血溢于脉外，留于皮下，形成瘀斑者，重加大枣、山药之类。

气虚发热证，常表现为长期低热不解，须慎用苦寒药，宜补中益气汤去当归加生姜、大枣调和营卫。若兼阴虚，形成气阴两虚发热证者，酌加麦门冬、玉竹、石斛滋阴生津。对于热势较高者，或加青蒿、鳖甲滋阴清热，或用补脾胃泻阴火升阳汤，以补脾益气、升阳泻火。

至于脾虚中气下陷之证的治疗，参见“胃缓”、“尿不禁”、“遗尿”、“癃闭”等篇。

[脾阳虚]

治法：补气健脾，温中祛寒。

方药：单纯性中焦虚寒证，用附子理中汤。方中附子、干姜温阳除寒；人参、白术、甘草益气健脾。若兼呕吐者，为胃寒偏盛，加砂仁、半夏；腹中胀满者，为夹气滞，加枳实、厚朴；虚寒挟肠热而泄泻者，加黄连、乌梅，去附子。

脾肾阳虚证，如偏于大肠传化失调，表现慢性久泄者，用桂附理中汤。若偏于津液运化失调，表现为浮肿、胀满者，用实脾散。方中白术、茯苓、甘草、生姜、大枣健脾补虚；干姜、附子、草果仁温脾肾之阳，扶阳以化阴；腹皮、厚朴、木香、木瓜行气快脾，而运津液。若小便不利、浮肿甚者，加肉桂、泽泻之类化气行水。

阳虚发热证，着重治肾，兼顾治脾，当甘温除热、引火归元，用右归饮。方中熟地、山药、山茱萸、枸杞培补肾阴，使阳有所附；肉桂、附子温养肾阳、益火之源，以招引虚浮之火归于原位，是同气相求之义；炙甘草补中益气，杜仲填精补髓，更增益阴补阳之功。若为虚火上浮证，则用肾气丸。方中六味丸壮水之主，肉桂、附子益火之源，引阳入阴，亦为同气相求之义。

[脾阴虚]

治法：甘淡益脾，养阴和胃。

方药：参苓白术散去砂仁、陈皮，加石斛、芡实、谷芽，以太子参易党参。脾阴不足以甘补之，脾恶湿浊淡味渗之，故方中山药、茯苓、莲子、芡实、薏苡仁、石斛、扁豆，甘淡而补脾阴，滋养而不腻；脾阴亏虚，脾气易弱，故用太子参、白术、甘草甘温益气，亦使阳生阴长；方用桔梗、谷芽升清气而助运化。若见少气、倦怠、乏力，气虚症状明显者，加生晒参、黄芪；若口渴咽干，时时饮水，舌干少津，兼胃阴不足者，加沙参、玉竹、麦门冬、天花粉之类；若身热、心烦，或手足心热，兼阴虚内热者，加胡黄连、地骨皮、知母之类；若食后胀满，夹气滞者，加鸡内金、莱菔子、神曲之类；若大便秘结，肠道失于濡润者，加火麻仁或肉苁蓉之类；若面唇淡白、舌淡、脉虚弱为兼血虚者，加当归、生地、何首乌、鸡血藤之类。见心脾血虚证者，当予归脾汤。

肺脏虚损

[肺气虚]

治法：补肺益气固表。

方药：补肺汤。方以人参、黄芪补肺益气；桑白皮、紫菀肃降肺气；肾为气之根，故以熟地、五味子益肾固元而敛肺气。自汗者，可合牡蛎散，益气固卫敛汗。若兼卫阳不足，畏寒自汗，时时感冒的肺卫阳虚证者，当益气固表御风，用补肺汤合玉屏风散。玉屏风散重用黄芪固表益气，得防风走表疏风，相畏相使，补中寓疏，散中有补，益气固表而不留邪，疏风散邪而不伤气；用白术旨在补脾土以生肺金。

肺脾气虚证，多由肺虚日久、子盗母气或因脾气先虚、土不生金所致。但因土能生金，故肺脾气虚证的论治多从脾胃入手，使脾旺气升，肺自不虚，用六君子汤加黄芪。

肾不纳气证为肺气虚之重证，当着重治肾，补肾纳气。若偏于肺肾气阴亏损，痰黄而稠，上气喘满，烦热者，当补肾纳气佐以益气清肺，用人参蛤蚧散合人参胡桃汤。前方用蛤蚧补肺气、益精血、定喘满；人参大补元气；茯苓、甘草健脾益气；杏仁、贝母化痰降气；知母、桑白皮肃肺清金。后方用人参补元气，胡桃纳气归肾，生姜降逆化饮。二方共成散剂调服，肺肾双补，清降兼施，效著功宏。若肺肾气阴虚甚者，可酌加五味子、女贞子、枸杞子、紫河车、海参、淡菜、冬虫夏草等。若肺肾阳气偏亏引起气不归根而见咯痰清稀、肺气上逆、喘促不续、汗出肢冷、脉沉微，是肾不纳气之急证，当温壮下元、镇纳上逆之肺气，用黑锡丹。方中黑锡、硫黄补肾中水火；附子、肉桂温补肾阳，引火归元；破故纸、葫芦巴、茴香、阳起石补肾壮阳；木香、肉豆蔻温中调气；金铃子苦寒反佐，疏利气机；沉香降气平喘，纳气归肾。共成温补下元、扶阳纳气之功。本方温热燥烈，过用伤阴，故非久服之方，一俟气喘平和，即当改用右归饮等，缓图治本。

[肺阴虚]

治法：滋阴润肺，清化痰热。

方药：百合固金汤。方中生地、熟地、麦门冬、百合、玄参滋阴润肺；当归、芍药养血滋阴；桔梗、贝母清肺化痰；甘草和中。肺阴充足，则虚热自解。若干咳、痰中带血者，去当归、桔梗，加阿胶、杏仁、白茅根；若频频咳嗽，影响睡眠者，去桔梗、当归，加百部、马兜铃、款冬花；若肠失滋润，大便干结者，加火麻仁。若兼短气自汗者，为肺气阴两虚证，加人参、五味子。

肺肾阴虚证，当肺肾双补，用八仙长寿丸。方中六味地黄丸滋阴补肾；用麦冬、五味子滋肺金以生肾水，共成壮水之主，滋水之源、金水两调的功效。如骨蒸、潮热、盗汗重者，加银柴胡、白薇、知母、地骨皮之类；遗精、滑精者，酌加黄柏、龙骨、牡蛎、芡实、莲须之类；形气瘦削，肺肾虚损太甚者，酌加紫河车、人参、蛤蚧、海参、龟版、燕窝、杜仲、金樱子等，制成丸剂，缓以培本。

肾脏虚损

[肾气虚与肾阳虚]

治法：温补肾阳，固摄肾气。

方药：右归饮。方以附子、肉桂温补肾阳；熟地、山药、山茱萸、枸杞子培补肾阴，从阴引阳；杜仲强壮益精；炙甘草补益中气。共奏温补肾阳、鼓舞肾气之效。若精关不固，遗精、滑精、早泄者，宜收涩固精，加金锁固精丸。肾气不足，膀胱虚冷，不能约束，见尿频急、夜尿多、失禁、遗尿者，当温肾固涩，用桑螵蛸散合缩泉丸。桑螵蛸散，调补心肾，固精止遗；缩泉丸温肾祛寒而复膀胱气化。二方合用，温阳固涩，心肾并调。五更泄者当温肾暖脾、固涩止泻，用四神丸。若泄泻严重者，尚可加罂粟壳、诃子等固肠止泻。上述诸多兼证一俟缓解，即当培元固本，以巩固疗效。如肾气亏损太甚，形气瘦削，体力衰败者，酌加人参、鹿茸、紫河车等，此即“精不足者，补之以味，形不足者，温之以气”之义。

肾阳不振证，当温肾培元、壮阳填精，可改用右归丸加人参治疗。本方即右归饮去甘草之甘缓，加菟丝子、鹿角胶、当归，增强其填精养血之功而成。若精冷或阳事不举者酌加淫羊藿、巴戟天、补骨脂、鹿茸之类。

阳虚水肿证，当温肾化气行水，用济生肾气丸。本方即肾气丸加牛膝、车前子，旨在增强其行水之功。水气凌心证，亦当温阳利水，用真武汤加肉桂。方中附子大辛大热以温肾阳；茯苓、白术、生姜健脾益气、通利小便、宣散浊水；用芍药旨在与附子相配入阴破结；加肉桂温阳化气以行水。冀小便利，则浊水去而阳气升。无论阳虚水肿证或水气凌心证，一旦水肿消退，均宜继续服肾气丸温阳补肾，以期巩固。

[肾阴虚与肾精亏]

治法：填精补髓，滋阴降火。

方药：肾精亏虚，用河车大造丸。方中紫河车大补精髓以壮真元；人参、地黄、龟版、杜仲、牛膝益气滋阴、充填肾精；天冬、麦冬滋肺阴以生肾水；若无骨蒸潮热和相火虚亢者，可去方中之黄柏。若精气亏甚，形体虚弱，见耳聋目眩、骨枯足痿、软弱无力者，酌加鹿茸、蛤蚧、海参、燕窝、鱼胶、淡菜胶、海狗肾、冬虫夏草、菟丝子、桑寄生、补骨脂、巴戟天之类，大补精髓，制成丸剂缓图。如滋腻太过，有碍脾胃，出现痞满食少者，酌加砂仁、陈皮、厚朴之类，以助运化。

肾阴不足，用左归丸。方用熟地、山药、枸杞子、山茱萸补养肾阴；鹿角胶、菟丝子温补肾阳，从阳引阴；龟版以滋阴降火；牛膝强壮腰膝。共奏壮水之主、补养元阴之功。若阴虚火旺之证明显者，可予大补阴丸或知柏地黄丸，两方皆以知母、黄柏泻火保阴，以六味地黄丸、龟版滋养肾水，使阴与阳济，则水能制火矣。

如见心肾不交证，当养心阴、滋肾水、交通水火，用首乌阿胶汤。方中何首乌、阿胶、生地滋阴生水；磁石镇敛浮阳；酸枣仁、丹参、远志养心安神；辰砂、龙骨、牡蛎镇摄心神；用辰灯心交通上下，或可加入交泰丸，使水升火降，则诸证自平。亦可采用早服六味地黄丸壮水潜阳；晚服天王补心丹宁神养心，加以调治。

此外，若肾阳脾气两虚者，早温肾阳，服肾气丸；晚健脾气，进六君子汤。肾阴脾阳两虚者，早滋肾液，服八仙长寿丸；晚健脾阳，用六君子汤加肉桂、附子之类，使其滋养不碍脾，温补不伤阴。对于数脏同病，阴阳错杂的证候，均可仿此用法。

（三）其他治法

1. 单方验方

(1) 刺五加：健脾益气，补肾安神。适用于肺脾气虚、心脾两虚及脾肾阳虚等证。5～10克，水煎服。

(2) 黄精：滋阴润肺，补脾益气。适用于肺、脾、肾亏虚及气血两虚之证。9～15克，水煎服。

2. 中成药

(1) 参芪五味子片：健脾益气，宁心安神。用于气血不足、心脾两虚所致的失眠、多梦、健忘、心悸、乏力、气短、自汗等。每次3～5片，每日3次。

(2) 固本益肠片：健脾温肾，涩肠止泻。用于脾肾阳虚所致的形寒肢冷，食少腹胀、大便清稀等。每次8片，每日3次。

(3) 麦味地黄丸：滋肾养肺。用于肺肾阴亏之潮热盗汗、咽干咳血、眩晕耳鸣、腰膝酸软等。水蜜丸每次6克，每日2次。

3. 针灸　选用大椎、关元、气海、足三里、三阴交等穴位，用补法针刺或艾灸(阴虚慎灸)，能起到扶助正气，促进气血阴阳恢复的作用。每次2～3穴，交替进行。同时，还可根据五脏虚证的不同，加选五脏的背俞穴(如肺俞、心俞、肝俞、脾俞、肾俞)治疗。

4. 气功、太极拳　在患者体力能够支持的情况下，配合气功、太极拳治疗，能帮助体质的恢复。

【转归及预后】

虚劳的转归不外3种：好转、缠绵和恶化。转归倾向的关键，在于体质的强弱和脾肾的盛衰。若体质素盛，虚损不重，脾肾未衰，通过调治，易于好转；或体质虽弱，虚损虽重，通过正确地调治，脾肾功能逐渐恢复，亦为好转之倾向。脾肾功能恢复的一般表现是：饮食知味，消化健旺，食量增加，二便正常，精神渐振，面见华色，体力增强，肌肉渐生，脉气渐复。一般随着脾肾功能的好转，脏腑间的病理性乘侮现象会逐渐转变成生理性生克制化关系，各种症状逐步缓解，渐归痊愈。要知虚劳属久病痼疾，其好转的过程是很长的，当以年月计，切不可稍有好转就贸然停止调治，导致复发。缠绵病例，多属调治不当引起或因稍有好转，过早停药；或因辨证不切，治疗不当，以致迁延不已。若调治得当，尚可向好转方面转化；若调治不当，脾肾日亏，元气衰败，则渐归恶化。恶化病例，大多体质薄弱，或病损太重所致。一般多是先气虚血虚，渐至阴虚阳虚，气血阴阳俱虚；先一二脏虚损，渐至多个脏腑甚至脾肾虚损。只要脾肾一败，病势与日俱增，由虚而损，由损而劳，由劳而极，以致元气衰竭、阴尽阳亡而殆。须知虚劳之阴尽阳亡是缓慢消耗所致，犹如油尽灯灭，势难挽回。

虚劳之预后，一般说，体质素盛，元气未衰，脾肾未虚，病属顺证者，预后良好；反之，体质素薄，元气先衰，脾肾已败，病属逆证者，则预后不良。

【预防与护理】

虚劳的调理与防护的重要性不亚于药物治疗，清代罗国纲《罗氏会约医镜·治法精要》云：“凡一切损身者戒之，益身者遵之，早为培补，后天人功，可以挽回造化。”只要善于调护，未损可防，已损可治，即使体质薄弱，虚损较重者，也是不难恢复的。虚劳的调护方法，要注意下列数项。

(1) 避风寒，适寒温：虚劳过程中感受外邪耗伤正气，通常是病情恶化的重要原因；而虚劳患者正气不足，卫外不固，又最易招致客邪入侵。故应注意适寒温、避风寒，尽量减少伤风感冒。

(2) 调饮食，戒烟酒：人体气血全赖水谷以资生，故调理饮食对虚劳至关重要。一般以富于营养、易于消化、不伤脾胃为原则。举凡辛辣厚味、过分滋腻、生冷不洁之物，都当禁食或少食。尤其不能过饱过饥、偏食偏饮。至于烟酒，大损正气，应予戒绝。

(3) 慎起居，远房事：起居生活要有规律，做到动静结合。睡眠和休息不足，每影响体力，但多睡也能伤气，总要根据体力，顺其自然，适可而止。一般在睡眠和休息充足的基础上，要充分利用自然因素来增强体质。如进行户外散步，呼吸新鲜空气，适当暴晒日光等。还可以进行气功锻炼，打太极拳。如亏损不严重者，可以适当安排工作和学习。至于房事一般应当控制，以免暗耗真精。

(4) 舒情志，少忧烦：精神调养对于虚劳的防护十分重要。因为过分的喜怒忧思悲恐惊，易使气阴暗耗，既是致病之因又是促使病情恶化之由。所以，虚劳患者必须保持情绪舒畅、稳定、乐观。

【现代研究】

广大医务人员应用中医虚劳证治的理论、治法及方药，对类属虚劳的多种病症进行了大量临床观察研究，取得了较好的疗效。

（一）血液病

再生障碍性贫血(简称再障)，是由多种病因引起的造血组织显著减少、骨髓造血功能衰竭的贫血性疾病，以全血细胞减少、进行性贫血、出血及反复感染为主要表现。中医无再障病名，根据临床表现，可归属于“虚劳”、“虚损”、“血枯”、“血证”范畴进行论治。经过近50年的不懈努力，中医临床研究从个案积累发展到较大样本的分组对比研究，在病机认识上从气血亏虚发展到肾亏髓枯，并认为存在毒入骨髓、髓海瘀阻。目前，该病治疗已取得较大的进展，中医或中西医结合治疗再障的疗效已为医学界肯定。陈氏[1]认为，再障病机的关键是肾虚髓枯，脾虚、气血不足为标，血瘀、痰浊、邪毒既是病理产物，又是髓枯难复的病理因素；在治疗上，急则采用祛痰化湿、清热解毒、凉血止血等治法，缓则以补肾益髓为主，健脾、活血为辅。创制了活髓片（由黄芪、当归、黄精、补骨脂、虎杖等组成）以补肾填精、健脾益气、活血养血；活髓膏（由鹿茸、续断、补骨脂、白芍、细辛等组成）以补肾益精、通经达髓；并制成巴布膏剂，外敷肾俞、八髎等穴位，上两药配伍，内外合治再障，取得了满意疗效。从1997～1999年，共观察了45例患者（均为确诊病例，且大部分已经西药治疗，疗效不佳或复发者），其中内外合治组15例，内治对照组16例，西药对照组14例，结果：内外合治组总有效率为80%，内治组为75%，西药组为47.8%。内外合治组总有效率优于其他两组。症状改善尤以夜尿频多、腰膝酸软等内外合治组更佳。测定内外合治组治疗前后免疫指标：白细胞介素-2、白细胞介素-2受体、白细胞介素-6、肿瘤坏死因子等负性调控因子的水平，在采用内外合治法治疗后明显得到改善。张氏等[2]用温阳补肾法治疗慢性再生障碍性贫血41例，方法：温阳补肾方（熟地、肉桂、何首乌、山茱萸、菟丝子、鹿角胶、阿胶、巴戟天、山药、枸杞子、补骨脂、仙鹤草、黄芪、当归、人参）随症加减，水煎服，每日2次。必要时配合司坦唑醇，输血及支持治疗，疗程6个月至3年。治疗结果：41例再障患者，临床缓解1例，好转33例，无效6例，死亡1例，总有效率82.93%。吕氏[3]用养障汤配合西药治疗慢性再生障碍性贫血33例。方法：两组患者均常规给予雄激素司坦唑口服；治疗组再加自拟养障汤治疗，基本方：当归、白芍、阿胶珠、鹿角胶、甘草、熟地、枸杞子、黄芪、党参、白茅根、鸡血藤、旱莲草、五味子、大枣。每日1剂，分2次服。两组治疗均以2个月为一个疗程，治疗半年后判定疗效。结果：治疗组33例中，基本治愈13例(40.10%)，缓解8例(24.2%)，明显进步6例(18.1%)，无效6例(18.1%)，总有效率81.8%。对照组32例中，基本治愈8例(25.0%)，缓解10例(31.2%)，明显进步3例(9.4%)，无效11例(37.5%)，总有效率62.5%。

孙氏[4]用归脾丸参芪片并用治疗白细胞减少症31例，治疗组口服归脾丸、参芪片（人参、黄芪、菟丝子、枸杞子、天麻等21味中药）。对照组：口服维生素B_6、叶酸、DNA，均每日3次。两组病例治疗期间停服其他有提升白细胞作用的中西药物。14日为一个疗程，共服2个疗程。结果：治疗组31例，显效12例，有效15例，无效4例，总有效率87.1%。对照组20例，显效6例，有效6例，无效8例，总有效率60%。文氏等[5]观察芪枣冲剂防治白细胞减少症的疗效。治疗组给予芪枣冲剂每次1袋，每日3次口服，每10日为一个疗程并随访血象。对照组：给予鲨肝醇40毫克，每日3次口服，每10日为一个疗程并随访血象。治疗1个疗程后评定疗效。治疗组：显效40例，占85.1%；有效6例，占12.8%；无效1例，占2.1%；总有效率97.9%。对照组：显效19例，占67.9%；有效3例，占10.7%；无效6例，占21.4%；总有效率78.6%。

（二）疲劳综合征

朱氏[6]用益气养阴法治疗慢性疲劳综合征21例，药用党参、黄芪、白术、白芍、茯苓、菟丝子、炙龟版、炙鳖甲、陈皮、柴胡、泽泻、黄连、炙甘草、熟地、山茱萸、枸杞子、山药、怀牛膝。随症加减，每日1剂，水煎2次混合，早晚分2次服，15日为一个疗程。结果：痊愈8例，好转10例，无效3例，总有效率85.7%。黄氏[7]用血府逐瘀汤加减治疗慢性疲劳综合征25例，药用：桃仁、红花、川芎、当归、柴胡、枳壳、生地、赤芍、桔梗、牛膝、炙甘草。随症加减，每日1剂、水煎服，7日为一个疗程，一般治疗2～3个疗程。治疗结果：痊愈14例，显效6例，有效3例，无效2例。耿氏[8]用八珍汤加减治疗慢性疲劳综合征，药物组成：当归、川芎、白芍、熟地、人参、炒白术、茯苓、炙甘草、生姜、大枣，随证加减，水煎服，每日1剂。1个月为一个疗程，服用1～2个疗程。结果：显效19例，有效5例，无效2例。

（三）其他病症

刘氏等[9]采用中药治疗长期血液透析所致虚劳43例，治疗方法：鹿角胶、紫河车、龟版、党参、黄芪、熟地黄、沙参、麦门冬、枸杞子、牛膝、百合、桔梗、大黄。每日1剂。10日为一个疗程。促红细胞生成素1万U，每星期1次肌注。对照组：促红细胞生成素1万U，每星期1次肌注，低分子右旋糖酐铁25毫克，每日3次口服。结果：治疗组43例，显效31例，有效10例，无效2例，有效率为95.3%。对照组18例，显效11例，有效5例，无效2例。

郭氏[10]用八珍汤治疗原发性低血压63例，以八珍汤加味（党参、白术、茯苓、炙甘草、当归、白芍、川芎、熟地、麻黄、附子片），每日1剂，水煎服。20剂为一个疗程，治疗2个疗程。结果收缩压平均升高(15±5)毫米汞柱，舒张压平均升高(10±5)毫米汞柱。治愈38例，有效23例，无效2例。

马氏[11]用酸枣仁汤加减治疗虚证顽固性失眠36例，基本方：酸枣仁、茯苓、知母、川芎、甘草，分早晚服用，每日1剂。用药期间停用一切镇静药，晚饭后禁饮浓茶、咖啡等兴奋食物，按时就寝。随症加减，失眠日久，可加活血之品通络祛瘀，如当归、丹参、赤芍、牡丹皮等。结果：治愈（睡眠正常，伴有症状消失）20例，好转（睡眠时间延长，伴有症状改善）14例，无效（症状无改善）2例。服药时间7～28日。

蔡氏等[12]使用拯阳理劳汤治疗老年人窦性心动过缓36例，治疗组予拯阳理劳汤（红参、炙黄芪、肉桂、当归、白术、炙甘草、陈皮、五味子、生姜、大枣），每日1剂，水煎，分早、中、晚3次服用。对照组口服宁心宝胶囊，每日3次，每次2粒。两组疗程均为8星期。治疗前1星期起停用一切可能影响心率的药物。结果：治疗8星期后，经临床疗效评定，治疗组有效率为86.11%，对照组有效率为54.29%。

周氏等[13]用扶正升白胶囊治疗虚劳证30例，总有效率为83.3%。同时观察了该方对小鼠体质及大鼠血清睾酮浓度的影响。结果：该方能增强小鼠体质，提高动物耐疲劳、耐低温能力，显著提高大鼠血清睾酮浓度。故认为该方治疗虚劳证的疗效机制可能与增强体质、提高性激素水平有关。以山茱萸、黄芪、当归、鸡血藤等组成扶正升白胶囊，具有补肾健脾、养血活血、扶正固本、增强免疫之功效。治疗组服用扶正升白胶囊,每次5粒,每日3次。对照组服用古汉养生精,每次10毫升,每日3次。两组均服药20日为一个疗程,观察1～2个疗程。全部患者服药期间停用其他具有补益作用的药物。结果:治疗组平均服药20日,启效时间最短3日,最长20日,平均启效时间11日,对照组平均服药22日,启效时间最短7日,最长18日,平均启效时间10日。扶正升白胶囊对乏力、自汗、易感冒、头昏眼花、畏寒肢冷、失眠多梦、腰膝酸软等症状有较好的治疗作用。

龟鹿二仙膏,原名龟鹿二仙胶,最早见于明代王三才《医便》,治"诸虚百损,五劳七伤",宋氏[14]用此膏治疗观察100例虚劳证患者收到较好疗效。100例患者中男性53例,女性47例;年龄最小者45岁,最大者68岁,平均年龄56.5岁。中医辨证属肾阴虚者30例,肾阳虚者30例,气虚者28例,血虚者12例。龟鹿二仙膏由龟版、鹿角、党参、枸杞子组成,服龟鹿二仙膏,每日3次,每次20克,连服30日。结果:显效61例,有效33例,无效6例。

席汉综合征,又名垂体前叶功能减退症,属中医学虚劳血枯范畴,本病具有发病缓慢、病程长、临床症状反应不一等特点,目前国内外对本病尚无确切有效的治疗方法,吴氏[15]用养气血、补肝肾、调冲任方法,结合西医对症治疗本病,收到显著效果。6例均为门诊患者,其中年龄最大的35岁1例,24～29岁5例,病程最长5年,最短18个月。6例均有产后出血史,其中1例兼休克史。治疗方法:西药根据肾上腺、性腺及甲状腺功能低下的情况分别给予适当西药。中药用自拟补益冲任方(熟地、山药、山茱萸、枸杞子、泽泻、仙茅、淫羊藿、黄芪、当归、山药、黄精、党参、杜仲、白术、补骨脂、菟丝子、肉苁蓉、广陈皮、焦山楂),每日1剂,水煎服,15日为一个疗程,同时多沐温水浴,禁忌辛辣之品,避免精神刺激。治疗结果:6例患者治疗后均精神转佳,体重明显增加,月经按时来潮,自觉症状全部消失,各项检验正常,其中服药3个疗程痊愈4例,服药4个疗程痊愈2例。

【小结】

虚劳是一种以气虚、血虚、阴虚、阳虚为基本病机的慢性虚衰性病证,常是多种疾病误治失治和病后失于调理的转归,原发性者很少。虚劳病程中常形成五脏交亏、相互传变的病机变化,但以脾肾为主导环节。治疗上除应注意脏腑病位,阴阳气血、标本顺逆外,并应十分重视调理脾肾,根据病情的轻重、病势的缓急给予不同的补法。只要辨证明确,就当守法守方。注意调护,也是很重要的。

附方

(1)养心汤(《证治准绳》):人参　黄芪　炙甘草　五味子　肉桂　当归　川芎　茯苓　半夏　酸枣仁　柏子仁　茯神　炙远志。
(2)桂枝人参汤(《伤寒论》):桂枝　炙甘草　白术　人参　干姜。
(3)参附汤(《正体类要》):人参　附子。
(4)生脉散(《内外伤辨惑论》):人参　麦门冬　五味子。
(5)归脾汤(《济生方》):白术　茯神　黄芪　龙眼肉　酸枣仁　人参　木香　甘草　当归　远志　生姜　大枣。
(6)天王补心丹(《摄生秘剖》):人参　玄参　丹参　茯苓　五味子　远志　桔梗　当归　天门冬　麦门冬　柏子仁　酸枣仁　生地　辰砂(为衣)。
(7)炙甘草汤(《伤寒论》):炙甘草　大枣　阿胶　生姜　人参　生地　桂枝　麦门冬　麻仁。
(8)四物汤(《和剂局方》):熟地　芍药　当归　川芎。
(9)补肝汤(《医宗金鉴》):当归　芍药　川芎　熟地　酸枣仁　木瓜　麦门冬　甘草。
(10)大黄䗪虫丸(《金匮要略》):大黄　黄芩　甘草　桃仁　杏仁　芍药　生地　干漆　虻虫　水蛭　蛴螬　䗪虫。
(11)杞菊地黄丸(《医级》):熟地　山茱萸　山药　泽泻　茯苓　丹皮　枸杞子　菊花。
(12)镇肝息风汤(《医学衷中参西录》):怀牛膝　生赭石　生龙骨　生牡蛎　生龟甲　芍药　玄参　天门冬　川楝子　生麦芽　茵陈　甘草。
(13)河车大造丸(《医方集解》):紫河车　党参　熟地　杜仲　天门冬　麦门冬　龟版　黄柏　茯苓　牛膝。
(14)暖肝煎(《景岳全书》):当归　枸杞子　茯苓　小茴香　肉桂　乌药　沉香。
(15)参苓白术散(《和剂局方》):人参　茯苓　白术　陈皮　山药　炙甘草　炒扁豆　炒莲肉　砂仁　薏苡仁　桔梗。
(16)补脾胃泻阴火升阳汤(《脾胃论》):柴胡　炙甘草　黄芪　苍术　羌活　升麻　人参　黄芩　黄连　石膏。
(17)六君子汤(《医学正传》):茯苓　白术　人参　炙甘草　半夏　陈皮　生姜　大枣。
(18)补中益气汤(《脾胃论》):黄芪　甘草　人参　当归　橘皮　升麻　柴胡　白术。
(19)附子理中汤(《阎氏小儿方论》):人参　白术　干姜　甘草　附子。
(20)实脾饮(《济生方》):厚朴　白术　木瓜　木香　草果仁　大腹皮　附子　茯苓　干姜　甘草　生姜　大枣。
(21)右归饮(《景岳全书》):熟地　山药　枸杞子　山茱萸　甘草　肉桂　杜仲　附子。
(22)肾气丸(《金匮要略》):生地　山药　山茱萸　泽泻　茯苓　丹皮　肉桂　附子。
(23)补肺汤(《永类钤方》):人参　黄芪　桑白皮　紫菀　熟地　五味子。
(24)玉屏风散(《世医得效》):黄芪　白术　防风。
(25)人参蛤蚧散(《卫生宝鉴》):蛤蚧　人参　甘草　杏仁　茯苓　贝母　桑白皮　知母。
(26)人参胡桃汤(《济生方》):人参　胡桃　生姜。
(27)黑锡丹(《太平惠民和剂局方》):金铃子　胡芦巴　木香　附子　肉豆蔻　补骨脂　沉香　小茴香　阳起石　肉桂　黑锡　硫黄。
(28)百合固金汤(《医方集解》):生地　熟地　麦门冬　贝母　百合　当归　芍药　生甘草　玄参　桔梗。
(29)八仙长寿丸(《医级》):六味地黄丸加麦门冬、五味子。
(30)金锁固精丸(《本草衍义》):沙苑子　芡实　莲须　龙骨　牡蛎　莲子。
(31)桑螵蛸散(《本草衍义》):桑螵蛸　远志　石菖蒲　龙骨　人参　茯苓　当归　龟甲。
(32)缩泉丸(《妇人良方》):乌药　益智仁　山药。
(33)四神丸(《内科摘要》):补骨脂　五味子　肉豆蔻　吴茱萸　生姜　大枣。
(34)右归丸(《景岳全书》):熟地　山药　山茱萸　枸杞子　菟丝子　鹿角胶　杜仲　肉桂　当归　制附子。

(35) 真武汤(《伤寒论》): 茯苓　芍药　白术　生姜　附子。
(36) 左归丸(《景岳全书》): 熟地　山药　枸杞子　山茱萸　牛膝　菟丝子　鹿胶　龟胶。
(37) 大补阴丸(《丹溪心法》): 黄柏　知母　熟地　龟版　猪脊髓(蒸熟和蜜丸)。
(38) 知柏地黄丸(《医宗金鉴》): 熟地　山茱萸　山药　泽泻　茯苓　丹皮　知母　黄柏。
(39) 首乌阿胶汤(本书命名,方出《清代名医医案精华·陈良夫医案》): 何首乌　阿胶　辰砂　酸枣仁　远志　辰灯心草　生地　龙齿　丹参　磁石　牡蛎。
(40) 交泰丸(《韩氏医通》): 黄连　肉桂。

【现代研究】主要参考文献

[1] 陈志雄. 内外合治慢性再生障碍性贫血[J]. 中国医药学报, 2004,19(8): 507～508.
[2] 张赓莉,王兵. 温阳补肾法治疗慢性再生障碍性贫血 41 例[J]. 河北中医,2005,11(11): 1054.
[3] 吕红敏. 养障汤配合西药治疗慢性再生障碍性贫血 33 例[J]. 浙江中医杂志,2003,(11): 480.
[4] 孙永明. 归脾丸参芪片并用治疗白细胞减少症 31 例[J]. 实用中医内科杂志,2005,19(6): 578.
[5] 文为,曾嵘,徐明霞,等. 芪枣冲剂防治白细胞减少症的疗效观察[J]. 浙江中医学院学报,2005,29(6): 17.
[6] 朱鹏. 益气养阴法治疗慢性疲劳综合征 21 例[J]. 实用中医药杂志,2005,21(11): 663.
[7] 黄增强. 血府逐瘀汤加减治疗慢性疲劳综合征 25 例[J]. 中国民间疗法,2005,13(11): 34.
[8] 耿以安. 八珍汤加减治疗慢性疲劳综合征[J]. 吉林中医药, 2005,25(12): 22.
[9] 刘振新,王尚龙. 中药治疗长期血液透析所致虚劳 43 例[J]. 河南中医,2005,25(11): 33.
[10] 郭祥鸿. 八珍汤治疗原发性低血压 63 例[J]. 赣南医学院学报, 2005,25(4): 504.
[11] 马宏明. 酸枣仁汤加减治疗虚证顽固性失眠 36 例[J]. 中医药学报,2005,33(6): 50.
[12] 蔡峥,金为群,张轶英,等. 拯阳理劳汤治疗老年人窦性心动过缓 36 例[J]. 河南中医,2005,25(12): 70.
[13] 周冬枝,王晋源,周小娟,等. 扶正升白胶囊治疗虚劳证的临床及实验研究[J]. 西安医科大学学报, 1998, 19(2): 198～200.
[14] 宋和新. 龟鹿二仙膏治疗虚劳证 100 例临床疗效观察[J]. 时珍国医国药,1999,10(10): 782.
[15] 吴秀毅. 中西医结合治疗席汉氏综合征 6 例[J]. 实用中西医结合杂志,1996,9(5): 315.

内伤发热

【定义】

以内伤为病因,脏腑功能失调、气血阴阳亏虚为基本病机的发热,称为内伤发热。临床上多表现为低热,但有时也可以表现为高热。某些患者仅自觉发热或五心烦热,而体温并不升高,亦属于内伤发热的范畴。内伤发热一般起病较缓,病程较长。

【历史沿革】

早在《内经》中即有大量关于内伤发热的记载,以后历代对内伤发热的病因病机认识逐渐深入,治疗方法也逐渐增多而完善,形成了以调理脏腑阴阳气血为主的治疗体系。

《素问·调经论篇》说:"阳虚则外寒,阴虚则内热,阳盛则外热,阴盛则内寒。"说明了内伤发热与外感发热不同,之所以畏寒或发热,是由于机体的阴阳失调所引起的。又说:"阴虚生内热奈何? 岐伯曰: 有所劳倦,形气衰少,谷气不盛,上焦不行,下脘不通,胃气热,热气熏胸中,故内热。"这里所说的阴虚生内热是指劳倦过度可以耗伤气阴,影响脾胃的运化功能,导致热从内生,说明了劳倦过度可以引起阴阳失调而发热。《素问·生气通天论篇》说:"阳气者,烦劳则张,精绝。"指出人身的阳气,如果在过度烦劳的情况下,就会紧张亢盛,阳气既然紧张亢盛,阴精也会耗竭,说明烦劳同样也能够引起阴阳失调从而导致发热。《素问·刺热论篇》的五脏热病,为后世辨别各个脏腑阴阳气血失调而引起的发热奠定了基础。

汉代张仲景《金匮要略·血痹虚劳病脉证治》说:"虚劳里急,悸,衄,腹中痛,梦失精,四肢酸疼,手足烦热,咽干口燥。"具体地指出了阴阳失调所产生的虚热症状。

隋代巢元方《诸病源候论》中对内伤发热也有不少记载,如"虚劳客热候"说:"虚劳之人,血气微弱,阴阳俱虚,小劳则生热,热因劳而生,故以名客热也。"说明了血气虚弱,阴阳俱虚,稍有劳倦,则可发热,后世所谓"劳伤发热"与之相类似。在"虚劳热候"又有:"虚劳而热者,是阴气不足,阳气有余,故内外生于热,非邪气从外来乘也。"指出了阴虚发热的病机。《诸病源候论》中还有"虚劳骨蒸候",指骨蒸的患者可以旦起体凉,日晚即热,并有烦躁、手心常热,内蒸则可见体热如火、烦躁、无汗等症状,皆是脏腑的阴阳失调所导致的内伤发热。唐代的《备急千金要方》、《外台秘要》及宋代的《太平圣惠方》中,也记载了这类发热并列有治疗方药。

宋代钱乙《小儿药证直诀》继承了《内经》的五脏热病学说,提出了心热用导赤散、肝热用泻青丸、脾热用泻黄散、肺热用泻白散等。并将《金匮要略》肾气丸化裁为六味地黄丸,给后世治疗阴虚内热者提供了理论依据。又认为小儿形体脆弱,易虚易实,脾虚不受寒温,服寒则生冷,服温则生热,对脾虚发热者用七味白术散治疗,使脾胃得升降之权,则虚热不治自退,对后世用甘温除热者起了一定的启发作用。

到了金元时期,李杲重视内伤的发病,认为饮食不节、劳役过度、精神刺激等皆可导致内伤疾病的发生,并特别重视脾胃的作用。《脾胃论》有饮食劳倦所伤始为热中之说,认为: 饮食、劳倦、七情等,失于调节,而损伤脾胃,脾胃的元气下陷，导致肝肾的相火离位，上乘脾胃，干扰心包，所谓"阴火"，此火与元气不两立，阴火胜则元气削弱，元气削弱则脾胃气虚更为明显，因而导致内伤发热，这是指脾胃气虚发热而言；并以体现升阳补气这一治疗原则的补中益气汤进行治疗，使升阳补气法在治疗内伤发热中起到了重要的作用，此即著名的甘温除大热之法。

朱丹溪《格致余论・恶寒非寒病、恶热非热病论》说："阴虚则发热，夫阳在外为阴之卫，阴在内为阳之守。精神外弛，嗜欲无节，阴液耗散，阳无所附，遂致浮散于肌表之间而恶热也。"朱丹溪认为阳有余而阴不足，阴难成而易损，强调泻火以保阴，反对浪用辛燥。又认为诸病多生于郁，有气郁、湿郁、痰郁、血郁与食郁之不同，这些论述，对于内伤发热病因病机的认识及治疗方法的选用，都有重要的作用。

明代薛己重视脾胃与肾，认为"真精合而人生，是人亦借脾土以生"，治疗阴虚发热，喜朝用补中益气汤，夕用六味地黄丸，以调理内伤发热时的脏腑阴阳。

明代王肯堂《证治准绳・杂病・发热》对发热的认识比较全面，总结前人的经验说："审其果为伤寒、伤风及寒疫也，则用仲景法；果为温病及瘟疫也，则用河间法；果为气虚也，则用东垣法；果为阴虚也，则用丹溪法；如是则庶无差误以害人矣。"王肯堂对气虚及阴虚发热也有所阐发，如说："饮食劳倦为内伤元气，此则中阳下陷，内生虚热，故东垣发补中益气之论，用人参、黄芪等甘温之药，大补其气而提其下陷，此用气药以补气之不足也"；"若劳心好色，内伤真阴，阴血既伤，则阳气偏胜而变为火矣，是为阴虚火旺劳瘵之症，故丹溪发阳有余阴不足之论，用四物汤加黄柏、知母补其阴而火自降，此用血药以补血之不足者也。"明代《景岳全书・寒热》对内伤发热的病因，做了比较详细的论述。如说："内生之热，则有因饮食而致者，有因劳倦而致者，有因酒色而致者，有因七情而致者，有因药饵而致者，有因过暖而致者，有因阴虚而致者。"在病机上也有一些发挥，如《景岳全书・火证》说："阳虚者亦能发热，此以元阳败竭、火不归原也。"在治疗上，《景岳全书・寒热》说："阴虚之热者，宜壮水以平之；无根之热者，宜火以培之。"并在前人的基础上，拟订了左归饮、左归丸、右归饮、右归丸等滋肾壮水及温肾补阳的方剂。

明代赵献可对治疗阴虚火旺，不同意丹溪之用知母、黄柏为君，《医贯・五行论》说："肾水枯而火偏盛，宜补水以配火，亦不宜苦寒之品以灭火，壮水之主以镇阳光，正此谓也。"在阴虚发热的治疗上又有所发挥。

明代孙一奎《医旨绪余》认为火有内外、邪正之分，凡属正火都是主乎生化的元气，凡属邪火无论外来内生都是有害于元气的贼邪，并认为君火、相火皆有定体，以补助生生不息之功，不可一日而无。肾肝虽皆有火，乃五志之淫火，而非五行之正火，致人疾而为元气之贼，不可一日而有也。对丹溪的肝肾相火为元气之贼有所非议，他在《赤水玄珠》中记载了杂病发热与伤寒不同，并辑录了一些治疗杂病发热的有效方剂，有助于内伤发热的治疗。

清代李用粹《证治汇补・发热》认为发热除外感外，劳倦、劳色、气郁、火郁、伤食、伤酒、挟瘀、挟痰、疮毒等皆可引起发热。并将发热分为阴虚、血虚、阳虚、气虚、郁火、伤食、痰证、瘀血、疮毒等，有助于深入辨证论治。谓："有劳心好色，内伤其阴，阴血既伤，阳气独盛，发热不止，向晚更甚……当滋真阴，宜地黄汤；若久而盗汗遗精，咳嗽毛枯，宜三才丸补水以匹火，是亦壮水之主以镇阳光之义耳。"认为阴虚发热的病机是阴亏阳盛或阴虚火旺，故宜养阴清热为治。对阳虚发热提到："有肾虚水冷，火不归经，游行于外而发热者，自汗，不任风寒……宜用八味丸导龙入海，所谓踞其窟宅而招之，即益火之源以消阴翳也。"

另外清代的王清任、唐容川在继承前人瘀血理论的基础上，对瘀血的认识有很大突破，其中对瘀血发热的描述，在内伤发热的辨证上也有很大意义。如王清任《医林改错・气血合脉说》中有血府血瘀之证，其特点是"后半日发烧，前半夜更甚。后半夜轻，前半日不烧。血瘀之轻者，不分四段，惟月落前后烧两小时，再轻者或烧一时"。其他尚有"身外凉，心里热"、"晚发一阵热"等等瘀血发热特点的描述，有助于对瘀血发热的辨证。

从以上历代医家的论述可以看出，随着时代的发展，对内伤发热的认识逐渐深入，内伤发热又可因阳虚、气虚、阴虚、血虚、湿热、气郁、血瘀之不同，而分别予以辨证论治。

【范围】

凡不是因外感所导致的发热，均属内伤发热的范围。西医学的功能性低热、肿瘤、血液病、结缔组织病、结核病、慢性感染性疾病、内分泌疾病所引起的发热，以及某些原因不明的发热，均可参照中医内伤发热的理法方药辨证论治。

【病因病机】

内伤发热的病因与劳倦、饮食、情志、瘀血、湿热诸因素有关，或为许多慢性病过程中(如虚劳之类)的症状之一。其病机则是脏腑阴阳气血失调所致。一般说来，劳倦过度、饮食失调、情志抑郁、瘀血内停、湿热滞留诸因素引起的发热，如果这些因素消失后，发热也应当消失，但由于脏腑的阴阳失调已经形成，或仍有余邪留恋，以致成为临床上低热绵延、不易治愈的重要原因。至于慢性病过程中引起的发热，由于正气衰退，或为阴虚血虚，或为阳虚气虚，或兼气郁，或有挟湿，或有挟瘀，也总是脏腑阴阳气血功能失调的表现，由于脏腑之间常常互相影响，因此病情也比较复杂，应当分辨清楚。

现就内伤发热的主要病因病机，分述如下。

1. **阴虚发热**　素体阴虚，或热证日久伤阴，或误用、过用温燥，导致阴液亏损，不能制火，阳亢乘阴，阴虚内热。如《景岳全书・火证》说："阴虚者能发热，此以真阴亏损，水不制火也。"

2. **血虚发热**　久病心肝血虚，或脾虚不能生血，或各种血证慢性失血过多，以致营血亏虚。而其本属阴，阴衰则阳胜，因而引起发热。正如《证治汇补・发热》说："一切吐衄便血，产后崩漏，血虚不能配阳，阳亢发热者，治宜养血。"

3. **气虚发热**　过度劳累、饮食失调，导致脾胃气虚，因而引起发热。其病机是：或为气虚而虚阳外越，或为气虚而阴火上冲，或为气虚而卫外不固，营卫失和。如《景岳全书·火证》说："气本属阳，阳气不足，则寒从中生，寒从中生则阳无所依，而浮散于外，是即虚火假热之谓也。"《脾胃论·饮食劳倦所伤始为热中论》说："脾胃气虚，则下流于肾，阴火得以乘其土位"；"无阳以护其荣卫，则不任风寒，乃生寒热。"

4. **阳虚发热** 平素阳气不足，或寒证日久伤阳，或误用、过用寒凉，以致肾阳虚衰，阴寒内盛，或为戴阳，或为格阳，虚阳浮于外而见发热。《景岳全书·火证》说："阳虚者，亦能发热，此以元阳败竭，火不归原也。"脾胃气虚发热，日久亦可导致脾肾阳虚，成为阳虚发热。

5. **气郁发热** 情志抑郁、气郁化火，或恼怒过度、肝火内盛，以致发热，皆称五志之火。《景岳全书》认为气郁发热为阴虚，"伤于七情而为热者，总属真阴不足，所以邪火易炽"。又提出了情志郁结，可引起机体阴虚而致发热。汪绮石《理虚元鉴·虚火伏火论》认为凡七情内伤，久则精亏而燥，内而五心烦热，外而营卫不和，便发生骨蒸之证，亦是指阴虚发热而言。可知，郁而化火及耗伤阴精为气郁发热的主要病机。

6. **瘀血发热** 气滞不行、气虚不运、寒凝经脉、热邪熏灼、跌仆损伤以及血证出血等多种原因均可导致瘀血内结。瘀血停积于体内，使气血不通，营卫壅遏，而引起发热。《灵枢·痈疽》指出："营卫稽留于经脉之中，则血泣而不行，不行则卫气从之而不通，壅遏不得行，故热。"说明气血不通，卫气亦因之不行而发热，虽然《灵枢》是指痈疽而言，但是血涩不行、壅遏而热的机制是一致的。《医门法律·虚劳门虚劳论》说："血瘀则荣虚，荣虚则发热。"指出瘀血发热也与血虚有关。

7. **湿郁发热** 关于湿邪郁而化热所致发热，外感湿邪者属外感发热的范畴，内伤者则由脾虚引起，脾胃阳气不足，不能运化水谷，水湿停留，久则郁而化热引起内伤湿郁发热。吴鞠通《温病条辨·上焦篇》湿温描写的"舌白不渴，脉弦细而濡，面色淡黄，胸闷不饥，午后身热，状若阴虚，病难速已"，"中焦篇"湿温所描写的"秽湿着里，舌黄脘闷，气机不宣，久则酿热"，虽系针对外感热病而言，但内伤湿邪、湿郁化热所致发热的病机与临床表现也与其有相似之处。

从以上病因病机中可以看出，气血阴阳虚损导致的发热为虚证，气郁、瘀血、湿郁所引起的发热为实证，但是这些实证往往引起脏腑阴阳气血的进一步失调，造成正虚邪实的局面，以致在临床上表现为低热缠绵、长期不愈。

【诊断与鉴别诊断】

一、诊断

（一）发病特点

内伤发热起病缓慢，病程较长，一般均有情志抑郁、饮食劳倦、跌仆损伤、积聚包块、出血，或脏腑阴阳气血亏虚的病史。

（二）临床表现

以发热为主要症状，其热多为低热，少数可以表现为高热。一般发热而不恶寒，或虽感怯冷但得衣被则冷感减轻或消失。发热持续，或时作时止，或作有定时。多伴有头晕、神疲、自汗盗汗、脉弱无力等症，且由于证候的不同，分别有阴虚、血虚、气虚、阳虚、气郁、瘀血、湿郁等临床表现。

二、鉴别诊断

外感发热 内伤发热须着重与外感发热相鉴别。外感发热因感受外邪而起，发病较急，病程较短，发热时常伴有恶寒，其寒虽得衣被而不减。一般为持续发热，外邪不除则发热不退。起病初期，常有头痛、鼻塞、脉浮等症。属于温热病一类的外感发热，尚有热势亢盛、易于传变的特点。李东垣有关对外感及内伤疾病鉴别的论述，很有价值，可作鉴别内伤发热及外感发热的参考。李杲说："外感寒热齐作而无间，内伤寒热间作而不齐；外感恶寒虽近火不除，内伤恶寒则就温即解；外感恶风乃不禁一切风寒，内伤恶风唯恶些少贼风；外感证显在鼻，故鼻气不利而壅盛有力，内伤证显在口，故口不知味而腹中不得和；外感邪气有余，故发言壮厉，且先轻后重，内伤元气不足，故出言懒弱，且先重后轻；外感手背热，手心不热，内伤手心热，手背不热；外感头痛不止，至传里方罢。内伤头痛，时作时止。"（转引自《杂病源流犀烛·内伤外感门》）

【辨证论治】

一、辨证

（一）辨证要点

1. **辨证候之虚实** 辨别内伤发热证候的虚实，对治疗原则的确定具有重要意义。内伤发热虽然属虚证者多，但亦有属于实证，或正虚邪实、虚实夹杂者。若属正虚，应进一步辨识是阴虚、血虚，还是气虚、阳虚；若属邪实，应辨识是气郁、瘀血，还是湿热。因虚致实及邪实伤正者，则可以既有正虚又有邪实的表现，而成为正虚邪实、虚实夹杂的证候。

2. **辨病情之轻重** 可以结合病程长短、发热状况、兼见症状、脉舌表现等，辨识内伤发热病情之轻重。一般病程长、热势亢盛、持续发热、兼见症状多、脉象舌象差者，病情较重。如《张氏医通·寒热门·热》谓："若发热而脉反沉细，或疾数无力者，病脉相反也，死。病热有火者生，心脉洪是也。浮而涩，涩而身有热者死。热而脉静者难治。脉盛，汗出不解者死。脉虚，热不止者死。脉弱，四肢厥，不欲见人，食不入，利下不止者死。"其中谈到了发热不止、四肢厥冷、饮食不入、下利不止、脉疾数无力等，均是病情严重的表现。

（二）证候

[阴虚发热]

症状：午后潮热，或夜间发热，发热不欲近衣，手足心热，烦躁，盗汗，失眠多梦，口干咽燥，舌质红、干燥少津或有裂纹。苔少或无苔，脉细数。

病机分析：阴精亏虚则阳热内盛为本证的主要病机。阴虚生内热，以其病在阴分，故于午后或夜间发热，手足心热；虚火上炎，扰动心神，则烦躁、失眠多梦；内热逼津液外泄则致盗汗；口干咽燥，舌红少津或有裂纹，少苔或无苔，脉象细数，均为阴虚有热之象。

[血虚发热]

症状：发热，热势或低或高，头晕眼花，身倦乏力，心悸不宁，面白无华，唇甲色淡，舌质淡，脉弱。

病机分析：血本属阴，血虚不能濡养，阴衰阳盛、阳气外浮而引起发热是本证之主要病机。头晕眼花、身倦乏力、心悸、面白无华等症均系血虚失于濡养所导致。唇甲色淡、舌质淡、脉弱，为血虚失养、血脉不充之象。

［气虚发热］

症状：发热，热势或低或高，常在劳累后发作或加剧，倦怠乏力，短气懒言，食少便溏，自汗，易于感冒。舌质淡，苔薄白，脉弱。

病机分析：因热由气虚所致，故常在劳累后发作或加重；中气不足，脾失健运，故食少便溏；气虚不能化生水谷精微，脏腑经脉失于充养，故短气懒言、倦怠乏力；气虚表卫不固，则自汗、易于感冒；舌质淡、苔薄白、脉弱为气虚之象。

［阳虚发热］

症状：发热而欲近衣，形寒怯冷，四肢不温，头晕嗜卧，腰膝酸痛。舌质淡胖，或有齿痕，苔白润，脉沉细或浮大无力。

病机分析：肾阳亏虚、虚阳外浮而致发热为本证的主要病机。因肾阳虚衰、失于温煦为其病本，故虽有发热但欲近衣，并伴形寒怯冷、四肢不温、头晕嗜卧、腰膝酸痛等症。舌淡胖、有齿痕、脉沉细为阳气衰弱之象，脉浮大无力则为虚阳外越之征。

［气郁发热］

症状：发热多为低热或潮热，热势常随情绪变化而起伏，精神抑郁，烦躁易怒，胸胁闷胀，口干而苦，纳食减少，大便秘结。舌红，苔薄黄，脉弦数。

病机分析：肝气不疏、郁而化火为本证的主要病机。因其热由情志内伤所致，故热势常随情绪变化而起伏；肝失条达，故见精神抑郁；气火扰动，故见烦躁易怒；肝火烁津，胃肠有热，故见口干而苦、大便秘结。舌红、苔薄黄、脉弦数，为肝郁化火之象。

［瘀血发热］

症状：下午或夜晚发热，或自觉身体某些部位发热，口燥咽干，但欲漱水不欲咽，肢体或躯干有固定痛处或肿块，面色萎黄或晦暗，皮肤粗糙甚至肌肤甲错。舌质青紫或有瘀点、瘀斑，脉弦或涩。

病机分析：瘀血阻滞，气血不通、壅而为热是本证的主要病机。瘀血病在血分，属阴，故多在下午或晚间发热；瘀血阻滞，气血运行不畅，水津不能上承，以致口燥咽干，但欲漱水不欲咽；经络阻滞、气血瘀阻，则有固定痛处或出现肿块；瘀阻脉络、肌肤失于濡养，故见面色萎黄、晦暗，皮肤粗糙甚至肌肤甲错；舌质青紫或有瘀点、瘀斑，脉弦或涩，均为瘀血内结之象。

［湿郁发热］

症状：低热，午后热甚，胸闷，身重，纳少，呕恶，口不渴，或饮入即吐，大便稀薄或黏滞不爽。苔白腻或黄腻，脉濡略数。

病机分析：湿邪内生、郁而化热为本证的主要病机。湿为阴邪，阴邪自旺于阴分，故与阴虚相似，以午后发热较甚；湿性氤氲黏腻，故发病缓慢，且难速已；湿邪阻滞气机，故见胸闷身重；湿踞中焦，故不思饮食，甚则呕恶；湿停于内，故口不渴或饮入即吐；湿邪下趋，则大便多稀；湿与热合停滞肠中，亦可大便黏滞不爽。苔黄腻、脉濡数，为湿郁化热之征。

二、治疗

（一）治疗原则

针对发热的病机进行治疗，是治疗内伤发热的根本原则。根据证候的不同，用滋阴降火、益气生津、甘温补中、温补肾阳、疏肝解郁、活血化瘀、化湿清热等，是治疗内伤发热常用的治疗原则。

对于内伤发热，不可任意使用苦寒泻火之剂，尤其是对于气虚发热及阳虚发热，应忌用苦寒；否则，苦寒太过，损伤中阳，或化燥伤阴，反使病情加重。

（二）治法方药

［阴虚发热］

治法：滋阴清热。

方药：清骨散或青蒿鳖甲汤。前方以鳖甲滋阴清热；银柴胡、知母、胡黄连、地骨皮、青蒿、秦艽等清退虚热。后方以生地、鳖甲滋阴清热；青蒿、知母、丹皮清退虚热。两方均属滋阴清热之方，但前方清退虚热之力较强，而后方滋阴之力稍佳，可根据临床情况选用。阴虚较甚者，还可加入玄参、龟版、制首乌滋养肾阴；虚火上炎，扰动心神，而见心烦、失眠、多梦者，加酸枣仁、柏子仁、夜交藤养心安神；盗汗明显者，加煅牡蛎、浮小麦、糯稻根以固表敛汗。

对于阴虚发热，可根据脏腑阴虚偏甚的不同情况选用基础方剂。若心阴偏虚而兼见心悸怔忡、手足心热甚、舌尖红、脉细数或促者，可用加减复脉汤、天王补心丹；肝阴偏虚而兼见眩晕、易惊、肌肉瞤动、胁肋疼痛、脉弦数者，可用归芍地黄汤；脾胃阴虚偏甚而兼见口干欲饮、不思饮食、大便燥结、舌干或生疮、脉象细数者，可用沙参麦冬汤、益胃汤；肺阴偏虚而兼见干咳、痰少、声嘶、咳血、鼻燥咽干者，可用清燥救肺汤、百合固金汤；肾阴偏虚而兼见腰酸膝软、咽病、颧红、遗精或有脱发者，可用大补阴丸、六味地黄丸、知柏地黄丸，然后均可根据发热的情况，酌加银柴胡、地骨皮、秦艽、白薇等品以清退虚热。

［血虚发热］

治法：补益气血。

方药：当归补血汤或归脾汤。前方重在益气生血；后方除益气生血之外，尚能健脾养心，可根据临床表现选用。发热较甚者，可加银柴胡、白薇清退虚热；血虚较甚者，加熟地、枸杞子、制何首乌补益精血。

［气虚发热］

治法：益气健脾，甘温除热。

方药：补中益气汤加减。方中以人参、黄芪、白术、甘草益气健脾；当归补血；陈皮理气；配伍升麻、柴胡升阳举陷。此方是甘温除热的代表方剂。自汗较多者，加牡蛎、浮小麦、糯稻根固表敛汗；时冷时热、汗出恶风者，仿桂枝汤之意加桂枝、芍药以调和营卫；胸脘痞闷、舌苔白腻，为脾虚夹湿，加苍术、茯苓、厚朴以健脾燥湿；大便稀薄、手足欠温者，加干姜、肉桂温运中阳。

[阳虚发热]

治法：温补肾阳。

方药：《金匮》肾气丸或右归丸加减。正如《证治汇补·发热》说："阳虚发热，有肾虚水冷，火不归经，游行于外而发热者……宜用八味丸导龙入海，所谓踞其窟宅而招之，即益火之源，以消阴翳也。"阳虚气弱、短气乏力者，加人参补益元气；火不生土，大便稀薄者，加干姜、白术温健中阳；五更泄泻者，加五味子、肉豆蔻补肾固涩；遗精腰酸者，加补骨脂、续断、芡实、金樱子等补肾涩精。

[气郁发热]

治法：疏肝解郁，清肝泻热。

方药：丹栀逍遥散。方用逍遥散疏肝解郁；丹皮、栀子清肝泻热，可用于一般的气郁发热之证。气郁较甚者，加香附、郁金、青皮疏肝理气；发热较甚者加地骨皮、白薇清退虚热；妇女若兼月经不调可加泽兰、益母草活血调经。

气郁发热之病程较长，不仅气郁且有阴伤，症见发热、胸胁胀痛、口干咽燥、舌红少苔、脉象细数者，宜滋阴壮水、疏肝清热，用滋水清肝饮。方中以六味地黄丸滋补肝肾之阴，丹栀逍遥疏肝清热，去白术是为免去其温燥之性。

[血瘀发热]

治法：活血化瘀。

方药：血府逐瘀汤。方中桃仁、红花、当归、川芎、赤芍、牛膝、地黄活血化瘀，兼以养血生新；柴胡、枳壳、桔梗理气行气；甘草调和诸药。此方为活血化瘀的常用方剂之一。热势较甚者，可加秦艽、白薇、丹皮清热凉血。

对于因跌仆损伤而引起的瘀血发热，亦可选用复元活血汤或大成汤治疗。

[湿郁发热]

治法：宣化畅中，利湿清热。

方药：三仁汤。方中杏仁宣降肺气，善开上焦；白蔻仁芳化湿浊，和畅中焦；薏苡仁益脾渗湿，疏导下焦；配以半夏、厚朴温燥湿邪；通草、滑石、竹叶清热利湿，共奏宣化畅中、利湿清热之效。湿郁化热阻滞少阳枢机，症见寒热如疟、寒轻热重、口苦呕逆者，加青蒿、黄芩清解少阳热邪；湿郁化热，熏蒸肝胆，胆汁外溢而兼见黄疸者，可合茵陈蒿汤清热利湿退黄。

（三）其他治法

1. 单方验方

(1) 乌龟、鳖鱼各1只，去头尾内脏，炖服，每星期1次，可作为阴虚发热的辅助治疗。

(2) 银耳10克用开水泡开，细火煮烂，放冰糖少许，每星期服1～2次。亦用于阴虚发热。

2. 复方

(1)《卫生宝鉴》秦艽鳖甲散(地骨皮、柴胡、秦艽、知母、当归、鳖甲)，可用于阴虚发热的治疗。

(2)《兰室秘藏》圣愈汤(熟地、白芍、当归、川芎、黄芪、人参)，可用于血虚发热。

(3)《症因脉治》"治血虚发热"血虚柴胡汤(柴胡、黄芩、陈皮、甘草、人参、黄芪、当归、芍药)，可用于血虚发热。

(4)《症因脉治》"治气虚发热"气虚柴胡汤(柴胡、黄芩、陈皮、甘草、人参、黄芪、地骨皮、石斛)，可用于气虚发热。

(5) 李杲《脾胃论》清暑益气汤(黄芪、人参、当归、甘草、陈皮、苍术、白术、泽泻、升麻、葛根、建曲、青皮、黄柏)，则可用于元气本虚，而伤于暑湿，症见身热烦渴、体重倦怠、胸闷气短、食少便溏、自汗、脉洪缓的气虚发热证。

(6)《博爱心鉴》保元汤(人参、黄芪、肉桂、甘草)，可用于阳虚发热之轻症。

(7)《兰室秘藏》龙胆泻肝汤以及《类证治裁》火郁汤(连翘、薄荷、黄芩、桃仁、麦门冬、甘草、郁金、瓜蒌、竹叶)，可用于气郁发热之热势亢盛者。

3. 针灸

(1) 针刺大椎、内关、间使等穴，或熏灸气海、关元、百会、神阙、足三里等穴，可用于气虚发热的治疗。

(2) 刺期门、行间、三阴交等穴，可用于气郁发热的治疗。

【转归及预后】

在内伤发热的病程中，主要由于病机的发展变化，其次是治疗用药等的影响，内伤发热的一些证候可以互相转化或兼杂出现。如阴虚发热为内伤发热中的常见证候，日久耗伤精气，则致气阴两虚；阴损及阳，则转化为阴阳两虚的重证。气为血帅，血为气母，血虚发热日久，必兼气虚，而转化成为气血两虚之发热。气虚发热，由于热耗阴精，则呈现气阴两虚的证候；气损及阳，阳衰气弱，则转化为阳虚发热。气郁发热，热邪伤阴耗津，则兼见阴虚的表现；气机郁滞，以致血行不畅，则兼见瘀血的表现。虚实挟杂情况亦常多见，如阴虚挟湿热、阴虚挟瘀血、气虚挟湿热、气虚挟瘀血等。这些在临床上均不少见，这也是造成治疗上比较困难、病程缠绵不愈的因素之一。

发热是一个症状。内伤发热的预后，与其病因病机以及引起发热的原发疾病有密切关系。一般说来，内伤发热大多迁延日久，病程缠绵，不容易在短时间内治愈。其中，阳虚发热之属于阴寒内盛、格阳于外、真寒假热者，预后较差。

【预防与护理】

气虚、阳虚、血虚、阴虚所致发热是由于脏腑的阴阳气血失调，因此注意摄生，及时治疗外感疾病，避免导致脏腑阴阳气血的虚损，有助于预防气虚、阳虚、血虚、阴虚发热的发生；精神愉快，避免情志内伤，有助于预防气郁发热；注意饮食卫生，避免脾虚生湿，有助于预防湿郁发热。

在护理方面，对内伤发热患者的住所，应注意避风、安静、寒温适度；内伤发热的患者常有自汗或盗汗，表卫大多不固，应注意避免兼感外邪；饮食宜清淡爽口、富于营养、易于消化、避免油腻荤腥。

【现代研究】

临床医家应用中医有关内伤发热的理论与治法，治疗杂病、癌症、骨伤等病症的发热取得较好的效果。

（一）杂病发热

王氏等[1]总结董建华治疗内伤发热六法：① 疏肝解郁法，适宜肝郁化热的证型。药用柴胡、郁金、当归、丹皮、栀子、连翘、八月札。董老常以柴胡配薄荷，二药合用，对气郁发热疗效显著。② 化湿清热法，适宜湿郁化热证。药用清豆卷、藿香、佩兰、滑石、半夏、薏苡仁、茯苓、青蒿。主张芳香化湿，清灵宣透，而慎用苦寒燥湿，以免阻遏气机。③ 化瘀清热法，适宜瘀血发热。药用穿山甲、川芎、生牡蛎、赤芍、桃仁、红花、丹参、香附、青蒿、银柴胡。认为桃红四物汤养血活血，穿山甲善于走窜经络、消肿疗毒，是治疗瘀血发热的要药。④ 益气除热法，适宜气虚发热。药用黄芪、功劳叶、仙鹤草、白术、茯苓、陈皮、白薇、银柴胡。气虚发热喜用黄芪配功劳叶、仙鹤草。⑤ 滋阴清热法，适宜阴虚内热证。常用生地、知母、白芍、银柴胡、青蒿、白薇、鳖甲、地骨皮、芦根。滋阴清虚热喜用鳖甲、白薇。⑥ 补阳归原法，适宜阳虚发热。药用生鹿角、肉桂、仙茅、淫羊藿、熟地、知母、黄柏、泽泻。鹿角益肾助阳，配肉桂、仙茅、淫羊藿益火之源：熟地滋肾水、益真阴，配知母、黄柏、泽泻，滋补清热，寓善补阳者，阴中求阳之意。蒋氏[2]使用三仁汤治疗内伤发热，取得较好效果。① 产后发热：杏仁、姜半夏、薏苡仁、蒲公英、砂仁、竹叶、生甘草、通草、川芎、金银花、当归。每日 1 剂。② 术后发热。三仁汤加减：党参、厚朴、柴胡、炒白术、杏仁、薏苡仁、白蔻仁、姜半夏、竹叶。每日 1 剂，水煎服。③ 癌症发热。予三仁汤加减：杏仁、薏苡仁、黄芩、砂仁、竹叶、青蒿、金银花、姜半夏、鱼腥草。水煎服，每日 1 剂。黄氏[3]使用自拟蒿芩白薇汤加味治疗内伤发热 239 例。蒿芩白薇汤（青蒿、黄芩、秦艽、知母、白薇、地骨皮、牛蒡子、牡丹皮、天葵、金银花、甘草）每日 1 剂。加减：小儿夏季热者加太子参；慢性肾盂肾炎者加杜仲、猪苓、泽泻、茯苓；肺结核者加麦门冬、生地；癌症发热者加山慈菇、穿山甲、七叶一枝花、白花蛇舌草；肝炎者加茵陈蒿、田基黄。治疗结果：显效（体温降至正常，兼症消失或明显缓解，随访半年至 1 年内无复发）208 例；有效（体温恢复正常，体征好转）27 例；无效（治疗前后无改变）4 例。总有效率 98.3%。李氏[4]使用柴胡桂枝汤治疗内伤发热气阴两虚证。治宜益气养阴、清退虚热。处方：银柴胡、炒黄芩、桂枝、白芍、人参、地骨皮、丹皮、大枣、炙甘草。如表热剧者重用柴胡；里热盛者重用黄芩；虚热为病，柴胡易银柴胡，重用白芍，轻施桂枝；气虚发热，重用人参、大枣、炙甘草；寒热往来者，以小柴胡汤为主；汗出恶风发热者，以桂枝汤为主。

（二）癌症发热

肿瘤热是多种恶性肿瘤病程中常见的症状，及时诊断和治疗肿瘤热也一直受到临床的重视。中医常从内伤发热来治疗肿瘤热。临床辨证肿瘤热有虚实之分。虚者多为气虚、血虚、阴虚等证，而更多见气阴两虚之证。黄氏等[5]治疗 81 例中医辨证属气阴两虚型的肿瘤热患者。其中用参麦注射液配合意施丁片治疗 43 例，总有效率 95.3%。并与单独应用意施丁片治疗 38 例（总有效率 92.1%）做了比较，患者气阴两虚症状及肿瘤热相关症状明显比对照组减轻，生活质量好。结合对其他癌症肿瘤热治疗的经验，认为从中医内伤发热辨证论治是治疗肿瘤热的好方法。任氏[6]使用达郁解毒方治疗癌症发热，治疗组及对照组各 48 例，两组的性别、年龄等基本情况无显著性差异。治疗方法：治疗组以达郁解毒方（柴胡、金银花、大青叶、青蒿、山慈菇、水牛角、干蟾皮、酒大黄、荆芥、生甘草）作为基本方，辨证加减。水煎，每日 1 剂。对照组萘普生 200 毫克，口服，每日 2 次；或萘普生栓 250 毫克塞肛，每日 1 次。以上两组均以连续用药 3 日为一个疗程，可连用 2 个疗程。停药后再观察 1 星期评定疗效。结果：治疗组显效 10 例，有效 26 例，无效 12 例，总有效率 75.0%。对照组显效 4 例，有效 18 例，无效 26 例，总有效率 45.8%。两组比较，$P<0.05$。花氏[7]使用三物黄芩汤加减治疗癌性发热，60 例随机分为中药组和对照组各 30 例。治疗方法：中药组用三物黄芩汤加减。药用黄芩、生地黄、苦参。血热重加赤芍、丹皮，甚者加水牛角；瘀热加莪术、䗪虫、桃仁；气虚加黄芪、党参、白术；血虚加当归、阿胶（烊化）、何首乌；阴虚轻者加沙参、麦门冬、石斛、天花粉，重者加龟版、鳖甲；阳虚加肉桂。每日 1 剂，水煎服。对照组用消炎痛栓 50～100 毫克塞肛，12 小时 1 次。两组均连续用药 10 日为一个疗程，除退热治疗外，均同时给予相同的支持治疗，停药 7 日后观察疗效。结果：中药组显效 10 例（33.3%），有效 16 例（53.4%），无效 4 例（13.3%），总有效率 86.7%；对照组显效 2 例（6.7%），有效 13 例（43.3%），无效 15 例（50.0%），总有效率 50.0%。两组显效率比较有非常显著性差异，两组总有效率比较有显著性差异。中药组疗效明显优于对照组。

（三）骨伤发热

林氏[8]以秦艽鳖甲散治疗骨伤科内伤发热 28 例，其中男 18 例，女 10 例；创伤所致 12 例，骨折术后 16 例；年龄 12～72 岁；体温均在 38℃以上，发热时间最短 5 日、最长 10 日。28 例均采用秦艽鳖甲散加减：秦艽、鳖甲、地骨皮、柴胡、青蒿、当归、知母、生地。加减：便秘者加大黄、芒硝；面色苍白、少气乏力者加人参、黄芪；热重者加黄连；瘀血疼痛明显者加水蛭、乳香、没药。水煎服。一般服 1～4 剂体温降至正常。张氏[9]使用清骨散加减治疗骨伤科内伤发热 38 例。药用：银柴胡、胡黄连、青蒿、知母、地骨皮、秦艽、丹皮。加减：大便干加大黄，热甚加黄柏，瘀血明显者加丹参、红花，水煎，早晚分服。疗效：一般均服用 2～3 剂体温降至正常。

【小结】

内伤发热主要由劳倦、饮食、情志、瘀血、湿郁等因素而引起，其基本病机是脏腑功能失调、气血阴阳亏虚。临床上多表现为低热，少数可为高热。应与外感发热相鉴别。

内伤发热的临床证候主要有阴虚、血虚、气虚、阳虚、气郁、血瘀、湿郁等类型，前四者属虚证，后三者属实证或因虚致实、虚实夹杂的证候。由于病机发展变化等的关系，内伤发热的各种证候之间可以互相转化或兼夹出现。

针对病机进行治疗，是治疗内伤发热的根本原则。切忌一见发热就滥用寒凉。阴虚发热治宜滋阴清热；血虚发热治宜补益气血；气虚发热治宜益气健脾、甘温除热；阳虚发热治宜温补肾阳；气郁发热治宜疏肝解郁、清肝泻热；血瘀发热治宜活血化瘀；湿郁发热治宜宣化畅中、利湿清热。证候有兼夹者，治疗应予兼顾。

应用内伤发热的理论及治法，对部分杂病发热、癌症发热、骨伤发热等疾病的治疗取得较好的成绩。

附方

(1) 清骨散(《证治准绳》)：银柴胡　胡黄连　秦艽　鳖甲　地骨皮　青蒿　知母　甘草。
(2) 青蒿鳖甲汤(《温病条辨》)：青蒿　鳖甲　生地　知母　丹皮。
(3) 加减复脉汤(《温病条辨》)：炙甘草　干地黄　白芍　麦门冬　阿胶　火麻仁。
(4) 天王补心丹(《世医得效方》)：人参　玄参　丹参　茯苓　远志　桔梗　当归　天门冬　麦门冬　五味子　柏子仁　酸枣仁　生地。
(5) 归芍地黄汤：即六味地黄汤加当归、白芍。
(6) 沙参麦冬饮(《温病条辨》)：沙参　麦门冬　玉竹　甘草　桑叶　白扁豆　天花粉。
(7) 益胃汤(《温病条辨》)：沙参　麦门冬　生地　玉竹　冰糖。
(8) 清燥救肺汤(《医门法律》)：桑叶　石膏　党参　胡麻仁　阿胶　麦门冬　杏仁　枇杷叶　甘草。
(9) 百合固金汤(《医方集解》引赵戢庵方)：生地　熟地　贝母　百合　麦门冬　玄参　当归　白芍　桔梗　甘草。
(10) 大补阴丸(《丹溪心法》)：知母　黄柏　熟地　龟甲胶　猪脊髓。
(11) 六味地黄丸(《小儿药证直诀》)：熟地　山药　茯苓　丹皮　泽泻　山茱萸。
(12) 知柏地黄丸(《医宗金鉴》)：知母　黄柏　熟地　山茱萸　山药　丹皮　泽泻　茯苓。
(13) 当归补血汤(《内外伤辨惑论》)：黄芪　当归。
(14) 归脾汤(《济生方》)：党参　黄芪　白术　茯神　酸枣仁　桂圆肉　木香　炙甘草　当归　远志　生姜　大枣。
(15) 补中益气汤(《脾胃论》)：人参　黄芪　白术　甘草　当归　陈皮　升麻　柴胡。
(16) 肾气丸(《金匮要略》)：桂枝　附子　熟地　山茱萸　山药　茯苓　丹皮　泽泻。
(17) 右归丸(《景岳全书》)：熟地　山药　山茱萸　枸杞子　杜仲　菟丝子　附子　肉桂　当归　鹿角胶。
(18) 丹栀逍遥散(《薛氏医案》)：当归　白芍　白术　柴胡　茯苓　甘草　生姜　薄荷　丹皮　栀子。
(19) 滋水清肝饮(《医宗己任篇》)：生地　山茱萸　茯苓　当归　山药　丹皮　泽泻　白芍　柴胡　栀子　大枣。
(20) 大成汤(《外科正宗》)：陈皮　当归　苏木　木通　红花　厚朴　甘草　枳壳　大黄　朴硝。
(21) 三仁汤(《温病条辨》)：杏仁　白蔻仁　薏苡仁　半夏　厚朴　通草　淡竹叶　滑石。
(22) 茵陈蒿汤(《伤寒论》)：茵陈　栀子　大黄。

【现代研究】主要参考文献

[1] 王长洪，陈光新．董建华院士妙治内伤发热六法[J]．中医药学刊，2002，20(3)：269～272.
[2] 蒋兰．三仁汤治疗内伤发热经验举隅[J]．浙江中医杂志，2002，(7)：314.
[3] 黄慕姬．蒿芩白薇汤加味治疗内伤发热 239 例[J]．湖北中医杂志，2003，25(10)：44.
[4] 李富旺．柴胡桂枝汤治疗发热疗效探析[J]．中医研究，2005，18(11)：13.
[5] 黄曙，李洁．从内伤发热治疗肿瘤热[J]．中华实用中西医杂志，2000，13(16)：760～761.
[6] 任大成．达郁解毒方治疗癌热 48 例临床观察[J]．中国中医药信息杂志，2005，12(12)：76.
[7] 花海兵．三物黄芩汤加减治疗癌性发热 30 例[J]．实用中医药杂志，2005，21(8)：463.
[8] 林文疆．秦艽鳖甲散治疗骨伤科内伤发热[J]．中国乡村医药，2000，7(6)：14～15.
[9] 张根印．清骨散加减治疗骨伤科内伤发热[J]．陕西中医函授，1998，(3)：17～18.

麻　木

【定义】

麻木是指多因气虚失运、血虚不荣、风湿痹阻、痰瘀阻滞导致气血不通、皮肉经脉失养，引起的以局部或全身肌肤、肢体发麻，甚或全然不知痛痒为临床症状的一类病证。

【历史沿革】

《内经》不少篇章中有“不仁”这一症状的记载，而无“麻木”之名。如《灵枢·寿夭刚柔》说：“寒痹之为病也，留而不去，时痛而皮不仁。”《素问·痹论篇》说：“痹在于骨则重，在于血则凝而不流，在于筋则屈不伸，在于肉则不仁，在于皮则寒。”所谓“不仁”，即皮顽而不知有无的意思，亦即后世所称之“麻木”。《内经》认为不仁的病因病机主要是营卫之气不行。如《素问·痹论篇》说：“其不痛不仁者，病久入深，荣卫之行涩，经络时疏，故不痛，皮肤不营，故为不仁。”《素问·逆调论篇》也说：“荣气虚则不仁，卫气虚则不用，荣卫俱虚，则不仁且不用。”

汉代张仲景《金匮要略·中风历节病脉证治》载：风邪中络，可致“肌肤不仁”。《金匮要略·血痹虚劳病脉证治》又说：血痹“外证身体不仁”，主张用针刺治疗以引阳气；对于阴阳形气俱不足者，则用黄芪桂枝五物汤以通阳行痹。

隋代巢元方等所著《诸病源候论·风病诸候·风不仁候》认为：“不仁”是由“荣气虚，卫气实，风寒入于肌内，使血气行不宣流”而致，对其肌肤木然不知痛痒的临床表现，形象地描绘为“搔之皮肤如隔衣是也”。《诸病源候论·风病诸候·诸癞候》又以“不仁”为癞病初起的主要症状，表现为“顽痹”、“针灸不痛”、“或在面目，习习奕奕；或在胸颈，状如虫行”。

唐宋时期，《备急千金要方》、《外台秘要》、《太平圣惠方》、《三因极一病证方论》等书汇辑前人之说，仍以“不仁”作为痹证、中风、脚气、麻风等多种疾病的一个症状，唯于治法方药，广搜博采，较之前人更加丰富。《备急千金要方》或称“不仁”为“顽麻”，并已观察到中风、痹证等病既有表现为“半体不仁”或“四肢不仁”者，也有“风邪走注皮肤中如虫行”(《卷八·风懿》)、“皮中动淫淫如有虫啄”者(《卷七·风毒脚气》)。是前者为木，即肌肤顽而无知；后者为麻，即肌肤如有虫行之状，为后世麻木分治提供了经验。“麻木”一词，似亦最先见于唐宋方书中，如许叔微《本事方·卷一》说：“风热成历节，攻手指，作赤肿麻木。”

金元时期，不同的医学流派对麻木的病因、病机、治法，多所阐发，各有见地。此期著作，开始以“麻木”一词代替“不仁”，或合称之为“麻木不仁”。如刘完素《宣明论方·诸痹证》说：“痹乃风寒湿三气相合…… 或走注四肢，皮肤不仁，屈伸不便。”张子和《儒门事亲·指风痹痿厥近世差玄说二》认为麻木是诸痹的共同症状：“誓夫痹之为状，麻木不仁，以风寒湿三气合而成之。”李杲《兰室秘藏·卷中》认为麻木多由气虚而引起，“如绳缚之久，释之觉麻作而不敢动，良久则自已，以此验之……乃气不行”。在治疗上主张“补其肺中之气，则麻木自去矣”。朱丹溪集诸家之经验，认为麻与木应当分别，麻固然由气虚所致，木则为湿痰死血阻于血脉经隧而成，治疗上未可执一。明代以来，诸家著作以“麻木”作为独立的病名，多宗丹溪之说，认为麻与木应当有所区别。如李梴《医学入门·卷四·痹风》说：“盖麻犹之痹，虽不知痛痒，尚觉气微流行……木则非唯不知痛痒，气亦不觉流行也。”叶文龄《医学统旨》更明确地说：“麻为木之微，木为麻之甚。”在对本病的治疗方面，此期亦渐趋系统条理。在辨证上，汪机《医学原理·痹门》认为麻木虽是邪在肌肤，但“有气虚不能导血荣养筋脉而作麻木者，有因血虚无以荣养筋肉，以至经隧凝涩而作麻木者”；孙一奎《赤水玄珠·麻木》更谓：“亦有气血俱虚，但麻而不木者；亦有虚而感湿，麻木兼作者；又有因虚而风寒湿之气乘之，故周身麻木掣痛并作者。”应加以区别，论治亦各有侧重。

迨至清代，张璐《张氏医通·麻木》说：“麻则属痰属虚，木则全属湿痰死血，一块不知痛痒，若木然似也。”沈金鳌《杂病源流犀烛·麻木源流》指出麻的病因，“气虚是本，风痰是标”；木，则由“死血凝滞于内，而外挟风寒，阳气虚败，不能运动”。由此观之，本病多属本虚标实之证，而且多为因虚而致实，即在气血先虚的情况下，风寒湿邪乘虚而入，“风痰凑焉，死血聚焉”。在治疗上，一般多主张以补助气血为培本之要，俾气行血畅，顽麻自除，不可专用消散。在证候分类上，吴谦《医宗金鉴·杂病心法要诀》分气实麻木、气虚麻木论治；林珮琴《类证治裁》既按气虚、血瘀、气滞、死血、湿痰、痰瘀互结、暑伤元气、冷风、寒湿、湿热论治，又分别发病部位(手足、手指、肌肉、面、口舌、腹皮等)选方，使麻木的辨证与治疗更加明晰。

【范围】

本病是以症状命名的疾病，相类于西医学的多种结缔组织疾病(如类风湿关节炎、结节性多动脉炎、硬皮病等)、营养障碍疾病(如脚气病等)、代谢及内分泌障碍疾病(如糖尿病、甲状腺功能减退、肢端肥大症等)以及其他疾病(如急慢性感染、肿瘤)，在疾病过程中所发生的多发性神经炎之周围神经损害。

麻木也是周围血管病变之一，如多发性大动脉炎、血栓闭塞性脉管炎等。高血压病引起的脑血管病变，也常以麻木作为主症或兼症。

【病因病机】

麻木一证属气血的病变。临床上常见正虚邪实、虚实夹杂的复杂病机变化。麻木虚证多属气虚或血虚，或气血两虚。气虚不仅可导致血虚，而且往往又是形成痰瘀的原因。实证多由外感风寒湿邪或在里之湿痰、瘀血阻闭经脉气血引起。其病因病机如下。

1. **气虚失运**　饮食劳倦，损伤中气；房室不节、精亏气少均可引起气虚。气虚则卫外失固易致邪侵，气虚则无力推动血的运行，经脉、肌肤得不到气血的温煦与濡养，所以出现麻木的症状。

2. **血虚不荣**　素体血虚，或产后、病中失血伤津，或久病慢性失血，是引起血虚的直接原因。血虚则经脉空虚，皮毛肌肉失养，因而出现麻木感。

由于气血相依，血虚则气无所附，气伤则血耗，故常见气血两虚之证。

3. **风湿痹阻**　风寒湿邪，乘人体卫表空虚入侵，客于肌表经脉，使气血运行受阻，而为疼痛、麻木、重着等症。

风性善行，最易耗伤人体气血，湿邪黏滞缠绵，易于影响气血的流通，故有“风麻湿木”之说。而寒邪其性阴凝，最易伤人阳气，阳气至虚之处，正为寒湿盘踞之所，风寒湿邪合而为痹，留连不解，其始以疼痛为主，久则因病邪阻遏，气血失运，可以麻木不仁为其主要临床表现。

4. **痰瘀阻滞**　痰瘀既成，往往胶结一处，留于经隧、关节，阻遏气血流通，而为久麻久木。两者之中，尤以痰的变化为多，痰浊与外风相合，即为风痰；久停不去，深入骨骱，即为顽痰；蓄而化火，即为痰热或痰火。

总之，麻木一证，以气血亏虚为本，风寒湿邪及痰、瘀为标。麻木的病因虽有多端，而其病机皆为气血不能正常运行流通，以至皮肉经脉失养所致。

【诊断】

(一) 发病特点

麻木一般多发生于四肢，或手指、足趾，亦有仅见于面部一侧或舌根等部位者。

(二) 临床表现

麻木两者常同时并见，故合称麻木。麻，指皮肤、肌肉发麻，其状非痒非痛，如同虫蚁乱行其中；木，指肌肤木然，顽而不知。

【辨证论治】

一、辨证

（一）辨证要点

1. **辨新久虚实**　一般地说，新病多实，久病多虚。麻木实证多由外感风寒湿邪或在里之湿痰瘀血阻闭经脉气血引起。由风寒湿邪引起的，往往麻木与疼痛兼见。一般而论，风湿多侵犯人体上肢部位而为麻木不举；寒湿多侵犯下肢部位，而为腿脚木重；痰湿者多兼头昏头重，胸痞腹胀；风痰者多见口舌麻木；肢麻、头晕、耳鸣、目赤则为肝风夹痰火上冲之候。瘀血的特点为麻木而有定处；湿痰与瘀血相合，则局部不知痛痒，遇阴寒尤甚，或日轻夜重。

本病虚证多属气虚或血虚，或气血两虚。但气虚不仅可导致血虚，而且往往又是形成痰瘀的原因。临床上当仔细辨别。

2. **辨病情轻重**　麻木虽为一证，而两者又存在一定的区别。麻是指发麻感，局部尚有一定知觉；木则是局部失去知觉。故麻轻而木重，麻为木之渐，木为麻之甚。在病机上，麻多属气病，气虚为本，风痰为标；木则多为气病及血，而且多夹湿痰死血。

3. **辨发病部位**　麻木在上肢者多属风湿，或气虚夹痰；在下肢者，以寒湿、湿热为多见。两脚麻木，局部灼热肿胀者，多属湿热下注。头面发麻或木然不知痛痒，多为气血亏虚、风邪乘之，常兼见口眼歪斜、面部一侧抽搐的症状。指端麻木，多为经气虚，内风夹痰。口舌麻木，多属痰浊阻于络脉。浑身麻木，多为营分阻滞、卫气不行。

（二）证候

[气虚失运]

症状：手足发麻，犹如虫行，面色㿠白，自汗畏风，短气乏力，倦怠嗜卧，懒于行动，语言无力，易于感冒，食少，大便稀溏或先干后溏，次数增多。舌质淡，舌体胖大边有齿痕，苔薄白，脉弱。

病机分析：气为血之帅，气虚则鼓动无力，血涩不利，而为麻木；四肢为诸阳之本，故麻木多见于四肢。面色㿠白，形体虚胖，是气虚的特点；倦怠乏力、嗜卧、自汗畏风、食少、便溏，均为脾肺气虚之象。气虚则卫外功能减弱，所以易致外邪入侵；又因其无力推动血液运行，运化水湿，血留为瘀，湿聚为痰，所以气虚而兼痰、兼瘀者亦复不少。

[血虚不荣]

症状：手足麻木，形瘦色苍，面唇淡白无华，眩晕，心悸，失眠，爪甲不荣。舌质淡，脉细。

病机分析：血虚则无以滋养头目，上荣于面，故见眩晕、面唇淡白无华；血不荣心，则心悸失眠；经脉失于濡养，故爪甲不荣，手足发麻。

[风湿痹阻]

症状：长期渐进性肢体关节肌肉疼痛、麻木、重着，遇阴天雨湿而加剧，或呈发作性剧痛，局部多喜暖恶寒。其病久入深者，往往表现为关节不利、麻木不仁，而疼痛反不剧烈，甚至不痛，其舌质多淡，苔薄白或白腻，脉沉迟；亦有风寒湿邪郁久化热或湿热入络而局部肿胀、灼热、疼痛、麻木者。舌质多红，舌苔黄腻，脉细数或滑数。

病机分析：风寒湿合邪，阻闭营卫，气血不得正常地流通敷布，所以出现疼痛、麻木、重着等症状。病久入深，外邪与痰瘀胶结，营卫之行愈涩，故麻木疼痛兼见，或以麻木为主。风寒湿邪郁久化热，或湿热相合，流于经隧，则见麻木、疼痛、肿胀、灼热等症。

[痰瘀阻滞]

症状：麻木日久，或固定一处，或全然不知痛痒。舌上有瘀斑，舌苔或滑或腻，脉沉滑或沉涩。

病机分析：麻木日久，木重于麻者，多属湿痰瘀血，胶着一处，使营卫之气不得宣行所致。若伴见乏力、少气、自汗畏风等症，为气虚兼瘀兼痰；伴见脉细而涩、头目眩晕、心悸失眠为血虚而兼瘀兼痰。心主血，开窍于舌，故瘀血为病，舌上多见紫暗之瘀斑瘀点，脉象沉涩。舌苔滑腻、脉沉滑，则多为风痰或湿痰内阻之象。

二、治疗

（一）治疗原则

麻木以气血的病变为主，多属虚证或虚中夹实证，故其治疗应以调补气血、助卫和营为主。但由于麻木与外邪、瘀血、痰湿有关，特别是久麻久木不知痛痒者，多属因虚而致实，前人已明确指出是湿痰瘀血为患，有形之邪阻于经隧，故又当以疏通为先，待邪有消退之机，气血渐趋流通之时，再施调补为宜。正虚邪实，则补泻合剂，相机而施。

总之，在治疗上应注意区分新久虚实、标本缓急，全面考虑，根据具体的情况拟定治则，不可拘于一法一方。

（二）治法方药

[气虚失运]

治法：补气实卫。

方药：补中益气汤。此方有补气升清之功，气壮则血行。但方中参、芪须重用，其效始著。黄芪益气汤系此方加黄柏、红花而成，一则抑降阴火，一则活血散瘀，用于气虚麻木亦很合拍。阳虚者，可用补中益气汤加桂枝、制附片以振奋阳气。脾虚湿盛，食少便溏，两腿沉重麻木，用除湿补气汤以升阳益气除湿。夏月手指麻木，四肢乏力，困倦嗜卧，用人参益气汤。

气虚兼痰者，一般用补中益气汤合二陈汤。若痰盛，可先用青州白丸子或止麻清痰饮；不效，可酌用礞石滚痰丸、控涎丹加桃仁、红花以祛风痰、通经络，待痰去十之六七，再用补中益气汤加减调补。

气虚兼瘀，常用黄芪赤风汤、补阳还五汤等以补气行瘀。

[血虚不荣]

治法：养血和营。

方药：四物汤为基本方，可加丹参、秦艽、红花、鸡血藤等以增强活血通络作用。血虚液燥，加制何首乌、枸杞子、沙苑子、熟地。病在手，加桑枝、蒺藜；病在足，加牛膝、木瓜。

血虚而风寒袭之，手足麻木疼痛者，可用当归四逆汤，或桂枝汤加当归、红花温经活血；血虚而兼风湿，宜用神应养真丹。

木重于麻,在病之早期多为阳气衰微,不能鼓动血液运行,可在益气养血和血方中加桂枝、附子通阳开痹,振奋阳气,俾气旺血行,而麻木自已。一般气血两虚的麻木,用黄芪桂枝五物汤。方中黄芪补气益卫,桂枝、白芍和营,生姜、大枣斡旋脾胃之气以发挥药力。兼肝肾不足者,酌加养血息风之品,如枸杞子、白蒺藜、沙苑子、天麻之类,并兼用丹参、鸡血藤、红花、五加皮等以活血通络。

对阴虚风动所引起的麻木,应以滋养肝肾治其本,平肝息风、通络化痰治其标,常用天麻钩藤饮、镇肝息风汤等方,加豨莶草、老鹳草、桑枝、地龙通络,痰盛者合二陈汤加竹沥、远志、石菖蒲。待火降风息,则以填补为主,常用地黄饮子、四斤丸、虎潜丸。形丰多痰者,参用健中化痰之剂。

中年以上,形体丰盛之人,如见中指、示指发麻,多为中风先兆,不可滥用祛风发表,以免损伤真气。可用桑枝膏丸,滋养肝肾、活血通络。

[风湿痹阻]

治法:祛风通络。

方药:初期常选蠲痹汤。方中羌活、独活、桂枝、秦艽、海风藤、桑枝既祛风湿又兼通络之长;当归、川芎活血;木香、乳香调气;甘草调和诸药。偏风者加防风;偏寒者加制川乌;偏湿者,加防己、薏苡仁、苍术。病在上肢加姜黄、威灵仙;病在下肢加牛膝、续断、五加皮、木瓜。风寒湿痹,并可配合服用大、小活络丹。湿热痹则以清利湿热为主,佐以通络,常用三妙丸加萆薢、地龙、乳香、豨莶草、鸡血藤、海风藤、姜黄、防己之类。病邪去,营卫复,则麻木自愈。

痹证日久,肝肾、气血、阴阳俱虚,证见麻木疼痛,活动障碍,常用独活寄生汤出入。方中人参、茯苓、甘草、地黄、芍药、当归、川芎双补气血;桑寄生、杜仲、牛膝补肝肾、壮筋骨;独活、细辛、防风祛风湿;合为养正固本、兼祛风湿之良方。《三因极一病证方论》胜骏丸,亦有扶正祛邪之功,可以选用。

湿热羁留不去,久而伤阴,症见局部灼热、肿胀、活动不利,用三妙丸合四物汤,加地龙、蚕砂、木瓜、僵蚕、鸡血藤、防己之类,继用虎潜丸。湿热甚者,忌用参、芪之类甘温补气药。

[痰瘀阻滞]

治法:化痰行瘀。

方药:双合汤。方中桃红四物汤活血祛瘀,二陈汤合白芥子、竹沥、姜汁涤痰通络。但瘀痰亦各有偏盛,治疗上各有侧重。偏痰者,用二陈汤加苍术、白术、桃仁、红花,少加附子以引经;偏瘀者,用四物汤加陈皮、茯苓、羌活、红花、苏木。

瘀血阻痹经络隧道,可用身痛逐瘀汤。方中桃仁、红花、当归、川芎活血祛瘀;没药、五灵脂、香附行血疏肝;羌活、防风、牛膝、地龙祛风湿、通经络。湿热偏重者,加苍术、黄柏燥湿清热;气虚加黄芪。并可适当加用全蝎、䗪虫、白花蛇等虫类药物搜剔通络,提高疗效。

顽痰结聚,形盛色苍,体壮脉实之人,可用控涎丹加桂枝、姜黄、全蝎、桃仁、红花、姜汁以攻逐之。体虚邪实,不任重剂克伐者,可改用指迷茯苓丸。

口舌麻木,多属痰火,可用止麻消痰饮。方中半夏、茯苓、陈皮、细辛化痰行气;瓜蒌、黄芩、黄连清化热痰;桔梗、枳壳调理气机升降;天麻平肝息风。气虚酌加人参,血虚加当归、白芍。

颜面麻木,多属风痰阻络,常用牵正散加白芷、防风、钩藤、蜈蚣。兼血瘀者合桃红四物汤。兼用外治法:川芎、防风、薄荷、羌活煎汤,用布巾蒙头熏之,每日 2～3 次。

(三)其他治法

1. 单方验方

(1) 老鹳草、豨莶草、鸡血藤、络石藤、石楠藤、海风藤、鹿衔草、宽筋藤、千年健、桑枝、忍冬藤,任选其中 2～3 味,每味 30 克,水煎服。上述中草药皆能活血通络、祛风逐湿,且无明显副作用,因此,可试用于各种证型的麻木,或单用,或 2～3 味配用,或加在辨证方药中使用。

(2) 老鹳草流浸膏:每日 3 次,每次 10～15 毫升。

(3) 鸡血藤片:每日 3 次,每次 4～6 片。

(4) 豨桐丸(豨莶草、八角梧桐):每日 2 次,每次 4～8 片。

(5) 豨夏丸(豨莶草、夏枯草):每日 3 次,每次 1～2 丸。

(6) 风湿骨痛酒(老鹳草、丁公藤、桑枝、豨莶草):每日 3 次,每次 10 毫升。

(7) 蚕砂:60～120 克蒸热熨患处。

(8) 海桐皮、桂枝、姜黄、羌活、独活、松节、路路通、刘寄奴、透骨草、红花、当归各 15 克,酒水各半煎用,趁热浸洗,每日 1～2 次。

(9) 白芥子研末,姜葱汁调敷患处。

2. 针灸 针灸对麻木有较好的疗效,但须根据辨证论治的原则,运用虚实补泻手法,并随麻木的部位,循经选穴。常用穴位:上肢:合谷、曲池、肩髃、肩井、外关、太渊、尺泽等。下肢:风市、阳陵泉、昆仑、悬钟、足三里、三阴交等。

【转归及预后】

麻为木之始,木为麻之甚。此证初起,多以麻为主症,如未能及时治疗或治疗不当,则可由麻而致木,由木而致行动不便,甚则瘫痪不起,不可不慎。若能见微知著,注重早期治疗,其预后一般较佳。

【预防与护理】

(1) 生活规律:按时作息,避免熬夜,保持良好的睡眠。

(2) 饮食有节:定时进餐,防止暴饮暴食,尤其不可过食肥甘厚味,以免酿痰动风。

(3) 调畅情志:保持心情愉快,避免忧思恼怒。

(4) 适量运动:参加力所能及的体育活动,如保健操、太极拳、八段锦、跑步等,以增强体质,并使气血流畅。尤其中年以上,肥胖体型的患者,如见食指、中指或舌根麻木,应积极采取措施,预防中风的发生。

(5) 调适寒温:麻木遇阴天雨湿而加剧者,应注意保暖防潮,局部可用艾条灸,或在医生指导下采用热熨、熏洗等药物外治的方法。

【现代研究】

关于本病的现代研究,主要以痹证麻木和糖尿病所致末梢神经炎为主。痹证麻木重点介绍部分老中医对麻木的治疗经验，以供临证参考。

（一）痹证麻木

痹证有新久虚实之异，然以调和营卫、疏经活络为共同的治疗方法，对于痹证麻木，尤为要着。如蒲氏[1]认为：风湿痹证属湿阻营卫、上肢麻木者，治以调和营卫为主，兼以祛风利湿，方用黄芪建中汤、玉屏风散加天麻、羌活、秦艽、桑枝、陈皮等。岳氏[2]认为：痹证麻木疼痛，由风寒湿杂至，气血壅闭，宜先通后补，曾自拟疏经活血通络方（薏苡仁、桑枝、丝瓜络、茜草、木瓜、没药、郁金、香橼皮、川楝子、佛手、怀牛膝、路路通、木通），病减之后，继进三痹汤，最后用滋肾养肝方（四物汤合木瓜、牛膝、阿胶、淫羊藿、山茱萸、五味子、怀牛膝、炒薏苡仁、阿胶、山药、玉竹、枸杞子、黄精）收效。

（二）糖尿病末梢神经炎

糖尿病末梢神经炎是糖尿病神经病变中最常见的慢性并发症之一，也是糖尿病患者主要的致残因素之一，本病多慢性起病，两侧对称，下肢比上肢重，症状通常从远端向近端发展，感觉障碍突出，运动障碍相对较轻，严重者可出现足趾手指无力甚至肌肉萎缩。

1. 病因病机　中医多将糖尿病归为消渴的范畴，王氏等[3]认为糖尿病末梢神经炎作为糖尿病的并发症，在传统医学中并无确切的病名。根据其临床表现，多将其归为“消渴”、“痹证”、“麻木”和“痿证”的范畴，《丹溪心法》曰：“热浮于下，肾虚受之，腰腿枯细骨节酸疼。”其病因病机主要为消渴日久，气阴两虚，阴虚燥热，热灼津液，血黏成瘀，瘀血阻络，气血不能达于四肢，肌肉筋脉失养，出现肢体疼痛、麻木不仁。久致阴损及阳，温煦不足，故见四肢厥冷。气虚无力推动血液运行，加重血瘀的发展，血瘀又影响气血的流通，形成恶性循环，导致病情逐渐加重，最终肌肉筋脉失去气血的濡养而痿废不用。张氏[4]认为其主要病机是本虚标实，本虚有肾、脾、气、阴之别，标实有血瘀、痰结、寒凝之异。许氏[5]从先后天的角度把DPN的根本原因概括为脾肾亏虚，认为阳虚络瘀是本病的病机关键，气阴两虚贯穿整个病程的始末。

2. 治疗概况　针对其病因病机，中医提出了多种治法，以活血化瘀、补肾、益气为主要治法，清热利湿、祛痰通络、理气生津等法佐之。针对糖尿病末梢神经炎特有的发病机制以及其隶属于中医疾病的范畴，活血化瘀、祛风通络是改善其临床症状的有效治疗法则。研究[6]表明，活血化瘀的中药具有显著的抗凝、溶栓、扩血管、强心、降低血小板黏聚性及纤维蛋白原，改善血液流变性及微循环和一定的软化血管、增加血管通透性等作用。可能减轻或消除血管内皮及神经细胞的充血水肿及玻璃样变性。从而改善患者的血流及神经传导功能。临床上常用的活血化瘀中药有丹皮、赤芍、桃仁、红花等。在本病发病机制的代谢异常方面，桂氏等[7]中医补肾的方药能促进胰腺再生及分泌功能，增加组织对胰岛素的敏感性，促进组织对葡萄糖的利用，从而降低血糖、调节脂质代谢。张氏等[8]强调补肾与活血并重，认为一方面补肾可以促进胰腺再生及分泌功能，增加组织对胰岛素的敏感性，促进对葡萄糖的利用，降低血糖、调节脂代谢。另一方面活血化瘀可以有效地降低患者血液黏稠度，改善糖、脂肪的代谢，恢复正常的血循环及神经营养。近年来，随着对本病发病机制的不断探索，醛糖还原酶抑制剂（ARI）的应用越来越广泛。中药为天然的药物，无明显的毒副作用，显示了良好的应用前景。已有研究[9]发现甘草、黄芪、丹参、龙胆黄、黄芩苷、葛根素等对醛糖还原酶（AR）有明显的抑制作用。日本学者也发现甘草、芍药、桂皮、苍术在体外能够抑制AR。一些具有蛋白同化作用的中药如人参、灵芝、牛膝、枸杞子、淫羊藿等，又可能在循环改善的前提下，使损伤的神经细胞再生或修复。另外，人参、首乌、当归、六味地黄丸等中药能延缓衰老，也可能延缓神经系统的变性。王氏[10]认为肾上腺皮质激素样作用药以及垂体-肾上腺皮质功能药，如生地、甘草、人参、知母等，对于免疫因素所导致的本病有一定的作用。

研究[11,12]显示针刺治疗不仅能够改善患者的临床症状，还能显著提高受损神经的传导速度、改善血生化和血流变指标。

综上可见，中医药对本病的治疗可以作用于致病因素的众多环节，疗效可以肯定，有很好的前景。目前，糖尿病性神经病变的中西医结合治疗，首先应用口服降糖药或胰岛素控制血糖，在此基础上应用中医中药进行辨证论治。治疗主要是扶正与祛邪两方面。扶正应紧扣消渴以肾阴不足为本的病机基础，以补肾为主，同时兼顾气和血，以使机体阴生阳长，气血调和。西医学在这方面主要使用神经营养剂，以改善神经组织的代谢障碍，如能中西医结合治疗、如能选择到最佳的结合点，有可能提高治疗的效果。祛邪，即祛除气滞、血瘀、痰湿、寒凝等，主要是活血化瘀、疏通气血，以改善糖尿病微血管障碍，增加神经组织的供血，提高神经传导速度，这与西医学认为本病发病机制之一是血管障碍而应用血管扩张剂治疗的思路相同。因此，在辨证论治重视加用活血化瘀的中药，如补肾活血、温阳活血、益气活血等等可以提高疗效。此外，临床应用行气、祛湿、温阳以通络等治法也有一定的疗效。

（三）其他

神经根型颈椎病所致的麻木临床也较为多见，属于痹证麻木一类，针灸治疗这类病症取得了较好的疗效。该病是由于椎间盘的退行性变和锥体骨质增生性病变压迫颈神经根而引起的，临床多表现为臂丛神经疼痛麻木。从中医理论来讲，颈椎病的形成主要与2方面有关：一是由于肝肾阴虚，筋脉失养，外受风寒之邪，寒凝经络；二是由于虚阳上扰、风阳内动所致。以上二证均属本虚标实之证。针灸治疗神经根型颈椎病有毫针、电针、水针、针灸刀及其他治疗方法，其中以毫针和电针最为常用。以局部取穴法为主，以颈夹脊、风池、夹脊、曲池、外关、合谷、阿是穴等为选用频率最高的穴位。同时也不乏如腹针这样的新疗法。两种或更多疗法合用为普遍采用的方法。上述各种疗法均有显著的临床疗效，充分显示出针灸治疗神经根型颈椎病的优越性。

【小结】

麻木是人体气血、经络的病变。“气主煦之”、“血主濡之”,故气虚失运或血虚不荣,是发生麻木的主要内在原因。风寒湿邪入侵,或痰浊瘀血互结,阻于经隧,影响气血的流通,亦可以发生麻木。

麻木在临床上有轻重之别:麻是肢体发麻,木是局部知觉消失,全然不知痛痒。麻为木之始,木为麻之甚。麻多属气虚不行或血虚不能濡养经脉,木多为正虚而顽痰死血胶结所致。

麻木一病,有新久虚实之分。一般新病以实证为多,久病多虚中夹实或以虚为主。实证有风寒、湿热、血瘀、痰浊之别,虚证有气虚、血虚、气血两虚、阴虚之异。在治疗上,虚证以调补气血或滋养肝肾为大法;实证以祛邪、疏通经络为主;虚实互见,则视具体情况,区分其标本缓急,相机予以补虚泻实的处方。

采用针灸、药物外用热熨、熏洗等方法,可以提高麻木的治疗效果。

附方

(1)补中益气汤(《脾胃论》):黄芪 人参 白术 陈皮 升麻 柴胡 当归 甘草。

(2)黄芪益气汤(《医宗金鉴》):黄芪 白术 甘草 当归 陈皮 升麻 柴胡 红花 黄柏。

(3)除湿补气汤(《兰室秘藏》):升麻 苍术 黄柏 柴胡 黄芪 知母 藁本 生甘草 当归 五味子 陈皮。

(4)人参益气汤(《兰室秘藏》):黄芪 生甘草 人参 白芍 柴胡 炙甘草 升麻 五味子。

(5)二陈汤(《和剂局方》):半夏 茯苓 陈皮 甘草。

(6)青州白丸子(《和剂局方》):生半夏 生乌头 生南星 白附子。

(7)止麻清痰饮(《赤水玄珠》):黄芩 黄连 贝母 瓜蒌 茯苓 桔梗 枳壳 橘红 胆南星 白矾 皂角 天麻 甘草 细辛 姜汁 竹沥。

(8)礞石滚痰丸(《丹溪心法附余》):大黄 黄芩 礞石 沉香。

(9)控涎丹(《三因极一病证方论》):大戟 甘遂 白芥子。

(10)黄芪赤风汤(《医林改错》):黄芪 赤芍 防风。

(11)补阳还五汤(《医林改错》):黄芪 归尾 赤芍 地龙 川芎 桃仁 红花。

(12)四物汤(《和剂局方》):地黄 白芍 当归 川芎。

(13)当归四逆汤(《伤寒论》):当归 桂枝 芍药 细辛 甘草 木通 大枣。

(14)桂枝汤(《伤寒论》):桂枝 芍药 甘草 生姜 大枣。

(15)神应养真丹(《三因极一病证方论》):生地 白芍 当归 川芎 羌活 天麻 木瓜 菟丝子。

(16)黄芪桂枝五物汤(《金匮要略》):黄芪 桂枝 芍药 生姜 大枣。

(17)天麻钩藤饮(《杂病证治新义》):天麻 钩藤 生石决明 栀子 黄芩 川牛膝 杜仲 益母草 桑寄生 夜交藤 茯神。

(18)镇肝息风汤(《医学衷中参西录》):怀牛膝 生赭石 生龙骨 生牡蛎 生龟甲 白芍 玄参 天门冬 川楝子 生麦芽 茵陈 甘草。

(19)地黄饮子(《宣明论方》):生地 巴戟天 山茱萸 石斛 肉苁蓉 附子 五味子 肉桂 茯苓 麦门冬 石菖蒲 远志。

(20)四斤丸(《和剂局方》):明天麻 肉苁蓉 木瓜 牛膝。

(21)虎潜丸(《医方集解》):黄柏 龟甲 知母 熟地 陈皮 白芍 锁阳 虎骨 干姜 当归 牛膝 羊肉。

(22)桑枝膏丸(《中医临证备要》):何首乌 枸杞子 当归身 黑芝麻 柏子仁 白蒺藜 桑枝。

(23)蠲痹汤(《医学心悟》):羌活 独活 桂枝 秦艽 海风藤 桑枝 当归 川芎 乳香 木香 甘草。

(24)三妙丸(《医学正传》):苍术 黄柏 牛膝。

(25)独活寄生汤(《备急千金要方》):独活 桑寄生 秦艽 防风 细辛 干地黄 当归 白芍 川芎 桂枝 茯苓 杜仲 人参 牛膝 甘草。

(26)胜骏丸(《三因极一病证方论》):附子 当归 天麻 牛膝 木香 全蝎 酸枣仁 生地 熟地 防风 没药 木瓜 羌活 乳香 麝香 甘草。

(27)双合汤(《杂病源流犀烛》):桃仁 红花 地黄 芍药 当归 川芎 半夏 茯苓 陈皮 甘草 白芥子 竹沥 姜汁。

(28)桃红四物汤(《医宗金鉴》):桃仁 红花 地黄 芍药 当归 川芎。

(29)身痛逐瘀汤(《医林改错》):秦艽 川芎 红花 桃仁 甘草 羌活 没药 当归 五灵脂 香附 牛膝 地龙。

(30)指迷茯苓丸(《备急千金要方》):半夏 茯苓 枳壳 风化硝 姜汁。

(31)止麻消痰饮(《杂病源流犀烛》):半夏 茯苓 枳壳 陈皮 天麻 细辛 瓜蒌仁 黄芩 黄连 桔梗 甘草。

(32)牵正散(《杨氏家藏方》):僵蚕 全蝎 白附子。

【现代研究】主要参考文献

[1] 蒲志兰整理.临床中医家蒲辅周[M].北京:中国中医药出版社,2004:120~123.

[2] 岳美中原著.陈可冀,李春生,岳沛芬,等合编.岳美中医学文集[M].北京:中国中医药出版社,2002:343~345.

[3] 王连志,王奕.中西医对糖尿病末梢神经炎的认识及治疗进展[J].中医药学刊,2004,7(22):1323~1324.

[4] 张苗海.糖尿病周围神经病变的病机及辨证治疗[J].光明中医,2003,18(5):11.

[5] 许成群.糖尿病周围神经病变的中医病机探讨[J].现代中医药,2003,(4):55~56.

[6] 侯家玉.中药药理学[M].北京:中国中医药出版社,2002:140~164.

[7] 桂宜绅,乔玉秋,蒲剑英.糖尿病中医治疗研究与进展[J].临床荟萃,1992,7(4):180.

[8] 张燕,牛喜伟.疗痹通络汤治疗糖尿病周围神经病变36例[J].四川中医,2000,18(10):24.

[9] 张家情,周云平.部分中药或其成分对大鼠晶体醛糖还原酶的抑制作用[J].中国中西医结合杂志,1999,14(9):45~47.

[10] 王浴生.中药药理与应用[M].北京:人民卫生出版社,1983:15,1102.

[11] 王玉萍,计磊,李军体,等.针刺对糖尿病周围神经病变的影响[J].中国针灸,2005,25(8):542~544.

[12] 郭永红,石田寅夫,郭义,等.经皮穴位电刺激治疗糖尿病周围神经病变的对照研究[J].中国针灸,2004,24(8):522~524.

咳 血

【定义】

咳血又称为嗽血、咯血。血自肺中经气道咳嗽而出，或纯血鲜红，间夹泡沫，或痰血相兼，或痰中带血，均称为咳血。主要由于外邪犯肺、肝火上炎、阴虚火旺或气不摄血等原因，以致肺络损伤、血液妄行、溢入气道而形成。

【历史沿革】

《素问・至真要大论篇》说："少阳司天，火淫所胜，则温气流行，金政不平。民病……咳唾血。"《灵枢・经脉》说："肾足少阴之脉……是动则病饥不欲食，面如漆柴，咳唾则有血，喝喝而喘。"说明外邪侵袭及脏腑病变均可导致咳血。

汉代张仲景《金匮要略》把咳血包括于吐血之内，在《金匮要略・惊悸吐衄下血胸满瘀血病脉证治》说："烦咳者，必吐血"、"夫酒客咳者，必致吐血，此因极饮过度所致也。"均指咳血而言。

隋代巢元方《诸病源候论・咳嗽病诸候・咳嗽脓血候》说："肺感于寒，微者则成咳嗽。嗽伤于阳脉，则有血。"指明咳血是阳络损伤的结果。

宋代《圣济总录・吐血门》里，指出了嗽血、咯血的病证名称，并记载了一些治疗方药。金代张从正《儒门事亲・咯血・衄血・嗽血》说："夫男子妇人，咯血、衄血、嗽血、咳脓血，可服三黄丸、黄连解毒汤、凉膈散。"提出了治疗热证咳血的方剂。元代朱丹溪《丹溪心法・咳血》首先明确咳血的病名，并列专篇讨论，谓："咳血者，嗽出痰内有血者是。"

明代戴思恭《证治要诀・嗽血》说："热壅于肺能嗽血；火嗽损肺亦能嗽血。壅于肺者易治，不过凉之而已；损于肺者难治，已久成劳也。"指明热壅于肺及火嗽损肺两类咳血的预后各不相同。孙一奎强调清肺降火、开郁消痰在治疗咳血中的重要性，他在《医旨绪余・论咳血》中说："咳血多是火郁肺中，治宜清肺降火，开郁消痰，咳止而血亦止也。不可纯用血药，使气滞痰塞而郁不开，咳既不止，血安止哉！设下午身热而脉细数，此真阴不足，当清上补下。"他的见解对后世治疗咳血有所启发。明代张景岳《景岳全书・血证》说："咳血、嗽血皆从肺窍中出，虽若同类而实有不同也，盖咳血者少痰，其出较难；嗽血者多痰，其出较易……咯血者，于喉中微咯即出，非若咳血、嗽血之费力而甚也。大都咳嗽而出者出于脏，出于脏者其来远；一咯而出者出于喉，出于喉者其来近。"张氏强调肾水亏虚在咳血病机中的重要性，《血证・咳血论治》说："凡病血者虽有五脏之辨，然无不由于水亏。水亏则火盛，火盛则刑金，金病则肺燥，肺燥则络伤而嗽血，液涸而成痰，此其标际固在肺，而病本则在肾也。"秦景明《症因脉治・嗽血论》明确指出："咳血即嗽血。"并将咳血分为"外感嗽血"及"内伤嗽血"两类，分别论述其病因，临床表现及治疗方药。指出外感咳血易治，内伤咳血难治："外感咳血之症，乃是邪壅于肺，择其何邪而施治，则愈矣。故丹溪曰，壅于肺者易治，不过散之清之而已，不比内伤门损于肺者之难治也。"

清代唐容川《血证论・咳血》认为咳血与咳嗽有密切关系，"人必先知咳嗽之原，而后可治咳血之病。盖咳嗽固不皆失血，而失血则未有不咳嗽者"。唐氏将咳血分为实证及虚证两大类，论述较详，值得参考。

综上所述，早在《内经》即有关于咳血的论述，但在唐代以前多将咳血包括在吐血之内。元代朱丹溪《丹溪心法》首先提出咳血的病证名。此后，明清医家在咳血的病因病机、类证鉴别、辨证论治等方面各有阐述，对咳血的认识渐趋完善。

【范围】

西医学将咳血称为咯血。本篇讨论杂病范围的咳血，主要见于肺结核、肺炎、支气管扩张、肺癌等肺部疾患，其次是心血管病及血液病引起的咳血。而传染病，如肺出血型钩端螺旋体病、流行性出血热等引起的咳血则属于温热病的范畴，可参阅本书温热病的有关部分。

【病因病机】

咳血总由肺络受损所导致。以肺为娇脏，又为脏腑之华盖，当外内之邪干扰及肺，肺气上逆则为咳，损伤肺络则导致咳血。

1. **外邪袭肺** 肺主气，司呼吸，开窍于鼻，外合皮毛，故易受外邪侵袭。外邪袭肺则壅遏肺气，使肺气失于宣肃而上逆为咳。损伤肺络，血溢气道，则引起咳血。在外邪之中，以热邪、燥邪引起者居多。如《临证指南医案・吐血》说："若夫外因起见，阳邪为多，盖犯是证者，阴分先虚，易受天之风热燥火也。至阴邪为患，不过其中之一二耳。"

2. **肝火犯肺** 多由肺气素虚，复因情志不遂，肝郁化火，肝火上逆犯肺，损伤肺络而咳血。或因暴怒气逆，致使肝气横逆，气有余便是火，血随火动，肝火上逆犯肺而咳血。

3. **肺肾阴虚** 由于瘵虫侵蚀肺系，动热伤阴，或它病日久，耗伤气阴，以致阴虚肺燥，虚火内炽，灼伤肺络而导致咳血。此外，肺肾之间存在着金水相生的关系，因此，或先病肺阴亏虚，日久病及于肾；或先病肾水不足，以致肺失滋润，均可形成肺肾阴虚、水亏火旺、火灼肺金的咳血。

4. **气虚不摄** 或因劳倦过度，或因饮食失节，或因情志内伤，或因外邪不解，耗伤人体正气，以致气虚而血无所主，血不循经而错行，从肺络溢出而形成咳血。

在上述病因病机中，由外邪袭肺及肝火犯肺所致者，属于实证；由肺肾阴虚及气虚不摄所致者，属于虚证。但实证咳血，若病久不愈，也可转化为虚证。

【诊断与鉴别诊断】

一、诊断

(一) 发病特点

咳血患者多有咳嗽、喘证或肺痨等肺系疾患的病史。咳血之前常有胸闷、喉痒等症。

(二) 临床表现

咳血的病位在肺。血由肺来,经咳嗽而出,或纯血鲜红、间夹泡沫,或痰血相兼,或痰中带血。

根据以上两点,一般可以对咳血作出诊断。

二、鉴别诊断

1. **吐血**　吐血是血由胃来,经食道从口而出,在吐血前,多伴有肝郁气滞、胃脘疼痛、胃气失和等症状。血随呕吐而出,血中夹有食物残渣,血量较多,血色紫暗。吐血患者,大多可伴有黑便症状。

2. **肺痈**　肺痈虽亦见咳血,但为脓血相间。肺痈初期,亦可见风热袭于卫表的症状,但肺痈演变至吐脓血时,多有壮热、烦渴、胸痛、咳嗽、脉滑数、舌质红、苔黄腻等症,吐痰量多,气味腥臭,脓血相兼。

3. **口腔出血**　咽喉、齿龈以及口腔其他部位出血,一般无咳嗽,血往往是纯血或随唾液而出,出血量较少,且可见口腔病变的症状。

【辨证论治】

一、辨证

(一) 辨证要点

1. **辨外感内伤**　从引起咳血的原因来看,咳血可以分为外感咳血及内伤咳血2类,两者在临床表现、预后及治疗等方面各不相同,应注意辨识。一般来说,外感咳血病程短,起病较急,初起均有恶寒、发热等表证,如《症因脉治·嗽血论》说:"外感嗽血之症,身发寒热,喘促气逆,咳嗽不止,嗽痰带血。"内伤咳血则病程长,起病较缓,均有脏腑、阴阳、气血虚衰或偏盛的表现,如肺肾阴虚、正气亏虚或肝火上炎等。

2. **辨属火属虚**　咳血虽可分为外感及内伤两类,但其病机主要为火与虚2个方面,故应辨明火之有无及属虚属实。咳血由火热熏灼肺络引起者为多,但火有虚实之别,外感之火及肝郁之火属于实火;阴虚火旺之火则为虚火。属虚者均由内伤所致,常见为阴虚及气虚,阴虚则火灼肺络,气虚则不能摄血而导致咳血。

(二) 证候

[风寒犯肺]

症状:初起恶寒、发热、头痛、鼻塞、咳嗽痰稀,渐至咳嗽不已,痰中夹血,血量一般不多。脉浮或浮缓,苔白。

病机分析:病之初起风寒袭表,卫阳被遏,故恶寒、发热、头痛;风寒束闭肺气,肺气不宜,故咳嗽、鼻塞;咳嗽不止,损伤肺络,则痰中带血;苔白、脉浮或浮缓均为风寒之邪侵于肺卫之征。

[风热犯肺]

症状:初起恶寒发热,咳嗽痰黄,痰中夹血,血色鲜红,口渴、咽痛,或头痛。舌苔薄黄,脉浮数。

病机分析:风热袭表,表卫失和故见恶寒发热;风热犯肺,肺失消肃,因而咳嗽痰黄;热伤阳络,血溢于肺,随痰而出,则见咳血;热邪耗津,津液内伤,以致口渴;苔薄黄、脉浮数均为风热之邪在表之象。

[燥气犯肺]

症状:身热,咳嗽,痰量不多,咯痰不爽,痰中带血,咽喉干燥,鼻燥,心烦口渴。苔薄白而燥,肺浮数。

病机分析:燥气多行于秋令,燥热犯肺,肺失清润,肺气上逆故见身热、咳嗽痰少等症。燥热损伤肺络,则致咳血。燥热上灼气道,则致鼻燥咽干。燥热耗津故见口渴。苔薄白而燥、脉浮数,为燥热之邪伤及肺卫之象。

[肝火犯肺]

症状:咳嗽,痰中带血或咳吐纯血,血色鲜红,胸胁疼痛,头痛眩晕,烦躁易怒,口苦而干。舌质红,苔薄黄,脉弦数。

病机分析:肝火炽盛,上炎犯肺,灼伤血络,则致咳嗽咳血;热势亢盛者则可咳吐纯血;胸胁为肝之分野,肝火内盛,肝经失和,故见胸胁疼痛;肝火上扰清空则致头痛、眩晕;上扰心神则致烦躁易怒;口干苦、舌质红、苔黄、脉弦数,均肝火内盛之征。

[阴虚火旺]

症状:干咳痰少,口干咽燥,痰中带血或反复咳血,颧红,午后潮热,盗汗,或兼耳鸣、腰膝酸软。舌质红,少苔,脉细数。

病机分析:由于肺脏气阴亏虚,肺燥火盛,失于清肃,故干咳痰少,口干咽燥。虚火灼伤肺络,则致痰中带血或反复咳血;水亏不能济火,火热扰动,逼津液外泄易为盗汗;阴虚生内热,阳气怫郁于外,故致颧红、午后潮热;肾开窍于耳,腰为肾之外府,肾阴亏虚,则出现耳鸣、腰膝酸软等症;舌质红、少苔、脉细数,为阴虚火旺之象。

[气不摄血]

症状:面色少华,神疲乏力,头晕目眩,耳鸣,心悸,或咳或不咳,痰中带血或咳吐纯血,或兼见衄血、便血。舌质淡,脉虚细或芤。

病机分析:或禀赋不足,或劳倦过度,或饮食不节、损伤脾胃,或大病久病之后失于调养,以致正气不足、气血亏虚。气血亏耗,不能上荣于面,则面色少华;筋脉百骸失于濡养,故神疲乏力;脑海失养则头晕、目眩、耳鸣;心失所养则致心悸;气虚不能摄血,血无所主而妄行,血溢于肺则致痰中带血或咳纯血;妄行甚者,则可并见衄血、便血;舌质淡、脉虚细,为气虚血弱之象,若出血过多则见芤脉。

二、治疗

(一) 治疗原则

咳血以由火热熏灼肺络引起者为多,但火有实火、虚火之别,实火治当清热泻火、凉血止血;虚火治当滋阴清热、宁络止血。少数由风寒袭肺及气虚不摄所致者,又当分别以疏风散寒、宁络止血及益气摄血之法治之。由于离经之血,有可能停聚体内易形成瘀血,因此,在止血的同时,必须考虑到活血化瘀,勿使瘀血停留,引起后患。在血止之后,还应该考虑宁络、补血,以及针对出血的原因进行治疗,以防止再度出血。此外,缪仲淳治吐血三诀:宜行血不宜止血;宜补肝不宜伐肝;宜降气不宜降火。对治疗咳血亦有一定的参考价值。

(二) 治法方药

[风寒犯肺]

治法:疏风散寒,肃肺止血。

方药:金沸草散加减。方中以金沸草温散降逆、化痰止咳;前胡宣降肺气、化痰止咳;荆芥、细辛、生姜疏风散寒、宣肺解表;茯苓、半夏化痰和中。加仙鹤草、茜草根、茅根、蒲黄止血化瘀。若风寒已解,而咳嗽不止,痰中带血者,可用止嗽散为主方加上述止血化瘀药治疗。

[风热犯肺]

治法:清宣肺热,凉血止血。

方药:银翘散加减。方中金银花、连翘、竹叶清热透邪;芦根清热生津;牛蒡子、荆芥、薄荷疏散风热。原方中之桔梗宣散开提,不宜用于咳血,可去之。或加贝母、杏仁肃肺止咳;旱莲草、茅根、藕节、茜草根凉血止血。咳血甚者,再加云南白药或三七粉冲服。痰热壅肺而见发热、痰多、咯痰黄稠、苔黄腻、脉滑数者,加黄芩、鱼腥草,或合千金苇茎汤清热肃肺化瘀。表邪已解而津伤较甚,干咳无痰或痰少而黏、舌红少津者,去荆芥、薄荷,加天门冬、麦门冬、玄参、天花粉养阴润燥。

[燥气犯肺]

治法:清肺润燥,宁嗽止血。

方药:清燥救肺汤加减。方中杏仁、桑叶、枇杷叶宣肺止咳;石膏、甘草、麦门冬清火生津;阿胶、火麻仁滋阴润燥;人参可改用沙参,益气养阴。方中可加生地炭、藕节炭、旱莲草、十灰散等凉血止血。本证亦可选用桑杏汤为基础方。

燥热已退而咳嗽不已,痰中带血,治疗当滋阴润肺、宁嗽止血,用沙参麦冬汤加凉血止血药。

[肝火犯肺]

治法:泻肝清肺,凉血止血。

方药:泻白散合黛蛤散加味。黛蛤散凉肝止血,泻白散清热泻肺,加藕节、茅根、旱莲草、茜草根等凉血止血。头晕、目赤者,可加龙胆草、代赭石清热平肝。若出血量较多者,可另吞服参三七粉。肝火犯肺,火盛迫血,血来盈口,色鲜红,治宜清热凉血,可用犀角地黄汤。

[阴虚火旺]

治法:养阴清热,凉血止血。

方药:百合固金汤加减。方用百合、麦门冬滋阴润燥;熟地、生地、玄参滋阴清热;当归、白芍养血柔肝;贝母、甘草化痰止咳;原方之桔梗于咳血不利,宜去。加茅根、藕节、旱莲草、侧柏叶或十灰散凉血止血。潮热甚者,加地骨皮、秦艽、白薇清退虚热。盗汗显著者,加煅牡蛎、浮小麦、糯稻根固表敛汗。阴虚火旺之由肺痨所致者,可以月华丸为基础方加减治疗。

虚火不甚,而主要表现为气阴亏虚之咳血,则治宜益气养阴、润肺止血,用拯阴理劳汤。方中人参、麦门冬、五味子益气养阴;白芍、当归养血和营;生地、丹皮养阴清热;薏苡仁、莲子、橘红、甘草健脾和中。可加仙鹤草、白及、侧柏叶、阿胶珠或十灰散止血,或用花蕊石散加人参益气止血,花蕊石既能止血又能行瘀。

症见咳嗽、痰中带血、头晕目糊、耳鸣、腰膝酸软、脉沉细者,为肺肾气阴亏虚,治宜益气补肾、养阴润肺,可用大补元煎益气补肾,加百合、麦门冬、玉竹养阴润肺;加旱莲草、仙鹤草、十灰散宁络止血。若肾阴亏虚、虚火内动者,可再加知母、黄柏坚阴清火。

[气不摄血]

治法:益气摄血,健脾养血。

方药:拯阳理劳汤加减。方用人参、黄芪益气摄血;白术、甘草健脾益气;当归养血和血;陈皮理气和中;肉桂温中助阳,宜于气虚偏寒者,无寒象者可去肉桂、加熟地滋阴养血。为加强止血的效果,在益气摄血的同时,可加仙鹤草、白及、阿胶珠、三七粉等以收敛止血、养血止血。

(三) 其他治法

1. 单方验方

(1) 新鲜仙鹤草250克,捣汁,加入藕汁1盅,炖热后待凉服。

(2) 生萝卜捣汁,半盏,生藕捣汁,半盏,加盐少许内服。

(3) 白茅根30克,水煎,用童便1盅冲服。

2. 复方

(1) 天门冬丸:天门冬80克,甘草、茯苓、阿胶各15克,杏仁、贝母各20克,共研细末,炼蜜为丸,每次服9克,每日3次。可用于燥气伤肺、肝火犯肺及阴虚肺燥的咳血。

(2)《严氏济生续方》"治吐血、呕血"大蓟饮(大蓟、生地黄),可用于热伤肺络的咳血。

3. 针灸

(1) 针鱼际、尺泽,前者用泻法,后者用补法。

(2) 针大陵、郄门。

(3) 灸涌泉。

【转归及预后】

咳血是一个以症状为名的病证,其转归及预后决定于引起的原因、病情的轻重及咳血量的多少。外感咳血一般预后良好,在祛除外邪之后,咳血即可治愈。但若反复发作或经久不愈,血液亏耗,气阴伤损,则易转为阴虚火旺、气阴亏虚或气不摄血等内伤咳血。内伤咳血则病程较长,多有反复发作的病史,往往需要较长时间才能治愈。而有的病例在咳血停止之后,仍有复发的可能,尤其是在复感外邪或情志内伤时,容易引发咳血。

【预防与护理】

外感咳血经治血止之后,多不再复发。内伤咳血则在血止之后,还应针对引起咳血的病因病机,进行较长时间的治疗,以巩固疗效。平时应注意保暖,防止外邪犯肺因咳嗽而引起出血。饮食方面,宜少食或不食辛辣炙煿及生痰动火之物。吸烟及饮酒易使咳血复发,故宜戒除。

护理方面,要注意解除患者的思想负担,积极配合治疗。仅痰中带血者,可作适当的室内及户外活动,但应避免疲劳。咳血量多的患者，则应绝对卧床休息。应备有痰盂，存贮痰血，一则可观察血量多少，借以了解病情变化，二则可减少患者活动，有利于止血。被褥要冷暖适度，不宜盖得太厚，但也要防止受寒。保持室内空气新鲜、流通。此外，应常备人参、三七粉等药品，以应急需。

【现代研究】

各地应用中医咳血的理论及治法，对急、慢性气管-支气管炎，肺结核，支气管扩张，肺癌等疾病引起的咳血进行辨证论治，效果较为满意。

（一）辨证治疗或专方加辨证治疗咳血

余氏[1]于1986～1997年，辨证治疗咳血156例。辨证分型为燥热伤肺32例，痰热蕴肺31例，肝火犯肺27例，阴虚肺热66例。经胸片(或CT、支气管造影、纤维支气管镜)检查提示急、慢性气管-支气管炎43例，肺结核72例，支气管扩张29例，肺癌22例。多经中西药抗炎、止血治疗后疗效不佳而前来求治。治疗的基本方组成：阿胶、炒蒲黄、怀牛膝。辨证加味：燥热伤肺合桑杏汤；痰热蕴肺合千金苇茎汤加鱼腥草、黄芩；肝火犯肺合黛蛤散加丹皮、焦栀子、桑白皮；肺阴虚合百合固金汤去桔梗加白及；夹瘀血而咳血日久不止者加三七粉冲服。水煎服，每日1剂，病重者日服2剂，7日为一个疗程。炎症明显者加用西药抗生素。结果：治愈85例，占55%；好转64例，占41%；无效7例，占4%；总有效率为96%。其中68例服1～3剂即见血止。邱氏等[2]使用大黄炭、三七粉和辨证用药相结合治疗52例各类出血性疾病。其中紫癜4例，消化道出血10例，鼻衄5例，月经类疾病19例，咳血6例，尿血8例。将大黄炭和三七粉，研细调均，每次服6克，每日3次，重者加量，小儿酌减。结合辨证用药，每日2次。病情轻病程较短的服药3～5日即可显效，病情复杂病程较长的服药时间应长一些，方可达到理想的效果。在用药过程中，没有发现不良反应，全部病例均有效。黄氏等[3]采用咳血方为主治疗78例咳血证，咯血病程<1年8例，1～10年52例，>10年18例。所有患者均经有关检查确诊为支气管扩张症，并确定其病变部位。咳血方：诃子、瓜蒌仁、海浮石、栀子、青黛粉组成，另加墨旱莲、白茅根、阿胶、白及、藕节。水煎，每日1剂，5日为一个疗程。加减法：反复咯血夹有血块，量多者，加参三七；伴发热舌苔黄腻者，加用金银花、连翘；咳甚伴大量脓痰、苔黄脉弦滑者加天竺黄、竹沥、川贝母、前胡；胸痛者加郁金、陈皮；潮热颧红者加龟版、炙鳖甲、地骨皮。结果：服用1个疗程后，显效52例(占66.7%)，有效17例(占21.8%)，无效9例(占11.5%)，总有效率为88.5%。姜氏等[4]以咯血宁为主方治疗咳血患者80例，含支气管扩张50例，肺结核10例，肺癌20例。分肺热壅盛、阴虚肺热、肝火犯肺3型，分别用咯血宁为基础方加味治疗。结果：痊愈10例，显效58例，有效12例，无效2例，总有效率达97.5%。治疗方法：咯血宁组成：黄芩、栀子炭、槐花、白茅根、旱莲草、紫珠草。每日1剂，水煎服。中医辨证分型药物加减：肺热壅盛型加桑叶、杏仁、沙参、贝母等；阴虚肺热型加百合、生地、芍药、桔梗、玄参、麦门冬、地骨皮等；肝火犯肺型加桑白皮、地骨皮、柴胡、白芍、青黛等。轻度咳血者不加西药，中度咳血者加用酚磺乙酸，重度咳血者加用垂体后叶素及云南白药或三七粉口服。全部病例均加用抗菌素治疗。陈氏[5]以咳血方加减治疗支气管扩张咯血34例，总有效率为94.12%。本组34例中男23例，女11例；年龄28～79岁，平均54.26岁；咯血病程长者12日，最短发病3小时；初发病者6人，余28例患者均有反复发作病史。基础方：诃子、海浮石、去油瓜蒌仁、青黛、炒栀子。日服1剂，文武火水煎分2次温服。辨证加减：咳血多者加三七粉、丹皮、白及、藕节、地榆、仙鹤草、百草霜；肝火甚者加龙胆草、茜草、白茅根、代赭石；肺热者加桑皮、黄芩、杏仁；热迫血涌加水牛角；若火热伤阴者，可酌加清肺养阴之品，如沙参、麦门冬。疗效：34例中治愈14例，占41.18%；有效18例，占52.94%；无效2例，占5.88%，总有效率为94.12%。程氏[6]用十灰丸为主配合中药治疗咯血33例，其中，男18例，女15例；确诊为支气管扩张者26例，肺结核者2例，肺癌者2例，慢性支气管炎者3例。治疗方法：以中成药十灰丸为主，辨证加用中药煎汁送服。肺热壅盛证加桑白皮、黄芩、黄连、仙鹤草、藕节炭、川牛膝、生甘草。肝火犯肺证加青黛、蛤壳、桑白皮、地骨皮、龙胆草、生甘草；阴虚肺热证加百合、麦门冬、生地、阿胶、知母、银柴胡、花蕊石、旱莲草。水煎，送服十灰丸，每次10～30克，或取十灰丸30克入药同煎取汁凉服。结果：临床治愈8例，显效13例，有效8例，无效9例。总有效率为87.88%。

（二）专方为主治疗咳血

傅氏[7]以白及粉治疗肺结核咯血和胃、十二指肠溃疡伴出血38例。其中，肺结核咯血9例，溃疡病伴出血27例；男性17例，女性10例；年龄31～59岁，平均41岁，均经胃镜及病理确诊有胃及十二指肠溃疡。治疗方法：肺结核咯血在正规抗结核治疗的同时，配合应用白及粉口服止血，每次3克，每日3次；胃及十二指肠溃疡出血，以单味白及粉4.5克，每日2次口服，出血甚者，可增加为4.5克，每日3次口服，同时配合西药输液、输血、抗感染等对症处理而不用其他止血药。结果：肺结核咯血经治疗后显效率33.33%，总有效率88.89%；胃及十二指肠溃疡出血经治疗后显效率37.04%，总有效率92.59%。桂氏等[8]用参白合剂治疗咳血患者76例，所有患者均经X线检查，诊断为肺结核35例，非结核性支气管扩张症11例，结核性支气管扩张症8例，支气管结石2例，肺吸虫病4例，肺癌7例，原因不明9例。病程最短为首发咳血，最长反复咳血12年。经用一般止血西药治疗效果不显，咳血不止，应用参白合剂治疗取得较好的止血效果，轻者服药2次咳血即止，重者服药8日咳血停止。参白合剂配方：参三七和白及各50克，研细为粉，混合均匀分10等份，每份10克。用法：每日3次，每次10克。疗效：76例咳血患者55例咳血停止，14例减轻，7例无效，治疗有效率90.8%。陈氏[9]以川贝三草汤治疗咳血36例，其中肺结核咯血18例，肺癌咳血18例。治疗方法：川贝二草汤(川贝母、夏枯草、鱼腥草、紫草、瓜蒌仁、北沙参、栀子、丹皮、茯苓、玄参、川牛膝)，水煎服，每日1剂。肺癌咳血者加草河车、蚤休、半枝莲、白花蛇舌草；肺阴虚甚者加天门冬、麦门冬、百合;痰白苔腻者加半夏、薏苡仁;咳血量多者加仙鹤草,2剂为一个疗程。结果:肺结核18例中显效8例,有效10例;肺癌18例中显效7例,有效11例。陈氏[10]用清肺止血汤治疗支气管扩张咳血30例,中医辨证分型为痰热壅肺型16例,肝火犯肺型8例,阴虚肺热型6例。轻度咳血(100毫升以下)8例,中度咳血(100~500毫升)19例,大量咳血(500毫升以上)3例。治疗:黄芩、黄连、生甘草、全瓜蒌、桑白皮、川贝母、生地、沙参、白及、阿胶、田七粉。每日1剂,1月为一个疗程。在内服中药的同时,配合云南白药雾化吸入。疗效:止血时间最短为1星期,最长为3个月,一般在半月左右见效。本组病例,痊愈18例(60%),显效7例(23%),有效3例(10%),无效2例(7%)。总有效率为93%。张氏等[11]治疗50例支扩咳血,病史3个月至30年;轻度咯血17例,中度30例,重度3例;其中合并肿瘤的2例,结核7例,呼吸道感染31例。治疗方法:以清热凉血止血法为主:藕节、仙鹤草、鱼腥草、白及、生地、桑白皮、佛手、丹皮、郁金、乌药、白茅根、紫珠草、甘草,随症加减。每日1剂,7剂为一个疗程,经1个疗程未愈者,可继续服用第2个疗程。结果:2个疗程治愈者33例(占66%),好转16例(占32%),无效1例(占2%)。劳氏[12]运用中药治疗肺结核反复咳血78例,患肺结核时间最长6年,最短1个月。咳血时间最长2个月,最短15日。治疗方法:当归、赤芍、天门冬、侧柏叶、茜草根、熟地、生地、藕节、蒲黄、甘草,水煎服,每日1剂,治疗7日为一个疗程。结果:显效(服药一个疗程,咳血停止)63例,有效(服药1个疗程,咳血减少)13例,无效(服药1个疗程,症状无明显改善)2例。

【小结】

咳血以血自肺中经气道咳嗽而出,或纯血鲜红、间夹泡沫,或痰血相兼,或痰中带血为临床特征。主要由于感受外邪、痨虫蚀肺、情志内伤、饮食失节、劳倦过度、久病不愈等原因,引起外邪袭肺、肝火犯肺、阴虚火旺、气不摄血等病理变化,以致肺络受损,血液妄行,溢入气道而形成咳血。其中以火热(包括实火及虚火)熏灼肺络所致者为多。应与咳血鉴别的病证主要是吐血,其次是肺痈及口腔出血。

对咳血的辨证,应着重辨清外感还是内伤,有火还是无火,按引起原因的不同,可将咳血分为外感咳血及内伤咳血两大类。外感咳血起病较急,病程短,初起均有恶寒发热等表症。内伤咳血则起病较缓,病程较长,有脏腑阴阳气血虚衰或偏盛的表现。而无论外感或内伤咳血,均以有火者多,无火者少。

在咳血的治疗上,风寒犯肺治宜疏风散寒、肃肺止血;风热犯肺治宜清宣肺热、凉血止血;燥气犯肺治宜清燥润肺、宁嗽止血;肝火犯肺治宜泻肝清肺、凉血止血;阴虚火旺治宜养阴清热、凉血止血;气不摄血则治宜益气摄血、健脾养血。

外感咳血一般预后良好,经及时治疗后多可痊愈。少数反复发作者,则可转化为内伤咳血。内伤咳血则预后稍差,容易复发。

各地应用中医咳血的理论及治法,对一些肺部疾病引起的咳血进行治疗,效果较为满意。临床实践的结果又丰富了中医咳血的理论及充实了治疗方药。

附方

(1) 金沸草散(《南阳活人书》):金沸草 前胡 荆芥 细辛 茯苓 半夏 甘草 生姜 大枣。
(2) 止嗽散(《医学心悟》):荆芥 橘红 桔梗 甘草 紫菀 白前 百部。
(3) 银翘散(《温病条辨》):金银花 连翘 桔梗 薄荷 甘草 竹叶 荆芥 淡豆豉 牛蒡子 芦根。
(4) 清燥救肺汤(《医门法律》):石膏 桑叶 甘草 人参 火麻仁 杏仁 麦门冬 阿胶 枇杷叶。
(5) 桑杏汤(《温病条辨》):桑叶 杏仁 沙参 象贝母 栀子 香豉 梨皮。
(6) 沙参麦冬汤(《温病条辨》):沙参 麦门冬 玉竹 甘草 桑叶 天花粉 扁豆。
(7) 泻白散(《小儿药证直诀》):桑白皮 地骨皮 甘草 粳米。
(8) 黛蛤散(《医宗金鉴》):青黛 蛤壳。
(9) 犀角地黄汤(《备急千金要方》):犀角 生地 丹皮 赤芍。
(10) 百合固金汤(《医方集解》引赵蕺庵方):生地 熟地 麦门冬 贝母 百合 当归 芍药 甘草 玄参 桔梗。
(11) 月华丸(《医学心悟》):天门冬 麦门冬 生地 熟地 山药 百部 沙参 川贝母 茯苓 阿胶 三七 獭肝。
(12) 拯阴理劳汤(《医宗必读》):人参 麦门冬 五味子 当归 白芍 生地 丹皮 薏苡仁 莲子 橘红 甘草。
(13) 花蕊石散(《十药神书》):花蕊石。
(14) 大补元煎(《景岳全书》):人参 熟地 山药 山茱萸 杜仲 当归 枸杞子 甘草。
(15) 拯阳理劳汤(《医宗必读》):人参 黄芪 白术 甘草 肉桂 当归 五味子 陈皮。

【现代研究】主要参考文献

[1] 余金用. 辨证治疗咳血156例[J]. 河北中医,1998,20(4):210.
[2] 邱振波,张敏. 大黄炭三七粉合用治疗出血性疾病52例[J]. 辽宁中医杂志,2005,32(11):1184.
[3] 黄振龙,吴良明,梁加之,等. 咳血方加味治疗支气管扩张咯血78例[J]. 中国中医急症,1998,7(4):190.
[4] 姜洪峰,张义生. 中药咯血宁治疗咳血80例临床小结[J]. 贵阳中医学院学报,1997,19(3):34.
[5] 陈裕明. 咳血方加减治疗支气管扩张咯血34例体会[J]. 中国乡村医药,1997,4(11):22~23.
[6] 程法森. 十灰丸为主配合中药治疗咯血33例[J]. 中国中医急症,1994,3(5):236.
[7] 傅志泉. 白及粉口服治疗肺胃出血疗效观察[J]. 实用中西医结合杂志,1996,9(2):105.
[8] 桂志华,李延军,张萍. 参白合剂治疗咳血76例疗效观察[J]. 天津中医,1995,12(5):21.
[9] 陈昱宇. 自拟川贝三草汤治疗咳血36例临床分析[J]. 江西医学院学报,1999,39(4):79~80.
[10] 陈春英. 清肺止血汤治疗支气管扩张咳血30例[J]. 湖北省卫生职工医学院学报,1996,(2):61.
[11] 张忠德,祁江宁. 清热凉血止血法治疗支扩咯血50例临床分析[J]. 内蒙古中医药,2000,(3):9~10.
[12] 劳献宁. 中药治疗肺结核咳血[J]. 实用医学杂志,1999,15(3):236.

吐 血

【定义】

吐血是血从胃中经口吐出或呕出，血色多黯红，多夹有食物残渣，并常伴脘胁胀闷疼痛的病证。多因胃中积热，或肝郁化火，脉络瘀滞，逆乘于胃，阳络损伤所致。亦有部分因中气虚寒、血失统摄而致吐血。

吐血又称呕血。古代曾将有声者称为呕血，无声者称为吐血。但实际上吐血与呕血，不易区别，故一般统称为吐血。

【历史沿革】

《内经》对本病早有记载，指出其病因为阳气厥逆，或大怒气逆血液妄行所致。如《素问·厥论篇》说："太阳厥逆，僵仆，呕血……阳明厥逆，喘咳身热，善惊，衄呕血。"《素问·举痛论篇》："怒则气逆，甚则呕血。"《内经》所载均以"呕血"而名。吐血之名首见于汉代《金匮要略》，张仲景在《金匮要略·惊悸吐衄下血胸满瘀血病脉证治》中指出吐血有虚寒及热盛的不同，虽无症状描述，但已提出具体治疗方剂。如："吐血不止者，柏叶汤主之"；"心气不足(按：当从《备急千金要方》改作"心气不定")，吐血、衄血，泻心汤主之。"柏叶汤与泻心汤，一寒一温，成为后世治疗吐血的2个常用方剂。

隋代巢元方在《诸病源候论·血病诸候·吐血候》中，首先指出吐血是"因伤损胃口"，提出吐血的病位在胃，其病因为"皆大虚损及饮酒、劳伤所致"。同时，认为吐血往往可以由于他脏的影响，导致胃络受伤而引起，他说："上焦有邪，则伤诸脏，脏伤血下入于胃，胃得血则闷满气逆，气逆故吐血也。"

唐代孙思邈《备急千金要方·吐血》载有治吐血的方剂25首，其中包括著名的犀角地黄汤及生地黄汁、大黄末等方药，为现今治疗吐血所广泛应用。宋代朱肱《活人书》中提出吐血亦可以因热毒入深，结于五脏，脉络壅滞，瘀血内结而致，其治疗采用抵当丸、桃仁承气汤等化瘀止血的方剂。宋代严用和《济生方·吐衄》认为："血之妄行也，未有不因热所发，盖血得热则淖溢，血气俱热，血随气上，乃吐衄也。"

可见，唐宋以前的医家，对吐血的证候分类及病因病机，大多从寒与热两方面去认识，因而在治疗上亦比较局限，但其所提治疗方药，却一直为后世所沿用，具有较大的临床价值。

金代刘完素指出热甚在吐血发病中的重要作用，"心火热极，则血有余，热气上，甚则为血溢"(《河间六书·上溢》)。由于血因热迫、妄行于上而致吐血。朱丹溪创"阳常有余，阴常不足"的理论，提出吐血由于"阳盛阴虚，故血不得下行，因火炎上之势而上出"，以"补阴抑火，使复其位"(《丹溪心法·吐血》)作为治疗原则，有一定的实用价值。

明代李梴认识到脾胃与气血关系的重要性，认为"脾胃能统气血"，故治"血病每以胃药收功，胃气一复，其血自止"(《医学入门·血》)。同时根据血随气行，气行则行，气止则止，气温则滑，气寒则凝的特性，提出"凉血必先清气，知血出某经，即用某经清气之药，气凉则血自归经。若有瘀血凝滞，又当先去瘀而后调气，则其血立止"的治疗原则。《景岳全书·血证》认为：血本阴精，不宜动也，而动则为病："血动之由，惟火惟气耳。"并进一步阐明其病机说："盖动者多由于火，火盛则逼血妄行；损者多由于气，气伤则血无以存。"在治疗上，张景岳指出，因阳盛阴虚血随气上者，则"惟补阴抑阳，则火清气降而血自静矣"，而火有虚实，故或宜兼补，或宜兼清；由元阴受损、营气失守而吐血者，则"但宜纯甘至静之品，以完固损伤，则营气自将宁谧，不待治血而自安矣"。明代缪希雍《先醒斋医学广笔记·吐血》明确提出治吐血有三要诀："宜行血不宜止血"，行血乃使血循经，不致瘀蓄；"宜补肝不宜伐肝"，伐肝则损肝之体，使肝愈虚而血不藏；"宜降气不宜降火"，气有余便是火，故降气即所以降火。这3项治疗原则，受到了后世医家的普遍重视。

清代唐容川《血证论·吐血》中指出吐血责之于胃，认为"血之归宿，在于血海，冲为血海，其脉丽于阳明，未有冲气不逆上，而血逆上者也"；"阳明之气，下行为顺，今乃逆吐，失其下行之令，急调其胃，使气顺吐止，则血不致奔脱矣"。在治法上，他认为："惟第用止血，庶血复还其道，不至奔脱尔，故以止血为第一法"；血止之后，其离经而未吐出者，是为瘀血，故以消瘀为第二法；止吐消瘀之后，又恐血再潮动，则须用药安之，故以宁血为第三法；去血既多，气血无有不虚者，故又以补血为收功之法。"止血"、"消瘀"、"宁血"、"补血"四者乃通治血证之大纲，对临床上治疗吐血具有十分重要的指导意义。

总之，吐血的基本理论源出于《内经》，通过后世的逐步补充，尤其在金元以后，各家不断通过临床实践加以发展而渐趋完善，并且在证候分类、治疗用药等各方面已基本形成比较完整的理论体系。

【范围】

吐血主要见于西医学的上消化道出血，其中以胃、十二指肠溃疡出血及肝硬化所致的食管、胃底静脉曲张破裂最多见。其次亦见于食管炎、急慢性胃炎、胃黏膜脱垂症等病证，以及某些全身性疾病如血液病、尿毒症、应激性溃疡等引起的吐血，当这些疾病出现吐血时，可参考本篇进行辨证论治。

【病因病机】

吐血主要属胃的病变。胃为水谷之海、多气多血之腑，若因外邪犯胃或胃本虚弱，均可使胃的脉络损伤，亦可以由于他脏影响，导致胃络受伤而引起吐血。究其病因病机，主要有以下几面。

1. **外邪侵袭,热伤营血**　因突受暑热,或风寒化热入里,热伤营血,使气血沸腾,血随胃气上逆而致吐血。如《活人书》说:"伤寒吐血,由诸阳受邪热,初在表,应发汗而不发汗,热毒入深……故吐血也。"

2. **饮食所伤,热结于胃**　由于平素嗜食辛辣炙煿之品,而致燥热蕴结于胃,胃火内炽,扰动血络而外溢;或因嗜食肥甘,饮酒过多,以致湿热郁结于胃,胃气失和,湿热久郁化火,灼伤胃络,血随胃气上逆而致吐血。如清代叶天士《临症指南医案·吐血》说:"酒热戕胃之类,皆能助火动血。若因暴饮暴食,使脾胃升降失司,运化失健,食滞内结,化火损伤阳络,亦可致吐血。"

3. **情志内伤,肝火犯胃**　郁怒伤肝,或情志抑郁,肝气郁结,郁而化火,肝火犯胃,损伤胃络,迫血上行;或素有胃热,复因肝火扰动,气逆血奔而上逆以致吐血。如《素问·举痛论》说:"怒则气逆,甚则呕血……"

4. **劳倦久病,脾气虚弱**　劳倦过度,损伤脾胃,或久病脾虚,脾气虚弱则不能统血,血液外溢,上逆而致吐血;或脾胃素虚,复因饮冷,以致寒郁中宫,脾胃虚寒,不能统摄血液,血溢脉外而致吐血。《医贯·血症论》说:"胃者,守营之血,守而不走,存于胃中,胃气虚不能摄血,故令人呕吐,从喉而出于口也。"

此外,若因气滞血瘀,或久病入络、瘀血内阻,血脉阻滞,流行不畅,致血不循经,亦可发生吐血。

【诊断与鉴别诊断】

一、诊断

(一) 发病特点

患者常有饮食内伤或胃痛、胁痛等病史,吐血一般发病较急,吐血前多有恶心、胃脘不适、头晕等症。

(二) 临床表现

吐血的病位主要在胃,以血自口中吐出或呕出为主要临床表现,血色多黯红,并夹有食物残渣。

根据以上2个方面,一般可以对吐血作出诊断。

二、鉴别诊断

咳血　是肺络受损所引起的病证。患者多有外邪犯肺;或肺痨、久咳、喘证等病史。咳血前常有喉痒、胸闷等症,其血必经气道咳嗽而出,痰血相兼,或痰中带有血丝,或纯血鲜红,间夹泡沫。《症因脉治·吐血咳血总论》说:"胃中呕出名吐血,肺中嗽出名咳血。吐血阳明胃家症,咳血太阴肺家症……咽中胃管呕出名吐血;喉中肺管嗽出名咳血。"

【辨证论治】

血得热则妄行,故吐血一证,初起大多由热迫血上行,虽有胃热和肝火之别,但两者均属实证。吐血量多或日久不愈者,每易由实证转为虚证,而出现中气虚弱、气虚血亏,以致脾肾两虚等虚损证候。亦有出血量多,正气已虚而热邪未清,或脉络瘀滞等虚实夹杂的证候。临床辨证时,应当详察证情,分清虚实,结合病情标本缓急确立治则,进行治疗。

一、辨证

(一) 辨证要点

1. **辨有火无火**　《景岳全书·吐血证治》说:"凡治血证,须知其要,而血动之由,惟火惟气耳。"火盛迫血妄行或火热灼伤胃络而致的吐血,一般多见心烦、面红、血色较红、脉数等症。有火者大多属实,或虚中挟实。无火者即气虚,多有中气虚弱或气血亏虚的症状。实证者一般多为初起,久病则多虚证。而有火者,当辨实火虚火,实火如热伤营血、胃火内炽、湿热伤胃、肝火犯胃等证;虚火引起的吐血,主要为阴虚火旺。

2. **辨证候虚实**　《血证论·吐血》说:"吐血之证,属实证者,十居六七。"辨别吐血的虚实,主要是根据病程、临床证候及血色。新病吐血,大多属实;久病多虚。实者症见胃脘部疼痛,胀满不舒,出血量多,血色较红或紫黯挟有血块,苔黄脉数;虚者症见脘痛绵绵或不痛,吐血色淡或紫暗不鲜,舌淡脉虚等。

(二) 证候

[热伤营血]

症状:发热烦躁,吐血色红,面赤目赤,口干唇红,夜不得卧,大便秘结,小便赤热。舌质红绛,脉洪大。

病机分析:突受暑热,或感受风寒化热入里,邪热郁闭气分,故而发热,面赤目赤。热伤营血,迫血外溢从口吐出,故见吐血色红。热盛伤津则口干唇红、便秘、尿赤。心神被扰,故见烦躁、夜寐不安。舌质红绛、脉洪大为热势炽盛、津液受伤之象。

[胃中积热]

症状:脘腹胀满,甚则作痛,吐血色红或紫黯,或夹食物残渣,口臭便秘。舌红,苔黄腻,脉滑数。

病机分析:嗜食辛辣或炙煿之品,燥热蕴积于胃,热伤胃络,迫血上溢,而致吐血色红,若有瘀结则色紫黯;热结于胃,胃失和降,饮食不化,故脘腹胀闷,甚则作痛;胃热熏蒸则口臭、便秘;苔黄腻、脉滑数亦为胃中有积热之征。

[湿热伤胃]

症状:脘腹烦闷,胀痛不舒,恶心呕逆,吐血色红,量多,或紫黯成块,不思饮食,口苦,小便色赤,便秘或黑便。舌红、苔黄腻,脉濡数。

病机分析:嗜食肥甘或饮酒过多,酒能助湿生热,湿热蕴结于胃,气机不利,和降失司,以致胸脘烦闷,甚则胀痛不舒、恶心呕逆;湿热之邪灼伤胃络,迫血上逆,而致吐血色红量多;血郁成瘀则色黯有块;血液下渗肠道则见便黑;湿热上蒸则口苦,湿热下注故小便色赤;便秘、舌红、苔黄腻、脉濡数为湿热中阻之象。

[肝火犯胃]

症状:吐血色红或带紫,口苦胁痛,寐少梦多,烦躁易怒。舌质红绛,脉弦数。

病机分析:暴怒伤肝,肝火横逆犯胃,损伤阳络,则吐血色红或带紫;肝胆之火上逆,则口苦胁痛;肝火扰乱心神,则出现心烦易怒,多梦少寐;舌质红绛,脉弦数,为肝火上逆耗伤胃阴之象。

［积滞伤胃］

症状：胃脘胀满，甚则疼痛，嗳腐吞酸，吐血色红，夹有不消化食物，大便不爽。苔厚腻，脉滑。

病机分析：食滞内阻，脾胃运化失司，故胃脘胀满，甚则作痛；食滞中阻，浊气上逆故嗳腐吞酸；宿食内停，胃气上逆，胃络受损，则吐血色红，夹有不消化食物；升降失常，传导失司，故大便不畅；舌苔厚腻、脉滑为食滞内停之候。

［瘀阻胃络］

症状：胃脘疼痛，痛有定处而拒按，痛如针刺或刀割，吐血紫黯。舌质紫，脉涩。

病机分析：气滞日久或久病伤络，而致瘀血凝滞、瘀阻胃络故胃脘疼痛，痛有定处而拒按；瘀阻之处，脉络受伤，胃气失和，升降失司，血随胃气上逆则吐血紫黯；舌质紫、脉涩为血行不畅之征。

［寒郁中宫］

症状：胃痛隐隐，泛吐清水，喜热饮，纳食减少，吐血淡紫，便溏色黑，形寒畏冷，甚者手足不温。舌质淡，脉软弱。

病机分析：脾胃阳虚，寒郁中宫，脉络失于温养，且运化迟缓，水饮停胃，故胃痛隐隐，泛吐清水，纳食减少；寒者喜温，故喜热饮；脾虚血失统摄，而妄行于外，上逆则吐血淡紫，下注则便血色黑；脾主四肢，阳虚失于温煦则形寒畏冷甚则手足不温；舌淡、脉软弱，为中虚有寒、脾阳不振之象。

［阴虚火旺］

症状：胃痛隐隐，吐血量多，色红，面色潮红，盗汗，口渴引饮，烦躁不安，头晕心悸，耳鸣，少寐，大便黑或干黑。舌红少苔，脉细数。

病机分析：热病之后或因气郁化火，津液耗伤，以致胃失濡养，故胃痛隐隐；阴虚火旺、灼伤胃络则吐血色红；津少上承则口渴引饮；虚火扰动则潮热盗汗、耳鸣、少寐、烦躁不安；肠道失润则大便干燥；舌质红、脉细数为阴虚火旺之象。

［中气虚弱］

症状：胃痛绵绵，时作时止，痛时喜按，遇劳后更甚，吐血色红，大便溏而色黑，兼有神疲、气短、怯寒、面色皖白、头昏等。舌淡、苔薄，脉虚弱。

病机分析：劳倦过度或饮食不节，饥饱失调，损伤脾胃，而致中气虚弱，运化失健，故胃痛绵绵、时作时止、痛时喜按；劳则耗气，故疼痛更甚；中气虚弱，气不摄血，血无所主而妄行于外，溢于上则吐血，渗于下则便血；中气不足，卫阳不固，故有神疲、气短、怯寒等证；中气虚弱，气血不能上荣，故面皖白、头昏；舌淡、苔薄、脉虚弱均为气虚之征。

［气虚血亏］

症状：吐血、便血，或鼻齿衄血，皮肤紫斑，面色皖白，头晕，心悸，夜寐不宁，神疲乏力。舌质淡，脉细无力。

病机分析：由于失血过多或脾虚生化无力，以致气虚血亏，气虚不能摄血，血无所主而外溢，故见吐血、便血、衄血；血虚不能上荣则面色皖白、头昏；血不养心，故心悸、少寐；舌淡、脉细无力均为气虚血亏之征。

二、治疗

（一）治疗原则

吐血一证，病情较急，尤其是出血多者，往往危及生命。所以根据证候的不同，审证求因，辨证施治，具有十分重要的意义，正如唐容川《血证论·吐血》强调说："存得一分血，便保得一分命。"针对其主要病机，吐血的治疗以清火降逆、凉血止血、活血化瘀、益气摄血为主要治则。

（二）治法方药

［热伤营血］

治法：清热解毒，凉血止血。

方药：犀角地黄汤。方中犀角清热凉血，并能解毒；地黄养阴清热、凉血止血；芍药和营泄热；丹皮泻血中伏热、凉血散瘀。并可加四生丸以加强凉血止血作用。暑热入营、发热烦渴者用清营汤以凉血泄热，加丹皮、赤芍、大青叶、紫草等以凉血解毒，加鲜藕汁、鲜荷叶、西瓜翠衣以清暑凉血止血。

［胃中积热］

治法：清胃泻火，化瘀止血。

方药：泻心汤合十灰散加减。泻心汤用大黄、黄连、黄芩苦寒清胃泻火。大黄为治胃有实热而吐血的要药，《血证论·吐血》说："大黄一味，能推陈致新……既速下降之势，又无遗留之邪。"十灰散以包煎为宜，若吞服丸剂，一则影响疗效，二则有损伤胃络之虞。

［湿热伤胃］

治法：清热化湿，凉血止血。

方药：枳实导滞丸合四生丸。前方以枳实消痞导滞；大黄清热导滞；黄连、黄芩清利湿热；茯苓、泽泻渗利湿热；白术健脾燥湿；神曲消食和中。四生丸凉血止血，饮酒过多、积热动血者可用葛黄丸以泻火止血。

［肝火犯胃］

治法：泻肝清胃，凉血止血。

方药：龙胆泻肝汤加减。方中龙胆草泻肝经之实火；黄芩、山栀苦寒泻火止血；丹皮、生地凉血止血，还可加白茅根、藕节、旱莲草、茜草根等以凉血止血。本证亦可用泻心汤加栀子、丹皮、黄芩。如吐血不止，兼见胸脘满闷、口渴不欲饮者为有瘀血，可合花蕊石散或加参三七末调服以化瘀止血。

［积滞伤胃］

治法：消积导滞，和胃止血。

方药：保和丸加味。方中山楂、神曲消食导滞；莱菔子不仅消食，且能化痰下气，宽胸畅膈；半夏、陈皮、茯苓化湿和胃；连翘清热散结，共奏消积和胃之功。加茜草根、旱莲草、藕节凉血止血，丹皮、赤芍、三七止血化瘀。

［瘀阻胃络］

治法：活血化瘀，理气止痛。

方药：血府逐瘀汤加减。本方由四逆散与桃红四物汤加味而成，桃红四物汤活血化瘀；四逆散疏肝解郁；配以桔梗开胸膈之气，牛膝引血下行，一升一降，使气机升降调和。可加茜草、小蓟或参三七以增强止血散瘀的功效。

［寒郁中宫］

治法：温阳健脾，养血止血。

方药：黄土汤加减。方中灶心黄土温中和胃止血；白术、附子温阳健脾；阿胶、地黄滋阴养血止血；佐以黄芩苦寒坚阴，甘草甘缓调中。可加炮姜温阳止血，白及粉收敛止血。本证亦可用附子理中汤加减。如出血不止有瘀血见证者加参三七、花蕊石以化瘀止血；如吐血日久不止而见面色萎黄、舌淡苔薄、脉虚数无力为中气虚寒、气不摄血，可用侧柏叶汤温中止血。

［阴虚火旺］

治法：滋阴清热，凉血止血。

方药：玉女煎加味。方中石膏、知母清胃热；地黄滋肾阴；麦门冬清热养阴；牛膝导热下行，降上炎之火而止上溢之血。酌加丹皮、侧柏叶、白茅根、旱莲草、藕节、紫珠草以凉血止血。兼气虚者加党参，或合生脉散。

［中气虚弱］

治法：调补脾胃，升阳益气。

方药：补中益气汤加味。本方宗《内经》“虚者补之”、“陷者举之”、“劳者温之”的原则而组成，用黄芪、人参、白术、甘草益气健脾；陈皮理气；柴胡、升麻助人参、黄芪以升举清阳，使下陷之气得以升提；当归补血。加炮姜、白及、三七以温阳止血。

［气虚血亏］

治法：健脾益气，补气摄血。

方药：归脾汤加味。方中人参、茯苓、白术、甘草健脾益气；黄芪、当归益气生血；龙眼肉、酸枣仁、远志补血养心；木香理气醒脾。加炮姜温阳止血，阿胶养血止血。

吐血患者，若吐血量多，出现面色青白、心慌气短、汗出肢冷、舌质淡、脉细数无力等症，为气随血脱之重危证候。当急用独参汤益气固脱，或参附汤益气回阳固脱，并可加三七粉、云南白药、阿胶等止血。

关于吐血的治疗禁忌，《金匮要略·惊悸吐血下血胸满瘀血病脉证治》说：“亡血不可发其表，汗出即寒栗而振。”《血证论·用药宜忌》说：“吐法尤为严禁。失血之人，气既上逆，若见有痰涎而复吐之，是助其逆势，必气上不止矣。”因汗血同源，若发汗则阴血重伤，且阳气随汗而泄，以致出现亡阴亡阳之变；吐则伤其胃气，反使气逆而出血更甚。另外，《类证治裁·吐血》指出“不可骤用止涩，不可专行腻补，不可轻用苦寒，不可妄事攻伐”，可作为临床上审证用药的参考。

（三）其他治法

1. 单方验方

(1) 鹿蹄草全草、龙芽草全草、盐肤木根、白茅根、活血丹全草各 9 克，水煎服。

(2) 蚕豆苗(嫩茎叶)30 克，冷开水洗净，捣汁服(如无蚕豆苗，可改用蚕豆梗 30 克煎服)。

(3) 白及、侧柏叶(或乌贼骨)各 30 克，共研细末，每日 2 次，每次 3～6 克，用温开水调服。

(4) 大蓟草、白茅根、藕节各 30 克，煎服，也可加韭菜汁少许一次服下。

(5) 地锦草、墨旱莲各 30 克，煎服。

(6) 茜草根 15 克，生藕节 30 克，煎服。

(7) 鲜芦根 90 克，生侧柏、仙鹤草各 30 克，煎服。

2. 复方

(1)《备急千金要方》“治忧恚呕血，烦满，少气，胸中痛方”的生地黄汤(生地黄、大枣、阿胶、甘草)。

(2) 治吐血方(地黄汁、大黄末)。

(3)《济生方》“治吐血不止”的伏龙肝膏(伏龙肝末、生地黄汁、麦门冬汁、刺蓟汁、白蜜)。

(4) 治“饮酒伤胃”而呕血的加味理中汤(人参、干姜、白术、葛根、甘草)。

(5)《卫生家宝》“治内损吐血下血，因酒色太过、劳损于内，或血气妄行，其出如涌泉，口鼻皆流”的侧柏散(柏叶、人参、荆芥穗)。

(6)《丹台玉案》“治吐血衄血初起，气盛上逆，不能下降归经”的凉血抑火汤(当归、赤芍、大黄、黄芩、黄连、丹皮、生地、川芎)。

(7)《妇人良方》“疗吐血，凡吐血、衄血，阳乘于阴，血热妄行”的四生丸(生荷叶、生艾叶、生柏叶、生地黄)。

(8)《丹溪心法》治“火载血上，错经妄行，用四物汤加炒山栀、童便、姜汁服”。

【转归及预后】

各型吐血存在着相互转化的关系，实证的吐血日久正气虚弱或血去过多、气血亏虚，可转化为虚证的吐血。如胃热吐血经治疗后往往转为脾虚吐血。而虚证的吐血，兼有血瘀、食滞时，可以形成虚中夹实的证候。肝火、胃火、湿热所致的吐血，因热伤津液，可以转化为阴虚火旺的吐血。而阴虚火旺的部分患者常兼有气虚证候。无论实证或虚证的吐血，或因久病入络，或血行瘀滞，均可导致瘀阻胃络。因此临床应掌握吐血的转化情况，灵活辨证，随证遣药组方。

吐血的预后，往往与出血量的多寡和病情的轻重有关，如出血量多往往引起暴吐血，可致气随血脱，形成虚脱昏厥之危象。若出血量少，自觉症状亦轻者，预后较好，虽亦可出现血虚气弱之症如头昏目眩、心悸、短气乏力、面色少华、舌淡、脉细等，但经补益气血之剂治疗后，仍能恢复正常。

【预防与护理】

增强体质，避免情志刺激，调摄生活起居，饮食适宜，防止暴饮暴食，忌辛辣刺激之品及过量饮酒，可预防吐血发生和反复发作。

在吐血发生时，应使患者情绪安定，卧床休息，并给予精神安慰，消除恐惧及忧虑。大吐血时宜禁食；血止后，给予流质和半流质饮食，并宜少吃多餐，以防伤络出血。饮食不宜过热，以免血热妄行，更使吐血不止。蔬菜、豆类等清淡而富有营养食物及藕、梨、橘子等水果，对防止出血和早日恢复健康有一定帮助。

【现代研究】

吐血主要见于西医学的上消化道出血，其中以胃、十二指肠溃疡，胃炎出血及肝硬化所致的食管、胃底静脉曲张破裂最多见。上消化道出血可以表现为吐血、便血，或吐血加便血。以下主要选辑有关中医药治疗上消化道出血的资料供作参考。在所用药物中，大黄、白及是 2 种常被选用的药物。

王氏[1]以半夏泻心汤为主方，辨证加减治疗溃疡病上消化道出血69例，其中男43例，女26例；年龄14～69岁。出血原因：12指肠球部溃疡34例，胃溃疡25例，慢性胃炎6例，复合性溃疡4例，病程超过1年的达72%以上。表现为单纯便血41例，便血加咯血28例。治疗方法：本组均不用西药止血剂和组织胺 H_2 受体阻滞剂。半夏泻心汤加减组成：半夏、黄连、黄芩、大黄、白及、乌贼骨、煅瓦楞子。水煎服，每日1剂早晚分服，同时服用三七粉1.5克，每日3次。出血轻者可服流质，出血重伴呕吐者禁食、不禁药，静脉输液，血红蛋白低于60克/升者输血。结果：临床痊愈49例，显效12例，有效4例，无效4例，总有效率为94%；平均止血日数4.4日。1989～1993年莫氏等[2]用中药大黄白及粉治疗急性上消化道出血100例，其中男69例、女31例；年龄最小17岁，最大83岁。轻度(出血量<500毫升)35例，中度(出血量500～1 000毫升) 39例，重度(出血量>1 000毫升) 26例。胃及十二指肠球部溃疡59例、胃炎25例、胃黏膜脱垂11例、胃癌2例、肝硬化3例。每日输液以保证能量供给及维持水电解质平衡，血红蛋白低于80克/升者，给予输全血。治疗组服用大黄白及粉(生大黄、白及等量)，每次5克，每日3次凉开水冲服。严重出血者6小时服1次。结果：治愈69例(69%)，显效28例(28%)，无效3例(3%)。大便隐血阳性97例，治疗后大便隐血转阴时间平均3.3日。其中重度出血者3例，经24小时治疗，出血未缓解，转外科手术治疗。林氏等[3]将上消化道出血患者95例随机分为2组，基础治疗均相同，治疗组口服生大黄粉，每次12克，每日3次：对照组予西咪替丁。结果：治疗组大便隐血试验平均转阴时间(3.84日)明显短于对照组(6.89日)。周氏等[4]在治疗原发病、补充血容量等处理的基础上，以大黄粉5～7克，每4～6小时口服或经胃管注入，治疗上消化道出血30例，显效17例，有效12例，总有效率96%。钟氏等[5]用大黄白及散(生大黄、白及、蒲黄、三七、黄芪，碾末后以0.9%氯化钠溶液调服)，每日1次口服，治疗上消化道出血37例。结果：显效21例，止血有效率94.59%。孙氏等[6]以自拟大黄黄芪荷芷汤(大黄粉、黄芪、荷叶、白芷研末冲服)，辨证治疗上消化道出血15例，结果：痊愈9例，显效4例，有效2例。漆氏[7]用消炎止血散(每袋含生大黄2克，五倍子1.5克，甘草1克)，每次口服1袋，每日3次，治疗上消化道山血78例，治愈72例，总有效率97.44%，大便隐血试验转阴时间(4.48±2.36)日。王氏等[8]以生大黄、白及按1∶1配方，研末，每次服3～5克，并加云南白药粉0.5～1克，温水冲服，每日3～4次。结果：总有效率76.47%；止血时间最短1日，最长6日，平均2.28日。李氏等[9]使用止血冲剂治疗上消化道出血，治疗组80例，对照组80例。方法：对照组用垂体后叶素静脉点滴，且联合血凝酶肌内注射。治疗组：在对照组治疗方法的基础上，服用止血冲剂，方药组成：黄连、大黄、黄芪。两组中血红蛋白低于6克者，给予输血。结果：治疗组与对照组总有效率分别为90.0%和81.2%，无差异性；两组平均止血日数分别为(3.29±1.7)日和(6.33±2.15)日，治疗组优于对照组($P<0.05$)。闫氏等[10]采用三七白参汤口服治疗上消化道出血42例。三七白参汤：三七粉、白及、党参、煅海螵蛸、白术、藕节、黄芪、茯苓、炙甘草、陈皮、炮姜炭。随症加减，每日1剂，根据病情，每日2～5次凉服。配合西医学对症止血及补液营养支持治疗。患者呕血、黑便等症状消除，大便隐血试验转阴后停止服药。结果：治愈26例(61.90%)，显效10例(23.81%)，有效4例(9.52%)，无效2例(4.77%)，总有效率95.23%。周氏等[11]应用纯中药制剂秦岭止血散(由红三七、白及、地榆三味组成)口服治疗上消化道出血49例，并与云南白药的疗效做了对照观察，观察组给予秦岭止血散每日9克，分3次凉开水送服；对照组给予云南白药每日2克，分4次凉开水送服。总有效率91.84%。适宜轻中度出血。陈氏等[12]采用西咪替丁配合中药宁络止血汤治疗急性上消化道出血患者68例，并与西医常规加西咪替丁治疗42例对照观察。治疗方法：对照组：入院后均给予禁食、补液、纠正水、电解质紊乱，并用立止血肌内注射，西咪替丁静脉滴注。治疗组除上述处理外，予口服或从胃管注入宁络止血汤。药物组成：仙鹤草、当归、白芍、蒲黄、三七粉、山茱萸、生地、半夏、黄连、生龙骨、甘草、赤石脂。结果：治疗组68例：痊愈39例，显效18例，有效6例，总有效率92.6%，出血停止时间(2.7±3.53)日。对照组42例：痊愈14例，显效15例，有效12例，总有效率73.8%，出血停止时间(4.6±3.9)日。治疗组与对照组比较，$P<0.05$。

【小结】

吐血是指血从胃中经口吐出或呕出的病证。究其病机，有外感、内伤之异，气虚、气实之别。凡外邪侵袭、暴饮暴食、致使胃络受损，或肝火犯胃、迫血上行，或劳倦伤脾、气不摄血，均可导致吐血的发生。

吐血的治疗，除应针对不同的病因病机辨证用药外，清降阳明至为重要，盖气降则血降，不复上逆作吐。对气不摄血者，又当以补气摄血为主。总之，明辨阴阳虚实十分重要。

附方

(1) 犀角地黄汤(《备急千金要方》)：犀角　生地　丹皮　赤芍。
(2) 四生丸(《妇人良方大全》)：侧柏叶　生地　艾叶　荷叶。
(3) 清营汤(《温病条辨》)：犀角　生地　玄参　竹叶心　金银花　连翘　黄连　丹参　麦门冬。
(4) 泻心汤(《金匮要略》)：大黄　黄芩　黄连。
(5) 十灰散(《十药神书》)：大蓟　小蓟　侧柏叶　荷叶　茜草根　栀子　白茅根　大黄　丹皮　棕榈皮。
(6) 枳实导滞丸(《内外伤辨惑论》)：大黄　枳实　神曲　茯苓　黄芩　黄连　白术　泽泻。
(7) 葛黄丸(《杂病源流犀烛》)：黄连　葛花　大黄。
(8) 龙胆泻肝汤(《兰室秘藏》)：龙胆草　黄芩　栀子　泽泻　木通　车前子　当归　柴胡　甘草　生地。
(9) 花蕊石散(《十药神书》)：花蕊石。
(10) 保和丸(《丹溪心法》)：神曲　山楂　茯苓　半夏　陈皮　连翘　莱菔子。
(11) 血府逐瘀汤(《医林改错》)：当归　生地　桃仁　红花　枳壳　赤芍　柴胡　甘草　桔梗　川芎　牛膝。

(12) 黄土汤(《金匮要略》)：灶心土　甘草　生地　白术　附子　阿胶　黄芩。
(13) 附子理中汤(《和剂局方》)：附子　党参　白术　干姜　甘草。
(14) 柏叶汤(《金匮要略》)：侧柏叶　干姜　艾叶　马通汁(按：现多以童便代之)。
(15) 玉女煎(《景岳全书》)：石膏　熟地　麦门冬　知母　牛膝。
(16) 生脉散(《备急千金要方》)：人参　麦门冬　五味子。
(17) 补中益气汤(《脾胃论》)：人参　黄芪　白术　甘草　当归　陈皮　升麻　柴胡。
(18) 归脾汤(《济生方》)：党参　黄芪　白术　茯神　酸枣仁　龙眼肉　木香　炙甘草　当归　远志　生姜　大枣。
(19) 独参汤(《伤寒大全》)：人参。
(20) 参附汤(《世医得效方》)：人参　附子。

【现代研究】主要参考文献

[1] 王醒华. 半夏泻心汤加减治疗上消化道出血 69 例临床小结[J]. 天津中医,1994,11(4)：16～17.
[2] 莫成荣,高秀英. 大黄白及粉治疗急性上消化道出血 100 例[J]. 中国中医急症,1994,3(5)：211～212.
[3] 林平,伍德娜. 生大黄粉治疗急性上消化道山血 95 例临床分析[J]. 福建中医药,1996,27(4)：6.
[4] 周洪兰,韦颖福,蒋万玲,等. 生大黄治疗急性上消化道山血疗效观察[J]. 贵阳医学院学报,2002,27(2)：169.
[5] 钟新林,彭红卫,刘雄. 大黄白及散治疗急性上消化道出血 37 例疗效观察[J]. 湖南中医药导报,2003,9(2)：22.
[6] 孙秀清,陈亚娟. 自拟大黄黄芪荷芷汤治疗上消化道山血 15 例临床观察[J]. 北京中医,2004,23(2)：94.
[7] 漆艳平. 消炎止血散治疗上消化道出血 78 例疗效观察[J]. 山西中医,1997,13(6)：12.
[8] 王冠华,易颂余. 大黄二白散治疗上消化道出血 85 例[J]. 实用中医内科杂志,1997,11(3)：26.
[9] 李宏,白伟. 止血冲剂治疗上消化道出血 80 例[J]. 陕西中医,2005,26(9)：915～916.
[10] 闫雪洁,张秀慧. 三七白参汤治疗上消化道出血 42 例[J]. 中国中医急症,2005,14(10)：1004.
[11] 周建龙,刘力,殷群,等. 秦岭止血散治疗上消化道山血 49 例近期疗效观察[J]. 陕西中医学院学报,1996,19(4)：15～17.
[12] 陈分乔,薛维华,梅建强. 宁络止血汤治疗上消化道出血 68 例临床观察[J]. 河北中医,2005,27(5)：342.

便　血

【定义】

凡血自大便而下,或血便夹杂而下,或在大便前后下血,或单纯下血,均称为便血。多因脾胃虚寒或胃肠积热,胃肠脉络受损,血液溢入肠道所致。便血又名血便、下血、泻血、结阴等。根据出血部位的不同,有远血、近血之分;按血色的鲜浊,又有肠风、脏毒之别。

【历史沿革】

便血之名,首见于《内经》,并指出便血的主要病机为邪结阴分、阴络受损。如《素问·阴阳别论篇》说:"结阴者,便血一升,再结二升,三结三升。"《灵枢·百病始生》说:"阴络伤则血内溢,血内溢则后血。"

汉代张仲景在《金匮要略·惊悸吐衄下血胸满瘀血病脉证治》中,指出便血的辨证,当分远血、近血;同时根据其不同病机属性,提出不同的治疗方药。谓:"下血,先便后血,此远血也,黄土汤主之";"下血,先血后便,此近血也,赤小豆当归散主之。"开了对便血进行临床分型和治疗的先河。《中藏经·卷上·第二十九》指出便血的病位在大肠:"风中大肠,则下血。"

隋代巢元方《诸病源候论》认为便血由"五脏伤损"所致,并有寒热之别。在辨证上属热者"大便下血,鲜而腹痛";属寒者"大便血下,其色如小豆汁,出时疼而不甚痛"(《血病诸候·大便下血候》)。

宋代严用和《济生方》首先将便血分列"便血"和"肠风脏毒"两门,认为便血"多因过饱饮酒,无度房室"而致劳损荣卫,气虚风冷侵入,邪热内蕴,留注大肠而引起便血(《济生方·便血论治》);肠风脏毒"皆由饮食过度,房室劳损,坐卧当风,恣餐生冷,或啖炙煿,或饮酒过度,或营卫气虚,风邪冷气,进袭脏腑"。其病机由于热迫血络,使"血性疏散积热壅遏,血渗肠间",而大便下血。具体辨证是:"血清而色鲜者肠风也;浊而黯者脏毒也。"而"肛门射如血线者虫蛀也"(《济生方·肠风脏毒论治》)。严氏对便血的治疗,提出"风则散之,热者清之,寒则温之,虚则补之"的治疗原则,为临床治疗便血所采用。

以上可见,在唐宋以前,对便血的病因病机及辨证治疗已有较为详细的论述。

元代朱丹溪《丹溪心法·下血·肠风脏毒》提出本病的病位"独在胃与大肠",这与近代理论相符。认为"肠胃不虚,邪气无从而入",正虚复因"坐卧风湿,醉饱房劳,生冷停寒,酒面积热。以致荣血失道,渗入大肠,而形成便血之症"。在此基础上,进而提出治疗不可纯用寒凉药,必于寒凉药中加辛味为佐;久不愈者,后用温剂,必兼升举药中加浸炒凉药,以及"凡用血药,不可单行单止"的原则。这些都是丹溪的临床经验总结,具有一定的临床实用价值。

明代戴思恭十分重视便血的辨证,认为"或独泻血,或与粪俱出,当辨其色与所感施治";"血色鲜红者为热,多因热毒入肠胃";"泻血色瘀者为寒,血逐气走,冷气入客肠胃,故下瘀血"。并提出不同的治疗方法。戴氏对便血与痢疾做了鉴别,认为便血"有腹痛者,乃是血不循经,故尔作病,却无里急后重,及缠坠等患,不可因痛认为血痢"(《证治要诀·泻血》)。以有无里急后重作为便血与痢疾的鉴别要点,符合临床实际。

《医学入门·血类·便血》把便血分为肠风、脏毒和结阴。并认为三者病因不同，临床表现亦异。“自外感得者曰肠风，随感随见，所以色鲜，多在粪前，自大肠气分来也。自内伤得者曰脏毒，积久乃来，所以色黯，多在粪后，自小肠血分来也。”结阴则由于“三阴脉络不和而结聚，血因停留，溢则渗入大肠”所致。

《景岳全书·便血证治》也谈到应将便血与肠澼(即痢疾)作鉴别：“便血之与肠澼，本非同类。盖便血者，大便多实，而血自下也。”张景岳还明确地指出远血、近血的部位：“血在便前者其来近，近者或在广肠，或在肛门；血在便后者其来远，远者或在小肠，或在于胃。”但是，以血在便前、便后来分辨便血的远近并不可靠，而且在不少情况下血和大便是混杂而下的。然而便血的颜色却可作为判断便血部位远近的参考：一般情况下，便血色鲜红，其来较近；便血色紫黯，其来较远。在病机方面，张景岳认为便血总由血之妄行，而“血之妄行，由火者多，然未必尽由于火也。故于火证之外，则有脾肾阳虚而不能统血者，有气陷而血亦陷者，有病久滑泄而血因以动者”；“大都有火者多因血热，无火者多因虚滑，故治血者，但当知虚实之要”。

清代李用粹从临床出发，以便血之颜色来辨其病机。他在《证治汇补·便血》中以纯下清血、血色鲜红为热，色黯为寒，色黑为瘀，对临床有一定指导意义。《张氏医通·下血》对便血的治疗，指出“不可纯用寒凉，必加辛散为主。久之不愈，宜理胃气，兼升举药，故大便下血，多以胃药收功，不可徒用苦寒也”，亦为经验之谈。

综上可知，自《内经》开始中医对便血即有较为深入的认识，至明、清时期对便血的认识又有了进一步发展，辨证更加精细，治则及治法也更加完善。

【范围】

便血以大便下血为临床表现，可见于多种疾病。内科杂病的便血，主要见于西医学所称的胃肠道的炎症、溃疡、息肉及肿瘤。另外，某些血液病、急性传染病、肠道寄生虫病、中毒及维生素缺乏等疾病，表现大便下血的症状时，亦可参考本篇进行辨证论治。

【病因病机】

1. **胃中积热**　胃中积热，多自内生，亦可受之于外。生于内者，多因过食辛辣食物，以致热积于胃；受于外者，因感受外邪，化热扰胃。热蕴于胃，不仅受纳无权，且胃热化火，损伤胃络，迫血外溢，血液下渗大肠而为便血之证。如《类证治裁·便血》指出：“便血由肠胃火伤阴络，血与便下。”

2. **肝气郁结**　因忧思恼怒，情志过极，使肝之疏泄失司，肝气郁滞。久则由气及血，气滞血瘀，以致肝经脉络血行瘀滞。肝脉瘀结，日久络破血溢，下渗肠道而成便血之证。《血证论·便血》说：“盖肝血上干，从浊道则吐，从清道则衄；肝血下渗，从清道则尿血，从浊道则下血。”说明肝气郁滞所致的出血，可衄可吐，也可便血。

3. **湿热蕴结**　因于外者，由于感受湿热之邪，或湿浊蕴积，日久化热，蕴结肠道；因于内者，主要由于饮食不慎，恣食肥甘，醇酒厚味，以致脾胃运化失常，聚湿生热，蕴结肠道。无论外感或内生的湿热，在损伤肠道脉络时，就会使血液外溢而致便血。如《医学入门·下血》说：“酒面积热，触动脏腑，以致荣血失道，渗入大肠。”

4. **脾胃虚寒**　脾主运化水谷精微及统摄血液。由于素体脾胃虚弱，久病体虚，或因劳倦，饮食不节，损伤脾胃，以致脾气虚衰，失于统摄，气不摄血，血无所归，离于脉道，溢入肠道而成便血。若脾胃亏损较甚，或由气损及阳，则不仅脾胃气虚，而且阳气虚弱，以致成为脾胃虚寒、统摄无权的便血。

综上可知，便血的病位在胃与大肠，其病机主要为火与虚，火盛则迫血妄行，气虚则血无所摄、血液下渗而成便血之证。初病多以邪实为主，日久则转为正虚。

【诊断与鉴别诊断】

一、诊断

(一) 发病特点

一般起病较缓，病程或短或长。

(二) 临床表现

凡是大便下血，无论在大便前、大便后下血，或血便夹杂，或单纯下血，均可诊断为便血。

二、鉴别诊断

1. **痢疾**　痢疾的临床表现中，下利赤白、大便混有黏液脓血，与便血有相似之处。但痢疾的便血是脓血相兼，且有腹痛、里急后重、肛门灼热等症，借此可与便血相鉴别。其中，脓血相兼、里急后重为临床鉴别诊断的要点。

2. **痔疮**　属外科疾病，是常引起大便下血的一个病证。清代顾世澄《疡医大全》说：“近世患痔者多，而痔中出血者亦不少，多有误认肠风、脏毒，而补泻尽属妄投；及余细审脉证，方知此血实从痔疮中出，痔愈，则血不治而自止。”痔疮的大便下血，血色鲜红，并常伴有肛门异物感或肛门疼痛；做肛门及直肠检查时，可以发现外痔或内痔，故临床不难鉴别。

【辨证论治】

便血之证多因肠道湿热或脾胃虚寒所致。肠道湿热属实证，日久可能为虚证；亦可因便血日久，营阴亏损，湿热未清而成虚中挟实之证。而脾胃虚寒属虚证，日久可致脾肾阳虚，亦可因虚证复感外邪，或脉络瘀阻而成虚中挟实之证。故临证时，当详察证情，分清虚实，然后确立治法，进行治疗。

一、辨证

(一) 辨证要点

1. **辨便血的颜色及性状**　注意观察便血的颜色及性状，是辨识便血证候特点的一个重要方面。如《证治汇补·便血》所言：“纯下清血者，风也；色如烟尘者，湿也；色黯者，寒也；鲜红者，热也；糟粕相混者，食积也；遇劳频发者，内伤元气也；后重便溏者，湿毒蕴滞也；后重便增者，脾元下陷也；跌伤便黑者，瘀也。”另外，便血颜色黯红，或黑而量多，与大便混杂而下，其病位多在胃及小肠；便血颜色鲜红，或大便中带有血液，其病位多在大肠、直肠。

2. **辨病性之寒热**　便血的证候虽多，但其病性不外寒热两端。便血一证，属于热者一般多实，常见胃脘胀闷作痛、口干而渴、喜冷畏热、舌红、脉数有力等；属于寒者一般多虚，常见倦怠乏力、脘腹隐痛、饮食减退、怯寒肢冷、舌淡、脉细等。有时由于病机变化复杂，可以出现寒热相兼、虚实互见的证候，尚须四诊合参，才能正确辨证。

（二）证候

[胃中积热]

症状：便血色紫黯或紫黑，口苦，口渴喜冷饮，胃脘胀闷作痛，并有灼热感，有时烦躁，头昏目眩，大便不畅。舌燥，苔黄，脉弦数或滑数。

病机分析：积热内郁，气血逆乱，迫血下行，渗于肠道，是胃中积热便血的主要病机。病位在胃肠之上端，故便色紫黯或紫黑；热郁中宫，胃气失和，故胃脘胀闷作痛，并有灼热之感；热灼津液，则口苦而干，且喜冷饮，大便不畅；邪热内扰，故躁烦不安；火性炎上，热扰清宫，则头昏目眩；舌红、苔黄、脉数，均为胃有积热之征。

[肝胃郁热]

症状：便血，血色紫黯或黑色，有时血色鲜红，脘胁胀痛，口苦而干，胃纳减退，心烦易怒。舌质红，苔薄黄，脉弦数。

病机分析：由于气郁伤肝，肝失疏泄，久郁化热，横逆犯胃，热伤血络，血溢肠中以致便血；肝气犯胃，气机不利，故脘胁胀痛；化火上逆，则口苦，心烦易怒；脾胃受伤，运化失健，故饮食减退；舌红苔黄、脉弦数，均为肝胃郁热之征。

[气滞血瘀]

症状：便血紫黯，脘腹胀痛，面色暗滞，或有胁下癥块。舌质紫暗，脉弦细或涩。

病机分析：气机郁滞，久则血脉瘀阻，或久病入络、脉络瘀滞，瘀阻之处，脉络受损，血溢脉外，下流肠道而见便血紫黯；气血瘀阻胃肠，气机不和，故而脘腹胀痛；气血不能上荣，故见面色暗滞；气滞血结，脉络瘀阻，故胁部可扪及癥块；舌质紫暗，脉弦细或涩，为气滞血瘀之象。

[热毒内结]

症状：便血鲜红，腹痛，肛门灼热，口干，舌燥，大便秘结或不爽。舌红，苔黄，脉滑数。

病机分析：火邪热毒，蕴结大肠，热迫血络，故见大便出血色鲜红；热扰肠道，气机不利，则腹痛不舒；邪热下迫，则肛门灼热，大便秘结或不爽；热灼津液，以致口干舌燥；热毒内结，故见舌红、苔黄、脉滑数。

[湿热蕴蒸]

症状：大便下血，血色不鲜，或紫黑如赤豆汁，腹部不适，胸膈胀闷，饮食减少。舌苔黄腻，脉濡数。

病机分析：恣食肥甘厚味，湿热蕴结大肠，久蕴致瘀，脉络损伤，血随便下，故见便血色不鲜，或紫黑如赤豆汁；湿热蕴阻，气机不利，则胸膈胀闷，腹部不适；湿阻中焦，脾运失健，而饮食减少；舌苔黄腻、脉濡数，均为湿热蕴蒸之象。

[中气不足]

症状：便血，血色紫黯或紫黑，脘腹不舒，面色少华，头晕目眩，神倦乏力，纳谷不香。舌质淡红，脉细缓。

病机分析：思虑劳倦伤脾，或久病，中气不足，气不摄血，以致血液下渗大肠，故见便血，其色紫黯或紫黑；中气不足，脾运失司，则脘腹不舒，饮食乏味；气虚则清阳不升，血不华面，以致面色少华、头昏目眩、神倦乏力；舌淡红、脉细缓，均为中气不足之征。

[脾胃虚寒]

症状：大便下血，其色紫黯或黑，脘腹隐隐作痛，痛时喜按喜暖，怯寒肢冷，饮食减退，大便溏薄。舌质淡，苔薄，脉细缓无力。

病机分析：脾胃素虚，或饮食不节，损伤脾胃，以致脾胃虚弱，统血无权，血由肠道渗出，出血部位在肠之上端，故大便下血；因血来较远，故便血色紫黯或黑；脾胃虚寒，气机不利，故脘腹隐痛、喜温喜按；脾阳不振，运化失司，故饮食减少、大便溏薄、怯寒肢冷；舌质淡，脉细缓无力，为脾胃虚寒、气血不足之象。病久脾虚及肾，以致脾肾阳虚，则可见大便出血不止、面色萎黄、腰膝酸软等症。

二、治疗

（一）治疗原则

便血一证，以属热属实者为多，故清热泻火、凉血止血为重要的治疗原则。而对于实证中的气机郁滞者，宜行气活络；湿浊内蕴者，宜祛湿化浊；血脉瘀阻者，宜祛瘀止血。便血之属虚属寒者，则当以补益中气、温中健脾、养血止血为治疗原则。虚实并见、寒热错杂者，则又当攻补兼施、寒热并用。

（二）治法方药

[胃中积热]

治法：清胃泻火，化瘀止血。

方药：泻心汤合十灰散。泻心汤以大黄、黄连、黄芩苦寒泻火。其中大黄有泻火止血化瘀之功，为治胃肠实热出血之要药。十灰散是清热凉血、化瘀止血的常用方剂，临床使用时，以煎剂或十灰散成药包煎为宜，而不宜用丸剂吞服。

可酌加地榆、槐实凉血止血，参三七化瘀止血。胃热伤津，口干喜饮者，加石斛、天花粉等以养阴生津；大便秘结加玄参、麦门冬、生地以增液润燥。出血过多，气阴两亏者，加用生脉散以益气养阴。而对于阴虚火盛，迫血妄行所致的便血，治用黄连阿胶汤以滋阴清火。方中黄连、黄芩苦寒清火，白芍凉血敛阴，阿胶滋阴止血；可加旱莲草、白茅根、藕节以滋阴凉血止血。

[肝胃郁热]

治法：泻肝清胃，凉血止血。

方药：丹栀逍遥散加减。方中以丹皮、栀子清肝泻火，柴胡疏肝解郁，当归、白芍养血和肝；可加龙胆草、生地以泻肝养阴，大黄、黄芩清泻胃热，茜草根、花蕊石化瘀止血。若肝火急迫，灼伤胃络，兼见吐血色鲜量多、血出如涌者，宜清热凉血，可用犀角地黄汤，并以参三七末调服。火邪伤阴者，亦可加石斛、天花粉、麦门冬等以养阴生津。

［气滞血瘀］

治法：行气解郁，活血化瘀。

方药：膈下逐瘀汤加减。方中当归、川芎、赤芍、桃仁、红花、五灵脂活血化瘀；香附、乌药、枳壳、延胡索行气止痛。本方不仅能行血分瘀滞，又能解气分之郁结，活血而不耗血，祛瘀又能生新。可加服参三七粉以化瘀止血。胁下有癥块者，可加郁金、丹参、鳖甲以活血祛瘀、消癥化积。瘀血内停，郁而化热，热扰心营，而症见便血、发热，入夜热势加重，可用犀角地黄汤凉血止血。如出血过多而致气阴两伤者，用生脉散益气养阴。

［热毒内结］

治法：清热解毒，凉血止血。

方药：约营煎加减。方中以黄芩清热解毒；地榆、槐实凉血止血；炒荆芥清血中之风；生地、芍药和营凉血；乌梅、甘草酸甘化阴。可合黄连丸清热、祛湿、止血。大便不畅加白薇、大黄清热通腑；气滞腹胀加枳壳、木香行气消胀；热毒内壅、便血夹脓者，加红藤、金银花清热解毒散结。

［湿热蕴蒸］

治法：清化湿热，凉血止血。

方药：地榆散合赤小豆当归散。前方用地榆、茜草凉血止血，山栀、黄芩、黄连清热燥湿、泻火解毒，茯苓淡渗利湿。后方以赤小豆祛水湿、解热毒，当归和营养血。便血量多者，加槐实或槐花；胸闷、苔腻者，加苍术；感受外邪诱发者，加炒荆芥。

湿热蕴结肠道而致便血，日久不愈，湿热未尽而营阴已亏，可以寒热并调、化湿坚阴，用驻车丸。若下血过多，阴分亏损，治宜滋阴清热、养脏止血，可用六味地黄丸合脏连丸，加槐实、地榆、旱莲草。

［中气不足］

治法：益气健脾，养血止血。

方药：补中益气汤加味。方中人参、白术、黄芪补益中气，以复其统血之功；升麻、柴胡助人参、黄芪、白术以益气举陷；当归补血；陈皮、甘草理气和中。本证亦可用归脾汤补益心脾、益气养血。可加炮姜温中，白及、槐实、地榆止血。出血较多者，可吞服三七粉或云南白药以化瘀止血。如见面色苍白、汗出肢冷、脉细弱者，乃气随血脱之象，急用独参汤益气固脱。

［脾胃虚寒］

治法：温阳健脾，坚阴止血。

方药：黄土汤加味。方中灶心黄土又名伏龙肝，能温中涩血；附子、白术温阳健脾；地黄、阿胶养阴止血；甘草和中；黄芩苦寒坚阴，以起反佐作用。可酌加炮姜温阳止血，花蕊石、三七化瘀止血。

若出血日久不愈，脾虚及肾，而致脾肾阳虚，出现大便滑泄不禁、面色㿠白、腰膝酸软、舌质淡胖、脉虚细无力者，宜加温补固涩之品，如仙茅、淫羊藿、补骨脂等，并可加重附子的用量。

（三）其他治法

1. 单方验方

(1) 仙鹤草30克，煎服。

(2) 侧柏叶、白及各10克，共研细末，每次3～6克，每日2次。

(3) 乌贼骨、白及、甘草各等量，研极细末，每次3克，每日3次。

以上均可用于血来较远、大便呈黑色之便血。

(4) 大萝卜皮烧存性、荷叶烧存性、生蒲黄等份为末，每服3克，米饮下。

(5) 橄榄核烧存性，研末，每服6克，米饮下。治肠风下血。

2. 复方

(1)《中藏经》"治肠风下血"用荆芥、地黄、甘草。

(2)《太平圣惠方》"治大肠积热，下血不止"的黄芩散方（黄芩、黄柏、黄连、地榆、生干地黄、犀角屑）。

(3)《圣济总录》治结阴便血及肠风下血的大效胜金丸（羊肉、硫黄、葫芦巴、荜澄茄、沉香、巴戟天、补骨脂、牛膝、肉苁蓉、海桐皮、肉桂、白茯苓、甘草、人参、丁香、肉豆蔻、附子）。

(4)《圣济总录》治便血如赤豆汁的阿胶芍药汤方（阿胶、赤芍药、当归、甘草）。

(5)《圣济总录》治大肠下血立效汤方（瞿麦穗、甘草、山栀子仁）。

(6)《圣济总录》治结阴泻血不止的石榴散方（酸石榴皮、陈橘皮、甘草、干姜）。

【转归及预后】

便血初起多为实证，日久由于血去正伤，而易转化成为虚证或虚实夹杂的证候。如胃中积热初起为实证，因热伤血络而便血，日久阴血亏虚而邪热未尽，则成正虚邪实之证。肝气郁结，或久病伤阴，而致阴虚气滞，甚至肝肾不足、阴血亏虚而成虚证。湿热蕴结经过治疗多可使热清湿祛而痊愈，但亦有湿热留恋，以致便血反复发作者。至于脾胃虚寒的便血，发作往往与气候变化有关，在寒暑转换时易发。出血日久，则可导致阳气虚衰、正气欲脱而成危象；或脾虚及肾，而致脾肾阳虚。便血的各种证候，在日久不愈时，均可入络而形成血瘀之证。

便血的预后，与正气强弱、证候类型、病情轻重及出血量多少等因素密切相关。初病正气尚盛、病情轻、出血量少者，一般预后较好，经过治疗多可在较短时间内使血止病愈。出血量多者，常吐血与便血并见。由于大量出血，以致形成气随血脱之危候，甚至威胁生命。亦有出血量虽多，但正气尚未衰竭，表现气虚血亏之证，经过恰当的治疗而逐渐恢复者。

【预防与护理】

避免情志内伤，注意饮食调摄，对于便血的预防及护理均有重要作用。

便血患者应适当休息，避免疲劳。便血量多者应卧床休息。给予患者精神上的鼓励和安慰，消除紧张、恐惧的心理。对于便血量较多的患者，应注意观察有无心悸、面色苍白、脉象细数等症，及早防治虚脱。

饮食以软烂少渣、容易消化、少刺激、少食多餐为宜。可吃一些油脂不甚的荤菜及新鲜蔬菜、新鲜水果；忌食烟、酒以及辛辣动火之物。

【现代研究】

（一）实证便血

曾氏[1]用泻心汤加味治疗便血 50 例，临床上均以解紫黯或紫黑色大便，伴口苦、胃脘胀闷作痛且有灼热感为主症，所有病例大便隐血试验均为阳性。治疗基本方：大黄、茜草、栀子、藕节、侧柏叶、黄连、黄芩、地榆，口渴喜饮加生地黄、石斛。每日 1 剂，连服 3 剂后复查大便，无效则更方。结果：治愈（大便隐血试验 2 次阴性，口苦、胃脘胀闷作痛等症消失，随访 1 年无复发）45 例，好转（大便隐血试验复查 2 次阴性，口苦、胃脘胀闷作痛等症明显改善，停药后复发者）4 例，无效 1 例。徐氏[2]使用自拟二黄止血方治疗便血 250 例。基本方：大黄、黄连、血余炭、侧柏叶、槐花。肛门脱出者加升麻、柴胡；疼痛者加徐长卿、黄柏。结果：250 例患者中显效 165 例，有效 80 例，无效 5 例。服药后停止便血时间最短者 2 日，最长 6 日，平均治疗日数为 4 日。

张氏[3]使用以当归炭、侧柏炭、槐米炭、黄芩等中药制成的便血合剂治疗肛肠病实证便血 121 例。治疗组服用便血合剂，便干难解者每次 30 毫升，便稀者每次 20 毫升，每日 2 次，饮后半小时服用，5 日为一个疗程。对照组予酚磺乙胺片每次 2 片，每日 3 次；氨苄青霉素胶囊每次 2 粒，每日 3 次。两组治疗期间均未用过其他药。结果：治疗组 121 例，总有效例数 108 例（其中显效 97 例，有效 11 例），总有效率 89.3%，无效 13 例，无效率 10.7%。对照组 80 例，总有效率例数 63 例（其中显效 56 例，有效 7 例），总有效率 79.1%，无效 17 例，无效率 21.3%。治疗组总有效率明显高于对照组。

朱氏等[4]使用大黄加味治疗实证便血 51 例。方法：设观察组 51 例与对照组 50 例，观察组服中药大黄加味治疗，药用：大黄、黄连、黄芩、升麻、地榆、茜草。用法：根据体质强弱、年龄大小选择各药剂量，水煎，分早晚 2 次饭前口服，每日 1 剂，3 日为一个疗程，中病即止。对照组：常规服用槐角丸、酚磺乙胺、抗感染等药，3 日为一个疗程。结果：观察组：显效 94.1%，有效 5.9%，平均治愈日数 3.4 日。对照组：显效 32%，有效 5.2%，无效 54%，平均治愈日数 4.9 日。

孙氏等[5]使用中药双黄连，配以锡类散治疗便血 38 例。以双黄连 3 克配以锡类散 1 克加入 0.9%氯化钠注射液 100 毫升中，温热后进行保留灌肠，每晚临睡前 1 次。便血症状消失后继续治疗，至大便次数恢复正常（每日 1 次）后 1 星期以巩固治疗。结果：痊愈 34 例，占 89.5%；有效 3 例，占 7.9%；无效 1 例，占 2.6%。陈氏等[6]使用生大黄粉内服治疗 155 例便血。治疗方法：生大黄粉，每次 1 克，每日 3 次；对于大出血的病例首次 2 克或每次 1 克，每日 4 次；大黄粉以蜂蜜拌匀后温开水送服；直至大便泻下呈黄色稀水样便；大便隐血检验连续 2 次转阴后，即可停药；继而按胃脘痛辨证分型，内服中药善后调理。若大便次数日超 4 次者，大黄粉可减量：若泻下多而伤津、口干明显者，宜加输液扩容并暂停服大黄粉。便血期间应禁食或给流质，待病情好转后再改为半流质或软食。疗效分析：155 例便血患者住院治疗期间，服大黄粉最少者为 3 克，最多者为 30 克，平均 8.2 克。治疗 1 日内大便隐血检验 2 次转阴者 45 例（29.03%）；2 日内转阴者 50 例（32.26%）；3 日内转阴者 40 例（25.81%）；4 日内转阴者 12 例（7.74%）；1～4 日内转阴者 147 例，有效率为（94.84%）。8 例大黄粉治疗便血，无效者经手术证实为：4 例胃癌，4 例肠癌。

（二）虚证便血

韩氏等[7]使用二白二地汤治疗便血 52 例。药用白头翁、生地、生地榆、炒白糖。剂量：肠道湿热型：白头翁：生地：生地榆：炒白糖＝2：1：1：1；脾胃虚寒型：白头翁：生地：生地榆：炒白糖＝2：1：1：4。煎服法：先煎前三味，煎好后再加入炒白糖（白糖置锅内炒黄即可），每日 1 剂，每日服 2 次。结果：痊愈 39 例，好转 10 例，无效 3 例。阳氏[8]使用补中益气汤加减治疗虚证便血 62 例，并与单纯西药治疗的 64 例进行疗效比较。治疗方法：观察组用补中益气汤加减治疗，方药组成：黄芪、党参、地榆、白术、柴胡、黄芩、甘草、当归、槐米、升麻、陈皮。血虚肠燥加大黄、枳壳、生地；血虚乏力者加阿胶、血余炭；脾胃两虚加茯苓、薏苡仁；脾胃虚寒加灶心土、白及；脾肾两亏加熟地、女贞子。每日 1 剂，水煎分 3 次温服，6 日为一个疗程。对照组常规服用止血药、西药，6 日为一个疗程。结果：观察组总有效率为 96.8%，对照组总有效率为 85.9%。两组疗效有显著性差异，说明补中益气汤加减治疗虚证便血优于单纯西药治疗。

（三）癌症便血

李氏等[9]认为直肠癌病因病机主要是湿浊与热毒为患。使用家传验方铁仙五炭饮治疗直肠癌便血。药用：铁苋菜、仙鹤草、地榆炭、乌梅炭、山楂炭、大蓟炭、金银花炭、白及、莪术、藤梨根、甘草组成。偏于湿热下注者，可加苦参、黄连、黄柏、薏苡仁；瘀血内阻者选加赤芍、桃仁、䗪虫、五灵脂；肝肾阴虚者，加枸杞子、女贞子、熟地、石斛；脾肾阳虚加巴戟天、仙茅、淫羊藿；气血双亏者加用西洋参、黄芪、白芍、阿胶等；疼痛明显者，加制乳没、炒延胡索、炒五灵脂、徐长卿，或另冲田三七；便频者酌加升麻、葛根、秦皮、禹余粮、赤石脂；里急后重者加木香、黄连、炒莱菔子。宋氏等[10]自 1985 年 1 月至 1993 年 12 月共收治宫颈癌患者1 572例，其中发生放射性直肠炎 180 例，发生率为 11.45%。其中 141 例以便血为主要症状，采用中西医结合的方法，西医以脱敏、抗炎、止血为治疗原则，中医以凉血、止血、清化湿热及健脾化湿、收涩止泻为治则，基本方：槐花、地榆、半枝莲、大蓟、小蓟、凤尾草、白头翁、肉苁蓉、当归，每日 1 剂，水煎分早晚 2 次，饭后温服，连服 6～12 剂，服药后出现纳差胃部不适可暂停药 7～10 日，再继服上方。患者服上药后，便血症状明显好转，但仍有腹泻，伴腹痛、肛门下坠者则以健脾化湿、收涩止泻为主。基本方：党参、白术、茯苓、扁豆、陈皮、诃子、薏苡仁、黄连、罂粟壳，每日 1 剂，水煎分早晚 2 次，饭后温服，连服 6～12 剂。结果：141 例患者的，治愈率为

54.61%，有效率33.33%，总有效率87.94%，无效12.06%。宋氏等认为中西医结合是治疗放射性直肠癌便血较为理想的方法，值得进一步研究应用。

【小结】

引起便血的原因主要有饮食不慎、感受外邪、情志失调及久病体虚等，其主要病机是火热熏灼，胃肠脉络受损，或中气不足，脾胃虚寒，血失统摄而溢入肠道，以致发生便血。初病多属实证，日久则可转为虚证。

因便血、痢疾、痔疮3种病证均有大便下血的表现，但病机、转归及治疗各不相同，应注意鉴别。

便血的治疗，首当止血，但应根据不同的病因病机辨证施治而止其血。如胃中积热，当清胃泻火、化瘀止血；肝胃郁热，当泻肝清胃、凉血止血；气滞血瘀，当行气止痛、活血化瘀；湿热蕴蒸，当清化湿热、凉血止血；中气不足，当益气健脾、养血止血；脾胃虚寒，当温阳健脾、坚阴止血。在服药治疗的同时，应注意饮食调摄，避免情志内伤。

附方

(1) 泻心汤(《金匮要略》)：大黄　黄连　黄芩。
(2) 十灰散(《十药神书》)：大蓟　小蓟　侧柏叶　荷叶　茜草根　栀子　白茅根　大黄　丹皮　棕榈皮。
(3) 增液承气汤(《温病条辨》)：玄参　麦门冬　生地　大黄　芒硝。
(4) 生脉散(《内外伤辨惑论》)：人参　麦门冬　五味子。
(5) 黄连阿胶汤(《伤寒论》)：黄连　阿胶　黄芩　鸡子黄　芍药。
(6) 丹栀逍遥散(《薛氏医案》)：当归　白芍　白术　柴胡　茯苓　甘草　生姜　薄荷　丹皮　栀子。
(7) 犀角地黄汤(《备急千金要方》)：犀角　生地　丹皮　芍药。
(8) 膈下逐瘀汤(《医林改错》)：五灵脂　当归　川芎　桃仁　丹皮　赤芍　乌药　延胡索　甘草　香附　红花　枳壳。
(9) 安宫牛黄丸(《温病条辨》)：牛黄　郁金　犀角　黄连　朱砂　冰片　珍珠　栀子　雄黄　黄芩　麝香。
(10) 至宝丹(《和剂局方》)：朱砂　麝香　安息香　金银箔　犀角　冰片　牛黄　琥珀　雄黄　玳瑁。
(11) 约营煎(《景岳全书》)：生地　芍药　甘草　续断　地榆　黄芩　槐米　荆芥穗　乌梅。
(12) 黄连丸(《丹溪心法》)：黄连　阿胶　赤茯苓。
(13) 地榆散(验方)：地榆　茜草根　黄芩　黄连　栀子　茯苓。
(14) 赤小豆当归散(《金匮要略》)：赤小豆　当归。
(15) 驻车丸(《备急千金要方》)：黄连　阿胶　当归　干姜。
(16) 六味地黄丸(《小儿药证直诀》)：熟地　山药　茯苓　丹皮　泽泻　山茱萸。
(17) 脏连丸(验方)：猪大肠　黄连　赤芍　当归　槐花　阿胶珠　槐角　地榆　荆芥　地黄。
(18) 补中益气汤(《脾胃论》)：人参　黄芪　白术　甘草　当归　陈皮　升麻　柴胡。
(19) 归脾汤(《济生方》)：党参　黄芪　白术　茯苓　酸枣仁　龙眼肉　木香　炙甘草　当归　远志　生姜　大枣。
(20) 黄土汤(《金匮要略》)：灶心土　甘草　干地黄　白术　炮附子　阿胶　黄芩。

【现代研究】主要参考文献

[1] 曾丽英.泻心汤加味治疗便血50例[J].新中医，1997，29(6)：46～47.
[2] 徐伟祥.二黄止血方治疗便血250例[J].上海中医药杂志，1997，(7)：27.
[3] 张惠珍.便血合剂治疗肛肠病实证便血121例疗效观察[J].云南中医中药杂志，2002，23(2)：30～31.
[4] 朱泽，孙富海，李长江.大黄加味治疗实证便血51例[J].吉林中医药，2002，22(1)：19.
[5] 孙明媚，张颖.双黄连锡类散治疗便血38例[J].辽宁中医杂志，1996，23(11)：511.
[6] 陈丝，林群莲.生大黄粉内服治疗155例便血的体会[J].海峡医学，1997，9(2)：72～73.
[7] 韩锋，哈森高娃.二白二地汤治疗便血52例体会[J].现代中西医结合杂志，2001，10(9)：840～841.
[8] 阳文飞.补中益气汤加减治疗便血的临床观察[J].四川中医，2002，20(7)：48.
[9] 李华，胡秀润.铁仙五炭饮治疗直肠癌便血[J].河南中医，1998，18(5)：271.
[10] 宋藏珠，王素哲，李魁秀，等.中西医结合治疗放射性直肠炎便血141例[J].实用中西医结合杂志，1997，10(12)：1129.

尿　血

【定义】

尿血是小便中混有血液，甚至血块的一种病证。随出血量多少的不同，小便可呈淡红色、鲜红色或淡酱油色。主要由于火热熏灼，肾及膀胱脉络受损，血溢脉外，随尿而出所致。亦有少数由脾肾不固或气滞血瘀，血渗于脬而致。

尿血又称为溺血、溲血、小便血或小便出血。

【历史沿革】

《内经》将尿血称为溺血、溲血。明确指出热淫膀胱会导致尿血，其他如悲哀太甚，阳气内动或少阴脉涩，亦令尿血。《素问·气厥论篇》说："胞移热于膀胱，则癃，溺血。"《素问·痿论篇》说："悲哀太甚，则胞络绝，胞络绝则阳气内动，发则心下崩，数溲血也。"《素问·四时刺逆从论篇》说："少阴……涩则病积，溲血。"

汉代张仲景《金匮要略·五脏风寒积聚病脉证治》最早提出"尿血"二字，"热在下焦者，则尿血，亦令淋秘不通"，概括指出尿血的病因以热为多，发病部位在下焦。

隋代巢元方《诸病源候论·血病诸候·小便血候》认为，尿血与心及小肠有热密切相关，如说："心主于血，与小肠合。若心家有热，结于小肠，故小便血也。"

唐代孙思邈《备急千金要方·尿血》列方13首，记载了治疗尿血的最早一批方剂。

宋代《太平圣惠方·治尿血诸方》对尿血的主要病机做了很好的论述,“夫尿血者,是膀胱有客热,血渗于脬故也。血得热而妄行,故因热流散,渗于脬内而尿血也”。书中并收载了许多治尿血的方剂。陈无择以疼痛的有无作为鉴别血淋、尿血的要点,并认为尿血亦有由虚寒所致者,不全属热。他在《三因极一病证方论·尿血证治》中说:“病者小便出血,多因心肾气结所致,或因忧劳、房室过度,此乃得之虚寒。故养生云,不可专以血得热为淖溢为说。两者皆致尿血,与淋不同,以其不痛,故属尿血,痛则当在血淋门。”

朱丹溪亦认为尿血多属热,《丹溪手镜·溺血》说:“溺血,热也。”在尿血与血淋的区别方面,《丹溪心法·溺血》说:“大抵小便出血……痛者谓之淋,不痛者谓之溺血。”

明代李梴《医学入门·血类·溺血》说:“溺血纯血全不痛,暴热实热利之宜,虚损房劳兼日久,滋阴补肾更无疑。”指出实证尿血与虚证尿血的治疗有所不同。《景岳全书·血证·溺血论治》谓:“凡溺血证,其所出之血有三,盖从溺孔出者二,从精孔出者一也。溺孔之血,其来近者,出自膀胱……其来远者,出自小肠……精道之血,必自精宫血海而出于命门。”并对尿道和精关的出血做了鉴别。此外,张氏对尿血的治疗亦有较多的记载,应用于临床,大多行之有效。

清代李用粹《证治汇补·溺血》认为,尿血的病位虽在肾与膀胱,但其他脏器的病变也可引起尿血,“或肺气有伤,妄行之血,随气化而下降胞中,或脾经湿热内陷之邪,乘所胜而下传水府。或肝伤血枯,或肾虚火动,或思虑劳心,或劳力伤脾,或小肠结热,或心胞伏暑。俱使热乘下焦,血随火溢”,因而他概括道“是溺血未有不本于热者,但有各脏虚实之不同耳”,对尿血的病因、病机有了深入一步的认识。唐容川《血证论·尿血》提出对部分尿血患者需要从肺论治的新论点。唐氏以导赤散加味治“心经遗热”之尿血,以龙胆泻肝汤加味治“肝经遗热”之尿血,若“尿血治心与肝而不愈者,当兼治其肺。肺为水之上源,金清则水清,水宁则血宁,盖此证原是水病累血,故治水即是治血”。

【范围】

尿血以小便中混有血液为临床特征,古代的尿血一般指肉眼血尿而言。现在,对于出血量微、尿色无显著异常、需用显微镜才能查出的所谓镜下血尿,也应包括在尿血的范围内辨证论治。

西医学尿路感染、肾结核、肾小球肾炎、泌尿系肿瘤,以及全身性疾病,如血液病、结缔组织疾病、心血管疾病等所出现的血尿,均可参考本篇辨证论治。

【病因病机】

尿血的发病部位在肾与膀胱,发病原因多为热伤脉络。热蓄肾与膀胱是尿血的主要发病机制,而心、小肠、肝等脏腑之火热,亦能下迫肾与膀胱,损伤脉络,血溢水道而形成尿血。此外,部分尿血是由于气血亏虚、脾肾不固,或气滞血瘀、络阻血溢所致。

1. **热迫膀胱**　《灵枢·热病》曰:“热病七日八日,脉微小,病者溲血。”多因外感之邪侵于肌表,太阳受病,表邪化热,传经入里,热结膀胱,膀胱血络受伤而致。若邪入阳明,阳明经热,下迫膀胱亦能导致尿血。

2. **火毒迫血**　感受风热或热毒之邪,由表入里,侵犯营血,火毒内壅,迫血妄行。肾及膀胱之脉络受损,血溢水道而成尿血。火毒迫血病及的脏腑较多,除尿血外还常伴有衄血、便血、皮肤紫斑等血液妄行的病症。

3. **心火内盛**　因烦劳过度或情志内伤,耗伤心阴,心火亢盛,移热于小肠,迫血妄行而致尿血。如《诸病源候论·血病诸候·小便血候》说:“心主于血,与小肠合,若心家有热,结于小肠,故小便血也。”《类证治裁·溺血》亦说:“小肠火盛,血渗膀胱。”

4. **阴虚火旺**　因房室不节、相火妄动或因忧劳过度而伤肾阴,阴虚则生内热。肾与膀胱相表里,虚火灼伤肾及膀胱血络,则血随尿而出。

5. **痨伤气阴**　痨之为病,初起病变部位多以肺为主,但日久常易传变,病及他脏。如《医学入门·痨瘵》指出其传变无常,“病久皆能传变……亦有始终只传一经者,有专着心肾而不传者”。痨伤于肾,损伤精血,耗散气阴,肾阴亏虚,阴虚火旺,迫血妄行而致尿血。

6. **脾肾不固**　因思虑劳累而伤心脾,或肾阳亏虚,火不化土,以致中气虚弱。气与血一阴一阳,互相维系。脾气虚弱,统摄无权,血无所主,因而尿血,并可见吐血、衄血、便血等。各种原因所致的肾气不足、肾阳亏虚,亦会因下元空虚,不能固摄,封藏失职,血液妄行而导致尿血。

7. **气滞血瘀**　情志怫郁,或饮食不节,以致气机阻滞,瘀浊凝聚。若结于下焦肾和膀胱,壅塞脉络,阻碍气机,久瘀则络破血溢,血渗膀胱而成尿血。

【诊断与鉴别诊断】

一、诊断

(一) 发病特点

各个年龄段均有发生血尿的可能,其发病可缓可急。

(二) 临床表现

凡小便中混有血液或血块,小便呈淡红色、鲜红色,或淡酱油色者,一般即可诊断为尿血。部分患者,需进行小便常规实验检查,方能判为尿血。

二、鉴别诊断

血淋、石淋　血淋、石淋也表现为血随尿出,易与尿血相混,但血淋、石淋以小便短涩频数、滴沥刺痛、欲出不尽、小腹拘急、或痛引腰腹为共同特征,石淋尚可表现尿中有时夹有砂石,有时排尿突然中断,或有腰腹绞痛难忍等症,根据这些临床表现一般可与尿血相鉴别。在鉴别诊断中,小便时痛与不痛,是鉴别的要点,正如《证治要诀·小便血》说:“痛者为血淋,不痛者为尿血。”

【辨证论治】

一、辨证

(一) 辨证要点

1. **辨外感内伤**　引起尿血的原因,有外感、内伤之分。

外感尿血，属于实证，内伤尿血则多属虚证。由外感所致者，以邪热为主，初起多见恶寒发热等表证，发病亦较急骤。由内伤所致者，一般先有阴阳偏盛、气血亏虚或脾肾虚衰的全身症状，其后表现尿血，起病比较缓慢。

2. **辨血色**　尿血是血随尿而出。出血量少者，一般尿色微红；出血量大者，尿色较深；又见尿中挟有血丝、血块者，是属于瘀血内停。此外，火盛迫血，尿血鲜红；气血亏虚，气不摄血的，尿血淡红。

（二）证候

本病的病因病机主要有热迫膀胱、火毒迫血、心火内盛、阴虚火旺、痨伤气阴、脾肾不固及气滞血瘀七类。前二者属外感引起，其余均由内伤所致。其证候分类，亦以上述病因病机为基础而分为7种。

［热迫膀胱］

症状：初起多见恶寒发热，遍身骨节酸楚，口渴喜饮，少腹作胀，或腰酸腰痛，小便带血，血色多见鲜红。舌红苔黄，脉数。

病机分析：《血证论·尿血》说："外因乃太阳阳明传经之热，结于下焦。"外邪袭表，邪正相争，故而恶寒身热；邪束肌表，营卫不利，因而遍身骨节酸痛；热灼阴液，故口渴喜饮；邪热由表入里，结于下焦，迫及膀胱，因而少腹作胀；肾与膀胱相表里，故可出现腰部酸痛，热结膀胱，迫血下行，因而小便出血而血色鲜红，舌红、苔黄、脉数，均属于邪热内结之征。

［火毒迫血］

症状：初起多见恶寒发热，继则高热，口渴欲饮，头昏头痛，骨节酸痛，烦躁，口干燥，神倦乏力，尿血，血色鲜红，并可见有衄血、便血、皮肤紫斑等。舌质红，苔黄腻，脉弦数。

病机分析：或因风热，或因热毒，由外而侵及表卫，故见恶寒发热；邪热由表入里，热势亢盛，热毒熏灼，故见高热、头昏头痛、骨节酸痛；热灼阴津，故口干唇燥，口渴欲饮；热邪耗气，则致神倦乏力；热毒迫血妄行则致尿血甚至衄血、便血、皮肤紫斑；舌质红、苔黄腻、脉弦数为热毒内盛之象。

［心火内盛］

症状：小便热赤，尿中带血色鲜红，心烦，夜寐不安，口渴而苦，或面赤，口舌生疮。舌尖红，脉数。

病机分析：多由烦劳而伤心阴，阴虚则心火内炽，故见心烦、口苦而干、面赤、口舌生疮等症；虚火扰及心神，则夜寐不安；心与小肠相表里，小肠与膀胱同属太阳经，其经脉相关，故心有热移于小肠，下注膀胱，而症见小便热赤；热灼脉络，络破则血随尿出，其色鲜红；舌尖红、脉数为心火内炽之象。

［阴虚火旺］

症状：小便色赤带血，头昏目眩，口渴欲饮，耳鸣心悸，神疲易怒，腰膝酸软。舌质红少苔，脉细数。

病机分析：肾阴亏虚，则虚火内动，上扰清空，故头昏目眩；耳为肾窍，肾虚失于濡养则耳鸣心悸，精神疲惫；水不涵木，肝火内动则易怒；虚火灼伤血脉，因而血随尿出；腰为肾府，肾虚故见腰膝酸软；舌红少苔、脉细数均为阴虚火盛之征。

［痨伤气阴］

症状：小便频急，尿血，血色鲜红，腰脊酸痛，或有潮热，手足灼热，盗汗，口燥咽干，神疲乏力，面色潮红或萎黄。舌淡红，苔白薄，脉细数。

病机分析：痨伤于肾，则肾阴亏虚，阴虚火旺，迫及膀胱，故小便频急；火灼血络，因而尿中带血、血色鲜红；阴虚则生内热，故潮热、手足灼热；虚火逼津液外泄则致盗汗；虚火伤津耗气，故致口燥咽干、神疲乏力；舌淡红、苔白薄、脉细数为气阴亏虚之象。

［脾肾不固］

症状：久病尿血，血色淡红。面色苍白，精神困顿，体倦食少，头晕目眩，耳鸣心悸，腰膝酸软，或兼衄血、便血、皮肤紫斑。舌质淡，脉细弱。

病机分析：因饮食、劳倦或其他原因伤及脾肾，脾虚则统血无力，肾虚则不能固摄，以致血溢脉外，渗入水道而成尿血；血溢甚者，则兼见其他部位的出血；脾虚则运化无力，气血生化乏源，故见体倦食少、面色苍白、头晕目眩、心悸等症；肾虚则精气不充，不能温煦濡养，故见精神困倦、耳鸣、腰膝酸软；舌质淡、脉细弱为脾肾不足、气血亏虚之象。

［气滞血瘀］

症状：尿血，血色较黯，少腹刺痛拒按，或可触到积块，时有低热。舌质紫暗或有瘀点瘀斑，苔薄，脉细涩或沉细。

病机分析：气机阻滞，瘀血凝聚，结于肾或膀胱，瘀久则络破血溢，而致尿血；血脉瘀阻不通，故少腹刺痛拒按；瘀血阻滞，营卫运行不畅，壅遏以致发热；舌质紫暗，或有瘀点瘀斑、脉象细涩或沉涩为瘀血在里之象。

二、治疗

（一）治疗原则

尿血以由火热灼伤脉络或迫血妄行所致者为多，但火热有虚火、实火之分。外感实火所致者，治宜清热泻火、凉血止血；内伤虚火所致者，治宜养阴清热、凉血止血。无火者多虚，气阴两虚者，治当益气养阴止血；脾肾亏虚者治当补益脾肾，益气固摄。而对于气滞血瘀所致者，则宜理气化瘀、养血止血。在尿血的治疗中，应重视活血化瘀法的应用，特别是一些反复尿血患者，常有留瘀为患的可能，可适当配伍活血化瘀药。

（二）治法方药

［热迫膀胱］

治法：清热利水，凉血止血。

方药：导赤散加味。方中竹叶、木通清热利水，生地养阴凉血，甘草梢清热泻火。加白茅根、旱莲草、栀子凉血止血。若见恶寒身热，为表证未解，可加连翘、金银花、荆芥等清热透表。若出血量较多，可加血余炭、小蓟、仙鹤草、侧柏叶凉血止血。若见尿赤、少腹胀痛，为下焦热盛，加黄柏、知母等清热泻火。若见舌苔黄腻、胸闷纳呆、尿赤腹胀，为湿热中阻下迫膀胱，应加滑石、赤茯苓、薏苡仁清化湿浊。便秘者加大黄、全瓜蒌通利腑气；口干而苦加石斛、芦根养阴生津。

［火毒迫血］

治法：泻火解毒，凉血止血。

方药：黄连解毒汤加味。方中黄芩泻上焦之火，黄连泻中焦之火，黄柏泻下焦之火，栀子通泻三焦之火从膀胱而出，为泻火解毒之剂。可加小蓟、藕节、丹皮凉血止血；津亏口干者，可加石斛、玄参、天花粉养阴生津；火毒内炽，可加金银花、青黛，甚则可用犀黄丸清火解毒；若尿血见有身热心烦，或有其他部位出血者，治疗应用犀角地黄汤清热解毒、凉血散瘀。方中犀角一般可用水牛角来代替，效果亦较好。

［心火内盛］

治法：清心泻火，凉血止血。

方药：小蓟饮子加味。方中竹叶、木通降心火、利小便；滑石清热利水；小蓟、生地、蒲黄、藕节凉血止血，栀子泻三焦之火、引热下行；当归引血归经；甘草协调诸药。可加鹿衔草、旱莲草、琥珀末以加强止血作用。如见心烦少寐，可加川黄连、麦门冬、夜交藤等清心安神；阴虚口渴加石斛、知母；若心火引动肾火而出现遗精者，可加金樱子、芡实等固涩精关。

［阴虚火旺］

治法：滋阴清火，凉血止血。

方药：大补阴丸合阿胶汤加减。大补阴丸中黄柏、知母清肾火而保真阴；熟地、龟甲滋阴潜阳。阿胶汤用阿胶、生地养血止血；黄芩清热；甘草和中。可加旱莲草、鹿衔草、小蓟凉血止血。如有低热，可加银柴胡、地骨皮、鳖甲滋阴清热；心烦少寐者，加夜交藤、远志、酸枣仁养心安神。

［痨伤气阴］

治法：益气养阴，凉血止血。

方药：生脉散合车前叶汤。生脉散为益气养阴之良方。车前叶汤以阿胶养血止血；茜草根、红花活血止血；车前叶清热利水；黄芩、地骨皮清热退蒸。若有低热加银柴胡、鳖甲、知母滋阴清热。盗汗可加浮小麦、糯稻根、煅牡蛎固摄敛汗。肾精亏虚加龟版、鳖甲、冬虫夏草、杜仲填精补肾。若同时伴有肺痨，治疗应肺肾同顾，可合用月华丸，本方有滋阴润肺的作用。

［脾肾不固］

治法：补益脾肾，益气摄血。

方药：属于脾虚，中气亏虚，气不摄血者，用补中益气汤加味。补中益气汤益气摄血，可酌加阿胶、仙鹤草、小蓟、旱莲、三七粉等止血。属于肾气不足、肾阳亏虚、封藏失职所致的尿血，则用无比山药丸补肾固摄，酌加上述止血药加强止血的作用。

［气滞血瘀］

治法：行气化瘀，养血止血。

方药：茜根散合蒲黄散加减。茜根散以茜草根、侧柏叶凉血止血；瓜蒌、贝母化痰散结；地黄、当归、红花养血活血。蒲黄散由蒲黄、郁金组成，具有活血止血的作用。可加三七止血行瘀，加琥珀通利膀胱，并有活血祛瘀的作用。少腹有癥积痞块者，可加软坚散结消癥之品，如牡蛎、夏枯草、丹参、莪术等。

（三）其他治法

1. 单方验方

(1) 白茅根 30～60 克，煎服，治热证尿血。

(2) 乌梅烧存性，研末，蜜丸，每次 6～9 克，每日服 1～2 次。治各种原因的尿血。

(3) 鲜车前草、鲜藕、鲜小蓟草各 60 克共捣汁，空腹服。治各种尿血。

(4) 血见愁 30 克，煎汤服。

(5) 乌蔹莓 30 克，煎汁，饭前服。

2. 复方

(1) 瞿麦、赤芍、白茅根各 30 克，赤茯苓、桑白皮、车前子、滑石、石韦、生地各 15 克，黄芩、甘草各 6 克，煎服。治热迫膀胱引起的尿血。

(2) 牡蛎、车前子、桂心、黄芩、生地、龙骨各 80 克共研细末，每次服 6 克，每日 1～2 次，治劳损引起的尿血。

(3) 鹿茸、当归、生地、冬葵子、蒲黄各 60 克，共研细末，每次服 9 克，治肾虚尿血。

(4) 苎麻根 15 克，生地、茯苓各 10 克，海螵蛸 9 克，煎汤服，治尿血不止。

(5) 蒲黄、冬葵子、黄芪、茯苓、生地、麦门冬各 30 克，荆芥 6 克，车前子、当归各 10 克，治气血亏虚尿血。

(6) 鹿衔草、生地、小蓟、白茅根各 30 克，栀子 15 克，煎服。治各种尿血。(本方为浙江中医学院血液病研究组协定方)

(7) 赤小豆、薏苡仁、牡蛎各 30 克，甘草 9 克，玄参 12 克，红枣 1 枚。治疗各种原因尿血，亦治衄血及紫癜等。

3. 针灸

(1) 心火内动：主穴：劳宫、行间、中极；配穴：阴陵泉、小肠俞。

(2) 脾肾不固、气血亏虚：主穴：隐白、关元、足三里；配穴：脾俞、膈俞、肾俞、三阴交。

(3) 耳针：脾、肾、肾上腺、膀胱。

【转归及预后】

尿血的转归主要是由实证向虚证的转化。外感所致的尿血，初起多属实证，但尿血日久，则向虚证转化。如热迫膀胱及火毒迫血之尿血，由于热邪易于伤阴耗气，故若尿血反复发作，日久不愈，则火热之势虽去，但气阴已经亏虚。若主要为阴精受损，则可转化为阴虚火旺的尿血；若主要为气血亏耗、脾肾虚衰，则又可转向为脾肾不固的尿血。

尿血是一个以症状为名的病证，其预后决定于引起的原因及病情的轻重。一般来说，外感所致的尿血，大多容易治愈。如热迫膀胱引起的尿血，在热清血止之后，往往不再复发。火毒迫血的尿血大部分亦可及时获得治愈。但病情危急，症见高热不退、神昏谵语、衄血、便血者，则预后严重。在内伤尿血中，心火内盛、阴虚火旺、痨伤气阴、脾肾不固等所致的尿血虽然需要较长的治疗时间，以及有时易于复发，但经治疗后，常可获得较好的止血效果。气滞血瘀所致之尿血，若已形成癥积包块者，则往往疗效较差，预后欠佳。

【预防与护理】

积极锻炼身体，增强体质，改善身体的防御功能，减少外邪的侵入。注意清洁卫生，及时治疗感冒及疮疖等皮肤疾患。避免烦劳过度，防止心火偏盛。节制房事。忌烟、酒。

对于尿血的护理，患者应适当休息，大量出血的患者，应卧床休息，并记录小便情况，包括次数、血色的浓淡、有无血块等。饮食应忌辛辣刺激，以及虾、蟹、羊肉等发物，宜多食水果。

【现代研究】

（一）肾炎、肾盂肾炎等疾病所致尿血

都氏等[1]自1996年以来运用自拟方半枝莲汤治疗尿血65例疗效较好。其中肾小球肾炎22例，肾盂肾炎26例，泌尿道结石12例，肿瘤5例；肉眼血尿24例，镜下血尿41例。全部患者均无尿道疼痛症状，均以半枝莲汤（半枝莲、知母、黄柏、生黄芪、旱莲草、山茱萸、白茅根）随症加减治疗，每日1剂水煎服。治疗效果：35例临床治愈，17例显效，10例有效，3例无效。总有效率为95.4％。张氏等[2]治疗血尿患者193例，其中单纯尿路结石60例，单纯急性尿路感染78例，因尿路结石并急性尿路感染55例，中医辨证均属湿热证型。均采用本院自制尿血合剂（单味铺地锦，又名地稔），每次20毫升，每日3次口服。治疗5～10日后，因尿路结石所致的湿热型血尿总有效率为88.3％；因急性尿路感染所致的湿热型血尿为97.4％；因尿路结石并急性尿路感染引起的湿热型血尿为94.5％，三者比较，总有效率无显著性差异。说明尿血合剂对湿热型血尿的疗效是肯定的。林氏[3]于1991～1994年应用马鞭草合剂（马鞭草、大黄）治疗各种原因的尿血35例，每日1剂，10日为一个疗程。经治疗后显效23例，有效9例，无效3例。刘氏[4]用温阳摄血汤治疗老年尿血32例，经中西药治疗而疗效不著，经辨证脾肾阳虚者26例，阳虚兼脾肺气虚而下陷者6例，临床表现多有头晕体倦，腰膝酸软，夜尿多，肢冷，面色白，舌淡少苔，脉细弱；尿检可见红细胞（＋～＋＋）。治疗方法：温阳摄血汤（肉苁蓉、黄芪、白芍、山茱萸、熟附子、甘草），随症加减，病情轻者每日服1剂，重者每日2剂，分2～4次温服，4日为一个疗程。结果：经治4个疗程，痊愈25例，显效5例，无效2例。张氏等[5]采用消红方治疗尿血。实验组34例，对照组29例。病种均为尿路感染、肾盂肾炎、急慢性肾小球肾炎、过敏性紫癜性肾炎等。全部病例均以尿血为主要症状，其中肉眼血尿24例，镜下血尿39例。治疗方法：实验组采用消红方加减：黄芪、人参、白术、茯苓、甘草、酒大黄炭、茜草、当归、三七，随症加减，每日1剂，水煎早晚2次服。对照组用归脾丸，每日服2次，每次9克，10日为一个疗程，服用2个疗程后确定疗效。结果：实验组痊愈9例；显效14例；好转7例；无效4例；总有效率88.24％。对照组29例，痊愈6例；显效9例；好转3例；无效11例；总有效率62.07％。李氏[6]用加味二至丸治疗尿血36例，其中肾小球肾炎19例，肾盂肾炎15例，不明原因者2例。临床症状体征以尿血为主，伴有腰酸肢软、纳差乏力等症。治疗方法：加味二至丸（女贞子、旱莲草、生地、山药、金银花、石斛、丹皮、车前子、小蓟、白茅根、紫珠草、藕节），每日1剂，水煎服，15日为一个疗程。结果：治疗1个疗程显效25例，有效10例，无效1例。治疗2个疗程后显效29例，有效7例。曹氏[7]用加味六味地黄汤治疗尿血26例，其中肾小球肾炎14例，肾盂肾炎10例，不明原因者2例，均排除泌尿系结石症。临床症状体征以尿血为主，伴有腰酸肢软、纳差乏力等症。治以加味六味地黄汤（生地、山药、茯苓、金银花、山茱萸、丹皮、泽泻、连翘、车前子、小蓟、威灵仙、白茅根、藕节），每日1剂，水煎服，15日为一个疗程。治疗结果：显效19例，有效6例，无效1例。谢氏等[8]使用自拟蓟蒲汤（小蓟、大蓟、蒲黄炭、旱莲草、白茅根、藕节炭、地榆炭、贯众炭、苎麻根、荠菜花、生地、栀子、甘草）辨证加减，治疗血尿60例，每日1剂。疗程为1个月。治疗结果：60例中治愈36例，好转20例，无效4例。

（二）IgA肾病尿血

李氏等[9]以血尿平（北沙参、旱莲草、益母草、仙鹤草、白花蛇舌草、龙骨、三七粉、茜草、白茅根）辨证加减，治疗IgA肾病血尿52例，其中肉眼血尿25例，镜下血尿27例，单纯血尿23例，伴蛋白尿29例。结果：临床治愈15例，显效19例，进步10例。桑氏[10]辨证治疗IgA肾病血尿25例，肝肾阴虚者治以滋阴清热、凉血止血，方选二至丸、小蓟饮子；气阴两虚者治以益气养阴、佐以止血，方选大补元煎；脾肾气虚者治以健脾补肾、益气摄血，方选无比山药饮、补中益气汤。血瘀者加丹参、赤芍、川芎、红花、益母草、泽兰、马鞭草；湿热者加知柏地黄丸：反复感冒恶风者加防风、黄芪。结果完全缓解14例，显著缓解6例，好转4例，无效1例，同时发现该病肝肾阴虚型者较多，占血尿患者半数以上，其次是气阴两虚型者，而脾肾气虚型者较少。许氏[11]以自拟六草汤（旱莲草、白花蛇舌草、仙鹤草、紫珠草、茜草、益母草、穿山甲、路路通、丹参、牡蛎）加减治疗IgA肾病血尿12例，结果完全缓解6例，基本缓解4例。李氏等[12]认为尿血多为虚实夹杂，主要是由肝肾亏损、阴虚火旺、灼伤血络、血溢脉外而成，采用滋肾化瘀清利方治疗本病23例，基本处方：女贞子、旱莲草、生侧柏、马鞭草、白花蛇舌草、石韦、益母草、白茅根、大蓟、小蓟，1个月为一个疗程，连续服药2个疗程后评定疗效。结果：完全缓解10例，显著缓解8例，好转3例，无效2例。金氏等[13]以半枝莲、白花蛇舌草、白术、山药、旱莲草、藕节为基本方，加减治疗IgA肾病以血尿为主者32例，完全缓解14例，基本缓解6例，部分缓解4例，无效8例。

【小结】

尿血是血从小便而出，或血尿相混，或尿中夹有血块的一种病证。引起本病的病因病机主要有热迫膀胱、火毒迫血、心火内盛、阴虚火旺、痨伤气阴、脾肾不固及气滞血瘀等几个方面。需要和尿血相鉴别的病证是血淋及石淋。

对尿血的辨证，应着重辨明属外感还是内伤。外感实火治当清热泻火、凉血止血；内伤虚火治当滋阴清热、凉血止血；气阴两亏则宜益气养阴止血；脾肾不固治当补益脾肾、补气摄血；而气滞血瘀则又当理气化瘀、养血止血。此外，治疗尿血，在止血的同时，要注意活血化瘀的应用，以防

留瘀为患。

西医学多种表现为无痛性血尿的疾病，均可参考本篇辨证论治。

附方

(1) 导赤散(《小儿药证直诀》)：生地　木通　竹叶　甘草梢。
(2) 黄连解毒汤(《外台秘要》)：黄芩　黄连　黄柏　栀子。
(3) 犀黄丸(《外科全生集》)：犀黄　麝香　乳香　没药。
(4) 犀角地黄汤(《备急千金要方》)：犀角　生地　赤芍　丹皮。
(5) 小蓟饮子(《济生方》)：小蓟　蒲黄　藕节　滑石　木通　生地　当归　甘草　栀子　淡竹叶。
(6) 大补阴丸(《丹溪心法》)：黄柏　知母　熟地　龟版　猪脊髓蒸熟和蜜为丸。
(7) 阿胶汤(《圣济总录》)：阿胶　黄芩　生地　甘草。
(8) 生脉饮(《备急千金要方》)：人参　麦门冬　五味子。
(9) 车前叶汤(《圣济总录》)：车前叶　茜草　黄芩　阿胶　地骨皮　红花。
(10) 月华丸(《医学心悟》)：天门冬　麦门冬　生地　熟地　山药　百部　沙参　川贝母　茯苓　阿胶　三七　獭肝　桑叶　菊花。
(11) 补中益气汤(《脾胃论》)：黄芪　甘草　人参　当归　橘皮　升麻　柴胡　白术。
(12) 无比山药丸(《备急千金要方》)：山药　肉苁蓉　熟地　山茱萸　茯神　菟丝子　五味子　赤石脂　巴戟　泽泻　杜仲　牛膝。
(13) 茜根散(《圣惠方》)：茜草根　当归　甘草　贝母　柏叶　羚羊角屑　瓜蒌　红花　生地。
(14) 蒲黄散(《圣济总录》)：蒲黄　郁金。

【现代研究】主要参考文献

[1] 都修波，和红霞. 半枝莲汤治疗尿血 65 例[J]. 中国民间疗法，2001,9(9)：38.
[2] 张文青，张忠德，刘旭牛. 尿血合剂治疗血尿 193 例临床观察[J]. 河北中医，2004,26(8)：583.
[3] 林武. 马鞭草合剂治疗尿血 35 例疗效观察[J]. 海峡药学，1994,6(4)：46.
[4] 刘昭坤. 温阳摄血汤治疗老年尿血 32 例[J]. 新中医，1999,31(2)：59.
[5] 张翠，张苏，张英丽. 消红方治疗脾虚尿血 34 例[J]. 中国中医药信息杂志，1998,5(4)：46.
[6] 李志勇. 加味二至丸治疗尿血 36 例[J]. 实用中医药杂志，2006,22(5)：285.
[7] 曹勇. 加味六味地黄汤治疗尿血 26 例[J]. 湖北中医杂志，2003,25(9)：41
[8] 谢素珍，黄春艳. 自拟蓟蒲汤治疗血尿 60 例[J]. 中国中医急症，2005,14(6)：541.
[9] 李锋，王长海，王汉民. 血尿平治疗 IgA 肾病血尿临床观察[J]. 浙江中医学院学报，2000,24(6)：48.
[10] 桑健. 辨证治疗 IgA 肾病血尿 25 例[J]. 江苏中医，2001,22(4)：18.
[11] 许映卿. 中医药治疗 IgA 肾病 20 例临床报道[J]. 新中医，1997,29(5)：33.
[12] 李力，陶新朝，杨歌明，等. 滋肾化瘀清利方治疗 23 例 IgA 肾病血尿[J]. 吉林中医药，2000,20(2)：21.
[13] 金亚明，朱戎，陈以平. 中药治疗血尿为主 IgA 肾病 32 例[J]. 江苏中医，2001,22(3)：14.

鼻　衄

【定义】

血由鼻道而来，血从鼻孔流出，称为鼻衄，是临床常见的一种病证。主要由于肺、胃、肝火热偏盛，迫血妄行，以致血溢清道，从鼻孔流出而成鼻衄，亦有少数由肾精亏虚或气虚不摄而致者。鼻衄亦称为衄、鼽。鼻衄量多时，又称为鼻洪或鼻大衄。

【历史沿革】

早在《内经》就有关于鼻衄的记载。《内经》基于人是一个整体，以及人与自然密切相关的思想，指出自然界的气候变化或脏腑经脉的病变，均可导致鼻衄。如《素问・五常政大论篇》说："少阴司天，热气下临，肺气上从……喘、呕、寒热，嚏，鼽衄，鼻窒。"《素问・至真要大论篇》说："少阳司天，火淫所胜，则湿气流行，金政不平。民病……咳唾血，烦心，胸中热，甚则鼽衄，病本于肺。"又说："太阳司天，寒淫所胜……血变于中，发为……呕血，血泄，鼽衄。"《素问・厥论篇》则指出："太阳厥逆，僵仆，呕血善衄，治主病者……阳明厥逆，喘咳身热，善惊，衄，呕血。"《内经》还谈到鼻衄的重危情况，如《素问・大奇论篇》说："脉至而搏，血衄身热者死。"《灵枢・玉版》说："衄而不止，脉大，是三逆也。"

汉代张仲景《金匮要略・惊悸吐衄下血胸满瘀血病脉证治》指出衄家不可发汗，并从目睛的情况推断衄血的预后。谓："衄家不可汗，汗出必额上陷，脉紧急，直视不能眴，不得眠"；"脉浮，目睛晕黄，衄未止；晕黄去，目睛慧了，知衄今止。"在《伤寒论》太阳病篇里，则有关于外感病致衄的记载。

隋代巢元方《诸病源候论》最早使用鼻衄的病名，并对鼻衄的病因病机做了较详细的论述。如该书"妇人杂病诸候・鼻衄候"说："鼻衄者，由伤动血气所为。五脏皆禀血气，血气和则循环经络，不涩不散，若劳伤损动，因而生热，气逆流溢入鼻者，则成鼻衄也。"除劳伤可致鼻衄外，伤寒、时气、热病、温病等外感疾病均可导致鼻衄。如《诸病源候论・时气衄血候》说："时气衄血者，五脏热结所为。"《诸病源候论・热病衄候》说："邪热与血气并，故衄也。"强调火热的致病作用。

唐代，《备急千金要方》及《外台秘要》收载了生地黄汤、芍药地黄汤(药物组成与犀角地黄汤同)等配伍精当的治衄方剂。

宋代《太平圣惠方》认为鼻衄多由火热所致。《太平圣惠方・治鼻衄不止诸方》说："腑脏有热，热乘血气，血性得热，即流散妄行，发于鼻者为鼻衄也。"在《太平圣惠方・治鼻衄诸方》里所记载的茜根散，是后世治疗血证的常用方剂之一。

金代刘完素《素问玄机原病式·六气为病》说："衄者，阳热怫郁，干于足阳明而上，热甚则血妄行为鼻衄也。"强调病因中之热及脏腑中之胃在鼻衄发病中的重要性。元代朱丹溪《丹溪心法·衄血》提出鼻衄的治疗原则是："衄血，凉血行血为主，大抵与吐血同。"

明代戴思恭《证治要诀·诸血门·鼻衄》指出发热甚者难治，"诸失血而发热甚者，难治，十仅可一二全者"。明代李梴《医学入门·血类·衄血》说："衄血热溢肺与胃。"认为鼻衄主要由肺胃热盛所致。张景岳对鼻衄的辨证论治做了较详细的论述，颇多心得体会，《景岳全书·血证·衄血论治》说："衄血之由外感者，多在足太阳经"；"衄血之由内热者，多在阳明经，治当以清降为主。"张氏对阴虚火旺的鼻衄作了补充："衄血虽多由火，而惟以阴虚者为尤多……但察其脉之滑实有力及素无伤损者，当作火治如前，若脉来洪大无力，或弦或芤或细致无神，而素多酒色内伤者，此皆阴虚之证，当专以补阴为主，若有微火者，自当兼而清之，以治其标。若虽见虚热而无真确阳证，则但当以甘平之剂温养真阴，务令阴气完固，乃可拔本塞源。"

清代林珮琴《类证治裁·衄血》认为鼻衄有由阳虚所致者："血从清道出于鼻为衄，症多火迫血逆，亦有因阳虚致衄者。火亢则治宜清降，阳虚则治宜温摄……暴衄则治须凉泻，久衄则治须滋养。"清代唐容川《血证论·鼻衄》特别重视治肺治肝，谓："不独衄血宜治肝肺，即一切吐咯，亦无不当治肝肺也。肝主血，肺主气，治血者必调气，舍肝肺而何所从事哉。"此外，唐氏对太阳病衄血与肺的关系做了论述："皮毛者，肺之合，太阳之气，外主皮毛，内合于肺，鼻又为肺之窍。欲治太阳之衄者，必以治肺为主。观伤寒论治太阳用麻杏理肺，则知治肺即治太阳矣。"

综上可知，《内经》有关鼻衄病因病机的论述。张仲景着重谈及伤寒衄血的证治。《诸病源候论》最早使用鼻衄的病名，并认为外感及劳伤均可致衄，而外感之衄以"热结五脏"为主要病机。唐宋时期，认为鼻衄以火热所致者为多，《备急千金要方》、《外台秘要》及《太平圣惠方》等书，收载了许多治疗鼻衄的良方。明清之后，对阴虚火旺及阳虚致衄等内伤衄血有进一步的认识，并对鼻衄的病因病机、治法方药等，做了较全面的论述。

【范围】

西医学认为，鼻衄可因鼻腔局部疾病或全身性疾病而引起。内科范围的鼻衄主要见于某些感染性、发热性疾病，血液病(包括紫癜、白血病、再生障碍性贫血)，风湿热，高血压病，以及维生素缺乏症、化学药品及药物中毒等所出现的鼻衄，均可参考本篇辨证施治。至于鼻腔局部病变引起的衄血，则属于耳鼻咽喉科诊治的范围。

【病因病机】

1. **风热犯肺**　外感风热、风燥之邪，邪袭肌表，内归于肺。肺开窍于鼻，肺热上壅，迫血而上，血从清道而出，以致鼻衄。金代成无己《伤寒明理论·衄血》说："伤寒衄者，何以明之，鼻中血出者是也……若邪气不得发散，壅盛于经，逼迫于血，则因致衄也。"又《医学入门·鼻衄》说："经络中热盛，逼血从鼻出者为衄。都属太阳，名曰阳血。"此外由于风寒化热，或表证误治，亦能致衄。如太阳病误用汗、下，邪壅热迫，亦能引起鼻衄。

2. **热毒内蕴**　多因外感风热，伏于上焦，日久不解，或感受风温毒邪，热在上焦，心肺受戕，波及营血，迫血妄行，而致鼻衄，甚至大衄。热势亢盛，病情严重者，同时亦可见齿衄、紫斑、咳血、吐血、便血等。

3. **胃热亢盛**　因酗酒过度，或喜食膏粱厚味，炙煿辛辣，热蕴于胃；或湿浊化热，停滞于胃，阳明经脉上交鼻頞，热邪循经脉上扰，迫血外溢，则致鼻衄。如《景岳全书·血证·衄血证治》说："阳热拂郁于足阳明而上，热则血妄行为鼻衄，此阳明之衄也。"

4. **肝火内动**　情志不舒或郁怒伤肝，以致肝气郁滞，或肝气横逆，气有余便是火，肝火上干于肺，因鼻为肺之窍，火热迫血妄行，出于清道，而成鼻衄。

5. **肾精亏虚**　劳倦过度或房室不节，耗伤肾精，肾精亏损，虚火上炎，迫血上逆，以督脉循身之背，上巅顶至鼻頞，血从下而上出于鼻窍，以致鼻衄。此外，劳伤过度，阴阳不相为守，虚阳上浮，亦能导致鼻衄。如《景岳全书·血证·衄血新按》说："衄血有格阳证者，以阴亏于下而阳浮于上，但察其六脉细微，全无热证，或脉且浮虚豁大，上热下寒，而血衄不止，皆其证也。"

6. **气血亏虚**　劳倦忧思伤及心脾，或房室不节伤及肾气，肾阳亏虚，无以温煦脾阳。脾虚则无以生化气血，且失统摄之功，血无所主，渗于脉外，上出鼻窍而致鼻衄，气虚甚者，还可见齿衄、便血、紫斑等。

综上可知，鼻衄的病机主要为火与虚两个方面。如《景岳全书·血证·论证》说："动者多由于火，火盛则逼血妄行；损者多由于气，气伤则血无以存。"火有实火与虚火之分，虚主要为气虚及阴虚。在脏腑之中，鼻衄与肺、胃的关系最为密切，因肺开窍于鼻，阳明经脉上交鼻頞。其次，肝、肾的病变亦可导致鼻衄。

【诊断与鉴别诊断】

一、诊断

凡因外感或内伤而见鼻孔出血者，均可诊断为鼻衄。

(一) 发病特点

鼻衄为血证中最常见的一种病证，其发病大多较急，病程较短。而部分虚证的重症患者则病程较长。

(二) 临床表现

各种证型的鼻衄，有其各自不同的临床表现：风热而致者，病程短，鼻衄而兼恶寒、发热、头痛、脉浮数等症；热毒内蕴所致者，除鼻衄外尚兼皮肤紫斑，甚至吐血、便血等症，血色鲜红，量多；胃热引起者，常兼见齿衄，并有胸闷、口臭、便秘、苔黄等胃热之症；肝火大多由情志内伤引起，衄血较多，甚者出血如涌，并有心烦、头晕、脉弦等症状；肾虚鼻衄，多兼腰膝酸软、耳鸣、颧红，或有遗精、脉细数等症，一般病程较长；气血亏虚致衄者，出血范围较广，色淡量多，并有面色不华、头昏、心悸、舌淡、脉虚等气血亏虚之症，病程亦较长。

二、鉴别诊断

1. **外伤鼻衄** 如碰伤、挖鼻等引起血管破裂而致鼻衄者，一般是在损害的一侧出血，经过局部止血治疗后，衄血症状不再出现，并且无全身症状。

2. **鼻腔局部病变** 如因天气干燥，以致鼻膜干燥出血者，多发生在气候干燥的季节及地区；鼻息肉有时也能发生鼻衄，但有鼻塞、头昏胀、嗅觉减退等症，且可在鼻腔内看到息肉；鼻渊也可导致鼻出血，但常为鼻涕中带血，且以鼻流浊涕不止，不闻香臭，常觉鼻中辛酸等为主要症状。以上3种鼻腔局部病变所致的鼻出血，一般均无全身症状。

3. **经行衄血** 又名倒经、逆经。鼻衄的发生与月经周期有密切关系，一般在经行前期或经期出现。多因肝郁化火犯肺，或阴虚肺热，络脉损伤，血随火动，上逆而致鼻衄。

【辨证论治】

一、辨证

（一）辨证要点

对鼻衄的辨证，应着重辨明外感、内伤及属火、属虚。感受外邪所致的鼻衄，病程短，起病较急，大多先有恶寒、发热、头身疼痛等表证。内伤引起者，病程较长，伴有胃热、肝火、肾虚或气血亏虚的症状，鼻衄的同时，多有齿衄、紫斑，或妇女月经量过多等。

鼻衄以因于火者为多。火盛熏灼脉络，迫血妄行而致的鼻衄，大多血色鲜红，血量较多，兼有身热，舌质红。属实火者，脉弦或滑数，病程一般较短；属虚火者，脉细数，病程一般较长。气血亏虚所致的鼻衄一般血色较淡，兼见面色不华、头晕、心悸等症，大多病程较长。

（二）证候

根据鼻衄发病的不同原因，可分为外感及内伤2类。风热犯肺、热毒内蕴属于外感；而胃热亢盛、肝火内动、肾精亏虚、气血亏虚等，均属内伤。

[风热犯肺]

症状：恶寒发热，头痛，遍身骨节酸楚，鼻衄或涕中带血，或咽喉疼痛，咳嗽，口干。舌质红，苔白或微黄，脉浮数。

病机分析：主要病机为风热之邪侵袭肺卫肌表。风热郁于肌表，邪正相争，营卫不和，故见恶寒发热、头痛、骨节酸楚等症；鼻为肺窍，风热壅肺，迫血上行，循窍而出以致鼻衄；热壅于肺，肺气不宣，因而咳嗽；热蒸气道故咽痛、口干；舌红、苔白或微黄、脉浮数均为风热之邪侵犯肺卫之象。

[热毒内蕴]

症状：初起恶寒发热，继则汗出而身热不退，鼻衄，齿衄，或见有皮肤紫斑以及其他部位出血，如吐血、便血、尿血等。烦躁，气急，口干欲饮，或有骨节疼痛。舌质红，苔黄，脉数。

病机分析：多因感冒汗出而热不解，热邪郁于上焦，伤及营血所致。《济生方·失血论治》谓："有感冒汗后不解，郁于经络，随气涌泄而成衄血。"因热郁上焦，伤及心肺，心主营，肺主卫，热迫营血，则见鼻衄、齿衄以及其他部位出血；热毒内蕴、热邪熏灼，故见发热、烦躁气急、口干欲饮及骨节疼痛等症；舌质红、苔黄、脉数，均属热象。

[胃热亢盛]

症状：鼻衄，色红量多，或兼齿衄，口渴引饮，胃脘不舒，口臭，便秘。舌红，苔黄，脉数。

病机分析：胃热亢盛，热势上炎，迫血外溢，故致鼻衄、齿衄；胃热熏灼，故见胃脘不舒、口臭、便秘；热邪伤津则致口渴引饮；舌红、苔黄、脉数，为胃热炽盛之象。

[肝火内动]

症状：鼻衄时发时止，妇女月经过多，头晕目眩，心烦易怒，面目红赤。舌质红，脉数或弦数。

病机分析：肝火上炎，迫血妄行，出于清道而致鼻衄。肝火上扰清空则头晕目眩；上扰心神则心烦易怒；肝开窍于目，肝火上乘，故面目红赤；舌红、脉数或弦数，为肝经实热之征。

[肾精亏虚]

症状：鼻衄，常兼齿衄，妇女月经过多。头昏目眩，腰酸耳鸣，颧红潮热，两足痿弱，或见遗精。舌光红少津，脉弦细数。

病机分析：肾精亏虚，真阴不足，水不济火，则相火妄动，火热扰动阴血，血行于上，而致鼻衄、齿衄；肾主胞宫，血热妄行则经来量多。肾精亏虚，脑海失于濡养，故见头晕、目眩、耳鸣；腰为肾之外府，肾主骨，肾精亏虚故见腰酸、两足痿弱；肾阴不足，虚火内生，故致颧红、潮热；舌光红少津、脉弦细数，为阴精亏虚之象。

[气血亏虚]

症状：鼻衄，或见齿衄、紫斑以及其他部位的各种出血。血色淡红，面色不华，头昏目眩，心悸耳鸣，腰酸乏力，下肢畏寒，精神委顿，纳差，口淡无味，舌淡红，苔薄白，脉细或虚大。失血过多也可见革脉。

病机分析：气血亏虚，多因脾虚生化无力所致。而脾主生化又赖肾气之鼓动，因而气虚血亏多与脾肾有关。气虚不能摄血，血无所主，血从阳络而出则见鼻衄、齿衄、吐血等；血从阴络而出，则也可见便血、尿血、妇女经来量多等症；血有外荣肌肤四末、内注五脏六腑之功能，血虚不能荣于肌肤诸窍，故面色不华、头昏目眩、耳鸣；心失所养则心悸不安；脾肾亏虚则精神委顿、下肢畏寒、腰酸乏力、纳差口淡无味；舌淡红、脉虚细，均为气虚血亏之征。若失血过多，阴血亏甚，则脉见虚大。

二、治疗

（一）治疗原则

治疗鼻衄，当以止血为主。因鼻衄多由火热迫血妄行所致，故以清热泻火、凉血止血为主要的治疗原则。应当根据火之虚实，以及所病脏腑的不同，而采取具体的清热泻火的治法。属实火者，当分别清热泄肺、清胃泻火、清肝泻火；属虚火者，则当滋阴降火。鼻衄之由气虚不摄所致者，则又当采用益气摄血、养血止血的治法。

（二）治法方药

[风热犯肺]

治法：清热泄肺，凉血止血。

方药：桑菊饮加味。方中桑叶、菊花、薄荷疏风解表；桔梗、甘草、杏仁清利咽喉；芦根清热生津；加丹皮、白茅根凉血止血；口渴者加麦门冬、天花粉养阴生津；咽喉疼痛加玄参、马勃清火利咽；咳甚加象贝母、橘红润肺止咳；火甚者加黄芩以清肺火；便秘加大黄、全瓜蒌通利腑气。

［热毒内蕴］

治法：泻火解毒，凉血止血。

方药：黄连解毒汤加味。方中黄芩清上焦之火，黄连泻中焦之火，黄柏泻下焦之火，栀子则通泻三焦之火。虽然热毒主要内蕴上焦，但因血行全身，且热毒之邪可以充斥上下，故用此方，加青黛、生地、侧柏叶、藕节凉血止血。口渴加生地、石斛生津；便秘加大黄通腑气；咽痛加玄参、马勃清火毒、利咽喉。

热毒内盛，鼻衄而见有其他出血，且伴有心烦神昏为热毒燔于血分，治当清热解毒、清营凉血。方用犀角地黄汤。神昏加服安宫牛黄丸或紫雪丹。

［胃热亢盛］

治法：清胃泻火，凉血止血。

方药：玉女煎加味。方中石膏清泄胃热；麦门冬、知母养阴清热，生地凉血止血；牛膝引血下行。可加栀子、丹皮清热凉血。

若大便秘结加大黄、瓜蒌通腑泻热；口渴加天花粉、石斛养阴生津。

［肝火内动］

治法：清肝泻火，凉血止血。

方药：栀子清肝汤加减。方中栀子、菊花清肝泻火；赤芍、丹皮凉血止血；柴胡疏肝解郁；川芎辛温升散，在此宜去。可加生地、藕节、白茅根凉血止血。便秘者加大黄通腑泻热；阴液亏耗加麦门冬、玄参、知母养阴清热。

若肝火甚者，可用龙胆泻肝汤加减，以泻肝经实火。若肝火内动而又有肝肾阴亏者，治疗用滋水清肝饮，滋阴清火、凉血止血。方中用六味地黄滋养肝肾而清肝火；栀子清泄肝火；柴胡调达肝气；当归、白芍养血柔肝。肝火内动而致鼻衄，在治疗后衄止者，亦可用本方作善后治疗。

［肾精亏虚］

治法：补肾益精，滋阴降火。

方药：大补元煎加味。方中熟地、山药、山茱萸补肾益精；人参益气生津；杜仲、枸杞子补肾；当归养血活血；甘草和中。可加鹿衔草、仙鹤草、茜草止血。有低热者，加鳖甲、地骨皮滋阴清热；胃纳差者加陈皮、山药理气健脾。

［气血亏虚］

治法：益气摄血。

方药：归脾汤加减。本方有健脾养心、益气摄血的作用。可加仙鹤草、旱莲草、蒲黄、槐花等止血。

若肾阳亏虚而不能蒸发脾阳以致生化无力，气虚不能摄血而致鼻衄者，治疗当用温补脾肾，方用右归丸加党参、黄芪。

若鼻衄不止，同时兼有其他出血，症见面色苍白、大汗淋漓者，此为气随血脱，治疗用益气固脱，方用独参汤。如四肢逆冷，治疗当益气固脱、回阳救逆，方用参附汤。

衄血的治疗禁忌：凡衄血患者，除在治疗用药中应避免辛、燥、香、窜以防升散外，“衄家不可发汗”，衄家慎用火灸，临床也须注意。

（三）其他治法

1. 单方验方

(1) 鲜麦门冬、鲜生地、生藕共取汁稍加热，服 2 盏，治鼻衄、齿衄，亦治咳血、吐血。

(2) 茜草根、艾叶各 30 克，研末蜜丸，用乌梅 9 克，煎汤送服，治鼻衄。

(3) 鲜仙鹤草、小蓟草、旱莲草捣汁，内服。

(4) 鲜生地 30 克，鲜芦根 60 克，蚕豆花 15 克，白及 15 克，水牛角 15 克，共煎服。治各种不同原因之鼻衄。

(5) 高丽参 3 克，加童便 1 盅冲服。治气虚衄血不止。

2. 针灸

(1) 取合谷、上星，针刺，泻法。加减：热在肺者加少商，热在胃者加内庭。

(2) 取合谷、内庭、素窌、迎香、合谷，分 2 组交替针刺。

(3) 取印堂、迎香，如出血量较多，加灸商阳 3～5 壮，麦粒灸。

(4) 鼻衄不止，刺少商出血。

3. 外治法

(1) 用湿毛巾或冰袋冷敷额部及鼻根部。

(2) 百草霜、血余炭，用棉花球蘸上药末塞入鼻内。

(3) 鼻衄不止，可用大蒜捣如泥，做饼，贴敷同侧涌泉穴。

(4) 对大量鼻衄常见的鼻中隔前下区出血时，对准出血点，压迫鼻翼，或用马勃洗净，剪成小块，压塞鼻内止血。

【转归及预后】

鼻衄的预后一般较好。属于实证者，多因火盛追血妄行所致。外感风热引起的鼻衄，一般在表解热退之后，衄血遂止。热毒内蕴致衄者，经过治疗，热毒清解，多数可于近期内痊愈。但少数患者，往往因热毒壅盛，以致高热不退，同时出现全身出血，后果甚为严重。胃热亢盛及肝火内动引起者，经用清热泻火之剂后，火清热退，血得归经，则衄血随之渐止。《金匮要略·惊悸吐衄下血胸满瘀血病脉证治》说：“目睛晕黄，衄未止；目睛慧了，知衄已止。”不仅说明衄血患者大多可以出现头昏目眩的症状，并可从这个症状来判断衄血的预后。

由于肝肾阴亏而致衄血者，往往多见于上盛下虚之象，阴虚于下，阳亢于上，追血上行而致衄血。经临床治疗，或育阴潜阳，或养阴清肝，以纠正阴阳偏胜，则衄血可止。反之，肝肾之阴亏虚，持续不能恢复，则衄血难止。若肾阴枯竭，元阴受损，营气失守，则不仅衄血增多，同时出现全身出血，以致预后严重。

气不摄血，血无所主而衄血，轻者经用补气生血、益气摄血治疗后，气旺血生，血得归经，则衄自止；重者衄血久而不止，出血过多，气无所附则气愈亏虚，可见齿衄、紫斑以及尿血、便血等，渐至气血消亡，生命垂危。清代高士宗《医学真传·衄血》曾说：“夫衄血之病，虽属平常，若出而不止，阴阳离脱,亦有死者。临病施治,常须识此,不可忽也。”指出衄血有预后严重的情况。

【预防与护理】

一般可参考咳血的护理方法。无论鼻衄、齿衄不宜穿着过热,在局部可用冷敷,如敷脑、额、面等处。若鼻衄、齿衄不止,患者应安卧,治疗除按医嘱服药外,可用蒲黄炭、槐花末吹拭患处。

凡衄血患者均应避免情绪激动,以防升火,衄血复潮。对患者须进行精神安慰,消除紧张情绪,保持室内空气流通。

【现代研究】

(一) 传统方加减治疗鼻衄

徐氏等[1]使用百合固金汤加减治疗气阴两虚型鼻衄58例。方药组成:百合、黄芪、熟地、生地、玄参、川贝母、当归、炙甘草、麦门冬、白芍、炒藕节、白及、仙鹤草。随证加减,水煎服,每日1剂,10日为一个疗程,共3个疗程,其中1～2个疗程内治愈者,即终止下一个疗程的治疗。治疗结果:痊愈49例,好转6例,未愈3例。夏氏等[2]使用玉女煎加味治疗鼻衄50例。基本药物:生石膏、生地、怀牛膝、知母、黄芩、麦门冬、旱莲草、小蓟。热盛或便秘者加大黄;肝火旺盛者加龙胆草、柴胡;气血亏虚者加黄芪、党参。每日1剂,3日为一个疗程,连服半月以巩固疗效,并结合局部对症处理。疗效观察:痊愈42例;好转8例;无效2例。刘氏[3]使用十灰散加减治疗鼻衄40例。药用大蓟、小蓟、荷叶、侧柏叶、白茅根、玄参、茜草根、栀子、丹皮、棕榈皮、生地、白及。水煎服,一般10剂为一个疗程。治疗结果:有效者32例,显效6例,无效2例。杨氏[4]将鼻衄辨证3型,风热壅肺型治用清热疏风、凉血止血法,桑菊饮加味;胃火炽盛型治用清胃泻火、凉血止血法,玉女煎合犀角地黄汤加味;肝火犯肺型治用清肝泻热、凉血止血法,龙胆泻肝汤合犀角地黄汤加味。每日1剂,连服3日。结果:风热壅肺型显效10例,有效6例;胃火炽盛型显效7例,有效4例;肝火犯型肺显效3例,有效2例,无效2例。

(二) 自拟方加减治疗鼻衄

杨氏[5]使用鼻衄汤治疗鼻出血128例。治疗组用自拟鼻衄汤(桑白皮、黄芩、生地、麦门冬、玄参、牛膝、大黄、白茅根、仙鹤草、三七),水煎服,每日1剂,分2次服。对照组以肾上腺棉球压迫出血点,后鼻腔出血者行后鼻孔填塞。并以垂体后叶素10 U加入5%葡萄糖注射液500毫升静滴。每日1次。两组均以7日为一个疗程。治疗期间停用其他药物。结果:128例中,有效率为96.9%;对照组80例,有效率为58.7%。组间比较,有显著性差异($P<0.01$)。黄氏[6]使用自拟断红宁血汤治疗鼻衄185例。断红宁血汤(侧柏叶、旱莲草、白茅根、生地、丹皮、知母、黄芩、藕节、栀子、牛膝、大黄、甘草)每日1剂,水煎,分3次服。随症加减。结果:经过3～5日的治疗后,痊愈167例,好转18例。李氏等[7]使用藕节地黄汤治疗鼻衄80例。药用生地、玄参、麦门冬、黄芩、荆芥炭、地榆炭、生藕节。水煎服,每日1剂。结果:治愈62例,显效16例,无效2例;总有效率为97.5%。厉氏[8]使用止衄汤治疗鼻衄126例。药用代赭石、牛膝、仙鹤草、甘草,水煎服。风热犯肺加金银花、牛蒡子、荆芥、桔梗、芦根;肝火犯肺加黄芩、知母、龙胆草、沙参、生地;胃热炽盛加生石膏、知母、黄芩、黄连、大黄;肺胃阴虚加生地、白芍、麦门冬、玄参、沙参、知母;脾虚失摄加陈皮、白术、党参、山药、茯苓、白蔻仁。结果:服药2剂鼻衄止者83例,3～4剂鼻衄止者34例,5～28剂鼻衄止者9例。江氏[9]运用自制血余白茅根汤治疗鼻衄63例,药用血余炭、白茅根、青蒿,水煎服,每日1剂。服药3～5日均有效。陈氏等[10]用黄芩白茅根汤治疗火热鼻衄200例。方药组成:黄芩、白茅根、蜂蜜。随证加减。每日1剂,2剂为一个疗程。结果:肺经风热102例,痊愈98例,显效3例,无效1例;胃热炽盛型66例,痊愈47例,显效17例,无效2例;肝火上炎型32例,痊愈22例,显效8例,无效2例。张氏[11]使用断红汤治疗鼻衄50例。治疗方法先予大黄、白及粉等份,凡士林纱条蘸药粉填塞。并予断红汤:炒黄芩、黄连、生大黄、生地、赤芍、丹皮、怀牛膝、生代赭石、炒栀子。每日1剂。血压高者加珍珠母、天麻、钩藤;阴虚甚者加地骨皮、旱莲草。结果:50例中治愈18例,近期控制22例,有效8例,无效2例,总有效率96%。周氏[12]用滋阴潜阳法治疗肝肾阴虚、肝阳上亢型鼻衄60例。自拟镇肝止衄汤:龙骨、牡蛎、代赭石、山药、玄参、白茅根、藕节、麦门冬、怀牛膝、生地、白芍、柏子仁、肉桂。每日1剂。大便秘结者加大黄;气虚者加太子参、黄芪;出血量大不止,用云南白药纱条塞鼻以缓其急。结果:经服药1～5剂,痊愈56例,占93.33%:好转4例,占6.67%。蔡氏[13]自拟百合知母地黄汤加味治疗阴虚火旺型鼻衄36例,药用百合、知母、生地、仙鹤草、墨旱莲。加减:阴伤较甚加玄参、麦门冬、玉竹;热甚加黄芩、栀子、丹皮;兼气血虚加归脾汤。水煎服,每日1剂。结果:28例显效,6例有效,2例无效,总有效率94.4%。王氏等[14]用三七粉治疗鼻出血100例,出血原因:黎氏区糜烂、炎症50例,高血压19例,血液病6例,鼻肿瘤2例,外伤20例,脾功能亢进3例。治疗方法:将三七粉适量涂于明胶海绵,然后将此明胶海绵在内窥镜的导引下置于出血部位,并用油纱条压迫12小时,同时将三七粉3～6克冲服,连用7日,治愈率为89%。认为三七粉治疗鼻出血是一种有效方法。

【小结】

鼻衄是指不因外伤而引起的鼻出血。主要与肺、胃,其次是肝、肾有关。外感或内伤均可致衄,其病机主要为火与虚两个方面。鼻衄以火热迫血妄行所致者为多,实火主要为肺热、胃热、肝火;虚火为阴虚火旺。属虚者主要有肾精亏虚及气血亏虚。

对鼻衄的辨证,应着重辨明外感、内伤及属火、属虚。在治疗上,风热犯肺治宜清热泄肺、凉血止血;热毒内蕴治宜泻火解毒、凉血止血;胃热亢盛治宜清胃泻火、凉血止血;肝火内动治宜清肝泻火、凉血止血;肾精亏虚治宜补肾益精、滋阴降火;气血亏虚治宜益气摄血。

附方

(1)桑菊饮(《温病条辨》):桑叶　菊花　杏仁　甘草　桔梗　芦根　连翘　薄荷。
(2)黄连解毒汤(《外台秘要》):黄连　黄柏　黄芩　栀子。
(3)犀角地黄汤(《备急千金要方》):犀角　地黄　赤芍　丹皮。
(4)玉女煎(《景岳全书》):石膏　知母　牛膝　地黄　麦门冬。
(5)栀子清肝汤(《证治准绳》):栀子　丹皮　赤芍　菊花　川芎　柴胡。
(6)龙胆泻肝汤(《医宗金鉴》):龙胆草　黄芩　栀子　柴胡　泽泻　木通　当归　车前子　生地　甘草。
(7)滋水清肝饮(《医宗已任篇》):生地　山茱萸　茯苓　当归　山药　丹皮　泽泻　白芍　柴胡　栀子　大枣。
(8)大补元煎(《景岳全书》):人参　熟地　山药　山茱萸　杜仲　当归　枸杞子　甘草。
(9)归脾汤(《济生方》):黄芪　当归　龙眼肉　人参　白术　甘草　茯神　远志　酸枣仁　木香。
(10)右归丸(《景岳全书》):地黄　山药　山茱萸　枸杞子　杜仲　菟丝子　附子　肉桂　当归　鹿角胶。
(11)独参汤(《景岳全书》):人参。
(12)参附汤(《妇人良方》):人参　附子。

【现代研究】主要参考文献

[1]徐洪波,徐洋波,章翠兰.百合固金汤加减治疗气阴两虚型鼻衄58例[J].江西中医药,2003,34(12):39.
[2]夏贵华,史前妹.玉女煎加味治疗鼻衄50例[J].安徽中医学院学报,1996,15(4):30.
[3]刘美玲.十灰散加减治疗鼻衄40例[J].内蒙古中医药,2003,(3):9.
[4]杨珮.清泻法治疗鼻衄34例[J].云南中医中药杂志,1999,20(2):16~17.
[5]杨臣安.鼻衄汤治疗鼻出血128例[J].河南中医,2003,23(8):48~49.
[6]黄紫堂.自拟断红宁血汤治疗鼻衄185例[J].四川中医,2004,22(4):87.
[7]李怀生,王希智.藕节地黄汤治疗鼻衄80例[J].光明中医,2003,18(6):54~55.
[8]厉为广.止衄汤治疗鼻衄126例[J].实用中医药杂志,2004,20(8):436.
[9]江兵权.血余白茅根汤治疗鼻衄63例[J].四川中医,2002,20(11):72.
[10]陈改娥,张建朝.黄芩白茅根汤治疗火热鼻衄200例临床疗效分析[J].现代中医药,2002,(4):11~12.
[11]张星耀.断红汤治疗鼻衄50例[J].中国中医急症,2005,14(11):1121~1122.
[12]周芹.滋阴潜阳法治疗鼻衄60例[J].四川中医,2005,23(16):91.
[13]蔡乾书.治疗阴虚火旺型鼻衄36例临床观察[J].贵阳中医学院学报,2004,26(1):23.
[14]王秀启,王延飞,戚佃军,等.三七粉治疗鼻出血100例[J].滨州医学院学报,2005,28(6):407.

附:齿　衄

【定义】

血从牙龈齿缝中出者,名曰齿衄,又称牙宣。引起齿衄的原因,主要与胃、肾有关。《诸病源候论·齿间出血候·齿间血出候》说:"手阳明之支脉入于齿。头面有风,而阳明脉虚。风挟热乘虚入于齿龈,搏于血,故血出也。"明代戴思恭在《证治要诀·牙宣》中说:"牙宣有二证,有风壅牙宣,有肾虚牙宣。风壅牙宣,清风散擦之,仍服。肾虚牙宣,以肾主骨,牙者,骨之余,虚而上炎,故宣。"《景岳全书·血证·齿衄舌血论治》说:"血从齿缝牙龈中出者,名为齿衄。此手足阳明二经,及足少阴肾家之病。盖手阳明入下齿中,足阳明入上齿中,又肾主骨,齿者,骨之所终也。"以上论述意义相近,均认为齿衄主要关系到胃、肾,而病因主要有火及虚两端。

【病因病机】

1. **胃火内炽**　醇酒厚味,浊邪壅积于胃,久蕴化热,或嗜辛燥而生胃火。下齿属手阳明经,上齿属足阳明经。阳明郁热,胃火上炎,上灼其络,络损则血溢。唐容川《血证论·齿衄》说:"牙床尤为胃经脉络所绕,故凡衄血,皆是胃火上炎,血随火动。"

2. **阴虚火炎**　多与房室过度、疲劳、久病等有关,肾阴亏虚,肾火内动。肾主骨,齿为骨之余;肾虚则齿不固,火动则血妄行,故成齿衄。

此外,热毒内蕴以及气虚不能摄血亦能引起齿衄。其病因病机与鼻衄同。

【辨证论治】

一、辨证

(一)辨证要点

齿衄是一个局部症状,主要表现是齿龈出血。由于引起齿龈出血的原因不同,因而其临床表现除齿衄外,还有其他症状,主要表现在血色、牙齿的松动与否。引起出血的原因主要有虚、火2个方面。凡属火盛迫血而致齿衄者,一般血色鲜红,量亦较多;因气虚(主要是肾虚)而致齿衄者,血色一般较黯淡,量亦较前者少,且有齿根浮动的症状。此外,古人以脉象的变化来辨别衄血的预后,如《张氏医通·衄血》谓:"衄血脉浮大数者,为邪伏于经,宜发汗。大而虚者,为脾虚不能统摄,宜补气。小而数者,为阴虚火乘,宜摄火。弦涩为有瘀积,宜行滞。凡衄血之脉,数实或坚劲,或急疾不调,皆难治。"这对临床证治有一定指导价值。

(二)证候

[胃火内炽]

症状:齿龈红肿,血色鲜红,口臭,口渴欲饮,大便秘结,头昏而痛。舌红苔黄,脉滑数。

病机分析:饮酒嗜辛,湿热蕴积阳明,久而化热,火性上炎，循阳明经而入齿中，故见齿衄；火性急迫，所以血色鲜红量多；胃热灼津，则口渴欲饮；阴液不足，肠道燥热，故大便干结；阳明秽浊之气上蒸，因而口臭，齿龈红肿；胃火上冲，因而头痛；舌红苔黄，脉滑数，属实热之象。

此外，尚有肝火犯胃，引动胃火而致齿衄者，症见齿衄，血色鲜红，头昏而痛，口渴而苦，胸胁作胀，心烦易怒，舌红，脉弦数。因肝火内动，火盛迫血，故血色鲜红，量亦较多；肝火上扰，因此头昏而痛，胸胁作胀，口渴而苦。

[阴虚火旺]

症状：齿衄，多无齿龈红肿，但觉齿摇而浮，伴有头晕目眩、耳鸣、腰背酸楚等。舌红，脉弦数或细数。

病机分析：肾主骨，齿为骨之余，肾虚则齿不固而摇，肾火上炎，血随火动，从齿龈或齿缝渗出，以致齿衄；肝肾同源，肾阴亏虚，水不涵木，相火上扰，所以头晕目眩、耳鸣；腰为肾之外府，肾虚则腰背酸楚；阴虚火炎，故舌红；病在肝肾，因而脉见细数或弦数。

[热毒内蕴]

症状：初起多见恶寒发热，经汗出热仍不退，齿衄，或有其他部位出血，血色初起鲜红，日久则血色淡红，伴有烦躁气急，口干欲饮，骨节烦疼，纳呆，便秘，口臭。舌红，苔黄，脉数，出血甚者则可见革脉。

病机分析：热毒内蕴而迫血的病机与鼻衄中的"热毒内蕴"型相同，至于引起齿衄多伴与胃热有关。胃有郁热，津液耗伤，肠道干燥，故腑气不通，大便秘结，并见纳呆、口臭等症。

[气血亏虚]

症状：齿衄，血量不多，色淡红，同时可见有鼻衄、肌肤及其他部位的出血。妇女月经量多，色淡，淋漓不止，面色㿠白，头晕目眩，耳鸣心悸，神疲乏力，腰腿酸软，纳差，口淡乏味。舌淡红，脉虚细。

病机分析：气虚不能摄血，血无所主，血从阳络而出则见鼻衄、齿衄、吐血等；血从阴络而出，则也可见便血、尿血、妇女经来量多等症；血有外荣肌肤四末、内注五脏六腑之功能，血虚不能荣于肌肤诸窍，故面色不华、头昏目眩、耳鸣；心失所养则心悸不安；舌淡红、脉虚细，均为气虚血亏之征。

二、治疗

(一) 治疗原则

治疗齿衄与其他出血相同，当以止血为主，同时应根据出血的不同原因，分别采用清胃泻火、滋阴降火、清热解毒、凉血止血以及补气摄血等不同方法。齿衄初起邪实为主者，治以清泻；日久气血亏虚，治当重在补养。

(二) 治法方药

[胃火内炽]

治法：清胃泻火，凉血止血。

方药：加味清胃散加减。方用丹皮、生地凉血止血；黄连苦寒泻火；连翘清热解毒，当归养血和血；升麻为阳明经之引药，且有清热解毒之作用。全方共奏清胃火、凉血热的效果。大便秘结可加大黄、芒硝以导热下行；口渴加天花粉、石斛、知母养阴生津；齿衄不止加白茅根、藕节、仙鹤草等凉血止血。若因肝火犯胃而致齿衄者，治当清肝泻火，方用龙胆泻肝汤，加知母、麦门冬养阴清胃，白茅根、藕节、仙鹤草凉血止血。

[阴虚火旺]

治法：滋阴降火，凉血止血。

方药：茜根散。方用生地、阿胶珠滋阴止血；茜根、侧柏叶凉血止血；黄芩清热，甘草和中。

属肾阴不固者，治疗用六味地黄丸滋养肾阴，加知母清肾火；藕节、白茅根、侧柏叶、旱莲草等凉血止血。有潮热者，加秦皮、地骨皮清虚热。

若阳虚于下而虚火上浮者，宜用《金匮》肾气丸。因肾阳虚衰，肾火无所依附，用本方以引火归元。

[热毒内蕴]

治法：泻火解毒，凉血止血。

方药：方用黄连解毒汤加生地、藕节等，若热毒壅盛可加服犀黄丸，解毒泻火；阴亏者加知母、玄参、天花粉养阴生津。

若热毒侵及营血，衄血不止，烦躁，甚至昏迷者，治疗可用犀角地黄汤清热解毒、凉血散瘀。

若热毒内蕴、衄血不止而致气阴两亏者，治疗当用生脉散益气敛阴。

[气血亏虚]

治法：益气摄血。

方药：归脾汤加减。

本方有健脾养心、益气摄血的作用。可加仙鹤草、旱莲草、蒲黄、槐花等止血。

(三) 其他治法

(1) 鲜麦门冬、鲜生地、生藕共取汁稍加热，服2盏。治鼻衄、齿衄。

(2) 茜草根、艾叶各30克，研末蜜丸，用乌梅9克，煎汤送服。

(3) 鲜仙鹤草、小蓟草、旱莲草捣汁，内服。

(4) 枸杞子根15克研末，用温水调匀，先漱口，后服下。

(5) 水牛角片30克，黄连、黄柏、大黄各6克，生地、蚤休各12克，煎服。治肝胃火盛所致的齿衄。

(6) 齿衄轻者，用乌梅肉数粒，含口内。

(7) 气阴亏虚，虚火上浮，齿痛兼有齿衄者，用西洋参片含口内。

附方

(1) 加味清胃散(《兰室秘藏》)：生地　丹皮　连翘　黄连　当归　升麻。

(2) 茜根散(《景岳全书》)：茜草根　黄芩　阿胶　侧柏叶　生地　甘草。

(3) 六味地黄丸(《小儿药证直诀》)：熟地　山药　山茱萸　丹皮　茯苓　泽泻。

(4)《金匮》肾气丸(《金匮要略》)：桂枝　附子　地黄　山茱萸　山药　丹皮　茯苓　泽泻。

(5) 犀黄丸(《外科全生集》)：犀黄　麝香　乳香　没药。

(6) 生脉散(《内外伤辨惑论》)：人参　麦门冬　五味子。

紫　斑

【定义】

紫斑是以血液溢出肌肤之间、皮肤呈现青紫斑点或斑块为临床特征，并常伴有齿衄、鼻衄的一种病证。多由热毒炽盛、阴虚火旺或气虚不摄所导致。紫斑属于古代所称的发斑范围之内，亦有称为葡萄疫者。紫斑既形象地反映本病的临床特点，又为群众所习称，故本篇采用紫斑作为本病名称。

【历史沿革】

在《内经》里，尚未发现有关本病的确切记载。

汉代张仲景《金匮要略·百合狐惑阴阳毒病脉证治》里所谈到的阴阳毒病，与本病颇为相似，谓："阳毒之为病，面赤斑斑如锦纹，咽喉痛，唾脓血"；"阴毒之为病，面目青，身痛如被杖，咽喉痛。"阴阳毒病以面赤斑斑如锦纹、身痛、咽喉痛等为主要症状，所以如《诸病源候论》、《丹溪手镜》、《医学入门》等书在论述发斑时，即将部分阳证发斑称为阳毒，阴证发斑称为阴毒。

隋代巢元方《诸病源候论》在"伤寒斑疮候"、"伤寒阴阳毒候"、"时气发斑候"、"时气阴阳毒候"、"温病发斑候"以及"小儿杂病诸候·患斑毒病候"等多种病候里，对发斑做了比较详细的叙述。所述内容除温热病发斑外，包括了内科杂病及儿科所常见的紫斑。在论述病因病机方面，该书"小儿杂病诸候·患斑毒病候"指出，各种原因引起的热毒蕴积于胃，是发斑的主要病机："斑毒之病，是热气入胃，而胃主肌肉，其热挟毒蕴积于胃，毒气熏发于肌肉，状如蚊蚤所啮，赤斑起，周匝遍体。"临床症状方面，"伤寒斑疮候"说："热毒乘虚，出于皮肤，所以发斑疮隐疹如锦纹。重者，喉口身体皆成疮也"；"伤寒阴阳毒候"说："身重背强，喉咽痛，糜粥不下……心腹烦痛、短气、四肢厥逆、呕吐、体如被打发斑，此皆其候。"指出身体发斑为主要临床表现，重者除皮肤之外，口腔黏膜也会因出血而发斑疮。阴阳毒病的患者，在发斑的同时，还可能出现身重背强、咽喉痛、心腹烦痛、呕吐等症状。治疗方面指出忌用发表，"时气发斑候"说："凡发斑不可用发表药。令疮开泄，更增斑烂，表虚故也。"在关于预后的判断方面，"伤寒阴阳毒候"说："若发赤斑，十生一死；若发黑斑，十死一生。"认为斑色红者预后较好；斑色黑者预后较差。

宋代《太平圣惠方》及《三因极一病证方论》收集记载了许多治疗发斑的方剂，大多以清热解毒、清泻胃热、凉血消斑及通腑泻热为主要治法，表明对于发斑的治疗，至此已有了长足的进步。

元代朱丹溪明确提出内伤发斑的概念。《丹溪心法·斑疹》说："内伤斑者胃气极虚，一身火游行于外所致。"朱氏认为，发斑主要由热盛所致。《丹溪手镜·发斑》说："发斑，热炽也。舌焦黑，面赤，阳毒也。治宜阳毒升麻汤、白虎加参汤。"

明代李梴《医学入门·杂病风类》将发斑分为外感、内伤、内伤兼外感三类情况进行治疗。并说："内伤发斑，轻如蚊迹疹子者，多在手足，初起无头疼、身热，乃胃虚火游于外。"进一步指出内伤发斑的患者，初起无头疼、发热等表症。

清代对发斑的认识和治疗又有了新的进展。尤其是由于温热病学的发展，对于温热病所引起的发斑在理论认识及临床治疗方面，都有了较大的提高。但温热病发斑不属于本篇讨论的内容，在此从略。

由于儿童罹患紫斑的情况不少，所以早在《诸病源候论》里就专门列有"小儿杂病诸候·患斑毒病候"。此后，明代鲁伯嗣《婴童百问》及清代陈复正《幼幼集成》等儿科专书，都论述了儿科发斑的证治。

本病有时除皮肤表现紫斑外，可无其他特殊症状，因此，在一些中医外科书籍里，也记载着治疗本病的经验。如明代陈实功《外科正宗·葡萄疫》所说的葡萄疫，与紫斑的病况非常相似。该书谓："葡萄疫其患多生小儿。感受四时不正之气，郁于皮肤不散，结成大小青紫斑点，色若葡萄，发在遍体头面，乃为腑症，自无表里。邪毒传胃，牙根出血。久则虚人，斑渐方退。初起宜服羚羊散清热凉血，久则归脾汤滋益其内。"以紫斑的青紫颜色与紫葡萄相似，又因感受四时"不正之气"而起，因而称为葡萄疫。并指出初病和久病的病状常不相同，治疗上初宜清热凉血，久病多宜补益扶正。另外该书还谈到伴有牙龈出血、腐烂者，可配合口腔局部用药。这些都是很宝贵的经验。在清代《医宗金鉴·外科心法·葡萄疫》一节，亦有类似的记载。但对于发病部位明确指出以下肢为多。该书谓："发于遍身，惟腿胫居多。"清代佘奉仙《医方经验汇编》论葡萄疫说："疫以是名者，乃以其色之青紫相似也……斑迹有如瓜瓣者，有如萍背者，亦有如指甲青钱之大者，累累成片，椭圆不等。"对紫斑的形态做了生动的描述。

综上所述，《金匮要略》所载的阴阳毒病，似可视为有关紫斑的最早记载。《诸病源候论》对包括紫斑在内的内科杂病、温热病及儿科疾病的发斑，在病因病机、临床表现等方面做了论述。《丹溪心法》在以往着重外感引起发斑的基础上，较先明确提出内伤发斑。《医学入门》进一步对内伤发斑加以论述。外科书籍，如《外科正宗》、《医宗金鉴·外科心法》等，将本病称为葡萄疫。在治疗方面，至宋代时，以《圣惠方》为代表，已经有了许多以清热解毒、凉血消斑为主要治则的方剂。明清以后，以《医学入门》为代表，对紫斑的治法及方剂渐趋全面，而《外科正宗》等书对葡萄疫的治疗方法，进一步丰富了对紫斑论治的内容。

【范围】

多种外感及内伤的原因都会引起发斑。外感温热病在热入营血、耗血动血时所引起的发斑，是病情重笃的一种表现，其病因病机及辨证论治等内容，可参阅本书"风温"、"湿温”等篇。本篇主要讨论内科范围中除温热病外的其他外邪或内伤所引起的紫斑。内科杂病范围的紫斑，主要见于西医学的原发性血小板减少性紫癜及过敏性紫癜。在继发性血小板减少引起的紫癜中，除了感染性血小板减少性紫癜外，其他如肝病，药物、化学和物理因素等引起的血小板减少性紫癜以及有些血液病而见有皮下出血者，亦可参照本篇辨证施治。

【病因病机】

紫斑虽然表现在肌肤，但其发生与血脉及脾胃有密切关系。外感及内伤均会引起紫斑，其病因病机主要有以下3个方面。

1. **热盛迫血**　外邪入侵，酿成热毒，是引起紫斑的重要原因。如《诸病源候论·伤寒阴阳毒候》说：“阴阳毒病无常也，或初得病便有毒，或服汤药，经五六日以上或十余日后不瘥，变成毒者。”指出外邪入侵后，经五六日或十余日，变成毒，引起发斑的情况。《外科正宗·葡萄疫》谈到感受四时“不正之气”，郁于皮肤而发紫斑。除外感热毒之邪外，饮食、情志、劳倦等各种原因导致的脏腑内伤、阴阳失衡、阳气内盛而蕴生的内热，也会引起紫斑。

当外感而来的热毒或阳盛蕴生的内热，病及血脉及胃腑时，就可引起紫斑的发生。因脉为血之府，血行脉中，环周不休，内荣脏腑，外濡皮肉筋骨，当血脉受到火热熏灼，导致血热妄行，血从肌肤腠理溢出脉外，少则成点，多则成片，瘀积于肌肤之间，使皮肤呈现青紫颜色的斑点或斑块而形成紫斑。胃与脾同属中土，肌肉为脾胃所主，当热气入胃，胃热炽盛，熏发于肌肉，血液外溢而形成紫斑。

热盛迫血是引起紫斑的最重要和最常见的病机，尤其是初发紫斑的病例，更是多由热盛迫血所致。正如《丹溪手镜·发斑》所说：“发斑，热炽也。”

2. **阴虚火旺**　由于饮食、劳倦、情志等多种原因导致脏腑内伤，胃阴、肾精亏虚，虚火内炽，火热灼伤血脉，血液溢于肌肤之间而引起紫斑。阴虚火旺的病机变化，也有一部分是由热盛迫血转化而来。热盛迫血引起的紫斑，若病情迁延，每由热盛伤阴及反复出血，精血亏耗，以致发生阴虚火旺的病机变化。此种阴虚火旺，既是热盛迫血的病变结果，又是继续引起紫斑的病因病机。

3. **气虚不摄**　除少数情况是直接由于脏腑内伤，脾气亏虚，正气不足，不能统摄血液，血液外溢肌肤形成紫斑外，在更多的情况下，气虚不摄是一个继发性的引起紫斑的病因病机。上述两种病因病机引起的紫斑，若久病不愈，长期反复出血，则血出既多，气随血去，故气亦耗乏，以致发生气血两亏、心脾不足的病机变化。气虚则不能摄血，脾虚则不能统血，血失统摄、溢于肌肤而形成紫斑。

【诊断与鉴别诊断】

一、诊断

（一）发病特点

小儿及成人均可罹患本病，但以女性较为多见。

（二）临床表现

本病以皮肤有大小不等的青紫斑块，或呈点状或片状，形状不一，按压紫斑其色不褪等临床表现为特征。紫斑好发于四肢，尤以下肢为多见。出血较重者，常伴齿衄、鼻衄。

部分患者血常规检查可发现血小板减少。

根据上述要点，并除外外感温热病所引起的紫斑，一般即可对本病作出诊断。

二、鉴别诊断

1. **出疹**　有出疹表现的一类疾病，其出疹的疹点需与紫斑病之紫斑呈点状者相区别，此已早为先辈所重视。如明代张浩《仁术便览·瘢疹》说：“有色点而无头粒者，谓之瘢；有头粒而随出即没，没而又出者，谓之疹。”清代叶天士《临证指南医案·瘢痧疹瘰》说：“瘢者，有触目之色而无碍手之质”；“痧者疹之通称，有头粒而如粟象。”清代罗国纲《罗氏会约医镜·论伤寒发斑发疹》亦说：“斑隐于皮肤之间，视之则得；疹累于肌肉之上，手摹亦知。”归纳起来，两者区别的要点是：紫斑隐于皮肤之内，摸之不碍手，压之不褪色；疹子则高出于皮肤之上，摸之如粟粒碍手，压之褪色，随即复现。

2. **温病发斑**　温病发斑与本病在皮肤表现的斑块方面相似。但通过对病情的全面观察、分析及对病史的详细了解，可以对两者作出鉴别。温病发斑是病情重笃，热入营血，耗血动血时出现的证候。发斑之前，一般均有邪犯卫分及气分热炽的临床过程。发斑时常呈一派气血两燔或热盛动血的证候，症见高热、烦扰不宁、神识不清，甚至昏狂谵妄；与此同时，常伴衄血、吐血、便血等广泛出血的征象，舌质红绛。而本病可不伴随有明显的全身症状，或伴有内伤发热、身体虚弱等症，或因接触某物而作，可伴发热、头痛等症。一般神识清楚，也不似温病发斑之急骤。部分紫斑患者还有持续出现或反复发作紫斑的病史。由于证候的不同舌质红或舌质淡，舌质一般不现绛色。

【辨证论治】

一、辨证

（一）辨证要点

1. **辨紫斑的数量及颜色**　紫斑面积小、数量少者，出血较少，一般病情较轻；面积大、数量多者，出血较多，一般病情较重。斑色红赤者，病情较轻；斑色紫黑者，病情较重。

2. **辨有无其他部位出血**　病情较重者，除血溢肌肤而表现紫斑外，还常伴有齿衄、鼻衄，少数患者甚至可见尿血或便血。

3. **辨火热的有无及证候之虚实**　紫斑属血证之一，与其他血证有类似之处。《景岳全书·血证》说：“血本阴精，不宜动也，而动则为病；血主营气，不宜损也，而损则为病。盖动者多由于火，火盛则逼血妄行；损者多由于气，气伤则血无以存。”紫斑的证候主要有热盛迫血、阴虚火旺及气不摄血三类。归纳起来，热盛迫血及阴虚火旺均属火热熏灼，但前者为实火，后者属虚火；前者为实证，后者为虚证。气虚不摄则为虚证，属于无火的类型。应综合四诊所得，辨别有火无火，属实属虚，抑或虚实夹杂，以便正确地立法、遣药组方。

（二）证候

［热盛迫血］

症状：皮肤出现紫红色的瘀点、瘀斑，以下肢最为多见。紫斑形状不一，大小不等，有的甚至互相融合成片。发热，口渴，便秘，尿黄，常伴鼻衄、齿衄，或有腹痛，甚则尿血、便血。舌质红，苔薄黄，脉弦数或滑数。

病机分析：血热炽盛或胃热亢盛，迫血妄行，血溢脉外为本证的病机。本类紫斑一般病情发作较急，出血较多，紫斑密度较大。火热迫肺，上循其窍，或胃火上升，血随火动，则为鼻衄、齿衄；热聚膀胱，血渗入脬，则为尿血；热郁肠胃，气血瘀滞则见腹痛、便血之症；发热、口渴、便秘、尿黄及舌红苔黄、脉数等，均为内热郁蒸、热势亢盛之征。

［阴虚火旺］

症状：皮肤瘀点、瘀斑色红或紫红，时轻时重，或有鼻衄、齿衄。常伴头晕，乏力，心烦，肌肤作热或手足心热，或有潮热，盗汗。舌质红，苔少，脉细数。

病机分析：阴虚火旺，火热熏灼血脉，血溢脉外，为本证的主要病机。此种证候，一般起病缓慢，或由热盛迫血伤阴，虽经治疗，余热未清，迁延而成。胃阴不足，胃火上扰，或肾阴亏虚，阴不敛阳，虚火上浮，扰动阴血，遂见鼻衄、齿衄；阴精亏虚，失于濡养，故见头晕、乏力；水亏不能济火，心火扰动，故致心烦；阴虚内热故见肌肤作热，或手足心热，或潮热；虚火逼津液外泄则引起盗汗；舌红、苔少、脉细数，均属阴精不足而虚火内盛之象。阴虚则致火旺，火旺则易伤阴，阴虚与火旺相互影响，互为因果，以致部分阴虚火旺证候的患者，病情缠绵，反复出现紫斑，病程较长。

［气不摄血］

症状：紫斑色紫暗淡，多呈散在性出现，时起时消，反复发作，过劳则加重。神情倦怠，心悸，气短，头晕目眩，食欲不振，面色苍白或萎黄。舌质淡，苔白，脉弱。

病机分析：气虚不能摄血，脾虚不能统血，以致血溢脉外为本证的主要病机。本证多见于病程较长、久病不愈的患者。由于长期反复出血，气随血去，每致气血两虚，心脾不足。因此，正气亏虚、气不摄血除直接由脏腑内伤所致者外，往往也是反复出血所导致的结果，从而引起反复紫斑发作。气血亏虚，脏腑经络、四肢百骸失于濡养，故见神情倦怠、心悸、气短、头晕目眩等症；脾气亏虚，不能运化水谷，故食欲不振；面色苍白或萎黄，舌质淡，脉弱均为气血亏虚之象。

紫斑的3种证候临床表现各有区别，但三者之间互有联系，可以互相转化。初病紫斑，以热盛迫血为多见，起病较急，热势亢盛，紫斑较多，出血较甚。若病情迁延则多转化为阴虚火旺。此时，热势虽减，但阴精已伤，虚火内生。而热盛迫血及阴虚火旺的紫斑患者，在久病不愈，长期反复出血时，都会产生气血亏虚、心脾不足的病机变化，从而转化为气虚不摄。由于3种证候之间既有区别又有联系，所以有的患者可以兼见两种证候，只是侧重点不同而已。例如既有热盛又有阴虚的症状，或既有阴虚又有气虚的症状等。

二、治疗

（一）治疗原则

本病由火热熏灼、血溢脉外所致者，以清热解毒、凉血养阴为治疗的主要原则。属实火者，当着重清热解毒；属虚火者，当侧重养阴清热。而凉血止血、化瘀消斑的药物，则对实火、虚火都可配伍使用。对于反复发作，久病不愈，以气血亏虚、气不摄血为主要表现者，又当以益气摄血为治疗原则，适当配伍止血、消斑的药物。对于兼见2种证候症状的患者，如既有热盛又有阴虚；或既有阴虚又有气虚，应根据其侧重的不同，两相兼顾。

（二）治法方药

［热盛迫血］

治法：清热解毒，凉血消瘀。

方药：清营汤。方用犀角(一般可用水牛角代，下同)、玄参、生地、麦门冬滋阴清热凉血；金银花、连翘、黄连、竹叶清热解毒；丹参散瘀。可酌加茜草、紫草凉血止血、化瘀消斑。对于热毒炽盛、发热、口干欲饮、烦躁不安、紫斑密集而广泛者可加生石膏、龙胆草，冲服紫雪丹，以加强清热泻火解毒的作用；合用三七粉或云南白药以加强止血化瘀的作用。热邪郁滞胃肠，气血郁滞而见腹痛者，酌加白芍、甘草、五灵脂、蒲黄缓急止痛。热伤肠络而兼见便血者，可加槐花、地榆凉血止血。热邪挟湿，阻滞经络，兼见肢体关节肿痛者，可加秦艽、木瓜、桑枝等舒经通络。

对本证候，亦可选用犀角地黄汤或化斑汤作为基础方剂进行治疗。犀角地黄汤清热解毒、凉血散瘀，适用于紫斑之热盛迫血而以血热炽盛为主要表现者；化斑汤清热解毒、清胃凉血，适用于热盛迫血而以胃热亢盛为主要表现者。加减用法同上。

［阴虚火旺］

治法：滋阴降火，宁络止血。

方药：茜根散或玉女煎。茜根散中用茜草根、侧柏叶、黄芩清热凉血止血；生地、阿胶滋阴养血止血；甘草调中解毒。适用于阴虚火旺之偏于血热者。可加丹皮、紫草凉血活血、化瘀消斑。阴虚较甚者，可酌加玄参、龟版、女贞子、旱莲草等育阴清热之品。玉女煎中用石膏、知母清阳明胃热；熟地、麦门冬滋阴养液；牛膝活血化瘀、导热下行。适用于阴虚火旺中胃热较盛，胃火上炎，兼见齿衄、鼻衄者。本方亦可加入丹皮、紫草凉血活血、化瘀消斑。胃阴不足较著，口渴、舌红少津者，可加石斛、玉竹滋养胃阴。

对于本证候中之肾阴亏虚而火热不甚，症见腰膝酸软、头晕、乏力、手足心热、舌红少苔、脉沉细数者，可用知柏地黄丸滋阴补肾，加茜草根、紫草凉血止血、化瘀消斑。

［气不摄血］

治法：益气摄血，健脾养血。

方药：归脾汤或保元汤。归脾汤以四君子汤及当归补血汤为基础，能益气养血及补气摄血；配合龙眼肉、大枣益脾养血；酸枣仁、远志养心安神；木香理气健脾，使补而不滞。本方为治疗久病紫斑，反复出血，以致气血亏虚、气不摄血时的良好方剂。对于气损及阳，兼见手足不温、大便稀溏、舌质淡嫩、苔白滑、脉沉等阳虚之象者，可合用保元汤益气温阳摄血。另可酌情选用仙鹤草、棕榈炭、地榆、蒲黄、茜草根、紫草根等药,以增强止血及消斑的作用。兼肾气不足、腰膝酸软者,可酌加山茱萸、菟丝子、续断等补益肾气。

(三)其他治法

1. 单方验方

(1) 红枣20枚,煎汤连枣服。可常服。

(2) 大枣4份,藕节1份,将藕节水煮至黏胶状,再加入大枣同煮,每日吃适量大枣。

(3) 连翘20克,水煎,分3次服。

2. 复方

(1) 治疗热盛迫血紫斑的方剂:因紫斑属于热证、实证者居多,所以在长期的医疗实践中,历代总结出许多清热解毒、凉血消斑的方剂。如《太平圣惠方》所载的“治伤寒热毒不解,欲变成斑”的解毒升麻散(升麻、栀子、大黄、黄芩、石膏、甘草);“治伤寒斑毒不解”的黄连散(黄连、犀角、石膏、栀子、甘草);“治心肺脏热,毒攻于皮肤,遍生赤斑,重者其色紫黑”的解毒香豉饮子(豆豉、石膏、栀子、大青叶、升麻、芒硝、甘草、大黄);《三因极一病证方论》“治阳毒伤寒,壮热,百节疼痛”的栀子仁汤(栀子仁、赤芍、大青叶、知母、升麻、黄芩、石膏、杏仁、柴胡、甘草);“治热毒在胃,发斑如锦纹”、“兼治喉闭肿痛”的玄参升麻汤(玄参、升麻、甘草);《丹溪手镜》治阳毒发斑的阳毒升麻汤(升麻、犀角、黄芩、人参、甘草);《幼幼集成》治阳毒发斑的消斑青黛饮(黄连、石膏、知母、柴胡、栀子、玄参、升麻、生地、黄芩、人参、青黛、炙甘草);以及《赵炳南临床经验集》中具有清热解毒、凉血止血、化瘀消斑作用的五根汤(白茅根、板蓝根、瓜蒌根、槐花、地榆、茜草根、紫草根、丹皮)等方,均可在临床上酌情选用。

(2) 治疗阴虚火旺紫斑的方剂:明代《婴童百问》治发斑的化斑汤(人参、石膏、知母、玉竹、甘草);《仁术便览》治小儿热毒发斑的葛根麦门冬散(葛根、麦门冬、人参、升麻、甘草、赤茯苓、赤芍、石膏)均可用于治疗阴虚火旺,尤其是表现为阴虚胃热的紫斑。上述2方中的人参,可以沙参代替。

(3) 治疗气虚不摄紫斑的方剂:《医学入门》用以治疗“内伤发斑”的调中益气汤(人参、黄芪、升麻、柴胡、苍术、木香、陈皮、甘草)和黄芪建中汤(《金匮要略》方,黄芪、桂枝、芍药、炙甘草、大枣、生姜、饴糖),均可用于气虚不摄紫斑的治疗。其中,调中益气汤宜于兼有气虚下陷表现者;黄芪建中汤宜于中虚偏寒,略显阳虚征象者。《医学入门》在治疗阴证发斑时所用的理中汤加附子、玄参,也可用于气虚不摄证中的中气亏虚、气损及阳以致阳虚气弱的患者。

【转归及预后】

紫斑的预后一般较好。初病紫斑者,以表现为热盛迫血者较多。此种证候,经过及时恰当的治疗,多数病例可获痊愈。部分患者病情迁延,反复出血,引起阴精亏虚、虚火内盛或气血亏虚、气不摄血的病机变化,而逐渐转化为阴虚火旺或气虚不摄的证候。阴虚火旺证的紫斑,可以初病即是,亦可由热盛迫血转化而来。气虚不摄证的紫斑则多由前两种证候长期反复出血转归而成。阴虚火旺及气不摄血的紫斑,经过治疗,亦可获得痊愈或好转。但少数患者,由于阴虚与火旺,血溢脉外与气虚不摄互相影响,互为因果,使出血的病因病机不易除去,以致持续出现或紫斑反复发作,病程缠绵不已,体质日益虚羸。

【预防与护理】

由于外感及内伤均会导致紫斑的发生,所以增强身体素质,避免感受外邪,避免接触诱发紫斑的各种“不正之气”,是预防紫斑发生的最重要的措施。

在护理方面,发病较急及出血较多的患者应卧床休息。一般的紫斑患者,亦应适当休息,避免劳累。注意冷暖变化,预防感冒。本病常伴齿衄,故需特别注意口腔卫生。饮食应富于营养而易于消化,避免香燥、辛辣动火之物以及鱼、虾、蟹、牛乳等腥味之品。对于紫斑的发生与进食某些食品有密切关系的患者,更应注意饮食的宜忌,切忌食用有关易于诱发紫斑的食品。

【现代研究】

应用中医有关紫斑、发斑及葡萄疫等的理论和治法,对原发性血小板减少性紫癜及过敏性紫癜进行治疗及研究,取得了良好效果,同时亦丰富和发展了紫斑证治的内容。有关文献甚多,兹选录部分供作参考。

(一)原发性血小板减少性紫癜

杨氏[1]自2002年以来采用自拟紫癜汤治疗原发性血小板减少性紫癜100例,血小板计数均低于10×10^9/升,出血时间延长89例,毛细血管脆性试验阳性93例。治疗方法:紫癜汤(地榆、藕节、生地、当归、白芍、丹皮、党参、栀子、白茅根、黄柏、金银花、牛膝、茜草)。每日1剂,1个月为一个疗程,3个疗程后评价疗效。结果:治愈70例,好转12例,未愈10例。刘氏[2]使用益气宁血汤加减治疗血小板减少性紫癜138例,除84例在治疗前已经使用激素治疗而需逐渐减量外,均全部应用自拟益气宁血汤(黄芪、黄精、丹皮、丹参、白茅根、仙鹤草、赤芍、生地、阿胶、白及、甘草)加减治疗。每日1剂,连续服药30～60日。结果:138例中显效42例,有效48例,好转38例,无效18例。血小板上升时间最短为8日,最长为40日,平均16日。汤氏等[3]应用中药补肾健脾法为主治疗慢性原发性血小板减少性紫癜,取得满意疗效。药用:补骨脂、骨碎补、菟丝子、白术、茯苓、党参、黄芪、地黄、当归。每日1剂,30日为一个疗程,连续治疗1～3个疗程。结果:显效21例,良效35例,进步26例,无效7例。唐氏等[4]用归脾汤加味治疗原发性血小板减少性紫癜40例,药用:党参、白术、茯苓、黄芪、木香、远志、酸枣仁、龙眼肉、当归、大枣、生甘草。瘀斑明显加丹参、鸡血藤、赤芍、三七粉;牙龈出血、鼻衄加仙鹤草、茜草根、侧柏叶、白茅根。每日1剂,连续服用2个月。结果:显效20例,有效15例,稍有效13例,无效2例。何氏[5]用归脾汤加味治疗原发性血小板减少性紫癜40例,药用:黄芪、党参、白术、茯苓、当归、生地、枸杞子、鸡血藤、酸枣仁、龙眼肉、侧柏叶、白芍、大枣。临证加减,水煎服,每日1剂,30日为一个疗程。结果:显效20例,良效5例,进步3例,无效2例。

疗程最短者 27 日,最长者 181 日,平均 81 日。李氏[6]以自拟丹枣汤重用大枣治疗紫斑 30 例,以丹枣汤(丹参、大枣、紫草皮、赤芍、生地、阿胶、茜草根)为基础方,阴虚者加龟甲、旱莲草、女贞子;气虚者加黄芪、党参;血虚者加当归;热重者加栀子、丹皮、连翘;便血加大黄、地榆;尿血加白茅根、小蓟、蒲黄。每日 1 剂,连服 7～14 日。

（二）过敏性紫癜

李氏等[7]将 65 例过敏性紫癜,随机分为 2 组:治疗组 35 例,对照组 30 例。对照组采用常规方法,抗过敏药、维生素 C、钙剂、潘生丁片对症治疗。治疗组在对照组的基础上加用活血化瘀中药(丹参、川芎、银杏叶、紫草、桃仁、当归、益母草、丹皮、山慈菇),水煎服,日 1 剂。两组均 3 星期为一个疗程,疗程结束后统计疗效。治疗组 35 例中,显效 20 例,有效 13 例,无效 2 例,总有效率 94%;对照组 30 例中,显效 8 例,有效 10 例,无效 12 例,总有效率 60%,两组比较有显著差异,治疗组明显优于对照组。治疗组服用活血化瘀中药后,其血液流变学各项指标均有显著性改变,而对照组服药前后血液流变学指标无显著性变化。王氏[8]将 124 例过敏性紫癜患者按随机设计法分为治疗组和对照组各 62 例。治疗组用祛斑汤治疗,药用丹参、黄芪、当归、茜草、连翘、紫草、槐花、鸡血藤、大黄、甘草。腹痛加白芍、延胡索;有血尿或蛋白尿者加石韦、益母草;关节痛者加木瓜、独活。每日 1 剂。对照组用氯苯那、卡络柳钠、维生素 C、碳酸钙,每日 3 次口服。两组均以 15 日为一个疗程,疗程结束判断疗效。结果:治疗组痊愈 43 例,有效 14 例,无效 5 例,有效率 92%;对照组痊愈 32 例,有效 13 例,无效 17 例,有效率 73%,两组有效率比较,治疗组明显优于对照组。路氏等[9]将 126 例过敏性紫癜随机分为 2 组,治疗组 65 例,对照组 61 例。对照组单纯采用常规疗法:抗过敏药、维生素 C、钙剂、潘生丁、糖皮质激素(重症关节痛、腹痛、肠道出血及肾功能受损时短期用 3～5 日),咽部有炎症或血象偏高者,加用抗生素,腹痛者加山莨菪碱解痉。治疗组在常规治疗基础上加用活血中药:丹参、川芎、水蛭、银杏叶、紫草、桃仁、当归、山慈菇、益母草,水煎服,每日 1 剂。疗程:2 组均 3 星期后判定疗效。结果:治疗组痊愈 53 例,显效 7 例,有效 5 例,总有效率 92.31%。对照组痊愈 25 例,显效 27 例,有效 9 例,总有效率 85.25%,两组相比有显著差异。于氏等[10]治疗过敏性紫癜 47 例,药用复方紫草汤:紫草、苦参、金银花、生地、土茯苓、白鲜皮、丹皮、赤芍、白芷、白茅根、大黄、甘草。每日 1 剂,连服 10 日为一个疗程。结果:治愈 26 例,显效 8 例,有效 13 例。张氏等[11]采用当归六黄汤加味治疗过敏性紫癜 36 例,药用黄芪、当归、黄连、黄芩、黄柏、生地、熟地、忍冬藤。腹痛型加延胡索、乳香、没药、细辛;关节型加木瓜、桂枝、川牛膝;肾型加地龙、白茅根、白术。每日 1 剂。结果:显效 20 例,有效 12 例,无效 4 例;优于用泼尼松治疗的对照组。张氏等[12]采用养阴化瘀法治疗过敏性紫癜 69 例,药用生地、玄参、麦门冬、旱莲草、板蓝根、丹参、川芎、三七粉、红花、川牛膝,随症加减,每日 1 剂,15～30 日为一个疗程。结果:治愈 58 例,好转 11 例。疗程最短 6 日,最长 90 日,平均 18 日。

【小结】

紫斑以皮肤表现青紫斑点或斑块为临床特点,常伴齿衄、鼻衄。外感及内伤都可引起本病。其主要病因病机有热盛迫血、阴虚火旺及气虚不摄。需与紫斑鉴别的主要病证是出疹及温病发斑。

对紫斑的辨证,应着重辨明紫斑的数量、颜色,是否伴有其他部位的出血,以及辨有火无火和证候的虚实。临床证候主要有热盛迫血、阴虚火旺及气虚不摄 3 类。初发病者,以表现为热盛迫血者为多。后两种证候可以见于起病缓慢、病程较长的患者,也有由热盛迫血转化而成者。阴虚火旺证,在反复出血之后亦易转化为气虚不摄。

热盛迫血治宜清热解毒、凉血散瘀;阴虚火旺治宜滋阴降火、宁络止血;气虚不摄治宜益气摄血、健脾养血。具有凉血止血、散瘀消斑作用的药物,是经常配伍应用的药物。少数情况也使用收敛止血的药物。由于 3 种证候之间互有联系,因此临床常有相兼出现的情况,例如既有热盛又有阴虚;既有阴虚又有气虚等,可视其侧重,通过方药的加减化裁而两相兼顾。

近代应用中医的理论及方药,对原发性血小板减少性紫癜及过敏性紫癜进行治疗和研究,取得良好效果,丰富了紫斑的理论和证治内容。

附方

(1) 清营汤(《温病条辨》):犀角　生地　玄参　竹叶心　麦门冬　丹参　黄连　金银花　连翘。

(2) 犀角地黄汤(《备急千金要方》):犀角　生地　芍药　丹皮。

(3) 化斑汤(《温病条辨》):石膏　知母　生甘草　玄参　犀角　粳米。

(4) 茜根散(《景岳全书》):茜草根　侧柏叶　黄芩　生地　阿胶　甘草。

(5) 玉女煎(《景岳全书》):石膏　地黄　麦门冬　知母　牛膝。

(6) 知柏地黄丸(《医宗金鉴》):地黄　山茱萸　山药　茯苓　泽泻　丹皮　知母　黄柏。

(7) 归脾汤(《校注妇人良方》):白术　茯神　黄芪　当归　龙眼肉　酸枣仁　人参　木香　远志　炙甘草　生姜　大枣。

(8) 保元汤(《博爱心鉴》):黄芪　人参　肉桂　甘草　生姜。

【现代研究】主要参考文献

[1] 杨扬.紫癜汤治疗原发性血小板减少性紫癜 100 例[J].中国中医急症,2006,15(7):735.

[2] 刘爱玲.益气宁血汤加减治疗血小板减少性紫癜 138 例[J].国医论坛,2004,19(4):30.

[3] 汤淳康,高想,胡卫卫.补肾健脾为主治疗慢性原发性血小板减少性紫癜 89 例[J].江苏中医药,1997,18(10):16.

[4] 唐刚书,唐健.归脾汤加味治疗原发性血小板减少性紫癜 40 例[J].中国中医急症,2004,13(7):439.

[5] 何秋林.归脾汤合杞柏地黄汤治疗特发性血小板减少性紫癜 30 例临床观察[J].中医药导报,2005,11(12):17～18.

[6] 李永高.丹枣汤治疗紫斑 30 例观察[J].实用中医药杂志,1998,14(11):21.

[7] 李玫君,康琼英.活血化瘀方治疗过敏性紫癜与血液流变学改变的观察[J].中国医学物理学杂志,2005,22(5):654.
[8] 王克勤.祛斑汤治疗过敏性紫癜疗效观察[J].中医药学刊,2004,22(8):1538.
[9] 路聚更,姜志业,钱悦,等.活血化瘀法治疗过敏性紫癜65例临床观察[J].河北中医,2005,27(9):662.
[10] 于庆芝,汤艳娟,李玉霞.复方紫草汤治疗过敏性紫癜47例[J].新中医,2003,35(11):61.
[11] 张希洲,连玲霞.当归六黄汤加味治疗过敏性紫癜36例[J].中国中医急症,2006,15(8):903.
[12] 张淑英,何静.养阴化瘀法治疗过敏性紫癜69例[J].河南中医,2006,26(4):45～46.

第十章

头身肢体病证

痹　　证

【定义】

痹证是因感受风寒湿热之邪引起的以肢体关节疼痛、酸楚、麻木、重着以及活动障碍为主要症状的病证，临床上具有渐进性或反复发作的特点。其主要病机是气血痹阻不通，筋脉关节失于濡养所致。

【历史沿革】

痹的病名，最早见于《内经》。《素问・痹论篇》指出："风寒湿三气杂至，合而为痹也。其风气胜者为行痹，寒气胜者为痛痹，湿气胜者为著痹也"；"所谓痹者，各以其时重感于风寒湿之气也。""痹论篇"还认为痹的产生与饮食和生活环境有关，所谓"食饮居处，为其病本也"。这是有关痹证的病因病机最早的，同时也是最系统的论述。在痹证的转归、预后方面，"痹论篇"认为：风寒湿邪留连于筋骨，则疼痛难已；病深日久，荣卫之行涩，皮肤不营，则麻木不仁；病邪深入，内传于五脏六腑，则导致脏腑之痹。如"脉不通，烦则心下鼓，暴上气而喘，嗌干，善噫，厥气上则恐"为心痹；"善胀，尻以代踵，脊以代头"为肾痹，等等。此外，"痹论篇"还根据风寒湿邪伤人的季节与所伤部位不同，分皮痹、肌痹、脉痹、筋痹、骨痹。这些论述是对大量临床经验作出的精辟总结，说明其时对于痹证已有相当高的认识水平。

汉代张仲景《伤寒论・辨太阳病脉证治》篇174、175两条，论述了太阳风湿的辨证与治疗："伤寒八九日，风湿相搏，身体疼烦，不能自转侧，不呕不渴，脉浮虚而涩者，桂枝附子汤主之；若其人大便鞕，小便自利者，去桂加白术汤主之"、"风湿相搏，骨节疼烦，掣痛不得屈伸，近之则痛剧，汗出短气，小便不利，恶风不欲去衣，或身微肿者，甘草附子汤主之。"桂枝附子汤证为表阳虚而风邪偏胜，风湿相持在表；去桂加白术汤证为表阳虚而湿盛于里；甘草附子汤证为表里阳气皆虚，风寒湿邪痹阻于关节、筋脉。行文虽然简洁，却颇能示人以辨证论治的方法。在《金匮要略・痉湿暍病脉证治》中，仲景又论述了"湿痹"的证候与治法："太阳病，关节疼痛而烦，脉沉而细者，此名湿痹。湿痹之候，小便不利，大便反快，但当利其小便。"同书《中风历节病脉证治》篇更另立"历节病"之名，其病以"历节疼，不可屈伸"，"疼痛如掣"，"诸肢节疼痛，身体尫羸，脚肿如脱"为主要临床特征。仲景治疗历节病、太阳风湿、湿痹的许多处方，如甘草附子汤、乌头汤、桂枝芍药知母汤等等，至今仍为临床常用的效方。

隋代巢元方等所著《诸病源候论》一书，在《素问・痹论》的基础上，把痹证分作"风湿痹"、"风痹"、"风不仁"、"风冷"、"风四肢拘挛不得屈伸"等证候，如"风湿痹候"云："风湿痹病之状，或皮肤顽厚，或肌肉酸痛。风寒湿三气杂至，合而成痹，其风湿气多，而寒气少者，为风湿痹也；由血气虚则受风湿，而成此病。久不瘥，入于经络，搏于阳经，亦变令身体手足不随。"对风湿痹的病因、临床表现、预后都有一定认识；又，"贼风候"云："其伤人也，但痛不可得按抑，不可得转动，痛处体卒无热；伤风冷则骨解深痛，按之乃应骨痛也。但觉身内索索冷，欲得热物熨痛处即小宽，时有汗……"贼风是就其病因而言；如其所述，实际上是对痹证症状和特点的生动描述。"历节风候"，对历节病的论述也颇为精当："历节风之状，短气，自汗出，历节疼痛不可忍，屈伸不得是也……风历关节，与血气相搏交攻，故疼痛；血气虚，则汗也；风冷搏于筋，则不可屈伸。"《诸病源候论》这些论述，对唐及两宋医家影响很大，唐《备急千金要方》、《外台秘要》、宋代《太平圣惠方》、《圣济总录》等重要著作，都遵巢氏之说，把痹证和历节病加以分别，而都纳入"风"病门中论述。其病因病机，亦多以巢氏所论为宗。如孙思邈《备急千金要方・诸风》云："夫历节风著人，久不治者，令人骨节蹉跌……古今已来，无问贵贱，往往苦之，此是风之毒害者也。"孙氏所谓"久不治者，令人骨节蹉跌"，是对本病晚期病邪深入骨骱，使骨节变形的较明确的记载；在治法方药上，《备急千金要方》、《外台秘要》都搜集了大批验方，治疗方法也更加丰富，诸如灸法、酒药、膏摩等，都有很多记载。此外，《外台秘要・卷十三》还在痹证、历节病之外，另立白虎病之名："《近效》论白虎病者，大都是风寒暑湿之毒，因虚所致，将摄失理，受此风邪，经脉结滞，血气不行，畜于骨节之间，或在四肢，肉色不变，其疾昼静而夜发，发即彻髓，酸疼乍歇，其病如虎之啮，故名曰白虎之病也。"于是宋人著作如《太平圣惠方》、《圣济总录》等书，都既论痹证、历节病，又论白虎病，其论多汇集前人之说，唯诸痹中明确地在风寒湿痹之外，另立热痹一门，治法上亦多用生地、升麻、犀角、羚羊角、麦门冬、石膏、大黄之类甘寒苦寒药，法本《备急千金要方》犀角汤而又有所扩充。宋人医方在治痹药物上，比前人更多地使用了动物药，特别是虫类药物，如蜈蚣、乌蛇、白花蛇、全蝎、地龙之类，代表方如《太平圣惠方》的原蚕蛾散(原蚕蛾、僵蚕、蝉蜕、地龙)、蚺蛇丸(蚺蛇即全蝎)，以及许叔微《普济本事方》的麝香圆等，都是颇有特色的经验方药。

金代刘完素《宣明论方》根据《素问·痹论篇》风寒湿三气偏胜之说，分别拟定了防风汤、茯苓汤、茯苓川芎汤等方，热痹则用升麻汤。张子和《儒门事亲·指风痹痿厥近世差玄说》对隋唐以降，风痹痿厥脚气均混入风门中提出了批评。他认为这些病"本自不同，而近世不能辨，一概作风冷治之，下虚补之，此所以旷日弥年而不愈者也"。他提出"痹病以湿热为源，风寒为兼，三气合而为痹"的观点，主张在病之早期及时用汗、下、吐三法攻痹。他们都没有使用唐宋人的"白虎病"病名，也不用仲景的"历节病"病名，而是遵《内经》称之为痹证。李杲、朱丹溪二氏则弃"痹证"、"历节病"、"白虎病"之名，而另立"痛风"一名。如朱丹溪《格致余论·痛风论》说："彼痛风者，大率因血受热，已自沸腾，其后或涉冷水，或立湿地，或扇取凉，或卧当风，寒凉外搏，热血得寒，污浊凝涩，所以作痛。夜则痛甚，行于阴也。"李杲《兰室秘藏》认为"痛风"的病因主要是血虚；朱丹溪则认为有血虚、血热、风、湿、痰、瘀之异。《丹溪心法》说："如肥人肢节痛，多是风湿与痰饮流注经络而痛……如瘦人肢节痛，是血虚。"已充分注意到患者的体质问题。朱丹溪在治疗上曾拟痛风通用方，又分上下肢选择用药，对于后世影响很大。

明清医家有鉴于病名越来越纷繁，所以多主张统一痹证、历节病、白虎病、痛风的病名。如孙一奎《医旨绪余》就对东垣、丹溪舍痹证而言痛风提出批评，认为这是"因名迷实，为害已久"；张璐《张氏医通》亦说："痛风一证，《灵枢》谓之贼风，《素问》谓之痹，《金匮》名曰历节，后世更名白虎历节。"而其病因病机基本相同，"多由风寒湿气乘虚袭于经络，气血凝滞所致"。在病因病机方面，此期医家对于痹之属热、属虚者，颇多发挥。论痹之多属虚者，如喻嘉言《医门法律·中风门》说："凡治痹症，不明其理，以风门诸通套药施之者，医之罪也"、"古方多有用麻黄、白芷者，以麻黄能通阳气，白芷能行荣卫，然已入在四物、四君等药之内，非颛发表明矣。"他特别强调痹证日久，关节变形、僵硬者，未可先治其痹，应先养血气。还指出小儿鹤膝风"非必为风寒湿所痹，而因先天所禀肾气衰薄，阴寒凝聚于腰膝而不解。"冯兆张《冯氏锦囊》一书亦认为鹤膝风多属肾虚，以肾主骨，肾气衰弱，邪气乘之而得。《医学心悟》则谓病由"三阴本亏，寒邪袭于经络"所致。论痹之有属热者，如张景岳《景岳全书·风痹》认为：痹证虽以风寒湿合痹为大则，但须分阴证、阳证，阳证即为热痹，"有火者宜从清凉，有寒者宜从温热"，但他认为痹证确是"寒者多而热者少"。清代温热学家于此颇多非议，吴鞠通《温病条辨·中焦湿温》篇更大声疾呼：痹证"因于寒者固多，痹之兼乎热者亦复不少。"误用辛温，其害立见。叶天士《临证指南医案》对于热痹病机、治法都有精辟的论述："从来痹证，每以风寒湿三气杂感主治，召恙之不同，由乎暑暍外加之湿热，水谷内蕴之湿热；外来之邪，著于经络，内受之邪，著于腑络，故辛解汗出，热痛不减，余以急清阳明而致小愈"(《卷七·痹·沈案》)。这就明确地指出湿热痹与风寒湿痹病因各异，治法不同。顾松园《医镜》继之而起，认为热痹不仅可由感受湿热之邪而起，就是风寒湿痹，"邪郁病久，风变为火，寒变为热，湿变为痰"，亦为热痹。提出以通经活血、疏散邪滞、降火、清热、豁痰的治疗大法。此外王清任《医林改错》还提出痹为瘀血致病说，书中之身痛逐瘀汤等方，在治痹方中别具一格。唐容川《血证论》、张锡纯《医学衷中参西录》等又继之，对痹之属瘀者亦颇多阐发。在对风寒湿痹的认识和治疗上，明清医家也是很有特点的，如李士材《医宗必读》提出风寒湿三邪致病，虽各有特点，但临床上往往合而成痹，不能截然划分。所以行痹以散风为主，佐以祛寒理湿，又治风先治血，血行风自灭，更须参以补血之剂；痛痹以散寒为主，佐以疏风燥湿，更参以补火之剂，大辛大温以释其凝寒之害；著痹以利湿为主，而佐以祛风散寒，更须参以理脾补气，俾土强而能胜湿。张景岳认为除了寒热之痹治有温凉之异外，血虚血燥者，则"非养血养气不可"。对于临床都是很有指导意义的。叶天士对于痹久不愈者，有"久病入络"之说，倡用活血化瘀及虫类药物，搜剔宣通络脉。他还提出了"新邪宜速散，宿邪宜缓攻"和虚人久痹宜养肝肾气血的治痹大法，对后世影响亦很大。在对痹证的临床分类上，不少学者主张以大法律之，以利于掌握运用，如《医宗金鉴》即以虚实归纳诸痹："痹虚，谓气血虚之人病诸痹也"、"痹实，谓气血实之人病诸痹也。"吴鞠通亦谓"大抵不越寒热两条，虚实异治"而已，皆极明晰。

综上所述，中医学文献中有关痹证的论述相当丰富。《素问·痹论篇》首先揭其纲要，历代医家又从实践中不断地加以丰富和发展，使之益加完备。长期以来，用中医痹证的理法方药治疗西医学风湿性疾病特别是风湿性、类风湿关节炎等，取得较好疗效，足以证明前人理论与经验之可贵，值得进一步加以发掘提高。

【范围】

痹证主要与西医学风湿性疾病范围大体一致。风湿性疾病是泛指影响骨、关节及其周围软组织，如肌肉、滑囊、肌腱、筋膜、神经、血管等，通常称为结缔组织病或自身免疫性疾病的一组疾病；常见疾病有风湿热、类风湿关节炎、强直性脊柱炎、系统性红斑狼疮、硬皮病、皮肌炎、大动脉炎、风湿性多肌痛、脂膜炎、系统性硬化症，增生性退行性骨关节炎、软骨炎、慢性纤维组织炎、腰肌劳损、肌腱炎等。其他如某些血管性疾病、代谢性疾病、内分泌疾病、肿瘤以及周围神经病变，如中风后肢痛、坐骨神经痛、腰骶神经根炎、红斑性肢痛症(灼热足底综合征)、不宁腿综合征、雷诺病、糖尿病周围神经病变、痛风性关节炎等，出现类似痹证时均可参考本篇有关内容辨证论治。

【病因病机】

痹是阻闭不通的意思。风寒湿热之邪，乘虚袭入人体，引起气血运行不畅，经络阻滞；或痰浊瘀血，阻于经隧，深入关节筋脉，皆可以发病。大量文献与临床研究资料表明：痹证的发生，与体质的盛衰以及气候条件、生活环境都有着密切的关系。兹分述如下。

1. **体虚感邪**　由于患者素体虚弱，气血不足，腠理空疏，故外邪易于入侵；既病之后，又无力驱邪外出，以至风寒湿热之邪，得以逐渐深入，留连于筋骨血脉而为痹证。因此，体虚是本病重要的内在因素。阳虚者以其卫外不固，易为风寒湿邪所伤，故感之者多为风寒湿痹；阴虚之体，阳气相对处于偏盛状态，脏腑经络，先有蓄热，故感之者多为风热湿痹。

2. **外邪入侵**　风、寒、湿、热之邪是引起本病的外在因素，体质柔弱者，固然易于招致外邪入侵；也有平时体质尚好，但由于久居严寒之地，又缺之必要的防寒保暖措施；或者由于工作关系野外、雪天露宿；或住地潮湿；或睡卧当风；或触风冒雨、水中作业；或劳力感寒受湿；或汗出入水等等，日久也可积而为病；或在卫外功能低下的情况下，重感于风寒湿邪；或气候突变、冷热交错，或起居不慎、寒暖失调，营卫开阖失司，以致风寒湿邪侵袭，流注肢体经络关节，阻滞气血运行而发病；或风寒湿邪郁久化热而发病。

3. **停痰留瘀**　由于病久气血周流不畅，而致“血停为瘀，湿凝为痰”。痰瘀可以互结，也可以和外邪相合，阻闭经络，深入骨骱，而致根深难以祛除。痹证晚期所见到的关节肿胀、畸形，多为痰瘀交阻于骨节之间所致。

要之，痹证的发生，一般多以素体阳气阴精不足为内因，风寒湿热之邪为外因。一般初起以邪实为主，病位在肢体皮肉经络，久病则多属正虚邪恋，或虚实夹杂，病位则深入于筋骨或脏腑。

【诊断与鉴别诊断】

一、诊断

（一）发病特点

痹证的发病一般比较缓慢，往往呈渐进性或不规则的发作性，大多数患者起病并不明显。

（二）临床表现

(1) 有感受风寒湿热等外邪病史，或既往有关节痛病史，或有慢性劳损或跌打损伤史。

(2) 肢体肌肉或关节疼痛、酸楚、重着、麻木、活动受限，或者关节僵硬、畸形或关节红肿疼痛等。

（三）理化检查

抗链球菌溶血素“O”、红细胞沉降率、C反应蛋白、黏蛋白等数值或可升高；或类风湿因子阳性，血清免疫球蛋白IgG、IgA及IgM增高，抗核抗体阳性，血蛋白电泳γ-球蛋白增高；或X线检查示关节部位骨质疏松，关节间隙减少，以致两骨间关节面融合等，可有助于诊断。

痹证诊断以临床表现为主要依据，结合发病特点、理化检查综合判断。

二、鉴别诊断

痿证　痿、痹虽同是肢体疾患，但两者临床表现、病因病机都不同。痿证以手足软弱无力，患肢枯萎瘦削为特征，严重者甚至手不能握物，足不能任地，但肢体关节一般不痛，且多发于下肢。痹证则以四肢躯体关节肌肉疼痛为主要临床特征，其发病也并不仅仅限于四肢，还包括肩、背、脊、腰等身躯部分。

要之，痹证的病机是邪气阻痹经络，气血运行受阻，关键在于“痹而不通”；痿证的病机是五脏精血亏损，无以灌溉周流，经脉失养，关键在于“痿弱不用”，两者在临床上不难鉴别。

【辨证论治】

一、辨证

（一）辨证要点

1. **分新久虚实**　痹证初起多为风寒湿热之邪乘虚入侵人体，阻闭经络气血，以邪实为主。如反复发作，或渐进发展，由于经络长期为邪气壅阻，营卫不行，湿聚为痰，络脉瘀阻，痰瘀互结，多为正虚邪实。病久入深，气血亏耗，肝肾虚损，筋骨失养，遂为正虚邪恋之证，以正虚为主。新病多实，久病多虚，但这只是就一般情况而言。临床所见肝肾气血先亏，而感于外邪者，一开始就出现以虚为主，或本虚标实证候的，亦复不少；而其病程虽缠绵数月数年，或寒湿久羁，或湿热流注，或痰瘀胶结，虚实夹杂，以邪实为主者也在所常见。

2. **辨患者体质**　如前所述，个体体质强弱在发病上往往占有决定性地位。阳虚体质的患者，多呈虚胖体型，面色皖白或黄晦，多汗恶风，动作乏力，不能耐劳，大便溏薄或次数增多；舌胖大，质淡，脉虚。病之者多为风寒湿痹。阴血不足之体，多呈瘦削体型，面色苍黑，或面黄颧赤，潮热盗汗，失眠多梦，大便常干结，舌瘦，质红，脉细数。病之者多属风热湿痹。

3. **识病邪特点**　痹证病邪有风寒湿热之异，临床上各有特点。风性轻扬，善行，故其疼痛呈游走性，时而在肩，时而在肘，时而在上肢，时而在下肢，无一定固定部位，苔薄白，脉浮。《灵枢·邪气藏府病形》云：“身半以上者，邪中之也。”临床所见风邪致病一般多在上肢肩背。寒性凝滞，痛处固定，拘引，疼痛剧烈，往往如刀割针扎，因寒而剧，得温则痛减，舌苔白，脉紧。湿性黏滞缠绵，酸痛重者，湿留关节则濡肿，苔白腻，脉濡，“身半以下者，湿中之也”，其发病多在下肢腰膝。热性急迫，最易熏灼津液，使之留聚成邪，同时因正常津液不行，筋脉失养拘挛，故证见关节红肿热痛，疼痛剧，手不能触，患者多兼高热口渴等全身症状，舌红，苔黄干，脉滑数。诸邪往往“先后杂至”，“合而成痹”，掌握了上述病邪的特点，辨证上就能够分清主次，治疗上也才能突出重点。

4. **识痰瘀特征**　在痹证过程中，由于经脉气血长期不得通畅，在病因作用下，往往产生瘀血和痰浊。痰留关节，瘀阻络脉，更加重了痹阻，使气血失荣，而见疼痛、麻木、肿胀，甚至骨节变形，活动受限，由于病邪深入，往往非一般祛风散寒除湿之剂所可奏效，所以必须辨识痰瘀致病的特征：① 久病多瘀，亦多痰，其理由已如上述。因此，凡痹证日久，而治疗上用一般常法止痛效果不明显时，都应充分考虑其证是否与痰瘀有关。② 关节肿痛多为痰瘀交阻的病变。关节肿大，多为有形之邪流注其间，湿未成痰者，多见漫肿，按之柔软,而疼痛一般并不剧烈;痰瘀互阻,则按之稍硬,肢体麻木,疼痛剧烈。③ 瘀血证脉象细涩,舌有紫色瘀斑;痰浊证脉象濡缓,舌苔白腻。

（二）证候

痹证有新久虚实之分,偏风、偏寒、偏湿、偏热之不同。为了有效地指导临床治疗,本篇将痹证分为实痹、虚痹两大类。实痹包括风寒湿痹(行、痛、著痹)、热痹、顽痹;虚痹包括气血虚痹、阳虚痹、阴虚痹,以扼其要。

实痹

[行痹](风痹)

症状：肢体关节、肌肉疼痛酸楚,其疼痛呈游走性,不局限于一处,关节屈伸不利,多见于上肢、肩、背。初起多兼有畏风、发热等表证,舌苔薄白,脉浮缓。

病机分析：行痹是在人体卫阳不固,腠理空疏之时,风邪乘虚袭入皮毛、肌肉、经络而成。由于风性善于走窜,所以名之为"行痹",特点即在于疼痛游走不定。风为阳邪,"病在上则阳受之",上肢手臂为手六经的交会,风邪袭人,流走血脉经络,使络道不通,气血运行受阻,所以出现疼痛酸楚,活动不便。初起畏风发热,身痛,表示正邪抗争于卫分;浮缓为风邪在表之象,舌苔薄白,亦属表证之象。

[痛痹](寒痹)

症状：肢体关节肌肉疼痛剧烈,甚则如刀割针扎,逢寒则加剧,得热则痛缓,痛处较为固定,日轻夜重,关节不可屈伸,痛处不红不热,常有冷感。舌苔白,脉弦紧。

病机分析：痛痹的主要特点是疼痛剧烈,痛处固定,这是因为寒为阴邪,其性留滞,气血为寒邪所阻遏,经脉不利则疼痛、拘挛,如水冷冰凝然,又加之剧痛,故屈伸更为不便。遇热后寒邪暂散,气血又复流通,故痛可暂减,遇寒则血气愈加凝涩,故疼痛加剧。

寒邪最易伤人阳气,导致气血凝滞,从而产生瘀血和痰湿,使病情加剧。在临床上,痛痹多兼血瘀,表现为肢节刺痛,麻木,停着不移。亦多见寒湿相合,表现为疼痛时伴有寒冷、沉重感觉,或关节部位浮肿。寒湿合邪多见于腰及下肢部位,若寒痰入于四肢,则痛无一定部位,痛处沉重。

[著痹](湿痹)

症状：肢体关节肌肉疼痛,痛处较为固定,且有明显的重着感,肌肤麻木不仁,或患处表现为肿胀,行动不灵便,得热得按则痛可稍缓。舌质淡,苔白腻,脉濡缓。

病机分析：湿为阴邪,其性重浊黏滞,故称为著痹。其疼痛常有定处,湿邪停留使气血运行不畅而出现疼痛麻木;痛虽不很剧烈,但以缠绵难已,重着麻木为其特点;由于肢体关节笨重难移,因而活动受限。湿邪是因腠理空疏感受外湿,或人体津液在病理状态下潴留而成,无论感受外邪或湿自内生,皆与脾主运化的功能失职有关,所以多兼有胸闷、食少、纳呆、腹胀、大便稀薄,舌淡苔腻,脉濡缓等脾虚湿困症状。肢体关节常呈肿胀,亦湿邪聚于关节之征;湿盛则阳微,故喜暖畏寒,得热熨、按摩之后,阳气暂时得到宣通,所以疼痛麻木都可以稍减,但移时湿邪复聚,则又复如故。

[热痹]

症状：肢体关节疼痛,痛处焮红灼热,肿胀疼痛剧烈,筋脉拘急,手不可近,更难于下床活动,日轻夜重。患者多兼有发热、口渴、心烦、喜冷恶热等症状。舌质红,苔黄燥,脉滑数。

病机分析：热为阳邪,其性急迫,侵入人体经络关节之后,与人体气血相搏,由于筋脉拘急,经络瘀阻而发生剧烈疼痛。痛处红肿灼热及发热、口渴、心烦、脉数、舌红苔黄,皆为火热的特征,也反映了火热熏灼最易伤津的特点。

[顽痹]

症状：痹证历时较长,反复发作,骨节僵硬变形,关节附近呈黯黑色,疼痛剧烈,停着不移,不可屈伸,或疼痛麻木,关节或红肿疼痛,兼见发热而渴,尿短赤;或关节冰凉,遇气交之变、寒冷季节而痛剧,得热而安。舌上多见紫色瘀斑,脉细涩。

病机分析：痹证日久,经络气血为外邪壅滞,运行不利而变生瘀血痰浊,停留于关节骨骱,痼结根深,难以祛除。痰瘀胶结,痹阻加重,故刺痛、掣痛疼痛剧烈;气血不能周流故见麻木;痰瘀留着,故痛有定处。关节周围紫黯,舌有瘀斑,细涩之脉皆瘀滞之象。如兼见关节红肿、发热、口渴、尿赤、苔腻、脉数者,是湿热留着经络未去,与瘀相合;如兼见冷痛,遇冷而剧,得热暂安,苔白脉迟,为风寒湿邪深入筋骨,挟瘀挟痰。

虚痹

[气血虚痹]

症状：痹证日久不愈,骨节酸痛,时轻时重,而以屈伸时为甚,或筋肉时有惊掣跳动。面黄少华,心跳乏力,短气,自汗,肌肉瘦削,食少,便溏。舌淡,苔白或无苔,脉象濡弱或细微。

病机分析：痹证日久,气血衰少,正虚邪恋,筋骨失养故酸痛不已,筋惕肉瞤。此时,关节肌肉疼痛虽不剧烈,而酸痛留连难已。同时,由于气血俱虚,易致外邪入侵,或因将护不慎,触风冒雨,重感于风寒湿邪,则痹痛复发,而为正虚邪实之证。气血虚痹多由素体气血不足,或大失血,或脾肾之阳素亏,或久病之后,或实痹日久转化而成。

[阳虚痹]

症状：痹证日久不愈,骨节疼痛,关节僵硬变形,冷感明显,筋肉萎缩;面色淡白无华,形寒肢冷,弯腰驼背,腰膝酸软,尿多便溏,或五更泻。舌淡白,脉沉弱。

病机分析：病久阳气不足,表卫不固,外邪易侵,故骨节疼痛,时轻时剧;邪气久羁,气血失荣,故屈伸不利,关节僵硬变形,筋肉萎缩;腰为肾之府,膝为筋之府,腰膝酸软无力,甚至弯腰驼背,为病久延及肝肾,肝肾亏虚之象;食少便溏,乏力短气,乃脾阳亦虚,生化之源不足;形寒肢冷,关节冷感,自汗恶风等皆阳虚外寒之象。

[阴虚痹]

症状：痹证日久不愈,骨节疼痛,筋脉拘急牵引,往往在运动时加剧;形疲无力,烦躁,盗汗,头晕耳鸣,面赤火升,或持续低烧,日晡潮热,腰酸膝软无力,关节或见红肿灼热,或变形,不可屈伸,日轻夜重。口干心烦,纳少,舌质红少苔,脉细,大便干结。

病机分析：久病阴虚,肝肾不足,或长期过用温燥,损伤肝肾之阴，使筋骨失于濡养，血虚生风，故筋脉牵扯拘急，骨节疼痛，而运动时为甚；阴亏阳亢，故头晕耳鸣，盗汗面赤，低热缠绵，口干心烦；腰酸膝软为肝肾精血不足之象。

二、治疗

（一）治疗原则

痹证总以宣通为治疗原则，大法不外寒者温之，热者清之，留者（湿、痰、瘀等有形之邪）去之，虚者补之。痹证常以疼痛为主要表现，气血流通，营卫复常，则痹痛自可逐渐向愈。风寒湿痹，辛而温之，使阳气振奋，驱邪外出；风热湿痹，疏风清热化湿，使风散热清湿去；顽痹痰瘀胶结，祛瘀化痰，或兼以虫蚁搜剔，皆寓宣通之义于其内。而虚人久痹，阳虚者，用温补须参之以温通、温散；阴虚者，阴柔剂中亦须体现静中有动。

痹证治疗须分新久虚实。如初起或病程不长，全身情况尚好，当用温药者，用辛散温通为主；久病正虚邪恋，其证多属虚寒，用温补为主；实热用甘寒、苦寒之剂清之，湿热则清热而兼分利，虚热滋阴清热。祛实须考虑正气盛衰，不可更虚其虚；补虚要考虑是否留邪，不可再实其实。

痹证治疗注意病证结合。不少痹证往往呈不规则的发作性，临床治疗在发作期间，以祛邪为主；在静止期，则以调营卫、养气血、补肝肾为主。临床治疗目标，一般不能停留在疾病症状的缓解和消退层面，而应以临床疾病活动性核心测量指标为主要评价指标，进行以改善患者总体健康状况和生活质量为核心，以控制和延缓疾病病程进展为最终目的的防治结合的临床治疗。

（二）治法方药

实痹

［行痹、痛痹、著痹］

治法：祛风，散寒，逐湿，温通经脉。

方药：以蠲痹汤为常用方。本方为风寒湿痹通治方。方中羌活、独活、桂枝、秦艽等祛风散寒胜湿；辅以当归、川芎、木香、乳香理气养血活血；全方温而不燥，通而不伤。偏于风者，加防风；偏于寒者加麻黄、川乌、草乌、细辛、小活络丹；偏于湿者加防已、苍术、薏苡仁、蚕沙；发热者可佐以知母、黄芩、金银花、连翘；痛在上肢者加威灵仙、姜黄、蒺藜；痛在下肢者加牛膝、木瓜、续断。

凡寒湿相合，性质偏寒，如寒甚痛剧者可用乌头汤，以温经散寒，逐痹止痛。乌头配麻黄，能搜剔入骨之风寒，为方中主药，辅以黄芪益气固卫，芍药养血，甘草、蜂蜜缓痛解毒。乌头有川乌、草乌2种，草乌之力较川乌更为峻烈，以地域有南北之殊，气候有燥湿之异，医生用药的经验、用药习惯不同，患者对药物的耐受反应程度不尽一样，故应在辨证确切的前提下，如使用制川乌、制草乌无效时，再改用生川乌、生草乌，且需用文火单味先煎（投入蜜同煎）2小时，始无毒性与副作用。其用量可从小剂量开始递增，以知为度，不可久服。如药后出现舌发麻、头晕心悸，脉迟或歇止等中毒反应，立即停服，迅速投以绿豆甘草汤频饮，或按急救处理。

痹证初起，风寒湿邪在表，无汗表实，可用麻黄加术汤微发其汗；或用五积散剉如麻豆大，每次用20～30克煎服，每日2次；有汗表虚者，可用桂枝附子汤。

［热痹］

治法：清热解毒，活血通络为主。兼风湿者，佐以疏风胜湿；湿热相合，以清热利湿为主。

方药：初起除关节症状外，尚有发热、恶风、咽痛、咳嗽者用麻杏石甘汤加荆芥、牛蒡子、豆豉、薄荷、射干、桔梗、银花、连翘、黄芩、金银花藤、姜黄、桑枝、秦艽、赤芍等以疏风、活络、清热，并可加服六神丸。

其病势由表入里，高热口渴，汗出烦闷，心跳脉数，则用大清气热的白虎汤作为主方，酌加黄柏、黄连、栀子、虎杖等清热解毒药。壮热不退，大便秘结者加芒硝、大黄，配以紫雪丹，以清热、解毒、通便。由于热痹有关节、肌肉、筋脉疼痛拘挛的症状，常加入桑枝、桂枝、秦艽、豨莶草、姜黄、威灵仙、西河柳、金银花藤、乳香等以活血通络、除痹止痛。

如关节红肿，疼痛剧烈，筋脉拘急，日轻夜重，壮热烦渴，舌红少津，脉弦数者，为热毒化火深入筋骨，用犀角汤合白虎汤清热解毒，犀角、羚羊角可以鳖甲、水牛角代之，并加银花藤、地龙、怀牛膝、桑寄生、乳香、秦艽、茅根、生地、虎杖等味。虚热盛者，合增液汤、石斛、知母、丹皮、地骨皮。皮肤见隐疹，尤应加凉血解毒药，如生地、赤芍、丹参之类。

热痹亦可由风寒湿痹蕴久化热而成，若已化热治同上法。若邪初化热，症见恶风、口渴、烦闷、关节灼热红肿疼痛等热象，而风寒湿邪仍在者，可用麻黄连翘赤小豆汤加味。麻黄连翘赤小豆汤以麻黄发汗开表，连翘清热，赤小豆、梓白皮（多以桑白皮代）去湿，杏仁利气，炙甘草、大枣安中。口渴加石膏、滑石；有热加知母、黄柏；关节红肿疼痛灼热加萆薢、防已、薏苡仁、金银花藤、虎杖；恶风加防风、羌活。寒热夹杂者，关节剧痛，局部灼热肿大，怕冷畏风，发热不解，治当温凉并用，常用桂枝芍药知母汤。本方用麻黄、桂枝祛风寒、通经络，附子温阳、开痹、止痛；白术、防风，除湿祛风；芍药、知母清热养阴；甘草、生姜和胃调中。神疲乏力加黄芪；阴虚内热重加生地；胃纳差加陈皮、神曲；发热加生石膏、黄柏；血虚肢节肿大者加鸡血藤、鹿衔草；湿盛关节肿大者加萆薢、泽泻、防已、薏苡仁。

热邪与湿热相合而为湿热痹，关节红肿疼痛者，常用宣痹汤以清利湿热，宣通经络。其方以防已清热利湿，通络止痛；辅以滑石、薏苡仁淡渗利湿；杏仁宣肺利气；蚕沙、半夏、赤小豆除湿化浊；连翘、栀子清泄郁热。湿去热清，经络宣通，则痹痛自除。痛甚加海桐皮、姜黄、苍耳子、萆薢、地龙之类宣络、祛风、利湿药，并可配用三妙散以增强清热燥湿之力。

［顽痹］

治法：以活血化瘀、化痰通络为主，兼以补肾养肝扶正。

方药：身痛逐瘀汤，大、小活络丹，益肾蠲痹丸。

身痛逐瘀汤以桃仁、红花、当归活血化瘀；五灵脂、地龙，祛痰通络；川芎、没药、香附，理气活血止痛；羌活、秦艽祛风湿；牛膝强壮筋骨；甘草调和诸药。可用于痹痛经久不愈，痰瘀互结，疼痛不已者。小活络丹温散风寒，兼化痰瘀。大活络丹药味较多，合祛风、活血、散寒、清热及扶正诸药于一炉，可用于久痛入络的患者。

益肾蠲痹丸为标本兼顾之处方。方中生熟地、当归、淫羊藿、鸡血藤养血活血；鹿衔草、寻骨风、虎杖祛散风湿；更集中全蝎、蜈蚣、乌梢蛇(或白花蛇)、蜂房、䗪虫、蜣螂、僵蚕等七味虫药活血化瘀，搜邪通络，对于顽固性痹痛，正虚邪实，经久不愈，用一般祛风、散寒、燥湿、通络剂难以获效者，审是瘀血入络，而血虚肾亏者，有比较明显的疗效。

虚痹

［气血虚痹］

治法：以调补气血为主。

方药：常用黄芪桂枝五物汤加当归。本方和营之滞，助卫之行，《时方妙用》称之为痹证属虚者之总方，加当归更增强养血活血的效果。即所谓"补中有动，行中有补"；"治风先治血，血行风自灭"，芪归相配又能益气生血。偏于气虚者，用补中益气汤加附子，并酌加桑枝、姜黄、防风、威灵仙、秦艽、豨莶草等二三味以疏通开痹；偏于血虚者，用四物汤为基本方，酌情加味。气血两亏，肝肾亦虚者，用独活寄生汤，本方以地、芍、归、芎养血活血；人参(一般用党参)、茯苓、甘草补气健脾；桑寄生、杜仲、牛膝补肝肾，强筋骨，壮腰膝；兼以独活、细辛、防风、秦艽祛风湿，止痹痛，标本兼顾，扶正祛邪，适用于病程较长，病属慢性，久发不已，肝肾气血均不足，关节疼痛，腰痛胫酸之证；偏寒者加附子；偏热者加秦艽，熟地改用生地，桂枝改用桑枝；湿重便溏去地黄，加苍白术；有瘀血加桃仁、红花。本方不用寄生，用续断，加黄芪，名三痹汤(《妇人大全良方》)，主治略同。《张氏医通》改定三痹汤，即三痹汤去续断、杜仲、秦艽、地黄、独活、牛膝，加白术、防己、乌头，治风寒湿邪合病，气血凝滞，手足拘挛，其方在益气养血的基础上祛风散寒逐湿，用于正虚邪实之证。气血虚痹，亦可用当归生姜羊肉汤加桂枝、白芍作调养治疗。

［阳虚痹］

治法：以温阳益气为主。

方药：常用真武汤加味。方用附子、生姜温经散寒；茯苓、白术健脾除湿；白芍养血止痛，并能缓和附子峻烈之性。气虚者去生姜加人参，即为附子汤，参附相合，温补元阳。再加桂心、干姜、甘草，即附子八物汤，治阳气虚而阴寒盛，肢体痛如针锥刀刺不可忍。服本方痛缓之后，可酌加黄芪、当归、淫羊藿、桑寄生、续断、巴戟、狗脊、杜仲、牛膝、松节等以补益气血，温养肝肾，强健筋骨。痹痛甚者，可配合益肾蠲痹丸或小金丹。小金丹系成药，《外科证治全生集》以治外科疮疡、流注之属于阴证者，方中当归、红花、没药、五灵脂、白胶香活血祛瘀；地龙、木鳖子化痰通络；川草乌祛风寒止痛；麝香辛温走窜，尤擅通络定痛。

［阴虚痹］

治法：以滋肾养肝为主。

方药：六味地黄汤加当归、白芍。方用六味地黄汤滋肾阴，加归、芍养肝血。此外还可加入石斛、木瓜、阿胶、枸杞子、桑寄生、杜仲、续断、沙苑子、薏苡仁、桑枝、络石藤、怀牛膝、何首乌、玉竹等味，以补益肝肾，强壮筋骨。兼阴虚阳亢，肝风内动者，加石决明、牡蛎、桑叶、钩藤、菊花、二至丸等，以平肝潜阳；筋脉肌肉有跳动感，加刺蒺藜、天麻以疏风；关节疼痛，选加丹参、鸡血藤、络石藤、木瓜、豨莶草、穿山龙、桑枝、伸筋草、海风藤二三味，以活血通络。

关于痹证的治疗禁忌，前人有忌下、收敛、酸寒、苦寒、甘寒，宜辛散、行气、燥湿、甘温、淡渗之说(《本草经疏》)，但这是就风寒湿痹之未化热者而言。如已化热者，不可拘执。冉雪峰氏曾指出："热痹病理，详于《素问》，热痹疗法，则首详于《本经》；风寒湿是言病之因，久之寒化热，湿化燥，证既变，法亦变，不仅可用甘寒，必加苦寒方能与现实吻合"(《八法效方举隅》)。又，《医门法律》说："凡治痹证，不明其理，以风门诸通套药施之者，医之罪也。"《儒门事亲》亦批评医者治疗痹证，不问经络，不分脏腑，不辨表里，便投乌、附、乳、没种种燥热之药，更加各种外治法强攻其痹，往往使正气日衰，说"痹病本不死，死者医之误也"。以上论述可供临床参考。

（三）其他治法

1. 单方验方

(1) 内服方

1) 风寒湿痹：① 老鹳草、豨莶草各 30 克，水煎服。② 骨碎补 60 克，狗肉适量，燉服。③ 鸡血藤 18～24 克，生地18～30 克，防风 9 克，秦艽 9 克，没药 9 克，益母草 12～18 克，威灵仙 12 克，独活 9 克，防已 12 克，乳香 9 克，水煎服。④ 鹿衔草 30 克，水煎服。⑤ 徐长卿根 24～30 克，猪瘦肉 200 克，老酒 100 毫升，水煎服，每日 2 次。⑥ 鲜三七参(带叶)15 厘米，加红糖 60 克煎，饮时冲鸡蛋 2 枚，取汁连服两日。⑦ 桑枝30～60 克，虎杖根 15 克，金雀花根 30 克，臭梧桐根 30 克，红枣 10 枚，每日 1 剂，水煎 2 次分服。⑧ 宽筋藤、络石藤、鸡血藤、金银花藤、海风藤各 15 克，水煎服。⑨ 豨桐丸(豨莶草、臭梧桐叶等分为丸)，每日 3 次，开水送服 3～6 克。⑩ 独活 10 克，桑寄生 30 克，秦艽 12 克，牛膝 10 克，杜仲 10 克，当归 12 克，甘草 6 克，水煎服。

2) 热痹、湿热痹：① 桑枝尖 30 克，怀牛膝 10 克，汉防己 10 克，丝瓜络 30 克，水煎服。② 青风藤 15 克，汉防己 10 克，水煎服。③ 桑枝 2 500 克，西河柳 250 克，水煎去渣，加蜂蜜 250 克，文火熬膏，每服 12 克，开水调服，早晚各 1 次。④ 五加皮 10 克，忍冬藤 30 克，水煎服。⑤ 海桐皮 12 克，薄荷、川牛膝、羌活各 3 克，生地、苡仁各 15 克，五加皮，地骨皮各 9 克，水煎服。⑥ 桑枝 30 克，豨莶草 30 克，防风 12 克，苡仁 24 克，臭梧桐 30 克，秦艽 12 克，嫩柳枝 10 克，甘草 6 克，关节红肿加金银花、草薢；偏上肢者加姜黄；偏下肢者加独活，水煎服。⑦ 豨莶草 30 克，桑枝 30 克，嫩柳枝 15 克，嫩槐枝 15 克，水煎分 3 次服。⑧ 虎杖 30 克，白酒一匙，酒水同煎，每日 1 剂。⑨ 葛根 60 克，金银花藤 45 克，丝瓜络 15 克，路路通 12 克，水煎分三服，每日 1 剂。

(2) 外治方：① 艾叶 200 克，煎汤热浴，忌风。② 海桐皮、桂枝、海风藤、路路通、宽筋藤、两面针各 30 克，水煎，趁热熏洗关节，每日 1～2 次，每次 20～30 分钟，坚持 1 个月以上。③ 川乌、草乌、松节、生南星、生半夏各 30 克，研末，酒浸，擦患处(不可内服)。④ 食盐 500 克，小茴香 120 克，炒热，布包熨患处。⑤ 坎离砂(又名风寒砂，成药)。将药砂倾于碗中，倒进食醋 200 毫升，待其慢慢发热之后，再装于布袋中，趁热敷患处，以能耐受为度。⑥ 棉花籽或蚕沙 500 克，炒热，加入适量白酒，装入布袋，趁热熨患处。⑦ 石菖蒲 120 克，小茴香 60 克，食盐 500 克，同炒热，布包外熨患处。⑧ 鲜芋艿 60 克，加姜、葱、醋适量，捣烂隔纸外敷。如无芋艿，用土豆亦可。⑨ 干姜 3 克，桂枝、赤芍、当归各 2 克，羌活、葛根、川芎、海桐皮、姜黄、香各 1 克，分装于约 25 厘米×15 厘米布袋中(每袋量 9～12 克)缝口，置蒸锅中加热，至蒸气透出布袋，取出，稍降温至 40～42℃热敷患处，或加直流电导入。⑩ 陈醋 500 克，威灵仙 30 克，浸 2 星期后过滤，做直流电导入。

(3) 酒药方：① 史国公药酒(成药)每日 2 次，每次30～50 毫升。其配方如下。虎胫骨 120 克(以豹骨、狗骨代之)，当归 60 克，杜仲姜汁炒 60 克，牛膝 60 克，白术炒 60 克，枸杞子 60 克，鳖甲炙酥 60 克，防风 60 克，羌活 60 克，松节 60 克，蚕沙(炒)60 克，萆薢 60 克，苍耳子 120 克，秦艽 120 克，干茄根(蒸熟)120 克，共为粗末，盛于 15 千克白酒中，封 10 日，滤清加冰糖 500 克，每次服一小杯，每日 2 次。② 白花蛇酒：白花蛇(干)90 克，羌活、防风、秦艽、当归、五加皮各 30 克，天麻 24 克，浸入 1.5～2.5 千克白酒中，1 个月左右取服，每次服 25～100 毫升，每日 2～3 次。③ 青风藤、海风藤、穿山甲、追地风、五加皮各 30 克，白酒 500 毫升，装入罐内，隔水蒸煮 1 小时，去药留酒，早晚各服 30～50 毫升。④ 金银花、乌梅、制草乌、制川乌、甘草、红花各 9 克，白酒 0.5千克，泡 12 日，取服，每日服 3 次，每次 5～10 毫升。⑤ 红花、千年健、川芎、秦艽、桑寄生、川牛膝、羌活、独活、陈皮、五加皮、当归、木瓜、玉竹、栀子等量，制成药酒，每服 30～50毫升，每日2～3次。⑥ 老鹳草、丁公藤、桑枝、豨莶草等量制成药酒，每服 15～30 毫升，每日 3 次。⑦ 黄芪、当归、白芍、木防己、松节、豹骨(或猴骨)各 100 克，桂枝、羌活、续断、骨碎补、乳香、没药、怀牛膝、石楠藤、寻骨风、透骨消各 60 克，老鹳草 120 克，泡于白酒 5 千克中，半月后取服，每日 2 次，每次 30～50 毫升。⑧ 虎杖 270 克，黄芪 33 克，当归 33 克，桃仁、红花各 24 克，防已 33 克，莪术 33 克，威灵仙 75 克，闹羊花(忌见火)6 克，白茄根 63 克，白酒 1 500 毫升，泡 7 日，酌饮 10～25 毫升，每日 2 次(不便换算新制，故仍用旧制)。⑨ 桑枝、黑大豆、薏苡仁、十大功劳、金银花、五加皮、木瓜、蚕沙、黄柏、松仁等量，白酒浸 10 日，每日 3 次，每服30～50 毫升。⑩ 蝮蛇 124 条，赤练蛇 124 条，乌梢蛇 110 条，眼镜蛇、蕲蛇各 10 条，地鳖虫、蜈蚣各 12 两，鸡血藤、钻地风、五加皮各 5 千克，防已、当归、续断、牛膝、独活、桑寄生各 3 千克，海风藤、威灵仙、草河车、苍术、狗脊、秦艽各 2 千克，红花、桂枝各 1 千克，白酒 200 千克浸泡，密封 1 个月后滤取药酒，每次服 25 毫升，每日 2 次。

2. **针灸**　针灸疗法，对于痹证有较好的效果，但须注意以下几点。

(1) 应掌握针刺补泻手法。

(2) 酸、痛、软、麻木者，多灸少针；胀痛、红肿，只针不灸。

(3) 重病先针健侧主穴，后针患侧主穴，待病情减轻后，可先针患侧主穴。

(4) 一般留针时间以 10～15 分钟为宜。常用取穴：① 肩痛：肩髃、肩髎、肩贞、肩前、肩后、三角肌压痛点。② 肘痛：曲池、尺泽、手三里、合谷。③ 腕痛：阳池、外关、合谷。④ 髋痛：秩边、环跳、伏兔。⑤ 膝痛：伏兔、阳陵泉、犊鼻。⑥ 踝痛：中封、丘墟、昆仑、太溪、解溪。

或：① 上肢肩胛肘关节，主穴：肩髃、曲池，合谷、肺俞；配穴：支沟、后溪、尺泽、曲泽、天井、肩髎。② 上肢腕、掌、指关节，主穴：外关、曲池、合谷；配穴；阳溪、阳池、阳谷、中渚、八风、十宣、经渠、太渊、腕骨。③ 脊柱，主穴：风府、大椎、腰俞、肺俞、厥阴俞；配穴：环跳、委中、昆仑。④ 下肢关节，主穴：肾俞、大肠俞、八髎、腰俞、环跳、阳陵泉、足三里；配穴：风市、伏兔、阴市、行间、解溪、委中、承山、窍阴、绝骨、昆仑、照海、然谷、内庭、中冲、玉阴、中封。

【转归及预后】

痹证初起，由于正气尚未大虚，病邪轻浅，如能及时治疗，不难获愈。但是，如果初起失治或误治，或病后将护失宜，也可能造成病邪深入，由经络、肌腠而渐至于血脉、筋骨，以致进一步损害到内脏，引起种种病变，兹分述之：

1. **失治或误治的常见原因**　痹证初起而失治，未能乘机体整个情况尚好、病邪尚在肌表之时驱邪外出，以致病邪深入。

风寒湿邪多“先后杂至”，“合而为痹”。所谓“杂至”，即或先或后地侵犯人体，如居处潮湿，水中作业，乘雾冒雨或汗出当风、入水，先受湿邪，然后感受风寒之邪；或所在地严寒凛冽，皮毛肌肉先受寒邪，然后再受风湿之邪等等。湿邪黏滞缠绵，非同风寒之邪，一汗可解，医生与病者于此往往忽视，于是湿邪得以盘踞体内，成为邪气入侵的内应。

病邪尚未驱之外出，或旧病初愈，卫阳不固，又再度或反复感受风寒湿邪。

风寒湿邪在体内久留，可郁而化热，以致风寒湿热之邪，胶合不分，难以祛除。

初起过用汗法伤正，使表里阳气受损，或不分虚实，不管新病久病，长期大量使用祛风燥湿散寒之药，以致劫伤气血津液。

患者作息无规律性，不能劳逸结合，不能改善生活工作条件，对风寒湿邪之侵袭加以防护，加之房室不节，以及食饮偏嗜浓煎厚味，亦皆损伤人体正常生理功能，而致正气驱邪外出之力愈来愈弱。

2. **痹证晚期的病变**　全身情况较差，痹证不已或反复发作。

骨与关节变形，甚至弯腰驼背，渐至足不能行，手不能抬，久淹床第，连日常生活也不能自理。

在关节疼痛、肿胀、畸形的同时，渐次出现内脏的广泛性的虚损病变，如心悸，短气汗出，腰酸遗精，食少便溏等症，如此则预后多不良。

【预防与护理】

首先应当注意防寒、防潮。特别是潮湿、寒冷地区更应做好防范工作，避免寒湿之邪侵犯人体。个人所应注意的是：如劳动时汗出勿当风吹，里衣汗湿之后应及时换洗；劳动或运动后，不可乘身热汗出便入水洗浴；垫褥、被盖，应勤洗勤晒，以保持清洁干燥等等；在感受外邪之后应积极彻底治疗，防止病邪内传；病情较重或出现全身症状者应卧床休息一段时间。由于痹证多属不足之中的有余证，患者应加强个体调摄，如房室有节、食饮有常、劳逸结合、起居作息规律化等等。此外，可视具体情况积极参加各种体育运动，以增强体质，提高机体对外邪的抗御能力。

【现代研究】

长期以来，中医治疗痹证取得较好临床疗效。在临床研究的基础上，近十年来实验研究和理论研究又有进一步发展。

一、临床研究

中医药治疗痹证的临床研究在辨证论治的基础上，结合不同的病因、病位、病性，展开了以辨病、辨证相结合的研究，其中以类风湿关节炎、风湿性关节炎的研究较为活跃。

（一）中医药治疗类风湿关节炎

类风湿关节炎（Rheumatoid Arthritis，RA）是一种以关节炎症为主的慢性自身免疫性疾病。属于中医风湿病范畴，可见于“历节病”、“顽痹”、“尪痹”、“骨痹”等病种。

1. 病因病机及分证论治　RA早期、急性发作期一般以风、寒、湿、热等时邪夹杂侵袭为主导，营卫不调为内因，此期多采取寒热表里辨证；中、晚期则继发之痰瘀胶结闭阻，寒热虚实错杂，日久累及脏腑气血阴阳虚衰，多采取寒热、脏腑、气血津液复合辨证。

(1) 着重于寒、热分证论治：RA的寒、热、风湿等，具有病因、病机、症状属性等多方面重要意义。对RA辨别标本，着重以寒、热分证论治的有关文献报道较多。

特别是对热痹（风热湿痹、湿热痹）的认识和治疗，较之前人有所前进。在病因上，不少人认为不能拘于“风寒湿三气杂至合，而成痹”之说，认为热痹为风寒湿郁而化热，或热蕴于内，复感外邪，不尽符合实际；强调热邪亦可由口鼻而入，直接犯人而致痹。张氏等[1]认为：类风湿关节炎之属热型者在临床上最为多见，而且治愈率及有效率均高于寒型。热重湿轻者一般以白虎加桂枝汤为基本方，酌加忍冬藤、西河柳、赤芍、生地、防已、寒水石等；湿热以四妙散为基本方。风湿热型者拟风湿Ⅰ方（金银花、生地、土茯苓、白薇、丹皮、石斛、威灵仙、青蒿、秦艽、牛膝、桑枝），湿热俱盛型主以风湿Ⅱ方（土茯苓、苍术、黄柏、海桐皮、薏苡仁、云苓、防已、威灵仙、萆薢、独活、赤芍、松节），曾观察116例，总有效率90%。

(2) 着重于气血津液（痰、瘀、虚）分证论治：RA缠绵难愈，渐可累及脏腑，兼夹瘀、痰为患。致痹的各种病因，无论风、寒、湿、热之邪或正气虚弱，均可致血瘀、痰凝；瘀、痰又是使RA加重、缠绵甚至恶化的重要因素之一。王氏[2]据谢海洲经验，从正虚血瘀角度对RA分为脾胃虚弱、气血不足、脉络瘀阻型；肝肾阴虚、脉络瘀阻型；肝肾阳虚、脉络瘀阻型。在以扶正化瘀为主治疗时，据邪之偏盛，分别选加祛风、散寒、除湿、清热等祛邪之品。不少医者注意到虚痹的问题，治疗不能一味祛风、散寒、逐湿，使气血更伤。有人对阳虚者用阳和汤加附片、当归为主方，酌加补肾壮督之品如狗脊、桑寄生、巴戟天、续断、补骨脂等。阴虚者以养血柔筋为主，常重用生地、石斛、白芍、沙参、麦门冬、木瓜、丹参、玉竹、牛膝、丹皮、钩藤、蒺藜、忍冬藤等甘寒柔润之品，配合鸡血藤、老鹳草、豨莶草、桑寄生等味蠲痹通络。肝风内动者还应加用潜镇之品，这些认识与经验都值得重视。

(3) 着重于脏腑分证论治：RA病变日久所涉及的脏腑主要是肾，或肝肾，以及脾胃、肺；据脏腑辨证而分相应的证候与治法。焦氏[3]以补肾祛寒法为主治疗尪痹，认为尪痹具有痹证共同的病因病机，即“风寒湿三气杂至，合而为痹”，同时还具有与其他痹证不同的特点，即常波及肝肾而致骨损筋挛肉削。临床尪痹常见3种证候：肾虚寒盛证；肾虚标热轻症；肾虚标热重症。脏腑辨证多用于RA病变中、晚期“内舍其合”的阶段。也有另外的观点[4]，如认为痹证的发生发展涉及五脏，但从急性期以畏寒发热、关节肿胀和慢性期以关节肿胀疼痛为突出表现来看，与肺关系密切。从肺主卫表、司宣发、主通调水道、主气、朝百脉等方面说明肺在痹证发生发展上具有重要地位。相应的治法为：宣肺发汗行水法；清肺利水消饮法；温肺通经散寒法；和营卫舒筋络法；益肺行水祛痰法；养阴行水消痰法。

2. 临床分期分证论治　RA的病变具有过程性，病情顽固，经久难愈。西医学的临床分期为急性期、亚急性期、慢性期、缓解期和稳定期；按病变程度分为早、中、晚期；临床病理分期为滑膜炎期、血管翳形成期、纤维化期或硬化期。临床分期能反映出RA证候一定的动态演变规律。

(1) 活动期（发作期）、缓解期分证论治：路氏等[5]将RA分为4型：活动期辨为卫阳不固、痹邪阻络证者，治以祛寒除湿，和营通络；活动期辨为邪郁而壅、湿热痹阻证者，治以清热除湿，宣痹通络；缓解期辨为痰瘀互结、经脉痹阻证者，治以活血化瘀、祛痰通络；缓解期辨为肝肾同病、气血两损证者，治以补益肝肾、益气养血。王氏等[6]对RA急性发作期热胜型治以清热解毒、通络化瘀、搜剔经络；寒胜型治以温经散寒、通络化瘀、搜剔经络。稳定缓解期治以强肾壮骨、养血舒经、祛痰化瘀、搜剔经络。进一步将RA急性发作期热胜型辨证分为湿热型、湿热下注型、湿热兼气虚型3型。同时认为热痹多为阳盛阴衰之体，故治疗既要清热解毒祛邪，又要养阴通络，温经和营。于氏等[7]介绍高辉远经验，认为RA应分型分期辨治：湿热毒瘀旺盛型（急性发作期），治宜清热解毒，祛瘀通络，消肿止痛；寒湿瘀热错杂型（慢性活动期），治宜寒热并用，清热祛湿，温经化瘀；阴阳虚损夹瘀型（稳定缓解期），治宜调补气血，滋养肝肾，活血通络。以上3期可以互相转化，交替出现。

(2) 早、中、晚期分证论治：胡氏[8]介绍胡翘武经验，认为RA初病在经治气，久病入络治血，末期损骨治肾，分别以局方五积散、仲景防已黄芪汤、补肝肾壮骨髓方药治疗。邹氏[9]对RA分四型论治：风寒湿痹型，见于本病初期，为风寒湿邪侵入关节经络，气血不通所致。湿热痰瘀型，见于本病中期及急性发作期，为湿热痰瘀痹阻经络、关节所致。肝肾亏损型，为痹证日久，肝肾亏损所致。气血两虚型，见于本病晚期。周氏等[10]认为中、晚期RA的病机特点为肝肾亏虚、寒凝络痹、经络蓄热、痰瘀互结。以自拟主要临床表现为辨证依据，对中晚期RA分为阳虚寒凝、痰瘀互结证；阴虚热郁、痰瘀互结证。临床采用益肾蠲痹、消痰化瘀法舒关温经冲剂及舒关清络冲剂分治。

3. 关于乌头、附子的使用问题 乌头、附子的安全使用，涉及到适应证、用量、配伍、用法等许多问题。

朱氏[11]指出："乌头对于关节疼痛，确有疗效，但若局部灼热红肿，或兼发热、口渴则非所宜。"临床所见，类风湿关节炎之早、中期一般确以风寒湿型居多，晚期又以阳虚者居多，故乌、附的使用机会也多。温经止痛用川、草乌，温补阳气用附子，但也有经常将乌附同用，以相得益彰者。如戴氏常用自拟乌附麻辛桂姜草汤(川草乌30～120克，制附片30～120克，麻黄12～20克，细辛6～12克，桂枝30～60克，干姜或生姜30～90克，甘草或炙甘草30～60克)。有医家主张对久病、重病，使用大剂量的川草乌、附片为主药，用轻量则无效。戴氏经验，无论寒热，乌头为必用之药，寒湿痹则用上方，湿热痹则以制川乌合黄柏、滑石、薏苡仁、竹叶、连翘、白薇、茯苓皮等，取其镇痛除痹之长。

乌、附在用量上差别很大，可能与地域不同、患者耐受性不同、医生用药习惯不同有关。朱氏常用麝香圆，汤剂常用川乌、桂枝、淫羊藿、当归、细辛、独活等味，寒邪较轻而体弱者，用制川乌，寒邪重，用生川乌。草乌治痹痛之功优于川乌，重症可以并用。但用量一般以成人每日3～5克开始，逐步增加至10～15克为安全有效。朱氏提出的从小剂量开始，然后逐渐增加，以知为度，或得效后递减的方法，有助于保证药物安全有效使用，值得借鉴。在煎法上，乌、附均须久煎。乌头须煎3小时，附片须煎2小时，并以口尝至舌间无麻感为度。据研究，川草乌、附子的主要毒性为乌头碱，其毒性反应主要是抑制心传导系统。因乌头碱水溶性大，遇热易分解，经较长时间煎煮后，毒性明显减低或基本消失，而有效作用不致破坏。又乌附剂的使用，在配方用药上亦属重要，一般常配合大剂量甘草、蜂蜜、干姜等，既利于止痛，又可制其毒性。一旦服乌、附后唇舌发麻，头晕，即为中毒现象，应即停药，并以大剂蜂蜜(90～120克)或淘米水，或较大剂量防风、甘草、绿豆汤口服以解毒；如晕厥、心悸、脉迟或歇止，则按急救处理。

4. 对单味药的研究和使用 马氏等[12]总结雷公藤(又名黄藤、水莽草、断肠草、山砒霜，属卫矛科)单味作水煎剂或酒剂，治疗类风湿关节炎、风湿热、系统性红斑狼疮等病有较好的疗效。

雷公藤性温，味苦涩。有祛风除湿，舒筋活络，消肿止痛，杀虫解毒等功效。临床发现雷公藤对自身免疫性疾病等方面疗效显著。但此药无论生药还是加工制品，都具有很强的毒副作用，使用安全范围小，超过一定用量即中毒甚至死亡。故临床应慎用。

韩氏等[13]总结昆明地区用山海棠治疗类风湿关节炎获得显著疗效；能改善疼痛、肿胀及功能障碍，而毒副作用较小。昆明山海棠为卫矛科雷公藤属植物，主要有生物碱类、萜类等，如生物碱A、雷公藤甲素、山海棠素等，药理活性多样。近20年来，昆明山海棠被广泛应用于治疗类风湿关节炎、纤维组织炎、红斑狼疮等多种结缔组织病及自身免疫性疾病，具有肾上腺皮质激素类疗效且无激素类副作用，停药后也无反跳和戒断症状，临床应用广泛。

(二) 中医药治疗风湿热

一般认为：急性风湿热多属热痹，常用白虎加桂枝汤为主方，酌加桑枝、葎草、秦艽、银花藤；热盛加寒水石、知母、石膏、龙胆草、金银花、连翘；湿重加苍术、滑石、蚕沙；痛甚加乳香、没药、延胡索、六轴子。湿热俱盛者，可用三仁汤、四妙散；若心悸、舌红、脉数者，多为风湿热合邪伤阴，则宜兼养心阴。

四川医学院中医教研组[14]报道，对于风湿热、风湿性心脏病，应按卫气营血辨证，其基本病机是外邪由表入里，即由卫入气、入营、入血。临床所见，大多数已在气分或营血分，故以清气凉血解毒为治。在气热弛张阶段，以白虎汤为主方加金银花、连翘、桑枝、牛膝、木瓜、防己、秦艽、桂枝、苍术、豨莶草、姜黄、西河柳；兼表加荆芥穗、薄荷、牛蒡子、豆豉；咽痛加枯芩、山豆根、马勃、射干、桔梗；高热加黄连、黄柏、栀子、紫雪丹。气营两燔以清营汤、犀角地黄汤、清瘟败毒饮为主。发热，大汗或热退后气阴不足，用生脉散、益胃汤、竹叶石膏汤加减。心前区不适，心跳，用生脉散加炙甘草及养心安神剂。局部病灶，可配吞六神丸、外吹冰硼散。有报道用金银花、板蓝根、秦艽、威灵仙、桂枝、羌活、独活的复方，水煎2次分服，治疗活动期风湿热，收到较好效果，心率快加柏子仁、酸枣仁；发热加柴胡、黄芩；高热加生石膏。有报道用加味防己地黄汤(防己、地黄、防风、桂枝、甘草、蒲公英、野菊花、忍冬藤、西河柳、羌活)苦寒解毒以治病，辛温通痹以解除关节症状；舌红、咽痛、关节红肿灼热，皮肤有环形红斑者，去桂枝、羌活，重用生地60～90克，加丹皮、赤芍、水牛角、紫草；发热高加生石膏，每日1剂。

风湿热患者多有发热症状，湿热相合者多，寒湿郁而化热或阴虚内热者，亦不少见。对于中医辨证属寒湿痹者，即使见到高热，仍可用乌头汤加味，以治其本。朱氏亦曾指出：对寒痹用温热药，热痹用清热药，均能使有关指标下降，渐趋正常。

风湿热治疗重视控制咽部乳蛾病变，防止疾病发生、复发，防止内舍于心。当有咽炎、口腔溃疡、淋巴结炎或副鼻窦炎等时，辨证多属于上焦风热，及时选用金银花、连翘、黄芩、栀子、桑叶、板蓝根、马勃、蚤休、夏枯草等清热解毒之品。

治疗风湿热，应该辨证与辨病结合，因为关节炎可以通过体检发现，心脏病则多往往须借助透视及心电图；而且虽然在治疗后关节红肿消退，疼痛减轻，但心肌炎的好转却需要一段时间，因此不可认为关节症状好转就终止治疗。认为恢复期的治疗，应以调补气血为主，一般须观察3个月至半年以上。

(三) 用痹证的理法方药治疗其他疾病

由于痹证范围很广，有不少疾病可归属痹证范围，或在其病程的某一阶段，可按痹证辨证论治。

原发性坐骨神经痛：用桂枝芍药知母汤治疗本病有效，

但用量宜重，否则病重药轻，难于奏效。其常用剂量为桂枝24克，防风24克，芍药18克，甘草8克，麻黄12克，生姜30克，白术30克，知母24克，制附片60克（先煎2小时），服3～20剂，另用生川乌、生草乌各30克，吴茱萸9克为粗末，放入食盐，共炒至黑色，布包熨患处。此外，还有以乌头汤为基础方，或以乌头、附子为主药的复方、成药治疗本病，如麝香圆、小金丹、大活络丹、小活络丹、乌头桂枝汤、桂枝附子汤、白术附子汤、甘草附子汤等，均可收到较好疗效。

还有报道以马钱子为主药治疗坐骨神经痛及各种关节痛的，如郑州市卫生局编《中医资料汇编》载黄芪首乌汤（黄芪30克，生何首乌30克，制马钱子1～3克，全虫3～5克，鸡血藤30克，甘草30克）；有用独活寄生汤；痛剧，改用张氏变通三痹汤；素体血虚者，须在温经散寒方中，加入养血通脉之品，或用当归四逆汤为基础方加减者。

骨质增生病：有报道用白芍木瓜汤（白芍30～60克，木瓜、甘草各12克，鸡血藤、威灵仙各13克，颈椎及膝以下加杜仲、淮牛膝，腹泻加炒白术、茯苓）治疗效果显著。有人用阳和汤加骨碎补、自然铜作煎剂治疗显效者。刘氏[15]报道采用自拟骨质增生丸（熟地、鹿衔草、骨碎补、肉苁蓉、鸡血藤、淫羊藿、莱菔子）治疗增生脊柱炎、颈椎病、跟骨刺等疾病，收到显著效果。

血栓闭塞性脉管炎：其晚期（坏死期）似古代文献所称之“脱疽”，而早、中期（局部缺血期、营养障碍期），表现为患肢发凉、麻木、疼痛、间歇性跛行者，也可参照痹证辨证论治。重庆市第一中医院[16]报道，治疗82例，分作热毒蕴结型和寒湿凝滞型，前者治以养阴清热，解毒通络，用四妙勇安汤或知柏地黄汤、桃红四物汤加减；后者治以温经散寒，除湿蠲痹，方用当归四逆、真武汤加川、草乌等，配合外科处理，疗效满意。中医研究院广安门医院分作虚寒型（相当于缺血期），用阳和汤加减；瘀滞型（相当于营养障碍期）用活血化瘀方（当归、牛膝、桃仁、红花、地龙、地鳖虫、水蛭、菖蒲、山甲）；热毒型（相当于坏疽期）用四妙勇安汤、顾步汤加减；气血双亏型（相当于恢复期）用十全大补汤、人参养荣汤加减。

多发性肌炎：是病因未明的一种炎症性肌病，常先侵犯四肢近端肌肉，然后累及其他肌肉。患者四肢乏力，活动受限，肌肉肿胀疼痛，触痛，关节疼痛，呈不规则发热，当合并特征性红斑时，称为皮肌炎。本病急性期多属风热湿痹，可用大秦艽汤、防风汤、麻黄连翘赤小豆汤加减。慢性期多属阴虚内热，气血两虚，常用六味地黄汤加当归、白芍、党参、黄精、二至丸、知柏地黄丸、虎潜丸、四物汤加减。

中医研究院西苑医院皮肤科认为本病以脾虚为本，肝血瘀阻，久病及肾，阴虚内热，以滋养肾阴，佐以益气、清热凉血活血通络为治。朱氏[17]治疗皮肌炎，采用吴又可《温疫论》治疗“客气胶固于血脉，主客交混”创订之三甲散（鳖甲、龟版、穿山甲、当归、川芎、甘草、䗪虫、僵蚕、蝉蜕、生牡蛎）随证增减，对因营血不足，疫气内侵，客邪胶固于血脉，主客交混而致，谷气暴绝，更加胸膈痞闷，身疼发热，彻夜不寐等病症疗效满意。

系统性红斑狼疮：以多关节疼痛为主证者，可按照痹证辨证论治。如顾氏认为：本病在急性发作时，多属热痹，为风寒湿郁久化热，营卫不和，经络瘀阻，气血运行不畅，治以清热为主，佐以疏风化湿，活血通络，用白虎桂枝汤加味；在稳定期，多属行痹，为风寒湿外邪阻于经络，气血运行受阻，治宜和营通络，散寒利湿，用蠲痹汤加减。

结节性红斑、硬结性红斑及结节性脉管炎：多由气血痹阻，复感外邪所致。首都医院、中医研究院广安门医院皮肤科采用活血散瘀、行气通络法治疗，取得一定效果。常用桃红四物汤加丹参、鸡血藤、泽兰叶、牛膝、香附、青皮、海风藤等为主药；结节焮红，尿黄便秘，舌红脉数，加丹皮、大青叶、银花；斑色紫黯，舌淡脉迟加麻黄、桂枝；结节红斑久不消散，加穿山甲、山慈菇；溃而不敛，加党参、黄芪、熟地；关节酸痛加秦艽、木瓜、威灵仙、羌独活。

硬皮病：多由肾阳不足，气虚血瘀，复感外邪，阻于皮肤肌肉，痹塞不通，营卫失和。上海中医药大学附属龙华医院认为治宜温经助阳，调和营卫，用阳和汤、当归补血汤加川乌、细辛、羌独活、赤芍；肾阳虚加巴戟、肉苁蓉、淫羊藿；血瘀加桃仁、红花、留行子、赤芍。上肢症状重加桑枝、鸡血藤；下肢症状重加牛膝、青风藤；肌肤发热加银花、连翘、丹皮。医科院分院以活血化瘀为主药的“通脉灵”方，治疗局限性硬皮病84例，疗效满意。初步认为活血化瘀药具有改善微循环及使增生或变性的结缔组织复原的作用。

二、实验研究

中医药治疗痹证的实验研究，以类风湿关节炎的研究较多。

周氏等[18]用舒关温经冲剂和舒关清络冲剂对佐剂性关节炎大鼠模型白细胞介素1（IL－1）和前列腺素E2（PGE2）的实验观察发现，两冲剂均能显著降低弗氏完全佐剂关节炎大鼠血清IL－1、血浆PGE_2的含量，实验组均显著低于模型组。李氏用寒热方剂对胶原性关节炎大鼠的治疗作用及对滑膜细胞超微结构的影响进行探讨。以Ⅱ型胶原诱导的关节炎（CIA）大鼠为对象，以寒、热方剂清络饮、温络饮分别进行干预，雷公藤多苷片为治疗对照。于CIA免疫1、7、21、33日分别进行疼痛试验及关节肿胀程度、关节炎指数等体征评价，CIA免疫33日时行滑膜细胞透射电镜观察。结果：寒热两方均可明显改善CIA免疫侧、继发侧疼痛（$P<0.01$）和踝关节肿胀（$P<0.01$）等主要结局指标，降低关节炎指数（$P<0.01$），效果速于、优于或近于雷公藤多苷片对照组。清络饮改善（CIA）踝关节肿胀、控制继发病理改变的效果优于温络饮。寒热两方均可减轻滑膜细胞亢进的分泌功能及其代谢活性，反映出寒热两方的部分作用机制。

吕氏等[19]研究发现宣发膜原法（达原饮等）可推迟小鼠免疫性关节炎的发病时间，降低发病率，降低小鼠血清抗Ⅱ型胶原抗体IgG2a、IgG2b、IgG1水平和（IgG2a＋IgG2b）/IgG1比值，降低淋巴细胞产生INFγ的水平，提高其产生IL－10的能力，提示宣发膜原法不仅能抑制小鼠对Ⅱ型胶原的免疫反应，同时能调节小鼠对Ⅱ型胶原的免疫反应。

三、理论研究

近年来在大量的有关痹证的辨证论治和病证结合的临床研究中逐步形成对病因病机的新思想和理论，李氏[20]总结王永炎的经验，认为其中以痹证发病的“新病入络”思想，及痹证治疗发于机先的“截断扭转”的新策略、新方法，对临床有重要的启迪和指导作用。

在痹证的发展过程中久病、久痛、久虚入络成为重要的病机组成。宿疾久病，必皆入络，此为叶天士氏“久病入络”学说在痹证之体现。

而痹证的发生，更要重视新病入络。王氏提出新病入络为痹证重要的发病机制之一，指出“新病入络”的门径在于营卫，枢纽在于气血；病因有外袭内伏之合；病势有缓急之不同；“络脉、病络、络病”不仅适用于五体痹，同时也适用于五脏痹。在五体痹中，类风湿关节炎则是“新病入络”的代表病证之一。

“络道亢变”等“病络”之象为类风湿关节炎、系统性红斑狼疮、皮肌炎、动脉炎等疾患中邪毒传变的传播途径与功能载体。“新病入络”的证候特点在早期相对单纯，病变以络实为主，内外合犯而各有偏重之邪毒，则为病络形成、证候差异以及按病态链演变发展的始动因素。邪阻络脉、化毒为害是络病发作及迁延的根本原因，疏通络脉和透达毒邪为络病的重要治法，通畅络脉，应贯穿始终。

“新病入络”的提出，不但对痹证的发生发展机制有了全新视角，而且对痹证发病进展急骤型的处理具有非常重要的意义。“新病入络”的证治原则在于：早期截毒防变；通畅络脉，贯穿始终。清代赵学敏氏《串雅》正式提出“截”法：“截，绝也，使其病截然而止。”后姜春华氏多次强调对于温病，根据病因性质，不必拘于卫气营血而主张采用截断扭转之法，即温病治疗中重用清热解毒，早用苦寒攻下，及时凉血化瘀，迅速去除病因，救危截变，扭转病势。经临床验证，这种药先于病的治法不仅没有“引邪入里”，反而疗效更为显著。

“新病入络”指机体体表皮部之络脉感受邪气（外邪、伏邪）侵犯。所谓“入有不同，盖入缓而中急”。“入络”可有渐入、直入、攻入等区分，痹证发病急骤迅速、进展恶化型当属邪毒直入、攻入型，治疗应积极救治。中医治疗强调在大力扶正的基础上，大剂重剂解毒驱邪通络，口服静脉用药并举，必要时中西医结合并治，遏制病情进展。

【小结】

痹证的病因病机，通常是在人体正气不足、营卫失和的情况下，风寒湿热外邪乘虚入侵，气血运行受阻所致。

痹证初起病在肌表经络，久则留连筋骨，深入脏腑，引起全身病变。痹证病程较长，在临床上往往呈渐进性或呈不规则性发作。

痹证多见正虚邪实之证。为便于区分，本篇分为实证、虚证 2 个大类，实痹包括风寒湿痹、风热湿痹、顽痹；虚痹包括气血虚痹、阳虚痹、阴虚痹。实痹以攻痹为主，风寒湿痹宜温阳宣通，风热湿痹宜清热、利湿、祛风；顽痹宜活血化瘀，化痰通络。虚痹以调补肝肾气血阴阳为要，不能徒事发散攻痹，以免正气更伤。气血虚痹宜气血双补为主；阳虚痹宜温补阳气为主；阴虚痹用甘寒柔润之剂为主。正虚邪实兼见，则扶正与祛邪同施。

痹证须与痿证鉴别，其区别之点主要在于疼痛与否：痹证以疼痛为临床特点，痿病则表现为痿弱不用。

痹证为一全身性疾病，病久入深，可以引起全身多个脏腑的病变，故宜早期治疗，效果较好。

附方

(1) 蠲痹汤（《医学心悟》）：羌活　独活　桂枝　秦艽　当归　川芎　甘草　海风藤　桑枝　乳香　木香。
(2) 乌头汤（《金匮要略》）：麻黄　白芍　黄芪　制川乌　甘草　蜂蜜。
(3) 麻黄加术汤（《金匮要略》）：麻黄　桂枝　杏仁　甘草　白术。
(4) 五积散（《和剂局方》）：白芷　川芎　甘草　茯苓　当归　肉桂　芍药　半夏　陈皮　枳壳　麻黄　苍术　干姜　桔梗　厚朴　生姜。
(5) 桂枝附子汤（《伤寒论》）：桂枝　甘草　附片　大枣　生姜。
(6) 麻杏石甘汤（《伤寒论》）：麻黄　杏仁　石膏　甘草。
(7) 白虎汤（《伤寒论》）：石膏　知母　甘草　粳米。
(8) 犀角汤（《千金要方》）：犀角　羚羊角　黄芩　栀子　前胡　升麻　大黄　射干　豆豉。
(9) 增液汤（《温病条辨》）：生地　玄参　麦门冬。
(10) 麻黄连翘赤小豆汤（《伤寒论》）：麻黄　连翘　杏仁　赤小豆　大枣　梓白皮　生姜　炙甘草。
(11) 桂枝芍药知母汤（《金匮要略》）：桂枝　芍药　知母　麻黄　白术　防风　甘草　附子　生姜。
(12) 宣痹汤（《温病条辨》）：防己　杏仁　滑石　连翘　栀子　薏苡仁　半夏　蚕沙　赤小豆　姜黄　海桐皮。
(13) 三妙散（《医学正传》）：苍术　黄柏　牛膝。
(14) 身痛逐瘀汤（《医林改错》）：桃仁　红花　当归　甘草　五灵脂　香附　地龙　秦艽　羌活　乳香　怀牛膝。
(15) 益肾蠲痹丸（《中医杂志》1980 年第 12 期）：熟地　当归　淫羊藿　鹿衔草　全蝎　蜈蚣　乌梢蛇（或蕲蛇）　蜂房　地鳖虫　僵蚕　炙蜣螂虫　生地黄　鸡血藤　老鹳草　寻骨风　虎杖。
(16) 黄芪桂枝五物汤（《金匮要略》）：黄芪　白芍　桂枝　生姜　大枣。
(17) 补中益气汤（《脾胃论》）：黄芪　党参　升麻　柴胡　当归　甘草　白术　陈皮。
(18) 四物汤（《和剂局方》）：地黄　当归　白芍　川芎。
(19) 独活寄生汤（《备急千金要方》）：独活　桑寄生　秦艽　防风　细辛　生地　白芍　当归　川芎　桂心　茯苓　杜仲　人参　牛膝　甘草。
(20) 当归生姜羊肉汤（《金匮要略》）：当归　生姜　羊肉。
(21) 真武汤（《伤寒论》）：制附片　茯苓　白术　白芍　生姜。
(22) 附子汤（《伤寒论》）：制附片　茯苓　白术　芍药　人参。
(23) 六味地黄丸（《小儿药证直诀》）：地黄　山药　山茱萸　丹皮　茯苓　泽泻。

【现代研究】主要参考文献

[1] 张谟瑞，姚振华，高国峰，等. 桂枝芍药知母汤治疗类风湿性关节炎 32 例临床分析[J]. 中医杂志，1981(1)：38.
[2] 王德辉. 扶正化瘀法为主治疗类风湿性关节炎的临床研究[J]. 北京中医，1992(5)：19.
[3] 闫小萍. 痹三悟[J]. 中国医药学报，1993，8(5)：47～49.
[4] 宗欣伟. 痹证从肺论治[J]. 新中医，1993，25(3)：9～11.

[5] 路志正,焦树德.实用中医风湿病学.北京:人民卫生出版社[M].1996:459.
[6] 王为兰.类风湿性关节炎急性发作期和稳定缓解期治疗研究[J].中华内科杂志,1984(7):452.
[7] 于有山,王发渭.高辉远治疗类风湿关节炎的经验[J].辽宁中医杂志,1993(9):7～9.
[8] 胡国俊.胡翘武治类风湿性关节炎经验介绍[J].江苏中医药,1990,11(2):52.
[9] 邹伯琦.辨治类风湿性关节炎33例的体会[J].江西中医药,1995,26(2):26.
[10] 周学平.益肾蠲痹、消痰化瘀法治疗中、晚期类风湿性关节类的临床研究[J].中医杂志,1998,39(10):606～609.
[11] 朱良春.治疗痹证的经验.中医杂志,1980,21(12):15～18.
[12] 马伟光,张滔,张超,等.有毒药物雷公藤的研究及展望[J].中华中医药杂志(原中国医药学报),2006,21(2):117～120.
[13] 韩玉,万屏.昆明山海棠药理作用研究进展[J].国外医学:中医中药分册,2005,27(5):272～275.
[14] 四川医学院中医教研组.中西医结合治疗风湿性心脏炎疗效观察[J].新医药学杂志,1979(4):43.
[15] 刘柏龄.用骨质增生丸治疗骨质增生病1181例[J].新中医,1973(2):11.
[16] 重庆市卫生局.重庆市老中医座谈会资料选编(1978).
[17] 邱志济.朱良春治疗皮肌炎用药经验和特色选析[J].辽宁中医杂志,2003,30(10):782～783.
[18] 周学平.舒关冲剂治疗中晚期类风湿性关节炎的临床与实验研究[J].中国中西医结合杂志,1999,19(2):80～83.
[19] 吕爱平.宣发膜原法对免疫性关节炎(痹证)小鼠免疫功能的影响[J].中国中西医结合杂志,1997,17(11):679～681.
[20] 李梢.王永炎院士从"络"辨治痹病学术思想举隅[J].北京中医药大学学报,2002,25(1):43～45.

附:历节病

【定义】

历节病以关节疼痛,肿大变形,以至僵硬不得屈伸为其临床特点。因其疼痛循历遍身百节,故名。

【历史沿革】

汉代张仲景《金匮要略·中风历节病脉证治》中,对历节病有较为系统的论述。据其有关记载,历节病的主要原因,或因禀赋不足,或由调摄不慎,嗜欲无节,遂致气血肝肾亏损;肝主筋,肾主骨,肝肾既虚,则无以充养筋骨,至虚之处,即容邪之所,风寒湿邪乘虚而入,内外合邪,即成斯疾。临床表现为"诸肢节疼痛,身体尫羸,脚肿如脱"、"身体羸瘦,独足肿大"等症状。在治疗上,仲景分别不同情况,拟定了桂枝芍药知母汤、乌头汤两方。张仲景对于本病的理法方药为后世奠定了基础。

汉代以后,称本病为"历节风"、"白虎病"、"白虎历节风",在病因、临床表现方面有更加深入的认识,治疗方法也更加丰富。唐代孙思邈《备急千金要方·贼风》谓:"历节风著人,久不治者,令人骨节蹉跌。"形象地描述了本病晚期关节变形的特点;此外,孙氏还补充了历节病由"热毒流入四肢"这一致病因素。王焘《外台秘要·白虎方》既把本病的病因概括为"大都是风寒暑湿之毒,因虚所致。将摄失理,受此风邪,经脉结滞,血气不行,畜于骨节之间,或在四肢";又指出本病有疼痛剧烈、昼轻夜剧的特点:"其疾昼静而夜发,发即彻髓,酸疼乍歇,其病如虎之啮,故名曰白虎之病也。"此后,明《普济方·历节风》有"手指弯曲"的记载;清代《张氏医通》亦谓本病久不愈,可见"肢节如槌"状。在辨证与治疗上,严用和《济生方》把本病执简驭繁地分作风、寒、湿3种类型,以"痛如掣者,为寒多;肿满如脱者为湿多;汗出者,为风多"。《备急千金要方》、《外台秘要》、《太平圣惠方》、《圣济总录》、《普济方》等书,都收载了治历节病的处方、膏丹、丸、散、酒醴、针灸、按摩等各种方法。

关于历节病与痹证的关系,一般认为:痹证的范围较大,历节病属于痹证的一种;而历节病专指关节病变,以关节变形、疼痛、活动受限、僵硬为特点,西医学的类风湿关节炎、痛风等与本病相似,可参照本篇及本书痹证篇有关内容辨证论治。

【病因病机】

历节病的病因病机,可以归纳为以下2个方面。

1. **肝肾亏损**　肝主筋,肾主骨。筋骨既赖肝肾精血津液的充养,又赖肝肾阳气的温煦,如因先天禀赋不足,或房室不节,或饮食偏嗜酸咸,以及惊恐、郁怒、病后失调等等,皆可使肝肾精气亏损;或直接损伤阳气,或先伤阴精,进而阴损及阳。"邪之所凑,其气必虚"。肝肾亏损,一方面可致营卫气血涩滞不行,壅遏于骨节周围而化热、酿痰、留瘀,使关节肿胀变形疼痛,屈伸不利;另一方面,又因卫外不固,易于感受外邪,风寒湿热之邪乘虚袭入,阻遏营卫,壅滞经络,深入筋骨,促使病情加剧。

2. **邪气入侵**　正气不足,邪气易干。患者或因饮酒当风,或汗出入水,或贪凉露卧,或居处环境阴寒潮湿,均可招致风、寒、湿、热之邪入侵。风邪善行而数变,游行全身,遂使多处关节同时罹病,或数处关节先后接踵发病;寒邪凝滞收引,不仅使筋骨之屈伸困难,亦使营卫气血阻滞不行,疼痛难忍;湿邪黏滞凝着,阻遏气血,泣涩不畅,以致患处肿胀痛重,缠绵迁延,不易速愈;受于热邪,犯于经络血脉,漫及全身,熬津炼血,血受炼灼,则瘀热互结,津受煎熬,化而为痰,热痰瘀阻于关节经脉,聚而成毒,精气大伤,遂使疾病迅速发展。然而,风、寒、湿、热诸邪,每相合而为病,风寒湿邪久郁也易化热,故临床上,应注意掌握证候病机特点,庶免致误。

此外,又有因用力举重、跌仆,气血瘀阻而成本疾者,亦未可忽视。

【辨证论治】

一、辨发作阶段

根据本病的临床表现,可分为稳定期、发作期进行辨证论治。稳定期多为病情相对静止的阶段，表现为正虚邪恋，以阳气虚衰或阴血不足为主，此期关节症状多不明显，或虽存在而不剧烈；发作期则关节疼痛等症状明显加剧，或兼见恶寒发热等表证，以邪气实为主，多由将护不慎，感受风寒湿热之邪而诱发。

二、证候和治疗

（一）治法方药

稳定期

［阳气虚衰］

症状：关节疼痛长期反复发作之后，病变骨节僵硬，活动受限，屈伸不利，疼痛悠缓或不疼痛而木重；同时见面色淡白，头昏耳鸣，畏寒，自汗出，腰腿酸软，小便清长，夜尿多，小便余沥不尽。脉沉细弱，舌质淡，苔薄白。

病机分析：素体阳虚，或寒湿久羁，或病久阴损及阳。阳气虚则皮毛不固，卫外失职，故形寒、畏风、多汗；藩篱空疏，外邪易侵，封藏固摄失职，则尿频而清长，夜尿多；阳气不足，升举无力，故头昏、面白；腰为肾之府，肾气不足，无以温养，故腰膝酸软，四肢欠温。舌淡、脉细，均阳气虚衰之象。

治法：以温阳益气为主。寒象重者，合以温阳散寒；疼痛剧烈者，合以活血通络。

方药：《金匮》肾气丸加党参、黄芪。方用参、芪、桂、附，温阳益气；地黄、山茱萸、山药益肾填精；茯苓、泽泻、丹皮利湿泄邪。兼脾虚湿胜者，加苍白术、薏苡仁、木通、车前草；兼肝血不足者，加当归、白芍；寒象重者加细辛、制川乌；活血通络，可选加鸡血藤、威灵仙、穿山龙、独活、桑寄生、五加皮之类。

阳虚之体，感受风寒而发者，可用小续命汤。本方以人参、芍药、川芎养血补虚；桂枝、麻黄、附子温经通阳；防风、防己，除风湿而通络；杏仁利气；甘草和中；如无郁热，可去黄芩。汗多去麻黄加黄芪。

阳虚日久，湿邪流注关节为痰，关节肿大、疼痛而冷者，用阳和汤。方中鹿角胶（或鹿角霜）、熟地大补精血；麻黄、炮姜、肉桂通阳开痹；炒白芥子去痰；此外，尚可酌加淫羊藿、蜂房、全蝎、当归、乳香、没药、红花、桃仁之类活血化瘀、温经通络之品；气血俱虚加黄芪、当归；阳虚寒盛加附子。

［阴血不足］

症状：关节疼痛长期反复发作之后，关节拘挛不利，局部常有轻度灼热红肿，疼痛多以夜间为明显，或无明显关节症状。同时见头晕目眩，耳鸣，咽干，心烦，手足心热，少寐多梦，腰膝酸软。脉细数，舌质光红。

病机分析：素体阴亏，或失血久病，或湿热久羁，或感受热毒，或风寒湿郁久化热，邪热伤阴而致阴血不足。阴血既虚则无以濡养筋骨，故关节不利，腰膝酸软；阴虚生内热，虚热上扰，故头晕、多梦、心烦、咽干、耳鸣；热灼筋脉，故局部可见红肿灼热，疼痛，夜剧而昼轻；舌、脉皆阴血不足而兼内热之象。

治法：滋阴清热，养血和血。内热重者，用滋阴降火。

方药：六味地黄汤合四物汤。有内热者，加黄柏、知母；关节不利，加桑枝、伸筋草、怀牛膝、豨莶草、僵蚕、地龙；腰膝酸软，加菟丝子、怀牛膝、杜仲、续断、枸杞子；疼痛夜剧，加赤芍、桃仁、红花、归尾之属；关节红肿，合二妙散加萆薢、薏苡仁、怀牛膝、地龙；或以黄柏一味研末，每服3～5克。

发作期

［寒证］

症状：发热，恶寒，无汗，或汗出而热不退；关节疼痛剧烈，痛处此起彼伏，或遍历百节，屈伸不利，遇风冷而疼痛愈剧，得热熨可得暂安。舌质淡，苔薄白，脉浮紧或沉紧。

病机分析：历节病因感受风寒湿邪而诱发，风寒湿相合，性质偏寒。初起其邪在表，故见发热、恶寒等表证，风寒偏重者，热盛而无汗；风湿重者，一般发热不高，而有汗不解，缠绵难退。外邪入侵，由浅及深，触动宿邪，寒主收引，风性游走，湿性重浊，壅于关节，阻遏气血，故关节剧痛喜热喜按，而屈伸不利；舌淡苔白为寒象，脉紧主疼痛。

治法：温阳祛寒止痛。

方药：乌头汤。方用麻黄发汗开表，散寒行痹；乌头搜风散寒，温经止痛；黄芪益卫气，芍药理血痹；甘草和诸药。煎用蜂蜜，既以益血养筋，缓急止痛，又可制乌头燥热之毒。关节肿大，湿盛者，用五积散；瘀滞者，酌加桃仁、红花、皂角刺、赤芍、穿山甲，配合吞服大活络丸。

［热证］

症状：恶风，发热，有汗不解，关节红肿热痛，手不可近，烦躁不安，口渴喜饮，小便黄赤，舌红苔黄，脉数有力。热毒重者，关节肿痛灼热尤为剧烈，如刀割虎啮，夜重昼轻，病者肌肉消瘦，或肌肤甲错。舌红少津，苔黄燥，脉细数。

病机分析：感受邪热毒气，或湿热化火，或风寒湿邪郁久化火，火性急暴，熏灼筋脉，故关节红肿灼热，疼痛剧烈；热灼津液，故烦躁、口渴、尿赤。初起多兼恶风、脉浮等表证，热邪旋即入里，炽盛伤津，故舌质红而少津，苔转黄燥，脉转细数。

治法：清热解毒，活血通络。

方药：犀角汤加桃仁、红花。方中犀角、羚羊角解毒清热；大黄、黄芩、栀子泄实火；升麻、射干解热毒；前胡、豆豉解表散邪；桃仁、红花活血通络。羚羊角、犀角可以金银花、连翘、地丁草、野菊花、白茅根、芦根代之。热盛加石膏、知母、忍冬藤；热灼阴伤合生地、玄参、麦门冬；其他祛风通络之品如桑寄生、秦艽、桑枝、威灵仙、赤芍、地龙、蚕沙之类，可以酌加。

（二）其他治法

1. 单方验方

（1）历节肿痛，风热攻手指，赤肿麻木。牛蒡子90克，新豆豉、炒羌活各30克为末，每服6克，白汤下。（《本事方》）

（2）历节诸风，骨节疼痛，昼夜不止。没药末15克，虎胫骨酥炙为末90克。每服6克，温酒调下（《图经本草》）。

（3）历节风方，白虎历节风痛者，状如虎咬，骨节惊疼。白芥子、大戟、木鳖子、甘遂、乳香、川乌各等分为细末，米糊为丸，如梧桐子大，每服七八十丸，酒下（《奇效良方》）。

2. 灸法　白虎历节风痛，取两踝尖，在内外踝尖灸之（《医学纲目》）。

3. **外治法** 熏洗法：用樟木屑1斗，置大桶内，桶边放一兀凳，以急流水1担熬沸泡之，桶内安一矮凳子，令人坐桶边，放足在桶内，以草荐围其外，勿令汤气入眼(《证治准绳·痛风》)。

【转归及预后】

历节病的稳定期和发作期，是可以互相转化而交替出现的。历节病若因营卫不利而感受外邪，则可由稳定期而转化为发作期。若经过及时而恰当的治疗，外邪被除，则疾病常转变为原来的状态。如果说历节病的稳定期以虚为本，病缓，发作期以实为标，病急，则上述两种转化的实质，也就是标本、虚实、缓急的相互转变。前一种转化以外邪入侵为条件，后一种转化以正确治疗为条件。故在其稳定期，当随时防止外邪入侵，使疾病不致反复或恶化；在其发作期应采取有效措施，及时治疗，使之向缓解的方面转变。

历节病发作期的证候之间，亦可以互相转化。一般而言，热型危害较大，故应当防止风、寒、湿蕴积化热而成为热型。

历节病的预后，一般说来，在骨节肿大变形之后，短期内很难完全恢复。由于病情缠绵，反复发作，则可出现终身残废等严重后果，甚至可以导致死亡。

【预防与护理】

历节一病，以内伤所致者多，故注意情志调节，饮食宜忌，劳逸结合等是预防工作的重要内容。保护和增强人体正气，坚持医疗体育运动，活动肢体筋骨。对预防本病亦属重要。对历节患者的护理，当注意保暖，预防感冒，使外邪不易侵入机体；关节僵硬，活动明显受限者，应适当控制其活动。

【现代研究】

历节病的临床表现与西医学所称的类风湿关节炎、大骨节病、痛风等很类似。故临床常以历节病的病因病机解释上述几种疾病，其中尤以治疗历节病的方法，用于治疗类风湿关节炎较为多见。

王氏[1]认为类风湿关节炎的症状表现，与“白虎历节”、“痛风”、“骨痹”等相近似。其病因外有寒湿、湿热、湿毒的不同，寒湿久滞则成湿热，湿热不化酿成湿毒，而内因必见阳虚或阴血不足。王氏认为治疗可分四型。热型：多属活动期，证见手足小关节红肿灼痛，或脊椎胀痛，关节活动受阻，伴有发热、自汗、烦渴、便难等。舌质红，苔薄白，脉细数或滑数，治当清热解毒，祛瘀通络，消肿止痛；寒型：多属相对稳定期，证见手足小关节变形、肿痛，活动障碍，指趾变硬，遇冷加剧，并有形寒肢冷，脊椎肿痛现象，舌淡苔白，脉沉细，治当温经散寒，活血通络；寒热夹杂型：手足关节剧痛，指趾关节有时发硬或变形，局部灼热，怕冷恶风，但不忌冷水，全身症状或有或无，舌苔白或薄黄，脉滑或数，痛证易于反复发作，治当温凉并用；缓解型：病情处于稳定状态，或关节已变形，或不痛，不肿，无全身症状，脉、苔无异常，治当滋补肝肾，养血祛风。

刘氏等[2]认为气血不足，营卫失调是发病的重要内因，脾胃虚弱、气血亏虚、痰浊内生是形成本病的关键病机，痰瘀互结、脉络阻滞是本病缠绵难愈、反复发作的病机关键。提出治疗本病应扶正气，益气养血固本为先；护脾胃，调补后天生化有源；祛痰湿，清除外邪急则治标；通经络，搜风解毒透达关窍。常用方黄芪15～20克，党参、薏苡仁、苍术、茯苓、泽泻、当归、威灵仙、络石藤、川芎各15克，蜈蚣2条，细辛5克，甘草6克。并报道以健脾化湿通络法组方的新风胶囊治疗类风湿关节炎情况。在用新风胶囊和雷公藤多苷片治疗的随机对照研究中发现两组在有效率相当的情况下，新风胶囊在改善全身整体症状、脾虚湿盛、瘀血症状、调节细胞免疫功能方面显著优于雷公藤；而且新风胶囊治疗组药物不良反应(如恶心呕吐、胃病、腹泻)的发生率显著低于对照组，提示新风胶囊治疗RA的综合作用优于雷公藤。

焦氏[3]根据《金匮要略·中风历节病脉证治》中所载：“诸肢节疼痛，身体尪羸。”认为“尪羸”就是关节、肢体变形，身体羸弱，关节不能自由活动而渐成的废疾。在继承前人各种论述的基础上，综合本病的因、证、脉、治，提出对发生关节严重变形、肿大、僵化、筋缩肉卷、不能屈伸、骨质受损的痹证统称之为“尪痹”的认识。并认为尪痹不但类似西医学中的类风湿关节炎，而且也包括其他一些有关节疼痛、变形的疾病，但其中以类风湿关节炎最为多见。关于此病的病因病机，焦氏认为其特点有二：一是素体肾虚，寒邪深侵入骨；二是复感风寒湿三邪，内舍肝肾。进一步论证了此病比一般痹证更为复杂，病情更为深重。主要是风寒湿三邪已经深侵到肝肾、筋骨，且病程较长，寒湿、痰浊、瘀血、贼风，互为影响，凝聚不散，经络闭阻，血气不行，加重病情发展。这是尪痹病机与其他痹证不同之处。焦氏还提出此病的治疗大法以补肾祛寒为主，辅以化湿散风，养肝荣筋，祛瘀通络。处方用补肾祛寒治尪汤(焦氏自拟方，方为：续断、补骨脂、制附子、熟地、骨碎补、淫羊藿、桂枝、独活、赤白芍、威灵仙、麻黄、防风、伸筋草、松节、知母、炙穿山甲、苍术、牛膝等)。

陈氏等[4]对补肾化瘀法阻止类风湿关节炎骨质破坏的研究发现，许多活血化瘀药如丹参、川芎等能抑制血管内皮细胞、平滑肌细胞的生长，抑制血管增生和新生血管形成，从而能抑制滑膜的增生和血管翳形成，这对阻止类风湿病滑膜炎症的进展和骨质破坏可能起重要作用。大量实验[5]证实，活血化瘀药具有增强纤溶作用，不但能纠正类风湿病的系统凝血异常，更能阻止滑膜炎症的持续，并在一定程度上阻断骨质破坏过程的启动。有实验表明[6]，补肾活血药如丹参、血竭、骨碎补、熟地、续断、自然铜等能促进成骨细胞成熟及软骨细胞和骨质的生长，帮助软骨破坏的修复。吕氏等[7]报道具有补肾壮督作用的益肾蠲痹丸能修复胶原诱导关节炎关节软骨缺损区。

【小结】

历节病是以关节剧烈疼痛，以致关节变形，不能屈伸为特征的一种疾病。本病初起常仅少数几个关节发病，继而逐渐遍历多数关节损害，故名历节。

本病的病因是以肝肾不足为内因，风、寒、湿、热等邪气为导致本病的诱因。

关于本病的辨证论治，应注意辨别其不同阶段，当其发生或稳定阶段，应从补益肝肾着眼，以防外邪再入。若已至发展或发作阶段，则应重视祛除外邪，然后再培补肝肾，调养气血。

在本病发生之初或在稳定期，多呈虚象，凡阳气虚衰者，治宜温阳益气；寒象重者，可合以温经散寒之品；痛剧者参以活血化瘀之剂。阴血不足者，宜滋阴清热，养血和血；其内热重者，又当滋阴降火。在发作期，多表现为邪实证象，又分为寒证、热证2类，寒证治宜温阳、祛寒、止痛；热证治宜清热解毒、活血通络。

此外，如兼挟痰湿、瘀血者，宜随证参用化瘀除湿、活血化瘀之法，对于缓解病情，提高疗效，有一定裨益。

本病的预后，一般多极顽缠，易于反复发作，不易根除。部分严重者易导致终身残废，乃至死亡。故既患本病后，应积极治疗，注意调摄。由于本病是以内伤所致者居多，故必须重视防护，要坚持医疗体育锻炼，增强人体正气，达到"正气存内，邪不可干"的目的。

附方

(1) 肾气丸(《金匮要略》)：熟地　山茱萸　山药　丹皮　茯苓　泽泻　制附子　肉桂(或桂枝)。

(2) 小续命汤(《古今录验》)：人参　芍药　川芎　桂枝　麻黄　制附子　防风　防已　杏仁　甘草　黄芩。

(3) 阳和汤(《外科证治全生集》)：熟地　鹿角胶(或鹿角霜)　炮干姜　肉桂　麻黄　白芥子　甘草。

(4) 六味地黄汤(《小儿药证直诀》)：生地　山茱萸　山药　丹皮　茯苓　泽泻。

(5) 四物汤(《和剂局方》)：生地　当归　白芍　川芎。

(6) 二妙散(《丹溪心法》)：苍术　黄柏。

(7) 乌头汤(《金匮要略》)：乌头　麻黄　黄芪　芍药　甘草　蜂蜜。

(8) 五积散(《和剂局方》)：麻黄　苍术　白芷　当归　芍药　川芎　枳壳　桔梗　桂枝　干姜　茯苓　甘草　厚朴　陈皮　半夏　生姜　葱白。

(9) 大活络丸(《卫生鸿宝》)成药，略。

(10) 犀角汤(《备急千金要方》)：犀角　羚羊角　大黄　黄芩　栀子　射干　前胡　淡豆豉　升麻。

【现代研究】主要参考文献

[1] 王大经. 类风湿性关节炎的辨证论治[J]. 浙江中医杂志，1980，15(2)：55～56.

[2] 刘健，韩明向，方朝晖. 新风胶囊治疗类风湿关节炎的临床研究[J]. 中国中西医结合急救杂志，2001，8(4)：202～205.

[3] 焦树德. 诊治类风湿性关节炎的体会[J]. 中医杂志，1982，23(1)：16～20.

[4] 陈伟，焦树德. 补肾化瘀法阻止类风湿关节炎骨质破坏的研究现状与展望[J]. 中国中医药信息杂志，2002，9(10)：10～11.

[5] 俞之杰. 21种中药对体外纤维蛋白的溶解作用观察[J]. 中国中西医结合杂志，1986，(6)：341.

[6] 肖长虹，胡文. 试论类风湿性关节炎中医研究的思路与方法[J]. 新中医，1997，29(11)：4.

[7] 吕爱平，王安民，曾晓莲. 益肾蠲痹丸对大鼠实验性痹证影响的病理学研究[J]. 中医杂志，1988，29(6)：449.

痿　证

【定义】

痿证是指肢体筋脉弛缓，手足痿软无力，甚者肌肉萎缩，不能随意运动为主要临床表现的一类疾病。根据其发病原因、部位及临床表现不同，又有皮痿、肌痿、筋痿、肉痿、骨痿"五痿"之称。以下肢不能随意运动及行走者，又称"痿躄"。本病可突然发病，也可缓慢形成。轻者肢软无力，重者肢体痿废不用，肌肉萎缩，更为严重者可导致吞咽、呼吸困难。

【历史沿革】

有关痿证的记载，首见于《内经》。《素问・痿论篇》论述了痿证的病因、病机、证候分类及有关治疗大法。指出痿证的主要原因是内热伤津，宗筋失润，以致痿软弛纵，发为痿证。并根据肺主皮毛、心主血脉、肝主筋膜、脾主肌肉、肾主骨髓等所属关系，提出"痿躄"、"脉痿"、"筋痿"、"肉痿"、"骨痿"等不同名称。治疗上提出了"治痿独取阳明"等重要法则，并指出"各补其荥而通其俞，调其虚实，和其逆顺"是针刺治疗痿证的原则。《内经》的其他有关篇章，还就痿证与岁运的关系及病因诊断等方面作了论述。这些理论原则，至今仍一直有效地指导着临床实践。汉代张仲景《伤寒论》论述了伤寒吐下后又复发汗，阴阳气血俱虚，不能濡养筋脉乃至久而成痿；《金匮要略・中风历节病脉证治》又有"咸则伤骨，骨伤则痿"的记载。分别从误治及过食咸味等方面讨论了病因。隋代巢元方已明确从外感内伤两方面分析病因，《诸病源候论・风身体手足不随候》即论述其主因是外受风邪，内由脾胃亏虚，并运用脏腑经络理论，对其病机进行阐发。巢氏说："手足不随者，由体虚腠理开，风气伤于脾胃之经络也。足太阴为脾之经，脾与胃合；足阳明为胃之经，胃为水谷之海也。脾候身之肌肉，主为胃消行水谷之气，以养身体四肢。脾气弱，即肌肉虚，受风邪所侵，故不能为胃通行水谷之气，致四肢肌肉无所禀受。而风邪在经络，搏于阳经，气行则迟，关机缓纵，故令身体手足不随也。"以上可见，秦汉至隋时期对本病的病因病机及治则等已初步奠定了理论基础。

金元以来，对本病有了进一步认识，特别是张子和、李杲、朱丹溪等医家，对阐发病机、辨别证候等提出了各自的见解，治疗方药也日益丰富。如张子和在《儒门事亲・指风痹痿厥近世差玄说》提出"风、痹、痿、厥"四证的鉴别："夫四末之疾，动而或劲者，为风；不仁或痛者，为痹；弱而不用者，为痿；逆而寒热者为厥，此其状未尝同也。故其本源，又复大异。"寥寥数语，对风、痹、痿、厥四者的辨析甚为精辟。张氏十分强调火热在发病上的重要性，指出“大抵痿之为病，皆因客热而成……故痿躄属肺，脉痿属心，筋痿属肝，肉痿属脾，骨痿属肾，总因肺受火热叶焦之故，相传于四脏，痿病成矣”。他明确提出了“痿病无寒”的论点，认为治痿与治痹大异，“若痿作寒治，是不刃而杀之也”。在张氏《儒门事亲》中，还首先出现了痿证的医案记载及有关讨论分析，是研究痿证较早的文献之一。元代李杲对湿热致痿论述尤详，分别就湿热成痿，肺金受邪、暑伤胃气以及湿热乘其肝肾等因，提出清燥汤等方剂，随证加减。元代朱丹溪《丹溪心法》另立专篇论述痿躄证治，分有湿热、湿痰、气虚、血虚、瘀血5个证候，并按不同证候提出了相关治法及具体方药。治痿名方虎潜丸亦为朱氏所创。上述证治经验，为后世对痿证的辨证论治，起到了积极的影响。

明代王肯堂《证治准绳》分别论述五劳、五志、六淫，各伤其脏所合而成皮、肉、脉、筋、骨致成五痿，对情志因素尤为重视，在治法上则对治痿独取阳明从生理病理关系上作了阐发。这一时期对病因学的讨论比较深入。针对痿证主火之说，《景岳全书·杂证谟·痿病》指出：痿病“元气败伤，则精虚不能灌溉，血虚不能营养者，亦不少矣。若概从火论，则恐真阳亏败，及土衰水涸者，有不能堪，故当酌寒热之浅深，审虚实之缓急，以施治疗，庶得治痿之全”。所以他在治疗上除湿热及阴虚兼热当用去火滋阴法外，提出：“若绝无火证，而止因水亏于肾，血亏于肝者，则不宜兼用凉药，以伐生气。”这种观点对后世治痿产生了重要影响。明代楼英《医学纲目》用五行生克理论阐发“泻南补北”作为治疗大法。明代王纶《明医杂著》提出痿证不可作风治。明清不少医家基于《内经》及丹溪之论，多偏重火热为患，认为其病位在肺。沈金鳌《沈氏尊生书·诸痿源流》说：“诸痿，热伤血脉病也，盖火热之邪，伤及血脉，皆能发为经筋、骨髓、血脉、肌肉、皮毛之痿，然其病之源，则以肺为主，以肺燥居上，主气畏火，而行治节……热邪乘金，肺先受克，内则叶焦，外则皮毛虚弱，由是而著于筋脉骨肉，则病生痿躄。”清代陈士铎《石室秘录》侧重论及胃火炽盛为痿证主因，提出补气益血、滋肾水降胃火，清肺胃之热等方法，提出了不少新的方剂；叶天士则注重脏腑相关，强调肝、肾、肺、胃四经在发病及治疗中的重要作用，其中对肝肾精血的互相影响多有新的阐发。

总之，明清以来，对本病病因病机的认识及治法有了较大进展，论述了火热、湿热、湿痰、气血亏损、瘀血、情志失调等在致病中的重要作用。不少医家从自己的临床实践出发，提出滋阴清火、清肺润燥、补益脾胃、调补肝肾、活血化瘀等方药，使治疗痿证的辨证论治内容日臻丰富完备，并有效地指导临床实践。

近年来，痿证临床研究、治疗方药及手段不断增多，运用治痿的理法方药对西医学诊断的多发性神经炎、重症肌无力、运动神经元病等疾病进行治疗取得了较好的效果。王永炎等针对此类病邪顽恶深伏，病性虚虚实实，败坏形体，继而又常加重病情，变生诸病，形成恶性循环，缠绵难愈的特点，认为多属虚损、邪毒、瘀血客于络脉，络脉瘀滞是其核心机制。提出从“络”辨治，提倡早期“截断毒邪”，使本病在病因病机研究和指导临床实践方面得以深化。

【范围】

西医学所称的多发性神经炎、急性脊髓炎、重症肌无力、周期性麻痹、肌营养不良症、运动神经元病的某些类型、脱髓鞘疾病的某些症状、神经系统感染性或遗传性疾病出现的瘫痪和癔症性瘫痪，其临床表现与痿证类似者，可参考本篇辨证施治。

【病因病机】

本病归因为外感、内伤和外伤3方面，可见于温热病中或热病后期，邪热灼伤阴液，筋脉失于濡养；或因湿热疫毒客于络脉，浸淫筋脉肌肉，而弛纵不用；或因体虚久病，肝肾亏虚，精血不足，不能濡养肌肉筋骨；或瘀血、浊毒内生，瘀阻络脉等因而成。本病与肺、脾、胃、肝、肾等脏腑关系密切。

1. **热伤肺津**　感受温热之邪，每致肺热熏灼，《素问·痿论篇》指出：“肺热叶焦，则皮毛虚弱急薄，著则生痿躄也。”《儒门事亲》亦云：“痿之为状……总因肺受火热叶焦之故，相传于四脏，痿病成矣。”另一方面《医宗必读·痿》又指出：“五脏之热火熏蒸，则金被克而肺热叶焦，故致疾有五脏之殊。”说明五脏病热亦可累及于肺。此类痿证，多发于温热病中或病后。燥邪伤肺，也是津枯成痿的原因之一。如《素问玄机原病式》说：“手足痿弱，不能收持，由肺金本燥，燥之为病，血液衰少，不能营养百骸故也。”《症因脉治》亦云：“燥热痿软之因，或赫羲之年，燥火行令，或秋燥之时，燥气烁人，阴血不能荣养宗筋，则痿软之症作矣。”在正常情况下，后天水谷精微，经脾气散精，上归于肺，使肺之津气得充。肺主一身气化，朝会百脉，将津气输转于全身，筋骨经脉得其濡养，则能维持正常的运动功能。若邪热犯肺，或病后邪热未清，肺金受邪热熏灼，则津液受伤，水亏火旺，高原津气生化无源，以致筋脉失其濡润，故手足痿弱不用，痿证乃成。

2. **肝肾亏虚**　体虚病久，阴精气血亏损，或房劳过度等，伤及肝肾，亦为构成此类痿证的主要原因。《素问·痿论篇》指出：“思想无穷，所愿不得，意淫于外，入房太甚，宗筋弛纵，发为筋痿。”张景岳所谓“败伤元气者亦有之”，亦属此类。肝藏血，主筋，为罢极之本；肾藏精，主骨，为作强之官。精血充盛，则筋骨坚强，活动正常，如因房劳、久病导致精血亏损，精虚则不能灌溉，血虚不能营养，复因阴虚内热，又更灼液伤津，筋骨经脉因而失去濡养，致成本病。诚如《景岳全书·杂证谟·痿病》说：“痿证之义……元气败伤则精虚不能灌溉，血虚不能营养者亦不少矣。”

3. **脾胃损伤**　素本脾弱或因病致虚，使脾胃受纳运化功能失常，气血生化之源不足。脾主四肢、肌肉，《素问·太阴阳明论篇》指出：“脾病而四肢不用，何也？岐伯曰：四肢皆禀气于胃，而不得至经，必因于脾，乃得禀也。今脾病不能为胃行其津液，四肢不得禀水谷气，气日以衰，脉道不利，筋骨肌肉皆无以生，故不用焉。”《证治汇补》进一步指出：“气虚痿者，因饥饿劳倦，胃气一虚，肺气先绝，百骸溪谷，皆失所养，故宗筋弛纵，骨节空虚。”另一方面若过食肥甘厚味，饮食不节，损伤脾胃，以致湿热蕴积，壅滞络脉，影响气血运行，亦可渐至成痿。《症因脉治》说：“脾热痿软之因，或因水饮不谨，水积热生，或因膏粱积热，湿热伤脾，脾主肌肉，故常不仁，脾主四肢，故常痿软。”《证治汇补·痿躄》亦指出：“湿痰痿者，肥盛之人，血气不能运动其痰，致湿痰内停，客于经脉，使腰膝麻痹，脉来沉滑，故膏粱酒湿之故，所谓土太过，令人四肢不举是也。”可见饮食不节，过食膏粱厚味亦是本病成因之一。

4. **湿热浸淫**　久处湿地，或涉水淋雨，感受外来之湿邪，积渐不去，郁而生热，浸淫经脉，以致筋脉弛缓不用，成为痿证。《素问·生气通天论篇》：“因于湿，首如裹，湿热不攘，大筋软短，小筋弛长，软短为拘，弛长为痿。”《素问·痿论篇》又说：“有渐于湿，以水为事，若有所留，居处相湿，肌肉濡渍，痹而不仁，发为肉痿。”总之，时令之湿热加临，或湿热中于皮肤，传舍经络，湿热伤筋，络道不利，均可导致本病的发生。说明这一类痿证与外在环境及感受外邪关系至大。

5. **瘀血阻络**　产后恶露未尽，流于腰膝，或跌仆损伤，瘀血内阻，络脉不通，四肢失其运养而致痿。《丹溪心法》、《类证治裁》等书均将“瘀血”作为痿病的成因之一。李中梓《证治汇补·痿躄》对本病的分类即有“血痿躄”之称。《医林改错》论痿废用黄芪五物汤，亦以气虚血瘀论治。

痿病的主要病理机转虽有以上几种区分，但常互相转变，《临证指南医案·痿》邹滋九按：“夫痿症之旨，不外乎肝肾肺胃四经之病，盖肝主筋，肝伤则四肢不为人用，而筋骨拘挛；肾藏精，精血相生，精虚则不能灌溉诸末，血虚则不能营养筋骨；肺主气，为高清之脏，肺虚则高源化绝，化绝则水涸，水涸则不能濡润筋骨；阳明为宗筋之长，阳明虚则宗筋纵，宗筋纵则不能束筋骨以流利机关，此不能步履，痿弱筋缩之症作矣。”即肺热叶焦，津失敷布，则五脏失润，内热互起；肾水下亏，水不制火，则火烁肺金，导致肺热津伤；脾虚与湿热互为因果，湿热亦能下注于肾，伤及肾阴；又有外来疫毒之邪感发，侵犯人体，客于督脉和络脉；同时，内生的湿、热、虚、痰、瘀也可酿生浊毒，进而阻滞别络、孙络、浮络、缠络。脉络阻滞，耗伤气血，败坏形体，形成本病。

【诊断与鉴别诊断】

一、诊断

（一）发病特点

具有感受外邪与内伤积损的病因。有外感温热疫邪或涉水淋雨，居处湿地或接触、误食毒物；有饮食不洁或房劳、产后体虚或情志失调；有禀赋不足，家族遗传或劳役太过或跌仆损伤。发病或缓或急。

多以上肢或下肢，双侧或单侧出现筋脉弛缓，痿软无力甚至瘫痪日久，肌肉萎缩为主症。也可首先出现眼睑或舌肌等头面部位的肌肉萎缩。

男女老幼均可罹患。温热邪气致痿，发病多在春夏季节。

（二）临床表现

肢体痿弱无力，甚则不能持物或行走。肌肉萎缩，肢体瘦削，有时伴见肌肉瞤动、麻木、痒痛。可出现睑肌、面部肌肉瘫痪或舌肌痿软，严重者可导致吞咽、尿便障碍，呼吸困难。肌力下降，肌肉萎缩或假性肥大。必要时肌电图、肌活检和酶学检查可辅助诊断。

此外，可根据其不同临床表现，诊为脉、肉、骨、筋、皮五痿。

脉痿：证见四肢关节如折，不能举动，筋骨纵而不收，足胫软弱，不能站立着地。《素问·痿论篇》说：“心主身之血脉……心气热，则下脉厥而上，上则下脉虚，虚则生脉痿，枢折挈，胫纵而不任地也。”

肉痿：证见肌肉麻痹不仁，四肢不能举动。《素问·痿论篇》说：“脾主身之肌肉……脾气热，则胃干而渴，肌肉不仁，发为肉痿。”又说：“有渐于湿，以水为事，若有所留，居处相湿，肌肉濡渍，痹而不仁，发为肉痿。”

骨痿：证见腰脊不能伸举，下肢痿弱。《素问·痿论篇》说：“肾主身之骨髓……肾气热，则腰脊不举，骨枯而髓减，发为骨痿。”又说：“有所远行劳倦，逢大热而渴，渴则阳气内伐，内伐则热舍于肾。肾者，水藏也。今水不胜火，则骨枯而髓虚，故足不任身，发为骨痿。”

筋痿：证见筋纵拘挛渐至痿弱不用。《素问·痿论篇》说：“肝主身之筋膜……肝气热，则胆泄口苦筋膜干，筋膜干则筋急而挛，发为筋痿。”

皮痿：证见皮毛枯萎或见呛咳气逆等证。《素问·痿论篇》说：“肺主身之皮毛……故肺热叶焦，则皮毛虚弱急薄，著则生痿躄也。”

二、鉴别诊断

1. **痹证**　痹证亦有关节活动障碍，肌肉萎缩，但痹证多由正气不足，感受风寒湿邪，痹阻于经络关节之间，而致骨节重着、麻木、疼痛，日久瘀痰互结，导致关节畸形、肿大，活动障碍，严重者发展为肌肉萎缩。但痹证有明显的疼痛症状。痿证肢体软弱无力，活动障碍，甚至肌肉萎缩、痿废不用。在病程的相应阶段可出现肢体麻木、痒痛或肌肉瞤动。古代医家辨别较详。《儒门事亲》说：“不仁或痛者，为痹，弱而不用者为痿……痹者，必风湿寒相合，痿者，必火乘金……痿之为状，两足痿弱不能引用。”《证治百问·痿》又说：“痿与痹二症天渊不同，痿本虚证……惟有软弱无力，起居日废，行步艰难，并未有痛楚者也。若痹症为不足中之有余……必为麻木疼痛，行动艰难者也。故痹病在表，本风寒湿之外感……痿证在里，属精神气血不足。”

2. **偏枯**　亦称半身不遂，多由营卫俱虚，真气不能充于全身，或兼邪气侵袭，因而发病。症见一侧上下肢偏废不用，或兼疼痛，久则患病肌肉枯瘦，神志无异常变化。《灵枢·热病》：“偏枯，身偏不用而痛，言不变，志不乱，病在分腠之间……”与痿证有别。

3. **风痱**　风痱无肌肉萎缩，可有神志病变，而痿证无神志症状。《灵枢·热病》：“痱之为病也，身无痛者，四肢不收，智乱不甚，其言微知，可治；甚则不能言，不可治也。”《医学纲目·总论》：“痱病有言变志乱之证，痿病则无之也，痱病又名风痱，而内伤外感兼备，痪病独得于内伤也，痱病发于击仆之暴，痿病发于怠惰之渐也。凡此皆明痱与痿，明是两疾也。”

4. **骨繇**　骨繇即骨摇，站立不稳，《灵枢·根结》说：“少阳为枢……枢折即骨繇而不安于地……骨繇者，节缓而不收也。所谓骨繇者，摇故也。”本证似痿非痿，与风痱关系密切，《内经》特立病名。西医学所称的某些脊髓病变导致的共济失调症状，类似本症所述。

痿证与上述疾病需要严格鉴别，但由于痿证的各种证候特点有所差异，临床中也可见以痿为主症，同时表现痹、痱、痉的某些特征，形成“痿痹并病”、“痿痱并病”、“痿痉并病”等情况。凡此诊断时应注意与由痹、痱、痉或颤振、中风日久导致的功能废用，肢体萎缩的后遗症区分。

【辨证论治】

一、辨证

（一）辨证要点

1. **知晓病因，权衡轻重缓急**　首先辨析外感或内伤致病，同时发病尚与岁运变化有关。《素问·气交变大论篇》：“岁土太过，雨湿流行，肾水受邪，民病腹痛……足痿不收，行善瘈，脚下痛。”《素问·五常政大论篇》：“阳明司天……筋痿不能久立。”外邪感发或内热如温邪、湿热、积滞、顽痰死血成痿，可起病急骤，由肢体力弱或拘急麻木迅速发展致肌肉萎缩，胸闷憋气，呼吸、吞咽困难，为心肺脾气将绝，为“急痿”、“热痿”之属。内伤成痿，或虚或实，或虚实夹杂，渐至于百节缓纵不收，脏气损伤已可概见，故沉痼难治。

2. **审察虚实，明辨所关脏腑**　若起病急骤，病情发展较快，初起见发热等外感症状者，多属实证；若起病缓慢，经久不愈者，多属虚证。实证中如见初有发热，或低热未退，伴舌红口干，脉细数者，多属肺热伤津；如屡见于下肢，有受湿等病史，伴舌苔黄腻，脉滑者，多属湿热浸淫。虚证中如以纳少便溏，肌肉萎缩为主症者，多属脾胃虚弱；以舌体卷缩，屈伸不能，腰脊酸软，伴头昏目眩，遗精为主症者多属肝肾亏虚。

（二）证候

［肺热伤津］

症状：两足痿软不用，渐至肌肉消瘦，皮肤枯燥，心烦口渴，呛咳无痰，咽喉不利，小便短赤热痛。舌红苔黄，脉细数。

病机分析：《素问·经脉别论篇》：“脉气流经，经气归于肺，肺朝百脉，输精于皮毛。”指出全身血脉（包括津液）都流经肺脏，再营养全身以至皮毛。由于温热犯肺，肺热伤津，水源告竭，津液不能敷布全身，筋脉失养，是以痿弱不用；心烦口渴，亦为热盛津伤之征，肺为热灼而燥盛，清肃失司，是以呛咳无痰，咽喉不利；小便短赤热痛，舌红苔黄，脉细而数，均为阴伤津涸，虚热内炽的表现。

［肝肾亏虚］

症状：腿胫大肉渐脱，膝胫痿弱不能久立，甚至步履全废，兼有遗精，早泄，遗尿，腰脊酸软，咽干，头昏目眩，或有舌体卷缩，屈伸不能。舌质红绛或舌红少苔，脉细数。

病机分析：肝主筋，肾主骨，久病体虚，肾元不足，或房事不节，肝肾亏虚，精血不能濡养筋骨经筋，故渐而成痿。肾主藏精，肾虚不藏，故遗精早泄；肾与膀胱相表里，肾虚则膀胱不约而遗尿；腰为肾之府，精虚髓空，腰脊失养，故见痿软；头昏目眩，则属肝肾阴虚，水亏木旺之故；肺脾肾经脉循行于咽、喉、舌，《灵枢·经脉》曰：“肾足少阴肾之脉……循喉咙，挟舌本”，“经脉所过，主治所及。”舌体卷缩，屈伸不能，舌质红绛，脉细数均为真阴大伤，阴虚内热之征。

［脾胃虚弱］

症状：平素纳少便溏，或久病脾胃虚弱，食少，腹胀，气短，面浮而色不华，渐见下肢痿软无力，甚则肌肉萎缩，或见上下胞睑抬举闭合无力，肩背肌肉萎缩，或有舌体痿软。舌苔薄白，脉细。

病机分析：脾虚气弱，运化无权则食少便溏；脾主四肢，失其健运，气血生化之源不足，四肢不得水谷精气之禀则筋脉失荣，骨节空虚；面色无华，气短，肢体痿软，苔白，脉细，皆为脾胃气虚之征。上下胞属脾，脾主肌肉，《灵枢·经脉》曰：“脾足太阴之脉……挟咽，连舌本，散舌下”，上下胞睑抬举闭合无力，肩背肌肉萎缩，或有舌体痿软，均为脾虚或脾虚及肾。

［湿热浸淫］

症状：肢体出现痿软无力，以下肢为常见，或兼见微肿，手足麻木、顽痒，扪之微热，喜凉恶热，身重面黄，胸脘痞闷，小便赤涩热痛。舌苔黄腻，脉濡数。

病机分析：久卧湿地，涉水淋雨，湿留不去，湿热郁蒸于脾，流于四肢，浸淫筋脉，气血阻滞，故两足痿软，喜凉恶热；湿性濡滞故身重，湿热熏蒸故面黄；胸脘痞闷，乃属湿热滞塞胸膈之故，湿热下注，则小便赤涩热痛；苔黄为热，腻为湿。脉濡为湿象，数乃热之征。

［瘀阻脉络］

症状：四肢痿软，手足麻木不仁，唇紫舌青，四肢青筋显露，经络间抽掣作痛，或有痛点。脉涩不利。

病机分析：产后恶露客于腰胯，或跌打损伤，积血不消，阻碍血液循行，以致经脉瘀滞，四肢痿软，手足麻木不仁，不通则痛，故凡掣痛、压痛、舌青、脉涩等均为瘀血阻于经络之征。张秉成《成方便读》说：“经络中一有湿痰死血，即不仁且不用。”因经络血液凝聚不行，常可使手足麻木不仁，痿废不用，日久不愈。

二、治疗

（一）治疗原则

1. **辨虚实**　由于肺热伤津者，宜清热润燥；由于湿热浸淫者，宜清利湿热；由于肝肾亏虚者，宜滋养肝肾；脾胃虚弱者，宜益气健脾。如有虚实兼夹者，又当兼顾之。痿病日久，可导致气血不行。治疗时，酌情配合通经活血消瘀之品。若属元气亏损，气虚血滞成痿，又当补气化瘀。

2. **辨缓急**　若“急痿”、“热痿”，起病急骤，发展迅速，适当使用清开灵注射液、参脉注射液等静脉输液。必要时辅助呼吸，及时救治。

3. **治痿独取阳明**　所谓“治痿独取阳明”（《素问·痿论篇》），一般指补益后天，健脾益气、益胃养阴；或清化阳明湿热而言。《医宗必读·痿》说：“足阳明者胃也，主纳水谷化精微，以资表里，故为五脏六腑之海而下润宗筋，宗筋者，前阴所聚之筋也，为诸筋之会，凡腰脊溪谷之筋皆属于此，故主束骨而利机关也。”迄今无论选方用药或针灸取穴都很重视这一原则，却不宜拘泥此法。

4. **慎用发散解表药**　“痿病最忌发表，亦恐伤阴”，“断不可作风治”(《景岳全书·痿证》)。故风药、表药对于本病自当慎用，这是治痿的另一重要原则。痿证肢体松懈瘫软，筋脉弛缓，可使用精制马钱子粉对症治疗。但马钱子有毒，应严格控制剂量，掌握个体差异，从小剂量开始，并备救急措施，俟肌肉张力提升即及时变更治疗方案。

5. **综合治疗**　药物治疗应配合针灸推拿和康复治疗。

(二) 治法方药

［肺热伤津］

治法：甘寒清上，清热润燥。

方药：清燥汤。本方重在清金润燥，方以麦门冬、五味子保肺生津；当归、生地滋阴养血；黄柏、黄连燥湿清热；黄芪、二术、苓、参、甘、橘、神曲健脾燥湿，理气化滞；升、柴升清，苓、泽降浊，使湿热从小便出，则燥金清肃；并可加入沙参、玉竹甘润生津之品，使肺金清润，则水津自能布散，枯萎之筋骨复得濡养，自能逐步恢复正常。疫毒伤肺致痿者，可用犀角桔梗汤。如日久面白少华，呼吸气短，为津伤而气血亦虚，可用麦门冬清肺饮。方中除麦门冬、人参之类外，尚有黄芪、当归，既生津液，又补气血。若见食欲减退，口燥咽干较为显著者，证属肝胃阴伤，可用益胃汤加薏苡仁、山药之类养胃生津，从阳明论治。

［肝肾亏虚］

治法：滋阴清热，补益肝肾。

方药：虎潜丸。方中黄柏、知母、熟地、龟胶等皆为滋阴清热之品，可以重用。虎骨强壮筋骨，锁阳能补肾阳，但性温不宜多用。干姜辛温，取其温通行气，热盛者宜去之，并加入玄参、山药等养阴清热之品。足热枯痿，宜填精益髓，可用六味地黄丸加牛骨髓、猪脊髓、鹿筋胶、龟版、枸杞子等。若久病阴损及阳，则阴阳俱虚，而见神倦、怯寒、舌质红、脉沉细无力者，配用淫羊藿、补骨脂、巴戟肉、鹿角，或用鹿角胶丸。方中鹿角、菟丝子温肾，熟地、龟版滋阴，并可酌加黄芪、肉桂等，以温养阳气。

［脾胃虚弱］

治法：健脾益气，或濡养胃阴。

方药：补中益气汤，或琼玉膏。脏腑肢体皆禀气于脾胃，脾胃既虚，则肢体无以禀气而痿，本方以参、芪、术、草补肺脾之气，升麻、柴胡升清以降浊，并加陈皮理气，当归和血，姜枣调和营卫，使脾胃得健，肢体得禀，而痿弱自除。若病久体虚，气血两虚伴见面白少华，心悸气短者，重用参、芪，并加枸杞子、龙眼肉。若兼气阴两虚，伴见少气懒言、动则气喘者，重用参、芪，并加五味子、麦门冬，以补益气阴。若热伤胃阴，宜用琼玉膏加玉竹、石膏、石斛、天花粉等治之，或用玉女煎加犀角亦可。若因饮食太过，脾胃受困，以致升降失职，转运失常，而致手足软弱者，其证必见腹膨胀痛，恶心嗳气，其治法当先消食导滞，食滞既去，然后理脾。

［湿热浸淫］

治法：清热化湿。

方药：加味二妙散。方中用黄柏清热，苍术燥湿，秦艽、川牛膝、萆薢、防己导湿热下行，甚者可加黄芩、茯苓、泽泻等药。湿证既除，即当清热滋阴，痿病原由宗筋失养所致，非湿证明显，辛燥之药，自当慎用。如形体消瘦，两足奇热，心烦，舌边尖红，或中剥无苔，脉细数，此为湿热伤阴，上方应加入薏苡仁、山药、沙参、天花粉、麦门冬等以清热生津，或用神龟滋阴丸。如阴虚湿热成痿，两足奇热难受，可用虎潜丸加减。此方用血肉有情之品以补肝肾久亏之真阴，用锁阳、龟版等药固肾益精。还可酌加鹿角胶、枸杞子、千年健等药。

［瘀阻脉络］

治法：益气养营，活血行瘀。

方药：圣愈汤加味。方用四物汤调肝养血，人参、黄芪益气，加桃仁、红花、牛膝活血行瘀，使气血健旺，瘀去新生，筋骨得养，痿弱渐愈。如手足麻木，舌痿不能伸缩，于上方去白芍加赤芍、穿山甲、三七、橘络、木通以通络行瘀；如肌肤甲错，形体消瘦，手足痿弱，为瘀血久留，用大黄䗪虫丸缓中补虚。

(三) 其他治法

1. **单方**

(1) 石斛、怀牛膝、桑白皮、甘草水煎服，每日 2 次。用于肺热伤津之痿病。

(2) 鹿角片酒浸 1 夜，熟地、附片用大麦和蒸熟，焙干为末。上药以大麦粥和为丸，每日 3 次，每次 7 克。用于肝肾亏损，阴损及阳之痿病。

(3) 紫河车粉，每服 3 克，每日 2 次。用于气血不足，肾精亏虚之痿病。

2. **名家经验方**

(1) 张锡纯《医学衷中参西录》，振颓汤治痿废：生黄芪、知母、野台参、白术、当归、生乳香、生没药、威灵仙、干姜、牛膝。加减法：热者加生石膏，寒者去知母加乌附子，筋骨受风者加明天麻，脉弦硬而大者，加龙骨、牡蛎，或更加山萸肉亦佳。骨痿废者加鹿角胶、虎骨胶，手足痿者，加桂枝尖。振颓丸：前证之剧者，可兼服此丸，或单服此丸亦可，并治偏枯痹木诸证。其组成：人参 60 克，白术(炒)60 克，当归 30 克，马钱子(酒制)30 克，乳香 30 克，没药 30 克，全蜈蚣(大者)5 条，不用炙，穿山甲(蛤粉炒)30 克。共轧细过罗，炼蜜为丸，如梧桐子大，每服 6 克，无灰温酒送下，日再服。

(2) 加味金刚丸(《赵锡武医疗经验》)：萆薢 30 克，杜仲 30 克，肉苁蓉 30 克，菟丝子 15 克，巴戟天 30 克，天麻 30 克，僵蚕 30 克，蜈蚣 50 条，全蝎 30 克，木瓜 30 克，牛膝 30 克，乌贼骨 30 克，精制马钱子 60 克(严格炮制，以解其毒)。蜜丸 3 克重，每服 1～2 粒，日服 1～2 次，或单用或与汤合用，白开水化服。

(3) 治痿汤(赵锡武方)：淫羊藿 30 克，熟地黄 18 克，巴戟天 12 克，附片(先煎)18 克，龙骨(先煎)18 克，天麻 12 克，杜仲 12 克，白蒺藜 30 克，茯苓 18 克，桂枝 15 克，白术 24 克，山药 18 克。功效培补肝肾，健脾利湿。

3. **推拿**

(1) 上肢：舒肩井筋，揉捏臂臑、手三里、合谷部肌筋，点肩髃、曲池等穴，搓揉臂肌来回数遍。

(2) 下肢：舒阴廉、承山、昆仑筋，揉捏伏兔、承扶、股门部肌筋，点腰阳关、环跳、足三里、委中、犊鼻、解溪、内庭等穴，搓揉股肌来回数遍。手劲刚柔并济，以深透为主。

4. **针灸** 针灸治疗，也以取阳明经穴为主(上肢痿取手阳明大肠经腧穴为主，下肢痿取足阳明胃经腧穴为主)。根据病因和所犯脏腑之不同，配伍相应经脉的穴位，采用不同手法，“补其荥而通其俞，调其虚实，和其顺逆”，祛除病邪，濡养筋骨。

主穴：上肢肩髃、曲池、合谷、阳溪。下肢髀关、梁丘、足三里、解溪。配穴：肺热加尺泽、肺俞；湿热加阴陵泉、脾俞；肝肾阴亏加肝俞、肾俞、悬钟、阳陵泉。肺热或湿热明显者，单针不灸，用泻法；肝肾阴亏、气血不足者，针灸同施，用补法。对于吞咽困难，舌肌萎缩，取穴：廉泉、风池。配穴：百会、水沟、哑门、心俞、膈俞、内关、血海、足三里、丰隆、三阴交。

5. **食疗方**

(1) 新鲜骨头加适量黄豆煮食，用于肝肾阴亏者；猪腔骨加适量绿豆煮食，用于湿热痿病。

(2) 大麦米(去皮)60 克，薏苡仁 60 克，土茯苓 90 克，同煎为粥，煮熟后去土茯苓常服，用于湿热浸淫痿病。

(3) 烤干牛骨髓粉 300 克，黑芝麻 300 克，略炒香，研末，加白糖适量合拌，每服 9 克，每日 2 次。用于气血不足、肾精亏虚之痿病。

【转归及预后】

痿证各证候之间有着相互联系，如感受温热及湿热致痿者，久延可导致肝肾亏损；肝肾亏损，亦可阴损及阳，出现阳虚证候。再则经络是气血流行的通道，痿病日久，亦可影响气血正常运行，经络瘀滞，因而导致筋骨失其濡养，关节不利，肌肉萎缩。故临床上需注意这些动态变化，不可固守不变。长期使用激素治疗的患者出现烘热盗汗、寐差、痤疮等不良反应时，亦属阴虚内热之候。故温补脾肾兼顾滋阴之法，酌加女贞子、旱莲草、枸杞子、桑椹子、炙黄精等滋阴药。在递减激素过程中，方中加生地、淫羊藿各等量，意寓潜阴育阳，既能预防反跳现象发生，又能提高疗效。

痿证的预后与感邪轻重、病程长短及正气强弱有关。同时实证或早期急性病例，病情较轻浅，治疗效果较好，功能较易恢复；但亦有正虚邪重，新病即见湿热浊毒败坏形体，甚或出现脾肺气绝，呼吸衰竭；虚证及慢性病例，病势缠绵，短期不易获效，总以损及肝肾者难治。

【预防与护理】

平时注意体质锻炼与情志调节，慎防湿邪侵袭及房事过度。肺热、湿痰、湿热成痿者，宜清淡食物，可食豆类、蔬菜等，膏粱厚味、辛辣炙煿皆非所宜；脾胃亏虚者，饮食一般宜富有营养而易于消化；肝肾阴亏者可多食肉类、蹄筋、豆类、蔬菜等。同时应适当控制体重，以免肥胖影响肢体功能锻炼。

突然发病或病情进展，有吞咽和呼吸肌麻痹的可能性，应防止进食时出现窒息，注意早期征兆出现，同时尽量避免外感表邪加重呼吸受阻情况。平时坚持呼吸功能锻炼。长期或不当剂量应用皮质类固醇的患者，易出现便血、吐血，或伤口难于愈合等表现。服用马钱子的患者，服用期间若牙关紧闭，需考虑早期中毒症状，应即停药，并及时解救。

康复调摄等非药物手段是治疗痿证的重要组成部分，为防止或延缓肌肉萎缩，应积极配合功能锻炼，加强肢体活动。相应选用具有活血通络、强筋壮骨作用的中药熏洗、泡腾、贴敷。对于卧床不能行动的患者，应帮助起、卧、翻身，防止发生褥疮。帮助患者被动活动以减少关节的强直挛缩，肢体和脊柱应尽可能置于功能位置。

【现代研究】

痿证的范畴所纳甚广，可包括西医学的多发性神经病、急慢性炎症性脱髓鞘性多发性神经病、急性脊髓炎、脊髓空洞症、重症肌无力、肌营养不良等等很多疾病。目前研究[1]认识到，这些疾病虽有不同程度的肢体痿废无力的共同表现，但是在病因病机、起病形式、发病特点及转归预后等各个方面均存在着很大的差异。如果将它们放在一起一同按中医痿证进行辨证治疗，容易引起彼此混淆，而难于探明各自的病因病机，寻找有效的治疗方法。所以，从症状分类、疾病分类、病因病机探讨及临床治疗等各方面来看，已将本病相应划分进行研究。在病因病机及辨证论治方面则多从于古今关于痿证的论述。治疗手段十分多样，有中药辨证治疗、中西医结合治疗、针灸、推拿以及针药、熏洗、贴敷、刮毒、拔罐等综合治疗及康复手段。

(一) 急性感染性多发性神经炎

急性感染性多发性神经炎又称吉兰-巴雷综合征，起病急骤，发病后出现发热，弛缓性或对称性瘫痪，轻度感觉异常，严重者可因呼吸肌麻痹而危及生命。中医多数称谓“急痿”、“热痿”。本病多由暑热伤气，湿热之邪浸淫筋脉肌肉而致弛缓不用。辨证论治研究方面，急性期以实邪为主，易并发胃肠或肺部症状，治疗以清热化湿，祛邪为主。多数医家采用四妙散为基本处方。清热解毒加板蓝根、半边莲、野菊花、金银花、黄芩等；活血通络加豨莶草、络石藤、乌梢蛇。静脉制剂可选用清开灵注射液解毒通络。恢复期多以健脾益气，补益肝肾为治。例如梁氏[2]报道恢复期方选参苓白术散化裁，人参、茯苓、白术、山药、黄芪、甘草、薏苡仁、知母、白芍、龟版、续断。

(二) 多发性硬化

多发性硬化是中枢神经系统自身免疫性脱髓鞘疾病。临床表现以肢体瘫痪、视力障碍为主，可见视物模糊、复视、失明，或肢体麻木、奇痒、束带感等感觉异常，或有共济失调、语言障碍、记忆力减退，甚至痴呆，多有反复缓解与反复发作的病程经过。其复发率和病残率较高。中医多有“痿病”、“痿痹并病”、“风痱”、“风懿”、“视瞻昏渺”、“骨繇”的名称，从不同角度反映了本病的临床表现。

邱氏[3]总结邓铁涛治疗该病的经验，认为本病多以气血亏虚、脾肾两虚为本，风湿痰瘀为标，标实证分为风湿阻络和痰瘀阻络。风湿阻络尤以急性期、发作期多见，治以祛风通络、除湿，善用豨莶草、威灵仙、木瓜、宽筋藤、丝瓜络、白花蛇、乌梢蛇、僵蚕、全蝎等，既祛风除湿又宣通经络，还借血肉有情之虫类药搜剔络邪，去除病根，使浊去凝开，经行络畅，邪除正复；痰瘀阻络以复发期多见，久病入络，正虚邪恋，五脏气血衰少，经脉凝滞不通，痰瘀互结，凝塞脉道，治以祛痰活血，化瘀通络为主，用温胆汤合桃红四物汤加丹参、郁金、三七等，虚者以四君子汤，黄芪桂枝五物汤加味为基础方。

李氏[4]报道詹文涛经验以补中益气、滋肾养肝、滋阴温阳、养血填精生髓为治疗大法。用益气聪明汤、补中益气汤、当归补血汤健脾和胃，益气生血；选二仙汤、肾气丸、六味地黄汤、乌精地黄汤滋补肝肾。

梁氏[5]观察补肾健脾化瘀法预防多发性硬化复发的疗效，将缓解期63例患者随机分为两组，治疗组用补肾健脾化瘀中药治疗，对照组未接受中药治疗，经2～10年的随访观察，治疗组平均复发率每年为0.072次，对照组平均复发率每年为0.78次，治疗组与治疗前及对照组比较都有非常显著性差异。认为补肾健脾化瘀中药有预防多发性硬化复发的作用。

中成药研究方面，刘氏等[6]应用补肾固髓片(由淫羊藿15克，肉苁蓉12克，仙茅10克，生地黄15克，制何首乌15克，郁金10克，丹参15克组成)治疗43名患者，结果显效17例(39.53%)，有效21例(48.84%)，无效5例(11.63%)，总有效率88.37%。治疗前后患者的临床症状、神经功能体征、EDSS评分及总积分均有显著性差异。

(三) 重症肌无力

重症肌无力(Myasthemina Gravis，MG)是一种影响神经肌肉接头传递的自身免疫性疾病。其特征是受累骨骼肌极易疲劳，轻型患者仅有上眼睑下垂、眼球转动不灵活、复视、斜视等眼肌受损症状；重症患者则有全身疲倦、动则乏力、咀嚼无力、吞咽困难、饮水反呛；部分患者可由多种原因诱发肌无力危象而危及生命。近年来，中医药治疗本病以重补脾胃、益气升阳或脾肾双补为主。临床多应用大剂量黄芪，兼用健脾补肾药物熟地、肉苁蓉、淫羊藿、鹿茸、附子、肉桂、枸杞子、杜仲、续断、胎盘、茯苓、白术等。从肝肾论治多用天麻、白芍、鸡血藤、川芎，以平肝息风、活血舒筋通络；从益气补气养血通络则多用当归、白术，除专方外，复方多用补中益气汤加味、四君子汤合桃红四物汤、左归丸加味或十全大补汤加减等。

邓铁涛为首的课题组[7]从研究重症肌无力的证候特点入手，分析了233例重症肌无力58个症状的出现频率，发现眼睑下垂、四肢无力、纳差、便溏、舌淡红，舌体胖边有齿痕、苔薄白，脉细弱等的出现频率显著高于其他症状；脾气虚显著高于脾肾阳虚、肝肾阴虚、肝血不足等。邓铁涛认为治宜重补脾胃，益气升陷，兼治五脏为大法。以强肌健力饮专方统治，随证加减。方药为黄芪、五爪龙、党参、白术、当归、升麻、柴胡、陈皮、甘草。治疗126例，有显著疗效。

李氏[8]总结孟如经验，在益气复方(主要由补中益气汤合四君子汤组成)中重用升阳举陷的生黄芪60～100克。认为炙黄芪较生黄芪补气力强，但重用炙黄芪易助火生热，而生黄芪还具有托毒生肌、退虚热等作用。同时为防久服伤阴而致阴虚内热，常用气血双补之八珍汤合六君子汤加味与该方交替治疗。

王氏[9]认为痰浊阻滞多见于重症肌无力眼肌型。治则为健脾化痰，软坚散结。基本方为温胆汤加减。肾气浮越，肺虚痰壅证多见于重症肌无力危象，治则为益气纳肾、肃肺化痰、固脱回阳，基本方为参附汤加减，另加黑锡丹、猴枣散冲服。并拟祛风胜湿醒脾法[10]治疗眼肌型1例，获显著疗效。用药：防风、白芷、白豆蔻、葛根、藿香、佩兰、薏苡仁、茯苓、谷精草、望月砂、川芎、琥珀粉、钩藤、刺蒺藜。

(四) 运动神经元病

传统概念上的运动神经元病(Motor Neuron Discease，MND)是指一组病因未明、选择性地侵犯脊髓前角细胞、脑干运动神经核、皮质锥体细胞及锥体束的慢性进行性变性疾病，目前尚无特异性疗法。近年来中医在深化病因病机认识和强化治疗环节方面进行了积极的探索。例如谢氏[11]总结王永炎治疗本病经验，其中谈到：① 本病脾胃气虚者多舌质色淡，舌体胖大，苔薄白，脉沉细或沉弱。治当健脾益气，其中用到人参时，最好用红参、野山参或多年生西洋参；白术大剂量30～60克用于肌肉瘫痪。② 肝肾不足以下肢痿软无力为主，甚至步履全废，腿胫大肉渐脱，舌红少苔或舌根痿软不伸，脉沉细数。说明肝肾气血亏虚，真阴大伤。本证治当补益肝肾、滋阴清热，常用《丹溪心法》虎潜丸。还可酌加鹿角胶、枸杞子、千年健等药。③ 浊毒之邪是本病的重要致病因素，此类患者常感困倦，乏力，嗜睡，纳呆，便溏或有或无，舌象多为腻苔、滑腻苔、腐苔，甚者如积粉，舌体胖边有齿痕，脉沉缓而濡。湿浊中阻之象，以化湿祛湿为主。芳香化湿与燥湿运脾并用，可用达原饮与二妙散合用，并加千年健、威灵仙等舒筋活络之品；若湿重者，可用淡渗利湿之品如茯苓、泽泻、猪苓等。本病有些患者也见热象，但热象往往与湿浊相兼，胶着不解，往往成为痰热，或为湿邪阻遏，郁而化热。痰热之象较重者治当清化热痰，临床上常用黄连温胆汤加伸筋通络之品。强调谨慎使用清法，不可一味苦寒攻伐。④ 络病是本病缠绵难愈的主要机制。单用常规化湿之法疗效不显，或虽有效而停药后又加重。此多因毒邪挟湿浊侵犯人体，由表而及经络，进而犯及脏腑，可见舌象紫黯。当解毒、化浊、通络。用二妙散、四妙散等方加土茯苓、大黄、僵蚕、蜈蚣等品，其中僵蚕、蜈蚣两味，既能解毒通络，又能息风止痉。⑤ 虚风内动是本病进展的重要病机环节。肌肉未完全萎缩之前，往往具有肌肉颤动、肢体僵硬强直、痉挛步态，或强哭强笑面容、反射亢进、病理反射等非一般痿病的表现，认为这些症状越明显，则其疾病的进展越快。属风气内动，是机体阳气亢逆所致的一种病理状态，病位在肝。阳升无制，亢逆而动，故出现筋惕肉瞤。以滋补肝肾为主，佐平肝息风，用钩藤、天麻、羚羊角等。

针灸康复治疗方面的研究体现了中医整体治疗的特点，黄氏等[12]运用内服肌力散，外贴强力膏及外洗并配合推拿、刮毒、拔罐、火针、灸刺、刺血、手足熏洗按摩疗法等综合治疗；吴氏等[13]采用烧山火手法治疗本病，手段独特。

(五) 周期性麻痹

周期性麻痹是一种与钾离子代谢障碍有关的呈周期性发作的弛缓性瘫痪。陈氏[14]总结东直门医院脑病科数年中医治疗本病的经验，将本病分为发作期的治疗和缓解间歇期的治疗。发作期主要责之于脾胃后天，分气阴两虚证，生脉散加味；气血两虚证，八珍汤加减；寒湿困脾证，散寒化湿醒脾，藿朴夏苓汤化裁。间歇期证治主要涉及肝肾，肝肾不足左归丸加减；阳虚可酌加制附子、肉桂、仙茅、巴戟天或采用《赤水玄珠》状元丸。从目前文献报道的治疗结果观察，中西医结合治疗低血钾性周期性麻痹疗效满意，复发率低，远期效果好。与中医补益脏腑，调整阴阳，恢复了肌细胞膜兴奋与抑制的动态平衡有关，使钾离子等电解质又能正常分布人体各处，肌肉活动恢复正常。在多数文献报道的各中医证候中，脾胃虚弱证复发率较低，肝肾阴虚复发率较高，有阳虚易补、阴虚难复的趋势。尚缺乏统计学判断是否存在差异，需进一步研究与探索。

【小结】

痿证是指肢体痿软无力，日久肌肉萎缩的一种病证，临床可根据其不同成因及临床表现辨证分为肺热伤津、肝肾亏虚、脾胃虚弱、湿热浸淫、瘀阻脉络等证，病位与肺、脾、肝、肾四脏较为密切，其病因以阴虚热伤津液及湿热浸淫阳明为多，以正虚为本，邪热为标。凡起病较急，发展较快，属于湿热邪毒、热灼肺津，治宜清热润燥，养肺益胃，或清利湿热；病史较久，起病与发展缓慢，大致以脾胃虚弱及肝肾亏损证为多，当予健脾益气或补益肝肾，实为慢性痿躄的主要治法。痿证治疗时，酌情配合通经活络或行气活血之品。

痿证的治疗，除服药以外，须配合针灸、推拿、熏洗、泡腾、贴敷等治疗康复手段，并及时适当加强肢体主、被动活动，使经脉气血流通，有助提高疗效。

近年来，中医对痿证的认识不断深入，研究更加规范，积极探索新思路新方法，特别是中药剂型的改进，静脉制剂的使用，提高了中医疗效水平。

附方

(1) 清燥汤(《东垣十书》)：黄芪　苍术　白术　陈皮　泽泻　人参　茯苓　升麻　当归　生地　麦门冬　甘草　神曲　黄柏　猪苓　柴胡　黄连　五味子。
(2) 犀角桔梗汤(《杂病源流犀烛》)：黄芪　石斛　天门冬　麦门冬　百合　山药　犀角　通草　桔梗　黄芩　杏仁　秦艽。
(3) 麦门冬清肺饮(《东垣十书》)：紫菀　黄芪　白芍　甘草　人参　麦门冬　当归　五味子。
(4) 益胃汤(《温病条辨》)：沙参　麦门冬　生地　玉竹　冰糖。
(5) 虎潜丸(《丹溪心法》)：龟版　黄柏　知母　熟地　当归　白芍　锁阳　陈皮　虎骨　牛膝。
(6) 六味地黄丸(《小儿药证直诀》)：熟地　山茱萸　山药　泽泻　丹皮　茯苓。
(7) 鹿角胶丸(《医学正传》)：鹿角胶　鹿角霜　熟地　人参　当归　牛膝　茯苓　菟丝子　白术　杜仲　虎骨　龟版。
(8) 补中益气汤(《脾胃论》)：黄芪　甘草　人参　当归　陈皮　升麻　柴胡　白术。
(9) 琼玉膏(《洪氏集验方》引申铁瓮方)：人参　茯苓　生地　白蜜。
(10) 玉女煎(《景岳全书》)：生石膏　熟地　麦门冬　知母　牛膝。
(11) 加味二妙丸(《丹溪心法》)：黄柏　苍术　当归　牛膝　防己　萆薢　龟版。
(12) 神龟滋阴丸(《类证治裁》)：龟版　黄柏　知母　枸杞子　五味子　锁阳　干姜。
(13) 圣愈汤(《兰室密藏》)：熟地　当归　白芍　川芎　党参　黄芪。
(14) 大黄䗪虫丸(《金匮要略》)：大黄　生地　桃仁　芍药　杏仁　甘草　黄芩　䗪虫　水蛭　蛴螬　虻虫　干漆。

【现代研究】主要参考文献

[1] 黄红梅，孙塑伦，高颖. 运动神经元病中医研究现状分析与思考[J]. 北京中医药大学学报，2003，26(2)：65.
[2] 梁健芬. 中西医结合治疗急性感染性多发性神经炎临床疗效观察[J]. 广西中医药，1998，21(5)：12.
[3] 邱仕君. 邓铁涛教授对多发性硬化的辨证经验[J]. 新中医，2000(8)：9～10.
[4] 李青. 詹文涛教授辨证治疗多发性硬化经验[J]. 北京中医药大学学报(中医临床版)，2003，10(1)：9.
[5] 梁健芬. 补肾健脾化瘀法预防多发性硬化复发疗效观察[J]. 实用中医药杂志，2000，16(8)：3.
[6] 刘晓艳，孙怡. 补肾固髓片治疗多发性硬化的临床与实验研究[J]. 中国中西医结合杂志，2001，21(1)：10.
[7] 邓中光. 邓铁涛对重症肌无力的认识与辨证论治[J]. 中国医药学报，1993(2)：41.
[8] 李广文. 辨治重症肌无力的探讨[J]. 光明中医，2003，18(3)：封2.
[9] 王永炎. 临床中医内科学[M]. 北京：北京出版社，1994：2105.
[10] 刘金民. 王永炎教授治疗痿病验案2则[J]. 北京中医药大学学报，1995，18(2)：57.
[11] 谢仁明. 运动神经元病中医辨治及临床疗效评价标准研究思路[J]. 北京中医药大学学报，2003，26(5)：22～25.
[12] 黄再军，何维德. 中医综合治疗运动神经元病28例临床报告[J]. 中国民间疗法，1997(3)：34～35.
[13] 吴国风，任飞，张硕. 烧山火手法治疗进行性脊肌萎缩症和肌萎缩侧索硬化症15例[J]. 中国针灸，2000(7)：400.
[14] 陈志刚. 周期性麻痹中医证治初探[J]. 北京中医药大学学报，1995，18(6)：57～58.

头　痛

【定义】

头痛是指由于外感与内伤，致使脉络绌急或失养，清窍不利所引起的患者自觉头部疼痛为特征的病证。

【历史沿革】

头痛一证，首载于《内经》。其对头痛的病名、病因病机、临床发病特点均有论述，为后世对头痛的辨证论治奠定了理论基础。如《素问·奇病论篇》云:"人有病头痛以数岁不已,此安得之?"《素问·五脏生成篇》云:"头痛巅疾,下虚上实,过在足少阴、巨阳,甚则入肾。"《灵枢·经脉》云:"膀胱足太阳之脉……是动则病冲头痛,目似脱,项如拔……"《素问·通评虚实论篇》云:"头痛耳鸣,九窍不利,肠胃之所生也。"究其病因,不外外感、内伤两端,或风寒外袭,或下虚上实,或肠胃功能失调,致使经气逆上,干于清道,不得运行,壅遏而作痛。

汉代张仲景《伤寒论》论述了太阳、阳明、少阳、厥阴经头痛之见证,诚以三阳经脉俱上头,厥阴经脉亦会于巅,是以邪客诸经,循经上逆,头痛作矣。因其证候各异,故治法亦殊,如治太阳头痛,用辛温之剂以发散风寒;治"伤寒不大便六七日,头痛有热者",予承气汤以通下;治厥阴病,"干呕,吐涎沫,头痛者",用吴茱萸汤温散厥阴寒邪,以降浊阴。对症下药,充满了辨证论治的思想。

隋代巢元方首次论及风痰相结,上冲于头可致头痛,并叙述了此头痛可数年不愈,病程较长。如《诸病源候论·鬲痰风厥头痛候》云:"鬲痰者,谓痰水在于胸鬲之上,又犯大寒,使阳气不行,令痰水结聚不散,而阴气逆上,上与风痰相结,上冲于头,即令头痛,或数岁不已,久连脑痛,故云鬲痰风厥头痛,若手足寒冷至节即死。"唐代孙思邈《备急千金要方·头面风》载列古代用治头痛的部分效方,其中如治头风用"头风散"(附子、盐)摩顶的外治法,对后人颇有启迪。

宋代陈无择论述了真头痛的成因,并指出治头痛当详审三因。如《三因极一病证方论·头痛证治》:"头者诸阳之首……凡头痛者,乃足太阳受病,上连风府眉角而痛者,皆可药愈。或上穿风府,陷入于泥丸宫而痛者,是为真头痛,不可以药愈,夕发旦死,旦发夕死,责在根气先绝也。原其所因,有中风寒暑湿而疼者,有气血食饮厥而疼者,有五脏气郁厥而疼者,治之之法,当先审其三因,三因既明,则所施无不切中。"其"治伤风寒生冷,及气虚痰厥,头疼如破",用芎辛汤(附子、乌头、天南星、干姜、甘草、川芎、细辛);治头风用雄黄圆(明雄黄、川乌头),辅以搐鼻药(荜茇、高良姜、白芷、细辛);立方遣药,均有参考价值。严用和《济生方·头痛论治》云:"凡头痛者,血气俱虚,风、寒、暑、湿之邪伤于阳经,伏留不去者,名曰厥头痛。盖厥者逆也,逆壅而冲于头也……又有风热痰厥,气虚肾厥,新沐之后,露卧当风,皆令人头痛。"此外,他所提出的温经止痛佐以虫蚁药的论治方法对后世亦颇有启发。

金元时期,论头痛最有造诣的是李杲,其贡献主要有3点:一是在《内经》和《伤寒论》对头痛的论治基础上,补充了太阴头痛和少阴头痛,创立了分经用药的方法。二是对气虚头痛、血虚头痛、气血俱虚头痛、痰厥头痛的论治,是非常精确的。三是将头痛分为外感和内伤两类,进一步发展了头痛的辨证论治思想。如《兰室秘藏·头痛门》云:"太阳头痛,恶风脉浮紧,川芎、羌活、独活、麻黄之类为主;少阳经头痛,脉弦细,往来寒热,柴胡为主;阳明头痛,自汗发热恶寒,脉浮缓长实者,升麻、葛根、石膏、白芷为主;太阴头痛,必有痰……苍术、半夏、南星为主;少阴经头痛,三阴三阳经不流行,而足寒气逆为寒厥,其脉沉细,麻黄、附子、细辛为主;厥阴头顶痛,或吐痰沫厥冷,其脉浮缓,吴茱萸汤主之。"又云:"血虚头痛,当归、川芎为主;气虚头痛,人参、黄芪为主;气血俱虚头痛,调中益气汤加川芎、蔓荆子、细辛,其效如神。白术半夏天麻汤,治痰厥头痛药也;清空膏,乃风湿热头痛药也;羌活附子汤,治厥阴头痛药也……洁古曰:此厥阴太阴合病,名曰风痰,以局方玉壶丸治之……"条分缕析,对辨证用药,很有参考价值。此外,《丹溪心法·头痛》篇,除沿用东垣之说外,还指出:"头痛多主于痰,痛甚者火多,有可吐者,可下者。"亦系经验有得之言。

明代对头痛的辨证论治进一步深入,立论精当,示后人以规范,并对不同的证候加以描述。明代王肯堂《证治准绳·头痛》云:"头象天,三阳六府清阳之气,皆会于此;三阴五藏精华之血,亦皆注于此。于是天气所发,六淫之邪,人气所变,五贼之逆,皆能相害。或蔽覆其清明,或瘀塞其经络,因与其气相薄,郁而成热则脉满,满则痛。"《景岳全书·头痛》云:"凡诊头痛者,当先审久暂,次辨表里,盖暂痛者必因邪气,久病者必兼元气。以暂痛言之,则有表邪者,此风寒外袭于经也,治宜疏散,最忌清降;有里邪者,此三阳之火炽于内者,治宜清降,最忌升散;此治邪之法也。其有久病者,则或发或愈,或以表虚者,微感则发;或以阳胜者,微热则发;或以水亏于下,而虚火乘之则发;或以阳虚于上,而阴寒胜之则发。"指出:"暂痛者,当重邪气;久病者,当重元气,此固其大纲也;然亦有暂痛而虚者,久痛而实者,又当因脉因证而详辨之,不可执也。"李中梓《医宗必读·头痛》简明地描述了本证的不同证候:"因风痛者,抽掣恶风;因热痛者,烦心恶热;因湿痛者,头痛而天阴转甚;因痰痛者,昏重而欲吐不休;因寒痛者,绌急而恶寒战栗;气虚痛者,恶劳动,其脉大;血虚痛者,善惊惕,其脉芤。"李氏还阐明了头痛用风药的机制:"头痛自有多因,而古方每用风药者何也?高巅之上,惟风可到,味之薄者,阴中之阳,自地升天者也,在风寒湿者,固为正用;即虚与热亦假引经。"

清代叶天士对头痛的证治也积累了丰富的经验,《临证指南医案·头痛》邹时乘按:"头为诸阳之会,与厥阴肝脉会于巅,诸阴寒邪不能上逆为阳气窒塞,浊邪得以上据,厥阴风火,乃能逆上作痛。故头痛一证,皆由清阳不升,火风乘虚上入所致。观先生于头痛治法,亦不外此。"治疗上药随证转,灵活运用,值得效法。王清任创立通窍活血汤、血府逐瘀汤治疗头痛顽疾,颇有新义。

综上所述,自《内经》论述头痛一证以来,代有发展,特别是金元时期以后,头痛的辨证论治内容日臻完善,并至今有效地指导着临床实践。

【范围】

头痛原因涉及临床各科,许多颅内疾病、全身性疾病、功能性或精神疾病等均可引起头痛。头痛分为原发性和继发性。原发性头痛包括偏头痛、紧张性头痛、丛集性头痛、其他原发性头痛4种类型;继发性头痛包括头和(或)颈部外伤所致的头痛、头和(或)颈部血管疾病引起的头痛、感染性头痛、非血管性颅内疾病引起的头痛、代谢性疾病所致头痛、面部或颅结构疾病和精神疾病头痛8种类型,还有颅神经痛和不能分类引起的头痛共计 14 种，上述各种原因引起的头痛均可参照本篇辨证论治。

【病因病机】

头痛病因虽多，约之不出外感、内伤两端。若六淫之邪外袭，或直犯清空，或循经络上干；或痰浊、瘀血痹阻经脉；致使经气壅遏不行；或气虚清阳不升；或血虚经脉失养；或肾阴不足，肝阳偏亢；或情志怫郁，郁而化火，均可导致头痛的发生。本病病位在脑，涉及肝、脾、肾等脏器，与三阳经循行部位密切相关；病性为本虚标实，外感头痛多属实证，内伤头痛以虚证、虚中夹实多见。

1. **六淫外袭** 起居不慎，风寒湿热之邪外袭，均可导致头痛。《素问·太阴阳明论篇》云："伤于风者，上先受之。"故头痛以风邪所致者，最为多见。且风为百病之长，多夹时气为患，若风寒袭表，寒凝血涩，则头痛而恶寒战栗；风热上犯清空，则头痛而身热烦心；风湿袭表，上蒙清阳，则头痛而重。若湿邪中阻，清阳不升，浊阴不降，亦可引起头痛。

2. **内伤不足** "脑为髓之海"，主要依赖肝肾精血及脾胃运化水谷精微、输布气血以濡养，故内伤头痛，其发病与肝、脾、肾三脏有密切关系。因于肝者，或肝阴不足，肝阳偏亢，风阳上扰头窍，故全头胀痛伴眩晕；或肝气郁滞、久郁化火，上扰清空而为头痛；若因情志刺激，则肝火阵旺而头痛加剧。因于脾者，或脾虚生化无权，气血亏虚，气虚则清阳不升，血虚则脑髓失养而致头痛隐隐，劳累后诱发或加重；或脾失健运，痰浊内生，以致清阳不升，浊阴不降而发生头痛，且头痛昏重。因于肾者，多由房劳过度，耗损肾精，以致髓海空虚，或肾阳衰微，寒从内生，清阳失旷；或肾阴不足，水不涵木，风阳上扰而致全头空痛、头晕耳鸣。

3. **跌仆损伤** 跌打坠仆，脑脉损伤，瘀血停留，或气滞血瘀，久病入络，阻滞脑窍脉络，致气血不能上荣头目，则头痛如刺，经久不愈。

诸种头痛的病机均可相互转化。外感头痛以标实为主，多可向愈，也可内伤气血，演变为内伤头痛。外感头痛可因体质因素、感邪性质不同而从化不同。如阳盛体质，感受风寒日久，寒易从热化；阴盛体质，风热束表，热亦可从寒化，在动态演变中两者又可相兼为病。正虚邪盛，外邪久滞，伤及气血，脏腑功能受损，演化为内伤头痛。内伤头痛始则多以痰浊、瘀血、气滞、肝阳上亢等标实为主，病多在气血，若迁延不愈，则深入脏腑，伤及肾精，以气血精津本虚为主，多反复发作，甚或终生不愈。内伤头痛每因外感或情志不遂或劳累过度而诱发加重，其证可见虚实兼挟，较为复杂。

【诊断与鉴别诊断】

一、诊断

（一）发病特点

(1) 外感头痛多急性发作，且伴外感表证；内伤头痛多反复发作，且病史多在 1 年以上。

(2) 遇七情变化、劳累、月经期等诱发或加重。

（二）临床表现

(1) 主诉：常以头部疼痛的自觉症状为主诉。或双侧或全头部疼痛，呈跳痛、灼痛、胀痛、重痛、针刺痛等。痛甚者伴恶心呕吐，难以忍受。

(2) 病性：外感头痛，多属实证，一般起病较急，病势较剧，呈掣痛、跳痛、灼痛、重痛或痛无休止等，每因外感六淫之邪所致。内伤头痛一般起病较缓，反复发作，呈隐痛、空痛、昏痛、悠悠而痛等。

(3) 辅助检查：全面进行体格检查，必要时进行精神或心理检查，同时结合经颅多普勒超声（TCD）、头颅 CT 或 MRI 检查、腰椎穿刺脑脊液检查、脑电图检查等。

二、鉴别诊断

1. **类中风** 类中风病多见于 45 岁以上患者，常表现为眩晕反复发作，头痛突然加重，多为风痰壅盛引起，常兼半身肢体活动不灵，或舌蹇语涩。

2. **真头痛** 真头痛多呈突然剧烈头痛，常表现为持续痛而阵发加重，甚至呕吐如喷不已，以致肢厥、抽搐。

【辨证论治】

一、辨证

（一）辨证要点

1. **辨属性** 一般说来，外感头痛，起病较急，常伴有外邪束表或犯肺的症状，应区别风、寒、湿、热之不同。林珮琴《类证治裁·头痛》云："因风者恶风，因寒者恶寒，因湿者头重……因火者齿痛，因郁热者烦心，因伏暑者口干。"可供临床参考。内伤头痛，其痛反复发作，时轻时重，应分辨气虚、血虚、肾虚、肝阳、痰浊、瘀血之异，气虚者脉大，血虚者脉芤，肾虚者腰膝酸软，肝阳亢者筋惕肢麻，痰浊者头眩恶心，瘀血者痛如椎刺。

2. **辨病位** 头为诸阳之会，手足三阳经均循头面，厥阴经亦上会于巅顶；由于脏腑经络受邪之不同，头痛的部位亦异。大抵太阳头痛，多在头后部，下连于项；阳明头痛，多在前额部及眉棱等处；少阳头痛，多在头之两侧，并连及耳部；厥阴头痛，则在巅顶部位，或连于目系。明乎此，则循经用药，可奏事半功倍之效。

3. **辨病势** 凡起病急骤，头痛如裂，短时间内出现神昏伴颈项强痉，呕吐如喷，甚或旦发夕死，夕发旦死者，属真头痛；凡外感后头痛剧烈，或见神识变化，或见肢体强痉抽搐者，为脑髓受损或脑络破裂所致；若头痛伴高热抽搐，角弓反张，或喘促气急，或腹胀黄疸，或癃闭尿少者，为热毒或湿浊扰犯元神所致；若头痛伴半身不遂，口舌歪斜，言謇者，多为肝阳化风，气血逆乱，直冲犯脑之类中风所致。以上诸种头痛患者，均须紧急抢救处理，不可等闲视之。此外，对反复发作，痛势愈演愈烈之头痛者，应谨慎处之，警惕脑岩之可能。

（二）证候

外感头痛

[风寒头痛]

症状：头痛连及项背，恶风畏寒，常喜裹头。苔薄白，脉浮或浮紧。

病机分析：太阳主一身之表，足太阳膀胱经循项背，上行巅顶，风寒外袭，邪客太阳经脉，循经上犯，故头痛连及项背；风寒束于肌表，卫阳被遏，故恶风畏寒；寒为阴邪，得温则减，故常喜裹头；苔薄白，脉浮或浮紧，为风寒外袭之征。

［风热头痛］

症状：头痛而胀，甚则如裂，发热或恶风，面红而赤，口渴喜饮，大便不畅或便秘，溲赤。苔黄，脉浮数。

病机分析：风热之邪外袭，上扰清窍，热为阳邪，其性属火，故头痛而胀，甚则如裂，面红目赤；风热郁于肌表，则发热恶风；热盛耗津，故口渴欲饮，便秘溲赤；苔黄，脉浮数，为风热邪盛之象。

［风湿头痛］

症状：头痛如裹，肢体困重，胸闷纳呆，小便不利，大便溏薄。苔白腻，脉濡。

病机分析：湿为阴霾之邪，其性重浊，外感风湿，上蒙清窍，故头痛如裹；脾司运化而主四肢，脾为湿困，故肢体困重；湿浊中阻，故见胸闷纳食减少；“湿胜则濡泄”，故大便溏薄，湿浊内蕴，阳气不通则小便不利；苔白腻、脉濡，为湿邪偏胜之象。

内伤头痛

［肝阳头痛］

症状：头痛而眩，时作筋掣，两侧为重，心烦易怒，面红口苦，或兼胁痛。舌红，苔薄黄，脉弦或弦细带数。

病机分析：“诸风掉眩，皆属于肝。”肝体不足，肝用有余，风阳循经上扰清空，故头痛而眩，时作筋掣，以两侧为甚；胁为肝之分野，肝火内郁，故见胁痛；肝胆之火偏亢，则心烦易怒；面红口苦，为肝胆郁火内炽之征；舌红，苔薄黄，脉弦，为肝火偏亢之象。如属肝肾阴虚，肝阳偏亢者，脉见弦细带数。

［气虚头痛］

症状：头痛，痛势绵绵，时发时止，遇劳益剧，倦怠乏力，畏寒少气，口淡乏味，胃纳不佳。苔薄，脉大无力。

病机分析：脾虚则生化无力，中气不足，清阳不升，浊阴不降，清窍不利，故头痛绵绵；劳则气伤，故遇劳易发，痛势更剧；中气不足，阳气不布，运化失司，则神疲乏力，畏寒少气，口淡纳呆；脉大无力，为气虚之征。

［血虚头痛］

症状：头痛而晕，面色少华，心悸怔忡。舌质淡，苔薄，脉细。

病机分析：血虚而脑髓失养，故头痛且晕；血不荣于面，故面色少华；血虚心失所养，故心悸怔忡；舌质淡、苔薄，脉细均为血虚之象。

［肾虚头痛］

症状：头痛且空，每兼眩晕，畏寒肢冷，耳鸣，腰膝酸软，遗精带下。苔薄，脉沉细无力。

病机分析：肾主藏精，生髓，脑为髓海，肾虚精髓不足，髓海空虚，故头脑空痛，眩晕耳鸣；腰为肾之府，肾虚故腰膝酸软；肾虚精关不固而遗精，女子则带脉失束而带下；肾阳虚则畏寒肢冷；苔薄，脉沉细无力，为肾虚之象。

［痰浊头痛］

症状：头痛昏蒙，胸脘痞闷，纳呆呕恶。舌苔白腻，脉滑或弦滑。

病机分析：脾失健运，聚湿生痰，痰浊中阻，清阳不得舒展，故头痛昏蒙；痰阻胸膈，故胸脘痞闷，纳呆；痰浊上逆则呕恶；苔白腻，脉弦滑，均为痰浊内停之象。

［瘀血头痛］

症状：头痛经久不愈，痛处固定不移，如锥如刺。舌有瘀斑，脉细或细涩。

病机分析：头痛经久不愈，久痛入络，血瘀络痹，故痛处固定不移，如锥如刺；舌有瘀斑，脉细涩，为瘀血内停之象。

二、治疗

（一）治疗原则

外感头痛以邪实为主，治疗应以祛邪为主，因风者疏之，因寒者散之，因湿者化之，因热者清之。头痛因风邪为患，故须用风药驱风散邪；若系寒、湿、热邪为患，亦可参用风药以为引经。内伤头痛多属虚证，治疗以扶正为主，风阳上僭则息风潜阳，气虚则益气升清，血虚则养阴补血，肾虚则益肾填精。至于痰浊、瘀血所致头痛，属本虚标实，或先祛其实，或扶正祛邪兼顾，当因证制宜。

（二）治法方药

外感头痛

［风寒头痛］

治法：疏风散寒。

方药：川芎茶调散化裁。方中川芎行血中之气，祛血中之风，上行头目，为风寒头痛之要药；羌活、荆芥、防风、白芷、细辛辛温散寒，疏风止痛；薄荷以清头目；甘草调和诸药；以清茶调下，取茶叶清上而降下之性，以监制诸药过于温燥、升散，使升中有降，共奏疏风邪、止头痛之功。

若寒邪侵犯厥阴经脉，引起巅顶疼痛，甚则四肢厥冷，苔白，脉弦，治当温散厥阴之寒邪，方用吴茱萸汤，去人参加藁本、川芎、细辛以祛风散寒。

若寒邪客于少阴经脉，症见足寒气逆，头痛，背冷，脉沉细，治宜温散少阴寒邪，方用麻黄附子细辛汤加白芷、川芎以温经止痛。

［风热头痛］

治法：祛风清热。

方药：芎芷石膏汤化裁。取方中之石膏清热泻火，菊花散风清热，川芎、白芷祛风止痛，寓“火郁发之”之意，可酌加金银花、连翘、黄芩、栀子辛凉轻解。若兼口渴、舌红少津，可加天花粉、石斛以生津止渴；便秘者可加大黄以泄热通腑。

若见头痛如雷鸣，头面起核或肿痛红赤，名“雷头风”，多是风邪湿毒上冲，宜用清震汤合普济消毒饮加减，以祛风燥湿，清热解毒。

［风湿头痛］

治法：祛风胜湿。

方药：羌活胜湿汤化裁。方中羌活、独活、防风祛风胜湿，蔓荆子、川芎、藁本清头目以止痛。恶心呕吐者，加半夏、陈皮、竹茹以降逆止呕；胸闷不舒，加厚朴、藿梗以行气化湿；纳呆加麦芽、神曲以消食健胃；小便短少加薏苡仁、淡竹叶以淡渗利湿。

若暑湿外袭，症见头痛而胀，身热心烦，口渴胸闷，治宜清暑化湿，用黄连香薷饮加藿香、佩兰、蔓荆子、荷叶之类。

内伤头痛

[肝阳头痛]

治法：平肝潜阳。

方药：天麻钩藤饮化裁。取方中之石决明潜镇，以定风阳之上潜；天麻、钩藤平肝息风；牛膝引热下行；栀子、黄芩苦泄肝胆之郁火，茯神宁心安神。肝阴不足者可酌加白芍、女贞子、石斛以养阴。若木火偏亢，证见头痛剧烈，口苦目赤，小溲色黄者，宜用栀子清肝散。若头痛系肾阴亏虚，水不涵木所致者，宜用杞菊地黄丸。

[气虚头痛]

治法：益气升清。

方药：顺气和中汤化裁。方中人参、黄芪、白术、甘草益气健脾；当归、白芍养血；陈皮理气和中；升麻、柴胡引清气上行；蔓荆子、川芎、细辛祛风止痛；标本兼顾，为中气不足、清阳不升所致头痛之效方。若气血两虚，头痛绵绵不休者可用人参养营汤化裁。

[血虚头痛]

治法：滋阴养血。

方药：加味四物汤为主。方中当归、地黄、白芍养阴补血；川芎、蔓荆子、菊花清头目以止痛；甘草和中。若兼气虚者，宜加党参、白术、黄芪以益气养血。

若血不养肝而致肝血不足，阴不敛阳，肝阳上扰，往往头痛并见耳鸣、腰膝酸软及五心烦热等症，宜用加味四物汤去川芎，加石决明、牡蛎、女贞子、钩藤之属，忌投辛散之剂。

[肾虚头痛]

治法：补肾填精。

方药：大补元煎化裁。方中熟地、山药、山茱萸、枸杞子补肾填精；人参、当归益气养血；杜仲益肾强腰。若偏肾阳虚而见头痛畏寒，面色㿠白，四肢不温，舌淡、脉沉细者加鹿角、附子温补肾阳。

若肾气不足，浊阴上逆，头痛不可忍，脉轻按弦，重按不坚，为肾厥头痛，当用温降之法，可用玉真丸治疗。

[痰浊头痛]

治法：化痰降逆。

方药：半夏白术天麻汤。方中半夏、茯苓、陈皮、白术、生姜健脾化痰，降逆止呕；天麻平肝息风，可加白蒺藜、蔓荆子以祛风止痛。痰湿阻滞，胸脘满闷，纳呆加厚朴、枳壳以降逆和中。若痰湿久郁化热，出现口苦、舌苔黄浊、大便不畅，宜去白术加黄连、枳壳、竹茹以清化痰热。

[瘀血头痛]

治法：活血化瘀。

方药：用通窍活血汤。方中麝香香窜开窍；红花、桃仁、赤芍、川芎活血化瘀。疼痛甚者，可加虫类搜剔之品，如全蝎、蜈蚣、五灵脂、地龙等。若兼夹寒邪，可加细辛、桂枝以温经通络散寒。

瘀血头痛应用活血祛瘀药，若效果不显，审系气虚瘀阻，则当益气化瘀，可用当归补血汤合通窍活血汤加减化裁。

（三）其他治法

1. 单方验方

(1) 川芎、蔓荆子各10克，水煎服。适用于风邪上犯之头痛。

(2) 夏枯草30克，水煎服。或用菊花6～10克，决明子10克，开水冲泡，每日代茶常饮。适用于肝阳上亢之头痛。

(3) 制川草乌各6克，白芷、僵蚕各6克，生甘草9克，研细末，分成6包，每日1包，分3次用绿茶送服。适用于顽固性风寒头痛。

(4) 全蝎、地龙、甘草各等分，研末，每服3克，每日3次。适用于顽固性头痛。

(5) 白凤仙1株捣烂，火酒浸，露七夕，去渣，饮酒。治寒湿头痛。

(6) 甘菊花30克，川芎30克，捣细为末，温酒调服6克，不计时服。治风头痛，每欲天阴头痛先发者。

(7) 山羊角15～30克(锉成细末，先煎)，白菊花12克，川芎6克，水煎服。治偏头痛。

(8) 白附子3克，葱白15克，白附子研细末，与葱白捣成泥状，取如黄豆大1粒，堆在小圆形纸上，贴在痛侧太阳穴处，约1小时取下。适应于偏正头痛。

(9) 蓖麻同乳香、食盐捣，贴太阳穴。治气郁偏头痛。

(10) 鹅不食草30克，白芷15克，冰片1.5克，共研细末备用。发作时用棉球蘸药粉少许塞鼻孔。适用于偏头痛。

2. 针灸

(1) 风袭经络，按部分经取穴。

处方用穴：前额痛(阳明经)可近取印堂、攒竹，远取合谷、内庭。

侧头痛(少阳经)可近取太阳、悬颅，远取外关、足临泣。

后头痛(太阳经)可近取天柱，远取后溪、申脉。

头顶痛(厥阴经)可近取百会，远取太冲、内关、涌泉。

随症配穴：前头痛配印堂，偏头痛配外关，后头痛配四神聪，风热配曲池，风寒配风门拔火罐，风湿配头维、阴陵泉。

(2) 肝阳头痛：取足厥阴、少阳经为主。

处方用穴：百会、风池、太冲、太溪。

随症配穴：胁痛、口苦配阳陵泉。

(3) 气血不足头痛，取任督经穴、背俞和手足阳明经穴为主。

处方用穴：百会、心俞、脾俞、足三里。

随症配穴：纳差配中脘，心悸配大陵。

(4) 痰湿头痛：取足太阴脾经为主。

处方穴位：头维、太阳、丰隆、阴陵泉。

随症配穴：胸闷配膻中，呕恶配内关。

(5) 肾虚头痛：取足少阴肾经为主。

处方穴位：百会、肾俞、太溪、悬钟。

随症配穴：遗精带下配关元、三阴交，少寐配心俞。

【转归及预后】

凡外感头痛，多属实证，一般表邪解后，痛势逐渐减轻，乃至消失；亦有表邪虽解，伤及经脉气血，虽表邪解除，头痛仍在，渐至演化为慢性头痛，每遇外邪侵袭，头痛反复发作。

内伤头痛病程较长，多虚实夹杂，但辨证准确，恰当用药可以延长发作周期，减轻发作程度，逐渐痊愈。一般早期以痰浊、瘀血、肝阳亢逆等标实为主，常见肝阳上亢、瘀血阻窍、痰浊中阻等证。若因气血阴阳受损，则可见气血亏虚证，而气血亏虚又每多兼夹痰浊瘀血。年老体衰或久病体虚头痛病，初起即见肾精亏虚者，多难治。各证类间亦可相互转化，如气血亏虚证，由于气血不足，不能奉养先天之肾精，日久可转化为肾精不足证。反之，肾精不足，不能生化气血，则又可出现气血阴阳俱亏之证。又如阴阳失调之肝阳上亢，阳亢耗阴，日久及肾阴，进一步阴损及阳，出现阴阳俱损。由于脏腑功能失调，痰瘀等病理产物内生，痰瘀相搏，作为重要的致病因素，可出现在头痛的各个证型中，治疗应予以重视。

外感头痛，积极治疗，一般预后良好。内伤头痛若积极治疗，可以延长其发作周期，减轻其发作程度，最终治愈。若病久不愈，反复发作，症状重笃，影响工作及生活，多较难治。若失治误治，妄用散风活血之品，亦可导致咽痛、乏力、妇女月经过多或再行，及腹胀便溏等变证，不可不防。

【预防与护理】

头痛者应尽早明确诊断，积极治疗，调整情绪。外感头痛由于外邪侵袭所致，故平时生活应有规律，起居有定时，参加体育锻炼，以增强体质，抵御外邪侵袭。肝阳所致者，宜情绪舒畅，避免头痛的诱发因素，如精神紧张、睡眠不足以及噪音和强光等刺激，避免食用可能引起头痛的食物，如酒类、奶酪、巧克力、大量咖啡因等。治疗期间，严禁饮酒及吸烟。尤其肝阳头痛者，禁酒更为重要。注意气候变化，防止外感邪气，避免过冷或暴晒。

此证的护理，凡头痛剧烈者，宜卧床休息，环境宜清静，光线不要过强。倾听患者的主诉，告知患者该病为功能性、可逆性，给予精神支持，使患者增加战胜疾病的信心。指导并建议患者记录头痛的日记，让其知晓头痛的特征及经过。由焦虑和抑郁等心理因素所致的紧张性头痛，应给予心理治疗，耐心给患者作适当的解释与诱导。因肝火头痛者，可用冷毛巾敷头部。风寒头痛剧烈者，可用盐炒附子包在纱布内，频擦痛处，外出时戴帽，避免风寒外袭。饮食调理应根据头痛的性质、证候情况进行搭配。加强身体锻炼，可选择太极拳、八段锦、游泳、慢长跑中的一项或两项进行锻炼，以增强体质。

【现代研究】

头痛系因头颈部痛觉末梢感受器受到刺激产生异常的神经冲动传达到脑部所致，是临床常见症状之一。其发生率很高，据流行病学调查[1] 99%的女性和93%的男性经历过头痛，4%人口每月头痛发作多于15日。1988年国际头痛协会(International Headache Society, HIS)首次制订了头痛疾患的分类及诊断标准，将头痛分为偏头痛、紧张性头痛、丛集性头痛和慢性发作性头痛等13类；2004年1月HIS发表了第2次《头痛疾患的国际分类》，将头痛分为14类。中医头痛病名，最早见于《内经》。后世医家在此基础上各有发挥，有头风、厥阴头痛、太阴头痛、少阴头痛、太阳头痛、血虚头痛、气虚头痛、痰厥头痛、偏头风、偏头痛、真头痛等称谓。近年来，关于头痛的现代研究进展主要有以下几个方面。

（一）头痛的诊断标准研究

目前中医对头痛诊断与疗效标准尚未统一，有的参照国家中医药行业标准《中医病症诊断疗效标准》[2]，有的参照各省卫生厅自拟的标准，大部分研究参照国家中医药管理局颁布的《头风诊断及疗效评定标准》[3]。该标准是国家中医药管理局脑病急症科研协作组以历代医家及当代中医专家的临床实践为基础，经反复论证并结合影像学检查辅助制订。标准中含9个证候：风证、火热证、痰湿证、血瘀证、郁证、血虚证、气虚证、阴虚证、阳虚证。可独立诊断，亦可随机组合，能真实地、动态地反应头风的病因病机。黄氏等[4]对302例头痛病进行了调研，认为该标准可反应头风病的病因、病机和不同的证候组合，并确定为9个证候、105个诊断因素，证候按先实后虚排序，即以风、火、痰、郁、瘀、气虚、血虚、阴虚、阳虚的样式；证候诊断的确立由该项证候诊断因素的分值相加而成；证候诊断因素分值相加大于或等于5分，证候诊断即可成立，5～10分为轻度，11～15分为中度，16～20分为重度。李氏等[5]建议的头痛治疗的判定标准为：治愈，头痛及其他症状体征消失，3个月内无复发；好转，头痛及其他症状减轻；未愈，头痛等症状无改善。张氏[6]建议，症状迅速缓解，随访1年未复发为临床治愈；症状缓解，随访半年未复发为显效；症状显著减轻或消失，停药后近期内无复发者为有效；服药14剂未能止痛即为无效。潘氏[7]将脑血流图检查手段和指标作为本病诊断的辅助指标。头痛及伴随症状消失，脑血流图恢复正常，随访半年未复发为治愈；头痛明显减轻，发作次数明显减少或发作持续时间明显缩短，伴随症状消失，脑血流图基本改善为显效；头痛及发生频率和持续时间均有减轻，脑血流图部分或基本上无明显改善为有效；两疗程后症状和脑血流图无改善为无效。这些诊疗标准的制订体现了时代发展的需要。

（二）头痛的辨证要点

有关头痛的辨证论治的文献较多，辨证分型也比较杂乱，综合其辨证分型主要有以下几类。① 辨外感内伤。外感头痛发病多急，痛势剧烈，间无休止。并兼有发热恶寒、鼻塞流涕、喷嚏咳嗽、脉多浮数紧；内伤头痛发病缓慢，病势绵绵，时剧时止，伴有各脏腑的特有症状，脉多沉细弦。② 辨虚实。实证多暴痛而剧，痛有定处，新病体壮，拒按面红，舌质红暗等；虚证多痛势绵绵，时剧时缓，痛无定处，久病体虚，神疲乏力等。③ 辨六经。太阳经头痛：太阳主一身之表，足太阳膀胱经循项背，上行巅顶，风寒之邪外袭，邪客太阳经脉，循经上犯，故见头痛连及项背；阳明经头痛：胃阳明之脉多气多血，起于鼻(迎香穴)，旁纳太阳之脉，夹口，环唇，上耳前，循发际，至额颅。风热之邪外袭，上扰清窍，是时头痛而胀，必在前额，连及眉棱骨，甚则如裂。少阳经头痛：少阳为三阳之枢，其经脉起于目锐眦，上抵头角，下耳后，入耳中，出走耳前，至目外眦后方。一旦恚怒气结，邪犯少阳，经络阻塞，开阖不利，其头痛必在两太阳穴，连及耳部，胀痛为甚。太阴经头痛：足太阴脾经为后天之本，主身之肌肉，以阳气为本，水湿内困中阳，脾运失司，郁滞不化，上扰清窍，清阳不得舒展，故见头痛如裹，昏蒙不舒，沉重闷痛。少阴经头痛：足少阴肾经为先天之本，元气之根。元气不足，全身之阳气不能发。阳虚阴盛，无以固表卫外，故极易复感外邪。风寒之邪乘虚而入，故见头隐隐冷痛突然加剧。厥阴经头痛：足厥阴肝经，起于大趾丛毛之际，上循过阴器，抵小腹，夹胃，属肝，络胆，上贯膈，布胁肋，循喉咙之后，上入颃颡，连目系，上出额，与督脉会于巅。病在厥阴经，无论外感内伤，寒热虚实，均可见头巅顶痛，连及目系。④ 辨病络：常氏等[8]认为脑在生理上以髓为载体，遍布络脉，交织成密集的络脉之网络，以支持较多的气血供应。无论是外感六淫，还是内生五邪，在致病过程中，都有可能损伤头部的络脉，影响气血流通而引起头痛。因而头痛从络脉、病络进行辨证施治，最能切中病机，抓住要害。外感头痛由于邪在于络，入舍于经，络经同病，经络不和，邪气轻浅者，由于病程短，较易治疗，但对于反复发作的外感头痛，邪气多由络脉传入经脉，夹杂他邪，结于络道，不易速除。内伤头痛因病程长，邪气沉滞，众邪胶结络道，导致络脉迂曲、窄碍，甚则闭塞。在临床上，部分"医者不识络病因由与络病治法，非见血投凉，即见血补阴，无怪乎愈治愈穷也"(《吴鞠通医案·卷三》)。"总之未能讲究络病工夫"(《临证指南医案》)，才使头痛失去了最佳干预时机。

（三）头痛的中医药治疗及用药组方规律

许多学者师承前人，在临床治疗过程中总结了一些用药规律。分类如下。① 重视应用风药。风邪为慢性头痛的重要病因，用风药治疗头痛可谓源远流长。《素问·风论篇》曰："风气循风府而上，则为脑风。"李杲曰："凡头痛皆以风药治之者，总其大体而言之也。高巅之上，唯风可到，故味之薄者，阴之阳，乃自地升天者也。"这些论述乃运用风药的病因依据。② 活血化瘀药不可少。《医林改错》有通窍活血汤治疗瘀血头痛。若调畅气血，化解瘀血，则活血化瘀药不可少。活血化瘀药的作用主要是疏通经络，破瘀散结，祛瘀生新。此外，活血化瘀药兼有较明显的止痛、镇静等作用。同时考虑适当佐以养血活血之品，使头部血脉通畅，常可提高疗效。③ 适当选择虫类药。《张聿青医案》曰："直者为经，横者为络，邪既入络，易入难出，势不能脱然无累。"故必以非常之药攻拔，非用搜剔通络之虫蚁难以奏效。姚亦陶曰："初为气结在经，久则血伤入络，辄用蠕动之物，松透病根。"可见，虫类药在治疗络病顽症方面，具有一般植物药或矿物药所无法代替的独特疗效。况且，部分虫类药具有止痛、祛风止痉的作用。④ 引经药的使用也应重视。李杲曾指出："头痛需用川芎，如不愈者各加引经药。太阳川芎，阳明白芷，少阳柴胡，太阴苍术，少阴细辛，厥阴吴茱萸。"提出了"头痛引经药"，经过临床反复验证，最终形成一套行之有效的头痛引经学说。郑氏等[9]从理论上确定引经药物所归的靶经络，并探讨引经药物的作用机制和研究方法。常氏等[8]根据外感头痛和内伤头痛的病络机制，强调头痛无论外感还是内伤，无论病程之长短，除循经辨证引经用药外，应及时恰当地从络论治，往往能收到满意的减轻头痛效果。此外，文献中头痛辨证组方用药时还常选择清窍药、化痰药、安神药等。但是目前报道由于诊断标准的不统一，影响了疗效评价的客观性，使许多临床研究设计缺乏严谨性和规范性，因此研究结果的客观性及结果之间的可比性较差。

治疗头痛的新药研发正处在发展阶段，新的中成药不断问世，《新编国家中成药》中收载中成药 5 000 余种，其中有治疗头痛作用的 110 余种，治疗内伤头痛的也多达 30 余种。中药治疗头痛的剂型有了许多改进，除了口服汤剂外，还创立了胶囊、片剂、口服液、散剂、丸剂、注射剂等多种剂型，形成多种途径的给药方法。如芎菊上清丸用于外感风热之头痛鼻塞等症、川芎茶调丸用于风寒头痛，恶寒发热。正天丸用治各种头痛，尤其对瘀血性头痛效佳。太极通天液用治各种类型头痛，可改善中风后遗症头痛。血府逐瘀口服液用于瘀血头痛，牛黄降压丸用肝阳上亢、肝火痰热内扰之头胀痛，牛黄宁宫片用于治疗由高血压引起的头痛眩晕、高热神昏、惊风抽搐等症，镇脑宁用于肝阳化风夹痰瘀内阻之头痛，都梁滴丸用于风寒头痛，养血清脑颗粒用于血虚肝亢头痛。这些新药为临床治疗头痛提供了方便，但严格按照循证医学的方法进行临床再评价的药物极少，在很大程度上影响了中成药的合理使用。主要问题表现在中成药的临床适应证比较广泛，难以做到方证相应，同时，缺乏病证结合的系统研究和评价，难以明确药物是适合头痛的发作期还是缓解期，其远期疗效更是很少有资料报道。这些因素导致医生在临床选择药物时缺乏证据的支持，也影响了有效中药的临床推广应用。因此，对上市中成药进行严格的临床再评价，对于指导医生合理使用中成药，提高中药治疗头痛的临床疗效，改善患者的生活质量具有重要意义。

【小结】

头痛是一种常见症状，本篇主要讨论以头痛为主症的疾患。其致病原因虽属多端，但辨证的关键，首当分清外感、内伤，明辨虚实。一般说来，外感头痛，多由风邪所致，但还须分清夹寒、夹热、夹湿的不同。内伤头痛以气虚、血虚、肾虚、肝阳、痰浊、瘀血致病为多见。临床所见，见症往往错综复杂，如血虚夹肝阳，肝阳夹痰浊，气虚夹瘀阻，内伤夹外感者，必须分清主次，明辨标本，施治方可中的。

对头痛的治疗，因外邪所致者，以祛邪为急；因内伤所致者，以扶正为先；本虚标实者，或先予治标，继则扶正，或标本兼顾，当因证制宜。

总之，对头痛的治疗，必须注意审证求因，若见痛止痛，妄用风药，殊失治病求本之旨，这是应当加以注意的。

附方

（1）川芎茶调散(《和剂局方》)：川芎　荆芥　薄荷　细辛　白芷　甘草　防风　羌活　清茶。

（2）吴茱萸汤(《伤寒论》)：吴茱萸　人参　生姜　大枣。

（3）麻黄附子细辛汤(《伤寒论》)：麻黄　附子　细辛。

（4）芎芷石膏汤(《医宗金鉴》)：川芎　白芷　石膏　菊花　藁本　羌活。

(5) 清震汤(《素问病机气宜保命集》)：升麻　苍术　荷叶。
(6) 普济消毒饮(《证治准绳》引李杲方)：黄芩　黄连　连翘　玄参　板蓝根　马勃　牛蒡子　僵蚕　升麻　柴胡　陈皮　桔梗　甘草　薄荷。
(7) 羌活胜湿汤(《内外伤辨惑论》)：羌活　独活　川芎　蔓荆子　甘草　防风　藁本。
(8) 黄连香薷饮(《类证活人书》)：黄连　香薷　厚朴。
(9) 天麻钩藤饮(《杂病证治新义》)：天麻　钩藤　生石决明　牛膝　桑寄生　杜仲　栀子　黄芩　益母草　朱茯神　夜交藤。
(10) 栀子清肝散(《证治准绳》)：栀子　柴胡　丹皮　茯苓　川芎　白芍　当归　牛蒡子　甘草。
(11) 杞菊地黄丸(《小儿药证直诀》)：枸杞子　菊花　熟地　山茱萸　山药　泽泻　丹皮　茯苓。
(12) 顺气和中汤(《证治准绳》)：黄芪　人参　白术　白芍　当归　陈皮　甘草　柴胡　升麻　蔓荆子　川芎　细辛。
(13) 人参养营汤(《和剂局方》)：人参　甘草　当归　白芍　熟地　肉桂　大枣　黄芪　白术　茯苓　五味子　远志　陈皮　生姜。
(14) 加味四物汤(《金匮翼》)：生地　当归　白芍　蔓荆子　川芎　黄芩　菊花　炙甘草。
(15) 大补元煎(《景岳全书》)：人参　山药　杜仲　熟地　枸杞子　当归　山茱萸　炙草。
(16) 玉真丸(《普济本事方》)：硫黄　石膏　半夏　硝石。
(17) 半夏白术天麻汤(《医学心悟》)：半夏　白术　天麻　橘红　茯苓　甘草　生姜　大枣。
(18) 通窍活血汤(《医林改错》)：赤芍　川芎　桃仁　红花　麝香　老葱　生姜　大枣　黄酒。
(19) 当归补血汤(《兰室秘藏》)：黄芪　当归。

【现代研究】主要参考文献

[1] Loder E, Biondi D. Use of botulinum toxins for chronic headaches: a focused review[J]. *The Clinical Journal of Pain*. 2002,18: 169～176.
[2] 国家中医药管理局.中医病证诊断疗效标准[S].南京：南京大学出版社,1994年7月.
[3] 国家中医药管理局脑病急症科研协作组.头风病证候诊断标准[J].北京中医药大学学报,1997,20(4): 48～49.
[4] 黄益兴,任占利,王顺道,等.头风病证候诊断标准的研究[J].脑与神经疾病杂志,1997,5(3): 144～147.
[5] 李敬孝,袁立霞.偏头痛中医药治疗概述与评析[J].中医药信息,2003,2(20): 9～11.
[6] 张海洲.中医治疗血管性头痛的进展与评析[J].江苏中医,1990,11(7): 43.
[7] 潘建新,汤礼文.中西医结合治疗顽固性血管神经性头痛80例[J].浙江中医学院学报,2002,26(2): 26.
[8] 常富业,王永炎,高颖,等.头痛病络证治述要[J].中国临床康复,2005,9(21): 160～161.
[9] 郑一,高玉红.头痛引经药物理论研究及方法论探讨[J].北京中医药大学学报,2003,26(4): 10～13.

脚　气

【定义】

脚气是以两脚软弱无力,脚胫肿满强直,或虽不肿满而缓弱、麻木,甚至心胸筑筑悸动,进而危及生命为特征的一种疾病。因病从脚起,故名脚气病,因其两足缓纵不随而名"缓风",腿足软弱无力而有"脚弱"、"软脚病"之称;又因其发病多由湿邪积聚、气血壅滞而成,故又称"壅疾。"

【历史沿革】

《内经》无脚气之病名,但有类似的描述。《素问·六元正纪大论篇》曰:"太阴司天之政……民病寒湿,腹满身膜愤,胕肿痞逆,寒厥拘急。"据明代张景岳《景岳全书·脚气》说:"脚气之说,古所无也,自晋苏敬始有此名。"然事实上,汉时已有"脚气"之名,如汉代张仲景《金匮要略·中风历节病脉证治》篇有"乌头汤方：治脚气疼痛不可屈伸"、矾石汤"治脚气冲心"的记载。汉代《中藏经》:"风寒暑湿邪毒之气从外而入于脚膝,渐传于内,则名脚气也。其于不正之气,中于上则害头目,害于中则蛊于心腹,形于下则灾于腰脚,及于旁则妨于肢节,千状万证,但起于脚膝,乃谓脚气也。脚气之病,传于心肾,则十死不治。"这段文字不仅阐述了病因,并描述其转归预后,指明了脚气病属于全身整体性疾病。

隋代巢元方在《诸病源候论·脚气病诸候》中,对脚气缓弱、痹弱、痹挛、肿满、上气、疼不仁、心腹胀急、风经五脏惊悸等候,记载颇详。其曰:"江东岭南,土地卑下,风湿之气,易伤于人,初得此病,多从下上,所以脚先屈弱,然后毒气循经络渐入腑脏,腑脏受邪气便喘满。以其病从脚起,故名脚气。"对于脚气的临床表现,亦作了十分细微的描述:"其状,自膝至脚有不仁,或若痹,或淫淫如虫所缘,或脚指及膝胫洒洒尔,或脚屈弱不能行,或微肿,或酷冷,或痛疼,或缓纵不随,或挛急,或至困能饮食者,或有不能食者,或见饮食而呕吐,恶闻食臭,或有物如指发于腨肠,径上冲心,气上者,或举体转筋,或壮热头痛,或胸心冲悸,寝处不欲见明,或腹内苦痛而兼下者,或言语错乱有善忘误者,或眼浊精神昏愦者,此皆病之证也。若治之缓,便上入腹,入腹或肿或不肿,胸胁满,气上便杀人,急者不全日,缓者或一二三月。初得此病,便宜速治之,不同常病。"对于脚气之病因,指出"凡脚气病,皆由感风毒所致"。唐代孙思邈《备急千金要方》对本病的病因、症状、病情经过,证候以及防治等都作了进一步阐述,并认为脚气病与不服水土、饮食失调、感受风毒水湿之气等因素有关。认为《诸病源候论》中所述之风毒,应包括水湿之气。并明确提出"脚气入心"、"脚气不得一向以肿为候,亦有肿者,有不肿者,其以小腹顽痹不仁者,脚多不肿,小腹顽后不过三五日,即令人呕吐者,名脚气入心,如此者死在旦夕"。已初具划分证候之规模。在治疗上,提出"惟得食粳粱粟米,酱豉葱韭,薤椒姜橘皮"、"病人惟宜饮赤小豆饮”。这些方法，甚为可贵。唐代王焘《外台秘要》认为脚气病有冷热不同，干湿之异，缓急之分，并已认识到脚气之因非风毒一端，常与内因有关。宋代严用和《济生方·脚气》中提出：“寒暑风湿，皆能致此，非特风毒而已矣。”并指出脚气与肾虚有关。“今人谓之脚气，男子得之，受病于肾，妇人得之，受病血海，寒暑风湿，嗔恚悲伤，皆能致此。脚气之候，有轻有重，有干有湿，有阴有阳，有虚有实，治疗之法，脚气虽曰壅疾无补法，惟当泻之，理固然也。愚者之见，亦可补之。”从而把脚气病的辨证施治推到了一个新的阶段。宋代陈无择《三因极一病证方论·叙脚气论》中，提出：“脚气得之渐而深，以其随气虚实寒热发动，故得气名”、“但脚气不专主一气，亦不专在一经，故与中风寒湿为异耳。兼有续生诸病，混杂多端，未易分别，治之，须寻其经络病证，所在去处，然后以脉察其虚实浅深为治。”提出以六经分证治之。金元时期，李东垣、罗天益认为脚气病以内伤脾胃为主，进而使脚气病的内因学说更加明确。

明代张景岳《景岳全书·脚气》中，更明确地将脚气之病因，划分为外感内伤两大类。云：“自外而感者，以阴寒水湿雨雾之气，或坐卧湿地，致令湿邪袭人皮肉筋脉……自内而致者，以肥甘过度，酒醴无节，或多食乳酪湿热等物，致令热壅下焦，走注足胫，而日渐肿痛。”并认为“由内因者十之八九，由外因者十之二三”。在病机上则认为无论外因、内因，皆以湿邪壅滞为主，从而提出：“凡内有亏损而外有脚气者，无非虚证，此当以调补为主，而兼察四气以治之。”“脚气有实邪，凡壅盛肿痛而或为闭结或为胀满者，治宜以疏导通利为主。”

关于脚气的治疗，历代医家采用的方药众多。清代林珮琴《类证治裁·脚气》曾作了较详尽的总结。并提出“治法大要是疏通其壅”。近年来脚气病的中医治疗方药，常用于解决某些代谢性疾病产生的脚气样症候群，取得了好的治疗效果。

【范围】

西医学所称的脚气病，一般指多发性神经炎，各系统疾病和某些毒物、药物及重金属中毒等引发的脚气样症候群，凡具有类似本篇所讨论的脚气症候者，可参照本篇内容辨证治疗。

【病因病机】

脚气有外感和内伤2个方面，饮食失调，肾精亏虚为内因，感受水湿之气为外因，两者互为因果，多致风毒水湿之气袭于经络，下注足胫，而为足胫麻木不仁，酸痛浮肿。其病在脾，又多及于心、肺、肝、肾，病机变化主要是秽浊湿毒壅阻经脉，病机性质属于本虚标实。

1. **外邪侵袭** 感受风毒、水湿之气，是形成脚气的重要原因。如久处卑湿秽浊之地，或坐卧湿地，或冒雨涉水，或汗出入水，水湿秽浊侵入皮肉筋脉，酿成湿毒，即可发为脚气。故此病在水湿低洼之区，及长夏湿土主令之时较为多见。湿邪壅注经络，气血受阻，多出现足胫肿重、麻木酸痛等证。若正虚邪盛，湿邪上犯，则两股及少腹亦见肿满，重者邪毒深入脏腑，可见气逆喘息，动悸不安、食谷呕吐等证。此外，又有因易地而居，初起不服水土而罹患的，在临床上亦不少见。

2. **饮食不节** 如嗜酒无度，或过食乳酪肥甘，均能损伤脾胃，使运化失司，停滞成湿，郁而为热，湿热下注于足，而成脚气。又有常居高楼深院，平日嗜食肥甘过度，生湿蕴热，或纵欲伤精，损伤肾气，使脾胃运化乏权，水谷精微不能运行全身内外，停滞成湿，郁而为热，湿热下注于足，而成脚气。《脚气钩要》曰：“奉身饱暖，形处安逸，加之膏腴过分，房帏越节，自耗其元气……脾胃不健，气血不行。”又有因饮食偏嗜太过，长期进食精米白面等，可使脾胃功能减弱，导致脾虚生湿，下注两足而病脚气；也有因原来脾胃有疾，如食少便溏、呕吐、泄泻等，或高热、妊娠、哺乳等，阴精耗损太过，化源一时补充不及，脾虚生湿，湿滞经脉，气血不足，或流行失畅所致。

3. **肾精亏虚** 脚气一病，虽本于脾，与肾亦有关系。病后失调，劳欲不节，均可损及肾精，肾主骨、生髓，肾精亏虚，则两足屈弱，湿邪易于下注；肾精亏虚，外邪易于入侵；肾病及脾，运化失司，不唯精微不充，且易滋生水湿；凡此等等，均可导致脚气的形成。

综上所述，脚气之病，虽外感内伤都可形成，而其关键在于内伤招引外邪；若脾胃不虚，虽有水湿，湿热秽浊之侵入，未必即成脚气。反之，脾胃虽伤，而无外邪之随经下注于足，亦未必患脚气病。故脚气乃内外伤互为因果所致。简言之，本病病理因素，主要是风湿邪毒壅阻经脉，病机属于本虚标实，病在脾，亦及于心、肺、肝、肾等脏。

【诊断与鉴别诊断】

一、诊断

（一）发病特点

脚气病以两脚软弱无力，脚胫肿满强直，甚至心胸悸动，进而危及生命为特征，大多起病缓渐。

（二）临床表现

主要表现是知觉麻钝，微肿酸疼，屈弱不能行，喘急心悸等。始多不觉，仅感两脚软弱，不便行动，或肿，或不肿，或顽痹，或弛缓，或挛急。及其既发，或头痛壮热，状若伤寒；或少腹不仁；或恶心呕吐；或上气喘急；或心中筑筑悸动，甚则昏愦，病状不一。

《备急千金要方》、《外台秘要》将脚气病归纳为“湿脚气”、“干脚气”、“脚气冲心”3种证类，相沿至今。要言之，脚肿者为湿脚气，不肿者为干脚气，如兼心悸气急者，为脚气冲心。具体临床表现有：

湿脚气：两胫肿大重着，软弱麻木而无力。

干脚气：两胫不肿而反见枯瘦，麻木酸痛。

脚气冲心：动则气短，心悸，甚则喘促，呕恶，神昏，为脚气病的危重证候。

二、鉴别诊断

1. **水肿** 水肿多先从面部、目窠开始，亦可先从脚起，病重者肿势很快蔓延全身，急性时常伴寒热、咳嗽、咽喉红肿疼痛。而慢性水肿反复消长，面皖白无华，常有晨起眼睑肿,下午足胕肿的特点,一般没有顽麻疼痛,与湿脚气不难区别。

2. **痹证、痿病**　痹证以骨节肌肉疼痛、重着、麻木为特征,一般常累及多数关节,与干脚气不同;下肢痿病以软弱无力,日久因行动不便,肌肉萎缩为特征,但一般无疼痛,脚不肿。

3. **外感风寒**　脚气初起,可有头痛恶寒发热,肢体疼痛,与外感风寒相似。其不同点,风寒是头项强痛,脉浮紧,舌苔多无变化,脚气则两脚酸软、肿痛、麻木,舌苔多白厚,脉弦缓或弱。

【辨证论治】

一、辨证

(一)辨证要点

1. **辨干湿脚气**　脚气有干湿之异,以足胫肿或不肿为辨。足胫肿大重着为湿脚气,其性偏寒;两足不肿,枯瘦干燥为干脚气,其性偏热。

2. **辨病情缓急**　脚气有缓急之分,以有无心悸、气急为辨。缓者只见足胫微肿,或两足知觉麻木不仁,须仔细认证,及时治疗;不论干、湿脚气,在发病过程中,若出现心悸不宁,呼吸急促者,为脚气冲心之急证,须紧急救治。

3. **辨湿重热重**　脚气不论哪种证候,都有湿重热重之分,须详加辨认。凡口渴,大便秘结,小便热赤,舌红苔黄,脉弦数者属热重;舌胖苔白腻,口不渴,便溏,脉濡缓者属湿秽偏重。

(二)证候

湿脚气

[湿邪蕴积]

症状:足胫肿大重着,软弱麻木无力,行动不便,小溲不利,形寒胫冷,或恶寒发热。舌苔白腻,脉濡缓。

病机分析:因水湿偏盛,下注足胫,故足先肿;若湿邪蕴积日甚,则肿势逐渐蔓延加重,湿邪壅阻经络,气血周流失畅,所以早期即表现为两脚软弱麻木无力,行动不便;肺脾之气机为湿所阻,致膀胱气化不行,故小便不利;卫气不能外达肌表,故形寒;阳气不能下达于足,故胫冷;恶寒发热为湿脚气初起兼表证之象;苔白腻,脉濡缓,为湿盛于内之征。

干脚气

[热毒伤阴]

症状:两脚不肿,脚胫日渐枯瘦,皮肤枯燥,掣痛,小便短赤,大便秘结。舌质红少苔,脉弦数。

病机分析:本证有因湿郁化热,热毒伤阴者,亦有病后伤津或素体阴虚又患脚气者。正如冯楚瞻云:"如不肿者,名干脚气,干即热也,筋脉蜷缩挛痛枯细是也。"由于湿从燥化,热毒壅于足,而津伤血耗,故脚胫不肿而干瘦枯燥、掣痛;热毒壅滞于腹,腑气内闭则大便秘结;热结下焦,水亏火旺,故小便短赤;舌红少苔,脉弦数,是阴虚火盛之象。

[阳虚寒盛]

症状:两脚不肿不热,顽麻而痛,胫冷,饮食减少或腹痛下利,少腹不仁。舌淡白,脉沉细。

病机分析:脾肾阳气不足,寒自内生,内伤易招外邪,阴冷水寒之气乘虚袭入,寒凝气滞,阳气不能下达于足,故胫冷疼痛、顽麻,为气不得下行所致;脾阳不运,故饮食减少,甚则寒湿下注于肠而腹痛下利;阴寒之气凝于少腹,故见少腹麻痹不仁;舌淡白,脉沉细,为阳虚寒盛之象。《医宗金鉴·杂病心法要诀·脚气总括》云:"不肿不热而痛者,是寒盛也,名曰干脚气。"即指此而言。

脚气冲心

[湿浊冲心]

症状:呼吸急促,心悸而烦,呕吐不食,甚则神志恍惚,言语错乱,鼻煽唇紫,面色晦暗,舌胖,口不渴。脉沉细。

病机分析:脚气病不论新久,若正气内虚,湿浊之气壅盛,则湿毒秽浊之气乘虚上冲,心神受扰,故见心悸而烦,神志恍惚,言语错乱等;邪毒循经犯肺,肺气不降则见呼吸急促,甚则鼻煽唇紫;面色晦暗,为邪毒内陷之象;邪毒犯胃,胃气失降,则见呕吐不食;舌胖,口不渴,脉沉细等,是阳虚阴寒内盛之征。

[热毒冲心]

症状:心胸中筑筑悸动,烦躁,甚则神志恍惚,语言错乱,鼻煽唇紫。舌绛少津,口渴,脉细数。

病机分析:《脚气概论》曰:"盖此病虽自足发,而病根在腹。"湿热之毒虽着于脚,但热毒上冲攻心,则心中筑筑悸动而烦躁,神志恍惚,语言错乱;肺热气逆故鼻翼煽动,热甚津伤血耗,故唇紫舌绛,口渴少津;脉细数,为血分有热之象。

二、治疗

(一)治疗原则

(1) 本病之证候虽不一,而致病多因风毒水湿之气袭于经络,下注足胫,一般见证为足胫麻木不仁,酸痛浮肿,故治疗以祛风解毒,调气和血,除湿疏利为常法。

(2) 如兼有表证,先宜解表行气;湿盛有寒,宜除湿祛寒;湿热壅滞,则须渗湿泄热;足胫缓纵不随,痿弱难行者,则当温补气血以振其痿;水湿入腹,腹中胀满,壅闷喘息者,则当逐水以平其喘;脚气冲心,上气冲悸者,则当降逆泄毒以平其冲。

(二)治法方药

湿脚气

[湿邪蕴积]

治法:宣壅逐湿,舒筋通络。

方药:常用鸡鸣散加减。方中苏叶、槟榔、陈皮理气宣壅;吴茱萸、木瓜下气舒筋;服于鸡鸣之时,取其空腹则药力专行之意。若自汗,畏风,脉浮缓,下肢肿胀且痛,兼风邪者,加防风、羌活、独活、络石藤以疏风和络;若身痛,恶寒,舌苔白,脉濡缓兼寒邪内伏者,可加桂枝、附子温经祛寒;若见胸闷,身重,足胫肿甚者,为湿盛于下,可加萆薢、蚕沙利水渗湿;若湿郁化热,肿而且痛,溲赤,舌质红,脉濡数者,可去苏叶、吴茱萸,加黄柏、忍冬藤、滑石清热利湿;湿热阻滞可酌加大黄或黑白丑。

干脚气

[热毒伤阴]

治法:清热活络,养血润燥。

方药:常用四物汤合脚气方加减。宜以生地易熟地,取其能清热凉血;当归、白芍养血活血;火麻仁、大黄泄热润肠通便。阴虚夹湿热者加木瓜、桑枝，化湿舒筋而不伤阴；若脚胫灼热掣痛者，为热毒壅甚，加桑枝、忍冬藤、黄柏解毒通络；口燥心烦舌绛者，为热毒入营，加水牛角、麦门冬、玄参清热解毒凉血；小便赤痛，夜热心烦，少腹不仁者，为热毒有上冲之势，加丹皮、灯心草、连翘清心解毒。

［阳虚寒盛］

治法：温经散寒，下气降逆。

方药：常用术附汤合吴茱萸汤加减。方用白术、附子温运脾阳、祛寒燥湿；木瓜、槟榔、吴萸温经散寒，降逆舒筋。若少腹不仁，气冲干呕者，为阴寒之气上入于腹，有冲心趋势，可加半夏、陈皮和胃降逆；若脚冷痛，皮色黯而痛甚者，为寒甚血脉凝滞，酌加川椒、肉桂以祛寒活血。

脚气冲心

［湿浊冲心］

治法：温阳驱寒，下气泄毒。

方药：常用半夏汤加减。本方为温中降浊之剂，用桂、附、姜、辛、椒以温中降冲，参、草补中，半夏开胸除满，故适用于湿浊上冲心腹，气急心悸之候。

［热毒冲心］

治法：清热凉血，解毒开窍。

方药：常用犀角散加减。方中犀角、麦门冬清心解毒；竹沥涤痰泻火；紫苏、防风祛风散邪；石膏清解里热；木香、枳壳理气降逆；槟榔祛湿浊；茯苓养心安神。津伤重者，去木香、沉香，加生地、玄参；若神志昏愦，是热毒冲心之最危重之证，用紫雪丹。

（三）其他治法

1. 单方验方

(1) 黑豆、甘草，水煎服。治湿脚气。

(2) 大豆、桑白皮、槟榔、茯苓，水煎服。治脚气浮肿。

(3) 青木香、黑豆皮、大黄，水煎服。治干脚气。

(4) 半夏、生姜、桂心、槟榔，水煎服。治脚气烦闷气急，卧不安属湿浊偏重者。

(5) 吴茱萸、木瓜、大黄，水煎服。治脚气入腹冲心，大便不通。

(6) 大黄、槟榔、枳实、牵牛子。治脚气肿痛，大便不通。

(7) 槟苏散（槟榔、苏叶梗、防风、羌活、当归、木瓜、乳香、没药）。治脚气足胫肿痛。

(8) 泽泻散（泽泻、赤茯苓、枳壳、木通、猪苓、槟榔、牵牛子）。治脚气大小便秘涩。

(9) 葶苈子、杏仁、甘草、海蛤、郁李仁、吴茱萸、防己、槟榔、大黄。治脚气水气上逆，呼吸急迫。

(10) 防己汤（防己、苍术、木通、槟榔、黄柏、生地、犀角、川芎、甘草）。治湿热脚气。

(11) 加味四物汤（川芎、生地、牛膝、当归、白芍、木瓜）。治干脚气。

(12) 九味槟榔汤（浅田宗伯《勿误药室方函》：槟榔、大黄、厚朴、桂枝、陈皮、木香、紫苏叶、甘草、生姜）。治脚气浮肿、少尿、便秘、活动后心悸气喘、腓肠肌握痛、皮肤知觉异常等。

2. 食疗方

(1) 田螺或鱼类能预防或调治营养不良性水肿，可与多种食物搭配制成药膳。其中青鱼，又名黑鲩、螺蛳青，《日华子本草》称为鲭。青鱼性味甘平，能益气化湿，治脚气湿痹。（周剑平.《药膳食疗研究》，2000，4：44）

(2) 氽糟青鱼：糟青鱼 400 克（香糟腌制的青鱼肉），白菜 150 克，冬笋 50 克。益气利尿。可调理营养不良性水肿。

(3) 青鱼党参汤：青鱼 500 克，党参 9 克，草果 1 克，陈皮 115 克，桂皮 115 克，干姜 3 克，胡椒 5 粒，葱酱适量。补气，健脾通阳。适合脾胃阳虚或气虚所致的食欲不振、胃及腹部隐痛的患者。

(4) 青鱼煮韭黄：青鱼 500 克，韭黄 250 克。养心除烦。适合心气不足所致的脚软无力的患者。

(5) 青鱼粥：青鱼 500 克，大米适量。补益气血。适合于体虚患者。

(6) 黄精百合炖鳖（冯英.《中国食品》，1994，11）：鳖 1 只，黄精 30 克，百合 30 克，桂圆肉 10 克。适合干脚气的患者。

(7) 羊胫骨煲大豆（冯英.《中国食品》，1994，11）：羊胫骨 250 克，黄豆 15 克，陈皮 5 克，桂圆肉 5 克。对调理脚气肿痛，步履艰难有益。

【转归及预后】

本病大多起病缓渐，轻者只见足胫微肿，或两足微觉麻木，若给予及时治疗，预后较佳；脚气病加重可出现麻木向周身发展，心悸、气促、胸痛、水肿，还可出现视物模糊，眼动不灵活，反应迟钝。如果贻误诊治，呈急性发作，可出现烦躁不宁，恶心呕吐，上腹闷胀，心悸气急，紫绀等脚气冲心重证，属于急性心力衰竭表现，须及时抢救。

【预防与护理】

近年来由于生活条件的便利化，生活节奏的加快，环境的污染，气候的转变等诸多因素影响，使得本病的预防尤显重要。在饮食上要营养平衡，注意摄入粗粮，注意加工烹饪方法。烹调不宜加碱，蔬菜宜先洗后切，米汤不宜轻易倾弃，不宜常食方便食品；脾胃有病者应予治疗，保持消化吸收功能正常。妊娠、发热、哺乳等期间，要注意摄入富于营养的食物。护理方面患者起居环境要保持干燥，避免湿邪侵袭。

【现代研究】

西医学认为脚气病是维生素 B_1 缺乏引起的一系列神经系统与循环系统症状。当机体摄入维生素 B_1 过少，需要量增加，吸收障碍，分解增加或排泄增加，便可导致脚气病的发生。中医近年来的研究主要体现在应用脚气方药解决心源性水肿，防治代谢性疾病导致的脚气样症候群。

张氏等[1]报道应用鸡鸣散加味治疗糖尿病周围神经病变并进行了疗效观察。基本方：苏叶 10 克，槟榔 12 克，陈皮 12 克，木瓜 15 克，吴茱萸 6 克，桔梗 10 克，薏苡仁 30 克，怀牛膝 15 克，生姜 10 克。加减：全身乏力加黄芪 30 克；病在上肢加桑枝 12 克；瘀血明显加莪术 10 克，水蛭 10 克，蜈蚣2条；湿郁化热加当归12克，黄柏10克，玄参12克，忍冬藤30克。报道认为糖尿病周围神经病变的发生除应重视正虚、瘀血、燥热，寒湿为重要因素。

赵氏等[2]报道应用加减鸡鸣散治疗肾病水肿基本方：木瓜、茯苓、泽泻各30克，吴茱萸20克，槟榔、炮附片各60克，陈皮15克，甘草、苏叶、葶苈子各10克，生姜6克。头昏目眩加石决明、地龙各20克；恶心呕吐加半夏、黄芩各10克；尿少带血加白茅根15克，海金沙10克。

此外，詹氏[3]报道针刺治疗干脚气病的经验。治疗取穴：血海、三阴交、太溪、照海、足三里、阳陵泉、悬钟为主。随症选穴为辅，转筋加承山；腰痛加委中；膝肿加膝眼、风市。补血海、三阴交，配阳陵泉益阴养血以柔筋；取足三里、三阴交补益脾胃，兼以清热化湿；补悬钟、太溪、照海充益精髓，使热清湿化，气血精髓充沛，筋骨得以濡养而恢复。同时治疗基础疾病。

【小结】

脚气之病因，有外感和内伤两方面，饮食失调，肾精亏虚为内因，感受水湿之气为外因，两者互为因果，其病在脾，又多及于心、肺、肝、肾，病机变化主要是秽浊湿毒壅阻经脉，病机性质属于本虚标实，故治疗原则宜宣壅祛邪。临床证候主要有湿脚气、干脚气、脚气冲心3种。湿脚气因湿邪浸渍，治宜分利水湿，使湿有下泄之机。干脚气，湿从燥化，津血耗伤，而风邪在络，治宜养血祛风，疏通经络，以祛络中之风湿。脚气冲心，病情危笃，宜及时诊断，积极抢救。属水湿上凌者，宜泻水逐湿，振奋阳气；属邪毒深入营血者，当予清热凉血，解毒开窍。

附方

(1) 鸡鸣散(《类编朱氏集验方》)：槟榔　陈皮　木瓜　吴茱萸　紫苏叶　桔梗　生姜。
(2) 四物汤(《和剂局方》)：熟地　当归　白芍　川芎。
(3) 脚气方(《脚气钩要》)：大黄　麻仁。
(4) 术附汤(《医宗金鉴》)：白术　附子。
(5) 吴茱萸汤(《金匮翼》)：木瓜　槟榔　吴茱萸。
(6) 半夏汤(《备急千金要方》)：附子　干姜　桂心　蜀椒　细辛　半夏　人参　甘草。
(7) 犀角散(《活人书》)：犀角　枳壳　沉香　槟榔　紫苏　麦门冬　茯苓　木香　防风　石膏　竹沥。

【现代研究】主要参考文献

[1] 张广德，黄佳娜，张凤玲. 鸡鸣散加味治疗糖尿病周围神经病变18例[J]. 中医研究，1999，12(4)：14.
[2] 赵先铎，赵文胜. 加减鸡鸣散治疗肾病水肿[J]. 湖北中医杂志，1999，21(6)：265.
[3] 詹光宗. 针刺治疗干脚气病25例[J]. 中国针灸，2004，24(10)：729.

瘾　疹

【定义】

瘾疹是皮肤出现红赤色或白色的疹块，以突然发作，痒而不痛，成团连片，发无定处，时隐时现，疹退后不留痕迹为特征的一种疾病。本病因其遇风易发，时隐时现，故称"瘾疹"、"风隐疹"、"风丹"、"鬼风疙瘩"、"风痦瘰"等，俗称"风疹块"，如发生于眼睑、口唇等处，水肿特别明显，则称"游风"、"赤白游风"。

【历史沿革】

瘾疹病名，最早见于《内经》，《素问·四时刺逆从论篇》称"隐轸"，曰："少阴有余，病皮痹隐轸。"汉代张仲景《金匮要略》称"瘾疹"，其"中风历节病脉证治"篇中说："邪气中经，则身痒而瘾疹。"并在"水气病脉证治"中指出了本病的病因病机："脉浮而洪，浮则为风，洪则为气。风气相搏，风强则为隐疹，身体为痒。"提出"汗出乃愈"的治疗方法。

隋代巢元方对本病的认识有了进一步发展，把本病称为"风痦瘰"、"丹轸"，对症状的描述和病因病机的阐发，都有所发展。《诸病源候论·风病诸候下》曰："夫人阳气外虚则多汗，汗出当风，风气搏于肌肉，与热气并，则生痦瘰……""邪气客于皮肤，复逢风寒相折，则起风瘙隐轸。"同时还将隐疹分为赤、白2种："由凉湿折于肌中之极热，热结成赤轸也……白轸者，由风气折于肌中热，热与风相搏所为。"另外，在《诸病源候论·小儿杂病诸候》中又说："风入腠理，与血气相搏，结聚起，相连成隐胗，风气止在腠理浮浅，其势微，故不肿不痛，但成隐胗瘙痒耳。"指出了本病的病因病机不仅与风气有关，还与"阳气外虚"、"血气"，与寒、湿、热邪等也有密切的关系。为后世医家认识瘾疹的病因病机、分型及辨证论治提供了依据。

唐代对本病的认识逐渐深入，症状描述更为详细，治疗方面提出疏风、散寒、清热等法。唐代孙思邈《备急千金要方·隐轸》曰："赤轸者忽起如蚊蚋啄，烦痒剧者，重沓垄起，搔之逐手起。又有白轸者也如此。"他又称本病为"风轸"、"风屎"、"风尸"，其列治方27首、灸法1种，时至今日，仍不失为治疗本病的有效方药。

宋金元时期对本病的病因病机、症状、辨证等方面又有进一步的阐发。宋代陈无择《三因极一病证方论·瘾瘆证治》称白者为"婆膜"，赤者为"血风"，在辨证上强调"内则察其脏腑虚实，外则分其寒暑风湿"，认为"心实热则痛，虚寒则痒。又阳明主肌肉，属胃与大肠，亦有冷热分痛痒，不可不审"，提示本病与心、胃、大肠的病变有关，在本病的脏腑辨证方面作出了一定贡献。对本病的临床表现，不仅有主症的描述，而且记叙了憎寒、发热、心迷闷乱、口苦、咽干、眩晕、呕哕等兼证。《丹溪心法·斑疹》中提出"瘾疹多属脾"的见解，并谓"发则多痒或不仁者，是兼风兼温之殊；色红者兼火化也"。综观宋金元时期的有关医学著作，尽管对本病的治疗仍限于疏风、散寒、清热等法，沿袭唐代，但对本病的认识则有了明显的深化和发展。

明代医家对于瘾疹的认识更为全面，辨证治疗方法亦更趋灵活多样。明代戴思恭以"发丹"命名本病。在病因方面，他在《证治要诀·发丹》中强调"皆因血热肌虚风邪所搏而发"，同时认为瘾疹"非特分寒热，亦兼备四气"。戴氏十分突出之处在于观察到本病与饮食的关系："有人一生不可食鸡及獐鱼动风等物，才食则丹随发，以此见得系是脾风，脾主一身之肌肉，藿香正气散乃治脾之药……此方屡试应验。"李梃《医学入门·斑疹》中，对瘾疹之名的含义作了较为全面的说明："疹有头粒，或如粟米，或如蚊虫咬迹微红，或随出随没，或灸出红靥隐隐皮肤表分，欲出不出，但作瘙痒，全无肿痛，名曰瘾疹。"对于隐疹病名的含义及特征作了较为全面的解释。薛己兼长各科，他在《外科发挥·瘾疹》中，承历代医家的治疗经验，根据脉象不同，提出"消风"、"祛风清热"、"泻火"、"解表攻里"等不同治法，他还专门记述了妇人瘾疹病案。王肯堂又称本病为"风瘾疹"，他在《证治准绳·疡医·瘾疹》中，虽然把"瘾疹"、"痦瘟"与"痤痱"混为一谈，但也有其独到之处，如将赤疹、白疹分为血分、气分，曰："热搏于血分，其邪因并发于表则赤；若风湿搏于气分，则气液不行，因邪并发于表则白。"同时，他又把"二火(指君火、相火)郁发出血气之表"作为造成本病的原因之一，发前人所未发。又如，在所列方剂的主治中有关"卒风面目肿起"、"瘾疹上攻头面赤肿瘙痒"、"风瘾疹结肿攻冲，遍身发热"以及"风(瘾)疹入腹，身体重，舌强干燥"、"瘾疹入腹亦能杀人"等记载，不仅对瘾疹水肿有了明确的认识，而且继《医说》"疹子先自肠胃中出，然后发于表"之后，指出了瘾疹由肌表入腹的另一变化趋势，这对全面认识本病是十分重要的。

清代医家对瘾疹的病机分析、辨证更为细致，治疗方法也日益丰富。清代吴谦《医宗金鉴·外科心法要诀》称本病为"鬼风疙瘩"，对其病因、症状、辨证论治、禁忌等都作了详尽的论述。祁坤《外科大成·瘾疹》提出"若风热内淫，血虚作痒者，又当凉血润燥"，补充了前贤的不足。顾世澄《疡医大全·斑疹》把阳明胃与大肠风热亢盛，内不得疏泄，外不得透达，佛郁于皮毛腠理，并火乘金位者，归之为阳毒属表属里之证；对阴虚血热、阳虚血热、气血两虚而虚热郁盛者，认为是由于"三焦无根之火乘气血之虚而空发于上，佛郁于皮毛血脉之中"，归之为阴虚属里之证。所以他强调本病必须辨别阴阳虚实，其述阳疹曰："两阳合明，其火自盛，兼有食积，致生积热，故斑疹之因，必归过于胃与大肠也，火盛则血热而金燥……火聚胸中，肺受熏蒸，心火愈炽，或热极反兼风化，或客气鼓动内火，其病发于心肺二经。"其述阴疹曰："脾肾之阴虚火甚，不能归经固脏，发越于上，而心肺受其熏灼；而病亦有因风致火，或因热极生风而发。"在治疗方面，提出阳疹"必先清散风热于表，疏导积热于内，表里和解，以救炎炎之势。如大便秘结，即宜利之。"阴疹"初则亦宜清解，使其透发……次则察脉之大小虚实，脾胃之实与不实，大便之结与不结，或清补，或温补"。从上可见，顾氏论述本病，不仅有因外邪食积，也涉及气血和心、肺、胃、大肠、脾、肾等脏腑；病机上除风热佛郁皮腠血脉之外，还有热极生风、外邪鼓动内火诸方面；辨证治疗也面面俱到，可谓集其大成者。

此外，关于"赤白游风"，清代许克昌《外科证治全书·发无定处证》指出其症状是："肌肤初起霞晕，由小渐大，浮肿成片，或高累如粟，发热痛痒相兼，游走无定，赤曰赤游风，白曰白游风，白属气，赤属血。"而其前的《薛立斋医案·外科枢要》也有"赤白游风"的记载，症状描述虽然不详，但病机分析较为透彻："赤白游风属脾肺气虚，腠理不密，风热相搏；或寒闭腠理，内热拂郁；或阴虚火动，外邪所乘；或肝火风热、血热。"治疗随病机不同而各遣其方，如风热用小柴胡汤加防风、连翘；血热用四物汤加柴胡、山栀、丹皮；风热相搏用荆防败毒散；内热外寒用加味羌活散；胃气虚弱用补中益气汤加羌活、防风及消风散；血虚用加味逍遥散；阴虚用逍遥散、六味丸；肝肾虚热用六味丸等。

20 世纪中叶以来，各地结合西医学对本病的认识，对其病因的探讨，辨证分型的研究取得了较好的进展，有关方药及针灸治疗的应用也积累了许多经验。其中还总结了不少有关老中医的独特经验和专题论述，从而使本病的治疗学内容日益丰富并有较大改观。

【范围】

西医学的某些变态反应性疾病，如荨麻疹、皮肤划痕症、血管神经性水肿等，具有瘾疹特点者，可参考本篇辨证治疗。

【病因病机】

本病由感受风寒热等外邪及饮食不节所致者，多发病急；由情志失调、素体亏虚引起者，多发病较缓。病位在卫表腠理之间，与气血、脾胃、心肺、肝肾等脏腑有关。初起实证多，病久则可出现虚证或虚实夹杂证。实证中属风、属热者多；虚证则以气血不足者常见。总的病势是始则病在肌肤，继则可深入到脏腑气血，也可由脏腑、气血受损，发于肌表而成。

1. **邪搏肌肤** 本病常由营卫虚疏，迎风受邪，客于肌腠所致。而风与寒、湿、热邪又常相兼侵袭人体，搏于肌肤腠理之间，淫气妄行，外发皮表，遂为本病。风邪善行而数变，故本病也每具来去倏忽的特点。此外，在病机上尚有风热搏于血分及风寒湿搏于气分而并发于表的不同，所以临床又有赤疹、白疹之别。至如鼻闻花粉等特异气味而发者，由肺气壅遏，营卫不和之故。

2. **胃肠积热** 膏粱厚味，嗜酒，或食鱼、虾、螃蟹等荤腥动风之品，致风湿热内蕴肠胃，肺受熏蒸，内不得疏泄，外不得透达，佛郁于皮毛腠理，发为瘾疹。《证治要诀·发丹》所云："才食则丹随发"，即此之谓。另有便秘不通，阳明胃肠积热动风，逆于肌肤，亦可致生本病。

3. **血热动风** 禀赋不足，肾阴虚弱，虚火内甚，熏灼心肺；或情志所动及劳伤心神，引动心火。心主血脉，营血受火炎灼而热，血热动风见于肌表而为隐隐疹块，抑或肝气郁滞，日久化火，遂致血热生风，发在肌表而为本病。此即《疡医大全·斑疹》"热极生风而发"之谓。

4. **气血虚弱**　有素体亏虚，气血不足者，气虚则卫外不固，易罹外邪侵袭而发病，正如巢元方所云："夫人阳气外虚则多汗，汗出当风，风气搏于肌肉与热气并则生痞瘰。"血虚则可生风，且肌腠失于濡养，营卫乖和，亦易受邪而患本病。

综上所述，本病的病因是多方面的，且是互相联系的，初起多为风寒、风热等邪客于肌表，治疗及时得当，可愈；若失治误治，病从热化，可转化为心肺郁热、胃肠积热，甚则出现血热毒盛证；而心肺郁热、胃肠积热等证，过用辛燥之品或素体阳虚，可转为脾虚受风证。以上诸证，反复发作，经久不愈，均可转化为气血不足、血瘀生风证，此时则病情多顽固难治。

【诊断与鉴别诊断】

一、诊断

（一）发病特点

(1) 瘾疹大致可分为急性和慢性两大类。发生于任何年龄、季节，疹可见于全身任何部位。

(2) 大多有较明显的诱发因素，如迎风受邪、饮食、情志、便秘、特异气味等等。

(3) 有外感风邪，药物、饮食不慎等病史。可起病急骤或反复发作。

（二）临床表现

(1) 主诉：皮肤起扁平隆起之疹块，或红或白，形态不一，大小不等，但痒不痛，瘙痒难忍。

(2) 特点：发病突然，散在或融合成片，急性瘾疹常突然发生，消退也快，搔之遂手起，渐渐增大，相融成片，此起彼伏，消退后不遗留痕迹。

(3) 根据病程长短，可分为急性和慢性两种。急性发作数日至 1～2 星期；慢性瘾疹，其疹块特点与急性者同，但病期较长，时隐时现，缠绵连年。慢性瘾疹有的可无明显的诱发因素。

(4) 部分患者可有怕冷、发热等症状；如侵犯消化道黏膜，可伴有恶心呕吐、腹痛、腹泻等症状；喉头和支气管受累时可导致喉头水肿及呼吸困难，有明显气闷窒息感，甚至发生晕厥。

(5) 皮肤划痕征阳性。

二、鉴别诊断

1. **水疥(丘疹样荨麻疹)**　水疥患者皮肤亦起疹块，但其皮疹特征为纺锤样风团，顶端有小水泡，瘙痒剧烈，抓破后有汁水溢出，多见于小儿，好发于夏季潮湿时节。

2. **猫眼疮(多形红斑)**　猫眼疮皮疹呈多形性，多见环形红斑，中央为水疱，形似猫眼，伴有头痛身热，周身困乏，关节酸楚等症。好发于手背、足背，且春秋季节多见。

3. **麻疹**　麻疹初起可见寒热，咳嗽流涕，多泪多眵，疹子以红色细疹、按之褪色，微高出皮肤为特点，是儿科常见病。其皮疹多先见于口腔及耳后，继及面部、胸部，逐渐分布于全身，无明显痒痛感，约 3 日出齐。本病无咳嗽流涕，其疹瘙痒，成大小不等的块状，每相融成片，"随出随没，没而复出"，亦与之有别；麻疹皮疹退后，在短期内皮肤上留有棕色斑痕，并有细微脱屑，而本病疹退无斑痕和脱屑。麻疹是传染时气所得，因感受风热疫毒之邪，蕴于手足太阴、阳明二经所发；而瘾疹并非感受时气疫毒，故无传染。

【辨证论治】

一、辨证

（一）辨证要点

1. **辨病性**　瘾疹之病性，初起实证较多，病久则可出现虚实夹杂证或虚证。由外邪侵袭、饮食不节、情志所伤引起者，多属实证；久病不愈，或瘾疹反复发作，导致气血不足者，多属虚证；血瘀生风而致者属虚实夹杂证。

2. **注意诱发因素**　瘾疹发病常有许多诱因，如迎风或汗出当风、饮食不慎、遇寒受热、疲劳、情志波动、月经、某些特异气味等等。在临床辨证中，应尽量设法找出引起本病的种种诱因，这对于正确分析病情及采取针对性的治疗、预防措施是十分重要的。

3. **分辨新久及疹色**　瘾疹初发者，以外邪、饮食引起属实证者多，治当驱邪为先；反复发作，或病久缠绵不愈者，或由外邪引动内火，或由阴虚火旺，血热而兼风化，或气虚而卫外不固，或血虚生风等等，属虚实夹杂或虚证者多。此外，临床辨证还须注意疹块色泽，疹色白者，属寒、属气分；疹色赤者，属热、属血分；疹有水疱者，属湿等。

4. **辨析兼证**　本病证候虽有各种不同，但疹块发作情况大致类同，因此，临床辨证关键是对伴随症进行辨析。如兼恶寒、恶风者多属风寒；兼发热、恶风或遇热受风加重者属风热；如兼有腹痛、便秘或腹泻等症者，多属胃肠湿热证；兼有心烦、心悸易惊、口舌生疮等症者，多属心经郁热；伴有面色萎黄、呕恶腹泻者多属脾虚受风；兼有腰酸遗泄、月经不调或经前发疹者，多属肾亏冲任不和；疲劳则举发，兼有神倦乏力、头晕、面色少华者，多属气血两虚；兼有高热、口渴，病势较急者多属热毒等等。所以临床辨证，不仅要注意疹块的情况，而且要详尽地收集全身症状，方能进行正确的辨证论治。

（二）证候

[风邪袭表]

症状：疹块色淡或苍白，遇冷或风吹而发，或兼有发热恶寒等症，舌苔薄白，脉浮缓或浮紧，为风寒之证；若全身或面、手等暴露部位出现疹块，色红，剧痒，以手按之有焮热感，重则面唇俱肿，或心烦口渴，或发热，受热汗出易起，舌苔薄黄，脉滑数，属风热为患；若周身散发丘疹水疱或大疱，焮起红块，晚上痒甚，苔薄滑，脉浮或濡缓。如风湿瘾疹，多见于小儿。

病机分析：卫外失固，风寒外袭，营卫不和，疹块因冷而发；邪凑肌表，营卫不和则见发热恶寒；苔白，脉浮亦为风寒为患之象。风寒怫郁阳气日久，郁而化热，或风热外袭，客于肌腠，搏于血分，故疹色发红，触之焮热；风热相搏，郁结于上则面唇俱肿；热扰津伤则心烦口渴；苔黄，脉滑数亦为风热为患之象。脾失健运，外受风湿之邪，郁结肌表，故疹起水疱色红而痒；苔滑脉浮，濡缓均为风湿为患之象。

[胃肠湿热]

症状：出现疹块时，伴有剧烈腹痛，纳呆，大便秘结或泄泻，有时可出现恶心呕吐。舌苔黄腻，脉滑数。

病机分析：饮食不慎，进食荤腥动风之物，脾失运化，胃肠风湿热内蕴，通降失司，故见腹痛、便秘或泄泻，胃失和降则恶心呕吐；风湿热浸淫皮肤而作疹块。本证若由胃肠风湿热蒸熏于肺，怫郁于皮腠，则可先见腹痛等症，而后再见皮肤疹块；若风邪侵袭肌表，随后转入胃肠，与湿热相并，则每先见皮肤疹块，而后再见腹痛诸证。但临床也可皮肤疹块与腹部症状同时出现。

[脾虚受风]

症状：风团粉白，出疹时常伴有腹痛、泄泻、纳呆、恶心呕吐、面色萎黄等症。舌淡胖，苔白腻，脉濡缓。

病机分析：中焦不健，升降失和，卫外失固，风邪乘虚而入，内不得疏泄，外不得透达，郁于肌表而发为风团淡红；脾失健运，升降失常，故见腹痛、泄泻诸症。

[心肺郁热]

症状：皮疹色红，灼热刺痒，搔起后皮肤即起条状疹块，晚间尤甚，睡眠不实，心悸易惊，或口舌糜烂，甚或胸闷心烦，喘息有声。舌尖红，脉细数或滑数。

病机分析：劳伤心神或情志所动，引发心火，血热生风，作于肌肤，故见疹红，刺痒钻心；夜寐不安，心悸易惊，情绪不宁，皆由心火内炽，神不守舍所致，此所谓“诸痛痒疮，皆属于心”也。口舌糜烂乃心火循经上炎；舌尖红、脉细数为心经火郁之象。心火炎灼肺经，兼以风热外袭，引动肺脏郁热，痰火壅盛，故胸闷心烦，喘息痰鸣。

[肾虚内热]

症状：疹块瘙痒，反复发作，迁延不愈，午后面部时有潮红，入暮瘾疹加重，或兼有腰酸膝软、五心烦热、梦遗滑泄等症，苔薄舌红，甚或舌光红而干，脉细数；妇女可见瘾疹随月经周期而作，经行前数日皮肤疹块即发，经净则疹块自行消退，或兼有痛经或月经不调。

病机分析：肾阴不足，虚火内炽，血热化风，走于肌表，遂作瘾疹；阴虚生内热，故午后面部潮红，五心烦热，疹甚于暮时；肾亏则腰膝酸软，相火内动则梦遗滑泄；舌红、脉细数为阴虚内热之候，舌光红而干则是阴虚津亏之征。肝肾不足，冲任失调，阴虚血弱而生风，故瘾疹随经期复发；肝肾同居下焦，主司冲任二脉，冲任不利则可见痛经或月经不调诸症。

[肝火内炽]

症状：瘾疹发作常与情志波动有关，疹块色赤，心烦易怒，或见面红目赤，口干口苦，头痛，大便干结不爽，尿赤。苔黄或黄腻，脉弦数。

病机分析：肝郁化火，热盛生风，故发瘾疹而色赤；肝火内扰心神，则心烦易怒；肝火上炎巅顶，遂见面红目赤、口干口苦、头痛诸症；下焦热盛，故便干尿赤；苔黄、脉弦数为肝火之候，苔黄腻者为兼有湿热。此外，肝火素盛之体，也可由风邪外袭，内外合邪而发为本病。

[气血两虚]

症状：疹块反复发作，绵延数月或数年，每由劳累诱发，兼见头晕，体倦乏力，面色少华，心悸气短，失眠，或见自汗。舌淡红润或舌体胖，脉细而缓。

病机分析：气血不足，气虚则卫外不固，血虚则风从内生，故发风疹而缠绵不愈；头晕、体倦、心悸气短、失眠，皆由气血两虚失其所养；表虚营卫不和则自汗；舌淡红润或舌体胖，脉细亦为气血不足之象。

此外，瘾疹反复发作或延久不愈，以致表卫益虚，内外之邪与血相结，瘀血入络，使瘾疹更趋顽固，可见舌上瘀斑、脉弦涩等症。

[血热毒盛]

症状：疹块鲜红，泛发周身，起病急骤，瘙痒剧烈，伴高热恶寒、口渴喜冷饮、小便短赤、大便干结等症，多有服药毒病史。舌质红，苔黄，脉洪数。

病机分析：素为阳热之体，食入某些药物，药毒浸淫；或湿热郁久化为火毒，燔及营血，外发于肌肤而出现疹色鲜红，血热火毒壅盛则见高热口渴诸症。

二、治疗

（一）治疗原则

瘾疹总由风邪所致，风盛则痒，治疗当以祛风为首务。然而，要达到祛风的目的，又须根据外邪的兼挟，病情的虚实以及气血脏腑的不同而灵活掌握治疗方法。外风为主者，治以散风，并审其兼挟寒、热、湿邪，分别处理；内风为主者常与血分相关，以虚证为多，当以养血或凉血息风为主，即所谓“治风先治血，血行风自灭”；若因胃肠湿热，治以清利胃肠；因脾虚受风，治以健脾祛风；因心肺郁热，治以清心泻肺凉血；因肾虚内热，治以滋阴降火息风；因肝火内炽，治以泻肝清热；因气血两虚，治以补气养血；因血热毒盛，治以清热凉血解毒等。治疗中应审证求因，抓住主要矛盾，合理施治。

（二）治法方药

[风邪袭表]

治法：疏风解肌，调和营卫。风热者，兼以清热凉血；风寒者，兼以散寒；风湿者，兼以胜湿。

方药：风寒外袭，用荆防败毒散。方中荆芥、防风祛风；羌活、独活、川芎、生姜发散风寒湿之邪；柴胡、薄荷升发透表；全方具有疏风散寒之功。也可合用桂枝汤以调和营卫。严重者还可加麻黄、附子、当归等温热散血之品。

若风热犯表，可用消风清热饮。本方主要由祛风清热药组成，其中荆芥、防风、浮萍、蝉蜕疏风清热止痒；黄芩、大青叶苦寒清热；当归、赤芍和营凉血。或可用赵氏风热型二方，方用桑叶、菊花、薄荷散风热，清火；金银花、连翘清热解毒；丹皮清热凉血；甘草和中；杏仁、防风开腠理，散风热而止痒。若见口渴心烦气分有热，则可加生石膏清里热，便秘者可加大黄通里彻热。又有风热之邪泄而未尽，郁于肌表，瘾疹不时发作者，治宜搜风清热，以乌蛇驱风汤治之。若风湿侵淫表分，可以祛风胜湿汤为主方。本方以局方消风散加减而成，荆芥、防风宣散肌表风邪；羌活祛风胜湿，蝉衣散风热，消瘾疹，合而用之使湿随风去；陈皮、茯苓利水渗湿，健脾和中；银花、甘草清热化毒。或可加薏苡仁、地肤子、白鲜皮等，增强去除风湿之功。

此外，在其缓解期间可选用固卫御风汤，其方以玉屏风散合桂枝汤组成，黄芪、白术、防风固表御风；桂枝、白芍、生姜、大枣调和营卫疏解风寒，佐赤芍活血祛风，也可加乌梅、五味子等酸收之品，冀余邪清，营卫和，表卫固以防本病再发。

[胃肠湿热]

治法：清热利湿祛风。

方药：可用当归拈痛汤加减。本方以羌活、葛根、防风、二术祛风燥湿；当归活血止痛；茵陈、黄芩、知母、猪苓、泽泻泄热利水；人参、甘草扶固正气，用于湿热相搏之证。呕吐可加法半夏、生姜，腹痛可加木香、乌药、川楝子、延胡索、芍药，便秘加大黄、枳实。

此外，多皮饮亦有较好疗效，方中五加皮辛能散风，苦能燥湿，配干姜皮、陈皮能除风湿理气机；桑白皮除肺热消肿利水；白鲜皮、丹皮、地骨皮可清热凉血；冬瓜皮、茯苓皮、大腹皮、扁豆皮能利水消肿除湿；复以浮萍散风解表于腠理，当归养血入血分，此二药沟通表里，调和营卫气血。如属新感寒邪较重者，可重用干姜皮、陈皮；热邪较重者可重用桑白皮、丹皮、地骨皮；湿邪较重者，可重用冬瓜皮、茯苓皮、大腹皮、扁豆皮；风邪较重者，重用五加皮或可加入防风。或可改用防风通圣散，表里双解。

[脾虚受风]

治法：健脾益气，祛风止痒。

方药：以胃苓汤为主。本方以生白术、云茯苓健脾益气；陈皮、厚朴、苍术健脾理气，燥湿和中；荆芥、北防风祛风止痒；泽泻、羌活除湿利水，诸药合用共奏健脾益气除湿，祛风止痒之功。脾气虚明显者，加黄芪；伴恶心呕吐者加竹茹；腹胀、腹痛者，加大腹皮、白芍；烦痒难忍者，加蝉蜕、白鲜皮。

[心肺郁热]

治法：养心安神，滋阴清火，泻肺化痰。

方药：以天王补心丹为主。本方以玄参、生地、天门冬、麦门冬滋阴清热，补水制火；丹参、当归补血养心；人参、茯苓益心气；柏子仁、远志、酸枣仁、朱砂养心安神；五味子生津养阴，收敛心气；桔梗清肺以通心气，合成补心安神，滋阴清火之剂。并可加灵磁石，镇静宁神。若口舌糜烂，则可合导赤散，清心凉血，导火下行。若见胸闷心烦，喘息有声，宜投麻杏石甘汤合葶苈大枣泻肺汤，清热泻痰而散风。大便干结者，可用礞石滚痰丸，甚或用大陷胸丸以泻痰火。大陷胸丸以大黄、芒硝荡涤邪热，使肺之郁热从大肠而泄；葶苈子泻肺涤痰；杏仁利肺下气。若气急喘息，来势急骤，面色紫赤，甚至窒息，当采取紧急措施进行抢救。

[肾虚内热]

治法：滋肾泻火，凉血息风；补肾养血，调摄冲任。

方药：以知柏地黄丸为主方。方中六味地黄丸滋阴补肾；知母、黄柏清热降火。还可加入龟版、鳖甲、牡蛎以咸寒镇潜，生地、赤芍、僵蚕、地龙以凉血息风。

阴虚血弱，冲任失调者，宜四物汤合二仙汤。二仙汤以仙茅、淫羊藿、巴戟天温补肾气；黄柏、知母泻阴火而滋肾保阴；与四物汤合用，有温润养血，调摄冲任阴阳之功。俾阴平阳秘，血脉充和，虚风自平。

[肝火内炽]

治法：清肝泻火，凉血息风。

方药：可用龙胆泻肝汤。方中龙胆草泻肝胆实火；黄芩、栀子苦寒泻火；木通、车前、泽泻利湿清热；火盛易劫阴液，故用生地、当归滋养肝血，使邪去而正不伤；柴胡条达肝气，甘草和中。若大便秘结者，可合当归龙荟丸泻火通便。若肝郁之证明显者，可改用丹栀逍遥散清热解郁，加赤芍、丹皮、僵蚕、地龙等，严重时可配合应用羚羊角粉，以增强凉血息风之功。苔黄腻者，可加苦参清化湿热。若内外合邪而起病，可加蝉蜕、防风、浮萍等，兼祛外风。

[气血两虚]

治法：补气养血。

方药：可用八珍汤加减。本方以四君健脾补气，四物滋阴补血，适合于瘾疹缓解时应用。气虚表不固者，可用玉屏风散加味，方用黄芪益气实卫，白术健脾，以滋气血生化之源，佐防风走表祛邪，共成补气固表止汗之方。本方加当归养血，善治表虚瘾疹反复发作者。血虚生风为主者，可用当归饮子加减，方用四物汤、首乌养血，黄芪补气，甘草和中，荆芥、白蒺藜祛风，共奏养血益气祛风之功。

此外，瘾疹久发、顽固不愈者，应考虑加用蜈蚣、全蝎、炙穿山甲、刺猬皮、乌梢蛇等活血化瘀、祛风搜剔之品，同时宜重用生黄芪以益气固表。

[血热毒盛]

治法：清营凉血解毒。

方药：可用皮炎汤加减。方中赤芍药、丹皮、生地黄清营凉血；知母、生石膏、金银花、连翘、淡竹叶清热泻火解毒。瘙痒剧烈者，加浮萍、蝉蜕、地肤子；血热伤阴者，加沙参、麦门冬。本证生地宜加大剂量，增强凉血养血之功；若高热不退，生石膏、知母的量也应加大，以清气分之热。

（三）其他治法

1. 外用药

(1) 荨麻疹洗方：具有散风燥湿止痒之功效，用于风疹块瘙痒甚者。药用苦参、黄柏、大风子、花椒、苍耳子、白芷、蛇床子，煎水外洗患处。

(2) 百部洗方：有疏风除湿、杀虫止痒之功效。可治疗荨麻疹、皮肤瘙痒症等。药用百部、苦参、蛇床子、雄黄、狼毒，研末装袋，煎汤外洗。若皮肤抓破者应慎用。

(3) 香樟木或蚕沙 30 克，煎汁外洗，用于瘾疹久治不愈者。

此外，《太平圣惠方》中记载有不少治疗痞瘟的验方，例如：羚羊角散（羚羊角屑、防风、枳壳、蒺藜、大黄、玄参、乌蛇肉、甘草、秦艽）治风瘙痒、风热生痞瘟；蒺藜丸（白蒺藜、秦艽、羌活、苦参、黄芩、赤茯苓、细辛、枳壳、乌头）及垂柳汤浴方（倒垂柳、白矾、杏仁）等用治皮肤风热、生疮、痞瘟痒痛；《医宗金鉴·外科心法要诀》治痞瘟日间痒甚者，用秦艽牛蒡汤（秦艽、牛蒡子、枳壳、麻黄、犀角、黄芩、防风、甘草、黑参、升麻）；夜间痒甚者，用当归饮子（当归、生地、白芍、川芎、何首乌、荆芥、防风、白蒺藜、黄芪、甘草）。上述方药，可供临床参考。

2. 针灸 采用邻近取穴或辨证循经取穴，以疏通经气、祛风散邪。常用穴位：风府、合谷、曲池、血海、委中、膈俞、天井等。针刺手法宜用泻法，留针10～15分钟；或用皮肤针叩刺局部，每日或隔日1次。皮疹以头部为主者加迎香、风池；以上肢为主者取肩髃、曲池、合谷；下肢为主者取风市、伏兔、委中、足三里；以腰腹部为主者取肺俞、肾俞、中脘；冲任不调，营血不足者，加补血海、公孙，每日或隔日1次。慢性瘾疹以大肠俞为主。因食动风之品发瘾疹腹痛、脾胃不和者加针大肠俞、中脘、足三里。胸闷气急加针合谷、内关。风热为患者加大椎、百会、风池。

耳针选用肺、神门、内分泌、皮质下、肾上腺、荨麻疹穴等，捻转留针30分钟，每日1次；或在耳背静脉用三棱针放血，每日1次。

【转归及预后】

本病临床以实证多见，但若反复发作，日久不愈，也可转为虚证或虚实夹杂证。若实证攻伐太过，也可转为虚证；虚证复感外邪，仍可出现虚实夹杂之证。

风寒袭表、风热郁肤两证，多为初发证候，病位在表，若治疗及时、正确，易奏效而愈。

心肺郁热者多由情志失调所致，常见于初发者，及早治疗，可使病情好转；若气郁不舒，日久及血，血瘀脉络，可发展为血瘀生风证。

脾虚受风证，及时采用健脾益气祛风之剂，多可取得疗效；若失治、误治，伤及气血，或脾虚不复，日久化源不足，可转化为气血不足证。

胃肠积热证多因饮食不节，胃肠热结兼感风邪所致，用清热、泻下、祛风之剂多可奏效。若攻下太过，损伤脾胃，可转化为脾虚受风证。

血热毒盛证虽多属初发，但发病急、病情重，应及时采取凉血清热解毒之法，否则，会使病情恶化加重。

气血两虚证多由于治疗不当或年老体虚、气血不足所致，应坚持治疗，补养气血。否则，反复发作，可转为血瘀生风证。

本病预后良好，如风寒袭表，风热郁肤证者，病在初起，及时治疗则预后较好。心肺郁热，脾虚受风、胃肠积热等证者，一般预后较好；血瘀毒盛证者若治疗及时，可以痊愈，预后较好；气血两虚、血瘀生风两证者，病程较长，反复发作，较难治，但若辨治准确，坚持治疗，预后也较好。但是，若瘾疹突然出现喘息痰鸣、面色紫赤、手足不温者，可顷刻危及生命，必须采取综合措施，积极抢救。林世炘氏采用《金匮要略·杂疗方》还魂汤（麻黄、杏仁、甘草）治疗急性喉头水肿，壅塞气窒者，有缓解之功，可以参考。

【预防和护理】

(1) 注意避免接触诱发因素。凡因接触某种食物，某种特异气味等容易引起动风发疹者，应注意避免接触。远离花粉、动物皮毛、羽毛等致病异物。

(2) 注意四时气候变化，适时调摄寒温，避免感受外邪，预防本病发作。

(3) 加强锻炼，增强体质。

(4) 注意饮食，避免摄入可疑的致病食物、药物和刺激性食物等，防治肠道寄生虫。饮食清淡，忌食鱼虾、辛辣动风之品，以防病情加重；避免用力搔抓皮疹处，调摄寒温，防止冷热刺激。

(5) 进行预防性治疗。在发病期间，医护人员应劝患者安心养病，调节七情，切忌烦恼忧虑；特别是慢性瘾疹，在缓解期间要坚持治疗，调整阴阳，恢复脏腑正常功能，可望减少、减轻或制止发作。可从精神上调治，保持情绪稳定；或采用保健按摩、体操、气功等措施，增强机体抵御外邪入侵的能力。

【现代研究】

瘾疹是临床常见疾病，相当于西医学荨麻疹和血管性水肿。据报道[1]，该病多见于女性，大约有20%的人在一生中患过荨麻疹和血管性水肿。其常见病因为一些食物蛋白、药物、感染、物理、精神因素、病毒感染及肠道寄生虫等，但慢性荨麻疹多为特发性，其原因不明。近年来研究[2]发现，幽门螺杆菌感染与部分慢性荨麻疹反复发作有关。

20世纪中期以来，全国各地结合西医学对本病的认识，对其病因的探讨，辨证论治的研究取得了一定的进展，有关方药及针灸治疗的应用积累了一些经验，其中也包括了不少有关老中医的独特经验和专题论述。1994年国家中医药管理局制定了《中医病证诊断疗效标准》[3]，在瘾疹病证中，将其分为风热犯表、风寒束表、血虚风燥及脾虚胃弱等证候，并且对诊断依据与疗效评定均作了规范，为瘾疹的中医药防治研究提供了规范和客观的依据。目前，中医高等教育的规划教材[4]将其归纳为风热犯表、风寒束表、胃肠湿热及血虚风燥4种证候。

在病因病机研究方面，韩氏等[5]认为瘾疹病因复杂，涉及邪气、遗传、情志、饮食等诸多相关因素，过敏源于正虚邪伏、风热侵袭、痰热内生、卫阳虚弱、阴血亏虚，重视预防与调摄。张氏[6]提出从体质、病因、病位三方面分析荨麻疹中医辨证要素，认为荨麻疹的体质有气虚体质、阳虚体质、血虚体质、血瘀体质、蕴毒体质等五种基本类型；导致荨麻疹的六淫病邪主要有风、寒、热、湿之邪；情志所伤、饮食不当和病理产物性病因亦是荨麻疹发病的重要原因。荨麻疹的发病部位在肌表营卫，涉及肺肝脾肾四脏，其中急性荨麻疹的发病多与肺脾二脏有关，慢性荨麻疹的发病多与肝脾肾三脏有关。

在治疗研究方面，潘氏[7]引用陈氏观点认为虽其症在肌表，实则病在肺脾，为正虚在前而邪实后袭，故主张调肺脾以祛邪实，理气血以实正虚，宗“急标缓本”原则，形成独特的诊治瘾疹七法：疏风清热法、疏风散寒法、清肠利湿法、温阳活血法、调理肺脾法、养血活血法、化湿利水法，其临床疗效甚佳。张氏[8]对古今185首方剂采用聚类分析的方法，形成12个聚类方，将荨麻疹的辨证论治分为风热相搏证、风寒外束证、肠胃湿热证、气虚卫外不固证、血虚肌肤失养证、血瘀经络阻滞证、寒湿中阻证和阳虚失煦证共8个证候，并制定了相应的治则方药，为临床治疗研究提供了新的思路。董氏等[9]对86例慢性荨麻疹患者分别采用中西医结合与单纯西药治疗做对比观察，结果显示，治疗两星期后治疗组有一定疗效。目前，据多项研究[10,11]报道显示，无论辨证论治、专方加减、针灸治疗或是外治法，中医药治疗瘾疹都有一定疗效，具有潜在的应用价值，但大多数研究报道缺乏多中心、大样本的盲法对照研究设计，其疗效评价有待于进一步证实。

20世纪70年代以来，随着人群年龄结构、疾病谱和死因谱的改变，医学的模式也发生了深刻的变化，疾病防治的目标是使人民的身心处于更加良好的健康状态。在新的时期，中医药如何更有效防治一些常见病如瘾疹等，仍然是一个亟待解决的问题。

【小结】

本病以周身皮肤突然瘙痒起疹块为特征，时隐时发。临床可分急性和慢性2种。其病因不外乎外风、内风两端。外风有风寒、风热、风湿等不同；内风可由胃肠风湿热所起，或由心肺郁热、脾虚受风、肾虚内热、肝火内炽及气血虚亏、血热毒盛等等原因所生。内外合邪而致病者较为多见。

瘾疹的治疗，以治风为要，外风须分清寒、热、湿之兼挟，分别予以祛风散寒，祛风清热，祛风化湿等法治疗；内风当息风，有清化胃肠湿热、清心泻肺、健脾祛风，滋阴泻火，调冲任，清肝泻火，补气养血等等不同。

在预防方面，加强体育锻炼，并注意避免各种诱发因素，这对于长年缠绵不愈的慢性瘾疹患者尤为重要。

本病预后一般良好，疹退后也不留痕迹，但是少数患者见有痰鸣气壅之症者，应及时处理及抢救。

附方

(1) 荆防败毒散(《摄生众妙方》)：羌活　独活　柴胡　枳壳　茯苓　荆芥　防风　桔梗　川芎　甘草。
(2) 桂枝汤(《伤寒论》)：桂枝　芍药　甘草　生姜　大枣。
(3) 消风清热饮(《朱仁康临床经验集》)：荆芥　防风　浮萍　蝉蜕　当归　赤芍　大青叶　黄芩。
(4) 风热型二方(《赵炳南临床经验集》)：桑叶　菊花　薄荷　金银花　连翘　丹皮　甘草　杏仁　防风。
(5) 乌蛇驱风汤(《朱仁康临床经验集》)：乌蛇　蝉蜕　荆芥　防风　羌活　白芷　黄连　黄芩　金银花　连翘　甘草。
(6) 祛风胜湿汤(《朱仁康临床经验集》)：荆芥　防风　羌活　蝉蜕　茯苓　陈皮　金银花　甘草。
(7) 局方消风散(《和剂局方》)：荆芥　防风　僵蚕　羌活　茯苓　人参　薄荷　陈皮　蝉蜕　川芎　厚朴　炙甘草。
(8) 固卫御风汤(《朱仁康临床经验集》)：黄芪　防风　炒白术　桂枝　赤白芍　生姜　大枣。
(9) 当归拈痛汤(《兰室秘藏》)：当归　茵陈　黄芩　葛根　苍术　白术　知母　猪苓　泽泻　羌活　人参　升麻　甘草　防风　苦参。
(10) 胃苓汤(《丹溪心法》)：生白术　陈皮　茯苓　厚朴　羌活　荆芥　防风　泽泻。
(11) 多皮饮(《赵炳南临床经验集》)：五加皮　生姜皮　陈皮　桑白皮　白鲜皮　丹皮　冬瓜皮　茯苓皮　大腹皮　扁豆皮　浮萍　当归。
(12) 防风通圣散(《宣明论方》)：防风　荆芥　连翘　麻黄　薄荷　川芎　当归　白芍　白术　栀子　大黄　芒硝　石膏　黄芩　桔梗　甘草　滑石。
(13) 天王补心丹(《摄生秘剖》)：党参　玄参　丹参　茯苓　桔梗　远志　五味子　当归　天门冬　麦门冬　柏子仁　酸枣仁　生地。
(14) 麻杏石甘扬(《伤寒论》)：麻黄　杏仁　石膏　甘草。
(15) 葶苈大枣泻肺汤(《金匮要略》)：葶苈子　大枣。
(16) 礞石滚痰汤(《养生主论》)：煅青礞石　大黄　黄芩　沉香　朴硝
(17) 大陷胸丸(《伤寒论》)：大黄　芒硝　葶苈子　杏仁。
(18) 知柏地黄丸(《医宗金鉴》)：熟地　泽泻　山茱萸　山药　茯苓　丹皮　知母　黄柏。
(19) 四物汤(《和剂局方》)：熟地　当归　白芍　川芎。
(20) 二仙汤(上海中医药大学附属曙光医院经验方)：仙茅　淫羊藿　巴戟天　当归　黄柏　知母。
(21) 龙胆泻肝汤(《医宗金鉴》)：龙胆草　黄芩　栀子　泽泻　木通　车前子　当归　柴胡　甘草　生地。
(22) 当归龙荟丸(《宣明论方》)：龙胆草　黄芩　栀子　当归　黄连　黄柏　大黄　芦荟　青黛　木香　麝香。
(23) 丹栀逍遥散(《内科摘要》)：柴胡　当归　白芍　白术　茯苓　炙甘草　薄荷　煨姜　丹皮　栀子。
(24) 八珍汤(《正体类要》)：熟地　当归　白芍　川芎　党参　白术　茯苓。
(25) 皮炎汤(《朱仁康临床经验集》)：赤芍　丹皮　生地　知母　生石膏　金银花　连翘　淡竹叶　生甘草。
(26) 玉屏风散(《世医得效方》)：黄芪　白术　防风。
(27) 当归饮子(《医宗金鉴》)：当归　熟地　白芍　川芎　何首乌　黄芪　荆芥　白蒺藜　甘草。

【现代研究】主要参考文献

[1] 陈灏珠. 实用内科学[M]. 第12版. 北京：人民卫生出版社，2004：2499～2500.
[2] Greaves M W. ChronicIdiopathicurticaria [J]. *CurrOpinAllergyClinimmunol*, 2003, 3(5)：363～368.
[3] 国家中医药管理局. 中华人民共和国中医药行业标准——中医皮肤科病证诊断疗效标准[S]. 南京：南京大学出版社，1994：147～148.
[4] 李曰庆. 中医外科学[M]. 北京：中国中医药出版社，2002：192～194.
[5] 韩风芹，淮丁华. 瘾疹中医辨治体会[J]. 中国中医急症，2005，14(4)：379～380.
[6] 张晓杰. 荨麻疹辨证要素分析[J]. 山东中医杂志，2004，23(7)：388～390.
[7] 潘爱军. 陈文国治疗瘾疹经验举要[J]. 江苏中医药，2004，8(25)：11.
[8] 张晓杰. 荨麻疹方药配伍规律探讨[J]. 山东中医杂志，2006，25(3)：159～161.
[9] 董安保，高文瑄，尹向阳. 中西医结合治疗慢性荨麻疹45例疗效观察[J]. 中国麻风皮肤病杂志，2006，22(3)：258～259.
[10] 李志鸿. 荨麻疹中医治疗近况[J]. 中医药信息，2004，21(2)：18～20.
[11] 黄艳霞. 针灸治疗荨麻疹近况[J]. 现代中西医结合杂志，2004，13(19)：2626～2628.

附：皮肤瘙痒

皮肤瘙痒，古称“风瘙痒”（《诸病源候论》）、“痒风”（《外科证治全书》），是仅指皮肤有痒感但无疹疥疮疡者。《外科证治全书》说：“遍身瘙痒，并无疹疥，搔之不止。”说明了本病的证候特点。本证相当于西医学所称的“皮肤瘙痒症”，至于疥疮、癣疾、鹅掌风等皮肤病引起的搔痒，不属本证范围。

对本证病因、病机的认识，《素问·至真要大论篇》有“诸痛痒疮，皆属于心”的论述，指出瘙痒多由心火血热所致。《诸病源候论·妇人杂病诸候·风瘙痒候》说：“风瘙痒者，是体虚受风，风入腠理，与血气相搏，而俱往来在于皮肤之间，邪气微，不能冲击为痛，故但瘙痒也。”认识到瘙痒是由外受风邪，内病血分所致。这一论点给后世以很大启发，不少医家认为，风瘙痒总的原因不离乎风，外风可有风热、风湿；内风可有血热生风、血虚生风和血瘀生风等。《丹溪心法》对其阐发更为丰富，朱氏说：“痒证不一，疥癣作痒，当求疮疥证。血虚皮肤燥痒者，宜四物汤，加防风七钱。如以四物汤半帖，水二盏调消风散一钱亦可。妇女血气或通身痒，或头面痒，如虫行皮中，缘月水来时，为风所吹，不然则是产褥中食动风物致之，亦宜如前四物汤调消风散。有脾虚生痒，本无疥癣，素非产褥，洁然一身，痒不可任，此乃脾虚所因。经云，诸痛为实，诸痒为虚；又云，脾主身之肌肉，宜实脾为先，四兽饮去草加藿香、厚朴、川芎、当归各半钱，姜枣煎服，名增损资胃饮。”以上可见，朱氏对瘙痒的辨证及施治方药均多有心得。嗣后历代医家对本病陆续有所论述，使其辨证论治内容日趋丰富。

皮肤瘙痒症的临床表现是：① 仅见阵阵奇痒，而皮肤无疹疥疮疡之类患者。② 由于患者过度搔抓，皮肤常有条条划痕、血痂、滋水渗出等。日久可呈浸淫疮、疥癣类样变化，患处皮肤可呈暗褐色。

【辨证论治】

一、辨证

（一）辨证要点

1. 注意掌握风、湿、热邪侵袭皮肤致病特点，分析病因　一般说，风胜者，痒无定处，搔破出血，随破随收，多为干燥；热胜者，皮肤瘾疹，焮红灼烧作痒，或只发于暴露部位，或遍布全身；若兼湿，瘙痒难忍，搔破渗水后其痒方减。临床上风、湿、热邪单独为本证者较少，常相兼为病，其间又当分别兼挟主次。

2. 血虚、血热、血燥、血瘀皆可生风致痒，亦当审证求因　一般说血虚者其痒不甚，反复发作；血燥者，瘙痒难忍，抓破流血，夜晚尤甚；血热者，痒而灼热；血瘀者，瘙痒难愈，搔破斑痕色紫等。

（二）证候

[风热]

症状：瘙痒常突然发生，风甚者，常走窜不定遍身作痒；热甚者，焮红作痒，伴有疼痛，或只发于暴露部位；若夹湿，抓破后可见少许黄水。

病机分析：多由风热之邪客于肌肤，搏于血络而成，或腠理不密，或触异物诱发。

[湿热]

症状：皮肤瘙痒，搔后渗水，并伴有胸闷、纳呆等。舌苔多见黄腻，脉多濡数。

病机分析：此为风湿或湿热之邪浸渍皮肤，客于血络，蕴而化热。亦可由脾胃素蕴湿热，在外邪诱导下，发于肌肤而为湿热痒疹。

[血热]

症状：皮肤瘙痒，其来也急，灼热焮红，痒而且疼，抓破出血，呈条条血痕，多伴有身热、心烦、口干、溲赤。舌多红或绛，苔薄黄，脉多滑数。

病机分析：此属心经有火，血分素蕴热毒，复感风热毒邪而发病。唐容川说：“一切皮肉赤痒，名色不一，今统称之曰血瘙，皆由血为风火所扰，火甚则起点，起疙瘩，风甚则生虫生痒。”（《血证论·卷三·血瘙》）

[血燥]

症状：皮肤多起白屑，瘙痒较甚，抓破不流黄水，但易出血，伴有口干乏津，大便艰燥等症。脉多弦数或细数。

病机分析：此证常由素喜辛辣，或痒证日久，燥气内扰，兼外感风燥之气搏击血分而成。所以多见皮肤粗糙脱屑。燥甚化风，游走于内，故痒较血热型为甚。

[血瘀]

症状：瘙痒以晚上为甚，得冷或热皆增剧，抓破出血色黯红，或伴少许黄水，结痂或乌紫斑痕，且难消失，或兼有其他疾患，如癥瘕、妇女月经不调之类。舌见瘀点或质紫色。

病机分析：此证由瘀血滞络，日久化风，或兼感风毒外邪所致。

[血虚]

症状：起病缓慢，皮肤干燥，瘙痒，反复发作，痒不太甚，皮肤不润泽而萎黄，面色少华，身体虚弱，或见心慌、失眠诸症。舌质淡，苔薄或少苔脉象细弱。多见于老年瘙痒症。秋冬易患。

病机分析：此证多见于虚弱患者，尤其是老年或失血较多的人易得。此属血虚生风，风动则痒。血虚难复，故多反复发作，邪毒较少，故其痒不甚，肤干、面黄、心悸、舌淡、脉细，皆为血虚之象。

[肝肾阴虚]

症状：症见皮肤干燥，瘙痒抓之脱屑，肌肤甲错，伴有头晕耳鸣，五心烦热，腰酸膝软。舌质红少津、苔少而薄，脉细数或弦细。多发于老年人。

病机分析：年老体衰，肝肾阴亏，精血无以充养肌肤，阴虚血燥风动而致痒。

二、治疗

（一）治疗原则

根据以上病因及证候分析，可见本病或由外风扰血，或由血病生风，因此治疗需从“风”、“血”着眼，在两者的关系上又多侧重于血。中医素有“治风先治血，血行风自灭”之说，故无论何型，均宜用血分药，或在治血的基础上，兼以祛风、清热、利湿；或在清血、养血、活血之剂中兼以消风，治血祛风并进，收效乃著。

（二）治法方药

［风热］

治法：疏风清热凉血。

方药：乌蛇祛风汤加减。方中以乌梢蛇、蝉蜕搜剔风邪；荆芥、防风、羌活、白芷祛风止痒；黄连、黄芩、金银花、连翘、甘草清热解毒，共奏搜风清热、败毒止痒之功，用于风热之邪内侵，未经发泄，致肤痒甚者。

［湿热］

治法：清热利湿。

方药：以文氏经验方加减。方用何首乌养血；僵蚕以息内风；蝉蜕祛外风；金银花清热疏风，凉解血分之毒；地肤子、白鲜皮清热祛湿止痒；刺猬皮凉血解毒止痒。加黄柏、苍术、龙胆草、丹皮、土茯苓、茵陈、蚕沙清热化湿解毒；偏湿重者加萆薢、泽泻、薏苡仁以导湿下行；偏热重者加黄芩、栀子以增加清热之功。

［血热］

治法：凉血清热，消风止痒。

方药：止痒息风汤加减。方中生地、丹皮、赤芍、丹参凉血、活血，以清血中之热；龙骨、牡蛎、白蒺藜平肝息风止痒；玄参、甘草滋阴泻火；白鲜皮消风止痒。若热象较重可加用紫草、蒲公英、金银花，甚则可兼服紫雪丹。

［血燥］

治法：养血润燥，消风止痒。

方药：养血息风汤。方中当归、白芍养血润燥；玄参滋阴润燥；红花活血，川芎行血中之气；黄芪补气，气行血亦行；荆芥、白蒺藜消风止痒；甘草润燥。或用大生地 250 克、核桃肉(带衣)120 克、生猪油 500 克、冰糖 250 克，混合切细蒸熟，每服 1 匙，每日 3 次，有清血、补血、润燥消风之功。对顽固而反复发作的痒症属血燥者尤宜。

［血瘀］

治法：活血养血。

方药：化瘀汤合四物汤。化瘀汤用当归尾、红花、桃仁、穿山甲、丹参活血化瘀；丹皮、赤芍凉血活血；泽泻、白术化湿渗湿；青皮行气；牡蛎镇潜息风，与四物汤相合而有活风养血，息风止痒的功效，体现“治风先治血，血行风自灭”之意。

［血虚］

治法：养血祛风。

方药：当归饮子或养血润肤饮。方用四物、何首乌养血滋阴；黄芪补气，气行血亦行；荆芥、蒺藜祛风；甘草润燥。养血润肤饮则具滋阴养血，润燥止痒之功，方用天门冬、麦门冬、生地、熟地、天花粉滋阴润燥；黄芪、当归补气养血；升麻、黄芩清热；桃仁、红花活血祛风。

［肝肾阴虚］

治法：宜滋补肝肾、息风止痒。

方药：知柏地黄丸加减，常用药有黄柏、知母、熟地、山药、山茱萸、当归、白芍、泽泻、丹皮、枸杞子、女贞子、白鲜皮、白蒺藜、地肤子。

另有一种风瘙痒，每届冬令即发，相当于西医学的冬令瘙痒症。其症全身瘙痒，夜间更甚，痒时皮肤上起粟状小疹，皮色如常。起病原因，多为冬令气候严寒，风邪客于皮肤，邪不得泄，郁于腠理，故而瘙痒不已；春来气候温暖，腠理开泄，邪从外达，故不治亦能自愈。治宜许氏经验方，方用荆芥、防风各 6 克，蝉蜕 3 克，浮萍 3 克，苍耳子 6 克，地肤子 9 克，白鲜皮 9 克，白蒺藜 9 克，薄荷 4.5 克，制何首乌 9 克，豨莶草 9 克，海桐皮 9 克。每日 1 剂，水煎服，以祛风邪。临晚前另以“止痒合剂”(见“其他治法”洗药方)洗之，多能应手取效。

对于因接触异物而发者，除按上述辨证论治外，文氏常循因而加入相畏相制之品，如感受漆毒而发者加蟹壳 2 个(生漆则蟹可化)；因闻花草之气而发者，加紫荆花(谓可避各种花毒)；因穿皮毛而发者，加全蝎 3 克，蜈蚣 1 条；若原因不明的异物引起，则以调和营卫法；对于顽固奇痒而无热者，加蜈蚣、全蝎等虫类以搜剔经络。

（三）其他治法

1. 洗药

(1) 周身皮肤瘙痒，外搽苦参酒。

(2) 皮肤干燥发痒，外用润肌膏。

(3) 各种瘙痒症都可外用下列洗药方。基本药物是：苦参、黄柏各 20 克，地肤子、苍耳子、蛇床子、大风子各 15 克，白芷 9 克。煎汤洗患处。若见湿甚黄水多者，加桉叶 120 克；湿热，重用苦参、黄柏各 45 克，去大风子、蛇床子；未破皮加花椒 3 克；顽固性奇痒加轻粉、雄黄各 4.5 克；头皮痒疹加皮硝 18 克。

(4) 女阴及肛门瘙痒，外用苦参 30 克，蛇床子 15 克，石榴皮 15 克，明矾 15 克，水煎洗患处，每日 1 次。

(5) 肛门如有蛲虫，可用百部 30 克煎汤灌肠。

血虚、血热证一般不用洗药。

2. 敷药　对于皮肤干燥，无黄滋水渗出者，用搽药(蛇床子、大风子各 6 克，雄黄、轻粉、蛤粉、白芷、花椒各 3 克，共为细末，加生猪油一小块)布包烤热外擦。本方也可用于有黄滋水而渗出不多的患者，但红肿热病者忌用。黄滋水渗出多者，用蛇黄散(黄柏、赤石脂各 6 克，蛇床子、寒水石各 3 克，铅丹 1.5 克，共研细末)清油调搽或干捻(禁用蜂蜜等黏腻之物调敷，否则黄水无法排除)。黄水特多者，用雄矾散(雄黄、枯矾、松香等分研末)。

3. 针灸

(1) 针刺穴位：风池、内关、血海，手法中等度刺激，留针 20 分钟。

上述 3 穴以养血润燥的血海为主穴，佐以安神宁心的内关和息风解热的风池穴。

(2) 拔罐：取神阙穴(肚脐处)进行施术。采用火罐或抽气罐，以传统火罐为佳，要求吸力要大，拔 5 分钟左右为宜，每日 1～2 次，一般 5 日即可完全止痒。

(3) 耳针：神门及肝穴治疗皮肤瘙痒症，神门穴既能止痛、又能止痒。一般埋针 5～7 日，或根据情况选相应部位神门、皮质下、内分泌等区。

【预防和护理】

注意个体调摄,如忌食辛辣、鱼腥发物,忌烟酒,忌用碱性强的肥皂洗澡,忌搔抓、摩擦和热水烫洗,避免特殊毒邪的侵袭尤其重要。若患有全身性疾病而伴有皮肤瘙痒者,应结合其病因进行治疗。

【现代研究】

皮肤瘙痒症是皮肤科临床常见的一种疾病。患者自觉全身或局部皮肤瘙痒,而不见原发性皮肤损害,因搔抓、摩擦,或见条条抓痕,或见累累血痂,病延日久则见色斑沉着,甚则皮肤浸润粗厚。周氏等[1]认为本病的病因常与内科疾病息息相关,与内分泌失调、性激素水平低下、皮脂腺及汗腺分泌功能减退、皮肤干燥、退行性萎缩等因素有关。马氏[2]认为亦可由于糖尿病、甲状腺功能异常、肝胆疾患、代谢障碍、肿瘤、习惯性便秘、肾功能不全等疾病导致。近几年研究[3]表明皮肤瘙痒的发生可能与几种介质的参与有关。如组胺、5-羟色胺、神经肽、内源性阿片样肽系统、细胞因子、二十烷类分子等。中医学认为痒症成因不一,但总的原因不离乎风。《外科证治全书》论痒有"痒虽属风,亦各有因"的记载。现代中医对本病的认识从经典理论出发,在辨证论治的基础上积极探索中医药治疗皮肤瘙痒症的作用及机制,取得了明确的临床疗效和理论进步。

为了本病诊断的客观化和疗效的确定性,通常使用统一的诊断标准[4]为: ① 阵发性皮肤瘙痒,程度不一,初起局限,渐至全身,夜间尤甚。② 皮损特点: 皮肤无原发损害,搔抓后出现抓痕、血痂,苔藓样及色素沉着。③ 排除糖尿病、肝胆疾病、慢性肾功能不全、肿瘤、精神病、高血压、冠心病等。而判断疗效的标准[5]通常为: 痊愈: 治疗后瘙痒完全消失,继发性皮损消退,恢复如正常皮肤,停药1年未见复发;有效: 瘙痒明显减轻,继发性皮损消退50%以上,且停药3个月未见明显加重;无效: 服药2个疗程,瘙痒无减轻,继发性皮损无消退,或用药时瘙痒虽有减轻,但停药不久即复发如初。这些标准的制订初步为本病临床和药物应用提供了可参考的验证尺度。

由于各个医家的知识领域和地理环境的不同,对本病的辨证分型存在差异。杨氏[3]将现代中医对瘙痒的辨证治疗进行归纳后分为7型: ① 风寒型: 治以祛风散寒、活血止痒,方用麻黄方加减。② 风热型: 治以疏风解表、清热止痒,方用荆防方加减。③ 风湿型: 治以息风止痒、除湿解毒,方用全虫方加减。④ 湿热型,治以泻肝火、利湿热、止痒,方用龙胆泻肝汤加减。⑤ 顽湿型: 治以健脾除湿、润肤止痒,方用健脾润肤饮。⑥ 血虚风燥型: 治以养血散风止痒,方用止痒合剂加减。⑦ 虫毒致痒型: 治以杀虫止痒。孙氏[6]报道许氏将皮肤瘙痒症分为5型: ① 血虚风燥证,治以养血润肤祛风,方用养血润肤饮或当归饮子加减。② 脾虚湿盛证,治以健脾除湿,方用除湿胃苓汤加减。③ 肝郁血瘀证,治以疏肝理气、活血化瘀,方用逍遥散加减。④ 血热风燥证,治以清热养阴、凉血疏风,方用凉血消风散加减。⑤ 肝胆湿热证,治以泻火除湿、活血祛风止痒,方用龙胆泻肝汤加减。此外,《难经·四十八难》又云:"痒者为虚,痛者为实。"由于老年人的肝肾阴虚,气血不足的生理特点,对老年性皮肤瘙痒症的辨证论治更加注重扶正祛邪,以滋补肝肾、养血润肤止痒为则。主要分为血虚风燥型、肝肾阴虚型和血瘀型3型。养血润燥多采用四物汤、当归补血汤、增液汤等方及阿胶、何首乌、胡麻仁诸药;滋补肝肾多采用六味地黄汤加减;祛风止痒多采用乌梢蛇、白蒺藜、防风、荆芥、蝉蜕等;清热利湿多采用苦参、白鲜皮、蛇床子、地肤子、黄柏等;久病顽痒加用虫类药如全蝎、僵蚕、蜈蚣等通络剔风,或重用沉降药如牡蛎、龙骨等以潜阳息风。但需要注意的是治疗用药须忌用大量的祛风药和苦燥之品,以免伤营血。同时根据"久病入络"理论,对久病不愈者可加活血化瘀通络之品,如鸡血藤、丹参、赤芍、丹皮、红花、茜草、土鳖虫、皂角刺等。

治疗皮肤瘙痒症的方法较多。可分为内服、外治、内外合治、综合疗法等。随着中药制剂的发展,中成药治疗皮肤瘙痒症越来越受到关注,如防风通圣散、湿毒清胶囊、血府逐瘀胶囊、驴胶补血冲剂[7]、复方丹参片[8]等随证运用,效果较好。中药外治多选用具有祛风除湿、解毒杀虫、养血活血、凉血润燥作用的药物,最常用的有苦参、黄柏、地肤子、蛇床子、白鲜皮、花椒、苍耳子、防风、蝉蜕、当归等,临床报道[9]主要有药物洗浴、酊剂外擦、膏剂外涂、药物敷脐等方法。针刺疗法、耳穴疗法、梅花针疗法、拔罐疗法、刮痧疗法等中医传统治疗方法近年来也成为临床中重要的治疗手段。而穴位注射、穴位注氧(气)等新开展的治疗方法逐渐得到了学术界的认可。病情轻者,使用成药、外用药比较方便,而且对改善症状亦有一定疗效。内服中药则根据辨证论治分型,结合个体的特点,从整体上有针对性地治疗;病情较重者,采用多种疗法结合,可提高疗效。

药理学研究[3]发现,防风、黄芩、生地、丹皮、蝉蜕、白鲜皮、僵蚕、白蒺藜等均有抗组胺作用,临床用于过敏性皮肤病效果明显。有研究[10]还对治疗瘙痒性皮肤病的118味常用内服中药及16味外用中药的药理作用研究归纳分析,发现分别具有抗变态反应、免疫调节作用、抗不同介质作用(抗组胺、乙酰胆碱、5-羟色胺、血小板激活因子)、抑制花生四烯酸代谢、抗细菌、抗病毒、抗真菌等作用,从而可在不同环节治疗皮肤瘙痒症。

附 方

(1) 乌蛇祛风汤(《朱仁康临床经验集》): 乌蛇　蝉蜕　荆芥　防风　羌活　白芷　黄连　黄芩　金银花　连翘　甘草。

(2) 文氏经验方(验方): 何首乌　僵蚕　蝉蜕　金银花　地肤子　白鲜皮　刺猬皮　黄柏　苍术　龙胆草　丹皮　土茯苓　茵陈　蚕砂。

(3) 四物汤(《和剂局方》): 熟地　白芍　当归　川芎。

(4) 止痒息风汤(验方): 生地　丹皮　赤芍　丹参　龙骨　牡蛎　蒺藜　玄参　甘草　白鲜皮。

(5) 养血息风方(《朱仁康临床经验集》): 黄芪　当归　白芍　川芎　红花　玄参　荆芥　白蒺藜　甘草。

(6) 当归饮子(《医宗金鉴·外科心法要诀》): 当归　熟地　白芍

甘草　川芎　何首乌　黄芪　荆芥　白蒺藜。

（7）养血润肤饮（《外科证治》）：桃仁　生地　熟地　天门冬　麦门冬　天花粉　当归　黄芪　升麻　黄芩　红花。

（8）化瘀汤（上海中医药大学附属曙光医院验方）：当归尾　丹皮　赤芍　红花　桃仁　丹参　穿山甲　泽泻　白术　青皮　牡蛎。

【现代研究】主要参考文献

[1] 周克明，王林. 中西医结合治疗老年性皮肤瘙痒病168例疗效分析[J]. 实用中西医结合杂志，1996，9(2)：69.

[2] 马玉梅. 老年皮肤瘙痒仅用止痒药就行吗[J]. 首都医药，2000，7(4)：58.

[3] 杨慧敏，徐佳，杨岚，等. 皮肤瘙痒的发生机理与中医辨证施治相关性探讨[J]. 中国中西医结合皮肤性病学杂志，2006，5(3)：175～181.

[4] 赵辩. 临床皮肤病学[M]. 南京：江苏科学技术出版社，1993：623～625.

[5] 李道五，张志远，郭梅钦. 养血祛风法治疗老年性皮肤瘙痒症72例[J]. 实用中医药杂志，2001，12(17)：9.

[6] 孙凤琴. 许连霈教授辨证分型治疗皮肤瘙痒症经验[J]. 北京中医药大学学报(中医临床版)，2003，10(1)：31～32.

[7] 潘钰蔚，张恩虎. 老年性皮肤瘙痒症中医治疗近况[J]. 江苏中医药，2004，25(11)：64～66.

[8] 曹银娥. 复方丹参片治疗老年皮肤瘙痒症[J]. 山东医药，1997，37(8)：62～63.

[9] 白永晟，周春英. 中医外治法治疗皮肤瘙痒症近况[J]. 山东中医药大学学报，2004，28(6)：479～481.

[10] 卫建业. 辨证治疗皮肤瘙痒症106例[J]. 临床医药实践杂志，2003，12(6)：455.

皮　痹

【定义】

本病是以局部或全身皮肤硬化为主症的疾病，严重者可累及脏腑。常由营卫不固，或肾阳衰微，以致风寒、阴寒之邪凝于肤腠，滞于经络，内舍于脏腑所致。

【历史沿革】

中医对本病早有认识，《内经》有“皮痹”的记载，《素问·痹论篇》说：“夫痹之为病，不痛何也……痹在于骨则重，在于脉则血凝而不流，在于筋则屈不伸，在于肉则不仁，在于皮则寒，故具此五者则不痛也。”指出了本病皮毛寒冷而不痛的症状。

隋代巢元方明确指出了本病的皮肤改变。《诸病源候论·风病诸候·风湿痹候》云：“风湿痹病之状，或皮肤顽厚，或肌肉酸痛。”将见有“皮肤顽厚”等变化的痹证称为风湿痹。另外，在“风痹候”中提到皮痹入肺时，可见“其状气奔痛”的症状。

宋代吴彦夔《传信适用方》中有“人发寒热不止，经数日后，四肢坚如石，以物击之似钟磬，日渐瘦恶”的记载，描述形象而确切，指出本病在发热之后，病情骤进，皮肤坚如石的临床现象。《圣济总录·诸痹·皮痹》中则把“皮肤痛痹”与“项强头昏，胸满短气，嘘吸颤掉，言语声嘶、四肢缓弱”等症同见。

关于皮痹的病因病机及转归，历代医书也有记载，《内经》对此论述颇详，如《素问·五脏生成篇》谓：“卧出而风吹之，血凝于肤者为痹。”《素问·四时刺逆从论篇》谓：“少阴有余，病皮痹隐轸……”《灵枢·刺节真邪》云：“虚邪搏于皮肤之间，留而不去则痹，卫气不行，则为不仁。”《素问·痹论篇》中曰：“痹或痛，或不痛，或不仁……其不痛不仁者，病久入深，营卫之行涩，经络时疏，故不通；皮肤不营，故为不仁……”这里指出了痹之于皮，由邪(外邪或阴寒之邪)搏于皮肤，痹阻不通，营卫行涩，血凝为患。而对于本病的转归，《素问·痹论篇》又曰：“五脏皆有合，病久而不去者，内舍于其合也。故……皮痹不已，复感于邪，内舍于肺。所谓痹者，各以其时重感于风寒湿之气也”、“其入脏者死。”说明本病与其他痹证一样，病久可影响及脏腑，甚至造成死亡。《诸病源候论》则把以“皮肤顽厚”为特点的风湿痹的病因归之于血气虚而受风湿，其在“风病诸候·风湿痹候”中曰：“其风湿气多，而寒气少者，为风湿痹也。由血气虚，则受风湿而成此病。”并指出其转归曰：“久不瘥，入于经络，搏于阳经，亦变令身体手足不随。”明《普济方·诸痹门·皮痹附论》则明确地把皮痹的病因归于风寒湿之气：“夹风寒湿之气杂至，合而为痹……当秋之时，感于之气，则为皮痹，盖言其时之所被感者，非有秋时而得之也。皮肤不营，而为不仁。”而龚信《古今医鉴·痹痛》则强调：“痹病在皮者多寒。”明代李梴《医学入门·痹风》中统论皮、脉、肌、筋、骨五痹，认为“上多风湿下寒湿”，并承丹溪之说，提出“麻属气虚木痰瘀”的病机认识。清代沈金鳌集诸家之说，对本病的病因有较全面的阐发，指出“麻木，风虚病，亦兼寒湿痰血病也……按之不知，掐之不觉，有如木之厚”。不仅阐述了顽厚如木、麻木不仁等症状，而且综合了风、寒、湿、痰、血诸致病因素，使对本病的认识深入了一步。

在治疗方面，《圣济总录·诸痹·皮痹》中提出：“治肺中风寒湿……皮肤痛痹，防风汤。”以去肺与皮腠的风寒湿为主。《普济方·诸痹·皮痹》提出：“赤箭丸，治肺感外邪，皮肤痛痹……”而《医学入门·痹风》中对治疗论述甚详，提出“初起强硬作痛者，宜疏风豁痰；沉重者宜流湿行气；久病须分气血虚实痰瘀多少治之”等治疗原则，以及“补旱反令经络郁”、“戒酒醋”等宜忌。同时在辨证治疗上也很细腻，分为风多、寒多、湿热、风寒湿热、气虚、血虚、挟瘀血、挟痰、肾脂枯竭等进行遣方用药。这些治则、治法，虽是泛指皮、脉、肌、筋、骨五痹而言，但对皮痹临床治疗也不无指导意义。

【范围】

根据本病的证候特点，与西医学的硬皮病的临床表现相符,硬皮病可参照本篇辨证治疗。

【病因病机】

寒邪凝结于腠理是硬皮病的主要病机。其由有二:风寒湿邪痹阻于表而为病;或病久肾阳衰微,阴寒之邪内生,凝聚于全身肌表,使病缠绵加重。

1. **营卫不固,风寒入踞**　素体营血不足,卫外不固,腠理不密,风寒湿邪乘虚外袭,凝结于肤腠,阻滞于经络,正如《素问·举痛论篇》所说:"寒气入经而稽迟,泣而不行,客于脉外则血少,客于脉中则气不通……"致使营卫失和,气血痹阻,腠理失养,而令局部皮肤毛发脱落,无汗,顽硬,麻木。

2. **肾阳衰微,阴寒内凝**　《素问·皮部论篇》说:"邪客于皮,则腠理开,开则邪入,客于络脉,络脉满,则注于经脉,经脉满则入舍于腑脏也。"故素体肾阳衰微,病程迁延日久者,痹阻络脉之邪可内舍于脏腑,使脏腑功能失调。影响肺脏者,可见气奔喘息;影响脾胃者,可见恶心呕吐,腹痛,泄泻;影响心脏者,可见心悸,脉结代;影响肝脏者,可见筋脉屈伸不利,妇女月经不调。日久必致元阳虚亏,阴寒四布,凝结于全身腠理,使全身皮肤顽硬,甚至危及生命。

【诊断】

有下列见症者,可诊断为本病。

(1) 局部或全身皮肤顽硬光亮,无汗,毛发脱落。

(2) 病情迁延日久,除上述皮肤症状外,可兼见痹入五脏的各种表现。

【辨证论治】

一、辨证

(一) 辨证要点

1. **辨痹阻皮腠脉络与内入脏腑**　本病皮肤硬化的主症虽然见于皮腠,但病机有在表在里之分。初起风寒痹阻肌肤脉络,尚未内侵脏腑,病在表;继则可因阳气式微,抗邪无力,传入于脏腑,而使变证丛生,阴寒四布,此时病属里。辨明皮痹是否已经入舍脏腑,是本病辨证的关键。

2. **辨清寒证类别**　皮痹之起,内因营卫不足,肾阳衰微;外因风寒湿邪入踞,阻滞气血运行,皮肤四肢失于温煦,故多见形寒肢冷之症,虽多属寒证,但有因外邪阻滞,营卫失和引起者;有因气滞血瘀,气血失养引起者;有因肾阳衰微,阴寒内凝引起者,临床不可不辨。

(二) 证候

[气血痹阻]

症状:局部皮肤硬化,表面光滑发紧,不易捏起,日久硬化的皮肤变薄,常有肤色变深或变淡,呈黄白色,以致肌肤甲错。一般无全身不适。舌质淡,苔白腻,脉细滑或沉迟。

病机分析:营卫两虚,卫外失固,风寒湿邪乘虚而入肤腠络脉之间,致使营卫失和,气血痹滞,痰瘀胶着,局部肤腠肌表失养,而令皮肤顽硬,形如制革,肤色变深,肌肤甲错。肤色变淡,为气血失于荣养之象。然因邪在肤腠而未内舍脏腑,故一般无全身不适。舌淡、苔白腻,脉滑、迟,皆风寒湿之候。

[肾阳衰微]

症状:初起皮肤顽硬而肿,继而变薄,光亮如蜡,好发肢端,甚至泛发全身;四肢厥冷,手足青紫;关节酸痛,活动不利;自觉疲乏无力,畏寒;胸满气急,吞咽困难,恶心呕吐,腹痛腹泻,月经滞涩。舌质淡,体胖嫩或边有齿痕,脉沉伏或沉紧。

病机分析:素体肾阳虚衰,卫外不固,腠理不密,寒邪乘虚外袭,凝聚肤腠,阻滞络脉,气血痹着,皮肤变硬。终因久病肾阳衰微,抗邪无力,寒邪内舍,累及脏腑,引起肺气痹塞者则见胸满喘息;引起心阳虚衰,胸阳不振,阳气不能达于四末者,则见四肢厥冷,手足青紫;引起脾阳亏虚,不能运化精微,水湿内生者,淫于肌肤则见水肿,水浊上逆则见恶心呕吐,下注则见腹泻;引起寒凝肝经,阳气不布者,则见关节疼痛,肢体运动不利;寒凝气血,冲任滞涩,则月经色紫不爽;久则真阳亏耗,阴寒内凝,气血不运,使皮肤顽硬延及全身。

二、治疗

(一) 治疗原则

温通是治疗硬皮病的基本原则。在治疗中要抓住阴寒凝结肤腠这一主要病机,对外寒痹阻脉络者,应以通络活血为主,佐以温养气血;肾阳衰微,虚寒内盛者,以温肾壮阳为主,活血通络为佐;唯有温阳与通络并施,扶正与祛邪兼顾,方能切合本病虚实夹杂、本虚标实的病机。

(二) 治法方药

[气血痹阻]

治法:祛风湿,散寒邪,通阻滞,益气血。

方药:初起皮肤变硬,稍感发紧时,治宜祛风除湿,通络行痹,常用独活寄生汤。方中独活、防风、秦艽祛风除湿;桂心、细辛温散寒邪,通利血脉;人参、茯苓、甘草益气;地黄、当归、芍药养血;桑寄生、牛膝、杜仲补益肝肾。

皮肤明显变硬,或变薄时,宜加重祛风通络之力,可于前方加入乌梢蛇、全蝎、䗪虫、蝉蜕、地龙等虫蚁灵动、搜风剔络之品,并加黄芪以增强益气托邪之功。

若肤色变深,或见肌肤甲错,皮肤粗糙者,为气血痹阻,肌肤失养之征,宜选用桃仁、红花、丹参、赤芍、穿山甲、䗪虫、水蛭等,以加强活血化瘀之力。若肤色变淡,为气血不足,肌肤失于荣养,宜加重益气养血之品的用量。若皮肤顽厚如木板状者,痰瘀胶着,除加重活血化瘀以外,可更加海藻、昆布、牡蛎、鳖甲、夏枯草、象贝等化痰软坚之品。

[肾阳衰微]

治法:温煦肾阳,散寒通滞。

方药:可用阳和汤。方中鹿角胶、肉桂、姜炭温肾散寒;熟地滋阴补血;白芥子、麻黄温散阴寒之邪;可酌加温补肾阳之肉苁蓉、淫羊藿、锁阳、巴戟天,活血通络之当归、红花、全蝎,散风软坚之僵蚕、地龙、鳖甲。也可用温补肾阳的右归饮,方中肉桂、附子温阳;熟地、山药、山茱萸、枸杞子、杜仲补肾;炙甘草补益中气。

本病晚期,真阳亏耗者,应采用参附汤加味,方用人参、附子峻补元阳,可加鹿角霜、肉桂、淫羊藿温肾散寒,当归、鸡血藤养血活血,桑寄生、威灵仙、丝瓜络散寒通络。

若患者以形寒肢冷、手足青紫为主者，治宜以温经通络、和营活血为主，可用当归四逆加吴茱萸生姜汤。方中当归、细辛、吴茱萸、桂枝温经散寒；白芍、通草、甘草、生姜、大枣调营通滞。若妇女兼见宫寒不孕、月经不调者，可用二仙汤。方以仙茅、淫羊藿、巴戟天温补肾阳；当归活血；知母、黄柏滋阴清热；无阴虚火旺者可去黄柏，酌加肉桂、细辛、芍药、川芎散寒和血。

若内舍于肺，症见气奔喘息者，可用阳和汤合补肺汤。补肺汤以人参、黄芪补肺益气；桑皮、紫菀肃降肺气；熟地、五味子益肾固元而敛肺气，与阳和汤合用共奏温肾散寒、补肺平喘之功。若内舍于脾，症见呕恶腹泻者，阳和汤合附子理中汤，以温中散寒，补气健脾。若寒凝肝脉则用阳和汤合暖肝煎。暖肝煎以当归、枸杞子、肉桂、小茴香温补肝肾，祛肝络之寒；乌药、沉香、茯苓顺气利湿；寒甚者可加吴茱萸、干姜、附子等品。

（三）其他治法

除内服药物外，可适当配合外治。

(1) 黄药子半斤，加水煎熬，趁热熏洗患处。

(2) 伸筋草、陈艾叶、乳香，或再加透骨草、没药，煎水热洗。

(3) 苦参汤：苦参、艾叶、蛇床子、地肤子、苍耳子、商陆。加水煎洗或热敷患处。

以上3方适用于皮肤顽厚较为局限者。

(4) 桃树、柳树、桑树、槐树、榆树，各取30厘米树枝，切碎，乳香、没药、羌活、千年健、三七、鸡内金各15克，香油500克，炸至焦黄，去渣，纳入黄丹，调制成膏备用。适用于皮肤顽厚范围较大者，将此膏涂于纱布，敷患处，每日1次。

【转归及预后】

皮肤顽厚较局限，且未内舍脏腑，无全身不适者，预后一般良好。若入舍脏腑，出现脏腑病变，皮肤顽厚泛发全身者，一般预后不良，可危及生命。

本病预后，还取决于能否长期坚持治疗，临床常见病情业已好转稳定的患者，因治疗中断而造成死亡。因此，只有长期坚持治疗，才能获得满意疗效。

【现代研究】

硬皮病是一种以皮肤变硬为主要表现，或伴指(趾)缺血，伴关节、肌肉和内脏多系统损害的结缔组织疾病。分局限性硬皮病和系统性硬皮病2种类型，后者临床除了皮肤硬化、僵硬、萎缩影响功能致残外，还会侵犯食道、胃肠、肺肾等全身多脏器而危及生命。本病一般认为与自身免疫有关。近年，中医药在临床以及实验研究方面取得了较大进展。

（一）临床研究

1. 辨证论治研究 硬皮病的中医辨证治疗，主要贯穿两大治疗原则，即活血化瘀和益气温阳。

(1) 活血化瘀法的应用：中国医学科学院活血化瘀治则研究协作组[1]，根据辨证选用合适的活血化瘀药物治疗104例全身性硬皮病患者，绝大多数病例都有不同程度的好转。上海第一医学院附属华山医院皮肤科[2]分别用活血壮阳方(赤芍、红花、丹参、当归、桂枝、大活络丹、淫羊藿等)煎汤内服及丹参静脉滴注治疗37例各型硬皮病，其中20例见到各种不同程度的疗效。有效病例一般表现为皮肤变软，色素沉着转淡，肿胀改善，肢端发绀减轻，内脏功能改善。福州军区总医院皮肤科[3]应用当归、毛冬青注射液治疗5例硬皮病，2例痊愈，3例有效。有人[4]应用丹参注射液静脉滴注共治疗16例，除1例为局限型外，其余15例均为系统性型，丹参注射液每2毫升含生药4克，每星期用8～16毫升，加入右旋糖酐40或5%～10%葡萄糖注射液500毫升内静脉滴注，每日1次，10～20日为一个疗程，平均治疗时间为43.3日，显著好转6例，好转、无效各5例，总有效率为68.3%。古人所谓"丹参一味，功同四物"之说，以及《本草纲目》关于丹参治"恶疮"的记载，都说明它有治疗各种顽固性皮肤病的作用。毛细血管镜检查发现，硬皮病微循环也有较多障碍。采用以活血化瘀为主的方药治疗，能改善微循环，表现为微血管功能方面的改善和形态学方面的好转等。此外，天津医学院还用益气养血、温经活血的方法，以党参、黄芪、熟地、白芍、何首乌、鸡血藤、桂枝、红花、丹参、甘草等为主药，治疗26例硬皮病，显效2例，有效22例，取得了良好效果。

(2) 益气温阳法的应用：郑氏等[5]对脾肾阳虚、阴寒凝滞型硬皮病，治以壮阳补肾，益气健脾。用药有菟丝子、鹿角胶、巴戟天、淫羊藿、山药、生地、山茱萸等，外用《外科正宗》回阳玉龙膏贴敷。张氏[6]把硬皮病分为2型：肺脾不足型：多见于局限性硬皮病，辨证为肺脾气虚、经络阻隔、气血瘀滞，治以健脾益肺、温经通络、活血软坚，常用药有黄芪、白术、茯苓、党参、山药、天门冬、桂枝、白芥子、伸筋草、丹参、红花、夏枯草、僵蚕等。脾肾两虚型：多见于系统性硬皮病，辨证为脾肾阳虚、气不化水、气血凝滞，治以健脾益肾、温阳化水、活血软坚，常用药有黄芪、党参、白术、茯苓、制附子、肉桂、鹿角胶、白芥子、麻黄、熟地、丹参、赤芍、鸡血藤等。韩氏等[7]用自拟温阳活血通痹汤(当归、熟地、白芍、鹿角胶、桂枝、黄芪、穿山甲、红花等)内服，配合"热敷药"(白附子、黄丹、羌活、独活、蛇床子、轻粉等)外用治疗硬皮病，取得较好疗效，局限性者优于系统性。

2. 病证结合的研究

(1) 分期分型论治：李氏等[8]将本病分为3期论治。① 浮肿期：治疗宜清热解毒，活血化瘀，用硬皮病Ⅰ方(当归、玄参、忍冬藤、丹参等)，适于系统性硬皮病浮肿期。② 硬化期：治宜温肾健脾，散结通络，活血软坚，用硬皮病Ⅱ方(麻黄、制附子、当归、白术等)，适于系统性硬化期和局限性硬皮病无明显萎缩症状者。③ 萎缩期：治宜补益肝肾，益气养血，用硬皮病Ⅲ方(独活、桑寄生、白芍、枸杞子等)，适于本病萎缩期和皮肤萎缩者。

李氏等[9]分期、分型论治：① 寒湿血瘀证(相当于初期)：治以阳和汤合当归四逆汤加减，方药如下。熟地、白鲜皮、炮姜、土茯苓、当归、麻黄、赤芍、川芎、白芥子、桂枝、独活、秦艽、威灵仙、桑寄生等。② 气滞血瘀证(相当于硬化期)以桃红四物汤加减，处方：生地、鸡血藤、络石藤、红藤、熟地、当归、赤芍、川芎、桃仁、红花、三棱、八月札等。③ 阳虚血瘀证(相当于萎缩期)治以二仙汤合右归丸加减,处方:仙茅、肉苁蓉、锁阳、当归、熟附子、赤芍、丹参、络石藤、淫羊藿、熟地、鸡血藤、雷公藤、肉桂等。并观察到系统性硬皮病的初期用温阳活血通络之法效果较好,指出本病早期诊断,尽早治疗相当重要。

(2) 综合治疗:本病采用内外合治,针灸等多种方法综合治疗取效的报道很多。

张氏等[10]治疗系统性硬皮病24例,采用内服中药以黄芪、桃仁、红花、丹参、桂枝、鸡血藤等基本方加减,以及中药外治以大黄、川芎、细辛、伸筋草、艾叶、刘寄奴等水煎浸泡或熏洗患处;同时兼西药用小剂量泼尼松或加小剂量硫唑嘌呤口服;活动期及雷诺征阳性显著者辅助用丹参注射液或川芎嗪注射液加入右旋糖酐40或5%葡萄糖注射液中静脉滴注。全部病例均经3个月以上系统治疗,结果显效10例,有效13例,无效1例。

黄氏等[11]采用硬皮病基本方(海马、龟版、鳖甲、丹参等)加减,同时用脉络宁注射液加入5%葡萄糖或0.9%氯化钠注射液中静滴,共治系统性硬皮病46例,总疗程3个月至1年,结果显效31例(占67%),有效15例。

龙氏[12]采用药物加矿泉水浸浴治疗系统性硬皮病。基本方:黄芪、党参、生当归、赤芍、熟地、鸡血藤、茯苓、丹参、红花、乌梢蛇、肉桂、淫羊藿,随证加减。矿泉水浸浴按患者体质及耐受程度调节水温,一般37~40℃,每日1~2次,每次20分钟,并嘱患者对皮肤硬化处进行水下按摩。同时加用维生素类、毛冬青片口服。少部分患者肌注或静脉滴注丹参注射液、右旋糖酐40,伴有关节僵直、皮肤硬化者配合蜡疗或音频理疗。共治疗46例,总有效率为96%。苏氏等[13]用雷公藤多苷片治疗系统性硬皮病50例,疗程1年,结果表明,本药对皮肤硬化病改善明显,减轻关节症状的作用也较好,但对内脏纤维化和自身抗体转阴无多大作用。

此外,其他方法治疗本病亦有报道。张氏等[14]以针刺治疗局限性硬皮病30例,病变在前额者,主穴取上星、阳白、头维,配穴取印堂、太阳;病变在上肢者主穴取大椎、扶突,配穴取血海、三阴交;腰背、下肢合并病变者主穴取腰阳关、环跳、秩边,配穴取三阴交、承山,使用烧山火手法,使局部产生温热感。经1~6个疗程治疗,30例全部治愈。

在辨证论治的基础上,综合治疗,如中药内服、外敷、外洗、针灸、理疗、气功等多种方法结合,寻找简、验、廉的治疗方法,进一步提高疗效,也是很重要的研究方向。

(二) 实验研究

硬皮病是以皮肤和组织器官纤维化、硬化为特征的胶原性疾病,胶原合成过多,分解减少,大量胶原纤维在皮肤、肺、肾、消化道等组织器官的沉积是其主要病理过程之一。国内众多医家以抑制成纤维细胞过度合成胶原作为中医药基础研究的切入点,并取得较大进展。

成纤维细胞能合成胶原纤维和基质,参与组织的损伤修复。硬皮病患者成纤维细胞合成胶原的能力明显增强,甚至在培养第15代后胶原合成能力仍高于正常,是参与硬皮病组织纤维化、硬化的主要细胞。研究[15]发现丹参、半边旗等多种中药的提取物可减低成纤维细胞胶原基因的转录,抑制胶原的合成,防止组织的硬化。活血化瘀药物还能调整结缔组织代谢,阻止纤维细胞的形成,使胶原纤维变细、疏松化,皮肤软化。有的单位进行了活血化瘀药物的免疫实验研究,发现这类药物中的一些药物能抑制抗体形成和过敏介质组胺、慢性反应物质(SRS-A)的释放,具有抗变态炎症的作用。实验研究表明,丹参具有调节血流功能,改善血流循环的作用,丹参对硬皮病的治疗作用可能与此有关。

上海医科大学附属中山医院皮肤科[16]以体外培养的患者皮肤纤维细胞为研究对象,采用MTT方法对治疗该病常用的21种活血化瘀药进行对成纤维细胞增殖影响进行测定,发现这些中药均有限制增殖作用,其中又以赤芍、丹参、红花、牡丹皮、茜草、乳香、没药、苏木、牛膝和泽兰10种中药抑制作用显著,药物与抑制增殖效应存在量效、时效关系。并用MTT方法和光度检测法测定丹参对成纤维细胞增殖和培养基中胶原含量的影响,发现丹参不仅对患者成纤维细胞的增殖显著抑制,还可大大降低培养基中可溶性胶原的含量。初步阐明了活血化瘀中药治疗系统性硬皮病的药理机制。

【小结】

皮痹的病因是素体阳气虚衰及风寒外邪入侵;主要病机过程是寒邪凝结腠理;局部或全身皮肤增厚硬化,日久变薄,是其主要见证。初起,外邪痹阻络脉,病位在表;继则外邪传里,使元阳亏耗,阴寒内凝,这时出现内脏病变,皮肤顽厚面积较大,好发于手足,甚则遍及全身。

本病治疗以温通为主要原则,气血痹阻者,以通为主,以温为佐;肾阳衰微型,则以温为主,以通为佐。现代研究证明,活血化瘀药物对本病有较好的治疗效果,临床均可酌情使用。

本病皮肤顽厚局限者,预后一般良好,泛发者,每预后不良,严重者可危及生命。早期积极治疗和长期坚持是决定预后的重要因素。

附方

(1) 独活寄生汤(《备急千金要方》):独活 桑寄生 秦艽 防风 细辛 当归 芍药 川芎 生地 杜仲 牛膝 人参 茯苓 甘草 桂心。

(2) 阳和汤(《外科全生集》):熟地 白芥子 鹿角胶 肉桂 姜炭 麻黄 生甘草。

(3) 右归饮(《景岳全书》):熟地 山药 枸杞子 山茱萸 甘草 肉桂 杜仲 制附子。

(4) 参附汤(《正体类要》):人参 附子。

(5) 当归四逆加吴茱萸生姜汤(《伤寒论》):当归 桂枝 芍药 细辛 甘草 通草 大枣 吴茱萸 生姜。

(6) 二仙汤(《中医方剂临床手册》):仙茅 淫羊藿 巴戟肉 当归 知母 黄柏。

(7) 补肺汤(《永类钤方》):人参 黄芪 桑白皮 紫菀 熟地 五味子。

(8) 附子理中汤(《阎氏小儿方论》):附子 人参 干姜 白术

甘草。

(9) 暖肝煎(《景岳全书》)：当归　枸杞子　小茴香　肉桂　乌药　沉香　茯苓。

【现代研究】主要参考文献

[1] 中国医学科学院活血化瘀治则研究协作组. 应用活血化瘀治则治疗全身性硬皮病初步体会[J]. 新医药学杂志，1976，(2)：19.
[2] 上海第一医学院华山医院皮肤科中草药制剂室[J]. 丹参治疗硬皮病16例的临床观察. 新医药学杂志，1978，(8)：48.
[3] 福州军区总医院皮肤科. 当归、毛冬青注射液治疗硬皮病5例报告[J]. 皮肤病防治研究通讯，1978，(1)：57.
[4] 天津医学院附属医院皮肤科. 中西医结合治疗全身性硬皮病的初步体会——附26例疗效观察[J]. 天津医学，1975，(10)：490.
[5] 郑开梅. 辨证分型治疗硬皮病73例[J]. 山西中医，1999，15(4)：19～21.
[6] 蔡念宁. 张志礼治疗硬皮病经验[J]. 中医杂志，2002，43(4)：657～658.
[7] 韩世荣. 中药治疗硬皮病100例观察[J]. 实用中医药杂志，2001，17(8)：5.
[8] 李广瑞. 硬皮病三期十法论治. 山东中医杂志，1993，12(6)：5.
[9] 李咏梅，马绍尧，何川娣，等. 辨证治疗50例系统性硬皮病临床总结[J]. 新中医，1998，30(8)：36～39.
[10] 张曼华，周克邦，陈汉章，等. 中西医结合治疗系统性硬皮病24例报告[J]. 临床皮肤科杂志，1990，19(5)：244.
[11] 黄平平，王书桂，华国勋，等. 中西医结合治疗系统性硬皮病46例[J]. 中华皮肤科杂志，1994，27(2)：102.
[12] 龙海山，旷瞻斗. 中医药加矿泉水浸浴治疗系统性硬皮病16例[J]. 中华皮肤科杂志，1994，27(6)：377.
[13] 苏立德，颜纪贤. 雷公藤多甙治疗系统性硬皮病临床观察[J]. 中国中西医结合杂志，1994，14(4)：234.
[14] 张永生，伊晓珍，何麟. 针刺治疗局限性硬皮30例临床观察[J]. 中国针灸，1995，9(2)：28.
[15] 赵辨. 临床皮肤科学[M]. 第2版. 南京：江苏科学技术出版社，1996：582.
[16] 肖佐环，吴铁，吴志华，等. 半边旗5F对系统性硬皮病患者成纤维细胞增殖和胶原合成的影响[J]. 中华皮肤科杂志，2003，36(1)：31.

第十一章
艾滋病与虫病

艾 滋 病

【定义】

艾滋病是感染艾毒而致的一种以持续不规则发热、长期腹泻、乏力、消瘦、盗汗、咳嗽、呕恶、口糜,甚者全身瘰疬、痰核、痴呆、皮肤肿瘤等为主要临床表现的综合征。其传染性强、病程长、病死率高。西医学认为是感染了人类免疫缺陷病毒(Human Immunodeficiency Virus,简称 HIV)引起,称该病为获得性免疫缺陷综合征(Acquired Immunodeficiency Syndrome),英文缩写为 AIDS。艾滋病是 AIDS 的译音。

【历史沿革】

艾滋病是一种新发现的传染病,最早由美国学者发现并于 1982 年正式定名。1985 年,一位美籍阿根廷青年在中国被确诊,成为我国境内发现的第 1 例艾滋病患者。1990 年,国内第 1 位中国籍艾滋病患者被发现并于 4 个半月后死亡。中医历代文献中没有艾滋病病名记载。中医治疗艾滋病始于 20 世纪 80 年代中后期,由援外医疗队员在国外开展。根据 20 年来的治疗情况,结合艾滋病的传播方式、流行情况、发病特点、临床表现以及预后转归等,认为与中医的某些病证如“瘟疫”、“虚劳”、“癥瘕”、“积聚”、“阴阳易”等与艾滋病相似,反映了艾滋病整个发生、发展变化过程中的某一方面内容,按照脏腑辨证,或三焦辨证,或卫气营血辨证进行治疗。艾滋病并发症较多,如并发的口腔念珠菌病感染属于中医的“鹅口疮”、“雪口”,并发的带状疱疹属于中医的“蛇串疮”、“缠腰火丹”,等等。

经过近 20 年来在国内外的治疗探索和总结,卫生部、国家中医药管理局于 2005 年 1 月 21 日发布了《中医药治疗艾滋病临床技术方案(试行)》。

【范围】

包括急性 HIV 感染者、无症状 HIV 感染者和 AIDS 患者。艾滋病在整个病程中,常引发其他多种疾病,可参考相应的疾病篇章辨证治疗。

【病因病机】

艾滋病是一种新发疫病,其致病病因为“艾毒”,属于中医“疫毒”范畴。艾毒兼具疫、湿、热、毒等特性,以湿热为主。艾毒由破损的皮膜侵入血络或直入血络,渐进性地损伤人体元气,导致多脏虚弱,气化失常,继发痰饮、瘀血等病理产物,终致变证丛生、元气耗竭、阴阳离决。

1. **艾毒入络** 艾滋病传染性强,且临床表现具有症状相似之特点,故应属“疫病”范畴,正如《素问·刺法论篇》所述:“五疫之至,皆相染易,无问大小,病状相似。”其病因当属“疫毒”,但又与传统的疫毒在传播途径、病因属性、致病特点、临床表现等方面有所不同。当恣情纵欲、房事过度,或狎妓嫖娼、不洁交媾,或吸食毒品等,艾毒由破损的皮膜而入,伏于血络;或艾毒由母体带入,或通过其他途径直入血络,内舍营血,成为本病发病之源。

2. **伏气伤元** 艾毒属于伏气。伏于血分,漫于三焦,直接、缓慢地损伤人体脏腑气血阴阳,最终导致人体元气衰败耗竭。艾毒兼具疫、湿、热等特性,因湿浊性质属阴,最易阻遏五脏阳气;湿中蕴热,又可耗灼五脏阴津。邪伏日久,元气渐耗渐衰,艾毒愈积愈盛,正不胜邪而发病。一方面,元气虚亏,卫外功能不固,易受外邪侵袭,感受风寒暑湿燥火或秽浊之气,而表现出不同的证候;另一方面,元阴耗伤,渐而出现乏力、消瘦、发热、汗出等虚损证候。后期由于五脏功能受损,则易产生痰饮水湿、气滞血瘀、化风化火等病理变化,造成本虚与标实相互夹杂,互为因果,从而出现错综复杂的临床表现。持续性五脏气血阴阳耗伤,终致元阴元阳损伤、诸脏精气耗竭而亡。

综上所述,本病是由于感受艾毒所致的疫病。艾毒伤元、本虚标实是病机的关键,从而导致五脏气血阴阳受损与痰浊瘀血等病理产物相互影响、错综复杂的临床表现,临床上多见虚实夹杂、正虚邪甚之证。

【诊断与鉴别诊断】

一、诊断

(一) 发病特点

艾毒有明确的侵入途径。艾毒侵入机体后,伏于血络,舍于营血,渐进性消耗人体本元。早期正邪交峙,势均力敌,可长达数年乃至十数年无明显特异性症状。随着人体本元损伤的日益加重,常在外感、饮食、七情、劳倦等诱因触发下，潜伏的艾毒萌动鸱张，弥漫脏腑与三焦，或化热化燥深入营血，耗损命元和诸脏精气；艾毒滞留不去，进而命元与诸脏衰竭，以致险证丛生，最终命元败亡、阴阳离决而死。

（二）临床表现

本病的临床表现复杂多样，急性感染期与外感风热相似，容易漏诊和误诊；慢性进展期（亦称"无症状 HIV 感染期"）无艾滋病典型症状；发病期典型表现以全身虚衰伴发多种感染为特点。确诊的依据是借助现代免疫学和病毒学检测。

急性感染期：多在与艾滋病病毒感染者或艾滋病患者性接触，或静脉吸毒，或使用不洁血液或血液制品后 2～4 星期出现发热神疲，可伴有咽喉肿痛，或乳蛾肿大，多发瘰疬，自汗盗汗，恶心呕吐，腹痛泄泻，头身疼痛，皮现斑疹，鹅口疮或口糜，舌红、苔白而燥或呈黑褐垢苔，脉细滑数。大多数症状轻微，持续 1～3 星期后缓解。

慢性进展期：时间较长，多持续 6～15 年不等，常无明显临床症状，易于感冒且迁延难愈，可有舌象、脉象变化，如舌红苔薄腻，或舌淡暗苔白厚，脉细滑弱。

典型发病期：易受邪外感，间断或持续反复发热，自汗盗汗，全身遍发瘰疬，或腹痛泄泻，大便溏薄或洞泻如注，日行数次乃至十数次、数十次，消瘦乏力，少气懒言，或咳嗽咯痰，胸闷气喘，心悸气短，或头痛头晕，肢体疼痛或麻木，或多发性皮疹，或伴口糜、蛇串疮，或伴情绪抑郁、忧虑、恐惧，甚至痴傻、癫痫等，舌嫩红或暗红、苔白如积粉，或舌质淡暗、苔白厚腻，脉多弦细濡滑、按之无力、尺部尤弱。

二、鉴别诊断

1. **虚劳**　本病中晚期体重下降 10%以上，呈进行性消瘦，全身无力，盗汗，纳差，腹泻，长期低热，表现出一派元气虚弱、脏腑亏损、精血不足、久虚不复的病理过程，有虚劳病之病势缠绵、诸虚不足的特征。但本病继发感染此起彼伏，邪入下焦肝肾，本虚标实、虚实夹杂，与虚劳之以虚为主不同。从病因看，与虚劳病的病因亦迥然不同，虚劳病主要起因于内，因内伤、先天不足或后天内耗等"五劳"、"七伤"引起，而本病起因于外，由艾毒内侵，引发"后天内耗"。从病情进展及凶险程度看，本病后期虚损之惨烈程度、各种严重并发症及病情之险恶程度，也非虚劳之常见。

2. **瘟疫**　本病因具有"皆相染易，无问大小，病状相似"的特点，与传统所说的瘟疫有相似之处，但本病在传播途径、疫毒性质、病情演变等方面又有本质区别。传统意义上的"疫毒"，其袭人多自皮毛或口鼻而入，其性质不外风寒暑湿燥火，或秽浊之气，或数邪相兼，故或卫气营血，或三焦膜原，或六经传变；而艾毒伤人必自血络而入，其性质较为复杂，其病理演变兼具温病和内伤，不可一概论之。

【辨证论治】

一、辨证

（一）辨证要点

1. **首当分期**　本病具有明显的阶段性特点，常表现为 3 个时期，即急性感染期、慢性进展期和典型发病期。3 个时期的症状特点各不相同，病理演变也各有规律，所以首先要分清病期。

2. **多法辨证**　急性期病理演变与外感病相似，应按外感病进行辨证；慢性进展期没有明显特发症状，应辨证与辨病相结合，病因病机辨证与临床辨证相结合，以扶正排毒为原则；典型发病期表现为多脏腑气血阴阳受损，以伤及脾肾居多，应以脏腑辨证为主，也可参考温病卫气营血及伤寒的三阴证进行辨证。

3. **明辨虚实**　虚实夹杂始终贯穿本病 3 个时期，分清虚实对指导治疗具有重要意义。急性感染期以外感实邪为主，兼有正气虚；慢性进展期正邪相持，邪渐盛、正渐衰，虚实相兼；发病期以正虚为本，邪盛为标，正不胜邪。

（二）证候

1. 急性感染期

［风热郁卫］

症状：发热微恶风寒，咽红肿痛，口微渴，或头痛身痛，咳嗽，少汗，大便干或正常，或鼻塞流黄涕、汗出热不解，或见肌肤红疹。舌边尖红，苔薄白欠润或薄黄，脉浮数。

病机分析：本证是由于艾毒挟风热之邪，侵犯肺卫所致。风热袭肺，肺失清肃，肺气上逆，故咳嗽；风热上扰，咽喉不利，故咽痛。肺主气属卫，肺卫受邪，卫气抗邪则发热；卫气郁遏，肌表失于温煦，故微恶风寒。热伤津液则口微渴。舌边尖红，苔薄白欠润或薄黄，脉浮数，为风热郁卫之征。

2. 慢性进展期

实证

［湿热内蕴］

症状：纳呆，脘痞，便溏不爽，头晕昏沉，胸闷，口渴不欲多饮，口黏，肢困，小便黄，女子带下黏稠味臭。舌质红，苔厚腻、或黄腻、或黄白相兼，脉濡数或滑数。

病机分析：本证多为湿热之邪侵犯中焦脾胃而致。脾主运化，其窍在口，主肌肉，为气血运行之枢纽。艾毒以湿热为主，湿热困脾，故见纳呆、脘痞、肢困、口黏、口渴不欲多饮、便溏不爽等；湿热上蒙清窍，故头晕昏沉；湿热之邪下犯，故女子带下黏稠味臭；舌质红、苔厚腻或黄腻或黄白相兼、脉濡数或滑数俱为湿热内蕴之象。

［湿热蕴毒］

症状：手足、耳鼻口咽、头面、阴部等处疱疮或红肿溃烂、瘙痒流水，或兼发热，烦渴，喜冷饮，溲赤便秘，甚则神昏斑疹，小便闭涩。舌红苔黄腻，脉濡数或滑数等。

病机分析：艾毒羁留体内日久，湿热之邪蕴结成毒而致病。湿热毒邪侵入肌体，郁久毒发，与气血相搏于手足、耳鼻口咽、头面、阴部等处而发生疱疮、溃烂、瘙痒、渗液等，且湿邪重浊而黏滞，故缠绵难愈。热邪内扰，故发热，烦渴，喜冷饮，溲赤便秘，甚则神昏斑疹，小便闭涩。舌红苔黄腻，脉濡数或滑数，为湿热内蕴之象。

［肝郁气滞］

症状：平素性格内向，情感脆弱，得知感染艾毒后，更是焦虑恐惧，情志抑郁，善叹息，胸胁或少腹胀满窜痛，失眠多梦，心烦急躁，不能控制自己的情绪，甚至产生轻生念头，妇女可见乳房作胀疼痛，痛经，月经不调，甚则闭经，乳房少腹结块,颈项瘰疬。舌苔薄白,脉弦。

病机分析：本证系由肝失条达,疏泄失职,气机郁滞不畅而出现的病证。肝性喜条达恶抑郁,肝失疏泄,气机郁滞,经脉不利,故胸胁或少腹胀满窜痛,情志抑郁,善叹息。女子以血为本,冲任隶属于肝,肝郁气滞,血行不畅,气血失和,损伤冲任,故见乳房作胀疼痛,痛经,月经不调,甚则闭经,气滞痰结则为瘰疬。舌苔薄白,脉弦,为肝气郁滞之象。

虚证

[肺脾气虚]

症状：少气懒言,身困乏力,动则气喘或咳喘日久,食少脘胀或便溏,咳声低微,痰白而稀,自汗,易感冒,神疲,肢困,面白无华,甚至面浮肢肿。舌淡或淡胖有齿痕,苔白或白滑,脉虚弱或沉细。

病机分析：本证系艾毒不断损伤人体元气,造成脏腑不足所成的虚证。肺气虚,宣降失职,气逆于上,则咳喘日久不止,短气,表卫不固,所以极易感受外邪而患感冒;气虚水津不布,湿聚成痰,则痰多稀白。脾气虚,健运失职,则食欲不振,腹胀便溏。气虚则全身功能活动减退,故少气懒言,身困乏力;气虚运血无力,面失所荣,故面白无华;脾虚水湿不运,泛溢肌肤,则面浮足肿。舌淡苔白,脉细弱为气虚之象。

[气血亏虚]

症状：面色淡白或萎黄,身疲倦怠,乏力自汗,头晕目眩,少气懒言,易患感冒,心悸失眠,肢体麻木,唇甲色淡,月经量少色淡延期或闭经。舌淡而嫩,脉细弱。

病机分析：本证系由元气损伤后所造成的脏腑气血生化功能衰退,尤其是中焦脾胃化源不足,致使气虚累及血虚,或血虚导致气虚而出现的病证。气血亏虚,不能濡养头目,上荣舌、面,故见头晕目眩,唇舌色淡,面色苍白或萎黄;由于元气不足,脏腑功能衰退,故出现气短,懒言,身疲倦怠乏力;卫气虚弱,不能固护肤表,故为自汗,易患感冒;血不养心、养神,心神不宁,故见心悸失眠;血少不能濡养经脉、肌肤,则手足麻木,指甲色淡;血海空虚,冲任失充,故妇女月经量少色淡延期或闭经,血虚而脉失充盈,故脉细无力。

[脾肾阳虚]

症状：腹部冷痛,久泄久利,完谷不化,神疲腰酸,形寒肢冷,面浮肢肿或面色灰暗或黧黑,小便量少或清长,男子阳痿遗精或早泄或不育,妇女带下清稀或宫寒不孕。舌质淡或淡暗,舌体胖边有齿痕,苔白或滑或灰黑而滑,脉沉迟而弱。

病机分析：本证是由于艾毒内侵,损伤元气,造成脾肾阳虚、阴寒内盛。脾肾两脏阳气虚衰,温煦、运化、固摄作用减弱则腹部冷痛,久泄久利,完谷不化;阳气虚,阴寒内盛,则神疲腰酸,形寒肢冷;肾阳虚,膀胱气化失司,则小便量少或清长;肾阳式微,不能蒸发化生精气,则男子阳痿、遗精,或早泄或不育,妇女带下清稀或宫寒不孕;阳气虚,水气泛滥,则面浮肢肿或面色灰暗或黧黑;舌淡胖,苔白滑,脉沉细,为阳虚阴盛之象。

[气阴两虚]

症状：少气懒言,神疲,乏力,头晕,汗出,动则加剧;失眠多梦,口干咽燥,皮肤干燥,五心烦热;或见干咳少痰,或见腰膝酸软。舌瘦小质干色淡苔少,脉虚细数无力。

病机分析：本证系艾毒伤元后出现的气阴两虚的病证。肺脾之气虚故见少气懒言,神疲,乏力,头晕,汗出,动则加剧;肝肾之阴不足,肝失濡养可见失眠多梦,口干咽燥,皮肤干燥,五心烦热;或见干咳少痰,或见腰膝酸软;舌瘦小、质干色淡、苔少,脉虚细数无力均为气阴不足的见症。

3. **典型发病期**　本病进入该期,机体元气虚衰,湿、热、痰、瘀诸毒互结,虚实错杂。热毒内蕴、痰热壅肺,或肺肾两虚、气阴衰竭,或气虚血瘀、邪毒壅滞,或气郁痰阻、瘀血内停,或脾肾亏虚、湿邪阻滞,或元气虚衰、肾阴亏涸,甚则以上诸证交错,变证从生,已属晚期,病入膏肓。

二、治疗

(一) 治疗原则

1. **早期治疗**　对于本病,应早发现、早治疗。早期虽症状不明显,但对怀疑病例应结合现代免疫学和病毒学检测予以确诊。对诊断明确的患者,应及早进行治疗。这样,才有可能控制疾病发展。否则,到了发病期,患者本元已趋衰竭,即使应用补益之剂,也往往"虚不受补",体内贼邪四起,出现"攻之不宜,补之不受"的棘手局面,患者常很快死亡。

2. **分期论治**　急性感染期应尽快解表透邪外出;慢性进展期应扶正排毒,一方面培补元气,另一方面祛湿解毒,扶助正气以抗邪,延缓发病;发病期应补益为主,兼顾祛邪。脾为后天之本,气血生化之源;肾为先天之本,寓元阴元阳。故该期治疗以补益脾肾为大法。同时对症治疗,理气、活血、化痰、降浊等法亦至为重要,不可忽视。其总的原则是提高生存质量,延长生命,降低病死率。

3. **重视本元**　因艾毒伤元为本病基本病机,艾毒攻击的目标是人体本元之气,所以在各期治疗上都要时时注意顾护元气,特别是从慢性进展期开始,即要将培元固本贯穿治疗的始终。

(二) 治法方药

1. **急性感染期**

[风热郁卫]

治法：辛凉解表。

方药：银翘散加减。方中重用金银花、连翘辛凉透表,清热解毒,芳香辟秽;薄荷、牛蒡子疏散风热、清利头目且可解毒利咽;荆芥穗、淡豆豉发散表邪,透热外出;竹叶清上焦热,芦根清热生津,桔梗宣肺止咳,甘草调和诸药。鼻塞流清涕,咳痰白稀,无汗者加麻黄、杏仁;汗出热不解者加藿香、佩兰、滑石;恶心、纳呆、腹泻者加藿香、香薷、半夏、生姜、厚朴、葛根;乏力甚者加白术、茯苓、党参;肌肤有红疹者加生地、丹皮、大青叶、玄参。

临床可与升降散合用,也可选服维生素C银翘片。但不宜用清热解毒口服液、双黄连口服液、抗病毒口服液、清开灵口服液、板蓝根冲剂等苦寒类制剂,因其有凉遏冰伏之弊,不利毒邪外透。

2. **慢性进展期**

实证

[湿热内蕴]

治法：清热祛湿。

方药：三仁汤或藿朴夏苓汤。三仁汤中杏仁苦辛，宣利上焦肺气，气化则湿化；豆蔻仁芳香化湿，行气，调中；生薏仁甘淡，渗利下焦湿热，健脾。三仁合用，宣上、畅中、渗下而具清利湿热、宣畅三焦气机之功。半夏、厚朴化湿行气，散满消痞。滑石、竹叶、通草甘寒淡渗、利湿清热。方以辛开、苦降、淡渗之剂，达宣上、畅中、渗下之功，使湿热之邪从三焦分消。

藿朴夏苓汤中藿香、姜半夏、豆蔻仁芳香化湿，燥湿理气，使脾湿除而气机得畅；茯苓、泽泻、炒薏苡仁淡渗利湿，使湿有出路；杏仁宣利上焦肺气；滑石、通草、竹叶甘寒淡渗以加强利湿清热之功；炙鸡内金运脾健胃消食；淡豆豉宣散表邪。诸药合用，使三焦气机宣畅，湿热之邪从上、中、下分消，中州斡旋则低热自除。

［湿热蕴毒］

治法：清热泻火，祛湿解毒。

方药：龙胆泻肝汤加减。龙胆草大苦大寒，既能泻肝胆实火，又能利肝经湿热，泻火除湿；黄芩、栀子苦寒泻火、燥湿清热，加强泻火除湿之力；泽泻、木通、车前子渗湿泻热，导湿热从水道而去；当归、生地养血滋阴，使邪去而阴血不伤；又以柴胡舒畅肝胆之气，并能引诸药归于肝胆之经；甘草调和诸药，护卫安中。若肝胆实火较盛，可去木通、车前子，加黄连以助泄火之力；若湿盛热轻者，可去黄芩、生地，加滑石、薏苡仁以增利湿之功；若玉茎生疮，或便毒悬痈，以及阴囊肿痛、红热甚者，可去柴胡，加野菊花、蒲公英、紫花地丁、紫背天葵以泻火解毒。

［肝郁气滞］

治法：疏肝理气

方药：柴胡疏肝散加减。本方以柴胡疏肝解郁；香附理气疏肝，助柴胡以解肝郁；川芎行气活血而止痛，助柴胡以解肝经之郁，两药相合，增其行气止痛之功；陈皮、枳壳理气行滞；芍药、甘草养血柔肝，缓急止痛。心烦急躁、失眠多梦者，加栀子、丹皮；月经不调者加川断、菟丝子、当归、益母草；瘰疬多发者，加玄参、牡蛎、贝母、橘核、海藻、昆布。

虚证

［肺脾气虚］

治法：补肺益气，健脾扶中。

方药：参苓白术散加减。方中人参、白术、茯苓、甘草健脾益气；砂仁、陈皮、桔梗、扁豆、山药、莲子肉、薏苡仁理气健脾化湿。诸药合用，共奏补气健脾、渗湿和胃之功。便溏随情志不畅而加重，伴两胁作痛，脘腹胀满，加香附、白芍、郁金；水样便伴食欲不振，口淡不渴，泛恶欲吐，重用人参、薏苡仁，加藿香、佩兰；兼里寒而腹痛者，加干姜、肉桂以温中祛寒止痛；头晕少气，四肢麻木，爪甲不华，加枸杞子、当归、木瓜。

［气血亏虚］

治法：气血双补。

方药：归脾汤加减。方中黄芪甘温，补脾益气；龙眼肉甘温，既能补脾气，又能养心血。人参、白术甘温补气，加强黄芪补脾益气之功；当归甘辛微温，滋养营血，与龙眼肉相伍，增加补心养血之功。茯神、酸枣仁、远志宁心安神；木香理气醒脾，与补气养血药配伍，使之补不碍胃，补而不滞。炙甘草补气健脾，调和诸药。血虚明显者，加熟地；有出血倾向者，加阿胶、艾叶；食欲不振者，可加焦三仙、鸡内金；阴虚有火而口干、心烦不安者，加生地黄、麦门冬、黄连、合欢皮；情绪抑郁，胸闷不行，加佛手、绿萼梅、八月札；心肾不交、心悸失眠、多梦遗精者，加黄连、肉桂、酸枣仁；肢体麻木者，加桂枝；月经不调者加川断、菟丝子。

［脾肾阳虚］

治法：温补脾肾。

方药：理中丸合《金匮》肾气丸加减。理中丸方中干姜为君，大辛大热，温脾阳，祛寒邪，扶阳抑阴。人参为臣，性味甘温，补气健脾。君臣相配，温中健脾。脾为湿土，虚则易生湿浊，故用甘温苦燥之白术为佐，健脾燥湿。甘草作用有三：一合参、术以助益气健脾；二可缓急止痛；三为调和药性，是佐药而兼使药之用。全方温补并用，以温为主，温中阳，益脾气，助运化。《金匮》肾气丸中以“六味”滋补肝肾之阴，用附子、桂枝壮肾中之阳，用阴中求阳之法，以达到温补肾阳之目的，“阳得阴助而生化无穷”。两方相合，温补脾肾。若体虚气短甚者重用人参，加黄芪；心悸胸闷、喘促失眠者加远志、酸枣仁、石菖蒲；大便溏甚者，加炒扁豆、煨诃子；呕吐者，加法半夏、丁香。

［气阴两虚］

治法：益气滋阴。

方药：补中益气汤合左归丸加减。补中益气汤方中重用黄芪，味甘微温，入脾肺经，补中益气，升阳固表；配伍人参、炙甘草、白术补气健脾，与黄芪合用，以增强其补气健脾之功；当归养血和营协人参、黄芪以补气养血；陈皮理气和胃，使诸药补而不滞；并以少量升麻、柴胡升阳举陷，协助升提下陷之中气；炙甘草调和诸药。左归丸方中重用熟地滋肾填精，大补真阴，为君药。山茱萸养肝滋肾，涩精敛汗；山药补脾益阴，滋肾固精；枸杞子补肾益精，养肝明目；龟、鹿二胶，为血肉有情之品，峻补精髓，龟版胶偏于补阴，鹿角胶偏于补阳，在补阴之中配伍补阳药，取“阳中求阴”之义，均为臣药。菟丝子、川牛膝益肝肾，强腰膝，健筋骨，俱为佐药。诸药合用，共奏滋阴补肾，填精益髓之效。两方合用化裁，益气滋阴，效专力宏。临证时一般多用西洋参代替人参，去升麻、柴胡、鹿角胶、龟版胶；咽干咳嗽加天花粉、麦门冬、五味子；潮热盗汗，加青蒿、鳖甲、乌梅；腹泻去当归，加茯苓、苍术、益智仁。

由于慢性进展期持续时间较长，尚可根据其染毒时间和CD4细胞水平分早中后期。笔者课题组大样本证候流调显示，该期除了少数早期患者无明显症状达不到证候诊断标准外，绝大多数患者有证可辨，且证候复杂多变。早期以基本实证和虚证多见，基本实证依次为湿热内蕴、湿热毒蕴、肝郁气滞、痰热内扰、痰浊阻络（痰核流结）、风热侵袭、风寒侵袭、邪结皮肤、气郁痰凝等，基本虚证依次为肺脾气虚、气血亏虚、脾肾阳虚、气阴两虚、脾气虚弱、肺卫不固、肝肾阴虚、肺肾阴虚等。中期则出现虚实夹杂，后期以虚实兼夹证为主，常常是以上基本证候相兼出现，复杂多变。为便于理解和掌握基本的辨证治疗方法，以上主要介绍了几个主要基本证候的辩证治疗，兼夹证的辨治可参考以上基本治法相应处之，不应拘于一证一法。由于该期的基本病机是元气渐虚而艾毒渐盛，所以可针对病机，以扶正排毒为治则，以补益元气、祛湿解毒为法，长期坚持服药，可望提升正气，改善症状，延缓进入发病期的时间。补益元气常选人参、西洋参、黄芪、党参、太子参、炙甘草等，注意要适当配伍健脾和胃益气之品，如白术、茯苓、山药、陈皮等，使脾胃化生气血以充盛元气；祛湿解毒常选黄连、黄芩、黄柏、生甘草、白芷、连翘、薏苡仁、生大黄、虎杖、白花蛇舌草、半边莲等，可辨证组方加减使用，并根据变化了的证候及时调整。

笔者非常重视该期的治疗，认为这是中医药治疗艾滋病的"黄金切入点"，应发挥中医药"治未病"的优势，早期介入，长期治疗。并根据 $CD4^+$ T 细胞分层观察了以益气养阴(扶正排毒 1 号：补中益气汤合左归丸加减)、清热解毒(扶正排毒 2 号：龙胆泻肝汤合益气托毒之品加减)和温补脾肾(扶正排毒 3 号：理中丸合《金匮》肾气丸加减)为主的中医不同治法对该期患者的疗效。结果发现，$CD4^+$ T 细胞在 451～600/微升之间的感染者清热解毒法效果较好，$CD4^+$ T 细胞在 351～450/微升之间的感染者温补脾肾法效果较好，$CD4^+$ T 细胞在 200～350/微升之间的感染者益气养阴法和温补脾肾法效果较好，且温补脾肾法的有效率随着 $CD4^+$ T 细胞计数的降低而逐渐升高。这一结果，一方面体现了中医攻邪扶正基本治则的科学性，另一方面也佐证了 $CD4^+$ T 细胞与人体的元气及证候存在着一定的联系。

3. **典型发病期**　进入此期，已属晚期。目前，针对该期患者，使用抗病毒药物治疗是首选，可明显降低病死率。由于此期患者正气虚衰，极易感受外邪而出现发热、咳嗽、泄泻、痞满、头痛、疮疡等兼证或并发症，可分别进行辨证论治，能够改善症状，提高生存质量。目前来看，在此期若单纯运用中医药治疗尚显力量薄弱，疗效不甚理想。若失治或治疗不当，则很快阴阳离决而亡。

此期患者必须长期使用抗病毒治疗，且中途不宜停药。但由于抗病毒药物毒副作用强，部分患者的依从性差，若配合中医药辨证治疗，可改善机体状况，减轻抗病毒药物的毒副作用，提高抗病毒治疗的依从性，从而提高疗效。

以下择要将该期常见兼证和并发症的中医药治疗列出，供参考。

发热：风热郁卫证，症见发热、头痛、咽喉红肿、微恶风寒、鼻塞、流黄涕、汗出而热不解、舌质红、苔薄黄或薄白而燥、脉浮数，治以辛凉解表、清热解毒，方选升降散合银翘散加减；风寒袭表证，症见恶寒发热、头痛或身痛无汗，或鼻塞、流清涕、舌质淡红、苔薄白而润、脉浮紧，治以辛温发汗、散风解表，方选荆防败毒散；湿热郁遏证，症见身热不扬、午后热甚、身体困重、胸闷不饥、舌质红、苔白腻或薄黄腻、脉濡数，治以清利湿热、宣畅气机，方选三仁汤；气虚发热证，症见长期发热、时轻时重、消瘦、倦怠乏力、气短懒言、舌质淡或正常、苔薄白、脉虚数或洪大无力，治以补中益气，佐以清热，方选补中益气汤加减。

咳嗽：风寒袭肺证，症见咳嗽喉痒、咯白黏痰或无痰、遇风咳甚，兼见头痛无汗，或恶寒微热、鼻流清涕、舌淡红淡、苔白稍厚、脉浮紧或无力，治以祛风止咳、理肺化痰，方选杏苏散加减；风热犯肺证，症见咳嗽、咳痰色黄、发热头痛、流黄涕、咽喉疼痛、舌质红、苔薄黄、脉浮数，治以疏风清热、宣肺止咳，方选桑菊饮加减；痰湿蕴肺证，症见咳嗽反复发作、咳声重浊、痰多、因痰而嗽、痰出则咳平、痰黏腻或稠厚成块、色白或带灰色、每于早晨或食后则咳甚痰多、进食甘甜油腻食物时咳痰加重，或伴胸闷、脘痞、呕恶、食少、体倦、舌苔白腻、脉濡滑，治以燥湿化痰、理气止咳方选二陈汤合三子养亲汤加减；痰热壅肺证，症见咳嗽或喘、咯痰黄稠、或鼻塞、流黄涕、舌质红、苔黄、脉浮滑或数，治以清化痰热、宣肺止咳，方选麻杏石甘汤合《千金》苇茎汤加减；气虚感寒证，症见反复咳嗽或喘、汗出恶风、咳痰色白、鼻塞流涕、遇风寒则咳甚、舌质淡红、苔白、脉浮虚，治以益气宣肺、散寒止咳，方选参苏饮加减；肺阴亏耗证，症见干咳、或痰中带血丝、口干咽燥、午后潮热、盗汗、神疲消瘦、舌质红、苔少、脉细数，治以滋阴润肺、化痰止咳，方选沙参麦冬汤加减。

痞满：脾胃虚弱证，症见脘痞纳差、倦怠乏力、少气懒言，或大便溏薄、舌质淡、苔薄白、脉沉弱，治以健脾益气、行气消痞，方选香砂六君子汤；痰湿内阻证，症见脘腹痞满、恶心呕吐、纳呆、口淡不渴、舌体胖大且边有齿痕、苔白厚腻、脉沉滑，治以燥湿化痰、理气宽中，方选二陈汤合平胃散；肝郁脾虚证，症见腹胀脘痞、胸胁胀满、善太息、食后或遇情志刺激则痞胀甚、纳少、大便正常或溏、舌质淡、苔白、脉弦细，治以疏肝健脾、理气消痞，方选逍遥散加减；寒热错杂证，症见心下痞满或微痛、恶心、呕吐、或腹胀、肠鸣泄泻、舌质红、苔厚、黄白相兼、脉沉弦，治以和中降逆、除满消痞，方选半夏泻心汤加减。

泄泻：脾胃虚弱证，症见腹泻便溏、水谷不化、食少纳呆、饮食不慎则加重、舌质淡、苔薄白、脉细弱，治以益气健脾、渗湿止泻，方选参苓白术散加减；脾肾阳虚证，症见便溏或泄泻日久、肢冷、乏力、面色晦黯、舌质淡、苔白滑、脉细弱或虚弦，治以温补脾肾、固涩止泻，方选理中汤合四神丸加减；湿邪困脾证，症见泻下如水、身体倦怠、小便不利、口不渴、胸闷腹胀、舌质稍淡、苔白腻、脉濡缓，治以健脾燥湿、淡渗分利，方选胃苓汤加味；湿热互结证，症见下痢臭秽、肛门灼热、小便短赤、身热口干、舌质红、苔黄腻、脉滑数，治以清热解表、燥湿止泻，方选葛根芩连汤。

头痛：气血亏虚证，症见头痛而晕、心悸不宁、遇劳加重、自汗、气短、畏风、神疲乏力、舌质淡、苔薄白、脉沉细而弱，治以补益气血，方选八珍汤加减；痰浊上扰证，症见头痛昏蒙、胸脘满闷、呕恶痰涎、舌体胖大有齿痕、苔白腻、脉沉弦或沉滑，治以健脾化痰、降逆止痛，方选半夏白术天麻汤加减；瘀血阻络证，症见头痛经久不愈、其痛如刺、固定不移、舌紫或有瘀斑、瘀点、苔薄白、脉沉细或细涩，治以通窍活络、化瘀止痛，方选通窍活血汤。

口疮：湿热熏蒸证，症见口腔黏膜上出现片状、菌状白色或灰白色斑块，松厚易拭去，但不久又可出现，多见于软腭、咽峡、附着龈，或见两口角糜烂，或见双侧舌缘出现白色或灰白色斑块，甚可蔓延至舌背和舌腹，呈垂直皱褶或毛茸状，不能被擦去，男性较女性多见，或见牙齿根部腐溃、牙根宣露，伴口干口黏、肢困腹胀，舌质红、舌体胖大，或有齿痕，舌苔白厚腻，脉沉濡，治以清热利湿、解毒消糜，方选甘露消毒丹加减；火热熏灼证，症见口腔黏膜出现单个或多个大小不等的圆形或椭圆形溃面，周围红肿，溃面上覆黄白膜，疼痛明显，或见牙龈红肿疼痛、边缘呈火红色线样改变、渗血渗脓，伴心烦、口苦口干、小便黄赤、大便干，舌质红，苔黄，脉数，治以清热泻火、凉血解毒，方选凉膈散合导赤散加减；虚火上扰证，症见口腔黏膜反复发作的慢性溃疡，溃面大，久不愈合，溃面周围微红微肿，疼痛不明显，或见牙龈萎缩、牙齿松动，伴乏力、头晕、五心烦热、失眠多梦、口干乏津，舌质红，少苔，或舌现裂纹，脉细数，治以养阴清热、敛疮生肌，方选归芍天地煎合知柏地黄汤加味。

蛇串疮：肝经湿热证，症见皮肤簇集性水疱，其色鲜红，疱壁紧张，成带状，灼热刺痛，伴口苦咽干、烦躁易怒、便秘溲赤，或有发热，舌质红，苔黄或黄腻，脉弦滑数，治以清泻肝热、利湿解毒，方选龙胆泻肝汤加减；脾虚湿蕴证，症见皮肤簇集性水疱，色淡红，疱壁松弛，呈带状，口中黏腻不渴，脘闷食少，腹胀便溏，舌质淡红，苔薄白而腻，脉沉缓或弦滑，治以健脾和胃、行气利湿，方选胃苓汤加减；气滞血瘀证，症见皮疹消退后疼痛仍不止，舌质暗，苔薄白，脉弦涩，治以活血化瘀、行气止痛，方选复元活血汤加减。

隐疹：风热袭表证，症见皮肤丘疹、风团，自觉瘙痒，搔抓后皮疹增多、遇热加重，伴心烦、口干渴，舌质红、苔薄白或薄黄、脉浮数，治以辛凉清热、疏风止痒，方选消风散加减；肺卫不固证，症见皮疹反复发作、瘙痒，迁延数月以上，遇风寒或劳累后加剧，伴神疲乏力，舌质淡、苔薄，脉濡细，治以益气固表、祛风止痒，方选玉屏风散加味。

湿疮：多为湿热内蕴证，症见全身散在红色、如豆大丘疹，水疱，渗液，糜烂成片，自觉剧烈瘙痒，以夜间为甚，伴口干苦、小便黄，舌质红、苔黄腻，脉弦滑，治以清热利湿、止痒生肌，方选龙胆泻肝汤（热重于湿）或萆薢渗湿汤（湿重于热）加减。

皮肤瘙痒：多为血虚风燥证，症见皮肤粗糙、干燥肥厚、散在抓痕、鳞屑、血痂，自觉剧烈瘙痒，舌质淡、苔薄白或白腻，脉沉细涩，治以养血润燥、祛风止痒，方选当归饮子合全蝎汤加减。

（三）其他治法

20 世纪 90 年代中期以后，以针灸为主要手段治疗本病的国内外报道日渐增多，初步证实针灸能通过提升正气，收到减轻症状、延长生命的效果。但由于针刺治疗可能造成疾病传播和职业暴露感染，故尚未得到大范围推广。

艾条温灸治疗本病引起的泄泻疗效肯定，易于操作。常取神阙、关元、足三里，用艾条温和灸，每穴灸 15～20 分钟，每日 1～2 次。一般 1 星期左右可控制症状，维持治疗 1～2月，疗效较好。

【转归及预后】

本病的转归主要表现为典型发病期的虚实错杂与转化。艾滋病发病后出现典型症状，多为日久正衰，气血阴阳亏虚，脏腑功能不足，出现五脏俱虚的一派“虚劳”之证，以虚证为主；五脏功能受损，正虚日久，气血运行失常，或聚湿为痰为饮，或气滞血瘀，或化风化火，造成本虚标实、虚中夹实之证；痰浊水湿、气滞血瘀又进一步损及脏腑气血阴阳，导致阴阳两虚，气血耗竭，从而形成“至虚有盛候”的真虚假实证，最终命元败亡、阴阳离决而终。

本病的预后不良，发病后失治或治疗不当，病死率极高，且存活时间较短，多为 2～3 年。所以早期诊断、及早治疗以延缓其发病显得尤为重要。一旦发病多因继发感染或多脏衰竭而致死亡。

【预防与护理】

本病的预防非常重要，也是可以做到的。预防一方面要追求健康的生活方式，不染毒，戒性乱，主动远离艾毒；另一方面要养成良好的卫生习惯，避免皮肤黏膜受损后艾毒意外入络；此外，还要注意在受血时严格检验，防止有艾毒的血液进入血络。

由于艾滋病患者容易受到社会与其周围人们的冷漠与歧视，因此，患者常情绪低落，有孤独感及严重的失落感，多不愿暴露自己的病情，不愿接受治疗。所以心理关怀和精神调理在本病护理中占有重要地位。此外，在护理过程中一定要注意患者用品的消毒与隔离，严格遵守创伤性操作的规程，严格医疗废物的规范化处理，避免交叉感染与职业暴露。

【现代研究】

1. **病证范畴研究**　根据艾滋病强烈传染性与流行性特点，以及发病和临床表现的相似性，主要病因为感受疫毒之邪，当属中医学“疫病”范畴，符合《素问·刺法论篇》所称“五疫之至，皆相染易，无问大小，病状相似”的特点，发病与否取决于正气强弱。

在急性期及艾滋病前期，以发热、痰核瘰疬、咽痛、皮疹、腹泻、口干、溲黄、舌红、苔厚腻等为主要临床表现，即呈现一派温毒或湿热秽浊之邪致病特点，故认为多属于瘟疫。因其潜伏期长，艾滋病前期发病呈现由里及表的特点，有人[1~3]认为尚与伏气温病有关。同时，伴随着 HIV/AIDS 的发生发展，患者出现全身疲乏、进行性消瘦、自汗盗汗、频繁感冒、舌淡嫩、脉虚软或沉弱，晚期乃至极度消瘦乏力等一派元气亏损、精气不足或衰竭的临床表现，认为属于中医慢性虚损性改变，可归为虚劳[4~5]。赵氏[6]则认为本病既非单独伏气温病，又非单纯内伤虚劳、癥积、恶核，而是一种正邪相恋、虚实错杂的复杂病变。

当 HIV/AIDS 发展至终末期（AIDS 期），由于命元精气虚衰，各种病邪纷至沓来，而呈现正虚邪恋、痰瘀结聚、阴阳虚实、寒热错杂，使病情异常复杂，常见的继发病证如咳喘、肺痨、口糜或鹅口疮、泄泻、胁痛、癥积、血证、痰核瘰疬、赘瘤、鹅掌风、蛇串疮、斑丘疹、头痛、头晕、痴呆、肢体麻木、震颤、痉厥以及耳鼻喉眼部病变等[7~8]。

2. **病因病机研究**　艾滋病的主要病因系感染疫毒之邪已成为业界共识，但有关本病疫毒的性质，尚未形成统一认识。有的学者[9~10]认为属于温邪热毒，有的[11~13]认为属于湿热秽浊之邪。而内因诸如禀赋不足、房劳过度、血虚体弱、毒品损伤、情志所伤等，均为促进本病发生发展的重要因素。

黄氏[2]认为，人体是否发病不仅取决于病毒之邪，更主要取决于机体的抵抗能力；人体免疫功能概括在元气当中，元气根于肾，并经三焦而敷布周身，激发和推动人体各个脏腑组织的功能活动。在艾滋病的虚损脏腑中，元阴元阳具有对机体阴阳进行调整的作用，因此，艾滋病的发生又以肾阴肾阳的虚损为主要原因。赵氏[6]认为，疫毒通过精窍或皮肤侵入，伏于血络，内舍于营，累及脏腑而发病。其病机为正虚邪侵，脏腑受累，津血耗伤，痰瘀停聚，阴阳失调，虚实错杂。蒋氏[14]认为本病疫邪属湿热之性，其寄留在人体既能达表又能入里的脏腑——三焦，阻遏全身气机的升降出入运动，影响三焦气化功能，使脏腑经络失于营养、温煦和激发，生理功能及阴阳平衡紊乱，导致正气虚弱和痰饮瘀血等病理产物形成，从而变证蜂起。李氏[15]认为人体感染疫毒之邪，致卫气营血功能失常，进而使三焦脏腑产生病理变化，临床表现类似于瘟疫，故早中期可按温病的卫气营血辨证论治，晚期则出现气血阴阳虚衰，一派脏腑元气亏损、精气不足的病理表现，类似于虚劳病证。薛氏[3]认为艾滋病毒侵犯人体，既有伏于体表的朗罕细胞之中，又有深伏于CD_4^+细胞之内，正虚邪伏内陷，必将进一步耗损精血，伤害正气，使五脏受损而逆乱，卫气失于防御而重感其他病邪(机会性感染)。病因既有内伤因素又有感邪因素，新感引动伏邪而邪气鸱张，外感内伤互为因果而恶性循环。黄氏[2]认为痰饮和瘀血既是本病脏腑气血功能失调所形成的病理产物，又会成为致病因素，而引起并发痰核瘰疬及恶性肿瘤。陈氏[16]在探讨本病病机时引入“内卫气”的概念，认为外卫气、内卫气均来源于元气，受后天水谷之滋养。其中内卫气行于脉中及脉外，贯穿五脏六腑，具有防御、监督和自稳作用。他认为艾滋病毒侵入机体，使内卫气虚损衰竭，是患者易感外邪及易患肿瘤的原因。尤氏[8]指出人体感受毒邪之后，其发病与否取决于正气强弱，正气强者可不发病，或仅呈带毒状态；正气虚者则毒邪乘虚而入发为艾滋病。由于疫毒深重，病发多直入营血，然后由里出表，一如伏气温病。然而，本病潜伏期长，病势凶顽而缠绵，继温热证之后，往往先伤肺的气阴，然后深入脾心肝肾诸脏，渐见虚损征象；同时，毒邪兼痰结滞经脉而出现瘰疬。随着病情进一步发展，脾气日衰，肝血耗伤，邪毒与痰瘀结滞日甚，可出现癥瘕包块以及失荣等病证，如痰浊兼挟肝风，风痰蒙及心窍，可发为震颤抽搐，窜犯经隧则见肢体麻木或半身不遂，痰涎壅塞神窍可呈现痴呆，病至终末期多因邪盛正衰，阴涸液竭，阳气脱绝而死。宋氏等[17]也用“伏邪”理论来解释艾滋病的整个病因病机，邪气可暂时潜伏于体内，但随着时间的推移，正气渐衰，邪气日盛，逐渐由量变发展到质变，继而发生温病。发病之初即见里热炽盛证候是其特点，一般病情重，病程长，易出现逆传心包之表现。杨氏等[18]认为艾滋病在急性 HIV 感染期、艾滋病前期与艾滋病早期，呈现一派温邪疫毒或湿热秽浊之邪致病特点，故又属于温疫；该病急性期后或未经原发感染而进入长达约 10 年的潜伏期，且发病多呈现由里出表的特点，此时属于伏气温疫过程。随着病情进展，患者同时出现全身疲乏、进行性消瘦等终晚期极度恶液质等一派元气亏损、精气不足甚至衰竭的临床表现，属于中医慢性虚损性病变。然而本病既不同于以急性感染过程为主的“温病”，因为它伴随着进行性全身性虚损；又不同于因劳伤过度导致的以慢性虚弱证候为主要表现的“虚劳”，而是一种由温疫(伏气温疫)致全身慢性进行性虚损性病变。当艾滋病发展至终末期，由于命门元气及五脏精气虚衰，各种病邪纷至沓来，诸多变证丛生，而呈现正虚邪陷、痰瘀结聚、阴阳寒热虚实错杂，使病情异常复杂而预后凶险。因此认为艾滋病是一种由温疫致全身慢性进行性虚损性病变，精气亏虚、元气不足是艾滋病发病的内因，疫毒致元气损伤是艾滋病重要病机之一。

3. **证候研究**　王氏[19]报道了在坦桑尼亚观察 252 例 HIV/AIDS 患者的舌象，发现舌有瘀象者占 191 例，发生率为 75.79%，脉象以沉细、沉涩、弦细为多见。认为气虚致瘀是 HIV/AIDS 舌质瘀象的主要原因。赵氏[20]对 490 例坦桑尼亚 HIV/AIDS 患者进行证候分析，发现 53%患者的舌、脉象及辨证属内热阴虚、津液受损，47%气血不足、阳虚寒盛或水湿不化，1/3 的患者舌有瘀点瘀斑。认为该病可属温病，机会性感染多属杂病，总属毒邪肆虐、内侵气血、伤阴耗精、消耗元气的本虚标实证。王氏[4]认为晚期艾滋病免疫缺损是联系各证的主线。CD_4^+细胞低于 200/微升，普遍出现虚损证候，因此提出把CD_4^+细胞数也作为辨证论治的依据。初步体会：CD_4^+细胞稍低于 200/微升者，相当于肺脾气虚、气阴两虚证期，养阴润肺、补气健脾皆可奏效，苦寒之药尚可承受；CD_4^+细胞低于 100/微升者，拟可视为脾肾阳虚、命门火衰，除补中健脾，尤以温肾为要；一旦CD_4^+细胞低于 10/微升，即可看成肾阳衰微、阳气欲脱之证，治当温阳大补元气，慎用苦寒泻下等峻猛之药。

4. **辨证论治研究**　由于 HIV/AIDS 致病过程存在特殊性，因此，多数学者认为应辨病分期与辨证相结合。彭氏等[21~22]提出无症状期是中医药治疗艾滋病的黄金切入点，并研制出针对该期患者的中药扶正排毒系列方。其中用扶正排毒Ⅱ号(黄连、黄芩、黄芪、当归、甘草等)，治疗 65 例无症状 HIV 感染者 3 个月后，治疗组的 27 项常见临床症状体征改善率为 67%，82.69%患者的CD_4^+ T 细胞升高或稳定。吴氏[23]认为从 HIV 感染到艾滋病晚期可分为几个阶段，应分期与辨证结合论治。HIV 急性感染期：中医辨证为外感表证，分为风热型、风寒型和兼见正虚的不同。早期(无症状型 HIV 感染)：这一时期的患者尚未出现与艾滋病相关的症状，但并非绝对无症状，主要分为气血亏虚、肝郁气滞、肺气阴虚、往来寒热等型。中期(艾滋病相关综合征期)：根据出现较为突出的相关症状或证候进一步辨证论治。如瘰疬结核可辨证为气瘀痰阻、阴虚痰凝等；形消乏力可辨证为气血双亏、阴虚内热等；高热辨证为外感发热、阳明高热、阴虚发热、气虚发热等；腹泻便溏辨证为寒湿侵里、湿热蕴滞、脾虚泄泻、滑泄不禁等。晚期(艾滋病期)：由于该期临床表现复杂而概括为肺型(以呼吸系统表现为主)、脾型(以消化系统表现为主)、肾型(以元气或元阴元阳虚衰表现为主)、心型(逆传心包型),每型再进行具体寒热虚实辨证。杨氏等[24]分4期18个证型论治,急性HIV感染期用柴葛解肌汤合升降散加减;无症状HIV感染期用保元汤合升降散、达原饮加减;艾滋病前期分10型,热毒内蕴、新感引发、兼肺卫表证用银翘散合升降散,湿热疫毒、侵犯少阳、伏于膜原用小柴胡汤合达原饮、升降散加减,湿热浊毒、壅遏三焦用三仁汤合黄芩滑石汤、甘露消毒饮加减,热毒阻遏、痰结血瘀用消瘰汤(经验方:白花蛇舌草、土茯苓、半枝莲、半边莲、赤芍、桔梗、玄参、黄药子、露蜂房、海藻、昆布、紫花地丁),热郁气营、气阴液亏用栀子豉汤合清营汤加减,热伏阴分、元阴(真阴)损伤用青篙鳖甲汤合小柴胡汤加减,邪恋于肺、气阴两虚用百合固金汤加减,热毒侵心、气阴两虚用生脉饮合五参汤加减,肺脾气虚、痰湿内阻用六君子汤加味,湿热留恋、肝郁脾虚用逍遥散加味;艾滋病期以正虚为主者分3个证型,脾肾阳虚、失于固脱用四神丸合补中益气汤、痛泻要方加减,肾精不足、元阴(真阴)亏虚用大补阴丸合左归丸加减,肾精耗竭、阴阳两虚用补元饮(经验方:熟地、山茱萸、山药、骨碎补、肉苁蓉、巴戟天、淫羊藿、紫河车、黄精、黄芪、人参、五味子、玄参、紫草、蝉蜕),以邪实为主者也分3型,秽浊内蕴、心脾积热用泻黄散合左金丸加减,热毒炽盛、痰蒙清窍用羚羊钩藤汤加减,邪毒阻络、气虚血瘀用消瘤饮(经验方:青黛、紫草、丹皮、赤芍、莪术、生薏苡仁、土茯苓、山慈菇、女贞子、黄芪、当归、人参)。薛氏[3]主张采取分期立法、外感内伤综合参辨的原则,认为早期伏邪为主,治以分消逐邪、解毒护正,拟用升麻葛根汤合升降散加苍术、防风等制成的分消合剂和以雄黄、青黛、豆豉等制成化毒散;中晚期病邪反复感染、留恋日久、正气虚败、精气耗竭、元气大伤,逐邪之法已失正气内应,扶正方有生机且可祛邪,治以培元气、扶脾肾,用保元汤和龟鹿二仙胶加菟丝子、女贞子等制成扶正合剂。对于机会性感染也当急则治其标。

也有学者以辨证为主,结合辨病分期。赵氏[6]认为,气阴两虚型用黄芪生脉饮加减;气血亏损型用归脾汤加减;脾胃虚弱型用参苓白术丸和六君子汤化裁;肝肾阴虚型用六味地黄汤和二至丸加减;肺肾阴虚型用河车大造丸化裁;热毒炽盛型用犀角地黄汤、清瘟败毒饮化裁,安宫牛黄丸等可随证选用;痰凝血瘀型用桃红四物汤合消瘰丸加减,犀黄丸等可酌情选用,并指出疏利气机、宣通疫邪应贯穿治疗的全过程。苏氏[25]主要分为以下4个证型治疗。一是肺胃阴虚型,以呼吸系统症状为主,方用参苓白术散和百合固金汤加减,并加服生脉饮或六味地黄丸等;二是脾胃虚损型,多以消化系统症状为主,腹泻是典型症状,方用补中益气汤、小柴胡汤及温胆汤加减、香砂六君子丸、人参归脾丸、金匮肾气丸等;三是脾肾两亏型,多见于晚期患者,方用四君子汤、补中益气汤、小柴胡汤和四神丸加减,或同时服用金匮肾气丸或十全大补丸;四是热盛痰蒙型,多见于HIV侵犯中枢神经系统的晚期垂危者,方用安宫牛黄丸、钩藤饮、苏合香丸、人参生脉饮等。崔氏[26]分为5个证型论治:一是热毒炽盛型,方用西洋参、麦门冬、玄参、生地黄、牡丹皮、丹参、赤芍、板蓝根、金银花等;二是气血亏损型,方用人参、黄芪、茯苓、白术、当归、白芍等;三是气阴两伤型,方用人参、麦门冬、五味子、当归、白芍等;四是肝肾阴虚型,方用人参、当归、熟地黄、枸杞子、菟丝子、麦门冬、丹皮、山药、茯苓、泽泻等;五是瘀血内阻型,方用人参、当归、丹参、鸡血藤、赤芍、柴胡、香附等。

王氏[27]提出"虚则补之"、"实则泻之"、"补泻兼施"三大治则。"虚则补之"即补益之法,偏于肺者用生脉散加花粉;偏于脾者用归脾汤或补中益气汤;偏于肾阴虚用六味地黄丸;肾阳虚用《济生》肾气丸;气血两亏者用八珍汤或当归补血汤。"实则泻之",常用于HIV感染后的混合感染,初期兼外感者,药用藿朴苓夏汤或三仁汤;中期痰湿秽浊在脾胃者,药用二陈汤加三黄地丁;后期形成肉瘤疖肿者,药用消瘿丸加味、活络效灵丹、下瘀血汤、桃红四物汤等。"补虚泻实",药用复方丹参片、鹿茸为主合桃红四物汤、人参汤加黄芪、三仁汤、藿朴苓夏汤、参苓白术散加减。徐氏等[28]提出了治疗艾滋病两大原则:一是扶正培本,补肺用参蛤散、百合固金汤,补心用人参养荣汤、十全大补丸、生脉散,补脾用六君子汤、补中益气汤、黄芪建中汤,补肝用八珍汤、四物汤,补肾用左归饮、右归饮、肾气丸;二是祛邪解毒,清热解毒选小柴胡汤、龙胆泻肝汤、当归龙荟丸,活血化瘀选桃红四物汤、血府逐瘀汤、失笑散,化痰除湿选二陈汤、平胃散,软坚散结选消瘰丸、犀黄丸。尤氏[29]结合各期艾滋病的不同临床表现,提出了13种常用治法:一是疏肝解郁法,可选用柴胡疏肝饮加减;二是疏肝培脾法,可选四逆散合痛泻要方;三是益气健脾法,方选香砂六君子汤加味;四是益气固表法,可选用参苏饮加味;五是益气养血法,方用养血归脾汤加减;六是滋阴解表法,方用加减葳蕤汤;七是清泻阳明法,可用白虎加人参汤加味;八是化湿解毒法,宜用清瘟败毒饮加减;九是凉血解毒法,方选清营汤加紫雪丹;十是清肺养阴法,可用养阴清肺汤加味;十一是息风化痰法,方用羚角钩藤汤加减;十二是滋养肝肾法,可用杞菊地黄汤加减;十三是补肾益精法,宜选补天大造丸加减。

5. 相关症状辨治研究 艾滋病相关性腹泻属于中医学"泄泻"范畴,也是艾滋病患者最常见的并发症之一。赵氏等[30]对脾胃两虚而湿热内阻的艾滋病腹泻患者,采用半夏泻心汤治疗10例,观察表明本方在止泻、恢复体力、增加体重等方面疗效显著。刘氏[31]则以酸收固涩、健脾燥湿为法自拟处方,治疗53例HIV感染的急、慢性腹泻患者,结果显示对ARC期均有显著疗效,对AIDS期疗效一般。于氏[32]临床研究发现,艾滋病晚期患者出现不同程度的脱水,可用痛泻要方合四神丸、补中益气汤加减治疗。还有人[33,34]采用艾条灸法治疗,取得了一定的疗效。

曾氏[35]认为艾滋病带状疱疹感染与中医的"蛇串疮"、"缠腰火丹"相似,常出现在身体单侧,呈条带状,多由情志内伤,肝气郁结,久而生火,肝经火毒,外溢皮肤;或脾失健运,蕴结化热,湿热搏结于皮肤;或气血虚弱,劳累感染毒邪,气血凝滞所致。治疗宜龙胆泻肝丸除湿热,外涂冰硼散、珍珠散收敛止痛。史氏[36]用加味四妙勇安汤治疗,疗效显著、可靠,且无明显毒副作用,能有效防止后遗症的发生。罗氏[37]用穴位注射结合针灸治疗带状疱疹,也有较好疗效。

艾滋病口腔念珠菌病与中医的"鹅口疮"、"雪口"相似,多为心脾蕴热或体质虚弱、邪毒入侵所致。王氏[38]将其分为轻重2个证型进行辨治,轻症的病机为湿邪困脾,重症的病机为脾胃衰败,湿浊弥漫三焦,无论轻重都与湿邪关系密切,在辨证治疗基础上加用清热解毒利湿和具有抗真菌作用的黄连、山豆根、大黄、丹皮、田基黄等。

赵氏等[39]对311例艾滋病并发皮肤黏膜感染患者采用补气养阴、健脾益肾扶正法,配合清热解毒、凉血止血、燥湿止痒、敛疮生肌等法内服外治,取得了一定的疗效。

6. **复方制剂研究**　北京唐草片[40]:主要成分为老鹳草、香薷、诃子、金银花、黄芪等。具有益气养血、清热解毒、活血化瘀、除湿化痰的功效。具有提高CD_4^+淋巴细胞计数的作用,可以改善乏力、脱发、食欲减退和腹泻等症状。是我国首个批准中成药用于改善艾滋病症状的药物。

复方SH[41]:以桑白皮为主,包括艾叶、紫云英等5味中药组成。利用波谱法鉴定,分离得到黄酮及其苷、三萜及其苷、香豆素、甾体、糖等化合物。据报道,2个活性成分morusin和黄酮素M的含量稳定,morusin及其二聚体kuwanon H具有抗HIV的活性,主要作用是抑制HIV蛋白水解酶和逆转录酶的活性,可增强NK细胞的活性,具有免疫调节作用。

扶正排毒Ⅰ号方[42]:专门针对慢性进展期(无症状感染者)研制的中药制剂,由西洋参、黄芪、连翘、甘草等组成,具有益气、养阴、健脾、排毒的功效,可消除或明显减轻慢性进展期患者的乏力、纳呆、腹胀、胸闷气短、皮肤瘙痒等症状,并有控制其症状复发、提高或稳定免疫功能作用,部分病例显示具有降低感染者病毒载量作用。

扶正排毒Ⅱ号[22]:专门针对慢性进展期研制的中药制剂,由黄连、黄芩、黄芪、当归、甘草等组成。据报道,对65例慢性进展期感染者治疗3个月后,个人症状积分改善有效率为83.08%,82.69%患者的CD_4^+细胞计数有效或稳定。

益爱康胶囊[43]:由红参、炒白术、防风、白蔹、黄芩等20多味药物组成。经水提为浸膏,烘干为粉末状,灌胶囊。据报道,治疗HIV/AIDS 160例,显效20例,好转62例,无效78例,有效率51.2%。疗效可能与提高机体免疫功能和对病毒的抑制作用有关。

复方三黄散(SHS)胶囊[44]:主要由黄芪、黄柏、蒲公英、柴胡、防风、白头翁、白花蛇舌草等16味中药组成。据报道,能清热解毒,祛邪扶正,对免疫功能有双相调节作用,在体外能抑制HIV整合酶,从而阻碍病毒在感染细胞内的复制。

三归片[45]:内含龙胆苦苷20毫克、小聚胺40毫克、腺苷三磷酸酶4毫克。据报道,能抑制病毒的攻击,减少病毒载量,从而达到免疫重建的目的。

中研Ⅱ号[46]:由当归、黄芪、麦门冬、甘草等中药组成,临床观察具有抑制HIV和增强免疫功能作用,实验研究显示具有抑制SIV猴血浆病毒血症和保护免疫细胞的作用。

7. **古方和单味中药研究**　20世纪90年代,日本、美国和我国台湾等地医生探索运用中医古方治疗艾滋病。其中研究较多和较为成功的是小柴胡汤[47],发现它既可增强NK细胞活性,又可通过激活LAK细胞而诱导抗肿瘤活性,还可诱导HIV感染细胞的脱噬作用(细胞凋亡)。进一步研究发现它能抑制70%的艾滋病患者体内病毒的逆转录酶活性,可通过抑制前列腺素和过氧化物的产生而间接抑制HIV的复制,并能减少AZT的不良反应。对HIV感染引起的免疫系统功能障碍有保护作用,能提高AIDS患者的免疫功能。此外,据有关资料报道,还有生脉散、归脾汤、补中益气汤、龙胆泻肝汤、三黄解毒汤、人参养荣汤、《金匮》肾气丸、清营汤、白虎加人参汤、羚羊钩藤汤等传统名方,均有一定抑制艾滋病毒的作用。

对于单味中药的研究,早期往往是在动物身上进行抗HIV筛选,随之进行其有效成分的研究。国内外专家先后对上千种中草药进行了抗HIV的药效研究,到目前为止已发现近百种具有体外抗HIV活性,如紫花地丁、夏枯草、穿心莲、金银花、甘草、桑白皮、紫草、黄连、黄芪、虎杖、丹参、柴胡、灵芝、马兜铃、杜仲、大青叶、女贞子、三七、白术、当归、冬虫夏草、雷公藤等。也有学者进行了提高艾滋病患者免疫功能中药的研究。研究表明,黄芪、灵芝、当归、熟地黄、淫羊藿、香菇等中药能调节机体细胞免疫和体液免疫,不同程度地提高免疫功能,甚至选择性提高T_4细胞及T_4/T_8比值。其中研究较多和较为深入的有甘草、天花粉等。研究发现,甘草中甘草甜素(GL)可明显抑制HIV增殖,并具有免疫激活作用;甘草次酸及其衍生物具有抗艾滋病作用,有望成为抗艾滋病的新药。日本学者从甘草鞣质活性成分研究中获得酚性成分(包括黄酮类成分),加强了HIV对ATL－IK的拮抗作用,其中2种新甘草查尔酮低浓度时显示出对HIV增殖的抑制作用;从甘草残渣中分离得到了一种中性水溶性多糖－甘草多糖(GPS),对BIV(牛免缺陷病毒感染)有一定的抑制作用,GPS还被证具有多种免疫增强功能,能激活网状内皮系统,直接刺激B细胞增殖,诱导人体IgM、IgG产生,诱生和促诱生干扰素,增强机体的杀伤细胞活性。天花粉蛋白在体外可选择性杀伤被HIV侵犯的T细胞和巨噬细胞,对正常T细胞有保护作用。

【小结】

艾滋病是新发的严重传染性疾病,艾毒入络为其病因,其基本病机是艾毒伤元、本虚标实,临床上多虚实夹杂证。临床表现呈明显的三期,证候复杂多样,所以辨证时首当分期,多法辨证,分清虚实。以早期治疗、分期论治、重视原本为治疗原则,以培元固本、祛湿解毒为基本大法。本病预防与早期治疗最为重要。

附方

(1)银翘散(《温病条辨》):连翘　金银花　桔梗　薄荷　牛蒡子　竹叶　荆芥穗　淡豆豉　生甘草。

(2)三仁汤(《温病条辨》):杏仁　白蔻仁　生薏仁　滑石　通草　竹叶　厚朴　半夏。

(3)藿朴夏苓汤(《医原》):藿香　厚朴　半夏　赤苓　杏仁　薏苡仁　白蔻仁　猪苓　淡豆豉　泽泻。

(4)龙胆泻肝汤(《医方集解》):龙胆草　黄芩　栀子　柴胡　泽泻　木通　当归　生地　生甘草　车前子。

(5)柴胡疏肝散(《景岳全书》):陈皮　柴胡　川芎　香附　枳壳

芍药　甘草。

（6）参苓白术散（《和剂局方》）：人参　白茯苓　白术　莲子肉　桔梗　白扁豆　山药　薏苡仁　砂仁　甘草。

（7）归脾汤（《济生方》）：白术　茯神　黄芪　龙眼肉　酸枣仁　人参　木香　炙甘草　当归　远志。

（8）理中汤（《伤寒论》）：人参　干姜　白术　炙甘草。

（9）《金匮》肾气丸（《金匮要略》）：熟地　山药　山茱萸　茯苓　丹皮　泽泻　桂枝　附子。

（10）补中益气汤（《脾胃论》）：黄芪　炙甘草　人参　当归　橘皮　升麻　柴胡　白术。

（11）左归丸（《景岳全书》）：熟地　山药　枸杞　山茱萸　川牛膝　鹿角胶　龟版胶　菟丝子。

【现代研究】主要参考文献

[1] 吴伯平，陆寿康. 中医中药治疗艾滋病的探索性意见[J]. 北京中医，1986，(1)：14.

[2] 黄炳山. 中医治疗艾滋病[M]. 哈尔滨：黑龙江科学技术出版社，1990：25.

[3] 薛伯寿. 从中医理论谈对艾滋病的认识[J]. 中医杂志，1991，32(1)：20.

[4] 王树. 在澳大利亚用中医药治疗艾滋病的体会与研讨[J]. 天津药学，2000，12(4)：1.

[5] 王振坤. 中医药治疗艾滋病的体会[J]. 中医杂志，1995，36(4)：208.

[6] 赵淑珍. 艾滋病中医证治探讨[J]. 浙江中医杂志，1989，24(10)：435.

[7] 王健，李洪娟. 艾滋病的中医辨证论治初探[J]. 贵阳中医学院学报，1995，17(4)：1.

[8] 尤松鑫. 艾滋病中医证治概述[J]. 江苏中医，1999，20(3)：3.

[9] 苏诚炼. 临床诊治艾滋病的初步体会[J]. 中医杂志，1998，31(2)：26.

[10] 马乃钰. 中医药治疗艾滋病的体会[J]. 上海中医药杂志，1993，(7)：8.

[11] 余娟，陈可冀. 中医药治疗艾滋病的临床报告[J]. 中西医结合杂志，1988，8(2)：71.

[12] 李致重. 艾滋病机会感染治案 1 则[J]. 新中医，1995，27(12)：14.

[13] 杨效华，姜良铎，郝瑞福，等. 在东直门医院诊治首例艾滋病报告[J]. 北京中医药大学学报，1996，19(2)：66.

[14] 蒋心悦. 浅谈艾滋病的病因病机[J]. 中国医药学报，2001，16(6)：41.

[15] 李国勤. 艾滋病中医辨治体会[J]. 江苏中医，1994，15(2)：5.

[16] 陈瑀. 卫气浅谈——艾滋病辨病探索[J]. 中国中医基础医学杂志，2002，8(4)：11.

[17] 宋恩峰，吕文亮，张腊荣. 试论伏邪的致病特点[J]. 湖北中医杂志，2002，24 (11)：5～6.

[18] 杨凤珍，烟建华，王健. 艾滋病元气损伤病机的研究[J]. 中医基础医学，2005，11(2)：147～149.

[19] 王健 191 例 HIV 感染者舌质瘀象的临床观察[J]. 中医杂志，1994，35(3)：156.

[20] 赵晓梅. 490 例 HIV 感染者的流行病学及证候学分析[J]. 中国中医基础医学杂志，1995，1(4)：38.

[21] 彭勃，王丹妮. 无症状 HIV 感染期是中医药治疗艾滋病的黄金切入点[J]. 中国临床康复，2006，10(19)：166～167.

[22] 彭勃，王丹妮. 扶正排毒片Ⅱ号治疗无症状 HIV 感染 65 例临床观察[J]. 中医药学刊，2006，24(10)：1781～1782.

[23] 吴伯平. 艾滋病的中医辨证与治则[A]. 吕维伯. 艾滋病中西医防治学[C]. 北京：人民卫生出版社，1994：151.

[24] 杨凤珍，烟建华，王健，等. HIV/AIDS 中医分期辨证治疗[J]. 中国医药学报，2004，(4)：240～242.

[25] 苏诚炼. 中医药试治艾滋病 30 例临床报告[J]. 中医杂志，1990，31(3)：27.

[26] 崔金才. 艾滋病中医辨证分型[J]. 天津中医，1989，6(11)：37～38.

[27] 王振坤. 艾滋病的中医辨证治疗[J]. 中医杂志，1995，36(4)：17.

[28] 徐志明，李铭，和丽生. 对艾滋病的探讨[J]. 云南中医学院学报，2000，(4)：12.

[29] 尤松鑫. 艾滋病中医证治概述[J]. 江苏中医，1999，20(3)：4.

[30] 赵晓梅，吕维柏. 半夏泻心汤治疗艾滋病腹泻辨证体会[J]. 中国中医药信息杂志，1997，4(5)：41.

[31] 刘国. HIV 感染腹泻的诊治体会[J]. 中医药研究，1999，15(2)：6.

[32] 于智敏. 中医药治疗艾滋病相关综合征初探[J]. 中国医刊，2001，36(2)：46.

[33] 王金定，黄国恩，翟靖崎，等. 艾条灸治疗艾滋病腹泻症 50 例[J]. 河南中医学院学报，2006，(1)：32.

[34] 郭燕，钱宝延. 艾灸治疗艾滋病腹泻 60 例临床观察[J]. 河南中医学院学报，2005，(4)：24.

[35] 曾林. 中西医结合治疗获得性免疫缺陷综合征并发带状疱疹 18 例[J]. 中国煤炭工业医学杂志，2005，8(6)：660～661.

[36] 史巧英. 加味四妙勇安汤治疗带状疱疹 127 例[J]. 光明中医，2006，21(9)：84～85.

[37] 罗家山. 穴位注射结合针灸治疗带状疱疹后遗症 96 例[J]. 陕西中医，2006，27(7)：864.

[38] 王健. 艾滋病口腔念珠菌病的辨治体会[J]. 北京中医，1996，(1)：19.

[39] 赵晓梅，吕维柏. 311 例艾滋病并发皮肤黏膜感染分析及中药治疗[J]. 中国医药学报，1996，11(2)：55.

[40] 中成药"唐草片"获得批准用于改善艾滋病症状[J]. 中国中医药信息杂志，2004，11(5)：466.

[41] Kusum M, Klinbuayaem V, Bunjob M, et a1. Preliminary efficacy and safety of oral suspension SH, combination of five chinese medicinal herbs, in people living with HIV/AIDS; the phase I/II study[J]. J Med Assoc Thai, 2004, 87(9)：1065.

[42] 郭会军，刘学伟，王丹妮. 扶正排毒Ⅰ号方治疗无症状 HIV 感染疗效观察[J]. 上海中医药杂志，2006，(1)：20～21.

[43] 徐立然. 益爱康胶囊治疗 HIV 病毒感染和艾滋病(AIDS) 160 例临床研究[J]. 河南中医学院学报，2005，3(2)：4.

[44] 我国中药治疗艾滋病新药进入临床试验阶段[J]. 山东中医药大学学报，2005，29(5)：379.

[45] 兰金初，李德益，阴忠起. 三归片治疗艾滋病临床研究[J]. 河南中医学院学报，2005，1(1)：11.

[46] 李平，王慧，关崇芬. 中研Ⅱ号抗猴免疫缺陷病毒 SI Vmac251 感染的实验研究[J]. 中国中医基础医学杂志，1998，4(8)：2628.

[47] 稻田赖太郎. 小柴胡汤的试管内免疫调节作用[J]. 国外医学·中医中药分册，1991，(6)：37.

血吸虫病

【定义】

血吸虫病是指血吸虫寄生于人体所引起的疾病。其主要病理改变为血吸虫成虫寄生于门脉系统内，虫体代谢产物或产生的毒素对机体造成损害，尤以虫卵引起的肝、肠道病变最为严重。其临床特点是急性期发热、发疹、腹泻脓血便等全身反应；慢性期及晚期则表现为肝脾肿大、腹水、门脉高压等症状。本病在我国主要流行于长江流域及江河湖泊水源丰富地区。本病的发生、流行、临床表现和病理经过与中医文献所述的"蛊病"、"蛊疫"一类疾病极相符合。中医认为，本病由感受蛊毒所致，蛊毒初由皮毛而侵入肺卫，波及气营，下涉肠道，表现为表里同病。及至慢性和晚期，蛊毒随经入脏，留着于肝脾，引起气郁、血瘀、水裹的病机改变，常以痞块、蛊胀、黄疸、虚损为临床特征。

【历史沿革】

1905年，因查见湖南1个病例粪便中的日本血吸虫卵，以及尸体解剖发现福建1个病例的肠系膜中有日本血吸虫成虫的存在，而肯定我国有日本血吸虫病的流行。但在实际上，血吸虫病在我国流行的年代十分久远，距今两千多年的长沙马王堆一号汉墓出土的女尸体内，就发现有血吸虫卵。

根据古代文献的描述，一般认为血吸虫病就是中医学的"蛊病"、"蛊疫"。"蛊"字在殷墟甲骨文中已有著录。"蛊病"或"蛊疫"，初见于《山海经》。《易经》有蛊卦之名。《周礼·秋官司寇》载周代已设有专掌预防蛊毒的官衔，对蛊毒以"嘉草攻之"。《史记·封禅书》谓秦德公时"磔狗邑四门，以御蛊灾"。说明远在公元前16～前15世纪时，我们的祖先不仅发现了本病，而且普遍认识到本病的传染性和流行性，具有朴素的预防医学思想。

对于本病的病因及流行情况，《灵枢·五味》说："男子之胀病如犯蛊毒也。"隋代巢元方《诸病源候论·水毒候》说："自三吴以东，及南诸山郡山县，有山谷溪源处有水毒病，春秋辄得……亦名溪温。"生动地描述出血吸虫病的病因是一种"水毒"，流行于南方"山谷溪源"水网地区。唐代王焘《外台秘要》引崔氏五蛊方："草蛊在西凉以西及岭南人多行此毒。"《外台秘要》又引崔氏蛊吐血方："郡县有名章者尤甚，今东有句章、章安故乡，南有预章，无村不有。"明清时期的医学著作，如明代楼英《医学纲目·蛊毒》说："江南闽中山间人……边鄙邪僻之地多有之，中都则蔑以闻也"；明代江瓘《名医类案》引铁围小丛谈："金蚕蛊始蜀中，近及湖广闽粤浸多"；清代喻嘉言《寓意草》郭台尹血蛊案"男子病此者甚多，而东方沿海一带比他处更多"。上述资料指出，我国在公元六七世纪以后，血吸虫病主要流行于江南各省，男女老幼均为易染者，这些认识与现代流行病学认识似相一致。

在临床表现的记述方面，早在晋代葛洪《肘后备急方·治卒大腹水病方》就已经对"水蛊"会有腹胀大、振水声的临床进行记载，谓："若唯腹大动摇水声，皮肤黑，名曰水蛊"、"腹内转侧有节声，此其候也。"隋代巢元方《诸病源候论》就有"肠蛊痢候"、"蛊毒痢候"、"水蛊候"、"蛊毒候"等章节，对血吸虫病引起的肠道症状、腹水等症状进行了较形象地描述，如说："肠蛊痢者……连年不愈，侵伤于脏腑，下血杂白"，"便痢血，其痢状血色"，"令腹渐大"等，并指出血吸虫病难治，病死率很高，"凡中蛊病，多趋于死"。唐代孙思邈《备急千金要方·蛊毒》云："凡人患积年，时腹大，便黑如漆，或坚或薄，或微赤者，皆是蛊也"、"凡卒患血痢，或赤或黑，无有多少，此皆是蛊毒，粗医以断痢药处之，此大非也。"明确地把血吸虫病的下痢和痢疾鉴别开来，分别处理，这是认识上的深化。唐代王焘《外台秘要·中蛊毒方》所谓的蛇蛊、蜣螂蛊、虾蟆蛊、蝌蚪蛊、草蛊及其"乍冷乍热、手脚烦疼"、"手脚烦热"、"腹内闷、胸痛"、"咳唾脓血"、"吐逆"、"烂下脓血"、"腹内胀满，状如虾蟆"等临床描述，概括了血吸虫病各期症状，堪称完整。又如"二百日不治"、"经年不愈"，"羸瘦，颜色枯槁而死"等表述，说明病程缠绵及不良预后。

在治疗方面，早在《肘后备急方·治卒大腹水病方》就记载了放腹水的治法，"若唯腹大，下之不去，便针脐下二寸，入数分，令水出孔合，须腹减乃止"。《诸病源候论·蛊毒候》明确提出"杀蛊虫"。《备急千金要方·水肿》说："又有蛊胀，但腹满不肿，水胀，胀而面目四肢俱肿。大有医者不善诊候，治蛊以水药，治水以蛊药，或但见胀满，皆以水药，如此名，仲景所云愚医杀之。"指出蛊胀与水肿是不同的两种病证，治疗应当分别对待，水药适于水肿病的治疗，蛊药适于蛊胀病的治疗，两者不能混淆。《外台秘要·卷二十八》中所列治疗蛊毒、蛊吐血、蛊下痢、五蛊、蛊注、蛊毒杂疗等已收录多达60余首治蛊胀方，可见治疗经验已较丰富，其中使用得最多的药物是雄黄、巴豆、藜芦、桔梗、蜈蚣、朱砂，充分体现出杀虫、解蛊毒的病因治疗观点。到了明清时期，对本病晚期的两大主症——痞块、蛊胀的辨证论治，更是探究入微。围绕着虚实的问题，形成了主攻、主补和攻补兼施等不同学派。主攻派以清代张石顽为代表，其根据《内经》"坚者削之，留者攻之，结者散之，客者除之"之义，认为"大积、大聚，不搜而逐之，日进补养，无益也，审知何经受病，何物成积，见之既确，发直入之兵以讨之，何患其不愈?"（张璐《张氏医通》）。主补派根据《内经》"邪之所凑，其气必虚"的理论，提出"壮盛人无积，虚人则有之，故当养正则邪自除"之说。明代薛己、赵养葵诸家遵从张洁古之说，成为代表性医家。主攻补兼施者，当以明代李中梓代表，其所著《医宗必读·积聚》说："按积之成也，正气不足而后邪气踞之……然攻之太急，正气转伤，初中末之三法不可不讲也；初者，病邪初起，正气尚强，邪气尚浅，则任受攻；中者，受病渐久，邪气较深，正气较弱，任受且攻且补；末者，病魔经久，邪气侵凌,正气消残,则任受补。”主张攻补不能偏废,须分期审慎用之。这些学派从不同角度进行实践、探索,积累了丰富的经验。这些经验在今天仍可借鉴,具有相当的参考价值。

综上可知,有关“蛊病”、“蛊疫”的名称繁多,如沙虱、五蛊、蛊毒、水蛊、水毒、蛊注、血蛊、蛊吐血、蛊下血、肠蛊痢、蛊胀、水症、水胀等,是根据其传染情况和不同的证候类型而命名的,都属于血吸虫病的范围。对于血吸虫病的病因、流行情况,临床症状及治疗,均有较多论述。把这些文献记述综合起来,便可看出古代医家对血吸虫病已有较系统、完整的认识。

20 世纪中后期,在党和人民政府的领导下,开展了轰轰烈烈的防治血吸虫的群众运动,取得了十分显著的成绩。人们通过不断实践,对血吸病的病因、病机、辨证论治,又有了许多新的经验和认识,丰富和发展了中医学防治血吸虫病的理论和方法。

【范围】

急性、慢性和晚期血吸虫病,都可按中医理、法进行辨证论治。

【病因病机】

血吸虫病的病因主要是“蛊虫”、“蛊毒”。其病机是蛊虫由表入里,累及多个脏腑,导致脏腑气机紊乱,津血不畅,及至水裹气结血瘀的病机改变。病位主要在肠和肝脾,可累及肺肾心。病机性质为本虚标实,病理因素为蛊毒、水裹、气结、血瘀和正气虚衰。

一、病因

引起血吸虫病的原因,古代认为是“蛊虫”、“蛊毒”。所谓“蛊”,许慎《说文解字 · 虫部》讲:“蛊,腹中虫也,从虫从皿。”郑玄注云:“蛊毒,虫物害人者。”已认识到“蛊病”、“蛊疫”,是某种虫邪入腹引起的疾病。对此历代医家都有相同的认识,如《诸病源候论 · 水毒候》说:“山谷溪源处有水毒病,春秋辄得”,“水毒有雌雄。”《医学纲目 · 蛊毒》说:“江南闽中山间人……边鄙邪僻之地多有之。”都生动地描述出血吸虫是一种看不见的存在于水中的“虫”、“毒”,往往孳生于山陵、溪谷、江河、湖泊、沟渠、岸边等潮湿荫蔽地区,而且以春秋季节最易侵袭人体。

血吸病的传染方式,《诸病源候论 · 沙虱候》谓:“水间有沙虱,其虫细不可见,人入水浴及汲水澡浴,此虫著身,及阴雨日行草间亦著人,便钻入皮里。”《诸病源候论 · 射工候》谓:“江南有射工毒虫……夏日在水内,人行水上,及以水洗浴,或因大雨潦时,以逐水,便流入人家,或遇上道上牛马等迹内即停住,其含沙射人影,便病。”虽有学者认为“射工”、“沙虱”系恙虫病病原体恙螨,但其文字描述更似血吸虫之尾蚴。即不论男女老幼,在上述血吸虫病流行地区水里岸边,进行游泳、打鱼捕虾、淘米洗菜、漂洗衣物、栽秧收谷、采摘桑叶等生产生活活动,与含有古称蛊毒、水毒、射工、沙虱之疫水接触,“此虫著身……便钻入皮里”而传染,而男子则因经常从事户外劳动,与溪水接触的机会多,感染发病较多,故《寓意草》谓“男子病此者甚多”。

二、病机

血吸虫病的发病机制,《诸病源候论 · 蛊注痢候》谓:“湿毒之气伤人,随经脉血气,渐至于脏腑,大肠虚者,毒气乘之,毒气挟热,与血相搏,则成血痢也。毒气侵食于脏腑,如病蛊注之家。”根据历代医家的认识和近人的实践,血吸虫病的发病及其病势发展,可分为 3 个阶段,即初期、中期和晚期。

1. **初期——表里受邪** 当虫邪蛊毒经由皮毛侵入而首先犯及肺卫,卫阳被郁,则发热恶寒,身困倦疼痛,发疹;肺失清肃则咳嗽,胸痛,痰血;蛊热不解,由表入里,则高热持续,汗出,口渴,神志迟钝,甚至谵妄,此即所谓“溪温”、“蛊疫”初得之病机。肺与大肠相表里,蛊毒由脏入腑,下迫大肠,传化失司,则腹痛、便秘或泄泻;蛊毒败坏肠膜脂膏,又可出现下痢脓血,形成所谓“肠蛊痢”。

2. **中期——肝脾受损** 肺朝百脉,蛊毒虫邪随血脉漂流,引起脏腑器官受损。这就是《诸病源候论 · 蛊吐血候》所说“先伤于鬲上,则吐血也,不即治之,食脏腑尽则死”的意思。由于肝为藏血之脏,脾有统血之功,蛊毒虫邪裹于血中,随血而藏于肝、侵于脾,导致肝脾受损则最为常见。蛊毒虫邪沉积于肝脾,使气机郁滞,经隧阻涩,久之,积聚痞块由此而生。正如《诸病源候论 · 积聚候》说:“诸脏受邪,初未能为积聚,留而不去,乃成积聚。”肝气受损,疏泄无权,导致胆汁横溢,则可发生黄疸。脾气受损,统血无功,上溢则为“虫蛊吐血”、衄血,下出则为“蛊下血”。

3. **晚期——水裹气结血凝** 肝脾郁滞日久,由气郁血瘀进一步酿成气结血凝,而结为痞块。倘使脾气不虚,能运化水谷津液,则血虽凝结而无水裹之虞;若脾气虚衰,运化失司,则形成血凝气结水裹的病机,于是发生积水而胀满。古人所谓“蛊胀”、“水胀”或“水症”等,都是此种病机演变的结果,名异而实同。水停、气滞、血瘀三者恶性往复,互为因果,则胀满日增,积水日长,每况愈下。故《医门法律 · 胀病论》云:“胀病亦不外水裹气结血凝”、“有癥瘕积聚痞块即是胀病之根。”

由于人的体质禀赋之殊,脏腑盛衰之异,其病机演变各有侧重。大抵素禀阳虚、气虚,则病偏脾肾,常表现为阴盛阳虚,浊水泛滥,可因脾肾元气衰脱而死亡。不过,阳易虚而易复,相对说来较易治疗。素禀阴虚、血虚者,则病偏肝肾,常表现为阴虚阳亢,加之浊水生湿热,故阴损更难治疗,可因痰热上泛心包,内闭外脱为终局。此外,也可因为脉络瘀久生热,热伤血脉,致使血不循经;或脾气虚甚,不能统血,造成突然大量吐血、便血、衄血,以致气随血耗而告终。

综上所述,血吸虫病的病因是由于工作生活于疫区,感染古代称为“蛊虫”、“蛊毒”的血吸虫尾蚴所致。其病机发展历经蛊毒由皮毛而侵入肺卫,波及气营,下涉肠道的表里受邪期;蛊毒发展成势,再随经入脏,留着于肝脾,引起胆汁横溢、肝不藏血的肝脾受损期;进而发展为水裹气结血凝期的病机改变。随各期病机改变而引起发热恶寒、咳嗽胸痛、腹痛泄泻、下痢脓血、痞块、蛊胀、黄疸、虚损等多种临床表现。

【诊断与鉴别诊断】

一、诊断

（一）发病特点

可以急性发病，亦可慢性发病。一般有在血吸虫病流行区居住的历史及疫水接触史，多发生于流行季节（8～9月）。

（二）临床表现

急性期主要表现为外感热病的证候，起病急，发热恶寒，干咳胸痛或痰血，腹痛腹泻或下痢，可出现风疹块，胸胁苦满硬痛，溲黄，苔黄腻，脉滑数。严重者高热持续，汗出，口渴，神志迟钝，谵语，面苍倦怠，呈现气分热炽，气阴损伤的证候，甚者有致死之虞。

慢性及晚期纯为里证，临床证候复杂，常因人而异。一般以下痢、痞块、蛊胀和虚损为主症。过程中可出现低热、黄疸、失血、腹胀等兼夹证。患者通常表现为长期的腹痛腹泻或下痢等症状。在反复受染蛊毒虫邪的基础上，时时发生低热，手足烦热，苔腻，脉弦滑；渐感腹部胀满，食后更甚，消瘦乏力，面色晦黄，胁下苦满硬痛，出现痞块。继而腹大日增，渐如覆锅，形体消瘦，面容憔悴，形色苍老，腹部青筋暴露，胁下痞块日大，小便短少，形成蛊胀。

粪便直接查见血吸虫卵或连续3次孵化阳性，或直肠黏膜活检找到虫卵，有助于诊断本病。

二、鉴别诊断

1. **疟母**　《金匮要略·疟病脉证治》说："病疟……结为癥瘕，名曰疟母。"疟母的部位在左胁下，患者到过疟疾流行区，有疟疾病史，左胁有痞块，无血吸虫病的有关证候出现、无与疫水接触史等，可资鉴别。

2. **鼓胀**　蛊胀是以腹中积水、单腹胀大为特点，但必以蛊毒虫邪为原因，以痞块存在为前提。鼓胀也是单腹胀大，腹中积水，有的也有痞块存在，但在病史中没有蛊毒虫邪感染致病的经过。另有因中气虚满、腹中积气而成的气胀，则既无痞块、亦无积水，易与蛊胀相别。

3. **水肿**　水肿病为全身性浮肿或伴腹胀大，病变主要涉及肺脾肾的气分，多无痞块；而蛊胀为单腹胀大坚满，病变主要涉及肝脾的血分，有痞块，很少全身性浮肿，容易鉴别。

4. **泄泻、下痢**　血吸虫的腹泻下痢，时发时止，其势较缓，常持续数月至数年不等，古称"肠蛊痢"，与慢性泄泻、休息痢相似。鉴别要点在于：血吸虫病的腹泻、下痢必伴有蛊胀、痞块等特征性的症状，并有典型的疫区感染史等。

以上鉴别诊断有困难时，应当借助实验室方法加以确定。

【辨证论治】

本病的发展变化是一个由外感转内伤，由急性转慢性，由无形变有形，由实转虚，虚实夹杂的过程。一般说，在急性期着重辨明病因，分清表里虚实，以彻底消除病因为要务。慢性及晚期，着重辨明有形无形，有水无水，分清虚实，孰缓孰急，孰多孰少，是顺是逆，针对主症，善施攻补。同时不忘杀虫，解蛊毒，以除其因。

一、辨证

（一）辨证要点

1. **辨致病原因**　本病的致病原因即蛊毒虫邪，在整个病程中自始至终起作用。辨别之要在于详查病史，根据流行病学，如生活在疫区，在流行季节，有疫水接触史，以及本病特有的发病经过等，即可作出初步判断。

2. **辨痞块有无**　胁下痞块的存在，是本病过程中一个突出的临床特征。有形之痞块盘结，切之固定于胁下，不能移动，且经常存在。对于痞块之大小，古人用"如盘"、"如杯"来表示，其坚软程度，则以"如石"、"如革"来形容。一般说，有痞块为病重，无痞块为病轻；痞块由小而大，由软而坚为病进，由大而小，由坚而软为病退。

3. **辨有水无水**　本病腹中积水已是晚期。其所积之水未经气化，称作"浊水"。腹中浊水停留，使肺气的肃降失司，肝气的疏泄无权，脾气的运化呆顿，心肾之气不得既济，升降受阻，气机紊乱，诸种恶果莫不由此而生。故有水病重，无水病轻；水多病重，水少病轻。辨别之要领在于，有积水者，必定小便不利，腹胀满膨膨然，动摇有声。

4. **辨证候顺逆**　顺证易治，逆证难图，但对逆证早期警觉，及早治疗，有时可以变逆为顺，化险为夷。现综合历代医家的叙述和近人的实践经验，将本病的顺证、逆证列述于下。

（1）逆证：胀满绷急而发热不休；大便滑泄，食欲不振而胀满难忍；大量吐血、便血，不断发生鼻衄、齿衄；黄疸进行性加深，烦躁不安，甚至昏迷谵妄，或曾发生过昏迷谵妄；腹大坚满，脐突，按之毫无松动之感，腹围在95厘米以上；痞块坚硬如石，表面崎岖，边缘不齐；年龄超过35岁，病发日久，肌肉瘦削，形气虚羸，喘促短气，唇不包齿，不思饮食；脉大无根，时时歇止，或细硬如循刀刃，或细小似欲断绝；舌干红绛，或舌面光平似镜，或黄黑而燥，或舌面有纵横裂纹；攻利太过，消而复起，精神疲惫，气败神脱，再攻之而不泄，再利之而不溲，又不任补养者。

（2）顺证：年龄在35岁以下，体气壮实，情绪稳定，神气未伤，行动自如，腹胀不坚，按之柔软，无长期发热和出血情况，未曾发生烦躁、谵妄、昏迷，呼吸平和，饮食知味，二便自调，舌红润或淡红有津，脉息沉缓有神有根，能任攻补。

（二）证候

历代医家对本病的证候分类，主要根据病程中不同阶段的主证而确定。如"溪温"、"蛊疫"、"蛊胀"、"蛊痢"、"蛊吐血"等。近人有分"瘀热"、"湿浊"、"虚弱"3型的；有分"轻证型"、"痢疾型"、"痞块型"、"腹水型"的；也有将本病全过程分为"水毒"、"湿蠹"、"水蛊"3期的。兹根据古代医家的分类，结合今人实践，分急性期、慢性及晚期叙述。

急性期

此期主要是指感邪较重而发生的早期急性症状，在后期如重复受邪而程度较重者，亦可发生此期的症状。如感邪较轻则不一定有此期的病情经过，许多血吸虫患者到后期才被发现，就属于这种情况。

[表里受邪]

症状：发热恶寒或往来寒热，头身疼痛，胸胁苦满，无汗,发疹奇痒,时现时隐,咳嗽胸痛,或恶心呕吐,腹痛腹泻,苔白或黄,脉多浮数或弦数。病甚者,邪热传里,发热持续,汗出,口渴,便秘或腹泻便脓血,神志迟钝,谵妄。苔黄或黄燥,脉多滑数。

病机分析:蛊毒虫邪由皮毛而入,初犯肺卫,使卫阳被郁,营卫失和,病在太阳之表,故寒热无汗,头身痛,发疹;肺气失宣,故咳嗽胸痛。如兼往来寒热,胸胁苦满,恶心呕吐,是病由太阳而波及少阳,为太阳少阳并病。如热邪传里,发热持续,汗出,口渴,谵妄,更兼腹痛、腹泻、便脓血,则病涉阳明,为三阳并病。

[气阴两虚]

症状:发热不退,面苍神倦,全身乏力,形体消瘦,心悸气短,咽干口燥,烦不得卧。舌红苔黄,脉细数。

病机分析:热邪稽留,耗气伤阴。心气伤则神倦乏力,心悸气短;肾阴损则咽干口燥;肾阴不济心火,则心烦不得眠;气阴两伤不能充肌肉、华颜色,故形体消瘦,面色苍暗,是病由三阳转少阴之证。

慢性及晚期

此期证候表现甚为复杂。感邪轻者,可无症状,一如常人,或仅见胁下小痞块,照例工作或劳动。感邪重者,可有不同程度的痞块、蛊胀(积水)、虚损、下痢,或兼黄疸、失血、低热、肝阳等症。有的可只有痞块而无积水,一旦腹中积水形成蛊胀,病即由慢性期进入晚期。有的或以虚损、下痢最为突出,有的兼黄疸、出血,因人而异,各有不同。兹以主症为纲,进行辨证分析。

[痞块]

实证

症状:形体尚充,或较瘦削,面色有华,目光有神,唇甲红润,步履自如,食欲正常,二便自调,痞块较小,质地较柔,胸胁胀急,时时作痛。舌红有瘀点,苔白滑,脉弦紧。

病机分析:蛊毒虫邪沉积肝脾,气结血凝,结为痞块,滞于胁下,气血受阻,故绷急作痛。由于脏气较盛,或为病不久,故痞块小而柔,且无积水或积水甚少。正气未衰,所以形神色脉均较虚证为佳。

虚证

症状:面色萎黄、晦褐或淡白,肌肉瘦削,四肢如柴,形气尪羸,目少神光,唇甲淡白,卧床不起,神疲懒言,食欲衰少,便溏溲短,痞块如杯如盘,大者竟横过脐眼,质坚如石,甚者表面凹凸,边缘不齐,舌有瘀点,脉细涩弱。偏阳虚者,畏寒肢冷,喜温喜暖,但欲寐,舌淡嫩,苔白滑,脉沉迟涩弱。偏阴虚者,潮热心烦,面赤颧红,咽干口燥,少寐易怒,舌红唇赤,脉细数弱。

病机分析:痞块盘踞日久,或因素体不足,脏气本虚;或因反复攻削,未予补益,大伤元气;或因重复受邪,量多毒大,其势难当,致使元气日益减损,五脏交亏,气血衰少,而呈现种种不足之症,表明正气大虚。如痞块既大且坚,凹凸不齐,盘根错节,牢不可破,表明邪气大实。

[蛊胀]

实证

症状:面色苍白或淡白,目光有神,精神苦闷,时欲太息,形体尚充,或稍瘦削,腹部胀满如鼓,如箕如瓮,青筋怒张,按之浮动,水振明显,或可扪及胁下痞块,饮食稍减,多餐则觉胀满不适,或口渴,或腹部烦热,睡眠不适,甚或不能平卧,呼吸气粗,声音虽低而不怯弱,大便干或不爽,小便短少黄赤,舌边红润或淡红,苔白滑或黄滑,脉弦滑有力。亦有胀满不甚,舌脉平正者。

病机分析:浊水实邪,停聚腹中,日积月累,由少而多,壅滞满腹,故腹中胀满,按之浮动,有水振声;水留血滞,故青筋怒张;水郁化热,故腹部烦热;浊水不化,水津不布,故口渴;水阻脾困,运化不行,故食减,多餐则更觉胀满;水滞肠道,传化紊乱,故大便干或不爽;水溢高原,肺气不降,故呼吸气粗,时欲太息;心神不宁,则睡眠不适,精神苦闷;水之停聚,源于小便短少,小便短少艰涩则是三焦气化不行引起,三焦气化失司又是胁下痞块梗阻所致,故胁下痞块为积水之根蒂。形体尚充,能进饮食,脉息有力,是胃气未败,正气不虚之象。如形体瘦削,但目光有神,能进饮食,脉息有根,则属"形败气不败"之候,切勿视为至虚之症。如胀满不甚,积水轻度,病势缓和,色脉平正,则是实证中的轻证。

虚证

症状:面色淡白或㿠白或苍黄或惨白无华,目光少神,精神疲惫,呼吸短浅或不续,声音低微,腹胀脐平,按之坚满或不坚而失弹性,不思饮食,头眩,心悸,或自汗,肌削骨立,形体羸瘦,肤不泽润,小便短少更甚。偏阳虚者,畏寒神怯,四肢不温但欲寐,大便泄泻或溏薄,舌淡白、苔白润,脉沉迟无力。偏阴虚者,身有微热,四肢烦热,或盗汗,或咽干,舌红光剥无苔,脉细无力或弦大无根。

病机分析:水停腹中,脏腑之气升者不升、降者不降,生化迟缓,运转呆滞,日久则由实转虚。脾气虚不能运化水谷,以生气血,长肌肉,润肤泽毛,故食少、肌削、羸瘦、皮肤不润;肺气虚故息短不续,声音低微;心气虚则心悸气短;肾气虚不能司二便,故小便更加短少;脏腑气血皆虚,正气不支,故少神、疲惫、面无华色。

[下痢]

症状:腹痛腹泻或大便带血,日二三次,重者腹中绞痛,里急后重,粪便脓血相混,常持续数月乃至数年,或有发热,腹胀胸满,饮食不香。苔黄滑或腻,脉多濡数或弦数。

病机分析:下痢乃因蛊毒虫邪挟湿热浊气内侵肠道,使肠道传化失常,肠膜脂膏败坏而引起。感邪轻者,日二三次;感邪重者,腹中绞痛,里急便脓血,状同痢疾。由于肠道曲折幽深,蛊毒虫邪最易残留,故延绵经年不愈。

[黄疸]

症状:阳黄则身目黄色鲜明如橘子,小便不利,色如浓茶,大便干,口渴口苦或发热。舌红苔干或苔黄厚腻,脉象滑数或濡数。

阴黄则黄色暗晦,小便不利色淡黄,大便溏,不渴口淡,不发热或身凉。舌淡苔白滑或灰腻,脉沉缓或濡缓。

虚黄则眼目黄染,面似土色,神倦无力,声低息微,或四肢浮肿不温。舌质紫暗或嫩红无苔或白苔,脉细弱。

急黄则发病急骤,黄疸加深甚快,身目黄色鲜明光亮或身黄如金,高热口渴,喜凉饮,迅速出现烦躁、谵妄、神昏,或吐血、衄血、便血、或斑疹，小便不利，大便多秘结。舌红绛或紫暗，苔黄燥或黄腻，脉弦数或细数或革数。

病机分析：本证多由蛊毒虫邪内聚肝脾，致使肝脾郁结，胆气壅滞，胆液泛溢所致。如肝经郁热偏盛，而从热化，则发为阳黄；脾湿偏盛，而从寒化，则发为阴黄。临床所见，阴黄阳黄可以互相转化，但恒以阴黄为多见。如郁热湿邪遏滞太甚，化火化毒，妄入心营，心包受邪，神明失主，则发生急黄危证，多因阴津消亡，气脱神散，不可逆转而陷入绝境。

观察黄疸的深浅程度，常为揆度病势轻重和正气盛衰的标志。如黄疸由深而浅，渐次消退，表明脏腑郁滞渐趋疏利，正气渐盛，病势由重转轻。如黄疸由浅而深，日渐加重，有增无减，提示脏腑郁滞更甚，正气江河日下，病势由轻转重。

［虚损］

症状：面色苍暗或㿠白不荣，形气羸弱，毛发枯槁，唇甲淡白，骨骼纤细，肚大肢小，男子阳痿，女子无经，发育迟缓，年已弱冠，形同侏儒。舌脉皆虚。

病机分析：本病过程中，五脏气血均有虚有损，而此处之“虚损”，是指以损伤肾精最为突出者。多见于儿童患者，常因先天不足，又加反复受邪，在五脏交亏过程中侧重伤肾而引起。肾藏精主骨，精主生长发育，肾精虚损，故出现一派发育生长迟缓的症状。

二、治疗

（一）治疗原则

1. **急性期**　本病急性期以杀虫、解蛊毒为主，辅以解表清里、滋养气阴。力求灭虫彻底，以达到根治目的。

2. **慢性期**　本病慢性及晚期治疗较为复杂。但此期的治疗步骤可概括为：消积水，攻痞块，扶正气，除虫毒。

（二）治法方药

急性期

［表里受邪］

治法：杀虫，解蛊毒，和解表里。

方药：杀虫、解蛊毒常用方：① 南瓜子仁去油粉剂，成人每次服 80 克，每日 3 次，连服 30 日。本药副反应轻微，可有轻度的腹泻、腹胀、食欲减退和头晕，少数人有恶心呕吐。其副反应一般在继续服药 10 日后减少或消失。② 槟榔丸，成人每次 10 克，每日 2 次，饭前温开水吞服，20 日为一个疗程，总量 400 克，儿童酌减。③ 鸦胆子去壳取仁，每粒重 0.4 克，成人每次 10 粒装胶囊吞服，每日 3 次，连服 40 日为一个疗程。如上述药物杀虫无效，可采用有关的西药治疗。

和解表里，如太阳少阳并病，用柴胡桂枝汤两解表里。腹痛腹泻下痢，里急后重显著者，是肠道邪热偏盛，用葛根黄芩黄连汤加白头翁、木香、芍药解表清里，调气和血。干咳、胸痛、痰血突出者，是肺经邪热化燥，用清燥救肺汤加贝母、百部、连翘，清热润肺。如高热持续，口渴，汗出，谵妄者，是热入阳明，用白虎加人参汤重剂，甘寒清热。

［气阴两虚］

治法：益气滋阴，清热生津。

方药：如阳明邪热伤及肺胃气液，常用竹叶石膏汤加减。热势偏高者，重加石膏、知母；津液偏亏，口渴、唇焦、舌干者，加生地、天花粉、玉竹、石斛；大便秘结、时时谵语，腑热成实者，加大黄、芒硝泄热存阴。如余热未尽，心肾阴伤，口干咽燥，烦不得眠者，用黄连阿胶汤加生地、麦门冬。如长期发热，身倦少气，面苍形瘦，手足欠温，舌淡白而润，脉弱者，是阳虚气弱，阴火上乘，用补中益气汤加青蒿、鳖甲甘温除热。

慢性及晚期

［痞块］

实证

治法：以攻为主，即《内经》所谓“坚者削之，结者散之”之义。包括活血化瘀、破气通络、软坚散结等具体治法。

方药：大黄䗪虫丸与瓦楞子丸为攻坚猛剂，适用于体质较强，痞块较大而坚者，二方可交替使用。一般用法是，大黄䗪虫丸每次 4.5～6 克，每日 3 次，服 10 日，改用瓦楞子丸，每次 9～15 克，服 10 日为一个疗程，休息 3～5 日。均空腹温开水下。儿童酌减量。膈下逐瘀汤与肝脾消肿丸为攻坚缓剂，适于体质较差，或痞块较小而软，肝脾气郁显著者。一般用法是，肝脾消肿丸每次 3 克，每日 3 次，温开水下；膈下逐瘀汤水煎服，二方可以单独使用，亦可配合应用。如夹气滞，胸脘痞满，嗳气矢气略舒者，可另用四磨饮，以疏利气机。如夹水积，单攻其痞，不消其水，无济于事，必须兼用消水剂，如舟车丸，则见效迅速。

攻坚之剂，本属克伐之品，最易耗气，故在疗程间当进补益，以恢复体力。如服药过程中，出现精神疲乏，一身无力，心累气短，即当停药，改用补益，待正气能支，再行攻伐。至于虚证患者，新近有大出血或谵妄、昏迷者，或孕妇，均在禁攻之列。

虚证

以补益为主。这里所谓的虚证，是指虚至不能胜任攻伐者。不补其虚，势难以攻其积，故补虚是手段，攻积才是目的。一俟正气能支，就当攻坚消痞。补虚之要，当辨别虚之重点而进行之。除针对其虚之重点外，要始终注意养肝和肝。肝藏血，主疏泄，性喜条达。只有肝血不虚，肝气不郁，才能胜任攻伐，条达气机，促进痞块消退，故在补虚中要经常配用养肝调肝之品。养肝血、滋肝阴，常用当归、芍药、地黄、何首乌、五味子、山茱萸、枸杞子、女贞子、旱莲草等；调肝利气，常用柴胡、茵陈、郁金、香附、青皮、乌药等，酌情选择，配合主方治疗。

虽是虚证，如果正气尚能胜任攻伐，可攻补兼施。鳖甲煎丸理气活血、消坚散积、攻中带补，适用于体质稍强而有虚象者。一贯煎配合化积丸则是补中带攻，适用于虚象胜于邪实者。

［蛊胀］

实证

治法：以攻水为主要治法。《内经》云：“中满者，泻之于内”，“下之则胀已。”攻水有泻下和分消二法。泻下有峻剂缓剂，分消有温利清利，应针对不同的轻重程度和寒热性质而选用。

方药：水实重证，高度胀满，状如抱瓮，形气神色尚充，大便干结，脉息有力，当用峻下剂，如舟车丸 6～9 克，每日 1 次，清晨空腹温开水下，儿童酌减量；或含巴绛矾丸每日1～

2次,每次1~6粒,饭后2时温开水下(勿嚼碎)。水实重症而形气略逊,可用缓下剂,如十枣汤0.5~1.5克,早晨空腹枣汤下;或消水丹每次1~3克,温开水送服。凡服泻下剂,尤其是峻下剂,一般应由小量开始,逐渐加大剂量。但大都会发生不同程度的反应,如恶心、呕吐、腹痛、腹泻、头昏等,一般3~4小时即可消失。如反应较重,出现虚弱征象者,可用枣汤、冷粥调和之。个别患者服用泻下剂,出现腹泻不止,或兼呕吐,腹痛,汗出肢冷,气短神疲,脉息微弱,是气液有脱陷之势,应即时艾灸气海、天枢,针刺人中,或服独参汤益气固脱。为了防止意外,应用泻下逐水要严格排除禁忌证,凡是虚证患者,或是有神志模糊、高热、谵语,或是最近有出血者,均在禁下之列。虚实是相对的,本病的实证从本质上说,其正气仍然是虚弱的,泻下逐水不可持续使用,否则会由实转虚而丧失攻下条件。故在泻下三四日后,其间应休息一二日,同时进六君子汤以调补脾胃,固扶正气。

水实轻症,腹胀不甚,症轻不必用重药,可用分消利水法。如水郁化热,腹中烦热,舌红苔黄者,可用清利剂中满分消丸,或半边莲合剂加车前子、木通、茵陈、泽泻清热利水、行气活血。如水实未尽,过利伤阴,舌红少津者,用育阴利水剂猪苓汤加车前子、白茅根。如水从寒化,其势较缓,舌淡白,苔白滑,脉缓者,用温利剂加减胃苓丸(汤)或五皮饮合五苓散。分消利水法与泻下逐水法相比,不大伤脾胃,故一些泻下逐水法之禁忌证,以及攻补两难者,均可用分消利水法治疗。实践证明,有些用分消利水的有效病例,其尿量并没有显著增加而积水逐渐消退。此种现象的部分原因,可能是通过"气化"作用,从整体上调整了水液的敷布所致。故不能以测定尿量的多少作为观察分利方药有效无效的唯一标准。分消利水法虽不甚伤脾气,但可以伤肾气、损阴津。临床上每见始用分消利水效佳,再用效减,最后无效,即是耗伤肾气的表现。故分消利水法也不可持续使用,在连续分消7~10日,其间也应休息二三日,并根据其阴阳偏虚的情况,或温肾,或滋肾,以培补肾气,恢复气化。温肾用《金匮》肾气丸,适于分消之后,神疲懒言,手足欠温,舌淡白,脉沉细者;滋肾用六味地黄丸,适于分消之后,心烦少寐,咽干唇红,舌红少津,脉细数者。

虚证

治法:以补虚为主,待正气恢复再图逐水。在临证时要注意辨别虚之重点,有的放矢,往往可由一脏两脏的好转而带动整体向好的方向转化。但要始终重视脾胃,只有脾胃健运,才能布津液、化水湿、生气血,任攻伐。

方药:脾虚者,不思饮食,食不消化,肌肉瘦削,或便溏,用参苓白术散或香砂六君子汤健运脾胃,促进运化。偏气虚者,常为肺脾气虚,声低息短,动则喘促,面色㿠白,食少便溏,用四君子汤加黄芪、糯米草,或补中益气汤益气健脾,补土生金。偏血虚者,常为心脾血虚,面色苍白,唇甲淡白,心悸失眠,用归脾汤加鸡矢藤、鸡血藤,甘温健脾,滋养心血。气血两虚者,用十全大补汤。偏阴者,常为肝肾阴虚,腰脊酸软,口干咽燥,烦躁易怒,手足心热,舌红干,脉细数,用左归饮加泽泻、车前子,滋阴津而不碍浊水。偏阳虚者,多为脾肾阳虚,畏寒神怯,四肢不温,或兼下肢浮肿,舌淡白胖嫩,脉沉缓弱,用《金匮》肾气丸,温补肾阳,化气行水,即王太仆所谓"益火之源,以消阴翳"。

血吸虫病晚期,常为正虚邪多,故攻邪之时,应不忘补虚,注意固护正气;补益之时,须不忘祛邪,以免留邪为患。

关于"穿刺"放水之法,只有病情紧急,胀满太盛,而用泻下、分消达不到解围目的时,暂时使用以顿挫病势。因为"穿刺"放水只有一时之快,随消随胀,反复放水,有伤气液之虞。

本病通过治疗,积水消后,往往容易复发。实践证明,积水消后复发的原因通常是:① 只图消水,不管扶正。② 攻下峻猛,水消停治。③ 痞块存在或过大(10厘米以上),水消后亦未获好转。④ 蛊毒虫邪存在。因此,积水消退后,一俟正气能支,就当进行攻痞块、杀虫邪的治疗。

[下痢]

治法:杀虫,解蛊毒,调气行血。

方药:用白头翁汤加木香、槟榔、芍药、马鞭草,水煎服。重者同时加服南瓜子粉。

[黄疸]

治法:疏肝理脾,利胆除湿。

方药:阳黄用茵陈蒿汤加车前子、泽泻、郁金、虎杖。如脘腹胀满甚者,是气郁食滞,加厚朴、神曲;恶心呕吐者,是胆胃不和,加竹茹、半夏;兼少量出血者,是热伤血络,加白茅根、血余炭;大便稀溏者,去大黄。

阴黄,用茵陈五苓散(五苓散加茵陈)。寒重者,手足清冷,畏寒神疲,脉沉缓,加附子、干姜;腹胀满,苔厚腻,是湿浊重,加草果、石菖蒲、白蔻仁;神疲、倦怠、少气者,是兼气虚,加党参、黄芪;呕吐恶心者,属胃失和降,加陈皮、半夏。

急黄,属于重症危证,当严密观察,积极抢救。宜以清心开窍,解毒清热,疏肝利胆为主要治法。用茵陈蒿汤加郁金、过路黄、败酱草。如鼻衄、齿衄或少量吐血者,加白茅根、血余炭、藕节。如神志昏迷、谵语者,另用安宫牛黄丸或紫雪丹,每次1克,每日2次;也可用安宫牛黄丸针剂(又名醒脑静)每次2~4毫升,肌内注射,每日2次,或6~8毫升加入500毫升葡萄糖注射液中静脉滴注。喉中痰壅者,鲜竹沥频服。凡神志昏迷者,上述口服药一律鼻饲。如热势不退,神昏不解,大有阳亡阴竭,神气涣散之虞,当中西医配合治疗。

[虚损]

治法:大补元气,充填肾精为主,佐以杀虫、解蛊毒。

方药:补肾填精,用河车大造丸酌加菟丝子、巴戟天、桑寄生、淫羊藿、冬虫夏草、枸杞子、鹿茸等。俟元气有所恢复,即进行杀虫、解蛊毒,以绝其病本。之后,再以上方调补。

【转归及预后】

本病以患者感邪的轻重,正气的盛衰,以及治疗的得当和彻底与否,而有治愈、慢性迁延和死亡3种不同的转归。急性期如正气较盛,能及时发现和彻底治疗,容易痊愈;如感邪甚重,正气较虚,又未及时得到正确的治疗,往往可因长期高热导致气阴匮乏而死亡,或迅速进入晚期,出现痞块、积水;如治疗不彻底则可转成慢性迁延,继续发展亦可进入晚期。慢性及晚期患者,如重复受邪可发生急性期的证候。如少量重复受邪,正气旺盛,未予介意,可以没有急性期的经过,到发现为本病时已是慢性或晚期。病至慢性及晚期,只要正确治疗,仍然可以使蛊胀消除,痞块缩小、松软,恢复劳动能力,使儿童恢复发育。若患者正气较虚,或治不得法,蛊胀消而复胀,反复攻削损伤正气;或感邪甚重,正气不支,种种原因形成逆证则为难治。逆证患者,或因一次大出血,以气随血脱而死亡;或因脏气衰败,浊水壅滞,以致升降不利,气化停顿,小便愈来愈少,甚至点滴艰涩,终因积水浊邪郁久化火化毒,直犯心包,出现谵妄、昏迷,神气消散而告终。

【预防和护理】

中医学对血吸虫病的预防早有认识,如《备急千金要方》云:"出门常须带雄黄、麝香、犀角等,则可防蛊。"这种方法虽然没有什么预防效果,但已认识到本病是可以预防的。钉螺是血吸虫毛蚴的中间宿主,20 世纪中期以来,在大搞消灭血吸虫病的群众运动中,发掘出许多能够杀灭钉螺的中草药,可以就地取材,实际应用。如用 0.5%巴豆液浸杀、5%浓度喷洒,或闹羊花煎剂按 0.25%浓度浸杀,均有很好的灭螺效果。此外,泽漆、射干、无患子、紫云英、山石榴、山红木、密蒙花、断肠草、樟树叶、苦楝皮、枫树叶、夹竹桃、烟梗、五朵云、番茄叶、藜芦等数十种中草药,按适当浓度浸杀、喷洒或撒粉,亦有较好的灭螺效果。

在护理方面,由于本病患者多是脾胃运化不佳,脏腑阴阳气血不足,或是浊水停聚,故饮食调理,至关重要。一般摄取饮食以不伤阴,不损阳,不碍湿,不生热,富营养为原则。故凡生冷、油炸、酸辣、烟酒,油腻之品,皆不宜食用。尤其是积水患者应该低盐饮食,严重者可暂时无盐饮食。有痞块和积水患者,饮食应煮熟烂仔细咀嚼,不宜吞咽粗糙坚硬食物,以免损伤脉络致出血不止。此外,还当慎风寒,舒情志,适劳逸,忌房劳。

【现代研究】

近 10 年来,各地运用中医药防治血吸虫病,在实验研究和临床研究方面做了大量工作,对杀灭血吸虫、防治肝纤维化、治疗肝硬化腹水等取得了可喜的成绩。

(一) 关于杀虫

戴氏等[1]以麻风树(*Jatropha curcas* 又称芙蓉树、树花生)籽为原料,研制的"防蚴灵",观察其现场预防人群感染血吸虫的防护效果。实验组与对照组人群感染率分别为 0、21.43%,现场预防保护率为 100%。彭氏等[2]将从罂粟科植物血水草(EomeconchionanthaHance)根及根茎中提取的血水草生物碱,配置不同浓度的溶液,进行玻片法灭蚴、实验室及现场防护动物血吸虫感染的试验。结果:现场实验 1.25 毫克/升能完全阻止血吸虫尾蚴感染。血水草生物碱不仅有杀灭钉螺的作用,且具有杀灭日本血吸虫尾蚴的效果。蒋氏等[3]在小鼠裸腹上涂不同浓度珊瑚姜(ZingibercorallinumHance)霜后,先在泥水中爬 8 小时模拟下水作业,然后再经腹部感染日本血吸虫尾蚴,35 日后剖杀,用灌注法加撕碎法查找成虫,计算减虫率;结果:5%珊瑚姜霜减虫率为 91%,与对照组相比差异有显著性($P<0.01$)。吴氏等[4]应用青蒿琥酯片(每片 100 毫克),对 669 例易感人群用双盲法进行预防日本血吸虫病的现场试验;结果:346 例服青蒿琥酯片者无 1 例粪检血吸虫阳性,青蒿琥酯的预防保护率为 100%。张氏等[5]用 1、2、3 号防尾灵(为桉树叶提取物)直接涂抹小鼠,然后用血吸虫尾蚴攻击和涂抹后经水冲淋 3 次后再用尾蚴攻击,实验证明其防尾蚴的效果仍为 100%。宋氏等[6]自拟复方乌柴雄黄汤(丸)治疗血吸虫病 1 013 例。药用乌梅、柴胡、黄连、黄柏、细辛、桂枝、附子、川椒、炒干姜、当归、白芍、党参、川楝子、大黄、雄黄等,水煎或制丸内服。先服汤药,后改服丸药。治疗 1 个月后,结果:急性期 323 例,临床治愈 310 例;慢性期 665 例,临床治愈 533 例;晚期 25 例,临床治愈 10 例,显效 5 例,有效 5 例,无效 5 例。

(二) 治肝纤维化

治疗血吸虫病肝纤维化以益气活血法研究者较多。周氏等[7]对 285 例晚期血吸虫病肝纤维化,用益气化瘀法治疗,常用方益气软肝方(党参、白术、黄芪、茯苓、三棱、泽泻、丹参、当归、蝉蜕、桃仁、红花、板蓝根、枸杞子、木香、莪术、甘草、水蛭粉或䗪虫粉);苏苓汤(白术、党参、乌药、当归、赤芍、莪术、半夏、甘草、苏木、茯苓);四君子汤加桃仁、红花、丹参、莪术。守方服 60～100 剂。结果:显效 121 例,好转 89 例,无效 75 例,总有效率为 73.7%。白蛋白上升率为 62.8%。袁氏[8]对 48 例慢性血吸虫病肝纤维化患者,经吡喹酮病原治疗后,随机分为抗纤组和对照组,抗纤组口服抗纤灵糖衣片(黄芪、汉防己、桃仁、莪术、牛膝等)。结果:从肝脏影像学看,治疗后抗纤组肝实质损害得到明显改善或恢复正常,与对照组比较差异有显著性($P<0.05$)。抗纤组临床有效率 87.5%,对照组临床有效率 56.3%,两组疗效的差异有非常显著性($P<0.01$)。袁氏[9]将血吸虫病肝纤维化的 82 例患者,随机分为抗纤灵治疗和常规治疗,其中抗纤灵治疗的患者,又分成气虚血瘀和气滞血瘀两组,分别给予抗纤灵Ⅰ方(黄芪、防己、茯苓、白芍、莪术、牛膝、当归)和抗纤灵Ⅱ方(桃仁、䗪虫、红花、水蛭、雷丸、木通、枳壳)治疗。82 例患者均作治疗前后肝脾 B 超检测。结果:治疗后,抗纤灵Ⅰ方和Ⅱ方组的 7 项 B 超指标均有明显改善(均 $P<0.01$),而常规治疗组除肝实质纤维变、门脉分支外径两项较前好转($P<0.05$)外,其他各项指标均无明显变化。抗纤灵Ⅰ方、Ⅱ方两组各项指标的治疗前后差值都高于常规治疗组。应用软肝散坚法治疗血吸虫肝纤维化也是较常用的研究方法。陈氏等[10]将住院的 21 例慢性血吸虫病肝纤维化 4 项指标〔即透明质酸酶(HA)、层黏蛋白(LN)、四型胶原(colⅣ)、前胶原Ⅲ肽(PCⅢ)〕超标患者作为观察对象,用复方鳖甲软肝片治疗后,不仅 4 项指标明显下降,治疗前后差异有显著性,而且症状也有明显改善。陈氏[11]根据健脾益气、理气活血、软坚散结的治疗思路,自拟健脾软肝汤(生黄芪、太子参、焦白术、茯苓、炙甘草、丹参、桃仁、生大黄、䗪虫、炙鳖甲、陈皮、鸡内金、麦芽、蒜)配合西药 ATP、肝

泰乐,必要时加服氢氯噻嗪,治疗血吸虫病肝硬化 50 例。结果：显效 38 例,有效 12 例。方氏[12]自拟柴鳖牡丹汤(柴胡、鳖甲、牡蛎、丹参、川楝子、郁金、香附、青皮、陈皮、枳壳、桃仁、赤芍、山楂、神曲、红花、炙甘草)随症加减,治疗血吸虫病所致肝脾肿大 120 例。结果：本组服药最少者 35 剂,最多者 82 剂;显效 66 例,好转 50 例,无效 4 例,有效率为 96.7%。

（三）治腹水

晚期血吸虫病腹水的治疗研究,仍本古人“攻、消、补”三法,但攻法也很少用传统的峻下逐水法,而是代之以活血化瘀法者较多;消法则多沿传统的五苓散、三仁汤等分利小便;补则以补益脾气最多,亦有补肾者。

钟氏[13]以血府逐瘀汤为基本方随证加减,治疗晚期血吸虫病腹水 50 例。结果：显效 15 例,好转 28 例,无效 7 例,总有效率为 86%。俞氏[14]以桃红四物汤加减(桃仁、赤芍、红花、当归、川芎、柴胡、丹参、白茅根、青皮、木香),酌情加用护肝药,治疗晚期血吸虫病腹水型 21 例。结果：痊愈 11 例,好转 7 例,无效 3 例,总有效率为 85.71%。郑氏等[15]用自拟逐瘀汤(藤梨根、柴胡、川芎、红花、丹参、赤芍、枳壳、生地、当归、甘草),随证加减,治疗晚期血吸虫病腹水型 24 例,2 个月为一个疗程,经治疗 2～3 个疗程后,7 例显效,14 例好转,3 例无效,总有效率为 87.50%。资氏[16]对反复使用过多种西药保肝和利尿剂,但近期效果不佳的晚期血吸虫病肝硬化腹水 24 例,采用中医、西医结合,辨病与辨证相结合治疗,中医基础方(郁金、枳壳、丹参、丹皮、生黄芪、车前子、当归、猪苓、茯苓、三棱、莪术),随证加减,配合西医利尿、保肝、支持治疗。结果：显效 14 例,好转 8 例,无效 2 例,总有效率 91.7%。郑氏等[17]采用三仁汤加味(杏仁、豆蔻仁、厚朴、半夏、滑石、淡竹叶、通草、生薏苡仁、车前仁、泽泻、生大黄),辅以护肝类药物,治疗晚期血吸虫病腹水 12 例,未使用任何利尿剂,治疗日数为 28～64 日,平均为 49 日,7 例腹水全都消退,体征改善,肝功能恢复正常;5 例好转出院。袁氏等[18]从脾胃着手,辨证治疗晚期血吸虫病(简称“晚血”)腹水 60 例收到良好效果。其方法是：健脾行水法,用健脾利水汤(黄芪、白术、茯苓、山药、木瓜、防己、薏苡仁、柴胡、白芍),适应于一般“晚血”腹水患者的腹大胀满,时增时减者;理脾消痞法,用加减苏苓汤(党参、白术、茯苓、莪术、苏木、泽兰、当归、白芍、大枣),适应于“晚血”腹水合并脾肿大或巨脾者之腹大胀满;益胃养阴法,用益脾汤加减(太子参、沙参、麦门冬、石斛、白术、山药、扁豆、茯苓、谷芽),适应于蛊胀坚满而兼阴虚者;补脾摄血法,用参芪芍药汤(人参、黄芪、白芍),适应于“晚血”腹水合并上消化道大出血者;醒脾宁神法,用保肝汤加减(党参、白术、茯苓、甘草、白芍、生地、建曲、山楂、石菖蒲、佩兰),适用于“晚血”腹水患者出现神志症状者。同时酌情运用西药护肝治疗,一般不用西药利尿剂。结果：显效 31 例,好转 21 例,无效 8 例,总有效率为 86.6%。腹水消退最快 17 日,最慢 92 日。严氏[19]采用参苓白术散加减(党参、茯苓、炒白术、薏苡仁、砂仁、桔梗、山药、炒扁豆、陈皮、甘草、大腹皮、猪苓、泽泻)治疗晚期血吸虫病腹水早期患者 256 例,1 个月为一个疗程,共1～3个疗程。治疗初期辅以基础利尿剂,以中药巩固疗效。结果临床治愈 208 例,好转 43 例,无效 5 例,总有效率 90.7%。作者认为此治疗方法较单纯用西药护肝利尿等疗法有利尿效果稳定,腹水消退后不易反复等特点。

【小结】

血吸虫病即中医学的“蛊病”或“蛊疫”,是蛊毒虫邪通过皮肤侵入所致的一种传染性、流行性疾病。临床上分急性期、慢性及晚期。急性期以杀虫解蛊毒为主要治法,同时辨别表里寒热及其病位,辨证施治。慢性及晚期以辨别虚实为重点,掌握攻补二法的具体应用,并分别主症兼症的先后缓急辨证施治。同时应注意饮食宜忌。

附方

(1) 复方槟榔丸(《血吸虫防治手册》)：枣儿槟榔 7 500 克,炼制雄黄 500 克,榧子肉、茜草、红藤各 1 500 克。雄黄研细置小铁锅内,盖大瓷碗,赤石脂末封固碗口,涂水使之紧固,放炉上炭火煅 1 小时左右,俟雄黄成液体取下候冷,雄黄即聚成块,研细,另以萝卜 500 克煮水去渣,用水煮雄黄令干,再以漆醋 250 克酥干。上述诸药共研过筛,以红藤煮水洒为丸,蜂白蜡适量盖为衣,吞服。

(2) 柴胡桂枝汤(《伤寒论》)：桂枝　芍药　黄芩　人参　甘草　半夏　大枣　生姜　柴胡。

(3) 葛根黄芩黄连汤(《伤寒论》)：葛根　黄芩　黄连。

(4) 清燥救肺汤(《医门法律》)：冬桑叶　石膏　人参　甘草　胡麻仁　阿胶　麦门冬　杏仁　枇杷叶。

(5) 白虎加人参汤(《伤寒论》)：石膏　知母　甘草　粳米　人参。

(6) 竹叶石膏汤(《伤寒论》)：竹叶　石膏　半夏　麦门冬　人参　甘草　粳米。

(7) 黄连阿胶汤(《伤寒论》)：黄连　黄芩　芍药　鸡子黄　阿胶。

(8) 补中益气汤(《脾胃论》)：黄芪　甘草　人参　当归　陈皮　升麻　柴胡　白术。

(9) 大黄䗪虫丸(《金匮要略》)：大黄　黄芩　甘草　桃仁　杏仁　芍药　生地　干漆　虻虫　水蛭　蛴螬　䗪虫。

(10) 瓦楞子丸(《血吸虫病学》)：瓦楞子 18 克　山甲 6 克　雷丸 9 克　水蛭 9 克　桃仁 6 克　莪术 6 克　三棱 6 克　泽泻 18 克　枳壳 9 克　黄芪 9 克　鳖甲 15 克　鹤虱 12 克　阿魏 7.5 克　柴胡 4.6 克　当归 6 克　芍药 9 克　海藻 18 克　白术 7.5 克。

(11) 膈下逐瘀汤(《医林改错》)：五灵脂　当归　川芎　桃仁　丹皮　赤芍　乌药　延胡索　甘草　香附　红花　枳壳。

(12) 肝脾消肿丸(《血吸虫病学》)：当归 90 克　川芎 45 克　桃仁 90 克　红花 4.5 克　鸡巨子 60 克　郁金 30 克　丹皮 46 克　青皮 45 克　五灵脂 60 克　荜澄茄 60 克　荜茇 60 克　柴胡 90 克　金铃子 90 克。

(13) 鳖甲煎丸(《金匮要略》)：鳖甲　乌扇　黄芩　柴胡　鼠妇　干姜　大黄　芍药　桂枝　葶苈　石韦　厚朴　牡丹　瞿麦　紫葳　半夏　人参　䗪虫　阿胶　蜂房　赤硝　蜣螂　桃仁。

(14) 化积丸(《杂病源流犀烛》)：三棱　莪术　阿魏　海浮石　香附　雄黄　槟榔　苏木　瓦楞子　五灵脂。

(15) 四磨饮(《济生方》)：人参　槟榔　沉香　乌药。

(16) 舟车丸(《丹溪心法》)：牵牛子　甘遂　芫花　大戟　大黄

青皮　陈皮　木香　槟榔　轻粉。

(17) 含巴绛矾丸(《血吸虫病学》)：绛矾 9 克(绿矾煅制)　巴豆霜(去净油)9 克　加减胃苓丸粉(组成见后)9 克　冬蜜 27 克。伴药为丸 200 粒。

(18) 十枣汤(《伤寒论》)：甘遂　芫花　大戟　大枣。

(19) 消水丹(《血吸虫病学》)：煨甘遂 6 克　牛蒡子 6 克　沉香 105 克　琥珀 1.5 克。

(20) 六君子汤(《医学正传》)：人参　甘草　茯苓　白术　半夏　陈皮　生姜　大枣。

(21) 中满分消丸(《兰室秘藏》)：厚朴　枳实　黄芩　黄连　知母　半夏　人参　甘草　陈皮　茯苓　泽泻　砂仁　干姜　姜黄　白术。

(22) 半边莲合剂(《血吸虫病学》)：半边莲　当归　丹参　茯苓　槟榔。

(23) 猪苓汤(《伤寒论》)：猪苓　茯苓　泽泻　阿胶　滑石。

(24) 加减胃苓丸(汤)(《血吸虫病学》)：苍术　厚朴　泽泻　木香　肉桂　青皮　防己　茯苓　杜仲　当归。

(25) 五苓散(《伤寒论》)：桂枝　茯苓　白术　泽泻　猪苓。

(26) 五皮饮(《中藏经》)：桑白皮　陈皮　生姜皮　大腹皮　茯苓皮。

(27) 上二医外敷利尿方(《晚期血吸虫病之研究》)：甘遂　大戟　芫花　海藻等分研粉，醋调外敷脐部，内服生甘草煎剂。

(28) 《金匮》肾气丸(《金匮要略》)：生地　山药　山茱萸　泽泻　茯苓　丹皮　桂枝　附子。

(29) 六味地黄丸(《小儿药证直诀》)：熟地　山茱萸　山药　泽泻　茯苓　丹皮。

(30) 参苓白术散(《和剂局方》)：扁豆　人参　白术　茯苓　甘草　山药　莲子肉　桔梗　薏苡仁　砂仁。

(31) 四君子汤(《和剂局方》)：人参　甘草　茯苓　白术。

(32) 归脾汤(《济生方》)：白术　茯神　黄芪　龙眼肉　酸枣仁　人参　木香　甘草　当归　远志。

(33) 十全大补汤(《医学发明》)：当归　川芎　芍药　熟地　人参　白术　茯苓　甘草　黄芪　肉桂。

(34) 左归饮(《景岳全书》)：熟地　山药　枸杞子　茯苓　山茱萸　甘草。

(35) 白头翁汤(《伤寒论》)：白头翁　黄柏　黄连　秦皮。

(36) 茵陈蒿汤(《伤寒论》)：茵陈　栀子　大黄。

(37) 河车大造丸(《扶寿精方》)：紫河车　龟版　黄柏　杜仲　牛膝　麦门冬　天门冬　生地　人参。

(38) 青蒿鳖甲汤(《温病条辨》)：青蒿　鳖甲　生地　知母　丹皮。

(39) 秦艽鳖甲汤(《卫生宝鉴》)：地骨皮　柴胡　秦艽　知母　当归　鳖甲。

(40) 甘露消毒丹(《温热经纬》)：滑石　茵陈　黄芩　石菖蒲　木通　贝母　射干　连翘　薄荷　白豆蔻　藿香。

(41) 天麻钩藤饮(《杂病证治新义》)：天麻　钩藤　石决明　栀子　黄芩　牛膝　杜仲　益母草　桑寄生　夜交藤　朱茯苓。

【现代研究】主要参考文献

[1] 戴裕海，刘建兵，徐兴建，等. 植物防护剂防蚴灵预防日本血吸虫感染的研究[J]. 中国血吸虫病防治杂志，2003，15(3)：164～167.

[2] 彭飞，黄琼瑶，刘年猛，等. 血水草生物碱杀灭日本血吸虫尾蚴预防感染的实验研究[J]. 中国热带医学，2003，3(6)：734～735.

[3] 蒋淑萱，黄秀琴，张学筝，等. 珊瑚姜霜防止日本血吸虫尾蚴感染的实验研究[J]. 中国血吸虫病防治杂志，2001，13(3)：170～172.

[4] 吴玲娟，李思温，宜尧仙，等. 青蒿琥酯预防日本血吸虫病 346 例的现场研究[J]. 中国血吸虫病防治杂志，1995，7(6)：323～327.

[5] 张克宇，田树林，陈武泽，等. 防尾灵和紫香驱蚴灵防护日本血吸虫尾蚴的效果[J]. 中国血吸虫病防治杂志，1995，7(2)：119.

[6] 宋远忠，宋远义，宋春和. 复方乌柴雄黄汤(丸)治疗血吸虫病1 013例[J]. 中国中医药信息杂志，2006，13(3)：77～78.

[7] 周德喜，刘水英. 益气化瘀法治疗晚期血吸虫病肝纤维化 285 例[J]. 湖南中医药导报，1997，3(4)：18～19.

[8] 袁文武. 抗纤灵治疗血吸虫病肝纤维化效果及 B 超影像变化[J]. 中国血吸虫病防治杂志，2001，13(2)：104～105.

[9] 袁肇凯. 抗纤灵方对血吸虫病肝纤维化肝脾 B 超的影响[J]. 浙江中医杂志，1994，(4)：182～183.

[10] 陈悠斌，朱炉松. 复方鳖甲软肝片治疗血吸虫性肝纤维化疗效[J]. 中国血吸虫病防治杂志，2004，16(2)：封四.

[11] 陈亚军. 自拟健脾软肝汤配合西药治疗血吸虫肝硬化 50 例[J]. 安徽中医临床杂志，1997，9(3)：129.

[12] 方大年. 自拟柴鳖牡丹汤治疗血吸虫病所致肝脾肿大 120 例[J]. 中医药临床杂志，2006，18(3)：220.

[13] 钟声. 活血祛瘀法为主治疗晚期血吸虫病腹水 50 例[J]. 中西医结合肝病杂志，1999，9(5)：18.

[14] 俞长春. 桃红四物汤加减治疗晚期血吸虫病腹水型 21 例[J]. 浙江中医杂志，2001，(7)：294.

[15] 郑黎明，裘璟. 逐瘀汤治疗晚期血吸虫病腹水型 24 例[J]. 浙江中医杂志，2001，(7)：293.

[16] 资国仁. 中西医结合治疗晚期血吸虫病肝硬化腹水 24 例临床总结[J]. 上海预防医学杂志，1996，8(6)：278～279.

[17] 郑水芳，陈绕生. 三仁汤加味治疗晚期血吸虫病腹水 12 例[J]. 江西中医药，1996，(2 增刊)：146.

[18] 袁文龙，胡幼平. 晚期血吸虫病腹水 60 例治疗小结[J]. 湖南中医杂志，1994，10(2)：22～23.

[19] 严长江. 参苓白术散加减治疗晚期血吸虫病腹水 256 例临床观察[J]. 江西中医药，2004，35(257)：49.

蛔　虫　病

【定义】

蛔虫病是蛔虫寄生于人体所引起的疾病。蛔虫寄生于肠道，导致脾胃运化失常，气机郁滞，并产生各种临床症状，如脐腹阵痛，腹部虫瘕，泛吐清涎，面部白斑等。蛔虫上窜胆道，发生胁腹剧痛，而为蛔厥。蛔虫集结成团，尚可引起肠道阻塞。

【历史沿革】

中医学对蛔虫病早有认识，在《灵枢·厥病》就说："肠中有虫瘕及蛟蛕……往来上下行，痛有休止，腹热喜渴，涎出者，是蛟蛕蛔也。"《素问·咳论篇》也有"胃咳之状，咳而呕，呕甚则长虫出"的记载。及至汉代，张仲景《金匮要略》指出："蚘虫之为病，令人吐涎心痛，发作有时。"所谓"蛕"、"蚘"、"长虫"即今称之蛔虫。《金匮要略》还写道："蚘厥者，当吐蚘，令病者静而复时烦，此为脏寒，蚘上入膈，故烦，须臾复止，得食而呕又烦者，蚘闻食臭出，其人当自吐蚘"；"蚘厥者，乌梅丸主之。"从这些叙述和选用方药看出，汉代以前的医家就已掌握了蛔虫活动的特性。而张仲景则是以安蛔法治疗蛔虫病的首创者。嗣后，隋代巢元方《诸病源候论》将蛔虫列为九虫之一；金代张子和《儒门事亲》提出湿热生虫之说。对人体蛔虫的来源、滋生的条件和致病的机制有了进一步认识。

关于蛔虫病的临床表现，后世医家更是观察入微。宋代钱乙《小儿药证直诀》还对蛔虫性腹痛与其他常见腹痛作出鉴别，说："积痛、食痛、虚痛，大同小异，惟虫痛者，当口淡而沫自出。"元代朱丹溪《丹溪心法》提到："有虫病者，面上白斑，唇红能食属虫。"对蛔虫的治疗，后世医家多强调杀虫法，如明代徐春甫《古今医统》说："凡病气血虽虚，有虫积者，皆须用追虫杀虫等剂，下去虫积……不尔，必不得功效。"但张景岳根据自己的实践经验，在《景岳全书·杂证谟》中提出："治虫之法，虽当去虫，而欲治生虫之本，以杜其源，犹当以温养脾肾元气为主，但使脏气阳强，非惟虫不能留，亦自不能生也。"清代陈士铎《石室秘录》创造了对蛔虫病的试治诊断法，其法是以酸梅汤一盏试之，饮下而痛即止者，是虫痛；饮下而痛增重或少减者，非虫痛。

【病因病机】

中医学对蛔虫病发病学认识，并不是从研究蛔虫的生活史入手，而是通过千百年实际的防治工作，对人体蛔虫的来源、滋生、习性及其活动规律进行观察、总结，逐步形成一套完整的认识。这些认识具有下面几个明显的特征。

1. **虫自饮食来**　古代医家几乎一致认为，人体蛔虫来源于"恣食厚味生冷"(《古今医统》)，或"杂食生冷……或食瓜果，与畜兽内脏遗留诸虫之类而生"(《奇效良方》)。其中"惟生冷生虫为最"(《景岳全书·杂证谟》)，已认识到食用不洁饮食，是感染蛔虫的根本原因。"故凡欲爱小儿，极当节其水果……"(《景岳全书·杂证谟》)。主张勿食生冷不洁食物，是防止蛔虫病的根本办法。

2. **虫由湿热生**　古代医家认为，"然虫之变，不可胜穷，要之皆以湿热为主"(《儒门事亲》)。"湿热太过，是以虫生过多则为害"(《古今医统》)。"蛔者，阴类也，胃中湿热交蒸，顷刻而生"(《胃气论》)。肯定胃肠湿热遏郁是蛔虫生长繁殖的良好条件，而湿热之生，又"必口馋好甜，凡小儿甘肥过度，或糖食甜物太多，乃至湿热久停而成积，积久生虫"(《幼幼集成》)，归咎于过食甘甜食物引起。

3. **虫因虚而动**　蛔虫跟其他虫一样，通常是"因腑脏虚弱而动"(《诸病源候论》)；"诸虫依肠胃之间，若腑脏气实，则不为害，若虚则能侵蚀，随其虫之动而变成诸患也"(《外台秘要》)；"凡脏强气盛者，未闻其有虫，正以随食随化，虫自难存"(《景岳全书·杂证谟》)。说明寄生于人体肠道之蛔虫，不一定都能致病，如脏腑气盛，则随食随化，蛔虫是难以生存的，只有当脏腑气虚，尤其是"脾胃俱虚"之时，蛔虫乘虚而四出窜动，才引起多种疾病。不仅如此，"有因胃火而吐蛔者，以内热之甚，蛔无所容而出也……有因胃寒而吐蛔者，以内寒之甚，蛔不能存而出也"(《景岳全书》)。可见，脏腑气虚，胃肠有寒、有热、功能紊乱，都可以使蛔虫不安其位，妄动而致病。

蛔虫具有两大特性：其一，性动好窜，善钻孔窍，又好团聚，喜温喜暖，畏寒怕热，是其妄动致病的原因。当人体脏腑气实，功能不乱之时，则能制约蛔虫，使安其位，其活动特性显现不出来，也就不会引起疾病。一旦脏腑气弱，功能紊乱，或因脾胃俱虚，寒从内生，或因肝失条达，郁而化热，蛔虫避寒就温，或畏热乱窜，便引起种种病证。如脾胃偏寒偏热，虫不安定，缠结成团，形成虫瘕，阻滞肠道，使气血流通不利，则引起腹痛；如阻塞太甚，以致腑气不通，升降悖逆，则并发"关格"；如胃寒膈热，蛔虫避寒就温，上窜膈间，或随胃气上逆而吐蛔；或钻入胆腑，使胆气不降，导致蛔厥证；如下窜阑门，钻进阑尾，使其气滞血瘀，化火化毒，肉腐成痈，则形成"肠痈"。此外，如大量蛔虫寄居肠道，不断消耗水谷精微，使人体营养日亏，气血渐耗，日久可见面黄肌瘦，唇白毛竖，容颜不泽，渐至羸瘠，若为小儿则可发展成为疳证。其二，蛔虫闻甘即起，闻酸即止，闻苦即定。临床上可针对蛔虫的这一特性，遣方用药进行治疗。

【诊断与鉴别诊断】

一、诊断

（一）发病特点

以家居农村者，尤其是儿童患者较为多见。

（二）临床表现

经常寄生于人体肠道之少数蛔虫，称为"宿蛔"，不一定产生症状。但当寄生蛔虫较多，内蕴湿热；或脏腑气弱，脾胃不调，偏寒偏热之时，虫不安定而骚扰肠胃，则可引起腹痛等症状。蛔虫病之腹痛，多在脐周；有轻有重，有缓有急，轻者阵阵隐隐作痛，或吐清涎，余无异常；重者疼痛较剧，时作时止，常于食后发作，呕吐蛔虫，睡间磨牙，经常鼻痒，或食欲反常，一般都有排虫史。望诊可见面部白斑，巩膜蓝斑，唇内有粟状颗粒，以及舌面斑点。切诊腹部多有索状虫瘕，脉反洪大。如突发脘腹剧痛、烦躁、吐蛔、四肢厥逆，则为蛔厥重证。

蛔虫病的诊断，主要依据其腹痛特点，吐虫排虫，以及伴发症状和望诊、切诊所见，一般是不困难的。如结合大便涂片镜检发现蛔虫卵，则可确诊。

二、鉴别诊断

由于腹部是肝、胆、脾、胃、大肠、小肠、肾、膀胱等多个脏腑所在的地方，是人体气机升降，水谷受纳与运化，糟粕传递，津液敷布，分清泌浊的场所。一旦这些脏腑器官功能发生障碍，几乎都可以引起腹痛的症状。今就其常见腹痛的特点叙述如下，以便与蛔虫腹痛进行鉴别。

1. **胃痛**　痛在中脘心窝部，且与饮食有密切关系，常伴嗳气、痞满、泛酸等症状。通常有多年病史可查。

2. **痧证腹痛**　常发生于炎夏季节，胃脘部或大腹部卒然绞痛，欲吐不吐，欲泻不泻，胸闷脘胀，四肢发麻。

3. **瘾疹腹痛**　多发在大腹部疼痛，伴有全身发疹，或有异常物品接触史。

4. **伤食腹痛**　多在胃脘部或大腹部疼痛，胀满，伴以嗳腐吞酸，或腹痛即泻，泻后痛减，多有暴饮暴食史。

5. **痢疾腹痛**　腹痛腹泻，里急后重，痢下赤白脓血。

6. **肠痈腹痛**　腹痛开始多在上腹部或脐周部，数小时后转至右少腹部疼痛，呈固定压痛，初起常伴发热、恶寒、恶心呕吐。

7. **奔豚气**　由惊恐气结或阳虚水寒而气逆引起，自觉有气从少腹、小腹而上冲咽喉，腹痛阵作，或伴脐下悸动，发作欲死，惊恐不宁，恶闻人声。

此外，如绦虫、钩虫等肠道寄生虫，亦可引起轻度腹痛，但多伴有该病的特点。

【辨证论治】

一、辨证

（一）辨证要点

1. **分清寒热**　蛔虫病的腹痛发作时，当分清寒证、热证或寒热错杂证。寒证因中阳不足所致；热证因肝胃热盛所致；寒热错杂乃胃热脾寒所致。

2. **辨别并发症**　若蛔虫妄动，窜入胆道，发生胁腹卒痛，而为蛔厥；蛔虫集结成团，阻塞肠道，升降悖逆，阴阳气痞，发生呕吐便秘，而为关格。因蛔虫窜扰部位不同，其并发症各异，临床当根据症状特点，仔细辨别。

（二）证候

[寒热错杂]

症状：腹痛时作，喜温喜按，或腹部瘕聚，坐卧不安，四肢冷逆，心烦喜呕，或吐蛔虫，面色乍赤乍白，唇常红，或口渴欲饮，得食痛甚，或得食即呕。舌苔白或黄，脉弦。

病机分析：胃热脾寒，虫不安位，或缠结成团，阻滞气机；或上下乱窜，影响升降。气机之运行受阻则痛，气机之升降悖逆则呕。蛔虫时动时静，故腹痛时作时止。胃热则心烦而呕，口渴，唇红，脾寒则喜温喜按，四肢冷逆。此为蛔虫腹痛发作期多见证。

[热证虫痛]

症状：腹痛时作，不欲饮食，食则吐蛔，身热或厥逆，面赤心烦，口渴欲饮，溲赤便秘。舌红，脉弦数。

病机分析：肝胃热盛，虫不安位，上窜乱动，故见腹痛，身热、面赤、心烦、口渴、溲赤、便秘、舌红、脉弦数均为热象。

[寒证虫痛]

症状：腹痛绵绵，喜温喜按，时觉恶心，口吐清涎，或吐虫，或便虫，手足不温，畏寒神怯，面色苍白，溲清便溏。舌淡，脉细弱。

病机分析：中阳不足，寒从内生，蛔虫畏寒，四出窜动，故见腹痛、吐虫或便虫，畏寒神怯、手足不温、面色苍白、溲清便溏、舌淡、脉细弱，均为虚寒之象。

[蛔厥证]

症状：卒然胁腹剧痛阵作，痛引肩背，恶心呕吐，甚则吐蛔，汗出肢冷。舌苔薄，脉沉弦或沉伏。

病机分析：肠内蛔虫妄动，窜入胆道，导致肝胆郁滞，气机被阻，血行欠畅，不通则痛，故胁腹剧痛卒然而作，痛引肩背；痛剧气机逆乱，故见汗出肢冷，脉沉弦或沉伏。

[关格证]

症状：腹痛腹胀，呕吐，便秘，无矢气，腹部攻撑，并有虫瘕。舌苔薄腻或黄腻，脉弦。

病机分析：蛔虫颇多，或驱虫不当，激惹虫群，致使蛔虫集结成团，阻滞肠道，气机被阻，不通则痛，故见腹胀腹痛；传化阻滞，上下关格，故见呕吐、便秘、无矢气等。

二、治疗

（一）治疗原则

1. **安蛔**　蛔虫病发作之时，不宜驱虫，以免激惹蛔虫，乱窜窍道，或缠结成团。先宜安蛔，再行驱虫。驱虫之后，仍腹痛者，乃余虫未尽之故，也宜安蛔，不宜连续驱虫。所谓安蛔法，就是针对蛔虫避寒就温，恶热喜暖，以及遇酸则静、闻苦则定的特性，荟萃酸苦辛于一方之中，使虫安定为目的的治法。

2. **驱虫**　蛔虫患者，如体实胜任攻伐者，即应驱虫治疗，以断其根。驱虫方中，配合使用泻下药，使杀死之虫，一并排出，能提高疗效。

3. **体虚不宜驱虫**　蛔虫病久，气血亏耗，脾胃衰弱，宜先用补益，扶其元气，健其脾胃，壮其气血，待正气振复，能胜任攻伐时，再行驱虫。

（二）治法方药

[寒热错杂]

治法：寒温并治。

方药：乌梅丸为主方。方中乌梅酸能制蛔；川椒、细辛辛能伏虫而温脏寒；黄连、黄柏苦能降蛔而清里热；桂枝、附子、干姜温阳祛寒以安其虫；人参、当归补养气血以扶其正，是寒温并用、邪正兼顾之方。

[热证虫痛]

治法：清热安蛔。

方药：连梅安蛔汤。方中乌梅、川椒、雷丸、槟榔伏虫制蛔；胡黄连、黄柏清肝胃之热以降蛔。

[寒证虫痛]

治法：温中安蛔。

方药：理中安蛔汤为主方。方中人参、白术、茯苓、干姜温养脾胃之阳而祛中焦之寒；乌梅、川椒酸辛伏虫，使中焦寒去，虫伏而安。

[蛔厥证]

治法：缓急止痛安蛔。

方药：乌梅丸合四逆散、金铃子散为主。乌梅丸温脏安蛔；四逆散、金铃子散疏肝理气，缓急止痛。若腹痛喜按，得热较减，畏寒肢冷，便溏，苔白润，脉沉弱者，为脾胃虚寒，治以温中安蛔，方用理中安蛔汤加减；若腹痛拒按，伴有寒热往来，身目微黄，便秘溲赤，苔黄腻，脉弦数者，为肝胆热盛，治以清热通腑、利胆安蛔，方用大柴胡汤加乌梅、川楝子、延胡索、金钱草等。

蛔厥证经过治疗，临床症状消失，还应继续服用利胆排虫的汤方1星期左右。以排出钻入胆道的残留蛔虫。

［关格证］

治法：通里攻下。

方药：复方大承气汤为主。方中大承气汤峻下热结，荡涤胃肠；莱菔子消食化痰；桃仁、赤芍活血化瘀。诸药合用，能通其闭阻，顺其升降，正其出入。若腹痛已除，则用驱虫方药与复方大承气汤交替服用，以冀驱除肠中蛔虫。在治疗时，必须密切观察病情变化，如发现有下列情况，均当及时转外科治疗。① 腹痛腹胀加剧，阵痛间隙出现持续性胀痛。② 脉搏加速，血压下降。③ 腹部切诊由腹软、轻压痛转为板硬、明显压痛及反跳痛。④ 肠鸣音由亢进转为减弱或消失。⑤ 经12～24小时治疗，攻下2～3次不能奏效，病情不见缓解，或反有增剧趋势者。

（三）其他治法

1. 单方验方

(1) 热醋60克，加川椒少许，一次内服，可以用于蛔厥引起的腹痛。

(2) 金龟莲，用其块根洗净切片，晒干研细，每次服0.3～0.5克，适用于蛔厥引起的腹痛。

(3)“通便条”塞肛：方用细辛、皂角、蜂蜜各120克，取蜂蜜煎至滴水成珠为度，将药研细，加入搅匀，趁热制成长约5厘米，直径1厘米的栓剂。用玻璃纸或聚乙烯薄膜包装备用，每次用1～2条，塞入肛门，一般一次即可。适用于蛔虫阻滞肠道可能形成关格证者。

2. 针刺与拔罐

(1) 指压灵台、至阳2穴。其方法：患者俯卧，术者用双手拇指按压，由轻至重，直至疼痛缓解为止。

(2) 耳针，在耳郭相应部位针刺。

(3) 拔罐，对应腹痛部位在背部拔罐，或在腹痛局部拔罐亦可。

以上诸法，均适用于蛔厥引起的腹痛。

3. **腹部热敷法**　食盐（糠麸亦可）500克，加入食醋50～100毫升，放锅内炒热，用两层纱布包，令患者仰卧屈膝，放于腹部热敷，冷时再加温，约1小时。适用于蛔虫引起的关格证。

【转归及预后】

蛔虫病腹痛消除，则如常人，预后良好。蛔厥脘胁剧痛数日不止，且有寒战壮热，两目发黄，可转为黄疸，症情较重，需积极治疗。蛔虫集结成团，阻塞肠道，便秘，呕吐，发为关格，病情重笃，需进行急救。内科治疗，病势不减，必要时应考虑外科手术。

【预防和护理】

注意饮食卫生，不喝生水，不吃生冷蔬菜，瓜果要洗净后再吃。生熟食物要分刀切。注意个人卫生，饭前便后要洗手。体虚者当温养脏腑，平时可服景岳温脏丸，培元固本，以杜其源。蛔厥证和关格证经治疗症状消失后，要注意尽早用驱虫法，以预防复发。

【现代研究】

（一）中药治疗蛔虫病

关氏[1]用中药治疗小儿蛔虫病113例，全部病例均有反复脐周隐痛，喜按。并均查到蛔虫卵。治疗方药：神术散合大建中汤加减：藿香、党参、苍术、厚朴、槟榔、使君子、砂仁、干姜、陈皮、甘草、川椒。腹痛剧或出现蛔厥者加乌梅、熟附片、细辛；呕吐者加吴茱萸、黄连、苏梗；发热恶寒者加柴胡、桂枝；腹胀、便秘者加莱菔子、生大黄。每日1剂，水煎分2次温服。腹痛消除、大便排出蛔虫后，以神术散合参苓白术散加减调治。疗效：显效82例，有效27例，无效4例，总有效率为96.15%。

（二）中药治疗胆道蛔虫病

李氏[2]用大柴胡汤治疗20例经西医治疗无效的胆道蛔虫病，治愈18例，无效2例。主要方药：柴胡、黄芩、枳实、白芍、半夏、大枣、茵陈、川楝子。每日1剂，水煎服3次。生大黄20克，开水泡服，服至解稀大便时减量。林氏等[3]用椒梅排蛔汤治疗胆道蛔虫病86例，本组患者均有典型的胆道蛔虫病的症状和体征，B超检查示胆道蛔虫有85例，占98.8%。86例经椒梅排蛔汤治疗后，治愈72例，好转9例，无效5例。平均有效治愈剂量为2～3剂。方药组成：川椒、乌梅、茵陈、大黄、柴胡、白芍、枳壳、槟榔、金钱草、苦楝皮。素体气血虚者加党参、当归；气阴虚者加北沙参、山药。每剂煎汁600毫升左右，每日分2～4次服用。吴氏[4]用利胆驱蛔汤治疗胆道蛔虫病78例，其中单纯胆道蛔虫病71例，并发胆系感染7例；且均有吐蛔或便蛔史。治疗方药：使君子、槟榔、乌梅、川椒、苦楝根皮、枳壳、延胡索、川楝子、柴胡、白芍、生甘草。便结者加大黄，偏寒者加干姜，偏热者（胆系感染）加黄芩、金银花、连翘，呕吐者加生代赭石、半夏、生姜。疗效：显效42例，有效29例，无效7例，总有效率为91%。连氏[5]用加减安蛔汤治疗胆道蛔虫病30例，治疗方法：苦楝根皮、槟榔、茵陈、大黄、干姜、乌药、青木香、醋延胡索。取水适量，煎汁250毫升，加食醋30毫升为药引，徐徐温服，每日1剂，同时禁生冷腥鲜油腻之品。30例患者均在服药30分钟疼痛缓解，服药2日临床症状消失10例，服药3日疼痛比治疗前好转1例。总有效率达96.7%。毕氏[6]用乌姜汤治疗胆道蛔虫病52例，大便查到虫卵者48例；X线钡餐检查38例，显示十二指肠蛔虫者36例。服用乌姜汤治疗，治愈36例，显效10例，无效6例，总有效率为88.46%。治愈时间最短6小时，最长7日。药物组方：乌梅肉、生姜、茵陈、生姜汁、蜂蜜适量。邓氏[7]用养阴安蛔汤治疗阴伤型胆道蛔虫病15例。药物组方：乌梅、沙参、丹参、白芍、麦门冬、百合、生地、川楝皮、甘草。伴胆囊炎者，加蒲公英、金银花、虎杖、板蓝根；若肝胆肠胃郁热不泻，便秘，舌红苔黄厚者，加芦荟、栀子；伴黄疸者，加茵陈、郁金。根据治疗后症状变化和X线及化验检查情况观察疗效。结果本组15例均全部治愈。

（三）中药及针灸治疗胆道蛔虫病

刘氏[8]用穴位注射加静脉注射治疗胆道蛔虫病13例，发病时间最短30分钟，最长7日。治愈11例，无效2例。治疗方法：阴陵泉(双侧)，选用山莨菪碱注射液按常规肌注量给药，一般3～15毫克。同时静脉推注50%葡萄糖40毫升加维生素C注射液1～3克，观察10～30分钟，如30分钟后疼痛无好转，则以同样的方法给药半量1次，用药3次仍不能控制症状则视无效，腹痛不发作时给予驱虫治疗。张氏等[9]用针刺与内服胆蛔汤治疗胆道蛔虫病120例。结果：1日治愈38例，2日治愈67例，3日治愈15例，全部有效，且未见并发症。治疗方法：针刺取穴：上胆蛔穴(右侧锁骨中线与肋弓下缘交界处)直刺1～1.5寸。下胆蛔穴(双侧足三里穴上1寸)直刺1.5～2寸。用平补平泻法。配穴：中脘穴。若恶心、呕吐症状明显时加上脘穴，用泻法。针刺后留针30～60分钟，每隔5～10分钟行针1次，直至患者右上腹痛基本缓解。若拔针后症状又出现，可再针刺施术。直到症状基本消失3小时左右，方可服中药。内服胆蛔汤：柴胡、黄芩、榧子、苦楝根皮、木香、槟榔、香附、乌梅、乌药、大黄、干姜。若内热盛去干姜，加黄连、连翘；腹胀加大腹皮；大便干或数日不行加芒硝，每日1剂，分2次服，连服2～3日。

（四）中西医结合治疗胆道蛔虫病

郎氏等[10]治疗胆道蛔虫病36例，患者均经B超检查确诊，并排除其他疾病。临床治愈35例，总有效率达97.22%。疼痛缓解最快时间为2分钟；疼痛消除时间最快为2小时。34例随访半年未复发。治疗方法：穴位注射：维生素K_3注射液8毫克(儿童酌减)分别注射足三里、阳陵泉穴，必要时4小时后重复1次。西医治疗：常规输液支持治疗，以维持水、电解质、酸碱平衡及能量代谢；用抗生素防治感染。中药治疗：方用安蛔利胆汤，药用乌梅、白芍、茵陈、金钱草、枳壳、桂枝、柴胡、黄连、党参、炙甘草。发热者加金银花，四肢厥冷者加附片，呕吐者加姜半夏，便秘者加大黄。水煎服，每日1～2剂，每4小时服药1次。驱虫：用肠虫清2片，顿服。夏氏[11]治疗胆道蛔虫病42例，治疗方法：中药用乌梅丸加味：乌梅、黄连、黄柏、川椒、白芍、大黄、当归、附片、细辛。四肢冷加桂枝，发热明显者减附片。分早晚2次温服。西药根据病情需要，可给予抗生素、补液、纠正水与电解质平衡、解痉镇痛，腹疼缓解即给予左旋咪唑，一次足量驱虫。疗效：临床痊愈30例，显效10例，无效2例，总有效率达95.2%。腹痛缓解时间1日内23例，2～3日14例，3日以上3例。齐氏[12]治疗胆道蛔虫病43例，其中并发胆道感染者33例。治疗方案：Ⅰ组：选用四逆散和乌梅汤加减：柴胡、白芍、枳实、甘草、乌梅、川椒、川楝子、黄芩、大黄。重用乌梅、白芍。畏寒发热者加金银花、黄连；黄疸者加茵陈、郁金、栀子。服中药后1小时，即服驱蛔虫药，常用肠虫清、驱蛔灵等。疼痛仍剧烈不止者，以0.5%或1%的普鲁卡因5～20毫升，从痛点或中脘、上脘穴刺入1～3厘米，达腹直肌前鞘注射。严重呕吐或进水少，而导致水电解质平衡失调者适当输液。Ⅱ组：单纯选用西药，按常规给予西药驱蛔、解痉、镇痛、补液，根据需要在液体中加入抗生素。治疗结果：Ⅰ组23例，2日内痊愈者7例，4日内痊愈者18例；Ⅱ组20例，2日内痊愈者3例，4日内痊愈者8例。显示Ⅰ组疗效优于Ⅱ组。

【小结】

蛔虫病是蛔虫寄生于人体所引起的疾病。蛔虫窜入胆腑，阻塞胆道，可发为蛔厥；蛔虫集结成团，阻塞肠道，可发为关格。

本病的主要临床特点为脐周腹痛，时作时止，痛止则如平人，借此可与其他病证的腹痛进行鉴别。腹痛发作时，当分清属寒属热，抑是寒热夹杂，临证以后者较为多见。

其治疗应辨病之新久虚实，若病初体实者，以驱虫为主；虽病久但体虚尚不明显者，仍可先驱虫，再予调理脾胃以善其后；若病久体虚，暂不能驱虫者，当先调理脾胃、补益气血，然后再行驱虫，或驱虫扶正并进。此外尚需注意饮食卫生，预防为主，以杜绝其复生之可能。

附方

（1）乌梅丸(《伤寒论》)：乌梅　细辛　干姜　当归　附子　川椒　桂枝　黄连　黄柏　人参。

（2）连梅安蛔汤(《通俗伤寒论》)：胡连　川椒　雷丸　乌梅　黄柏　槟榔。

（3）理中安蛔汤(《万病回春》)：人参　白术　茯苓　川椒　乌梅　干姜。

（4）化虫丸(《和剂局方》)：鹤虱　槟榔　苦楝根皮　炒胡粉　枯矾　吴茱萸　使君子。

（5）祛虫积方(《奇效良方》)：槟榔　牵牛子　雷丸　苦楝根皮　大黄　皂角　三棱　莪术　木香。

（6）肥儿丸(《幼幼集成》)：莲子　砂仁　白术　人参　山楂　芍药　陈皮　茯苓　黄连　薏苡仁　神曲　炙甘草。

（7）温脏丸(《景岳全书》)：人参　白术　当归　芍药　茯苓　川椒　榧子　使君子　槟榔　干姜　吴茱萸。

（8）大柴胡汤(《金匮要略》)：柴胡　大黄　枳实　黄芩　半夏　芍药　生姜　大枣。

（9）复方大承气汤(天津南开医院方)：厚朴　莱菔子　枳壳　桃仁　赤芍　大黄　芒硝。

【现代研究】主要参考文献

[1] 关俭. 中药加减治疗小儿蛔虫病113例[J]. 湖北中医杂志，2000，(4)：37.

[2] 李义玲. 大柴胡汤治疗胆道蛔虫病20例[J]. 四川中医，2002，(1)：39.

[3] 林伟，李唯一，周村. 椒梅排蛔汤治疗胆道蛔虫病86例[J]. 成都中医药大学学报，2002，6(25)：2.

[4] 吴文杰. 利胆驱蛔汤治疗胆道蛔虫病78例[J]. 湖南中医杂志，2003，(1)：23.

[5] 连家成. 加减安蛔汤治疗胆道蛔虫病30例[J]. 陕西中医，1999，20(11)：516.

[6] 毕成玉. 乌姜汤治疗胆道蛔虫病52例效果分析[J]. 中国寄生虫病防治杂志，2001，(3)：8.

[7] 邓银飞. 养阴安蛔汤治疗阴伤型胆道蛔虫病 15 例[J]. 四川中医,2002,(5): 45.
[8] 刘超卿. 穴位注射加静脉注射治疗胆道蛔虫病 13 例[J]. 针灸临床杂志,2000(11): 38.
[9] 张建华,李杰. 针药并用治疗胆道蛔虫病 120 例[J]. 山西中医,2000,(1): 32.
[10] 郎中云,韩亚芳. 中西医结合治疗胆道蛔虫病[J]. 湖北中医杂志,2002,(9): 22.
[11] 夏明清. 中西医结合治疗胆道蛔虫病 42 例[J]. 实用中医药杂志,2001,8(17): 31.
[12] 齐秀芝. 中西医结合治疗胆道蛔虫病临床观察[J]. 中国厂矿医学,2003,16(4): 339～340.

绦　虫　病

【定义】

绦虫病是因绦虫寄生在人体肠道所引起的疾病。临床上以大便排出白色节片,轻度肛痒,或有腹痛、腹胀、乏力、食欲亢进为常见症状。由于常有单个或成串的绦虫节片从肛门排出体外,节片色白,长约寸许,故中医古籍形象地将绦虫称为"白虫"、"寸白虫",而将绦虫病称为"寸白虫病"。

【历史沿革】

汉代张仲景《金匮要略·禽兽鱼虫禁忌并治》最早明确记载绦虫病:"食生肉……变成白虫"、"牛肉共猪肉食之,必作寸白虫。"指出食未煮熟的牛肉与猪肉,是引起绦虫病的缘由。隋代巢元方《诸病源候论·寸白虫候》对绦虫的节片形态作了描述:"寸白者,九虫内之一虫也。长一寸,而色白,形小扁。"该书《九虫候》对整个虫体形态描述说:"白虫相生,子孙转大,长至四五尺。"并指出"以桑枝贯牛肉炙食"而患病。以桑枝贯牛肉在火上炙烤即食,其肉显然未熟,这与《金匮要略》"食生肉"而患病的认识是一致的。唐代王焘《外台秘要·卷二十六》的记载与上述二书相类似,但提出了疗效较好的槟榔、雷丸、榧子等杀虫药,在治疗上是一进步。明代张景岳《景岳全书·诸虫》对绦虫的形态有进一步的阐述,说:"此虫长寸许,色白,其状如蛆,母子相生,有独行者,有个个相接不断者,故能长至一、二丈。"与此同时,朝鲜许浚《东医宝鉴·卷三·虫》叙述了绦虫的致病机制,说:"寸白虫色白形扁居肠胃中,时或自下,乏人筋力,耗人精气。"总之,远在 1 800 年前,我国就有了绦虫病的记载,随着时间的推移,对绦虫的形态特征、发病过程、证候表现,逐步形成一套较完备的认识。而在治疗方面,早在 1 200 年前,就采用了槟榔作为驱绦药物,积累的治疗经验,迄今仍然有效。尤其是 20 世纪中叶以来,又发掘、验证了一些有特效的中草药,如南瓜子、仙鹤草等,更加丰富了防治绦虫病的内容。

【病因病机】

一、病因

感染寸白虫。

二、病机

寸白虫积居肠中,影响脾胃运化,故可引起腹痛、腹胀、恶心、大便秘结或腹泻;吸食水谷精微,导致化源不足,而见消瘦、面色苍白、乏力、头晕等气血两虚的症状。由于水谷精微被虫所吸食,人体需要多食以自养,故又可出现食欲亢进。

【诊断】

一、发病特点

在流行区,并有吃未煮熟的猪肉或牛肉史。

二、临床表现

腹痛、腹胀、恶心、便秘或便溏、肛门作痒、睡眠不安等症状。食欲颇佳。

粪便中有白色面条状或带状能活动的绦虫节片排出,或大便常规化验及肛门拭子涂片检查,找到绦虫卵则可以确诊为绦虫病。

【治疗】

绦虫病的治疗以杀虫驱虫为主,一般都应配用泻下药以促进虫体排出。下列诸方,可因便选用,都有良好效果。

1. **槟榔南瓜子方**　空腹口服南瓜子仁粉 50～90 克(如为带皮南瓜子则为 80～125 克),2 小时后服槟榔煎剂(槟榔片 80 克加水 500 毫升,煎至 150～200 毫升滤液),再过半小时服芒硝 40 克水煎液。一般 8 小时内即有完整活动的虫体排出。

2. **仙鹤草散**　将深秋采集的仙鹤草冬芽(因其形似狼牙,故又名狼牙草),洗净,刮去外皮,晒干,研粉,早晨温开水冲服 30～60 克。因本药兼有泻下作用,可不另服泻药。一般在服药后 5～6 小时排出虫体。

3. **槟榔雷丸散**　生槟榔 9 克、生雷丸 3 克,研细末为一次量。每小时服 1 次,连服 4 或 5 次。另用鲜石榴根皮 45 克,煎水,分 4 或 5 次冲服散剂。如服最后一次未见腹泻者,另用芒硝 30 克,煎汤顿服,以助泻下。

在驱虫后,可用参苓白术散调理脾胃。气血虚弱者,用归脾汤补养气血,调理善后。经 3～4 个月后未再排出节片,可视为治愈;如再有节片排出,当重复驱虫治疗。

【转归及预后】

绦虫病的预后一般良好。

【预防和护理】

彻底治疗患者,减少以至消除传染源。不吃未经煮熟的猪肉、牛肉。加强屠宰工作管理,发现含有囊虫的猪、牛肉,要经过处理后再出售。加强粪便管理,防止粪便污染草地、水源，以杜绝人畜感染。

【现代研究】

1936～1937年国内有人提倡用槟榔煎剂或南瓜子治疗绦虫病。中华人民共和国成立初期冯兰州提出南瓜子和槟榔二药合用，通过临床和实验研究，充分肯定其疗效，一直沿用至今，仍不失为我国中医药的特效方。蒋氏[1]综述1956～1999年8篇治疗绦虫病的临床报告，以南瓜子和槟榔合用治疗猪带绦虫病和牛带绦虫病，驱虫率均为100%，无1例失败。治疗方法：先服南瓜子仁或其粉50克，使之有充足时间在肠内发生药物作用，2～3小时后服槟榔煎剂（槟榔50～100克，<10岁小孩服30克），再过1小时服泻药50%硫酸镁60毫升。南瓜子宜嚼服，但往往嚼而不细，影响药效发挥，最好服粉末。陈氏等[2]用槟榔承气汤治疗绦虫病548例，结果：治愈521例，好转27例，总有效率100%。对驱出的10例绦虫头节做了电镜观察，发现槟榔承气汤对绦虫头节不仅有神经麻痹作用，对其组织细胞也有明显损伤作用。药物组方：槟榔片100克、生大黄20克、芒硝15～25克(冲服)、甘草15克。先煎槟榔片、甘草40分钟，后下大黄煎20分钟，第2煎煎30分钟，合并煎液约300～400毫升。服药方法：晨起服药前30分钟肌注胃复安10毫克，先空腹服2/3中药煎剂，并冲服芒硝2/3量，间隔3小时服其余的中药。如服药1剂驱虫未成功，间隔5～7日可再治疗1次。戎氏等[3]用南瓜子和槟榔浓缩口服液治疗牛肉绦虫50例，药物制备：南瓜子80克捣碎去壳，槟榔80克分别水煎煮过滤浓缩至50毫升，加适量的防腐剂和调味剂。治疗当天上午空腹服南瓜子浓缩液50毫升，5～15分钟后服槟榔浓缩液50毫升，再过30分钟服30%硫酸镁100毫升，儿童药量酌减。结果：50例患者服药后均排出有头节的完整活动虫体，排虫率为100%。4～6个月随访均未见再有绦虫节片排出。郑氏[4]以乌梅汤加减治愈猪绦虫病7例，均有不同程度的消瘦、贫血、嗜异物，少数患者兼有蛲虫病。药物组方：乌梅30克，生槟榔20克，石榴皮、雷丸、使君子各10克，每日1剂，水煎晨空腹顿服。并用生南瓜子50克空腹嚼服。结果：显微镜下见头及节片6例，未见头部1例。马氏[5]用中药治疗绦虫病158例，一般服药后4～6小时虫下。一次服药全虫下者154例。121例经半年至1年随访，未见复发。药物组成：南瓜子150～200克去壳炒微黄，研末，槟榔120克，大黄10～20克(随年龄及病程加减药量)。早晨8时服南瓜子末，10时服槟榔大黄煎剂第1煎400毫升，10时30分服槟榔大黄煎剂第2煎250毫升。煎药法：先将槟榔用500毫升凉开水泡2小时煮沸15分钟后，下大黄续煮5分钟，取药汁400毫升为第1煎；将上药渣加300毫升凉开水煮沸5分钟，取药汁250毫升为第2煎。孔氏等[6]对甘露醇及硫酸镁导泻驱绦虫的疗效进行观察。结果：硫酸镁组9例，平均排虫时间7小时；甘露醇组9例，平均排虫时间2.1小时。方法：硫酸镁组治疗当日上午空腹服南瓜子80克，2小时后服80克槟榔煎剂约200毫升，再过半小时服25%硫酸镁溶液100毫升。甘露醇组南瓜子和槟榔用法相同，半小时后再服20%甘露醇250毫升。

【小结】

绦虫病主要由于进食生牛肉或生猪肉而引起。临床无明显症状，或有腹痛、腹胀、恶心、便秘或便溏、食欲亢进、肛门作痒、睡眠不安等症。粪便中有白色面条状或带状能活动的绦虫节片排出，或大便常规化验及肛门拭子涂片检查，找到绦虫卵则可以确诊为绦虫病。绦虫病的预后一般良好。中医药对绦虫病有良好的疗效。

附方

（1）槟榔南瓜子方(验方)：槟榔　南瓜子仁粉。

（2）仙鹤草散剂〔《中草药通讯》，1972，(1)：34〕：仙鹤草冬芽。

（3）槟榔雷丸散剂〔《中医杂志》，1965，(9)：9〕：槟榔　雷丸。

【现代研究】主要参考文献

[1] 蒋次鹏.南瓜子槟榔特效方治疗绦虫病的概况[J].中国实验方剂学杂志，2000，6(6)：64，封3.

[2] 陈治水，贾丹兵，孙旗立，等.槟榔承气汤治疗猪带绦虫病548例临床疗效及绦虫头节的电镜观察[J].中西医结合学报，2003，5(1)：32～33.

[3] 戎聚全，莫兴泽，吴柱萍，等.南瓜子和槟榔浓缩口服液治疗牛肉绦虫50例效果观察[J].中国农村医学，1994，22(1)：14.

[4] 郑淑芳.乌梅汤加减治愈猪绦虫病7例[J].四川中医，2000，(4)：29.

[5] 马兰.中药治疗绦虫病158例[J].新疆中医药，1997，15(2)：15～16.

[6] 孔凡布，谢延华，张丹.甘露醇导泻驱绦虫的疗效观察[J].临床荟萃，1996，11(1)：48.

钩　虫　病

【定义】

钩虫病是由于钩虫寄生于人体小肠所引起的疾病。常见于我国南方农村。因其主要症状为善食易饥、倦怠乏力、皮色萎黄、面肢浮肿，所以中医文献中又称本病为“黄胖病”、“黄肿病”、“疳黄”、“饕餮黄”等，民间则称为“桑叶黄”、“懒黄病”等。

【历史沿革】

古代医籍中虽无“钩虫病”的名称记载，但所论的“伏虫”的形状及其导致的临床症状则与钩虫及钩虫病甚为相似。

隋代巢元方《诸病源候论·九虫候》所载：“一曰伏虫，长四分”、“伏虫，群虫之主也。”明代龚廷贤《寿世保元·九虫形状》说：“诸般痞积，面色萎黄，肌体羸瘦，四肢无力，皆缘内有虫积。或好食生米，或好食壁泥，或食茶炭咸辣等物者，是虫积。”龚氏对其临床症状描述较为详细，并提出用使君子、槟榔等驱虫，用绿矾、针砂等含铁药物纠正贫血，以治黄肿病。清代李用粹《证治汇补·虫病》篇说：“脉洪而大，为脾家湿热，及好食茶叶生米草纸怪异等物，当困倦少食……悉属虫症。”清代程国彭《医学心悟·诸虫》说：“虫名有九，而犹不足以尽其状也。然总不外乎湿热所生。”均阐明湿热蕴蒸是虫体繁殖滋生的条件。清代沈金鳌在《沈氏尊生书》中，对钩虫病引起的面黄浮肿与黄疸作了鉴别：“黄胖，宿病也，与黄疸暴病不同。盖黄疸，眼目皆黄，无肿状；黄胖多肿，色黄中带白，眼目如故，或洋洋少神。虽病根皆发于脾，然黄疸则脾经湿热至极而成，黄胖则湿热未甚，多虫积与食积所致，必吐黄水，发毛皆直，或好食生米、茶叶、土、炭之类。”陆伊山《农田余话》更指出了钩虫病的感染途径和方式，说：“黄胖以常触毒秽所致”、“作园土、治蔬菜，其人必病黄。”

综上所述，我国古代医家对钩虫病的认识是逐渐深入的，但由于历史条件的限制，尚未能认识钩虫特有的形态及生活史，对于钩虫病的证候和治疗的经验也还缺乏系统性和完整性。只有在中华人民共和国成立以后，随着除害灭病运动的广泛开展，在中西医通力合作的条件下，应用中医中药治疗钩虫病，才形成了比较全面的认识，积累了丰富的经验。

【病因病机】

一、病因

钩虫病患者是本病的传染源，感染钩虫是本病的病因。

二、病机

钩虫卵随钩虫病患者的粪便排出体外，在适当的温度、湿度条件下，迅速发育成感染性钩蚴，当人体皮肤接触泥土时，如去绿阴遮盖的桑地、麻田或雨后方晴的沼地劳动，钩蚴即钻入皮肤，通过血脉而内舍于肺，再经气道到咽喉，然后被吞咽到胃肠，钩蚴就在小肠内发育为成虫。

钩蚴侵入手足皮肤，引起皮疹、灼热、瘙痒、肿痛甚则溃烂脂水浸淫，是属于感受湿热粪毒所致。钩蚴内舍于肺，引起哮咳、喉痒、胸闷等，是肺失宣肃之故。继则钩蚴由肺达胃，其病机主要表现在 2 个方面：一方面脾胃受损运化失司，而见腹胀、便溏、恶心、呕吐、异嗜（如嗜食生米泥土等）；一方面由于虫栖肠中，大量吸吮人体精微，导致气血虚衰，且由于脾胃受损，气血生化乏源，故见倦怠乏力、面色萎黄、唇甲淡白、皮肤干枯、眩晕、耳鸣眼花等，由于气血不足，需要补充水谷以自养，故常食欲亢进。如病情继续恶化，由脾胃而及于心肾，则进入本病的严重阶段。病损及心，可出现心悸气短、精神不振、嗜卧、健忘等，乃为心脾血虚。病久及肾，肾虚不能主水，则见浮肿，甚则有腹水，男子阳痿，女子月经停闭等，乃为脾肾两虚。

【诊断与鉴别诊断】

一、诊断

（一）发病特点

在流行地区有赤脚下田习惯以及手足皮肤瘙痒病史；在皮肤瘙痒后 7～10 日，有哮咳、喉痒的病史。

（二）临床表现

可有善食易饥，食后腹胀，恶心呕吐，或异嗜生米、茶叶、木炭之类；严重时面色萎黄或面黄虚浮，神疲肢软，心悸，气短，甚则周身浮肿。

大便显微镜检查找到钩虫卵，则可确诊。

二、鉴别诊断

1. **感冒咳嗽**　本病的哮咳应与感冒咳嗽鉴别。本病哮咳一般无鼻塞、流涕、喷嚏、声嘶等症状，不发热或仅有低热，多呈阵发性连续哮咳，喉痒难忍，常紧接于手足“着土痒”之后，集体劳动者每同时发病。

2. **黄疸、水肿**　本病出现面黄浮肿时，当与黄疸、水肿相鉴别。此种鉴别除借助于粪便检查外，临床证候鉴别列表 9 比较如下。

表 9　钩虫病与黄疸、水肿鉴别

鉴别点	钩虫病	黄　疸	水　肿
病史	有“着土痒”病史	有胁痛等肝胆郁滞病史	有肺脾肾水液输布功能失调病史
病因	虫积	湿热壅盛	多种原因
色泽	身黄而浮肿，萎暗不荣，甚者毛发皆直，干枯无光	全身皮肤发黄，眼白亦黄	皮薄、光亮，色泽鲜明
浮肿	足踝下肢浮肿，或面部目胞浮肿，或有腹水。此种浮肿纯属虚证，是脾肾气虚所致，绝非水湿停聚，忌用通利之法	不肿	病原不一，浮肿之部位不同，一般手按成凹，陷而不起，有虚有实，实证属水湿停聚，可用通利之法
小便	清长	黄赤如浓茶	少而短涩
大便	正常，或便秘，或溏薄，或带血	或呈灰白色	正常或鸭溏
食欲	食欲亢进，或不思食或有异嗜现象	不思食	正常，或纳少
舌苔	舌质淡白，苔多苔黄腻	舌质多红，白或黄，或光剥无苔	舌质或淡白，或边绛，苔白腻
治疗	杀虫补虚	清热利湿	补虚利小便

【辨证论治】

本病初起皮肤受邪，或虫邪入肺，正气未衰，表现为实证。后期虫邪栖息肠道，吸食精血，则病证逐渐由实转虚，一般表现为虚证。且因人体气血的盛衰不同，感受虫邪之多少不同，故后期虚证又有轻证和重证之别。需辨明轻重以定攻补。

一、辨证

（一）辨证要点

1. **辨明病性**　病之初期当注意分辨本病的哮咳与感冒咳嗽不同。本病哮咳一般为期数日，即行自愈，个别可持续

2～4星期之久。确定为钩虫病哮咳后，应注意咳嗽虽止，病并未愈，趁早杀虫，以图治本。

2. **审察轻重**　本病后期当分轻重。轻证病损，涉及脾胃，常感腹胀，易饥，头晕，动则心悸气短，倦怠乏力；重证损及心肾，出现显著浮肿、异嗜、心悸短气、倦怠无力、耳鸣头晕、形寒肢冷、阳痿、经闭。

（二）证候

初期

［皮肤受邪］

症状：手足接触泥土之后，很快出现局部奇痒，灼热，疱疹，搔破后，脂水浸淫，或红肿，形成脓疱。

病机分析：虫邪初侵皮肤，毒未深入，故只有局部受损，而无整体症状。如流黄水则表明兼夹湿热毒邪。

［虫邪犯肺］

症状：皮肤受邪数日之后，出现胸闷咳哮，喉痒难忍，咳嗽呈阵发性频咳，或干咳无痰，或有痰呈泡沫，或痰中带血，甚则频咳不止、痰鸣如水鸡声，胸闷、气促、大汗出、唇甲青紫。苔白，脉平或微数。

病机分析：虫邪入肺，肺失宣肃，故有咳哮、喉痒、胸闷诸症。如病性偏寒，痰呈白色泡沫状。如痰中带血、痰脓稠，则病已热化。

后期

［轻症］

症状：面色萎黄少华，常有腹胀，善食易饥，恶心呕吐或有便溏，肢软无力，气短，头晕。舌质淡，苔白，脉虚弱。

病机分析：虫邪进入肠胃，脾胃受损，升降失司，故见腹胀、便溏、恶心呕吐等；虫积肠中，吸吮精血，加之脾胃运化失司，气血生化乏源，故见面色萎黄少华、倦怠乏力、气短头晕；舌淡，脉虚弱为气血不足之征。

［重症］

症状：面色萎黄或苍白无华，形寒肢冷，唇甲淡白，周身浮肿，甚则可有腹水，小便清长，心悸气短，耳鸣眩晕，异嗜生米、泥土、茶叶等，健忘失眠，精神不振，神疲肢软，男子阳痿，女子经闭。舌质淡白或有齿印，脉极虚弱。

病机分析：病久及肾，肾主水液，肾虚水无所主，故周身浮肿，甚则可有腹水；心血不足，神失所养，故见失眠、健忘、心悸、短气；气血两虚，不能上荣于面，故见面色萎黄或苍白无华，唇甲淡白，眩晕耳鸣；肾阳虚衰，故见形寒肢冷，男子阳痿；冲任不调故有女子经闭。

二、治疗

（一）治疗原则

钩虫病以杀虫、补虚为基本治则。在初期皮肤受邪，宜杀虫止痒。虫邪犯肺宜宣肺化痰，止咳杀虫。后期轻症宜化湿杀虫，健脾益气；重症一般杀虫消积与补益气血并进，气血甚虚者，可先予补益再行杀虫。中药杀虫剂作用缓慢，性质平和，禁忌证少，但宜多次使用，反复观察，才能绝根。如中药杀虫，反复使用无效，当改用西药杀虫绝根。钩虫病之浮肿纯属虚证，只要气血充盛，浮肿自消，禁用通利消肿之剂，以免犯虚虚之戒。

（二）治法方药

初期

［皮肤受邪］

治法：杀虫止痒。

方药：外治，用桃叶泄春汤1剂，煮三四沸，趁温暖熏洗。如冷，则再炖，再洗，一日数次。不可用卤鸭毛水、明矾水、皂矾水、冷水洗脚。

［虫邪犯肺］

治法：宣肺化痰，止咳杀虫。

方药：止嗽散合紫金丹。方中荆芥、白前、桔梗、陈皮宣肺化痰，百部、紫菀理肺止咳，百部尚能杀虫。紫金丹能专治哮咳，每次服0.12～0.15克，每日1次，临卧时服，忌饮酒。连服5日。因其组成中有信砒，不可多服。

后期

［轻证］

治法：化湿杀虫，健脾益气。

方药：榧子杀虫丸为主方。方中榧子、红藤、百部、苦楝根皮、雄黄、大蒜均为杀虫解毒之品；用槟榔行气导滞。如兼腹胀满者，用雷丸枳实汤。方中雷丸、鹤虱、苦参、槟榔、金铃子杀虫消积；枳实、广木香行气导滞，且槟榔、金铃子亦有行气之功，故既可杀虫又可消胀。如系单纯钩虫感染，未夹杂蛔虫、鞭虫等，则用雷丸粉杀虫。杀虫之后，用黄胖丸补养气血，调理脾胃。黄胖丸实际上是《寿世保元》绿矾丸去五倍子、神曲加苍术、厚朴、蜜糖组成。方中皂矾、针砂补血益气；苍术、厚朴、蜜糖调理脾胃，纠正贫血，退黄肿甚效。

［重证］

治法：补益气血，杀虫消积并治。

方药：归脾汤加减。异嗜者，加仙鹤草、使君子；腹胀满者，加厚朴、槟榔；气虚者，重用黄芪、党参(或红参)。并间服黄胖丸。只要体力略支，即当杀虫治疗，选用榧子杀虫丸或雷丸枳实汤或雷丸粉均可。杀虫之后，继续用归脾汤、黄胖丸补虚。或补虚与杀虫交替治疗亦可。

【转归及预后】

钩虫病的预后良好，即使是后期重症，只要积极治疗，重视调护，杜绝再感染，仍能完全恢复。如系孕妇罹患重症钩虫病，常因胎气不足可致早产或死胎。

【预防和护理】

在预防方面，积极治疗患者，以减少传染源。搞好粪便管理，以杀灭虫卵。注意局部皮肤防护，如下地劳动穿长筒靴、戴手套，手足皮肤涂白矾水等。在调理方面，特别要重视饮食富于营养和容易消化的问题，可多食豆腐、猪血、瘦肉、猪肝、鱼以及新鲜蔬菜，少吃辛辣油腻之物。

【现代研究】

黄氏等[1]用归脾汤治疗钩虫性贫血31例，全部病例大便常规化验均见钩虫卵，并有不同程度的四肢无力，头晕目眩，面色唇舌爪甲色淡无华，心悸怔忡，形体瘦削，甚或手足麻木，视物昏花，动则气喘等症状。结果：3个疗程后全部患者血红蛋白均升高至100克/升以上，能参加正常工作。治疗方法：均在驱钩虫治疗的基础上，加服归脾汤(白术、茯神、黄芪、龙眼肉、酸枣仁、党参、木香、甘草、当归、远志、生姜、红枣)，每日1剂，水煎服，7剂为一个疗程。服药期间不加用任何西药。蔡氏[2]用伐木丸治疗钩虫病10例，经化验室检查大便查出钩虫卵，红细胞、血红蛋白低下。通过服用本方药丸1～2个疗程后(15日为一个疗程)，10例钩虫病贫血患者有显效，症状消退。大便未查出钩虫卵。红细胞、血红蛋白均有增高。药物组方：苍术150克(米泔水浸泡2宿，去毛皮切片晒干)，六神曲100克(酒拌炒)，皂矾(即绿矾)100克醋浸晒干火煅透，然后将上药研细末，以好醋和米粉糊为丸，早晚各服10克米汤送下。服药丸期间禁饮茶。罗氏[3]用自拟祛虫生血丸治疗钩虫病合并重度贫血患者70例。药用：葫芦茶、煅青矾、红枣肉、苍术、陈皮、厚朴、甘草。一般服用8～18日。结果：临床痊愈66例，无效4例，临床痊愈率为94.12%。杨氏等[4]中西医结合治疗钩虫病500例，全部病例均根据临床表现和实验室检查确诊。治疗1个月后评定疗效。治愈476例，占95.2%；好转24例。除12例患者有胃肠刺激反应外，其余均无不良反应。治疗方法：口服左旋咪唑片驱虫，每晚临睡前顿服，连服3晚。在驱虫的同时配合应用参维灵、三磷酸腺苷、维生素C、血宝或维血冲剂之类的营养品。中药以归脾汤为主方：党参(或西洋参、红参)、白术、木香、当归、远志、酸枣仁、龙眼肉、黄芪、茯苓、熟地、阿胶。水煎服，每日1剂。若局部皮肤有皮炎、小水疱或红斑而瘙痒者，则用下方外洗：苦楝根白皮、百部、苦参、蒲公英、红藤、白鲜皮、地肤子。每日外洗或浸泡患处半小时，早晚各1次，连用7日。胡氏[5]对钩虫病致上消化道出血被误诊为其他疾病的64例患者进行了分析，本组误诊为胃溃疡9例，十二指肠球部溃疡32例，复合性溃疡2例，慢性胃炎19例，急性胃黏膜病变2例。胡氏总结诊断经验说：① 在寻找上消化道出血的原因时，如果能够除外常见的原因就应想到钩虫病引起的可能。② 对农民患者首先要注意除外本病。③ 胃镜检查发现贫血胃黏膜相伴十二指肠球炎时要考虑本病。④ 从大便中检出钩虫卵是诊断本病的直接依据。如果大便常规检查中未能检出虫卵但又高度怀疑钩虫感染时，则应采用饱和盐水飘浮法进行检查，此方法检出率高，必要时作钩蚴培养，其检出率较漂浮法更高。

【小结】

钩虫病是由于钩虫寄生于人体小肠所引起的疾病。其临床主要症状为食后腹胀、恶心呕吐、善食易饥，或异嗜生米、泥土之类，面黄且肿，甚则苍白无华，心悸气短，眩晕耳鸣，倦怠乏力等。所以又称黄肿病，但应与黄疸、水肿进行鉴别。其治疗原则是杀虫和补虚。轻证宜先杀虫，再补虚；重证宜补虚、杀虫并治；气虚甚者，可先补虚，再杀虫。

附方

(1) 桃叶泄春汤〔《浙江中医学院学报》，1980，(6)：20〕：桃叶　辣蓼草　连根葱　荆芥　苏叶　苦参。

(2) 止嗽散(《医学心悟》)：荆芥　桔梗　陈皮　甘草　百部　紫菀　白前。

(3) 榧子杀虫丸〔《中医杂志》1959，(3)：6〕：榧子　槟榔　红藤　百部　苦楝根皮　雄黄　大蒜。

(4) 雷丸枳实汤〔注：本书命名，原载《江苏中医》1958，(3)：8〕：雷丸　枳实　槟榔　鹤虱　金铃子　苦参　广木香。

(5) 雷丸粉〔《江苏中医》1959，(9)：60〕：雷丸。

(6) 黄胖丸〔《江苏中医》1960，(2)：31〕：皂矾　针砂　苍术　厚朴。

【现代研究】主要参考文献

[1] 黄连根，黄照飚. 归脾汤治疗钩虫性贫血31例[J]. 中国民间疗法，2000，(3)：37.

[2] 蔡精诚. 伐木丸治疗钩虫病10例疗效观察[J]. 时珍国医国药，1998，(5)：403.

[3] 罗新华. 祛虫生血丸治疗钩虫病合并重度贫血70例临床观察[J]. 新中医，2000，(3)：18.

[4] 杨火莲，梁大富，张一峰，等. 中西医结合治疗钩虫病500例[J]. 新中医，2000，(6)：64.

[5] 胡友亮. 钩虫病致上消化道出血误诊64例分析[J]. 中国误诊学杂志，2004，(8)：1178.

蛲　虫　病

【定义】

蛲虫病是由于蛲虫寄生于人体肠道而引起的疾病。因蛲虫常于夜间从肛门爬出，故临床上以肛门奇痒，夜间尤甚，以致影响睡眠为主要症状。本病多见于儿童。

【历史沿革】

隋代巢元方《诸病源候论》专立"蛲虫候"，首先详细记载蛲虫病，指出："蛲虫犹是九虫内之一虫也。形甚小，如今之蜗虫状。亦因腑脏虚弱而致，发动甚者，则能成痔瘘……诸疮。"对蛲虫之形状，蛲虫病的病机，及其因搔抓而可能引起痔瘘等并发症，都进行了较为详细的叙述。唐代王焘《外台秘要·卷二十六》指出："蛲虫多是小儿患之。"这与今之观察小儿发病率最高的事实是符合的。此后，各家记叙内容大同小异，唯明代龚廷贤《寿世保元·九虫形状》篇，对蛲虫病的病机、症状以及蛲虫之活动，作了进一步的论述。书中说："谷道虫者，由胃弱阳虚，而蛲虫下乘也。谷道肛门，大肠之候。蛲虫者，九虫内之一虫也。在于肠间，若脏腑气爽,则不妄动,胃弱阳虚,则蛲虫乘之,轻者或痒,或虫从谷道中溢出,重者侵蚀肛门疮烂。"说明胃弱阳虚是蛲虫下乘之由。

【病因病机】

一、病因

感染蛲虫。

二、病机

蛲虫在胃弱阳虚的条件下,下乘大肠、谷道、肛门,轻者仅见蛲虫爬出肛门时引起之奇痒和夜卧不安。重者扰乱脾胃运化,引起食少、腹痛、恶心、呕吐。久病损伤气血,可引起消瘦、面唇淡白,甚至夜惊、脱肛等。

【诊断】

一、发病特点

本病多发于儿童,有时可在儿童集体生活的环境中(如幼儿园)相互传染。

二、临床表现

肛门奇痒,夜间尤甚,睡眠不安,久病亦能引起腹部隐痛、纳减、消瘦、烦躁不安、夜惊等。肛门痒时可在肛门周围见到蠕动的细小白色小虫,或清晨于患者尚未大便前,用肛门拭子抹肛门皱襞四周找到蛲虫卵。

【治疗】

采取内治与外治相结合,杀虫驱虫为主要治法。只要蛲虫被驱逐,其他症状可随之缓解。下列杀虫、驱虫诸方,可因便选用。

一、内治法

(1) 槟榔煎剂:槟榔15～30克,水煎,每日1剂,分2次服。可连服2～3日。

(2) 使君子散剂:使君子肉炒熟研粉,每次口服1.5～2克,每日3次,连服15日为一个疗程,根据情况,隔1个月再服10日。本药服后可有轻度恶心和头晕感。

(3) 苦楝根皮煎剂:苦楝根皮9克,槟榔12克,鹤虱12克,水煎服,连服数日。

(4) 雷丸散剂:雷丸,选用较大的外皮深褐色者,研成细粉,每日服6～9克,连服3日为一个疗程,停1星期后,再服一个疗程,一般2～7日即有大量蛲虫排出。

二、外治法

(1) 百部30克,乌梅15克,或单用百部60克亦可,加水2碗,煎成1碗,每晚作保留灌肠,10日为一个疗程。

(2) 大蒜90克,捣碎,用冷开水浸24小时,过滤取汁,每晚用20～30毫升作保留灌肠,7日为一个疗程。

(3) 每晚睡前用百部煎汤洗净肛门口,将雄黄末撒在肛门深部及其周围,或用雄黄百部膏、10%鹤虱油膏等外涂亦可,均有杀虫止痒的作用。

如脾胃症状较重或气血不足者,杀虫后,可用香砂六君子汤或参苓白术散,调理脾胃,以善其后。

【预防和护理】

勤洗肛门,勤换衣裤被褥,保持手指清洁,对患者家庭成员同时治疗,是预防再感染和重复感染的重要措施。

【现代研究】

各地用中医药治疗蛲虫病,尤其是中药灌肠或中药栓剂对蛲虫病有良好效果。杨氏[1]用驱蛲汤治疗蛲虫病130例。药用百部5克,川楝子5克,槟榔片5克,木香3克,萹蓄草6克,茵陈6克,生大黄3克,番泻叶2克,甘草3克。水煎服,每日1剂,日服3次,连服2剂为一个疗程,若口服不配合之患儿煎汤取汁50毫升,睡前作40分钟保留灌肠,连续灌肠2个晚上。结果:临床有效127例,无效3例,总有效率97.6%。刘氏[2]用灭蛲液治疗蛲虫病260例,治愈率为93.14%,总有效率为100%。治疗方法:使君子300克,雷丸200克,百部100克,水煎半小时,澄清煎液1 000毫升,放入两个500毫升的输液瓶内,封严再在沸水中煮20分钟后备用,消毒棉做成黄豆大小棉球,用镊子夹住棉球浸上药液,在儿童睡前放入肛门内,深度以使药棉不掉出为宜。10日为一个疗程。孙氏等[3]用百楝汤保留灌肠治疗蛲虫病90例,方药组成:生百部30克,苦楝皮30克,白鲜皮30克,蛇床子30克,苦参30克。治疗方法:上药共入500毫升凉水中浸泡30分钟,煎煮取汁150毫升待凉,每晚睡前保留灌肠1次。每次3岁以下者10毫升;3～7岁者15～25毫升;7岁以上者30毫升。疗程10～15日。结果:痊愈84例,治愈率为93%。刘氏等[4]用川楝子合大蒜治蛲虫病89例,1星期内治愈者63例,1～2星期内治愈者26例,随诊半年以上无一例复发。治疗方法:取川楝子适量焙黄研末,装瓶备用,每晚睡前将两枚大蒜捣泥,混入适量药粉,搅匀后用胶布贴于肛门外,次日晨揭去,洗净肛门,晚上继用。杨氏等[5]用驱蛲液治疗小儿蛲虫病80例,治疗方法:百部30克,苦楝皮10克,川椒6克。每日1剂,浓煎取汁30～50毫升(1～3岁取汁30毫升,4～6岁取汁40毫升,6岁以上取50毫升),于夜间睡前保留灌肠,一个疗程5日。痊愈74例,有效5例,无效1例,总有效率达98.17%。张氏[6]用中药栓治疗蛲虫病34例,经1个疗程治愈者30例,2个疗程治愈者4例。中药栓方:苦楝根皮15克,枯矾、蝉蜕各10克,冰片8克,共为末。用蜂蜜熬好待温,放入上药搅匀,凉后制成栓备用。以3日为一个疗程。黄氏等[7]用百部煎剂配醋灌肠治疗蛲虫病10例,结果:5例灌肠2剂痊愈,5例灌肠3剂痊愈,所有患儿均于灌入一剂后肛门奇痒消失,未见副作用。随访一年,无复发。治疗方法:以百部30克,放入药罐或瓷缸内,加凉水200毫升,浸泡30分钟以上,煮沸后改用小火煎30分钟以上,待药液到100毫升时去渣,冷却后加入米醋25毫升。待用时加热到37℃或将药液倒在手背上感觉适宜即可灌肠。6岁以下用25毫升,6～10岁用50毫升。

【现代研究】主要参考文献

[1] 杨炳洪.驱蛲汤治疗蛲虫病130例小结[J].云南中医中药杂

志，2001，22(1)：13.
[2] 刘延君. 灭蛲液治疗蛲虫病 260 例临床体会[J]. 河北中医药学报，1997，(2)：12.
[3] 孙守信，石淑慧. 自拟百楝汤保留灌肠治疗蛲虫病 90 例[J]. 中国社区医师，2002，18(16)：38.
[4] 刘志丽，刘雪梅，王艳霞. 川楝子合大蒜治蛲虫病 89 例[J]. 中医外治杂志，2000，4(2)：44.
[5] 杨蓉，任蔚莉，陈秀荣. 驱蛲液治疗小儿蛲虫病 80 例[J]. 中医外治杂志，1999，(5)：7.
[6] 张蕾. 自制中药栓治疗蛲虫病 34 例[J]. 陕西中医，2001，(2)：511.
[7] 黄淑荣，樊昌宏. 百部煎剂配醋灌肠治疗蛲虫病[J]. 实用寄生虫病杂志，1998，(3)：711.

第十二章

癌　症

鼻　咽　癌

【定义】

鼻咽癌是原发于鼻咽黏膜被覆上皮的恶性肿瘤。临床以鼻窍时流浊涕，甚则涕出腥臭，伴头额胀痛，鼻塞不利，香臭难辨，耳鸣耳聋等为常见症状，晚期常有颈淋巴结肿大及脏器转移。鼻咽癌好发于我国南方的广东省，有“广东癌”之称。

【历史沿革】

在中医学文献中没有鼻咽癌病名，“鼻咽”是西医学的解剖名词。中医古籍中对“鼻”（指鼻腔）、“咽”（指口咽）有过不少记述。《内经》曾提出“颃颡”一词，元代滑寿著的《十四经发挥》一书中，对“颃颡”一词的校注称颃颡是软口盖的后部，据分析应是现代解剖学的鼻咽部。《灵枢·经脉》记有：“肝足厥阴之脉，起于大趾丛毛之际……上贯膈，布胁肋，循喉咙之后，上入颃颡，连目系，上出额，与督脉会于巅；其支者，从目系下颊里，环唇内。”根据肝经循行路线，“颃颡”往上走的部位大致相当于穿颅中窝出眶上裂到额部；往下走的部位则与咽后、颈侧的淋巴结链相符合。前者是鼻咽癌常见的颅底浸润途径，后者则是常见的淋巴道转移途径。在古代有如此认识，确是难能可贵的。

从中医学文献中有关“失荣”、“控脑砂”以及“鼻渊”的记载，可以找到不少类似鼻咽癌症状和转移灶体征的描述。早在《素问·气厥论篇》中有曰：“胆移热于脑，则辛頞鼻渊。鼻渊者，浊涕下不止也。传为衄衊，瞑目。故得之气厥也。”（衊，污血也，又鼻出血。瞑，合目也，又目不明）

明代陈实功《外科正宗》说：“失荣者……其患多生肩之上，初起微肿，皮色不变，日久渐大，坚硬如石，推之不移，按之不动，半载一年，方生阴痛，气血渐衰，形容瘦削，破烂紫斑，渗流血水，或肿泛如莲，秽气熏蒸，昼夜不歇，平生疙瘩，愈久愈大，越溃越坚，犯此俱为不治。”此处描述似可认为是鼻咽癌颈部淋巴结转移症状的较详细记载。又曰：“失荣者，先得后失，始富终贫；亦有虽居富贵，其心或因六欲不遂，损伤中气，郁火相凝，隧痰失道，停结而成。”指出类似鼻咽癌之病症的发病与情志密切相关。治疗拟和荣散坚丸，“和荣散坚丸：治失荣症，坚硬如石，不热不红，渐肿渐大者服”。至今仍是治疗鼻咽癌颈部痰凝瘰疬的代表方。

清代高秉钧《疡科心得集》中则指出失荣“如树木之失于荣华，枝枯皮焦，故名也。生于耳前后及项间，初起形如栗子，顶突根收，如虚痰疬瘤之状，按之石硬无情，推之不肯移动，如钉着肌肉者是也……渐渐加大后遂隐隐疼痛，痛着肌骨，渐渐溃破，但流血水无脓，渐渐口大内腐，形似湖石，凹进凸出，斯时痛甚彻心，胸闷烦躁”。上述这些典型临床症状极似鼻咽癌颈部淋巴结转移。清代吴谦等《医宗金鉴》中曰：“鼻窍中时流色黄浊涕。宜奇授藿香丸服之。若久而不愈，鼻中淋沥腥秽血水，头眩虚晕而痛者。必系虫蚀脑也，即名控脑砂。”指出鼻流浊涕、日久不愈，可发展至出现鼻流腥秽血水，头眩头痛，眼睑下垂等症状。

【病因病机】

鼻咽癌的病因有内因和外因两个方面，外因多由感受时邪热毒、饮食失调所致，内因则多和情志失调、肝胆湿热、正气不足有关。

1. **热毒犯肺**　外感风邪热毒，或素嗜烟酒炙煿之品，热邪内蕴于肺，肺经受热，宣发肃降之功能失调，热灼津伤，熬液成痰，热毒与痰湿凝结，瘀阻于经络，肺络不通，肺气郁闭，气道不通，则邪火循太阴之经而至鼻，聚集而成肿块。如《医学准绳六要》中明确指出：“至如酒客膏粱，辛热炙煿太过，火邪炎上，孔窍壅塞，则为鼻渊。鼻中浊涕如涌泉，渐变鼻衊、衄血，必由上焦积热郁塞已久而生。”

2. **肝胆火热上犯**　足厥阴肝经之脉，循喉咙上入颃颡。情志抑郁，或暴怒伤肝，肝胆火毒上逆，灼津成痰，阻滞经脉，气血失畅，瘀血乃生，痰瘀凝结而成肿块。如《素问·气厥论篇》所述：“胆移热于脑，则辛頞鼻渊。”《疡科心得集》指出：“失营者由肝阳久郁，恼怒不发，营亏络枯，经道阻滞”而成。

3. **痰湿内阻**　外受湿邪，或饮食不节，或思虑劳倦，中焦脾胃受伤，运化无权，水湿内停，凝集而成痰。痰湿内困于体内，阻滞经脉，久而不散，日久肿块乃生。正如《丹溪心法·痰》所说：“痰之为物，随气升降，无处不到。”又云：“凡人身上、中、下有块者，多是痰。”

4. **正气虚弱**　《医宗必读》云：“积之成也，正气不足，而后邪气踞之。”先天不足，禀赋薄弱，或人到中年，正气渐趋不足，易为邪毒所侵。邪毒入侵机体，邪气久羁，正气耗伤，正不胜邪，日久渐积而成癌肿。《外证医案》谓：“正气虚则为癌。”

本病病位在鼻咽部，鼻咽为呼吸之通道，和肺密切相关。肺主气，开窍于鼻，肺气通于鼻。热邪内蕴于肺脏则致上焦肺气不宣，故见鼻塞、咳嗽；火热上蒸，灼液成痰，痰浊外泄，则见鼻涕腥臭；热伤脉络，迫血离经则出现涕血或鼻衄。鼻咽部为肝经所过，若情志内伤，肝郁气逆，热毒内阻，肝胆热毒循经上扰，“胆移热于脑，则辛頞鼻渊”，甚则可产生头痛、耳鸣耳聋等少阳经症状；若痰火郁于少阳经脉，阻塞络脉，凝结成块，则可致耳前颈项痰核日久渐大，坚硬如石。然究其发病之根本，则与机体正气衰弱有关，张元素《活法机要》谓：“壮人无积，虚人则有之。脾胃怯弱，气血两衰，四时有感，皆能成积。”说明正气亏虚、痰热内阻为鼻咽癌的主要病机，其发病与肺、脾、肝、胆功能失调密切相关。

【诊断与鉴别诊断】

一、诊断

（一）发病特点

鼻咽癌发病有明显地区聚集性，多发于我国南方，尤以广东省多发。发病年龄多在45岁以上。初起常以头痛、鼻塞为首发症状，因症状不典型，常被忽略而漏诊。临床凡符合以下几点者，需特别注意。① 45岁以上男性。② 居住于我国东南沿海地区，尤其是两广、湖南等地者。③ 既往无鼻病史，近期出现头痛、鼻塞、涕血、颈部淋巴结肿大者。④ 原有慢性鼻炎或过敏性鼻炎，近期症状加重者。⑤ 有家族遗传倾向者。⑥ EB病毒滴度明显增高或较前增高者。

（二）临床表现

初起见鼻衄，鼻流浊涕，臭秽，或如鱼脑，头痛，鼻塞多为单侧，日渐加重，伴耳鸣，耳聋，耳内闭塞感。迁延失治，则头痛加重，呈持续性。若伴颈淋巴结转移，见颈部瘰疬，坚硬如石，推之不移，溃后渗流脓血，疼痛不眠，伤口难愈。若肿瘤侵犯颅底，见眼朦，复视，甚则失明，伸舌不能，吞咽障碍，面麻，口眼歪斜。晚期见神疲气短，面色无华，日渐消瘦，而危殆难医。

（三）影像学诊断

鼻咽镜检查是诊断鼻咽癌最重要的方法之一，有间接鼻咽镜检查和纤维鼻咽镜检查，并可在鼻咽镜下取组织进行活检。X线平片检查，可观察鼻咽后顶壁的软组织阴影，黏膜下浸润扩张和颅底骨质的破坏情况。CT扫描能显示癌灶向周围及咽旁间隙浸润的情况，颅底骨破坏情况较X线摄片清楚，有利于早期诊断，确定临床分期以及制订治疗方案。MRI较CT确定肿瘤的界线更为清楚和准确，并可了解脑组织损伤的情况。

（四）细胞学、病理学诊断

鼻咽癌的病理类型多为低分化鳞状细胞癌（占90%以上），在鼻咽镜下取病理活检可明确诊断。

二、鉴别诊断

1. **鼻疮** 鼻疮是以局部红肿疼痛为特征，鼻毛附脓痂，水疱丘疹较为少见，病损多限于鼻前庭内，当与鼻咽癌流污秽腥臭浊涕者相鉴别。鼻咽镜检查有助于区别。

2. **鼻部痰包（囊肿）** 可发于鼻前庭、鼻窦等，尤以鼻窦多见。肿物质软，表面光滑，穿刺可见半透明黏液性液体或黄色液体。鼻咽癌患者如有肿瘤从鼻腔内长出，肿物表面黏膜欠光滑，随着肿瘤的逐渐发展，肿物可呈现菜花样、结节样。

3. **鼻息肉** 多继发于鼻渊患者。鼻塞较甚，息肉呈白色或灰白色，质软，半透明状，不易出血。鼻咽癌患者常有涕中带血，或鼻出血，鼻咽镜活检有助于鉴别诊断。

4. **瘰疬（淋巴结核）** 多为青少年发病，常伴有淋巴结周围炎症，肿物质软，与周围组织形成团块，常有压痛，必要时可行颈部淋巴结活检以资鉴别。

【辨证论治】

一、辨证

（一）辨证要点

1. **辨鼻衄** 鼻衄因火者为多，火盛熏灼脉络，迫血妄行者，多见血色鲜红，血量较多，兼有身热，舌质红，脉弦或滑数。若因久病肺肾阴虚，或放疗后耗气伤阴，致阴虚火旺，灼伤脉络者，多血色鲜红，量少，或呈丝状，伴唇焦咽干，五心烦热，舌红少津，中有裂纹，苔少，脉细数。

2. **辨头痛** 头痛为鼻咽癌最常见的主症之一。若头痛而胀，甚则如裂，伴口苦咽干，便秘溲赤，舌红苔黄者，多属实热头痛；若头痛而眩，伴胁肋胀满，烦躁易怒，脉弦者，多属肝郁头痛；若头痛如刺，痛处固定，伴面麻舌歪，舌紫暗，脉涩者，多为血瘀头痛；若头痛绵绵，时发时止，伴气短乏力，面色无华，舌淡，脉沉细者，多为气虚头痛。

（二）证候

[热邪犯肺]

症状：鼻塞涕血，微咳痰黄，口苦咽干，时有头痛，胃纳如常，尿黄便结。舌质淡红或红，舌苔薄白或薄黄，脉滑或数。

病机分析：外感热邪，内壅肺脏，肺气上逆而为咳嗽；鼻为肺之窍，肺失宣降，故见鼻塞；热邪壅肺，肺失通调水道，炼液为痰，故见咯痰色黄；热盛熏灼脉络，则见鼻衄；热盛伤津，则口苦咽干；热邪上扰清窍，则见头痛；肺与大肠相表里，肺热下移，大肠失司，故见便结；舌质红，苔薄黄，脉滑数皆为热邪干犯之表现。

[肝郁痰凝]

症状：胁肋胀满，口苦咽干，烦躁易怒，头痛而眩，颈核肿大，时有涕血，舌质淡红或舌边红，舌苔薄白、白腻或黄腻，脉弦或滑。

病机分析：肝主疏泄，具有调达气机，调节情志的功能，情志不遂，郁怒伤肝，导致疏泄失职，肝气郁滞，则见胸胁胀闷，烦躁易怒；气滞痰凝，故见颈核肿大；痰瘀阻络，血不循经，则见鼻衄；痰浊上扰清窍，故见头痛而眩；舌质淡红或舌边红，舌苔薄白、白腻或黄腻，脉弦或滑皆为肝郁痰凝之象。

[瘀血阻络]

症状：头晕头痛，痛有定处，视物模糊或复视，面麻舌歪,心烦不寐。舌质暗红、青紫或见瘀点瘀斑,舌苔薄白、薄黄或棕黑,脉细涩或细缓。

病机分析：平素情志不舒,肝郁气滞,气为血之帅,气滞则血瘀,瘀血内阻,不通则痛,故见头痛,痛有定处;瘀血阻络,筋脉失养,故见面麻,舌歪,视物模糊;肝郁化火伤阴,心肾不交,虚阳上扰,故见心烦不寐;舌质暗红、青紫或见瘀点瘀斑,脉细涩或细缓皆为瘀血阻络之表现。

[气阴两虚]

症状：头晕头痛,口干咽燥,咽喉不适,间有涕血,耳鸣耳聋,气短乏力,口渴喜饮,形体消瘦。舌质红或绛红,苔少或无苔,或有裂纹,脉细或细数。

病机分析：久病正气亏虚,脏腑羸弱,则见短气乏力;气虚则清阳不升,不能滋养头目诸窍,则见头晕头痛;气虚津亏,气不化津,则见口干咽燥,口渴喜饮;肺阴亏耗,日久及肾,肾开窍于耳,肾阴亏虚,故见耳鸣耳聋;舌质红或绛红,苔少或无苔、或有裂纹,脉细或细数皆为气阴亏虚之象。

二、治疗

(一) 治疗原则

1. **宣肺化痰清热**　鼻咽为呼吸之要道,和肺密切相关,鼻咽癌多见鼻塞,鼻涕腥臭,为热结、痰阻的表现,故治疗须以宣肺清热化痰为要;若热伤血络,出现涕血或衄血,则须清热凉血,若痰热上扰清窍,出现头痛头晕,则须清肝泻火除痰。

2. **顾护津液,祛瘀通络**　鼻咽癌的病机特点除热结、痰阻外,由于痰热耗津,故津亏常于早中期即可出现,放疗热毒伤阴,致津液亏耗更甚。至晚期,痰瘀郁久化热,瘀阻脉络,故治疗须时时顾护津液,佐以活血通络。

(二) 治法方药

[热邪犯肺]

治法：清热解毒,润肺止咳。

方药：清气化痰丸加减。以南星味苦性凉,清热化痰治痰热之壅闭,以瓜蒌仁、黄芩助南星泻肺火、化痰热。治痰当需理气,故佐以枳实下气消痞。橘红理气宽中,亦可燥湿化痰。脾为生痰之源,肺为贮痰之器,故又以茯苓健脾渗湿,杏仁宣利肺气,半夏燥湿化痰,石上柏清热解毒,辛夷花宣通鼻窍,兼引药归经。诸药配伍,共奏清热化痰,理气止咳之效。

若热毒内盛可加栀子、黄连以清热解毒;痰多可加生南星、生半夏以助除痰散结之力;颈部肿块则可加山海螺、猫爪草以增祛瘀消积之功;加入三七、僵蚕则有助于通鼻窍、祛瘀毒。

[肝郁痰凝]

治法：疏肝解郁,化痰散结。

方药：消瘰丸加减。方中重用牡蛎、海带以消痰软坚;三棱、莪术善理肝胆之郁,能开至坚之结,配以血竭、乳香、没药以通气活血,使气通血畅,体内积块自当渐散渐消;玄参、贝母宣肺除痰;一味黄芪则兼健脾益气、扶正祛邪。

若疼痛剧,血瘀明显者,可选加䗪虫、三七以助活血通络止痛;肿块明显者,可加石上柏、牛黄、山海螺以消肿散结。

[瘀血阻络]

治法：活血祛瘀,祛风通络。

方药：通窍活血汤加减。方中赤芍凉血活血;桃仁、红花祛瘀活血,气为血之帅,气行则血畅;川芎为血中气药,取其理气活血之功;八月札、郁金疏肝理气;蜂房、地龙祛风通络止痛。

涕血明显者,可加仙鹤草、紫珠草、侧柏叶以凉血止血;头痛较剧者,可加辛夷花、全蝎、蜈蚣以通络止痛;口干口苦、便秘、溺黄,热象明显者,可加大黄、青天葵、白茅根以通腑泄热。

[气阴两虚]

治法：益气养阴,养肺滋肾。

方药：生脉散合增液汤加减。方中太子参、玄参、麦门冬益气养阴;生地、女贞子滋养肾阴,佐以石斛、天花粉滋阴润燥,白花蛇舌草、半枝莲清热解毒;甘草调和诸药。若阴血亏虚明显者,可加当归、鸡血藤、桑椹子以滋阴养血;气虚明显者则可加西洋参、黄芪、菟丝子以健脾益气;若虚火痰凝,肿块明显者,可加浙贝母、猫爪草以助除痰散结。

(三) 其他治法

1. **古方**

(1) 和荣散坚丸(《外科正宗》)：归身、熟地、茯神、香附、人参、白术、橘红各 60 克,贝母、天南星、酸枣仁、远志、柏子仁、丹皮各 30 克,龙齿 1 对(煅)。有益气养血安神之功。常用于失荣证,症见颈部瘰疬,初起微肿,皮色不变,日久坚硬如石,不热不红,渐肿渐大,日久气血渐衰,形容瘦削者。

(2) 海藻玉壶汤(《外科正宗》)：海藻、贝母、陈皮、半夏、昆布、青皮、川芎、当归、连翘、甘草节、独活各 3 克,海带五分。有化痰软坚,理气散结之功。为治疗瘰疬、痰核、瘿瘤的经典方,临床常以此方为基础加减化裁治疗瘿瘤初起,颈部肿核,或肿或硬,或赤或不赤,但未破者。

(3) 香贝养荣汤(《医宗金鉴》)：白术(土炒)6 克,人参、茯苓、陈皮、熟地黄、川芎、当归、贝母(去心)、香附(酒炒)、白芍(酒炒)各 3 克,桔梗、甘草各 1.5 克。有益气养血,行气散结之功。治疗石上疽,症见颈部肿核,隐痛绵绵,伴耳鸣头昏、神疲乏力、畏寒肢冷,属气血两虚者。

(4) 芩连二母丸(《外科正宗》)：黄芩、黄连、知母、川芎、当归、白芍、生地、熟地、地骨皮、羚羊角、蒲黄各等份,甘草减半。原治心火妄动,迫血沸腾,外受寒凉,结为血瘤,微紫微红,软硬间杂,皮肤隐隐缠如红丝,皮破血流,禁之不住者。现可用于治疗鼻咽癌肿物溃破出血证属血热妄行者。

(5) 清肝芦荟丸(《外科正宗》)：川芎、当归、白芍、生地各 60 克,青皮、芦荟、昆布、海粉、黄连、甘草节、牙皂各 15 克。治恼怒伤肝,至肝气郁结为瘤。鼻咽癌患者见胁肋胀满,口苦咽干,烦躁易怒,颈核肿大,遇喜则安,遇怒则痛者。

2. **中成药**

(1) 小金丹(《外科证治全生集》)：由白胶香、五灵脂、草乌、地龙、木鳖、没药、乳香、归身、麝香、墨炭组成。有活血止痛,解毒消肿之功。常用治流注初起及一切痰核瘰疬、乳岩,症见：颈部肿核,皮色不变,或肿胀作痛,流脓清稀,久不收口者。内服，每次1.5～3克，每日2次，小儿酌减，孕妇慎用。

(2) 六味地黄丸(《外科枢要》、《小儿药证直诀》)：由熟地黄、山茱萸、山药、牡丹皮、茯苓、泽泻组成。上药共研为末，炼蜜为丸，如桐子大，每服一丸，滚汤下。每次6克，每日3次。有滋阴补肾之功。用于鼻咽癌后期热盛伤阴，阴虚火旺，症见腰膝酸软，头晕目眩，耳鸣耳聋，潮热盗汗，口干等症者。

(3) 六神丸：牛黄7.5克，珍珠(豆腐制)7.5克，麝香5克，冰片5克，蟾酥5克，雄黄(飞)5克。上五味(除蟾酥)共研极细粉，滚开水泛小丸，烧酒化蟾酥为衣，候干，制成约100粒，口服。具有清热解毒、消肿止痛之功效，主治食管癌、胃癌、鼻咽癌、舌癌等属热毒炽盛者。常用量每日3次，每次10～20粒，7日为一个疗程。

(4) 鼻咽清毒颗粒：由野菊花、苍耳子、重楼、蛇泡筋、两面针、夏枯草、龙胆、党参组成。有清热解毒，化痰散结之功。用于热毒蕴结，鼻咽肿痛，以及鼻咽部慢性炎症、鼻咽癌放射治疗后分泌物增多等症。口服，每次20克，每日2次，30日为一个疗程。

3. 外治

(1) 硼脑膏：金银花9克，鱼脑石6克，黄柏6克，硼砂6克，冰片0.6克。共研细粉，用香油、凡士林调成软膏，用棉球蘸药膏塞鼻孔内；或用药粉，吸入鼻腔内，每日3次。适用于鼻咽癌伴头痛，鼻流脓涕证属肺热者。

(2) 辛石散：白芷3克，鹅不食草3克，细辛3克，辛夷6克，鱼脑石4块，冰片4.5克。共研细粉，混匀，吸入鼻腔内，每日2～3次。适用于鼻咽癌伴头痛鼻塞证属风寒犯肺者。

(3) 头痛塞鼻散：将川芎、白芷、远志、冰片等研末，塞入鼻孔内，右侧痛塞左鼻，左侧痛塞右鼻。一般塞鼻3～5分钟，头痛逐渐减轻。适用于鼻咽癌伴头痛，夜寐不安者。

4. 针灸

(1) 体针

处方：印堂、通天、天鼎、合谷、上星、足三里。

方义：本方以局部取穴为主(腧穴所在，主治所在)，远部取穴为辅(经脉所过，主治所及)，配合使用，共奏舒经活络、通行气血之功。通天配印堂，善于宣发清阳，加上星通鼻窍，天鼎以疏局部经气。足三里、合谷疏调阳明经气而通鼻窍利咽。

辨证配穴：肺热痰凝者加尺泽、丰隆清肺化痰；气郁痰瘀者加太冲、三阴交行气散瘀；火毒内阻者加内庭、液门清泻火毒；气阴亏虚者加气海、照海益气养阴。

随症配穴：咽喉干痒加照海滋阴利咽；痰中带血加鱼际清肺止血；咯血者，加阴郄、地机；盗汗加阴郄、复溜滋阴敛汗；胸痛加膻中、内关宽胸理气；放化疗后呕吐、呃逆加内关、膈俞；白细胞减少加大椎、血海。

刺灸方法：常规针刺，平补平泻为主，虚证加灸。胸背部穴位不宜刺深。

(2) 耳针：内鼻、咽喉、肺、大肠、轮4～6反应点。针双侧，用中等刺激，留针10～20分钟，或用王不留行籽贴压。每日1次。

(3) 穴位注射：大椎、风门、肺俞、膏肓、丰隆、足三里。每次取2～4穴，用胎盘注射液、胸腺肽等药，注射量根据不同的药物及具体辨证而定。局部常规消毒，在选定穴位处刺入，待局部有酸麻或胀感后再将药物注入。隔日1次。

(4) 拔罐：肺俞、膈俞、风门、膏肓。留罐5分钟，隔日1次。

(5) 穴位贴敷：用白芥子、甘遂、细辛、丁香、川芎等研末调糊状，贴大椎、肺俞、膏肓、身柱、脾俞、膈俞等，用胶布固定，保留至皮肤发红，每星期1次，3次为一个疗程。尤适用于放化疗后。

(6) 挑治：多用于实证，取胸区点、椎环点、背区点以及压痛点、痧点挑治。

【转归及预后】

本病初起以邪实为主，正气未虚，症状较轻，仅见头痛，鼻衄，鼻塞；若迁延失治，则正气受损，邪实更盛，而见头痛加剧，口干咽燥，颈核坚硬，面麻舌歪，耳聋耳鸣等虚实夹杂之症；病至晚期，热盛伤阴，阴损及阳，气血俱虚，则见乏力气短，面色㿠白，形销骨立而危殆难医。

古人对本病的不良预后早有记载。明代陈实功《外科正宗》中有言："失荣症生于耳前及项间，初如痰核，久则坚硬，渐大如石……乃百死一生之症。"清代时世瑞《疡科捷径》有言："失荣诚是失荣缘……绵延日久形消瘦，若是翻花难许痊。"本病若在早期，尚无口干，气短，舌歪耳聋者，属可治；病至晚期，见颈核累累，坚硬如石，面麻眼朦，口眼歪斜者，难治；若舌光无津，瘦小干裂，为津枯阴竭，胃气已败，病属不治。

西医学研究方面，鼻咽癌在实体恶性肿瘤中预后相对较好，单纯放射治疗的5年生存率在50%～60%之间，5年累积复发率为20%～30%，5年累积远处转移率为20%～25%。多项研究表明，临床分期、颈淋巴结转移情况、治疗方法、治疗过程中血红蛋白水平等对鼻咽癌的预后影响较大。总的来说，早发现，早治疗，根据患者情况合理选择有效的治疗手段是提高鼻咽癌生存期的根本途径。

【预防与护理】

加强锻炼，增强体质，积极、彻底治疗鼻腔、口腔部急慢性炎症，慢性鼻窦炎患者应经常清除鼻内浊涕，保持鼻腔通气。改善生活环境和工作环境，避免长期吸入干燥、多灰尘及刺激性气体。不可长时间使用血管收缩性滴鼻液。如有难以缓解的单侧鼻塞、头痛、耳鸣等症状，须及早就诊，行EB病毒和鼻咽镜检查。

保证营养的供给，提倡多吃高蛋白、低脂肪、少油腻、高维生素的清淡食物，鼓励患者多饮水，多吃水果。

放疗后口腔、鼻腔黏膜反应，可辨证选用清热凉血、养阴生津的药物和方剂，如清营汤、沙参麦冬汤等，或加用康复新口腔喷雾。皮肤反应，可予1%冰片滑石粉或薄荷滑石粉涂撒，并尽可能暴露局部皮肤，用0.02%呋喃西林溶液清洗脓液后，涂擦1%合霉素羊毛脂，暴露创面，暂停放疗，必要时配合全身使用抗生素。为避免放射性纤维化，应坚持张口练习。可多嚼口香糖、含话梅等，增加唾液分泌，每日坚持张口练习至少300次。

化疗期间若出现消化系统的毒副反应，治疗上给予健脾和胃、降逆止呕之品，同时宜进消食健脾之食物，可用生薏苡仁 100 克、山药 50 克、党参 20 克加瘦肉适量煮汤饮用。

【现代研究】

鼻咽癌的发病具有明显的地区聚集性。据估计，全世界鼻咽癌病例中 80％发生于我国，尤以南方发病率较高，居住在广东省中部的及操广东地方语的男性，其发病率高达 30～50/10 万。在我国，鼻咽癌的病死率占全部恶性肿瘤死亡率的 2.81％，居第 8 位，其中男性为 3.11％，占第 7 位，女性为 2.34％，占第 9 位。年平均病死率在广东省恶性肿瘤死亡中居第 3 位。

基础研究方面，李氏等[1]应用 Wenger 植物神经平衡因子分析法及外周血 T 细胞亚群检测鼻咽癌各型患者的免疫状态，结果发现，绝大部分鼻咽癌患者副交感神经功能活动增强或亢进。侯氏[2]对中医"八纲"辨证进行病理生理学和病理解剖学研究认为，副交感神经功能活动增强或亢进，实为"八纲"辨证中的虚证范畴。热邪犯肺型多见于鼻咽癌早期，但机体已见虚证。肝郁痰凝型及血瘀阻络型多见于鼻咽癌中晚期患者，虚证更为明显。同时鼻咽癌患者外周血 T 细胞亚群 CD3、CD4 明显减少。研究结果进一步证明"邪之所凑，其气必虚"，机体正气不足，免疫功能低下是鼻咽癌发病的首要因素。

放射治疗是鼻咽癌的主要治疗手段，早期足量的放疗，可达到根治的效果。然而，由于放射线对黏膜及唾液腺的损伤，致使鼻咽癌患者在放疗过程中常产生较严重的不良反应，甚至被迫终止治疗。而中医则认为，放疗为火热之毒，最易伤阴，故临床上以清热解毒、养阴生津之法拟方治疗鼻咽癌放疗的患者，常收到较好的疗效。黄氏等[3]以清热解毒、养阴生津中药（沙参、麦门冬、生地、玄参、白花蛇舌草、射干、桔梗、两面针、金银花、甘草、白茅根）配合放疗治疗 102 例鼻咽癌患者。结果：中药组的口腔放射症状及口腔黏膜反应状况均明显轻于对照组，中药组治疗有效率为 90.25％，对照组仅为 19％，结果有统计学差异。张氏等[4]在放疗属火毒之邪的理论基础上，研制出鼻咽清毒颗粒。本药主要由菊花、蚤休、两面针、蛇泡勒、夏枯草、龙胆草、苍耳子、党参等组成，具有清热解毒、活血祛瘀、消肿止痛之功。实验研究证明，鼻咽清毒颗粒对 Raji 细胞 EB 病毒 EA 抗原表达有抑制作用，对人鼻咽癌细胞 CNE_2 有强力抑制作用，且能杀死包括金黄色葡萄球菌、链球菌等多种细菌，可有效控制鼻咽部的炎症反应，并有助于防止和减少鼻咽癌的复发。临床用于治疗 132 例鼻咽癌放疗患者，结果发现鼻咽清毒颗粒可有效减少口腔黏膜反应，提高放疗效果。

在远期疗效方面，中药与放化疗有一定的协同作用。李氏[5]采用增液汤加味（玄参、麦门冬、生地、天花粉、石斛、太子参、白花蛇舌草、甘草）配合放疗治疗 135 例鼻咽癌患者，与单纯放疗的 131 例患者进行比较，结果 5 年复发率中放组为 11.85％(16/135)，单放组为 38.16％(50/131)，两组有显著差异($P<0.05$)；远处器官转移率中放组为 14.80％(21/135)，单放组为 17.55％(23/131)，两组差异有显著性($P>0.05$)；死亡率中放组为 32.59％(44/135)，单放组为 59.54％(78/131)，两组差异有显著性($P<0.05$)。认为增液汤加味可改善鼻咽癌患者的预后，减少其复发率和病死率。

【小结】

本病多发于中年以上男性，病因有内因和外因 2 个方面，外因多由感受时邪热毒、饮食失调所致，内因则多和情志失调、肝胆湿热、正气不足有关。病变部位在鼻咽，又与肺、肝、胆有密切的关系。当据证采用宣肺清热、化痰祛瘀、清肝泻胆、益气养阴等法。治疗过程尤须注意顾护津液。早期发现，及时治疗，预后较好。

附方

（1）清气化痰丸(《医方考》)：瓜蒌仁　陈皮　黄芩　杏仁　枳实　茯苓　胆南星　半夏。

（2）消瘰丸(《医学衷中参西录》)：牡蛎(煅)　生黄芪　三棱　莪术　龙胆草　玄参　浙贝母　血竭　乳香　没药。

（3）通窍活血汤(《医林改错》)：赤芍　川芎　桃仁　红枣(去核)　红花　老葱　鲜姜　麝香。

（4）生脉散(《医学启源》)：人参　麦门冬　五味子。

（5）增液汤(《温病条辨》)：玄参　麦门冬　生地。

【现代研究】主要参考文献

[1] 李连华，张蓓，陈徐贤，等. 鼻咽癌中医各型患者的植物神经功能与外周血 T 淋巴细胞亚群相关性初步研究[J]. 中医研究，2000，13(2)：14～15.

[2] 侯灿. "八纲"病理生理学基础初步探讨[J]. 中医杂志，1964，(12)：460.

[3] 黄国贤，张蓓，丘惠娟，等. 中药防治急性放射性口咽炎临床研究[J]. 中国现代应用药学杂志，2003，20(2)：132～133.

[4] 张蓓，胡丕丽，黄国贤，等. 鼻咽清毒颗粒防治鼻咽癌急性放射性口咽炎疗效观察[J]. 广东医学，2003，24(6)：658～659.

[5] 李连华，汪丽川. 增液汤加味配合放射治疗 135 例鼻咽癌患者预后观察[J]. 中医研究，1999，12(3)：16～18.

肺　癌

【定义】

肺癌是指起源于支气管黏膜或肺泡细胞的恶性肿瘤。以咳嗽、咯血、发热、胸痛、气急为主要症状，晚期可能伴有肺外症状。

【历史沿革】

在中医古文献中未见肺癌的病名，但有不少类似肺癌的记载。根据本病的临床表现,肺癌可归属于中医学“咳嗽”、“咯血”、“胸痛”、“肺痈”、“肺痿”、“虚劳”、“痰饮”等范畴。古医籍中又有“肺积”、“息贲”、“肺壅”等称谓。

中医学早在春秋战国时期就对类似肺癌症状中的咳嗽咯血气急做了描述,《素问·咳论篇》曰:“肺咳之状,咳而喘息有音,甚则唾血。”《素问·玉机真脏论篇》曰:“大骨枯槁,大肉陷下,胸中气满,喘息不便,内痛引肩项,身热,脱肉破䐃,真脏见,十月之内死。”此描述极似肺癌晚期咳嗽、胸痛、发热诸症危重及恶液质状态。到了《难经》时,提出了与西医学肺癌相似的中医病名息贲,并明确了它的病位和症状,《难经·五十六难》谓:“肺之积,名曰息贲,在右胁下,覆大如杯,久不已,令人洒淅寒热,喘咳,发肺壅。”

汉代张仲景描述的肺痿症状、病机和治法方药,以及采用养阴、甘温法治疗“肺痿”,对肺癌的病机证治具有指导意义。《金匮要略·肺痿肺痈咳嗽上气病脉证治七》云:“肺痿吐涎沫而不咳者,其人不渴,必遗尿,小便数……此为肺中冷,必眩,多涎唾,甘草干姜汤以温之……大逆上气,咽喉不利,止逆下气者,麦门冬汤主之。”

宋代《济生方》对息贲的临床表现有了更详细的描述,如《济生方·积聚论治》云:“息贲之状,在右胁下大如覆杯,喘息奔溢,是为肺积,诊其脉浮而毛,其色白,其病气逆背痛,少气喜忘,目瞑肤寒,皮中时痛,或如虱缘,或如针刺。”并提出息贲汤治疗肺积,定喘丹用于久咳喘促,经效阿胶丸治劳嗽咳血等具体方药。宋代《普济方》书中则载有治疗息贲、咳嗽喘促、胸胁胀满、咳嗽见血、胸膈壅闷、呕吐痰涎、面黄体瘦等肺癌常见症的方药。

金元时期李杲治疗肺积的息贲丸,所治之症“喘息气逆,背痛少气”类似肺癌症状。

明代张景岳《景岳全书·虚损》云:“劳嗽,声哑,声不能出,或喘息气促者,此肺脏败也,必死。”此描述与晚期肺癌纵隔转移压迫喉返神经而致声嘶等临床表现相似,并指出其预后不良。

清代沈金鳌所著《杂病源流犀烛》对肺癌的病因病机和治疗都有了详细的记载,书中提到:“邪积胸中,阻塞气道,气不得通,为痰……为血,皆邪正相搏,邪既胜,正不得制之,遂结成形而有块”;“息贲,肺积病也……皆由肺气虚,痰热壅结也,宜调息丸、息贲丸,当以降气清热,开痰散结为主。”

总之,宋以前,古人对肺癌的症状、病机、辨证分型、方药已有初步认识;宋元明清,对肺癌的症状、病机、辨证分型、治法方药等均有广泛而深入的研究,其形成的理论与积累的经验对于今天我们研究肺癌有一定的指导意义。

【病因病机】

本病病位在肺,与脾肾密切相关,《素问·五脏生成篇》谓:“诸气者,皆属于肺。”或因禀赋,或因六淫,或因饮食,或因邪毒,导致肺失宣降,气机不利,血行瘀滞,痰浊内生,毒邪结聚而成。

1. **正气亏虚**　禀受父母之先天不足,或后天失养,肺气亏虚,宣降失常,邪毒乘虚而入,客邪留滞,肺气贲郁,脉络阻塞,痰瘀互结而成肺积。如《活人机要》云:“壮人无积,虚人则有之。”《医宗必读》谓:“积之成也,正气不足,而后邪气踞之。”

2. **情志失调**　七情内伤,气逆气滞,而气为血帅,气机逆乱,血行瘀滞;或思虑伤脾,脾失健运,聚湿生痰,痰贮于肺,肺失宣降,气滞血瘀,痰凝毒聚,局部结而成块。诚如《素问·举痛论篇》说:“悲则心系急,肺布叶举,而上焦不通,荣卫不散……思则心有所存,神有所归,正气留而不行,故气结矣。”

3. **外邪犯肺**　肺为娇脏,喜润而恶燥,燥热之邪最易伤肺,加之长期吸烟,“烟为辛热之魁”,燥热灼阴,火邪刑金,炼液为痰,形成积聚;或邪毒侵肺,肺为气之主,通于喉,开窍于鼻,直接与外环境相通,如废气、矿尘、石棉和放射性物质等邪毒袭肺,则肺之宣降失司,肺气郁滞不行,气滞血瘀,毒瘀结聚,日久而成癌瘤。清代吴澄《不居集》云“金性喜清润,润则生水,以滋脏腑。若本体一燥,则水源渐竭,火无所制,金受火燥,则气自乱而咳嗽,嗽则喉干声哑,烦渴引饮,痰结便闭,肌肤枯燥,形神虚委,脉必虚数,久则涩数无神。”

4. **饮食所伤**　《素问·痹论篇》曰:“饮食自倍,肠胃乃伤。”脾为生痰之源,脾虚则水谷精微不能生化输布,致湿聚生痰,肺为贮痰之器,痰浊留于水之上源,阻滞肺络,痰瘀为患,结于胸中,肿块渐成。

本病的发病与痰、热、虚密切相关。肺失宣降,脾失健运,痰浊内生;“肺为娇脏,喜润而恶燥”,肺肾阴虚,肺叶失润,或“肺热叶焦”;肺气不足,肺脾肾虚,痰热互结,终成本病。

【诊断与鉴别诊断】

一、诊断

(一)发病特点

肺癌发病呈现城市化,中老年人多见,但近年来,发病年龄呈下降趋势,肺癌年轻化、女性化的趋势日益明显。与吸烟呈明显的相关性。本病起病缓慢,病情呈进行性加重,常因早期症状隐匿和缺少特异性而失治误治,延误时机。

(二)临床表现

肺癌的临床表现包括肺部和肺外两方面的症状和体征。

1. **肺内症状**　咳嗽通常为肺癌较早出现的症状,患者可有干咳或咳吐少量黏稠白痰,或剧咳,热毒犯肺时可咳吐脓痰;咯血和血痰多为间断性反复少量血痰,血多于痰,色鲜红,偶见大咯血;胸痛早期通常表现为不定时的胸闷,压迫感或钝痛,有些患者难以描述疼痛的性质和部位,痛无定处,甚则胸痛剧烈或痛无缓解。有的周围型肺癌患者以胸胁痛,肩背痛,上肢痛等为首发症状;气急主要表现为活动后气急,肺癌晚期淋巴结转移压迫大支气管或隆突及弥漫性肺泡癌、胸腔积液、心包积液等则气急症状更为明显;发热多为肿瘤压迫或阻塞支气管后引起肺部感染,也可由于癌肿坏死毒素吸收而引起癌性发热,抗炎治疗效果不明显。

2. **肺外表现**　主要是由于肿块压迫、侵犯邻近的组织、气管,远处转移,及副癌综合征,如“类癌综合征”(表现为皮肤潮红、腹泻、浮肿、喘息、心悸阵作等)、“柯兴综合征”、“异位生长激素综合征”、“异位甲状旁腺综合征”、“异位促性腺激素综合征”、“肺性关节炎”等。

（三）影像学检查

肺部的X线、CT及MRI的应用，使肺癌的定位及分期诊断有了很大的提高。

（四）细胞病理学诊断

包括痰液、纤维支气管镜刷检物、支气管吸出液及灌洗液、各种穿刺物的细胞学检查，是确诊肺癌的重要方法。经皮肺穿术可行细胞学或病理学诊断。

（五）血清学检查

目前仍在寻找对于肺癌敏感性高、特异性强的生物标志物，如单克隆抗体诊断肺癌及对肺癌患者染色体、癌基因的研究等。部分患者血清癌胚抗原(CEA)呈阳性。

二、鉴别诊断

1. **肺痨**　肺痨与肺癌两者病位均在肺，均可见咳嗽、咯血、胸痛、消瘦。但肺癌还见气急，是在正气亏虚的基础上，气郁、瘀血、痰湿、邪毒互相搏结而成，病情发展迅速，难以治愈。肺痨病情发展缓慢，还可见潮热、盗汗，它是一种慢性传染性疾病，其病理主要是阴虚火旺。

2. **肺胀**　肺胀是因咳嗽、哮喘等证日久不愈，肺脾肾虚损，气道滞塞不利，出现以胸中胀满，痰涎壅盛，上气咳喘，动辄加剧，甚则面色晦暗，唇舌发绀，颜面四肢浮肿，病程缠绵，经久难愈为特征的疾病。肺癌之气喘肿胀之症虽然可见，但不是必具之症，病程较短，发展迅速，预后不良。

3. **喘证**　喘证是以气息迫促为主要临床表现的一类疾病。作为一个症状，喘息可以出现在许多急、慢性疾病的过程中，多呈反复发作，经治症状缓解。肺癌的主要症状中包括喘息气急，伴有咳嗽、咯血、发热、胸痛等症，经有效抗癌治疗或可缓解，但预后不良。

【辨证论治】

一、辨证

（一）辨证要点

1. **辨咳嗽**　咳嗽是肺癌患者主要症状，咳而声低气怯者属虚；洪亮有力者属实。晨起咳嗽阵发加剧，咳嗽连声重浊，多为痰浊咳嗽；午后、黄昏咳嗽加重，或夜间时有单声咳嗽，咳声轻微短促者，多属肺燥阴虚；夜卧咳嗽较剧，持续难已，短气乏力者，多为气虚或阳虚咳嗽。

2. **辨咯痰**　从痰可知疾病的盛衰及病邪虚实。痰少或干咳无痰者多属燥热、阴虚；痰多者常属痰湿、痰热、虚寒。痰白而稀薄者属风、属寒；痰黄而稠者属热；痰白而稠厚者属湿。

3. **辨咯血**　咯血色鲜红、质地黏稠者，为实热证；血色淡红、质地清稀者，为虚证、寒证；血色暗红、夹有血块者，为瘀血。

4. **辨胸痛**　胸痛突然，且剧烈难忍者，多属实证；起病缓慢，呈隐痛、绵绵而痛，且时间长久者，多为虚证。胀痛窜痛为气滞；针刺刀割样疼痛为血瘀。

5. **辨气急**　气急或兼哮鸣，咳嗽痰白清稀，属寒；气急或兼哮鸣，咳嗽黄痰，或发热，属热；气急，胸闷痰鸣，痰多白黏或带泡沫状，为痰盛。喘促气短，言语无力，咳声低微，自汗怕风，为肺气虚；喘促日久，呼多吸少，动则喘息更甚，气不得续，汗出肢冷，畏寒，为肾气虚。

6. **辨发热**　发热，或高或低，劳累发作或加重，为气虚发热；午后潮热，或夜间发热，手足心热，为阴虚发热；发热欲近衣，四肢不温，为虚阳外越；发热，热势随情绪变化起伏，烦躁易怒，为气郁发热；午后或夜晚发热，或身体局部发热，但欲漱水不欲咽，为瘀血发热；低热，午后热甚，身热不扬，为湿郁发热。

（二）证候

[肺郁痰瘀]

症状：咳嗽不畅，咯痰不爽，痰中带血，胸肋背痛，胸闷气急，唇紫口干，便秘，舌暗红，有瘀斑或瘀点。苔白或黄，脉弦滑。

病机分析：肺主气，司呼吸，邪毒外侵，肺气郁闭，失于宣降，气机不利，血行瘀滞，痰浊内生，毒邪结聚于肺而成本病。肺气郁闭，失于宣降，痰浊凝聚则咳嗽不畅，咯痰不爽，胸闷气急；肺朝百脉，主治节，气滞血瘀，迫血妄行，损伤肺络，则痰中带血；气滞血瘀，不通则痛，故胸胁背痛；肺失宣降，津液失布，气机不畅故口干便秘；唇紫，舌暗，瘀斑（点）皆为血瘀之征；舌红，苔白或黄，脉弦滑皆为气郁痰阻之象。

[脾虚痰湿]

症状：咳嗽痰多，咯痰稀薄，胸闷气短，疲乏懒言，纳呆消瘦，腹胀便溏。舌淡胖，边有齿痕，舌苔白腻，脉濡、缓、滑。

病机分析：脾气亏虚，失于运化，痰湿内生，上渍于肺故咳嗽痰多，咯痰稀薄；脾不健运，机体失养，故疲乏懒言，纳呆消瘦，腹胀便溏；脾失运化，痰湿内生，贮存于肺，肺失宣降，故胸闷气短；舌淡胖，边有齿痕，舌苔白腻，脉濡缓滑均为肺脾气虚夹痰湿的表现。

[阴虚痰热]

症状：咳嗽痰少，干咳无痰，或痰带血丝，咳血，胸闷气急，声音嘶哑，潮热盗汗，头晕耳鸣，心烦口干，尿赤便结。舌红绛、苔花剥或舌光无苔，脉细数无力。

病机分析：肺阴亏虚，肺失濡润，虚热内生，肺气上逆，故咳嗽痰少，干咳无痰，胸闷气急；肺阴不足，清肃不行，阴虚火旺，火灼肺络故痰带血丝，咳血；肺阴亏虚，津液不布，肠道失养，故口干便结；潮热盗汗，头晕耳鸣，心烦尿赤均为阴虚内热之征；舌红绛、苔花剥或舌光无苔，脉细数无力为阴虚内热的表现。

[气阴两虚]

症状：干咳少痰，咳声低微，或痰少带血，面色萎黄暗淡，唇红，神疲乏力，口干短气，纳呆肉削。舌淡红或胖、苔白干或无苔，脉细。

病机分析：咳声低微，神疲乏力，面色萎黄暗淡，短气，纳呆肉削为肺脾气虚之征；干咳少痰，或痰少带血，唇红口干，则属肺阴虚内热的表现；舌淡红或胖、苔白干或无苔，脉细亦为气阴两虚之征。

二、治疗

（一）治疗原则

1. **宣肺化痰为主**　本病为各种原因致肺失宣降，气机不利,痰浊内生而成。因此宣肺化痰为治疗的基本原则。

2. **治痰勿忘健脾**　肺为贮痰之器,故治痰以治肺为主。而脾为生痰之源,故治痰常兼健脾。

3. **益气养阴勿忘滋肾**　本病病久,伤及气阴,穷必及肾,引起肾阴亏损,肺叶失润,肺叶干焦,故益气养阴勿忘滋肾。

(二) 治法方药

[肺郁痰瘀]

治法: 宣肺理气,化痰逐瘀。

方药: 苇茎汤加减。方中苇茎甘寒轻浮,清肺泻热,冬瓜仁化痰排脓,桃仁活血行瘀,薏苡仁清肺破毒肿。四药合用,共成清肺化痰,逐瘀排脓之功。加用浙贝母、猫爪草、山慈菇等化痰散结;桃仁、三七活血通络。胸胁胀痛者加制乳香、制没药、延胡索;咯血者重用仙鹤草、白茅根、旱莲草;痰瘀发热者加金银花、连翘、黄芩。

[脾虚痰湿]

治法: 健脾燥湿,理气化痰。

方药: 六君子汤加减。方中党参、茯苓、白术、甘草健脾益气;半夏、陈皮祛痰化湿;浙贝母、猫爪草、山慈菇、生牡蛎、壁虎等豁痰散结。痰涎壅盛者加牛蒡子;肢倦思睡者加人参、黄芪。

[阴虚痰热]

治法: 滋肾清肺,化痰散结。

方药: 百合固金汤加减。方中百合、生熟地滋养肺肾阴液;麦门冬助百合以养肺阴,清肺热,玄参助生熟地以益肾阴,降虚火;当归、芍药养血和营;贝母、桔梗散结化痰止咳;甘草调和诸药。若咳血甚者,加侧柏叶、仙鹤草、白茅根以凉血止血;淋巴结转移者,加用白花蛇舌草、夏枯草等以加强散结之力;五心烦热者加知母、丹皮、黄柏以清热养阴;口干欲饮者加天花粉、天门冬益肺胃之阴;大便干结者加生地、火麻仁润肠通便。

[气阴两虚]

治法: 益气养阴,化痰散结。

方药: 大补元煎加减。方中人参大补元气,熟地、当归滋阴补血,人参与熟地相配,即是景岳之两仪膏,善治精气大耗之证;枸杞子、山茱萸滋补肝肾;杜仲温补肾阳;甘草助补益而和诸药。诸药配合,能大补真元,益气养阴,故景岳曾称此方为"救本培元第一要方"。加用浙贝母、猫爪草、山慈菇等化痰散结;桃仁、三七活血通络。面肢浮肿者加葶苈子、郁金行气利水;神志昏蒙者加全蝎、蜈蚣攻毒通络。

(三) 其他治法

1. **古方**

(1) 息贲汤(《济生方》): 半夏、吴茱萸、桂心、人参、桑白皮(炙)、葶苈(炒)。治肺之积,在右胁下,大如覆杯,久久不愈,病洒洒寒热,气逆喘咳,发为肺痈。

(2) 定喘丹(《济生方》): 杏仁、马兜铃、蝉蜕、砒。上件为末,蒸枣肉为丸,如葵子大,每服六七丸,临睡用葱白泡茶放冷送下。治男子妇人,久患咳嗽,肺气喘促,倚息不得睡卧。

(3) 经效阿胶丸(《苏沈良方》): 阿胶、生地、卷柏叶、山药、大蓟根、五味子、鸡苏、柏子仁、人参、茯苓、百部、防风、远志、麦门冬。上为细末,炼蜜为丸,如弹子大,每服一丸,细嚼,浓煎小麦汤或麦门冬汤咽下。治劳嗽,并咳血唾血。

(4) 息贲丸(《证治准绳·类方》王肯堂引东垣): 厚朴、黄连、干姜、白茯苓、川椒、紫菀、川乌、桔梗、白豆蔻、陈皮、京三棱、天门冬、人参、青皮、巴豆霜。上除茯苓、巴豆霜各另研旋入外,为细末和匀,炼蜜丸,梧桐子大。治肺积,名息贲,在右胁下,大如覆杯,喘息气逆,背痛少气,喜忘目瞑,皮寒时痛。久不已,令人洒淅寒热喘嗽,发为肺壅,其脉浮而毛。

2. **中成药**

(1) 参一胶囊: 由人参皂苷 Rg_3 单一成分组成。有培元固本,补益气血的功效。与化疗配合用药,有助于提高原发性肺癌、肝癌的疗效,可改善肿瘤患者的气虚症状,提高机体免疫功能。饭前空腹口服,每次 2 粒,每日 2 次,连续 2 个月为一个疗程。禁忌: 有出血倾向者忌用。注意事项: 火热证或阴虚内热证者慎用。

(2) 鹤蟾片: 由仙鹤草、干蟾皮、浙贝母、半夏、天门冬、人参、葶苈子组成。具有解毒除痰,凉血祛瘀,消癥散结之功效。适用于原发性支气管肺癌,肺部转移癌,能够改善患者的主观症状和体征,提高患者生存质量。每次 6 片,每日 3 次,温开水送服。

(3) 小金丹: 由麝香、当归、木鳖子、草乌、地龙、乳香、没药、墨炭、白胶香、五灵脂、马钱子组成,有散结消肿,化瘀止痛的功效。用于痰气凝滞所致的瘰疬、瘿瘤、乳岩、乳癖,症见肌肤或肌肤下肿块一处或数处,推之能动,或骨及骨关节肿大、皮色不变、肿硬作痛。每次 1.2～3 克,每日 2 次,小儿酌减。

(4) 梅花点舌丹: 雄黄、牛黄、熊胆、冰片、硼砂、血竭、葶苈子、沉香、乳香、没药、麝香、珍珠、蟾酥、朱砂组成。能清热解毒,消肿止痛。用于火毒内盛所致的疔疮痈肿初起、咽喉牙龈肿痛、口舌生疮。口服,每次 3 粒,每日 1～2 次;外用,用醋化开,敷于患处。

3. **针灸**

(1) 体针

处方: 以手太阴肺经腧穴和肺的俞、募穴为主。肺俞、中府、太渊、孔最、膏肓、丰隆、足三里。

方义: 病变在肺,按俞募配穴法取肺俞、中府调理肺脏气机、宣肺化痰;孔最为手太阴郄穴,配肺俞可宣通肺气;太渊为肺经原穴,本脏真气所注,配肺俞可宣肺化痰。膏肓为主治诸虚百损之要穴,具有理肺补虚之效。丰隆为豁痰散结要穴,加胃经合穴足三里,意在培补后天之本,培土生金,诸穴合用可收祛邪化痰、益气宣肺之功。

辨证配穴: 肺郁痰瘀证加膻中、三阴交行气活血,健脾化痰。脾虚痰湿证加脾俞、阴陵泉健脾利湿化痰。阴虚痰热证加尺泽、然谷,肺经合穴尺泽,配肾经荥穴然谷,可清虚热而保阴津。气阴两虚加太溪、气海益气养阴。

随症配穴: 胸痛加膻中、内关宽胸理气;胁痛加支沟、阳陵泉疏利少阳;咽喉干痒加照海滋阴利咽;痰中带血加鱼际清肺止血;咯血者,加阴郄、地机;盗汗加阴郄、复溜滋阴敛汗;肢体浮肿、小便不利加阴陵泉、三阴交健脾利湿。肺癌放化疗后呕吐、呃逆加内关、膈俞;肺癌放化疗后白细胞减少加大椎、膈俞。

刺灸方法：常规针刺,平补平泻为主,虚证加灸。胸背部穴位不宜刺深。

(2) 耳针：肺、气管、大肠、胸、肝、脾、神门、轮 4～6 反应点。针双侧,用中等刺激,留针 10～20 分钟,或用王不留行籽贴压。每日 1 次。

(3) 穴位注射：大椎、风门、肺俞、膏肓、丰隆、足三里。每次取 2～4 穴,用胎盘针、胸腺肽等药,注射量根据不同的药物及具体辨证而定。局部常规消毒,在选定穴位处刺入,待局部有酸麻或胀感后再将药物注入。隔日 1 次。

(4) 拔罐：肺俞、膈俞、风门、膏肓。留罐 5 分钟,隔日 1 次。

(5) 穴位贴敷：用白芥子、甘遂、细辛、丁香、川芎等研末调糊状,贴大椎、肺俞、膏肓、身柱、脾俞、膈俞等,用胶布固定,保留至皮肤发红,每星期 1 次,3 次为一个疗程。尤适用于放化疗后。

(6) 挑治：多用于实证,取胸区点、椎环点、背区点以及压痛点、痧点挑治。

4. **外治** 蟾酥膏(刘嘉湘方)：蟾酥、生川乌、蚤休、红花、莪术、冰片等组成,制成布质橡皮膏,外贴疼处,一般 15～30 分钟起效,每 6 小时更换 1 次,可连用 1～3 日。

【转归及预后】

本病初起者,肺气郁滞,络脉受损,常因邪毒、痰湿为患,以实为主,机体正气尚强,通过调治,病情或可好转;若未控制,邪毒伤正,肺脾气虚,遏邪乏权,邪毒可进一步向肺外传变,或流窜于皮下肌肤,或流注于脏腑筋膜,或着于肢节骨骼,淫髓蚀骨,或邪毒上扰清窍,甚至蒙蔽清窍。虚损加重,耗气伤阴,见面削形瘦,"大肉尽脱"等虚损衰竭之症,常预示着患者已进入生命垂危阶段。此外,"痰热"常为肺癌病理演变的一个侧面,其机制是多因痰瘀化热所致。一旦出现这种转化,临床治疗时,必须采取截断方法,以求得热象迅速控制,以阻断病情的急剧恶化。本病变证较多,常见变证有血证(咯血)、虚劳、喘证等。

肺癌的预后相对较差,其与组织学类型、病程与分期、肿瘤的部位、有无转移、患者的年龄及机体的免疫状态、综合治疗、精神、饮食等因素有关。近 20 年来,中国肺癌死亡率在全部恶性肿瘤中上升幅度最大,在大中城市已居首位。约 80% 患者在诊断后一年内死亡,中位生存期一般在 6 个月左右,肺癌总的 5 年生存率只有 5%～10%,疗效尚不满意。

【预防与护理】

预防主要在于戒烟,防止空气污染,尤其是致癌物质的污染,改善劳动条件。对有职业性接触致病因素者及高发区人群进行定期健康检查。饮食方面注意营养均衡,防止过食辛燥之品伤及肺阴。慎起居,避风寒,适当锻炼,增强机体抵抗外邪的能力。

肺癌的护理首先是调理情志,涵养性情,做到"恬惔虚无,精神内守",保持乐观积极健康的心理状态,并积极配合治疗。科学的生活包括调饮食,益脾胃;慎起居,适气候;炼体魄,避邪气等方面。要防止饮食不节和偏嗜,注意五味既可养人亦可伤人的辩证观,使饮食多样化,五谷杂粮合理调配,果蔬之类,注意摄取,素食、荤食,适度调整;起居有常,不妄作劳。"动""静"结合,"劳""逸"适度。采取适合自身的多样化的锻炼方式,如体育活动、健身操、气功、太极拳、舞蹈等,择其乐而从之,并要"练身"与"练心"有机结合,持之以恒。注意适应气候变化以"避邪气";戒烟酒,避免不良环境的影响。

【现代研究】

近年来,肺癌的发病率与病死率在世界上呈持续上升趋势。世界卫生组织(WHO)[1] 2001 年公布的资料显示,在过去的 10 年间全球癌症的发病率及增长率约 20%,其中肺癌无论从发病数量(120 万/年)还是死亡数量(110 万/年)均为全球最主要的癌症。据报道[2]近 20 年来,中国肺癌病死率在全部恶性肿瘤中上升幅度最大,已居首位。早期肺癌采用手术治疗预后较佳,但是临床上约 86% 的肺癌患者在确诊时已属晚期,失去手术机会,治疗以化疗及放疗为主,中位生存期难以超过 1 年。分子靶向治疗药物如 Iressa、Tarceva 的使用给患者带来生存的希望,但其昂贵的价格限制了临床的使用。

Suda K[3] 发现原人参皂苷生成的肠细菌代谢物 M1 有诱导 Lewis 肺癌细胞凋亡的作用。认为 M1 诱导 Lewis 肺癌细胞凋亡是增强 caspase－3 的活性,而不是 mRNA 表达增加所致。榄香烯是从中药温莪术中提取的有效成分,研究[4～6]证明,榄香烯通过抑制肺癌细胞 DNA、RNA 及蛋白质合成,干扰肺癌细胞糖、脂代谢,并对肺癌细胞进行诱导分化和凋亡来发挥其抑制肺癌发展和转移的作用。固金磨积片[7]能使荷瘤小鼠脾细胞超氧化物歧化酶(SOD)与血清谷胱甘肽过氧化物酶活性提高,脂质过氧化物的含量降低,抑制自由基所造成的损伤而达到抗肿瘤的作用。

中医药治疗中晚期非小细胞肺癌经临床实践证明有效。周氏等[8]承担了"十五"科技攻关项目,通过前瞻性、多中心、随机、对照的临床研究,证明中西医结合治疗中晚期非小细胞肺癌在延长中位生存期、提高生存质量方面优于单纯化疗组和中医组,而对于老年肺癌患者(>65 岁),中医药治疗更显示出生存优势。刘氏[9,10]曾对 310 例原发性肺癌的中医证型进行统计分析,发现气阴两虚证和阴虚内热证占全部病例的 80%(248/310),研制了以益气养阴为主,佐以清热解毒的益肺抗瘤饮(黄芪、北沙参、天门冬、女贞子、石上柏、蚤休等),治疗 NSCLC271 例,结果中位生存期为 397 日;同期化疗(MAP 方案)64 例,中位生存期为 256 日,治疗后症状改善、健康状况评分和免疫指标改善等方面益肺抗瘤饮组亦均优于化疗组。林氏等[11]用参一胶囊配合化疗治疗肺癌 120 例,结果表明参一胶囊与化疗合用对气虚证肿瘤患者有增效减毒作用，能改善气虚证候，提高免疫功能和生存质量，增加体重，保护白细胞，且安全，无不良反应。秦氏等[12]用榄香烯乳注射液静脉给药治疗中晚期肺癌53例，近期有效率为32.1%，生活质量改善率为54.7%，认为该药毒副作用少，疗效确切。李氏[13]使用康莱特注射液治疗原发性肺癌131例，与常规化疗组111例对照，总有效率分别为20.61%和25.23%($P<0.05$)。其免疫指标和化验检查结果显示，康莱特组优于对照组。

【小结】

在中国古代医学文献中，无肺癌的病名，但有不少类似肺癌的记载。肺癌是肺气亏虚，或因禀赋、或因六淫、或因饮食、或因邪毒，导致肺失宣降，气机不利，血行瘀滞，痰浊内生，毒邪结聚等而成。肺癌以咳嗽、痰血或咯血、胸痛、发热、气急为主要表现。病位在肺，与脾肾密切相关。以扶正培本，宣肺清热，健脾化痰，益气养阴为其治疗大法。由于肺为娇脏，最易耗伤气阴，因此气阴两伤贯穿肺癌发病的始终，故尤重益气养阴。中医药在中晚期非小细胞肺癌的治疗中显示出了一定的优势。

附方

(1) 苇茎汤(《备急千金要方》)：苇茎　冬瓜仁　桃仁　薏苡仁。
(2) 六君子汤(《和剂局方》)：党参　茯苓　白术　甘草　半夏　陈皮。
(3) 百合固金汤(《医方集解》)：百合　生熟地　麦门冬　玄参　当归　芍药　贝母　桔梗　甘草。
(4) 大补元煎(《景岳全书》)：人参　熟地　当归　人参　枸杞子　山茱萸　杜仲　甘草。

【现代研究】主要参考文献

[1] 乔友林. 肺癌防治——新世纪的困惑与希望[J]. 中国肺癌杂志，2002，5(2)：81～82.
[2] 李连弟，鲁凤珠，张思维，等. 中国恶性肿瘤死亡事件20年变化趋势和近期预测分析[J]. 中华肿瘤杂志，1997，19(1)：3～9.
[3] Suda K. 原人参萜二醇皂苷的肠细菌代谢物诱导Lewis肺癌细胞凋亡[J]. 和汉医药学杂志，2000，17(6)：236～244.
[4] 秦叔逵，钱军，杨爱珍，等. 榄香烯乳抗肺癌细胞的实验研究[J]. 肿瘤防治研究，1996，23(4)：251～255.
[5] Qin Shu-kui, Wang Lin, Qian Jun. Elemence emulsion for advanced lung cancer. Symposium of 12th Asia Pacific Cancer Conference(Singapore)，1995：398.
[6] 钱军，秦叔逵，杨爱珍，等. 榄香烯乳逆转人肺癌细胞的实验研究[J]. 肿瘤防治研究，1996，23(5)：299～301.
[7] 戴馨仪，陈林香，周岱翰，等. 固金磨积片抗肿瘤机理的研究[J]. 中药新药与临床药理，1997，8(3)：154～156.
[8] 周岱翰，林丽珠，周宜强，等. 中西医结合治疗非小细胞肺癌近期疗效观察[J]. 中国中西医结合杂志，2005，25(12)：1061～1065.
[9] 刘嘉湘，徐振晔，施志明，等. 辨证治疗原发性肺癌310例疗效分析[J]. 上海中医药杂志，1995，29(10)：23～25.
[10] 刘嘉湘，施志明，李和根，等. 益肺抗瘤饮治疗271例非小细胞肺癌临床观察[J]. 上海中医药杂志，2001，35(2)：4～6.
[11] 林洪生，朴炳奎，李树奇，等. 参一胶囊治疗肺癌Ⅱ期临床试验总结[J]. 中国肿瘤杂志，2002，29(4)：276～279.
[12] 秦叔逵，钱军，王琳，等. 榄香烯乳治疗肺癌的临床观察[J]. 中国肿瘤临床，1997，24(3)：231～233.
[13] 李大鹏. 康莱特注射液治疗原发性肺癌临床报告[J]. 中医杂志，1996，37(7)：411～414.

乳　腺　癌

【定义】

乳腺癌是乳腺导管和乳腺小叶上皮细胞在各种致癌因素的作用下发生癌变的疾病。临床以乳腺肿块为主要表现，是女性最常见的恶性肿瘤之一，男性甚少见。

【历史沿革】

乳腺癌中医学称"乳岩"、"乳疳"、"乳石痈"、"妒乳"、"石奶"、"翻花奶"、"奶岩"等。自汉代以来历代医家对本病认识不断深入，明代陈实功《外科正宗》对本病论述最详。现分述如下。

隋代巢元方《诸病源候论·石痈候》中曾记述："石痈之状，微强不甚大，不赤，微痛热……但结核如石。"对本病的特征做了概括性的描述。

宋代陈自明《妇人大全良方》中已将乳痈与乳岩加以区分，提出乳岩初起"内结小核，或如鳖棋子，不赤不痛，积之岁月渐大，巉岩崩破如熟石榴，或内溃深洞，血水滴沥，此属肝脾郁怒，气血亏损，名曰乳岩，为难疗"。

金代窦汉卿《疮疡经验全书》亦提出："乳岩，此毒阴极阳衰……捻之内如山岩，故命之，早治得生，迟则内溃肉烂，见五脏而死。"

元代朱丹溪《格致余论·乳硬论》称本病为"奶岩"，认为其由"忧怒郁闷，昕夕积累，脾气消阻，肝气横逆"而成，"以其疮形嵌凹似岩穴"，故称"奶岩"，为"不可治"之证，预后凶险。并指出患者应保持心情舒畅，"若于始生之际，便能消释病根，使心清神安，然后施之以治法，亦有可安之理"。

明代陈实功《外科正宗》提出情志所伤为主要病因，与肝脾心三脏关系最为密切，"忧郁伤肝，思虑伤脾，积想在心，所愿不得志，致经络痞涩，聚结成核"。并对其临床特点做了形象而详尽的描述："初如豆大，渐若棋子；半年一年，二载三载，不疼不痒，渐渐而大，始生疼痛，痛则无解，日后肿如堆粟，或如覆碗，紫色气秽，渐渐溃烂，深者如岩穴，凸者如泛莲，疼痛连心，出血则臭，其时五脏俱衰，四大不救，名曰乳岩。"对其预后，明确指出，"凡犯此者，百人必百死……清心静养、无罣无碍，服药调理，只可苟延岁月"。

清代王洪绪《外科证治全生集·乳岩》提出本病"大忌

开刀,开则翻花最惨,万无一活”,并指出“男女皆有此症”。清代吴谦《医宗金鉴·外科心法要诀·乳岩》记载了本病向胸腋转移的现象:“乳岩初结核隐疼,肝脾两损气郁凝……耽延续发如堆粟,坚硬岩形引腋胸”;关于治疗,认为经药物内服、外敷,“若反复不应者,疮势已成,不可过用克伐峻剂,致损胃气,即用香贝养荣汤”,指出本病晚期不宜攻伐,当以补虚为主。

【病因病机】

中医学认为,乳腺癌的发生是在正气亏虚,脏腑功能衰退的基础上,外邪与内生的痰湿和瘀血等相搏,导致机体阴阳失调,脏腑功能障碍,经络阻塞,气血运行失常,以致气滞、血瘀、痰凝、毒聚结于乳络而成。

1. **正虚邪犯**　正气不足,乳络空虚,风寒外邪乘虚而入,致阴寒内盛,阳气虚衰,寒凝血瘀,阻塞经络,气血运行不畅,津液输布受阻,致瘀血内停,痰浊内生,日久生毒,终致瘀血、痰浊、邪毒相搏,结于乳中而成块。《诸病源候论·妇人杂病诸候四·石痈候》曰:“有下于乳者,其经虚,为风寒气客之,则血涩结成痈肿……但结核如石,谓之石痈。”本虚是发病之根本。

2. **情志内伤**　七情失调,郁怒伤肝,则肝失疏泄,气机郁滞;气能行血,气能行津,气机郁滞会导致血行不畅而血瘀,还会导致气滞津停而为痰,形成气滞、瘀血、痰浊相互搏结于乳络,日久蕴毒而成本病。思则气结,忧思伤脾,使脾气郁结,不能正常运化水液,水液内停形成痰浊,痰浊又可阻滞气机的流通而形成气滞,影响血的运行而形成血瘀,日久亦会形成气滞、血瘀、痰浊交阻于乳络进而形成本病。《格致余论》谓:“若夫不得志于夫,不得于舅姑,忧怒郁闷,昕夕积累,脾气消阻,肝气横逆,遂成隐核……名曰奶岩。”《医编》谓:“女子心性偏执善怒者,则发而为痈,沉郁者则渐而成岩。”

3. **饮食失宜**　足阳明胃经行贯乳中,暴饮暴食,伤及脾胃,或恣食肥甘厚腻辛辣之品,湿热积滞,蓄结于脾胃,阳明经络阻滞,瘀积不去,致脾胃热毒壅盛搏结于乳而发病。

4. **冲任失调**　中医认为“冲为血海、任主胞胎”,冲任之脉起于气街(胞内),与胃经相连,循经上入乳房,隶属于肝肾,其功能与经孕产乳有关。冲任失调一者可致津血不足、肝失濡养,脾胃受损、痰浊内生,气滞痰凝;再者可致气血运行失常,气滞血瘀于乳络,日久成岩。

乳腺癌发病与肝、胆、脾、胃、肾等脏腑功能失常关系密切,病机可概括为内虚与毒聚,内虚是冲任失调,肝、脾、肾等脏腑功能衰退,毒聚为痰浊凝结、瘀毒郁积,聚结成块。

【诊断与鉴别诊断】

一、诊断

(一)发病特点

在女性中,乳腺癌的发病率随着年龄的增长而上升,月经初潮前到20岁罕见,20岁以后发病率迅速上升,40～50岁发病率较高,绝经后发病率继续上升,70岁左右达最高峰。高脂饮食、初产迟、绝经迟、有家族乳腺癌史、肥胖及电离辐射等是乳腺癌发病的危险因素。

(二)临床表现

早期多无明显自觉症状,常常是无意中发现患乳内有单发的小肿块,坚硬如石,凹凸不平,与周围分界不清,不红、不热、不痛。渐渐增大,可肿如堆粟,或似覆碗。随着病灶向四周扩展,可引起乳房外形的改变,因“皮核相亲”,可使肿块表面的皮肤凹陷,乳房抬高,乳头内缩。肿块接近皮肤时,可影响血液回流,导致局部水肿,毛孔深陷,状如橘皮。晚期局部溃烂,边缘不整,或深如岩穴,或凸如泛莲,时流污浊血水,痛无休止。当侵及胸部肌肉时,则肿块固定于胸壁而不易被推动。当病变发生转移时,可在患侧腋下、锁骨下、锁骨上摸到肿块,坚硬如石,凹凸不平。转移至肺、肝或骨时,则出现相应症状如咳嗽、黄疸、右胁下痞块、骨骼剧痛等。病久者,可见全身极度衰弱,最后常因气血衰竭或出血不止(烂断血络)而死亡。

(三)影像学诊断

乳房钼靶摄片可见块影,呈分叶状,密度高,边缘呈毛刺状,常见细小密集的钙化影,有时可见增粗的血管影。乳房红外线摄影可见以肿瘤为中心的放射状异常血管图形。B超可见边界不规则、回声较强的肿块。

(四)细胞学、病理学诊断

可采取乳头溢液、糜烂部位刮片或印片、细针吸取涂片进行细胞学检查。活组织取材的病理学检查方法可明确诊断。

(五)血清学、免疫学诊断

目前用于临床的激素受体有雌激素受体(ER)、孕激素受体(PR)检查,此检查主要用于制定乳腺癌术后辅助治疗方案及判断预后。乳癌的生物标志物特异性均不甚理想,常用的有CEA及CA15-3。$c-erb-B_2$原癌基因的过度表达导致在细胞膜表面过度表达$c-erb-B_2$受体而容易促进细胞增殖。$BRCA_1$、$BRCA_2$、$p53$等抑癌基因的突变可导致乳腺癌的危险性显著增加。

二、鉴别诊断

1. **乳核**　好发于20～30岁,肿块多为单个,也可有多个,圆形或卵圆形,边缘清楚,表面光滑,质地坚硬,生长比较缓慢,无疼痛,周围无粘连,活动度好。

2. **乳癖**　好发于30～45岁,肿块常为多个,双侧乳房散在分布,形状多样,可为片状、结节、条索,边缘清或不清,质地软或韧或有囊性感,常有明显胀痛,多有周期性或与情绪变化有关,与周围组织无粘连,活动度好。

3. **乳痨**　常见于20～40岁妇女,肿块可一个或数个,质坚实,边界不清,皮色不变,有其他结核病史,可无疼痛或有微痛,与周围组织有粘连,可活动。

4. **乳痈**　为发于乳房部位的痈疮,多见于妇女产后,乃因肝胃郁热,或乳汁积滞,或因乳儿咬伤乳头,感染热毒导致,初起红肿硬结疼痛,伴恶寒壮热,十日左右成脓,脓成自溃,溃后可自行收口。少数调治失当,流脓久而不愈,可形成乳瘘,见瘘口流出稀薄清水,或夹败絮状物,疮口凹陷,难以愈合。

【辨证论治】

一、辨证

（一）辨证要点

主要根据乳房肿块及其伴随症状进行辨证。乳房肿块，皮色如常，伴有情志不舒者属肝气郁结；乳房肿块，皮色青紫，形体多肥者属痰瘀互结；乳房结块坚硬，伴有月经不调者属冲任受损；若岩肿溃烂，血水淋漓，臭秽不堪，色紫，剧痛者，属热毒蕴结。

（二）证候

［肝郁气滞］

症状：乳房结块，皮色不变，两胁胀痛，或经前乳房作胀，经来不畅，郁闷寡言，心烦易怒，口苦咽干。舌苔薄白或微黄，或舌边瘀点，脉弦或弦滑。

病机分析：本型多为肿块初起，情志不畅，肝气失于条达，阻滞乳中经络及胁络，气滞血瘀，日久变生乳中结块。不通则痛，见乳房、胸胁胀痛。若气郁化火生风，可见心烦易怒，口苦咽干，头晕目眩。舌苔薄白或微黄，或舌边瘀点，脉弦或弦滑为肝郁气滞之象。

［冲任失调］

症状：乳房内肿块，质地硬韧，粘连，表面不光滑，五心烦热，午后潮热，盗汗，口干，腰膝酸软，兼有月经不调。舌质红，苔少有裂纹，脉细或细数无力。

病机分析：肝肾阴虚，冲任失养，血脉不畅，阻于乳中，变生积块而成乳岩。阴虚火旺，则见五心烦热、午后潮热、盗汗、口干等症。腰为肾之府，肾虚失养，则腰膝酸软。冲为血海，任主胞胎，肝肾阴虚，冲任失养而致月经不调。舌质红，苔少有裂纹，脉细数为阴虚内热之象。

［热毒蕴结］

症状：乳房结块迅速肿大，隐隐作痛，或结肿溃破，甚则溃烂翻花，流水臭秽，痛引胸胁，烦热眠差，口干苦，小便黄赤，大便秘结。舌质红，苔黄白或厚腻，脉弦数或滑数。

病机分析：多见于癌瘤伴发感染及炎性乳癌。乳房属足阳明胃经，为多气多血之经，胃经湿热蕴结，变生瘀毒，则肿块发展迅速，疼痛红肿，热毒腐蚀肌肉，则见结肿溃破，甚则溃烂翻花，流水臭秽。热毒内蕴，气机不利，肝络失和，胆不疏泄，可见胸胁引痛，口苦。热毒内结，心神被扰，见烦热眠差。口干欲饮，小便黄赤，大便秘结亦为热毒内蕴伤阴之象。舌质红，苔黄白或厚腻，脉弦数或滑数均属热毒蕴结之候。

［气血两虚］

症状：乳中结块，推之不移，或肿块溃烂，血水淋沥，疼痛难忍，头晕目眩，面色㿠白，神疲气短。舌质淡或淡胖，舌苔薄白，脉沉细无力。

病机分析：多见于乳癌晚期，或经多程放化疗后，正气大伤，邪毒炽盛。邪聚日久，痰浊、瘀毒内蕴，见乳中结块，推之不移，疼痛难忍。气虚不摄见血水淋沥，气血不足，机体失养，故见头晕目眩，面色㿠白，神疲气短。舌质淡或淡胖，舌苔薄白，脉沉细无力均为气血亏虚之象。

二、治疗

（一）治疗原则

1. **疏肝理气**　肝郁脾虚、瘀毒内结是乳腺癌发病的主要病机，气结、气滞为病因之源，故应疏肝健脾理气，气机调畅，脉络通畅，瘀毒难聚。

2. **滋养肝肾**　肝失疏泄，冲任失调致正虚毒聚；病至晚期，肝肾亏虚，故治疗需注意滋养肝肾，扶正解毒。

（二）治法方药

［肝郁气滞］

治法：疏肝理气，化痰散结。

方药：逍遥散加减。方以柴胡疏肝解郁，当归养血活血，白芍养阴柔肝，白术健脾燥湿，瓜蒌、夏枯草、浙贝母软坚散结，山慈菇解毒消瘤，青皮、郁金、川楝子理气止痛。火盛便秘者加丹皮、栀子、大黄等清泻肝胆；乳房胀痛明显者加王不留行、延胡索化瘀止痛。

［冲任失调］

治法：调理冲任，滋阴软坚。

方药：知柏地黄汤加减。以生地、山茱萸、玄参、鳖甲滋养肝肾，知母、白花蛇舌草滋阴降火，山慈菇、蛇六谷、石见穿、莪术、八月札、鸡内金、蜂房软坚散结，牛膝引火下行。失眠者，加酸枣仁、柏子仁、夜交藤养心安神；盗汗者，加煅龙骨、煅牡蛎、浮小麦收敛止汗。

［热毒蕴结］

治法：清热解毒，化瘀消肿。

方药：五味消毒饮加减。以金银花、野菊花、蒲公英、紫花地丁、紫背天葵五味药专事清热解毒，加桃仁、红花、露蜂房、皂角刺以增强化瘀消肿之功。火结便秘，加大黄、厚朴、枳实等通腑泻热；热入营血可加丹皮、生地、赤芍；晚期乳癌见消瘦乏力，面色不华，脉虚数者，可加黄芪、白术、当归。

［气血两虚］

治法：健脾益气，化痰软坚。

方药：人参养荣汤加减。方以熟地、当归、白芍养血活血，黄芪、人参、白术、甘草健脾益气，陈皮理气，远志安神，姜枣健脾调和营卫。若气虚卫表不固，自汗、易感冒，宜重用黄芪，加防风、浮小麦益气固表敛汗；脾虚湿盛泄泻或便溏者，当归减量，加薏苡仁、炒扁豆健脾祛湿。

（三）其他治法

1. **古方**

(1) 小金丹(《外科证治全生集》)：由白胶香、草乌、五灵脂、地龙、木鳖子、乳香、没药、当归、墨炭组成。具有化痰散结，祛瘀通络的功效。主治痰核流注、瘰疬、乳岩、阴疽初起。凡肿瘤患者证属寒湿痰瘀阻络者可使用。每日3次，每次3克，温开水送服。

(2) 犀黄丸(《外科证治全生集》)：由麝香、牛黄、乳香、没药组成，具有解毒散结、消肿止痛的功效。主治乳癌及一切恶核。每日3次，每次3克，温开水送服。

(3) 醒消丸(《外科证治全生集》)：由乳香、没药、麝香、雄黄、黄米饭组成，具有活血散结、解毒消痈的功效。主治痈毒初起，乳痈乳岩，瘰疬鼠疮，疔毒恶疮，无名肿毒等。每日2次,每次3克,温开水送服。

(4) 蟾酥丸(《外科正宗》):含蟾酥、雄黄、轻粉、铜绿、枯矾、寒水石、胆矾、乳香、没药、麝香、朱砂、蜗牛等成分,具有解毒消肿、活血定痛的功效。

主治疔毒初起及诸恶疮。每服3丸,用葱白嚼烂,包药在内,取热酒1杯送下,被盖卧,出汗为效。

2. 中成药

(1) 平消胶囊:由郁金、仙鹤草、枳壳、五灵脂、白矾、硝石、干漆、马钱子组成。主治多种肿瘤。每日3次,每次4～6粒。

(2) 增生平片:主要成分为山豆根、拳参、黄药子等,具有清热解毒、化瘀散结之功效。用于乳腺癌,与放化疗配合使用可提高疗效,减轻其毒副作用。口服,每次4～8片,每日2次,疗程3～6个月。

(3) 山慈菇片、山慈菇注射液:手术前2～6星期给药,每次服2片(每片0.2毫克),每日4次。山慈菇注射液(每支1毫升,含生药10毫克),静脉注射,每次1支,每日1次。功效软坚散结,清热解毒,适用于乳腺癌术前治疗,可缩小肿块。

(4) 华蟾素注射液:蟾酥经加工提取制成的水溶液注射剂。可用于乳腺癌的治疗,且可增强机体免疫功能,还有一定的镇痛、升高白细胞的作用。肌内注射,每次2～4毫升,每日2次,4星期为一个疗程。静脉注射:每次10～20毫升,加入500毫升5%葡萄糖注射液中静脉缓慢滴注,每2～4星期为一个疗程。

3. **外治** 乳癌属于中医外科范畴,中医外治积累了丰富的经验,古人反对局部刺溃肿瘤等不彻底的开刀,《外科证治全生集》谓:"大忌开刀,开则翻花最惨。"以下介绍几种常用外治方药。

(1) 生肌玉红膏(《外科正宗》):由当归、白芷、血竭、紫草、甘草、轻粉、白蜡、麻油组成,有活血祛腐、解毒镇痛、润肤生肌之功。用于放射性皮肤溃疡日久不愈,术后切口感染或皮瓣坏死,晚期乳腺癌瘤块破溃。

(2) 海浮散(《外科十法》):由乳香(制)、没药(制)组成,有生肌,止痛,止血之功。用于乳腺癌溃破。

(3) 桃花散(《医宗金鉴》):由白石灰、生大黄组成,可止血。用于晚期乳腺癌溃口出血不止。

(4) 二黄煎(经验方):由黄柏、土黄连组成,有清热燥湿,泻火解毒之功。用于乳腺癌术后切口感染,皮瓣坏死,放射性皮炎或化疗药物静脉外漏引起的局部红肿或溃烂。

4. 针灸

(1) 体针

处方:以足厥阴肝经、足阳明胃经、任脉穴为主,取穴屋翳、膻中、天宗、肩井、期门、三阴交、丰隆。

方义:屋翳疏导阳明经气,膻中为气海,泻之以利气机,两穴可疏通局部气血;天宗、肩井为治疗乳腺疾病之经验穴,配足阳明经之络穴丰隆,可除湿化痰、消肿散结;期门疏肝气,调冲任;三阴交既可补肾健脾调肝,又能调理冲任。

辨证配穴:冲任失调加肝俞、肾俞、关元补肾健脾调肝,调冲任;肝郁气滞加肝俞、太冲;热毒蕴结加内庭、行间点刺放血;气血两虚加灸脾俞、膈俞、足三里可健运脾胃,益气养血。

随症配穴:乳腺癌术后上肢水肿加极泉、青灵通络消肿;乳腺癌放疗后放射性肺炎加尺泽、孔最泻肺止咳;潮热者加百劳、膏肓;失眠心烦加大陵、神门。

刺灸方法:毫针刺,补泻兼施。每日1次,每次留针30分钟,10次为一个疗程。虚证可加灸。

(2) 耳针法:内分泌、内生殖器、乳腺、胸。毫针刺,中强度刺激,每次留针30分钟,间歇运针2～3次,10次为一个疗程。或用揿针埋藏或王不留行籽贴压,每3～5日更换1次。

(3) 拔罐法:选大椎、第4胸椎夹脊点刺放血后拔罐,适用于热毒蕴结证。

(4) 挑治法:第3、第4、第5胸椎夹脊点或阳性反应点挑治,每星期1次。

(5) 火针疗法:阿是穴。

【转归及预后】

乳腺癌早期,正气未衰,邪气未盛,若此时"便能消释病根,使心清神安,然后施之以法,亦有可安之理",即可带病延年。随着病情进展,正气渐虚,邪气已盛,病至晚期,肿块"渐渐溃烂,深者如岩穴,凸者如泛莲,疼痛连心,出血则臭,其时五脏俱衰,四大不救"。对其预后,明代陈实功明确指出,"凡犯此者,百人必百死",此时,若能"清心静养、无罣无碍,服药调理,只可苟延岁月"。病久者,全身极度衰弱,最后常因气血衰竭或出血不止(烂断血络)而死亡。

乳腺癌病程总体来说进展缓慢,经积极治疗后大部分患者远期疗效较好,可获得长期生存。一般乳腺癌患者的自然生存期为26.5～39.5个月,根治术后10年生存率Ⅰ、Ⅱ、Ⅲ期分别为72.5%、50.9%、25.3%。乳腺癌的预后主要与原发灶大小和局部浸润情况、淋巴结转移、肿瘤的病理类型和分化程度,瘤体内微血管密度(MVD),血管、淋巴管有否癌栓,宿主的免疫能力,肿瘤分子生物学形态及表达等因素有关。激素受体免疫组化检测也是预后判断的参考指标,ER、PR均阳性预后稍好,ER、PR阴性预后较差。DNA整倍体或S期细胞比率增高或CEA阳性者均提示预后差。另外与体重、患病年龄等也有关。上述诸多的预后指标均源自生物学角度,而社会、心理因素对患者预后的影响是不容忽视的潜在因素。

【预防与护理】

乳腺癌的病因问题尚未解决,故真正可用于一级预防的手段极为有限,但谨慎地提出几种降低乳腺癌危险性的措施是有可能的,如青春期适当节制脂肪和动物蛋白的摄入,增加体育活动,尽量避免高龄生育,鼓励母乳喂养,更年期妇女尽量避免使用激素,适当增加体育活动,控制总热量及脂肪摄入,防止肥胖,避免不必要的放射线照射等。有效开展乳腺癌的二级预防，从而起到改善乳腺癌的预后和降低病死率的作用。经常进行乳房自我检查，尤其是35岁以后的女性，发现乳房硬结和肿块，应及时作必要的检查，以利于早发现、早诊断、早治疗。

护理方面首先注意情志的调摄，中医学认为乳腺癌的发病与七情活动有密切的联系。不良精神因素是引起气血逆乱，经络阻塞，痰瘀结聚成核的重要致病因素。精神创伤诱发癌症，悲观恐惧心理会加速癌症恶化。因此保持健康的心理状态和乐观的情绪，对乳腺癌的未病先防和既病调护都是必需的。饮食调护在乳腺癌患者康复治疗中也起着重要作用，饮食宜多样化，平衡饮食，忌食助火生痰有碍脾运的食物，手术后可给予益气养血、理气散结之品；化疗时，若出现消化道反应及骨髓抑制现象，可食和胃降逆、益气养血之品。放疗期间要注意皮肤护理，首先要保持局部皮肤清洁干燥，禁止直接用肥皂擦洗，防止机械刺激，避免阳光直接照射，如感到瘙痒难忍时可用苦参煎水外洗或用炉甘石洗剂涂搽，对于溃破的皮肤可用龙胆紫外涂防止感染。一般于根治术后24～72小时，若无活动性出血即可开始患侧上肢功能训练活动，活动要循序渐进，由远及近，引流管拔除，皮瓣与胸壁已贴合，可逐渐活动肩关节，勿使患肢疲劳或下垂太久。禁止在患侧上肢测量血压、抽血、静脉注射和肌内注射。

【现代研究】

据资料统计，全世界每年约有120万名妇女患乳腺癌，死亡50万例。北美、西欧、北欧是乳腺癌的高发地区，但从20世纪70年代起，亚洲的发病率出现上升趋势。在我国乳腺癌是女性最常见的癌症之一，占全身各种恶性肿瘤的7%～10%，仅次于子宫颈癌。从上海市近年的发病情况来看，乳腺癌的发病又表现出3大特点：其一，发病率明显上升；其二，发病高峰年龄提前，即患者年龄有明显年轻化倾向；其三，发病高峰持续时间延长。由此可见，我国女性乳腺癌的发病问题日趋严重，已对妇女的身体健康构成了严重威胁。

化疗是乳腺癌综合治疗的重要措施之一，但化疗可使肿瘤细胞产生获得性耐药，尤其多药耐药的产生，是导致治疗失败的主要原因。中药资源丰富，作用靶点多，具有高效低毒的优点，近年来对中药及其提取物和复方的研究已经显示其在逆转乳腺癌多药耐药方面有较好的结果和应用前景。汤氏等[1]报道鸦胆子油乳是由鸦胆子提取物精制而成的抗癌中药制剂，通过竞争Pgp对其他化疗药物的结合位点，抑制药物泵出，在一定程度上逆转K562/A02，MCF7/ADM，KB/VCR等细胞的耐药性，与其他抗癌药共同作用时，增强了其他药物对耐药细胞的细胞毒作用。汪氏等[2]通过MTT法体外药敏实验检测乳腺癌细胞对中药及其提取物的敏感性，并与临床常用的化学合成化疗作比较，评价中草药在乳腺癌化疗中的意义。方法为采用手术切除标本制得细胞悬液进行原代细胞培养，并在此基础上进行药敏实验，MTT法检测其敏感性。结果是乳腺癌细胞对中草药的高度敏感性低于临床常用化疗药且差异有显著性($P<0.01$)，而对两者的中度敏感性则差异无显著性($P>0.03$)。结论：中草药在肿瘤化疗中具有重要意义，尤其作为肿瘤的二线化疗药物具有广阔的应用前景。

魏氏[3]进行了乳腺癌中医证型与TNM分期的相关分析，选择78例乳腺癌患者，中医辨证分肝郁痰凝、冲任失调、正虚毒炽3个证型。TNM分期标准，分TNM Ⅰ期、Ⅱ期、Ⅲ期、Ⅳ期。在TNM Ⅰ期的患者中大都辨证为实证，以肝郁痰凝证为多；TNM Ⅱ期的患者中，虚证、实证大致相当，以肝郁痰凝、冲任失调为主；而TNM Ⅲ期和TNM Ⅳ期的患者，大多辨证为虚证，以冲任失调、正虚毒炽为主。癌症随着病情变化，其证型可有所改变，瘀证、虚证是病情预后的重要指标。从中医实证、虚证与TNM分期的关系中可以看出：虚证多为TNM Ⅲ期、Ⅳ期的乳腺癌患者，实证多为TNM Ⅰ期、TNM Ⅱ期患者。瘀的加剧和虚的加重是病情恶化的体现。冲任失调乃体内环境改变，提示病情进一步发展，癌肿可能迅速向周围扩散；正虚毒炽则提示病至晚期、病情危重。

【小结】

乳腺癌发病多因正气亏虚，情志内伤，饮食失宜，冲任失调，以致气滞、血瘀、痰凝、毒聚结于乳络而成。其发病与肝、胆、脾、胃、肾等脏腑功能失常密切相关，病机可概括为内虚与毒聚，内虚是冲任失调，肝、脾、肾等脏腑功能衰退，毒聚为痰浊凝结、瘀毒郁积，聚结成块。治疗应注意疏肝理气，气机调畅，脉络通畅，瘀毒难聚；病至晚期，肝肾亏虚，治疗需注意滋养肝肾，扶正解毒。

附方

(1) 人参养荣汤(《和剂局方》)：人参　白术　茯苓　甘草　熟地　当归　白芍　远志　陈皮　生姜　大枣。

(2) 五味消毒饮(《医宗金鉴》)：金银花　野菊花　蒲公英　紫花地丁　紫背天葵。

(3) 知柏地黄汤(《小儿药证直诀》)：知母　黄柏　熟地　山茱萸　山药　丹皮　茯苓　泽泻。

(4) 逍遥散(《和剂局方》)：柴胡　当归　白芍　白术　茯苓　甘草　薄荷。

【现代研究】主要参考文献

[1] 汤涛，蒙凌华，陈陵际，等. 鸦胆子油乳具有多药耐药逆转和拓扑异构酶Ⅱ抑制作用[J]. 中国药理学通报，2001，17(5)：534～539.

[2] 汪波，郭智涛，石灵春，等. MTT体外药敏实验评价中药在乳腺癌化疗中的意义[J]. 中医药学刊，2002，20(2)：226～226，234，247.

[3] 魏开建. 乳腺癌中医证型与TNM分期的相关分析[J]. 湖南中医药导报，2002，8(10)：619～620.

食 管 癌

【定义】

食管癌是原发于食管黏膜上皮的恶性肿瘤，以进行性饮食梗塞、咽下疼痛为主要表现。在实际诊治中，发生于食管黏膜交界部的癌，如属鳞癌归入食管癌，如属腺癌则归入贲门癌。

【历史沿革】

食管癌见于中医文献的“噎膈”、“噎”、“膈”、“反胃”、“翻胃”等。《内经》认为本病与热邪及情志有关，如《素问·阴阳别论篇》谓：“三阳结，谓之隔。”《素问·通评虚实论篇》曰：“隔塞闭绝，上下不通，则暴忧之病也。”并指出此病病邪在胃，如《灵枢·四时气》曰：“饮食不下，膈塞不通，邪在胃脘。”

隋代巢元方在《诸病源候论》中根据病因的不同而将“噎”分为“五噎”，“鬲”分为“五鬲”：“夫五噎，谓一曰气噎，二曰忧噎，三曰食噎，四曰劳噎，五曰思噎……噎者，噎塞不通也”；“五鬲气者，谓忧鬲、恚鬲、气鬲、寒鬲、热鬲也”，并列出了各种“鬲”的证候。

宋代王怀隐《太平圣惠方·第五十卷》认为“寒温失宜，食饮乖度，或恚怒气逆，思虑伤心，致使阴阳不和，胸膈否塞，故名膈气也”。对其病因进行了较全面的描述。

明代李中梓认为与脾虚痰郁有关，“脾胃受伤，血液渐耗，郁气而生痰，痰则塞而不通，气则上而不下，妨碍道路，饮食难进，噎塞所由成也”。明代张景岳认为其病机在于气结和阴伤，“气不行，则噎膈病于上，精血枯涸，则燥结病于下”。一些医家注意到年老体弱者容易得病，赵献可指出：“唯男子年高者有之，少无噎膈。”张景岳也指出：“矧少年少见此证，而惟中衰耗伤者多有之，此其为虚为实概可知矣。”在辨证施治方面，明代方隅在《医林绳墨》中指出“噎膈不可妄投燥热之药，如其以火济火……必须清气健脾，行痞塞以转泰，助阴抑阳，全化育以和中，宜用生津养血之剂。如大肠热结，宜用黄连以清其热，枳壳以开其结”。且强调“必须断妄想，绝厚味，戒房室，去劳碌，善能调养”。而张景岳却提出可用温脾滋肾法：“食入反出者，以阳虚不能化也，可补可温，其治尤易……凡治噎膈大法，当以脾肾为主。盖脾主运化，而脾之大络布于胸膈；肾主津液，而肾之气化主乎二阴。故上焦之噎膈，其责在脾；下焦之闭结，其责在肾。治脾者宜从温养，治肾者宜从滋润，舍其二法，他无捷径矣。”

追至清代，程国彭《医学心悟·噎膈》指出：“凡噎膈症，不出胃脘干槁四字。”张璐《张氏医通·噎膈》则认为此证初起未必是津液干枯，“皆冲脉上行，逆气所作也”。此说为临床使用和胃降逆法提供了理论依据。李用粹于《证治汇补·噎膈》认为噎“有气滞者，有瘀血者，有火炎者，有痰凝者，有食积者，虽有五种，总归七情之变，由气郁化火，火旺血枯，津液成痰，痰壅而食不化也……有因色欲过度，阴火上炎，遂成膈气，宜作死血治，二陈加当归、桃仁、香附、砂仁、白术、沉香、韭汁、姜汁治之”。其化痰行瘀之治法，后世多有效法。

【病因病机】

食管癌病位在食管，属胃气所主，病变脏腑虽在于胃，又与肝、脾、肾三脏密切相关。病因以内虚为本，为脾胃气虚、七情所伤、酒食过度损伤脾胃所致。气血津液运行受阻，气滞、痰阻、血瘀 3 种邪气阻滞于食道，使食道狭窄；或造成津伤血耗，失于濡润，食道干涩，发为本病。

1. **七情内伤** 七情内伤，因忧思抑郁，或恼怒伤肝而成。忧思伤脾，脾伤则气结，水湿失运，滋生痰湿，痰气相搏，阻于食道；或恼怒伤肝，肝郁气滞，气滞血瘀，气血不通，气、痰、瘀胶结，阻于食道，致食道不通，哽噎不下。明代邵达在《订补明医指掌》中指出：“(噎膈)多起于忧郁，忧郁则气结于胸，臆而生痰，久则痰结成块，胶于上焦，道路窄狭，不能宽畅，饮或可下，食则难入，而病已成矣。”

2. **酒食所伤** 嗜酒无度，过食肥甘，恣食辛辣，或助湿生热，酿成痰浊，阻塞食道，或津伤血燥，失于濡润，食道干涩，均可引起咽下噎塞而成噎膈。明代邵达在《订补明医指掌》中指出：“如好酒之徒，患此者必是顽痰，盖酒能发火，火能生痰，胶结不开，阻塞道路，水饮下咽，亦觉痛涩。”清代叶天士在《临证指南医案·噎膈反胃》中也提到：“酒湿厚味，酿痰阻气，遂令胃失下行为顺之旨，脘窄不能纳物。”清代何梦瑶在《医碥》中也有：“酒客多噎膈，饮热酒者尤多，以热伤津液，咽管干涩，食不得入也。”皆强调了酒湿痰浊致病的作用。

3. **肾虚不足** 患者年迈肾虚，或素体肾亏，或纵欲太过，致真阴亏损，阴液不足，无以上承濡润咽嗌，食管干涩，咽下噎塞而成噎膈。如《景岳全书》中曰：“酒色过度则伤阴，阴伤则津血枯涸，气不行则噎膈病于上，精血枯涸则燥结病于下。”《金匮翼》则强调：“噎膈之病，大都年逾五十者，是津液枯槁者居多。”

食管癌的病因以内伤饮食、情志、脏腑失调为主，其邪表现为气滞、痰浊、血瘀，其虚为阴津亏乏，发病与脾、胃、肝、肾诸脏相关。胃主受纳，脾主运化，脾为胃行其津液，若脾失健运，可聚湿生痰，阻于食道。胃气之和降，赖肝之条达，若肝失疏泄，则胃失和降，气机郁滞，甚则气滞血瘀，食管狭窄。中焦脾胃赖肾气的濡养和温煦，如肾阴不足，失于濡养，食管干涩，均可发为噎膈。噎膈由轻转重，常由胃而病及脾、肝、肾，变证丛生。由于肝脾肾功能失调，导致气、痰、血互结，津枯血燥，而致的食管狭窄、食管干涩是食管癌的基本病机。

【诊断与鉴别诊断】

一、诊断

(一) 发病特点

早期食管癌症状轻微，大多仅有轻微的吞咽不适症状，如胸骨后隐痛、哽噎感或异物感。对有吞咽不适，且呈进行性加重者需仔细询问病史，重视早期症状，结合有关检查，如钡餐造影、食管拉网细胞学和食管镜等检查，可以提高早诊率。

（二）临床表现

初起咽部或食道内有异物感，吞咽时噎塞不顺，以硬食为甚，饮食尚可咽下，胃脘不适，烧灼痛，进食痛甚，胸内疼痛。继则固体食物难以下咽，汤水可入，终致汤水不入，食入即吐，甚则吐白沫，或如赤豆汁，吞咽时胸膈疼痛，大便燥结如羊屎，形体羸瘦，肌肤甲错，面容憔悴，精神疲惫。末期大肉尽脱，形销骨立而危殆难医。

（三）影像学诊断

X线钡餐检查，可发现早期病变；食管CT检查，可观察黏膜下肿瘤浸润和肿瘤外侵范围，以及和邻近结构的关系、淋巴结侵犯情况等。

（四）细胞、病理学诊断

食管拉网脱落细胞学检查及纤维食管镜或胃镜下病理活检可明确诊断。

二、鉴别诊断

1. **反胃**　两者均有食入复出的症状，但反胃多系阳虚有寒，饮食能顺利咽下入胃，经久复出，朝食暮吐，暮食朝吐，宿谷不化，病证较轻，预后良好。噎膈初起无呕吐，后期格拒，系食管狭窄而致，吞咽食物阻塞不下，食入即吐，病证较重，预后不良。《医学读书记·续纪·噎膈反胃之辨》说："噎膈之所以反胃者，以食噎不下，故反而上出，若不噎则并不反矣。其反胃之病，则全不噎食，或迟或速，自然吐出，与膈病何相干哉？"

2. **梅核气**　两者均见咽中梗塞不舒。梅核气多见于青年女性，时自觉咽中有物梗塞，吐之不出，咽之不下，但饮食咽下顺利，无噎塞感，系气逆痰阻于咽喉，为无形之邪。其发病常与精神因素有关。噎膈自觉咽中噎塞，饮食咽下梗阻，甚则饮食不下，为痰瘀阻于食道，乃有形之邪。

【辨证论治】

一、辨证

（一）辨证要点

1. **辨吞咽困难**　若吞咽不畅，噎塞不通，伴疼痛，便结者多实；若食道干涩，饮食不下，消瘦气短者多虚。兼见嗳气、胁满者，以气滞为主；见潮热、盗汗者，以阴虚为主；见面白、形寒者，以阳气虚为主；见肌肤甲错、舌青紫者，常夹瘀。

2. **辨呕吐**　若食入即吐，涌吐痰涎者多实；若津液干枯，格拒不入，吐涎沫者多虚。呕吐物为痰浊涎沫，多为痰饮中阻；泛吐清水，多为中焦虚寒。

（二）证候

[痰气互阻]

症状：食入不畅，吞咽不顺，时有嗳气不舒，胸膈痞闷，伴有隐痛，口干。舌质淡红，舌苔薄白，脉细弦。

病机分析：本型多为病变初起，情志不畅，肝失调达，肝郁气滞，气滞血瘀，阻滞于食道，则见吞咽不利。"见肝之病，知肝传脾"，肝郁乘脾则纳食不行，脉弦细。肝经布胸胁，肝郁则胸胁胀闷。舌质淡红，舌苔薄白，脉细弦为痰气互阻之佐证。

[血瘀痰滞]

症状：吞咽困难，胸背疼痛，甚则饮水难下，食后即吐，吐物如豆汁，大便燥结，小便黄赤，形体消瘦，肌肤甲错，舌质暗红，少津或有瘀斑瘀点。黄白苔，脉细涩或细滑。

病机分析：七情内伤，嗜酒无度，或过食肥甘辛辣，致生痰化瘀，日久痰瘀互结于食道成积，表现为吞咽困难，甚则饮水难下，食后即吐，吐物如豆汁。"不通则痛"，食管走行于胸骨后，积块阻滞于食道，可引起胸背部疼痛。血瘀化热，煎熬津液，致大便燥结，小便黄赤。肌肤甲错为血瘀之特征。舌质暗红，少津或有瘀斑瘀点，黄白苔，脉细涩或细滑为血瘀痰滞之候。

[阴虚内热]

症状：进食哽噎不顺，咽喉干痛，潮热盗汗，五心烦热，大便秘结。舌干红少苔，或舌有裂纹，脉细而数。

病机分析：本型多见于年迈肾虚，或病变日久入于阴络，伤阴化热者。肿块日久渐大，则进食哽噎不顺。阴虚化热伤津，则见咽喉干痛，潮热盗汗，五心烦热，大便秘结。舌干红少苔，或舌有裂纹，脉细而数为阴虚内热之候。

[气虚阳微]

症状：病至晚期，饮食不下，泛吐清水或泡沫，形体消瘦，乏力气短，面色苍白，形寒肢冷，面足浮肿。舌质淡，脉虚细无力。

病机分析：疾病日久，正气大伤，阳气衰微，肿块结聚，故饮食不下，脾肾阳虚，温煦失职，则泛吐清涎或泡沫。阳虚则寒，故形寒肢冷，面色苍白。阳虚水泛，则面足浮肿。正气虚衰，故形体消瘦，乏力气短。舌质淡，脉虚细无力为气虚阳微之佐证。

二、治疗

（一）治疗原则

1. **权衡标本虚实**　初起以标实为主，重在祛邪，理气、化痰、消瘀为法，并可少佐滋阴养血润燥之品。后期以正虚为主，重在扶正，滋阴养血，益气温阳为法，也可少佐理气、化痰、消瘀之药。

2. **护津液保胃气**　治标当顾护津液，不可过用辛散香燥之药；治本当保护胃气，不宜多用甘酸滋腻之品。存得一分津液，留得一分胃气，在噎膈辨治中尤为重要。

（二）治法方药

[痰气互阻]

治法：开郁降气，化痰散结。

方药：旋覆代赭汤合四逆散加减。方中以旋覆花降气消痰，代赭石重镇降逆，柴胡、枳壳、郁金、陈皮开郁顺气，以半夏祛湿化痰。山豆根、草河车、白芍解毒散结。若疼痛明显者加延胡索、白屈菜，口干、津伤明显者加玄参、石斛，吞咽困难甚者加威灵仙、赤芍。

[血瘀痰滞]

治法：解毒祛瘀，化痰散结。

方药：血府逐瘀汤加减。方中以桃仁、红花活血祛瘀，当归、川芎、赤芍活血行气，生地配当归养血和血，柴胡、枳壳、桔梗理气，佐以急性子、半夏、胆南星、瓜蒌化痰散结。若胸背痛甚者加延胡索、白屈菜、八月札，便干加郁李仁、火麻仁，口干舌红加黄连、黄芩、麦门冬、知母，合并出血者加三七、白及、血余炭。

［阴虚内热］

治法：滋阴润燥，清热生津。

方药：一贯煎合养胃汤加减。方中以沙参、生地滋养肝肾，麦门冬、枸杞子滋阴养肝，当归养血活血，川楝子疏肝泄热，石斛、玉竹滋养胃阴。若嗳气明显者加陈皮、半夏、旋覆花、茯苓以和胃降逆，潮热盗汗明显者加地骨皮、知母、鳖甲，肠中燥结、大便不通者加大黄、全瓜蒌。

［气虚阳微］

治法：益气养血，温阳开结。

方药：当归补血汤(《内外伤辨惑论》)合桂枝人参汤(《伤寒论》)加减。方中以黄芪、党参、白术补脾益气以滋生血之源，当归、熟地、白芍补血和营，干姜温运中阳，桂枝、急性子、半夏温阳开结。若气逆呃逆者用威灵仙、丁香、柿蒂，呕吐黏痰者加陈皮、胆南星、青礞石，出血者加仙鹤草、露蜂房、白及、三七，畏寒肢冷明显者加炮附子，呕吐清水较多者用吴茱萸、半夏。

(三) 其他治法

1. 古方

(1) 丁沉透膈散(《证治要诀》)：丁香、沉香、木香、人参、青皮、神曲、茯苓、甘草、陈皮、厚朴、草果仁、藿香叶、半夏、缩砂仁、白豆蔻、白术、麦糵、香附子。治食管癌胸膈痞闷，腹中刺痛，饮食不入。

(2) 丁香附子散(《卫生宝鉴》)：母丁香、附子、生姜。治食管癌脾胃虚寒，胸膈痞闷，呕逆不止。

(3) 五汁安中饮(《王旭高医案》)：牛乳、韭汁、姜汁、藕汁、梨汁。治食管癌火盛血枯，痰瘀阻滞者。

(4) 化痰丸(《医学入门》)：半夏、人参、茯苓、白术、桔梗、枳实、香附子、前胡、甘草。治食管癌脾虚停痰宿饮者。

(5) 五膈宽中散(《太平惠民和剂局方》)：白豆蔻、炙甘草、木香、缩砂仁、丁香、青皮、陈皮、香附子。治食管癌中焦气滞者。

2. 中成药

(1) 冬凌草制剂：由冬凌草提取的有效成分。功效清热解毒、活血祛瘀、消炎去肿，用于治疗食管癌、胃癌、肝癌等多种恶性肿瘤。糖浆，每日 3 次，每次服 30～50 毫升，每毫升含生药1克。片剂，每日 3 次，每次 6～10 片，每片含生药5克。针剂，隔日 1 次，每次缓慢静滴 75～100 毫升，3 000～4 000 毫升为一个疗程。

(2) 醒消丸(《外科全生集》)：雄黄 100 克、麝香 30 克、乳香(制)200 克、没药(制)200 克。以上 4 味，雄黄水飞或粉碎成极细粉；另取黄米 150 克，蒸熟，烘干，与乳香、没药粉碎成细粉；将麝香研细，与上述粉末配研，过筛，混匀，用水泛丸，低温干燥，即得。有解毒活血，消肿止痛之功。用于食管癌吞咽不畅，胸骨后疼痛证属脏腑毒热，气血凝结者。用黄酒或温开水送服，每次 1.5～3 克，每日 2 次。

(3) 化癥回生口服液：由鳖甲胶、大黄、桃仁等 35 味中药组成。有化癥消积，活血祛瘀之功。用于食管癌、肝癌、肺癌证属气滞血瘀者。口服，每次 10 毫升，每日 2 次。

(4) 六神丸：牛黄 7.5 克、珍珠(豆腐制)7.5 克、麝香 5 克、冰片 5 克、蟾酥 5 克、雄黄(飞)5 克。上五味(除蟾酥)共研极细粉，滚开水泛小丸，烧酒化蟾酥为衣，候干，制成约 100 粒，口服。具有清热解毒、消肿止痛之功效，主治食管癌、胃癌、鼻咽癌、舌癌等癌瘤属热毒炽盛者。常用量，每日 3 次，每次 10～20 粒，7 日为一个疗程。

3. 外治　金仙膏(《理瀹骈文》)：由苍术、白术、川乌、生半夏、生大黄、生灵脂、生延胡索、枳实、当归、黄芩、巴豆仁、莪术、三棱、连翘、防风、芫花、大戟等百余种中药制成，按病情分次摊膏于纸上，外敷病处或选穴外贴，用于噎膈、反胃等多种病证。

4. 针灸

(1) 体针

处方：天突、膻中、中脘、内关、太溪、足三里。

方义：穴位近取天突、膻中以宽胸理气、解痉除痰，中脘和胃化痰，远取内关宽胸利膈，太溪滋养肾阴，足三里健脾胃以滋生化之源。

辨证配穴：痰气互阻加太冲、丰隆化痰降气；血瘀痰滞加膈俞、丰隆化痰祛瘀；阴虚内热加太溪、内庭养阴清热；气虚阳微加灸气海、肾俞益气温肾。

随症配穴：胸骨后痛配华盖、巨阙；胸痛引背配心俞及阿是穴；食管内出血配尺泽、孔最、郄门；痰多便秘配丰隆、上巨虚、天枢；进食困难甚或滴水不入者重刺内关加配公孙。

刺灸法：毫针刺，太溪、足三里行补法，余穴平补平泻，或加电针，每次 30 分钟，每日 1 次，10 日为一个疗程。

(2) 耳针：取肾、脾、胃、食道、贲门、交感、轮 4～6 反应点，留针 20～30 分钟，每日 1 次，10 日为一个疗程。或王不留行籽贴压，每日压按 5～6 次，留贴 3 日，间隔 1 日。用于食管癌吞咽梗阻，饮食不下。

(3) 拔火罐：取膈俞、脾俞、胃俞，或以痛为俞取穴，将火罐对准穴位，用闪火法迅速罩在穴位上。每次拔罐 2～6 个，留罐 10～15 分钟，隔日 1 次，10 次为一个疗程，间歇 1 星期后再进行下一个疗程。用于缓解食管癌疼痛。

(4) 穴位注射：取内关、公孙，注射维生素 B_6，可缓解食管癌梗阻。

(5) 推拿：推拿背部俞穴可缓解疼痛；揉按合谷、足三里、涌泉可扶正固本，启膈降逆。

【转归及预后】

本病初起正气未虚，仅有吞咽困难，或食后胸膈痞满，灼热疼痛，迨后由实转虚，或虚实夹杂，饮食难入，或食入即吐；终至脾肾衰败，阳消阴竭，则多属不治。

本病预后较差。清代徐大椿指出："膈病乃胃口枯槁之证，百无一治。"清代高士宗亦认为"患此病者，百无一生"。一般来说，凡脉紧、涩、短、小，属气血已亏；脉沉、细、涩、数，属精血已涸，难治。大便秘结如羊屎，属大肠血枯；口吐白沫,为脾肺虚极;吐痰如蟹沫,为脾气已败,皆难治。腹中嘈杂,胸痛如刀割,属营虚至极,多死。

现代研究方面,影响食管癌预后的独立因素是临床分期、肿瘤部位、侵及深度、分化程度及淋巴结转移个数,与性别、年龄等关系不大。我国食管癌总的5年生存率约30%,而早期食管癌术后的5年生存率可达到90%以上。因此提高警惕,早期发现,早期检查,且对高危人群进行普查,是提高食管癌生存率的重要途径。

【预防与护理】

养成良好的饮食习惯,如进食不宜过快,避免进食过烫、辛辣、变质食物,忌烈性酒,多食水果、蔬菜等。保持乐观情绪,规律睡眠,修身养性,保持平衡的心态和情绪稳定。宣传防癌知识,开展普查工作,使该病早期发现,早期治疗。

术后体虚患者辨证选用补肾健脾、补气养血的方药,如六味地黄丸、四君子汤、归脾汤等。放射性食管炎的患者,治疗宜滋养胃阴,清热保津,方用清热保津汤(《时病论》)。若以阴虚火旺为主者,宜用沙参麦冬汤加减以滋阴降火;以津伤血瘀为主者,宜用血府逐瘀汤加减以凉血解毒化瘀。放化疗期间出现的消化系统毒副反应,治疗上予降逆止呕、芳香化湿之品,同时多注意用消食健脾、容易消化的食物,可用生薏苡仁100克、山药50克、陈皮3克加瘦肉适量煮汤饮用。

在护理方面,由于食管位于胸腔,故食管癌术后患者,须特别注意呼吸情况。食管下段癌、贲门癌术后易出现胃液反流,应嘱患者饭后2小时内不要平卧,睡眠时将枕头垫高。放疗的患者应保持口腔清洁,予细、碎、软食物,避免进刺激性食物及烟酒,每次进食后可饮温开水冲洗食管,放疗3~4星期后,可采用半坐卧位,以防止胃液反流,减轻胸骨后疼痛。对于晚期恶液质无法进食的患者,应给予肠内或肠外营养,勤翻身,预防褥疮,并详细记录每日出入量。

【现代研究】

我国为食管癌的高发国家,又是病死率最高的国家,主要集中在河南、江苏、山西、河北、福建、陕西、安徽、湖北等地,其中以河南最高,达34.59/10万。根据我国卫生部的统计资料[1],1990年部分城市恶性肿瘤死亡率高低依次为肺癌、胃癌、肝癌和食管癌。大多数食管癌发生于食管的中段和下1/3。食管癌的发病男女之比为2∶1~20∶1,我国男女发病比例为1.98∶1,死亡比例1.6∶1。发病年龄以高年龄组为主,35岁以前的构成比很小,50~69岁占全部食管癌死亡的60%以上。

20世纪70年代,河南省学者等对冬凌草进行了系列而深入的研究,从中分离出一系列成分,其中冬凌草甲素和冬凌草乙素具有抗肿瘤作用。并采用流式分光光度术及放射自显影术证明冬凌草甲素为细胞周期非特异性药物,它可抑制癌细胞的DNA聚合酶及DNA、RNA和蛋白质的合成,可增强博来霉素及顺铂等抗肿瘤药物的抗肿瘤作用,从而为冬凌草的临床应用提供了依据。王氏等[2]进行实验研究,证实冬凌草可能通过抑制端粒酶活性达到控制细胞增殖、诱导细胞凋亡的作用。并研制了消癌平,用于年老体弱失去手术机会,以及放疗、化疗效果欠佳的晚期食管癌患者。

20世纪80年代,食管癌的防治列入我国"八五"国家攻关计划[3],食管癌高发区河南省的发病率得到抑制。樊氏等[4]在河南省6家医院观察冬凌草制剂对食管癌的治疗作用,选入患者共243例(早期76例,中晚期167例),结果平均生存期为83个月。林氏等[5]通过对40~65岁人群的食管细胞学普查,检出食管上皮细胞重度增生患者共3 990例,随机分为治疗组和对照组,治疗组服用中成药增生平(山豆根、败酱草、黄药子、白鲜皮、夏枯草、拳参等),对照组服用安慰剂,服药3年后食管细胞学复查。结果显示,治疗组癌变相对危险度(RR)=0.50,95%可信区间(CI)=0.33~0.75,抑癌率49.9%。表明中药增生平阻断食管癌前病变预防食管癌的效果是肯定的。

【小结】

本病多发于中年以上男性,常因七情所伤,或饮食不节,或肾虚不足所致。病变部位在食道,属胃气所主,病变脏腑属胃,又与肝、脾、肾有密切的关系。脾胃肝肾功能失调,导致气、痰、血互结,津枯血燥,而致食管狭窄、食管干涩是本病的基本病机。当据证采用行气化痰、祛瘀散结、滋阴润燥等法。治疗注意顾护胃气和津液。

附方

(1) 旋覆代赭汤(《伤寒论》):旋覆花　代赭石　人参　半夏　大枣　生姜　甘草。
(2) 四逆散(《伤寒论》):柴胡　枳壳　白芍　甘草。
(3) 血府逐瘀汤(《医林改错》):当归　生地　桃仁　红花　枳壳　赤芍　川芎　桔梗　柴胡　牛膝　甘草。
(4) 一贯煎(《柳州医话》):北沙参　麦门冬　当归　生地　枸杞子　川楝子。
(5) 养胃汤(《温病条辨》):沙参　麦门冬　生地　石斛　玉竹　当归　川楝子　枸杞子。
(6) 当归补血汤(《内外伤辨惑论》):当归　黄芪。
(7) 桂枝人参汤(《伤寒论》):桂枝　白术　甘草　人参　干姜。

【现代研究】主要参考文献

[1] 中国肿瘤防治研究办公室. 中国试点市、县恶性肿瘤的发病与死亡[M]. 北京:中国医药科技出版社,2002:28~34.
[2] 王志良,樊青霞,范魁生. 消癌平临床疗效观察[J]. 河南医科大学学报,1994,29(1):79~80.
[3] 刘俊岭,梁淑英. "八五"期间河南省肿瘤科技成果简介[J]. 中国肿瘤,1996,5(7):26~27.
[4] 樊青霞,李醒玉,王瑞林. 冬凌草治疗食管癌胃底贲门癌287例[J]. 中国中西医结合外科杂志,1997,3(6):380~381.
[5] 林培中,陈志峰,侯浚,等. 食管癌的化学预防[J]. 中国医学科学院学报,1998,20(6):413.

胃 癌

【定义】

胃癌是指起源于胃黏膜上皮细胞的恶性肿瘤，其发病部位包括贲门、胃体、幽门，以进行性胃脘痛、食少、消瘦、便血为常见症状。

【历史沿革】

胃癌主要见于中医文献中“胃反”、“反胃”、“翻胃”、“噎膈”、“积聚”、“伏梁”、“胃脘痛”等。

胃反之病名首见于汉代《金匮要略·呕吐哕下利病脉证治》篇：“朝食暮吐，暮食朝吐，宿谷不化，名曰胃反。”明确指出本病的病机主要是脾胃损伤，不能腐熟水谷。治疗方面，有大半夏汤和茯苓泽泻汤，至今仍为临床所常用。

隋代巢元方《诸病源候论·胃反候》对《金匮要略》之说有所发挥，“荣卫俱虚，其血气不足，停水积饮，在胃脘则脏冷，脏冷则脾不磨，脾不磨则宿谷不化。其气逆而成胃反也”。强调了荣卫俱虚，血气不足在致病中的作用。

金元时期，朱丹溪《丹溪心法·反胃》提出“反胃大约有四：血虚、气虚、有热、有痰兼病”之说，治疗上主张根据气、血、痰、热偏重不同辨证选方，“血虚者四物为主，气虚者四君子为主，热以解毒为主，痰以二陈为主”。

明代张景岳对于反胃的病因、病机、治法等，均有较多的阐发，《景岳全书·反胃》有：“或以酷饮无度，伤于酒湿，或以纵食生冷，致损胃气而然。”又：“反胃一证，本属火虚，盖食入于胃，果胃暖脾强，则食无不化，何致复出……然无火之由，则犹有上中下三焦之辨，又当察也。若寒在上焦，则多为恶心或泛泛欲吐者，此胃脘之阳虚也。若寒在中焦，则食入不化，每食至中脘，或少顷或半日复出者，此胃中之阳虚也。若寒在下焦，则朝食暮吐，或暮食朝吐，仍以食入幽门，火不能传化，故久而复出，此命门之阳虚也。”治疗上提出：“虚在上焦，微寒呕恶者，惟姜汤为最佳，或橘皮汤亦可。虚在中焦而食入反出者，宜五君子煎、理中汤……虚在下焦而朝食暮吐……则责在阴，非补命门以扶脾土之母，则火无以化，土无以生，亦犹釜底无薪，不能腐熟水谷，终无济也。宜六味回阳饮，或人参附子理阴煎，或右归饮之类主之。”其中，尤强调补命门之说。

明代李中梓根据临床实际，对反胃的病机提出了不同的意见。他在《医宗必读·反胃噎膈》中曰：“反胃大都属寒，然不可拘也。脉大有力，当作热治，脉小无力，当作寒医。色之黄白而枯者为虚寒，色之红赤而泽者为实热，以脉合证，以色合脉，庶乎无误。”丰富了反胃的辨证内容。明代吴崑《医方考》指出：“翻胃一证，古今难之。若胃脘未枯，皆为可治。借曰枯之，则从容用药，犹可久延。若造次不察病理，非唯无益，而又害之矣。”并认为是积痰满胃所致，用三花神祐丸。

清代沈金鳌《杂病源流犀烛·噎塞反胃关格源流》作出了较为系统的总结：“反胃原于真火衰微，胃寒脾弱，不能纳谷，故早食晚吐，晚食早吐，日日如此，以饮食入胃，既抵胃之下脘，复返而出也。若脉数，为邪热不杀谷，乃火性上炎，多升少降也。”这些论述至今对临床仍有指导意义。

【病因病机】

情志不舒，饮食不节，胃失和降，脾胃升降失常，运化失司，痰凝气滞，热毒血瘀，交阻于胃，积聚成块，是胃癌的主要病因，而正气亏虚，脏腑功能失调是发病的内在原因。

1. **外感六淫** 六淫外邪，从皮毛及脏腑，稽留不去，脏腑受损，阻滞气机，痰湿内生，瘀血留滞，脾胃升降失常，当升不升，当降不降，则成朝食暮吐，或暮食朝吐。《灵枢·五变》：“肠胃之间，寒温不次，邪气稍至，蓄积留止，大聚乃起。”

2. **内伤七情** 忧思伤脾，脾伤则气结；恼怒伤肝，肝火横逆犯胃；脾胃升降失和，受纳运化水谷失常，而引起进食噎塞难下，或食入良久反吐。《素问·通评虚实论篇》：“隔塞闭绝，上下不通，则暴忧之病也。”

3. **饮食失调** 饮食失当，或饥饱失调，或恣食肥甘厚腻，损伤脾胃，运化功能失常，饮食停留，终至尽吐而出。《景岳全书·反胃》：“以酷饮无度，伤于酒湿，或以纵食生冷，败其真阳……总之无非内伤之甚，致损胃气而然。”

4. **正气不足** 素体虚弱，脾胃虚寒；或劳倦过度，久病脾胃受伤，均致中焦受纳运化无权，水谷留滞。《医宗必读·反胃噎膈》：“大抵气血亏虚，复因悲思忧恚，则脾胃受伤……脾胃虚伤，运行失职，不能腐熟五谷，变化精微，朝食暮吐，暮食朝吐，食虽入胃，复反而出，反胃所由成也。”

胃癌的病变在脾胃，与肝肾两脏密切相关。胃主受纳，脾主运化。若因六淫外侵，七情受困，或饮食所伤，或素体不足，均致脾胃运化失常。肝主疏泄，肝郁气滞，影响脾胃气机的升降。疾病日久，脾肾阳虚，无法腐熟水谷，均致饮食停留。而气滞血瘀，痰湿内阻，是本病的主要病机特点。

【诊断与鉴别诊断】

一、诊断

（一）发病特点

胃癌是发展中国家常见的恶性肿瘤之一，发病年龄以45～60岁为主，男女之比约为2∶1。胃癌起病隐匿，早期常无任何症状，或仅有胃脘胀痛、食欲减退等表现，症状与胃炎、溃疡病等类似，不易引起重视。遇有下列情况之一者均应警惕胃癌的可能性，应作进一步检查。① 原因不明的食欲不振、上腹不适、消瘦，特别是中年以上患者。② 原因不明的呕血、黑便或大便潜血阳性者。③ 原有长期慢性胃病史，近期症状有明显加重者。④ 中年人既往无胃病史，短期出现胃部症状者。⑤ 已确诊为胃溃疡、胃息肉、萎缩性胃炎的患者，应有计划地随访，伴有癌前病变者应定期复查。

⑥ 多年前因胃良性疾患做胃大部切除，近期又出现消化道症状者。

（二）临床表现

胃癌多为缓慢起病，先有胃脘痛、吞酸、嘈杂、食欲不振、食后脘腹痞胀等；若迁延失治，逐渐出现脘腹痞胀加剧，进食后尤甚，饮食不下，停积于胃脘，终至上逆而呕，呕吐特点为朝食暮吐，暮食朝吐，呕吐完谷，或伴痰涎血缕，重者可呕血，黑便，或便溏腹泻，腹痛渐增，日久上腹扪及包块，日渐消瘦，面色萎黄，倦怠乏力。末期脘腹胀大，震摇腹部，闻漉漉水声。

（三）影像学诊断

胃镜检查可以直接观察到胃黏膜的情况，并可在直视下取活检，能提高早期胃癌的诊断率。X线钡餐可显示胃癌累及胃壁向内和向外生长的范围并可测量胃壁厚度。CT对于观察胃癌有否转移及与邻近的解剖关系很有利，用于确定临床分期以及制订治疗方案。

（四）细胞学检查

胃癌的病理类型多为腺癌，占90%以上。胃镜直视下活检或术中活检可明确诊断。

二、鉴别诊断

1. **呕吐**　一般呕吐多是食已即吐，或不食亦吐，针对病因治疗后，较易缓解，预后良好；胃癌之呕吐主要以朝食暮吐，暮食朝吐，呕吐完谷、痰涎为特点。在西医学中，呕吐可发生于多种疾病，不局限于胃肠道疾病，范围较广，如急性胃肠炎、肝炎、胰腺炎、阑尾炎、某些急性传染病、颅脑疾病等。

2. **胃脘痛**　胃癌具有积块明显，固定不移，并且结块大多由小渐大，由软渐硬，初觉胀痛，继则疼痛逐渐加剧，其痛有定处，常伴有饮食减少，倦怠乏力，面色萎黄，形体日渐消瘦，病程较长，多属血分，病情较重，治疗较难等特点。胃脘痛则无积块，发有休止，痛无定处，全身症状不明显，病程较短，多属气分，一般病情较轻，治疗相对较易。

【辨证论治】

一、辨证

（一）辨证要点

1. **辨呕吐**　若呕声高亢，呕吐量多，呕吐物酸腐臭秽，吐后痛减者，多为实呕；若呕声低弱，呕而无力，时作时止，吐量不多，酸臭不甚，伴精神委靡，倦怠乏力，脉弱无力者，多为虚呕。呕吐物的性质常可反映病变性质及部位，若呕吐物酸腐难闻，多为食积内腐；黄水而苦，多为胆热犯胃；酸水绿水，多为肝气犯胃；痰浊涎沫，多为痰饮中阻；泛吐清水，多属胃中虚寒；黏沫量少，多属胃阴不足。

2. **辨腹痛**　若腹痛拘急，痛无间断，坚满急痛，遇冷痛剧，得热则减者，为寒痛；若腹痛急迫，痛处灼热，腹胀便秘，得凉痛减者，为热痛；腹痛胀满，时轻时重，痛处不定，攻撑作痛，得嗳气矢气则胀痛减轻者，为气滞痛；腹部刺痛，痛无休止，痛处固定，痛处拒按，入夜尤甚者，为血瘀痛；痛势急剧，痛时拒按，痛而有形，痛势不减，得食则甚者，为实痛；痛势绵绵，喜揉喜按，时缓时急，痛而无形，饥而痛增者，为虚痛。

（二）证候

［肝胃不和］

症状：胃脘胀满或疼痛，串及两胁，嗳气陈腐或呃逆，纳食少或呕吐反胃。舌质淡红，苔薄黄，脉弦。

病机分析：病变早期，郁怒伤肝，肝失疏泄，肝郁犯胃，胃失和降，故见胃脘胀满或疼痛，串及两胁，嗳气陈腐或呃逆，纳食少或呕吐反胃。舌质淡红，苔薄黄，脉弦为肝胃不和之候。

［痰湿结聚］

症状：脘腹满闷，食欲不振，腹部作胀，吞咽困难，泛吐黏痰，呕吐宿食，大便溏薄。舌苔白腻，脉弦滑。

病机分析：本证多因饮食不节，恣饮无度，或劳倦内伤，脾胃受损，中阳不振，脾失健运，水湿内停，湿聚为痰。痰湿结聚于胃脘，遏阻气机，故脘腹满闷，食欲不振，腹部作胀。胃失和降，痰湿随胃气上逆，故吞咽困难，泛吐黏痰，呕吐宿食。湿邪下注，故大便溏薄。舌苔白腻，脉弦滑为痰湿结聚之佐证。

［气滞血瘀］

症状：胃脘刺痛拒按，痛有定处，或可扪及肿块，腹满不欲食，呕吐宿食，或如赤豆汁，或见黑便如柏油状，舌质紫暗或有瘀点。舌苔薄白，脉细涩。

病机分析：气血瘀滞于胃脘，不通则痛，故胃脘部疼痛，其痛以刺痛、固定、拒按为特点，并可在痛处扪及包块。胃失和降，受纳失司，则腹满不欲食，呕吐宿食。若瘀血阻滞脉络，使血液不能循经运行，而溢出脉外，则可见呕吐物如赤豆汁，或见黑便如柏油状。舌质紫暗或有瘀点，苔薄白，脉细涩为气滞血瘀之征。

［脾肾两虚］

症状：胃脘隐痛，喜温喜按，朝食暮吐，暮食朝吐，宿谷不化，泛吐清水，面色萎黄，大便溏薄，神疲肢冷。舌质淡，舌边有齿印，苔薄白，脉沉缓或细弱。

病机分析：疾病日久，脾肾阳虚，阳虚阴盛，寒从内生，寒凝气滞，故胃脘隐痛，喜温喜按，神疲肢冷。胃失温煦，受纳、腐熟之功衰败，故朝食暮吐，暮食朝吐，宿谷不化，泛吐清水。舌质淡，舌边有齿印，苔薄白，脉沉缓或细弱为脾肾两虚的表现。

二、治疗

（一）治疗原则

1. **疏肝理气**　脾胃的升降受纳与肝木的疏泄密切相关，治疗时注意疏泄肝木，以调和脾胃。

2. **健脾益气**　胃之受纳，须脾气的强健，故治疗胃癌时，须注意健脾益气，并顾护胃气，忌用大剂的滋腻碍胃、苦寒败胃药物，“胃气一败，百药难治”。

（二）治法方药

［肝胃不和］

治法：疏肝和胃，降逆止痛。

方药：柴胡疏肝散合旋覆代赭汤加减。以柴胡疏肝解郁，旋覆花下气化痰、降逆止噫；白芍、郁金助柴胡疏肝解郁，代赭石协旋覆花重镇降逆；陈皮、枳壳、香附理气行滞；

芍药、甘草养血柔肝,缓急止痛;半夏燥湿化痰,降逆和胃;生姜祛痰散结,降逆止呕;人参、大枣、甘草益气补中以疗胃虚,且可防金石伤胃,甘草又能调和诸药。

体质未虚者可选半枝莲、七叶一枝花、徐长卿等以解毒抗癌;胀痛甚可加延胡索;嗳腐胀满者加鸡内金、山楂、谷芽、麦芽;胃中嘈杂、口干、舌红少苔,可去香附、陈皮、半夏、枳壳,加砂仁、麦门冬、石斛、佛手。

[痰湿结聚]

治法:理气化痰,软坚散结。

方药:导痰汤加减。以半夏、天南星辛温性燥,善于燥湿化痰,且可降逆和胃;辅以陈皮、枳实理气燥湿,使气顺而痰消,加之茯苓健脾渗湿,使湿无所聚,痰无由生;以海藻、昆布、生牡蛎、浙贝母、黄药子消痰散结,木馒头利湿活血消肿,山楂、神曲消食和胃;甘草调和诸药而兼润肺和中。

脘痞腹胀加厚朴;舌淡便溏、喜热饮者,属脾阳不振,可加干姜、草豆蔻、苍术。

[气滞血瘀]

治法:活血化瘀,理气止痛。

方药:膈下逐瘀汤加减。以桃仁、红花活血化瘀;以当归、赤芍助活血化瘀,且能养血,以三棱、莪术、五灵脂破血散瘀消积;香附、陈皮、延胡索、山楂理气活血止痛;甘草调和诸药。

如中寒明显者可加附子、肉桂、高良姜温中散寒;通络止痛,可加肿节风、徐长卿抗癌消积。瘀久损伤血络较甚,而见大量吐血、黑便,则应去桃仁、三棱、莪术、赤芍等,加用仙鹤草、蒲黄、槐花、三七等;胃痛甚加三七粉冲服;呕吐甚加半夏、生姜;胃中灼热加蒲公英、栀子、白花蛇舌草。

[脾肾两虚]

治法:温中散寒,健脾暖胃。

方药:理中丸合六君子汤加减。以党参、白术温中补气健脾;辅以附子、生姜、吴茱萸、丁香温中散寒,半夏、陈皮理气和胃降逆止呕;以白蔻仁、藤梨根健脾祛湿;以生姜、甘草温中健脾,甘草调和诸药。

如脾肾阳虚,更见形寒肢冷者,可加肉桂、补骨脂、仙灵脾等;大便质软,数日一行,可加肉苁蓉;恶心、呕吐甚,加灶心土、代赭石。

(三)其他治法

1. 古方

(1) 大建中汤(《金匮要略》):蜀椒、干姜、人参。治胃癌证属中阳衰弱,阴寒内盛者。

(2) 人参附子理阴煎(《景岳全书》):人参、附子、熟地、当归、炙甘草、干姜。治胃癌脾阴胃阳俱虚者。

(3) 旋覆代赭汤(《伤寒论》):旋覆花(包煎)、代赭石、生姜、制半夏、炙甘草、大枣、党参。治胃癌痰浊内阻,胃失和降者。

(4) 木香顺气丸(《古今医鉴》):木香、香附、槟榔、青皮、陈皮、厚朴、苍术、枳壳、砂仁、炙甘草。治胃癌肝郁气滞者。

(5) 回生养胃丹(《东医宝鉴》):苍术、莲肉、天南星、半夏、粟米、人参、白术、茯苓、厚朴、蓬术、三棱、荜澄茄、缩砂仁、白豆蔻、麦芽、谷芽、丁香、木香、沉香、甘草等。治胃癌晚期以虚为主,虚实兼夹者。

2. 中成药

(1) 喜树碱注射液:为中草药珙垌科旱莲属植物喜树中提取的抗癌药,性味苦涩凉,具有杀虫、清热解毒散结功效,其根、果、树皮、树枝均可入药。主治胃癌、结肠癌、膀胱癌、慢性粒细胞性白血病、急性淋巴性白血病等。从1966年美国 Wall 分离出 HCPT 后,几十年来其抗肿瘤作用受到了国内外肿瘤药物学家的广泛重视,主要作用于 Topo-Ⅰ。国外已合成的有 Topotecen、9-AC、CPT-11 等,广泛用于多种恶性肿瘤的治疗研究中。其特点是无一般化疗药物的毒副作用,少数患者有轻度的骨髓抑制及消化道反应,个别患者有膀胱刺激征,停药后可自行缓解,或用中医药辨证治疗。推荐用量为 4~10 毫克/米^2,可单独或联合使用。

(2) 小金丹(《外科全生集》):由白胶香、草乌、五灵脂、地龙、木鳖子、乳香、没药、当归、麝香、墨炭组成。主治痈疽肿毒、痰核流注、乳岩瘰疬、横痃恶疮、无名肿毒、阴疽初起。有报道,用加减小金丹治疗中晚期胃癌术后,有延长生存期,提高生存率的作用。适用于病属寒痰瘀阻者。

(3) 犀黄丸(《外科全生集》):由犀黄、麝香、乳香、没药组成。主治乳岩、瘰疬、痰核、横痃、肺痈、肠痈。近有报道用于治疗胃癌、肝癌、肺癌等证属热毒内攻、瘀血内结者,有一定疗效。每日2次,每次3克,温开水或黄酒送服。

(4) 平消胶囊:由郁金、枳壳、仙鹤草、五灵脂等中药组成的抗癌中药复方,具有活血化瘀、止痛散结、清热解毒、扶正祛邪功效,用于治疗肺癌、肝癌、食管癌、胃癌、宫颈癌、乳腺癌等多种恶性肿瘤。据多家报道,与化学药物联合使用,取得了较好的疗效。常用量,每日3次,每次4~6片。

3. 针灸

(1) 体针

处方:中脘、足三里、内关、公孙、丰隆、太冲。

方义:胃之募穴中脘与下合穴足三里相配,能健脾和胃,理气化痰;内关、公孙是八脉交会穴相配,能宽胸理气,开郁止痛;太冲为肝经输穴、原穴,疏肝降逆气;丰隆为胃之络穴,功擅祛湿化痰。诸穴合之,共起健脾和胃、理气化痰、散结止痛之功。

辨证配穴:肝胃不和加期门、章门疏肝调胃;痰湿结聚加灸脾俞、胃俞健脾化痰;气滞血瘀加期门、膈俞行气活血化瘀;脾肾两虚加灸脾俞、肾俞温补脾肾。

随症配穴:饮食难下,加天突穴或针或灸;吐血者,配地机、二白,平补平泻;顽固性呃逆者,补复溜、泻翳风。

刺灸法:毫针刺,平补平泻,或针刺得气后加电,留针30分钟。

(2) 耳针:选脾、胃、肝、腹、耳中、神门、交感、皮质下、轮4~6反应点。每次取5~6穴,留针20~30分钟,每日1次,10日为一个疗程。或王不留行籽贴压,每日压按5~6次,留贴3日,间隔1日,可缓解胃癌腹痛、顽固性呃逆等。

(3) 穴位注射:用维生素 B_6、维生素 B_1 各2毫升,取膈俞做穴位注射,可治疗胃癌化疗后胃肠道反应及顽固性呃逆;或取双侧足三里,穴位注射山莨菪碱各10毫克,可治疗顽固性呃逆。

(4) 梅花针：叩打脊柱两侧，中度或较重刺激，可缓解胃癌疼痛。

(5) 推拿：胃癌呕吐者，可捏拿背部胃俞穴处肌肉 15～20 次，或按揉足三里、内关穴各 1 分钟。胃癌疼痛者：① 同时点按内关、足三里，先左侧后右侧。② 双手拇指沿肋弓向两侧作分推法数次，取穴：中脘、梁门。③ 掌揉背腰部数次。取穴：至阳、脾俞、胃俞、三焦俞。④ 手掌揉搓小腿后侧承山穴一带数次，可祛寒暖胃，适用于寒证胃痛。

【转归及预后】

中医学认为，胃癌病初起多属实，为气滞、血瘀、痰湿、邪热，四者之间相互影响，日久则耗伤正气，由实转虚，或阳虚，或阴虚，或转为虚劳。胃癌预后一般较差，若胃不受纳，化源不足，则正气日衰，真阴枯竭或真火衰微，脏腑衰败，形体消瘦。若血热妄行，或久瘀伤络，或脾不统血会引起便血、吐血。若出血量大难止，胃痛剧烈，兼见大汗淋漓、四肢不温、脉微欲绝者，为气随血脱的危急证候，如不及时救治，可危及生命。若癌毒流窜，旁及他脏，病情难以控制，预后极差。

在我国，随着诊断水平的提高、手术方法的改进和综合治疗的应用，使胃癌的治疗水平有所提高，但大多数报道的 5 年生存率仍仅为 20%～30%，其影响因素与术前病程、分期情况、浸润深度、病理类型、淋巴结转移情况有关。其中，早期胃癌预后良好，其治愈率可达 90%以上。进展期胃癌则预后不良，与进展程度、病理分化、淋巴结转移情况有关。

【预防与护理】

积极治疗慢性胃脘部疾病，如胃脘痛、痞满、嘈杂、泛酸、呃逆等。原有胃病者，定期行消化道钡餐、胃镜复查。避免进食烟熏、盐渍、油炸、霉变食物，宜三餐定时，多食水果、蔬菜，平衡营养。改变不良嗜好，如戒烟、戒酒、熬夜等，定时进餐，饮食适量。

术后肠蠕动功能受损者，给予平胃散加减。体虚患者辨证选用健脾益气、滋阴养血、补益肾气的方药，如四君子汤、归脾汤、四物汤、六味地黄丸、《金匮》肾气丸等。同时指导饮食调养，辨证施食。化疗期间出现消化系统的毒副反应者，治疗上给予降逆止呕、芳香化湿之品，如旋覆代赭汤、温胆汤等。还可配合针刺、按摩足三里、内关等穴位。晚期以提高生存率和生存质量，促进患者康复为主要目标。根据康复评定结果，有机、综合地运用药物康复、针灸推拿康复、食疗康复、心理康复、传统体育康复、娱乐康复、自然沐浴康复等方法。

在护理方面，胃癌术后的患者应注意观察是否有出血、吻合口瘘、术后梗阻和感染，引流管是否通畅，鼓励早期活动，指导患者术后饮食。

【现代研究】

胃癌是世界范围内最常见的恶性肿瘤之一。据 2000 年资料统计，全球每年新发胃癌 876 000 例，占所有新发癌症病例的 9%，仅次于肺癌、乳腺癌和肠癌，位居第 4 位。每年约有 647 000 人因胃癌死亡，位居癌症死因的第 2 位。胃癌地区分布有明显差异，高低发区发病率相差接近 10 倍，高发地区包括日本、中国和中南部美洲的大部分地区。根据卫生部卫生信息统计中心公布的资料，我国 2001 年前，胃癌居城市死因第 1 位，2001 年后胃癌居第 3 位，在肺癌、肝癌之后，但在农村仍高居第 1 位。胃癌发病率存在年龄、性别和种族差异，在 50～70 岁达到高峰，男性发病率约为女性的 2 倍。

胃癌发现时仍多为中晚期，预后较差，在晚期胃癌治疗中，国际多中心、随机化、大样本的临床研究结论是：晚期胃癌联合化疗有效率为 40%～60%，中位生存期 8～10 个月。1998 年《中华肿瘤杂志》文献[1]报道，江苏启东地区 3 754 例胃癌患者的 3 年、5 年生存率仅为 15.6%、11.6%。因此，胃癌的治疗仍须多学科的合作以提高疗效。

晚期胃癌中医治疗是国家“八五”胃癌攻关重点课题研究内容。王氏等[2]用扶正抗癌冲剂治疗Ⅲ、Ⅳ期胃癌 249 例，随机分为中药组、化疗组和中药加化疗组；结果中药加化疗组患者生活质量明显改善，未手术者 1、2、3 年生存率分别为 73%、53%、23%，中位生存期 13.4 个月，而单纯化疗组分别为 40%、23%、3%和 6.1 个月。体内外动物实验也证实，该方有扶正和抗癌双重功能。

邱氏等[3~5]提倡以健脾法为主治疗晚期胃癌，通过研究证实，具有健脾作用的中药组方能提高胃癌癌前病变的治愈率，延长中晚期胃癌患者的生存期，提高生存质量，减缓术后复发转移。

钱氏等[6~9]认为气机失调是诱发胃癌的一个重要因素，其中主要是肝气郁结。治疗上提倡以理气散结作为治疗胃癌的基本方法。同时强调要根据病情兼夹配伍活血化瘀、化痰软坚、化湿利湿、补气健脾。其验方(主要由党参、佛手、茯苓、陈皮、莪术等组成)应用于胃癌脾胃气虚型、痰气凝滞型、瘀毒内阻型、胃阴不足型，经临床观察证实可以提高胃癌患者的生存率，改善临床症状，提高生存质量。

魏氏等[10~12]认为“痰”是胃癌产生的重要病理基础，故提出“胃癌从痰论治”的理论，以二陈汤为基础创制了金龙蛇制剂、消痰散结方，治疗胃癌及抗转移取得了较好的效果。

【小结】

本病常因肝郁犯胃，或痰湿结聚，或气滞血瘀，或脾肾亏虚所致，与肝、脾、肾功能失调密切相关。当据证采用疏肝和胃、化痰散结、行气活血、补益脾肾等法。治疗时须注意兼顾疏肝理气和健脾益气。

附方

(1) 柴胡疏肝散(《景岳全书》)：柴胡　白芍　川芎　枳壳　陈皮　香附　甘草。

(2) 旋覆代赭汤(《伤寒论》)：旋覆花　代赭石　半夏　人参　生姜　甘草　大枣。

(3) 导痰汤(《济生方》)：半夏　天南星　橘红　枳实　赤茯苓　甘草。

(4) 膈下逐瘀汤(《医林改错》):五灵脂 当归 川芎 桃仁 丹皮 赤芍 乌药 延胡索 香附 红花 枳壳 甘草。
(5) 理中丸(《伤寒论》):党参 白术 干姜 甘草。
(6) 六君子汤(《医学正传》):陈皮 半夏 人参 白术 茯苓 甘草。

【现代研究】主要参考文献

[1] 陈建国,沈卓才,姚红玉,等.恶性肿瘤 16922 例生存率分析[J].中华肿瘤杂志,1998,20(3):202～205.
[2] 王冠庭,朱金水,徐文玉,等.扶正抗癌冲剂结合化疗治疗晚期胃癌的临床与实验研究[J].华人消化杂志,1998,6(3):214～218.
[3] 邱佳信,贾筠生.健脾法为主治疗晚期胃癌的探讨[J].中医杂志,1992,33(8):23～25.
[4] 邱佳信,沈克平.胃癌的中医治疗进展[J].医学理论与实践,1999,12(11):625.
[5] 沈克平,郑坚,赵海磊,等.有瘤体必虚,有虚首健脾——邱佳信治疗胃癌的研究思路[J].上海中医药杂志,1999,(8):20～21.
[6] 金岚.钱伯文治疗胃癌学术思想探析[J].上海中医药杂志,1990,(10):7～9.
[7] 陈伟,钱力兰.钱氏验方加减结合化疗治疗 152 例胃癌的临床观察[J].上海中医药杂志,1995,(8):10～13.
[8] 钱心兰.钱伯文运用攻补兼施治疗肿瘤的经验[J].上海中医药杂志,1993,(6):1～3.
[9] 朱国福,钱力兰.钱伯文教授治疗恶性肿瘤经验总结[J].国医论坛,1998,13(4):25～26.
[10] 王建平,李毅华.魏品康从痰论治胃癌四法[J].辽宁中医杂志,2001,28(6):332～333.
[11] 郑国静,魏品康."消痰散结"治疗胃癌的研究[J].中国药学报,2004,32(5):14～15.
[12] 余志红,魏品康,许玲,等.金龙蛇颗粒对裸鼠原位移植人胃癌 MKN-45 细胞凋亡的影响[J].中西医结合学报,2006,5(4):275～278.

大 肠 癌

【定义】

大肠癌是指起源于大肠黏膜上皮的恶性肿瘤。其发病部位包括了盲肠、升结肠、横结肠、降结肠、乙状结肠、直肠和肛管。临床多以腹痛、大便习惯改变、便血、腹部肿块为主要表现。

【历史沿革】

大肠癌相当于中医学文献中的"脏毒"、"锁肛痔"、"积聚"、"肠覃"等病。早在《内经》年代,就有近似于大肠癌的临床症状和体征的记载。《灵枢·百病始生》曰:"起居不节,用力过度,则络脉伤……阴络伤则血内溢,血内溢则后血。肠胃之络伤,则血溢于肠外,肠外有寒,汁沫与血相抟,则并合凝聚不得散而积成矣。"指出起居无常与大肠癌的发病有一定关系。

金代窦汉卿《疮疡经验全书》谓:"脏毒者……皆喜怒不测,饮食不节,阴阳不调,脏腑不和,或房劳太过,或饮醪戾之酒,或食五辛炙煿等味,蓄毒在内,流积为痈";"治法大要,先当解散脾胃风邪,热则败毒散,冷则不换金正气散加川芎、当归,后随其冷热治之。其或内伤阳气不足,下焦之阴无元阳以维之,而下血者宜补中益气汤、六君子汤及参苓白术散加芎、归、枳壳、地榆、槐花等。盖血气出于谷气,故必赖补中升阳以胃药收功。胃气一回,血自循经络矣"。此书对脏毒的病因和治疗有了较详细的描述。

明代陈实功《外科正宗·脏毒论》认为本病乃"蕴毒结于脏腑,火热流注肛门,结而为肿,其患痛连小腹,肛门坠重,二便乖违,或泻或秘,肛门内蚀,串烂经络,污水流通大孔,无奈饮食不餐,作渴之甚,凡犯此未得见其有生"。所述之脏毒症状近似于直肠癌,指出本病预后极差。

迨至清代,唐容川《血证论》谓:"脏毒者,肛门肿硬,疼痛流水。"高秉钧《疡科心得集》谓:"阴络伤则血内溢而便血,人惟醉饱房劳,坐卧风湿,生冷停寒,酒面积热,使阴络受伤,肠胃虚损,外邪得以乘之,以致营血失道,渗入大肠而下,久则元气愈陷,湿热愈深,而变为脏毒矣。"沈金鳌《杂病源流犀烛》曰:"大约此症必以驱毒为急,宜肛内痈方。清热次之,宜槐花散。"对脏毒的发病和治疗作了进一步的补充。其清热驱毒之治法,后世多有效法。

【病因病机】

大肠者,属手阳明经,与肺相表里,"传导之官,变化出焉"。大肠为六腑之一,"六腑者传化物而不藏"。大肠对水谷的传化,需要不断地受纳、消化、传导和排泄,是个虚实更迭,动而不居的过程,宜通而不宜滞。如各种致病因素影响大肠正常的传导功能,湿热瘀毒蕴积于肠内,瘀结不通,日久变生本病。

1. **七情内伤** 因忧思抑郁,或恼怒伤肝而成。忧思伤脾,脾失健运,水湿内停,聚湿成痰,郁而化热,湿热下迫,阻于肠道;或恼怒伤肝,肝郁气滞,气滞血瘀,气血不通,气、痰、瘀胶结,阻于肠道,结而成块。

2. **饮食不节** 如恣食肥甘醇酒厚味等,损伤脾胃,运化失司,大肠传导功能失常,湿热内生,热毒蕴结,流注大肠,瘀毒结于脏腑,火热注于肛门,结而为癌肿,日久变生大肠癌。《医宗金鉴》:"发于外者,由醇酒厚味,勤劳辛苦,蕴注于肛门。"

3. **脾肾亏虚** 久病年老,五脏亏虚,正气内虚,脾肾受损,复感湿热,邪毒留滞,浸淫肠道,结聚成块,渐成本病。

本病病位在大肠,与脾脏密切相关。脾主运化,胃主受纳,脾升胃降,共同调节机体对饮食的吸收、运化和排泄。如脾胃受伤,或脾气亏虚,健运失司,则易致水湿内停,聚于大肠,与体内痰瘀交结,日久变生瘀毒而成本病。

【诊断与鉴别诊断】

一、诊断

（一）发病特点

起病缓慢，隐匿，症状不典型，容易被患者忽视，医生误诊、漏诊。凡35岁以上的男女患者有以下症状者应警惕大肠癌的可能。① 无特殊诱因的大便习惯改变，出现持续性腹泻或便秘。② 无痢疾、肠炎、痔疮、瘘等病史，出现便频、粪便伴脓血、黏液、血便。③ 近期出现持续性腹痛、胀气、腹部不适，经一般治疗无效者。④ 有肠梗阻症状逐渐加剧者。⑤ 原因不明的贫血、消瘦或体重减轻者。⑥ 腹部出现包块，左或右下腹部尤为多见。⑦ 连续出现黑色或柏油样粪便，潜血试验阳性，镜检出现红细胞、白细胞者，均应作进一步检查。

（二）临床表现

大肠癌因部位和病期不同，临床表现也各异。早期病例可能无临床症状。中晚期病例可出现不同程度的症状，右结肠癌常见腹痛，以隐痛为主，腹胀，腹部包块，面色少华，进行性消瘦、乏力等；左结肠癌常见腹部绞痛，痛时见局部包块，时作时止，伴胀气，大便滞下或闭塞，或腹泻，或两者交替；直肠癌常见大便习惯和性状改变，如便血，血色鲜红或暗红，夹黏液，时有里急后重，排便不尽感，便秘或腹泻交替，大便变扁、变细等。若突发腹部剧痛，板硬，拒按，大汗淋漓，高热烦躁，伴呕吐，多为肠穿孔所致，为危候，需及时就医。

（三）影像学诊断

气钡双重对比造影可观察大肠形态的全貌，纤维结肠镜是临床诊断大肠癌最可靠的方法。肠镜能直接观察到病灶的情况，并能取活检做病理检查。CT或MRI检查主要用于腹内转移病灶的诊断及术后复发病灶的检测。

（四）细胞学、病理学诊断

术中或肠镜下取病理活检可明确诊断。

二、鉴别诊断

1. **食积**　食积也表现为腹部胀痛，肿块内生，大便失常，或干或稀，多伴呕吐、便秘，但食积为良性疾病，通过消导通滞可以治疗，预后好。

2. **痢疾**　两者均有腹痛，泄泻，里急后重，排脓血便等。痢疾是以腹痛腹泻，里急后重，排赤白脓血便为主要临床表现的具有传染性的外感疾病。一般发病较急，常伴发热、呕吐，其腹痛多呈阵发性，常可在腹泻后减轻，腹泻次数可达每日10～20次，粪便呈胶冻状、脓血状。大肠癌起病隐匿，早期症状多轻微或不明显，中晚期伴见明显的全身症状如神疲倦怠、消瘦等；腹痛常为持续性隐痛，常见腹泻但每日次数不多，泄泻与便秘交替出现是其特点；此外，直肠指检、全结肠镜检及病理活检可明确诊断。

3. **肠痈**　肠痈也表现为腹胀、腹痛、恶心、排便次数增多或便秘等，但其腹痛常转移至右下腹部，并有局限性的固定压痛，通过手术可以治疗，预后一般较好。两者通过病理、生化、影像学等检查可以鉴别。

4. **痔疮**　痔疮也表现为大便不正常，或干或稀，大便带血，肛门疼痛。两病表现可相同，但通过肛门指检等即可以鉴别。

【辨证论治】

一、辨证

（一）辨证要点

1. **辨腹痛**　若腹痛拒按，面赤口干，溲赤便秘者，多属实；若腹痛隐隐，绵绵不休，喜温喜按者，多属虚；兼见腹胀痛、胁满者，以气滞为主；见腹部刺痛，痛有定处，舌青紫者，以血瘀为主；腹痛兼面色少华，畏寒气短者，以阳气虚为主。

2. **辨大便**　如大便黄褐恶臭，黏液脓血，里急后重，肛门灼热，腹痛拒按，多属实热证；病程迁延不愈，大便泻下赤白黏液，肛门下坠，腹痛隐隐，体瘦神衰，多属虚寒证。

（二）证候

［湿热下迫］

症状：腹痛腹胀，便下黏液臭秽或夹脓血，里急后重，肛门灼热，口干口苦，或伴发热、恶心等症。舌质红，苔黄腻，脉滑数。

病机分析：饮食不节，恣食肥甘、燥热或生冷之物，渐成久痢久泻，导致脾不健运，湿热蕴毒，下迫大肠，阻遏气机，则见腹部胀痛。热伤肠络，则见便血。湿阻肠道，气机不畅，大便不通，则里急后重。热邪伤津，则见口干。舌质红，苔黄腻，脉滑数皆为湿热下迫之候。

［气滞血瘀］

症状：下腹刺痛或胀痛，痛有定处，胁胀易怒，便下脓血，血色暗红，或里急后重，或大便滞下。舌质暗红或有瘀斑，苔薄黄，脉弦数。

病机分析：忧思郁怒，情志内伤，肝气不疏，故见胁胀易怒，腹胀痛。气为血之帅，气滞则血瘀，复感湿热毒邪，下注大肠，阻遏气机，则见疼痛。瘀阻肠络，血逸脉外，则见便血。气机不畅，则见大便滞下，里急后重。舌质暗红或有瘀斑，苔薄黄，脉弦数均为气滞血瘀之佐证。

［脾肾亏虚］

症状：腹痛隐隐，腹部肿物渐大，久泻久痢，便下脓血腥血，形体消瘦，面色苍白，声低气怯，纳呆，腰膝酸软，畏寒肢冷，舌质淡胖晦暗，苔白，脉沉细。

病机分析：久病年老，五脏亏虚，正气内虚，则见体瘦面白。不荣则痛，故见腹痛隐隐。肺脾气虚，则声低气怯。久病及肾，肾气亏虚，无力固摄，则久泻久痢。脾主肌肉，肾主骨，脾肾亏虚，骨肉失养，则见腰膝酸软。肾虚不温，故见畏寒肢冷。舌质淡胖晦暗，苔白，脉沉细为脾肾亏虚之候。

二、治疗

（一）治疗原则

1. **清热利湿，祛瘀解毒**　大肠为传导之官，积滞内停，湿热蕴结，瘀毒结聚，致大便脓血，故大肠癌的治疗在强调清热利湿的基础上，勿忘祛瘀解毒，标本兼顾。

2. **理气通腑，糟粕出焉**　大肠为六腑之一，六腑以通为用，以降为顺，湿、瘀、热毒壅塞肠道，腑气不通，邪无出路，则病难愈，故理气通腑当贯穿治疗始终，在本病的辨证论治过程中有着特别重要的意义。

（二）治法方药

［湿热下迫］

治法：清热利湿，解毒散结。

方药：槐角丸加减。方以槐角、地榆清肠凉血止血为主药；辅以黄芩、金银花、生薏苡仁以清热解毒、利湿止泻；佐以枳壳、当归尾宽肠行气，活血祛瘀。

若腹痛、里急后重明显者可加木香、黄连以理气止痛；湿热内阻，便下臭秽可加败酱草、白头翁、白花蛇舌草、苦参以助清热利湿之力；下痢赤白者，可加罂粟壳、禹余粮、木棉花以收涩止痢；便血不止者，可加仙鹤草、大黄炭、栀子炭以凉血止血。

［气滞血瘀］

治法：活血祛瘀，行气止痛。

方药：膈下逐瘀汤加减。方中桃仁、红花、当归、川芎、赤芍活血祛瘀；生地、丹皮凉血止血；五灵脂、延胡索、枳壳、乌药行气活血，祛瘀通络以止痛。

湿热明显者可加白花蛇舌草、土茯苓以利湿解毒；腹痛明显、腹部包块加三棱、莪术、半枝莲、土鳖虫以活血消癥；肿物增大合并有肠梗阻腹痛者可选加大黄、川厚朴、枳实、槟榔以通腑泄热，并可配合中药灌肠。

［脾肾亏虚］

治法：健脾固肾，消癥散积。

方药：参苓白术散合四神丸加减。方中取四君子汤以健脾益气，生薏苡仁化湿泄浊；砂仁、陈皮行气醒胃；取补骨脂、吴茱萸、肉桂、五味子以温肾固脱。

如久泻不止，可加石榴皮、五倍子、罂粟壳益气固脱；虚实兼夹，湿毒内阻者，可选加苦参、木香、黄连以清热燥湿；便下赤白，出血多者加槐花、地榆、大黄炭等以凉血止血。

（三）其他治法

1. 古方

（1）下瘀血汤（《金匮要略》）：大黄、桃仁、䗪虫。治大肠癌下腹刺痛，腹中癥块，便下脓血，证属瘀血内结者。

（2）补中益气汤（《疡科心得集》）：黄芪、人参、白术、当归、陈皮、柴胡、升麻、炙甘草、煨干姜、黑枣。治大肠癌便溏频数，气短纳呆，证属脾虚中气下陷者。

（3）槐角地榆汤（《证治准绳·类方》）：地榆、槐角、白芍药（炒）、栀子（炒焦）、枳壳（炒）、黄芩、荆芥。治大肠癌便下黏液臭秽或夹脓血，里急后重，证属湿热下注者。

2. 中成药

（1）平消胶囊：由郁金、枳壳、五灵脂、仙鹤草、净火硝、白矾、干漆、制马钱子等中药组成的抗癌中药复方，具有活血化瘀、止痛散结、清热解毒、扶正祛邪功效，用于治疗肺癌、肝癌、食管癌、胃癌、宫颈癌、乳腺癌等多种恶性肿瘤。每片含生药0.48克。常用量，每日3次，每次4～8片，3个月为一个疗程。

（2）鸦胆子油（注射液或口服液）：主要成分为不饱和脂肪酸。可明显抑制肿瘤细胞DNA的合成，对各期癌细胞均有杀伤和抑制作用。主要用于食管癌、胃癌、直肠癌等消化道癌。用法：10%鸦胆子油乳注射液10～30毫升加入250～500毫升0.9%氯化钠注射液中，静滴，每分钟30～50滴，每日1次，1个月为一个疗程。10%鸦胆子油乳注射液20～30毫升，饭后缓慢口服，每日3次，15日为一个疗程。

3. 外治

（1）九华膏（《中医外科学》）：滑石、硼砂、龙骨、川贝母、冰片、朱砂。上药共研细末，用凡士林调匀成20%的软膏，冬季可适当加入香油。外涂患处。有消肿止痛，生肌收口之功。用于肛管癌局部肿痛，溃破者。

（2）四黄膏（《朱仁康临床经验集》）：黄连、黄芩、土大黄、黄柏、芙蓉叶、泽兰叶。上药共研细末，另用麻油500毫升，入锅加温，加入黄蜡125克熔化，离火再加入上述药末调和成膏。用纱布块涂药一层，贴肿块上，胶布固定。有清热解毒，消肿止痛之功。用于肛管癌红肿热痛者。

（3）解毒得生煎灌肠（周岱翰方）：直肠癌放疗后局部炎症、疼痛、肿胀者，或大肠癌表现为湿热内阻者，可以解毒得生煎灌肠。药用：生大黄20克，黄柏15克，栀子15克，蒲公英30克，金银花20克，红花15克，苦参20克保留灌肠。将上方药物加水800毫升，煎至200毫升。从肛门插入导尿管20～30厘米，行直肠内滴注（18～20滴/分钟），滴药后保留1～2小时。每日1次，15日为一个疗程。局部红肿热痛者可用上方适量加水给予坐浴。有腹痛、脓血便或便血甚者，易栀子为山栀炭，加罂粟壳15克、五倍子15克收敛止血。高热、腹水者加白花蛇舌草30克，徐长卿30克，芒硝15克。

4. 针灸

（1）体针

处方：取足阳明经，背俞穴为主。天枢、关元、下巨虚、上巨虚、商丘。

方义：天枢、关元为大肠、小肠募穴，下巨虚、上巨虚为大、小肠下合穴，募合相配以疏调肠腑之气；商丘为治肠癌的经验穴，兼具健脾助运之功。

辨证配穴：湿热型加阳陵泉、阴陵泉、三阴交清利湿热；瘀毒型加膈俞、血海活血祛瘀，配以大椎、委中点刺放血；脾肾亏虚型加灸肾俞、命门补肾阳；气血亏虚型加足三里、血海补气养血，可灸。

随症配穴：胁痛者加阳陵泉；小腹痛甚者加次髎；里急后重者加气海；黏液便者加阳陵泉、三阴交；便秘者加支沟、照海；血便、肛门痛者加孔最、承山。

操作：毫针刺法，补泻兼施。每日1次，每次留针30分钟，10次为一个疗程。虚证可加灸。疏密波，频率为2/15赫兹，持续刺激20～30分钟。

（2）耳针：内分泌、缘中、大肠、肺、直肠、腹。恶心呕吐取贲门、胃；食欲不振取胃、交感；呃逆取耳中。2～3穴，毫针刺，中强度刺激，每次留针30分钟，间歇运针2～3次，10次为一个疗程。或用揿针埋藏或王不留行籽贴压，每3～5日更换1次。

（3）穴位注射：脾俞、胃俞、三焦俞、大肠俞、秩边等，每次取2～4穴，用胎盘针、胸腺肽或转移因子等药，注射量根据不同的药物及具体辨证而定。局部常规消毒，在选定穴位处刺入，待局部有酸麻或胀感后再将药物注入。隔日1次。

(4) 挑治法：大肠俞、八髎穴或阳性反应点挑治，每星期1次。

(5) 隔姜灸：神阙、关元、天枢、脾俞、胃俞、足三里，每次3壮，每日1次。适用于虚寒证。

【转归及预后】

本病初起以邪实为主，正气未虚，多见腹痛便秘或腹泻，便下黏液脓血，里急后重；迨后由实转虚，或虚实夹杂，包块渐大，便溏乏力；终至脾肾衰败，阳消阴竭，形销骨立，则多属不治。

古人对本病的不良预后早有记载。祁坤在《外科大成》中提到："锁肛痔，肛门内外如竹节锁紧，形如海蜇，里急后重，便粪细而带匾，时流臭水，此无治法。"沈金鳌的《杂病源流犀烛》也认为："初起亦可消散，若既溃破，恐腐烂难堪，必致损命也。"一般来说，大肠癌的脉象见弦、滑、数脉，反映气血瘀滞，痰热壅盛或疼痛，说明病情在发展；芤、细、弱、虚脉，多属气血亏虚，脏腑虚损；如体虚而脉盛，是热毒炽盛，正不敌邪的表现，为危候；若面白肢冷，神疲气短，冷汗淋漓者为阳气外脱，唇干耳焦，舌绛无苔者为阴液枯竭，皆难治。

西医学研究方面，大肠癌预后在常见消化道恶性肿瘤当中相对较好。根据美国癌症联合会(JACC)的资料，大肠癌Ⅰ、Ⅱ、Ⅲ、Ⅳ期的5年生存率分别为93.2%、82.5%、59.5%、8.1%。手术切除后总的5年生存率为40%～60%。晚期患者预后较差，自然生存期仅4～9个月。分期、体质状况、病理类型、治疗方法等是晚期患者的主要预后因素。因此提高警惕，早期发现，早期检查，是提高大肠癌生存率的重要途径。

【预防与护理】

养成良好的饮食习惯，如少食含动物脂肪高的食物，尤其是红肉类食物，多食水果、蔬菜以及其他粗纤维食物，保持大便通畅。一旦出现大便习惯、形状改变，便血者，应提高警惕，及早就诊。

术后体虚患者辨证选用健脾理气和胃的药物和方剂，如四君子汤、参苓白术散等。放射性肠炎的患者，治疗宜清热解毒，凉血止血，方用槐角地榆汤加减。配合外敷、塞肛及坐浴等消炎止痛。放化疗期间会出现消化系统的毒副反应，治疗上给予健脾和胃、降逆止呕之品，同时宜进消食健脾之食物，可用生薏苡仁100克、山药50克、党参20克加瘦肉适量煮汤饮用。

结肠造瘘术后，注意保持造口周围皮肤清洁干燥，注意底板粘贴不留皱褶，不使用强碱性用品清洁皮肤，底板与造口大小适宜，以免引起粪性皮炎。向患者及家属示范如何更换造口袋，使患者在出院前学会自理。出院后避免增加腹压的运动。

【现代研究】

大肠癌是常见的消化道恶性肿瘤之一。目前在欧美发达国家，已成为恶性肿瘤死因的第2位。在我国，大肠癌为常见恶性肿瘤死因的第4至第6位。近40年来其发病率在世界各地均呈明显上升趋势，我国1993年死亡调查结果，大肠癌病死率在城市为8.61/10万，在农村为5.34/10万，大肠癌由常见肿瘤第6位上升到第4位。仅次于胃、肺、肝肿瘤[1~3]。

随着大肠癌发病率的上升，中医药治疗大肠癌的研究逐步受到重视。潘氏[4]对260例中晚期大肠癌患者采用放化疗联合中药治疗。其中化疗期间主要以扶正健脾汤(黄芪30克，党参15克，白术12克，茯苓12克，甘草3克，熟地15克，枸杞子12克，何首乌12克，黄精10克，女贞子15克，沙参10克，麦门冬10克，鸡血藤25克，芡实15克，山药12克)加减；放疗期间予扶正养阴汤(黄芪30克，党参15克，白术12克，茯苓12克，甘草3克，太子参15克，人参8克，麦门冬10克，沙参10克，玉竹10克，白花蛇舌草15克，丹参10克)加减；各种攻伐疗法的休止期及后期的巩固治疗则以扶正解毒汤(党参15克，白术12克，茯苓12克，甘草6克，田七1.5克冲服，黄芪30克，白英20克，蛇舌草15克，半枝莲15克，女贞子15克，仙鹤草15克，黄精15克)加减。结果Ⅱ、Ⅲ、Ⅳ期的5年生存率分别为80.6%、56.1%和21.7%，平均为50.4%。其中45例未经手术切除的肝转移患者，1～5年的生存率分别为99.5%、66.7%、40%、26.6%、22.2%。

杨氏[5]认为，积之发病机制在于六腑不通，温气不行，而使寒邪与凝血津液搏结，聚而成积，病性当属阴。这与临床中肿瘤发病慢，病程长，病位深等特点也是相符的。同时脏腑本虚也是本病发生的原因之一。手术及放化疗虽能祛除毒邪，但对正气的损伤更为严重，因此正气不足在大肠癌术后的患者中表现更为明显，而其中又以脾胃虚弱多见，如纳差、乏力、腹胀、腹泻、消瘦等。故而对于术后抗复发转移，中医治疗需扶正祛邪并举方可获效。并在此基础上研制出扶正胶囊和祛邪胶囊，用治101例大肠癌根治术及常规化疗放疗后Ⅱ、Ⅲ期患者。结果：治疗组1、2、3年复发转移率分别为0、2.7%、14.8%，对照组为6.2%、24.2%、30.8%，两组比较，2年复发转移率差异有显著性；治疗组出现复发转移的平均时间为(26.2±4.5)月，而对照组为(14.2±4.2)月，差异有显著性。

【小结】

本病多发于中年以上男性，常因过食肥甘厚腻，或七情所伤，或脾肾亏虚所致。病变部位在大肠，又与脾、肾有密切的关系，为本虚标实之证。当据证采用清热祛湿、解毒祛瘀、理气通腑等法，晚期辅以健脾固肾。

附方

(1) 槐角丸(《和剂局方》)：槐角(炒) 地榆(炭) 黄芩 枳壳(炒) 当归 防风。

(2) 膈下逐瘀汤(《医林改错》)：五灵脂 当归 川芎 桃仁 丹皮 赤芍 乌药 延胡索 香附 红花 枳壳 甘草。

(3) 参苓白术散(《和剂局方》)：人参 茯苓 白术(炒) 山药 白扁豆(炒) 莲子 薏苡仁(炒) 砂仁 桔梗 甘草。

(4) 四神丸(《证治准绳》)：肉豆蔻(煨) 补骨脂(盐炒) 五味子

(醋制)　吴茱萸(制)　大枣(去核)　生姜。

(5)槐角地榆汤(《证治准绳》)：地榆　槐角　白芍药(炒)　栀子(炒焦)　枳壳(炒)　黄芩　荆芥。

【现代研究】主要参考文献

[1]汤钊猷.现代肿瘤学[M].第2版.上海：上海医科大学出版社,2000：9.

[2]孙燕,周际昌.临床肿瘤内科手册[M].北京：人民卫生出版社,2003：2.

[3]杨东华,房殿春.消化系肿瘤诊断与治疗[M].北京：人民卫生出版社,2002：7.

[4]潘明继,李永辉,刘景荣,等.中西医结合治疗260例中晚期大肠癌的疗效观察[J].中医杂志,2006,37(4)：218～220.

[5]雒琳,杨宇飞,李培红,等.中药扶正胶囊和祛邪胶囊减少Ⅱ、Ⅲ期大肠癌术后复发转移的队列研究[J].中国中西医结合杂志,2006,26(8)：677～680.

肝　癌

【定义】

肝癌是指原发于肝细胞或肝内胆管上皮细胞的恶性肿瘤,又称原发性肝癌,是最常见的恶性肿瘤之一。本病早期症情隐匿,表现为一般的消化道症状,如上腹部不适、腹胀、纳呆、乏力,时有腹痛、胁痛等;晚期则以腹部肿块、持续性疼痛、腹胀、纳差、黄疸、腹水、消瘦等为主要表现;如患者出现肿瘤破裂出血、消化道出血、肝昏迷等并发症,多危及生命。

【历史沿革】

中医学文献中类似肝癌症状、体征(如痛在胁下、痞块、黄疸)记载较多,归属于“鼓胀”、“黄疸”、“积聚”、“癥瘕”、“暴症”等范畴。

《素问・腹中论篇》谓:“有病心腹满,旦食则不能暮食,此为何病? 对曰: 名为鼓胀。”《灵枢・水胀》谓:“腹胀身皆大,大与肤胀等也,色苍黄,腹筋起,此其候也。”描述了鼓胀的主要特征。

汉代张仲景《金匮要略》论“黄疸”病因谓:“黄家所得,从湿得之。”

隋代巢元方《诸病源候论・黄疸候》谓:“黄疸之病,此由酒食过度,脏腑不和,水谷相并,积于脾胃,复为风湿所搏,瘀结不散,热气郁蒸,如食已如饥,令身体面目及爪甲小便尽黄,而欲安卧……面色微黄,齿垢黄,爪甲上黄,黄疸也”;又谓:“积聚者,由阴阳不和,腑脏虚弱,受于风邪,搏于腑脏之气所为也”,“诊得肝积,脉弦而细,两胁下痛,邪走心下,足胫寒。胁痛引小腹……身无膏泽,喜转筋,爪甲枯黑,春瘥秋剧,色青也”,“气水饮停滞,结聚成癖,因热气相搏,则郁蒸不散,故胁下满痛,而身发黄,名为癖黄”。分别对黄疸、积聚、肝积等的病因病机和临床表现作了详细的描述。

唐代王焘《外台秘要》对“暴症”的描述为:“病原暴症者,由脏气虚弱,食生冷之物,脏既本弱,不能消之,结聚成块,卒然而起,其生无渐,名之暴症也。本由脏弱其症暴生,至于成病毙人则速”,“腹中有物坚如石,痛如刺,昼夜啼呼,不疗之百日死。”

宋代《圣济总录》谓黄疸若“心间烦闷,腹中有块,痛如虫咬,吐逆喘粗,此是血黄”,“如齿鼻黑,发直者死”。又谓:“积气在腹中,久不瘥,牢固推之不移者,癥也,饮食不节,致脏腑气虚弱,饮食不消,按之其状如杯盘牢结,久不已,令人身瘦而腹大,至死不消。”

明代李中梓《医宗必读・积聚》曾提出分初、中、末3个阶段的治疗原则很有现实意义,认为“初者,病邪初起,正气尚强,邪气尚浅,则任受攻;中者,受病渐久,邪气较深,正气较弱,任受且攻且补;末者,病魔经久,邪气侵凌,正气消残,则任受补”。

清代喻嘉言《医门法律》认为:“凡有癥瘕积块痞块,即是胀病之根,日积月累,腹大如箕,腹大如瓮,是名单腹胀。”

【病因病机】

原发性肝癌病变在肝,中医的脏腑学说认为肝为刚脏,主疏泄、喜条达而恶抑郁,肝藏血,其生理特点为体阴用阳,肝病时则疏泄无权,肝气郁结,肝血失养,导致元气伤,肝阴耗;当肝气郁结犯脾,则脾气虚;肝阴耗损及肾,则肾水亏。鉴于肝主升、主动、主散的生理特点,肝病多见肝火及肝风等阳亢征象。

1. **外感时邪**　时邪外感,或寒或热,侵犯机体,入里转化,致脏腑失和,气血运行不畅,变生积块,或邪郁日久,化毒成瘀,毒瘀内聚,终成“癥积”。《金匮翼・积聚通论》曰:“积聚之病,非独痰、食、气血,即风寒外邪,亦能成之。”

2. **酒食不节**　饥饱失常,或嗜酒过度,或恣食肥甘厚味,或饮食不洁,皆能损伤脾胃,脾失健运,不能输布水谷之精微,湿浊凝聚成痰,痰阻气机,血行不畅,脉络壅塞,痰浊与气血搏结,致生痞块,久而不消,病成癥积。如《卫生宝鉴》曰:“凡人脾胃虚弱或饮食失常或生冷过度,不能克化,致成积聚结块。”

3. **情志郁怒**　肝主疏泄,主藏血。《血证论》曰:“肝属木,木气冲和条达,不致遏抑,则血脉得畅。”若情志郁怒,可使情志不得发泄而致肝气郁结,气滞则血瘀,瘀血结于腹中,日久可变生积块。如《难经本义》所述:“积蓄也,言血脉不通,蓄积而成病也。”

4. **正气亏虚**　先天不足,禀赋薄弱,或后天失养,正气亏虚,不能抵御外邪侵袭;或他病日久,耗伤正气,致阴阳失调,气血逆乱,脏腑功能紊乱,瘀血留滞不去,而成积聚。《外台秘要》云:“病源积聚者,由阴阳不和,脏腑虚弱,受于风邪,搏于脏腑之气所为也。”

肝癌病位在肝,与脾、胃、肾、胆密切相关。其病性常虚实夹杂，虚以脾气虚、肝肾阴虚及脾肾阳虚为主；实以气滞血瘀、湿热瘀毒为患。本病早期临床表现不明显，一旦发病，病情复杂，发展迅速，病机转化急剧，预后较差。初起病机多以气郁脾虚湿阻为主，进一步可致湿热毒瘀互结，耗伤阴血，终致正衰邪实，病情恶化，甚则阴阳离决。毒、虚、瘀、热是肝癌的基本病变，邪毒化火，瘀毒互结，脾肾亏虚，进一步表现为肝肾阴虚和脾肾阳虚，贯穿肝癌发病全过程。

【诊断及鉴别诊断】

一、诊断

（一）发病特点

本病好发于青壮年男性，以40～49岁为多，男女之比为(3～5)∶1。肝癌起病隐匿，恶性程度高，进展快，自然生存期短，临床确诊多属中晚期，如不积极医治，一般生存期不超过半年。

（二）临床表现

原发性肝癌起病隐匿，早期肝癌称为亚临床肝癌，可无任何临床症状与体征，或仅出现肝病所致的临床表现，如胁痛、纳呆、消瘦等，从中医的辨证角度分析，则多数患者素有情志不畅，烦躁易怒，口苦咽干，疲倦纳呆等“肝失疏泄”、“肝盛脾虚”的症状。一旦出现肝癌临床表现，则多已至中晚期，晚期症状多种多样，其中以肝区疼痛为主，可伴有腹胀、纳差、呃逆、发热、腹泻、消瘦、呕血、便血、衄血、皮下瘀斑等。肝大，质地坚硬，伴或不伴结节，压痛明显，腹水，黄疸，脾肿大为肝癌的常见体征。其中黄疸、腹水、恶病质、锁骨上淋巴结肿大及其他远处转移灶的出现是肝癌晚期的表现。

（三）细胞学和病理学诊断

凡肝组织学证实为原发性肝癌或肝外组织病理检查为肝细胞癌者皆可确立诊断。

（四）影像学和免疫学检查

在肝癌的临床诊断中，影像学(超声、CT、MRI)发现占位性病变和甲胎蛋白(AFP)阳性是诊断的最重要条件，临床诊断的确立有以下标准。① AFP>400微克/升，影像学发现肝占位性病变，或伴有肝癌的症状体征者。② AFP在20～400微克/升，影像学确认肝实质性占位，伴有肝癌的症状体征，能排除继发性肝癌、肝血管瘤等良性占位病变者。③ AFP阴性(<20微克/升)，影像学确认肝实质性占位，有明确的肝癌症状体征，能排除继发性肝癌、肝血管瘤或其他占位病变者。④ AFP阴性，而影像学未发现肝占位病变，应首先排除活动性肝病和生殖腺胚胎原性肿瘤后，警惕亚临床肝癌的可能。中医的“肝瘿线”、“朱砂掌”、“红丝赤缕”对肝癌的早期诊断有一定参考价值，仍以病理诊断、影像学肝占位病变及AFP阳性为确诊依据。

二、鉴别诊断

1. **肝痈**　痈生于肝脏的称为肝痈，本病多因肝郁化火，肝胆不和或膏粱厚味，湿热虫积，壅结于肝；也有因闪挫跌仆等外伤而致血络瘀阻郁结而成。初起有右侧胁肋隐痛，并逐渐加剧，甚至不能向右侧卧，影响呼吸。起病急慢不定，常有恶寒发热等全身症状；如因痰火而成的则起病较缓，大多无全身症状，脉弦滑；由瘀血而成的，则疼痛较甚，无寒热，脉多弦涩。以后肝脏逐渐肿大，腹满挛急，患者明显消瘦，最后肝脏局部化脓而变软，如不及时治疗，则脓肿溃破，脓呈咖啡色而带臭秽，或并发咳吐脓血，或并发剧烈腹痛，下痢脓血及虚脱等症。本病类似于西医学的肝脓疡。

2. **痞满**　痞满是一种自觉症状，感觉腹部(主要是胃脘部)痞塞不通，胀满难忍，但不能触及块物。

【辨证论治】

一、辨证

（一）辨证要点

1. **辨标本**　肝癌属本虚标实之证，本虚即脾气不足，正气亏损；标实即指邪毒内蕴，气血瘀滞，痰湿蕴结。发病之初多为肝郁脾虚，气滞血瘀；日久则气郁化火，湿热内生，瘀毒互结，临床见积块、黄疸、鼓胀、疼痛等症；晚期由于邪毒耗气伤阴，正气大损，致肝肾阴虚，气虚不摄，血动窍闭，常可出现血证(上下血溢)、神昏等危象。

2. **辨腹胀**　腹胀为肝癌最常见症状，临床中要注意分清是气胀、水胀还是鼓胀，一般气胀时消时长，叩之如鼓，治当疏肝健脾，理气消胀；水胀则缓慢增长，伴体重增加，持续难消，腹如蛙状，治以通利二便为主，兼以温阳益气；鼓胀多伴有疼痛，固定不移，可触及包块，呃逆频作，影响进食，治以健脾温肾，软坚散结。

3. **辨血瘀与出血**　血瘀为肝癌的基本病因病机，而中晚期肝癌又多出现鼻衄、齿衄及黑便等，甚至呕血便血等出血证候，故要谨慎合理使用活血化瘀之剂，有些患者虽有明显的血瘀征象，然须兼顾健脾摄血，不宜多用、久用活血化瘀之品，以免引起出血。

4. **辨舌脉**　肝癌患者早中期多见淡暗舌、紫暗舌，中晚期患者可出现“肝瘿线”，为肝瘀之象，晚期伤阴，舌质红绛、舌苔光剥为其特点。脉象以弦细为多，也可见弦滑脉、濡脉、细数脉；若病者大肉尽脱，舌红神疲，而脉象反呈弦数有力，乃邪重病进之征，须防血证之变，晚期出血后可见芤脉。

（二）证候

[肝热血瘀]

症状：上腹肿块质硬如石，疼痛拒按，或胸胁掣痛不适，烦热口干，或烦躁口苦喜饮，大便干结，尿黄或短赤，甚则肌肤甲错，舌质红或暗红，边尖有瘀点瘀斑，舌苔白厚或黄，脉弦数或弦滑有力。

病机分析：肝气郁结，气滞血瘀，瘀血结于腹中而见上腹肿块质硬如石，疼痛拒按。肝热内盛，经气不利，以致胸胁掣痛不适。肝气郁结，日久化火，火热燔灼，故见烦热口干，口苦喜饮，大便干结，尿短黄赤。瘀血内阻，气血运行不利，肌肤失养，则皮肤粗糙如鳞甲。舌质红或暗红，边尖有瘀点瘀斑，苔白厚或黄，脉弦数或弦滑有力为肝热血瘀之象。

[肝盛脾虚]

症状：上腹肿块胀顶不适，消瘦乏力，倦怠短气，腹胀纳少，进食后胀甚，眠差转侧，口干，大便溏薄，尿黄短，甚则出现腹水、黄疸、下肢浮肿。舌质胖，舌苔白，脉弦细。

病机分析：多见于肝癌中期。脾气亏虚，水湿内停，聚而成痰，痰阻中焦，则见上腹肿块胀顶不适。肝气郁结，木盛乘土，致脾气亏虚，健运失常，饮食不为所化，故见消瘦乏力，倦怠少气。脾虚不运，故腹胀纳少，进食后胀甚。火热内扰，神魂不安，故眠差转侧。津为火热所灼，故口干，小便黄短。脾虚不能运化水湿，肝气疏泄失常，故见大便溏薄，腹水，尿少，下肢浮肿。舌质胖，舌苔白，脉弦细为肝郁脾虚之象。

［肝肾阴虚］

症状：鼓胀肢肿，蛙腹青筋，四肢柴瘦，唇红口燥，短气喘促，纳呆畏食，烦躁不眠，小便短少，上下血溢，甚则神昏摸床。舌质红绛，舌光无苔，脉细数无力，或脉如雀啄。

病机分析：多见于晚期或中末期肝癌。肝肾阴虚，津液不能输布，水液停聚，血瘀不行，故鼓胀肢肿，蛙腹青筋。肝火内灼，病久致肝肾阴液亏虚，形体不充，故见四肢柴瘦。阴虚津液不能上承，故唇红口燥。阴虚不能敛阳，故见短气喘促。胃液干涸，故见纳呆畏食。虚火内扰心神，见烦躁不眠。阴虚阳微，气化不利则尿短。阴虚火旺，迫血妄行，可见上下血溢。阴虚风动，气血逆乱，以致神昏摸床。舌质红绛，舌光红无苔，脉细数无力，或脉如雀啄，为肝肾阴液枯竭、阴虚火旺之象。

二、治疗

（一）治疗原则

1. **健脾补中应贯穿治疗始终**　仲师谓“见肝之病，知肝传脾，当先实脾”，脾为后天之本，“脾旺不受邪”，健脾对扶持正气、延缓肝癌进程有重要作用。

2. **调理气机为先**　肝主疏泄，具有调节人体气机的作用，脾乃中土，为气机升降之枢，故治肝癌以调理气机为先，气行则血行瘀消、水行湿化。

3. **清热解毒用之适量**　肝癌发病过程中，多见化热之象，且病情发展较速，故清热解毒为常用治法之一，但用之要适时适量，不可过于苦寒，以防妨碍脾胃，影响气机，有可能加速病情。

（二）治法方药

［肝热血瘀］

治法：清肝解毒，祛瘀消癥。

方药：龙胆泻肝汤合下瘀血汤去当归、木通、车前子，加蚤休、半枝莲。以龙胆草、栀子、黄芩清肝火，生地凉血滋阴，蚤休、半枝莲清热凉血解毒，䗪虫、桃仁、大黄祛瘀消癥，柴胡畅达肝气。腹部疼痛或胸胁掣痛甚者，酌加徐长卿、蒲黄、五灵脂；大便干结加知母、大黄。

［肝盛脾虚］

治法：健脾益气，泻肝消癥。

方药：六君子汤合茵陈蒿汤加干蟾皮、蚤休、半枝莲。方以党参、白术、茯苓、甘草健脾益气，陈皮、半夏理气和胃，半枝莲、蚤休、蟾皮清热解毒泻肝胆，茵陈、栀子、大黄清热利胆退黄。短气乏力明显者用生晒参易党参；腹胀顶甚加槟榔、木香；有腹水黄疸有去蜈蚣，酌加蒲公英、徐长卿、泽泻。

［肝肾阴虚］

治法：滋阴柔肝，凉血软坚。

方药：一贯煎加减。生地黄、当归、沙参、麦门冬、枸杞子养血滋阴柔肝为主药；川楝子疏肝理气，鳖甲、龟版、丹皮、女贞子、旱莲草凉血软坚为辅。如腹水胀顶酌加木香；肝性脑病神昏者加羚羊角送服安宫牛黄丸；上下血溢加鲜旱莲草、鲜藕汁、水牛角。

（三）其他治法

1. **古方**

(1) 大黄䗪虫丸（《金匮要略》）：由大黄、䗪虫、虻虫、蛴螬、水蛭、干漆等组成。具有活血祛瘀、消肿散结的功效，适于各期肝癌正气未全虚者。每次 3～6 克，每日 3 次。

(2) 安宫牛黄丸（《温病条辨》）：由牛黄、犀角、麝香、黄连、黄芩、生栀子、朱砂、珍珠、冰片、明雄黄、郁金等组成，有清热解毒、凉血退热、醒神开窍的功效，对肝癌癌性发热、肝昏迷等有较好的作用。每次 1 丸，凉开水送服，每日 1～3 次。

(3) 犀黄丸（《外科证治全生集》）：由麝香、牛黄、乳香、没药组成，具有解毒散结、消肿止痛的功效。适于瘀毒蕴结为主型肝癌。每次 6 克，每日 1～2 次，米醋送下。

(4) 鳖甲煎丸（《金匮要略》）：由炙鳖甲、桃仁、柴胡、黄芩、干姜、大黄、桂枝、石韦等组成，具有消痞化积的功效。适于痰瘀互结型肝癌。每次 1 丸，每日 2 次，温开水送服。

2. **中成药**

(1) 消癥益肝片：为蟑螂提取物（总氮）的片剂，有解毒化积、消肿止痛的功效，适于各期原发性肝癌。每次 6～8 片，每日 3 次。

(2) 化癥回生口服液：源于《温病条辨》中的化癥回生丹，由益母草、红花、三棱、人参、鳖甲、虻虫、乳香、阿魏、香附等 34 味药组成，具有消癥化瘀、益气养血、健脾补肾的功效。用于治疗肝癌、肺癌，还可用于治疗胃癌、食管癌、结肠癌、乳腺癌及女性生殖系统肿瘤（如子宫颈癌、卵巢癌）等。每次 10 毫升，每日 3 次。

(3) 槐耳颗粒：主要成分为槐耳菌质，具有扶正固本，活血消癥的功效。适用于正气虚弱，瘀血阻滞，原发性肝癌不宜手术和化疗者辅助治疗用药，有改善肝区疼痛、腹胀、乏力等症状的作用。口服，每次 20 克，每日 3 次。1 个月为一个疗程，或遵医嘱。

(4) 亚砷酸注射液：主要成分为三氧化二砷（As_2O_3），主要用于急性早幼粒细胞白血病、原发性肝癌，对胰腺癌、胃癌、肠癌、肺癌、巨核细胞白血病、B 细胞性淋巴瘤等也有一定的疗效。用法与用量：亚砷酸注射液 10 毫克，加 0.9% 氯化钠溶液或 5% 葡萄糖 500 毫升，静脉滴注，每日 1 次。禁忌证：对本品过敏者禁用，肝肾功能损害者及孕妇慎用。不良反应：白细胞过多综合征、皮疹、心电异常改变、消化道不适、皮肤干燥、色素沉着、谷丙转氨酶增高，上述反应停药后逐渐恢复正常。

3. **外治**

(1) 阿魏化痞膏：由三棱、莪术、穿山甲、大黄、生川乌、生草乌、当归、厚朴、阿魏、乳香、没药、血竭等组成。具有消痞散结的功效。主治腹部肿块、胀满疼痛。外用，用火将阿魏化痞膏烘烊，贴患处。

(2) 双柏散：由侧柏叶、大黄、黄柏、薄荷、泽兰、延胡索组成。具有活血祛瘀，消肿止痛的功效。主治跌打损伤早期，疮疡初起，局部红肿热痛或局部包块形成而未溃疡者。外用，用蜜糖水调敷或煎水熏洗患处。

(3) 田螺敷脐贴：鲜田螺肉100克、生姜汁30克、徐长卿末30克、七叶一枝花末40克、冰片3克。具有通利小便，逐水消胀的功效。主治肝癌腹水，胀顶难忍，小便不利。外用。冷饭适量和上药，捣烂至有黏性外敷肚脐。

4. 针灸

(1) 体针

处方：取足厥阴肝经、足少阳胆经穴为主；肝俞、期门、日月、胆俞、阳陵泉、支沟、太冲。

方义：足厥阴、少阳之脉同布胁肋，期门、肝俞、日月、胆俞为肝胆经俞募相配，疏肝利胆；支沟(即飞虎穴)为治胁痛之经验穴，阳陵泉为胆经下合穴，一上一下和解少阳；太冲以助疏肝调肝，清泄肝热。

辨证配穴：肝热血瘀证加膈俞、血海配三阴交以活血祛瘀，行间、侠溪点刺放血泻肝热；肝盛脾虚证加脾俞配足三里以健脾益气，可灸；肝盛阴亏证加肾俞、太溪。

随症配穴：口苦配丘墟、大陵；呕恶者，加中脘、内关；痛甚则加神门、外丘调神止痛；腹胀便溏甚者，加天枢、关元，可加灸；黄疸加至阳、阴陵泉；神疲畏寒甚者，加关元、命门；腹水明显加神阙，隔甘遂末灸3壮；肝昏迷神昏谵语者，加中冲、少冲点刺出血。

刺灸方法：毫针针刺，补泻兼施。每日1次，每次留针30分钟，10次为一个疗程。虚证可加灸。痛甚加电针：在体针的基础上，将电针输出电极连接期门、日月、支沟、阳陵泉等腧穴，疏密波，频率为2/15赫兹，持续刺激20～30分钟。

(2) 耳针：皮质下、脑干、肝、胆、脾、轮4～6反应点。恶心呕吐加贲门、胃；呃逆加耳中；便秘加大肠、便秘点。毫针刺，中强度刺激，每次留针30分钟，间歇运针2～3次，10次为一个疗程。或用揿针埋藏或王不留行籽贴压，每3～5日更换1次。

(3) 拔罐法：选第6～第11相应背俞穴拔罐。

(4) 挑治法：第6～第11脊椎夹脊点或阳性反应点挑治，每星期1次。

(5) 隔姜灸：神阙、关元、天枢、脾俞、胃俞、足三里，每次3壮，每日1次。适用于虚寒证。

【转归及预后】

肝癌病情凶险，临床表现多种多样，晚期可出现消瘦、黄疸、出血、腹水、神昏等症。清代王旭高在《西溪书屋夜话录》中有精确的描述："肝火燔灼，游行三焦，一身上下内外皆能为病，难以枚举，如目红颧赤，痉厥狂躁，淋秘疮疡，善饮烦渴，呕吐不寝，上下血溢皆是。"可见肝癌晚期病及上、中、下三焦，预后极差。

在我国，乙型肝炎病毒和丙型肝炎病毒感染是导致原发性肝癌的最直接原因。影响原发性肝癌预后转归的因素有以下几个方面。病期的早晚、发现肝癌时肝功能的状态、肝癌病理类型等。但最主要取决于病期的早晚，如切除2厘米无器官侵犯的小肝癌，5年存活率可达60%～100%，而已有症状的手术后5年存活率低于20%。因此关键是早期发现肝癌。

【预防与护理】

防止粮食作物中的黄曲霉素污染，防止水中蓝绿藻的污染，以及预防病毒性肝炎，即"管粮、管水、防肝炎"的七字方针，是防止肝癌发生的根本措施，就我国肝癌发病情况而言，防肝炎首先是防乙型肝炎，对于乙肝两对半阴性的人群，可注射乙肝疫苗，同时应注意血源性传播。积极治疗病毒性肝炎(尤其是乙型肝炎)、中毒性肝炎、肝硬化等，降低肝癌的发病率。通过在高危人群HBsAg阳性者中进行AFP和B超普查，可以发现亚临床肝癌，从而提高肝癌患者的治愈率。对AFP≥50微克/升而<200微克/升，超过2个月以上者，称为AFP低浓度持续阳性，这是一组肝癌高危人群，要积极治疗，定期复查，争取消灭在小肝癌阶段。

情志波动对肝病的影响很大，因此需加强情志调理。保持营养平衡，保证蛋白质摄入，进食适量的脂肪和高维生素；对食欲不振者应经常更换饮食花样，少食多餐；上消化道出血者活动期应禁食；对有腹水者，要限制盐的摄入，每日3～5克；对有肝昏迷先兆和肝昏迷者，要暂时停止蛋白质的摄入，摄入以糖为主。肝癌介入治疗术后，观察患者足背动脉搏动及伤口有无渗血，观察血压变化，有无呕吐及发热等症状。观察肝区疼痛的性质、持续时间、有无放射痛等，出现疼痛者，按三级止痛法给予镇痛剂，做好心理护理，做好缓解疼痛的卫生宣教。保持床单整洁平整，定时翻身，消瘦者每日用红花乙醇按摩骨突处，以防止褥疮，腹胀并伴有腹水者，应取半卧位，对肝昏迷者及不能进食者做好口腔护理。

【现代研究】

世界各地原发性肝癌发病率都有上升趋势，据世界卫生组织统计，肝癌死亡率列第5位。每年约有25万人死于此病，其中约40%发生在我国。我国普查每10万人口中有14.58～46人发病，以江苏启东和广西扶绥的发病率最高，年病死率为20.4/10万，占全部恶性肿瘤的18.8%，已由20世纪70年代的第3位上升到第2位，在城市仅次于肺癌，在农村仅次于胃癌。从我国肝癌的地理分布特点来看，沿海高于内地，东南和东北高于西南、西北和华北。在高发区，肝癌年龄别病死率向小年龄推移，死亡年龄高峰在50岁左右，提示肝癌高发病率年龄组趋于年轻化。

李氏等[1]在用不同浓度犀黄丸含药血清作用于人肝癌Bel－7402细胞不同时间后进行检测。结果显示，犀黄丸含药血清能明显抑制Bel－7402细胞生长，其肿瘤细胞Bel－7402杀伤率最高达75%，与对照组比较$P<0.01$。细胞凋

亡率明显提高，与对照组比较有显著性差异；Bel－7402细胞的 *bcl*－2、*c*－*myc* 基因蛋白表达降低，而 P_{53} 基因蛋白表达增强。

中医学认为，肝癌是一种以局部病变为主的全身性疾病，其发病背景多有慢性肝炎、肝硬变致瘀毒内聚、肝郁脾虚，而肝功能损害（瘀毒、脾虚）既是疾病的演变结果，也是影响治疗效果的主要矛盾。针对肝癌的发病机制结合TACE的治疗优势，广州中医药大学中医肿瘤研究所[2]开展大肝癌保肝抑瘤的临床研究，以口服参桃软肝丸合羟基喜树碱（HCPT）介入治疗晚期大肝癌，并分析了影响大肝癌预后的相关因素。将85例患者随机分为治疗组52例与对照组33例，治疗组口服参桃软肝丸方合肝动脉插管局部灌注HCPT；对照组以肝癌介入的常规疗法经导管动脉内化疗栓塞（TACE）作为标准对照。结果：中位生存期治疗组为326日，对照组为262日，两组比较差异有显著性（$P<0.05$）；影响预后的有利因素为治疗方法，治疗组优于对照组（$P<0.05$）；就临床证型而言，肝盛脾虚型预后最好，肝热血瘀型次之，肝肾阴虚型最差。研究证明，保肝抑瘤治疗可减少介入后的肝功能损害，延长存活时间。李氏等[3]观察了亚砷酸（As_2O_3）在原发性肝癌介入治疗中的疗效。对43例患者采用Seldinger技术，应用亚砷酸及碘油对原发性肝癌患者进行介入治疗。结果：无完全缓解（CR）病例，部分缓解（PR）18例、无变化（SD）17例、进展（PD）8例，客观有效率（CR＋PR）41.86％，获益率（CR＋PR＋SD）81.39％。29例血清AFP阳性的患者AFP下降率为55.17％（16/29）。主要毒副反应有发热、食欲减退及腹胀。认为亚砷酸应用于原发性肝癌的介入治疗，疗效确切，操作简单易行，毒副作用小，值得临床推广应用。

【小结】

原发性肝癌好发于青壮年男性，常因感受邪毒，情志抑郁，或酒食不节，致正气亏虚，脏腑经络失调而致。肝癌病位在肝，与脾、胃、胆、肾密切相关，毒、虚、瘀是肝癌的基本病变。治疗应以健脾补中贯穿始终，调理气机为先，清热解毒药用之适量，兼顾活血逐瘀。肝癌病情凶险，预后极差，晚期常用健脾滋肾以固本培元，每“留得一分阴液，便有一分生机”。

附方

（1）龙胆泻肝汤（《医方集解》）：龙胆草　栀子　黄芩　柴胡　当归　生地　木通　车前子　泽泻　甘草。

（2）下瘀血汤（《金匮要略》）：大黄　桃仁　䗪虫。

（3）六君子汤（《妇人大全良方》）：陈皮　半夏　人参　白术　茯苓　甘草。

（4）茵陈蒿汤（《伤寒论》）：茵陈　栀子　大黄。

（5）一贯煎（《柳州医话》）：沙参　麦门冬　生地　当归　枸杞子　川楝子。

（6）茵陈术附汤（《医学心悟》）：茵陈　白术　附子　干姜　炙甘草　肉桂。

【现代研究】主要参考文献

[1] 李莉芳，陈如山，刘新民，等. 犀黄丸诱导人肝癌细胞凋亡及其机制的研究[J]. 中医药学刊，2004，22(1)：125～126.

[2] 林丽珠，周岱翰，刘琨，等. 参桃软肝丸方合羟基喜树碱介入治疗大肝癌的预后因素分析[J]. 中国中西医结合杂志，2005，25(1)：8～11.

[3] 李志民，姜宇东，霍伟，等. 亚砷酸在原发性肝癌介入治疗中的疗效观察[J]. 中国介入影像与治疗学，2005，2(5)：359～360.

白　血　病

【定义】

白血病是造血干细胞的恶性克隆性疾病。克隆中的白血病细胞在骨髓和其他造血组织中大量累积，并浸润其他器官和组织，由此产生贫血、出血、感染、肝脾及淋巴结肿大等一系列症状和体征。传统中医学没有“白血病”这一病名，由于贫血、出血是白血病的主要症状，因此，中医多从血证范畴论治白血病。

【历史沿革】

中医学无“白血病”这一病名，但本病常出现的症状如发热、出血、贫血、肝脾及淋巴结肿大等历代文献多有记载，多数医家将其归属于“血证”、“虚劳”、“癥积”等范畴。

《内经》对血的生理、病机有深刻的认识，并对常见血证有所论述。《灵枢·决气》谓：“中焦受气取汁，变化而赤，是谓血。”《素问·五脏生成篇》说：“肝受血而能视，足受血而能步，掌受血而能握，指受血而能摄。”《素问·至真要大论篇》说：“太阳司天，寒淫所胜……血变于中，发为痈疡，民病厥心痛，呕血，血泄，鼽衄。”《素问·腹中论篇》曰：“病至则先闻腥臊臭，出清液，先唾血，四肢清，目眩，时时前后血……病名血枯。”《素问·举痛论篇》谓：“怒则气逆，甚则呕血。”《灵枢·百病始生》说：“卒然多食饮则肠满，起居失节，用力过度，则脉络伤。阳络伤则血外溢，血外溢则衄血；阴络伤则血内溢，血内溢则后血。”《内经》对血的生成、血的功能、血证的病因病机、发病状况的论述，成为中医对白血病论治的先河，白血病亦多归属于“血证”范畴。

汉代张仲景《金匮要略·惊悸吐衄下血胸满瘀血病脉证治》对吐血、衄血、便血的辨证论治作了较具体的论述，创立了柏叶汤、泻心汤治疗吐血，黄土汤、赤小豆当归散治疗便血。指出治疗血证忌用汗法，如“衄家不可汗”、“亡血不可发其表”。《金匮要略·血痹虚劳病脉证治》对虚劳描述较为详细，书中曰：“男子面色薄者，主渴及亡血，卒喘悸，脉浮者，里虚也。”又说“虚劳里急，悸，衄，腹中痛，梦失精，四肢酸痛，手足烦热，咽干口燥。”这些描述类似于白血病患者出血后导致的一系列临床症状。

隋代巢元方《诸病源候论·血病诸候》将血病分为吐血

候、呕血候、大便下血候、小便血候、九窍四肢出血候等，对其病因病机作了较详细论述。《诸病源候论·虚劳吐下血候》对脏腑损伤出血有了一定的认识，谓："血与气相随而行，外养肌肉，内荣脏腑。脏腑伤损，血则妄行，若胸膈气逆则吐血也，流于肠胃，肠虚则下血也。若肠虚而气复逆者，则吐血、下血。表虚者则汗血。皆由伤损极虚所致也。"又谓："恶核者，是风热毒气，与血相搏结成，核生颈也，又遇风寒所折，遂不消不溃，名为恶核。"类似于白血病患者淋巴结肿大者。

唐代孙思邈《备急千金要方》对吐血、尿血列专项进行论述，并收载了一些较好的治疗血证的方剂，如犀角地黄汤至今应用于白血病临床。

宋代虞搏《医学正传·血证》首次以"血证"之名将所有出血病证统一起来。认为血证以热盛所致者为多，谓："诸见血为热证。正经所谓知其要者，一言而终，不知其要者，流散无穷，此之谓也。"

明代缪希雍《先醒斋医学广笔记·吐血》提出了著名的治吐血三要法，总结行血、补肝、降气在治疗吐血中应用，对于血证治疗具有重要的临床指导意义。明代张景岳《景岳全书·血证》对血证的病因病机、辨证论治等内容作了比较系统的归纳整理，并提出了自己的观点。将出血的病机概括为"火盛"和"气伤"2个方面："血本阴精，不宜动也，而动则为病；血主营气，不宜损也，而损之则为病。盖动者多由于火，火盛则逼血妄行；损者多由于气，气伤则血无以存"。"凡治血证须知其要。而血动之由，惟火惟气耳。故察火者但察其有火无火，察气者但察其气虚气实。知此四者而得其所以，则治血之法无余义矣。"秦景明《症因脉治》对血证按外感、内伤分类，对吐血、咳血、衄血的症、因、脉、治作了较全面的论述。赵献可《医贯·血症论》由气血的密切关系，提出"血脱必先益气"的治疗方法。"阳统乎阴，血随乎气。故治血必先理气，血脱必先益气，古人之妙用也"，"有形之血，不能速成，无形之气，所当急固"。《普济方》谓"热劳由心肺实热伤于气血，气血不和，脏腑壅滞，积热在内，不能宣通三焦"所致，多见于白血病热毒炽盛者。这些认识对白血病的病机分析、治疗方药选择具有重要参考价值。

清代唐容川《血证论》是论治血证的专书。提出治疗吐血的止血、消瘀、宁血、补血四法，"四者及通治血证之大纲"，对整个血证的治疗具有普遍的指导意义。

历代医家的论述，从不同角度反映了血证病因病机、临床症状、病变性质等多方面内容，对现代白血病的治疗具有重要参考价值。

【病因病机】

白血病的病因病机较为复杂，历代文献的论述形成比较系统的认识。《灵枢·决气》谓："中焦受气取汁，变化而赤，是谓血。"《诸病源候论·虚劳候》谓："肾主骨生髓，虚劳损血耗精。"精血同源，精血互化，白血病的病因主要是精气内虚，邪毒内蕴。在正气亏虚，或先天禀赋薄弱等精气内虚的基础上，或邪毒侵袭，或痰浊凝滞，或血瘀不行，阻于人体局部，留著不去，骨髓受损，生血异常而成本病。其主要病因病机，归纳如下。

1. **邪毒内蕴**　邪毒包括火毒、热毒、时疫温毒、瘀毒、电离辐射、化学物质、污染毒素、药物等外毒，以及饮食劳逸、房劳过度、七情所伤等内伤因素所致的内毒。邪毒蕴积体内，侵入营血，流注骨髓、肝脾及三焦，使阴阳失调，致髓不生血；邪毒内蕴则气机失调，气血郁结，久则渐成癥瘕瘰疬；内毒为患，阴津伤耗，阴虚则火旺，虚火伤络，迫血妄行，临床常出现发热或壮热、口渴、衄血、发斑等热毒炽盛或腹内积块、体表肿核等症状。

2. **正气虚弱**　正气虚弱是白血病发生的重要内因，人体正气先虚，精气内虚，邪气客而不去，日久正气更虚，此消彼长，邪气积聚而成癥积，诚如《内经》云："邪之所凑，其气必虚。"《医宗必读》也谓："积之成也，正气不足，而后邪气踞之。"正气虚弱是指先天禀赋不足或后天失养引起的脏腑亏虚、气血阴阳失衡，或由于外感六淫、内伤七情损伤气血，脏腑功能失调。《诸病源候论·虚劳候》谓："肾主骨生髓，虚劳损血耗精。"

儿童白血病是因先天禀赋不足、肾精亏虚，无力抗邪，邪毒容易入侵直达骨髓，导致生血紊乱而致病；或因遗传缺陷、染色体异常，"胎毒"内伏，累及脏腑骨髓而发病。

在成人，多为劳倦、饥饱不节、房劳过度、内伤七情，伤及心脾肝肾等脏腑，引起气血虚弱，气机不畅，脏腑失调。临床常见面色皖白，唇甲色淡，头晕心悸，畏寒肢冷，形体消瘦，四肢乏力，食欲不振等症状。

3. **气滞血瘀**　中医学认为，气血是构成人体的基本物质，人体各种功能活动均依赖于气血的运行。"气为血之帅"，"血为气之母"，血液的运行全赖于气的推动。气行则血行，气滞则血瘀。《医林改错》谓："气无形不能结块，结块者，必有形之血也。血受寒则凝成块，血受热则煎熬成块。"邪毒内蕴，潜伏经脉，气机运行受阻；或七情内伤，气郁不舒，血行不畅，均能导致气滞血瘀。瘀血内停、瘀滞日久而成癥积肿块，出现骨痛、肝脾肿大、皮肤瘀点或瘀斑、舌质暗红或瘀暗等症状。

4. **痰浊凝滞**　赵献可《医贯》谓："七情内伤，郁而生痰。"李中梓《证治汇补》谓："惊恐忧思，痰乃生焉。"外感邪气，邪毒侵袭，蕴久化热，热熬津液成痰；或由劳倦、饮食不节、七情内伤等因素的影响，使脏腑气化功能失常，水液代谢障碍，聚湿成痰；或气血阻滞，气机不畅，津液凝滞，痰浊积聚。"百病多由痰作祟"，《丹溪心法》谓："痰之为物，随气升降，无处不到"，《外科正宗》谓："夫瘰疬者，有风毒、热毒之异，又有瘰疬、筋疬、痰疬之殊……痰疬者，饮食冷热不调，饥饱喜怒不常，多致脾气不能传运，遂成痰结。"痰随气机升降，内而脏腑，外至筋骨皮肉，形成各种病证。痰凝聚于经络肌肤之间，则成痰核、瘰疬等肿块，与瘀血互结于腹腔则发为癥积。可见白血病的发生与痰浊凝滞关系密切。

总之，白血病的形成是多因素、多层次、多阶段的复杂病机过程，内因为主要致病因素，外因是重要致病条件。正气亏虚，气血阴阳不足或功能失调，脏腑经络功能失衡，邪毒乘虚而入，气机紊乱，气血受损，生成痰浊瘀血等病理产物，则正气愈虚，邪气愈盛，而成"血证"、"虚劳"或"癥积"。

因此，白血病是一种整体属虚，局部为实，虚实夹杂的全身性疾病。病位在骨髓，与心肝脾肾关系密切。

【诊断与鉴别诊断】

一、诊断

（一）发病特点

急性起病者多见于儿童或35岁以下人群，病情变化多端，进展迅速。慢性起病者多见于中老年患者，病情进展相对缓慢。急性变者，则进展明显加快，常以出血、发热、面色苍白而就诊。

（二）临床表现

主要有出血（齿衄、鼻衄、紫斑、月经过多，甚则便血、尿血等），低热或高热，面色苍白，气短懒言，体倦乏力，胸骨压痛。病变进一步发展可出现心悸心慌，头目眩晕，咽干口燥，形体消瘦，五心烦热，自汗盗汗，上腹饱胀，食欲减退，体表肿核，腹内积块坚硬等症。

（三）实验室检查

急性白血病：大多数患者外周血白细胞升高，分类可见数量不等的原始和幼稚细胞。少数患者白细胞减少，外周血中仅有极少甚至没有原始或幼稚细胞出现。此外，多数病例有不同程度的血红蛋白、红细胞及血小板减少。多数患者骨髓呈高度增生或极度活跃，正常造血细胞被白血病细胞取代，可见各阶段的幼稚细胞、原始细胞。少数患者骨髓增生低下，但原始细胞仍在30%以上。免疫组织化学能帮助对急性白血病的分型。常用的有过氧化酶染色，粒细胞系列为阳性反应，单核细胞系列呈弱阳性或阴性反应，淋巴细胞系列则为阴性反应。

慢性白血病：慢性粒细胞白血病以外周血白细胞计数增高为主，可高达100×10^9/升或更多，可见各阶段幼粒细胞，以中晚幼粒细胞及分叶核粒细胞为主，嗜酸和嗜碱细胞增高。50%的患者初诊时有血小板计数增高，可高达$1\,000\times10^9$/升。随着病程进展，红细胞及血小板逐渐减少，并伴有贫血和出血倾向。慢性淋巴细胞白血病外周血白细胞增多$>10\times10^9$/升，淋巴细胞比例$\geqslant50\%$，形态以成熟淋巴细胞为主，可见幼稚淋巴细胞或不典型淋巴细胞。骨髓增生明显或极度活跃，其细胞分类计数与血象相似，但成熟程度较血象幼稚。慢性髓细胞白血病细胞遗传学检查Ph染色体阳性，分子生物学方法检测BCR－ABL基因重排或融合。

二、鉴别诊断

1. **内伤发热** 内伤发热是指以内伤为病因，脏腑功能失调，气、血、阴、阳失衡为基本病机，以发热为主要临床表现的病证。凡是不因感受外邪所导致的发热，均属内伤发热的范畴。一般起病较缓，病程较长，热势轻重不一，但以低热为多，或自觉发热而体温并不升高。白血病可出现发热或高热，常合并出血、面白、神倦、自汗、盗汗、脉弱等症，多属虚证，也属内伤发热的范畴。

2. **癥积** 癥积与瘕聚相对而称，指腹内结块有形，固定不移，痛有定处，病属血分，多为脏病，形成的时间较长，病情一般较重。白血病出现腹内胁下结块有形，固定不移，痛有定处，急则治其标，也可按癥积辨证论治，病机主要由气滞血瘀，互结成块，正气日损，为时较久，病情危重。但癥积主要指以腹内结块为主症，而白血病是以全身病变为主要表现，部分患者可兼有腹内胁下结块。

3. **其他血证** 血证以出血为突出表现，随其病因、病位及原有疾病的不同，症状及体征有火热亢盛、阴虚火旺及气虚不摄之分，白血病出现出血症状时应与以下血证鉴别。

（1）鼻衄：① 外伤鼻衄：因外伤或外力等引起血管破裂而致鼻衄者，出血多在损伤的一侧，且经局部止血治疗不再出血，没有全身症状。② 经行衄血：又名倒经、逆经，其发生与月经周期有密切关系，与白血病鼻衄有别。

（2）血淋：表现为血由尿道而出，滴沥刺痛。白血病出现尿血者一般不伴有疼痛。

温病发斑：在皮肤表现的斑块方面，有时虽可类似，但两者病情、病势、预后迥然不同。温病发斑发病急骤，常伴有高热烦躁、头痛如劈、昏狂谵语、四肢抽搐、鼻衄、齿衄、便血、尿血、舌质红绛等，病情险恶多变。白血病紫斑一般不如温病发斑急骤，常有反复发作，也可突然发生，虽时有热毒亢盛或脾虚失摄等表现，但一般舌不红绛，不具有温病传变急速的特点。

【辨证论治】

一、辨证

（一）辨证要点

1. **首重标本缓急** 白血病早期症状隐匿，晚期则复杂多变，一次出血量多，或长期出血日久，高热神昏等常可加重病情，甚则短期内危及生命，故分清标本缓急是辨证论治的关键。标本是相对概念，如白血病本病是本，症状是标，若出现出血量多，高热不退，则为标急，此时应当急则治其标，针对出血、高热的症状而施治；若无明显不适症状，但疾病仍处于活动期，则为本急，此时缓则治其本，针对白血病本病施治，加强针对引起白血病病因的对因治疗；若标本发展水平相当，宜标本同治。

2. **次重虚实寒热** 白血病出现血证的基本病机可以归纳为火热熏灼及气虚不摄两大类。火热有实火、虚火之分；气虚有单纯气虚和气损及阳之别。其临床证候，由火热亢盛所致者属于实证；而由阴虚火旺、气虚不摄及阳气虚寒所致者属于虚证。在本病的发展过程中常发生由实证向虚证的转化，本虚标实而虚实夹杂。虚则补之，实则泻之，分清虚实是确立治则治法，合理遣方用药的基本临床依据。

（二）证候

[热毒炽盛]

症状：发热，甚则高热烦躁，骨痛肢软，全身乏力，头痛，唇干口渴，便秘尿赤，甚则神昏，齿衄，鼻衄，紫斑，便血。舌质红绛，苔黄燥，脉弦数或沉数。

病机分析：热毒蕴积体内，故见发热，或高热；毒邪流注骨髓及三焦，则骨痛肢软；邪毒扰心而见烦躁；毒热上扰清窍而见头痛，甚则清阳不展而神昏；热毒伤及津液，故口渴、便干、尿赤；侵入营血，而见齿衄、鼻衄或紫斑、便血。舌质红绛，苔黄燥，脉弦数或沉数皆为热毒炽盛之象。

[痰浊凝滞]

症状：颈项或体表多处肿核不断增大，不痛不痒，皮色如常，消瘦乏力，胸闷气短，脘腹胀满，食欲不振。舌质淡红，苔白，脉弦滑。

病机分析：外感六淫、内伤七情或饮食劳倦等皆可损伤脏腑的气化功能，肺脾肾气化功能失常，水液代谢障碍，水津停聚而成痰饮。《丹溪心法》谓："痰之为物，随气升降，无处不到。"痰随气机升降，内而脏腑，外至筋骨皮肉，凝聚于经络肌肤之间，故颈项或体表多处肿核；脾喜燥恶湿，痰湿困脾，脾气亏虚，生化乏源，而见脘腹胀满、食欲不振、消瘦乏力；宗气不足，则胸闷气短；舌质淡红，苔白，脉弦滑，皆为痰湿内停之征象。

[气滞血瘀]

症状：胁下癥块，或体表肿核，按之坚硬，时有胀痛，形体消瘦，头晕乏力，面色不华，皮肤瘀斑，胸骨压痛。舌质暗红或见瘀点、瘀斑，舌苔白，脉弦涩。

病机分析："气为血之帅"，"血为气之母。"气行则血行，气滞则血瘀。邪毒内蕴，潜伏经脉，气机不畅；情志不节，气机郁滞，气滞则血瘀。气血结聚日久而见胁下癥积肿块，或体表肿核坚硬；气滞甚则胀痛不已，瘀血甚则皮肤瘀点或瘀斑；气血不能上荣，肌肤失却濡养，故形体消瘦、面色不华；舌质暗红、瘀点，脉弦涩皆为气血瘀滞之象。

[气血两虚]

症状：面色㿠白，神疲乏力，唇甲苍白，头晕目眩，心悸气短，胃纳减少，时有鼻衄、齿衄、皮下出血，时有低热，腹内积块或体表肿核局限，腰酸肢冷。舌质淡白，苔白，脉沉细无力。

病机分析：此型病情多属于末期，病久耗气伤血，气虚失养而见面色㿠白，神疲乏力，心气虚则心悸气短；血虚不能上荣头面，而见唇甲苍白，头晕目眩；气虚不摄，统血无力，血不循经，溢于脉外，则见鼻衄、齿衄、皮下出血；气血皆虚，故发热而热势不高；正虚邪实，虚实夹杂，而见腹内积块或体表肿核；病久及肾，肾虚失于温煦濡养，故腰酸肢冷；舌质淡白，苔白，脉沉细无力皆为气血不足之象。

二、治疗

（一）治疗原则

治疗白血病，应针对病因不同、证候虚实、病情轻重而辨证论治。《景岳全书·血证》谓："凡治血证须知其要。而血动之由，惟火惟气耳。故察火者但察其有火无火，察气者但察其气虚气实。知此四者而得其所以，则治血之法无余义矣。"《明医杂著》曰："若见血证，或吐衄火盛者，宜先治血。"因此，治疗本病应当遵循治火、治气、治血3个基本原则。

1. **治火** 火热熏灼，损伤脉络，是血证最常见的病机，应根据虚实的不同，实火当清热泻火，虚火当滋阴降火。

2. **治气** 气为血之帅，血为气之母，气能统血。《医贯·血证论》说："血随乎气，治血必先理气"，实证当清气降气，《先醒斋医学广笔记·吐血》说："气有余便是火，降气即是降火"；虚证当补气益气，主要有益气摄血、益气升阳、益气固脱。

3. **治血** 《血证论·吐血》说："存得一分血，便保得一分命。"各种血证均应当酌情配伍凉血止血、收敛止血或活血止血的方药。《医学入门·卷五·血》："血随气行，气行则行，气止则止，气温则滑，气寒则凝。故凉血必先清气，知血出某经，即用某经清气之药，气凉则血自归队。若有瘀血凝滞，又当先去瘀而后调气，则其血立止。或元气本虚，又因生冷劳役，损胃失血者，却宜温补，敛而降之，切忌清凉，反致停瘀胸膈不散，量之。"

（二）治法方药

[热毒炽盛]

治法：清热解毒，凉血止血。

方药：犀角地黄汤加味。以水牛角清热解毒，凉血止血；生地、玄参清热凉血，养阴生津，一可复已失之阴血，二可助水牛角解血分之热，且能止血；白芍养血敛阴，助生地凉血和营泄热；丹皮、紫草清热凉血，活血散瘀；仙鹤草收敛止血；大青叶、白花蛇舌草、半枝莲清热解毒散瘀止血。

若鼻衄、齿衄明显加生侧柏叶，鲜茅根；便血加地榆炭、三七粉（冲服）；高热者加生石膏（先煎）；高热神昏加安宫牛黄丸或至宝丹3克，分2次服。

[痰浊凝滞]

治法：化痰泻浊，软坚散结。

方药：海藻玉壶汤合二陈汤加减。以海藻、昆布、浙贝母清热化痰；连翘、山慈姑、守宫解毒散结；青皮行气消积除满；陈皮、半夏燥湿化痰；牡蛎软坚散结；甘草调和诸药。

若体表肿核加浙贝母；肿核明显者加急性子、鬼臼；衄血、紫斑者加紫草、鲜芦根。

[气滞血瘀]

治法：行气活血，祛瘀消癥。

方药：膈下逐瘀汤加减。以当归、桃仁、红花、五灵脂活血化瘀，止血止痛；乌药、枳壳、香附、延胡索理气散瘀止痛；青黛、赤芍、丹皮清热解毒，凉血消斑；甘草调和诸药。

若胁下癥块坚硬者加三棱、莪术、鳖甲（先煎）；肢节疼痛者加桑枝、丝瓜络。

[气血两虚]

治法：益气养血，扶正祛邪。

方药：八珍汤合三才封髓丹加减。以党参、白术、茯苓、甘草补气健脾；当归、熟地补血活血；人参、紫河车、黄芪补气温阳养血；青黛清热解毒，凉血消斑；天门冬、白芍滋肾养阴，黄柏清热泻火以坚阴；甘草调和诸药。

若头晕目眩加枸杞子、菊花、珍珠母；鼻衄、齿衄加水牛角（先煎）、生石膏（先煎）；乏力、纳差加党参、白术、鸡内金。

（三）其他治法

1. 古方

(1) 紫雪丹（《和剂局方》）：石膏、磁石、寒水石、滑石、犀角、羚羊角、青木香、沉香、玄参、升麻、甘草、朴硝、硝石、麝香、朱砂、黄金、丁香。主治白血病邪热内陷心包，动风动血者。

(2) 梅花点舌丹（《外科证治全生集》）：雄黄、牛黄、熊胆、冰片、硼砂、血竭、葶苈子、沉香、乳香、没药、麝香、珍珠、蟾酥、朱砂。主治白血病热毒炽盛者。

(3) 鳖甲煎丸（《金匮要略》）：鳖甲胶、大黄、地鳖虫、桃仁、鼠妇虫、蜣螂、凌霄花、丹皮、硝石、蜂房、柴胡、厚朴、桂枝、干姜、瞿麦、石韦、葶苈子、半夏、射干、黄芩、党参、阿胶、白芍。主治白血病胁下癥块，胁痛腹胀者。

(4) 紫金锭(又名玉枢丹)(《片玉心书》)：山慈菇、五倍子、千金子霜、红芽大戟、朱砂、雄黄、麝香。主治白血病属痰热壅盛者。

(5) 归脾汤(《校注妇人良方》)：人参、黄芪、白术、茯神、炙甘草、当归、远志、木香、龙眼肉、酸枣仁、生姜。主治白血病出血证属气虚不摄，血液外溢者。

(6) 肾气丸(《金匮要略》)：生地、茯苓、泽泻、山茱萸、山药、丹皮、附子、桂枝。主治白血病属肾气不足者。

2. **中成药**

(1) 六神丸(《中国医药大辞典》)：由蟾酥、牛黄、麝香、雄黄、珍珠粉、冰片等组成。有清热解毒、消肿散结功效，适用于热毒炽盛者，可用于各类型白血病。用量用法：口服，每日3次，每次20～30粒。

(2) 小金丸(《外科证治全生集》)：含白胶香、草乌、五灵脂、地龙、木鳖子、乳香、没药、麝香、当归、墨炭，有散结消肿、祛瘀止痛之功效，适用于慢性淋巴细胞白血病淋巴结肿大明显、属寒痰凝结者。用量用法：口服，每日3次，每次3克。

(3) 亚砷酸注射液：主要成分为三氧化二砷(As_2O_3)。现代研究发现，氧化砷有诱导细胞凋亡和细胞分化的作用，能提高急性早幼粒细胞白血病的临床疗效。用量用法：静脉滴注，每日1次，每次10毫升，加入5%葡萄糖注射液500毫升内，30日为一个疗程。

(4) 乌鸡白凤丸：有调经补血之功效。适用于白血病气血两虚、贫血患者。用量用法：口服，每日2次，每次1丸。

(5) 复方阿胶浆：含阿胶、红参、熟地、党参、山楂等，有补气养血之功效。适用于慢性白血病气血两虚、贫血患者。用量用法：口服，每日3次，每次1支。

3. **外治法** 左胁下积块，肿胀疼痛，皮肤无破溃者可采用：

(1) 青黛末外敷：青黛研末，以醋调匀，外敷脾区。每日1次，连续用10～15日。

(2) 雄黄外敷：取雄黄研末，以醋调匀，外敷脾区，每日1次，连续用10～15日。

4. **针灸**

(1) 急性白血病

取穴：上星、曲池、合谷、阳陵泉、足三里、脐周4穴(脐孔上、下、左、右旁开1寸半)、胸前6穴(第2、第3、第4肋间胸骨中线左、右旁开1寸半)、背部6穴(第3、第4、第5胸椎棘突左、右旁开1寸半)。

方法：采用泻法浅刺，前3日，每日1次，以后隔日1次。

(2) 慢性白血病

取穴：命门、至阳、绝骨。

方法：命门针加悬灸，至阳、命门针；绝骨、绝骨用平补平泻手法，至阳穴施阳中隐阴法。每日1次，每次40分钟。

【转归及预后】

白血病的发病过程是多因素、多阶段的病机过程，亦是正气与邪气的矛盾运动过程，因此本病的转归主要取决于邪正交争的结果，邪气胜则发病。预后因素与病邪性质，正气虚实、疾病分期密切相关，病邪轻浅、正气不虚，疾病处于初期者病情轻，病时短，易治疗。病变日久不愈，毒邪积聚，损伤气血，生成痰浊瘀血等病理产物，又可成为继发的致病因素，气血同病，新血不生，病情恶化，出现热毒炽盛，血不归经，气滞血瘀或气虚不摄，痰浊流窜，变生瘰疬积块。病邪深重，正气耗损，或先天不足，甚则出血不止，高热不退，积块坚硬，大肉尽脱，形容枯槁，胃气全无，脉芤或细数，是谓危候，病变处于中期、末期者病情重，病时长，难治疗。《素问·大奇论篇》："脉至而搏，血衄身热者，死。"《灵枢·玉版》："衄血不止，脉大，逆也。"

白血病病情急剧者若不经特殊治疗，平均生存期仅3个月左右。儿童预后较好，经特殊治疗，50%～70%的患者可长期生存至痊愈。男性、年老体弱者预后不良，女性、初病者预后相对较好。慢性发病者经特殊治疗后中位生存期3～4年，慢性病变急性发作，或出现变证者，多属危候。

【预防与护理】

白血病的预防应当在中医理论指导下，针对白血病的病因而积极防治。"虚邪贼风，避之有时"，注意气候变化，避免感受外邪。饮食有节，营养均衡，少吃或不吃烟、酒及辛辣厚味动火生痰之物，"毒药攻之，五谷为养，五果为助，五畜为益，五菜为充，气味合而服之以补精益气"。调畅情志，保持精神愉快，防止气机郁滞，《素问·阴阳应象大论篇》指出："怒伤肝、喜伤心、思伤脾、忧伤肺、恐伤肾。"七情内伤是导致本病发生的内在病因之一，也是致使疾病发展的重要因素。劳逸适度，"劳则气耗"，避免过劳损伤，适当锻炼，保持身体健康。

出血量少者适当休息，出血量多者绝对卧床休息。若鼻衄、咳血、吐血者，让患者平卧，头偏向一侧，或取侧卧位以利于排除瘀血，保持呼吸门户通畅。吐血量多者，暂停饮食，待病情好转先流质饮食，出血停止改软食，逐渐至普通饮食。肌衄者注意避免金石外伤，皮肤保持清洁。饮食不宜过热，进食不宜过饱，宜少食多餐，营养合理，易于消化。重视七情护理，因白血病治疗难以收效，患者恐惧、忧郁、失望等不健康的心理反应在所难免。所以，临床医师要特别注重患者七情调理，预防情志过极，帮助患者树立战胜疾病的信心。

【现代研究】

我国白血病发病率为2.76/10万。在恶性肿瘤所致的病死率中，白血病居第6位(男性)和第8位(女性)，但在儿童及35岁以下成人中则位居第1位。我国急性白血病比慢性白血病多见(约5.5∶1)，其中，急性髓细胞白血病最多，男性发病率略高于女性(1.8∶1)。白血病发病急，进展快，病死率高，其发病机制仍未完全明了，因此本病的早期防治任务十分艰巨。

近数十年来,我国医药工作者以现代科学技术和血液学知识对白血病的证候本质、有效药物的抗癌机制进行深入研究,取得较大进展。其中以下面几种药物疗效较显著。从三尖杉属植物提取的三尖杉酯碱对急性非淋巴细胞白血病有较好的疗效,总缓解率可达84.1%,其优点是同其他多数抗白血病药之间无交叉抗药性。张氏等[4]用青黛治疗慢性粒细胞白血病取得一定的疗效,从青黛中分离出靛玉红,1977～1978年经全国50多个医疗协作单位用半合成、全合成的靛玉红治疗慢性粒细胞性白血病314例,CR 26.11%,PR 33.44%,总有效率87.26%。雄黄主要成分是三氧化二砷(As_2O_3)。以往砷剂常配伍其他解毒药如牛黄、青黛、冰片、蟾酥等制成丸散剂内服,如六神丸是含砷剂(雄黄)的著名古方,用以治疗白血病。砒霜辛温有大毒,有解毒杀虫、燥湿除痰的功效,主要含二硫化二砷,遇热则分解为剧毒的三氧化二砷(As_2O_3)。现代研究发现,三氧化二砷对急性早幼粒细胞白血病有非常理想的治疗效果,目前认为其作用机制为诱导白血病细胞分化和促使其凋亡,这一成果已得到国际公认。黄氏等[5]等采用已经炮制的单药雄黄(简称一代)和经纯化的雄黄(简称二代)制成口服胶囊,治疗急性早幼粒细胞白血病66例。除3例因副反应退出方案外,48例均取得了持续CR,其中60%的CR患者服药超过5个疗程,存活时间为6～48个月,2年和3年生存率达100%,可资评价的39例CR患者中,服药前10例t(15;17)细胞标志阳性者全部转阴。而经纯化的雄黄毒副反应明显减轻。As_2O_3现已成为治疗急性早幼粒细胞白血病(APL)的首选药物之一,哈尔滨血液病肿瘤研究所[6]对478例初治APL患者治疗观察,用药总量一般在180～670毫克,平均310毫克,时间18～67日,平均31日即可血液学缓解,CR 74.6%～94.0%,NR 9.6%～15.4%,7年生存率63.2%～76.5%。我国从1988～2001年共治疗复发的APL 506例,CR 72.1%,PR 13.4%,CR+PR 85.5%。目前,As_2O_3协同其他药物治疗复发难治性APL的临床研究也取得一定进展。

【小结】

白血病是发生于造血系统的恶性肿瘤,属于"血证"、"虚劳"、"癥积"等范畴。中医学对血证的认识历史悠久,历代医家对血证预防、诊断、治疗、康复积累了丰富的经验。感受外邪、情志过极、饮食所伤、劳倦过度、先天禀赋不足等均可导致白血病的发生。其辨证论治严格区分标本虚实,急则治其标,缓则图其本;实证者宜清热解毒,化痰散结,活血祛瘀;虚证者宜益气养血,扶正消积;虚实夹杂者,扶正与祛邪兼顾。具体治疗本病应当遵循治火、治气、治血三个基本原则。实火当清热泻火,虚火当滋阴降火;实证当清气降气,虚证当补气益气;各种血证均应当酌情配伍凉血止血、收敛止血或活血止血的方药。严密观察病情,已病防变,重视精神情志康复,科学护理,对促进白血病的持久康复有重要意义。

附方

(1)二陈汤(《和剂局方》):半夏　茯苓　橘红　生姜　乌梅　甘草。

(2)八珍汤(《正体类要》):人参　白术　茯苓　甘草　地黄　白芍　当归　川芎　生姜　大枣。

(3)三才封髓丸(《卫生宝鉴》):天门冬　熟地　人参　黄柏　砂仁　甘草。

(4)海藻玉壶汤(《外科正宗》):海藻　海带　浙贝母　昆布　独活　陈皮　半夏　甘草　连翘　青皮　当归　川芎。

(5)犀角地黄汤(《备急千金要方》):犀角　地黄　丹皮　赤芍。

(6)膈下逐瘀汤(《医林改错》):桃仁　丹皮　赤芍　乌药　延胡索　甘草　当归　川芎　五灵脂　红花　枳壳　香附。

【现代研究】主要参考文献

[1] 周国雄,沈英森.中西医结合治疗及研究急性白血病之进展[J].新中医,1984,(6):50～52.

[2] 谭自民,李俊辉,凌湘力.114例白血病病因学调查分析[J].北京中医,1986,(4):22～24.

[3] 唐由君,顾振东,李琰,等.150例急性白血病脉诊的临床体会[J].上海中医药杂志,1989,(1):8～10.

[4] 张之南,李家增.血液病治疗学[M].北京:科学技术文献出版社,2005:425.

[5] 黄世林,向阳.雄黄砒霜及其复方治疗白血病的现代研究[M].北京:人民卫生出版社,2004:39～40.

[6] 张之南,李家增.血液病治疗学[M].北京:科学技术文献出版社,2005:417.

恶性淋巴瘤

【定义】

恶性淋巴瘤是原发于淋巴结和其他器官淋巴组织的恶性肿瘤,是造血系统恶性疾病之一,分霍奇金淋巴瘤和非霍奇金淋巴瘤两大类。以无痛性淋巴结肿大为主要表现。中医无"恶性淋巴瘤"之名称,但根据本病具有淋巴结肿大的特征,中医常见的类似病证名称有"石疽"、"失荣"、"痰核"、"恶核"等,因皮色不变、不痛不痒,皆属"阴疽"范畴。

【历史沿革】

恶性淋巴瘤的相关记载见于中医文献的"石疽"、"恶核"、"痰核"、"失荣"等。"石疽"是描述淋巴结肿大的病证。

隋代巢元方《诸病源候论》载"石疽":"此由寒气客于经络,与血气相搏,血涩结而成疽也。其寒毒偏多,则气结聚而皮厚,状如痤疖,鞕如石,故谓之石疽也。"又说:"恶核者,是风热毒气,与血气相搏结成核生颈边,又遇风寒所折,遂不消不溃,名为恶核也。"

清代吴谦《医宗金鉴》载"上石疽"："石疽生于颈项旁，坚硬如石色照常，肝郁凝结于经络，溃后法依瘰疬疮"；"此疽生于颈项两旁，形如桃李，皮色不变，坚硬如石，带痛不热，一由肝经郁结，以致气血凝滞而成"。所载之石疽类似于淋巴瘤。清代许克昌《外科证治全书》："石疽初起如恶核，坚硬不痛，渐大如峰……如迟至大如升斗者，亦石硬不痛。"这些描述与西医学颈部恶性淋巴瘤的症状很相似。

清代林珮琴《类证治裁》一书提出："结核经年，不红不肿，坚而难移，久而肿痛者为痰核，多生耳、项、肘、腋等处。"这里的"不红不痛，坚而难移"与颈部恶性淋巴瘤极为相似。

"失荣"描述的症状类似于恶性淋巴瘤晚期患者呈恶病质状态。《素问·疏过五论篇》称之为"脱荣"。明代陈实功《外科正宗》详细描述"失荣"时曰："失荣者，其患多生于肩之上。初起微肿，皮色不变，日久渐大，坚硬如石，推之不移，按之不动，半载一年，方生隐痛，气血渐衰，形容瘦削，破烂紫斑，渗流血水，或肿泛如莲，秽气熏熏，昼夜不歇，愈久愈大，越溃越坚，犯此俱为不治。"清代高秉钧《疡科心得集》说："失荣者，犹树木之失于荣华，枝枯皮焦故名也。生于耳前后及项间，初起形如栗子，顶突根收，如虚痰疬瘤之状，按之石硬无情，推之不肯移动，如钉着肌肉是也。不寒热，不疼痛，渐渐肿大，后遂隐隐疼痛，痛着肌骨，渐渐溃破，但流血水，无脓，渐渐口大，内腐，形如湖石，凹进凸出，斯时痛甚彻心。"清代邹岳《外科真诠》亦谓："失荣症生于耳下，初起状如痰核，推之不动，坚硬如石，皮色不变，日渐长大……若病久日渐溃烂，色现紫斑，渗流血水，胬肉高突，顽硬不化，形似翻花疮瘤症。"清代吴谦《医宗金鉴·外科心法要诀》云："失荣耳旁及项肩，起如痰核不动坚，皮色如常日渐大，忧思郁怒火凝然。日久气衰形消瘦，愈溃愈硬现紫斑，腐烂浸淫流血水，疮口翻花治总难。"清代王洪绪《外证全生集》对失荣、石疽、恶核作了鉴别，其曰："阴疽之证，皮色皆同，然有肿与不肿，有痛与不痛，有坚硬难移，有柔软如绵，不可不为之辨……不痛而坚，形大如拳者，恶核失荣也……不痛而坚如金石，形如升斗，石疽也。此等症候尽属阴虚，无论平塌大小，毒发五脏，皆曰阴疽……重按不痛而坚者，毒根深固，消之难速。"又曰："恶核与石疽初起相同，然其寒凝甚结，毒根最深。"这里不但指出了几种相似病证的共同点，也提出异同点。以上古代文献记述的失荣证，类似于晚期恶性淋巴瘤，并对其预后有较清晰的认识，清代吴谦《医宗金鉴·外科心法要诀》指出："古今虽有治法，终属败证……然亦不过苟延岁月而已。"

【病因病机】

恶性淋巴瘤病位在经络，与肝、脾、肾等脏腑有密切关系。"痰"是主要病理因素，所谓"无痰不成核"。痰之起因有二：一为寒湿凝结成痰；二为火热煎熬津液成痰。

1. **七情郁结**　情志不舒而致肝气郁结，痰气积聚，郁久化热，灼津为痰，若与邪毒胶结则为恶核；情志不遂，精神抑郁，或怒伤肝气，气机阻滞，使血行不畅，脉络瘀阻，气滞血瘀，日积月累，凝聚成块则为肿核。

2. **饮食所伤**　饮食不节，伤及脾胃，致使脾胃虚弱，水湿运化失职，湿郁于内，久成湿毒。湿毒不化，日久凝结为痰，痰毒互结，遂成肿核。

3. **正气亏虚**　素体脾肾阳虚，寒湿内生，寒痰凝结成核；或素体阴虚，虚火内动，灼津为痰，痰火凝结为肿核。

总之，本病根本在于痰，诱发因素在乎郁，痰郁互结，气血凝滞，耗伤气血，损及阴阳，可导致气血阴阳虚损。

【诊断与鉴别诊断】

一、诊断

（一）发病特点

淋巴结肿大为本病特征。浅表淋巴结的无痛性、进行性肿大常是首发症状，尤以颈部淋巴结多见，其次为腋下，首发于腹股沟或滑车上的较少。淋巴结肿大可引起局部组织器官压迫症状，也可由于淋巴结侵犯引起相应局部症状和体征。有的患者可见全身症状如发热、皮肤瘙痒、消瘦等。部分恶性淋巴瘤患者饮啤酒后几分钟内出现受侵的淋巴结或骨疼痛，这种不能耐受啤酒的现象最多见于结节硬化型的霍奇金淋巴瘤(HD)患者，有时甚至可作为一种诊断性试验。

（二）临床表现

本病好发于颈部与颌下，其次为腋下及腹股沟，肿核坚硬而有弹性，无明显疼痛。深部多见于纵隔与胃肠道，由此引起局部浸润及压迫症状，如呼吸困难、心悸气短、癥积肿块、腹痛腹胀、便闭不通、腹泻、腹水等。极少数发生在其他器官，如在扁桃体、鼻咽部可有吞咽困难、鼻塞、鼻衄等；在肝脾可见癥积，胁部疼痛及黄疸等；在呼吸道可发生咳嗽、咯血、胸闷、悬饮(胸水)等；在骨骼可有局部骨痛、病理性骨折；如在神经系统可见头痛、截瘫、癫痫等；在皮肤可有肿块、结节、风团、皮肤瘙痒等。全身症状有发热、消瘦、皮肤瘙痒等。

（三）影像学诊断

经X线、淋巴造影、放射性核素检查、CT等检查，可发现相应病变，明确肿瘤侵犯范围。

（四）细胞、病理学诊断

淋巴结活组织检查或经其他病理检查证实本病诊断及分类。

二、鉴别诊断

1. **颈痈**　颈痈即西医学所称的急性化脓性淋巴结炎，俗名"痰毒"，清代吴谦《医宗金鉴》中称"夹喉痈"。多生于颌下、耳后、项后、颏下。初起结块形如鸡卵，皮色不变，肿胀，灼热，疼痛，逐渐漫肿坚实，焮热疼痛，伴有寒热、头痛、项强等症状。石疽多发于颈项、耳下或腋下、鼠蹊部，不痛而坚，生长较快，预后不良。

2. **瘰疬**　肿核多发生于颈部，结核如豆，一枚或数枚，逐渐增大，一般经2～3个月溃破，脓中夹有败絮状物质。相当于西医学的颈部淋巴结核。

3. **瘿**　瘿为发生于结喉正中附近的半球形肿块，能随吞咽动作而上下移动。气瘿相当于西医学的单纯性甲状腺肿，肉瘿相当于甲状腺腺瘤或囊肿，石瘿相当于甲状腺癌。大多发生于40岁以下的女性。恶性淋巴瘤则多见于缺盆及颈项两侧、腋下、鼠蹊,发病部位有明显不同。

【辨证论治】

一、辨证

（一）辨证要点

1. **辨痰**　恶性淋巴瘤的痰核有寒痰、热痰、湿痰、燥痰、顽痰之分。寒痰多见神疲,身寒畏冷,舌淡苔润,脉沉细弱;热痰、燥痰多为虚火灼津成痰,多见阴虚火旺之象如舌红少苔,或有瘀斑,脉象细数;湿痰由脾胃虚弱,痰湿内生,常见胸痞纳呆,苔白或白腻;痰夹瘀血较难消除,称为顽痰,恶性淋巴瘤的肿块多属痰湿与瘀血胶结凝聚。

2. **辨虚**　虚主要有脾肾阳虚、肝肾阴虚和气血亏虚。寒痰凝结者多素体脾肾阳虚,见舌淡苔润,脉沉细;肝肾阴虚则见舌红少苔,脉细数;晚期多见气血亏虚或脾肾阳虚。

（二）证候

[痰气郁结]

症状:颈项、耳下或腋下、鼠蹊有多个肿核,不痛不痒,皮色不变,头晕耳鸣,烦躁易怒,胸腹闷胀,或有胸胁疼痛,大便不畅。舌淡红,苔白或白腻,脉弦。

病机分析:多见于疾病初期,由情志抑郁,肝气不疏,津液留滞,聚而成痰,痰气交结于肝脾经络,遂致颈项、耳下、腋下、鼠蹊多处肿核。肝气不疏,故烦躁易怒,胸腹闷胀,胸胁疼痛;疏泄不利,故见大便不畅。舌淡红苔白或白腻,脉弦为肝气郁结、痰湿内停之象。

[阴虚痰火]

症状:形体消瘦,脘腹胀痛,纳呆食少,口渴咽干,失眠多梦,潮热盗汗,恶核累累,癥瘕积聚,大便干结。舌红少苔,或有瘀斑,脉象细数。

病机分析:多由素体阴虚,阴火内生,灼津成痰,痰火结于少阳经络,遂结成核。阴虚形体不充,故见形瘦;肾阴不足故大便干结,口渴咽干;胃液枯涸,故见纳呆食少;阴虚火旺,故见失眠多梦,潮热盗汗;舌红少苔,或有瘀斑,脉细数为阴虚火旺夹瘀之象。

[寒痰凝结]

症状:颈项、耳下或腋下、鼠蹊部多个肿核,不痛不痒,皮色如常,坚硬如石,不伴发热,形寒肢冷,面色少华,神疲乏力,倦怠自汗。舌淡苔润,脉沉细弱。

病机分析:多由素体虚寒,痰湿内生,气血凝滞,寒痰结于颈项、耳下、腋下等处而成肿核。阳气不足,故见形寒肢冷,面色少华,神疲乏力;阳虚不能固表,故见自汗;舌淡苔润,脉沉细弱为阳虚痰湿内停之象。

[气血两虚]

症状:颈项体表多处肿核不断增大,寒热盗汗,形体消瘦,疲倦乏力,气短,颜面发白,口干纳呆,或见胁下痞块。舌淡暗苔白,脉象细弱。

病机分析:多为疾病晚期,经多次化疗或放疗,气血大亏,阳气阴液俱为不足。阳气不足,故见颜面发白,乏力气短;脾胃亏虚,故见纳呆口干;周身失养,四肢失充,故见形体消瘦;正气大亏,邪势炽张,毒邪流散,故见多处肿核,增大明显;舌淡暗苔白,脉细弱为气血虚弱之象。

二、治疗

（一）治疗原则

1. **开郁为先**　痰核之证多起于痰,痰块之生多起于郁,治法必以开郁为主。

2. **重在治痰**　寒痰凝结者,温化寒痰;阴虚痰火凝结者,滋养肝肾,清火化痰;湿痰盛者,宜健脾化痰;痰夹瘀血之顽痰宜活血化瘀、化痰散结并用。

3. **治虚分阴阳气血**　虚有阴虚阳虚、气虚血虚之别,又有脏腑定位之异。阴虚多在肝肾,阳虚多在脾肾,当据证而施。

（二）治法方药

[痰气郁结]

治法:理气解郁,化痰散结。

方药:消串丹加减。以柴胡、白芍理气平肝解郁,辅以陈皮理气化痰,天花粉化痰润燥,白术、茯苓、甘草健脾土以绝生痰之源,蒲公英、紫背天葵以消痰块,附子领群药直捣中坚。诸药合用具有疏肝健脾、理气化痰功效。

若气阴两虚,加入益气养阴之品,如黄芪、党参、生地、玄参等;痰结较重者,可加入半夏、贝母、牡蛎等;肝气郁结,郁热症状较重者,可加入枳壳、香附、郁金等;肝郁脾虚,食欲不振者,可加入砂仁、焦三仙等;若痰瘀互结、癥积肿块者,可加入桃仁、三棱、莪术等。

[阴虚痰火]

治法:滋养肝肾,清火化痰。

方药:消瘰丸加天门冬、生地、白芍、夏枯草。重用玄参大滋肾水,清上焦浮游之火,天门冬、生地以助滋肾之力,肝为肾之子,肾水得养则肝阴自足;浙贝母、牡蛎化痰散结,白芍养血平肝、清降胆火,夏枯草清肝火、散郁结。全方共收滋养肝肾、清火化痰之功。

若瘀血之象明显,加入活血化瘀药,如丹参、三棱、莪术、地龙、天花粉等。

[寒痰凝结]

治法:温化寒痰,补养气血。

方药:阳和汤加减。重用熟地以温补营血;鹿角胶性温,为血肉有情之品,生精补髓,养血助阳;炮姜、肉桂破阴和阳,温通经脉;麻黄、白芥子通阳散滞而消痰结,多药合用能使气血宣通,且又使熟地、鹿角胶补而不腻;甘草生用清热解毒、调和诸药。诸药合用,既有补养之用,又有温通之意。因而本方可温阳补血、宣通血脉、散寒祛痰、消除痰结。

若气血虚弱可加益气养血之品,如黄芪、党参、当归、白芍、鸡血藤等;若脾气虚弱,食欲不振者,可加砂仁、白术、陈皮、茯苓等;寒痰凝结,痰瘀互阻者,可加半夏、川芎、红花、桃仁等;痰核坚硬如石者,可加木鳖子、鳖甲、丹参、浙贝母等。

[气血两虚]

治法:补气养血,化痰散结。

方药:香贝养营汤加减。以黄芪、人参补气,白术、茯苓、炙甘草健脾,当归、白芍、熟地养血,香附、贝母行气化痰散结,共奏补气养血、化痰散结之效。

若脾阳虚弱,食欲不振者,加干姜、砂仁、焦三仙等;脾肾阳虚,完谷不化,腹痛腹泻者,可加干姜、补骨脂、附子、肉豆蔻、肉桂等。

（三）其他治法

1. 古方

(1) 舒肝溃坚汤(《医宗金鉴》): 夏枯草、僵蚕、香附、石决明、当归、白芍、陈皮、柴胡、川芎、穿山甲、红花、姜黄、甘草。适用于痰气郁结者。

(2) 散肿溃坚汤(《兰室秘藏》): 柴胡、龙胆草、黄柏、知母、天花粉、昆布、桔梗、甘草、三棱、莪术、连翘、当归、白芍、葛根、黄连、升麻、黄芩、海藻。适用于痰气郁结夹热夹瘀者。

(3) 消核散(《医宗金鉴》): 海藻、牡蛎、玄参、糯米、甘草、红娘子。治颈项痰凝瘰疬。适用于阴虚痰火者。

(4) 夏枯草膏(《丸散膏丹集成》): 夏枯草、当归、白芍、黑参、乌药、浙贝母、僵蚕、昆布、桔梗、陈皮、川芎、甘草、香附、红花。治男妇小儿忧思气郁,瘰疬坚硬,肝旺血燥,骤用迅烈之剂,恐伤脾气,以此膏常服消之。适用于痰气郁结者。

2. 中成药

(1) 犀黄丸(《外科全生集》): 犀黄(1 克)、麝香(4.5 克)、乳香、没药(各去油,各 30 克,各研极细末)、黄米饭(30 克)。捣烂为丸。忌火烘,晒干。陈酒送下 10 克。患生上部,临卧服;下部,空心服。适用于寒痰凝结者。

(2) 小金丹(《外科全生集》): 白胶香、草乌、五灵脂、地龙、木鳖(各 45 克,俱为细末)、乳香、没药(各去油)、归身(俱净末,各 22.5 克)、麝香(10 克)、墨炭(4 克)亦各研细末。用糯米粉 36 克,同上药末,糊浓,千槌打融为丸,如芡实大,每料约 250 粒。临用陈酒送下 1 丸,醉盖取汗。如流注将溃及溃久者,以 10 丸均作 5 日服完,以杜流走不定,可绝增入者。适宜于寒痰凝结者。

(3) 六神丸(《中国医药大辞典》): 由蟾酥、牛黄、麝香、雄黄、珍珠粉、冰片等组成。功效清热解毒、消肿止痛。每次 20 粒,每日 3 次。适用于恶性淋巴瘤痰火盛者。

3. 外治

(1) 金倍散(《医宗金鉴》): 整文蛤(攒孔)1 枚,金头蜈蚣(研粗末)1 条,将蜈蚣末装入文蛤内,纸糊封口,外再用西纸糊 7 层,晒干,面麸拌炒,以纸黑焦为度,去纸研极细末,加麝香 0.3 克,再研匀,陈醋调稠。湿敷坚硬核处,外用薄纸盖之,每日一换。

(2) 朱震亨贴瘰疬饼(《医宗金鉴》): 生山药、蓖麻子肉,上等分,捣匀摊贴之。治项间瘰疬,不辨肉色,不问大小及日月深远,或有赤硬肿痛,并皆贴之效。

(3) 阿魏化坚膏(《外科大成》): 用蟾酥丸药末一料,金头蜈蚣 5 条,炙黄去头足,共研匀;将太乙膏 720 克,重汤炖化,离火入前药末,搅冷为度。每用时以重汤炖化,用红绢摊贴,半月一换。轻者渐消,重者亦可少解,常贴可保不致翻花。

(4) 蛇蜕膏(《医宗金鉴》): 蜜蜂 21 个,蛇蜕 2.2 克,蜈蚣 2 条。上药用香油 120 克,将前三药入油,用文武火炸枯,捞去渣;入铅粉 60 克,用如箸粗桑枝 7 条,急搅候冷,出火气 7 日夜。方用纸摊贴患处。用于肿块溃后。

(5) 阳和解凝膏(《外科全生集》): 鲜大力子梗、叶、根 1 500克,活白凤仙梗 120 克,大麻油 5 千克。先煎至枯,去渣,次日用川附、桂枝、大黄、当归、肉桂、官桂、草乌、川乌、地龙、僵蚕、赤芍、白芷、白蔹、白及各 60 克,川芎、续断、防风、荆芥、五灵脂、木香、香橼、陈皮各 30 克,再煎药枯,沥渣,隔宿油冷,见过斤两,每油 500 克,用炒透桃丹 350 克搅和,熬至滴水成珠,不粘指为度。以湿草纸罨火,移锅放冷处,将乳香、没药末各 60 克,苏合油 120 克,麝香 30 克,研细入膏,搅和极匀,出火气,半月后摊贴。

4. 针灸

(1) 体针

处方: 取厥阴、少阳经穴为主。天井、少海、章门、百劳、肘尖、支沟、三阴交。

辨证配穴: 寒痰凝滞加灸脾俞、丰隆温化寒痰;痰气郁结加肝俞、太冲、丰隆以行气化痰;痰热蕴结加曲池、丰隆以清热除痰散结;肝肾阴虚加肝俞、肾俞、照海以滋肝肾之阴;气血两虚加气海、足三里益气养血,可加灸。

随症配穴: 高热加十宣、大椎点刺放血;皮肤瘙痒加血海、膈俞;胸胁胀痛加阳陵泉、膻中、内关;脘痞少纳加中脘、足三里;盗汗加阴郄、膏肓;潮热加大椎、劳宫。

(2) 耳针: 内分泌、皮质下、脑干、肝、心及对应部位、轮 4～6 反应点。选 2～3 穴,毫针刺,中强度刺激,每次留针 30 分钟,间歇运针 2～3 次,10 次为一个疗程。或用针埋藏或王不留行籽贴压,每 3～5 日更换 1 次。

(3) 穴位注射: 百劳、肾俞、心俞、肝俞、丰隆等,每次取 2～4 穴,用胎盘针、胸腺肽或转移因子等药,注射量根据不同的药物及具体辨证而定。局部常规消毒,在选定穴位处刺入,待局部有酸麻或胀感后再将药物注入。隔日 1 次。

(4) 挑治法: 至阳、灵台附近及 6～9 胸椎夹脊处阳性反应点挑治,每星期 1 次。

(5) 火针: 阿是穴、大椎、肘尖或肩髃火针点刺,每星期 1 次。

【转归与预后】

本病初起正气尚存,仅有颈项、耳下或腋下、腹股沟部多处肿核,其后由实转虚,或虚实夹杂;病至晚期,形容瘦削,肿块溃烂,渗流血水,或肿泛如莲,秽气熏熏,则属不治。如不经治疗,多在 6～12 个月内死亡。

国外学者提出的中高度恶性淋巴瘤国际指数认为,年龄、一般状况、结外病变、有无肿块、分期、血浆白蛋白、LDH、IL-2R 和 B-2Mg 等对预后影响最大。其中高危指数包括: 年龄>60 岁,LDH 高,一般状况差,结外病变,Ann Ardor Ⅲ、Ⅳ期。霍奇金病较非霍奇金淋巴瘤预后为好,影响预后的主要因素有年龄、性别、病理、分期、全身症状伴有情况。有发热、盗汗、体重下降、贫血等全身症状的患者预后差于没有这些症状的患者。

【预防与护理】

保持心情舒畅,忌情绪压抑及紧张焦虑。适当参加体育活动，以保持气血流通。饮食宜进食高热量、高维生素、高蛋白、补血之品，如牛乳、鸡蛋、瘦肉、红枣等。多食新鲜菜果，忌辛辣、煎炸、生痰、难消化之品，忌饮啤酒。

化疗间歇阶段宜多给具有补气养血的食品，提高机体抗病能力。放疗期间多饮水，勤漱口，戒烟酒及辛辣食物。宜进食粥粉面之类食物，茶、牛乳和西洋参水、胡萝卜马蹄水可以使口腔湿润。避免照射区皮肤摩擦。

【现代研究】

恶性淋巴瘤在世界各国发病率差异很大，在发达国家占癌症死亡率的第6位，在发展中国家占癌症死亡率的第8位。与欧美国家相比，我国发病率与死亡率均较低，居男性常见肿瘤的第8位，居女性常见肿瘤的第10位。淋巴瘤分为霍奇金淋巴瘤(Hodgkin's lymphoma，HD)与非霍奇金淋巴瘤(Non-Hodgkin's lymphoma，NHL)两类。我国HD发病年龄高峰在40岁左右。欧美发达国家HD占恶性淋巴瘤约为1/4，我国15个省市1 096例恶性淋巴瘤病理切片分析，HD占22.9%。淋巴瘤经过治疗后的存活期与疾病类型及临床分期有关，HD放化疗后的5年生存率为80.5%。低度恶性NHL Ⅰ、Ⅱ期患者绝大多数可通过综合治疗治愈，Ⅲ期患者5年生存率在70%～75%，5～10年生存率在60%，中数生存期为7～8年。中度恶性NHL Ⅰ期治愈率可达75%～100%，对于临床分期为Ⅰ、$Ⅰ_E$的患者，放疗的5年生存率为65%，对Ⅱ、$Ⅱ_E$的患者则只有25%，对晚期(Ⅲ、Ⅳ期)患者经积极治疗有50%可得治愈。高度恶性NHL治疗相当困难，CR在44%～56%之间，CR患者的3年生存率在41%～46%[1]。

恶性淋巴瘤属于化疗敏感肿瘤，治疗效果较好，中医药治疗恶性淋巴瘤也有较好的疗效。潘氏[2]报道用加味四物消瘰汤(当归、川芎、生地、赤芍各10克，玄参、海藻、夏枯草各15克，牡蛎、蚤休、黄药子各20克)治疗10例，单服中药加减四物消瘰汤7例中，肿块消失3例，基本消失1例，缩小1/2以上者2例，肿块大小保持不变1例。治疗后观察时间2年3例，1年2例，半年1例，1例在治疗后6个月死亡。服中药加减四物消瘰汤1个月后加用化疗3例中，肿块消失2例，基本消失1例。3例分别在治疗后6个月、8个月、10个月死亡。

董氏等[3]以中药为主，佐以小剂量化疗治疗恶性淋巴瘤105例。中医治疗以中成药“紫牛散”(牛黄、朱砂各1克，山慈菇、五倍子各20克，雄黄、乳香、没药、全蝎各15克，蜈蚣10克，珍珠15克，鹿角霜20克，鳖甲20克。研末，每次3克，每日3次，口服)配合中医辨证分型及方药。痰郁互结型：多以开郁散合阳和汤加减；毒聚血瘀型：多以和营软坚丸、消瘰丸加减；气阴两虚型：多以香贝养荣汤、八珍汤加减。西药采用小剂量COP方案化疗。患者至少接受“紫牛散”治疗2个月以上。共治疗恶性淋巴瘤105例。结果：CR 63.18%，PR 27.16%，总有效率91.14%。5年生存率53.12%，10年生存率37.11%。痰瘀互结型生存率明显高于毒聚血瘀型和气阴两虚型。

庄氏[4]报道以中医辨证施治方法配合灸法治疗本病。热痰蕴结证候采用内消瘰疬丸(生牡蛎30克，土贝母、玄参各9克，白花蛇舌草、蛇果草、蛇六谷、何首乌藤各30克，夏枯草、海藻各15克，山慈菇9克)；寒痰凝结证候采用小金丹加减(小金丹1粒，半夏、茯苓各12克，陈皮6克，甘草5克，土贝母9克，桂枝5克，白花蛇舌草30克，白芥子5克)；痰湿凝结证采用消瘰丸合二陈汤(生牡蛎、白花蛇舌草各30克，土贝母、玄参、半夏、茯苓、山慈菇、天葵子各9克，陈皮6克，夏枯草、海藻各15克)；痰热内蕴证采用清气化痰丸加减(太子参、夏枯草、何首乌藤各15克，白术、茯苓、玄参、土贝母、山慈菇各9克，甘草、丹皮、栀子各5克，桑叶6克，生牡蛎、白花蛇舌草各30克)；寒痰内凝证采用阳和汤加减(熟地30克，肉桂、甘草各3克，麻黄、炮姜各1.5克，鹿角胶、半夏各9克，白芥子5克，陈皮6克)。灸疗天井、光明、小海等，每次取1穴单侧，灸3壮。共治疗12例，有效率达91%。

【小结】

本病多发于中青年，常因七情所伤，或饮食不节，或肝脾肾不足所致。病变部位在经络，病变脏腑关键在肝，又与脾、肾有密切关系，痰为主要病理产物，为本虚标实之证。肝气郁结，津液留滞成痰，痰气胶结成核；郁久化热，耗伤阴血，或肝肾不足，相火妄动，痰火凝结成核；或素体阳虚，寒痰凝结而成核；病至晚期，正气大亏，气血阴阳俱不足。治疗当采用开郁化痰、软坚散结、温化寒痰、滋养肝肾、清火化痰、补气养血等法。

附方

(1) 阳和汤(《外科全生集》)：熟地　白芥子　肉桂　麻黄　鹿角胶　炮姜　甘草。
(2) 消串丹(《辨证录》)：柴胡　白芍　白术　茯苓　陈皮　天花粉　甘草　蒲公英　紫背天葵　附子。
(3) 消瘰丸(《医学心悟》)：玄参　贝母　牡蛎。
(4) 香贝养营汤(《医宗金鉴》)：香附　贝母　人参　当归　白芍　熟地　白术　茯苓　炙甘草　桔梗　陈皮　生姜　大枣。

【现代研究】主要参考文献

[1] 张天泽，徐光炜. 肿瘤学[M]. 天津科学技术出版社，辽宁科学技术出版社，2005：2391，2416，2420.
[2] 潘敏球. 加减四物消瘰汤治疗恶性淋巴瘤10例小结[J]. 北京中医，1985，(5)：22～23，61.
[3] 董茂芝，韩雪华. 中西医结合治疗恶性淋巴瘤105例[J]. 辽宁中医杂志，2003，30(2)：135.
[4] 庄芝华. 辨证治疗12例恶性淋巴结肿瘤[J]. 上海中医药杂志，1984，(9)：7～8.

索　引

主要参考书目索引

〔一、丨〕

〔丨、乛〕

〔丿、一〕

〔丿、乛〕

〔丶、一〕

〔丶、丶〕

〔丶、乛〕

〔乛、一〕

〔乛、丨〕

〔乛、丿〕

〔乛、丶〕

八 画

〔一、丿〕

〔丨、乛〕

〔丿、一〕

〔丿、丶〕

中医病证名称索引

十　画

〔丶、丶〕

〔丶、乛〕

〔乛、丶〕

十一画

〔一、丨〕

〔一、丿〕

〔一、丨〕

〔丨、一〕

〔丨、丿〕

〔丨、乛〕

〔丿、丨〕

〔丿、乛〕

〔丶、一〕

〔丶、丶〕

〔丶、一〕

〔丶、丶〕

〔乛、丨〕

〔乛、丶〕

十二画

〔一、丨〕

〔一、丿〕

〔丨、一〕

〔丨、乛〕

〔丿、一〕

〔丿、乛〕

〔丶、一〕

十六画

〔一、丨〕

〔一、丶〕

〔丨、乛〕

〔丿、丨〕

〔丿、乛〕

〔丶、一〕

〔丶、丶〕

十七画

〔丨、一〕

〔丿、乛〕

〔丶、丶〕

〔乛、一〕

十八画

〔丿、丶〕

〔丶、一〕

十九画

〔丨、乛〕

〔丿、丨〕

〔丶、一〕

廿 画

〔丶〕

廿一画

〔丶〕

廿二画

〔丨〕

西医病症名称索引

六　画

〔一、丨〕

〔一、丿〕

〔一、丨〕

〔丨、乛〕

〔丿、丨〕

〔丿、乛〕

〔丶、丨〕

〔乛、一〕

〔乛、丨〕

〔乛、丿〕

〔乛、乛〕

七　画

〔一、一〕

〔一、丨〕

〔一、丿〕

〔一、丨〕

〔丿、丨〕

〔丿、丶〕

〔丿、乛〕

〔丶、一〕

〔丶、丿〕

方剂名称索引

六　画

〔一、丨〕

〔一、丿〕

〔一、乛〕

〔丨、丶〕

〔丨、乛〕

〔丿、一〕

〔丿、丨〕

〔丿、丿〕

〔丿、丶〕

〔丿、乛〕

〔丶、一〕

〔丶、丶〕

〔丶、一〕

〔乛、一〕

〔乛、丨〕

〔乛、丿〕

〔乛、乛〕

七　画

〔一、一〕

〔一、丨〕